U0358771

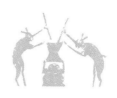

全注全译

黄帝内经

张登本　孙理军◎主编

上

素问

新世界出版社
NEW WORLD PRESS

主　编：张登本　　孙理军

编　者：李翠娟　　田丙坤　　张景明
　　　　乔文彪　　马　赟　　杨忠瑶

出版说明

　　《全注全译黄帝内经》自出版以来，得到了广大读者的关注和厚爱。为了更好地回馈读者，我们本着精益求精的原则，对注释和译语进行了大量修改和补充，努力使其更加贴近《黄帝内经》的初始意涵。本次修改和补充的内容主要体现在以下几个方面：

　　1. 修改注释内容。进一步贯彻"溯本求源读《黄帝内经》"的研究思路，将其中涉及"河图""洛书""十月太阳历法"的原文，均在相应的篇论中随文增加注释或进行修改。如"七损八益"（《素问·阴阳应象大论》），结合"洛书"在《灵枢·九宫八风》中的图例，可知它蕴有自然界一年四季阴阳消长规律的科学内涵。"七"表达西方仓果宫兑卦位，时当秋分。"七损"正好表达此时阳气渐衰，阴气渐盛的规律。"八"表达东北方天留宫艮卦位，时当立春。"八益"表达立春时节阳气渐盛，阴气渐衰的规律。"七""八"是指不同时空区位的阴阳消长状态。

　　2. 补充注释条目。如"其日甲乙……其日壬癸"（《灵枢·顺气一日分为四时》），此处的"甲乙"，是十月太阳历法中的甲、乙月，春季七十二日，属木，在脏为肝。原文中的甲乙、丙丁等十天干，就是十月太阳历法天干纪月方法的运用实例，甲乙、丙丁……壬癸分别标记着春、夏、长夏、秋、冬五季，绝非是纪日，其他类此。再如"始于一，终于九"（《素问·三部九候论》《灵枢·九针十二原》）等，诸如此类，只有运用"溯本求源"的思路予以注释，才可以既能回答原文讲的是什么，也能讲清原文为何要这样讲的问题。

　　3. 修改原文断句。对影响文意的原文句读作了相应处理，并修改了与之相关的注释和语译，如现将原文句读为"以救俛仰、巨阳，引精者三日，中年者五日，不精者七日"（《素问·评热病论》）。如此处理，既符合劳风病的病机（外有风邪在表，内有郁热在肺），也符合解表清里治疗该病的方法，使反映正气盛衰决定疾病预后的三个"工整"句子得以呈现。"引精者"是指精气充足，在疾病过程中人体精气能够及时进行调配（即"引精"）；"中年者"隐喻精气开始减弱之人，所以其病程较长；"不精者"是指精气已虚之人，所以其病程最长，也与"夫精者，身之本也"（《素问·金匮真言论》）观点相照应。

　　4. 完善原著篇名。《灵枢经》卷首第一至第九篇的篇名分别有一副标题（也叫"缀词"），可是前一版和当下诸多研究该书的论著一样均未予以重视，甚至轻率地将其删去，这显然有悖于经典著作研究的规矩，所以此次修订就对此予以恢复。如此不仅彰显了《黄帝内经》以"法天、法地、法人、法时、法音、法律、法星、法风、法野"为思维范式，而且还据此建构了具有显著特征的生命科学知识体系。因此，学习原文时务必要以此为切入点，才能准确地把握和运用其构建的知识体系。《黄帝内经》就是以此"九法"作为世界观和方法论，建构其生命科学知识的"认知体系"，在此基础上运用阴阳、五行、精气等哲学观点，建构的藏象、经络、病因、病机、诊法、病证、治则、治法，乃至养生理论，无一不是这一"认知"的体现。其中，阴阳五行学说在医学中的应用，就是以"九法"作为思维的"规范、模型、模式"的，而《素问·脏气法时论》最"具有范例特点"。可见，仅仅用"思维方法"不足以表达其"具有范例特点"的内涵，这就是此处为何要用"思维范式"的理由。

《黄帝内经》将"九法"分别作为《灵枢经》开卷前九篇篇名的缀词，之所以将其放在醒目的位置，就是要昭告其建构生命科学知识体系时的基本思路，并将其贯穿于所构建知识体系的各个层面。可见，在《素问》的《针解》《三部九候论》《八正神明论》，以及《灵枢》的《九针论》等篇中，分别以人之形体官窍、九针制备、九针的适应证、诊脉方法、施针治病等内容予以示范，充分表达了其构建生命科学知识体系的思维背景。但是，自明代马莳首开《灵枢经》的研究至今，对此均未予以重视，更有甚者，将此九个缀词径直删去，唯有刘明武的《换个方法读〈内经〉——〈灵枢〉导读》对其内涵及其意义给予了深刻地解读，显然这些内容应当是本次出版时务必补充和修订的。

5. 修改语译内容。随着对《黄帝内经》原文研究的深入，对于此前某些明显偏颇的注释和语译，借此机会予以修正，使其更为贴近原文旨意。例如，《素问·金匮真言论》的心"开窍于耳"原文，注家多以"开窍于心"之误作注；结合《素问·解精微论》之"心者……目者其窍也"，《素问·阴阳应象大论》心"在窍为舌"等，不难发现，心之窍分别为"舌"、为"耳"、为"目"，完全是以心藏神这一重要功能为其背景和出发点的。再如，《素问·阳明脉解》中的"木音"系《周礼·春官·大师》所说的八音中的木音，即柷（zhù，打击乐器，方形，以木棒击奏）、敔（yǔ，打击乐器，形如伏虎，以竹条刮奏）所奏之音，而非"角、徵、宫、商、羽"五音中属性为木的"角"音，所以必须给予修改补充。

6. 修改编委名单。此前的编委是针对当时一套丛书（全注全译《黄帝内经》《黄帝八十一难经》《伤寒论》《金匮要略》《神农本草经》《针灸甲乙经》《温病条辨》等）而设立的，此次的编委仅仅是全注全译《黄帝内经》的实际工作者。故此申明，敬请相关学者理解。

诸如此类，都在此次重印时作了必要处理，对于无须较大改动的注释和语译，也本着为读者负责、为出版社负责、为自己负责的精神给予了认真斟酌，尽可能地做到精确，这就是本书重印前所完成的修订工作内容。

陕西中医药大学　张登本　孙理军

丁酉年丁未月于古城咸阳

目　录

《黄帝内经》概述

　　《黄帝内经》简称为《内经》，是我国现存最早、也是迄今为止地位最高的中医理论经典巨著，是我们的祖先对世界医学所做出的伟大贡献。《内经》是中华民族传统文化的优秀结晶和十分重要的组成部分，所以自其问世之日起即被尊为"至道之宗，奉生之始"（《素问》王冰序）。《内经》是一部传载汉代以前人们运用传统的哲学思想、思维方法，以及当时已经掌握的天文、历法、气象、物候、地理，乃至社会学、心理学，甚至数学等知识来探索生命奥秘，揭示生命本质的，以生命科学为主体的"百科全书"。《内经》之所以被历代医家奉为经典，是因为其运用了古代多学科知识分析和论证了生命规律，从而建立起了中医学的理论体系，使中医学成为一门有特殊科学内涵和思维方法的分支科学而独立于世界医学之林。

一、《黄帝内经》名、义

（一）《黄帝内经》书名的涵义

　　《内经》作为书名，始见于刘歆所著《七略》，后载于东汉班固的《汉书·艺文志·方技略》。其所以冠以"黄帝"之名，是受汉代托古学风的影响，不外乎申明其道也正、其源也远而已。

　　古书以"内""外"命名者，一般是就其内容而言的，如《汉书·艺文志》所载书目以"内""外"命名其书者有多种，正如丹波元胤《医籍考》所说，"内、外，犹《易》内、外卦，及《春秋》内、外传，《庄子》内、外篇，《韩非子》内、外诸说，以次第名焉者，不必有深意。"后世虽有解"内"为"五内"（即五脏）阴阳者（明·吴昆语），但颇嫌牵强，恐非本义。

书名称为"经"者始于汉初。其所谓"经"非儒学之经，系指医学之"经"。"经"字的本义指织物的纵线，陆明德《经典释义》解释经为"常也，法也，道也"，即规范，必须遵循的法规。此书之所以称为"经"，是指其中所阐述的有关生命科学的理论和原理都是业医者必须遵循的规范和原则。因为书中所言医学道理至真至要而又至善，是传授济世活人妙术之大典，是医林习业的最高法则和圭臬墨绳。虽然古医籍中以"经"名之者众，但《内经》是医学诸"经"之首、之源、之宗。《内经》作为书名，早期并不是《黄帝内经》的简称、专称，后世唯以《黄帝内经》为"内经"名书者，是因其在诸经之中的意义最大、流传最广、影响最为深远、地位最为尊贵，故自西晋皇甫谧以降，遂为《黄帝内经》之简称、专称而别无他指。

（二）《素问》书名的涵义

《内经》中的《素问》之名，始见于东汉张机（仲景）《伤寒杂病论·序》，其中记载道："感往昔之沦丧，伤横夭之莫救，乃勤求古训，博采众方，撰用《素问》《九卷》《八十一难》《阴阳大论》《胎胪药录》，并《平脉辨证》，为《伤寒杂病论》合十六卷。"次在西晋皇甫谧《针灸甲乙经·序》中也有提及，"今有《针经》九卷，《素问》九卷，二九十八卷，即《内经》也。"对《素问》之名的解释，则始于诠注该书的第一人——梁代的全元起。认为，"素者，本也。问者，黄帝问岐伯也。方陈性情之源，五行之本，故曰'素问'"（《新校正》引）。但北宋林亿认为全氏之解"义未甚明"。明代吴昆、马莳、张介宾等人认为，此书为黄帝与岐伯等对医学"平日讲求""平素问答""平素讲问"的记录。其解贴切朴实，所以钱超尘先生说："把黄帝与岐伯等人平素（对医学）互相问答的内容记录下来整理成篇而名为《素问》是完全合理可信的。"

有认为北宋林亿等《新校正》之说似近经旨。"按《乾凿度》云：'夫有形者生于无形，故有太易，有太初，有太始，有太素。太易者，未见气也；太初者，气之始也；太始者，形之始也；太素者，质之始也。'气形质具，而疴瘵由是萌生，故黄帝问此太素，质之始也，《素问》之名，义或由此。"太易、太初、太始、太素是古人探讨天地万物形成过程的四个阶段，《素问》所载内容正是从天地宇宙的宏观角度，运用精气—阴阳—五行的哲学方法，论证"天人"相关理论，揭示生命规律，阐述疾病的发生演变以及防治方法，确有陈源问本之意，更近乎于"太素者，质之始也"之论，所以杨上善改名曰《黄帝内经太素》。

（三）《灵枢经》释名

《灵枢经》作为《内经》分册之名出现较晚，始见于中唐时期王冰的《黄帝内经素问注·序》。王冰在其《黄帝内经素问注》中将《灵枢经》与《针经》两名并提，这不但可以看出《灵枢经》即是《针经》，还可看出一书二名、并称、并存是当时医林共知之事。学者一般认同"灵枢"之名为王冰所为。王冰之所以把《针经》易名为《灵枢经》，与他所处的始终以道教为国教的隋唐文化背景是分不开的。在隋唐时期，以"灵""宝""神""枢"命名的书籍很多，王冰本人既是名医，又是道教信徒，故受道教思想影响而将《针经》更名为《灵枢经》是可信的。至于明马莳所解的"谓《灵枢》者，正以'枢'为门户，阖辟所系，而'灵'乃至神至玄之称。"张介宾所解的"神灵之枢要，是谓《灵枢》"等，虽然都有可取之处，但未尽其义，故《黄帝内经研究大成》认为，"这些解释恐怕都是求之过深，未见符合王冰当时改《九灵》为《灵枢》的原意"。

另外，《灵枢经》在隋唐时期还有《九灵》《九灵经》《九墟》等别称，"枢"字在楚地至今仍然读为 qū（音区），"区"与"墟"一音之转，取《九灵经》与《九墟》之合称为《灵枢经》亦未可知。

（四）《黄帝内经》162 篇的命名规律

《内经》18 卷 162 篇，篇篇有名，各有其义，均有所本，亦各有据。此处仅就 162 论篇目的命名规律予以介绍。

1.以篇中所论内容命名：以这一方法命名的篇目占绝大部分，但细究之下，又有差别：有以该篇全部内容之精髓名之者，如《素问》的《上古天真论》《四气调神大论》《阴阳应象大论》《六节藏象论》《三部九候论》《通评虚实论》《太阴阳明论》《热论》《疟论》《刺疟论》《咳论》《厥论》等，《灵枢经》的《邪气脏腑病形》《经脉》《经水》《经筋》《骨度》《脉度》《癫狂》《海论》《痈疽》等等。上述诸篇，内容与篇名是完全一致的，见其篇名即可知其内容之全部；有以该篇主要内容名篇而兼论其他者，如《素问》的《脉要精微论》《平人气象论》《骨空论》等，《灵枢经》的《九针十二原》《本脏》《邪客》《论疾诊尺》等；有以篇名提示本篇的一小部分，将这一小部分内容作为篇目命名的发端导语者，如《素问·汤液醪醴论》《灵枢经》之《水胀》《大惑论》等；有以篇名向读者提示该篇内容为解释别篇、阐发别篇者，如《素问》的《阳明脉解》《针解》，《灵枢经》的《小针解》《九针论》等；有以总括别篇内容为名者，如《素问·标本病传论》就是总结汇论《灵枢经》的《病本》和《病传》的；还有以篇名提示本篇内容，篇中所论内容与篇名不符者，如《灵枢·上膈》，文中只有"上膈"之名而无"上膈"之实，所论内容实乃"下膈"之理。

2.以该篇内容的重要性来昭示后学而命名：如《素问》的《金匮真言论》《灵兰秘典论》《玉版论要》《玉机真脏论》《宝命全形论》《至真要大论》，《灵枢经》的《玉版》《通天》等篇。

3.以向读者提示本篇与他篇所论有别，或所论内容，尤其是相关病症需要鉴别、不可混淆之意而命名：如《素问》的《五脏别论》《经脉别论》《阴阳类论》《长刺节论》，《灵枢经》的《杂病》《周痹》《水胀》等篇。

4. 以学习方法、职业道德、思维方法以及治疗宜忌事项等示教内容来命名：如《素问》的《诊要经终论》《移精变气论》《异法方宜论》《刺要论》《刺齐论》《刺禁论》《刺志论》《著至教论》《示从容论》《疏五过论》《征四失论》，《灵枢经》的《外揣》《禁服》等篇。

5. 以该篇当时流传方式命名：如《灵枢经》的《师传》《口问》等篇。

上述五类，虽未尽《内经》162篇名义确立之全部，但从中可见其命名规律之一斑。

二、《黄帝内经》的成书年代及作者

《内经》的成书年代虽然有成书于黄帝时代（约5000年前）、成书于春秋战国、成书于秦汉之际、成书于西汉等说法，但就近20多年来研究的结果并趋于一致的看法，认为《内经》的成书年代当分两说：一是就其内容而言，大部分内容是春秋战国时代医学经验的记实和总结，也有一部分内容是成书以后补充了东汉后期的医学研究成就，例如"五运六气理论"的内容（不包括《素问》的两个"遗篇"）；二是《内经》的成编及书名的出现。认为《内经》成编于汉代，持这一观点的人既有古代先哲，也有近现代学者，还有日本学者，尤其是现代学者们在前人研究的基础上，进一步从其学术思想、社会背景、语言修辞特点、所载内容的科学技术水平、相关的考古发现（如长沙马王堆考古、敦煌考古等）及人文现象等多学科、多角度研究考证，从而得出了《内经》是中国古代医学理论文献的汇集，其主体部分汇编成书应在西汉的中晚期。其时间上限不会超越司马迁《史记》的成书，因为司马迁记载汉初名医淳于意（仓公）的"诊籍"25例，以及公乘阳庆传给仓公的一批"禁方书"名与《内经》所引古医籍名有相同者，但唯独无《内经》之名，可见其成书不可能早于《史记》的成书之前。其成书的时间下限即刘向、刘歆父子奉诏校书时所撰的《七略》。《七略》是我国第一部图书分类目录学专著，医药类属于其中的"方技略"，这部分内容由当时朝廷侍御医李柱国负责编著，其时为西汉成帝河平三年（即公元前26年），说明此时《内经》十八卷本已经成编问世，并著录于刘歆的著作《七略》之中。由此可知，《内经》的成书年代应当在《史记》成书（作者入狱之后，即公元前99年）至李柱国校医书（公元前26年）的60多年之间。

可见，成书于西汉中晚期的《内经》是以生命科学为主体，全面反映中华民族传统文化的知识体系，其源远流长，时代久远，所以不可能是一个时期能够完成的，也不可能是出自一个人的手笔，而是较全面地反映了汉及其以前整个中华民族科学实践和科学认识的成就。

三、《黄帝内经》的流传沿革

（一）《黄帝内经》书名的出现及流传

《内经》作为书名首见于刘歆所著的《七略》，由于《七略》后来亡佚不存，所以现存最早记载其书名的是东汉班固所著的《汉书·艺文志·方技略》，这一书名至今没有变更。《七略》及《汉书·艺文志》都未明确地指出其具体内容，也未指出《素问》和《灵枢经》是其组成部分，自东汉张机（仲景）第一次指出他撰著《伤寒杂病论》时曾参考了《素问》，西晋皇甫谧第一次指出"《七略》《艺文志》：《黄帝内经》十八卷，今有《针经》九卷，《素问》九卷，二九十八卷，即《内经》也"，是历代研究《黄帝内经》流传沿革的源头。此后《隋书·经籍志》《旧唐书·经籍志》均有类似的著录，此后再无变更。

（二）《素问》的流传沿革

《素问》之名，在张机（仲景）的《伤寒论·序》中首次出现以后，从无变更，但内容却有变化。流传到西晋皇甫谧时，就"亦有所亡失"（《甲乙经·序》）；到梁全元起对其进行第一次训解时，便散佚了第七卷，九卷本只剩下了八卷，这可以隋杨上善的《黄帝内经太素》为证；中唐时期王冰所见的《素问》本，不但"今之奉行，惟八卷尔"，而且"世本纰缪，篇目重迭，前后不伦，文义悬隔，施行不易，披会亦难。岁月既淹，袭以成弊。或一篇重出，而别立二名；或两论并吞，而都为一目；或问答未已，别树篇题；或脱简不书，而云世阙。重《经合》而冠《针服》，并《方宜》而为《咳篇》；隔《虚实》而为《逆从》，合《经络》而为《论要》；节《皮部》为《经络》，退《至教》以先《针》。诸如此流，不可胜数"（王冰《黄帝内经素问注·序》）。可见，此时的《素问》已经是满身疮痍，面目全非。王冰历经了一十二载的艰苦工作，即或是震撼朝野，历时七年的"安史之乱"，也未能使其次注工作中断，他对《素问》进行了全面深入的研究整理，校注补佚，才基本还其原貌并使之盛传不朽。后世尽管有对王氏指责有加者，然而都无掩于王氏对《素问》作出的重大贡献。至北宋林亿等人重新校正时，虽然又见多处错误，但经王冰次注的《素问》本，除在林亿前就补入两篇遗篇（即《刺法论》与《本病论》）之外，再无大变，遂成为今人所见的《素问》世传本。

（三）《灵枢经》的流传沿革

《灵枢经》的情况与《素问》不同，虽然书名数经变迁，但内容却并无大的损益，基本依旧。它在《内经》中称作《针经》，如在《灵枢·九针十二原》卷首即云："余子万民，养百姓，而收其租税。余哀其不给，而属有疾病。余欲勿使被毒药，无用砭石，欲以微针通其经脉，调其血气，营其逆顺出入之会。令可传于后世，必明为之法。令终而不灭，久而不绝，易用难忘，为之经纪。异其章，别其表里，为之终始。令各有形，先立《针经》。"皇甫谧曾以此为名，王冰也曾沿用之（见《素问》的《三部九候论》《调经论》王注）。由于《灵枢经》是九卷本，所以张仲景、王叔和将其称为《九卷》，认为《九卷》就是《黄帝内经》自称的《针经》。皇甫谧则将《针经》与《九卷》两名互用，其《甲乙经·序》中说："今有《素问》九卷，《针经》九卷，二九十八卷，即《内经》也……《素问》论病精微，《九卷》是原本经脉，其义深奥，不易览也。"自皇甫谧之后，《灵枢经》的影响日渐扩大。

《隋书·经籍志》将《针经》冠以"黄帝"之名而称作《黄帝针经》，《旧唐书·经籍志》又改称为《九灵经》，简称《九灵》。自王冰首次运用《灵枢》之名以后，由于辗转传抄，散佚的内容较多，林亿等人校勘《素问》时在宋皇家图书馆中也未看到《灵枢经》的全本。幸于南宋元祐八年（1092年），在高丽国所晋献的医书中有足本《黄帝针经》，于是经南宋的史崧反复勘校后颁行，成为今人所见的未加任何文字更动的《灵枢经》九卷足本。

由于《素问》"其文简，其意博，其理奥，其趣深"（王冰《素问》次注序），具有"垂不朽之仁慈，开生命之寿域"（张介宾《类经·序》）的重要意义，所以自梁全元起首开注释《素问》以来，对其注疏发挥者众，尤其经过中唐时期王冰重新编次注释的《素问》本是此后诸多研究者的基础和祖本。《灵枢经》文辞古朴，简洁扼要，自南宋史崧勘校后成为明清至今研究的蓝本。对其注疏和演绎发挥者相对较少，明代马莳首开全面注释《灵枢经》之先河。《内经》自问世以来，历代医学家对其考校编次、注疏研究、演绎发挥者多达200余家，著作多达400多部。目前已经将《内经》视为一门独立的学科进行全方位的研究，足见其在中国传统文化中的地位之重要。

四、《黄帝内经》的学术体系

《黄帝内经》是在当时人们所掌握哲学、医理和思维方法的基础上，将他们长期在生产、生活过程中所观察到的大量自然的、社会的现象，以及在与疾病作斗争中长期积累的防病治病经验体会，逐渐升华成理性的认识，构建了较为完整的医学知识体系，并运用这些知识探索和阐释生命规律。《内经》所创造的医学知识体系，成为中医理论中的基本概念、基本原理，以及临床操作规范的依据和范式，其所构建的特有医学思维方式影响着中医学两千多年来的宏观走向，因而在《内经》理论体系基础上构建的中医学理论，具有十分浓郁的中国传统文化特征，以及相关的科学内涵、科学价值和医学科学意义，所以和发生于西方文化背景下的西医学具有不同的评价体系和评价标准。要想深刻理解发生于差异很大的东西方文化背景下的两个不同医学体系的不同特征，就必须对《内经》学术体系的内涵、内容、特征有深刻的认识。

（一）《黄帝内经》学术体系的结构内涵

古代医学家对《内经》所进行的分类研究体现了其学术体系的结构框架。一个学科的学术体系构架应当包括所研究对象的相关知识基础和方法学基础。《内经》以生命科学为主体的知识体系也同样如此。《内经学》一书将其学术体系的结构分为医学理论和医学基础两大部分。

1. 医学理论

（1）藏（zàng）象

"藏象"一词，首见于《内经》。仅从字面就反映了《内经》的基本思维方法和认知方法，正如张介宾所诠释的那样，"象，形象也。藏居于内，形见于外，故曰藏象"。"有诸内必形诸外"（《孟子·告子上》），藏居于躯体之内的脏腑组织是生命活动的物质基础，脏腑组织奥秘的机能活动是生命的内在本质，这些都会通过体表的各种现象得到体现和表达。《内经》的作者从中国传统的系统思维出发，创造并运用了这一通过观察、分析外部征象来探求内在形质根本的方法，至今仍不失为人们认识事物的重要方法。

藏象理论认为人是一个有机的整体，各脏腑组织之间在结构上虽然形态各异，但却不可分割；功能上虽然各有分工，但又必须相互协调合作；病理状态下所患病证虽然不同，但却常常互相影响。《内经》有相当的篇章专论这些内容。在形态学方面，对脏腑具体的位置、形状、容积、重量、基本构造、长短、大小，都有较为准确的记述。脏腑功能不是各分支功能的简单相加，而是更高层次上的综合效应。肝、心、脾、肺、肾五脏与五脏系统又有较大的区别，尤其是五脏系统，不能简单地从解剖学角度去认识，而要站在生理病理学综合效应之高度上去理解，这可说是认识《内经》理论中藏象的最高境界，非此则不足以言说"藏象"。

藏象学说是从表现于外的各种生命现象去探求内在复杂的变化本质，在此思维背景下形成了脏腑、经络、精气血津液神等相关理论。这一理论还将人的活动与天地自然、人事社会密切联系，综合考察人体的生命活动。

（2）精气血津液神

精、气、血、津液，是人体脏腑在完成生理活动过程中的产物，形成以后又是各脏腑乃至整个生命活动的全部之物质基础。《黄帝内经》对之相当重视，在《灵枢经》的《本神》《营气》《营卫生会》《决气》《五癃津液别》《卫气行》等篇中作了专章论述，对精、气、血、津液的概念作了甚为严格的界定，对其性状、功能、生成输布过程、运行规律、相互之间的关系，以及与脏腑、与生命活动的关系，失常时所产生的种种病证，都有深刻的阐述。这些理论又与脏象理论相辅相成，相得益彰。

"神"是中华民族传统文化中十分重要的范畴和命题，用阴阳概念所表达的客观事物固有规律是"神"范畴的基本内核。《黄帝内经》虽然是以研究人类生命规律及其现象为主旨的医学典籍，但其传载的医学内容全方位地吸纳了中华民族传统文化中"神"的科学内涵与合理内核而予以系统地展示，并且揭示了"神"与阴阳、与五行、与气、与道等重要范围的关系。《黄帝内经》所论之"神"大体分为人文社科和自然科学两大支系。其中人文社科支系之"神"有民族信仰、宗教崇拜、人类对某些可感知的状态、某些超常非凡的才能、效果，或者技艺以及具有此类本领的人等方面的评价；自然科学支系之"神"又有自然界万事万物固有的变化规律和人类生命规律两大分支。其中，神所表达的人类生命规律又有生命总规律（即广义神）、人体自身调控规律和人类特有的心理活动规律（即狭义神），以及神所表达的生命规律在临床诊治疾病中的应用等。然而这一切论神的内容，都是在"神"是以阴阳概念所表达的客观事物固有规律理念的指导下展开论述的。

（3）经络学说

经络是由经脉和络脉组成的，是人体内具有运行气血、联络脏腑肢节、沟通上下内外、感应传导、调节平衡等作用的一个特殊的网络状巨系统。这一巨系统由经脉（包括十二正经、奇经八脉、十二经别）、络脉（包括大络、浮络、孙络、阴络、阳络）、经筋和皮部组成。关于十二经脉的命名，与《周易》中阴阳太少的划分与人们对自然界阴阳盛衰之消长规律的认识、经脉循行部位以及其中气血的多少均有一定关系，《素问·阴阳离合论》《灵枢·阴阳系日月》等篇对此都有精辟论述。经脉的循行部位及其连属的脏腑组织各有区别，分布在不同经脉的腧穴各有功能，经脉所发病证也很广泛复杂，这些内容在《内经》中并有系统而深入的阐说并占有很大比例；病证及其治疗又几乎都涉及经络的内容，所以，《黄帝内经》也是后世"经络学""腧穴学""针刺灸疗学"的直接源头与理之渊薮。

（4）病因学说

病因学说是研究致病因素的性质、致病特点、伤人致病规律的理论。《黄帝内经》批判了鬼神致病的迷信思想，认识到自然气候的异常和人体自身的情志刺激、饮食不节、劳逸失当、房事不节等等，都可成为致病的因素，其中将之统称为"邪气"，简称为"邪"。为了便于人们认识有关理论，《黄帝内经》对病因进行了归类分析，方法有二：其一为《素问·调经论》的阴阳分类法。原文说："夫邪之生也，或生于阴，或生于阳。其生于阳者，得之风雨寒暑；其生于阴者，得之饮食居处，阴阳喜怒。"是将与气候变化有关的致病邪气称为"阳"邪，而把来自饮食起居、房事不节、情志变化等方面的致病邪气归之"阴"邪。这种以阴阳别内外的分类法，提纲挈领，便于掌握；其二是三部分类法。《灵枢·百病始生》篇以"三部之气，所伤异类"和"气有定舍，因处为名"的思维方法与病邪伤人部位不同的致病特点为依据，将致病邪气划分为三种类型，即"风雨则伤上，清湿则伤下……喜怒不节则伤脏，脏伤则病起于阴也""上下中外，分为三员"的三部分类框架，为后来宋代陈无择提出的病因三因学说奠定了基础。

《黄帝内经》扼要准确地把握了不同类型病因的致病特点和伤人发病的规律，完整地提出了六淫——即风、寒、暑、湿、燥、火——的概念。《素问·至真要大论》中说："夫百病之始生也，皆生于风、寒、暑、湿、燥、火。"认为六淫致病的主要特点分别是"风胜则动，热胜则肿，燥胜则干，寒胜则浮，湿胜则濡泄"（《素问·阴阳应象大论》），"寒则气收""炅则气泄"（《素问·举痛论》）。其中风邪除了主动的致病特点外，还有"善行数变""为百病之长"（《素问·风论》）的性质。六淫邪气伤人途径又各不相同："伤于风者，上先受之；伤于湿者，下先受之""阳受风气，阴受湿气"（《素问·太阴阳明论》）。情志失常，则易伤脏与气机为病："喜怒不节则伤脏，脏伤则病起于阴也"（《灵枢·百病始生》）。具体而言，"怒则气上，喜则气缓，悲则气消，恐则气下……惊则气乱……思则气结"（《素问·举痛论》）。此外还有"饮食自倍，肠胃乃伤""大饮则气逆""阴之五宫，伤在五味""高梁之变，足生大丁"等饮食致病的论述。诸如此类的认识，奠定了《内经》中完整的病因学内容，成为今日临床中进行病因辨证、审因论治的主要依据。

（5）病机学

病机学是研究疾病发生、发展、传变及转归规律的理论。包括发病病机、发展变化机理和病传病机等。疾病是生命活动在特殊状态下的表现形式，是人体在致病因素的作用下，健康状态遭到破坏，又不能在短期内自我恢复的过程。《内经》对人体生命活动病理状态的认识分为三个层面：一是发病规律。认为致病因素侵入人体后，在邪正双方的作用下，机体的脏腑、精气血津液神和经络失调而发病。由于邪气的性质、毒力大小的不同，人体正气的反应性差异，因而又表现为不同的发病类型。二是病变机理。人体一旦发病，由于邪正双方力量的盛衰变化不同，又表现为不同的病变机理和不同的预后转归。三是疾病。疾病种类是不同的，这是由于在不同致病因素作用下引起人体不同的脏腑和物质的状态失常的缘故。《内经》对疾病的研究既注重病人整体机能的失常，又强调疾病阶段性的变化，这一疾病观成为中医疾病学的理论特点和诊病思维方法。

发病病机是专门研究疾病发生规律的理论。《内经》指出，导致疾病发生的因素是多方面的，最主要的因素是邪正相胜。认为人体正气的强弱盛衰是决定发病与否的前提，而致病邪气的存在则是发病的重要条件。正如《灵枢·百病始生》篇所说："风雨寒热不得虚，邪不能独伤人。卒然逢疾风暴雨而不病者，盖无虚，故邪不能独伤人，此必因虚邪之风，与其身形，两虚相得，乃客其形。"《灵枢·邪气脏腑病形》也说，邪之"中人也，方乘虚时"。这些肯綮之言，就是从辩证唯物论的角度，充分肯定了正与邪在发病中的主次关系。当然，这种主次关系是可以转化的，所以《内经》在突出人体正气对发病与否所具的主要作用的同时，认为在某些特殊情况下，处于次要方面的邪气也会上升为伤人致病的主要方面，如外伤、疫疠流行等，因此在强调"正气存内，邪不可干"之际，时时提醒人们不要自恃身强体壮而无所顾忌，要注意"避其毒气""虚邪贼风，避之有时"（《素问·上古天真论》）"日避虚邪之道，如避矢石然"（《灵枢·九宫八风》）；在疫情发生时，要服用"小金丹"进行药物预防等（《素问·刺法论》）。《黄帝内经》还认为，疾病的发生，与人的体质强弱、体质类型、所感邪气的性质、感邪的部位、感邪的轻重等均有密切关系。影响发病的因素除正邪相胜之外，还有自然气候、地域环境、生活起居、精神状态等等。总之，《内经》发病学的内容是非常丰富多彩的。

　　疾病虽有各自不同的病机，但就基本病机而言，有邪正盛衰病机，如《素问·通评虚实论》就以"邪气盛则实，精气夺则虚"为纲论之；有阴阳失调病机，如《素问·阴阳应象大论》："阳胜则热，阴盛则寒"；《素问·调经论》："阳虚则外寒，阴虚则内热，阴盛则内寒"；有气血失常病机，如《素问·调经论》："气血以并，阴阳相倾，气乱于卫，血逆于经，血气离居，一实一虚……气并别无血，血并则无气。"关于气机失调病机，《素问·举痛论》归纳为"气上""气下""气结""气散""气耗""气收""气缓""气消""气乱"九个方面，是后世研究气机失常的基础。《灵枢·五癃津液别》则专论津液失常的病机。五脏的寒热虚实病机，《黄帝内经》在《素问》的《玉机真脏论》《五脏生成》《刺热》《咳论》《风论》《痹论》《痿论》《调经论》《至真要大论》，《灵枢经》的《本神》《邪气脏腑病形》等篇当中，都分别作了颇为详尽的论述。经络病机的内容。以《灵枢经》的《经脉》《经筋》和《素问》的《阳明脉解》《脉解》等篇所论为主。《黄帝内经》在论述病证时，还常将脏腑病机与经络病机结合起来，互相补充，互相发明。

　　病传病机是指疾病发生后邪气在体内的移易过程的机理。在《内经》中，主要讲述了以下几种病传规律：一是外邪伤人之后，沿着经脉而由表入里、由浅入深的病传规律如《素问·缪刺论》中说："夫邪之客于形也，必先舍于皮毛；留而不去，入舍于孙脉；留而不去，入舍于络脉；留而不去，入舍于经脉，内连五脏，散于肠胃，阴阳俱感，五脏乃伤，此邪之从皮毛而入，极于五脏之次也。"《灵枢·百病始生》也有相似论述。二是六经的病传规律如《素问·热论》所论伤寒病一日太阳、二日阳明、三日少阳、四日太阴、五日少阴、六日厥阴的病传规律。三是表里两感传变规律如《素问·热论》："两感于寒者，病一日，则巨阳与少阴俱病，则头痛，口干而烦满；二日则阳明与太阴俱病，则腹满身热，不欲食，谵言；三日则少阳与厥阴俱病，则耳聋，囊缩而厥。"四是形体病直传五脏如《素问·痹论》之五体痹久病不已，复感于邪，内舍于其所合之脏而成五脏痹者是。五是外邪不经皮毛肌表而直接伤及内脏的"直中"如《素问·咳论》："乘秋则肺先受之，乘春则肝先受之，乘夏则心先受之，乘至阴则脾先受之，乘冬则肾先受之。"六是五脏之间的生克乘侮传变规律如《素问·玉机真脏论》："五脏受气于其所生，传之于其所胜，气舍于其所生，死于其所不胜。病之且死，必先传行，至其所不胜，病乃死。"七是脏病传腑如《素问·咳论》之"五脏之久咳，乃移于六腑"者是。八是腑病传腑如《素问·气厥论》中所谓"膀胱移热于小肠""小肠移热于大肠""大肠移热于胃""胃移热于胆"等论，指出六腑之间的病证可以移易传变。九是腑病传脏在《素问·太阴阳明论》《灵枢·口问》等篇有精切论述。

又《灵枢·病传》："病先发于胃，五日而之肾，三日而之膂膀胱，五日而上之心。"都体现了腑病传脏的病传规律。十是六腑与奇恒之府之间的病传如《素问·气逆论》中所谓"胞移热于膀胱"，指的是子宫热病传之于膀胱；所谓"胆移热于脑"，则指六腑病传及于奇恒之府的脑。说明奇恒之府与六腑之间病证可以互相传移。至于病证之间的寒热转化移易、虚实转化移易，在《内经》中亦均有详述。

（6）病证学

病证是在致病因素作用下，机体健康状况遭到破坏而又不能在短期内得以恢复的一种病理过程。《内经》中有关病证的内容相当丰富，除有专章论述的专病外，还有散见于诸篇之中的大量病证。据不完全统计，《内经》所论述的病证多达380余种，涵盖了内、外、妇、儿、伤、五官诸科；至于病证的认识方法，已经初步形成了脏腑辨证、六经辨证、经络辨证、病因辨证、气血津液辨证、阴阳辨证、虚实辨证、寒热辨证等思路，为后世病证学的发展完善指明了方向、开辟了大道。

（7）诊法

专门研究疾病诊察方法及相关理论的学科称为诊法学。诊法包括诊法原理、操作方法及诊断原则。《内经》的诊法学是以整体观念为指导思想，以脏腑经络与病因病机理论为基础，灵活地运用阴阳五行学说，充分发挥医生的感官功能而创造的一整套诊病方法。其中不但提出了"知常达变，以常衡变""司外揣内"等诊病原理，而且创立了察色、听声、问病、切脉等诊病方法，仅脉象就记述了170余种，且以"急、缓、大、小、滑、涩"六脉为纲统之（《灵枢·邪气脏腑病形》）；诊脉部位，就有全身遍诊法（《素问·三部九候论》）、人迎寸口二部合参诊脉法（《灵枢·经脉》）和独取寸口诊脉法三种。此外还创造了望面诊法（《灵枢·天年》）、释梦诊法（《灵枢·淫邪发梦》）、尺肤诊法（《灵枢·论疾诊尺》）、虚里诊法（《素问·平人气象论》）、腹诊法（《灵枢·水胀》）、体质诊法（《灵枢·阴阳二十五人》）等。非常重视全面了解病情，重视诸诊合参，要求医生必须详细、全面、充分地占有临床资料，认为"以此参伍"，才能"决死生之分"（《素问·脉要精微论》），严厉地批评了只凭脉诊而轻视问诊及其他诊病方法的错误做法（《素问·疏五过论》）。

（8）治则治法

《内经》中有关治病的内容非常充实而丰富，既有治疗疾病的总原则，也有治病的具体方法，并有组方、遣药、服药、针灸等方法。

治则是在整体观念和辨证论治思想指导下所确立的治疗疾病的总原则。《内经》中以治病求本（又称"求其属"）为治病的总原则，在此思想指导下又有正治反治、治标治本、调理阴阳、调理脏腑、调理气血、三因制宜等等治病原则。

治法是在治病总原则的指导下，针对具体病证所确立的具体治疗方法。《内经》所载治病方法相当丰富，仅《素问·至真要大论》就列举了正治十七法和反治四法。

针刺方法的内容可谓十分广泛，如《灵枢·官针》的"九变刺法""十二节刺法"，《灵枢·官能》的"七刺法"，《灵枢·刺节真邪》的"五刺法"等等。另外还有根据月生月死增减取穴和刺治次数，以及缪刺、巨刺、劫刺等刺法。对各种针刺失误的救治和某些特定腧穴的刺灸宜忌等，也都作了具体的规定。

临床用药方面，《内经》中提出了"君、臣、佐、使"的组方法度，确立了奇方、偶方、大方、小方的组方原则。这些法则都为后世乃至今日方剂学所遵循。

服药方法可直接影响药物的疗效，所以《内经》中提出了寒药热饮、温药凉服的反佐服药法，以及药物的寒热温凉与季节气候寒热的宜忌之法（《素问·六元正纪大论》），还指出了服药时间与进食的关系（《素问·至真要大论》）。

护理是疾病康复的重要措施，是临床治疗疾病不可缺少的重要环节。《内经》不但提出了"毒药攻邪""谷肉果菜食养尽之"（《素问·五常政大论》）的饮食护理原则，而且对一些专病还提出了特殊的护理措施，如"劳风法在肺下"，症见痰稠、色黄、量多时，在护理方面就要注意排痰，以保持呼吸道的通利，因为痰"不出则伤肺，伤肺则死也"（《素问·评热病论》）。热病过程中，病人的胃肠功能减退，消化能力减弱，要重视饮食护理。因为"食肉则复，多食则遗"，对此类患者的饮食护理，要做到少食、清淡，否则会导致"遗热"（《素问·热论》）或"食复"。但对一些虚损性病症，在其恢复期则要加强营养，因为"强食"才能"生肉"（《灵枢·经脉》）。这种因病施护的原则及其具体方法，在《内经》时代虽尚属初级阶段，但却是中医临床护理的先河之论。

（9）养生学

养生学是研究如何增强体质、预防疾病、延缓衰老，从而使人获得健康长寿效应的理论和方法。中医养生学起源虽早，但《内经》才是其真正的渊薮。其中确定的养生原则是：内外结合，以内养为主；动静结合，因时制宜；形神兼养，养神为重等。养生的具体方法有：顺应自然，外避邪气；春夏养阳，秋冬养阴；五味和调，不可偏嗜；"五谷为养，五果为助，五畜为益，五菜为充"（《素问·脏气法时论》）；劳逸结合，不妄作劳；节制房事，维护先天；全面养生，不可偏废等。这些内容，集中体现于《素问》的《上古天真论》《四气调神大论》《生气通天论》等篇之中，此外在《素问·刺法论》中还介绍了吐纳法和服小金丹法的养生防病措施。

（10）运气学说

运气学说是我国古代研究天时气候变化及其对生物影响的理论。它以自然界的气候变化与生物体（包括人）对这些变化所产生的反应为基础，将自然气候现象与生命现象统一了起来，将气候变化与发病规律、治疗用药规律统一了起来，又从宇宙节律探讨了气候变化对人体健康和疾病的发生、防治的影响。这种"人与天地相参""与日月相应"的学说，充分反映了中医学中"天人相应"的整体论思想。

运气学说以干支甲子为演绎工具，详论了五运、六气、运气同化关系及其在医学中的应用。其内容系统而完整地载于《素问》的"运气七篇大论"与《刺法论》《本病论》两遗篇之中。这些内容虽然是王冰之后所补入的，但已成为公认的《黄帝内经》不可或缺的组成部分。

2. 医学基础

《内经》的医学理论在全面依赖中国古代传统文化精髓（包括自然科学和社会科学的各个学科）的基础上，形成了她独有的医学内涵以及研究医学的思维方法，因此《内经》所依赖的哲学、天文学、历法、地理学、气象学、社会学知识就是其形成医学理论的基础。

（1）哲学基础

哲学是关于人们对物质世界总看法的学问。产生于春秋战国时代的《内经》理论，仅凭当时人们对疾病的直观认识，对动物和人体器官的解剖观察，或者人们对自身某些机能活动的切身感受等等，是无法全面了解生命活动的复杂机理的，必然要借助哲学的参与，将人们对医学知识的直观感受、对生命活动的切身体验，以及长期医疗实践知识的积累进行总结、概括、归纳、抽象，然后才形成了其中所传载的医学理论。所以《内经》不但十分推崇精气、阴阳、五行等哲学理论，而且将这些哲学理论中的概念、原理加以创造性的运用，使这些哲学理论与医学知识相结合，一方面运用独特的哲学思维方式表达医学概念和医学理论，同时又赋予这些哲学思想以特定的医学内涵。从某种意义上讲，《内经》是哲医结合的范例，并由此建立了中医学特有的象数思维、辩证逻辑等理论体系，创造了精气、阴阳、四时、五脏、六经的理论模型。

哲学理论中的精气学说，在《内经》理论形成过程中占有主导地位的自然观，奠定了中医理论体系的本体论基础，渗透于中医理论和临床各科的每一层面。《内经》理论中的精气观念，既保留了哲学的印记，还赋予了丰富的医学内涵，已经成为中医理论中相当重要的内容和组成部分，从医学角度又丰富和发展了哲学中的精气理论。因此了解哲学和《内经》理论中精气理论的关系，将有助于我们更深刻地从中华民族文化的角度去认识《内经》、认识中医学的理论特色。

阴阳理论形成并被广泛运用的先秦至汉代，正是《内经》的医学理论构建时期，这一世界观和方法论被逐渐地引入于医学领域，将此作为独特的思维方法，用以解释当时已经积累相当丰富的临床实践知识；用以解释对生命活动的感性认识，尤其是凭借解剖直视而无法解释的生命活动；用以指导人们对疾病的诊察判断和理性分析，以及治疗用药和养生防病，使哲学范畴的阴阳学说与医学知识融为一体，从而成为中医学不可割裂的重要理论。《内经》中的阴阳理论，虽然还带有哲学的烙印，但是已经脱离了纯哲学的色彩，具有了丰富医药学知识的自然科学特征，是《内经》赋予了先秦哲学阴阳理论以新的生命力，也是《内经》使阴阳理论得以完整系统的表述和传承。这种独特的思维方法是了解和认识中医理论的门径，是研究和掌握中医学理论知识的重要内容。

五行理论萌芽于西周，形成于春秋战国至秦汉时期，在五行理论形成及盛行之际，也正是《内经》医学理论构建并形成时期。因此《内经》必须（事实上也正是如此）广泛地运用五行理论及其思维方法，解释人与自然、人与社会、人体自身的整体联系、人体各个系统结构及各系统之间的相互联系；将五行理论广泛地应用于指导临床诊断、病理分析、治疗用药、刺灸取穴，甚至心理调整与心理治疗等各个层面，使其更能有效地解释医学领域的一些复杂问题，使哲学范畴的五行理论与具有丰富实践经验的医疗知识紧密地结合在一起，从而使《内经》中的五行理论脱离了单纯的哲学属性、脱离了机械唯物论的羁绊，蕴涵了丰富医学的内容，表现出了应有的自然科学特征。

必须指出，"由于战国秦汉时代哲学与社会、自然科学各学科之间尚未分化，因而《内经》借助了某些哲学术语表述医学概念，但当它们一旦成为医学术语，便赋予特定的医学含义，与纯哲学概念大不相同"。

（2）天文、历法、地理、气象学基础

人类生存于天地之间，必然会受到各种自然力量的影响。《内经》就是将古代人们研究宇宙规律后所形成的天文、地理、气象，以及历法等科学知识作为构建其理论体系的基础。如将古天文学知识中的盖天说、浑天说、宣夜说运用于解释相关的医学道理；在古历法基础上创建了"五运六气医学历"，成为医学与历法相结合的例证；将地理知识与人类疾病发生和治疗相结合，提出了"异法方宜"的治疗原则；将气象变化规律与人体生理活动、病理变化、疾病的流行与防治等医学知识密切结合，创立了"五运六气医学理论"。可见，《内经》已经认识到人类生存于自然界，必然受到自然力量的影响，因而必须对天文、地理、气象乃至物候等自然规律有所认识和总体把握，才能做到顺应自然规律、运用自然规律，让自然规律服务于人类的存在和发展。

（3）社会科学基础

社会科学是研究社会、政治、经济、管理及伦理等方面的知识体系。《内经》认为人不但具有生物体的一般属性，而且具有社会属性。基于这一认识，所以其中运用了大量的社会科学与资料来确定或解释相关的医学理论。在这些资料中研究了社会的变迁与医学起源、医学发展的关系，更多的内容是研究社会、经济、政治等因素对疾病发生发展的影响，乃至在疾病的诊断、治疗及养生防病中的重要作用。这些社会与医学研究相关的资料证明，中医学自其产生之时起，就基本确立了社会—心理—医学的模式，并以这种模式为出发点研究生命科学的相关问题。

（4）数学基础

除上述所述的医学基础知识外，《内经》还运用当时的数学知识作为构建其学术体系的基础。在中国古代，数具有"象"的特征，一切可感知的象都具有"数"的特征，以《河图》《洛书》为其标志，《内经》运用数的抽象性阐述特定的医学道理。在具体运用中是以数的阴阳属性（即"阳道奇，阴道偶"）和数的五行属性（即五行生成数）为依据，表述五脏特征，以及五方、五季、五气等内容，从而构建了以数为依据的五脏时空变化医学模型，并以此阐述五脏生理特性（如《素问·金匮真言论》《素问·五常政大论》等）、预测疾病的发生和防治（如《灵枢·九宫八风》）。《内经》还将数的概念运用于对男女两性生长发育年龄阶段的划分，人体肠胃的实体解剖测量，经脉长度、腧穴部位的确定，五运六气各步气运变化日数的确定，以及交司时刻、时间刻度变化、天体日月运行、脉搏跳动与呼吸次数间的比率关系，人迎寸口合参诊脉方法中两处脉动比例变化及其意义等等，全面反映了古代数学在《内经》构建医学理论时的应用，使数学成为中医理论体系构建的基础之一。

（二）《黄帝内经》的学术特征

特征是区分不同事物之间特别显著的征象和标志，所以特征是在事物之间进行比较后产生的。《内经》的学术特征是人们在全面深入研究其学术思想和学术内容的基础上，结合中医学相关理论与西医学、中医学及其他传统的民族医学的相比较之后提出的。由于《内经》是在中国古代传统文化为背景下形成和发展的，具有明显有别于西医和其他传统的民族医学的思维方式，因而所构建的基本概念、基本原理、理论原则、诊治思路、养生保健等整个医学体系都与西医学和其他传统民族医学之间有着很深刻、很显著的差异。此处依据全国《内经》研究学者们的共识，仅从其方法论特征的角度，简述其要。

1. 从整体认识和把握生命规律

整体观念是指用普遍联系的观点看待一切事物的思维方式。《内经》在古代哲学认为物质世界是一个有机联系的统一体思想指导下，将对生命活动的研究引向理性认识的层次。在认识到人体生命活动与躯体形骸、精神心理与躯体生理之间密切相关的基础上，确立了人的生理——心理——躯体的有机联系，形成了"形神一体""心身一体"的观念；同时还从社会科学的角度，认为人体与其所存在的社会紧密联系；认为人体生命与外在的自然环境，如人们生存的地理区位、气候变化，甚至天体运转等等宇宙万物都是息息相关的。并将这三种联系融入于所抽象的医学概念、医学理论之中，成为指导临床诊治、养生防病的基本指导思想。

2. 从运动变化认识和把握生命规律

运动变化是宇宙万物遵循的一条总规律。《内经》认为包括人类在内的整个物质世界始终处在不停顿的运动之中，其中在阴阳五行的思维框架下，将这个运动规律概之为"升降出入"。并对此进行了极为深刻的论述。认为，"夫物之生从于化，物之极由乎变，变化之相薄，成败之所由也……成败倚伏生乎动，动而不已则变作矣。"又说，"出入废则神机化灭，升降息则气立孤危。故非出入，则无以生长壮老已；非升降，则无以生长化收藏。是以升降出入，无器不有。故器者，生化之宇。器散则分之，生化息矣。故无不出入，无不升降"（《素问·六微旨大论》）。这一段精妙绝伦的高论，将整个充满生机的、生动活泼的物质世界剖析得淋漓尽致。它首先肯定了物质世界具有不断运动变化的本领和特性，运动的方式是"升降出入"。凡是存在于这个物质世界大家庭中的一切事物，无一不是在"升降出入"的运动之中生生化化；无论是动物界的"生长壮老已"，还是植物界的"生长化收藏"，乃至宇宙间所有有形质的"器"物，都存在着"升降出入"的运动特性，每一事物本身又都是阴阳之气"升降出入"运动的场所。人是物质世界诸多的"器"物中之一员，也毫不例外的是以阴阳之气的"升降出入"运动为其生命存在的基本方式的。体内各脏腑组织器官也都是气"升降出入"的运动处所，各种机能活动又都是气"升降出入"运动的不同体现。一旦这一运动发生失常而不能自动调节到平衡状态时，就会发病。

《内经》的作者从这种运动变化的观点认识物质世界，认识人的生命活动，并以此指导对疾病的研究与防治，人们熟知的辨证论治原则就是对这一学术特征的具体运用。

3. 从功能表现认识和把握生命规律

重视功能是《内经》的主要思维特点。功能源自形质，形质产生功能而又依赖功能，但功能较之形质却更为重要。《内经》的作者很自然地运用了这种思维方式。他们在完成了通过解剖对脏腑形骸进行认识的基础上，更多地运用援物比类、取象比类、形象思维乃至归纳、分析、抽象方法，从人体外在的功能现象去探求并揭示内脏的活动规律，经过对大量的、有规律的生理、病理表现的认识和研究，逐渐认识并掌握了生命活动的本质与内核。《内经》中十分明确地指出，这种认识方法是"以表知里""以我知彼""司外揣内""司内揣外"的认识过程。因此中医学所讲的五脏六腑、气、血、精、津液、经络、病因、病机、诊治、治则与养生等等方面的内容，无一不是将功能放在比形质更为重要的地位。《素问·汤液醪醴论》将疾病不可愈的根本原因责之于"神不使"，便是最有说服力的例证。这种从功能表现来认识生命规律的学术特征，贯穿于《内经》的始终，也是中医学的基本特征之一。

《内经》理论体系从整体、从运动变化、从功能表现三大方面来研究和认识人体生命规律的学术特征，是密切结合又互相承系的。

五、《黄帝内经》的学术地位

《内经》虽然是一部以生命科学为主体的医学奠基之作，但其在传承中华民族传统文化方面却有其他任何一部古代著作都无法替代的、十分重要的作用。

（一）《黄帝内经》的医学地位

《内经》是中国现存最早的一部医学经典巨著，是中医学理论与防病、治病技术的源头。其中包括了《素问》和《灵枢经》两大部分，每部分各有 9 卷 81 篇，共计 18 卷 162 篇重要的医学文献。就其内容而言，主要记录了春秋战国时代对生命科学研究的成果，其汇编成册并以《黄帝内经》名谓出现，则是在西汉中晚期。据班固编纂的《汉书·艺文志》所载，当时还有《黄帝外经》《扁鹊内经》《扁鹊外经》《白氏内经》《白氏外经》《白氏旁篇》等医学典籍七部，史称"医经七家"。由于其他六部均已失传，唯有《内经》一书传世，足见其珍贵。中医学虽然有"四大经典"之说，但是除《内经》之外的《伤寒杂病论》《难经》《神农本草经》三者，一则均晚于《内经》成书，二则三者的学术思想皆源于《内经》，从某种意义讲，其他三部医学经典论著都是《内经》学术思想的衍生物。此外还有将《诸病源候论》《脉经》《中藏经》《黄帝内经太素》等称为中医学的经典，但无论是其内容的丰富程度，还是其理论的系统性、完整性等，都不足以与《内经》相提并论，它们都不过是《内经》这棵参天大树的粗壮分枝而已。

自《内经》问世的两千多年以来，历代的医学家都是以《内经》为源头，运用《内经》所创造的哲医结合理论体系，在运用中国传统的系统思维构建的医学原理及发明创造的各种诊疗技术基础上，通过不断地实践、探索、创新，促使中医学不断地向前发展。东汉张机（仲景）被尊称为"医圣"，他所著的《伤寒杂病论》是在《内经》的学术思想指导下结合其临床心得编纂而成的，所以他在该书的"序"言中坦言"撰用《素问》《九卷》（即《灵枢经》）"。晋代皇甫谧（士安）的《针灸甲乙经》是针灸学的奠基之作，他也明确地指出，其书是"取《素问》《针经》（即《灵枢经》）"等书编撰而成。唐代药王孙思邈在其《备急千金要方》卷首即开宗明义，认为"凡欲为大医，必须之谙《素问》《甲乙》《黄帝针经》（即《灵枢经》）"。至于唐宋以后历代有学术造诣的医学名家，都是以研习《内经》为其治医之本。因此说，一部雄伟壮阔的中国医学史，无处不体现着《内经》的烙印；异彩纷呈的众多医学流派，无一不是以《内经》为其理论的渊源；古今无数具有卓越贡献的大医学家，或者在理论上独树一枝，或者防治疾病取效如神，究其成功之路，莫不以《内经》的学术思想为其本源。

（二）《黄帝内经》的传统文化地位

《内经》是一部以生命科学为主体，汇集了汉以前中国古代文化、科学知识研究成就的集成性质的巨著，其中运用了当时的哲学、天文学、地理学、生物学、气象学、心理学、体质学、社会学、历法等多方面的理论成就与方法来揭示和探索生命规律。同时《内经》也赋予了古代哲学、天文学、气象学等其他科学以医学的内涵及其意义。《内经》也因此成为历代乃至今日研究中国传统文化中的天文医学、气象医学、社会医学、地理医学、心理医学等相关学科的理论源头。早在20世纪初期，就有人关注到中国古代哲学在《内经》中的应用，《内经》中的哲学思想和方法论研究也在20世纪80年代达到空前的水准，于是有刘长林先生《黄帝内经的哲学和中医学方法》一书问世，该书从中国传统哲学的层面对《内经》进行了一次深刻的研究，并在中医界产生了很大的影响，此后又有《黄帝内经多学科研究》一书问世。

语言文字是知识的载体，《内经》保存了汉以前医学科学知识的语言文字表述特点。自然科学知识的语言文字表达与人文社科知识的语言文字表达虽然不能截然区分，但却有显著的差异。自然科学，尤其是医学学科知识的语言文字表达必须以写实为主要的修辞方法。同时又不能脱离中国传统文化中人文社科知识的大背景，所以《内经》中的语言文字（包括语法知识），既有古代汉语言文化的共性特征，又有其医学内容的特异性。唐代王冰在对《素问》次注时就注意到了这一点，所以他在注释《内经》时就恰当地对待了一些汉语字词的医学内涵，其有的注释被权威性工具书《汉语大字典》收录。20 世纪 90 年代初张登本等编著的《内经词典》、钱超尘所著的《内经的语言与修辞》，就是对《内经》中所保存汉以及此前 2286 个汉字及相关的文字学、语言学方面深刻的研究和总结，足以反映其在此方面的独特地位。

六、《黄帝内经》的历代研究略况

《内经》自其成书以降，代有研究。这里仅就研究的内容与方式方法作如下归纳：

（一）文献研究

《内经》自其成书以降，代有研究，其中最主要的研究手段就是文献研究方法。《内经》因成书久远，"其文义高古渊微"（张介宾《类经·序》），加之流传转抄过程中造成的错讹脱衍等问题的确不少，历代医家、学者遂将文献研究方法列为对《内经》进行研究的必然的和首选方法。他们运用古代校勘学家的方法、经验和成就，发掘、搜集、整理、研究《内经》，去伪存真，补其阙漏，考镜源流，力求保持、恢复（或接近）其原貌，使之为各个学科、各个层次的专业工作者所了解、掌握和利用，并在此基础上创造新的科学文化，进而为全人类做出贡献。归纳起来，对于《内经》的文献研究方法，又主要有以下几个方面：

1. 文献追溯法

所谓文献追溯法，即是循着文字语言所展现的思路，对《内经》理论产生时的医学、哲学、思维科学、自然科学、社会科学等背景的逆向寻找，亦即探求《内经》理论的原生态。因为任何理论的产生，都有其源头，《内经》也概莫能外，它的形成除了与古代医疗实践知识的不断积累有关外，必然受到古代社会科技、人文文化诸因素的影响。成书于西汉中晚期的《内经》，无论是古代的天文、历法、地理、气象、医药，甚至社会科学、哲学、思维科学、语言学、文字学的成就，都在该书中有较全面的体现，因此许多学者对《内经》

理论的原生态进行了思考，其中又以陕西中医学院张登本教授主编的《〈内经〉的思考》最为代表。该书作者在长期从事《内经》的教学和研究过程中，对其中博大精深的科学内涵和丰厚的传统文化底蕴有着较深刻的感悟和认识，不断地求索着《内经》作者在当时社会背景、文化背景、长期医药知识积累背景下构建其理论体系时是怎样思考的，从而回归到《内经》的立场上，使其中所传载的丰富生命科学知识与传统文化知识有机地融合在一起，从全新的视角对《内经》理论体系进行一次较深刻的文化解读和医学理论知识的系统剖析。这对弘扬拓展《内经》理论，使其不断地根深蒂固、枝繁叶茂，更有效地服务于今日的临床实践，使中医学事业发扬光大，具有重大的意义。

此外，还有山东张灿玾教授主编的《黄帝内经文献研究》等，就《内经》在文献研究方面的有关问题，如《内经》出典，《素问》《九卷》名称及源流考，《素问》《灵枢》之篇文组合等进行研究。

2. 校勘研究法

校勘，简单地说就是改错，是把古籍传抄、翻刻过程中出现的文字上的脱、衍、误、倒、错简等等纠正过来。传统的点校勘正等经学研究方法在中医典籍的研究中占有重要的地位。此种方法能保持典籍的原貌，适宜于有相当医学造诣的人员研习。校勘根据所校内容可分为本校、对校、他校和理校四种。本校法，是指以本书前后不同卷、篇相同或相近的内容，进行前后互校。本校法要求校勘者胸中有全书，熟悉全文，否则不可为也。对校法，是指运用同书别本进行互校的方法。他校法，是指以其他书相同或相近内容来校本书的校勘方法。而理校法，则是在无别本或他书可校的情况运用推理的手段进行校勘的方法。应用这一方法，要求校书者必须具备相当高深的相关知识。

真正对《内经》进行校勘工作，是从唐王冰开始的。王冰是一位学有师承渊源，精通医术的唐代著名医学大家，其于医学的贡献大矣。他慧眼识文，在唐代宗宝应年间，面对残缺不全的八卷《素问》"世本"，对照家藏"张公秘本"，做了大量的补亡、迁移、别目、加字和削繁等工作，第一次全《素问》九卷之数。王冰对《素问》81篇的编次独具匠心，以他渊博的知识和超人的驾驭知识技巧，在保障各篇论内容相对完整的前提之下，对全元起《素问训解》杂乱无章的68篇论之序进行了大刀阔斧、气势如虹的移归整理。经过王冰重新的编次校勘，其以"七篇大论"补全元起本所不见的第七卷，使《素问》恢复到八十一篇旧数，重以二十四卷本行世，并率先勾勒出中医理论体系的整体框架。这种结构体系成为明清以后研究《内经》的基本思路，也是今人研究中医理论体系的基本脉络。经过王冰卓有成效的工作，使《素问》较完善的本子得以继续流传，使后人能够全识《素问》真目。

对《内经》校勘成绩最突出的当推北宋林亿、高保衡之《新校正》。林亿等校勘医书，态度十分严肃认真，其所著《素问新校正》，可以说是宋代所有医书校勘中最成功最重要的校勘成果。林亿等在研读《素问》的过程中，发现自唐王冰重新排列篇次和注释以来，至宋代无论是正文还是注释，在辗转传抄的过程中都出现了讹误，而且王冰在校勘和训诂方面也存在许多不妥之处，因此，这就需要对《素问》原文和王冰注再次进行校勘。其多方面取证，在其所著《素问新校正》中，第一次论证了"七大论"为王冰所补入，而非《素问》所原有，同时第一次指出《玄珠密语》十卷、《昭明隐旨》三卷非王冰所作。林亿等之校勘，继承了汉唐以来前人校勘经验，综合使用了本书内容自校、别本对校、他书互校、以理相校等多种方法，正谬误者六千余字，增注义者一千余条，并改正了王冰一些误训。由于新校正以其他版本为参校本，因此保存了许多古医书的佚文，为后人了解和进一步探讨研究古医籍提供了客观依据，奠定了基础，对后世医学的发展产生了极大的作用。

清代俞樾《春在堂文集·读书馀录》中校勘训诂《素问》48条，其"以古音通古义"的训诂方法，有利于后人对《素问》原文的理解。胡澍则以《素问》明熊宗本、明道藏本、明周日本、明顾从德翻宋本诸本互校，以文字、音韵、训诂衡是非，定弃取，每有新义，著成《素问校义》1卷。此书虽仅1卷，但涉及《素问》校雠、训诂、语法、考据、音韵诸端，包罗广泛，其以音韵校雠讹字、倒句、误训，时有卓识。此外孙诒让的《札迻》、于鬯的《香草续校书》等，亦对《素问》进行了一些校勘，上述书籍虽然所校内容不多，却为后人留下了许多新的见解。

此外，日本丹波元简的校勘也颇有成绩，其所著《素问识》《灵枢识》，在广泛收集各家之说的基础上，结合自己对医理的体会及临床实践，凭扎实的小学、考据学知识，以训诂学著作《说文》《尔雅》《广雅》及清儒段玉裁等著说为依据，因声求义，据文证义，并以与《内经》同时代的文史著作作为文献佐证，对诸注作出判断，判别正误，衡定是非，提出自己的观点。同时以押韵、义理或考证材料对一些错简，讹字进行了校勘、考证，还将《素问》《灵枢》各篇次大量地与《甲乙经》《脉经》《千金要方》等进行互校，并对《新校正》及明清医家的校勘进行分析判断，取得了不少成绩。今人则以刘衡如的《灵枢经校注》、吴考槃的《黄帝素灵类选校勘》、郭霭春的《黄帝内经素问校注语译》与《黄帝内经灵枢校注语译》等的贡献最为显著。由于《灵枢经》在南宋时朝廷曾组织人力反复勘正，所以可校之处不如《素问》多。

3. 注释研究法

注释，即解释语言文字的含义。《内经》专业性强，语言文字的时代特征浓郁，不注不释，后人难以读懂，不懂不通则无从谈及研究应用，所以在其成书不久，西晋皇甫谧在其所著的《黄帝针灸甲乙经》中就首开注释之先河，此后梁·全元起，隋·杨上善，唐·王冰，北宋·林亿，明·马莳、吴昆、张介宾，清·张志聪、高世栻、姚止庵等，都对《内经》作了各具特色的注释。

梁·全元起注《素问》，为《内经》最早的注本，《隋志》载：全氏元起注黄帝《素问》八卷。全氏注《素问》时，只存八卷，第七卷已佚，计注释六十八篇。全氏所著《素问训解》宋时尚存，可惜此后亡佚，《新校正》中保留了其篇目，而且此书对杨上善《太素》

注，王冰《素问》注，都产生过明显的影响。全氏《素问训解》不仅保存了魏晋以来《素问》面貌，而且其善于在讲清医理的同时把对词义的解释融合于串讲当中，这是全氏注释的一个很大特点。

杨上善撰注《黄帝内经太素》，将《内经》分为十九大类，每类分若干篇目，并加以注释。此书是注释《内经》的早期作品，书中有关《素问》部分不仅保存了王冰改动之前的原貌，具有很高的文献价值，而且杨氏的注文也有很多精辟之处，是后人学习《内经》的一部重要参考文献。

唐·王冰次注《黄帝内经素问》，在对《素问》进行整理编次的同时，对全书各篇作了系统而详尽的注释，其"精勤博访""敷畅玄言"，对经旨多有发挥。王冰的注语有4479条之众，所引古代文献有40种之多。他注《素问》所采用的校勘、注音、释词、解句、明理诸法为后世研究整理医学典籍所效法。尤其是他将其渊博的医学知识和丰富的临床经验用于注疏之中，使诸多博奥难识的经文得以冰释疑解，而且发挥拓展之处比比皆是。经过王冰的注疏，使《素问》的宏旨大义得到了进一步的阐扬和拓展，并且对后人启发和影响很大，为后人深入理解《素问》和指导临床实践具有重要的意义，成为后人注释《素问》的基础和规范。

北宋·林亿等在对《素问》进行校勘的同时，又出注文1340余条，主要是补王冰未注之文，正王冰误解之处，疏王冰未尽之义。其注释内容，除引用全元起、杨上善、孙思邈、秦越人、吕广等人之说外，多出于己意，对进一步阐发经义，做出了应有的贡献。

明·马莳通注《内经》全书，著成《黄帝内经素问注证发微》和《黄帝内经灵枢注证发微》，其一改唐以来的二十四卷，而复为每部九卷，每卷九篇，以合九九八十一篇之旧，并将其分成若干章节，然后分章节予以注证，这就不同于以前注家随句注解的方法。其对原文注释，多遵循《内经》原旨，而且马氏娴于针灸经脉，对经脉腧穴证治，注证颇为详尽，有助于后学。其所注的《灵枢》，可谓专门研究《灵枢》之启端，深得后人赞许。

明·吴昆所注《素问》，是以王冰的二十四卷本为底本加以注释的，其所注之书俗称《素问吴注》。吴昆是位经验丰富的临床医家，故书中注文阐发医理深入而不流于空泛，在某些问题上能发前人之未发，很多观点都来自其临床实践，然其擅改经文，是其不足之处。

明·张介宾分类注释《内经》，著成《类经》。由于张氏有丰富的临床经验，加之所注文字简明畅达，所以他的注释多能结合自己的理解和临床实践的体会，以一些重要问题进行详尽的专题发挥，确有义理周详，明白晓畅，"见便得趣""悉具本原"的优点，对后世影响很大，成为学《内经》者的必要参考书。

清·张志聪率其门人集体注释《内经》，著成《黄帝内经素问集注》《黄帝内经灵枢集注》，开辟了集体注释《内经》的先例。本书发挥集体智慧以集思广益，对经旨有深入的领悟，对前人之注，取其精华，厘正误说，具有很多新意。清·高世栻鉴于《集注》"义意艰深，其失也晦"，故重新注释《素问》，著成《素问直解》，其在每篇之中，分为数节，眉目清楚，注释也常以寥寥数语，简捷明白，要言不繁，使人一目了然。

清·姚止庵著《素问经注节解》，在对原文有所删节的基础上注解，并将原书分为内、外两篇，其以王冰注为底本，对王冰有不同看法之处，则多自加申述，对王冰的一些讹误，则发挥自己的见解，有很多创见。

4.分类整理研究法

最早运用这一方法的是西晋皇甫谧的《黄帝针灸甲乙经》；隋·杨上善的《黄帝内经太素》尤胜，他用"以类相从"的方法，将《内经》的内容分为摄生、阴阳、人合、藏府、经脉、输穴、营卫气、身度、诊候、证候、设方、九针、补泻、伤寒、寒热、邪论、风论、气论、杂病一十九类，每类之中又分为若干子目，并在原文之下系以注释，为后世分类研究《内经》开辟了先河。明·张介宾远绍其业，撰有《类经》三部，可谓是对《内经》进行分类研究最有成就、最完整的著作。其中将原文共分摄生、阴阳、藏象、脉色、经络、标本、气味、论治、疾病、针刺、运气、会通十二类，各类之下又分360多节，分别摘引了《内经》原文，按节归类，然后详加注解，不仅征引、解释并评论了前人的说法，而且也提出了作者自己的见解。该书纲目清楚，条分缕析，多从易理、五运六气、脏腑阴阳气血理论等角度阐发经文蕴义，颇能启迪后学。明·李中梓为启发初学，将原文简化为道生、阴阳、色诊、脉诊、藏象、经络、治则、病能八类，撷取精华，辑为《内经知要》。由于分类简明、扼要系统、文约义丰、精彩纷呈，所以书成即广为流传，对《内经》的普及和宣传起到了十分积极的作用。今则又有内蒙古的《黄帝内经类析》、湖北的《黄帝内经纲目》与陕西傅贞亮先生主编的《黄帝内经原文类编》等等。这些分类研究名著，腾绝轨于前，振英声于后，对梳理《内经》原文，使之按理论观点、学术内容归类，便于读者按理论体系和学术内容进行研读，都有非常重要的价值。

今人王洪图先生抓住机遇，组织全国50余位在研究《内经》方面有精深造诣的专家、学者，历经数载，呕心沥血，完成了分类研究的总结性专著——《黄帝内经研究大成》。洒洒洋洋470余万字，分别就"《黄帝内经》文献及语言文字学研究"《黄帝内经》学术研究发展史"《黄帝内经》理论研究"《黄帝内经》病证与临床应用研究"《黄帝内经》多学科研究与实验研究"等五大部分进行了更为全面深入的分类研究，名副其实既是集《内经》分类研究之"大成"，又是集《内经》古今横向专题研究之"大成"，在《内经》学术史中占有非常重要的地位。

5.校注译析综合研究法

这种方法始于20世纪60年代初期，至今已有近30余种研究专著，似可认为，这一方法是对《黄帝内经》进行文献研究的较高层次。可分为两个阶段：从南京的《黄帝内经素问译释》、山东的《灵枢经语释》，到河北的《黄帝内经素问校注》《灵枢经校注》、天津的《黄帝内经素问校注语译》、北京的《素问注释汇粹》等，在汲取前人成就的基础上又有发展，水平明显提高。其书均以校注语译为主体，又有简明扼要的提示或"按语"，对今人阅读理解《内经》原著颇具简洁实用之价值。综上内容，可认为是这一研究方法的第一阶段；其第二阶段是以校注语译为基础，以深入细致的剖析义理为旨归。如王琦、邱德文先生的《素问今释》即是，尤以傅贞亮、张登本主编的《黄帝内经素问析义》和《黄帝内经灵枢经析义》为代表。其书一改历代研究《内经》诸种专著之旧，采用了"注释为主，校勘为从"，以及"疑义相予析"的研究方法，在全面、详尽注释的基础上，对经文的宏旨大义进行了分节、逐条剖解分析，因而两本"析义""原文分析"是该书的突出特点，也是研究的重点，意在剖解经旨，阐发奥义。两本"析义"的又一特征是"讨论"，凡是对中医理论的发展有重要启迪作用，或对临床治疗有直接指导作用，或历代有争议而未能决断的原文，在"疑义相予析"的工作原则指导下，采用"纵横联系""结合临床实践"的方法，予以深刻剖析。这种"原文分析"和对相关内容进行"讨论"的研究体例，是陕西中医学院《内经》研究者们的心得，在全国该领域的研究中独树一帜。

此后问世的由张登本主编的《白话通解黄帝内经》，又将《黄帝内经》的综合研究推向了巅峰，该书在不打乱原著作编次和原文之序的前提下，采用了"校、注、译、析、用"的综合研究方法，"注释为主，校勘为从"，以原文经旨大义的剖析为核心，以相关原文的理论意义和应用价值为重点，使研习者不但能读通原文、理解经义，更重要的是能引导读者如何应用经旨服务于临床实践，在国内同行中产生了很大的影响。

正是由于陕西中医学院的这批学者们拥有雄厚坚实丰富的传统文献研究经验，继上述著作之后，张登本、孙理军教授2006年著成《王冰医学全书》，该书集唐代王冰所编著医学论著之大成，对唐·王冰的《素问次注》《玄珠密语》《天元玉册》《元和纪用经》进行系统深刻的整理，首次系统整理了王冰的相关著述，用以注为主、校注结合的研究方式，对王冰5部著述中世存的4部进行了辑录系统整理，采用简化字、横排本，可供各类中医、中西医结合从业人员学习和研究之用。王冰是传承五运六气之学的第一人，经王冰次注《素问》后第一次将运气理论及其应用系统而完整地纳入中医理论体系并呈于后学。因此，该书还包括了他系统研究运气学说的相关论著。《王冰医学全书》在系统整理辑录其著述的基础上，对王冰医学学术思想进行了深入的专题研究，书末还附有今人研究王冰的相关论文题录，受到同行专家的普遍关注和高度评价。

6.纵横联系研究法

所谓纵横联系研究，即在对《内经》进行文献研究时要进行"纵横联系"，广泛联想。其包括了横向联系和纵向联系。所谓横向联系，局限一点讲，就是要把所研究的原文，放置于全篇或全书相关原文中去理解。如此才能深入透彻地领会其基本精神。所谓纵向联系，就是要进行古今联系，将历代研究《内经》原文的著名医家、医著以及著名论点加以联系。一则，《内经》是医学之宗，医理之源。通过纵向联系，使一些重要医学理论源远流长；二则，通过对历代研究成果的联系，可以加深对相关学术观点沿革过程的认识；三则，历代不乏研究《内经》的高明者，通过对他们研究成果的联系，还可以沐浴到名家的求知态度的严谨学风。只有纵横联系，才能深刻而系统地理解《内经》重要学术观点的完整性。

7. 专题发挥研究法

《内经》的内容相当丰富，自东汉末张仲景以降，历代医家都从各自的学术立场出发，从中汲取养分进行专题发挥研究。秦越人的《难经》，以阐明、发挥《内经》要旨为主，用问答式的体裁，辑为八十一难，内容包括生理、病理、诊断、治疗等多方面。特别对《内经》藏象、脉诊、针灸经络理论有新的创见，发展了《内经》理论。故徐大椿说："是书之旨，盖欲推本经旨，发挥至道，剖析疑义，垂示后学，真读《内经》之津梁也。"

张仲景的不朽名著《伤寒论》，就是以《素问·热论》的学术思想为主，专门发挥了《内经》中有关热病（又名"伤寒"）的理论而著成的。

西晋王叔和则专门发挥了《内经》中有关脉学的理论与诊脉方法而著成了《脉经》，使脉学理论自成体系，成为我国医学史上第一部专言脉理与诊脉方法的专著；皇甫谧又对《内经》中经络、腧穴、刺治方法的内容进行了发挥研究，著成《针灸甲乙经》，成为我国第一部针灸专著，使针灸学第一次专门化、系统化，并奠定了针灸学的专科化的基础。

金·刘完素对《内经》运气、病机多有发挥，著成《素问玄机原病式》，重视《内经》亢害承制的理论，并结合个人的丰富临床经验和多年的理论研究，对《内经》病机十九条作了全面的阐发，将病机十九条的三十六种病症扩大为九十一种，并补充了"诸涩枯涸，干劲皱揭，皆属于燥"的燥气病机，使六气病机臻于完备。刘完素还重视《内经》杂病的研究发挥，在《宣明论方》中，他根据自己丰富的临床经验与体会，对《素问》六十一种杂病，一一提出了治疗方药，使《内经》杂病理论与临床紧密结合在一起，可谓是系统研究《内经》杂病的第一家。上述这些名著，都是专题发挥研究中最具代表性的杰作。

《内经》是一部以医学为主体的包括多学科知识的宝贵科学文献，它广泛涉及天文学、历算学、地理学、物候学、心理学以及哲学等各个方面，因此，需要综合多种学科的知识进行整体的考察和研究。设立专题，深入探讨，把研究水平提高一步，又为当前所亟需。近年来，对《内经》的专题研究更趋细密，更加具体实用。在专题著作方面，影响较大的有刘长林先生的《内经的哲学和中医学的方法》、邢玉瑞著的《黄帝内经理论与方法论》、张登本主编的《〈内经〉的思考》以及王琦主编的《黄帝内经专题研究》。其中，《内经的哲学和中医学的方法》以《内经》为主体，对整个中医学的哲学基础和方法论作了比较系统的探讨，有利于说明和掌握中医学的实质。《黄帝内经理论与方法论》一书把《内经》放在 21 世纪科学与科学方法的新时代环境中，充分吸收当代最先进的哲学思想和各门自然科学、社会科学的知识方法，从古至今，从源至流，从文史哲至中医学，深入全面地剖析了古代哲学对《内经》的影响，以及《内经》的各种思维方法，是一部从文史哲研究《内经》理论方法的高水平著作。《〈内经〉的思考》则以"东方传统文化"为切入点，运用中华民族传统文化的全新视角解读《内经》的主要理论，使其中所传载的丰富生命科学知识与传统文化知识有机地融合在一起，对《内经》理论体系进行一次较深刻的文化解读和医学理论知识的系统剖析。着重解读其中所述医学知识发生的社会、人文、天文、历法以及临床实践的相关背景，尽可能地还原其所传载医学知识的精髓和真目，因此，此书在撰著时一改历代研究《内经》时注重原文训诂诠释，分段演绎之旧，运用练达、直白、畅言陈述的语言表达形式，将其中传载的医学知识划分为21个知识模块予以介绍，使经文中的名言警句镶嵌在书中所述的相关医学知识之中，从而使本书具有很强的学术价值和可读性。《黄帝内经专题研究》本着承先启后的精神，力求注意继承与发扬、整理与提高、理论与实践的关系，从研究《内经》的思路方法、目录版本、运气干支、时空四维、气象地理、体质心理、脏象经络等方面进行了阐发，对《内经》许多命题作了一定深度的理论概括和揭示。

专题研究的学术论文也很多，如"《内经》用药规律研究"《内经》的男科学术思想研究"《内经》的养生学"《内经》'神'概念研究"《内经》五脏概念研究"《内经》睡眠理论研究"等等。专题研究成果的不断涌现，是《内经》在现阶段的研究特点，同时也是现阶段的研究方向。

8. 语言文字学研究法

从语言文字学的角度研究《内经》，虽是经学研究中一种非常重要的方法的借用，但对于这部虽属医书、亦属经典的巨著来说，同样是最基础、最切实、最有效、最重要的方法之一，因为语言文字之学乃是"通经（此处并指医经）致用"的根基和桥梁。因此，要通晓《内经》，首当通其语言文字。以此方法来研究《内经》，可谓发端很早。从某种意义上讲，皇甫谧、全元起、杨上善、王冰等人早已步入这一领域，上述"文献研究"中的有关方法即属于语言文字学研究方法的范畴。不过，专精研究《内经》中的语言文字问题，尤其是音韵问题者，始于明末清初。

明末崇祯年间冯舒《诗纪匡谬》云："《素问》一书，通篇有韵。"顾炎武是清代学术开山，他的《音学五书》引用了大量的《灵枢》《素问》押韵例句。顾氏采用"穷尽性"的方法研究《内经》音韵，即把《素问》81篇有韵之文、《灵枢》81篇有韵之文逐篇逐段分析。清代胡澍以《素问》明·熊宗立本、明·道藏本、明·周曰本、明·顾从德翻宋本诸本互校，以文字、音韵、训诂衡是非定弃取，每有新义，著成《素问校义》1卷。此书虽仅1卷，但涉及《素问》校雠、训诂、语法、考据、音韵诸端，包罗甚广，其以音韵校雠讹字、例句、误训，时有卓识。清代俞樾生平意著述，先后著书，卷帙繁富，颇重医籍，又尤重《素问》，其在《春在堂文集·读书余录》中校《素问》48条。此外清代还有朱骏声的《说文通训定声》对《素问》《灵枢》押韵字作了较详细分析，孙诒让《札迻》中校《素问》13条等等，只可惜他们浅尝辄止、所留资料不多。

洋洋洒洒20多万字的《内经》，从医学的角度集中反映了汉代及其以前的文字学、语言学、修辞学的成就。凡欲在该领域进行深入研究并有所建树者，舍此都将会失之于偏颇。有鉴于此，张登本、武长春等陕西众学者，历经三载，稿凡五易，著成了《内经词典》。该书在汲取前人训诂及历代注家研究成果的基础上，全面对照、分析、研究《内经》的字词语义，对其中所载2286个汉字、5580个词语进行了简明扼要、深入浅出的解释。每个字头条下包括字形、字频（即该字在《内经》中出现的次数）、现代音、中古音、上古音。在每个词头条下又有词频（即该词在《内经》中出现的频率）、释义等。在诸字、词的解释义项下附有《内经》语证、训诂书证，或历代《内经》注家的语证等。对于一些难字、难词，或者字、词的特殊义项，则作短语考证。除继承前贤的研究成就外，还能跳出旧臼，提出新的见解。

此外，今人潜心于这一领域并取得卓然成就者，还有天津郭霭春、北京钱超尘两先生，最具代表性的著作为钱超尘先生所撰的《内经语言研究》一书，该书从音韵、语法、词义（训诂）三方面对《内经》作了全面研究和分析，资料丰富，条理清晰，语言流畅，研讨深入，其中多发前人之未发，是研讨《内经》的必读之作。

9. 实证研究法

实践是人类有目的的认识和改造物质世界的行为。实践方法是所有学科的形成、发展过程中都必须经历的手段。同样，实践也是《内经》医学理论发生的起点，实践贯穿于《内经》医学理论发生、发展全过程的各个层面，实践也是《内经》医学理论的必然指归。正因为《内经》医学理论的发生、发展全过程及其指归都是建立在实践这个坚固牢实的基础之上，因此在学习、研究《内经》医学理论时必须运用实证的方法，以实践作为切入点，而且必须将其中所论述的相关理论与实践紧密地结合在一起，否则，非但不能深刻地理解《内经》所论述的相关理论，也不能使所学的相关知识落在实处，同时也会使所学习的《内经》相关知识失去必要的价值。

如"高（通'膏'）梁（通'粮'）之变，足生大丁（通'疔'）"（《素问·生气通天论》）的理论，很多人望文生义，认为是长期嗜食膏粱厚味，容易使人长疮。如果我们横向联系"肥者令人内热，甘者令人中满，故其气上溢，转为消渴"（《素问·奇病论》）的论述，再结合临床实践，则不难发现此是古人在生活及临床实践中，发现长期嗜食肥甘厚味之品，可以导致消渴病的发生，而消渴病的后期常常伴发皮肉感染而生疔疮，于是根据临床实践才总结出"高（通'膏'）梁（通'粮'）之变，足生大丁（通'疔'）"的发病观点。对于其治疗，《素问·奇病论》云："有病口甘者，病名为何？何以得之？岐伯曰：此五气之溢也，名曰脾瘅……治之以兰，除陈气也。"对于"治之以兰"，医家亦有不同的观点，有认为"兰"指"兰草"，即佩兰；有认为"兰"指泽兰。如果我们结合临床实践，佩兰气味辛平芳香，功能醒脾化湿，清暑辟浊，临床上蒸汁内服，可以化湿热，消胀满，用于脾胃湿热内蕴，口甜苔腻类疾患，确有良效。泽兰气味辛苦微温，功能活血祛瘀，通利水湿，治疗脾瘅病夹有瘀血，甚者伴有一些并发症时，效果良好。所以此处"兰"，既可指佩兰，也可指泽兰，因为二者在临证治疗消渴病中都有良效。

10. 多学科研究法

作为医学巨著的《内经》在构建中医理论体系的过程中，可谓广泛吸纳了成书之前诸多学科的丰富内容与丰硕成果，呈现出了充分的开放性。因此近几十年，人们对此也进行了多学科的文献研究。

（1）《内经》中的哲学思想研究：科学技术发展的历史告诉我们，"不管自然科学家采取什么样的态度，他们还是得受哲学的支配"（恩格斯《自然辩证法》）。《内经》的作者在深入探索人类生命规律的时间，大量地借用了其时我国已经产生并发展成熟的哲学思想和方法论，阐发已经获得的切实有效的医疗经验，从而形成了具有中医学自身学术特征的理论体系和学术内容，因此，它不仅是一部医学典籍，而且又是古代的一部重要的哲学著作。正因如此，现代有不少学者从哲学的角度对《内经》进行研究，探讨《内经》理论的哲学基础以及方法论基础，并对其进行评价。这一领域研究的成就，集中地体现在 20 世纪 80 年代初期刘长林先生著成的《内经的哲学和中医的方法》一书之中。而邢玉瑞所著的《黄帝内经理论与方法论》又为创建中医思维方法学，推动中医人才培养，提高临床医生的中医思维能力及诊疗水平，奠定的坚实的基础。

（2）《内经》中的天文、历法学研究：我国古代的宇宙观主要有三种。一是盖天说。认为天如一顶斗笠，地如一个倒扣的盘子，太阳是环绕北极而旋转的；二是浑天说。认为宇宙是一个浑圆的巨大天球，同为球形的大地位于宇宙的中央；三是宣夜说。认为宇宙是广漠无垠的。这三种宇宙观在《内经》中均有反映，但《内经》主要选择了宣夜说，以此来解释宇宙的结构和演化，并有许多深刻的见解，如《素问》的《天元纪大论》《五运行大论》就有这方面的精彩论述。《内经》中所称的"气数"，即今之所谓"历法"。其中所用的历法主要有太阳历和阴阳合历（即夏历、农历）。有些篇章则采用了太阴历，另外还广泛地运用了一种特殊的历法——五运六气历法。五运六气历法在 60 年周期中嵌套了五、六、十、十二、三十等周期结构及运气推算方法，有着深刻的天体运动背景和比较准确的客观依据。20 世纪 70 年代末期，《内经》中天文历法的内容引起了海内外学术界的广泛兴趣和重视，天文、历法、气象、中医等学科的专家、学者经过共同努力，使其研究取得了举世瞩目的成就。如张登本教授主编的《〈内经〉的思考》列专章探讨了《内经》古天文知识及其医学意义，对《内经》中的宇宙形成观、宇宙结构观、天球宇宙结构观及《内经》对日月五星、二十八宿运动的认识、历法知识的运用及其在医学中的意义等都作了详细的阐释。李应均编著的《〈黄帝内经〉中的人天观》亦全面地介绍了《内经》中的天文历法知识，以及《内经》如何将人和宇宙作为一个整体进行研究。

（3）《内经》中的医学地理学研究：医学地理学是研究人体生理、病理及治疗与地理环境之关系的一门学科。《内经》认为，人与自然界息息相关，受特定的地理环境的直接的或间接的影响。所以《内经》强调说，"夫道者，上知天文，下知地理，中知人事，可以长久"（《素问·气交变大论》），《内经》不但确立并使用了"地理"概念，而且有十分明确的区位划分观念，还于《素问》的《金匮真言论》《阴阳应象大论》《异法方宜论》及"运气七篇大论"中比较集中地论述了五方地理特点及其医学意义。因此，张登本教授主编的《〈内经〉的思考》中列专章探讨了《内经》古地理学知识及其医学意义，详细阐释了《内经》是如何从医学的角度阐述了与人类生命活动相关的地理状况，如何巧妙地将地理知识引入医学领域，并用以解释相关的医学理论的。

（4）《内经》中的医学气象学研究：医学气象学是研究气候变化对人体健康影响的一门学科，国际生物气象学会称之为"人类生物气象学"。医学气象学研究的根本目的，是依据气象条件来避害趋利、防病治病、养生保健。《内经》在"人与天地相参"的思想指导下，已经较深刻地认识到人体生理病理的变化与自然界气候变化之间的内在联系，其中医学气象学的内容可谓非常丰富，玄妙的"运气七篇大论"中对之就作了集中的、系统而精深的论述。此外，《素问》的《四气调神大论》《生气通天论》《金匮真言论》《诊要经终论》《脉要精微论》《四时刺逆从论》与《灵枢》的《九宫八风》《岁露》等篇，对之也有不同程度的阐发。正因为《内经》中蕴涵有如此丰富的医学气象学知识，所以在陕西中医学院张登本教授主编的《〈内经〉的思考》中专章探讨了《内经》古气象学知识及其医学意义，甘肃中医学院郝军编著的《黄帝内经"三才合一"整体思想研究》中亦详细研究了《黄帝内经》中的医学气象学理论。这些研究对于发扬《内经》理论，指导临床实践都具有重要的意义。

（5）《内经》中的时间医学研究：时间医学是以研究人体生命节律为主，并用来指导预防保健和临床诊断、治疗的一门学科。截至目前，对《内经》中有关生命节律分类的认识尚未统一，有人归纳为阴阳消长节律、人气生长收藏节律、卫气周行节律、经脉气血流注节律、人体机能的月节律、五脏主时节律、脉象变化节律、色泽变化节律等，也有人归纳为日节律、月节律、双月节律、季节律、半年节律、年节律、多年节律等。《内经》中广泛缜密地运用了上述节律来研究人体的生命规律，同时用以指导养生保健与疾病的诊断、治疗（包括针灸、用药）、预后判断等。针对《内经》中丰富的时间医学资料，许多医家也对此进行了研究。如全国著名中医学家，《内经》学专家程士德教授主编的《中医时间证治学纲要》，即是收集历代医家的有关时间医学证治的资料，及近数十年来学者研究时间节律的成果报导，再结合《内经》中的时间节律等内容编辑而成的。

（6）《内经》中的数学知识研究：数学是研究物质空间形式和数量关系的知识体系。由于生命科学中存在有大量无法用数值表示的非实数性特征，加之古代数学知识还处于初始阶段，所以《内经》在162篇中虽然每篇都涉及数值问题，但其中除少量运用了数的实性特征外，大多情况下是继承了《周易》用"象"解释物质世界变化及战国时代"象中有数"的思维方法，来认识物质世界变化，解释相关的医学理论。认为包括生命现象在内的一切可感知的物质特征都存在着"数"的规定，因此《内经》将事物的表征（即"象"）进行了最高层次的抽象，即用"数"予以表达。正因为《内经》中含有大量的数学内容，所以很多医家又对此进行了研究。具体来讲，又主要从以下两个方面：一是对《内经》中的数学内容进行探讨，认为《内经》存在着二进位制和干支甲子式数的进位制系统，并运用各种数学模型建构中医理论框架。如张登本教授主编的《〈内经〉的思考》认为《内经》运用"数"（包括数值和象数）和数学知识，来表达某些生命现象，解释某些医学理论，指导临床用药，以及针刺取穴技术的具体操作，虽然还很古朴和粗糙，但用"数"及"数学"知识解决生命科学中相关理论的思维方法和出发点，无疑具有积极意义。二是运用数学方法来研究《内经》理论，如运用现代数学中状态参量和控制参量之间呈现复杂的函数关系，来描述阴阳变化的规律或用电子计算机与统计分析结合建立数学模型讨论阴阳学说、五行学说、藏象学说等。

（7）《内经》中的社会医学研究：社会医学是研究社会因素对人类健康与对疾病的发生、发展、治疗、预后转归的影响，从而探求疾病的预防和治疗的一门学科。《内经》中有关这一方面的内容，散见于诸篇。对之进行较为集中的论述的，有《素问》的《疏五过论》《征四失论》《上古天真论》等篇。

（8）《内经》中的医学心理学研究：医学心理学是将心理学与医学相结合的一门学科。其主要任务是研究人类健康时的心理状态、患病时的心理活动与心理活动对人体健康、对疾病的发展转归、对疾病的治疗、对药效作用的发挥的影响等。现代医学心理学所涉及的内容，大多数在《黄帝内经》中均有论述。如《灵枢》的《本神》《通天》《行针》，《素问》的《上古天真论》《灵兰秘典论》《移精变气论》《汤液醪醴论》《疏五过论》等篇。因此从20世纪80年代开始，从医学心理学角度对《内经》进行了较为系统的研究。一是系统整理了《内经》中的心理学思想，认为《内经》以天人观为指导，从形神关系、心理个体差异、心理活动与生理病理、辨证治疗的关系及心理卫生等方面的系统论述，奠定了中医心理学的雏形。二是对《内经》的"祝由"法的重新评价，赋予新的科学含义。三是从《内经》心理学思想探讨现代医学模式，以冀从自然、社会、心理和生物的综合因素来分析考虑人的健康和疾病。

（9）《内经》中的体质学说研究：有关体质学说的内容，除散见的内容外，在《素问·异法方宜论》与《灵枢》的《阴阳二十五人》《通天》等篇有专门论述。这些论述，为中医的体质学说奠定了基础。20世纪80年代问世的《中医体质学说》这一专著，其内容就以《内经》的论述为基础。

今人对《内经》中上述诸多方面的内容，都有不同程度的研究并取得了丰硕的成果。此外，近年来，不少专家、学者对《内经》中的多学科知识又作了广泛深入而颇为有益的总结性综合探讨。如雷顺群主编《内经多学科研究》，从信息论、控制论、系统论、耗散结构论、协同论、泛系方法论、数学、术数思想、物理学、天文历法、医学气象学、物候学、医学地理学、时间生物医学、分子生物学等不同的学科，对《内经》进行了多学科全方位的研究，使人们对《内经》理论的认识更加深化，并促进了中医与现代科学理论的结合及中医新学科的形成。王洪图主编的《黄帝内经研究大成》中，在"《黄帝内经》多学科研究与实验研究"部分，亦分别从哲学、天文历法、医学地理学、医学气象学、时间医学、社会医学、医学心理学、体质学说、数学、信息论、控制论、系统论、生物全息律等方面，对以往《内经》多学科研究进行了总结。

总之，从20世纪70年代以来，《内经》多学科研究已成趋势，不仅内容丰富，学科众多，而且特别注重方法论，试图从多途径、多方面、多方法研究发掘《内经》旨意，以促进中医学术的发展。

11. 目录索引研究法

目录索引研究法即是通过对中医文献的整理研究，介绍如何编撰、利用中医文献目录、索引等的一种方法。这一研究方法，由来已久。早在西汉刘向、刘歆父子编著《七略》，即开创了中国目录学研究的历史，是中国"目录学"的滥觞。对于《内经》的目录索引研究，也一直是历代医家研究的重点。在浩瀚的中医文献里，《内经》原文曾无数次地被引用，当前的中医文献整理，教学，临床，以及中医理论的现代研究等方面，都要经常查核《内经》原文。但由于《内经》篇帙浩繁，内容庞杂，各篇所论错互非一，学者每每为了查找一句原文，而望洋兴叹。这既限制了《内经》作用的发挥，又消耗掉许多宝贵的时间。有鉴于此，许多医家致力于《内经》目录索引的研究，其中又以任应秋先生编著的《内经章句索引》（人民卫生出版社，1986 年出版发行）以及宗全和主编的《黄帝内经文句索引》（河北医学院，1983 年 10 月出版发行）为代表。《内经章句索引》，是我国历史上第一部研究《内经》的大型工具书。《黄帝内经文句索引》选取《内经》全书中有实际意义的文句，依底本句读，截读摘录，分成条目，并注明该文所出书目、篇名、篇次及其在底本中的页码。条目之排列，按起首字之笔画归类，由简及繁顺序而行。这一索引，查阅方便，为解决上述问题提供了一个初步的工具。

综上所述，古今学者对《内经》进行了深入的文献研究，这些研究方法，对我们进一步挖掘整理研究《内经》中所蕴含的医学理论知识，指导临床实践都具有重要的意义。

（二）临床应用研究

《内经》是一部医学专著，记述了内、妇、儿、外、伤、五官诸科共 380 余种病症。这是作者对秦汉以前临床经验的总结和升华，也是后世临床工作者取之不尽、用之不竭的源泉。历代有成就的医学家无不从中汲取精华以充实自己、丰富自己，同时又用他们的临床经验和新的见解对《黄帝内经》的理论进行验证和更为深广的研究。医学是一门实践性很强的学科，理应将指导临床实践与提高人们健康水平作为其最高宗旨和终极目的。因此，用临床实践方法来研究《黄帝内经》，为历代医家所沿用，从张仲景的《伤寒论》、王叔和的《脉经》、皇甫谧的《黄帝针灸甲乙经》，到今人的《黄帝医术临证切要》《内经类证论治》《内经类证辨析》《内经与临证》《痹证专辑》《痿证专辑》等等，都是这一研究的结晶。

（三）实验研究

有关《内经》学术内容的实验研究，近几十年来发展较快，简介如下：

（1）《内经》中阴阳的实验研究：自 1973 美国生物学家 Goldberg 根据 cAMP 和 cGMP 这一对环核苷酸对细胞的对抗作用而提出生物控制的阴阳学说，并认为这就是中医学中阴阳的物质基础之后，国内学者做了大量的研究。有的研究认为药物的阴阳调节与核酸

（DNA/RNA）代谢密切相关，有的研究认为阴阳与体内的阴阳离子的相互作用有关，有的研究认为内分泌之间的相互抑制作用符合阴阳对立统一规律，有人从神经系统中交感神经和副交感神经所表现的相互拮抗作用研究阴阳学说，也有人从免疫功能的角度研究阴阳学说，等等。

（2）《内经》中"气"的实验研究："气"是《内经》中的重要命题，"气"之一词在《内经》中凡2956见。为了探讨《黄帝内经》中"气"的实质，医学科技工作者经过长期的科学实验，做了大量工作，特别是20世纪80年代以来，运用现代先进的新学科和新技术如分子生物学、生物化学、分子免疫学、电场、电磁效应、辐射场等对气化、气机、"气"的免疫功能、气功、经络之气、正气、元气、卫气等进行了广泛深入的探索。

（3）《内经》中"血"的实验研究：《内经》认为，血是一种具有营养作用的、在人体内不断循环运行的红色液体，是构成人体和维持生命活动的基本物质之一。有关血的生理、病理的理论，《内经》中已有全面深刻的阐述，所以近年来关于血的实验研究，着重从血的病理入手，尤其对血虚、血瘀的研究，取得了很大成绩。

（4）《内经》中脏象理论的实验研究：有关心的实验研究，着重就心主血脉研究的较多，亦有从分子生物学角度探讨心主神明者；关于肝的实验研究，学者们从神经系统的实验角度来探讨肝主谋虑、肝藏魂的问题，从血液分析、血液流变学、分子生物学的角度来探讨肝藏血的功能问题，就肝细胞功能而探讨肝为"罢极之本"的问题；脾的实验研究内容较多，有的从消化功能如食物残渣、消化酶、肠道吸收功能、胃酸分泌、胃肠蠕动等方面来研究脾主运化的问题，有的从消化系统的组织病理、从植物神经对胃肠道分泌功能和运动功能的调节，从内分泌对消化道的调节等方面来研究脾主运化的实质。此外还有人从血清微量元素的含量，从大脑皮层活动、从免疫学、从能量代谢等方面来研究脾的实质；关于肺的实验研究，有从肺气虚与肺功能的关系角度而研究肺主气之功能者，也有通过测定免疫指标而研究肺主皮毛者，有从血液流变学的角度而研究"肺朝百脉"者，有通过生理实验以研究肺的"通调水道"功能者，有运用临床和动物实验来研究"肺与大肠相表里"的机理者；有关肾的实验研究内容颇多，上海第一医学院脏象专题研究组自1960年始，就对肾的实质进行研究，有通过生殖系统的生理病理实验研究探讨肾主生殖之机理的，有通过钙磷代谢研究肾主骨之机理的，有通过抗衰老的实验来研究肾与衰老的关系的，有通过肾上腺皮激素与甲状腺素，通过补肾治疗实验性耳聋，通过耳蜗电位的测定等途经而研究肾"开窍于耳"的机理，等等。

（5）《内经》中经络理论的现代研究：经络是经脉和络脉的总称，是《内经》的作者所发现的独特的系统结构。对经络的现代研究，主要集中在两大方面：

其一，经络存在的客观研究。这一研究在经络感传特性及感传的记录方面，取得了很大的进展，经络的客观存在已基本成为中外学者的共识。

其二，在承认经络存在的基础上，对经络实质的研究。这是近年来经络研究的中心内容，也相继取得了不少成果，就其研究方法而言，有从经络的电特性进行研究的，有用同位素技术进行研究的，有应用声发射技术进行研究的，有从皮肤温度进行研究的。在经络实质的研究方面，主要是对经络的形态学如经络与神经系统、经络与循环系统、经络与人体其他组织等进行研究，也有从分子细胞学的角度对经络实质进行微观研究的，还有从信息论、控制论、系统论、全息论等现代科学方法的角度对经络实质进行宏观研究的，等等。

从全世界对《内经》中所述经络存在的客观性的公认，到海内外人士以多种角度、多种方法、多种技术及多种学科对经络实质进行多方位、多层面的探讨，可以看出，对经络的研究已经进入了更为深细的、更切实用的新的阶段，总而言之，真可谓进入了现代应用的时期。

（6）《内经》脉诊的多学科研究：《内经》中对诊脉方法的规范与脉象的形态、生理变化、时间节律、临床意义的表述，已经形成了相当系统而又完备的理论体系，脉诊作为一种获取人体生理、病理之综合信息的有效手段，日益受到海内外医学界的重视。从 20 世纪 50 年代以来，脉诊的现代研究十分活跃，人们运用生物力学、医学工程学、生理学、电子计算机等学科与技术，对脉诊展开了多样化的综合研究。从脉象的客观检测方法到脉象信息的处理分析，从脉象力学模型的建立到血液动力学特征参数的测算，从脉象形成机理的实验研究到脉图检测方法在临床中的应用，研究内容可谓相当广泛深入。这些研究，都使《内经》中脉学理论的科学内涵得到了昭示和丰富。

（四）回顾性调查研究

回顾性调查研究是 20 世纪 80 年代初期兴起的一种研究《内经》的新方法。有人对沈阳、天津、吉林双辽、北京、杭州、蚌埠、成都、西安、郑州等地几年到几十年的气象资料进行了回顾性研究，结果表明，上述地区的气候变化与《内经》中五运六气说推算的结果基本一致，符合率在 70% 左右；有人对兰州地区 1855—1947 年共 93 年间的气象资料进行了分析，符合率为 71%（《陕西中医学院学报》，1989，12（1）：1）；又有人根据《内经》中有关生命活动月节律的理论，对全国不同经纬度的城市中共 2413 例心脑血管疾病患者的死亡时间进行了调查，发现其与月相变化呈正相关性；还有人根据这一理论对 2776 例肺结核患者的咯血时间进行了调查，发现咯血的高峰时期在"月廓满"之日，因咯血而亡的时间也以望日前后明显居高（《陕西中医学院硕士研究生学位论文集》）。

此外，日本、韩国对《内经》的研究也颇有成就。根据《黄帝内经研究大成》中的统计研究，日本在其飞鸟时代（6 世纪末至 710 年），《素问》和《黄帝针经》即已传入，研究《内经》的著作如《黄帝内经太素》《黄帝内经注证发微》《类经》等书也相继传入；在 1950 年以前，已有研究专著 50 余部问世；1950—1990 年，更有研究专著 33 部问世，所刊载的专论文章则达 178 篇。韩国在近 40 年来，也有 38 篇颇有深度的论文发表。德国慕尼黑大学在 20 世纪 90 年代初期，曾专门组织人力翻译《素问》。欧美的许多国家，如今也已逐步展开了对《内经》的研究与应用。这些都表明《内经》具有超越时空的价值与意义。

《重广补注黄帝内经素问》序一

启玄子王冰 撰

夫释缚脱艰[1]，全真导气[2]，拯黎元[3]于仁寿[4]，济羸劣[5]以获安者，非三圣[6]道则不能致[7]之[8]矣。孔安国[9]序[10]《尚书》[11]曰："伏羲、神农、黄帝之书，谓之三坟[12]，言大道也。"班固《汉书·艺文志》曰："《黄帝内经》十八卷。"《素问》即其经之九卷也，兼《灵枢》九卷，乃其数焉。虽

要解除疾病的缠绕和造成的痛苦，使人保全真精、通导元气，救助百姓达到长寿的境地，帮助瘦弱多病的人来获得平安，没有伏羲、神农和黄帝这三位大圣人的学说，就不能达到这些目的。孔安国给《尚书》作的序文中说："伏羲、神农、黄帝的书，叫做'三坟'，讲的都是大学问。"班固的《汉书·艺文志》中记载说："《黄帝内经》十八卷。"《素问》就是该经的九卷，加上《灵枢》九卷，便是该十八

[1] 释缚脱艰：解除疾病的缠绕和造成的痛苦。缚，捆绑，此指疾病的缠绕。艰，此指疾病造成的痛苦。◎[2] 全真导气：保全真精，通导元气。◎[3] 黎元：黎民，百姓。◎[4] 仁寿：谓长寿。◎[5] 羸（léi 雷）劣：指身体瘦弱多病的人。羸，瘦弱。劣，虚弱少力，指体质差，多病。◎[6] 三圣：指下文所说的伏羲、神农、黄帝三位先圣。即人们常说的"三皇"。◎[7] 致：达到；获得。◎[8] 之：指上文所说的"释缚脱艰"等。◎[9] 孔安国：西汉经学家，孔子后裔。◎[10] 序：为意动用法，给……作序。◎[11]《尚书》：原名《书》，又称《书经》，儒经之一，内容为上古一些历史文件和部分追述古代事迹之著作的汇编。◎[12] 三坟：传说中我国最古的三部典籍。因已早佚，情况不详。后世常用以泛指远古的曲籍。有说为三皇之书，有说指天地人三礼或天地人三气，并见唐孔颖达《左传正义》引。近人章炳麟《检讨尚书古文言》中又谓："坟、丘十二，

复年移代革，而授学犹存，惧非其人[13]，而时有所隐[14]，故第七一卷[15]，师氏[16]藏之，今之奉行，惟八卷尔[17]。然而[18]其文简，其意博，其理奥，其趣[19]深；天地之象分，阴阳之候[20]列，变化之由[21]表[22]，死生之兆[23]彰[24]；不谋而遐迩自同[25]，勿约而幽明斯契[26]，稽[27]其言有征[28]，验之[29]事不忒[30]，诚可谓至道[31]之宗、奉生之始[32]矣。

卷的卷数了。虽然一再岁月变迁、朝代更替，但是对它的传授和学习却依然俱存。只因前代的医家担心弟子不是适当的人选，故而将书中的内容时常有所隐匿，秘而不传，所以《素问》中第七这一卷，就被前代的师傅藏了起来。如今人们遵行的《素问》，只有八卷罢了。尽管这样，可是它的文字却是那样的简要，它的内涵是那样的广博，它的道理是那样的奥妙，它的旨义是那样的深远。天地间的众多事物被区分清楚了，阴阳的节气被序列起来了，变化的根由被揭示出来了，生死的征兆被阐发明白了。并没有与天地人身商讨，可是所讲的远到天地、近到人身的道理却自然同一；也没有与万物约议，可是所论无形的与有形的事理却完全一致。考核其中的言论都有征验，把它们放到实践中检验也没有差错，确实可以说是最高明的医道的渊源，是养生之学的根本啊！

宜即夷吾所记泰山刻石十有二家也。"古来以传世之书附于三坟者，有二说：一说为《易经》《神农本草经》《黄帝内经》，分别属伏羲、神农、黄帝之书；一说为《连山》《归藏》《乾坤》，统称《三坟书》，作者亦分别为伏羲、神农、黄帝。这二说今俱被定为托名之说。王冰之意，系指前者，目的在于把《内经》归于三圣之道，以抬高其地位。◎[13]其人：适合的人，指适当的人选、传人。◎[14]隐：隐匿，谓秘而不传。◎[15]第七一卷：即第七卷。《素问》原有九卷，至唐时所佚的第七卷，相传是讲五运六气之理的。王冰所补，即此内容。◎[16]师氏：古代主管贵族子弟教育的官员，此指主管教育的人。一说：即师傅，此指传授《内经》的前代师傅。当以此说为是。◎[17]尔：罢了。◎[18]然而：尽管这样，但是。◎[19]趣：旨趣，旨义。◎[20]候：节候，即节气。一说：征候，此指变化的征兆。未妥。◎[21]由：根由。◎[22]表：（被）揭示。◎[23]兆：征兆。◎[24]彰：（被）阐明。◎[25]不谋而遐迩自同：谓并没有与天地人身商讨，可是所讲远到天地、近到人身的道理却自然同一。不谋，没有商讨、商定。遐迩，远近，指远到天地、近到人身的阴阳之理。◎[26]勿约而幽明斯契：谓没有与万物约议，可是所论无形与有形的事理却能完全一致。约，约议，约定。幽明，指无形与有形的事理。其无形者，为阴阳五行之理，其有形者，为可见的天地万物等。斯，句中助词，无义。◎[27]稽：考核。◎[28]征：征验。◎[29]之：介词，于，到。◎[30]忒（tè 特）：差错。◎[31]至道：最高明的学问，此指医道，医学。◎[32]始：根本。◎[33]天机：天资，天赋的聪明智慧。◎[34]迅发：敏捷。◎[35]妙识玄

假若天机[33]迅发[34]，妙识玄通[35]。葳谋[36]虽属乎[37]生知[38]，标格[39]亦资于诂训[40]，未尝有行不由迳[41]、出[42]不由[43]户[44]者也。然[45]刻意[46]研精[47]，探微索隐[48]，或[49]识契真要[50]，则目牛无全[51]，故动[52]则有成，犹鬼神幽赞[53]，而命世[54]奇杰，时时间[55]出焉。则周有秦公[56]，汉有淳于公[57]，魏[58]有张公、华公[59]，皆得斯妙道[60]者也。咸[61]日[62]新[63]其用，大济蒸[64]人[65]，华[66]叶递荣[67]，声实

假如一个人天资敏捷，自然能通晓事物的玄妙道理。不过，完备周密的见识虽然属于生来就懂得事理的人，但对经文的规范理解也还要凭借注释，因为从未有行走却不遵从路径、出入房间却不经由门户的道理。这样说来，一个人能专心致志地精心研究，探索其中隐微奥妙的道理，如果认识并领会了其中的精华要旨，那么医术就会达到像目无全牛那样极其精练、运用自如的境地。所以常常就能取得明显的成就，犹如鬼神在暗中帮助一样，因而闻名于世的杰出人物，便经常不断地出现在世上。比如周代有秦越人先生、汉代有淳于意先生、三国时魏国有张仲景先生和华佗先生，他们都是掌握了医学这种奇妙技术的人，都能日益使医学的作用得到创新发展，广泛地救助众多的百姓，就像花儿

通：通晓玄妙（的道理）。◎［36］葳（chǎn产）谋：（对事物）完备而周密的见识。葳。完备，周密。谋，认识。◎［37］乎：于。◎［38］生知：为"生而知之者"之省。语出《论语·季氏》："生而知之者，上也；学而知之者，次也……"谓生来就懂得事理的人。◎［39］标格：风范，风度。这里引申为标准、准则。指对《素问》进行理解的准则，或曰规范理解。◎［40］诂训：即训诂，这里泛指注释。◎［41］行不由径：原义是走路不抄小道捷径，谓走的都是大道、正路。这里引申为走路却不遵循路径，比喻做事不按正规、踏实的渠道进行。下句"出不由户"，义同此。◎［42］出：单词复用，谓出入。◎［43］由：经由，沿着。◎［44］户：门。◎［45］然：这样。这里有"既然这样""这样说来"的意思。◎［46］刻意：深入用心；专心致志。◎［47］研精：即精研，精心（专心）地研。◎［48］探微索隐：互文句，即"探索微隐"，探索精细、深奥（的道理）。微，精细。隐，隐深，深奥。◎［49］或：如果。◎［50］识契真要：认识并领会了精华要旨。契，契合，完全一致，这里是"领会"的意思。真要，指精华要旨。◎［51］目牛无全：比喻技术达到了极端精熟老练的程度。◎［52］动：常常。◎［53］幽赞：暗中帮助。◎［54］命世：即"名世"，闻名于世。◎［55］间（jiàn见）：不断。◎［56］秦公：指秦越人，即扁鹊，春秋战国之际的大医。◎［57］淳于公：指淳于意，即仓公，西汉时的大医。◎［58］魏：指三国魏国。◎［59］张公、华公：分别指张机（仲景）、华佗。按：张、华二人属东汉时的大医，文中说成"魏有"云云，是因二人处东汉末年，名虽未称而事实已分的三国魏境之故。◎［60］斯妙道：这种奇妙的学说、技术。指医学。斯，这。◎［61］咸：都。◎［62］日：日益。◎［63］新：使动用法，使……创新发展。◎［64］蒸：通"熏"，众多。◎［65］人：民，民众。唐人为避太宗名讳，称"民"为"人"，又称"世"为"代"。◎［66］华：同"花"。◎［67］递荣：相继繁荣，相继展现光彩、焕发活力。比喻相继做出

相副。盖教之著[68]矣，亦天之假[69]也。

冰弱龄[70]慕道，夙[71]好养生，幸遇真经[72]，式[73]为龟镜[74]。而世本[75]纰缪[76]，篇目重叠，前后不伦[77]，文义悬隔[78]，施行不易，披会亦难，岁月既[79]淹[80]，袭[81]以成弊。或[82]一篇重出，而别立二名；或两论并吞，而都[83]为一目[84]；或问答未已[85]，别树篇题；或脱简[86]不书[87]，而云[88]世[89]阙[90]。重《经合》而冠《针服》[91]，并《方宜》而为《咳篇》[92]；隔《虚

和叶子一般相继展现各自的光彩，名声和实际相互完全符合。这乃是教育研习的显著成效，也是上天的成全啊！

我年轻的时候就仰慕医学，很早以来一直爱好养生之道。幸运地遇到了《素问》这部真正的经典，便恭敬地把它作为研习的根本准则。可是世上流传的本子错误很多，比如篇目内容重复，前后没有条理，文字义理中断不通，等等。不要说运用起来并不容易，就是披阅领会也很困难，年代久远以后。相互沿袭下来就形成了严重的问题。有的是一篇内容重复出现，却分别设立了两个名称；有的是将两篇内容合并不分，却归在一起，设立了一个名称；有的是君臣问答还没有结束，下文就被另立了一个篇名；有的是文句脱落不曾补上，却被说成自古以来就有空缺。在重复出现的《经合》篇前标上了《针服》的名称，却把《方宜》篇合并到了《咳篇》之中；分割出论述"虚实"之理的一部分而作为《逆从》篇，又把《经络》篇合并到了《论要》篇；再节取了《皮部》篇的

独到的贡献，使医学不断得到发展。◎[68]著：指显著成效、成就。◎[69]假：助，谓成全。◎[70]弱龄：指年轻时，刚刚成人时。弱，20岁。古以20岁为男子步入成人行列的年龄，时举行成人之礼。加冠，取字。◎[71]夙（sù素）：很早。◎[72]真经：真正的（医学）经典，指《素问》。◎[73]式：恭敬。◎[74]龟镜：多作"龟鉴"，比喻借鉴。龟，指龟甲。占卜家用以占卜，并认为其结果足资为鉴。◎[75]世本：世上流行的（《素问》的）版本。◎[76]纰（pī批）缪：错误。◎[77]不伦：没有条理。◎[78]悬隔：中断不通。悬，没有着落，指文章语不成句，没有应有的下文，即中断。◎[79]既：指……之后。◎[80]淹：久。◎[81]袭：沿袭；相互沿用，不思订正。◎[82]或：有的。下文相连的三个"或"，均同此。◎[83]都：归总。◎[84]目：指篇目。◎[85]或问答未已，别树篇题：谓有的是君臣问答还没有结束，下文就被另立一个篇名。问答，指黄帝与岐伯等君臣间的问答。已，结束，完毕。◎[86]脱简：犹言"文句佚失"。在简策制度时期，写有文字的竹简脱落散失，叫"脱简"。卷轴制度以后，竹简不再使用，但表示文句佚失的脱简等词则相沿不变，故云。◎[87]书：写。这里是"补上"的意思，谓经过校勘、予以补全。◎[88]云：说。◎[89]世：历来，世代。◎[90]阙：空缺，缺漏。◎[91]重《经合》而冠《针服》：在重复出现的《经合》篇前标上了《针服》的名称。◎[92]并《方宜》而为《咳篇》：

实》而为《逆从》[93]，合《经络》而为《论要》[94]；节《皮部》为《经络》[95]，退《至教》以先《针》[96]。诸如此流，不可胜[97]数。且[98]将升岱岳[99]，非径奚为[100]！欲诣[101]扶桑[102]，无舟莫适[103]。乃精勤博访[104]，而并有[105]其人[106]。历十二年，方臻理要[107]。询谋[108]得失[109]，深遂夙心[110]。时于先生郭子[111]斋堂[112]，受得先师张公[113]秘本，文字昭晰，义理环周[114]，一以参详[115]，群疑冰释[116]。恐散于末学[117]，绝彼师资[118]，因而撰注，

一部分而作为《经络》篇；还有把《至教》篇放到了后边，却把《针》篇放到了前边。诸如此类的问题，不能全部列举出来。打算登上泰山，没有路怎能上去！想要到扶桑国去，没有船也不能到达。于是专心殷勤地广泛访求名家，找到了一些志同道合的人士。经过了十二年，才达到了廓清条理、掌握要领的目的。又经与大家商讨取得的成绩，令我深感实现了宿愿。当时在郭先生的书房，还得到了郭先生先师张公秘藏的《素问》珍本，文字明白，条理清晰，意义完整，道理周密。用它逐字逐句地详细参校整理的本子，所有的疑问就像冰雪融化一样全部都解决了。又担心这部书在后学的手中散失，于是就撰写了注释，用来使它永远流传、不致淹没。

把《方宜》篇合并到了《咳篇》。并，合并。《方宜》，指《异法方宜论》。《咳篇》，指《咳论》。◎[93]隔《虚实》而为《逆从》：分割出《四时刺逆从论》中论述"虚实"之理的一部分而作为《逆从》篇。隔，谓分出，割取。《虚实》，指《四时刺逆从论》（即本句的《逆从》）中论述三阴三阳虚实有余不足问题的那部分。◎[94]合《经络》而为《论要》：把《经络》篇合并到了《论要》篇。◎[95]节《皮部》为《经络》：节取了《皮部》篇的一部分而作为《经络》篇。《皮部》《经络》，分别指《皮部论》和《经络论》。◎[96]退《至教》以先《针》：把《至教》篇放到了后边，却把《针》篇提到了前边。《至教》，指《上古天真论》，全元起本将之放到了第九卷。◎[97]胜：完全列举，全部列举。◎[98]且：提起连词，无义。◎[99]岱岳：即泰山。◎[100]非径奚为：没有路怎么上去。奚，怎么。为，这里是"登上"的意思。◎[101]诣（yì义）：到，去；到……去。◎[102]扶桑：古代外国名。多指今日本国。◎[103]莫适：不能到达。适，到达，去。◎[104]博访：广泛访求（名家）。◎[105]并有：兼有。谓得到了一些、一批（人），访求到了一些或一批（人）。◎[106]其人：指志同道合的人。◎[107]方臻（zhēn真）理要：才达到了廓清条理、掌握要领（的目的）。臻，达到。◎[108]询谋：（与众人）商讨、考求。◎[109]得失：指取得的成绩和存在的不足。◎[110]深遂夙心：深感实现了宿愿。遂，实现。夙心，很早就有的心愿，即宿愿。◎[111]先生郭子：郭先生。王冰之师，事迹不详。子，先生。◎[112]斋堂：书房，书斋。◎[113]张公：疑指唐中期御医张文仲。待考。◎[114]环周：完整、周密。◎[115]一以参详：谓用（张公秘本）逐字逐句地详细参校（整理出来的本子）。◎[116]冰释：像冰块消融一样地最终都解决了。冰，用作状语。释，消散，此谓解决。◎[117]末学：谦称，或指后学。此指后学（之人）。◎[118]师资：原指能传授知识、讲论事理的人，这里指授

用传不朽。兼[119]旧藏之卷[120]，合八十一篇二十四卷，勒[121]成一部。冀[122]乎究尾明首[123]，寻注会经[124]，开发[125]童蒙[126]，宣扬[127]至理[128]而已。

其中简脱[129]文断[130]、义不相接者，搜求经论所有，迁移[131]以补其处。篇目坠缺[132]、指事[133]不明者，量其意趣，加字以昭其义。篇论吞并、义不相涉、阙漏名目者，区分事类，别目[134]以冠[135]篇首。君臣请问[136]、礼仪乖失[137]者，考校尊卑，增益以光其意。错简碎文[138]、前后重叠者，详其指趣，削去繁杂，以存其要。辞理秘密[139]、难粗论述者，别撰《玄珠》[140]，以陈[141]其道。凡所加字。皆朱[142]书其文，使

加上我早先收藏的曾经佚失的卷数，共八十一篇二十四卷，然后刻印成一部书。希望人们能据以探究并弄清《素问》的全部内容，依循注解，领会经义，同时用以启发初学之人，宣传并光大最为高明的医学道理而已。

其中文句脱落、文字中断、意义不相连接的地方，是搜求经典论著中具备的内容，摘取过来用以补到该处；篇中的内容佚失、残缺，以致论述的事理不够明白的地方，是根据其中的旨趣，加上适当的文字来使其意义清楚起来；一篇与另一篇合并不分，意义互不相关，缺漏篇名的，是分辨所论事理的类别，另拟一个篇名标在篇前；君臣问答、礼仪错乱的地方，是考核订正尊卑的关系，增补称谓来使其中的尊卑关系明确起来；文句颠倒错乱、文字残缺与内容前后重复的情况，是详细审辨其中的旨义，删去繁乱的部分，来保留其中的精要；言辞与义理深奥难懂，难以简略阐述明白的地方，是另写了《玄珠秘语》一书，来论述其中的道理。凡是增加的文字，都用朱色写上，使新增的与原有的内容一定分开，各自的文字互不混杂。

学的依据。◎[119]兼：加上。◎[120]旧藏之卷：指当时《素问》流行本中因被"师氏藏之"而佚失的"第七卷"。为今传《素问》中从《天元纪大论》到《至真要大论》的七篇大论。◎[121]勒：刻，刻写，这里是刻印的意思。◎[122]冀：希望。◎[123]究尾明首：探究并弄清（《素问》的）全部内容。尾首，首尾，指全部内容。◎[124]寻注会经：依循注解，领会经义。◎[125]开发：启发。◎[126]童蒙：指初学之人。◎[127]宣扬：宣传并发扬光大。◎[128]至理：最高明的道理，指医理。◎[129]简脱：犹说"文句佚失"。◎[130]文断：文字中断。◎[131]迁移：谓"摘取过来"。◎[132]坠缺：佚失、残缺。◎[133]指事：谓论述的事理。◎[134]别目：另外拟一个篇名。目，用作动词，拟一个篇名。◎[135]冠：用作动词，标上。◎[136]问：单词复用，问答。◎[137]乖失：错乱；违背而且不合（礼仪）。◎[138]碎文：文字残缺。◎[139]秘密：深奥难懂。◎[140]《玄珠》：指《玄珠密语》，唐·王冰所著，已佚。◎[141]陈：陈述，阐述。◎[142]朱：用作状语，用朱色。◎[143]庶：副词，表希望，可译为"希望"。◎

今古必分，字不杂糅。庶[143]厥[144]昭彰圣旨[145]。敷畅[146]玄言[147]，有[148]如列宿[149]高悬，奎张[150]不乱；深泉净滢[151]，鳞介[152]咸分。君臣[153]无夭枉[154]之期[155]，夷[156]夏有延龄之望。俾[157]工徒[158]勿误，学者[159]惟[160]明，至道流行，徽音[161]累[162]属[163]，千载之后，方知大圣之慈惠无穷。

时大唐宝应元年[164]岁次[165]壬寅序

将仕郎守殿中丞孙兆重改误

朝奉郎守国子博士同校正医书上骑都尉赐绯鱼袋高保衡

朝奉郎守尚书屯田郎中同校正医书骑都尉赐绯鱼袋孙奇

朝散大夫守光禄卿直秘阁判登闻检院上护军林亿

希望这部书能使圣人的旨意明白光大起来。阐发出《素问》中的玄妙道理，就如众多的星宿高高地悬挂在天上，奎宿张宿等等都确定不乱；又如深深的泉水清澈透明，鱼鳖等等全能分辨。君民没有夭折和横遭不测的可能，四夷和华夏的人们都有长寿的希望。使医生们不出差错，学医者全都明白，最高明的医理流传不断，美好的消息连连相传。千年之后，才会知道大圣人的仁慈恩惠实在乃是无穷无尽的。

时在大唐宝应元年岁次壬寅序

将仕郎守殿中丞孙兆重改误

朝奉郎守国子博士同校正医书上骑都尉赐绯鱼袋高保衡

朝奉郎守尚书屯田郎中同校正医书骑都尉赐绯鱼袋孙奇

朝散大夫守光禄卿直秘阁判登闻检院上护军林亿

[144]厥：它，指整理校注而成的《黄帝内经素问注》。◎[145]圣旨：圣人的旨意。圣，指黄帝、岐伯等圣人。◎[146]敷畅：阐明，阐发出。◎[147]玄言：玄妙的道理。指《素问》中高深的道理。◎[148]有：句首助词，无义。◎[149]列宿（xiù秀）：众多的星宿。◎[150]奎张：均星宿名。奎宿为二十八宿中白虎七宿的第一宿，俗作"魁"；张宿为二十八宿中朱雀七宿的第五宿。◎[151]净滢（yíng营）：清澈透明。◎[152]鳞介：指鱼类、有甲壳类的水生动物。◎[153]臣：民。◎[154]夭枉：夭折与横遭不测。◎[155]期：期限。此处有可能、担忧、忧虑之意。◎[156]夷夏：四夷和华夏的人。夷，指四夷之人，主要指今汉族所说的外族人。◎[157]俾（bǐ比）：使。◎[158]工徒：谓医生们。工，指医生。徒，类；徒众。◎[159]学者：学习的人，此指学医的人。◎[160]惟：都。◎[161]徽音：德音，福音，美好的消息。◎[162]累：不断，接连。◎[163]属（zhǔ主）：接续。◎[164]宝应元年：公元762年。宝应，唐代宗李豫的年号之一。◎[165]岁次：某年在干支纪年法之干支相配循环链上的次序。

《重广补注黄帝内经素问》序二

臣闻安不忘危、存不忘亡者，往圣之先务；求民之瘼[1]、恤民之隐[2]者，上主[3]之深仁。在昔黄帝之御极也，以理身绪余治天下，坐于明堂[4]之上，临观八极[5]，考建五常[6]。以谓人之生也，负阴而抱阳[7]，食味而被色[8]，外有寒暑之相荡[9]，内有喜怒之交侵，夭昏札瘥[10]，国家代有。将欲敛

我听说国家在安定的时候不能忘记危难的过去、活着的人不能忘记死去的先人的做法，是从前圣人治理国家时首先要做的事情。探求百姓疾病的根源，体恤百姓疾苦的隐情，是当今皇上施予民众的深厚的仁爱之心。从前，黄帝在治理环宇之时，把从养生之道中体悟出的知识的多余的成分运用于治理天下之中。他坐在明堂之上，观察八方无穷无尽的事物，考察并正定了五运之气的变化规律，从而认识到人生存在天地间，与阴阳二气有着非常密切的联系，食用着由天地间各种滋味事物制成的食物，穿戴着由天地间各种色彩事物做成的衣物，在外面会遭受寒暑等邪气的侵袭，在体内也会有喜怒等情绪的伤害，因而自古以来人类在生命过程中都存在着短寿早死的情

---

[1] 瘼（mò 莫）：病，疾苦。◎[2] 隐：即民间的疾苦。◎[3] 上主：指北宋第四代皇帝仁宗赵祯。◎[4] 明堂：指帝王议政的殿堂。◎[5] 八极：指八方之极远。◎[6] 五常：指五运之气的变化规律，也指五行理论。◎[7] 负阴而抱阳：《老子》："万物负阴而抱阳，冲气以为和。"此指人和其他万物一样，存在着阴阳对立统一变化规律。◎[8] 食味而被色：指吃饭和穿衣。被，通"披"。色，指华丽的衣服。◎[9] 相荡（dàng 当）：谓（六淫邪气）交替侵袭。《易·系辞上》"八卦相"韩康伯注："荡，相推也。言运化之推移。"◎[10] 夭昏札瘥（cuó 嵯）：因疾病而早死。《左

时五福[11]，以敷锡厥庶民[12]，乃与岐伯上穷天纪[13]，下极地理[14]，远取诸物，近取诸身[15]，更相问难[16]，垂法以福万世[17]。于是雷公之伦，授业传之，而《内经》作矣。历代宝之，未有失坠。苍周之兴，秦和述六气之论[18]。具明于左史[19]。厥[20]后越人[21]得其一二，演而述《难经》。西汉仓公[22]传其旧学，东汉仲景[23]撰其遗论。晋·皇甫谧[24]刺而为《甲乙》，及隋·杨上善[25]

况。为了完全享有上天所赐予的"五福"，并将其广泛地赐予宇内的全体民众，黄帝于是就与岐伯等人向上穷尽地探讨了天文气象的规律，向下透彻地论述了山川地貌的特点，既取象于旷远的万事万物的形质，又取法于自身的生理病理的特征，彼此进行了共同询问探讨，从而总结出根本的法则并将其流传于后世，造福百姓。于是，雷公等一批贤人就接受了这一学说，将其传播下来，《内经》也就由此问世了。在它成书之后，历朝历代对它都非常重视并予以悉心保护，使之从来也没有什么散佚和缺失。在苍周振兴之时，秦医和在它的启发下对六气变化与疾病关系的有关论述，都明确地记载于《左传》中；此后，秦越人掌握了《内经》中十分之一二的精华，并发挥了其中的义理，编著出《难经》一书；西汉时代，太仓公淳于意得到了它颇有根基的旧学；东汉之时，张仲景采用其流传下来的文献编著了《伤寒论》；晋代之时，皇甫谧又依次整理，将其编为《针灸

传·昭公四年》"疠疾不降，民不夭札"杜预注："短折为夭，夭死曰札。"◎[11]五福：《尚书·洪范》："五福：一曰寿，二曰福，三曰康宁，四曰攸好德，五曰考终命。"攸好德，谓所好者德。考终命，谓善终而不夭折短命。◎[12]敷锡厥庶民：犹言造福于民众。锡，音义同"赐"。敷，布也。厥，有发布之意。◎[13]天纪：此指天象、气象的变化规律。纪，纲纪，即规律。◎[14]地理：指地面五方的地形、地貌、物产等。◎[15]远取诸物，近取诸身：这是古人认识人体、认识自然的思维方法。谓运用自然之象的变化规律，探求人体生理、病理的认识方法。◎[16]更相问难：指黄帝与其近臣岐伯等人互相就医学中相关的疑难问题进行询问和解答。◎[17]垂法以福万世：指黄帝和岐伯等人所论的医学原理和法则可以造福于后代。万世，言其久远。◎[18]秦和述六气之论：指《左传》所载先秦名医"和"论述六气致病理论。六气，指阴、阳、风、雨、晦、明六种致病因素。◎[19]左史：指左丘明所撰的《左传》。◎[20]厥：句首助词。◎[21]越人：指秦越人，即扁鹊。◎[22]仓公：指西汉初期的名医淳于意，号仓公。《史记》有载。◎[23]仲景：指东汉末年南阳著名医学家张机，字仲景，号长沙，著《伤寒杂病论》，创六经辨证体系，被尊称为"医圣"。◎[24]皇甫谧：魏晋间医家、文学家，字士安，幼年名静，号玄晏先生，安定朝郡（今甘肃灵台）人，汇《素问》《针经》《明堂孔穴针灸治要》三书而撰成《针灸甲乙经》，此外还有《帝王世纪》《高士传》《列女传》《逸士传》《玄晏春秋》等著述。◎[25]杨上善：隋唐时期医学家，著述里籍不详。

篡而为《太素》。时则有全元起[26]者，始为之训解，阙第七一通。迄唐宝应[27]中，太仆王冰[28]笃好之，得先师所藏之卷，大为次注，犹是三皇遗文[29]，烂然可观。惜乎唐令列之医学，付之执技之流，而荐绅先生罕言之。去圣已远，其术晻昧[30]，是以文注纷错，义理混淆。殊不知三坟之余，帝王之高致，圣贤之能事，唐尧[31]之授四时，虞舜[32]之齐七政，神禹[33]修六府以兴帝功，文王[34]推六子以叙卦气，伊尹[35]

甲乙经》。到了隋代，杨上善汇集各家之长，编著了《黄帝内经太素》——当时还有位叫全元起的学者，首先为它进行诠释注解。不过，此时第七卷已经散佚了。到了唐代宗宝应年间，太仆令王冰由于酷爱《素问》，并得到了从前的老师所珍藏的版本，就在此基础上进行系统的整理，作了大量的注释。从此，三皇流传下来的文献得以光彩纷呈，并大有可观。可惜唐代把它列入医学的范畴，传授给只是将其作为技术掌握的医生们，管理国家事务的达官贵人却很少有谈论它的。现在离黄帝岐伯等古圣先贤的时代已很久远了，《素问》的学术思想也埋没不明了。因此，现在流行于世之版本的经文及其注释纷乱错杂，文字义理混淆不清。以致人们完全不了解它是从"三坟"流传下来的珍贵文献，是帝王治理天下的最高准则，是古圣先贤所擅长去做的事业。唐尧在它的启发下为后世传下了四季计时的方法，虞舜在它的指导下总结出了日月和五星协调运行的规律，大禹用它的理论建成藏储水、火、金、木、土、谷六种物资的府库来振兴帝王的功业，周文王依

大业中（605—616年）曾任太医侍御，颇有名望。撰有《黄帝内经太素》30卷。◎[26]全元起：六世纪梁至隋的名医，里籍不详。《南史》记述他曾任太医侍郎，较早注解《素问》，原书已佚，部分内容保存在《重广补注黄帝内经素问》的注文中，今人据相关资料而辑录有他的《素问训解》一书。◎[27]宝应：唐肃宗李亨年号，即公元762年（壬寅）。◎[28]王冰：唐代中期著名医学家，号启玄子，又号王太仆，享年80余岁。里籍不详。于宝应元年（公元762年）完成其历时12年次注的《素问》，全其九卷之数，另外别撰《玄珠密语》《天元玉册》《昭明隐旨》及《元和纪用经》。◎[29]三皇遗文：此指《素问》。◎[30]晻昧（yǎn mèi 演妹）：犹言淹湮。◎[31]唐尧：传说中父系氏族社会后期部落联盟首领。陶唐氏，名放勋，史称"唐尧"。曾设官掌管时令，制订历法。故曰"唐尧之授四时"。◎[32]虞舜：传说中父系氏族社会后期部落联盟首领。姓姚，有虞氏，名重华，史称"虞舜"，相传四岳推举，尧命他摄政。尧去世后他继位，又咨询四岳，挑选贤人，治理民事，并选拔治水有功的禹为继承人。◎[33]神禹：传说中父系氏族末期部落联盟首领，姓姒，亦称大禹、夏禹、神禹。传说中他治水十三年，率众疏通河道，发展农业，曾铸九鼎，其子名启，建立第一个奴隶制度的国家，即夏朝。◎[34]文王：即周文王，商末周族领袖，姓姬名昌，伐纣时为西伯侯，故又名为伯昌。传说文王曾演绎八卦等。◎[35]伊尹：商朝宰相，名尹，尹是官职名，一说名

调五味以致君，箕子[36]陈五行以佐世，其致一也。奈何以至精至微之道，传之以至下至浅之人，其不废绝，为已幸矣！

顷在嘉祐[37]中，仁宗念圣祖之遗事[38]，将坠于地，乃诏通知其学者，俾之是正。臣等承乏典校，伏念旬岁。遂乃搜访中外，裒[39]集众本，寝寻其义，正其讹舛，十得其三四，余不能具。窃谓未足以称明诏，副[40]圣意，而又采汉唐书录古医经之存于世者，得数十家，叙而考正焉。贯穿错综，磅礴会通，或端本以寻支[41]，或沂流而讨源[42]，定其可知，次以旧目，正缪误者六千余字，增注义者二千余条，一言去取，必有稽考；舛文疑义，于是详明。以之治身，可以消患于未兆；

据它推演出震、巽、坎、离、艮、兑六卦分别阐述了不同的卦气，伊尹遵循它调和五味来辅佐商汤，箕子按照它向周武王陈述五行之道来辅助治理天下。这其中的道理是一致的。可为什么要把这个极为精微细致的学问传授给那些极为低下、极为浅陋的人呢？它却没有被废弃、消失，已经是很庆幸的事了！

嘉祐年间，仁宗皇上顾念圣明先祖黄帝的学问势将被弃掷于地从此消亡，于是命令博通这一学说的学者，使其纠正历代版本中谬误。我与同仁便承继了暂时无适当人选的职位，主持了校勘工作，潜心地研讨了十年岁月。我们广泛搜集了朝野众多版本，深入探索其中的旨义，纠正其中的错误，其中十分之三四的问题都得到了解决，其他问题未能完全澄清。我私下感到这项工作还没有完全达到圣旨的要求，符合皇上的心意，因而又采集了《汉书》《唐书》中稽录的仍然流行于世的数十种医经著作，分析了其中的观点并用进行考证。其中既有上下贯通的，也有交互错杂的；既有浑然一体的，也有首尾相应的；有的通过理清本源探索学术的发展流变，有的通过推求流变追寻学术的本源。我们确定了所有可以弄清的问题，再按原有的体例进行编次。总共纠正了原本中六千多字的错误，增加了二千多条注释义项，对一字一句的取舍，都有根有据可以核查。旧本中文字错误和词义不明问题，在这里都能得到清楚明白的解决。如果用它来养生，可以在尚未出现任何预兆之时消除疾病；如果把它用在治理社

挚。传说中他是奴隶出身，是有莘氏女的陪嫁厨师。后任国政，佐汤伐桀，有姜、桂于烹调之论，有伊尹制汤液之说。◎[36]箕子：商代贵族，纣王的诸父，官太师。封于箕（今山西太谷东北）。传说他曾与武王讨论五行，载于《尚书·洪范》。◎[37]嘉祐：北宋仁宗赵祯年号，于公元1056—1063年。◎[38]圣祖之遗事：指历代流传下来的宝贵文献资料，此处仅指《黄帝内经素问》。◎[39]裒（póu 剖）：聚集，汇集。◎[40]副：符合。◎[41]端本以寻支：犹言正本（源）清流之义。端，详审。本，本源。◎[42]沂流而讨源：即溯本求源。沂，溯的异体字。◎[43]抚：握持、掌

施于有政，可以广生于无穷。恭惟皇帝抚[43]大同之运，拥[44]无疆之休[45]，述先志以奉成，兴微学而永正，则和气可召，灾害不生，陶[46]一世之民，同跻于寿域矣。

国子博士臣高保衡[47]　等谨上
光禄卿直秘阁臣林亿[48]

会方面，可以使更多的百姓得到无穷的幸福。我恭敬地考虑在，当今皇上掌有使天下大同的运道，拥有无穷无尽的幸福，通过继承古圣先贤的遗志来建立新的成就，通过振兴几于衰微的学术来使之立于不败之地。这样一来，就能够招来天地间的和谐之气，使任何灾祸都不会降生，进而养育全天下的百姓，共同达到健康长寿的境界。

国子博士臣高保衡　等恭敬地呈上
光禄卿直秘阁臣林亿

管。《广雅·释诂》："抚，持也。"◎［44］拥：持掌。《广雅·释诂》："拥，持也。"◎［45］休：美好，吉庆，福禄。《尔雅·释诂下》："休，美也。"◎［46］陶：养育。《广雅·释诂》："陶，养也。"◎［47］高保衡：北宋医家。1068—1085 年间任宋神宗国子博士，精通医学，深明方药病机，参加了整理《素问》工作。◎［48］林亿：北宋医家，任光禄卿直秘阁，精通医术及校注工作。于宋神宗熙宁年间，同掌禹锡、高保衡、孙兆等人校订医书，完成了《素问》《难经》等医书的校订工作。

素问·上古天真论[1] 篇第一

昔在黄帝[2]，生而神灵，弱[3]而能言，幼而徇齐[4]，长而敦敏，成而登天[5]。乃问于天师曰[6]：余闻上古之人，春秋皆度百岁，而动作不衰；今时之人，年半百而动作皆衰者，时世异耶？人将失之耶？

岐伯对曰：上古之人，其知

当年，轩辕黄帝一出生就显得神异聪灵，还在襁褓之中就已能够说话；幼年时期敬事尊长，品行中正；长大以后敦厚爱人，睿智英明。在功德成就之际，得到诸侯推奉，登上了天子之位。在公务之余，向天师岐伯问道：我听说上古时候的人，年龄都能活到百岁以上，而且行动不显衰老；如今的人，年龄到了半百，行动就都已现出衰老的迹象了。这是由于时代不同了呢？还是由于人们违背了养生之道呢？

岐伯回答说：上古时候的人，其中懂得

[1] 上古天真论：上古，指人类生活的远古时代。真，即真气，李东垣说："真气又名元气，乃先身生之精气也。"天，天年、天寿、天数的简称。本篇认为远古时代的人，通过养生，以保养真气，就能达到预防疾病，延年益寿，尽终其天年之目的，故名"上古天真论"。本篇基于肾气盛衰决定人寿命长短的认识，讨论了保养肾气在养生中的重要意义，是《内经》的基本立场。肾气由渐盛→盛→平均→始衰→衰的变化过程，决定着人类不同年龄阶段的机能状态，以"年已老而有子"为例，论证了肾气盛衰与寿命长短的密切关系，从而确立了"肾气盛衰寿夭观"的学术立场。◎ [2] 黄帝：我国远古帝王之一。少典氏之子，复姓公孙；曾居姬水之畔，又姓姬。生于轩辕之丘，故号轩辕氏（一说即名轩辕）；国于有熊，又号有熊氏。因功德卓绝，被诸侯推为天子。以土德之瑞，被尊称为黄帝。一生当中，建立了极多永垂不朽的丰功伟绩，使得华夏诸族在将近五千年前就进入了文明时代，故被奉为"人文初祖"。◎ [3] 弱：指不会走路前的婴儿时期。◎ [4] 徇（xùn迅）齐：疾迅，引申指敏慧。◎ [5] 登天：指登上天子之位。一说指黄帝于在位百年、功德圆满之际，乘龙而升天之事。◎ [6] 天师：指岐伯。黄帝之臣，主管医事，兼为黄帝的医学师傅。因功高爵重，通达天人玄机，

道[7]者，法于阴阳，和于术数[8]，食饮有节，起居有常，不妄作劳[9]，故能形与神俱，而尽终其天年[10]，度百岁乃去。今时之人不然也，以酒为浆，以妄为常，醉以入房[11]，以欲竭其精，以耗散其真，不知持满[12]，不时[13]御神，务快其心，逆于生乐，起居无节，故半百而衰也。

夫上古圣人[14]之教下也，皆谓之虚邪贼风[15]，避之有时，恬惔虚无，真气[16]从之，精神内守[17]，病安从来。是以志闲而少欲，心安而不惧，形劳而不倦，气从以顺[18]，各从其欲，皆得所愿。故美[19]其食，任其服，乐其俗，高下不相慕，其民故曰朴。是以嗜欲不能劳其目[20]，淫邪不能惑其

养生之道的智者，能够自觉遵守天地阴阳的规律，适应四季时令的变化，饮食有节制，作息有法度，不过分地劳心劳力，所以能够使身体与精神和谐统一、并存无损，从而享尽天年，活到百岁然后才离开人世。如今的人却不是这样，是把酒当作吃饭时的汤水来喝，把放纵的行为当作正常的活法，酒醉之后还去妄行房事；在追求嗜欲中使他们的精气枯竭，在恣情好色中使他们的真元丧尽；不懂得保持体内精气的充盈，不能够有节制地运用精神，只知道一定要使自己心情愉快，违背了使生命获得真正快乐的大道，作息也没有规律，所以活到半百就都现出衰老的迹象了。

上古时的圣王教导民众的时候，都曾强调说，一切乘虚而伤人致病的外来邪气，要注意适时避开；思想上要清静淡泊，没有欲求，这样，体内的正气就会和顺不乱。精神能够安守于内而不散失，那么病邪会从哪里侵害人身呢！正因为如此，所以上古时的民众都能够神志悠闲，欲望不多，心性平和，无忧无虑；身体虽然劳苦，但并不感到倦息；人气和谐平顺，个个随心所欲，都能够实现愿望。也因而能够以他们的饮食为香美，以他们的衣服为舒适，以他们的风俗为快乐，彼此之间并不注重地位的高低，所以那时候的民众都很淳朴。因

被尊称为天师。◎[7]道：自然的法则。指合于自然之法则的养生之道。◎[8]术数：指时令的变化规律。旧注多谓指调摄精神、锻炼身体的养生方法，如导引、按跷等。非。术数一词，在古代多指天文、历法、占算等。故应指时令的变化规律。◎[9]不妄作劳：劳作合宜，不违背常规与法度。◎[10]天年：自然的寿数。◎[11]入房：房事，即进行性交。◎[12]持满：保持体内精气的充盈。◎[13]时：用作状语，按时，有节制地。◎[14]圣人：此指道德修养、才学能力和养生水平都达到了至高无上的境地的圣王。◎[15]虚邪贼风：泛指一切乘虚伤人致病的外来邪气。◎[16]真气：体内的正气，与致病的邪气相对。◎[17]内守：安守在体内而不散失。◎[18]气从以顺：真气调达而和顺。◎[19]美：意动用法，以……为美。下句"乐"字，用法同此，意为"以……为乐"。◎[20]嗜欲不能劳其目：言嗜好欲望不能劳其视听。◎[21]愚智贤不肖：愚笨、聪明、

心，愚智贤不肖[21]，不惧于物[22]，故合于道[23]。所以[24]能年皆度百岁而动作不衰者，以其德全不危[25]也。

帝曰：人年老而无子者，材力[26]尽邪？将天数[27]然也？

岐伯曰：女子七岁，肾气[28]盛，齿更[29]发长。二七而天癸至[30]，任脉[31]通，太冲脉[32]盛，月事[33]以时下，故有子。三七，肾气平均[34]，故真牙[35]生而长极。四七，筋骨坚，发长极，身体盛壮，五七，阳明脉[36]衰，面始焦[37]，发始堕。六七，三

此不正当的嗜好和欲求不能够动摇他们的信念，淫邪的东西不能够迷惑他们的心志。无论是愚笨的人还是聪明的人，也无论是贤能的人还是不才的人，都不去追求食色的享乐，所以合乎养生之道。他们能够活过百岁而动作并不显得衰老的原因，就是由于他们道德完善而且没有偏差啊！

黄帝问道：人年老以后就不能够继续生育子女的原因，是由于肾精衰竭了呢？还是由于身体生长变化规律中的定数就是这样呢？

岐伯回答说：女子长到七岁的时候，肾气已经充盈，所以牙齿开始更换，头发开始旺长；长到十四岁的时候，天癸就发育成熟了，任脉也贯通了，冲脉旺盛运行，月经按时来潮，所以能够生育；到了二十一岁的时候，肾气充盈，所以智齿随之长出，身体也发育到了顶点；到了二十八岁的时候，筋骨已很坚实，头发的生长则达到了顶点，身体最为强健；到了三十五岁的时候，阳明经脉首先转衰，随之是面部开始干枯，头发开始脱落；

有才能、无才能的人。◎[22]不惧于物：郭霭春注，"惧"应作"攫"，意为"取"，寻求。"不攫于物，似说不寻求酒色之事"（郭注），当是。◎[23]合于道：心志平和，符合养生规律。◎[24]所以：……的原因。◎[25]德全不危：德，即修道有德于心。不危，言修道全面而没有偏差。◎[26]材力：决定于肾气的精力或肾精。◎[27]天数：身体生长变化规律中的定数。◎[28]肾气：肾精化生之气。先天而源于父母的精气，后天而不断得到自身的充养，具有主宰生长、发育与性机能等作用。◎[29]齿更：人到七八岁，乳齿脱落，被恒齿替代。◎[30]二七：以二与七相乘的年龄数，即十四岁。下文"三七"至"七七""二八"至"八八"，与此理同。天癸，指促进人体生长发育与维持生殖机能的一种物质。源于人与生俱来的肾精，受后天水谷精微的滋养而逐渐充盛。"天癸至"的标志，在男为精液泄出，在女为月经来潮。◎[31]任脉：奇经八脉之一。循行路线与发生病变的表现，详见《素问·骨空论》。◎[32]太冲脉：即冲脉，奇经八脉之一。起于气冲穴部位（脐下五寸旁开二寸处），与足少阴肾经相并，挟脐旁上行，到胸中后分散。本经发病，主要表现为气上冲心、月经不调、崩漏、不孕等。◎[33]月事：女子月经。◎[34]平均：充满，充盛。◎[35]真牙：智齿，为生长最迟的第三颗臼齿，亦即最里边的两对臼齿，俗称"尽头牙"。◎[36]阳明脉：指十二经脉中的手阳明、足阳明经脉。详见《灵枢·经脉》和《灵枢·经别》。◎[37]焦：通"憔"，

阳脉[38]衰于上，面皆焦，发始白。七七，任脉虚，太冲脉衰少，天癸竭，地道不通[39]，故形坏而无子也。

丈夫八岁，肾气实，发长齿更。二八，肾气盛，天癸至，精气溢泻[40]，阴阳和[41]，故能有子。三八，肾气平均，筋骨劲强，故真牙生而长极。四八，筋骨隆盛，肌肉满壮。五八，肾气衰，发堕齿槁。六八，阳气衰竭于上，面焦，发鬓颁白[42]。七八，肝气衰，筋不能动。八八，天癸竭，精少，肾脏衰，形体皆极，则齿发去。肾者主水[43]，受五脏六腑[44]之精而藏之，故五脏盛，乃能泻。今五脏皆衰，筋骨解堕[45]，天癸尽矣。故发鬓白，身体重，行步不正，而无子耳。

到了四十二岁的时候，三阳经脉从头面部开始转衰，面部完全变得干枯无光，头发开始变白；到了四十九岁的时候，任脉已经空虚，冲脉也已转衰而血气无多，天癸则完全枯竭，月经随之停闭而不再来潮，所以就使得身体完全衰老而不能再生育了。

男子在长到八岁的时候，肾气已经充实，所以头发开始旺长，牙齿开始更换；长到十六岁的时候，肾气已很旺盛，天癸随之发育成熟，精气充盈而开始排精。这时体内的阴阳之气充盛调和，也就具备了生育能力；到了二十四岁的时候，肾气已很盈满，筋骨刚劲有力，所以智齿随之长出，身体也发育到了顶点；到了三十二岁的时候，筋骨最为强健，肌肉则丰满而壮实；到了四十岁的时候，肾气由盛转衰，所以头发开始脱落，牙齿开始干枯；到了四十八岁的时候，阳气从头面部开始衰竭，所以面部完全失去光泽，鬓发也变得斑白；到了五十六岁的时候，肝气开始转衰，筋脉随之不能活动自如；到了六十四岁的时候，天癸已经枯竭，阴精所剩不多，于是肾脏的功能也开始转衰。人的肾脏，是主管藏精的器官，它受纳并藏守五脏六腑的精气。所以，五脏的机能都很旺盛，肾脏才能产生并排出精液。如果五脏的机能都已衰退，筋骨也已日趋困顿懒散、倦怠无力，天癸就会枯竭；也因此就会鬓发变白、身体沉重、行走不稳，终于不能再去生育子女了。

即憔悴。◎〔38〕三阳脉：指十二经脉中的手足太阳、手足阳明、手足少阳这六条经脉。详见《灵枢·经脉》与《灵枢·经别》。◎〔39〕地道不通：月经停闭、不再来潮。◎〔40〕精气溢泻：肾中精气盈满，生殖之精可以外泄。泻，通"泄"。◎〔41〕阴阳和：人体阴阳二气充盛调和。◎〔42〕颁白：颁，通"斑"，即头发花白。◎〔43〕肾者主水：此指肾主藏精的功能。◎〔44〕五脏六腑：五脏，肝、心、脾、肺、肾；六腑，胆、胃、大肠、小肠、三焦、膀胱。◎〔45〕解（xiè谢）堕：同

帝曰：有其年已老而有子者何也？

岐伯曰：此其天寿过度[46]，气脉常通，而肾气有余也。此虽有子，男不过尽八八，女不过尽七七，而天地[47]之精气皆竭矣。

帝曰：夫道者[48]年皆百数，能有子乎？

岐伯曰：夫道者能却老而全形[49]，身年虽寿，能生子也。

黄帝曰：余闻上古有真人[50]者，提挈天地[51]，把握阴阳，呼吸精气，独立守神[52]，肌肉若一[53]，故能寿敝天地[54]，无有终时，此其道生[55]。

中古之时，有至人[56]者，淳德全道[57]，和于阴阳，调于四时，去世离俗[58]，积精全神，游行天

黄帝问道：有些人年纪已老却仍然能生育子女，又怎么解释呢？

岐伯回答说：这是由于他们先天的禀赋超过了常人的限度，血气经脉一直通畅而且肾气总是充盛的缘故。这些人虽然年老以后仍能生育子女，但是男子一般不超过六十四岁、女子一般不超过四十九岁，身体的精气就会枯竭的。

黄帝问道：懂得并按照养生之道去做的男男女女，都在活到百岁的时候，还能够生育子女吗？

岐伯回答说：懂得并按照养生之道去做的人，由于能够做到长生不老而保全身体，所以即使年纪很大，仍然能够生育子女。

黄帝说道：我听说上古的时候，有一种被称作真人的人。他们完全掌握了天地的运化之道和阴阳的变化之机，懂得呼吸吐纳以修炼精气，独处世外以养护精神，肌肤始终如一、永不衰老，所以能够寿比天地，没有终结之时。这是由于他们的行为完全合乎养生之道，才使他们获得了如此永恒的生命。

中古的时候，有一种被称作至人的人。他们的品德淳朴敦厚，道行高深完美，无论是动是静，都能自然随同阴阳的消长，适应四季的变化。他们抛弃了世俗的欲求，做到了集中并

"懈惰"。指因功能衰退而懒散无力。◎[46]天寿过度：天寿，天赋的精力，先天的禀赋。过度，超过常规，超过常人的限度。◎[47]天地：指男女。◎[48]道者：指得道者，此为懂得养生之道的人，能够按照养生之道去做的人。◎[49]全形：保全形体，使之不衰。◎[50]真人：即修真得道之人，养生家谓懂得并按照养生之道去做而长生不死的人。◎[51]提挈天地：即把握天地运化之道。◎[52]独立守神：独立，超然独处，不受世俗干扰。守神，自我调控精神，使之内守而不外驰。◎[53]肌肉若一：谓肌肤始终不变、永不衰老。◎[54]寿敝天地：意为与天地同寿。敝，当为"敌"字，形近而讹。意为"比、等"同。一般注为"尽"，未妥。◎[55]道生：因行为合乎养生之道而长生。◎[56]至人：在养生上的道行仅次于"真人"，但也能够长生不死的人。◎[57]淳德全道：品德淳朴敦厚、道行高深完美。◎[58]去世离俗：避开世俗习气的干扰。◎[59]视听

地之间，视听八达之外[59]，此盖益其寿命而强者也，亦归于真人。

其次有圣人[60]者，处天地之和，从八风[61]之理，适嗜欲于世俗之间，无恚嗔[62]之心，行不欲离于世，被服章[63]，举不欲观于俗，外不劳形于事，内无思想之患，以恬愉为务[64]，以自得为功[65]，形体不敝，精神不散，亦可以百数。

其次有贤人者，法则天地[66]，象似日月[67]，辩列星辰[68]，逆从[69]阴阳，分别四时，将从上古合同于道，亦可使益寿而有极时。

保全精神，让身体去漫游于天地之间，让耳目去远通于八荒之外。这些，都是能够使他们延年益寿并使身体强壮健康的方法。他们的寿命也可以达到真人的境界。

其次有一种被称作圣人的人。他们能够使自己身处天地的平和之气当中，适应自然界八风的转换规律。在世俗的社会上能够恰当地处理自己的嗜好和欲求，对什么都没有愤愤不平和怨恨之心。生活并不要去脱离人世，条件允许的话也穿着华美的衣服，举止却并不比照世人的习惯。在外不会被世事搞得劳苦不堪，在内也没有耗费思虑的忧患，只是把恬惔愉悦作为追求的大事，把自感适意作为有成的标志。身体从不憔悴，精神永不散失。他们也可以活到百岁。

再次是一种被称作贤人的人。他们取法于天地的动静之道，仿效日月的更替隐现，随同星辰的有序转移，顺应阴阳的盛衰消长，区分了四季的变换规律，遵循上古时候的真人之法，来使自己的行为符合养生之道。这样，他们也可以使自己延长寿命并享尽天年。

八达之外：精神驰骋于广阔之宇空，耳目远通于八荒之外。◎[60]圣人：在养生上的道行又仅次于"至人"而能够活到数百岁的人。◎[61]八风：四方（东、南、西、北）和四隅（东南、西南、西北、东北）之风。◎[62]恚嗔（huì chēn 会琛）：愤怒，怨恨。◎[63]被服章：穿着华美的衣服。◎[64]恬愉为务：把恬惔愉悦作为自己的追求。◎[65]以自得为功：把自感适意作为事业有成的标志。◎[66]法则天地：效法天地阴阳变化之道。◎[67]象似日月：仿效日月盈亏隐现。◎[68]辩列星辰：辩，通"辨"。列，位次。即辨别星辰位次转移而顺应之。◎[69]逆从：偏义复词，偏"从"义，顺从，适应。

素问·四气调神大论篇^[1] 第二

春三月，此谓发陈^[2]，天地俱生，万物以荣^[3]，夜卧早起，广步于庭^[4]，被^[5]发缓形，以使志生^[6]，生而勿杀，予而勿夺，赏而勿罚^[7]，此春气之应，养生^[8]之道也。逆之则伤肝，夏为寒变^[9]，奉长者少^[10]。

春天的三个月，是草木发芽、枝叶舒展的季节。在这一季节里，天地一同焕发生机，万物因此欣欣向荣。人应当晚睡早起，多到室外散步；散步时解开头发，伸展伸展腰体，用以使情志宣发舒畅开来。天地使万物和人焕发生机的时候一定不要去扼杀，赋予万物和人焕发生机的权利一定不要去剥夺，勉励万物和人焕发生机的行为一定不要去破坏。这乃是顺应春气、养护人体生机的法则。违背这一法则，就会伤害肝气，到了夏天还会因为身体虚寒而出现病变。之所以如此，是由于春天生机不旺、以致供给身体在夏天茂长时所需的正气缺少的缘故。

[1] 四气调神大论：四气，即春、夏、秋、冬四时气候。调，调摄之意。神，指精神意志。本篇论述了春温、夏热、秋凉、冬寒四时气候变化的特点及自然界相应的征象，从"天人合一"的角度，阐述了人与四时阴阳消长变化相适应的养生方法，并强调了顺应四时养生的重要性，提出了"春夏养阳，秋冬养阴"的养生原则，突出了预防为主的"治未病"思想。由于人体脏气活动与外在的四时气候变化协调才能健康，而神是人体内在脏气活动的主宰，故名。◎ [2] 发：草木发芽。陈，敷陈，草木枝叶舒展。◎ [3] 天地俱生，万物以荣：自然界焕发生机，万物因此欣欣向荣。◎ [4] 广步于庭：广步，缓步。庭，《玉篇·广部》："庭，堂前阶也。"◎ [5] 被：同"披"，披散，散开，解开。◎ [6] 以使志生：言使人的情志宣发舒畅。◎ [7] 生而勿杀，予而勿夺，赏而勿罚：生、予、赏，指精神、行为活动顺应春阳生发之气；杀、夺、罚，指精神、行为活动违逆春阳生发之气。全句强调人须顺应天地生发长养之道。◎ [8] 养生：养护（春天的）生机。◎ [9] 寒变：阳气虚损的寒性病变。◎ [10] 奉长者少：供给夏季的茂长之气减少。◎ [11] 蕃秀：万物（主要是草木）茂盛

全注全译黄帝内经

夏三月，此谓蕃秀[11]，天地气交[12]，万物华实[13]，夜卧早起，无厌于日，使志无怒，使华英成秀[14]，使气得泄，若所爱在外，此夏气之应，养长之道也。逆之则伤心，秋为痎疟[15]，奉收者少，冬至重病[16]。

秋三月，此谓容平[17]，天气以急，地气以明，早卧早起，与鸡俱兴[18]，使志安宁，以缓秋刑[19]，收敛神气，使秋气平，无外其志，使肺气清[20]，此秋气之应，养收之道也，逆之则伤肺，冬为飧泄[21]，奉藏者少。

冬三月，此谓闭藏[22]，水冰地坼[23]，无扰乎阳，早卧晚

夏天的三个月，是万物繁盛壮美的季节。在这一季节里，天地之气已经完全交会，万物开始开花结实。人应当晚睡早起，不要对天长炎热感到厌倦，要使情绪平和不躁，使气色焕发光彩，使体内的阳气自然得到宣散，就像把愉快的心情表现在外一样。这乃是顺应夏气、保护身体机能旺盛滋长的法则。违背了这一法则，就会伤害心气，到了秋天又会由生疟疾。究其原因，则是由于身体在夏天未能得到充分长养、以致供给秋天的收敛之力少而不足的缘故。到了冬天，还会再导致别的疾病发生。

秋天的三个月，是万物果实饱满、已经成熟的季节。在这一季节里，天气清肃，其风劲急，草木凋零，大地明净。人应当早睡早起，跟群鸡同时作息。使情志安定平静，用以缓冲深秋的肃杀之气对人的影响；收敛此前向外宣散的神气，以使人体能够适应秋气并达到相互平衡；不要让情志向外越泄，用以使肺气保持清肃。这乃是顺应秋气、养护人体收敛机能的法则。违背了这一法则，就会伤害肺气，到了冬天还会由生完谷不化的飧泄。究其原因，是由于身体的收敛机能在秋天未能得到应有的养护、以致供给冬天的闭藏之力少而不足的缘故。

冬天的三个月，是万物生机闭藏的季节。在这一季节里，水面结冰，大地冻裂，所以人不要

壮美。蕃，茂也，盛也。秀，华也，美也。◎［12］天地气交：明·张介宾注："岁气阴阳盛衰，其交在夏，故曰天地气交。"◎［13］华实：均用作动词，意为开花结实。华，同"花"。◎［14］华英成秀：华英指草木的花叶。这里用以比喻人的容色、神气。秀，草木开花，这里比喻人因气机旺盛而容光焕发的样子。◎［15］痎（jiē 接）疟：疟疾的总称。◎［16］冬至重（chóng 虫）病：至，到，来临。重病，别的病。◎［17］容平：盛满。形容秋季万物果实饱满、已经成熟的景况。◎［18］与鸡俱兴：跟鸡同时作息。意同"早卧早起"。兴，即起床，此指作息。◎［19］秋刑：深秋（霜降后）的肃杀之气。◎［20］收敛神气，使肺气平，无外其志，使肺气清：收敛神气而不外露，从而使肺气清肃。◎［21］飧（sūn 孙）泄：水谷杂下，完谷不化的泄泻。◎［22］闭藏：生机潜伏，阳气内藏。明·马莳："阳气已伏，万物潜藏，故气象谓之闭藏也。"◎［23］坼（chè 彻）：裂开。

起，必待日光，使志若伏若匿，若有私意，若已有得[24]，去寒就温，无泄皮肤，使气亟夺，此冬气之应，养藏之道也。逆之则伤肾，春为痿厥[25]，奉生者少。

天气清净光明者也，藏德不止[26]，故不下[27]也。天明[28]则日月不明，邪害空[29]窍，阳气[30]者闭塞，地气者冒明[31]，云雾不精[32]，则上应白露[33]不下。交通不表[34]，万物命故不施[35]，不施则名[36]木多死。恶气[37]不发，风雨不节，白露不下，则菀槁[38]不荣。贼风数[39]至，暴雨数起，天地四时不相保，与道相失，则未

扰动阳气，要早睡晚起，一定要等到日光出现再起床；使情志就像军队埋伏、就像鱼鸟深藏、就像人有隐私、就像心有所获等等一样；还要远离严寒之地，靠近温暖之所，不要让肤腠开启出汗而使阳气大量丧失。这乃是顺应冬气、养护人体闭藏机能的法则。违背这一法则，就会伤害肾气，到了春天还会导致四肢痿弱逆冷的病症。究其原因，是由于身体的闭藏机能在冬天未能得到应有的养护、以致供给春天时焕发生机的能量少而不足的缘故。

天气能够总是清爽洁净、一片光明，是由于上天所具的化生万物之道藏而不露并健运不息、永不衰减的缘故。如果天上阴霾笼罩、晦暗不清，日月就不能放射光明。在这样的时候，邪气就会侵入人的孔窍而造成疾病。如果天上的阳气闭塞不通，地上的阴气不能萌发上腾，云雾不能消散而使天空放晴，那么天上下应地气的甘露就不会降下，天地阴阳的交感就不会发生，万物的生机也就因此而不能延续下去了。万物的生机不能延续，即使高大的树木也会大量枯死。有害于万物生长的恶劣气候不能终止，风雨不能按时到来，甘露不能降下，草木就会凋零枯萎而不能繁茂。邪风频频刮来，暴雨屡屡突降，天地阴阳、四季之气不能相互保持协调，同时又大大背离正常规

◎[24]使志若伏若匿，若有私意，若已有得：使神志内藏，就像军队之埋伏、人有隐私，心有所获等一样。◎[25]痿厥：四肢痿弱逆冷之病。◎[26]藏德不止：上天化生万物之道藏而不露并健运不息。德，推动自然万物生化的作用和力量。◎[27]下：衰减。◎[28]天明：指天上阴霾笼罩、晦暗不清（从郭霭春说）。明，通"萌"，而"萌"又通"蒙"。◎[29]空：通"孔"，指孔穴、孔窍。◎[30]阳气：指天上之气，与下文"地气"相对。◎[31]冒明：不能萌发上升。冒，不，无。明，通"萌"，萌生。◎[32]精：通"晴"。◎[33]白露：指甘露。白，《太素》作"甘"。◎[34]交通不表：天之气与地之气的交感，亦即阴阳的交感不会发生。依《易经》之义，阴阳交感则吉，否则凶。◎[35]施（yì 易）：延续。◎[36]名：高大，巨大。◎[37]恶气：指有害于万物生长的恶劣气候。◎[38]菀槁（yù gǎo 遇搞）：枯槁，枯萎。菀，枯萎。槁，通"槁"。◎[39]贼

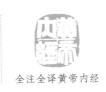
央[40]绝灭。唯圣人从之，故身无奇病[41]，万物不失，生气不竭。

逆春气，则少阳[42]不生，肝气内变[43]；逆夏气，则太阳[44]不长，心气内洞；逆秋气，则太阴[45]不收，肺气焦满；逆冬气，则少阴不藏，肾气独[46]沉。

夫四时阴阳者，万物之根本也[47]，所以圣人春夏养阳，秋冬养阴，以从其根，故与万物沉浮于生长之门。逆其根，则伐其本，坏其真[48]矣。故阴阳四时者，万物之终始也，死生之本也，逆之则灾害生，从之则苛疾不起，是谓得道。道者，圣人[49]行之，愚者佩之。

律，那么万物将活不到各自寿命的半数就会完全死亡。只有懂得养生之道的圣人能够适应四季阴阳的变化，所以他们的身体从无大病。要是万物都能像圣人一样不去背离养生之道，能够适应四季阴阳的变化，它们的生气就不会枯竭。

违背了春天的时令规律，人体的少阳之气就不能焕发生机，肝气就会因此内郁而引起病变；违背了夏天的时令规律，人体的太阳之气就不能旺盛滋长，心气就会因此内空而出现虚寒；违背了秋天的时令规律，人体的少阴之气就不能起到收敛的作用，肺气就会因此枯萎而导致肺部胀满；违背了冬天的时令规律，人体的太阴之气就不能起到闭藏的作用，肾气就会因此失常而发生泻泄。

四季的阴阳变化，是万物生发、滋长、收敛、闭藏的根本。懂得养生的圣人在春夏二季摄养阳气、在秋冬二季保养阴精的原因，就是为了适应养生的根本规律，所以能同万物在生发、滋长、收敛、闭藏这些方面保持一致。违背了养生之道的根本规律，就会摧残人体的本元、毁坏人的身体。所以四季的阴阳变化，是万物的起点与终点，是生死的根本。违背了它，灾祸就会产生；而适应它，重病就不会患上。懂得了这些，就可以说是掌握了养生之道。养生之道，圣人遵行它，愚蠢的人们违背它。

风：指自然界中不正常的、能给万物带来危害的邪风。数（shuò 朔），频繁。◎［40］未央：不到一半。央，中。即"（万物生命的）半数"之意。◎［41］奇病：清·胡澍："奇，当为'苛'字，形相似而误，苛，亦病也。古人自有复语耳。"◎［42］少阳：应于春之肝的"生"气（生发之气）。◎［43］肝气内变：肝气内郁发生病变。变，即变动，病变。◎［44］太阳：应于夏之心的"长"气（滋长、长养之气）。◎［45］太阴：当为"少阴"。少阴，指应于秋之肺的"收"气（收敛之气）。下句中的"少阴"，当为"太阴"。太阴，指应于冬之肾的"藏"气（闭藏之气）。◎［46］独：通"浊"，乱，指功能失常。◎［47］夫四时阴阳者，万物之根本也：唐·王冰："时序运行，阴阳变化，天地合气，生育万物，故万物之根悉归于此。"四时阴阳，泛指四季之气的转换变化。◎［48］真：当为"身"。◎［49］圣人：指懂得养生之道并达到了最高境界的人。◎［50］阴阳：指上文所说的

从阴阳[50]则生，逆之则死，从之则治，逆之则乱。反顺为逆，是谓内格[51]。是故圣人不治已病治未病[52]，不治已乱治未乱，此之谓也。夫病已成而后药[53]之，乱已成而后治之，譬犹渴而穿井，斗而铸锥[54]，不亦晚乎！

顺应四季的阴阳变化人就能生存，违背四季的阴阳变化人就会死亡；顺应四季的阴阳变化人体就能功能正常，违背四季的阴阳变化人体就会功能紊乱。把顺应四季的阴阳变化颠倒过来变成违背它而产生的病变，这叫"内格"。因此圣人不是在生病之后才去治疗，而是在还没有生病的时候就进行预防；不是在身体的功能紊乱之后才去调理，而是在身体的功能还没有紊乱的时候就进行预防，说的就是这些道理。疾病已经生成然后才去用药治疗，身体的功能紊乱之后才去进行调理，打一个比方，就像是口渴了然后才去掘井、战斗已经开始了然后才去铸造武器一样，不是太晚了吗？！

"四时阴阳"。◎［51］内格：指违背四季阴阳所致的在体内发生的一切病变。依上下文，指肝心肺肾的病变。◎［52］不治已病治未病：不是在生病之后才去治疗，而是在还没有生病的时候就进行预防。◎［53］药：用药治疗。◎［54］锥：指兵器，武器。《太素》中作"兵"。

素问·生气通天[1]论篇第三

黄帝曰：夫自古通天[2]者，生之本，本于阴阳。天地之间，六合[3]之内，其气九州[4]、九窍[5]、五脏、十二节[6]，皆通乎天气。其生五[7]，其气三[8]，数犯此者[9]，则邪气伤人，此寿命之本也。

黄帝指出：自古以来，无数事实证明，人与天地自然是否息息相通并保持和谐统一，是生命长短的根本问题。而这一根本的根本，乃是阴阳。天地之间，四季之内，无论是世上的万物，还是人的九窍、五脏、十二关节，都与天地自然之气息息相通。阴阳之道，化生出木、火、土、金、水五行，体现为天、地、人三气。人如果常常违背这些，就会被邪气所伤。所以说，阴阳乃是寿命的根本。

[1]生气通天：生气，即构成和维持人体生命活动的阴阳二气。通，有相应、统一、贯通之意。天，即自然界。由于本篇阐释了人体的阴阳二气与自然界息息相通之理，故名。唐·王冰在《六节藏象论》的注中所谓"故奉生之气，通系于天，禀于阴阳而为根本也"。本篇将太阳作为取象类比思维的原型，指出人身之阳气像太阳一样是生命的动力源泉，具有赋予热量的温煦机能，也具有年度四季节律和昼夜节律的特性。通过"天运当以日光明"类比人体阳气是生命机能的动力源泉，通过"失其所则折寿而不彰"，彰显了《内经》的"阳气盛衰寿夭观念"。◎[2]通天：谓人与天地自然息息相通并保持和谐统一。天，指自然界，天地自然。◎[3]六合：《内经》中的"六合"有多种意涵：一指空间，即天地（上下）四方；二指时间，即一年四季，如孟春与孟秋合、仲春与仲秋合、季春与季秋合、孟夏与孟冬合、仲夏与仲冬合、季夏与季冬合等。缘于上文有"天地之间"语，故此处的"六合"当指时间内涵的一年四季为解，更为优胜。◎[4]九州：清·俞樾《内经辨言》谓"九州即九窍……古谓窍为州"。"九州"与"九窍"重复而衍。◎[5]九窍：指人的双目、双耳、双鼻孔、口与前阴、后阴。◎[6]十二节：指人体左右两侧的肩、肘、髋、膝、踝十二个大关节。◎[7]其生五：指天之阴阳二气衍生木、火、土、金、水五行。◎[8]其气三：指阴阳二气各分为三，即三阴

苍天[10]之气清净，则志意治[11]，顺之则阳气固，虽有贼邪[12]，弗能害也，此因时之序[13]。故圣人传精神[14]，服天气[15]，而通神明[16]。失之则内闭九窍，外壅肌肉，卫气[17]散解，此谓自伤，气之削[18]也。

阳气[19]者若天与日，失其所[20]则折寿而不彰[21]，故天运[22]当以日光明。是故阳因[23]而上，卫外者也。

因于寒，欲如运枢[24]，起居如惊[25]，神气乃浮[26]。因于暑，汗，烦则喘喝[27]，静则多言[28]，体若燔炭，汗出而散[29]。因于湿，首如裹[30]，

人既然与天地自然息息相通，所以，天气如果清爽明净，人的心情就会平和安定。人能够顺应这种天气的话，阳气就会稳固充实，即使有贼风邪气，也不能侵害人体。这就是顺应四季气候变化的规律以保养身体的做法了。所以圣人能够精神专一地去适应自然四季之气，因而能够通达神妙而高超的阴阳之道。人如果违背了这些道理，就会在内使九窍闭阻不通，在外使肌腠壅塞不开，使卫气消散而失去卫护。这属于自己招致伤害的情况，结果必然会使正气受到严重削弱。

人体与阳气，犹如天和太阳的关系。要是丧失了阳气的本来作用，就会使人减损寿命而且没有明显的表现。上天的运行，乃是借着太阳来昭示其强盛作用的。与之相应的人体阳气，也是遵循同样的规律而向上运行并发挥卫护身体的作用的。

人体如果受到寒邪的侵袭，阳气就会像门轴在门臼内转动一样受到束缚而不能宣发卫外，起居之时就会因而烦乱不安、常常妄动，神气也会因而浮躁不定、向外越泄。如果受到暑气的侵袭，就会湿汗淋淋，烦躁时可见发声喘促，平静时则见多言多语，全身发热，犹如燃烧的炭火，这种情况，在汗出之后就会消除。如果受到湿气的侵袭，就会感到头部沉闷，犹如有物裹住一般。要

三阳之气。◎［9］数（shuò朔）：屡屡，经常。◎［10］苍天：青天，天空。◎［11］志意治：人的精神活动正常。"治"与"乱"对言。◎［12］贼邪：害人的邪气。◎［13］此因时之序：根据四时变化之序。◎［14］传精神：即精神专一。传，清·俞樾："传，读为抟，聚也。"◎［15］服天气：顺应自然界阴阳之气的变化。◎［16］通神明：即通晓阴阳变化的规律。◎［17］卫气：此指阳气。◎［18］削：减弱◎［19］阳气：与阴气相对。人体阳性无形精气，与阴气互根、互生、互制，具有清明、神灵、柔和、运化、卫外等功能，是人体生命的根本之一。◎［20］所：处所。◎［21］彰：彰著，明显。◎［22］天运：天体的运行。◎［23］因：凭借，依靠。◎［24］运枢：门轴转动。此喻人体阳气受到束缚而不能宣发并起到卫护身体的作用。◎［25］起居如惊：起居，泛指生活作息。惊，卒暴之意。此言生活作息没有正常的规律。◎［26］神气乃浮：神气，即阳气，此句接上文言因生活作息失常，致使阳气开合失常而浮躁损伤。◎［27］烦则喘喝：指暑热内盛导致烦躁、喘声喝喝。◎［28］静则多言：指暑热伤及心神，导致的神昏、谵语。◎［29］体若燔炭，汗出而散：指身体发热如燃烧之炭火，热随汗出而外散。◎［30］首如裹：湿邪侵袭人体，首先因其黏滞之性，

全注全译黄帝内经

湿热不攘[31]，大筋缭短，小筋弛长[32]，缭短为拘，弛长为痿。因于气[33]，为肿，四维相代[34]，阳气乃竭。

阳气者，烦劳则张[35]，精绝，辟积[36]于夏，使人煎厥[37]。目盲不可以视，耳闭不可以听，溃溃乎若坏都[38]，汩汩乎[39]不可止。

阳气者，大怒则形气绝[40]，而血菀[41]于上，使人薄厥[42]。有伤于筋，纵[43]，其若不容[44]。

汗出偏沮[45]，使人偏枯[46]。汗出见湿，乃生痤

是湿热不能去除，就会使大筋萎缩变短，使小筋松弛变长。萎缩变短就会造成拘急牵引的病症，松弛变长就会造成痿弱无力的病症；如果被风邪所伤而导致了气虚，就会发生肿病，表现为四肢交替浮肿。出现这种情况，阳气就会衰竭。

人体的阳气，在人过度烦劳的时候，就会变得非常亢盛，从而导致阴精亏损。这种情况如果一再地发生，到了夏天，加上炎热之气的侵袭，就会令人出现"煎厥"之病，使得眼睛昏暗以至变瞎而不能视物，耳中闭塞以至变聋而不能听声；又使得阳气自身的丧失，就如江河决堤一样而无法固护，像急流奔泻而去一样不能制止。

人体的阳气，在人大怒的情况下，就会发生逆乱，导致血气隔绝，进而使得血脉郁结在人体的上部，出现突然气逆昏厥的病症。筋脉如果因而受到损伤，就会痿废，肢体则会随之出现似乎已不受意志支配的情况。

阳气虚衰之后，如果出汗时身体只有半边有汗，就会使人发生偏瘫之病；如果出汗时受到湿邪的侵袭，就会使人长出疖子、痱子。此外，过多享用精细油腻的食物，也会造成病变：即足以使人生出大的疔

表现为身体如裹的症状，多指头部沉重不爽，如有物包裹。◎[31]攘（rǎng壤）：消除；去除。◎[32]大筋缭（ruǎn软）短，小筋弛长：此两句为互文，意为大筋、小筋，或者收缩变短，或者松弛变长。缭，收缩。弛，同"弛"，松弛，弛缓。◎[33]气：指风气。◎[34]四维相代：指风、寒、暑、湿四种邪气更替伤人。◎[35]烦劳则张：烦劳，即过劳。张，亢盛。◎[36]辟积：衣服上的褶子，引申为重复。辟，通"襞（bì避）"，衣服上的褶子。◎[37]煎厥：古病名。指阳气亢盛，煎熬阴精，阴虚阳亢，逢夏季之盛阳，亢阳无制所致阳气上逆的病证。症见耳鸣、耳聋、目盲，甚则突然昏厥。◎[38]溃溃乎若坏都："溃溃"，形容河堤决口的样子。"都"，水泽所聚，此指河堤。◎[39]汩汩（gǔ古）乎：水势急流的样子。◎[40]形气绝：明·马莳注："形气经络，阻绝不通。"◎[41]菀（yù玉）：通"郁"，郁结。◎[42]薄厥：古病名。薄，通"暴"，突然。厥，因气逆而造成的昏厥。指因大怒气血上逆，脏腑经脉之气阻绝不通而导致的昏厥病证。◎[43]纵：弛缓。◎[44]其若不容：指肢体不能随意运动。若，乃。容，通"用"。◎[45]汗出偏沮：应汗出而半身无汗，或不当出汗而半身有汗。沮，阻止。◎[46]偏枯：半身不遂，即偏瘫。◎

痱[47]。高粱之变[48]，足生大丁[49]，受如持虚[50]。劳汗当风，寒薄为皶[51]，郁乃痤。

阳气者，精则养神，柔则养筋[52]。开阖不得[53]，寒气从之，乃生大偻[54]。陷脉为瘘[55]，留连肉腠[56]。俞气化薄[57]，传为善畏，及为惊骇[58]。营气不从[59]，逆于肉理，乃生痈肿[60]。魄汗[61]未尽，形弱而气烁[62]，穴俞以闭，发为风疟[63]。

故风者，百病之始也[64]，清静[65]则肉腠闭拒，虽有大风

疮，又能够使身体非常容易招致其他疾病，就像拿着空无一物的器皿去受纳东西一样。身体劳作之后出汗时如果受了风寒，邪气就会侵入皮肤，使人长出粉刺；其邪郁结日久，则会使人生出痤疮。

人体阳气内在的强健之性，具有滋养神气的作用；而外在的柔和之性，则具有滋养筋脉的作用。肤腠汗孔的开闭失去了常规，寒气就会乘机由此侵入人体，进而造成腰背下肢弯曲而不能直起的病症。寒气如果深入经脉，就会导致瘘疮；如果留滞在肌腠之间，就会从腧穴侵入体内并内迫脏腑；如果进一步传变，就会使人产生诸事畏惧和易受惊骇的病症；如果导致营气不能依循常道运行而逆阻在肌腠的情况，就会造成痈疮、疔肿的病症。如果虚汗没有出尽、身体本就衰弱而又感受了风邪，正气被邪气严重损伤，腧穴就会因而闭阻不通，从而导致风疟。

风邪，是百病产生的首要因素。如果人能心志淡泊虚无而行为顺乎自然，肌腠就会坚实

[47]痤痱（cuò fèi 错费）：痤，疖子。痱，即汗疹，俗名痱子。◎[48]高粱之变：高，通"膏"，指肥腻之物。粱，通"粱"，指精细的食物。◎[49]足生大丁：足，足以，能够。丁，通"疔"。◎[50]受如持虚：招致疾病就像拿着空无一物的器皿受纳东西一样非常容易。受，有招致（疾病）之意。虚，指虚空之器。◎[51]皶（zhā渣）：粉刺。◎[52]精则养神，柔则养筋：安静则阳气功能正常，能够温养神与筋。精，通"靖"，静也。◎[53]开阖（hé和）不得：肤腠汗孔开合失常。◎[54]大偻（lǚ吕）：腰背和下肢弯曲而不能直起之病。◎[55]陷脉为瘘（lòu漏）：寒气深入经脉，就会导致瘘疮。瘘，指生于颈部、历久不愈且流出脓水之疮。◎[56]肉腠：肌腠，肌肉的纹理。◎[57]俞（shù树）气化薄：寒气从腧穴侵入体内、内迫脏腑。俞，通"腧"，腧穴。薄，通"迫"，逼迫，袭伤。◎[58]传为善畏，及为惊骇：发展为易恐及惊骇的病证。◎[59]营气：为饮食水谷所化的精气，运行于经脉之中，有化生血液、营养周身并收舍神志的功用。◎[60]营气不从，逆于肉理，乃生痈肿：楼英云："此十二字，应移在寒气从之句后。夫阳气因失卫而寒气从之为瘘，然后营气逆而为痈肿。痈肿失治，然后陷脉为瘘，而留连肉腠焉。"◎[61]魄汗：即体汗。◎[62]烁：通"铄"，此有严重损伤之意。◎[63]风疟：疟疾的一种，由风邪所致，故称。症见先寒后热、寒少热多、头痛烦躁、汗出等。◎[64]故风者，百病之始也：明·张介宾："凡邪伤卫气，如上文寒、暑、湿、气、风者，莫不缘风气以入，故风为百病之始。"◎[65]清静：心志淡泊

苛毒[66]，弗之能害，此因时之序也。

故病久则传化，上下不并[67]，良医弗为。故阳畜[68]积病死，而阳气当隔，隔者当泻[69]，不亟正治，粗[70]乃败之。

故阳气者，一日而主外，平旦[71]人气[72]生，日中而阳气隆，日西而阳气已虚，气门[73]乃闭。是故暮而收拒[74]，无扰筋骨，无见雾露，反此三时[75]，形乃困薄[76]。

岐伯曰：阴者，藏精而起亟[77]也；阳者，卫外而为固也。阴不胜其阳，则脉流薄疾[78]，并[79]乃狂。阳不胜其阴，则五脏气争，九窍不通。是以圣人陈[80]阴阳，筋脉和

固密并能抵御外邪，即使有大风大毒，也不能侵害人体。这也是顺应四季阴阳变化的规律以保养身体的做法。

病邪在人体内留滞日久，就会向内发展而造成进一步的病变。如果造成阴阳之气发生壅塞阻隔而不能互相交通的情况，就是良医也不能治疗了。所以说，阳气蓄积过多，也会使人病重以至死亡。因为阳气蓄积过多，会造成气机壅阻，而气机壅阻，自然应当疏散并使之和顺；如果不赶快用正确的方法进行治疗，而是粗心大意，浅薄从事，就会使阳气衰败而致人死亡。

人体的阳气，在白天主要发挥卫护肌表的作用。每天太阳刚刚出来的时候，人体的阳气也开始活动；到了中午，人体的阳气也达到了最盛的程度；夕阳西下的时候，人体的阳气就随之虚弱了，汗孔也随之闭合起来。因此天黑以后，人就应当停止活动而去休息，以养护阳气、防御外邪；也不要扰动筋骨，不要接触雾露。谁要是违背了一天之内的早晨、中午和日暮之后这三个时段应当遵循的动静规律，身体就会日趋困顿虚弱。

岐伯指出：阴气的作用，是使精气藏守于内并且化生阳气；阳气的作用，是在外卫护人体并使肌腠得到固密。阴虚而不能平制阳气，就会使得脉流急迫。如果阳邪侵入阳分而且加重，就会造成狂病；阳虚而不能平制阴气，五脏之气就会滞乱交争，以致九窍丧失作用。因此圣人才注重

虚无，行为顺乎自然。◎[66]大风苛毒：泛指外来而剧烈的致病邪气。苛，大，强，厉害。◎[67]上下不并：谓阴阳之气发生壅塞阻隔而不能互相交通。上下，指阴阳。并，指气的互相交通。◎[68]畜：同"蓄"，蓄积，积聚。◎[69]泻：指用泻法治疗。◎[70]粗：粗心大意。一说：指粗工，即技术浅薄的医生。非。◎[71]平旦：太阳出来的时候。◎[72]人气：此指阳气。◎[73]气门：汗孔。◎[74]收拒：将阳气收回，藏守于内以抵御外邪。◎[75]三时：指平旦、日中、日西三段时间。◎[76]困薄：困顿虚弱，虚损憔悴。◎[77]起亟（qì气）：阴精不断地起而与阳气相应，应阳气所需，说明阴为阳之基。亟，频数。◎[78]薄疾：紧促急速，急迫。薄，通"迫"。◎[79]并：明·张介宾："阳邪入于阳分，谓重阳也。"有加重之意◎[80]陈：协调、调适。◎[81]聪明：听力好、视

同，骨髓坚固，气血皆从。如是则内外调和，邪不能害，耳目聪明[81]，气立如故[82]。

风客淫气[83]，精乃亡，邪伤肝也。因而饱食，筋脉横解[84]，肠澼[85]为[86]痔。因而大饮[87]，则气逆。因而强力[88]，肾气乃伤，高骨[89]乃坏。

凡阴阳之要，阳密乃固[90]，两者不和，若春无秋，若冬无夏，因而和之，是谓圣度[91]。故阳强不能密[92]，阴气乃绝；阴平阳秘[93]，精神乃治；阴阳离决，精气乃绝。

因于露风[94]，乃生寒热。是以春伤于风，邪气留连，乃为洞泄[95]。夏伤于暑，秋为痎疟[96]。

调适阴阳，以使筋脉柔顺、骨髓坚固、血气全都通畅无阻。人要是能够像圣人这样，就可以使身体内外和谐，邪气不能侵害，耳朵灵敏，眼睛明亮，元气旺盛而始终不衰。

风邪自外侵入人体而逐渐伤害元气，精血就会亏耗，这是由于风邪伤害了肝脏。在这样的情况下，如果饱食，筋脉就会由于肠胃横满而受到损伤，从而发生便下脓血的病变，形成痔疮；如果饮酒过度，就会造成气逆；如果过度用力或房事太过，肾气就会受到损伤，脊骨也会随之残废。

人体阴阳的关键问题，是阴气能够藏守在内而阳气能够固护于外。如果出现偏盛而使二者不能和谐，人体就会出现像只有春天而没有秋天、只有夏天而没有冬天一样的病变。根据情况来使阴阳保持和谐，这是圣人调养身体的法度。要是阳气过于旺盛而使得阴气不能藏守在内，阴气就会衰竭；只有阴阳平衡致密，人的精神才能健旺；如果阴阳完全阻隔而不再交会，人的精气就会丧失殆尽。

人体感受了风霜雨露的侵袭，必然发生或寒或热的病变。因此，人在春天被风邪所伤的话，邪气就会留滞不去而往往导致洞泄；在夏天被暑气所伤的话，到了秋天，就往往生成疟

力好。◎[82]气立如故：指脏腑经络之气运行如常。◎[83]风客淫气：风邪自外侵入人体，逐渐伤害元气。客，用作动词，自外侵入。淫，浸淫，逐渐侵害。◎[84]筋脉横解：谓筋脉因人饱食后肠胃横满而弛纵不收。横，放纵也。解，通"懈"，松弛也。◎[85]肠澼（pì僻）：便下脓血的病症。可见于痔漏，亦可见于痢疾。◎[86]为：犹与也。◎[87]大饮：饮酒过度。◎[88]强力：过度或勉强用力，包括劳力和房劳太过。◎[89]高骨：腰间的脊骨。◎[90]阳密乃固：意为阳气致密于外，阴精才能固守于内。◎[91]圣度：清·张志聪："谓圣人调养之法度。"◎[92]密：使（阴气）藏守在内或闭藏。◎[93]阴平阳秘：即"阴阳平秘"。秘，通"密"，致密。◎[94]露风：感受风邪。露，作触冒解。◎[95]洞泄：病名。指完谷不化，下利无度的重度泄泻。◎[96]痎

秋伤于湿，上逆而咳，发为痿厥[97]。冬伤于寒，春必温病[98]。四时之气，更伤五脏。

阴之所生，本在五味[99]，阴之五宫[100]，伤在五味。是故味过于酸，肝气以津[101]，脾气乃绝。味过于咸，大骨[102]气劳[103]，短肌[104]，心气抑。味过于甘[105]，心气喘满[106]，色黑，肾气不衡。味过于苦，脾气不濡[107]，胃气乃厚[108]。味过于辛，筋脉沮弛[109]，精神乃央[110]。是故谨和五味，骨正筋柔，气血以流，腠理[111]以密，如是则骨气以精[112]，谨道如法[113]，长有天命[114]。

疾；在秋天被湿气所伤的话，就会使肺气上逆而导致咳嗽，进而造成痿厥之病；在冬天被寒气所伤的话，到了春天，则一定会发生温热之病。由此可知，四季的气候变化，是能够更替着侵害五脏的。

人体阴精化生的来源，主要是饮食五味；而藏纳精气的五脏，又常常被饮食五味所伤。因此过多进用酸味的饮食，由它滋养的肝气就会太盛，脾气也就会随之衰竭；过多进用咸味的饮食，大的骨骼就会受到损伤，从而使肌肉萎缩，使心气抑郁无力；过多进用苦味的饮食，就会使心跳加速、胸口满闷、面色发黑、肾气失去平衡；过多进用甘味的饮食，脾气就会受到损伤、失去健运之力而造成湿邪凝滞，胃气也就随之虚弱而使得胃部胀满；过多进用辛味的饮食，筋脉就会衰败废弛，同时精神也会受到损伤而越泄散失。因此，要审慎地合理调配饮食五味，用以使骨骼坚正、筋脉柔韧、气血通畅、肤腠固密。这样，饮食水谷就能够谐调地化生精了。总之，只要能够谨遵养生之道，按照养生的方法去做，就能够健康长寿、享尽天年。

（jiē接）疟：疟疾的通称。◎［97］痿厥：病名。症见四肢痿弱寒冷、不能行走等。◎［98］温病：温热病，为外感急性热病的总称。◎［99］五味：酸、苦、甘、辛、咸。此泛指饮食物。◎［100］五宫：指五脏。◎［101］肝气以津：以，犹乃也。津，溢也，有过盛的意思。◎［102］大骨：指肾所主的全身骨骼，也有指腰间的脊骨。◎［103］劳：病也。◎［104］短肌：指肌肉短缩。◎［105］甘：据唐·杨上善《太素》当作"苦"。下文"味过于苦"中的"苦"，当作"甘"。◎［106］心气喘满：心跳急促，胸部烦闷不舒。满，通"懑"，烦闷。◎［107］不濡：唐·杨上善《太素》无"不"字，从之。濡，湿滞。◎［108］厚：谓胀满。一说：反训为"薄"，指胃气不足。亦通。◎［109］沮弛：衰败。◎［110］央：通"殃"，损伤。◎［111］腠理：肌肤的纹理与汗孔。◎［112］骨气以精：骨、筋、气、血，腠理等均得五味滋养而强盛。◎［113］谨道如法：谨行如法。道，行也。◎［114］天命：天赋之寿命。

素问·金匮真言论 [1] 篇第四

黄帝问曰：天有八风 [2] ，经有五风 [3] ，何谓？

岐伯对曰：八风发邪 [4] ，以为经风 [5] ，触五脏，邪气发病。所谓得四时之胜 [6] 者，春胜长夏 [7] ，长夏胜冬，冬胜夏，夏胜秋，秋胜春，所谓四时之胜也。

东风生于春 [8] ，病在肝 [9] ，

黄帝问道：自然界有八方之风异常时形成的致病邪气，人体的经脉有被这些邪气侵袭后造成的五脏风证。其中的道理是什么呢？

岐伯回答说：八方之风异常时形成的致病邪气，往往首先侵袭人体的经脉而造成五脏经脉的风证。进一步发展，就会侵袭五脏而造成五脏的风证。通常所说的四时气候之间的五行制约关系，就是春气克制长夏之气，长夏之气克制冬气，冬气克制夏气，夏气克制秋气，秋气克制春气，这是四季之气互相克制的常规。如果这一常规发生异常，八方之风形成的邪气就会与其异常之气遇合而侵袭人体，使人发病。

东风最早生成于春，如果其邪侵入人体，病

[1] 金匮真言论：匮，同"柜"，藏物之器。金匮，以金为匮，是古代帝王收藏珍贵书籍的器具。真言，是至真不易之言。故明·吴昆说："金匮，帝王藏书者也，范金为之。真言，至真之言，见道之论也。"本篇论述了四时气候与五脏的关系以及四时气候所致的病变，阐明了人之五脏上应五行，配合五方、五音、五味等五脏与四时各有收受的理论。此乃"至真不易"之言，须将其藏之金匮，以示珍重，故名。◎ [2] 八风：八方之风，即来自东、南、西、北与东南、西南、西北、东北之风。◎ [3] 五风：指"八风"侵袭人体经脉之后所致的五脏风证，即肝风、心风、脾风、肺风、肾风。◎ [4] 八风发邪：清·张志聪："谓八方不正之邪风，发而为五经之风，触人五脏，则邪气在内而发病也。"◎ [5] 经风：五脏经脉的风证。◎ [6] 胜：五行相克关系。◎ [7] 长夏：农历的六月。◎ [8] 东风生于春：明·马莳："春主甲乙木，其位东，故东风生于春。"下文"南风生于夏"等，依此类推。◎ [9] 病在

俞[10]在颈项；南风生于夏，病在心，俞在胸胁；西风生于秋，病在肺，俞在肩背；北风生于冬，病在肾，俞在腰股；中央为土，病在脾，俞在脊。

故春气[11]者病在头，夏气者病在脏，秋气者病在肩背，冬气者病在四支[12]。

故春善病鼽衄[13]，仲夏善病胸胁，长夏善病洞泄[14]寒中[15]，秋善病风疟[16]，冬善病痹厥[17]。

故冬不按蹻[18]，春不鼽衄，春不病颈项，仲夏不病胸胁，长夏不病洞泄寒中，秋不病风疟，冬不病痹厥、飧泄[19]而汗出也。

夫精者[20]，身之本也。故

变的部位在于肝经，刺治的腧穴在于颈项；南风最早生成于夏，如果其邪侵入人体，病变的部位在于心经，刺治的腧穴在于胸胁；西风最早生成于秋，如果其邪侵入人体，病变的部位在于肺经，刺治的腧穴在于肩背；北风最早生成于冬，如果其邪侵入人体，病变的部位在于肾经，刺治的腧穴在于腰股；长夏处在四季的中间，对应于五行之土，所以长夏之风即生成于四季的中间。如果其邪侵入人体，病变的部位在于脾经，刺治的腧穴在于脊部。

所以春气之邪造成的病变多表现于头部，夏气之邪造成的病变多表现于内脏，秋气之邪造成的病变多表现于肩背，冬气之邪造成的病变多表现于四肢。

所以春季容易患上受寒鼻塞和鼻中出血的病症，夏季容易患上位于胸胁的病症，长夏容易患上洞泄和里寒的病症，秋季容易患上风疟的病症，冬季容易患上四肢麻木逆冷的病症。

所以在冬季如果不去扰动筋骨而注意保养闭藏的阳气，到了春季，鼻子就不会堵塞、出血，颈项也不会发病；到了仲夏，胸胁就不会患病；到了长夏，则不会患上洞泄和里寒之症；到了秋季，就不会患上风疟；到了冬季，就不会患上四肢麻木逆冷以及飧泄、虚汗等病。

阴精，是人体的根本。所以能够保养阴精的

肝：明·马莳：《阴阳应象大论》谓：'在天为风，在脏为肝。'故（东风生于春时）人之受病，当在于肝。"下文"病在心"等，依此类推。◎［10］俞：通"腧"，指针刺治疗时应取的腧穴。◎［11］气：清·张志聪："言四时五脏之气。"◎［12］支：同"肢"。◎［13］鼽（qiú 求）衄：鼽，因受寒而鼻塞不通的病。衄，鼻中出血的病症。◎［14］洞泄：重度泄泻。◎［15］寒中：中寒，指里寒证。◎［16］风疟：由风邪所致的疟病，故名。症见先寒后热、寒多热少、头痛烦躁、汗出等。◎［17］痹厥：四肢麻木逆冷的病。◎［18］按蹻（qiāo 敲）：指按摩、导引之类的活动，此指扰动筋骨。◎［19］飧（sūn 孙）泄：完谷不化的泄泻。◎［20］精：此指人体中来自父母而经后天不断培藏于精者，春不病温。夏暑汗不出者，秋成风疟。此平人脉法也[21]。

故曰，阴中有阴，阳中有阳[22]。平旦[23]至日中，天之阳，阳中之阳也；日中至黄昏，天之阳，阳中之阴也；合夜至鸡鸣[24]，天之阴，阴中之阴也；鸡鸣至平旦，天之阴，阴中之阳也。故人亦应之。

夫言人之阴阳，则外为阳，内[25]为阴；言人身之阴阳，则背为阳，腹为阴；言人身之脏腑中阴阳，则脏者为阴，腑者为阳。肝、心、脾、肺、肾五脏皆为阴，胆、胃、大肠、小肠、膀胱、三焦[26]六腑皆为阳。所以欲知阴中之阴、阳中之阳者何也？为冬病在阴[27]，夏病在阳[28]，春病在阴[29]，秋病在阳[30]，皆视其所在，为施针石[31]也。故背为

话，到了春季就不会患上温热之病。夏季炎热的时候，体内郁热却不能出汗，到了秋天就会导致风疟。

所以说，阴中有阴，阳中有阳。这一道理表现在一天之内，是白昼为阳，夜晚为阴；表现在白昼之内，是从日出到中午为阳，属阳中之阳；从中午到黄昏，同样为阳，但是属阳中之阴；表现在夜晚之间，是从天黑到夜半之后为阴，属阴中之阴；从夜半过后到日出，同样为阴，但是属阴中之阳。人的阴阳在一天之内的更替变化，也是与此相应而一致的。

说到人的阴阳情况，就整个人体来说，是外部为阳，内部为阴；就人的躯干来说，是背部为阳，腹部为阴；就人的脏腑而言，是起藏纳作用的为阴，起聚集传化作用的为阳，亦即肝、心、脾、肺、肾这五脏都属阴，而胆、胃、大肠、小肠、膀胱、三焦这六腑都属阳。应当弄清阴中之阴、阳中之阳的道理的原因是什么呢？是因为冬气所致的病多发于人的肾经，夏气所致的病多发于人的心经，春气所致的病多发于人的肝经，秋气所致的病多发于人的肺经。这些疾病，都要根据阴中之阴、阳中之阳的道理来查知具体的部位并运用针刺进行

育的、具有生殖作用的精华物质。◎［21］此平人脉法也：北宋林亿等的校注谓此六字"义不与上相接"，当是衍文或错简。◎［22］阴中有阴，阳中有阳：即阴阳之中有阴阳。◎［23］平旦：太阳出来的时候。◎［24］合夜至鸡鸣：指天黑到午夜过后这一时段。鸡鸣，时段名，即丑时，为今凌晨1—3时。◎［25］外、内：外指皮毛肌肉，内指筋骨脏腑。◎［26］三焦：又称孤腑，为六腑之一，是脏腑外围最大的腑。属阳，经脉是手少阳经。有主持诸气、通调水道的功能。◎［27］阴：指肾。肾在五脏中属阴，又与四季之冬相应，所以说"冬病在阴（肾）"。◎［28］阳：指心。心在五脏中属阳，又与四季之夏相应，所以说"夏病在阳（心）"。◎［29］阴：指肝。肝在五脏中属阴，又与四季之春相应，所以说"春病在阴（肝）"。◎［30］阳：指肺。肺在五脏中属阳，又与四季之秋相应，所以说"秋病在阳（肺）"。◎［31］针石：针刺。石，砭石。◎［32］背为阳，阳中之阳，心也；背

阳，阳中之阳，心也；背为阳，阳中之阴，肺也[32]；腹为阴，阴中之阴，肾也；腹为阴，阴中之阳，肝也；腹为阴，阴中之至阴，脾也[33]。此皆阴阳、表里、内外、雌雄相输应也，故以应天之阴阳也[34]。

帝曰：五脏应四时，各有收受乎[35]？

岐伯曰：有。东方青色[36]，入通于肝，开窍于目，藏精于肝。其病发惊骇，其味酸[37]，其类草木[38]，其畜鸡[39]，其谷麦[40]。其应四时，上为岁星[41]，是以春气在头也。其音角[42]，其数八[43]，是

治疗。所以背部为阳，其阳中之阳乃是心脏；背部为阳，其阳中之阴乃是肺脏；腹部为阴，其阴中之阴乃是肾脏；腹部为阴，其阴中之阳乃是肝脏；腹部为阴，其阴中之至阴，乃是脾脏。这些都属于人体的阴阳、表里、内外、阴脏阳脏相辅相成与彼此呼应的关系情况，所以它们是与天地自然的阴阳相应的。

黄帝问道：五脏与四季之气相应，那四季之气在五脏中各有接收和藏纳的脏器吗？

岐伯回答说：有的。与春相应的东方青色之气，进入人的肝脏，所开通的外现之窍是目，其精华即藏守于肝。如果发病，就会使人常常惊惧不安。它所生成之味在五味中为酸，它的性质在五行中属木；五畜中与它相应的是鸡，五谷中与它相应的是麦。在四季之气与天上五星相应的关系中，它与岁星、也就是木星之气相应，因此春气及其所致之病多集中在人的头部。五音中与它相应的是角，它的成数乃是地八。又因为肝气主宰筋脉，所以它造成的病也常常表现在筋脉

为阳，阳中之阴，肺也：明·张介宾："心、肺居于膈上，连近于背，故为背之二阳脏。"◎[33]腹为阴，阴中之阴，肾也；腹为阴，阴中之阳，肝也；腹为阴，阴中之至阴，脾也：明·张介宾："肝、脾、肾居于膈下，藏载于腹，故为腹之三阴脏。"◎[34]应天之阴阳也：唐·杨上善："五脏六腑，即表里阴阳也；皮肤筋骨，即内外阴阳也；肝肺所主，即左右阴阳也；牝脏牡脏，即雌雄阴阳也；腰上腰下，即上下阴阳也。此五阴阳气相辅会，故曰合于天也。"◎[35]五脏应四时，各有收受：五脏四时相通应，分别具有一定的对应关系。◎[36]东方青色："东"在五行应木，在五脏应肝，在五色应青，故云。下文"南方赤色"等，依此类推。◎[37]其味酸：东方青色之气所生之味在五味中为酸。下文"其味苦"等，依此类推。◎[38]其类草木：东方青色之气的性质类别在五行中属木。下文"其类火"等，依此类推。◎[39]其畜鸡：五畜中与东方青色之气相应的是鸡。下文"其畜羊"等，依此类推。◎[40]其谷麦：五谷中与东方青色之气相应的是麦。下文"其谷黍"等，依此类推。◎[41]岁星：木星。◎[42]其音角：五音（宫、商、角、徵、羽）中与东方青色之气相应的是角。下文"其音徵"等，依此类推。角，五音之一，相当于今之简谱中的3（mi）。◎[43]其数八：在五行学说中，一二三四五，依次是代表水火木金土的生数；六七八九十，则依次是代表水

以知病之在筋[44]也，其臭[45]膻。

南方赤色，入通于心，开窍于耳，藏精于心，故病在五脏。其味苦，其类火，其畜羊，其谷黍。其应四时，上为荧惑星[46]，是以知病之在脉也。其音徵[47]，其数七，其臭焦。

中央黄色，入通于脾，开窍于口，藏精于脾，故病在舌本。其味甘，其类土，其畜牛，其谷稷[48]。其应四时，上为镇星[49]，是以知病之在肉也。其音宫[50]，其数五，其臭香。

西方白色，入通于肺，开窍于鼻，藏精于肺，故病在背。其味辛，其类金，其畜马，其

方面，它所发出的气味是膻气。

与夏相应的南方赤色之气，进入人的心脏，所开通的外现之窍是耳，其精华即藏守于心。由于心为五脏之主，所以如果感受外邪，五脏都会随之发生不同程度的病变。南方赤色之气所生之味在五味中为苦，它的性质在五行中属火；五畜中与它相应的是羊，五谷中与它相应的是黍。在四季之气与天上五星相应的关系中，它与荧惑星、也就是火星之气相应。由于这些缘故，所以可知它造成的病多表现在血脉方面。五音中与它相应的是徵，它的成数乃是天七，它所发出的气味为焦味。

与长夏相应的中央黄色之气，进入人的脾脏，所开通的外现之窍是口，其精华即藏守于脾。如果发病，多表现在舌根。它所生之味在五味中为甘，它的性质在五行中属土；五畜中与它相应的是牛，五谷中与它相应的是稷。在四季之气与天上五星相应的关系中，它与镇星、也就是土星之气相应。由于这些，所以可知它的病变部位又多表现在肌肉方面。五音中与它相应的是宫，它的生数乃是天五，它所发出的气味为香气。

与秋相应的西方白色之气，进入人的肺脏，所开通的外现之窍是鼻，其精华即藏守于肺。如果发病，常常表现在背部。它所生成之味在五味

火木金土的成数。其中的奇数为天数，属阳；偶数为地数，属阴。一二三四五中的天数为孤阳，地数为孤阴，都不起生化的作用。要起生化的作用并取得相成的正果，须有六七八九十之成数中属阴的地数和属阳的天数依次配合相辅才行。"河图"规定："天一生水于北，地二生火于南，天三生木于东，地四生金于西，天五生土于中。阳无耦，阴无配，未得相成。地六成水于北，与天一并；天七成火于南，与地二并；地八成木于东，与天三并；天九成金于西，与地四并；地十成土于中，与天五并也"（《易·系辞》东汉郑玄注）。这实际上是以数学形式来表述体现在五行中的阴阳相辅相成之理的说法。下文"其数七"等，均出于此说。◎[44]病之在筋：肝主筋，故云。下文"病之在脉"等，依此类推。◎[45]臭（xiù 秀）：气味。◎[46]荧惑星：即火星。◎[47]徵（zhǐ 纸）：五音之一，相当于今之简谱中的 5（suo）。◎[48]稷（jì 计）：谷子。◎[49]镇星：即土星。◎[50]宫：五

谷稻。其应四时，上为太白星[51]，是以知病之在皮毛也。其音商[52]，其数九，其臭腥。

北方黑色，入通于肾，开窍于二阴，藏精于肾，故病在谿[53]。其味咸，其类水，其畜彘[54]，其谷豆。其应四时，上为辰星[55]，是以知病之在骨也。其音羽[56]，其数六，其臭腐。

故善为脉者，谨察五脏六腑，一逆一从，阴阳、表里、雌雄之纪，藏之心意[57]，合心于精。非其人勿教[58]，非其真[59]勿授，是谓得道[60]。

中为辛，它的性质在五行中属金；五畜中与它相应的是马，五谷中与它相应的是稻。在四季之气与天上五星相应的关系中，它与太白星、也就是金星之气相应。由于肺气主宰皮毛，所以它的病变部位又表现在皮毛方面。五音中与它相应的是商，它的成数乃是天九，它所发出的气味为腥气。

与冬相应的北方黑色之气，进入人的肾脏，所开通的外现之窍是前阴和后阴，其精华即藏守于肾。如果发病，多表现在四肢的大关节处。它所生成之味在五味中为咸，它的性质在五行中属水；五畜中与它相应的是猪，五谷中与它相应的是豆。在四季之气与天上五星相应的关系中，它与辰星、也就是水星之气相应。由于肾气主宰骨骼，所以它的病变部位也表现于骨骼方面。五音中与它相应的是羽，它的成数乃是地六，它所发出的气味为腐臭之气。

所以精通诊脉的人，都能够慎重细致地审视五脏六腑的气血逆顺与阴阳表里、阴脏阳脏等等的详情，并把这些情况牢记在心，之后再把心中对它们的深入思考与人体精气的变化相印证，据以治疗疾病，不是适当的人选就不再培养，不是有志于医学并能持之以恒的人就不传其秘，这就可以说是掌握了医学传授的大道，唯有这样，才能使医学的精华真正相传下去。

音之一，相当于今之简谱中的 1（do）。◎［51］太白星：即金星。◎［52］商：五音之一，相当于今之简谱中的 2（re）。◎［53］谿（xī 西）：指四肢上肘、腋、膝、胯等处的大关节。◎［54］彘（zhì 志）：猪。◎［55］辰星：即水星。◎［56］羽：五音之一，相当于今之简谱中的 6（la）。［57］心意：指心中。意，通"臆"，胸中。◎［58］其人：合适的人选。◎［59］真：指有志于医学且持之以恒的人。◎［60］得道：指具有高深的医学技术。

素问·阴阳应象大论^[1]篇第五

黄帝曰：阴阳者，天地之道也^[2]，万物之纲纪^[3]，变化之父母^[4]，生杀之本始^[5]，神明之府^[6]也，治病必求于本^[7]。故积阳为天^[8]，积阴为地^[9]。阴静阳躁^[10]，阳生阴长，阳杀阴藏^[11]。阳化气，阴成形^[12]。寒

黄帝指出：阴阳之道，是天地的规律，是万物的总纲，是变化的源头，是生长肃杀的根本，也是人的意识和行为之动力的渊源，所以治病时必须弄清阴阳这个根本问题。蓝天是由清阳之气汇集之后形成的，大地是由浊阴之气汇集之后形成的。阴气的特点是静而不动，阳气的特点是动而不静。阳气主宰生发，阴气主宰长养；阳气又主宰肃杀，阴气又主宰敛藏。阳气化生无形的能量，阴气成全有形的万物。寒气发展到极点的时候，热气就会产生；而热

---

[1]阴阳应象大论：阴阳，是古代哲学家对自然界相互关联的某些事物和现象对立双方属性的理论概括，即包含有对立统一的概念。应，对应、相应；象，形象、现象、表象。应象，指阴阳虽为抽象概念，但在自然界有象可应。大论，言内容广博而重要。本篇重点论述了阴阳的基本含义，阴阳的性质、作用、转化及在人体生理、病理、诊法、治则、归纳药物功能及养生等方面的应用，是有关阴阳理论方面最为广泛而重要的内容，故名。◎［2］天地之道：天地，泛指自然界。道，本源。一说为法则、规律。◎［3］纲纪：总纲，纲领。◎［4］父母：比喻本源、起源、源头。◎［5］生杀之本始：生，生长。杀，肃杀、杀灭。本始，即本原。◎［6］神明之府：神明，指自然万物运动变化的内在规律。府，本也。◎［7］本：此指阴阳。◎［8］积阳为天：蓝天是由清阳之气聚积而后形成的。阳，指清阳之气。◎［9］积阴为地：大地是由浊阴之气聚积而后形成的。阴，指浊阴之气。◎［10］阴静阳躁：阴气的特点是静而不动，阳气的特点是动而不静。◎［11］阳生阴长，阳杀阴藏：阳气主宰万物的生发，阴气主宰万物的长养；阳气主宰万物的肃杀，阴气主宰万物的闭藏。◎［12］阳化气，阴成形：阳主化生无形之气，阴主生成有形万物。◎［13］寒极生热，热极生寒：明·张

极生热，热极生寒[13]。寒气生浊[14]，热气生清[15]。清气在下，则生飧泄[16]；浊气在上，则生䐜胀[17]。此阴阳反作[18]，病之逆从也[19]。

故清阳[20]为天，浊阴[21]为地；地气上为云，天气下为雨[22]；雨出地气，云出天气[23]。故清阳出上窍[24]，浊阴出下窍[25]；清阳发腠理[26]，浊阴走五脏[27]；清阳实四支[28]，浊阴归六腑[29]。

气发展到极点的时候，寒气就会产生。寒气凝滞，所以化生浊阴之气；热气升散，所以化生清阳之气。清阳之气如果滞留在下而不能升发，就会使人产生飧泄之病；浊阴之气如果滞留在上而不能宣降，就会使人胸膈发生胀满。这是阴阳的运行失去常规的表现，人体患病则是由于违背了阴阳之道。

蓝天是由清阳之气形成的，大地是由浊阴之气形成的。地上的湿气不断上升就会聚而成云，天上的云气向下降落就会变而为雨。但是究其实质，雨虽然是从天上降落下来的，却源于地上湿气的不断上升；云虽然是地上的湿气上升之后聚而形成的，却源于天上热气的蒸发之功。这是阴阳相辅相成的特性与作用在天地气候上的表现，在人体的表现也是这样。所以饮食水谷所化的清阳之气运行到最后是从人的上窍外出，饮食水谷所化的二便到最后是从人的下窍外出。清阳之气的作用是发散腠理，属阴的精血津液作用是充养五脏；清阳之气能够使四肢健壮有力，饮食物是靠六腑传化将其变化成糟粕。

介宾："阴寒阳热，乃阴阳之正气。寒极生热，阴变为阳也；热极生寒，阳变为阴也……如人伤于寒则病为热，本寒而变热也；内热已极而反寒，本热而变寒也。故阴阳之理，极则必变。"◎[14]浊：指大自然中与人身中的浊阴之气。下文"浊气"同此。◎[15]寒气生浊，热气生清：明·张介宾："寒气凝滞，故生浊阴；热气升散，故生清阳。"◎[16]飧（sūn孙）泄：完谷不化的泄泻。◎[17]䐜（chēn琛）胀：指胸膈胀满的病症。◎[18]反作：反常运行，失常。清气与浊气的正常运行情况为：清气向上而浊气向下。与此相违，即为"反作"。◎[19]逆从：明·吴昆："逆从，不顺也。"◎[20]清阳：指大自然中的轻清阳气。下文"清阳出上窍"中的"清阳"，则指饮食水谷所化的轻清阳气。◎[21]浊阴：大自然中的浊阴之气，即浊重的物质。下文"浊阴出下窍"中的"浊阴"，指饮食水谷所化的浊阴之气，包括有形的、能充养人身的有形物质及最后排出的代谢产物。◎[22]地气上为云，天气下为雨：地为阴，受天阳之气蒸腾，上升而为云；天为阳，受地气之寒凝，下降而为雨。◎[23]雨出地气，云出天气：天上所降之雨，源于被蒸发上升的地气；地气上升之后凝结而成的云，源于天上热气对地气的蒸发。◎[24]清阳出上窍：清阳，指维持上窍功能的精微物质。上窍，即耳、目、口、鼻等头面七窍。◎[25]浊阴出下窍：浊阴，指二便。下窍，指前后二阴。◎[26]清阳发腠理：清阳，指卫气。腠理，即皮肤、肌肉的纹理与间隙。◎[27]浊阴走五脏：浊阴，指精血津液。走，充养、归藏之意。◎[28]清阳实四支：清阳，指水谷精气。实，充实。支，同"肢"。◎[29]浊阴归六腑：浊阴，指饮食物及其变化的糟粕。归，传化、滋养之意。◎

水为[30]阴，火为阳，阳为气[31]，阴为味[32]。味归形，形归气[33]，气归精，精归化[34]，精食气，形食味[35]，化生精，气生形[36]。味伤形，气伤精[37]，精化为气，气伤于味[38]。

阴味出下窍，阳气出上窍[39]。味厚者为阴，薄为阴之阳[40]。气厚者为阳，薄为阳之阴[41]。味厚则泄，薄则通[42]。气薄则发泄，厚则发热[43]。壮火之气衰，少火之气壮[44]。壮火食气，

水属于阴，火属于阳。阳是无形的气化功能，阴是有形的饮食五味。饮食五味滋养成全人的身体，身体得到了滋养又转而补给气化功能。气化功能进而化生精血津液，精血津液则转而成为人体机能。精血津液是仰赖气化功能而生成的，人的身体是仰赖饮食五味而长成的。人体机能可使精血津液不断产生，气化功能可使人的身体健康长寿。饮食五味偏过的话，就会损害人的身体；气化功能偏盛的话，就会耗伤精血津液。如果精血津液充盈，也会转化为气化功能；如果饮食五味偏过，也会反而损伤气化功能。

凡药物饮食的味属阴，所以传化到最后从人体的下窍外出；凡药物饮食的气属阳，所以运行到最后从人体的上窍外出。饮食五味之中，味重的属于纯阴，味淡的属于阴中之阳；气化功能之中，力量强劲的属于纯阳，力量柔弱的属于阳中之阴。饮食五味偏重的话，就会使人发生泄泻；只有偏淡，方能使机体通畅；气化功能平和的时候，机体的阳气才能向外宣散；偏盛的话，就会使人发热。过于亢盛的阳气会使人体衰弱，平和正常的阳气才能使人体强健；过于亢盛的阳气会侵蚀人体的元气，平和正常的阳气才能充养人体

---

[30]为：属于。下句"火为阳"之"为"，同此。又下句"阳为气""阴为味"之"为"，意为"是"。◎［31］气：指药物饮食之气味。◎［32］味：指药物饮食之五味。◎［33］味归形，形归气：药物饮食五味滋养人的形体，而形体的长养又依赖气化的作用。"归"，前者为滋养之意，后者为依赖之意。"形"指形体，包括脏腑精血等有形物质。◎［34］气归精，精归化："气"，指药物饮食之气。此句言药物饮食之气生成人体的阴精，人体的阴精又依赖气化而产生。◎［35］精食气，形食味：与上文"气归精"，"味归形"同义。食，指饲养。◎［36］化生精，气生形：与上文"精归化"，"形归气"同义。◎［37］味伤形，气伤精：明·马莳："夫味归形而形食味，则凡物之味，固所以养形也，然味或太过，适所以伤此形耳……气归精而精食气，则凡物之气，固所以养精也，然气或太过，适所以伤此精耳。"◎［38］精化为气，气伤于味：药物气味，通过气化作用可以养"精""形"，也可以影响人体气化功能。◎［39］阴味出下窍，阳气出上窍：凡药物饮食的味属阴，多沉降而走下窍；凡药物饮食的气属阳，多升散而达上窍。◎［40］味厚者为阴，薄为阴之阳：味为阴，味厚者为阴中之阴（纯阴），味薄者为阴中之阳。◎［41］气厚者为阳，薄为阳之阴：气为阳，气厚者为阳中之阳（纯阳），气薄者为阳中之阴。◎［42］味厚则泄，薄则通：味厚者为阴中之阴，有泻下作用，如大黄之属；味薄者为阴中之阳，有通利小便作用，如木通之属。◎［43］气薄则发泄，厚则发热：气薄为阳中之阴，有发汗解表作用，如麻黄之属；气厚为阳中之阳，有助阳发热作用，如附子之属。◎［44］壮火之气衰，少火

气食少火[45]。壮火散气，少火生气。气味辛甘发散为阳，酸苦涌泄为阴。

阴胜则阳病[46]，阳胜则阴病[47]。阳胜则热，阴胜则寒[48]。重寒则热，重热则寒[49]。寒伤形，热伤气[50]。气伤痛，形伤肿[51]。故先痛而后肿者，气伤形也[52]；先肿而后痛者，形伤气也[53]。

风胜则动[54]，热胜则肿，燥胜则干[55]，寒胜则浮[56]，湿胜则濡泻[57]。天有四时五行[58]，以生长收藏[59]，以生

的元气；过于亢盛的阳气会耗散人体的元气，平和正常的阳气才能滋生人体的元气。饮食和药物当中，凡具有辛甘之味和发散性用的，就属于阳；凡具有酸苦之味与涌泄性用的，就属于阴。

人体的阴阳应当保持平衡。如果阴气偏盛，阳气就会受到侵害；反之，如果阳气偏盛，阴气就会受到侵害。阳气偏盛，人体就会产生热象；阴气偏盛，人体就会产生寒象。寒象发展到极点就会表现为热象，热象发展到极点就会表现为寒象。寒邪损伤人的身体，热邪损伤人的正气。人的正气受到损伤，就会导致疼痛；人的身体受到损伤，就会出现肿块。所以先有疼痛而后见肿起的病，是由于人的正气受到损伤之后又进而伤及身体造成的；先见肿起而后有疼痛的病，是由于人的身体受到损伤之后又进而伤及正气造成的。

风邪太盛，就会使人体痉挛摇晃；热邪太盛，就会使人体出现红肿；燥邪太盛，就会使人体发生枯萎；寒邪太盛，就会使人体呈现浮肿；湿邪太盛，就会造成泻下稀水的濡泻。大自然中，有春、夏、秋、冬这四季的更替和木、火、土、金、

之气壮：药物饮食气厚，作用纯阳，可使人体正气衰减；药物饮食气薄，作用温和，可使人体正气壮盛。"壮火""少火"指药物饮食气味纯阳者及温和者。"气"指人体正气。◎[45]壮火食气，气食少火：药物饮食气味纯阳者消耗耗散人体的正气，人体正气仰饲药物饮食气味温和者之资助。食，前者指消耗。后世将"壮火"的意涵转化为阳热亢盛的实火、实热（病机概念），而"少火"演变指生理状态下的脏腑阳气。◎[46]阴胜则阳病：阴胜，指酸苦涌泄太过。阳病，指机体阳气损伤。◎[47]阳胜则阴病：阳胜，指辛甘发散太过。阴病，指机体阴精耗损。◎[48]阳胜则热，阴胜则寒：用辛甘太过，就产生热病；用酸苦太过，就产生寒病。◎[49]重寒则热，重热则寒："重"者，重复、重叠。酸化木，苦作火，久服酸苦之阴，易从木火热化。辛化金，甘化土，久服辛甘之味，易从凉湿寒化。◎[50]寒伤形，热伤气：指寒邪伤人形体，热邪伤人气分。◎[51]气伤痛，形伤肿：指热邪伤气，气机逆乱，营血壅阻而为疼痛；寒邪伤形，血瘀气滞水停而为肿胀。◎[52]气伤形：谓气分先伤以后又进而伤及形体。◎[53]形伤气：谓身体被伤以后又进而伤及气分。◎[54]动：使人体痉挛摇晃。◎[55]干：干燥、干涸。谓人体内外诸多方面发生枯萎。◎[56]寒胜则浮：浮，浮肿。寒为阴邪，易伤阳气，阳气不行，聚水成为浮肿。◎[57]湿胜则濡泻：濡泻，又称湿泻。脾被湿困，不能运化水谷，故泄下稀溏。◎[58]四时五行：四时，指四季。五行：指木、火、土、金、水五类物质及其运行变化。◎[59]生长收藏：生发（萌生）、长养、敛收、闭藏，此

寒暑燥湿风；人有五脏化五气[60]，以生喜怒悲忧恐[61]。故喜怒伤气，寒暑伤形[62]；暴怒伤阴，暴喜伤阳[63]。厥气上行，满脉去形[64]。喜怒不节，寒暑过度，生乃不固。故重阴必阳，重阳必阴[65]。故曰，冬伤于寒，春必温病[66]；春伤于风，夏生飧泄；夏伤于暑，秋必痎疟[67]；秋伤于湿，冬生咳嗽。

帝曰：余闻上古圣人，论理人形[68]，列别[69]脏腑，端络经脉[70]，会通六合[71]，各从其经[72]；气穴所发[73]，各有处名；谿谷

水这五行的运化，因此，才有了万物的生发、长养和敛收、闭藏；同时，也产生了寒、暑、燥、湿、风等不同的气候现象。人有五脏，从中相应地化生出五种特殊功用——即所谓"五气"，进而又相应地生发出喜、怒、悲、忧、恐这五种情志活动。情志活动和气候变化如果太过，都会使人受到伤害。喜怒太过，会伤害人的正气；寒暑太过，则伤害人的身体。突然发作的大怒，会伤害人的阴气；忽然产生的大喜，则伤害人的阳气。如果喜怒太过导致气逆上冲，逆乱之气就会充满经脉而使人形色出现异常、发生大病。总之，喜怒不加节制，寒暑之气太盛，人的生命就不会强健长久。自然界的阴气发展到极点的时候，阳气必定重新产生；阳气发展到极点的时候，阴气必定重新产生。因此，人在冬季如果被寒邪所伤，到了春季就容易患上温病；在春季如果被风邪所伤，到了夏季就容易患上飧泄；在夏季如果被暑邪所伤，到了秋季就容易患上疟疾；在秋季如果被湿邪所伤，到了冬季就容易患上咳嗽。

黄帝问道：我听说上古时候的圣人，系统研究了人的形体结构，——辨别了人的脏腑机能和竖向、横向的经脉络脉，完全弄清了十二经脉之间的六对相合关系及各经的循行路线，并为经气流注出入的腧穴都

为四季之气对万物所具的天然的性质作用。◎[60]五气：指五脏之气。◎[61]喜怒悲忧恐：即五志（五种情志活动）。◎[62]喜怒伤气，寒暑伤形：喜怒概指七情，寒暑概指六淫。七情太过，损伤脏腑气机，六淫伤人，先犯形体肌表。◎[63]暴怒伤阴，暴喜伤阳：暴怒则肝气逆乱，故伤阴。暴喜则心气涣散而神逸，故伤阳。阴，指肝。阳，指心。◎[64]厥气上行，满脉去形：逆行之气上行，满于经脉，神气耗散。厥气，逆行之气。满脉，邪气亢盛，充斥脉体。去形，神气浮越，去离形骸。◎[65]重阴必阳，重阳必阴：阴极而阳生，阳极而阴生，阴阳在一定的条件下相互转化。"重"，极，重叠、屡次。◎[66]冬伤于寒，春必温病：冬季感受寒邪，不即时发病，至来年春季阳气发越，产生温热性疾病。◎[67]痎（jiē接）疟：疟疾的总称。◎[68]论理人形：论理，讨论，推量。人形，即人之脏腑形体。◎[69]列别：分别，区分，分辨。◎[70]端络经脉：审察经脉的相互联系。◎[71]会通六合：会通，融会贯通，完全弄清。六合，十二经脉表里配合关系。◎[72]各从其经：各依循经脉及其所属脏腑的联系。◎[73]气穴所发：经气流注出入的腧穴。气

属骨[74]，皆有所起；分部逆从[75]，各有条理；四时阴阳，尽有经纪[76]；外内之应，皆有表里，其信然乎[77]？

岐伯对曰：东方生风[78]，风生木，木生酸[79]，酸生肝[80]，肝生筋[81]，筋生心，肝主目[82]。其[83]在天为玄[84]，在人为道[85]，在地为化。化生五味[86]，道生智，玄生神[87]。神在天为风，在地为木，在体为筋，在

确定了部位和名称。同时，还研究弄清了人体肌肉的空隙与关节之处都各有缘起、皮部中浮络的分属及其逆顺走向都各有条理、四季的阴阳变化无不具有一定的规律、人体的内外都有表里的对应关系等等问题。事实真的是这样的吗？

岐伯回答说：与东方相应的季节为春天。春天阳气回升，于是产生风。风能够使树木焕发生机，树木茂长之下就能够生成酸味的东西，酸味的东西能够滋养肝气，肝气又能滋养筋脉；筋脉得到滋养，说明肝气正常，也就能够进而使心气得到滋养。肝气表现于目。春气在天上是一切起始的动力，在人体表现为认识生命及其变化的思维活动，在地上表现为化生万物的功用。化生的功用能够生成各种不同味道的万物，认识生命及其变化的思维活动能够增长人的智慧，一切起始

穴，指经气流注的孔穴。发，出入之意。◎[74]谿谷属（zhǔ 主）骨：人体肌肉之间相互接触的缝隙或凹陷部位。其中大的称"谷"或"大谷"，小的称"谿"或"小谿"。泛指肌肉。属骨：指骨与骨相连之处，即关节处。◎[75]分部逆从：清·张志聪："分部者，皮之分部也。皮部中之浮络，分三阴三阳，有顺有逆，各有条理也。"◎[76]经纪：规律。◎[77]信然：真实的样子；真的。◎[78]东方生风：与下文"南方生热""中央生湿""西方生燥""北方生寒"中的东南中西北，称为五方，也有五时的含义。风热湿燥寒，五时的主气。从天文学的背景考察，我国处在以黄河中游为中心的特殊地理位置，形成了东方和春季温和、南方和夏季炎热、中央和长夏潮湿、西方和秋季干燥、北方和冬季寒冷的气候。◎[79]风生木：与下文"热生火""湿生土""燥生金""寒生水"中的风热湿燥寒是指在天之五气。木火土金水指在地之五行。在天之五气，化生在地的五行，正如清·张志聪《素问集注》所说："在天为气，在地成形，以气而生形也。"即风动则木荣，热极则生火，湿润则土气旺而万物生，燥则刚劲为金气所生，寒气阴凝其化为水。◎[80]木生酸：清·张志聪："地之五行，生阴之五味，即水生咸、火生苦、木生酸、金生辛、土生甘。"《尚书·洪范》"木曰曲直""曲直作酸。"唐·孔颖达疏："木生子实，其味多酸。五果之味虽殊，其为酸一也。"◎[81]酸生肝：酸味入腹，有滋养肝脏之功，故云。下文"苦生心""甘生脾""辛生肺""咸生肾"诸句，依此类推。◎[82]筋生心：即"肝生心"，对应于五行，为"木生火"。筋，在此代"肝"。下文"血（代心）生脾""肉（代脾）生肺""皮毛（代肺）生肾""髓（代肾）生肝"诸句，仿此。◎[83]其：指阴阳变化。◎[84]在天为玄：玄，幽远微妙。此句言阴阳的变化，在天表现为幽远微妙的变化。◎[85]在人为道：指阴阳的变化在人成为事物的抽象规律。道，指自然的规律。◎[86]在地为化，化生五味：化，指万物生化。句言阴阳的变化在地呈现万物的生化，而生化作用产生饮食五味。◎[87]玄生神：幽远微妙的天象产生阴阳不测的变化。神，指阴阳不测的变化。《素问·天元纪大

脏为肝，在色为苍[88]，在音为角[89]，在声为呼[90]，在变动为握[91]，在窍为目，在味为酸，在志为怒。怒伤肝，悲胜怒[92]；风伤筋，燥胜风；酸伤筋，辛胜酸。

南方生热，热生火[93]，火生苦[94]，苦生心，心生血，血生脾，心主舌。其在天为热，在地为火，在体为脉，在脏为心，在色为赤，在音为徵[95]，在声为笑，在变动为忧[96]，在窍为舌，在味为苦，在志为喜。喜伤心，恐胜喜；热伤气，寒胜热；苦伤气，咸胜苦。

中央生湿，湿生土[97]，土生甘[98]，甘生脾，脾生肉，肉生肺，脾主口。其在天为湿，在地为土，在体为肉，在脏为脾，在色为黄，

的动力能够造成神奇的变化。这种神奇的变化，在天上是六气中的风，在地上是五行中的木，在人体是筋，在五脏是肝，在五色是青，在五音是角，在人声是呼喊，在病变是抽搐，在七窍是目，在五味是酸，在情志是怒。发怒会伤害肝气，悲忧能平制怒气；风之气会伤害筋脉，燥气能平制风之气；过食酸物也伤害筋脉，辛味能平制酸味。

与南方相应的季节是夏天。夏天阳气转盛，于是造成炎热，热到极点就会化为火气，火气烘烤之下就能产生苦味的东西，苦味的东西滋养心气，心气能够使血脉健旺，血脉又能够滋养脾气。心气表现于舌。夏气在天上是六气中的热（暑）气，在地上是五行中的火，在人体是脉，在五脏是心，在五色是赤，在五音是徵，在人声是笑，在病变是气逆，在七窍是舌（口），在五味是苦，在情志是喜。过喜会伤害心气，恐惧能够平制喜气；过热会伤害气机，寒气能够平制热气；过食苦味的东西也伤害气机，咸味能够平制苦味。

与中央的大地相应的季节是长夏。长夏产生湿气，湿气能够使土之气变得旺盛，土之气旺盛就能够生成甘味的东西，甘味的东西滋养脾气，脾气能够滋养肌肉，肌肉强健

论》云："阴阳不测谓之神。"◎[88]在色为苍：苍，谓薄青色，象木色也。◎[89]角：古代五音之一。相当于今简谱的3（mi）。其声波振荡特点顺应木气而展放，故应于肝脏。◎[90]在声为呼：呼即发怒时的呼叫声。◎[91]在变动为握：（肝）在病变上的表现是抽筋。变动，指病变。握，指手足抽搐而不能活动自如之症，抽搐。◎[92]悲胜怒：明·张介宾："悲状为肺金之志，故胜肝木之怒（金克木也）。悲则不怒，是其征也。"胜，制也。下文"燥胜风""辛胜酸"等，义仿此。◎[93]南方生热，热生火：明·张介宾："阳极于夏，夏王（旺）于南，故南方生热，热极则生火也。"◎[94]火生苦：《尚书·洪范》"火曰炎上""炎上作苦"。唐·孔颖达疏："火性炎上，焚然则焦。焦是苦气。"◎[95]徵（zhǐ纸）：五音之一。相当于今之简谱的4（fa）。其声波振荡特点顺应火气而高远，故应于心脏。◎[96]忧：通"嚘"（yōu优），气逆。清·于鬯："此忧字盖当读为嚘。"又："嚘训气逆，则与脾之变动为哕、肺之变动为咳义正相类。"◎[97]中央生湿，湿生土：明·张介宾："土王（主宰）中央，其气化湿，湿润则土气王（旺）而万物生。"◎[98]土生甘：《尚书·洪

在音为宫[99]，在声为歌[100]，在变动为哕[101]，在窍为口，在味为甘，在志为思。思伤脾，怒胜思；湿伤肉，风胜湿；甘伤肉，酸胜甘。

西方生燥，燥生金[102]，金生辛，辛生肺，肺生皮毛，皮毛生肾，肺主鼻。其在天为燥，在地为金，在体为皮毛，在脏为肺，在色为白，在音为商[103]，在声为哭，在变动为咳，在窍为鼻，在味为辛，在志为忧。忧伤肺，喜胜忧；热伤皮毛[104]，寒胜热；辛伤皮毛，苦胜辛。

北方生寒，寒生水[105]，水生咸[106]，咸生肾，肾生骨髓，髓生肝，肾主耳。其在天为寒，在地为水，在体为骨，在脏为

又能够滋养肺气。脾气表现于口唇。长夏之气在天上是六气中的湿气，在地上是五行中的土，在人体是肌肉，在五脏是脾，在五色是黄，在五音是宫，在人声是唱，在病变是呃逆，在七窍是口，在五味是甘，在情志是思。思虑过度会伤害脾气，气怒能够平制思虑；湿气过度会伤害肌肉，风之气能够平制湿气；过食甘味也会伤害肌肉，酸味能够平制甘味。

与西方相应的季节是秋天。秋天产生燥气，燥气能够使金气刚猛有力，金气刚猛就能生成辛味的东西，辛味的东西滋养肺气，肺气能够滋养皮毛；皮毛得到滋养，说明肺气正常，也就能够使肾气得到滋养。肺气表现于鼻。秋气在天上是六气中的燥气，在地上是五行中的金，在人体是皮毛，在五脏是肺，在五色是白，在五音是商，在人声是哭，在病变是咳嗽，在七窍是鼻，在五味是辛，在情志是忧。忧愁过度会伤害肺气，喜气能够平制忧愁；燥热会伤害皮毛，寒气能够平制燥热；过食辛味也伤害皮毛，苦味能够平制辛味。

与北方相应的季节是冬天。冬天阴气凝滞，于是产生寒气，寒气能够使水之气生成，水之气又能生成咸味的东西，咸味的东西滋养肾气，肾气能够滋养骨髓；骨髓得到滋养，说明肾气正常，也就能够使肝气得到滋养。肾气表现于

范》"土爰稼穑""稼穑作甘。"唐·孔颖达疏："甘味生于百谷。谷是土之所生，故甘为土之味也。"◎［99］宫：五音之一。相当于今之简谱的1（do）。其声波振荡特点顺应土气而平稳，故应于脾脏。◎［100］在声为歌：清·张志聪："脾志思，思而得之，则发声为歌。"◎［101］哕（yuě月）：呃逆。◎［102］西方生燥，燥生金：明·张介宾："金王西方，其气化燥。燥则刚劲，金气所生也。"◎［103］商：五音之一。相当于今之简谱之2（re）。其声波振荡特点顺应金气而内收，故应于肺脏。◎［104］热伤皮毛：明·张介宾："热胜则津液耗而伤皮毛，火克金也。"◎［105］北方生寒，寒生水：明·张介宾："水王北方，其气化寒。寒气阴润，其化为水。"◎［106］水生咸：《尚书·洪范》"水曰润下""润下作咸。"唐·孔颖达疏："水性本甘，久浸其地，变而为卤，

肾，在色为黑，在音为羽[107]，在声为呻[108]，在变动为慄[109]，在窍为耳，在味为咸，在志为恐。恐伤肾，思胜恐；寒伤血，燥胜寒[110]；咸伤血，甘胜咸。

故曰：天地者，万物之上下[111]也；阴阳者，血气之男女也[112]；左右者，阴阳之道路[113]也；水火者，阴阳之征兆也；阴阳者，万物之能始[114]也。故曰：阴在内，阳之守也；阳在外，阴之使也[115]。

帝曰：法[116]阴阳奈何？

岐伯曰：阳胜则身热，腠理闭，喘粗为之俯仰[117]，汗不出而热，齿干以烦冤[118]腹满死，能[119]冬不能夏。阴胜则身寒，汗出，身常清[120]，数[121]慄而寒，

耳。冬气在天上是六气中的寒气，在地上是五行中的水，在人体是骨骼，在五脏是肾，在五色是黑，在五音是羽，在人声是太息，在病变是寒颤，在七窍是耳，在五味是咸，在情志是恐。恐惧会伤害肾气，思虑能够平制恐惧；寒气会伤害血脉，辛燥能够平制寒气；过食咸味也伤害血脉，甘味能够平制咸味。

所以说：天地，对万物都有覆以保护和载以养育的无私功德；阴阳，在人就是有血有气的男男女女；从东向西，是阴阳周行的路线；水火，就是阴阳存在于天地之间的征象；四季的阴阳变化，则是万物生长变化的起始。因此，阴气安守在内，是阳气在外活动的根基；阳气在外活动，则是阴气发挥作用的体现。

黄帝问道：取法于阴阳之道来辨别病症的情况是怎样的呢？

岐伯回答说：阳气偏盛，人体就会出现热象，腠理关闭，呼吸喘促艰难、须身体随呼吸俯仰才能使气息顺畅，不能出汗，体内郁热，牙齿干涩，心情烦闷；如果进而出现腹部胀满，就是死证。由于这是阳气偏盛造成的病，所以患者能够耐受冬天而不能耐受夏天。阴气偏盛，人体就会出现寒象，易出虚汗，身上常常觉得清冷，频繁打颤并畏寒。如果出现这样

卤味乃咸。"◎［107］羽：五音之一。相当于今之简谱的 6（la）。其声波振荡特点顺应水气而下降，故应于肾脏。◎［108］呻：呻吟。◎［109］慄：战慄。此指寒颤（战）。◎［110］燥胜寒：清·姚止庵："燥为热化，寒从水生。水本胜火，燥何以胜寒？然寒多则气不温而血为病，必用辛温之味以炅燮沉寒，于是阴凝之气化为阳和矣。"◎［111］上下：此有覆载者之意，覆以保护，载以养育。［112］阴阳者，血气之男女也：（阴阳）在人就是有血有气的男男女女。◎［113］左右者，阴阳之道路：天为阳，左行；地为阴，右行。故称左右为阴阳之道路。◎［114］能始：能，通"胎"。能始，即元始，本始。◎［115］阴在内，阳之守也；阳在外，阴之使也：阴静，故为阳之镇守；阳动，故为阴之役使。守，根基、镇守。◎［116］法：用作动词，取法。◎［117］喘粗为之俯仰：喘急气粗，呼吸困难而前俯后仰。俛，同"俯"。◎［118］烦冤：冤，通"悦"，闷之意◎［119］能：通"耐"，耐受。◎［120］清：通"清"，寒冷。◎［121］数（shuò 朔）：屡屡，频繁。◎［122］厥：

寒则厥^[122]，厥则腹满，死，能夏不能冬。此阴阳更胜^[123]之变，病之形能^[124]也。

帝曰：调此二者^[125]奈何？

岐伯曰：能知七损八益^[126]，则二者可调，不知用此，则早衰之节^[127]也。年四十，而阴气^[128]自半也，起居衰矣；年五十，体重，耳目不聪明^[129]矣；年六十，阴痿^[130]，气大衰，九窍不利^[131]，下虚上实^[132]，涕泣俱出矣。故曰：知之则强，不知则老^[133]，故同出而名异耳^[134]。智者察同，愚者察异^[135]，愚者不足，智者有

的寒症，就会进而导致气逆，导致了气逆，就会使得患者腹部胀满，成为死证。由于这是阴气偏盛造成的病，所以患者能够耐受夏天而不能耐受冬天。这就是阴阳交替盛衰造成的病变及其症候表现。

黄帝问道：协调人体阴阳的方法是怎样的呢？

岐伯回答说：如果能够懂得并遵循七损八益的规律，人体的阴阳就能够达到协调；如果不懂得，也不遵循七损八益的规律，人体就会过早衰老。过早衰老的规律，是到了四十岁的时候，肾气就会仅余自身的一半，起居的能力开始衰退；到了五十岁的时候，身体变得笨重起来，耳朵不再灵敏，眼睛不再明亮；到了六十岁的时候，性功能萎缩，元气大衰，九窍退化，在下精气已虚，在上阴气偏盛，于是鼻涕眼泪都不由自主地向外流淌。所以说：懂得并遵循七损八益的规律，身体就会强健；不懂得也不遵循这一规律，身体就会过早衰老。正因为这样，人同样生活在世上，可是身体的盛衰与寿命的长短却并不相同。聪明的人是在没有衰老、还跟常人相同的时候就注意省察自己的偏差而调摄阴阳，愚蠢的人却是在已

四肢逆冷。◎［123］更（gēng 耕）胜：明·张介宾："迭为胜负地，即阴胜阳病、阳胜阴病之义。"更，交替。胜，盛。◎［124］形能：指表现出来的症状。能，通"态"。◎［125］二者：指上文所说的人身之阴阳。◎［126］七损八益：结合"洛书"在《灵枢·九宫八风》中的图例，是指自然界一年四时阴阳消长规律的科学内涵。"七"表达西方仓禀宫兑卦位，时当秋分。"七损"正好表达此时阳气渐衰，阴气渐盛的规律。"八"表达的是东北方的天留宫艮卦位，时当立春。"八益"表达立春时节阳气渐盛，阴气渐衰的规律。"七""八"是指不同时空区位的阴阳消长状态。当下多据《天下至道谈》解释为"古代房中养生术中七种有害的情况和八种有益的方法"。◎［127］节：谓征验。◎［128］阴气：此指肾气。◎［129］聪明：指听力好、视力好。◎［130］阴痿：指性欲衰退、精少、阳萎等。◎［131］九窍不利：九窍功能衰退。◎［132］下虚上实：谓精竭于下，水泛于上。◎［133］知之则强，不知则老：通晓七损八益，就能使身体强壮；否则就会过早衰老。◎［134］同出而异名：清·于鬯："'出'作'生'解，（同出即同生）。同生者，若云并生于世。上文云：'知之则强，不知则老。'是并生于世，而有强、老之异名耳。"◎［135］智者察同，愚者察异：清·高世

余，有余则耳目聪明，身体轻强，老者复壮，壮者益治。是以圣人为无为之事[136]，乐恬憺之能[137]，从欲快志于虚无之守[138]，故寿命无穷，与天地终，此圣人之治身也。

天不足西北，故西北方阴也，而人右耳目不如左明也[139]；地不满东南，故东南方阳也，而人左手足不如右强也。

帝曰：何以然？

岐伯曰：东方阳也，阳者其精并[140]于上，并于上则上明[141]而下虚，故使耳目聪明而手足不便[142]也；西方阴也，阴者其精并于下，并于下则下盛而上虚，故其耳目不聪明而手足便也。故俱感于邪，其在上则右甚，在下则左甚，

经衰老、跟常人不同的时候才会认识到自己的偏差而追悔不已。所以，愚蠢的人总是过早地使得自己阴阳两衰，聪明的人则能够一直保持阴阳俱盛。阴阳俱盛，就能够使耳朵灵敏而眼睛明亮，身体轻松健康，老年之人重现青春，年轻之人更加强壮。因此，圣人做的是顺应自然的事情，喜欢的是清静淡泊的生活状态，在无欲无求的境地自感适意、心情愉快，所以能够长生不老，跟天地一同结束寿命，这就是圣人协调阴阳、养生长寿的大法。

在西北方，由于天的高度不足，天之气过少而偏寒，所以西北方属阴。影响到人体，表现为右侧的耳目不如左侧的耳目灵敏、明亮；在东南方，由于地的厚度不足，天之气充盈而偏热，所以东南方属阳。影响到人体，表现为左侧的手足不如右侧的手足强健。

黄帝问道：其中的道理是什么呢？

岐伯回答说：东方属阳，阳气的特点是向上升发。与此相应，人体阳气的精华就重点聚集在上部的左侧。人体阳气的精华聚集在上部，必然使上部精气充盈而下部精气不足，所以上部左侧耳朵灵敏、眼睛明亮，而下部左侧的，手足却不太强健便捷；西方属阴，阴气的特点是向下沉降。与此相应，人体阴气的精华就重点聚集在下部。人体阴气的精华聚集在下部，必然使下部精气充盈而上部精气不足，所以上部右侧耳朵不够灵敏、眼睛不够明亮，而下部右侧的手足却强健便捷。所以人在全都被邪气侵袭以后，如果邪在身体的上部，是右侧就严重；如果邪在身体的下部，为左侧就严重。这是由于天地

杖："察同者，于同年未衰之时而省察之，智者之事也。察异者，于强老各异之日而省察之，愚者之事也。"◎[136]为无为之事：顺应万物之自然，遵从事物发展的必然趋势。做的是顺应自然的事。前"为"，做。无为，顺应自然而为。◎[137]恬憺之能：意为清静淡泊的状态。能：通"态"，状态。◎[138]守：清·胡澍："当作'宇'。"意为境地。◎[139]右、左：指人身之右侧、左侧。◎[140]并：会聚，聚集。下文"并于下"的"并"，同此。◎[141]明：盛之意。◎[142]便：便利；灵活自如；强健便捷。◎[143]天地阴阳所不能全：指自然界的阴阳不可能绝对平衡。◎

此天地阴阳所不能全[143]也，故邪居[144]之。

故天有精[145]，地有形，天有八纪[146]，地有五里[147]，故能为万物之父母。清阳上天，浊阴归地，是故天地之动静，神明[148]为之纲纪，故能以生长收藏，终而复始。惟贤人[149]上配天以养头，下象地以养足，中傍[150]人事[151]以养五脏。天气通于肺[152]，地气通于嗌[153]，风气通于肝，雷气[154]通于心，谷气[155]通于脾，雨气通于肾。六经为川[156]，肠胃为海[157]，九窍为水注之气[158]。以天地为之阴阳，阳[159]之汗，以天

阴阳本来就有偏重而不能使人体阴阳完全均衡的缘故导致的，所以邪气才有可能乘虚侵入并滞留在人体阴阳薄弱的地方使人发病。

由于天上有无形的精气，地上有有形的物质，天上有八节之气的有序更替，地上有五方之土的分布、作用，所以天地才能够成为万物的起源。由于清阳之气上归于天，浊阴之气下归于地，上天之道动而不静，大地之道静而不动，阴阳的神妙变化是一切变化的总纲，所以万物才能够有生发、长养和敛收、闭藏并周而复始、永无止息。只有懂得这些道理的"贤人"，才能够在上取法于天道来养头，在下取法于地道来养护下肢，在天地之间则取法于人们所应遵循的饮食之道来养护五脏。天之气进入人的肺脏，地之气进入人的咽喉食道，风之气进入人的肝脏，雷火之气进入人的心脏，五谷之气进入人的脾脏，雨湿之气进入人的肾脏。人体的六经犹如江河，在不断周流；肠胃犹如大海，以受纳饮食水谷；九窍的通利，是由于有六经和肠胃之"河""海"水气的贯注濡润。如果用天地间的事物来比喻说明阴阳的

---

[144]居：留居。这里是"乘虚滞留"的意思。◎[145]精：气之精粹的部分。这里特指作为万物、尤其是生命动力的精气。◎[146]八纪：指《灵枢·九宫八风》篇中北斗七星历法的一年分为八个季节（八个时段）。◎[147]五里：即东南西北中五方五行之分布。◎[148]神明：用阴阳所表达的客观事物固有规律。◎[149]贤人：指懂得适应阴阳以养护生命的人。◎[150]傍：与上文的"配""象"互文对举，有比照、取法之意。◎[151]人事：人的饮食之道。◎[152]天气通于肺：唐·杨上善："肺为四脏（肝心脾肾）之盖，是人之天，故天气通肺。"◎[153]地气通于嗌：唐·杨上善："咽中入食，以生五脏六腑，故地气通咽。"嗌，咽。◎[154]雷气：火气。◎[155]谷气：土气。◎[156]六经为川：为太阳经、阳明经、少阳经和太阴经、少阴经、厥阴经的合称，都是人体气血循行的通路。依其循行路线，凡分手足三阳三阴共十二条经脉。详见《灵枢》之《经脉》《经别》等篇。川，河流。◎[157]肠胃为海：肠胃容纳水谷，故为人体水谷之海。◎[158]九窍为水注之气：明·张介宾："水注之气，言水气之注也，如目之泪，鼻之涕，口之津，二阴之尿秽皆是也。虽耳若无水，而耳中津气湿而成垢，是即水气所致。气至水必至，故言水注之气。"◎[159]阳：郭

地之雨名之；阳之气，以天地之疾风名之。暴气[160]象雷，逆气象阳[161]。故治[162]不法天之纪，不用地之理，则灾害至矣。

故邪风[163]之至，疾如风雨，故善治者治皮毛，其次治肌肤，其次治筋脉，其次治六腑，其次治五脏。治五脏者，半死半生也。

故天之邪气，感则害人五脏；水谷之寒热，感则害于六腑；地之湿气，感则害皮肉筋脉。

故善用针者，从阴引阳，从阳引阴，以右治左，以左治右[164]，以我知彼[165]，以表知里[166]，以观过与不及之理，见微

表现，那么阳气偏盛时使人所发的汗，就犹如天地之间的雨水；阳气在外的表现，就犹如天地之间的疾风；阳气刚猛时使人产生的忿怒暴躁之气，就犹如天上的雷霆；阳气失常时所造成的人体逆乱之气，则犹如天上久晴不雨时出现的干旱之气。所以，养生时如果不取法并遵从天地阴阳的规律，人体就一定会产生疾病。

虚邪贼风侵袭人体而造成病患，其速度之快，就像是疾风骤雨。所以善于治病的医生，是在病邪刚刚侵入患者皮毛之间的时候就予以治疗；次一等的医生，是在病邪已经侵入肌肤之间的时候才进行治疗；再次一等的医生，是在病邪已经侵入筋脉之中的时候才进行治疗；再次一等的医生，是在病邪已经侵入六腑的时候才进行治疗；最次的医生，是在病邪已经侵入五脏的时候才进行治疗。如果病邪已经侵入五脏的时候才去进行治疗，死亡的可能与治愈的希望是各占一半。

天上的邪气如果侵袭人体，就会伤害五脏；饮食的寒热之邪如果侵袭人体，就会伤害六腑；地上的湿邪如果侵袭人体，就会伤害皮肉筋脉。

所以善于运用针刺方法来治疗疾病的医生，如果病邪在患者的阳分，是从阴分将其引出驱除；如果病邪在患者的阴分，则从阳分将其引出驱除；如果病邪在患者身体的左侧，是在右侧选取经穴来进行治疗；如果病邪在患者身体的右侧，则在左侧选取经穴来进行治疗；通过自己设身处地的思考去推知患者的病变，通过在表的症状去推知在里的病情；通过观察阴阳的偏盛与不足来分析认识病理，通过洞察没有显示出来的疾病征兆来辨别病证的所在。正因为这样，所以他们在使用针刺的方

霭春："阳"，当作"人"。指人之汗与人之气。◎[160]暴气：人的忿怒暴躁之气。◎[161]逆气象阳：比喻人体上逆之气如自然气候之久晴不降雨。"阳"通"旸"，久晴不雨。◎[162]治：养生与治疗。◎[163]邪风：外来的致病因素；乘虚侵袭人体而致人患病的邪气。◎[164]从阴引阳，从阳引阴，以右治左，以左治右：清·张志聪："夫阴阳气血，外内左右，交相贯通，故善用针者，从阴而引（引出、驱除）阳分之邪，从阳而引阴分之气。病在右，取之左；病在左，取之右，即缪刺之法也。"◎[165]以我知彼：以医者的正常情况，测度病者之异常变化。◎[166]以表知里：

得过[167]，用之不殆[168]。

善诊者，察色按脉，先别阴阳；审清浊，而知部分[169]；视喘息，听音声，而知所苦[170]；观权衡规矩[171]，而知病所主[172]。按尺寸[173]，观浮沉滑涩[174]，而知病所生；以治无过，以诊则不失矣。

故曰，病之始起也，可刺而已[175]；其盛，可待衰而已。故因其轻而扬之[176]，因其重而减之[177]，因其衰而彰之[178]。形不足者，温之以气；精不足者，补之以味[179]。其高者，因而越之[180]；其下者，引而竭之[181]；中满者，泻之于内[182]；其有邪

法来治疗疾病的时候才不会发生差错而造成危险。

善于诊病的医生，首先是通过观色切脉来辨别疾病的阴阳属性，接着是通过审察患者色气的清利与重浊来了解疾病的部位，随之是通过分析患者的喘息和聆听患者的声音来了解病情的轻重，然后再用四季的正常脉理鉴别患者的脉象以了解疾病所在的脏腑经脉，最后是通过诊测患者的浮、沉、滑、涩等脉象来确定所患的病证。医生如果能够据此治病，就不会发生差错；能够据此诊病，就不会出现失误。

疾病在刚刚发生的时候，可以用针刺的方法将它治愈；如果病势严重，需要等到减轻的时候再去用针刺的方法治愈它。所以治疗轻病的时候，要依据它还较轻的特点，采用发散的方法将它驱除出去；治疗重病的时候，要依据它已经严重的特点，采用泻法，使它逐渐减轻；治疗正在衰退的疾病时，就要依据它正在衰退的特点，继续采用泻法，这样，可将病邪迅速驱除干净，使患者重现健康荣光之色。身体虚弱的患者，要用温补正气的药物进行治疗；精气不足的患者，要用丰厚的饮食进行补益。病在膈上的患者，要用吐法进行治疗；病在下焦的患者，要用疏导泻利的方法进行治疗；脘腹胀满的患者，要用泻下的方法

以在表的症状推知在里的病证。◎[167]见微得过：微，指病之初起征兆。过，指病之发展变化。◎[168]殆：危险。◎[169]审清浊，而知部分：清浊，指患者五色（青赤黄白黑）之气的明润与晦暗。部分：指面部病色的部位。◎[170]所苦：患的病。◎[171]权衡规矩：喻指春、夏、冬、秋各有不同的应时标准脉象。◎[172]所主：指发病的脏腑经脉。所，此指上文所述的脏腑经脉。主，发生；主要表现。◎[173]尺寸：尺指尺肤，寸指寸口脉。◎[174]浮沉滑涩：均为脉象。◎[175]已：痊愈。◎[176]因其轻而扬之：疾病初起，病邪轻浅，可采用轻扬宣散之法驱邪外出。◎[177]因其重而减之：病情重者，难以速去，可采用逐渐衰减之法。◎[178]因其衰而彰之：邪去正衰，用补益法使正气复彰。◎[179]形不足者，温之以气；精不足者，补之以味：明·张介宾："以形精言，则形为阳，精为阴；以气味言，则气为阳，味为阴……故形不足者，阳之衰也，非气不足以达表而温之；精不足者，阴之衰也，非味不足以实中而补之。"◎[180]其高者，因而越之：病在膈上的，要用吐法治疗，使病邪随涌吐而出。◎[181]其下者，引而竭之：（病在下的）要用疏导泻利的方法治疗。引，疏导。◎[182]中满者，泻之于内：中焦痞满，用辛开苦降之法，以通畅气

者，渍形以为汗[183]；其在皮者，汗而发之；其慓悍者，按而收之[184]；其实者，散而泻之[185]。审其阴阳，以别柔刚[186]，阳病治阴，阴病治阳[187]，定其血气，各守其乡[188]，血实宜决之[189]，气虚宜掣引[190]之。

进行治疗；如果兼有表邪，可用药液浸泡其身，使之发汗；病在体表的患者，就用发汗的方法来发散表邪；发病急猛的患者，先要用药抑制病邪，使其暂时减退，并使病情得到缓解，然后再作进一步的治疗；实证患者，要用散法或者泻法进行治疗。总之，治病的时候，首先要仔细辨别疾病的阴阳属性，用以明确治疗用药的温补、攻泻。如果是阳分有病，同时也要注意调治阴分；如果是阴分有病，同时也要注意调治阳分。又要注意分清病邪是在血分还是在气分，一定要首先将病邪控制在各自的范围之内。如果病在血分而又盛实，应当用放血的方法进行治疗，就像江河水满之时需打开堤防予以疏导一样；如果病在气分、已致正气虚衰，就应当用升阳补气的方法进行治疗，就像手中拿起一物向上提举一样。

机，消散病邪。◎［183］其有邪者，渍形以为汗：病邪留滞体表的患者，可用药液浸泡其身，用来发汗为治。◎［184］其慓悍者，按而收之：邪气急猛者，要抑制、制伏邪气。按，抑制。收，收敛、制伏。◎［185］其实者，散而泻之：实即实证。表实宜散，里实宜泻。◎［186］柔刚：指柔剂、刚剂。◎［187］阳病治阴，阴病治阳：指阴阳的病变因其对方异常所致，要从其相对一方施治，以治病求本。◎［188］定其血气，各守其乡：明·张介宾："病之或在血分，或在气分，当各察其处而不可乱也。"乡，部位、范围。◎［189］血实宜决之：谓血分邪气盛实，应该用放血的方法治疗。实，指邪盛。一说指瘀血。亦通。◎［190］掣引：指升提补气之法。掣，同"挚"。《太素》《甲乙经》作"挚"。

素问·阴阳离合论^[1]篇第六

黄帝问曰：余闻天为阳，地为阴，日为阳，月为阴，大小月三百六十日成一岁，人亦应之。今三阴三阳不应阴阳^[2]，其故何也？

岐伯对曰：阴阳者，数^[3]之可十，推^[4]之可百，数之可千，推之可万，万之大不可胜^[5]数，然其要一^[6]也。

天覆^[7]地载^[8]，万物方生，

黄帝问道：我听说天属阳，地属阴，日属阳，月属阴。自春至冬经过大小月份三百六十天，就成为一年。人的身体与这些等等也全都相应。可是体内的三阴三阳经脉却与天地阴阳并不相应，其中的原因是什么呢？

岐伯回答说：阴阳的变化，如果能统计到十种，就可以推算出一百种；如果能统计到一千种，就可以推算出一万种。从一万种再往下推，大大小小的变化虽然多得不可胜计，但它们的总纲乃是阴阳却完全一致。

由于上天的覆盖和大地的承载，万物才产生了。当万物还没有露出地面的时候，叫

---

[1] 阴阳离合论：阴阳，指三阴经、三阳经。离，谓经脉循行部位、路线、功能各不相同。合，谓合而统称为经脉，本篇分别论述了三阴经、三阳经各有不同的经脉循行部位及功能，此为"离"；指出它们之间的密切联系，属于一个经脉系统，此为"合"，其自身又有一定的表里配合关系，循行路线与作用等等各不相同，故名。◎[2] 三阴三阳不应阴阳：三阴，指手足太阴、厥阴、少阴。三阳，指手足太阳、阳明、少阳。不应阴阳，指三阴三阳经脉与一阴一阳的道理不相合。◎[3] 数（shǔ暑）：统计。◎[4] 推：推算、推论。◎[5] 胜：全部。◎[6] 一：指阴阳对立统一这一运动规律。◎[7] 覆：盖。"天覆"之功在于保护万物。◎[8] 载：承载。"地载"之功在于养育万

未出地者，命曰阴处[9]，名曰阴中之阴；则[10]出地者，命曰阴中之阳。阳予之正，阴为之主[11]。故生因春[12]，长因夏，收因秋，藏因冬，失常则天地四塞[13]。阴阳之变，其在人者，亦数之可数。

帝曰：愿闻三阴三阳之离合[14]也。

岐伯曰：圣人南面而立，前曰广明[15]，后曰太冲[16]。太冲之地，名曰少阴[17]。少阴之上，名曰太阳[18]，太阳根起于至阴[19]，结于命门[20]，名曰阴中之阳。中身而上，名曰广明，广明之下，名曰太阴[21]。太阴之前，名曰阳明[22]，阳明根起于厉兑[23]，名曰阴中之

做"阴处"，意为属于处在阴中之阴的事物；刚刚露出地面的时候，则属于阴中之阳的事物。阳气所赋予万物的是生机，阴气所赋予万物的是形体。所以，万物的萌生，要靠春天的温暖之气；万物的茂长，要靠夏天的炎热之气；万物的收成，要靠秋天的清肃之气；万物的闭藏，要靠冬天的寒冷之气。这些如果丧失了常规，天地四季的阴阳之气就会阻塞不通。阴阳的变化表现在人体上面，也像表现在万物上的变化一样，是可以由所知的情况推论出来的。

黄帝说：希望听听关于人体三阴三阳经脉分而言之与合而言之的情况。

岐伯回答说：当圣人面向南边站着的时候，身体的前面属阳，叫做"广明"；后面属阴，叫做"太冲"。"太冲"的下部，是少阴经脉；少阴经的上方，是太阳经脉。太阳经的起点是位于足小趾末端外侧的至阴穴，循行的终点是位于目部的睛明穴。太阳经脉由于与少阴经脉相为表里，所以又称"阴中之阳"。如果以上下对言来区分人体的阴阳，则人体的上半部分属阳，因此，也叫做"广明"。"广明"以下的部分属阴，叫做"太阴"。"太阴"的前面，是阳明经脉。阳明经的起点是位于足次趾末端内侧的厉兑穴。阳明经脉由于与太阴经脉相为表里，所以又称"阴中之阳"。与厥阴经脉相为表里的是少阳经脉：厥阴经脉为里，少

物。◎［9］阴处：谓处在属阴的地下。◎［10］则：清·俞樾："则当为财。"按"财"即"才""刚刚"。◎［11］阳予之正，阴为之主：阳气所赋予万物的是生机，阴气所赋予万物的是形体。◎［12］生因春：万物的萌生（生发），要靠春天的温暖之气。下文"长因夏""收因秋""藏因冬"等句，依此类推。因，凭借，依靠。◎［13］四塞：指天地四时的阴阳之气阻塞不通。◎［14］离合：指分与合。◎［15］广明：人体属阳的部位或部分。若以前后对言，指人体的前面。◎［16］太冲：清·张志聪："背北为阴，故曰太冲。"◎［17］少阴：少阴经。为太阴、少阴、厥阴经之枢，与太阳经为表里。◎［18］太阳：足太阳膀胱经。◎［19］至阴：穴名。位于足小趾末节外侧，距趾甲根角0.1寸处。◎［20］命门：指睛明穴，位于眼内角上方0.1寸处。◎［21］太阴：因与属阳的、特指上半身的"广明"对言，故指属阴的下半身。◎［22］阳明：足阳明胃经。◎［23］厉兑：唐·王冰：

阳。厥阴之表[24]，名曰少阳[25]，少阳根起于窍阴[26]，名曰阴中之少阳。是故三阳之离合也，太阳为开，阳明为阖，少阳为枢[27]。三经[28]者，不得相失也，抟而勿浮[29]，命曰一阳[30]。

帝曰：愿闻三阴。

岐伯曰：外者为阳，内者为阴，然则中为阴[31]，其冲在下[32]，名曰太阴。太阴根起于隐白[33]，名曰阴中之阴。太阴之后，名曰少阴。少阴根起于涌泉[34]，名曰阴中之少阴。少阴之前，名曰厥阴。厥阴根起于大敦[35]，阴之绝阳[36]，名

阳经脉为表。少阳经脉的起点是位于足小次趾末端的窍阴穴。由于少阳经脉是阴极阳生的起始，所以又称"阴中之少阳"。总结以上的论述，可知人体三阳经脉的分合情况为：太阳经脉的阳气是向外发散的，为三阳经脉之表，犹如门户开启；阳明经脉的阳气则蓄藏在内，为三阳经脉之里，犹如门户关闭；少阳经脉的阳气位于表里之间，为三阳经脉的半表半里，犹如门户开闭的转轴。人体三阳经脉的这种分合状况，必须注意保持而不能使之失去协调，更要注意使之紧密联系而不致浮越散乱。如果做到了这一点，三阳经脉就可以称作"一阳"。

黄帝说：希望听听人体三阴经脉分而言之与合而言之的情况。

岐伯回答说："人体在外的属阳，在内的属阴。既然这样，那么经脉中在内的就是三阴经了。太冲的下部，是太阴经脉，它的起点是位于足大趾末端内侧的隐白穴。太阴经脉又称"阴中之阴"。太阴经的后面，是少阴经脉，它的起点是位于足心之处的涌泉穴。少阴经脉又称"阴中之少阴"。少阴经的前面，是厥阴经脉。它的起点是位于足大趾末端外侧的大敦穴。由于它在阴经中纯阴无阳，所以又称"阴之绝阴"。总结这些论述，可知人体三阴经脉和分合情况为：太阴经脉的阴气是向外散布的，为三阴经脉之表，犹如门户开启；厥阴经脉的阴气则深藏在内，为三阴经脉之里，

"穴名，在足大趾侧次趾之端。"◎[24]厥阴：足厥阴肝经。◎[25]少阳：足少阳胆经。◎[26]窍阴：唐·王冰："穴名，在足小次趾之端。"◎[27]太阳为开，阳明为阖（hé 合），少阳为枢：明·张介宾："太阳为开，谓阳气发于外，为三阳之表也；阳明为阖，谓阳气蓄于内，为三阳之里也；少阳为枢，谓阳气在表里之间，可出可入，如枢机也。"◎[28]三经：即上文所谓太阳、阳明、少阳三阳经。◎[29]抟（tuán 团）而勿浮：谓三阳脉紧密相连在一起而不浮越散乱。抟，聚，聚合。◎[30]一阳：太阳、阳明、少阳这三阳经协调一致的状况。◎[31]中为阴：在内的就是三阴经。阴，指太阴、厥阴、少阴这三阴经。◎[32]其冲在下：太冲的下部。冲，指太冲。在下，指在下的部位。◎[33]隐白：穴名。位在足大趾末端内侧、距趾甲根角 0.1 寸处。◎[34]涌泉：穴名。位于足心当第二跖骨间隙的中点凹陷处。◎[35]大敦：穴名。位于足大趾末端外侧、距趾甲根角如韭叶宽处。◎[36]绝阳：阴经中纯阴无阳。◎[37]绝阴：阴经中阴气至极。◎[38]太阴为开，厥

曰阴之绝阴[37]。是故三阴之离合也，太阴为开，厥阴为阖，少阴为枢[38]。三经[39]者，不得相失也，搏而勿沉[40]，名曰一阴[41]。

阴阳𩨓𩨓[42]，积传为一周[43]，气里形表而为相成也[44]。

犹如门户紧闭；少阴经脉的阴气位于表里之间，为三阴经脉的半表半里，犹如门户开闭的转轴。人体三阴经脉的这种分合情况，也必须注意保持而不能使之失去协调，更要注意使之紧密联系而不致沉下虚衰。如果做到了这一点，三阴经脉就可以称作"一阴"。

气血的运行，往来反复，永无止息，到一定的时候，就会在人的全身循环一周，然后又周而复始地继续运行。其所以能够如此，就是由于阴阳之气在人体分合有序、三阴三阳经脉在内外表里相成的缘故啊！所以，人体的三阴三阳经脉与天地阴阳实际上乃是相应的。

阴为阖，少阴为枢：太阴经为三阴经之表，厥阴经为三阴经之里，少阴经为三阴经之半表半里，是太阴经与厥阴经表里出入的枢机。◎［39］三经：此指上文所谓太阴、厥阴、少阴三阴经。◎［40］搏而勿沉：谓三阴经紧密相连在一起而不沉下虚衰。◎［41］一阴：指太阴、厥阴、少阴这三阴经协调一致的状况。◎［42］𩨓𩨓（zhōng 中）：往来不息的样子。◎［43］积传为一周：唐·杨上善："营卫行三阴三阳之气，相注不已。传行周旋，一日一夜五十周也。"◎［44］气里形表而相成者也：唐·杨上善："五脏之气在里，内营形也；六腑之气在表，外成形者也。"

素问·阴阳别论[1] 篇第七

黄帝问曰：人有四经十二从[2]，何谓？

岐伯对曰：四经应四时，十二从应十二月[3]，十二月应十二脉[4]。

脉有阴阳，知阳者知阴，知阴者知阳。凡阳有五[5]，五五二十五阳[6]。所谓阴者[7]，真脏也，见则为败，败必死也。所

黄帝问道：人的脉象有所谓"四经十二从"的说法，这说的是什么呢？

岐伯回答说：所谓"四经"，指四季的正常脉象即春脉弦、夏脉洪、秋脉浮、冬脉沉，分别与四季的阴阳变化相应；所谓"十二从"，涵义有二：其一，是一年中人的脉象与十二个月递次相应；其二，为人的十二经脉与十二个月递次相应。

人的脉象又有阴阳之分。能察别什么是阳脉的人，就能察知什么是阴脉；能察别什么是阴脉的人，就能察知什么是阳脉。五时中人的阳脉，也就是正常的脉象共有五种，为春时微弦，夏时微钩，长夏时微缓，秋时微毛，冬时微石；而五脏在五时中又各有正常的脉象，所以人的阳脉进一步而言，共有五五二十五种。所谓阴脉，是指失去了胃气的脉象。由于失去了胃气，所以诊脉的时候只能诊

[1] 阴阳别论：本篇运用阴阳学说理论，着重讨论脉象的分类、主病和三阴经、三阳经的不同病证及预后等有关问题。因其论述的内容是从临床鉴别诊断的角度阐述的，故名。◎[2] 四经十二从：四经，指四季的正常脉象，依次为：春脉弦、夏脉洪、秋脉浮、冬脉沉。十二从，指十二经脉与十二月相应。◎[3] 十二月：唐·王冰："谓春建寅、卯、辰，夏建巳、午、未，秋建申、酉、戌，冬建亥、子、丑之月也。"◎[4] 十二月应十二脉：十二经脉与十二月相应。◎[5] 阳有五：阳脉有五种。阳，指脉象，即有胃气之脉。五，指五时的五种阳脉，为春时微弦、夏时微钩、长夏微缓、秋时微毛、冬时微石。◎[6] 五五二十五阳：五脏在五时各有正常脉象。◎[7] 所谓阴者，真脏也：

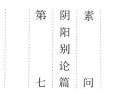

谓阳者，胃脘之阳也[8]。别于阳者，知病处也；别于阴者，知死生之期[9]。三阳在头[10]，三阴在手[11]，所谓一也[12]。别于阳者，知病忌时；别于阴者，知死生之期。谨熟阴阳，无与众谋[13]。

所谓阴阳者，去[14]者为阴，至[15]者为阳；静者为阴，动者为阳；迟[16]者为阴，数[17]者为阳。

凡持真脉之脏脉者[18]，肝至悬绝急[19]，

察到五脏自身的阴脉之象。也因为这样，阴脉又称为真脏之脉。出现真脏之脉，表明胃气已经衰败。脉象显示出胃气已经衰败，患者就一定会不治而死；所谓阳脉，是指兼有胃气的脉象，属于健康正常的脉象。只要能辨别阳脉的情况，就能弄清疾病的所在；只要能辨别阴脉的情况，就能确定患者生死的期限。要想知道三阳经脉的虚实，就必须诊察位于颈部的人迎的脉搏；要想知道三阴经脉的虚实，则必须诊察位于手腕的寸口的脉搏。人体在健康正常的情况下，人迎与寸口的脉搏情况是一致的。辨别了人迎所反映的三阳经脉的情况，就能知道疾病宜忌的时机；辨别了寸口所反映的三阴经脉的情况，就能知道患者生死的期限。总而言之，只要仔细认真地弄通弄懂并熟练掌握辨别阴脉、阳脉的方法，诊察疾病和作出论断时就不会疑惑不定而需要去跟他人商讨了。

脉象的阴阳之别，是脉搏跳起时属阴，脉搏下落时属阳；脉搏不跳时属阴，脉搏跳动时属阳；脉动过缓时属阴，脉动过速时属阳。

凡是诊察到了已失胃气的真脏之脉：其脏为肝的时候，脉搏的到来，要是犹如一线孤牵而未绝将绝，或者已很急促坚劲，患者十八天后就会不治而死；其脏为心的时候，脉搏的到来，要是也如一线孤牵而未绝将绝，患者

唐·杨上善："于五时中，五脏脉见，各无胃气，惟有真脏独见，此为'阴'也。"阴，即真脏脉。◎[8]胃脘之阳：胃所生的阳气，即胃气。◎[9]别于阳者，知病处也；别于阴者，知死生之期：唐·杨上善："阳，胃气也。足阳明脉通于胃，是以妙别阳明胃气，则诸脉受病所在并知之。"◎[10]三阳在头：要想知道人体三阳经脉的虚实，就必须诊察位于颈部的人迎的脉搏。三阳，此指人体的三阳经脉，即太阳、阳明、少阳三经。头，指位于颈部的人迎脉。◎[11]三阴在手：要想知道人体三阴经脉的虚实，就须诊察位于手腕的寸口的脉搏。三阴，此指人体的三阴经脉，即太阴、厥阴与少阴三经。手，指位于手腕、上接人手鱼际的寸口脉。今诊脉俱在于此。◎[12]所谓一也：人体在正常情况下，人迎与寸口的脉搏是一致的。◎[13]无与众谋：不必与众人商讨。意谓对问题有明确的认识，不会疑惑不定而需要与众人经过商讨才会拿定主意。◎[14]去：脉搏下落。◎[15]至：脉搏跳起。◎[16]迟：脉来迟缓。医生以呼吸为度而诊脉的时候，凡一呼一吸之下，患者的脉跳不足四次的，即为"迟"，称作迟脉。◎[17]数（shuò朔）：指脉来次数。医生一呼一吸之下，患者的脉跳在五次（合五次）以上的，即为"数"，称作数脉。◎[18]凡持真脉之脏脉者：持，谓诊察到。真脉之脏脉，郭霭春按："真脉"之"脉"字，涉下衍，"之脏"二字误倒。当是。◎[19]肝至

十八日死；心至悬绝，九日死；肺至悬绝，十二日死；肾至悬绝，七日死；脾至悬绝，四日死。

曰：二阳之病发心脾[20]，有不得隐曲[21]，女子不月[22]；其传为风消[23]，其传为息贲[24]者，死不治。

曰：三阳为病，发寒热[25]，下为痈肿[26]，及为痿厥腨痛[27]；其传为索泽[28]，其传为颓疝[29]。

曰：一阳发病[30]，少气，善咳，善泄[31]；其传为心掣[32]，其传为隔[33]。

九天后就会不治而死；其脏为肺的时候，脉搏的到来，同样犹如一线孤牵而未绝将绝，患者十二天后就会不治而死；其脏为肾的时候，脉搏的到来，同样犹如一线孤牵而未绝将绝，患者七天后就会不治而死；其脏为脾的时候，脉搏的到来，依然犹如一线孤牵而未绝将绝，患者四天后就会不治而死。

岐伯又说：属于阳明经脉的胃肠二腑发病以后，如果伤及心脾二脏，患者就会出现大小便不通的症状，在女子还会兼见月经不调、甚至经闭的症状；如果日久不愈而发生了传变，就会导致形体消瘦的"风消"或者气机逆乱、喘息上奔的"息贲"之病，成为死证而无法医治了。

岐伯又说：太阳经脉发病以后，在上主要有畏寒、发热等症状，在下主要有下肢浮肿及痿弱无力、逆冷、腿肚酸痛等症状。如果日久不愈而发生传变，就会使得皮肤燥涩而失去光泽或者导致颓疝之病。

岐伯又说：少阳经脉发病以后，主要有气虚、易咳、易泻等症状。如果日久不愈而发生传变，就会导致心悸掣痛之病或饮食不入、大便不通的隔证。

悬绝急：肝脉到来的时候，犹如一线悬牵而未绝将绝，或者已很急促坚劲。至，指脉至。悬绝，指脉气将绝。◎[20]二阳之病发心脾：二阳，指阳明经脉，包括手阳明大肠经与足阳明胃经。这里指胃肠，重点指胃。心脾，《太素》作"心痹"。◎[21]隐曲：指大小便。◎[22]不月：经闭，月经不行。◎[23]风消：症见肌肉消瘦的病。◎[24]息贲（bēn 奔）：病名。症见气急上奔、右胁下有块如覆杯之状、发热恶寒、胸闷呕逆、咳吐脓血等。◎[25]三阳：指太阳经脉，包括手太阳小肠经与足太阳膀胱经。后文"三阳三阴发病"的"三阳"，同此。◎[26]痈肿：指浮肿。痈，通"壅"，肿。◎[27]痿厥腨（shuàn 涮）痛（yuān 渊）：明·张介宾："足膝无力曰痿，逆冷曰厥。腨，音篆；痛，音渊。足肚（腿肚）逸痛曰腨痛。"腨，腿肚。痛，酸痛。◎[28]索泽：因精血津液枯竭而皮肤燥涩、失去光泽。◎[29]颓疝：症见阴囊肿痛的病。颓，通"癫"◎[30]一阳：少阳经脉，包括足少阳胆经与手少阳三焦经。◎[31]少气，善咳，善泄：泄，通"泻"，即泄泻。明·张介宾："胆属风木，三焦属相火，其为病也，壮火则食气伤肺，故少气而咳；木强则侮土，故善泄。"◎[32]心掣（chè 彻）：即心悸。◎[33]隔：指胸脘阻塞不利、饮食不入、大便不通的病症。◎

二阳一阴发病[34]，主惊骇，背痛，善噫[35]，善欠[36]，名曰风厥[37]。

二阴一阳发病[38]，善胀，心满善气[39]。

三阳三阴发病[40]，为偏枯痿易[41]，四支不举。

鼓一阳曰钩[42]，鼓一阴曰毛[43]，鼓阳胜急曰弦[44]，鼓阳至而绝曰石[45]，阴阳相过曰溜[46]。

阴争于内，阳扰于外，魄汗未藏[47]，四逆而起[48]，起则熏肺[49]，使人喘鸣。

阳明经脉和厥阴经脉同时发病以后，主要有惊骇、背痛、常常嗳气及呵欠不止等症状，病名称作"风厥"。

少阴经脉和少阳经脉同时发病以后，主要有容易腹胀和心下满闷、常常太息等症状。

太阳经脉和太阴经脉同时发病以后，就会导致半身不遂或者筋骨懈怠、痿弱无力以及四肢不能举动之类的疾患。

脉搏的跳动，来时显得有力而去时却显无力的，称作钩脉；轻虚而浮、状如羽毛的，称作毛脉；紧直有力、如按琴弦的，称作弦脉；沉实在下、如石入水，轻按不得、重按才有的，称作石脉；四季的阴阳之气处于平和顺畅的状态时，人的脉象相应地就会如水气流而滑利无阻，这种脉象称作溜脉。

阴邪在内与正气交争，阳邪在外不断侵袭，患者就会出现汗出不止、四肢逆冷的病变。出现四肢逆冷的病变以后，邪气就会向上发展而损伤肺脏，使人气喘有声。

---

[34]一阴：厥阴经脉，包括足厥阴肝经与手厥阴心包经。◎[35]噫：明·张介宾："噫者，饱食之息，即嗳气也。"◎[36]欠：呵欠。◎[37]风厥：此指肝、胃发病以后，出现惊骇、背痛、多嗳气、多呵欠等症的疾病。◎[38]二阴：少阴经脉，包括手少阴心经与足少阴肾经。◎[39]心满善气：心下满闷，常常太息。◎[40]三阴：此指太阴经脉，包括足太阴脾经与手太阴肺经。◎[41]偏枯：伤于风邪与营卫内虚而致的半身不遂，或兼有肌肉疼痛、痿弱的病症。痿易：肢体筋骨懈怠、痿弱无力的病。易，通"你"，指肢体懈怠无力。◎[42]鼓一阳曰钩：指脉搏跳动。一阳：此指脉象来时稍显有力而去时却显无力的情况。按：这一"阳"字与下句中"一阴"的"阴"字，乃是就脉搏跳动的表现状态而言的，凡脉跳有力者为阳，无力者为阴，故"一阳"之解如上；相应地，下句中的"一阴"，即指脉象来时稍显无力而去时显得飘浮的情况。钩，钩脉，其象来时有力而去时无力。◎[43]毛：指毛脉。其象轻虚而浮，状如毛羽。◎[44]鼓阳胜急曰弦：脉象有力而紧直。弦，即弦脉，其象端直而长、指下挺然，如按琴弦。◎[45]鼓阳至而绝曰石：谓搏动沉实有力、轻按不得、重按才有（的脉象）。阳，指脉有力。绝，指脉搏轻按不得、重按才有的情况。石，指沉实之脉，其象如石之沉水，故云。◎[46]阴阳相过曰溜：这句话是就长夏时的阴阳之气及其相应的脉象而言的。其时阴阳之气正自互相转换，阳气有所降而阴气有所升，也就是阴阳之气都既不偏盛，也不偏弱，既不力过，亦非无力，正处于平和顺畅的状态，故为"溜"脉。◎[47]魄汗：体汗。◎[48]四逆：指四肢逆冷。◎[49]起则熏肺，使人喘鸣：明·张介宾："魄汗未藏者，表不固也；四逆而

阴之所生，和本曰和[50]。是故刚与刚[51]，阳气破散，阴气乃消亡。淖则刚柔不和[52]，经气乃绝。

死阴之属[53]，不过三日而死；生阳[54]之属，不过四日而死[55]。所谓生阳、死阴者，肝之心[56]，谓之生阳，心之肺，谓之死阴，肺之肾，谓之重阴[57]，肾之脾，谓之辟阴[58]，死不治。

结阳[59]者，肿四支；结阴[59]者，便血一升，再结二升，三结三升。阴阳结斜[60]，多阴少阳曰石水[61]，

阴脉所生的阳脉，在与生它的阴脉本身合和一致的时候，就称作"和"，说明人体阴阳处于平衡协调的状态。如果阳脉旺之又旺，人体的阳气就会盛极而衰、散乱丧失，阴气也会随之消亡；如果是阴脉过盛而无序，人体的阴阳就不能平衡和谐，经脉气血也就会随之衰竭。

五脏之病如果是按着相克的次序传变，就属于"死阴"之证，说明患者已没有生机了，不过三天就会不治而死；五脏之病如果是按着相生的次序传变，就属于"生阳"之证，说明患者还有生机，不过四天就会痊愈。所谓"生阳"与"死阴"的具体情况，例如：肝脏的病邪转移到心脏，这是按着相生的次序传变的，这属于"生阳"之证；心脏的病邪转移到肺脏，这是按着相克的次序传变的，就属于"死阴"之证；肺脏的病邪转移到肾脏，这是按着相生的次序传变的，但因肺、肾二脏属阴，所以这种病变称作"重阴"；肾脏的病邪转移到脾脏，这则属于反侮，所以称作"辟阴"，患者必然不治而死。

人的阳经受邪而气血郁结不畅，四肢就会浮肿；阴经受邪而气血郁结不畅，大便就会下血：阴经初次受邪而气血郁结不畅时，便血一升；两次受邪而气血

起者，阳内竭也，甚至正不胜邪，则上熏及肺，令人气喘声鸣。此以营卫下竭、孤阳上浮，其不能免矣。"熏，有"伤"之意。◎[50]阴之所生，和本曰和：清·张志聪："阴之所生之阳脉，与所本之阴脉相合，而始名曰和。"前一"和"指和调，后一"和"指阴阳平衡。◎[51]刚与刚：清·高世栻："此刚与刚，则为独阳，故谓阳不和也。"◎[52]淖（nào 闹）则刚柔不和：明·吴昆："此言偏阴之害。淖，谓阴气太过而潦淖（乱）也。"◎[53]死阴：五脏之病按相克的次序传变，毫无生机。◎[54]生阳：五脏之病按相生的次序传变，还有生机。◎[55]死：据《新校正》，当作"已"，意为"病愈"。◎[56]肝之心：谓肝脏的病邪传到（转移到）心脏。下文中"心之肺""肺之肾""肾之脾"等，依此类推。之，动词，到，此谓传到、转移到。◎[57]重阴：唐·王冰："（肺、肾）似俱为阴气，故曰重阴。"◎[58]辟阴：肾脏的病邪传到脾脏。◎[58]结阳：人的阳经受邪而气血郁结不畅。◎[59]结阴：清·张璐："阴结便血者，厥阴肝血内结，不得阳气统运，渗入肠间而下，非谓阴结内塞。"◎[60]斜：通"邪"，指邪气，病邪。◎[61]石水：水肿病的一种，由阴盛阳虚、水气内聚所致。症见少腹肿大而坚硬如石、胁下胀痛、腹满不喘、脉沉等。◎[62]消：消渴

少腹肿。二阳结谓之消^[62]，三阳结谓之隔，三阴结谓之水^[63]，一阴一阳结谓之喉痹^[64]。

阴搏阳别^[65]，谓之有子。阴阳虚，肠澼^[66]死，阳加于阴谓之汗^[67]，阴虚阳搏谓之崩^[68]。

三阴俱搏^[69]，二十日夜半死；二阴俱搏，十三日夕时死；一阴俱搏，十日死；三阳俱搏且鼓^[70]，三日死；三阴三阳俱搏，心腹满，发尽不得隐曲，五日死；二阳俱搏，其病温，死不治，不过十日死。

郁结不畅时，便血二升；三次受邪而气血郁结不畅时，便血三升；阴经阳经全都受邪而气血郁结不畅时，如果阴经邪重而阳经邪轻，就会导致石水之病，主要症状为少腹胀大；阳明经脉受邪而气血郁结不畅时，就会导致消渴之病；太阳经脉受邪而气血郁结不畅时，就会导致上阻下塞的隔证；太阴经脉受邪而气血郁结不畅时，就会导致水肿之病；厥阴和少阳经脉受邪而气血郁结不畅时，就会导致喉痹之病。

寸口的尺阴之脉搏动有力，与寸阳之脉有明显的不同，表明妇女已经怀孕；尺阴与尺阳之脉都已虚弱、又患上了痢疾的病人，会不治而死；尺阴见阳脉，是阴虚火旺之盗汗；尺阴之脉虚而寸阳之脉搏指有力，是妇人血崩的征象。

太阴经脉全都搏指有力时，患者将会在第二十天的半夜死去；少阴经脉全都搏指有力时，患者将会在第十三天的傍晚死去；厥阴经脉全都搏指有力时，患者将会在第十天死去；太阳经脉全都搏指有力而跳动太过时，患者将会在第三天死去；太阴和太阳经脉同时都搏指有力时，患者就会出现心下满闷、腹中胀痛、发尽（译者注：义不明）、大小便不通等症状，到了第五天就会死去；阳明经脉全都搏指有力时，患者就会出现温热的证候，属于无法医治的死证，不过十天就会死去。

病。症见多饮、多食、多尿等。◎［63］水：水肿病。◎［64］喉痹：以咽喉肿痛、吞咽困难等为主症的病。◎［65］阴搏阳别：谓寸口尺阴之脉搏动有力，与寸阳之脉明显有别。◎［66］肠澼（pì 僻）：痢疾。明·马莳："阴阳虚，尺寸俱虚也。"◎［67］阳加于阴谓之汗：明·马莳："阳加于阴者，亦指尺寸而言也。寸主动，尺主静，尺部而见阳脉，乃阳加于阴，则阴虚火盛，其汗自泄。"◎［68］阴虚阳搏谓之崩：谓尺阴之脉虚而寸阳之脉搏指有力，为妇人血崩之脉。崩，指妇人血崩。其血下时多而又速，如山之崩，故称崩。◎［69］俱搏：清·张志聪："俱搏击应手而无阳和之气也。"◎［70］鼓：指脉动太过。

素问·灵兰秘典论^[1]篇第八

黄帝问曰：愿闻十二脏^[2]之相使^[3]，贵贱^[4]何如？

岐伯对曰：悉乎哉问也^[5]！请遂^[6]言之。心者，君主之官^[7]也，神明^[8]出焉；肺者，相傅^[9]之官，治节^[10]出焉；肝者，将军之官，谋虑^[11]出焉；胆者，中正之官^[12]，决断

黄帝向岐伯问道：请你给我讲讲，人体的十二个脏器是如何互相配合来发挥作用的？它们的主从关系又是什么？

岐伯回答说：您问得真是全面而又细致啊！请让我逐一地叙述它们。心脏对于身体来说，犹如国家的君主，主宰人的精神意志；肺脏对于身体来说，犹如丞相，主管气机的调节；肝脏对于身体来说，犹如将军，主管人的思考谋划；胆腑对于人体来说，犹如考察评判人才的中正之官，主管人的决断能力；膻中（心包）对于人体来说，犹如君主的近臣、使臣，主管人的喜怒哀

---

[1]灵兰秘典论：灵兰，为"灵台兰室"的简称，相传是黄帝藏书之所。秘典，密室存藏的珍贵典籍。明·吴昆："灵台兰室，黄帝藏书之所；秘典，秘密典籍也。"本篇以古代官制喻十二脏，讨论了十二脏的生理功能，强调了心的主宰作用及十二脏的协调关系，因其所论内容至为重要，故名篇。◎ [2]十二脏：指五脏、六腑和膻中（此指心包）共十二个脏器。◎ [3]相使：互相配合发挥作用的情况。◎ [4]贵贱：指主次、主从。◎ [5]悉乎哉问也：倒装句，即"问悉乎哉"。悉，详尽。◎ [6]遂：逐一地，一个接着一个地。疑通"逐"。一说：尽，详细。亦通。◎ [7]官：比喻人体的器官。后文的"官"，多指官员，或指器官，需依上下文而定。◎ [8]神明：指精神、意识、思维活动等。◎ [9]相傅：与后世所谓"丞相"义同。◎ [10]治节：节制、调节（的功用）。◎ [11]谋虑：指谋划问题的能力；思考谋划。◎ [12]中正之官：此喻指胆对人在谋划、做事时的主决断

出焉；膻中[13]者，臣使之官[14]，喜乐出焉；脾胃者，仓廪[15]之官，五味[16]出焉；大肠者，传道[17]之官，变化出焉；小肠者，受盛之官，化物[18]出焉；肾者，作强[19]之官，伎巧[20]出焉；三焦[21]者，决渎[22]之官，水道出焉；膀胱者，州都[23]之官，津液[24]藏焉，气化[25]则能出矣。凡此十二官者，不得相失[26]也。故主明则下安，以此养生则寿，殁世不殆[27]，以为天下则大昌。主不明则十二官危，使道[28]闭塞而不通，形乃大伤，以此养生则殃，以为

乐；脾胃对于人体来说，犹如国家粮库的长官，主管受纳运化饮食五味；大肠对于人体来说，犹如负责转运物品的官员，主管传化饮食的糟粕；小肠对于人体来说，犹如负责接收各国贡品的官员，主管吸纳饮食水谷的精微物质；肾脏对于人体来说，犹如负责建设建造的官员，主管人的巧智、技能；三焦对于人体来说，犹如负责水利的官员，主管通调全身的水道；膀胱在人体内部，是汇聚水液的器官，津液也贮存其中，经过阳气的运化，就会外出而濡润全身。总共这十二个脏器，彼此是不能失去协调的作用的。其中，起着君主作用的心脏最为重要。只要心脏主宰的精神意志正常明达，也就是心脏的功能强健有力，其他的脏器就都会安顺协调。依照这一原则进行养生，人就能够健康长寿，终生不会出现疾患；依照同样的道理治理天下，天下就能够兴旺发达。心脏主宰精神意志的功能要是丧失了，包括心脏在内的所有十二个器官就都会发生危险，彼此之气联系的通道就会阻塞不通，身体也就会受到严重损害。精神意志已乱却还要去进行养生，就必然发生灾祸；犹如君主昏庸无能却还要治理天

的功用。◎［13］膻中：指心包络。◎［14］臣使之官：喻指能直接反映心脏精神情感活动的心包络（膻中）的功用。◎［15］仓廪（lǐn凛）：喻指脾胃受纳、运化饮食水谷的功用。◎［16］五味：酸、苦、甘、辛、咸。◎［17］传道：转运输送（物品）。◎［18］化物：指从饮食水谷中化出的营养人身的精微物质。◎［19］作强：当为"将作"，建造、建设。"将作之官"，即将作大匠，负责建造、建设的官员。后人注为"强于作用""作用强力"等，都是附会之语。强，通"将"。◎［20］伎巧：即"技巧"，指技术；巧智与技能。伎，同"技"。◎［21］三焦：此指作为六腑之一的三焦。又称"孤府"（腑)"，是脏腑外围最大的腑，有主持诸气、通调水道的功用。◎［22］决渎（dú读）：明·张介宾："决，通也；渎，水道也。上焦不治，则水泛高原；中焦不治，则水留中脘；下焦不治，则水乱二便。三焦气治，则脉络通而水道利，故曰'决渎之官'。"◎［23］州都：这里比喻人体水液（主要指尿）汇聚的地方。◎［24］津液：此指人体正常的水液。◎［25］气化：谓阳气对津液的运化。◎［26］相失：谓失去彼此协调的作用。◎［27］殁（mò末）世不殆：指终生没有危害。殁世，即终身，终生。殆，危险，此指疾患，疾苦。◎［28］使道：指十二脏之气互相联系的通道。◎

天下者，其宗[29]大危，戒之戒之！

至道[30]在微，变化无穷，孰[31]知其原！窘乎哉[32]，消者瞿瞿[33]，孰知其要！闵闵之当[34]，孰者为良！恍惚之数[35]，生于毫氂[36]，毫氂之数，起于度量[37]，千之万之，可以益大，推之大之，其形乃制[38]。

黄帝曰：善哉！余闻精光之道[39]，大圣[40]之业，而宣明[41]大道，非斋戒[42]择吉日，不敢受也。

黄帝乃择吉日良兆，而藏灵兰之室[43]，以传保[44]焉。

下，天下就一定会发生危机一样。这是应该慎之又慎的啊！

最为高明的医道精深入微，变化无穷，有谁能知道它的渊源？！的确，要想知道它的渊源是非常困难的啊！学习的人都惊叹不已，感到畏难，又有谁能掌握它的精要内涵？！虽然百姓的病痛让人感到忧虑，也想为之解除疾苦，可是什么才是最好的方法？！当然，冥冥之中包括医道在内的令人深感渺茫难知、无穷无尽的事物，并不是无从了解。它们全都产生于极其微小精细的变化。这极其微小精细的变化达到一定的程度和数量的时候，就可以用规律法度去衡量认识了。从一到十、从十到百、从百到千、从千到万以至无穷无尽、无边无际的事物，都可以据此道理来逐步扩大对它们的认识，当推论到一定程度的时候，万事万物——包括医道的完整体系就建立起来了。

黄帝叹道：你讲得真好啊！我听到了精深之至和充满智慧之光的大道理、最为圣明的大学问。你的话，可谓大大地阐明了这些大道理和大学问。如果不是虔诚地选定吉日良辰，是不敢接受的。

黄帝于是就特别选了一个吉日良辰，将所记下的岐伯讲授的道理藏在灵兰之室，用以保存下来、传给后世的人们。

---

[29]宗：指社稷，国家。◎[30]至道：最高明的道。此指医道，医学。◎[31]孰：谁。◎[32]窘（jiǒng 炯）：困难◎[33]消者瞿瞿：消，通"肖"，学习。瞿瞿，惊畏的样子。此处引申为因感高深而惊叹畏难的样子。◎[34]闵闵之当，孰者为良：虽然为百姓的病感到忧虑并希望给他们解除疾苦，可是什么是最为恰当的方法呢？◎[35]恍惚之数：指冥冥之中让人深感渺茫难知的、无穷尽的事物。恍惚，隐约不清而又难以捉摸。◎[36]毫氂（máo 毛）：比喻极其微小精细的变化。氂，细锐坚韧的毛。◎[37]起于度量：达到一定的程度和数量，就可以用规律法度去衡量认识了。◎[38]其形乃制：谓万事万物完整的体系就建立起来了。形，形体，此指事物完整的体系。制，建立。◎[39]精光之道：指精深而充满智慧之光的大道理。◎[40]大圣：最为圣明。◎[41]宣明：阐明。◎[42]斋戒：指精诚、虔诚的态度。◎[43]灵兰之室：相传是黄帝收藏典籍的地方。◎[44]传保：清·高世栻："以传后世而保守弗失焉。"

素问·六节藏象论[1] 篇第九

黄帝问曰：余闻天以六六之节[2]，以成一岁，人以九九制会[3]，计人亦有三百六十五节[4]，以为天地，久矣。不知其所谓也？

岐伯对曰：昭[5]乎哉问也，请遂[6]言之。夫六六之节，九九制会者，所以正天之度[7]，气之数[8]也。天

黄帝向岐伯问道：我听说，天道的运行是在经过六个甲子周日以后就成为一年，地和人体分别以九州、九野与九窍、九脏等体系跟天道的运行相应，所以在人就有三百六十五个腧穴。这样，就形成了有关天地运行与天地人三者之关系的学说。我听到这种说法的时间已经很久了，但却不知道这些说法的意义是什么，又怎样才能理解。请你给我讲讲好吧？

岐伯回答说：您问得真高明啊！请让我逐一地解释其中的道理。天道的运行在经过六个甲子周日以后成为一年，地和人体分别以九州、九野与九窍、九脏等体系跟天道的运行相应，这些说法是用来确定天道上一周天的度数和地上二十四节气更替的常数的。而天道上一周天的度数，是用来计算日月运行的行程与

---

[1]六节藏象论：节，度也。古人以甲子纪天度，甲子一周之数六十，是谓一节，每年三百六十日，故称为六节。本篇先论天度，而天地阴阳之气与人体五脏相通应，故继论藏象，因此以"六节藏象"名篇。◎[2]六六之节：指合而成为一年的六个甲子周日。古代用干支相配之法纪日的时候，以十天干和十二地支两两相配形成的周期为一个甲子，可记六十日，是为一个甲子周日，即一节。六个包括了六十日的"节"，合计三百六十日，为一年。谓三百六十日为一年的说法，举其概要而已。◎[3]人以九九制会：地与人分别以九州、九野和九窍、九脏等体系与天的"六六之节"应合。人，应指地和人。后文"九分为九野，九野为九藏……合为九藏以应之也"可参。◎[4]节：指腧穴。◎[5]昭：详明。◎[6]遂：逐一。◎[7]正天之度：正，确定。度，度数，指一周天的度数，共三百六十五度，是用以确定日月运行的行程与迟速的标准。◎[8]气之数：一年二十四节气更替

度者，所以制日月之行也；气数者，所以纪[9]化生之用也。天为阳，地为阴；日为阳，月为阴；行有分纪[10]，周有道理[11]，日行一度，月行十三度而有奇[12]焉，故大小月三百六十五日而成岁，积气余而盈闰[13]矣。立端于始[14]，表[15]正于中，推余于终[16]，而天度毕[17]矣。

帝曰：余已闻天度矣，愿闻气数何以合之？

岐伯曰：天以六六为节，地以九九制会，天有十日[18]，日六竟而周甲[19]，甲

迟速的；地上二十四节气更替的常数，是用来标记万物的生长变化的。天属阳，地属阴；太阳属阳，月亮属阴。太阳和月亮在天上的运行各有一定的区域和度数，运行一周也各有一定的轨道。凡太阳运行一度，月亮就运行十三度有余。由于一周天共有三百六十五度，太阳运行一度为一个昼夜，所以经过三百六十五个昼夜就成为一年；又由于月亮运行的度数及轨道与太阳不同，所以月份就有大小的区别。另外，二十四个节气所历的时间，与太阳运行一个周天的时间相同，长于一年十二个月，这长出的时间累积到满约一个月时，就产生了闰月。其推算的方法，是首先确定冬至这天的时间，之后用圭表来测量日影照射的角度，以确定日月运行的进度并校正时令节气，最后再推算二十四个节气比十二个月长出的时间，这样，天道运行的度数及时令节气等等就全都可以计算出来了。

黄帝说：我已经明白关于天道运行的度数的问题了。希望听听地上的二十四个节气是怎样与之应合的。

岐伯回答说：天道的运行是以六个甲子周日为周期的，大地和人体即分别以九州、九野与九窍、九脏等体系跟它相应。对天的运行，人们用十干纪述；对地的运行，人们用十二支纪述。用干支相配之法纪日的时候，当十干用过六轮以后，与十二支两两相配的循环即告完毕，其六十对，可纪六十日，这就是一个

的常数。◎[9]纪：通"记"，标记。◎[10]分纪：天体上一定的区域和度数。◎[11]周有道理：日月的周行有一定的轨道和规律。道理，指轨道、规律。◎[12]有奇（jī机）：有余。奇，余数。◎[13]积气余而盈闰：二十四个节气所历的时间相加，要长于一年十二个朔望月的时间。这长出的时间累积到满约一个月时，就产生了闰月。气，指二十四节气。盈，满，指满一个月。◎[14]立端于始：确定冬至这天的时间为每年阳气始生之日。端，指每年的冬至之日。始，首先。◎[15]表：圭表，古代的天文学仪器，用来测量日影照射的角度，以确定日月运行的进度和校正时令节气。◎[16]推余于终：最后再推算二十四个节气比十二个月长出的时间。余，长出（的时间）。终，最后。◎[17]毕：尽，尽知。◎[18]十日：十天干。依次为：甲、乙、丙、丁、戊、己、庚、辛、壬、癸。◎[19]日六竟而周甲：用干支相配方法纪日的时候，等到十天干用过六轮之后，与十二地支（子丑寅卯辰巳午未申酉戌亥）两两相配循环完毕，共六十对，可纪（记）六十日，叫做一周甲。竟，完。周甲，指干支两两相配循环完毕之后形成的一个甲子周期。由于干一为甲，支一为子，所

六复而终岁[20]，三百六十日法[21]也。夫自古通天[22]者，生之本，本于阴阳。其气九州九窍，皆通乎天气[23]。故其生五，其气三[24]，三而成天，三而成地，三而成人，三而三之，合则为九，九分为九野，九野为九脏[25]，故形脏[26]四，神脏[27]五，合为九脏，以应之也。

帝曰：余已闻六六九九之会也，夫子言积气盈闰，愿闻何谓气？请夫子发蒙解惑[28]焉。

"周甲"；经过六个周甲的天数，即为一年：这就是所谓一年三百六十天的计算方法了。自古以来，精通天道运行的人，都知道生命的根本，乃是天地阴阳。无论是地上的九州万物，还是人身的九窍百骸，都与天地阴阳之气息息相通。天地阴阳所派生的是能够运生万物的五行，其自身又蕴涵着向上的清阳之气、向下的浊阴之气与居中的合和之气，所以才能够生成蓝天、大地和人体；而天、地、人三者又各有清阳之气、浊阴之气与合和之气，三三得九，所以天地阴阳之气共有九种，地上有九州所出的万物与之相应，人体有九脏与之相应。人体的九脏包括藏纳有形之物的四脏即胃、大肠、小肠、膀胱和藏守无形之神的五脏即藏神的心、藏魂的肝、藏意的脾、藏魄的肺、藏志的肾，合计九脏来与天地阴阳的九气相应。

黄帝说：我已明白了天道的运行是在经过六个甲子周日以后就成为一年、地和人体分别以九州、九野与九窍、九脏等体系跟天道的运行相应的全部道理了。您刚才说二十四个节气比一年十二个月长出的时间累积到满约一个月时，就产生了闰月。我希望知道什么叫做节气？请您讲讲，以启发我的蒙昧、解除我的疑惑。

以应称"甲子"，省称"周甲"。◎［20］甲六复而终岁：经过六个周甲的天数，即为一年。甲，指周甲。复，重复。◎［21］三百六十日法：这是十月太阳历法在《内经》中的应用。十月太阳历法中360日为一年，所余的5～6日为过年节，不计入历法计算的天数。一年分为十个月，分别用甲、乙……壬、癸十天干予以标记，始于冬至所在的月份；每月36天，分为三旬，每旬12天，用子、丑……戌、亥十二地支标记；将一年五季称为"五行"（因为季节气候是随着时间的推移而移行变化），始于木行（第一季），终于水行（第五季），依次为木行→火行→土行→金行→水行，这也是五行概念发生的源头。本篇既应用了十二月太阳历法（如"三百六十五日"原文），也应用了太阴历法（"大小月"，《内经》所用历法中只有阴历的月为实际的月相变化周期），还应用了阴阳合历（"日行一度，月行十三度有奇"）等。◎［22］通天：懂得（精通）天道的运行。◎［23］天气：上天之气，天道运行之气。◎［24］五：指五行，木、火、土、金、水五类物质及其运行。三，即指下文所说的天地人之气，或谓清阳之气、浊阴之气、阴阳合气。◎［25］九野为九脏："九野为"三字，当涉上文"九分为九野"而衍。◎［26］形脏：藏纳有形之物的脏器，为胃、大肠、小肠、膀胱四者。◎［27］神脏：藏守无形之"神"的脏器，即五脏。各自所藏神为：心藏神、肝藏魂、脾藏意、肺藏魄、肾藏志。◎［28］发蒙解惑：启发蒙昧，解除疑惑。◎［29］上帝所秘：上帝秘而不宣的知

岐伯曰：此上帝所秘[29]，先师传之也。

帝曰：请遂闻之。

岐伯曰：五日谓之候[30]，三候谓之气[31]，六气谓之时[32]，四时谓之岁[33]，而各从其主治[34]焉。五运相袭[35]，而皆治之，终期之日[36]，周而复始，时立气布[37]，如环无端，候亦同法。

故曰：不知年之所加[38]，气之盛衰，虚实之所起，不可以为工[39]矣。

帝曰：五运之始，如环无端，其太过不及何如？

岐伯曰：五气更立[40]，

岐伯回答说：这是天帝不轻易对人传授的知识，我是经由已故的老师传授之后才懂得的。

黄帝说：请您一一地给我讲讲。

岐伯回答说：五天叫做一候，三候就是一个节气，六个节气就是一个季节，四个季节就成为一年。在这些不同的时段当中，无论是养生还是治病，都要注意顺应它们各自的主气及其主宰的时令变化。五行的运行之气是相承而进的。无论是养生还是治病，也要注意顺应它们在相应季节的主气及其主宰的气候变化。五行在一年之内的运行，是从当年时令的最初一天开始，到最后一天结束，然后又周而复始。四季由此而区分了开来，二十四个节气由此而确定了下来。五行及四季、节气的运行、更替，就如一个圆环，无头无尾，不断更替，永无休止。五日一候的推移，也是这样的道理。

所以说，如果不懂得随着年份而变的客气叠加于不变的主气的情况，不懂得一年之内节气的盛衰，不懂得疾病虚实的起因，就不可以做一名医生。

黄帝问道：五行运行周而复始的情况，就如圆环，无头无尾，不断更替，永无休止，这个道理我也听懂了。那么，五行在运行中太过和不及的表现是怎样的呢？

岐伯回答说：五行的运行之气在更替着主宰春、夏、长夏、秋、冬这五时之气当中，各有制约和被制

识，不轻易传授的知识。◎[30]候：日行五度之物候规律。◎[31]气：一个节气。◎[32]时：季节。◎[33]岁：一年。◎[34]从其主治：要适应"候""气""时""岁"各自的主气及其主宰的时令变化而进行养生和治疗疾病。主，所主，指主宰的时令变化。治，含"治身"（养生）与"治病"二义。一说：主治，是"当旺"的意思。如木旺于春、火旺于夏，土旺于长夏，金旺于秋，水旺于冬。亦通。◎[35]五运相袭：此木、火、土、金、水五行之气在天地间的运行变化承袭规律。◎[36]终期（jī机）之日：一整年的最后一天。期，一整年。◎[37]时立气布：四季（因五行相袭而）区别，二十四节气（因五行相袭而）确定。◎[38]加：加临。为随着年份而迁移变化的客气，叠加于固定不变的主气之上。不同属性的主客之气相互叠加，则产生相应的气候。◎[39]为工：做医生。工，指医生。◎[40]五气更立：五运（五行的运行）之气更替主宰春、夏、长夏、秋、冬五

各有所胜[41]，盛虚之变，此其常也。

帝曰：平气[42]何如？

岐伯曰：无过[43]者也。

帝曰：太过不及奈何？

岐伯曰：在《经》[44]有也。

帝曰：何谓所胜？

岐伯曰：春胜长夏，长夏胜冬，冬胜夏，夏胜秋，秋胜春，所谓得五行时之胜[45]，各以气命其脏[46]。

帝曰：何以知其胜？

岐伯曰：求其至也，皆归始春[47]，未至而至，此谓太过，则薄所

约的一方，那么，互有盛衰的变化，这属于正常情况。

黄帝问道：五行在运行中的平和之气是怎样的呢？

岐伯回答说：就是既无太过，也无不及之气。

黄帝问道：那么太过和不及各是怎样的情况呢？

岐伯回答说：这个问题非常复杂，一言难尽，所以在经书中有专门的论述。请您看一下从《天元纪大论》到《至真要大论》那七篇文章就清楚了。

黄帝问道：五行之气在更替主宰五时之气当中，各有制约和被制约的一方。那么其制约的关系及其在五时中的表现是什么呢？

岐伯回答说：春、夏、长夏、秋、冬这五时，分别与木、火、土、金、水这五行相应。所以，木克土，就表现为春气制约长夏之气；土克水，表现为长夏之气制约冬气；水克火，表现为冬气制约夏气；火克金，表现为夏气制约秋气；金克木，表现为秋气制约春气。五时之所以能够正常更替并对人体产生相应的积极影响，是由于它们分别获得了五行按着时令的规律而运行时所具有的正常健旺之气。也因为这样，它们才能够各以其正常健旺之气赋予相应的五脏而使之发挥不同的作用。

黄帝问道：怎样才能够知道五行按着时令的规律而运行时所具有的正常健旺之气呢？

岐伯回答说：这个通过推求五行之气在五时依次到来的时间就可以知道。而其关键所在，是推求五行的周而复始之气是否在立春这一天到来。如果五行之气在时令还未到来而它却提前到来，这就叫做"太过"，就会侵

时。立，主宰。◎[41]所胜：五行之气循行相克关系中制约另一方（另一行）的一方（一行）。◎[42]平气：指五运中运行平和、无偏盛乘侮之气，即气候平和。◎[43]过：单词复用，意为"太过与不及"。◎[44]经：指《内经》中有关专述运气的篇章，为《素问》部分之"运气七篇大论"。◎[45]得五行时之胜：五时（春、夏、长夏、秋、冬）获得了五行按着时令的规律运行所具有正常健旺之气。胜，指正常健旺之气。◎[46]各以气命其脏：五时各以其正常健旺之气赋予相应的五脏而使之发挥不同的作用。具体为：春予肝以肝木之气，夏予心以心火之气，长夏予脾以脾土之气，秋予肺以肺金之气，冬予肾以肾水之气。命，有"赋予生机"或"使……获得生机"之意。◎[47]始春：春为四时之长，故候气皆从立春前之日也。◎[48]薄所不胜：侵凌被制约的某一行之

不胜[48]，而乘[49]所胜也，命
曰气淫[50]。不分邪僻内生，工
不能禁[51]。至而不至，此谓不
及，则所胜妄行，而所生[52]受
病，所不胜薄之也，命曰气
迫[53]。所谓求其至者，气至之
时也。谨候[54]其时，气可与
期[55]，失时反候[56]，五治[57]
不分，邪僻内生[58]，工不能
禁[59]也。

帝曰：有不袭乎？

岐伯曰：苍天之气，不得
无常[60]也。气之不袭，是谓非
常[61]，非常则变矣。

帝曰：非常而变奈何？

岐伯曰：变至则病，所胜

凌被它制约的某一行之气，而反欺制约它的某一
行之气：这种情况称作"气淫"，人体相应的脏器
就会随之发病；如果五行之气在时令已经到来而
它却还未到来，这就叫做"不及"，那么制约它的
某一行之气就会任意肆行，生它的一行就会受到
侵害，而被它制约的一行也来反欺于它：这种情
况称作"气迫"，人体相应的脏器也会随之发病。
所谓通过推求五行之气在五时依次到来的时间的
话，就是指上述情况而言的。只要能够仔细观察
五行之气在五时依次到来的时间，那么五时之气
无论是太过还是不及，人都可以做到与之相应不
违。如果违背四季的时令变化，对与五行五时相
应的养生方法弄不清楚，病邪就会由内而生，即
使是医生也无法治疗了。

黄帝问道：五行之气有不依次序相承的情况吗？

岐伯回答说：来自苍穹和天地阴阳的五行之
气，不可能没有常规。五行之气如果不是依次相
承而进，就属于反常，反常就会使气候发生异变。

黄帝问道：五行之气的运行出现反常造成气
候异变会怎样呢？

岐伯回答说：气候发生了异变，人体就会患
病。如果是与五行五时相应而在气候异变的时令
中起着制约作用的脏器患了病，就比较轻微；如

气。薄，通"迫"，侵凌。所不胜，与上文中的"所胜"相对，指五行之气循环相克的关系中制约的
某一方（某一行）。◎[49]乘：欺凌，以强凌弱。◎[50]气淫：时令未到就已出现该时令的气候、
以致其相应的脏器之气过盛、混乱而且反欺对之有制约作用的脏器所造成的病。◎[51]不分邪僻
内生，工不能禁：自唐·王冰以来，包括王冰的各家一致认为这十个字乃本段下文"五治不分，邪僻
内生、工不能禁"的误重，系错简所致。从之。◎[52]所生：指五行之气循环相生的关系中生的一
行（一方）。◎[53]气迫：指时令已到可是还未出现相应的气候、以致该时令中制约的与被制约的脏
腑之气妄行而交迫所造成的病。◎[54]候：观察。◎[55]气可与期：五时之气的太过与不及，人
均与之相应产生变化。气，指五时之气。期，约期，相应。◎[56]失时反候：违背四季的时令变化。
失、反，同义词，违背。时、候，四季、节候，泛指四季的时令。◎[57]五治：根据五脏与五行、
五时相应的道理而采用的相应的养生方法，即与五行五时相应的养生方法。治，此指养生。◎[58]
邪僻内生：邪气内生。僻，不正也。◎[59]禁：此指治疗。◎[60]不得无常：不可能没有常规。
得，能够。常，常规，规律。◎[61]非常：不循常规，即反常。◎[62]所胜则微，所不胜则甚：

则微，所不胜则甚[62]，因而重感于邪，则死矣。故非其时则微，当其时则甚也[63]。

帝曰：善。余闻气合而有形，因变以正名[64]。天地之运，阴阳之化[65]，其于万物，孰少孰多，可得闻乎？

岐伯曰：悉哉问也，天至广不可度，地至大不可量，大神灵[66]问，请陈其方[67]。草生五色[68]，五色之变，不可胜视[69]；草生五味，五味之美，不可胜极。嗜欲不同，各有所通[70]。天食人以五气，地食人以五味[71]。五气

果是被制约的脏器患了病，则比较严重。要是患病严重的时候又被邪气侵袭，就会不治而死。同理，气候发生了异变以后，如果异变的年份或季节中与五行五时相应的脏器患了病，而该年该季却不是与该脏相应的某一行当令，那么该脏的病情比较轻微，反之则比较严重。

黄帝说：讲得很好。我听说天地阴阳之气交会以后就产生了有形的万物，有形的万物又随着阴阳之气的变化而具有了不同的特点并因而被人确定了名称。那么天地阴阳的运化，就其对万物所起的作用来说，哪个少而哪个多呢？能够听您讲讲吗？

岐伯回答说：您问得真详尽啊！天，是极其之广的，不可能揣测而知；地，是极其之大的，同样不可能丈量而知。您所提出的高明而深奥的问题，我也不能完全懂得。不过，其概要情况我还知道，请允许我陈述一下。草木生长的时候，有青、赤、黄、白、黑这五类颜色，变化起来令人不能全部分清；植物长成的时候，有酸、苦、甘、辛、咸这五种味道，美妙可口令人不能统统说尽。当然，由于习性与要求不同，对于美妙的五味，不同的人则各有所好。天是用五时之气养育人的，地是用五味饮

清·姚止庵："譬如木直之年，人感不正之气，病在于肺，金能平木，虽病亦微；若病在脾胃，土本畏木，木旺土虚，其病必甚。"◎[63]故非其时则微，当其时则甚也：谓某一年及某一季中与五行相应的某脏器患病以后，如果该年该季不是与该脏器相应的某一行当令，则该脏器的病情就较轻、反之则重。其时，指五行中与患病的脏器相应的一行当令之时。◎[64]气合而有形，因变以正名：气，指阴阳之气。形，指有形之万物。变，此言阴阳多少之变化。正，正定，确定，因强调名称的确立，须做到得义之正者，以便言顺，事成，故曰"正"。全句言有形之物皆由阴阳二气交会化合而成，各因其阴阳之气的多少而确定了不同的名称。◎[65]天地之运，阴阳之化：互文句，参互见义，即天地阴阳之运化。◎[66]大神灵：对黄帝的尊称。清·孙鼎宜："大神，赞帝之称。"灵，谓高明、深奥。◎[67]方：概要。◎[68]五色：青、赤、黄、白、黑。属于可以概括一切颜色的类型性颜色。下文"五色脩明"的"五色"，指人的气色、面色。◎[69]胜视：全部分清。胜，尽，全部。◎[70]嗜欲不同，各有所通：此言万物对自然界物质的客观需求不同，各有一定的选择性。嗜欲，即嗜好，需求。通，应也。◎[71]天食人以五气，地食人以五味：食，同"饲"。五气，即风、寒、暑、燥、湿，此泛指自然界之清气，亦即供人呼吸之气。五味，指酸、苦、甘、辛、咸，

入鼻，藏于心肺，上使五色脩明[72]，音声能彰。五味入口，藏于肠胃，味有所藏，以养五气[73]，气和而生，津液相成，神乃自生[74]。

帝曰：藏象[75]何如?

岐伯曰：心者，生之本[76]，神之变[77]也，其华[78]在面，其充[79]在血脉，为阳中之太阳[80]，通于夏气。肺者，气之本，魄[81]之处也，其华在毛，其充在皮，为阳中之太阴[82]，通于秋气。肾者，主蛰[83]，封藏[84]之本，精之处也，其华在发，其充在骨，为阴中之少阴，通于冬气。肝

食养育人的。五时之气通过鼻孔进入人体，贮藏于心肺二脏，上行而使人的面色润泽有光，使人的声音清晰洪亮；五味饮食通过口而进入人体，积存于肠胃之中，其精微物质经消化吸收而贮藏下来，以充养五脏之气。五脏之气在得到饮食精微的充养以后，就会产生合和的作用而使人富有生机，加之津液的相辅相成，人的神气就会生发健旺起来。

黄帝又问道：人的脏腑及其机能活动表现于外的征象是什么呢?

岐伯回答说：心脏，是人的生命的根本，是精神意志的所在。它的精华表现在人的面部，它所充养的对象是血脉。由于位在属阳的胸背之中，在五脏的阴阳分类中属于太阳，所以又可称作“阳中之太阳”，与夏气相应相通；肺脏，是人体气机的根本，是魄所内藏的地方，它的精华表现在汗毛上，它所充养的对象是皮肤。由于也位在属阳的胸背之中，而在五脏的阴阳分类中属于太阴，所以又可称为“阳中之太阴”，与秋气相应相通；肾脏，主管人体真气的蛰伏，是阳气内藏的根本，是精气所处的地方。它的精华表现在头发上，它所充养的对象是骨骼。由于位在属阴的腹部，在五脏的阴阳分类中属于少阴，所以又可称为“阴中之少阴”，与冬气相应相通；肝脏，是人体四肢强健的根本，是魂

此泛指饮食物。◎[72]脩明：脩，通“修”，修饰也。明，明亮润泽。◎[73]五气：五脏之气。◎[74]津液相成，神乃自生：后天水谷之精气充足，则人体生命活动正常。津液，指后天所生成的精气，为神活动的物质基础。神，指整个人体的生命活动现象。◎[75]藏象：明·张介宾：“象，形象也。藏居于内，形见于外，故曰藏象。”◎[76]生之本：即生命的根本。◎[77]变：《太素》中作“处”，当是。◎[78]华：精华，光华，荣华，为表现于外的精华之象。◎[79]充：充养的器官或组织，充养的对象。◎[80]阳中之太阳：前“阳”字指部位，后“阳”字指功能特性及所通应的季节阴阳之气的多少。◎[81]魄：指神的部分功能表现，言人出生后的本能活动及一些感知活动。◎[82]阳中之太阴：肺居胸中阳位，但其性主收敛、肃降，应于秋气，秋为少阴之气，故当为“阳中之少阴”。《甲乙经》《太素》均作此说。◎[83]蛰：昆虫伏藏谓蛰。此指肾脏藏精的功能，有生机内藏之意。◎[84]封藏：闭藏、内藏。◎[85]罢极之本：罢极，历代注家见解不一。罢，免

者，罢极之本[85]，魂[86]之居也，其华在爪，其充在筋，以生血气，其味酸，其色苍[87]，此为阳中之少阳[88]，通于春气。脾、胃、大肠、小肠、三焦、膀胱者，仓廪[89]之本，营[90]之居也，名曰器[91]，能化糟粕，转味而入出者也，其华在唇四白[92]，其充在肌，其味甘，其色黄，此至阴之类，通于土气[93]。凡十一脏，取决于胆也[94]。

故人迎[95]一盛[96]，病在少阳[97]；二盛，病在太阳；三盛，病在阳明；四盛已上，为格阳[98]。寸口[99]一盛，病在厥

所内藏的地方。它的精华表现在爪甲上，它所充养的对象是诸筋，同时还能生养血气。由于位在属阴的腹部，在五脏的阴阳分类中属于少阳，所以又可称为"阴中之少阳"，与春气相应相通；脾、胃、大肠、小肠、三焦、膀胱这些脏是饮食水谷受纳运化的根本，是营气所生与所存的地方。它们都像是容器一般，能受纳饮食水谷，消化吸收其中的精华，分化排除其中的糟粕。它们的精华表现在口唇四周，所充养的对象是肌肉。由于都位于属阴的腹部，所受纳传化的饮食水谷又都属于浊阴之物，所以都是至阴一类的脏腑，与长夏之气相应相通。以上这十一个脏器状况如何，还都取决于胆腑的功能。

人迎的脉搏如果比正常情况大了一倍，表明病在少阳经脉；比正常情况大了两倍，表明病在太阳经脉；比正常情况大了三倍，表明病在阳明经脉；要是比正常情况大了四倍以上，就表明阳气已经盛极，损伤了阴气，发生了阴阳失和的疾变，这叫做"格阳"，其症状表现主要是饮食不入。寸口的脉搏如果比正常情况大了一倍，表明病在厥阴经脉；比正常情况大了两倍，表明病在

除，停止。极，劳困。肝藏血主筋，能耐劳作而消除疲劳，故为罢极之本。◎[86]魂：指神的部分功能表现。言人的感性、知性、悟性。◎[87]其味酸，其色苍：据北宋·林亿等的《新按正》，这二句六字与下文的"其味甘、其色黄"六字，应为衍文，故译文舍之。◎[88]阳中之少阳：肝居下焦阴位，通于春季，具有少阳生发之性，故当为"阴中之少阳"。◎[89]仓廪：比喻脾胃对饮食水谷的受纳运化功能。◎[90]营：营气。为饮食水谷化生的精气，运行于脉中，有化生血液、营养周身和收舍神志的功用。◎[91]器：容器。比喻胃肠、三焦、膀胱等器官的作用。◎[92]唇四白：口唇四周。◎[93]至阴之类，通于土气：至，到达，往复。脾居中焦，其气转枢，交通上下，使周身气机得以升降、往复；脾主长夏，长夏居于春夏与秋冬阴阳之交，属土。故称脾为"阴中之至阴"。脾主运化水谷，与六腑关系密切，故云胆、胃、大肠、三焦、膀胱诸腑为至阴之类，通于土气，与水谷代谢密切相关。◎[94]凡十一脏，取决于胆也：众说不一，以"十一"乃"土"字之误的观点较妥。◎[95]人迎：切脉的部位，在结喉两侧的颈动脉搏动处。◎[96]一盛：大一倍。下文"二盛""三盛""四盛"即大二倍、大三倍、大四倍。盛，指脉大。◎[97]少阳；指少阳经脉。下文中的"太阳""阳明""厥阴""少阴""太阴"，都是就经脉而言的。◎[98]格阳：因阳气盛极，损伤阴气而致的阴阳失和。◎[99]寸口：切脉的部位，在手腕的桡动脉处。◎[100]关阴：因

阴；二盛，病在少阴；三盛，病在太阴；四盛已上，为关阴[100]。人迎与寸口俱盛四倍已上，为关格[101]，关格之脉赢[102]，不能极[103]于天地之精气，则死矣。

少阴经脉；比正常情况大了三倍，表明病在太阴经脉；要是比正常情况大了四倍以上，就表明阴气已经盛极，损伤了阳气，造成了阴阳失和、隔绝不通的病变这叫做"关阴"，其主要症状是小便不通。人迎和寸口的脉搏都非常旺盛，比正常情况大出四倍以上，就表明阴阳都已盛极并已两不相协，这种病变叫做"关格"。发生了"关格"的病变，脉象的特点就是盛之又盛，这实际上是人体真元内竭的表现，患者的五脏六腑已不能与天地四时的精气相应相通了，必然很快地不治而死。

阴气太盛而损伤阳气所致的阴阳失和、隔绝不通的病，多见小便不通。◎［101］关格：阴阳盛极的实证。阴气盛极为关，阳气盛极曰格，阴阳俱盛、两不相协为关格。◎［102］赢：《新校正》："详'赢'当作'赢'，脉盛四倍以上，非赢也。乃盛极也，古文赢与盈通用。"赢，音义同盈，有余之意。◎［103］极：通。

素问·五脏生成[1] 篇第十

心之合[2]脉也，其荣[3]色也，其主[4]肾也；肺之合皮也，其荣毛也，其主心也；肝之合筋也，其荣爪也，其主肺也。脾之合肉也，其荣唇也，其主肝也；肾之合骨也，其荣发也，其主脾也；是故多食咸，则脉凝泣[5]而变色；多食苦，则皮槁而毛拔；多食辛，则筋急而爪枯；多食酸，则肉胝胎

在内的心脏，在外与它配合的是血脉，它的精华表现于面色，制约它的是肾脏；在内的肺脏，在外与它配合的是皮肤，它的精华表现于汗毛，制约它的是心脏；在内的肝脏，在外与它配合的是诸筋，它的精华表现于爪甲，制约它的是肺脏；在内的脾脏，在外与它配合的是肌肉，它的精华表现于口唇，制约它的是肝脏；在内的肾脏，在外与它配合的是骨骼，它的精华表现于头发，制约它的是脾脏。因此过多食用咸味之物，就会使血脉凝滞不畅而面色无华；过多食用苦味之物，就会使皮肤尽失润泽而汗毛脱落；过多食用辛辣之物，就会使筋脉牵引拘急而爪甲枯槁；过多食用酸味之物就会使皮肉变厚皱缩而口唇翻起；过多食用甘甜之物，就会使骨骼发生疼痛而头上谢

---

[1]五脏生成：五脏即心、肝、脾、肺、肾。生，相生；成，相成。本篇从生理、病理以及诊断等方面论述了五脏之间及五脏与五体、五色、五味、五脉之间的相生相克、相反相成关系。吴昆说："五脏未病有相生相成之理；五脏已病，亦有相生相成之理。"故名曰"五脏生成"。◎[2]合：配合。人体内有肝、心、脾、肺、肾五脏，外有相应的筋、脉、肉、皮、骨与之外内表里配合，叫做"合"。◎[3]荣：荣华、精华。◎[4]主：制约者。明·张介宾："心属火，受水之制，故以肾为主。"◎[5]泣：通"涩"，血凝于脉而不畅。◎[6]肉胝胎（zhī zhòu 支皱）而唇揭：谓皮肉厚

而唇揭[6]；多食甘，则骨痛而发落。此五味之所伤也。故心欲苦，肺欲辛，肝欲酸，脾欲甘，肾欲咸，此五味之所合[7]也。五脏之气[8]，故色见青如草兹[9]者死，黄如枳实[10]者死，黑如炲[11]者死，赤如衃血[12]者死，白如枯骨者死，此五色之见死也。青如翠羽[13]者生，赤如鸡冠者生，黄如蟹腹者生，白如豕膏[14]者生，黑如乌羽者生，此五色之见生也。

生于心，如以缟裹朱[15]；生于肺，如以缟裹红[16]；生于肝，如以缟裹绀[17]；生于脾，如以缟裹栝楼实[18]；生于肾，如以缟裹紫[19]。此五脏所生之

顶。这些，就是对饮食五味偏嗜过度造成的伤害了。所以心脏需要苦味之物滋养，肺脏需要辛味之物滋养，肝脏需要酸味之物滋养，脾脏需要甘味之物滋养，肾脏需要咸味之物滋养。这是由于苦、辛、酸、甘、咸五味分别与心、肺、肝、脾、肾五脏彼此相宜的缘故。五脏是患了死证还是富有生机，通过观察反映于面部的气色就能知道。面部要是呈现出犹如枯草的青色，就表明患了死证；要是呈现出犹如枳实的黄色，就表明患了死证；要是呈现出犹如煤灰的黑色，就表明患了死证；要是呈现出犹如凝血的红色，就表明患了死证；要是呈现出犹如枯骨的白色，就表明患了死证。这是通过反映于面部的五色来判断五脏患了死证的情况。面部如果呈现出翠鸟之羽那样的青色，则表明具有生机；如果呈现出雄鸡之冠那样的红色，则表明具有生机；如果呈现出螃蟹之腹那样的黄色，则表明具有生机；如果呈现出猪之脂肪那样的白色，则表明具有生机；如果呈现出乌鸦之羽那样的黑色，则表明具有生机。这是通过反映于面部的五色来判断五脏具有生机的情况。

凡是心脏富有生气，面色就如白绢裹着朱红之物；肺脏富有生气，面色就如白绢裹着粉红之物；肝脏富有生气，面色就如白绢裹着青红之物，脾脏富有生气，面色就如白绢裹着栝楼之实；肾脏富有生气，面色如白绢裹着紫色之物。这些面

而皱缩，嘴唇高而翻出。胝，皮肉厚。胈，"皱"的异体字。揭，掀起，翻起。◎[7]合：相宜，适宜。◎[8]气：色气，色泽。◎[9]草兹：草席。《尔雅·释器》："蓐，谓之兹。"清·高世栻："死草之色，青兼白也。"◎[10]枳实：药名，颜色青黄不泽。◎[11]炲（tái 台）：烟煤的灰。◎[12]衃（pēi 胚）血：唐·王冰："谓败恶凝聚之血，色赤黑也。"◎[13]翠羽：翠鸟的羽毛，其色青而光泽。◎[14]豕（shǐ 史）膏：猪的脂肪。◎[15]以缟（gǎo 搞）裹朱：缟，纯白色的精细生绢。朱：朱砂，朱色，正红色。以缟裹朱，言隐然红润光泽之色。◎[16]红：粉红色。◎[17]绀（gàn 干）：深青透红之色。◎[18]栝楼实：药名，其色黄。◎[19]紫：紫红色。◎

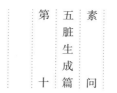

外荣也。色味当[20]五脏：白当肺，辛；赤当心，苦；青当肝，酸；黄当脾，甘；黑当肾，咸。故白当皮，赤当脉，青当筋，黄当肉，黑当骨。

诸脉者皆属[21]于目，诸髓者皆属于脑，诸筋者皆属于节，诸血者皆属于心，诸气者皆属于肺，此四支[22]八谿[23]之朝夕[24]也。

故人卧血归于肝，肝受血而能视，足受血而能步，掌受血而能握，指受血而能摄。卧出而风吹之，血凝于肤者为痹，凝于脉者为泣，凝于足者为厥[25]，此三者[26]，血行而不得反其空[27]，故为痹厥也。人有大谷十二分，小谿三百五十四名[28]，少十二俞[29]，此皆卫气之[30]

色，都是五脏富有生气的时候表现于外的正常健康之色。五色和五味与五脏相合的情况为：白色与肺脏及辛味之物相合，赤色与心脏及苦味之物相合，青色与肝脏及酸味之物相合，黄色与脾脏及甘味之物相合，黑色与肾脏及咸味之物相合。正因为这样，所以白色又与皮肤相合，青色又与血脉相合，赤色又与诸筋相合，黄色又与肌肉相合，黑色又与骨骼相合。

人体所有的经脉之气，都上注于目；所有的精髓之气，都上注于脑；所有的筋脉，都系联着关节；所有的血脉，都统属于心脏；所有的气机，都统属于肺脏。这也正是人的四肢与八大关节能够受到犹如潮水往来一般之血气的流注循行而得以健康运动的原因啊！

人在躺卧的时候，血液就回归到肝脏之中。由于肝气外现的孔窍是目，所以肝脏得到了血液的充养，眼睛才能视物；人在活动的时候，血液就运行于经脉之中：腿脚得到了血液的充养才能够行走，手掌得到了血液的充养才能够握持，指头得到了血液的充养才能够取物。刚刚睡起、走出屋外就受到风邪的侵袭，血液就会发生凝滞之变。要是行于皮肤的血液发生了凝滞，就会造成麻木而失去知觉的痹证；要是行于脉内的血液发生了凝滞，就会造成血流不畅；要是行于腿部的血液发生了凝滞，就会造成下肢逆冷。痹证和血流不畅、下肢逆冷这三种病变，都是由于血液凝滞而在循行时不能到达有关的关节、孔窍，以致

[20]当：合，合于，与……相合。◎[21]属：联属，统属。◎[22]支：同"肢"。◎[23]八谿（xī西）：指两臂的肩、肘和两腿的髋、膝八大关节。◎[24]朝夕：同"潮汐"。明·张介宾："朝夕，即'潮汐'之义。言人身气血往来，如海潮之消长。"◎[25]厥：厥冷。◎[26]此三者：指上文的"痹""泣""厥"三病。◎[27]反其空：谓（血行）流注到关节孔窍。反，同"返"，这里反训为"到"，指（血）流到。空，指人体的关节、孔窍。◎[28]大谷十二分，小谿三百五十四名：唐·杨上善："小曰谿，大曰谷，谿谷皆流水处也。故十二经脉名为大谷，三百六十五络名曰小谿。"◎[29]十二俞：指十二个脏腑的背俞穴。◎[30]卫气：源于饮食水谷、化生于脾胃而行于脉外

所留止,邪气之所客[31]也,针石缘[32]而去之。

诊病之始[33],五决[34]为纪,欲知其始,先建其母[35]。所谓五决者,五脉[36]也。

是以头痛巅疾[37],下虚上实[38],过[39]在足少阴、巨阳[40],甚则入肾;徇蒙招尤[41],目冥[42]耳聋,下实上虚,过在足少阳、厥阴,甚则入肝;腹满䐜胀[43],支鬲胠胁[44],下厥上冒[45],过在足太阴、阳明;咳嗽上气,厥[46]在胸中,过在手阳明、太阴;心烦头痛,病在鬲中[47],过在手巨阳、少阴。

风邪乘机侵入而造成的。人体大的经脉共有一十二条,小的络脉则有三百五十四条,少十二俞,它们都是卫气守护的地方,也是外邪侵入的途径。对于从这些地方侵入人体的病邪,可根据情况而使用针刺、砭石的方法予以祛除。

诊察疾病的时候,自始至终都要将"五决"作为纲领。要想知道疾病是从哪一脏器起始的,则首先必须弄清应时脉象的胃气。所谓"五决",是指五脏的脉象。

头痛之类的头部病症,是由于在下之经虚损、在上之经邪盛的原因造成的,病在足少阴、足太阳二经。如果病情严重,就会传入肾脏;眩晕摇头,目暗耳聋,则是由于在下之经邪盛、在上之经虚损的原因造成的,病在足少阳、足厥阴二经,如果病情严重,就会传入肝脏;腹部胀满,胸胁部位就像有物撑着似的,这是由于下部气逆而向上侵犯于目的原因造成的,病在足太阴、足阳明二经;咳嗽喘促,气逆于胸,病在手阳明、手太阴二经;心烦、头痛,胸膈胀痛,病在手太阳、手少阴二经。

的气。其性刚悍属阳,运行迅速流利,有温养内外、护卫肌表、抗御外邪、滋养腠理、启闭汗孔等功能。◎[31]客:用作动词,留止。◎[32]缘:因,据。◎[33]始:单词复用,义为"始终""自始至终"。下文"知其始"的"始",指疾病的起始。◎[34]五决:以五脏应时之脉来判断疾病。决,辨也,判断。◎[35]母:指应时脉象中的胃气。明·吴昆:"母,应时胃气也。如春脉微弦,夏脉微钩,长夏脉微软,秋脉微毛,冬脉微石,谓之中和而有胃气。"◎[36]五脉:五脏的应时脉象。◎[37]巅疾:指头部病证。巅,山顶,此喻人的头部。◎[38]下虚上实:明·李中梓:"下虚,少阴肾虚也;上实,巨阳膀胱实也。肾虚不能摄巨阳之气。故虚邪上行而为头痛。"◎[39]过:疾病。◎[40]巨阳:太阳,指太阳经脉,包括手太阳小肠经和足太阳膀胱经。此指足太阳膀胱经。◎[41]徇蒙招尤:指头晕目眩,摇动不已。徇,通"眴",目眩。蒙,同"蠓",目视不明。招尤,即"招摇",指头摇。尤,通"摇"。◎[42]冥:昏暗。◎[43]䐜(chēn琛)胀:胀满,腹膈胀满。◎[44]支鬲胠(qū驱)胁:谓胸膈胁肋部就像有物支撑着一样。支,撑。鬲,通"膈",腋下胁上的部位。◎[45]下厥上冒:指下部气逆,而致头目昏眩。冒,通"瞀",目昏眩。◎[46]厥:指气逆。◎[47]心烦头痛,病在鬲中:《甲乙经》中作"胸中痛,支满,腰背相引而痛"。似是,可

夫脉之小大滑涩浮沉，可以指别；五脏之象，可以类推；五脏相音[48]，可以意识；五色微诊，可以目察。能合脉色，可以万全。

赤脉之至也，喘[49]而坚，诊曰有积气在中，时害于食，名曰心痹[50]，得之外疾，思虑而心虚，故邪从之；白脉之至也，喘而浮，上虚下实，惊，有积气在胸中，喘而虚，名曰肺痹，寒热，得之醉而使内[51]也；青脉之至也，长而左右弹[52]，有积气在心下支胠，名曰肝痹，得之寒湿，与疝同法，腰痛足清头痛；黄脉之至也，大而虚，有积气在腹中，有厥气[53]，名曰厥疝[54]，女子同法[55]，得之疾使四支汗出当风；黑脉之至也，上坚而大，有积气在小腹与阴[56]，名曰肾痹，得之沐浴清水[57]而卧。

脉搏的小、大、滑、涩、浮、沉等象，都可以用手指分辨清楚；五脏的病情，都可以据其一推知其余；五脏的形志及特有的声音，都可以据意会感悟而知；五色的隐微征兆，都可以用眼睛一一察别。医生能够达到综合脉象与气色的程度，诊断和治疗就可以做到万无一失了。

患者面色发红，脉搏急促而坚挺，即可断定其有病气积于中脘，常常妨碍饮食。这种病叫做"心痹"，是由于在感受了外邪以后，又思虑过度，使得心气虚耗，于是邪气乘机侵入的缘故造成的；患者面色发白，脉搏急迫而虚浮，即可断定其上焦正气已虚而下焦邪气正盛，受过惊骇，有病气积于胸中，所以气喘而虚弱。这种病叫做"肺痹"，或叫"寒热"，是由于酒醉之后又去行房而造成的；患者面色发青，两手之脉都很弦长并搏指有力，即可断定其有病气积于心下，撑满胸胁。这种病叫做"肝痹"，是由于感受了寒湿之邪而得上的，与疝气的病理相同，可见腰痛、下肢逆冷、头痛等症；患者面色发黄，脉搏洪大而虚，即可断定其有病气积于腹中，并有厥逆之气，这种病叫做"厥疝"。女子虽然不患疝气，但会出现同样的病痛，发病机理与厥疝一致。它是由于过劳四肢以后，汗出而感受了风邪的原因造成的；患者面色发黑，脉搏坚劲洪大，即可断定其有病气积于小腹和前阴，这种病叫做"肾痹"，是由于用冷水沐浴之后就去睡觉的原因造成的。

据改。◎［48］相音：明·张介宾："相是形相（形貌），如阴阳二十五人形；音是五音，如肝音角、心音徵、脾音宫、肺音商、肾音羽。"◎［49］喘：比喻脉来急迫、急促。◎［50］心痹：清·张志聪："积气痹闭于心下也。"◎［51］使内：指行房事。◎［52］长而左右弹：明·张介宾："言两手俱长而弦强也。弹，搏击之义。"◎［53］厥气：厥逆之气，逆气。◎［54］厥疝：明·张介宾："脾虚则木乘其弱，水无所畏，而肝肾之气上逆，是为厥气；且脾、肝、肾三经皆结于阴器，故名曰厥疝。"◎［55］女子同法：清·高世栻："女子无疝，肝木乘脾之法则同也。"◎［56］阴：此指前阴部。◎［57］清水：凉水。清，同"清"，凉也。◎［58］之奇脉：因本段仅言色诊，未言脉诊，凡相五色之奇脉[58]，面黄目青，面黄目赤，面黄目白，面黄目黑者，皆不死也；面青目赤，面赤目白，面青目黑，面黑目白，面赤目青，皆死也。

凡是根据五色来诊察疾病并断定生死的时候，患者如果面色发黄而目色发青，或面色发黄而目色发红，或面色发黄而目色发白，或面色发黄而目色发黑，就都不会不治而死；如果面色发青而目色发红，或面色发红而目色发白，或面色发青而目色发黑，或面色发红而目色发青，则都是死的征象。

《甲乙经》所引无此三字。当是。

素问·五脏别论^[1]篇第十一

黄帝问曰：余闻方士^[2]，或以脑髓为脏，或以肠胃为脏，或以为腑，敢^[3]问更相反，皆自谓是，不知其道，愿闻其说。

岐伯对曰：脑、髓^[4]、骨、脉、胆、女子胞^[5]，此六者，地气之所生^[6]也，皆藏于阴而象于地^[7]，故藏而

黄帝向岐伯问道：我从方士那里听到过关于脏腑的既与众不同、又互不一致的说法，比如有的以脑和髓为脏，有的以肠和胃为脏，有的则以肠和胃为腑。我冒昧地向他们请问为什么关于脏和腑的说法是不一样的甚至是相反的，他们却都认为自己是正确的。我不明白其中的道理，希望听您谈谈对这一问题的看法。

岐伯回答说：脑、髓、骨、脉、胆和女子胞（子宫）这六者，乃是禀受了地气而生成的。它们的功能都是藏纳阴精，就像大地藏纳万物一样。相对于胃肠等腑而言，它们只负责阴精的藏纳，而不管饮食水谷的转输与其糟粕的排泻，可以统称为"奇恒之腑"；至于胃、大肠、小肠、三焦和膀胱这五

---

[1]五脏别论：本篇为《内经》论述藏象学说的重要篇章之一。首先论述了五脏、六腑，奇恒之腑的功能特点及其区别和关系，说明了脏腑分类的基本依据。继而讨论了五脏病变上察鼻窍，下察魄门，中察气口的原理及意义，补充了五脏之象的内容。并进一步论述了心理因素在治疗中的作用，提倡医学科学，反对迷信鬼神。可见本篇一则对内脏进行了区别，二则强调五脏之象的甄别，三则有别于其他论述脏腑的篇章。故名篇。◎[2]方士：指求仙、炼丹、自言能长生不死之人。后泛称医、卜、星、相之流为方士。此指懂得医理的人，或医生。◎[3]敢：自言冒昧之意。◎[4]髓：此指脊髓，以与脑、骨相区别。◎[5]女子胞：即子宫。◎[6]地气之所生：地气，即阴气。地气之所生，即禀受于阴，其性属阴之意。◎[7]藏于阴而象于地：谓脑、髓等六者的作用是藏纳阴精，就

不泻[8]，名曰奇恒之府[9]。夫胃、大肠、小肠、三焦、膀胱，此五者，天气之所生[10]也，其气象天[11]，故泻而不藏，此受五脏浊气[12]，名曰传化之府[13]，此不能久留输泻[14]者也。魄门亦为五脏使[15]，水谷不得久藏。

所谓五脏者，藏精气而不泻也[16]，故满而不能实[17]；六腑者，传化物而不藏，故实而不能满也。所以然者，水谷入口，则胃实而肠虚；食下，则肠实而胃虚。故曰实而不满，满而不实也。

者，则是禀受了上天之气而生成的。它们的功能在于受纳、转输饮食水谷并排泻糟粕，犹如上天的健运不息一样。相对于脑、髓等腑而言，它们是只负责饮食水谷的转输与其糟粕的排泻，而不管阴精的藏纳。此外，它们也受纳五脏的浊气，可以统称为"传化之腑"。之所以可统称为"传化之腑"，是由于它们所受纳的饮食水谷都不能长久停留，要将其中的精华转化输送到五脏中去、要将其中的糟粕排泻出去的缘故。肛门也是被五脏主使的一个器官，它的作用是使饮食水谷的糟粕及时排泻出去。

我们一般所说的五脏，功能在于藏守精气而不致使它散失，所以它们都因内为无形的精气而总是处于充满的状态，不可能像六腑那样都因内为有形的水谷而总是处于充实的状态；我们一般所说的六腑，功能在于消化、转输饮食水谷而并不贮藏精气，所以它们就都因内为有形的水谷而总是处于充实的状态，不可能像五脏那样都因内为无形的精气而总是处于充满的状态。六腑之所以是这样的情况，是由于饮食水谷从口中进入体内之后，先是胃被充实而肠中空虚无物；饮食水谷下行之后，又是肠被充实而胃中空虚无物。所以说，六腑因内为水谷是充实的，不像五脏那样因内为精气是充满的；而五脏则因内为精气是充满的，不像六腑那样因内为水谷是充实的。

像大地藏纳万物一样。于，助词，协调音节，无义。阴，指阴精。◎[8]泻：这里是"转输与排泻"或"接纳、转输与排泻"的意思。◎[9]奇恒之府：唐·王冰："出纳之用有异于六腑，故言藏则不泻，名曰奇恒之府。"清·高世栻："奇，异也；恒，常也。言异于常府也。"府，同"腑"。◎[10]天气之所生：天气，即阳气。天气之所生，即禀受于阳，其性属阳之意。◎[11]其气象天：胃、大小肠、膀胱、三焦等五者的共同功能是运化水谷，传化不已，像天阳之气运转不息，故以"天"喻之。◎[12]此受五脏浊气：受，接受、受纳。浊气，代谢产物。此句言传化之腑接受五脏的糟粕浊气输泻于体外。◎[13]传化之府：唐·王冰："言水谷入已，糟粕变化而泻出，不能久留住于中，但当化已输泻令去而已，传化诸物，故曰传化之府。"传化，传输转化。◎[14]输泻：谓输精华于五脏，泻糟粕于体外。泻，这里即"排泻"的意思。◎[15]魄门亦为五脏使："魄"，通"粕"。魄门指排泄糟粕之门，即肛门。使，役也。此句言魄门也为五脏主使和所用，与五脏有着密切的关系。◎[16]泻：通"泄"，使动用法，"使……散失"的意思。◎[17]满而不能实，实而不能满：满，帝曰：气口何以独为五脏主[18]？

岐伯曰：胃者，水谷[19]之海，六腑之大源也。五味[20]入口，藏于胃以养五脏气，气口亦太阴[21]也。是以五脏六腑之气味，皆出于胃，变见[22]于气口。故五气[23]入鼻，藏于心肺，心肺有病，而鼻为之不利也。

凡治病必察其下[24]，适[25]其脉，观其志意，与其病[26]也。拘于鬼神者，不可与言至德[27]。恶于针石者[28]，不可与言至巧[29]。病不许治者，病必不治，治之无功矣。

黄帝问道：气口为什么能独独作为诊察五脏疾病的主要切脉部位呢？

岐伯回答说：胃，是受纳饮食水谷的主要器官，就像汇纳百川的大海一样，是六腑发挥转输传化作用的根源。五味饮食从口中进入体内之后，首先就贮存在胃里，经过它和脾脏等的输化，五脏之气才得以充养。气口是太阴经脉之气的集中反映部位，所以五脏之气和六腑之味，都来源于胃，其变化情况则表现于气口。同时，五时之气从鼻孔进入人体之后，藏纳于心肺二脏，所以心肺有了病变，鼻子就会因而不通。

凡是治病的时候，都必须仔细了解患者的大小便情况，诊测患者的脉象，观察患者的精神状态及其他症状表现。被鬼神思想束缚的人，就不能跟他们谈论最高明的医理；对针刺不信任的人，就不能跟他们谈论最巧妙的针刺技术。患了病却不赞同治疗的人，他们的病就一定不会痊愈，即使治疗也没有功效。

前者作"充满"解，后者同"滞"，有闭塞不通之义。实，有充实、旺盛之义。"满而不能实，"言五脏属阴，主藏精气，精气宜充满，静而内藏，至贵难实。"实而不能满"，言六腑属阳，主纳泻水谷，虽局部充实但动而运转不息，不能闭塞不通。◎[18]气口：诊脉部位，在手腕上桡骨内侧的桡动脉上。◎[19]水谷：泛指饮食。◎[20]五味：这里泛指各种味道的饮食。◎[21]太阴：指太阴经脉，包括足太阴脾经和手太阴肺经。◎[22]变见：见，同"现"，表现。变见，即变化表现。[23]五气：指五时之气。◎[24]察其下：《太素》作"必察其上下"，从之，即上察鼻窍，下察魄门。◎[25]适：观察、审视。◎[26]与其病：有谓此三字因语急而省略一"问"字，加上为"与（问）其病"，"病"指病史。亦通。录以备考。◎[27]至德：最高明的道德，此指高明的医理。◎[28]恶（wù务）：不信任。◎[29]至巧：指最巧妙的针刺技术。

素问·异法方宜论 [1] 篇第十二

黄帝问曰：医之治病也，一病而治各不同，皆愈，何也？

岐伯对曰：地势使然也。

故东方之域，天地之所始生 [2] 也，鱼盐之地，海滨傍水，其民食鱼而嗜咸，皆安其处，美其食。鱼者使人热中 [3]，盐者胜 [4] 血，故其民皆黑色疏理 [5]，其病皆为痈疡，其治宜砭石。故砭石者，亦从东方来 [6]。

黄帝问道：医生在治病的时候，虽然是同一种病，可是各人采用的方法却并不相同，结果还都痊愈了，这是为什么呢？

岐伯回答说：这是由于地理环境与条件不同而使得医生们采用了相适宜的治法。

东方，是天地之气周而复始、重新生发的地方，盛产鱼、盐，临海傍水，所以那里的人们以食鱼为主并偏嗜咸味的东西，都能以他们的住处为舒适、以他们的饮食为甘美。由于鱼性属火，食用过多会使人体内热积成邪；而盐入血分，食用过多会损伤血脉，所以那里的人们大都皮肤较黑、皮肉腠理粗疏，所患的疾病则多为痈肿疮疡，治疗宜用砭石。所以用砭石治病的方法，也就源于东方。

---

[1]异法方宜论：异法，指不同的治疗方法。方宜，谓地方环境各有所宜。本篇讨论了由于居住地区不同，人们受自然环境及生活条件的影响，形成了体质上的差异，因而产生的疾病有一定区别，在治疗疾病时必须采取不同的方法而因地制宜的道理。故名"异法方宜"。◎ [2]始生：开始生发。指东方为春气生发的地域。◎ [3]热中：谓热积体内。◎ [4]胜：伤。◎ [5]疏理：皮肉腠理疏松。◎ [6]亦从东方来：砭石疗法是从东方传来的。亦，语首助词。◎ [7]收引：同义词合用，即收

西方者，金玉之域，沙石之处，天地之所收引[7]也。其民陵[8]居而多风，水土刚强，其民不衣而褐荐[9]，其民华食而脂肥[10]，故邪不能伤其形体。其病生于内[11]，其治宜毒药[12]。故毒药者，亦从西方来。

北方者，天地所闭藏之域也。其地高陵居，风寒冰冽，其民乐野处而乳食[13]。脏寒生满病[14]，其治宜灸焫[15]。故灸焫者，亦从北方来。

南方者，天地所长养[16]，阳之所盛处也。其地下，水土弱，雾露之所聚也。其民嗜酸而食胕[17]，故其民皆致理[18]而赤色。其病挛痹[19]，其治宜微针[20]。故九针[21]者，亦从南方来。

西方，是盛产金玉的地区，沙石很多，是天地敛收之气来源之处。那里的人们都依山而住。又西方风多，水土性硬有力。人们所穿的衣服不是丝棉织成的，而是粗毛或粗麻织成的，睡觉的席子由细草编成；由于吃的主要是鲜美的肉类、奶类，所以大多长得又壮又胖。也因为这样，外邪便不易侵害他们的身体。他们的疾病大多是由于自身内部的原因而生成的，适宜用药物进行治疗。因此用药物治病的方法，也就源于西方。

北方，是天地的闭藏之气产生的地区。那里地势很高，气温最低，一年四季长时间地寒风凛冽，滴水成凌。那里的人们喜欢到处迁徙，吃的主要是牛羊的乳汁。由于那里天地气寒，而乳也性寒，这样，就易使内脏受寒；寒积成邪，就会生成胀满等病，治疗宜用艾灸。所以用艾灸治病的方法，也就源于北方。

南方，是天地长养之气产生的地区，也是阳气最盛的所在。那里地势低下，水土之性软弱，雾露最多。那里的人们偏嗜酸味的东西，喜吃腐熟的食物，因此身体大都肌腠致密，皮肤多呈红色，易患筋脉拘急、肢体麻木等病，治疗宜用微针针刺。所以用九针治病的方法，也就源于南方。

敛。◎[8]陵：用作状语，依山陵，靠近山陵。此指居处地势较高。◎[9]不衣而褐（hè赫）荐：其民不用丝绵，而用毛布之褐，细草之席。褐，指粗毛或粗麻做成的衣服。荐，细草编成的席。◎[10]华食而脂肥：吃鲜美的酥酪、肉类食物，而致形体肥胖。◎[11]病生于内：因饮食不节，肠胃失调而病起于内。◎[12]毒药：泛指药物，或指性用峻猛的药物。◎[13]乐野处而乳食：喜欢迁徙，以乳为食。按：此句所述为游牧生活之状。◎[14]脏寒生满病：明·张介宾："地气寒，乳性亦寒，故令人脏寒。脏寒多滞，故生胀满等病。"◎[15]灸焫（ruò若）：用艾炷灸治。◎[16]长养：南方阳光充足，故宜万物生长养育。◎[17]胕（fǔ腐）：通"腐"，指腐熟的食物，或指腌制发酵后有臊臭味的食物。◎[18]致理：皮肉腠理致密。◎[19]挛痹：肢体筋脉拘急、麻木不仁。◎[20]微针：细小的针。◎[21]九针：九种不同规格的针刺用针。详见《灵枢·九针十二中央者，其地平以湿，天地所以生万物也众[22]，其民食杂而不劳[23]，故其病多痿厥寒热[24]，其治宜导引按跷[25]。故导引按跷者，亦从中央出[26]也。

故圣人杂合以治，各得其所宜，故治所以异而病皆愈者，得病之情，知治之大体[27]也。

位在上述四方中央的地区，地势平坦而地气湿润。正因为如此，天地所生的万物在这里才能够数量最多。这里的人们饮食丰富，生活安逸，所以多患肢体痿弱、逆厥与寒热等病，治疗宜用导引、按跷之道。所以用导引、按跷治病的方法，也就源于中央地区。

最高明的医生都能够全面掌握上述的治病方法而予以综合运用或选择运用，从而达到一切都很适宜的境界。因此可以说，治病的时候之所以采用的方法不同，可是结果都能痊愈，乃是因为医生能够掌握包括地理环境、患者个人与疾病本身的详情、并且懂得治疗的所有方法与适宜的运用之道的缘故啊！

原》。◎[22]天地所以生万物也众：即言中央之地，地处平原，气候温和，物产丰富。◎[23]食杂而不劳：食杂，谓食物种类多。不劳，言不过分的劳累。◎[24]病多痿厥寒热：痿厥，肢体痿弱、厥逆。◎[25]导引按跷（qiāo乔）：导引，为养生兼治病的一套方法，以肢体运动、呼吸吐纳与自我按摩相结合为特点，已失传。◎[26]出：传出，推广开来。◎[27]知治之大体：掌握治疗疾病的基本规律。

素问·移精变气论 [1] 篇第十三

黄帝问曰：余闻古之治病，惟其移精变气 [2]，可祝由而已 [3]。今世治病，毒药 [4] 治其内，针石治其外，或愈或不愈，何也？

岐伯对曰：往古人居禽兽之间，动作以避寒，阴居以避

黄帝问道：我听说古代的医生在治病的时候，只需根据情况调适患者的精神状态并改善患者气的运行、或者采用画符诵咒并祈祷神灵的"祝由"之法即可治愈疾病。如今的医生在治病的时候，用药物去治疗患者的内部病症，用针刺去治疗患者的外部病症，可谓阵势不小，然而疾病却是有的痊愈了，有的不能痊愈，这是为什么呢？

岐伯回答说：远古时候的人们，生活在动物中间，情况也跟动物区别不大。到了冬天，就不断地进行活动来抵御寒气；到了夏天，就住到阴

---

[1] 移精变气论：移，移易、转移；精，指精神；变气，改变气的运行。本篇首先论述了用转移精神状态的治疗方法（具体指用祝由的方法）以改变气的运行，从而达到治病的目的，故以此作为篇名；接着阐述了诊病时要"无失色脉"及"数问其情"的道理，强调察色、切脉、问诊要相参为用，这是"治之大则"；其次，强调"神"的得失对判断疾病预后有重要参考价值；最后，指出了病情随时代的变化而不同，告诫人们要重视早期防治。清·姚止庵说："篇中专论色脉……治病之要，唯此而已。篇中以移精变气为名者，盖由帝问祝由治病以移精变气，而即以引端之辞为名也。"◎ [2] 移精变气：谓调适患者的精神状态并改善其气的运行。一说：谓（患者的）精神状态与气的运行出现异常化，乃是就病因而言的，并有希望保持精神淳朴淡泊的寓意。亦通。前说更妥。◎ [3] 祝由而已：谓通过符咒、祈祷的方法即可使病痊愈。祝由，用画符诵咒、祈祷神灵来祛邪除疾的方法。已，痊愈，这里是使动用法。◎ [4] 毒药：泛指药物。◎ [5] 动作以避寒，阴居以避暑：谓上古之人，借

暑[5]，内无眷慕[6]之累，外无伸宦[7]之形，此恬憺之世，邪不能深入也。故毒药不能治其内，针石不能治其外，故可移精祝由而已。当今之世不然，忧患缘[8]其内，苦形伤其外，又失四时之从，逆寒暑之宜，贼风数至[9]，虚邪朝夕，内至五脏骨髓，外伤空窍[10]肌肤，所以小病必甚，大病必死，故祝由不能已也。

帝曰：善。余欲临病人，观死生，决嫌疑，欲知其要，如日月光[11]，可得闻乎？

岐伯曰：色脉者，上帝之所贵也，先师之所传也。上古使僦贷季[12]，理色脉而通神明[13]，合之金木水火

凉的地方以躲避暑气。在内没有什么贪恋与仰慕名利的烦劳，在外也没有什么谋求一官半职的行为。这是民风淳朴，人心淡泊的时代，所以邪气不可能深入到神气健旺的身体内部。也因为这样，当人在内的精神、气机有了病患的时候，就不能够用药物去进行治疗；当人在外的肌肤肢体有了病患的时候，就不能够用针刺去进行治疗。这时，无论是对在内的还是在外的病患，只需调适患者的精神状态并改善其气的运行，或者采用"祝由"之法，即可使之痊愈。如今时代的人们却不是这样。在内，心理被名利的忧患所煎熬；在外，身体被求官的劳苦所损伤。同时，又不能顺应四季的变化，违背着寒暑的时宜。如此一来，要是贼风不断侵袭，邪气一旦临身，就会在内深入五脏、骨髓，在外伤害孔窍、肌肤；患了小病就一定加重，患了大病则必然死亡，所以"祝由"的方法不能够使之痊愈。

黄帝说：很好！我想面对病人，来观察他们生死的征兆，决断不明的疑问。我知道要想这样，就必须掌握其中的要领，才能够达到心中就像日月之光一样明明白白的程度。那么其中的要领，我能够听听吗？

岐伯回答说：望色和切脉，是上古帝王所特别重视、而经由先师传授下来的诊病方法。上古的时候，有位叫做僦贷季的医生，他全面系统地研究了人的气色和脉象，达到了与神灵相通的境地。他把望色和切脉的道理放到金、木、水、火、土五行和四季、八风及天地万物之间予以检验之后，证明了

助活动来驱除寒冷；居住在阴凉的地方来躲避暑热。◎[6]眷慕：贪恋、仰慕（名利）。◎[7]伸宦：郭霭春："按'申宦'各本作'申官'亦难解。疑应作'忧患'。古作'忧宦'……如作'外无忧患之形'，则语义豁然。"◎[8]缘：《太素》作"琢"，当是。与下句"伤"互文对举，同义。◎[9]贼风数（shuò硕）至：外来而伤人致病的邪气。数，屡次。◎[10]空窍：即孔窍。◎[11]如日月光：清·姚止庵："按：日月之光，有目共见。此问治病之要，欲求其显而易见也。"◎[12]僦（jiù就）贷季：人名，相传是岐伯的祖师。◎[13]理色脉而通神明：明·吴昆："理色脉，求

上四时八风[14]六合[15]，不离其常[16]，变化相移，以观其妙，以知其要，欲知其要，则色脉是矣。色以应日，脉以应月[17]，常求其要[18]，则其要也。夫色之变化，以应四时之脉，此上帝之所贵，以合于神明也，所以远死而近生。生道以长，命曰圣王[19]。

中古之治病，至而治之[20]，汤液[21]十日，以去八风五痹[22]之病，十日不已，治以草苏草荄之枝，本末为助[23]，标本已得[24]，邪气乃服。

暮世[25]之治病也则不然，治不本四时[26]，不知日月[27]，

根据它们的规律来了解疾病的变化是不会发生差错的。因为气色和脉象是随着疾病的变化而变化的，通过望色和切脉，就能够了解到其微妙的变化并抓住问题的要害。因此，您所想知道的诊病的要领，就是望色和切脉了。气色的明暗变化犹如太阳的有晴有阴，脉象的虚实变化犹如月亮的有缺有圆。所以，只要能够坚持探求气色和脉象的道理，就会最终掌握诊病的要领。又气色的变化是和四季的脉象相应的，这同样是上古帝王特别重视的道理。因为掌握了这一道理，就能够达到与神灵相通的境界，并可用来使人远离死亡而获得长寿。能够阐明养生之道并使人获得长寿的人，叫做"圣王"。

中古的医生治病的时候，是等到疾病产生了才去治疗。先是拿五谷的精汁"汤液"给患者用上十天，以去除八风之邪和五痹之病。如果经过十天还不能痊愈，就再用药剂进行治疗。由于中古的医生在用药剂治病的时候，可以做到掌握病情并用药恰当，所以病邪能被制伏，患者能够痊愈。

近世的医生治病的时候却不是这样。他们不以四季阴阳的规律为依据，不懂得气色、脉象有

理于色脉也。通神明，谓色脉之验，符合于神明也。"神明，指神灵。◎[14]八风：八方之风，即来自东、南、西、北与东南、西南、西北、东北这八方之风。◎[15]六合：东、南、西、北与上、下这六方之内为"六合"，犹"天地之间"，指天地万物。◎[16]不离其常：明·张介宾："色脉之应，无往不合，如五行之衰旺，四时之往来，八风之变，六合之广，消长相依，无不有常度也。"◎[17]色以应日，脉以应月：明·张介宾："色分五行而明晦是其变，日有十干而阴晴是其变，故'色以应日'；脉有十二经而虚实是其变，月有十二建而盈缩是其变，故'脉以应月'"。◎[18]常求其要：经常注意探求气色明晦，脉息虚实的差异，此为诊法的要领。◎[19]圣王：清·张志聪："圣王者，上古之圣，能修其养生之道，亦归于真人。"◎[20]至而治之：明·张介宾："中古之治病，必病至而后治之。"◎[21]汤液：指用五谷制成，用以调养身体、祛除病邪的精汁。◎[22]五痹：指筋痹、脉痹、肌痹、皮痹、骨痹这五种痹证。◎[23]治以草苏草荄（gāi该）之枝，本末为助：明·马莳："苏者，叶也；荄者，根也；枝者，茎也。荄为本，枝、叶为末，即后世之煎剂也。"◎[24]标本已得：指医者的诊治与病人的病情相符。◎[25]暮世：后世，近世，中古以后之世。◎[26]治不本四时：不依据四时阴阳变化而施治。◎[27]不知日月：清·张志聪："不识阴阳色

不审逆从，病形已成，乃欲微针治其外，汤液治其内，粗工凶凶[28]，以为可攻，故病未已，新病复起。

帝曰：愿闻要道。

岐伯曰：治之要极[29]，无失色脉，用之不惑，治之大则。逆从到行[30]，标本不得，亡神失国。去故就新，乃得真人[31]。

帝曰：余闻其要于夫子矣，夫子言不离色脉，此余之所知也。

岐伯曰：治之极于一[32]。

帝曰：何谓一？

岐伯曰：一者因得之。

帝曰：奈何？

岐伯曰：闭户塞牖[33]，

着犹如日月的阴晴圆缺那样的变化，不去详尽了解气机的逆顺，等到疾病已经生成了，才想起来用微针去治疗患者的外部病症，用汤药治疗患者的内部病症。技术粗疏的医生其实并不懂得恰当的治法，却还自以为是，鲁莽自用，认为可以使用峻猛的攻法，所以常常使得旧病未愈，新病又生。

黄帝说：我希望听听治病的重要方法。

岐伯回答说：治病时最重要的事宜，是不要忽略了望色和切脉。能够将气色和脉象辨别清楚而毫无疑惑，就等于掌握了治病的最大法则。医生在诊察气色和脉象的逆顺时如果得出了相反的结论，就不能真正了解病使患者受到严重的伤害甚至使其神气丧失、生命死亡，犹如一个国家的君主倒行逆施到了极点就必然导致国家败亡的情况一样。只有不断地去除旧有的陋习，深入地学习望色与切脉这一先进而又奥妙的技术的人，才能够成为最为高明的医生，达到远古时候的真人的境界。

黄帝说：关于诊病施治的要领和关键，我听您这么一讲，已经懂得了。不过您所说的诊病时始终不要放弃望色、切脉的道理，这是我以前就知道的。是否还有其他关键问题呢？

岐伯回答说：治病的关键问题，是还有一点。

黄帝问道：这一点是什么？

岐伯回答说：这一点，就是通过问诊来了解病情。

黄帝问道：是怎样的情况呢？

岐伯回答说：就是先选好一个房间，将门窗全部

脉也。"与前"色以应日，脉以应月"相参，"不知日月"即不知色脉。◎[28]粗工凶凶：明·张介宾："粗工，学不精而庸浅也。凶凶，好自用而孟浪也。"工，指医生。凶凶，鲁莽自用貌。◎[29]要极：指最重要的事宜；关键（问题）。◎[30]逆从到行：到，通倒。王冰："谓反顺为逆。"◎[31]去故就新，乃得真人：明·张介宾："去故者，去其旧习之陋；就新者，进其日新之功。新而又新，则圣贤可以学至，而得真人之道矣。"真人，指最为高明的医生。一说指养生得道而长生不老的人。详参《素问·上古天真论》中的专述。◎[32]治之极于一：明·马莳："此言治法以色脉为要之极，而其要之一，惟在于得神而已。神者，病者之神气也。"◎[33]牖（yǒu 有）：窗户。

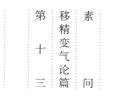

系之病者^[34]，数问其
情^[35]，以从其意，得神
者昌，失神者亡^[36]。

帝曰：善。

关上，然后与患者面对面地坐下进行交谈，耐心细致地询问患者的病情。询问时，一定要做到让患者情绪顺畅，无所顾忌地叙说自己的情况，如此才能全面深入了解患者的病情与精神情志。只要患者神气不失，就一定能够康复；要是神气已失，则一定会不治而死。

黄帝说：讲得太好了！

◎〔34〕系之病者：与病人进行沟通。系，这里有交谈、沟通的意思。之，于。◎〔35〕数问其情：明·张介宾："从容询其情，委曲顺其意，盖必欲得其欢心，则问者不觉烦，病者不知厌，庶可悉其本末之因而治无误也。"数，多或细致。◎〔36〕得神者昌，失神者亡：郭霭春："所谓'得失'者，简言之，面色光泽，脉息平和，是谓'得神'；形羸色败，脉逆四时，是谓'失神'。得失之间，生死系焉。"

素问·汤液醪醴论^[1] 篇第十四

黄帝问曰：为五谷^[2]汤液^[3]及醪醴^[4]奈何？

岐伯对曰：必以稻米，炊之稻薪，稻米者完，稻薪者坚^[5]。

帝曰：何以然？

岐伯曰：此得天地之和，高下之宜，故能至完，伐取得时，故能至坚也。

帝曰：上古圣人作汤液醪醴，为而不用何也？

岐伯曰：自古圣人之作汤液醪

黄帝问道：怎样用五谷来制作清酒、醪酒及醴酒这些用于治病的酒类呢？

岐伯回答说：一定要以稻米为原料、以稻秆为燃料来制作，品质才会最好。因为稻米之气最为完备，而稻秆之力最为强劲。

黄帝问道：为什么是这样的呢？

岐伯回答说：这是由于稻子禀受了天地阴阳的和谐之气，生长在五方之中和地势高低最为适宜的地方，所以稻米之气最为完备；又由于是在秋季这一最为得当的时候收割的，所以稻秆之力最为强劲。

黄帝问道：上古时代，圣人虽然制成了清酒与醪酒、醴酒，但却备而不用，这是为什么呢？

岐伯回答说：上古时代的圣人酿制清酒与醪酒、醴酒，是用来作为治病而预备的。但

---

[1] 汤液醪醴论：汤液，古代一种清酒，醪为稠浊之酒，醴，为甜酒。明·张介宾："汤液醪醴，皆酒之属。"本篇主要内容是叙述了汤液醪醴各种酒的制作方法及治疗作用；精神状态对治疗的影响；医患合作的重要性；水肿病的发病机理及治疗大法等。由于首先从汤液醪醴起论，故名。◎［2］五谷：指麦、黍、稷、稻、豆。◎［3］汤液：此指用五谷加水酿成的液汁状清酒，质地清稀淡薄。◎［4］醪醴：为汁渣混合的酒，味甜。醪，酒质浓厚；醴，酒质淡薄。◎［5］稻米者完，稻薪者

醴者，以为备耳[6]，夫上古作汤液，故为而弗服也。中古之世，道德稍衰，邪气时至，服之万全。

帝曰：今之世不必已[7]何也？

岐伯曰：当今之世，必齐毒药[8]攻其中，镵石[9]针艾[10]治其外也。

帝曰：形弊血尽[11]而功不立[12]者何？

岐伯曰：神不使[13]也。

帝曰：何谓神不使？

岐伯曰：针石，道也[14]。精神不进，志意不治[15]，故病不可愈。今精坏神去，荣卫不可复收。何者？嗜欲

由于那时的人们淳朴淡泊，精神健旺，没有什么需用酒剂才能治疗的疾患，所以上古时候的圣人虽然制成了清酒与醪酒、醴酒，就只能备而不用。到了中古的时代，人们的道德品质已经有所下降，追求名利物欲的思想开始泛行，正气已不健旺，所以邪气才会不时地侵入人体而造成疾患，但只要饮服一些清酒或醪酒、醴酒，还是能够使身体得以保全的。

黄帝问道：那么当今之世的人们患了病后去服用这些酒剂却不一定能够全部康复，这是为什么呢？

岐伯回答说：当今之世的人们患了病以后，必须用汤药来治疗他们的内部病症，用砭石、针灸治疗他们的外部病症，才能够使他们恢复健康。

黄帝问道：如果患者已身体衰弊、气血枯竭、治疗时就不能见效，其中的道理是什么呢？

岐伯回答说：这是由于患者的神气已经不能发挥应有的作用了。

黄帝问道：神气不能发挥应有的作用是怎样的情况呢？

岐伯回答说：用针刺治病，不过是通导人体的气机而已。患者要是精神衰退，志意散乱，其病就不能治疗了。患者的身体已经衰弊、气血也已枯竭，正说明精神已衰、神气已失，营气卫气也不能再恢复了。这是为什么呢？是由于出现这种情况的患者对物质的嗜好与欲望没有穷尽，对名利地位的忧患无休无止，

坚：稻米的气味完备，稻薪的性质坚实。◎[6]以为备耳：清·姚止庵："圣人不治已病治未病，故但为备用而不服也。"◎[7]不必已：不一定能够痊愈。已，止也，指病愈。◎[8]齐毒药：齐，清·俞樾："齐当读为'资'（即通'资'）。资，用也。"又"齐"通"剂"，配伍也。毒药，指性味峻猛的药物。◎[9]镵（chán 缠）石：尖而锐的石针。镵，锐器也。◎[10]针艾：指针刺，艾灸。◎[11]形弊血尽：指疾病已发展到形体衰败，血气竭尽的程度。弊，败坏。尽，耗竭。◎[12]功不立：指治疗时不能见效。◎[13]神不使："神，"在此一指机体脏腑气血的功能作用以及反应性；二指精神意识活动对机体的调节控制作用。"使"，运用，役使。"神不使"，即机体处于"形弊血尽"和反常的精神意识状态，不能对各种治疗作出反应和调节。◎[14]针石，道也：针刺、砭石是治疗方法。◎[15]精神不进，志意不治：不进，谓衰退。治，平顺也。不治，为散乱。《太素》作"精

无穷，而忧患不止，精气弛[16]坏，荣泣卫除[17]，故神去之而病不愈也。

帝曰：夫病之始生也，极微极精[18]，必先入结于皮肤。今[19]良工皆称曰：病成[20]名曰逆[21]，则针石不能治，良药不能及也。今良工皆得其法[22]，守其数[23]，亲戚兄弟远近[24]，音声日闻于耳，五色日见于目，而病不愈者，亦何暇[25]不早乎？

岐伯曰：病为本，工为标，标本不得[26]，邪气不服[27]，此之谓也。

帝曰：其有不从毫毛而生，五脏阳以竭[28]也，津液充郭[29]，其魄独居[30]，孤精于内，气耗于外[31]，形不可与衣相保[32]，此四极急而动

这样就必使精气越泄衰败，使营气枯涩而卫气消亡，所以神气就会丧失而疾病不能痊愈。

黄帝说：疾病初起的时候，是极其隐微而轻浅的。邪气侵犯人体，必先伤及皮肤。如果高明的医生都说病已形成，叫做逆证，那么针刺就不能治疗，汤药也无法奏效了。要是高明的医生都懂得治病的道理，能够运用他们的医术；病人的父母兄弟守候在旁，医生也每天能够听到病人的声音，每天能够看到病人的气色，可是疾病却不能痊愈，这难道是由于治疗不够及时的原因吗？

岐伯回答说：病人是本，医生是标。这标本之间如果不能配合，即使是高明的医生，病邪也不能被制伏的。这说的就是您所询问的情况了。

黄帝问道：有的疾病不是从人的体表毫毛之间而生的，是由于五脏的阳气衰竭之后，以致水液充满胸腹，魂魄无所依附，精气困阻于内，阳气耗散于外，身体

神越，志意散"。◎[16]弛：衰败。◎[17]荣泣卫除："荣"，通"营"。"泣"，通"涩"。"除"，通"储"，蓄积也。荣泣卫除，言荣卫运行滞涩不通。◎[18]极微极精：极其隐微不显。◎[19]今：连词，表示假设关系，相当于"若"，"假如"。◎[20]成：病情深重。◎[21]逆：逆证，病情危重而预后不良的病证。◎[22]得其法：掌握治疗的方法。◎[23]守其数：遵守医疗的规律和法则。数，规律、法则。◎[24]亲戚兄弟远近：指对待病人亲戚兄弟般远近。远近，偏义词，偏近。◎[25]何暇：《太素》作"可谓"。◎[26]标本不得：言医生的诊断、治疗与病人的病情、神机不相符合。◎[27]服：通"伏"。此指邪气不潜伏，不被制伏。◎[28]五脏阳以竭：五脏脏气被伤，因而功能受到影响，导致气机失调，津液代谢障碍。《新校正》引全元起本及《太素》"阳"皆作"伤"。◎[29]津液充郭：谓水充满胸腹，为水肿的症状。津液，此指水液。郭，原指郭城，即外城，引申为物体的外壳，此喻人的形体胸腹。◎[30]其魄独居：五脏功能障碍，阴津不化，水液凝聚，所以阴精独居于内。魄，指阴精。◎[31]孤精于内，气耗于外：精中无气，阴中无阳，在内水邪凝聚，在外表现为阳气虚损。◎[32]形不可与衣相保：身体浮肿，使原来的衣服显得窄小不

中[33]，是气拒于内而形施于外[34]，治之奈何？

岐伯曰：平治于权衡[35]，去宛陈莝[36]，微动四极，温衣，缪刺[37]其处，以复其形。开鬼门，洁净府[38]，精以时服[39]，五阳已布[40]，疏涤五脏[41]，故精自生，形自盛，骨肉相保，巨气[42]乃平。

帝曰：善。

浮肿而不能穿上衣服，四肢拘急而影响到五脏。对这种精气困阻于内而身体浮肿在外的病情，治疗时应该怎么办呢？

岐伯回答说：只要调治脏腑阴阳二脉，去除积水所致的浮肿就如铡草一样干脆彻底。方法为，使患者轻微地活动四肢，穿上温暖的衣服，并用缪刺法针刺患处，来恢复他们原来的体态。之后，再去用发汗和利小便的方法，开启患者的汗孔，泻尽膀胱的积水。这样，患者的精气就能及时恢复。等到其五脏的阳气输布开来以后，再去清洗五脏，这样，患者的精气就会自然生发，身体就会自然强健，骨肉能够彼此相护，正气就会最终恢复。

黄帝说道：讲得好啊！

合身或穿不上。◎[33]四极急而动中：四极，即四肢。急，指浮肿胀急。动中，谓影响并损及内脏。◎[34]是气拒于内而形施于外：气机失调于内，水液代谢障碍，外部形体因浮肿而变易。拒，阻遏。"施"，通"易"，变化，改易。◎[35]平（pián骈）治于权衡：指辨识治疗疾病于衡量比较之中。平，通"辨"，辨识、辨别。权衡，衡量、比较。◎[36]去宛陈莝：去除瘀血。宛，音玉，通"郁"，谓郁积。◎[37]缪（miù谬）刺：病在左而刺右，病在右而刺左的刺络法。◎[38]开鬼门，洁净府：通过通大便、利小便的治水肿方法。鬼门，通"魄门"，即"肛门"，"开鬼门"，即通大便治法，如后世的舟车丸、十枣汤即体现通便利水消肿的方剂；净府，指膀胱，"洁净府"，即利小便治法。◎[39]精以时服：精，食物之精美者；服，食用。即食用精美的饮食。又，服，行也。阴精得以运行敷布，不致独居于内。◎[40]五阳已布：五脏阳气得以正常输布。◎[41]疏涤五脏：五脏之郁滞得以荡涤。◎[42]巨气：人体的正气。

素问·玉版论要[1] 篇第十五

黄帝问曰：余闻揆度奇恒[2]，所指不同，用之奈何？

岐伯对曰：揆度者，度病之浅深也；奇恒者，言奇病[3]也。请言道之至数[4]。五色脉变，揆度奇恒，道在于一[5]。神转不回，回则不转，乃失其机[6]。至数之要，迫近以

黄帝问道：我听说"揆度"和"奇恒"虽然都是诊病的方法，但是各自的内涵及其应用却并不相同。那么它们的区别和应用是怎样的呢？

岐伯回答说："揆度"，是用来衡量疾病之深浅的方法；而"奇恒"，则是辨别异于恒常之疾病的方法。请允许我先谈谈诊法中至关重要的技术。通过诊察气色和脉象的变化来衡量疾病的深浅并鉴别其是否异常，关键在于色脉当中有无神气这一点。人体的气血是随着四季的更替而不断地循环行进的，无论如何都不能逆折回来。如果发生逆折，就不能运行了，人体也就会丧失生机。运用望色和切脉的关键问题，就在于此。气血的运行犹如上天的运行，望色、切脉的方法可以使人洞察其中的神机，所以是极其精细而又奥妙的。这些道理，由于和后边《玉机真脏论》一文的旨义相同，因此可以放

---

[1] 玉版论要：玉版，玉石作成的版，喻其珍贵，主要用于记录重要言论；要，重要之意。本篇以色脉为例，论述了"揆度奇恒"（推测疾病的浅深、轻重、顺逆、分辨常病与奇病的方法）的具体应用，对通过色脉预测病势论述的颇为全面透彻。故名。◎［2］揆度（kuí duó 葵夺）：均指诊病的方法，即下文所谓"度病之深浅（者）也"。揆度，估量，衡量。奇恒，即下文所谓"言奇病（者）也"。◎［3］奇病：异常的疾病。◎［4］道之至数：诊法中至关重要的技术，即下文所述望色、切脉之法。道，即诊法。至数，指望色、切脉之术，因其神妙而可以洞察玄机，故云。数，技术。◎［5］道在于一：道，即医理。一，指色脉中反映的神气。◎［6］神转不回，回则不转，乃失其机：神，指气

微[7]，著之玉版，命曰合《玉机》[8]。

容色见[9]上下左右，各在[10]其要。其色见浅者，汤液[11]主治，十日已[12]；其见深者，必齐[13]主治，二十一日已；其见大深者，醪酒[14]主治，百日已；色夭[15]面脱，不治，百日尽已；脉短气绝[16]死，病温虚甚死。

色见上下左右，各在其要。上为逆，下为从[17]。女子右为逆，左为从；男子左为逆，右为从。易，重阳死，重阴死[18]。阴阳反

在一起予以合参；而它们又都极为重要、宝贵，所以可以记载在玉版上面，慎重保藏并使之永远流传下去。

面部气色的变化，呈现在上下左右这些不同的部位。医生诊察时应当注意察别其深浅逆顺这些重要情况。如果色气较浅，表明疾病轻微，用五谷做成的精汁进行调治，十天后即可痊愈；如果色气较深，表明疾病已重，必须用汤药进行治疗，二十一天后即可痊愈；如果色气过深，表明疾病已经严重，必须用醪酒进行治疗，需经过一百天才能痊愈；如果色气枯槁、面部瘦削，表明疾病已十分严重，这时要是不予治疗，患者在一百天后就会死去。此外，患者如果脉气短促、阳气衰竭，属于必死之证；要是得了温热之病而又正气虚到了极点，也是必死之证。

面部气色的变化，呈现在上下左右这些不同的部位，医生诊察时还应注意察别其上行下行与在左在右及其变易这些重要情况。凡气色上行者为逆，下行者为顺；女子色气在右的为逆，在左的为顺；男子气色在左的为逆，在右的为顺。如果病色的位置出现颠倒，在男子就会呈现在面部的左侧，这属于"重阳"之象，表明患者必然死亡；在女子就会表现在面部的右侧，这属于"重阴"之象，患者也必然死亡。如果阴阳出现反常的变化，就应当赶快衡量病情的轻重，采用恰

血。转，运转。回，折回，逆转。机，生机。意指人体的气血应随着四时的变更，永远运行而不回折逆转。如若回折逆转，就失去了生机。◎[7]至数之要，迫近以微：清·高世栻："至数之要，迫近而在于色脉，以微而在于神机。"即言诊断疾病，不仅要察看色脉，还要察其神机，这才是微妙的功夫。◎[8]著之玉版，命曰合《玉机》：意谓上述的道理，由于和《素问·玉机真脏论》一文的旨义相同，所以可以放在一起合参色脉之理；而它们又都极为重要、宝贵，所以可以记载在玉版上面，慎重保存并使之流传下去。玉版，玉制的版。用以形容记在其上的内容的重要与宝贵而已。玉机，《素问》第十九篇的篇名。◎[9]容色：面色，面部的气色。见，通"现"，呈现。◎[10]在：察，察别。◎[11]汤液：此指用五谷所制的精汁。◎[12]已：痊愈。下文"百日尽已"的"已"，意为死亡。◎[13]齐：同"剂"，指药剂，汤药。◎[14]醪（láo 劳）酒：浊酒。详见《素问·汤液醪醴论篇第十四》。◎[15]夭：这里是脱失、枯槁的意思。◎[16]脉短气绝：脉气短促、阳气衰竭。◎[17]上为逆，下为从：（面部气血）上行属于逆向，下行属于顺向。"逆"者预后不良，"从"者没有危险。◎[18]易，重阳死，重阴死：易，改变，变更，颠倒。面色的逆顺出现颠倒。若男子

他[19]，治在权衡相夺[20]，奇恒事也，揆度事也。

搏脉痹躄[21]，寒热之交。脉孤为消气[22]，虚泄为夺血[23]。孤为逆，虚为从[24]。行奇恒之法，以太阴[25]始。行所不胜曰逆[26]，逆则死；行所胜曰从[27]，从则活。八风四时之胜，终而复始[28]，逆行一过，不复可数[29]，论要毕矣。

当有效的措施予以治疗。这时要弄清病情，便既是"揆度"之事，又是"奇恒"之事。也就是说，需将这两者结合起来用以诊病，然后施治。

脉象表现为搏击指下而又患了痹症或者躄症的话，表明病人的寒热之邪发生了交会。如果脉象中不见胃气，表明病人已阳气内损；如果脉虚而又有泄泻之症，表明病人已阴血亏耗。凡是脉无胃气的，属于逆证，预后不良；凡是仅见脉虚的，属于顺证，预后较佳。运用"奇恒"之法来诊脉的时候，要始终重视手太阴经寸口的脉象。如果寸口所来之脉是与五行相应的五时、五脏中的制约者的脉象，就是逆脉。出现逆脉，患者就会死亡；如果寸口所来之脉是与五行相应的五时、五脏中的被制约者的脉象，就是顺脉。属于顺脉，患者就能治愈。此外，八方之风是分别主宰四季之气的，而它们又都是更替循环、周而复始的，也就是都有规律。如果四季之气的更替丧失常规而导致人的气色、脉象失调逆乱，就不能再去运用常规的色脉之理来推断病情了。关于"揆度"和"奇恒"的要领，到这里可以说已经完尽了。

病色现于左，即为重阳；女子病色现于右，即为重阴，皆提示病情深重，预后不良。◎ [19] 阴阳反他：阴阳相反，阴阳颠倒。他，当为"作"。《素问·阴阳应象大论》："此阴阳反作，病之逆从也。"即为"作"。◎ [20] 治在权衡相夺：指衡量病情的轻重，以决定采取相应的治疗原则。权衡，衡量。夺，指用强力改变"阴阳反作"的病情。◎ [21] 搏脉痹躄（bì 避）：搏脉，即大而硬、无柔和之象的脉。痹躄，病名。◎ [22] 脉孤为消气：清·高世栻："脉者血之先，脉孤则阳气内损，故为消气。孤，谓弦、钩、毛、石，少胃气也。"◎ [23] 虚泄为夺血：虚泄，指脉虚而又有泄泻。泄，通"泻"，泄泻。◎ [24] 孤为逆，虚为从：清·高世栻："脉孤而无胃气，真元内脱，故为逆；虚泄而少血液，则血可渐生，故为从。"◎ [25] 太阴：手太阴肺经上的寸口脉。明·马莳："凡欲行夺恒篇之法，自太阴始，盖气口成寸，以决死生，故当于此部而取之。"◎ [26] 行所不胜曰逆：所来之脉是制约者（指与五行相应的或五时、或五脏中的制约者）的脉象，就是逆脉。◎ [27] 行所胜曰从：所来之脉是被制约者的脉象，属于顺脉。◎ [28] 八风四时之胜，终而复始：清·高世栻："八方之风主四时，各有所胜（克制、制约）。如东风主春木而胜土，南风主夏火而胜金，西风主秋金而胜木，北风主冬水而胜火，四隅中土而胜八风。四时之胜，各主其时，循环无端，故终而复始。"◎ [29] 逆行一过，不复可数：如果四时之气失常，导致人的气血、脉象失调逆乱，就不能再用常规的色脉之理来推断病情了。

素问·诊要经终论^[1]篇第十六

黄帝问曰：诊要^[2]何如？

岐伯对曰：正月二月，天气始方^[3]，地气始发，人气在肝；三月四月，天气正方^[4]，地气定发^[5]，人气在脾；五月六月，天气盛，地气高，人气在头；七月八月，阴气始杀，人气在肺；九月十月，阴气始冰^[6]，地气始闭，人气在心；十一月十二月，冰复^[7]，地气合，人气在肾。

黄帝问道：诊病的要领是什么呢？

岐伯回答说：关键是要看一年四季十二个月中人的主气在哪一脏器。只要能将这一问题完全弄清，诊治疾病就不会出错。在正月和二月，天之气正在生发，地之气开始萌动，这时候人的主气在肝；三月和四月，天之气正处于旺盛的状态，地之气开始繁育万物，这时候人的主气在脾；五月和六月，天之气最为旺盛，地之气升到极高，这时候人的主气在头；七月和八月，阴气开始肃杀，这时候人的主气在肺；九月和十月，阴气开始凝结，地气开始闭藏，这时候人的主气在心；十一月和十二月，天之气完全凝滞而隐伏起来，地之气也已完全闭藏，这时候人的主气在肾。

---

[1] 诊要经终论：明·吴昆："诊要者，诊视之旨要；经终者，六经败绝而终之证也。"本篇根据人与自然息息相关的整体观念，论述了一年十二个月的天地之气和人体五脏之气相应相通的理论，指出在诊治疾病时，必须重视四时的变化，进一步阐明了不同季节针刺部位及刺法亦各有所异的道理；最后又论述了十二经脉之气终绝的临床表现，故名。◎ [2] 诊要：诊病的要领。◎ [3] 方：与下句中的"发"互文对举，也是"发"的意思。具体为"正在生发"。◎ [4] 正方：明·吴昆："以时正暄也，生物正升也，岁时正兴也。"◎ [5] 定发：明·张介宾："定发，专于发生也。"◎ [6] 冰："凝"的本字，凝滞，凝结。◎ [7] 冰复：清·高世栻："复，犹伏也。水冰气伏，故冰复。"

故春刺散俞[8]，及与分理[9]，血出而止，甚者传气，间者环也[10]；夏刺络俞[11]，见血而止，尽气闭环[12]，痛病必下[13]；秋刺皮肤，循理[14]，上下同法，神变[15]而止；冬刺俞窍[16]于分理，甚者直下[17]，间者散下[18]。春夏秋冬，各有所刺，法[19]其所在。

春刺夏分[20]，脉乱气微，入淫[21]骨髓，病不能愈，令人不嗜食，又且少气；春刺秋分，筋挛，逆气环[22]为咳嗽，病不愈，令人时惊，又且

所以在春天，应当针刺散布于络脉及肌腠之间的腧穴，待到出血就要停针。如果病情较重，就要久留其针，待到患者的经气流通并布散开来时再出针；如果病情较轻，则暂留其针，待到患者的经气在体内循行一周之后即可出针；在夏天，应当针刺孙络的腧穴，只要看到出血，就要停针，待到患者的经气在体内循行一周之后，稍过一会儿即用手按闭针孔，这样，疼痛之病就一定能够去除；在秋天，应当针刺位于皮肤的腧穴，要顺着皮肉的纹理而刺——无论是身体的上部还是下部，都应如此，待到患者的神色转为正常时，就要停针；在冬天，应当针刺位于肌腠深处的腧穴。如果病情较重，应当将针直着深深刺入腧穴，不必用手辅助按摩；如果病情较轻，则可以从腧穴的上下左右随宜分散用针。总而言之，在春、夏、秋、冬，人体各有适宜针刺的部位、腧穴，针刺也各有适宜的方法。用针的时候，应以时令和人的主气的所在为依据来确定要刺的腧穴与宜用的方法。

在春天，如果误刺在夏天才应针刺的部位，就会损伤心气，使人脉搏逆乱而心气微弱，邪气反而深入体内并侵害骨髓。这样，疾病就很难治愈了。同时，由于心气微弱，影响脾气，又会使人不思饮食、正气不足；如果误刺在秋天才应针刺的部位，就会使人筋脉拘挛、气机逆乱，邪气转而导致严重的咳嗽。这样，疾病也就很难治愈了，不但使人时常惊骇，而且使人悲伤欲哭；如果误刺在冬天才应针刺的部位，邪气就会深入五脏，使

◎［8］散俞：散布于经络的腧穴。俞，通"腧"。◎［9］分理：肌肉的会合之处与纹理。此指"分理"间的腧穴。◎［10］甚者传气，间者环也：明·吴昆："病甚者，久留其针，待其传气，日一周天而止。少差而间去，暂留其针，伺其经气环一周身而止。"◎［11］络俞：孙络（人身细小而浮于肌肤的脉络）的腧穴。◎［12］尽气闭环：谓待经气在人身循行一周之后，按闭针孔。环，孔眼，此指针孔。◎［13］下：谓去除、疼愈。◎［14］循理：谓要顺着皮肉的纹理而刺。理，指皮肉的纹理。◎［15］神变：指神色转为正常。◎［16］俞窍：位深的腧穴。◎［17］直下：明·吴昆："言病气甚，则直刺而下，不必按而散其卫气也。"◎［18］散下：明·张介宾："谓或左右上下散布其针而稍宜缓也。"◎［19］法：以……为法度（依据）。◎［20］夏分：指夏天才应刺的部位。分，指应刺的部位、腧穴。◎［21］入淫：深入而为乱，谓深入并侵害。◎［22］环：转化。清·高世栻：

哭；春刺冬分，邪气著[23]脏，令人胀，病不愈，又且欲言语。

夏刺春分，病不愈，令人解㑊[24]；夏刺秋分，病不愈，令人心中欲无言[25]，惕惕如人将捕之；夏刺冬分，病不愈，令人少气，时欲怒[26]。

秋刺春分，病不已，令人惕然欲有所为，起而忘之[27]；秋刺夏分，病不已，令人益嗜卧，又且善梦；秋刺冬分，病不已，令人洒洒[28]时寒。

冬刺春分，病不已，令人欲卧不能眠，眠而有见[29]；冬刺夏分，病不愈，气上，发为诸痹[30]；冬刺秋分，病不已，令人善渴[31]。

凡刺胸腹者，必避五脏。

人胀满，疾病同样很难痊愈了，而且使人不禁时时想要说话。

在夏天，如果误刺春天才应针刺的部位，疾病就不但不能痊愈，而且使人肢体懈怠；如果误刺秋天才应针刺的部位，疾病也是不但不能痊愈，而且使人内心不想说话，常常惊惧不安，就像害怕有人随时前来逮捕自己的表现一样；如果误刺在冬天才应针刺的部位，疾病仍是不但不能痊愈，而且使人正气虚弱，时时想要发怒。

在秋天，如果误刺春天才应针刺的部位，疾病就不但不能痊愈，而且使人常常表现出似乎有所警觉而想到要做某某事情的神态，可是起身去做的时候却又忘了；如果误刺夏天才应针刺的部位，疾病也是不但不能痊愈，而且使人更加嗜睡并容易做梦；如果误刺在冬天才应针刺的部位，疾病照样不但不能痊愈，而且使人感到寒气森森，常常发冷。

在冬天，如果误刺在春天才应针刺的部位，疾病就不但不能痊愈，而且使人总想睡觉但却卧不成眠，即使迷迷糊糊睡着了，又会梦见怪异的事物；如果误刺在夏天才应针刺的部位，疾病也是不但不能痊愈，而且气机上逆，导致各种痹症；如果误刺秋天才应针刺的部位，疾病仍然不但不能痊愈，而且使人常常感到口渴。

凡是针刺胸腹部位的腧穴时，注意一定要避

"犹转也。"◎[23]著（zhuó 灼）：同"着"，附着，谓侵入，深入。◎[24]解㑊：谓肢体懈怠。解，同"懈"。㑊，通"惰"。◎[25]欲无言：不想说话。◎[26]令人少气，时欲怒：明·张介宾："夏伤其肾，则精虚不能化气，故时少气。水亏则木失所养，而肝气强急，故时欲怒也。"◎[27]起而忘之：即善忘。◎[28]洒洒（xiǎn 显）：寒冷之貌。◎[29]眠而有见：明·张介宾："肝藏魂。肝气受伤，则神魂散乱，故令人欲卧不能眠，或眠而有见，谓怪异等物也。"◎[30]气上，发为诸痹：明·吴崑："刺夏分而伤心火，则脾土失其母。脾虚故气上而为浮肿。脾强则制湿，虚则不能制湿，故为痿痹不仁之疾。"◎[31]令人善渴：清·张志聪："肾藏津液，肺乃水之化源，刺秋分，故善渴也。此言五脏之气，随时而升降浮沉，非五脏经脉之谓也。"◎[32]环：指

全注全译黄帝内经

中心者环[32]死，中脾者五日死，中肾者七日死，中肺者五日死，中鬲[33]者，皆为伤中[34]，其病虽愈，不过一岁必死。刺避五脏者，知逆从[35]也。所谓从者，鬲与脾肾之处，不知者反之[36]。刺胸腹者，必以布憿著[37]之，乃从单布上刺，刺之不愈复刺。刺针必肃[38]，刺肿摇针[39]，经刺勿摇，此刺之道也。

帝曰：愿闻十二经脉之终[40]奈何？

岐伯曰：太阳之脉，其终也，戴眼[41]、反折[42]、瘛疭[43]，其色白，绝汗[44]

免刺伤五脏。如果刺伤了心脏，那么经气在体内循行一日之后，患者就会死亡；如果刺伤了脾脏，患者5天之内就会死亡；如果刺伤了肾脏，患者7天之内就会死亡；如果刺伤了肺脏，患者5天之内就会死亡；如果刺伤了膈膜，与刺伤内脏完全一样。治疗之后，疾病虽然暂时痊愈了，但不过一年，患者仍然必定死亡。针刺的时候注意一定要避免刺伤五脏的意思，在于强调要知道下针的"逆从"：所谓"从"，是说要知道膈膜和脾肾等脏的位置，下针时注意一定要避开；如果不知道膈膜和脾肾等脏的位置，下针时就难以避开而导致刺伤，这就是"逆"了。在针刺胸腹部位的腧穴时，一定要用布先将该处裹上，然后再从单布上进针刺治；如果刺后疾病没有痊愈，就继续刺治。这样，就不会伤到五脏了。下针时及下针后，医生一定要安静严肃，以等候经气的到来并辨析其盛衰存亡。在刺治痈肿的时候，可采用摇针之法以去其脓血；在刺治经脉之病的时候，则不能摇针。这些，都是针刺应当遵循的法则。

黄帝问道：十二经脉之气衰竭之后，患者的表现各是怎样的呢？

岐伯回答说：太阳经脉之气衰竭之后，患者就会眼睛上翻而不能转动，角弓反张，手足抽搐，面色苍白，流出"绝汗"。"绝汗"流出以后，就会不治而死；少阳经脉之气衰竭之后，患者就会丧失听力，四肢百

经气在体内运行一周。◎[33]鬲：通"膈"，指膈膜。◎[34]伤中：明·张介宾："心肺居于鬲上，肝肾居于鬲下，脾居在下，近于鬲间。鬲者，所以鬲清浊，分上下而限五脏也。五脏之气，分主四季，若伤其鬲，则脏气阴阳相乱，是为伤中。"◎[35]知逆从：明·张介宾："知而避之为从，不知者为逆。"◎[36]所谓从者，鬲与脾肾之处，不知者反之：明·张介宾："膈连胸胁四周，脾居于中，肾著于脊。知而避之者为从，不知者为逆，是谓反也。"◎[37]憿（jiǎo缴）著：清·于鬯："'憿'，当读为缴（即通'缴'），有'缠'义。'憿著'，谓以布缠着于胸腹也。作'憿'者，借字。"◎[38]肃：明·张介宾："敬谨毋忽也。"◎[39]刺肿摇针：明·张介宾："摇大其窍，泻之速也。"◎[40]终：经气终结，衰竭，消亡。◎[41]戴眼：眼睛上翻不动。◎[42]反折：角弓反张。◎[43]瘛疭（chì zòng赤纵）：手足抽搐，痉挛，抽风。◎[44]绝汗：病人临死之时所出的

乃出，出则死矣；少阳终者，耳聋，百节皆纵[45]，目睘绝系[46]，绝系一日半死。其死也，色先青白，乃死矣；阳明终者，口目动作，善惊妄言，色黄，其上下经盛[47]，不仁[48]，则终矣；少阴终者，面黑齿长[49]而垢，腹胀闭[50]，上下不通而终矣；太阴终者，腹胀闭不得息[51]，善噫[52]、善呕，呕则逆，逆则面赤[53]，不逆则上下不通，不通则面黑皮毛焦而终矣[54]；厥阴终者，中热嗌[55]乾，善溺心烦，甚则舌卷卵[56]上缩而终矣。此十二经之所败也。

骸全都痿弱无力，双目惊恐地直视前方而目系之气消亡。目系之气消亡以后，再过一天半就会不治而死。死亡之前，面色首先发青，等到发白的时候，就死了；阳明经脉之气衰竭之后，患者就会不由自主地牵引乱动，稍有风吹草动就惊骇不已，说话时胡言乱语，面色发黄，待到手足经脉之气都很过盛而使人烦躁不安、肢体麻木而丧失知觉的时候，就会不治而死；少阴经脉之气衰绝以后，患者就会面色发黑，牙齿由于牙龈萎缩而似乎有所变长并布满污垢，腹部胀满而上下格阻不通。到了上下格阻不通的时候，就会不治而死；太阴经脉之气衰竭之后，患者就会腹部胀满而上下格阻不通，常常嗳气、呕吐。如果出现呕吐，就会造成气逆；发生气逆，面色就会红赤；而气不上逆，又会造成上下不通；如果上下不通，面色就会发黑，皮毛就会枯萎，这时，就将不治而死了；厥阴经脉之气衰竭的时候，患者就会出现内热、咽喉干燥、小便频数、心情烦乱等症，渐渐加重以后，就会出现舌头卷起，睾丸上缩的症状，这时也将不治而死了。以上这些，就是人的十二经脉之气衰竭以后的不同表现及其预后的情况。

汗。其特点是暴出如珠、着身不流；或暴出如油，兼见喘而不休。◎[45]纵：弛纵，懈怠，痿弱无力。◎[46]目睘（qióng 穷）绝系：谓双目惊恐地直视前方、目系之气已经衰绝。系，指目系，为目内联系于脑的脉络。绝系，指入属于脑的目系已绝，目失灵动，而直视如惊。◎[47]上下经盛：明·张介宾："上下经盛，谓头颈手足阳明之脉，皆躁动而盛，是胃气之败也。"◎[48]不仁：肢体失去知觉。◎[49]齿长：由于牙龈萎缩而牙齿似乎有所增长或曰变长的情况。◎[50]腹胀闭：腹部胀满，上下格阻不通。◎[51]腹胀闭不得息：明·张介宾："足太阴脉入腹属脾，故为腹胀闭；手太阴脉上膈属肺而主呼吸，故为不得息。"息，指呼吸。◎[52]噫：嗳气。◎[53]逆则面赤：明·张介宾"腹胀闭则升降难，不得息则气道滞，故为噫为呕。呕则气逆于上，故为面赤。"◎[54]不逆则上下不通，不通则面黑皮毛焦而终矣：明·吴昆："若不逆，痞塞于中，肺气在上而不降，脾气在下而不升，上下不相交通。不通则土气实，肾水受邪，故面黑。手太阴为肺，主皮毛，故令皮毛焦。"◎[55]嗌：咽喉。◎[56]卵：睾丸。

素问·脉要精微论^[1] 篇第十七

黄帝问曰：诊法^[2]何如?

岐伯对曰：诊法常以平旦^[3]，阴气未动，阳气未散^[4]，饮食未进，经脉未盛，络脉调匀，气血未乱^[5]，故乃可诊有过之脉^[6]。切脉动静^[7]而视精明^[8]，察五色，观五脏有余不足，六腑强弱，形之盛衰，以此参伍^[9]，决死生之分^[10]。

黄帝向岐伯问道：诊脉的方法都有哪些呢?

岐伯回答说：诊察脉象，原则上应当在清晨进行。因为这时候人们刚刚起床，没有开始做事，阴气未被扰动，阳气也未耗散；加之没有进用饮食，经脉之气不盛，络脉之气调匀，气血也很平和不乱，所以就能比较容易地诊知异于正常的有病之脉。在切脉的时候，一方面要注意诊察患者脉搏的动静变化，另一方面又要审视患者的瞳神状况，观察患者的面部气色，以了解患者五脏之气的盈亏、六腑之气的强弱与身体机能的盛衰。同时，还要将这些方面结合起来相互参证，这样，就可以决断患者生死的界线了。

---

[1]脉要精微论：脉，脉诊。要，要领、要点。精微，精深微妙。本篇论述了望、闻、问、切四诊精深微妙的原理、要领及应用，因以论脉为先为主，故名。◎[2]诊法：此指各种诊病的原则和方法。◎[3]常以平旦：常在清晨时进行。平旦，太阳刚升出地平线之时，即清晨，早晨。◎[4]阴气未动，阳气未散：文互相备的修辞。平旦之时，人刚刚醒寤，尚未进食和劳作，体内阴阳之气未动未散，处于相对平静状态。◎[5]气血未乱：体内气血未受到疾病以外因素的干扰，脏腑经脉气血的盛衰状态能够真实地反映出来。◎[6]有过之脉：异常之脉。◎[7]切脉动静：动静言脉象的变化。◎[8]精明：指瞳神。◎[9]参伍：错综比验，相参互证。◎[10]决死生之分：通过四诊

夫脉者，血之府[11]也，长则气治[12]，短则气病[13]，数则烦心[14]，大则病进[15]，上盛则气高，下盛则气胀[16]，代则气衰[17]，细则气少[18]，涩则心痛[19]，浑浑革至如涌泉[20]，病进而色弊[21]，绵绵其去如弦绝，死[22]。

夫精明五色者，气之华也[23]，赤欲如白裹朱[24]，不欲如赭[25]；白欲如鹅羽，不欲如盐；

脉道，是血液汇聚与循行的地方，而血液的循行，为阳气所主宰并有赖于阳气的推动。所以，脉的搏动完全可以反映出阳气的状况。如果脉象匀长，表明人气机顺畅、身体健康；如果脉象偏短，表明患者气分有邪；如果脉象频数，表明患者心有烦热；如果脉象过大，表明疾病正在发展；如果尺肤上部脉搏过盛，表明患者有因气逆于上而造成的喘满之症；如果尺肤下部脉搏过盛，表明患者有因气滞于下而造成的腹胀之症；如果脉的搏动时有中止，此为代脉，表明患者阳气已衰；如果脉的搏动犹如蛛丝，此为细脉，表明患者阳气虚少；如果脉的搏动涩滞不畅，即为涩脉，表明患者有心痛之病；如果脉来之时混浊难辨、弦大实长，犹如不断涌出的汩汩泉水，表明患者的疾病正在加剧，其气色必然随之衰弊；如果脉去之时犹如弓弦断绝的情况，表明患者必死。

人的面色，是体内精气在外的反映。如果呈现像白绢裹着朱砂一样的红色，表明人体健康；如果呈现出像代赭那样的紫红之色，就表明人体有病；如果呈现像鹅毛一样的白色，表明人体健康；如果呈现出像盐那样的颜色，就表明人体有病；如果呈像苍璧一样润泽的青色，表明人体健康；如果呈现出像蓝草那样的靛青之色，就表明人体

参伍，判断疾病的预后吉凶。"决"，分辨，判断。"分"，异也，区别。◎[11]脉者，血之府：脉为血与气的汇聚之处。◎[12]长则气治：脉为长脉，则气机顺畅。长，指长脉，其象显现部位长，超过本位。气治，指气血平和无病。◎[13]短则气病：短，指脉显现部位短，不及本位。气病，指气血不足之病。◎[14]数（shuò 朔）则烦心：脉数为热，热则心烦不安。◎[15]大则病进：脉象满指而大，疾病正在发展。大，指大脉，其象满指而大。进，发展。◎[16]上盛则气高，下盛则气胀：上指寸口脉的近腕部，下指寸口脉的远腕部。◎[17]代则气衰：代指代脉。脉来缓弱而有规则的间歇，主五脏气衰弱。◎[18]细则气少：脉细如丝，主诸虚劳损，血气衰少。◎[19]涩则心痛：脉往来涩滞，主气滞血瘀，故见心痛之症。◎[20]浑浑革至如涌泉：浑浑，同"滚滚"，水流盛大貌。"革"，急也，谓脉来滚滚而急，如泉水急促上涌，盛于指下。◎[21]病进而色弊：《脉经》《千金要方》"色"作"危"，"弊"下并重"弊"字，属下读。宜从。◎[22]绵绵其去如弦绝，死：绵绵，指脉细微欲绝之象。为脏气衰竭，生机已尽，故主死。◎[23]精明五色者，气之华也：清·姚止庵："精明以目言，五色以面言。言目之光彩精明，面之五色各正，乃元气充足，故精华发见于外也。"◎[24]白裹朱：即白里透红。◎[25]赭（zhě 者）：明·张介宾："代赭也，色赤而

全注全译黄帝内经

青欲如苍璧[26]之泽，不欲如蓝[27]；黄欲如罗裹雄黄[28]，不欲如黄土；黑欲如重漆色，不欲如地苍[29]。五色精微象见矣，其寿不久[30]也。夫精明者，所以视万物，别白黑，审短长。以长为短，以白为黑，如是则精衰矣。

五脏者，中之守也[31]，中盛脏满[32]，气胜伤恐者[33]，声如从室中言，是中气之湿[34]也。言而微，终日乃复言者，此夺气也[35]。衣被不敛，言语善恶，不避亲疏者，此神明之乱也[36]。仓廪不藏[37]者，是门户不要[38]也。水泉不止[39]者，是膀胱不藏也。得守[40]者生，失守者死。

有病；如果呈现像绫罗裹着雄黄一样的黄色，表明人体健康；如果呈现出像黄土那样的颜色，就表明人体有病；如果呈现像重漆一样的明润的黑色，表明人体健康；如果呈现出像地苍那样的晦暗的土黑之色，就表明人体有病。要是患者的真元之气化作青、赤、黄、白、黑五种色相而全都在面部呈现出来，那么寿命就不会长久了。眼睛，是用来观察万物、分辨黑白、区别长短的。如果将长的看作短的，将白的看作黑的，表明人的精气已经衰竭了。

五脏，是精气在人体的藏守之处。腹中气盛，肺脏实满，肺气过盛而伤了肾脏，话音犹如从房里传出，这是由于脾胃挟有湿邪；说话如果声音微弱，良久才又说话的，这是由于丧失了正气；衣冠不整，一说话就胡言乱语，也不避开陌生之人，这是由于精神错乱了；肠胃不能受纳饮食水谷，这是由于肾脏虚衰、不能约束精气了；小便失禁，这是由于膀胱不能贮藏津液了。五脏能够藏守精气的话，人就能生存；丧失了藏守功能的话，人就会死亡。

紫。"◎[26]苍璧：青色的美玉。◎[27]蓝：草名，色为靛青。◎[28]罗裹雄黄：为黄中透红之色。罗，丝织物的一种。◎[29]地苍：土黑色，为晦暗的黑色。◎[30]五色精微象见矣，其寿不久："见"，同"现"。指五脏之真脏色外露，败象显现，故预后不良。◎[31]五脏者，中之守也：五脏在体内藏精藏神，为精与神藏守之处，并各有一定的职守。◎[32]中盛脏满：中，体内，内脏。盛，邪气炽盛。脏满，内脏之气胀满，即气机壅滞。据后文"脏"指脾脏。◎[33]气胜伤恐者：气胜，指上句内脏之气胀满。意指脾脏功能失调而善伤于恐。恐为肾志，取土克水之义。另说"气胜伤恐者为衍文"。◎[34]中气之湿：中土壅滞，水湿不运，湿邪内蕴。中气，指脾胃。◎[35]言而微，终日乃复言者，此夺气也：语声低微，气不接续，很长时间才能说下一句话，是气被劫夺所致。◎[36]衣被不敛，言语善恶不避亲疏者，此神明之乱也：明·吴昆："衣被不敛，去其衣被，无有羞恶也。言语善恶不避亲疏，虽亲亦骂詈也，此神明内乱者所为。""被"，同"帔"，下裳，裙。◎[37]仓廪不藏：指泄泻、大便失禁等。仓廪，比喻肠胃。◎[38]门户不要（yāo腰）：门户，指幽门、阑门、魄门等。要，约束。◎[39]水泉不止：遗尿、小便失禁。水泉，此喻小便。◎[40]得夫五脏者，身之强[41]也。头者，精明之府[42]，头倾视深[43]，精神将夺矣。背者，胸中之府[44]，背曲肩随，府将坏矣[45]。腰者，肾之府，转摇不能，肾将惫[46]矣。膝者，筋之府，屈伸不能，行则偻附[47]，筋将惫矣。骨者，髓之府，不能久立，行则振掉[48]，骨将惫矣。得强则生，失强则死[49]。

岐伯曰：反四时者[50]，有余为精，不足为消[51]。应太过，不足为精；应不足，有余为消。阴阳不相应，病名曰关格[52]。

帝曰：脉其[53]四时动奈何？知病之所在奈何？知病之所变奈何？知病乍[54]在内奈何？知病乍

五脏，是人体强健的根本。头，是精气神气聚集的地方。头歪垂一边，眼睑深陷，表明精气神气将要丧失了；背部，是肺脏所处的地方。背部弯曲，双肩无力下垂，表明肺脏将要毁坏了；腰部，是肾脏所处的地方。腰身不能转动，表明肾脏将要衰竭了；膝部，是筋脉会聚的地方。膝部不能屈伸，一走路，就下肢弯曲、需依附某物，表明筋脉将要衰竭了；骨骼，是骨髓所处的地方。不能长时间地站立，一走路就摇摇晃晃，表明骨骼将要衰竭了。人体得到了强健的根本就能生存，丧失了强健的根本就会死亡。

岐伯又说：人的脉象与四季之气相反的时候，表现为"有余为精，不足为消"。这话的意思是说，如果四季之气不足而脉气偏盛，表明人体是健康的；如果四季之气太过而脉气不足，则表明人的气血受到了损伤而有亏耗。要是人阴阳俱盛、不相协调，就会患上叫做"关格"的病症。

黄帝问道：四季的脉象各是怎样的情况？如何通过诊脉来了解病证的所在？如何通过诊脉来了解病证的变化？想要知道病证忽然在内怎样才能做到？想要知道病证忽然

守：五脏能够藏守精与神，发挥正常的功能，即忠于职守。◎[41]强：用作名词，指强健之本。◎[42]头者，精明之府：头是精气神气会聚之处。府，会聚的地方。◎[43]头倾视深：头倾，指头低垂不能抬举；视，用作名词，指眼睛。视深，指目陷无光。◎[44]胸中之府：指居于胸中之脏。◎[45]背曲肩随，府将坏矣：背弯曲不能直，肩随而垂不能举，是脏气精微不能营于肩背，心肺失强之象。随，《说文》："随，从也。"◎[46]惫：音义同"败"，坏也。◎[47]偻（lóu 蒌）附：偻，曲也，指背脊弯曲。附，行动不便，必依附于他物而行。◎[48]振掉：震颤摇摆。◎[49]得强则生，失强则死：五脏精气旺盛，则身体强健，谓之"得强"，故生。若五脏精气衰败，则身体败坏，谓之"失强"，故死。◎[50]反四时：脉象与四季之气相反。◎[51]有余为精，不足为消：四季之气不足的时候，而脉气旺盛，表明人体是健康的；四季之气过盛的时候，而脉气不足，表明人的血气有亏耗。◎[52]关格：阴阳俱盛、不相协调之证的总称。◎[53]其：据《甲乙经·卷四》应为"有"。◎[54]乍（zuò 作）：同"作"。指疾病的发生。◎[55]其与天运转大也：脉象

全注全译黄帝内经

在外奈何？请问此五者，可得闻乎？

岐伯曰：请言其与天运转大也^[55]。万物之外，六合^[56]之内，天地之变，阴阳之应，彼^[57]春之暖，为^[58]夏之暑，彼秋之忿^[59]，为冬之怒^[60]，四变之动，脉与之上下^[61]，以春应中规^[63]^[62]，夏应中矩^[63]，秋应中衡^[63]，冬应中权^[63]。是故冬至四十五日，阳气微上，阴气微下^[64]；夏至四十五日，阴气微上，阳气微下^[65]。阴阳有时，与脉为期^[66]。期而相失，知脉所分，分之有期^[67]，故知

在外怎样才能做到？请问这五个问题，能够听您讲一讲吗？

岐伯回答说：请允许我先谈谈人体的阴阳、脉搏与上天的运行相应这一大的道理吧。万物之外，六合之内，天地的变化，阴阳的呼应，在四季的表现，是由春天的温暖，发展成为夏天的暑热；由夏天的暑热，转而成为秋天的劲急；由秋天的劲急，发展成为冬天的严寒；然后再由冬天的极寒，转而成为春天的温暖。人的脉搏升降沉浮，与四季的这种发展转化是完全相应的。表现为，在春天，脉象轻软而滑，犹如圆规；在夏天，洪大而盛，犹如矩尺；在秋天，浮毛而平，犹如秤杆；在冬天，沉实而下，犹如秤锤。因此冬至以后到立春之日的四十五天，阳气渐渐上升而阴气渐渐下降；夏至以后到立秋之日的四十五天，阴气渐渐上升而阳气渐渐下降。阴阳之气在四季的发展转化有着时间上的周期性规律，人的脉象的正常变化与有着时间规律的阴阳之气犹如互相约定了期限一样，完全一致。如果脉象与阴阳之气在四季的时间规律上不能相应而出现错乱，医生就可以通过错乱之脉而诊知发病的脏器；如果能够弄清五脏之脉在四季盛衰消长的时间规律，就能预知发病脏器向愈还是转重、以至不治的期限了。这一切的微妙道理，关键全都表现在脉象上，所以脉象的道理，不能不仔细地予以研究。而要研究脉象，自有要领，这就是须从脉象与四季阴阳

的变化与天体运转的规律相应，有同样广博精深的道理。其，指脉，广，广博精深。◎［56］六合：上、下、东、南、西、北六个方位之间。◎［57］彼：《说文》："彼，往有所加也。"◎［58］为：变成，成为。◎［59］忿：指秋气肃杀劲急之势。◎［60］怒：指冬寒凉冽，北风怒号之势。◎［61］四变之动，脉与之上下：春夏秋冬四季气候的运动变化，脉象也随之发生相应变化。上下，指脉象的波动。◎［62］中：合也。◎［63］规、矩、权、衡：均为古之衡器和量具，引申为判断的准绳。比喻判断四时脉象有一定的标准，但四时脉象有别，故分别以规、矩、权、衡喻之，但不可拘泥于四字言四时脉象。◎［64］冬至四十五日，阳气微上，阴气微下：冬至四十五日后为立春的时节，此后阳气渐长，阴气渐消。◎［65］夏至四十五日，阴气微上，阳气微下：夏至四十五日后为立秋的时节，此后阴气渐长，阳气渐消。◎［66］期：《说文》："期，会也。"清·段玉裁注："会者，合也。期者，邀约之意，所以为会合也。"◎［67］分之有期：判断脉象变化有一定的尺度、标准。期，度

—96—

死时。微妙在脉，不可不察，察之有纪[68]，从阴阳始，始之有经[69]，从五行生，生之有度[70]，四时为宜，补泻勿失，与天地如一，得一之情[71]，以知死生。是故声合五音，色合五行，脉合阴阳[72]。

是知[73]阴盛则梦涉大水恐惧，阳盛则梦大火燔灼[74]；阴阳俱盛则梦相杀毁伤[75]；上盛则梦飞，下盛则梦堕[76]；甚饱则梦予[77]，甚饥则梦取[78]；肝气盛则梦怒，肺气盛则梦哭；短虫[79]多则梦聚众，长虫[80]多则梦相击毁伤。

是故持脉有道[81]，虚静为保[82]。春日浮，如鱼之游

相应的道理着手而深入探讨；探讨的时候自有途径，这就是要认识十二经脉是随着五行的运行而变化的这一道理；而要认识这一道理，又自有法度，这就是必须审视脉象的转化与四季之气的变化是否相应。这样，在确定用补还是用泻的治法时，就不会出错，也就能够使人的气血与天地阴阳的变化达到一致。总之，只要掌握了人的脉象与天地阴阳乃是一致的这一道理，就能够据以预知患者的生死了。因此，在诊病时要注意患者的声音是否与五音相合，气色是否与五行相合，脉象是否与阴阳相合。

阴气过盛，人就会梦自己去渡大水而心中恐惧；阳气过盛，人就会梦见自己被大火焚烧；阴阳俱盛，人就会梦见自己与人互相残杀而造成死伤；身体上部阳气过盛，人就会梦见自己向上飞行；身体下部阴气过盛，人就会梦见自己向下坠落；腹中过饱，人就会梦见自己送物于人；腹中过饥，人就会梦见自己夺人之物；肝气过盛，人就会在梦中发怒；肺气过盛，人就会在梦中哭泣；短小的寄生虫过多，人就会梦见众人在聚集；细长的寄生虫过多，人就会梦见有人在互相殴斗并造成死伤。

因此诊脉的时候有一定的法则，要想准确诊得脉象，精神清静、心思专注是特别重要的。一般来说，在春天，脉象上浮，就像鱼在水波之间游动一样；在夏天，脉搏充于肤表，满泛外涌，就像万物

也。◎[68]纪：纲领、要领。◎[69]经：法则、义理。◎[70]度：计算长短的标准和器具。引申为标准。◎[71]得一之情：掌握了人与天地如一之理。◎[72]声合五音，色合五行，脉合阴阳：明·张介宾："声合宫商角徵羽，色合金木水火土，脉合四时阴阳。虽三者若乎有分，而理则一次。"◎[73]知：助词，《说文》："知，词也。"◎[74]燔（fán凡）灼：焚烧。燔，烧。◎[75]阴阳俱盛则梦相杀毁伤：清·高世栻："阴阳俱盛，则水火充害，故梦相杀毁伤。相杀，争战也。毁伤，俱败也。"◎[76]上盛则梦飞，下盛则梦堕：清·高世栻曰："上盛则气并于上，故梦飞。飞者，肝藏魂而上升也。下盛则气并于下，故梦堕。堕者，肺藏魄而下降也。此水火阴阳，木浮金沉之义。"◎[77]予：送物于人。◎[78]取：夺人之物。◎[79]短虫：短小的寄生虫。下句"长虫"与此相对。◎[80]长虫：蛔虫。◎[81]持脉有道：诊脉有法则。◎[82]虚静为保：保，通

全注全译黄帝内经

在波[83]；夏日在肤，泛泛乎万物有余[84]；秋日下肤，蛰虫将去[85]；冬日在骨，蛰虫周密，君子居室[86]。故曰：知内者按而纪之[87]，知外者终而始之[88]。此六者[89]，持脉之大法。

心脉搏坚而长，当病舌卷不能言[90]；其软而散者，当消环自已[91]。肺脉搏坚而长，当病唾血；其软而散者，当病灌汗[92]，至令不复散发也[93]。肝脉搏坚而长，色不青，当病坠若搏[94]，因血在胁下，令人喘逆；其软而散色泽[95]

十分茂盛、大地似乎不能容纳一样；在秋天，脉搏动于肤下，就像冬眠的动物将要蛰藏一样；在冬天，脉搏动于骨间，就像冬眠的动物已完全隐伏下来一样，人们也深居内室而不轻易外出。所以说：想要知道在内的五脏之脉，可以根据五脏的切脉部位来进行诊察；想要知道在外的经气之脉，可以根据经脉从始至终的运行情况来进行诊察。上述这六个方面，是诊脉时必须注意的大法。

心脉搏指有力而坚挺、过长，表明人将患上舌头上卷、不能说话的疾病；如果患病以后心脉虚软而散，其病在经脉循行一周之后就会自行痊愈；肺脉搏指有力而坚挺、过长，表明人将患上咯血的疾病；肺脉虚软而散，则表明人将患"灌汗"的疾病。到了严重的时候，就会使人很难康复；肝脉搏指有力而坚挺、过长，面色不青，表明人患的是跌伤或者击伤的疾病。由于跌伤或击伤后，

"宝"。言诊脉清虚宁静至为重要。◎ [83] 春日浮，如鱼之游在波：春季之脉虽浮动而未全出，故如鱼之游于水波之中。◎ [84] 夏日在肤，泛泛乎万物有余：形容夏季的脉象浮于肤表，盈满指下而洪大，如万物之有余。"泛泛乎"，众盛貌。◎ [85] 秋日下肤，蛰虫将去：下肤，指脉象由浮趋沉，在皮肤之下。蛰虫，指藏伏土中越冬的昆虫。◎ [86] 冬日在骨，蛰虫周密，君子居室：形容冬日阳气内藏，脉沉在骨。如蛰虫封闭，君子居室不出。"周"，应据《太素》改作"固"。◎ [87] 知内者按而纪之：内，指内脏。纪，丝缕的头绪。本句意为要了解内脏的变化情况，可通过切脉进行诊察，找出头绪。◎ [88] 知外者终而始之：外，指经脉，言要了解经脉的变化情况，可据经脉自始至终的循行，终而复始的周期性变化进行诊察。◎ [89] 六者：有三说：一谓春夏秋冬内外六种脉法。二谓内外按纪终始六种诊脉之法。三谓诊法常以平旦、四诊合参、脉应四时、虚静为保、脉合阴阳，知内知外六种持脉大法。三说皆通，各据其理，可以互参。◎ [90] 心脉搏坚而长，当病舌卷不能言：清·尤怡："搏坚而长，太过之脉。心象火而脉萦舌，心火有余，故病舌卷不能言也。"◎ [91] 其软而散者，当消环自已：清·尤怡："'软而散'者，不足之脉，心不足则精神为'消'；'环自已'者，言经气以次相传，如环一周，复至其本位，而气自复、病自已也。"已，病愈。◎ [92] 灌汗：汗出淋漓，身如灌洗。郭霭春："楼英说：'灌汗，谓汗出如灌洗之状'。《病能论》：汗出而浴。亦此义。"◎ [93] 至今不复散发也：明·张介宾："汗多亡阳，故不可更为发散也。"◎ [94] 坠若搏：谓跌伤或者击伤。若，或者。搏，指击伤，被击伤。◎ [95] 色泽：面色润泽有光。清·张志聪："《金匮

—98—

者，当病溢饮[96]，溢饮者，渴暴多饮，而易入[97]肌皮肠胃之外也。胃脉搏坚而长，其色赤，当病折髀[98]；其软而散者，当病食痹[99]。脾脉搏坚而长，其色黄，当病少气[100]；其软而散色不泽者，当病足胻[101]肿，若水状也。肾脉搏坚而长，其色黄而赤者，当病折腰；其软而散者，当病少血[102]，至令不复也。

帝曰：诊得心脉而急，此为何病？病形何如？

岐伯曰：病名心疝[103]，少腹当有形也。

帝曰：何以言之？

岐伯曰：心为牡脏[104]，小肠为之使[105]，故曰少腹当有形也。

血瘀于胁下，所以又会使人喘促气逆；肝脉虚软而散，面色润泽，表明人将患"溢饮"的疾病。"溢饮"，是由于口渴之下暴饮多饮、以致水液很容易地注入皮肉之间与肠胃之外的缘故造成的；胃脉搏指有力而坚挺、过长，面色发红，表明人将患股骨疼痛、犹如骨折的疾病；胃脉虚软而散，则表明人将患上"食痹"的疾病；脾脉搏指有力而坚挺、过长，面色发黄，表明人将患阳气虚少的疾病；脾脉虚软而散，面色无光，表明人将患小腿近膝之处浮肿的疾病，其肿就像水肿一样；肾脉搏指有力而坚挺过长，面色发黄发红，表明人将患腰痛如折的疾病；肾脉虚软而散，则表明人将患精血虚少的疾病。到了严重的时候，就会使人很难康复。

黄帝问道：诊脉的时候，诊得心脉劲急，这表明人患了什么病？其表现又是怎样的呢？

岐伯回答说：诊得心脉劲急，表明人患了叫做"心疝"的病，其表现为少腹部会高高隆起。

黄帝问道：这是什么道理呢？

岐伯回答说：心属阳脏，小肠与心相表里，是为里的心脏所支配的器官，所以心脉劲急，位于少腹的小肠就会发病而使得少腹高高隆起。

要略》云：'夫水病人，面目鲜泽。'盖水溢于皮肤，故其色润泽也。"◎[96]溢饮：病名，症见面色润泽、脉濡弱而散或涩、口渴多饮等，由水液溢滞于皮肤四肢所致，故名。◎[97]易入：《新校正》引《甲乙经》"易"作"溢"。是。◎[98]折髀（bì 必）：股骨疼痛、犹如骨折。髀，股骨。◎[99]食痹：病名，由胃气上逆所致，症见胸膈闭阻、闷痛，饮食不下等。◎[100]少气：正气虚少，阳气虚少。◎[101]足胻（héng 恒）：小腿上部近膝的部位。足，小腿。胻，"胻"的异体字。◎[102]少血：精血虚少。◎[103]心疝：病名，由寒邪犯心所致，症见腹痛、腹皮隆起、自觉有气从脐上冲心等。◎[104]心为牡脏：明·张介宾："牡，阳也。心属火而居于膈上，故曰牡脏。"◎[105]为之使：被心支配的器官。使，被役使、被支配（的器官）。◎[106]病形：指病理表帝曰：诊得胃脉，病形[106]何如？

岐伯曰：胃脉实则胀，虚则泄[107]。

帝曰：病成而变[108]何谓？

岐伯曰：风成为寒热，瘅成为消中[109]，厥成为巅疾[110]，久风为飧泄[111]，脉风成为疠[112]，病之变化，不可胜数。

帝曰：诸痈肿筋挛骨痛，此皆安生？

岐伯曰：此寒气之肿，八风之变也。

帝曰：治之奈何？

岐伯曰：此四时之病，以其胜治之[113]，愈也。

帝曰：有故病，五脏发动[114]，因伤脉色，各何以知其久暴至之病[115]乎？

黄帝问道：诊得胃脉有病，其表现是怎样的呢？

岐伯回答说：胃脉如果盛实，其表现为腹胀；如果虚弱，其表现为泄泻。

黄帝问道：疾病的成因及其变化表现是怎样的呢？

岐伯回答说：风邪造成疾病，表现为寒热；热邪造成疾病，表现为消中；气逆造成疾病，表现为癫痫；风邪在人体留滞日久，就会导致飧泄；风寒在脉中留滞不去，就会导致疠风。疾病的变化，不能一一说尽。

黄帝问道：各种痈肿、筋挛、骨痛的疾病，都是怎样产生的呢？

岐伯回答说：这是由于寒气、风邪侵入人体并发生变化而造成的。

黄帝问道：治疗它们应该采用什么方法呢？

岐伯回答说：这些都是四季之邪造成的疾病，所以根据五行相克的法则来确定疗法，就可以治愈它们。

黄帝问道：患者原有旧病，其五脏受到影响而出现疾患，由此又使脉象、气色受到损伤。这样，旧病、新病在脉象、气色上就都有反映。那么，根据脉象与气色来诊病的时候，怎样才能区分患者所发的病是旧病还是新病呢？

现。◎［107］泄：通"泻"，泄泻。◎［108］病成而变：明·张介宾："成言病之本，变言病之标。"◎［109］瘅（dān 单）成为消中：瘅，热，热邪。消中，即中消病。◎［110］厥成为巅疾：明·吴昆："巅、癫同，古通用。气逆上而不已，则上实而下虚，故令忽然癫仆，今世所谓'五痫'也。"［111］久风为飧（sūn 孙）泄：清·张志聪："风乃木邪，久则内干脾土而成飧泄矣。"飧泄，完谷不化的泄泻。◎［112］脉风成为疠：《素问·风论》："风寒客于脉而不去，名曰疠风，或名曰寒热。"疠，通"癞"，麻风。◎［113］以其胜治之：清·张志聪："'以胜治之'者，以五行气味之胜治之而愈也。如寒淫于内，治以甘热；如东方生风，风生木，木生酸，辛胜酸之类。"◎［114］有故病五脏发动：五脏触感新邪而发生疾患。◎［115］久暴至之病：久病还是新病。暴，突然，此指新病。

岐伯曰：悉乎哉问也！征其脉小色不夺者，新病也[116]；征其脉不夺其色夺者，此久病也[117]；征其脉与五色俱夺者，此久病也[118]；征其脉与五色俱不夺者，新病也。肝与肾脉并至[119]，其色苍赤，当病毁伤[120]，不见血，已见血，湿若中水[121]也。

尺内两傍[122]，则季胁[123]也，尺外以候[124]肾，尺里以候腹。中附上[125]，左[126]外以候肝，内以候鬲；右[126]外以候胃，内以候脾。上附上[127]，右外以候肺，内以候胸中；左外以候心，内以候膻中。前以候前，后以候

岐伯回答说：您问得真详尽啊！这可以通过审验患者的脉象与气色而区分开来：如果患者脉象虽小而气色不失正常，就是新病；如果患者脉象不失正常而气色失于正常，则为旧病；如果患者的脉象与气色全都失于正常，就是旧病；如果患者的脉象与气色全都不失正常，则为新病；如果患者的肝脉、肾脉同时出现，脉弦而沉，气色青赤，表明患上了跌打损伤的病，无论是出血还是不出血，都像湿邪侵入经脉或者被水邪所伤一样，成为瘀血胀肿之症。

尺肤之内两边的部位，可以诊察季胁的病情；尺肤之外，可以诊察肾脏的病情；尺肤之内，可诊察腹部的病情；尺肤的中段，其左外部可以诊察肝脏的病情，左内部可以诊察胃腑的病情，右内部可以诊察脾脏的病情；尺肤的上段，其右外部可以诊察肺脏的病情，右内部可以诊察胸中的病情；其左外部可以诊察心脏的病情，左内部可以诊察膻中的病情；臂内阴经所属的部位可以诊察胸前的病情；臂外阴经所属的部位，可以诊察

---

[116]征其脉小色不夺者，新病也：征，检验，验看。夺，失也，引申为不正常。明·马莳："征其脉小，小者虚也。而色则不夺，神气如故，正以其暂时得病，颜面无改，脉则一时之虚，所以谓之新病也。"◎[117]征其脉不夺其色夺者，此久病也：清·张琦《素问释义》："色发于脏，故久病色必夺。脉兼经络，故新脉即夺"。◎[118]征其脉与五色俱夺者，此久病也：色脉俱夺，为气血俱败，故主久病。◎[119]肝与肾脉并至：肝脉弦，肾脉沉。此言弦沉之脉象并至。◎[120]毁伤：跌打损伤，毁伤筋骨。◎[121]湿若中（zhòng 仲）水：明·张介宾："凡毁伤筋骨者，无不见血。已见血，其血必凝，其经必滞。气血凝滞，形必肿满；或如湿气在经，而同于中水之状也。"若，或者。中水，被水邪所伤。◎[122]尺内两傍：尺内，即尺肤之内，指前臂内侧自腕至肘（尺泽）的皮肤。两傍，指两臂尺肤部位的尺侧部分。◎[123]季胁：即季肋，又名软肋，相当于胸第十一、十二肋软骨处。◎[124]候：诊察。◎[125]中附上：将尺肤分为三段，近腕部三分之一为上段，近肘部三分之一为下段，中间三分之一为中段。中附上，为中部附于下部之上，即中段。◎[126]左、右：指左手、右手。下同。◎[127]上附上：指上段，为上部附于中部之上。◎

后[128]。上竟上[129]者，胸喉中事也；下竟下[130]者，少腹腰股膝胫足中事也。

粗大[131]者，阴不足阳有余，为热中[132]也。来疾去徐[133]，上实下虚，为厥巅疾[134]；来徐去疾，上虚下实，为恶风[135]也。故中恶风者，阳气受也。有脉俱沉细数者，少阴厥也[136]；沉细数散者，寒热也；浮而散者为眴仆[137]。诸浮不躁者皆在阳，则为热；其有躁者在手[138]。诸细而沉者，皆在阴，则为骨痛；其有静者在足[139]。数动一代[140]者，病在阳之脉也，泄及便脓血。

肩背的病情；尺肤上部尽处之上的部位，反映的是胸部、喉部的情况；尺肤下部尽处之下的部位，反映的是少腹、腰股、膝部、小腿等处的情况。

脉象洪大，表明人阴气不足而阳气偏盛，会造成内热之病；脉搏起时急迫而落时徐缓，表明人上部邪盛而下部正虚，会造成厥逆和头部之病；脉搏起时徐缓而落时急迫，表明人上部正虚而下部邪盛，会造成恶风之病，因为人被恶厉之风所侵袭以后，首先是阳分受邪；所有的脉象都沉细而数，表明人足少阴发生了厥逆；都沉细数散，表明人受了寒热之邪；都虚浮而散，表明人患了目弦、昏倒之病；所有的脉象都浮而不躁，表明邪气均在体表，会造成发热之症；如果浮而兼躁，表明邪已侵入手三阳经了；所有的脉象都又细又沉，表明邪气均已侵入体内，会造成骨痛之病；如果兼见静象，表明邪在足三阴经；脉动过速而时有中止，属于数脉兼见代脉之象，表明邪在阳经，会造成泄泻及便下脓血之病。

---

[128]前以候前，后以候后：日本·丹波元简："（前）'前'者，臂内阴经之分也；（前）'后'者，臂外阳经之分也。《论疾诊尺》篇云：'肘前独热者，臑前热；肘后独热者，肩背热。'即其义也。"候，诊察。后"前"，指胸前（的疾患）。后"后"，指肩背的（疾患）。前，谓尺肤部的前面，即臂内阴经之分，前部候胸腹部的病变；后，谓尺肤部的后面，即臂后阳经之分，后部候背部的病变。◎[129]上竟上：竟，尽。指上部尽处再向上的部位，即尺肤近腕部向上直达鱼际部。◎[130]下竟下：指下部尽处再向下的部位，即尺肤近肘部向内直达肘窝处。◎[131]粗大：洪大。◎[132]热中：内热。◎[133]来疾去徐：脉搏起时急迫而落时徐缓。来、去，分别指脉搏的搏起、下落。疾，急迫。◎[134]上实下虚，为厥巅疾：清·姚止庵："实者，邪气实也；虚者，正气虚也。邪实于上，故病逆于顶巅。"厥，厥逆。巅疾，指头部病症。◎[135]恶风：恶厉之风。◎[136]有脉俱沉细数者，少阴厥也：清·姚止庵："沉细而缓，肾之平脉也，数则为火。今沉细数者，是阴虚水亏而火上逆，名曰少阴厥。厥，逆而上也，所谓阴虚火动是矣。"少阴，指足少阴经。◎[137]眴（xuàn 弦）仆：眴，"眩"的异体字。◎[138]其有躁者在手：明·张介宾："脉浮为阳，而躁则阳中之阳。若浮而兼躁，乃为阳极，故当在手，谓手三阳经也。"◎[139]其有静者在足：明·张介宾："若沉细而静，乃为阴极，故当在足，谓足三阴经也。"◎[140]数动一代：脉动过速而有中止。数，

诸过者切之[141]，涩者阳气有余也，滑者阴气有余也。阳气有余为身热无汗，阴气有余为多汗身寒，阴阳有余则无汗而寒。推而外之，内而不外，有心腹积也[142]。推而内之，外而不内，身有热也。推而上之，上而不下，腰足清也[143]。推而下之，下而不上，头项痛也[144]。按之至骨，脉气少者，腰脊痛而身有痹也。

各种疾病都可以通过切脉而诊知。切脉的时候，脉象如果涩滞不畅，即为涩脉，表明人体阳气偏盛；如果轻滑流利，即为滑脉，表明人体阴气偏盛。人体阳气偏盛，就会发生身热而无汗的病；阴气偏盛，就会发生多汗而身寒的病；阴阳两盛，就会发生无汗而身寒的病。如果表证明显，于是就通过切脉去推求在表之病，可是脉象却反映出邪在内而不在外，这就表明有心腹积聚之病；如果里证明显，于是就通过切脉去推求在里之病，可是脉象却反映出邪在表而不在里，这就表明人体有外热之病；如果身体上部症状明显，于是就通过切脉去推求在上之病，可是脉象却反映出邪在下而不在上，这就表明有腰腿清冷之病；如果身体下部症状明显，于是就通过切脉去推求在下之病，可是脉象却反映出邪在上而不在下，这就表明有头项疼痛之病。如果重按到骨，诊得脉气过少，表明有腰脊疼痛及身有痹病。

频数。代，代脉。此指中止。◎[141]诸过者切之：各种疾病可通过切脉而诊察得知。过，指疾病。一说指有过之脉。切，切脉。◎[142]推而外之，内而不外，有心腹积也：明·张介宾："凡病若在表，而欲求之于外矣，然脉则沉迟不浮，是在内而非外，故知其心腹之有积也。"◎[143]推而上之，上而不下，腰足清也：明·张介宾："凡推求于上部，然脉止见于上，而下部则弱，此以有升无降，上实下虚，故腰足为之清冷。"◎[144]推而下之，下而不上，头项痛也：明·张介宾："凡推求于下部，然脉止见于下，而上部则亏，此以有降无升，清阳不能上达，故为头项痛也。"

素问·平人气象论^[1]篇第十八

黄帝问曰：平人何如？

岐伯对曰：人一呼脉再动，一吸脉亦再动，呼吸定息^[2]脉五动，闰以太息^[3]，命曰平人。平人者，不病也。常以不病调病人^[4]，医不病，故为病人平息以调之为法^[5]。

人一呼脉一动，一吸脉一动，曰少气^[6]。人一呼脉三动，一吸脉三动而躁，尺^[7]热曰病温，尺不热脉滑曰病风，脉涩曰痹。人一

黄帝问道：正常人的脉象是怎样的呢？

岐伯回答说：正常人的脉象是，一呼脉跳动两次，一吸也跳动两次。在两次呼吸之间脉可跳动第五次，有时脉跳动五次则是因为某次呼吸较长的缘故，这是指平人而言的。所谓的平人，就是没有病的人。诊断的法则是用无病的人的呼吸来诊测病人的脉率，医生是无病的人，所以调匀呼吸来诊测病人的脉搏次数。

若人一呼脉跳动一次，一吸脉也跳动一次，这是气虚的表现。人一呼而脉跳动三次，一吸脉也跳动三次，并且脉势躁疾，若兼尺肤发热，便是温病；若尺肤不热，脉搏往来流利者，便是风病；脉象涩滞的，是痹病。若一呼而脉动四次以上的，叫做死脉；脉搏中断不至的，叫

---

[1]平人气象论：平人，即气血平和之人，指无病之人。气，指经脉之气。象，是脉体形象。本篇从"平人之常气禀于胃"的理论出发，强调脉以胃气为本，进而对脉息动数变化和四时五脏的平脉、病脉、死脉的脉象予以对比分析，作为诊断疾病、推断预后的依据，故名。◎[2]呼吸定息：指两次呼吸之间的间歇。◎[3]闰以太息：一次较长的呼吸。太息，长的呼吸。◎[4]常以不病调（diào 掉）病人：谓以健康之人的呼吸来诊测病人的脉象。调，计算，测度，诊测。不病，即健康人。◎[5]平息以调之为法：平息，调摄呼吸使之平静调匀。调之，衡量病人的脉息至数。即言医生在呼吸均匀平稳时测算病人的脉搏跳动是诊脉的基本法则。◎[6]少气：正气虚衰。◎[7]尺：指尺肤。

呼脉四动以上曰死[8]，脉绝不至曰死[9]，乍疏乍数[10]曰死。

平人之常气禀于胃，胃者，平人之常气[11]也，人无胃气曰逆，逆者死。

春胃微弦曰平[12]，弦多胃少曰肝病，但弦无胃曰死，胃而有毛曰秋病[13]，毛甚曰今病[14]。脏真散于肝，肝藏筋膜之气也[15]。

夏胃微钩曰平，钩多胃少曰心病，但钩无胃曰死，胃而有石曰冬病，石甚曰今病。脏真通于心，心藏血脉之气也。

长夏胃微软弱曰平，弱多胃少曰脾病，但代无胃[16]曰死，软弱有石曰冬病，弱甚曰今病。脏真濡于脾，脾藏肌肉之气也。

做死脉；脉搏忽快忽慢的，亦叫做死脉。

平人正常之脉象源于胃气，而胃气就是平人脉象的正常之气。人的脉象若无胃气，叫做逆脉，见逆脉就是死证。

春时的脉象，弦象中带有柔和胃气的，叫做平脉；如果弦象多而柔和的胃气少，就是肝病；如果只见弦象而无柔和的胃气，就要死亡；若虽有胃气而兼见毛脉，是春见秋脉，预测到秋天就会生病；若毛脉过甚，立即就会发病。春天时脏真之气散布于肝，肝脏是藏筋膜之气的。

夏天的脉象，钩中带有柔和胃气的，叫做平脉；如果钩象多而柔和的胃气少，就是心病；如果只见钩象而无柔和的胃气，就要死亡；若虽有胃气而兼见石脉，这是夏见冬脉，预测到了冬天就会生病；若石脉太甚，立刻就会生病。夏天时脏真之气通于心，心脏是藏血脉之气的。

长夏的脉象，微软弱而有柔和胃气的，叫做平脉；如果脉弱多而柔和的胃气少，就是脾病；如果见弱脉而无柔和之胃气，就要死亡；倘若弱脉中兼见石脉，估计到冬天就要生病；倘若石脉太甚，立刻就会生病。长夏时脏真之气充养于脾，脾脏是主肌肉之气的。

◎［8］人一呼脉四动以上曰死：一呼四动以上，是常人之倍。主阳极阴竭，精气衰败，难免死亡。《难经》称此脉为"夺精"。◎［9］脉绝不至曰死：脉气渐绝，是五脏精气竭绝，神气乃去，故曰死。◎［10］乍疏乍数：指脉搏跳动忽快忽慢，为阴阳败乱无主，后天化源已绝，故为死脉。◎［11］胃者，平人之常气：谓脉有胃气的表现。即脉来流畅，从容和缓，节律均匀。◎［12］春胃微弦曰平：春令木旺，其脉当弦，然有胃气之弦脉，当微弦冲和，无太过和不及才谓之平脉。下文各脏之平脉皆为此义。◎［13］胃而有毛曰秋病：如果春天脉虽有胃气，但兼有秋毛之脉者，至秋要发病。胃，指脉有胃气。毛，指秋令所主的脉象。◎［14］毛甚曰今病：指春季脉毛甚时，在春季就发病。◎［15］脏真散于肝，肝藏筋膜之气也：因肝旺于春，故春天脏真之气主要散布于肝。脏真，即脏之真气。肝主管全身之筋膜，故曰："肝藏筋膜之气也。"下仿此。◎［16］但代无胃：指脾脏气衰，脉在搏动

全注全译黄帝内经

秋胃微毛曰平，毛多胃少曰肺病，但毛无胃曰死，毛而有弦曰春病，弦甚曰今病。脏真高于肺，以行荣卫阴阳也。

冬胃微石曰平，石多胃少曰肾病，但石无胃曰死，石而有钩曰夏病，钩甚曰今病。脏真下于肾，肾藏骨髓之气也。

胃之大络，名曰虚里[17]，贯鬲络肺，出于左乳下，其动应衣[18]，脉宗气也。盛喘数绝者，则病在中[19]；结而横，有积矣；绝不至曰死[20]。乳之下其动应衣，宗气泄也[21]。

欲知寸口[22]太过与不及，寸口之脉中手[23]短者，曰头痛[24]。寸口脉中手长者，曰足胫痛[25]。寸口脉中手促上击者，曰肩背痛。寸口脉

秋时的脉象，微毛而有柔和之象的，叫做平脉；如果脉象毛多而柔和的胃气少，就是肺病；倘若脉象见毛脉而无胃气，就要死亡；若毛脉中兼见弦脉，预测到了春天就要生病；倘若弦象过甚，立刻就会发病。秋天时真脏之气布藏于肺，肺位高居上焦，主运行营卫阴阳之气。

冬天的脉象，沉石而有柔和之象的，叫做平脉；若石多而柔和之胃气少，主肾脏有病；倘若只见石脉而无胃气的表现，就要死亡；若沉石脉中兼见钩象，预测到了夏天就会生病；若钩脉过甚，立刻就会生病。冬天时真脏之气下藏于肾，肾脏是主藏骨髓之气的。

胃经的大络，称为虚里。其脉出于左乳之下，穿膈而上络于肺，其脉搏动应手，这是脉中宗气的表现。若此处跳动极剧且极快，乃是病在心肺胸中的表现。若见跳动时止，位置横移的，主病有积块；若脉绝不至，就会死亡。若乳下虚里处搏动可外见于衣下，这便是宗气外泄之象了。

切脉须知道寸口脉的太过和不及。若寸口脉应指而短，主病头痛。寸口脉应指而长，主病足胫痛。寸口脉促而有力，上

过程中，偶有歇止。《素问·脉要精微论》中"代则气衰"即指此而言。◎[17]虚里：穴位名，位于左乳下心尖搏动之处。人以胃气为本，宗气以胃气为源，故虚里是宗气汇积之处，为十二经脉气之所宗，虚里的搏动情况直接反映胃气和气血源流的变化。◎[18]其动应衣：《甲乙经》"衣"，作"手"，宜从，方与后文之"其动应衣"显示出程度的不同。◎[19]盛喘数绝者，则病在中：指心尖搏动急速并且频有间歇，反映胸中之心肺有疾。◎[20]结而横，有积矣；绝不至曰死：指脉来迟中一止，横格于指下，表明气机阻滞，故有积聚之患。绝不至，即虚里搏动中断，绝而不复，乃宗气衰竭，故死。◎[21]乳之下其动应衣，宗气泄也：虚里搏动，外应于衣，是宗气外泄所致。◎[22]寸口：两手桡骨头内侧桡动脉的诊脉部位。◎[23]中手：指脉搏应手显著之义。◎[24]头痛：明·张介宾："脉短于下，邪长于上。"◎[25]足胫痛：清·高世栻："长者气盛，邪盛于下。"

沉而坚者，曰病在中。寸口脉浮而盛者，曰病在外。寸口脉沉而弱，曰寒热及疝瘕少腹痛。寸口脉沉而横，曰胁下有积，腹中有横积痛。寸口脉沉而喘[26]，曰寒热。脉盛滑坚者，曰病在外。脉小实而坚者，病在内。脉小弱以涩，谓之久病。脉滑浮而疾者，谓之新病。脉急者，曰疝瘕少腹痛。脉滑曰风。脉涩曰痹。缓而滑曰热中。盛而紧曰胀。脉从阴阳，病易已；脉逆阴阳，病难已。脉得四时之顺，曰病无他；脉反四时及不间脏[27]，曰难已。

臂多青脉，曰脱血。尺脉缓涩，谓之解㑊[28]。安卧脉盛，谓之脱血。尺脉涩滑，谓之多汗。尺寒脉细，谓之后泄。脉尺粗常热者，谓之热中[29]。

肝见庚辛死，心见壬癸死，脾见甲乙死，肺见丙丁死，肾见戊己死，是谓真脏见皆死[30]。

搏指下，主病肩背痛。寸口脉沉而坚硬，其病在内。寸口脉浮而盛，主病在表。寸口脉沉而弱，沉候始见，举之则无，主里病，为寒热及疝瘕积聚、少腹疼痛。寸口脉沉而有横斜之状的，为阴气内结，主病为胁下、腹中有横积作痛。寸口脉沉而急促，主病寒热。脉象盛滑而紧的，主病在外。脉象小实而坚的，主病在内。脉来小弱涩滞的，主久病。脉来浮滑且疾的，主新病。脉来绷急的，主病疝瘕少腹疼痛。脉来滑利，主病风。脉来涩滞，主病痹。脉来缓滑，主病热甚于中。脉来盛紧的，主病腹胀。脉与病之阴阳相顺，病易痊愈。脉与病之阴阳相逆，病就不易痊愈了。脉与四时阴阳相顺，即便患病，也不会有其他危险。若脉与四时相反，或出现其所克之脏的脉象，就难以治疗了。

臂多见青脉，是由于失血。尺肤缓而脉来涩，主倦怠无力、喜卧。安卧时脉来盛疾，主有大脱血。尺肤涩而脉来滑，主多汗。尺肤寒而脉来细，主大便泄泻。脉来细而尺肤粗常显热者，主热在里。

肝的真脏脉出现，至庚辛日死；心之真脏脉出现，至壬癸日死；脾的真脏脉出现，至甲乙日死；肺之真脏脉出现，至丙丁日死；肾之真脏脉出现，至戊己日死；这是由于真脏脉出现病者必会死亡。

◎［26］脉沉而喘：脉象既沉又数。喘，形容脉搏跳动急促。◎［27］不间脏：为传其所克之脏。◎［28］解㑊（xiè yì 懈亦）：四肢懈惰、倦怠无力的病证。◎［29］脉尺粗常热者，谓之热中：疑在脉后有脱简，若脉后有一"细"字，即"脉细尺粗常热者"，上下文义较顺。◎［30］肝见庚辛死……

颈脉[31]动喘疾咳，曰水。目裹[32]微肿，如卧蚕起之状，曰水。溺黄赤安卧者，黄疸。已食如饥者，胃疸[33]。面肿曰风。足胫肿曰水。目黄者曰黄疸。妇人手少阴脉动甚[34]者，妊子也。

脉有逆从四时，未有脏形[35]，春夏而脉瘦[36]，秋冬而脉浮大，命曰逆四时也。风热而脉静，泄而脱血脉实，病在中脉虚，病在外脉涩坚者，皆难治，命曰反四时也。

人以水谷为本，故人绝水谷则死，脉无胃气亦死。所谓无胃气者，但得真脏脉不得胃气也。所谓脉不得胃气者，肝不弦、肾不石[37]也。

太阳[38]脉至，洪大以长；少阳脉至，乍数乍疏，乍短乍长[39]；阳明脉至，浮大而短。

夫平心脉来，累累如连珠，如循

颈部脉搏动过甚，并见喘咳之症状，主水病。目胞微肿如卧蚕起身之状，也是水病。小便黄赤，因倦喜卧，这是黄疸病。饮食过后即觉饥饿，是胃疸病。面部浮肿的，是风病。足胫肿胀的，是水肿病。目睛发黄的，是黄疸病。妇女手少阴脉搏动较甚者，是妊娠的征象。

脉有不顺从四时的，即当其时不出现本脏的脉象，反见他脏之脉，如春夏的脉象反见细小，秋冬的脉象反见浮大，这叫做逆反四时。风热的脉应躁而反见沉静，泄泻脱血之脉象应虚而反见实脉，病在内的脉应实而反见虚脉，病在外的脉应浮滑而反见涩坚的，这样的病都较难治，因为脉象不合四时阴阳的规律。

人的生命活动以水谷饮食为根本，倘若断绝了水谷饮食，人就要死亡了，而脉没有胃气，人也是要死亡的。所谓无胃气，就是仅见真脏之脉，而没有柔和的胃气之脉。所谓脉不得胃气，就是肝脉不见弦象，肾脉不见沉象。

太阳主时，脉来洪大而长；少阳主时，脉来忽快忽慢、忽长忽短；阳明主时，脉来浮大而短。

正常的心脉来时，像一颗颗连珠不停地流转，如同手摸玉石一样光滑圆

是谓真脏见皆死：五脏的真脏脉出现时，各在其所不胜之日死。◎［31］颈脉：人迎脉。即今之颈动脉。◎［32］目裹：眼胞。◎［33］胃疸：中焦胃有热而消渴。◎［34］手少阴脉动甚：今多以尺部脉动甚解。动甚，即搏动较为明显，亦有人指滑脉。◎［35］未有脏形：明·马莳："未有正脏之脉相形，而它脏之脉反见"。◎［36］脉瘦：脉小之义。◎［37］肝不弦、肾不石：明·马莳："即如肝脉当弦而不弦，肾脉当石而不石之类。"◎［38］太阳：与下文"少阳""阳明"均表示月份时令。《新校正》："太阳王于五月六月"，"少阳王于正月二月"，"阳明王于三月四月"。◎［39］长：指

琅玕[40]，曰心平，夏以胃气为本。病心脉来，喘喘连属，其中微曲[41]，曰心病。死心脉来，前曲后居，如操带钩[42]，曰心死。

平肺脉来，厌厌聂聂，如落榆荚[43]，曰肺平，秋以胃气为本。病肺脉来，不上不下，如循鸡羽[44]，曰肺病。死肺脉来，如物之浮，如风吹毛[45]，曰肺死。

平肝脉来，软弱招招，如揭长竿末梢[46]，曰肝平，春以胃气为本。病肝脉来，盈实而滑，如循长竿[47]，曰肝病。死肝脉来，急益劲，如新张弓弦[48]，曰肝死。

平脾脉来，和柔相离，如鸡践地[49]，

润，这是心的平脉，夏时以胃气为本；如果脉来疾数连续、来盛去衰，这是心脏的病脉；如果寸脉全显钩象，如同摸到带钩一般，全无和缓之象，并且尺脉沉伏不易触摸，这是心脏的死脉。

正常的肺脉来时，轻浮虚软，好像风吹榆钱一样的和缓，这是肺的平脉，秋时以胃气为本；如果脉来不浮不沉，如摸鸡的羽毛一样坚劲，这是肺的病脉；如果脉来如草浮在水上，如风吹毛般地轻浮散乱，这是肺的死脉。

正常的肝脉来时，如同举起的长竿末梢那样柔软起伏而弦长，这是肝的平脉；春季以胃气为本；如果脉来满指滑实，像摸长竿一样坚硬，这是肝的病脉；如果脉来急而有劲，像新张的弓弦一般强急，这是肝脏的死脉。

正常的脾脉来时，脉来和柔相济，如同鸡足缓缓落地、徐徐行走一般，

脉来超过本位。短：指脉来不及本位。◎[40]累累如连珠，如循琅玕（gān 肝）：指正常的心脏脉象，像一颗颗串连起来的珠子，在指下不断地缓缓滑过，如同触摸在如珠的玉石上那样光滑流利。累累，形容脉象连续不断。循，抚摸，触及。琅玕，如珠的玉石。◎[41]喘喘连属，其中微曲：意为心的病脉呈疾数连续，来盛去衰的特征。喘喘连属，脉来急疾而连续不断，即疾数之意。中，脉动应手。微曲，脉象去时衰减较明显。◎[42]前曲后居，如操带钩：意为倘若寸脉全显钩象，如摸在带钩上那样坚硬而不柔和，并且尺脉沉伏不易触摸，这是心的死脉。前、后，指寸尺。前曲，指寸脉全显钩象。后居，尺脉沉伏，难以捉摸。◎[43]厌厌聂聂，如落榆荚：形容肺的平脉，如同榆钱离枝后，似落而翩翩轻飘，似浮却又缓缓而下的轻浮和缓之象。◎[44]不上不下，如循鸡羽：上、下，指脉之浮沉，这是形容肺的病脉既不像榆钱的翩翩轻浮，也不像榆钱那样缓缓落下。如同按循在鸡的羽毛上，来去有坚涩之感。◎[45]如物之浮，如风吹毛：形容脉象空虚无根，散乱无绪。◎[46]软弱招招，如揭长竿末梢：形容肝脉来时，和缓弦长而柔软，如高举的长竿末梢那样长而柔和。◎[47]盈实而滑，如循长竿：指肝病脉来时如摸在长竿上那样弦硬有余，柔和之象不足。◎[48]急益劲，如新张弓弦：形容脉来弦硬的程度如同新张的弓弦那样又紧又硬，毫无柔和之感。◎[49]和

全注全译黄帝内经

曰脾平，长夏以胃气为本。病脾脉来，实而盈数，如鸡举足[50]，曰脾病。死脾脉来，锐坚如乌之喙，如鸟之距[51]，如屋之漏，如水之流[52]，曰脾死。

平肾脉来，喘喘累累如钩，按之而坚[53]，曰肾平，冬以胃气为本。病肾脉来，如引葛，按之益坚[54]，曰肾病。死肾脉来，发如夺索[55]，辟辟如弹石[56]，曰肾死。

这是脾脏的平脉，长夏季节以胃气为本；如果脉来充实而数，如同鸡之举足疾速行走一样急疾，这是脾脏的病脉；如果脉来如同乌鸦的嘴、鸟类的爪距一样坚锐，如同房屋漏水一样点滴无规律，如同流水一样去而不返，这是脾脏的死脉。

正常肾脉来时，脉来连续不断，速而圆滑，有如心之钩脉，按之沉而有力，这是肾脏的平脉，冬季以胃气为本；若脉来如牵引葛藤，按之更沉，这是肾的病脉。若脉来如同按在两人争夺着的绳索上，又如同弹石一样促而坚硬，这便是肾的死脉。

柔相离，如鸡践地：形容脾平脉来，像鸡徐徐行走那样从容不迫，柔和适宜。◎[50]实而盈数，如鸡举足：形容脾病脉来，弦硬而数，如同鸡举足疾速行走之势。◎[51]锐坚如乌之喙，如鸟之距：形容脾脏死脉来时，好像乌鸦的嘴，或鸟类的爪距等角质部分那样细而坚硬、不柔和之象。喙，嘴也。距，指鸟的爪后突出像趾的部分。锐，尖利，此处形容脉细。坚，即硬也。◎[52]如屋之漏，如水之流：形容脾的死脉来时，好像破屋漏水，良久一滴，快慢不匀，或像流水一样，去而不返。◎[53]喘喘累累如钩，按之而坚：形容肾的平脉来时连续不断，圆滑流利，像心的正常钩脉，但稍沉有力。喘喘累累，即心脉之累累。钩，指心的平脉。坚，坚牢，引申为沉而有力。◎[54]如引葛，按之益坚：形容肾的病脉来时，好像按在牵拉的葛藤上一样。引，牵引，拉动。葛，葛藤。益坚，指脉更沉。◎[55]发如夺索：形容脉来坚硬，如按在两人争夺着的绳索上一样。◎[56]辟辟如弹石：形容脉来坚硬如以指弹石之象。

素问·玉机真脏论 [1] 篇第十九

黄帝问曰：春脉如弦，何如而弦？

岐伯对曰：春脉者肝也，东方木也，万物之所以始生也，故其气来，软弱轻虚而滑，端直以长，故曰弦 [2]，反此者病。

帝曰：何如而反？

岐伯曰：其气来实而强，此谓太过，病在外；其气来不实而微，此谓不及，病在中。

帝曰：春脉太过与不及，其病皆何如？

黄帝问道：春时脉象如琴弦一样，怎样才算是弦脉呢？

岐伯回答说：春脉主应肝脏，属东方之木，春季是万物开始生长的季节，因而其脉气来时软弱轻虚而滑，端直以长，所以称为弦脉，与此相反则是病脉。

黄帝又问道：怎样才叫相反呢？

岐伯回答说：脉气来的时候，应指实而有力，这便是太过，主病在外；倘若脉来的时候，应指不实而微弱，这便是不及，主病在内。

黄帝问道：春脉太过和不及，所发生的病变是怎样的呢？

---

[1] 玉机真脏论：玉机，即玉衡璇玑，是古代测量天体坐标的一种天文仪器。真脏，即五脏无胃气之脉。本篇讨论了四时五脏的平脉，太过不及的病脉，以及真脏脉的脉象；并阐述了五脏发病的传变规律，五脏虚实与死的机转，同时说明了五脏之脉必借胃气始能到达气口的道理。其中尤以脉有无胃气为重点，以无胃气之真脏脉预测病情，好像以玉机窥测天道一样重要，故名。◎ [2] 软弱轻虚而滑，端直以长，故曰弦：明·张介宾："弦者，端直以长，状如弓弦有力也。然软弱轻虚而滑，则弦

岐伯曰：太过则令人善忘[3]，忽忽眩冒而巅疾[4]；其不及则令人胸痛引背，下则两胁胠[5]满。

帝曰：善。夏脉如钩，何如而钩？

岐伯曰：夏脉者心也，南方火也，万物之所以盛长也，故其气来盛去衰，故曰钩，反此者病。

帝曰：何如而反？

岐伯曰：其气来盛去亦盛，此谓太过，病在外；其气来不盛去反盛，此谓不及，病在中。

帝曰：夏脉太过与不及，其病皆何如？

岐伯曰：太过则令人身热而肤痛，为浸淫[6]；其不及则令人烦心，上见咳唾，下为气泄[7]。

帝曰：善。秋脉如浮，何如而浮？

岐伯曰：秋脉者肺也，西方金也，万物之所以收成也，故其气来，轻虚以浮，来急去散，故曰浮[8]，反此者病。

岐伯回答说：春脉太过，会使人恼怒，发生目眩瞀闷头痛；春脉不及，则会使人胸部疼痛并由此牵引到背部，再向下发展则会引起两胁胀满。

黄帝说：讲得好。夏时的脉象如同带钩一样，怎样才算是脉钩呢？

岐伯说道：夏脉主应心脏，属南方之火，夏季是万物生长茂盛的季节，因而其脉气来时充盛，去时衰微，这叫做钩脉，若与此脉相反则是病脉。

黄帝问道：怎样才叫相反呢？

岐伯答说：脉气来的时候充盛，去的时候也充盛，这便是太过，主病在外；若脉气来时不充盛，而去时却充盛，便是不及，主病在内。

黄帝问道：夏脉太过和不及，所发生的病变怎样呢？

岐伯答说：夏脉太过，会使人发热、肤痛，浸淫生疮；夏脉不及，会使人心烦闷乱，在上部会发生咳唾，在下部发生矢气下泄。

黄帝说道：讲得好！秋时脉浮如水中漂木，怎样才算浮脉呢？

岐伯答道：秋脉主应肺脏，属西方之金，秋季是万物收成的季节，因而其脉气来时应指为轻虚而浮，来急去散，所以叫浮脉。若与此相反的便是病脉。

中自有和意。"◎［3］善忘：当作"善怒"。《灵枢·本神》："肝气虚则恐，实则怒。"◎［4］忽忽眩冒而巅疾：即精神恍惚，若有所失，眩瞀昏晕。眩冒，即眩瞀。瞀，即乱。◎［5］胠（qū区）：腋下胁肋。◎［6］浸淫：指湿热伤于肌肤，流连日久发为疮病，流脓淌水，逐渐扩散蔓延，名曰浸淫。◎［7］气泄：指矢气下泄。◎［8］来急去散，故曰浮：明·吴昆："阳气在于皮毛，未能沉下，故帝曰：何如而反？

岐伯曰：其气来，毛而中央坚，两傍虚，此谓太过，病在外；其气来，毛而微，此谓不及，病在中。

帝曰：秋脉太过与不及，其病皆何如？

岐伯曰：太过则令人逆气而背痛，愠愠然[9]；其不及则令人喘，呼吸少气而咳，上气见血，下闻病音[10]。

帝曰：善。冬脉如营[11]，何如而营？

岐伯曰：冬脉者肾也，北方水也，万物之所以合藏也，故其气来沉以搏[12]，故曰营，反此者病。

帝曰：何如而反？

岐伯曰：其气来如弹石者，此谓太过，病在外；其去如数[13]者，此谓不及，病在中。

帝曰：冬脉太过与不及，其病皆何如？

岐伯曰：太过则令人解㑊，脊脉痛而

黄帝问道：怎样才称为相反呢？

岐伯答道：脉气来的时候浮软而中央坚实，两旁空虚，这便是太过，主病在外；脉气来的时候浮软而衰弱，这便是不及，主病在内。

黄帝问道：秋脉的太过与不及，所发生的病变是怎样的呢？

岐伯答说：秋脉太过，会使人产生气逆，背部作痛，郁闷而不舒畅；秋脉不及，会使人气喘咳嗽，呼吸气短，在上部发生气逆出血，在下的胸部能听到喘息的声音。

黄帝说道：讲得好。冬时的脉位深在而沉，怎样的脉象算是沉脉呢？

岐伯答说：冬脉主应肾脏，属北方之水，冬季是万物闭藏的季节，因而其脉象来时沉而濡润，叫做营。若与此相违背，就是病脉。

黄帝问道：怎样才叫做相反呢？

岐伯答说：脉气来的时候如弹石击手，便是太过，主病在外；脉去的时候浮细而软，便是不及，主病在内。

黄帝问道：冬脉太过和不及，所发生的病变是怎样的呢？

岐伯回答说：冬脉太过，使人身体倦怠不舒，脊骨疼痛，气短，

来急。阴气新升，阳气将散去，故去散也。"◎[9]愠（yùn运）愠然：形容气郁而心情不舒畅的样子。愠，小怒也。◎[10]上气见血，下闻病音：指气上逆而出血，喉间有喘息的声音。◎[11]冬脉如营：指冬季脉气营居于内，指沉脉而言。明·吴昆："冬至闭藏，脉来沉石，如营兵之守也。"◎[12]搏：《甲乙经》作"濡"，软也。◎[13]其去如数：指虚数脉。◎[14]心悬如病饥：形容

少气不欲言；其不及则令人心悬如病饥[14]，䏚中清[15]，脊中痛，少腹满，小便变[16]。

帝曰：善。

帝曰：四时之序，逆从[17]之变异也，然脾脉独何主？

岐伯曰：脾脉者土也，孤脏以灌四傍[18]者也。

帝曰：然则脾善恶，可得见之乎？

岐伯曰：善者不可得见，恶者可见。

帝曰：恶者何如可见？

岐伯曰：其来如水之流者，此谓太过，病在外；如鸟之喙者，此谓不及，病在中。

帝曰：夫子言脾为孤脏，中央土以灌四傍，其太过与不及，其病皆何如？

岐伯曰：太过则令人四肢不举[19]；其不及，则令人九窍不通，名曰重强[20]。

帝瞿然[21]而起，再拜而稽首曰：

不想说话；冬脉不及，使人的心像饥饿一样觉得空虚，季胁下空软部位清冷，脊骨作痛，少腹胀满，小便失常。

黄帝说道：讲得好。

黄帝问道：春夏秋冬四季的顺序，是脉象顺逆变化的根本原因，但是，脾脏主哪个时令呢？

岐伯回答说：脾属于土，位居于中央，为孤脏以滋润四旁之脏。

黄帝问道：那么，脾脉的正常与反常能看得出来吗？

岐伯回答说：正常的脾脉是看不出来的，但有病的脾脉是可以看出来的。

黄帝问道：有病的脾脉怎么看出来呢？

岐伯回答：有病的脾脉来的时候，如同水的流动一样，这便是太过，主病在外；其脉来时如同鸟嘴一样坚硬，这便是不及，主病在内。

黄帝问道：你说脾脏是孤脏，位居中央，滋润四旁之脏，那么，脾脉太过和不及，所产生的病变是怎样的呢？

岐伯答说：脾脉太过，会使人四肢沉重，不能举动；脾脉不及，会使人九窍闭塞不通，这就叫做重强。

黄帝肃然起立，敬礼说道：很好！我懂得了诊脉的根本要领，这是天下

心中空虚而怯弱，如有饥饿之感。◎[15]䏚（miǎo 秒）中清：指软肋下有清冷的感觉。䏚，指季肋下空软处。◎[16]小便变：指小便发生异常改变。◎[17]逆从：明·马莳："四脉循四时之序曰从，其有太过与不及而为诸病曰逆。"◎[18]孤脏以灌四傍：脾属土，位居中央，寄旺于四季，主运化水谷精微，外而营养四肢百骸，内而濡润脏腑，故曰灌四傍。孤脏，心肝肺肾各与四季相配，唯独脾不与四时相配，所以称为孤脏。四傍者，四脏也。◎[19]四肢不举：指四肢沉重困倦。◎[20]重强（zhòng jiàng 众匠）：沉重拘强也。从论述前四脏的原文来看，"重强"疑为衍文。◎

善。吾得脉之大要，天下至数[22]，五色脉变，揆度奇恒，道在于一。神转不回，回则不转，乃失其机[23]，至数之要，迫近以微，著之玉版，藏之藏府[24]，每旦读之，名曰《玉机》。

五脏受气于其所生[25]，传之于其所胜[26]，气舍于其所生[27]，死于其所不胜[28]。病之且死，必先传行至其所不胜，病乃死。此言气之逆行也，故死。肝受气于心，传之于脾，气舍于肾，至肺而死。心受气于脾，传之于肺，气舍于肝，至肾而死。脾受气于肺，传之于肾，气舍于心，至肝而死。肺受气于肾，传之于肝，气舍于脾，至心而死。肾受气于肝，传之于心，气舍于肺，至脾而死。此皆逆死也。一日一夜五分之，此所以占死生之早暮也。

黄帝曰：五脏相通，移皆有次，五脏有病，则各传其所胜。不治，法

最根本的道理。望色切脉，测度正常与否，总的精神归结为一个神字。神的功用运转不息，向前而不能回却，倘若回而不转，就失掉了它的生机了。这是最主要的道理，是非常切近而微妙的。要将这些道理记录在玉版上，收藏在重要之处，每日早起拿来诵读，称之为《玉机》吧。

五脏所受的病气，来自它所生之脏，传给它所克之脏，留存在生己之脏，死于其所不胜之脏。病发展到要死的时候，必先传行到其所不胜之脏，病人才会死去。这就是病气的逆传，所以会死亡。例如，肝受病气于心脏，传行到脾脏，其病气留存于肾脏，待传到肺脏的时候，病人便死了。心受病气于脾脏，传行到肺脏，留存于肝脏，待传行到肾脏的时候，病人便死了。脾受病气于肺脏，传行到肾脏，留存于心脏，待传行到肝脏时，病人便死了。肺受病气于肾脏，传行到肝脏，留存于脾脏，待传行到心脏时，病人便死了。肾受病气于肝脏，传行到心脏，留存于肺脏，待传到脾脏的时候，病人便死了。凡此种种，都是病气的逆转，所以死亡。以昼夜的时辰来分属五脏，便可以推测死亡的大致时辰。

黄帝问道：五脏之间是相通的，疾病的传变皆有一定的次序。假如一脏有

---

[21] 瞿然：肃然起敬之义。◎ [22] 至数：最好的道理。◎ [23] 神转不回，回则不转，乃失其机：神的功用是运转不息，向前不回。若回而不运转，便失掉了它的生机。◎ [24] 藏府：重要之处，藏物之府库。◎ [25] 五脏受气于其所生：五脏所受的病气来自于它所生之脏。即子病犯母。◎ [26] 传之于其所胜：传变到它所克的脏。◎ [27] 气舍于其所生：病气留在生己之脏。◎ [28] 死于其所

三月若六月，若三日若六日，传五脏而当死，是顺传所胜之次。故曰：别于阳者，知病从来；别于阴者，知死生之期。言知至其所困而死。

是故风者百病之长也。今风寒客于人，使人毫毛毕直，皮肤闭而为热，当是之时，可汗而发也；或痹不仁肿痛，当是之时，可汤熨及火灸刺而去之。弗治，病入舍于肺，名曰肺痹，发咳上气。弗治，肺即传而行之肝，病名曰肝痹，一名曰厥，胁痛出食[29]，当是之时，可按若刺耳[30]。弗治，肝传之脾，病名曰脾风，发瘅[31]，腹中热，烦心出黄[32]，当此之时，可按可药可浴。弗治，脾传之肾，病名曰疝瘕，少腹冤热[33]而痛，出白[34]，一名曰蛊[35]，当此之时，可按可药。弗治，肾传之心，病筋脉相引而急，病名曰瘛，当此之时，可灸可药。弗治，满十日，法当死。肾因传之心，心即复反传而行之肺，发

病，则各传其所胜之脏；若不能掌握治疗时机，那么长则三个月或六个月，短则三天或六天，传遍五脏就会死亡。这是相克顺传次序。所以说：能辨别三阳的，可以知道病从何经而来；能辨别三阴的，可以知道病的死生日期，这就是说，知道它至其所不胜之脏而死。

风为六淫之首，是外感病邪之先导。风寒侵入人体，会使人毫毛竖直，皮肤闭塞而发热，在这个时候，可用发汗的方法治疗；至于风寒侵入经络，发生麻痹不仁或肿痛等症状，此时可用汤熨及火罐、艾灸、针刺等方法以散邪；如果不及时治疗，病气内传于肺，叫做肺痹，便会发生咳嗽上气的症状，若不及时治疗，就会传变至肝，这叫肝痹，又叫做肝厥，便会产生胁痛、呕吐的症状，这个时候，可用按摩或者针刺等方法治疗；如不及时治疗，就会传变至脾，这叫脾风，产生黄疸，腹中热，心烦，小便色黄等症状，这个时候，可用按摩、药物或热汤沐浴等方法治疗；如再不治，就会传行至肾，叫做疝瘕，少腹烦热疼痛，小便色白而混浊，又称之谓蛊病，这个时候，可用按摩，或用药物等方法治疗；如再不治疗，病变由肾传变至心，会产生筋脉牵引拘挛，称之谓瘛病，在这个时候，可用灸法，或用药物等方法治疗；如再不治疗，十天之后，就当死亡。倘若病邪由肾传变至心，心又复反传至肺脏，发为寒热，法当三岁即死，

不胜：疾病传之于克我之脏多死。◎[29]出食：即呕吐。◎[30]可按若刺耳：可用按摩或针刺治疗。◎[31]发瘅：产生脾瘅病，即脾热之病。◎[32]出黄：二便色黄。◎[33]冤热：郁闷烦热。◎[34]出白：小便色白而混浊。◎[35]蛊：病名。病邪深入，致使病人消瘦，如被蛊虫所侵

寒热，法当三岁死，此病之次也。

然其卒发者，不必治于传[36]，或其传化有不以次，不以次入者，忧恐悲喜怒，令不得以其次，故令人有大病矣。因而喜大虚则肾气乘矣，怒则肝气乘矣，悲则肺气乘矣[37]，恐则脾气乘矣，忧则心气乘矣，此其道也。故病有五，五五二十五变，及其传化。传，乘之名也。

大骨枯槁，大肉陷下，胸中气满，喘息不便，其气动形，期六月死，真脏脉见，乃予之期日。大骨枯槁，大肉陷下，胸中气满，喘息不便，内痛引肩项，期一月死，真脏见，乃予之期日。大骨枯槁，大肉陷下，胸中气满，喘息不便，内痛引肩项，身热脱肉破䐃[38]，真脏见，十月之内死。大骨枯槁，大肉陷下，肩髓内消[39]，动作益衰，真脏来见，期一岁死，见其真脏，乃予之期日。大骨枯槁，大肉陷下，胸中气满，腹内痛，心中不便，

这是疾病传变的一般次序。

假如骤发的疾病，就不必根据这个相传次序而治；有些病不依这个次序传变，如忧、恐、悲、喜、怒等情志之病，病邪就不能依照这个次序相传变了，这是因为使人产生大病了。如因喜极伤心，心虚则肾气相乘；或因大怒，则肝气乘脾；或因悲伤，则肺气乘肝；或因惊恐，则肾气内虚，脾气乘肾；或因大忧，则肺气内虚，心气乘肺；这就是因情志过度，使疾病不依次序传变的道理。所以病虽有五，及其传化，就有五五二十五变。所谓传化，就是相乘的意思。

人的大骨软弱，大肉瘦削，胸中气满，呼吸困难，呼吸时全身动摇，如此，大约六个月就会死亡，见了真脏脉，就可以预知死日。大骨软弱，大肉瘦削，胸中气满，呼吸困难，胸中疼痛，牵引肩项，如此，大约一个月就会死亡，见了真脏脉，就可以预知死日。大骨软弱，大肉瘦削，胸中气满，呼吸困难，胸中疼痛，上引肩项，全身发热，脱肉破䐃，真脏脉见，十个月之内就要死亡。大骨软弱，大肉瘦削，两肩下垂，骨髓内消，动作衰颓，真脏脉未出现，为期一年死亡，若见到真脏脉，就可预知死日。大骨软弱，大肉瘦削，胸中气满，腹中疮痛，心中气郁不舒，肩项身上俱热，破䐃脱肉，目眶下陷，真脏脉出现，精脱

蚀一样。◎[36]然其卒发者，不必治于传：假如猝然暴发的疾病，就不以次传，不必根据这个传变的次序而治。◎[37]怒则肝气乘矣，悲则肺气乘矣：即言过怒则肝气乘脾，过悲则肺气乘肝。◎[38]脱肉破䐃（jiǒng 炯）：肌肉极度消瘦。脱肉，肉离骨也。破䐃，肌肉消瘦也。◎[39]肩髓内

肩项身热，破䐃脱肉，目匡陷，真脏见，目不见人，立死，其见人者，至其所不胜之时则死。急虚[40]身中卒至，五脏绝闭，脉道不通，气不往来，譬于堕溺，不可为期。其脉绝不来，若人一息五六至[41]，其形肉不脱，真脏虽不见，犹死也。

真肝脉至，中外急[42]，如循刀刃责责然[43]，如按琴瑟弦，色青白不泽，毛折，乃死。真心脉至，坚而搏，如循薏苡子累累然[44]，色赤黑不泽，毛折，乃死。真肺脉至，大而虚，如以毛羽中人肤，色白赤不泽，毛折，乃死。真肾脉至，搏而绝[45]，如指弹石辟辟然[46]，色黑黄不泽，毛折，乃死。真脾脉至，弱而乍数乍疏，色黄青不泽，毛折，乃死。诸真脏脉见者，皆死不治也。

黄帝曰：见真脏曰死，何也？

岐伯曰：五脏者，皆禀气于胃，

目不识人，就会立即死亡；如倘能识人，是精未全脱，到了所不胜之时，便会死亡了。如果是正气暴虚，外邪陡然中人，仓促获病，五脏气机闭塞，全身经脉不通，气不往来，譬如人从高处落下，或落水淹溺一类病证，这样突然的病变，是无法预测死期的。倘若其脉绝而不至，或一呼五六至，形肉未脱，就是不见真脏脉，也一样会死的。

肝的真脏脉至，内外劲急，如像按在刀刃一样锋利，或如按在琴弦上一样硬直，面色青白颜色而不润泽，毫毛枯憔，就要死亡。心脏的真脏脉至，坚而搏指，如循薏苡子那样短而圆实，面部显现赤黑颜色而不润泽，毫毛枯憔，就会死亡。肺的真脏脉至，大而空虚，好像毛羽着人皮肤一般地轻虚，面部显现白赤颜色而不润泽，毫毛枯憔，就要死亡。肾的真脏脉至，搏手若转索欲断，或如以指弹石一样坚硬，面部显现黑黄颜色而不润泽，毫毛枯憔，就要死亡。脾脏的真脏脉至，软弱无力，快慢不匀，面部显现黄青色而不润泽，毫毛枯憔，就要死亡。凡是见到五脏真脏脉，皆为不治的死候。

黄帝问道：真脏脉出现就要死亡，这是什么原因呢？

岐伯回答说：五脏之气，都依赖胃

消：即骨髓内消。◎［40］急虚：正气暴虚。◎［41］若人一息五六至：清·张志聪："或有一呼五六至，则一吸亦五六至，是一息有十二至，皆绝魂脉也。"◎［42］中外急：切脉时无论浮取沉取，脉象俱坚强有力。中外，指脉的浮沉。急，脉来劲急。◎［43］责责然：锐利可畏的样子。◎［44］累累然：连续不断的样子。形容脉象短而坚实。◎［45］搏而绝：搏手或转索欲断之脉象。◎［46］辟

胃者，五脏之本也，脏气者，不能自致于手太阴，必因于胃气，乃至于手太阴也，故五脏各以其时，自为[47]而至于手太阴也。故邪气胜者，精气衰也。故病甚者，胃气不能与之俱至于手太阴，故真脏之气独见，独见者病胜脏也，故曰死。

帝曰：善。

黄帝曰：凡治病，察其形气色泽，脉之盛衰，病之新故，乃治之，无后其时。形气相得[48]，谓之可治；色泽以浮[49]，谓之易已；脉从四时，谓之可治；脉弱以滑[50]，是有胃气，命曰易治，取之以时。形气相失，谓之难治；色夭不泽，谓之难已；脉实以坚，谓之益甚；脉逆四时，为不可治。必察四难[51]，而明告之。

所谓逆四时者，春得肺脉，夏得肾脉，秋得心脉，冬得脾脉，其至皆悬绝沉涩[52]者，命曰逆四时。未有脏形[53]，

化生的精微物质来营养，因而胃是五脏的根本。五脏之气，不能直接到达手太阴的寸口，必须借助胃气。因此五脏才能各自在一定的时候，以不同的脉象出现于手太阴的寸口。倘若邪气充盛，精气必然衰败，所以病证严重时，胃气就不能同脏气一起到达手太阴，而真脏脉便会单独出现了。真脏脉单独出现，就是病气胜了脏气，便要死亡。

黄帝说：讲得好。

黄帝问道：大凡治病，必须首先诊察形体盛衰，气的强弱，色泽如何，脉之虚实，病之新久，然后及时治疗，不能错过时机。病人形气相称是可治之证。气色浮润，病亦易于治愈。脉象和四时相应是可治之证。脉来弱而流行通利，是脉有胃气的表现，为易治之病，必须抓紧时间治疗。病人形气不相称，是难治之证。色泽枯燥又不润泽，是难以治愈的疾病。脉实而坚，病必加重。脉象与四时相违背，是不可治之病。必须察明这四种难治之病，并清楚地告诉病人。

所谓脉与四时相违背，就是春得肺脉，夏得肾脉，秋得心脉，冬得脾脉，而且脉来时都是独见沉涩之象，这就叫违背。在四时中未见有真脏脉，

辟然：形容脉象沉而坚，如以指弹石之感。◎[47]自为：清·张琦："'为'作'胃'。"义顺。◎[48]形气相得：形体状况与精神状态相一致。形，形体。气，神气。相得，契合、一致之义。◎[49]色泽以浮：颜色润泽明朗而不干枯。◎[50]脉弱以滑：脉象柔和而滑利。指有胃气之脉。◎[51]四难：形气相失，色夭不泽，脉实以坚，脉逆四时的四种难治之证。◎[52]悬绝沉涩：脉象浮而无根，或涩滞不起之状。◎[53]未有脏形：未见到真脏脉象。

于春夏而脉沉涩，秋冬而脉浮大，名曰逆四时也。病热脉静，泄而脉大，脱血而脉实，病在中脉实坚，病在外脉不实坚者，皆难治。

黄帝曰：余闻虚实以决死生，愿闻其情。

岐伯曰：五实死，五虚死。

帝曰：愿闻五实、五虚。

岐伯曰：脉盛，皮热，腹胀，前后不通，闷瞀，此谓五实。脉细，皮寒，气少，泄利前后，饮食不入，此谓五虚。

帝曰：其时有生者何也？

岐伯曰：浆粥入胃，泄注止，则虚者活；身汗得后利，则实者活。此其候也。

在春夏季节里，仅见沉涩的脉象，在秋冬季节里，反见浮大的脉象，这叫做违背四时。病属热而脉反清静，发生泄泻而脉反见洪大，出现脱血反见实脉，病在内而脉反坚实，病在外而脉反倒不实坚，所有这些脉症相反的情况，都是难以治愈的。

黄帝问道：我听说可以根据脉象的虚实来预测生死，想请你讲讲其中的道理。

岐伯回答说：凡有五实要死，凡有五虚也要死。

黄帝说道：请你讲讲什么叫五实和五虚吧！

岐伯回答说：脉来势盛，皮肤发热，脘腹胀满，大小便不通，心里烦乱，这称为五实。脉象极细，皮肤发冷，气短不促，大便泄泻，不欲饮食，这称为五虚。

黄帝问道：即是患了五实五虚之病，也会有痊愈的，这是什么原因呢？

岐伯答说：若病人能吃些粥浆，胃气慢慢地恢复，泄泻停止，那么，得五虚之证的人便可痊愈。若原来身热无汗的，而现在得汗，原来二便不通的，而现在又通利了，则得五实之证的人也可以痊愈。这就是五实五虚能够治愈的机理。

素问·三部九候论^[1]篇第二十

黄帝问曰：余闻《九针》^[2]于夫子，众多博大，不可胜数。余愿闻要道，以属^[3]子孙，传之后世，著之骨髓，藏之肝肺^[4]，歃血^[5]而受，不敢妄泄，令合天道^[6]，必有终始，上应天光^[7]星辰历纪^[8]，下副^[9]四时五行，贵贱更立^[10]，冬阴夏阳，以人应之奈何？愿闻其方。

岐伯对曰：妙乎哉问也！此天地之至数^[11]。

黄帝问道：我听先生讲了九针的道理，觉得高深广博，难以尽说。我还想继续了解其中主要的道理，以便嘱咐子孙后代，传于后世，并铭刻在心里，我愿饮血发誓接受所学，决不随便泄露，使之合于天道，有始有终，上应日月星辰节气之数，下合四时五行之变。就五行来说有盛有衰，就四时来说冬阴夏阳，人体是如何与之相适应的呢？想请你讲讲这方面的道理。

岐伯回答说：您问得太妙了！这是天地间最深奥的道理呀！

[1] 三部九候论：三部，指人体上、中、下三个诊脉部位。九候，指每一部位又分为天、地、人三候，三三合为九候。三部九候属一种全身遍诊法，乃古代脉诊法之一。本篇以人与天地相参的观点，论述了三部九候诊脉法的原理及其临床运用，指出三部九候脉必须相应，否则即属病态，并提示了脉证合参的重要性。因通篇以讨论三部九候脉诊为主，故名。◎ [2] 九针：系古代文献，今已亡佚。◎ [3] 属：同"嘱"，嘱咐。◎ [4] 著之骨髓，藏之肝肺：意谓深刻铭记。◎ [5] 歃（shà 煞）血：古代举行盟会时，杀牲饮血，以表诚意。◎ [6] 令合天道：符合天地之道。即天人相应。◎ [7] 天光：日月星辰。◎ [8] 星辰历纪：一年之中星辰周历于天体，各有标志。纪，标志。◎ [9] 副：符合。◎ [10] 贵贱更立：四时五行之气，当令为贵，不当时为贱，交替当令为更立。◎ [11] 至数：

帝曰：愿闻天地之至数，合于人形，血气通，决死生，为之奈何？

岐伯曰：天地之至数，始于一，终于九焉[12]。一者天，二者地，三者人，因而三之，三三者九，以应九野[13]。故人有三部，部有三候，以决死生，以处百病，以调虚实，而除邪疾。

帝曰：何谓三部？

岐伯曰：有下部，有中部，有上部。部各有三候，三候者，有天有地有人也，必指而导之，乃以为真[14]。上部天，两额之动脉[15]；上部地，两颊之动脉[16]；上部人，耳前之动脉[17]。中部天，手太阴[18]也；中部地，手阳明[19]也；中部人，手少阴[20]也。下部天，足厥阴[21]也；下部地，足少阴[22]也；下部人，足太阴[23]也。故下部之天以候肝，地以候肾，人以候脾胃之气。

黄帝又问道：想听你讲讲这些道理，与人的形体气血相通，以决断死生，这是怎样一回事呢？

岐伯答道：天地至极之数，始于一而终于九，一属阳，代表天，二属阴，代表地，三属阳，代表人。天地人合而为三，三三为九，以应九野之数。所以人有三部，每部各有三候，可以凭借它来决断死生，处理百病，调治虚实，祛除病邪。

黄帝问道：什么叫做三部呢？

岐伯答道：有上部、中部和下部。而每一部又有三候，三候是以天地人来代表。这些必须有人指导才能明了。上部的天，即两额的动脉；上部的地，即两颊的动脉；上部的人，即耳前的动脉。中部的天，即两手太阴的动脉；中部的地，即两手阳明的动脉；中部的人，即两手少阴之动脉。下部的天，即足厥阴的动脉；下部的地，即足少阴的动脉；下部的人，是指足太阴的动脉。所以，下部的天可以用来诊察肝脏之气，下部的地可以用来诊察肾脏之气，下部的人可以用来诊察脾胃之气。

深奥的道理。◎[12] 始于一，终于九焉：即数始于一，而终止于九，九加一则为十，十又是一的开端，所以说始于一，终于九。◎[13] 九野：九州之野。◎[14] 必指而导之，乃以为真：必须有老师的当面指授，乃得部候真确之处。◎[15] 两额之动脉：明·张介宾："额旁动脉，当颔厌之分，足少阳脉气所行也。"◎[16] 两颊之动脉：巨髎穴分，在鼻两旁，为足阳明胃经脉。◎[17] 耳前之动脉：耳门穴分，在耳前陷中，为手太阳小肠经脉。◎[18] 手太阴：两手气口，经渠穴分，为手太阴肺经脉。◎[19] 手阳明：大指次指歧骨间动脉，合谷之穴，为手阳明大肠经脉。◎[20] 手少阴：神门之穴，在腕关节小指侧锐骨之端，为手少阴心经脉。◎[21] 足厥阴：男子取五里穴，在大腿内侧上端；女子取太冲穴，在足大趾本节后二寸陷中，均属足厥阴肝经。◎[22] 足少阴：在足内踝后太溪穴分，为足少阴肾经脉。◎[23] 足太阴：大腿内侧上方箕门穴处，为脾经气所过之处。

帝曰：中部之候奈何？

岐伯曰：亦有天，亦有地，亦有人。天以候肺，地以候胸中之气，人以候心。

帝曰：上部以何候之？

岐伯曰：亦有天，亦有地，亦有人。天以候头角之气，地以候口齿之气，人以候耳目之气。

三部者，各有天，各有地，各有人。三而成天，三而成地，三而成人。三而三之，合则为九。九分为九野，九野为九脏。故神脏五[24]，形脏四[25]，合为九脏。五脏已败，其色必夭，夭必死矣。

帝曰：以候奈何？

岐伯曰：必先度其形之肥瘦，以调其气之虚实，实则泻之，虚则补之。必先去其血脉[26]而后调之，无问其病，以平为期。

帝曰：决死生奈何？

岐伯曰：形盛脉细，少气不足以息者危[27]。形瘦脉大，胸中多气者

黄帝问道：中部用以诊察哪些部位的变化呢？

岐伯答说：中部亦有天地人的分别。中部的天，可以用来诊察肺脏之气；中部的地，可以用来诊察胸中之气；中部的人，可以用来诊察心脏之气。

黄帝问道：上部用以诊察哪些部位的变化呢？

岐伯答曰：上部同样有天地人的划分。上部之天，可以用来诊察头角之气；上部之地，可以用来诊察口齿之气；上部之人，可以用来诊察耳目之气。

三部之中，各有天地人。三候为天，三候为地，三候为人，三与三相乘，合为九候。脉的九候，以应地之九野，地之九野，以应人之九脏。所以人有肝、肺、心、脾、肾五神脏和胃、大肠、小肠、膀胱四形脏，合为九脏。如果五脏败坏，必见气色枯暗，而气色枯暗的必致死亡。

黄帝问道：诊察的方法是怎样的呢？

岐伯答道：必须首先估量病人形体的肥瘦程度，来调和气血的虚实。气实的，泻其有余；气虚的，补其不足。采用补泻的方法，必须首先设法去掉血脉里的瘀滞，然后再调补气血的虚实。无论治疗什么疾病，最终都要以气血平和为准则。

黄帝问道：怎样判断死生呢？

岐伯答说：形体壮盛而脉反细弱，气短，呼吸困难的，是危险的；形体消瘦而脉反粗大，胸中多气者，是死候。形体与脉象相称者主生，与脉象不相协调的为

◎［24］神脏五：藏神、魂、魄、意、志的五脏。即肝藏魂，心藏神，脾藏意，肺藏魄，肾藏志。◎［25］形脏四：六腑中胃、小肠、大肠和膀胱。清·张志聪："形脏者，胃与大肠、小肠、膀胱，藏有形之物也。"◎［26］去其血脉：祛除脉中瘀血。◎［27］形盛脉细，少气不足以息者危：明·张介

死[28]。形气相得者生。参伍不调[29]者病。三部九候皆相失者死。上下左右之脉相应如参春[30]者病甚。上下左右相失不可数者死。中部之候虽独调，与众脏相失者死。中部之候相减者死。目内陷者死[31]。

帝曰：何以知病之所在？

岐伯曰：察九候独小者病，独大者病，独疾者病，独迟者病，独热者病，独寒者病[32]，独陷下者病。以左手足上，上去踝五寸按之，庶右手足当踝而弹之[33]，其应过五寸以上，蠕蠕然[34]者不病；其应疾，中手浑浑然[35]者病；中手徐徐然[36]者病；其应上不能至五寸，弹之不应者死。是以脱肉身不去[37]者死。中部乍疏乍数者死。其脉代而钩者，病在

病。三部九候与疾病完全不相协调的是主死候的。上下左右的脉，彼此上下参差不齐，如同春杵一样，是病甚。上下左右的脉失去协调，甚至不可计算其至数的，是死候。中部之脉虽然协调，但与上下两部众脏之脉不相协调，是死候。中部之脉较上下两部之脉偏弱的，主死。目眶内陷，表明正气衰竭，也主死。

黄帝问道：怎样才能知道疾病之所在呢？

岐伯答说：诊察九候的脉象，凡出现独小、独大、独疾、独迟、独热、独寒、独陷下的征象，都是有病的征象。用左手在病人足内踝上五寸处轻微地按着，用右手指于病人足内踝上轻轻弹之，按脉的左手即会感到脉中气动，气动的范围在五寸以上，蠕蠕而动的，是正常现象，是没有病的。若其脉气来时疾急，中手急促的，主有病。中手迟滞的，是为有病。其应上不能达至五寸，弹之不能应手的，是死候。全身肌肉极度瘦削，体弱不能行动的，是死候。中部之脉忽急忽缓的，也是死候。脉代而钩的，是病在络脉。九候之间应当上下相应如一，不得互相参差。有一候不相应的，则病；有两候不相应的，

宾："形盛脉细，少气不足以息者，外有余而中不足，枝叶盛而根本虚也，故危亡近矣。"◎［28］形瘦脉大，胸中多气者死：清·姚止庵："肌肉既脱而脉反浮大，为真原枯竭。胸中多气，为元气脱根。此等脉证，久病之人见之，死不旋踵矣。然则新起之病，独无之乎？曰：有之。脉大气浮，甚则喘促者，则为阴竭阳浮之证，切忌补气，急用敛阴。如或不应，更加桂附，庶使气纳丹田，俗医不知此理，误用利气，速其死矣。"◎［29］参伍不调：脉至乍疏乍数，或大或小，或迟或疾，往来出入无常者，错综不调。◎［30］参春（chōng 冲）：脉象数大，鼓指如春杵此上彼下，彼上此下，参差不齐。◎［31］目内陷者死：指五脏精气俱绝之象，故曰死。◎［32］独热者病，独寒者病：指脉独滑、独紧者皆主病脉。◎［33］以左手足上，上去踝五寸按之，庶右手足当踝而弹之：《甲乙经》作"以左手于左足上，去踝五寸按之；以右手当踝而弹之。"◎［34］蠕蠕然：其脉软滑而匀和。蠕，虫行貌。◎［35］浑浑然：脉势急促，混乱不清。◎［36］徐徐然：脉势迟滞。◎［37］身不去：体

络脉。九候之相应也，上下若一，不得相失。一候后则病，二候后则病甚，三候后则病危。所谓后者，应不俱[38]也。察其腑脏，以知死生之期，必先知经脉，然后知病脉，真脏脉见者胜死。足太阳气绝者，其足不可屈伸，死必戴眼[39]。

帝曰：冬阴夏阳奈何？

岐伯曰：九候之脉，皆沉细悬绝者为阴，主冬，故以夜半死[40]。盛躁喘数者为阳，主夏，故以日中死[40]。是故寒热病者，以平旦死[40]。热中及热病者，以日中死。病风者，以日夕死[40]。病水者，以夜半死。其脉乍疏乍数，乍迟乍疾者，日乘四季死[41]。形肉已脱，九候虽调，犹死。七诊[42]虽见，九候皆从者不死。所言不死者，风气之病及经月之病[43]，似七诊之病而非也，故言不死。若有七诊之病，其脉候亦败者死矣，必发哕噫。

则病重；有三候不相应的，则病危。所谓不相应，就是上中下三部不能相一致。诊察病邪所在的脏腑，可以预测死生的时间，要首先了解正常的脉象变化，然后才能知道什么是病脉。如若真脏脉出现，而病邪又胜，则必定要死。足太阳脉气绝，两足不能屈伸，死亡时目睛必定上视。

黄帝问道：冬阴夏阳，脉象是怎样与之相应的呢？

岐伯回答说：九候的脉象都是沉细悬绝的，为阴，好像四季中的冬令一样，所以死于夜半时分；若九候的脉象都是盛疾搏数的，为阳，好像四季中的夏令一样，所以死于日中时分。因此寒热交作的病，死于阴阳交会的平旦时分；内外有热的，死于日中阳极时分；伤于风者，死于日夕申酉时分；伤于水者，死于夜半阴极时分；若脉象忽快忽慢的，忽疏忽密，这是脾气内绝，可能死于辰戌丑未时分，即日乘四季的时分；若形肉已脱，即便是九候调顺，也是死候；若虽出现七诊之脉，而九候顺于四时，可以不死。所说不死的病，如风气所致的病、月经病，虽出现类似七诊之病脉，而实不相同，所以说不是死候。若七诊出现，其脉候有败坏现象的，便是死证，死的时候必发呃逆。

弱不能行动。◎[38]应不俱：脉动不一致。◎[39]戴眼：言目睛上视而不转动。◎[40]夜半死、日中死、平旦死、日夕死、日乘四季死：根据一天阴阳消长之变化，结合病变阴阳属性，来推断死期。◎[41]日乘四季死：脾脏居中，属土，寄王于四季，日乘四季，指辰、戌、丑、未之时。◎[42]七诊：指独小、独大、独疾、独迟、独热、独寒、独陷下七种病候。◎[43]经月之病：有二

必审问其所始病，与今之所方病，而后各切循其脉，视其经络浮沉，以上下逆从循之，其脉疾者不病，其脉迟者病，脉不往来者死，皮肤著[44]者死。

帝曰：其可治者奈何？

岐伯曰：经病者治其经，孙络病者治其孙络血，血病身有痛者治其经络。其病者在奇邪[45]，奇邪之脉则缪刺之。留瘦不移[46]，节而刺之。上实下虚，切而从之，索其结络脉[47]，刺出其血，以见通之[48]。瞳子高[49]者太阳不足，戴眼者太阳已绝，此决死生之要，不可不察也。手指及手外踝上五指留针[50]。

所以，治病时必须详细询问病人开始得病的情形和现在的症状，然后各按部分切其脉搏，以观察其经络的沉浮以及上下逆顺。如果脉来顺利的，不病；脉来迟滞的，则病；脉不往不来的，死证；久病瘦削，皮肤贴着骨头上的，是必死证。

黄帝问道：其可治之病，应怎样处理呢？

岐伯答说：病在经的，刺其经；病在孙络的，刺其孙络使其出血；血病而有身痛症状的，则治其经与络。若病邪留在大络，则用右病刺左、左病刺右的缪刺法治疗。若邪气留久不移，可在四肢八溪之间、骨节交会处针刺。上实下虚，当切按其脉，而探索其络脉郁结的所在，刺其出血，以通其气血。眼睛上视的，是太阴经气不足，目上视而不转睛的，是太阳经气已绝。这是判断死生之要诀，不能不仔细体察。针刺手指及外踝上小指侧时，刺后可以留针。

说，一指妇女月经病。二指经年累月之病。◎[44]皮肤著：皮肤干枯着骨。◎[45]奇邪：留于大络之邪，其行无常处。◎[46]留瘦不移：病邪久留而不移。◎[48]索其结络脉：指探索其脉络郁结的部位。◎[49]以见通之：明·张介宾："刺其出血，结滞去而通达见矣。"◎[50]瞳子高：两目微有上视，但不若戴眼之定直不动。◎[51]手指及手外踝上五指留针：唐·王冰认为此为错简。

素问·经脉别论^[1]篇第二十一

黄帝问曰：人之居处动静勇怯^[2]，脉^[3]亦为之变乎？

岐伯对曰：凡人之惊恐恚劳^[4]动静，皆为变也。是以夜行则喘出于肾^[5]，淫气^[6]病肺。有所堕恐^[7]，喘出于肝，淫气害脾。有所惊恐，喘出于肺，淫气伤心。度^[8]水跌仆，

黄帝问道：人的居住环境、行为动静、身体强弱不同，经脉血气也会随之发生相应的变化吗？

岐伯回答说：只要人的惊恐、气怒、劳作、动静等情况不同，经脉血气就都会受到影响而随之发生相应的变化。因此在夜晚行路时，肾脏就会受到影响而使人感到恐惧。如果肾脏受损而产生过盛的为害之气，又会使肺脏发病；从高处坠落时，肝脏就会受到影响而使人感到恐惧。如果肝脏受损而产生过盛的为害之气，又会使脾脏发病；突然被吓时，肺脏就会受到影响而使人感到恐惧。如果肺脏受损而产生过盛的为害之气，又

---

[1]经脉别论：本篇首先讨论了惊恐、恚劳、劳逸、过用等原因，导致经脉失其常度，五脏功能紊乱而出现喘、汗等病变；继而以饮食入胃后，在人体输布过程为例，阐明经脉的作用及诊寸口"以决死生"的机理；并简要论述三阴、三阳脉气独至的病变、脉象和治法。因本篇论述的内容都与经脉有关，但又不专论经脉循行等，专论各经病症的鉴别诊断，故名。◎[2]居处动静勇怯：居处，即生活环境。动静，指劳逸。勇怯，指体质强弱。◎[3]脉：指经脉中的气血。◎[4]恚（huì 会）劳：恚，气怒。劳，即劳心。恚劳，泛指精神情志活动。◎[5]夜行则喘出于肾：一说认为夜行扰肾，肾失封藏，摄纳失司，致肺失清肃而作喘，故喘出于肾。又清·孙鼎宜"作'惴'，形误。义为"恐惧"。下同。◎[6]淫气：指过盛而为害之气。◎[7]恐：郭霭春疑为"'恐'字误，似应作'坠'。《灵枢·邪气脏腑病形》：'有所堕坠则伤肝。'"◎[8]度：同"渡"。◎[9]勇者气行而已，

喘出于肾与骨，当是之时，勇者气行则已，怯者则着而为病也[9]。故曰：诊病之道，观人勇怯骨肉皮肤，能知其情[10]，以为诊法也。

故饮食饱甚，汗出于胃[11]。惊而夺精，汗出于心[12]。持重远行，汗出于肾[13]。疾走恐惧，汗出于肝[14]。摇体劳苦，汗出于脾[15]。

故春秋冬夏，四时阴阳，生病起于过用[16]，此为常也。

食气入胃，散精于肝，淫气于筋[17]。食气入胃，浊气[18]归心，淫精于脉[19]。

会使心脏发病；渡水或不慎跌倒时，肾脏与骨就会受到影响而使人感到恐惧。在这样的时候，身体强壮的人很快就能气血流通。他们的气血一旦流通，身体随即恢复正常；而身体虚弱的人则会因于恐惧而导致气血不畅，邪气侵入身体，产生疾病。所以说，诊病的时候，只要善于观察患者身体的强弱和骨肉、皮肤的情况，就能得知病因，这也是可以作为诊病的重要方法的。

饮食过饱的时候，胃就会受到影响而使人出汗；发生惊恐而伤及精气的时候，心脏就会受到影响而使人出汗；负重远行的时候，肾脏就会受到影响而使人出汗；因于恐惧而快步行走的时候，肝脏就会受到影响而使人出汗；身体动作幅度太大、劳苦过度的时候，脾脏就会受到影响而使人出汗。

所以在春夏秋冬和四季阴阳的变化之中，如果生病，其起因不外乎是饮食过量、或劳作过度、或精神心理过于紧张等等，这可以说乃是一条不变的规律。

饮食水谷进入胃中之后，经过消化而将一些精微之气转输到肝脏；渐渐充满肝脏以后，就开始濡养全身的筋脉。饮食水谷进入胃中之后，经过消化而将另外一些精微之气转输到心脏；渐渐充满心脏以后，就开始濡养全身的血脉。血气运行于血脉之中，血脉之气又都流归肺脏，肺脏汇聚百脉之后，再将精微物质转输到皮毛以滋养皮毛；皮毛和经脉之气与精气会合

怯者则着而为病也：堕坠、惊恐等致病因素，作用于体质壮实之人，只会产生一过性的功能失调，故不为病；而体质虚弱者，其功能失调状态持续下去便演变为疾病。◎ [10] 其情：病因。◎ [11] 饮食饱甚，汗出于胃：明·马莳："饮食入胃，太过于饱，食气蒸迫，故汗出于胃。"◎ [12] 惊而夺精，汗出于心：夺，使……丧失，使……受到损伤。精，指精神，神志。指因惊恐心气散乱，使心无所倚，神无所归，神气浮越，不能收摄，心液外泄而为汗。◎ [13] 持重远行，汗出于肾：持重则伤骨，远行则阳气内动，故汗出于肾。◎ [14] 疾走恐惧，汗出于肝：明·吴昆："肝主筋而藏魂，疾走则伤筋，恐惧则伤魂，肝受其伤，故汗出于肝。"◎ [15] 摇体劳苦，汗出于脾：明·张介宾："摇体劳苦，则肌肉四肢皆动，脾所主也，故汗出于脾。"◎ [16] 过用：使用过度，指七情、劳逸、饮食等超出常度，就成为致病因素。◎ [17] 淫气于筋：淫，浸浸。此指滋养濡润。意为谷食之精气充盈于肝而濡养于筋。◎ [18] 浊气：指水谷精微中稠厚的部分。◎ [19] 淫精于脉：水谷精微中稠

脉气流经，经气归于肺[20]，肺朝百脉[21]，输精于皮毛[22]。毛脉合精[23]，行气于府[24]。府精神明[25]，留于四脏[26]，气归于权衡[27]。权衡以平，气口成寸，以决死生。

饮入于胃，游溢精气[28]，上输于脾。脾气散精，上归于肺[29]，通调水道，下输膀胱[30]。水精四布，五经并行[31]，合于四时五脏阴阳，揆度以为常也[32]。

太阳脏独至[33]，厥喘虚气逆，是阴不足阳有余也，表

以后，转而运行于血脉之中；精气在血脉中与津液相辅相成，人的水谷之精气就能不断产生并使神气保持健旺的状态。经脉中的水谷之精气，都藏守在肺脏和此外的心、肝、脾、肾四脏之中。所有经脉都必然流经的部位是手部的气口。经脉之气健旺正常，气口的脉象就自然平顺。气口虽然只有寸许之长，却可以据其脉象决断病情的向愈还是转重以及是否可医治。

水液进入胃中以后，能够使津液散布开来并继续运行，水液自身则随着继续运行的津液而转输到脾脏之中；经过脾脏的运化，其精华物质又向上注入肺脏，进而发挥通调水道的作用，之后，往下输入膀胱。水液的精华散布全身，与五脏的经气一同运行而滋养四肢百骸。诊察人体有无疾病的时候，如果得知水液的运行合乎四季、五脏与阴阳的规律，就表明它是正常无邪的。

太阳经脉之气偏盛，出现厥逆、喘促、虚弱、气逆等症，是由于阴气不足而阳气偏盛的原

厚部分渗入脉内，化生为营血，沿经脉运行全身。◎[20]脉气流经，经气归于肺：意为经脉之气沿经脉输布运行，首先到肺。因肺经为十二经之始，起于中焦，下络大肠，还循胃口。◎[21]肺朝百脉：朝，朝会、会聚。经气由肺通向全身的经脉，其运行按十二经脉次序灌注于各脉。◎[22]输精于皮毛：皮毛，此指代全身。肺由经脉输布精气，内至脏腑，外达皮毛全身。◎[23]毛脉合精：清·张志聪："夫皮肤主气，经脉主血，毛脉合精者，血气相合也。"◎[24]府：指经脉。◎[25]府精神明：经脉中气血充盈，则人神精明。◎[26]留于四脏：留，通流。四脏，指心、肝、肺、脾。◎[27]权衡：指肺之动脉气口。诸经气血必经气口，故气口之脉能集中反映诸脉之变化，医生可据以测知人体诸病。如此，气口之脉就如称量轻重之"权"（即秤锤）与"衡"（即秤杆），故云。又，权衡特指"肺"，因肺主气司呼吸、主一身之气的清浊交换、通调水道、主宣发肃降、主气机升降等机能，犹如"权衡"。◎[28]游溢精气：游溢，浮游盈溢。津液从胃中溢出的状态。◎[29]上输于脾。脾气散精，上归于肺：水饮入胃，肠胃吸收并转化为津液，经脾的升清，上输于肺，由肺布散全身。◎[30]通调水道，下输膀胱：肺主宣肃，既可将脾上输之水液宣散全身，又可将浊液借三焦水道下输肾与膀胱。◎[31]水精四布，五经并行：清·张志聪："水精四布者，气化则水行，故四布于皮毛。五经并行者，通灌于五脏之经脉也。"五经，指五脏之经脉。◎[32]合于四时五脏阴阳，揆度（kuí duó 葵夺）以为常也：言饮食精微的生成与输布，气血津液的生化和运行，可以从测度脉象变化得知，并要结合四季阴阳和人体五脏阴阳变化综合分析。揆度，揣度，诊察之义。◎[33]太阳脏独至：太阳经脉独盛。◎[34]表里：表里经，此处指足太阳膀胱经与足少阴肾经。

里^[34]当俱泻，取之下俞^[35]。阳明脏独至，是阳气重并^[36]也，当泻阳补阴，取之下俞^[37]。少阳脏独至，是厥气^[38]也。跷前卒大^[39]，取之下俞^[40]。少阳独至者，一阳之过也。太阴脏搏^[41]者，用心省真^[42]，五脉气少，胃气不平，三阴^[43]也，宜治其下俞，补阳泻阴^[44]。一阳独啸，少阳厥也^[45]，阳并于上，四脉争张，气归于肾^[46]，宜治其经络，泻阳补阴。一阴^[47]至，厥阴之治^[48]也，真虚痟心^[49]，厥气留薄^[50]，发为白汗^[51]，调食和药，治在下俞。

因造成的。治疗时应当对表里两经进行泻法刺治，应刺的穴位是足太阳经和足少阴经的"下俞"（束骨与太溪）；阳明经脉之气偏盛，这是由于太阳、少阳经气与阳明经气相并的原因造成的。治疗时应当用泻法针刺足阳明经的"下俞"（陷谷），用补法针刺足太阴经的"下俞"（太白）；少阳经脉之气偏盛，这是由于气逆的原因造成的，阳跷脉前的少阳经脉会突然充盛，治疗时应当选取足少阳经的"下俞"（临泣）进行针刺。少阳经脉偏盛，是少阳经气太过的反映；太阴经脉偏盛而脉搏过大的时候，应当注意审辨真脏之脉。如果五脏脉气减少，胃气不能平和，说明是由于太阴经脉自身太过的原因造成的，就要用补法针刺足阳明经的"下俞"（陷谷）、用泻法针刺足太阴经的"下俞"（太白）来进行治疗；少阴经脉偏盛，是由于少阴经脉热厥的原因造成的，虚阳上逆，心、肺、肝、脾四脏之脉就会竞相亢盛，表明病气在肾。对此应当治其表里经络，用泻法针刺足太阳的经穴（昆仑）和络穴（飞扬），用补法针刺足少阴的经穴（复溜）和络穴（大钟）；厥阴经脉偏盛，是由于厥阴经气太过的原因造成的，可见真气虚弱、心脉痛等症；如果厥逆之气留滞下来并侵害厥阴经脉，就会使患者并发自汗之症。对此，治疗时要采用调理饮食和处方用药并重的方法；如果用针刺治疗，应刺厥阴经的"下俞"（太冲）。

◎[35]下俞：肢体下部的腧穴，此指足太阳之束骨和足少阴之太溪穴。◎[36]阳气重并：阳明经感受阳邪而阳热偏胜。◎[37]下俞：指足阳明之腧穴陷谷和足太阴之腧穴太白。◎[38]厥气：明·张介宾："胆经之病连于肝，其气善逆，故少阳独至，是厥气也。"◎[39]跷前卒（cù猝）大：跷，指阳跷脉，其前乃足少阳经所行。卒大，突然肿大。◎[40]下俞：明·马莳："当泻胆经之腧穴临泣。"◎[41]搏：坚强搏指。◎[42]省真：省，察也。真，真脏脉。用心诊察，是否为真脏脉。◎[43]三阴：指足太阴经脉。◎[44]补阳泻阴：明·张介宾："补足阳明之陷谷，泻足太阴之太白。"◎[45]一阳独啸，少阳厥也：《新校正》、明·张介宾均认为"一阳"当是"二阴"之误。此句当为"二阴独啸，少阴厥也"。二阴，指少阴经。独啸，独盛。◎[46]阳并于上，四脉争张，气归于肾：少阴肾经之相火并于上，以致肺、心、肝、脾四脉不和，失其协调柔和之常态。◎[47]一阴：厥阴经脉。◎[48]治：主宰，此指太过。◎[49]真虚痟（yuān渊）心：谓真气虚弱，心中酸痛不适。◎[50]厥气留薄：厥逆之气留滞并侵害经脉。薄，通迫，侵害之义。◎[51]白汗：

帝曰：太阳脏何象？

岐伯曰：象三阳而浮[52]也。

帝曰：少阳脏何象？

岐伯曰：象一阳也，一阳脏者，滑而不实也。

帝曰：阳明脏何象？

岐伯曰：象大浮也。太阴脏搏，言伏鼓[53]也。二阴搏至，肾沉不浮也。

黄帝问道：太阳经脉象的特点是什么呢？

岐伯回答说：太阳经的脉象犹如三阳经脉相会之气，最为旺盛而有力外浮。

黄帝问道：少阳经脉象的特点是什么呢？

岐伯回答说：少阳经的脉象犹如一条阳经之气初生之状，属阳而其力有限，因此，其特点为滑而不实。

黄帝问道：阳明经脉象的特点是什么呢？

岐伯回答说：阳明经的脉象大而外浮。此外，所谓太阴经的脉象仍能搏指有力，是说太阴经脉虽是开始沉伏之脉，但因并未全部沉伏下来，所以仍能搏指有力；少阴经的脉象总是搏指有力，表明肾气沉而不浮。

自汗。◎［52］象三阳而浮：明·张介宾："太阳之象三阳者，阳行于表，阳之极也，故脉浮于外。"
◎［53］伏鼓：脉沉伏而鼓指有力。

素问·脏气法时论 [1] 篇第二十二

黄帝问曰：合人形以法四时五行而治[2]，何如而从？何如而逆？得失之意，愿闻其事。

岐伯对曰：五行者，金木水火土也，更贵更贱[3]，以知死生，以决成败，而定五脏之气[4]，间甚[5]之时，死生之期也。

帝曰：愿卒[6]闻之。

岐伯曰：肝主春[7]，足厥

黄帝问道：结合人体的五脏之气，遵从四季、五行的规律来治疗疾病的时候，怎样做为顺？怎样做为逆？其中成败得失的真谛各是什么？我希望听听有关的道理。

岐伯回答说：五行，就是金、木、水、火、土。它和它所主宰的四季气候是更替消长变化的，医生可以据此而推知疾病的可治与否、弄清治疗的成败原因，从而确定五脏之气的盛衰、病情的转愈与转重的时机以及患者生死的期限等等。

黄帝说道：我希望详尽地听听有关的情况。

岐伯回答说：肝脏与春相应，在四季中也当旺于春。肝脏与胆相为表里，肝为里而胆为表，

---

[1] 藏脏气法时论：脏气，指人体五脏之气。法时，效法四时。本篇从天人相应的整体观念出发，以五行生克理论为依据，分别从生理、病理、治法、药食等方面阐述了五脏之气与四时五行、五味的关系，说明五脏的虚实病证、补泻治法、药食宜忌以及传变预后等都与四时有着密切的联系。"合人形以法四时五行而治"，是本篇的中心论点，意即人身五脏之气皆象法于四时五行，医生临床应充分考虑这一联系而施以合适的治法，故名。◎ [2] 法四时五行而治：遵从四季五行的规律来治疗疾病。法，遵从。◎ [3] 更贵更贱：更，更替。明·吴昆："五行之道，当其王时则贵，非其王时则贱。"◎ [4] 定五脏之气：判断五脏脏气的虚实常变。◎ [5] 间甚：疾病的转轻（愈）与转重。◎ [6] 卒：详尽。◎ [7] 肝主春：肝脏与春相应，在四季中亦当旺于春。主，关联；与……相应；当

阴、少阳主治[8]，其日甲乙[9]。肝苦急[10]，急食甘以缓之。

心主夏，手少阴、太阳主治，其日丙丁[11]。心苦缓，急食酸以收之。

脾主长夏，足太阴、阳明主治，其日戊己[12]。脾苦湿，急食苦以燥之[13]。

肺主秋，手太阴、阳明主治，其日庚辛[14]。肺苦气上逆，急食苦以泄之。

肾主冬，足少阴、太阳主治，其日壬癸[15]。肾

所以，春天是足厥阴肝与足少阳胆主宰人体之气的季节；又甲乙属木，所以其当旺之日为甲乙月的七十二日。肝脏不能耐受过急之气，如果因而出现病变，应当及时给患者服用甘味之药予以缓解。

心脏与夏相应，在四季中也当旺于夏。心脏与小肠相为表里，心脏为里而小肠为表，所以夏天是手少阴心与手太阳小肠主宰人体之气的季节；又丙丁属火，所以其当旺之日为丙丁月的七十二日。心脏不能耐受过缓之气，如果因而出现病变，应当及时给患者服用酸味之药予以收束。

脾脏与长夏相应，在四季中也当旺于长夏。脾脏与胃相为表里，脾为里而胃为表，所以，长夏是足太阴脾与足阳明胃主宰人体之气的季节；又戊己属土，所以其当旺之日为戊己月的七十二日。脾脏不能耐受湿气，如果因而出现病变，应当及时给患者服用咸味之药来燥除湿邪。

肺脏与秋相应，在四季中也当旺于秋。肺脏与大肠相为表里，肺脏为里而大肠为表，所以，秋天是手太阴肺与手阳明大肠主宰人体之气的季节；又庚辛属金，所以其当旺之日为庚辛月的七十二日。肺脏不能耐受逆上之气，如果因而出现病变，应当及时给患者服用苦味之药予以宣降。

肾脏与冬相应，在四季中也当旺于冬。肾脏与膀胱相为表里，肾脏为里而膀胱为表，所以，冬天是足少阴肾与

旺。◎[8]主治：主宰。◎[9]其日甲乙：甲乙，十月历的甲、乙月，春季七十二日，属木，在脏为肝。原文中的甲乙、丙丁等十天干，就是十月太阳历法天干纪月方法的运用实例。其中的甲乙、丙丁……壬癸分别标记着春、夏、长夏、秋、冬五季，绝非是纪日。故清代孙鼎宜之"按所云十干，皆统一时言，非仅谓值其日也"的解释颇有见地，显然他在斟酌了用日干解释此处的甲乙丙丁……十干于理难通之后，才指出以"时"（季节）诠释的合理性。唐·尹之章注《管子·四时》"是故春……甲乙之日"为"甲乙统春之三时也"可证。《素问·阴阳类论》之"春，甲乙，青，中主肝，治七十二日，是脉之主时，臣以其脏最贵"则是甲乙指春季七十二日的最有力证据。下文类此。◎[10]苦急：不能耐受过急之气。清·张志聪："苦于太过之急。"苦，患。这里是"不能耐受"之意。◎[11]其日丙丁：心的望日为十月历夏季丙、丁月，七十二日，属火。◎[12]其日戊己：脾的望日为十月历的长夏戊、己月，七十二日，属土。◎[13]其日庚辛：肺的望日为十月历秋季庚、辛月，七十二日，属金。◎[14]急食苦以燥之：日本·丹波元简："五脏中宜食苦者有二，而无一宜食咸者，且末段列五脏色味，正与此段相反，而有'脾色黄、宜食咸'句，然则此'苦'字，为'咸'字之误明矣。"◎[15]其日壬癸：肾的望日为十月历冬季壬、癸月，七十二日，属水。◎[16]开腠

苦燥，急食辛以润之，开腠理，致津液，通气也[16]。

病在肝，愈于夏[17]，夏不愈，甚于秋[18]，秋不死，持[19]于冬，起[20]于春，禁当风[21]。肝病者，愈在丙丁，丙丁不愈，加[22]于庚辛，庚辛不死，持于壬癸，起于甲乙。肝病者，平旦慧[23]，下晡[24]甚，夜半静。肝欲散，急食辛以散之，用辛补之，酸泻[25]之。

病在心，愈在长夏，长夏不愈，甚于冬，冬不死，持于春，起于夏，禁温食热衣[26]。心病者，愈在戊己，戊己不愈，加于壬癸，壬癸不死，持于甲

足太阳膀胱主宰人身之气的季节；又壬癸属水，所以其当旺之日为壬癸月的七十二日。肾脏不能耐受燥气，如果因而出现病变，应当及时给患者服用辛味之药予以濡润，这样，就可以开散腠理、滋生津液、疏通五脏之气。

肝脏有病，在四季中的变化，一般为：在夏天痊愈；如果夏天未能痊愈，到了秋天就会加重；如果秋天有幸不死，到了冬天即可平稳下来而不增不减；到次年春天时，将会有所减轻，这时应抓住时机进行治疗。要注意避免受风。肝脏之病，在日期上的变化，一般为：在丙丁之月痊愈；如果丙丁之月未能痊愈，到了庚辛之月就会加重；如果庚辛之月有幸不死，到了壬癸之月即可平稳下来而不增不减，到甲乙之月时，将会有所好转。肝病在一日之内的变化，一般为：在天亮时，病情最轻，患者的神志也较为清爽；到将近黄昏时，病情加重；到了半夜，病情转为平稳，患者也安静下来。肝气需要条达，如果肝气郁结，应当及时给患者服用辛味之药予以宣散；如果肝气不足，也应及时给患者服用辛味之药予以滋补；如果肝气过散，就给患者服用酸味之药予以涩收。

心脏有病，在四季中的变化，一般为：在长夏痊愈；如果长夏未能痊愈，到了冬天就会加重；如果冬天有幸不死，到了次年春天即可平稳下来而不增不减，到次年夏天，将会有所减轻。注意不要吃热性的饮食，穿过于温暖的衣服。肝脏之病，在日期上的变化，一般为：在戊己之月痊愈；如果戊己之月未能痊愈，到了壬癸之月就会加重；如果壬癸之月有幸不死，到了甲乙之月即可

理，致津液，通气也：元·滑寿："此一句九字，疑原是注文。"◎[17]病在肝，愈于夏：明·马莳："病在肝者，以肝性属木，其病从春始也。至夏属火，则火能克金，而金不能克木，故肝病当愈于夏。"其余类推。◎[18]夏不愈，甚于秋：肝属木，秋属金。依五行相克的关系，金克木。到了秋天，金气旺盛，故属木之肝的病情就会加重。其余类推。◎[19]持：病情平稳，不增不减。◎[20]起：指疾病减轻。另一说指病情复发。◎[21]禁当风：禁忌或曰避免受风。◎[22]加：加重，转重。◎[23]平旦慧：天亮的时候病情减轻。慧，清爽。◎[24]下晡（bū不）：下午申时之末，即将近黄昏之时。晡，申时，相当于今之15—17时。◎[25]泻：指用收涩

乙，起于丙丁。心病者，日中慧，夜半甚，平旦静。心欲耎^[27]，急食咸以耎之，用咸补之，甘泻之。

病在脾，愈在秋，秋不愈，甚于春，春不死，持于夏，起于长夏，禁温食饱食湿地濡衣。脾病者，愈在庚辛，庚辛不愈，加于甲乙，甲乙不死，持于丙丁，起于戊己。脾病者，日昳^[28]慧，日出^[29]甚，下晡静。脾欲缓，急食甘以缓之，用苦泻之，甘补之。

病在肺，愈在冬，冬不愈，甚于夏，夏不死，持于长夏，起于秋，禁寒饮食寒衣。肺病者，愈在壬癸，壬癸不愈，加于丙丁，丙丁不死，持于戊己，起于庚辛。肺病者，

平稳下来而不增不减；到丙丁之月时，将会有所好转。心病在一日之内的变化，一般为：在正午时，病情最轻，患者的神志也较为清爽；到了半夜，病情加重；到了次日天亮时，病情转为平稳，患者也安静下来。心气需要平和。如果心脉坚挺，应当及时给患者服用咸味之药使之和软；如果心气不足，也应及时给患者服用咸味之药予以滋补；如果心火亢盛，就给患者服用甘味之药来泻除其邪。

脾脏有病，在四季中的变化，一般为：在秋天痊愈；如果秋天未能痊愈，到了次年春天就会加重；如果次年春天有幸不死，到了次年夏天就会平稳下来而不增不减；到次年长夏时，将会有所减轻，这时抓住时机进行治疗。要禁忌热性饮食、饱食和住在潮湿的地方、穿着潮湿的衣服。脾脏之病，在日期上的变化，一般为：在庚辛之月痊愈；如果庚辛之月未能痊愈，到了甲乙之月就会加重；如果甲乙之月有幸不死，到了丙丁之月就会平稳下来而不增不减；到戊己之月时，将会有所好转。脾病在一日之内的变化，一般为：在未时最轻，患者的神志也较为清爽；到了次日天亮时，病情加重；到了将近黄昏时，病情转为平稳，患者也安静下来。脾气需要和调。如果脾脏失和，应当及时给患者服用甘味之药予以调和；如果脾湿过盛，应当及时给患者服用苦味之药予以燥解；如果脾气不足，也应及时给患者服用甘味之药予以滋补。

肺脏有病，在四季中的变化，一般为：在冬天痊愈；如果冬天未能痊愈，到了次年夏天就会加重；如果次年夏天有幸不死，到了次年长夏就会平稳下来而不增不减；到次年秋天时，将会有所减轻，这时应抓住时机进行治疗。要禁忌进用寒冷的饮食和只穿单薄的衣服。肺脏之病，在日期上的变化，一般为：在壬癸之月痊愈；如果壬癸之月未能痊愈，到了丙丁之月就会加重；如果丙丁之月有幸不死，到了戊己之月就会平稳下来而不增不减；到庚辛之月时，将会有所好转。肺病在一日之内的变化，一般为：在

法治疗。◎［26］禁温食热衣：心病当禁燥热食品、温热衣着，因心恶热。◎［27］耎：同"软"。◎［28］日昳（dié 迭）：未时正中左右，即下午两点左右。◎［29］日出：与平旦同。◎［30］烨

下晡慧，日中甚，夜半静。肺欲收，急食酸以收之，用酸补之，辛泻之。

病在肾，愈在春，春不愈，甚于长夏，长夏不死，持于秋，起于冬，禁犯焠㶼[30]热食温炙衣[31]。肾病者，愈在甲乙，甲乙不愈，甚于戊己，戊己不死，持于庚辛，起于壬癸。肾病者，夜半慧，四季[32]甚，下晡静。肾欲坚，急食苦以坚之，用苦补之，咸泻之。

夫邪气之客[33]于身也，以胜相加[34]，至其所生而愈[35]，至其所不胜而甚[36]，至于所生而

将近黄昏时，病情最轻，患者的神志也较为清爽；到了次日正午时，病情加重；到了次日夜半时，病情转为平稳，患者也安静下来。肺气需要收敛。如果肺气越散，应当及时给患者服用酸味之药予以敛收；如果肺气不足，也应及时给患者服用酸味之药予以滋补；如果肺气过盛，就用辛味之药予以散泻。

肾脏有病，在四季中的变化，一般为：在春天痊愈；如果春天未能痊愈，到了长夏就会加重；如果长夏有幸不死，到了秋天就会平稳下来而不增不减；到冬天时，将会有所减轻，这时应抓住时机进行治疗。要禁忌进用烧烤煎炒的热性食物和穿着用火烘烤的衣服。肾脏之病，在日期上的变化，一般为：在甲乙之月痊愈；如果甲乙之月未能痊愈，到了戊己之月就会加重；如果戊己之月有幸不死，到了庚辛之月就会平稳下来而不增不减；到壬癸之月时，将会有所好转。肾病在一日之内的变化，一般为：在夜半时，病情最轻，患者的神志也较为清爽；到了次日的辰、戌、丑、未这些时段，病情加重；到了次日将近黄昏时，病情转为平稳，患者也安静下来。肾气需要充实强健。如果肾气不充实强健，应当及时给患者服用苦味之药来使之充实强健；如果肾气不足，也应给患者服用苦味之药予以滋补；如果肾气过盛，就用咸味之药来泻除其邪。

外来的邪气侵入人体而发为疾病，是由于五行中起制约作用的某一行之气过盛而欺凌与其所制约的一行相应之脏造成的。其病在五脏到了各自所生之脏当旺的时候，就容易痊愈；到了各自的制约之脏当旺的时候，就会加重；

焠（cuì āi 翠哀）：烧烤煎爆的食物。◎[31]温炙衣：用火烘烤的衣服。◎[32]四季：此指一日中的辰、戌、丑、未四个时辰，依次为7—9时、19—21时、1—3时、13—15时，为一日中土旺之时，土克水，故其时肾病加重。◎[33]客：用作动词，侵入。◎[34]以胜相加：（"邪气之客于身"）是由于五行中某一行之气过盛而侵凌其所制约的某一行相应的脏器（而造成的）。如，风胜则脾病（木克土），火胜则肺病（火克金），湿胜则肾病（土克水），寒胜则心病（水克火），燥胜则肝病（金克木）。胜，指五行相克的关系中起制约作用的某一行之气。加，侵凌。◎[35]至其所生而愈：五脏之病，到了其所生之脏当旺之时，就容易痊愈。如，肝属木，木生火，心属火，旺于夏及丙丁之日，所以肝病在夏天和丙丁之日就容易痊愈。其余类推。◎[36]至其所不胜而甚：五脏之病，到了克己之脏当旺之时，就会加重。如，肝属木，金克木，肺属金，旺于秋及庚辛之日，所以肝病在秋天

持[37]，自得其位[38]而起，必先定五脏之脉，乃可言间甚之时，死生之期也[39]。

肝病者，两胁下痛引少腹，令人善[40]怒，虚则目䀮䀮[41]无所见，耳无所闻，善恐，如人将捕之。取其经[42]，厥阴与少阳，气逆，则头痛，耳聋不聪颊肿，取血者。

心病者，胸中痛，胁支满[43]，胁下痛，膺背肩甲[44]间痛，两臂内痛；虚则胸腹大，胁下与腰相引而痛。取其经，少阴太阳，舌下血者。其变病，刺郄[45]中血者。

脾病者，身重善肌[46]肉痿、足不收，行善瘛[47]，脚下痛，虚则腹满肠鸣，飧泄食不

到了各自的生己之脏当旺的时候，就会平稳下来而不增不减；到了各自当旺的时候，就会有所好转。所以，医生在诊治疾病时，一定要结合四时五行的规律，首先深入弄清五脏之脉，然后才可以谈到疾病的转愈与转重的时机及患者的生死期限等问题。

肝脏患病，如果是实证，就表现为两胁下痛，牵引少腹同时疼痛，使人容易发怒；如果是虚证，则表现为两眼昏花而视物不清，两耳如聋而听声不清，容易惊恐，就像有人将要逮捕自己的情形一样。治疗的方法为：选取厥阴与少阳两经的穴位予以针刺。如果肝气上逆，出现头痛、耳聋而不能听声、面颊肿胀等症，仍然选取厥阴与少阳两经的穴位予以针刺，针刺时需刺出其血。

心脏患病，如果是实证，就表现为胸中疼痛，胁部支撑胀满，胁下疼痛，胸部两侧和背部的肩胛之间疼痛，两臂内侧疼痛等；如果是虚证，则表现为胸腹胀大、胁下与腰部牵引作痛等。治疗的方法为：选取少阴与太阳两经的腧穴予以针刺。针刺舌下的廉泉穴时，需刺出其血。如果病情出现变化，可针刺阴郄之穴并刺出其血。

脾脏患病，如果是实证，就表现为身体沉重、容易饥饿、肌肉痿弱、两腿不能行走、容易抽搐、脚下疼痛等；如果是虚证，则表现为腹部胀满，肠中作响，泻下之物为完谷未化等。治疗的方法

和庚辛之日就会加重。◎[37]至于所生而持：五脏之病，到了生己之脏当旺之时，就会平稳而不增不减。如肝属木，水生木，肾属水，生肝之肾的当旺之时为冬季和壬癸之日。其余类推。◎[38]自得其位：五脏到了各自当旺之时。如，肝脏当旺之时为春天和甲乙之日。其余类推。◎[39]必先定五脏之脉，乃可言间甚之时，死生之期也：明·张介宾："欲知时气逆顺，必须先察脏气；欲察脏气，必须先定五脏所病之脉，如肝主弦、心主钩、肺主毛、肾主石、脾主代。脉来独至，全无胃气，则其间甚、死生之期，皆可得而知之。"◎[40]善：易，多。◎[41]䀮䀮（huāng荒）：两目昏花、视物不清的样子。◎[42]取其经：选择所属经脉之穴。◎[43]支满：支撑胀满。◎[44]甲：通"胛"。◎[45]郄（xì戏）中：穴名，指阴郄穴。◎[46]善肌：容易饥饿。肌，当作"饥"。◎[47]瘛（chì斥）：

全注全译黄帝内经

化。取其经，太阴阳明少阴血者。

肺病者，喘咳逆气，肩背痛，汗出，尻[48]阴股[49]膝，髀[50]腨[51]胻[52]足皆痛；虚则少气不能报息[53]，耳聋嗌[54]干，取其经，太阴足太阳之外厥阴内血者[55]。

肾病者，腹大胫肿，喘咳身重，寝汗出[56]，憎风[57]，虚则胸中痛，大腹小腹痛，清厥[58]意不乐。取其经，少阴太阳血者。

肝色青，宜食甘，粳米、牛肉、枣、葵[59]皆甘。心色赤，宜食酸，小豆、犬肉、李、韭皆酸。肺色白，宜食苦，麦、羊肉、杏、薤[60]皆苦。脾色黄，宜食咸，大豆、豕[61]肉、栗、藿[62]皆咸。肾色黑，宜食辛，黄黍[63]、

为：选取太阴、阳明与少阴三经的穴位，予以针刺并刺出血来。

肺脏患病，如果是实证，就表现为咳喘、气逆、肩背疼痛、汗出不止，脊骨末端、大腿内侧、胯骨、腿肚、小腿上部全都疼痛等；如果是虚证，则表现为肺气不足、呼吸气短而难以接续、耳聋、咽干等。治疗的方法为：选取足太阳之外、厥阴经之内的少阴经上的穴位，予以针刺并刺出血来。

肾脏患病，如果是实证，就表现为腹部胀大、小腿浮肿、喘息咳嗽、身体沉重、睡中出汗、恶风等；如果是虚证，则表现为胸中疼痛、大腹与小腹全都作痛、四肢清冷厥逆、心中闷闷不乐等。治疗的方法为：选取少阴与太阳两经的穴位，予以针刺并刺出血来。

肝脏与青色相应，所以发青，宜食甘味之物予以养护。粳米、牛肉、大枣、冬葵等等，都是甘味之物；心脏与赤色相应，所以发红，宜食酸味之物予以养护。小豆、狗肉、李子、韭菜等等，都是酸味之物；肺脏与白色相应，所以发白，宜食苦味之物予以养护。麦子、羊肉、杏、薤白等等，都是苦味之物；脾脏与黄色相应，所以发黄，宜食咸味之物予以养护。大豆、猪肉、栗子、豆叶等等，都是咸味之物；肾脏与黑色相应，所以发黑，宜食辛味之物予

筋急挛缩；手足抽搐。◎[48]尻（kāo 考）：脊骨的末端。◎[49]阴股：大腿内侧。◎[50]髀（bì 必）：指胯骨。◎[51]腨（shuàn 涮）：腿肚子。◎[52]胻（héng 恒）：脚胫。◎[53]不能报息：明·张介宾："报，复也。不能报息，谓呼吸气短、难于接续也。"◎[54]嗌：咽喉。◎[55]足太阳之外厥阴内血者：郭霭春："《脉经》卷六第七、《甲乙》卷六第九、《千金》卷十七'厥阴内'下并有'少阴'二字。按下注'视左右足脉少阴部分有血满异于常者'，是王所据本原有'少阴'二字，与《脉经》合，应据补。"◎[56]寝汗出：在睡眠中出汗。◎[57]憎风：恶风。明·张介宾："凡汗多者表必虚，表虚阳必衰，故恶风。"◎[58]清厥：清冷厥逆，即四肢厥冷。◎[59]葵：菜名，指冬葵。◎[60]薤（xiè 谢）：野菜名。鳞茎名薤白，味苦。俗称"小蒜"。◎[61]豕（shǐ史）：猪。◎[62]藿：豆叶。◎[63]黄黍（shǔ 鼠）：明·张介宾："即糯小米。北方谓之黄米，又

鸡肉、桃、葱皆辛。辛散，酸收，甘缓，苦坚，咸㽏。

毒药攻邪，五谷[64]为养，五果[65]为助，五畜[66]为益，五菜[67]为充[68]，气味[69]合而服之，以补精益气。此五者，有辛酸甘苦咸，各有所利[70]，或[71]散或收，或缓或急[72]，或坚或㽏，四时五脏，病随五味所宜也[73]。

以养护。黄黍、鸡肉、桃子、大葱等等，都是辛味之物。辛味之物具有发散的作用，酸味之物具有收敛的作用，甘味之物具有缓和的作用，苦味之物具有使气坚实的作用，咸味之物则有软坚的作用。

凡是药物，都是用来攻除邪气的。至于用来保全并养护身体的东西，应以上述的粳米、小豆、麦子、大豆和黄黍这"五谷"作为主要食物，应以上述的桃子、李子、杏、栗子、大枣这"五果"作为辅助之物，应以上述的牛肉、羊肉、猪肉、狗肉、鸡肉这"五畜"之肉作为滋养之物，应以上述的冬葵、豆叶、薤、葱、韭菜这"五菜"作为补充之物。如果能够将这些不同性味的食物搭配得当之后，再遵从四时五行的规律并依照五脏所需而合理进用，就能够使之起到补精益气的作用。这些不同方面各自包括的五类食物，都有辛、酸、甘、苦、咸等不同的五味，又各有养护一脏之气的特性，其作用则有的发散，有的收敛，有的缓和，有的能够使气坚实，有的则能软坚。所以说，遵从四时五行的规律、结合人体的五脏之气来治疗疾病的时候，还要依据五味之物适宜的对象情况。

曰黍子。"◎[64]五谷：指粳米、小豆、麦、大豆、黄黍五种谷物。按：王冰所注五谷，乃五谷中的精品。一般所谓五谷，为稻、黍、稷（小米）、麦、菽（豆类）。◎[65]五果：唐·王冰："谓桃、李、杏、栗、枣也。"◎[66]五畜：唐·王冰："谓牛、羊、豕、犬、鸡也。"◎[67]五菜：唐·王冰："谓葵、藿、薤、葱、韭也。"◎[68]充：充养。◎[69]气味：性味，指不同性味的五谷、五果等。◎[70]各有所利：五味对五脏分别具有扶正祛邪的作用。◎[71]或：代词，有的。◎[72]或急：衍文，译文舍之。◎[73]四时五脏，病随五味所宜也：谓四时五脏的不同病证，要分别选用与四时五脏相宜的药食之味治疗和调养。

素问·宣明五气篇[1] 第二十三

五味所入：酸入肝，辛入肺，苦入心，咸入肾，甘入脾，是谓五入。

五气所病[2]：心为噫[3]，肺为咳，肝为语[4]，脾为吞[5]，肾为欠[6]、为嚏，胃为气逆，为哕[7]、为恐，大肠、小肠为泄[8]，下焦溢为水[9]，膀胱不利为癃[10]，不约[11]为遗溺，胆为怒，是谓五病。

饮食五味各有所入之脏，分别为：酸味入于肝脏，辛味入于肺脏，苦味入于心脏，咸味入于肾脏，甘味入于脾脏。这些情况，统称为"五入"。

五脏之气发生病变以后，各有不同的表现。分别为：心气不舒，表现为嗳气；肺气不肃，表现为咳嗽；肝气不散，表现为话多；脾气不运，表现为吞酸；肾气不足，表现为打呵欠、打喷嚏。六腑之气发生病变以后，同样各有不同的表现，分别为：胃气不降，表现为气逆、呃逆、恐惧；大肠与小肠之气发生病变，表现为泻泄；下焦之气发生病变，表现为水液泛溢于皮；膀胱之气如果不利，表现为小便不通；如果不能约束并调节津液，则表现为遗尿；胆气发生病变，表现为容易发怒。这些病变，统称为"五病"。

---

[1] 宣明五气篇：宣明，即宣扬阐明；五气，指五脏之气。本文承上篇，以五脏为中心，运用五行学说，宣扬阐明五脏之气的生理、病理、治疗特点及其规律，作为临床诊治的准则。因文中没有问答之辞，故不称"论"，而名为"宣明五气篇"。◎ [2] 五气所病：五脏气机失调所出现的主要病症。◎ [3] 噫：嗳气。◎ [4] 语：指话多。◎ [5] 吞：指吞酸。◎ [6] 欠：呵欠，打呵欠。◎ [7] 哕：呃逆。◎ [8] 泄：通"泻"，指泄泻。◎ [9] 溢为水：水液泛溢而形成水肿。水，指水肿。◎ [10] 癃（lóng 龙）：小便不通。◎ [11] 不约：（膀胱）因气虚而不能发挥约束节制津液的作用。

五精所并[12]：精气并于心则喜，并于肺则悲，并于肝则忧，并于脾则畏，并于肾则恐，是谓五并，虚而相并者也[13]。

五脏所恶[14]：心恶热[15]，肺恶寒[16]，肝恶风[17]，脾恶湿[18]，肾恶燥[19]，是谓五恶。

五脏化液[20]：心为汗，肺为涕，肝为泪，脾为涎，肾为唾，是谓五液。

五味所禁[21]：辛走气，气病无多食辛；咸走血，血病无多食咸；苦走骨，骨病无多食苦；甘走肉，肉病无多食甘；酸走筋，筋病无多食酸。是谓五禁，无令多食。

五病所发[22]：阴病发于骨[23]，阳病发于血[24]，阴病

五脏的精气聚于一脏，就会发生病变，各有不同的表现，分别为：聚于心脏，患者的表现是常常嬉笑；聚于肺脏，患者的表现是容易悲伤；聚于肝脏，患者的表现是忧虑不已；聚于脾脏，患者的表现是胆怯畏惧；聚于肾脏，患者的表现是容易惊恐。这些病变，统称为"五并"。并，就是"聚"的意思。五脏的精气出现聚于某脏的病变，是由于该脏精气虚弱而导致的。

五脏各有憎恶，分别为：心脏憎恶热气，肺脏憎恶寒气，肝脏憎恶风气，脾脏憎恶湿气，肾脏憎恶燥气。这些情况，统称为"五恶"。

五脏各有所化之液，分别为：心脏所化之液为汗水，肺脏所化之液为鼻涕，肝脏所化之液为泪水，脾脏所化之液为涎液，肾脏所化之液为唾液。这些不同之液，统称为"五液"。

五味各有禁忌，分别为：由于辛味行于气分，所以气分有病的时候，不要多食辛味之物；由于咸味行于血分，所以血分有病的时候，不要多食咸味之物；由于苦味进入骨骼，所以骨骼有病的时候，不要多食苦味之物；由于甘味进入肉分，所以肌肉有病的时候，不要多食甘味之物；由于酸味进入筋脉，所以筋脉有病的时候，不要多食酸味之物。这些情况，统称为"五禁"。其关键是不要多食应禁之物。

五脏受邪致病的部位与时令各不相同，分别为：肾脏受邪则发作于骨骼，心脏受邪则发作于

溺，同"尿"。◎[12]五精所并：指五脏的精气。并，聚。五脏精气聚集于某一脏。◎[13]虚而相并者也：明·张介宾："脏气有不足，则胜气得相并也。"◎[14]恶（wù 务）：憎恶；因怕而嫌恶。◎[15]心恶热：明·马莳："心本属火，火之性热，受热则病，故恶热。"◎[16]肺恶寒：明·马莳："肺本属金，金之体寒，而受寒则病，故恶寒。"◎[17]肝恶风：明·马莳："肝属木，其性与风气相通，而感风则伤筋，故恶风。"◎[18]脾恶湿：明·马莳："脾属土，土湿则伤肉，故恶湿。"◎[19]肾恶燥：明·张介宾："肾属水而藏精，燥胜则伤精，故恶燥。"◎[20]化液：指五脏接受水谷精微，化生滋养外窍之津液。◎[21]禁：禁忌。◎[22]五病所发：五脏病变的好发部位或好发时令。◎[23]阴病发于骨：肾脏受邪，则发作于骨骼。阴，指肾脏。◎[24]阳病发于血：心

全注全译黄帝内经

发于肉[25]，阳病发于冬[26]，阴病发于夏[27]，是谓五发。

五邪所乱[28]：邪入于阳则狂[29]，邪入于阴则痹[30]，搏阳则为巅疾[31]，搏阴则为瘖[32]，阳入之阴则静[33]，阴出之阳则怒[34]，是谓五乱。

五邪所见[35]：春得秋脉[36]，夏得冬脉，长夏得春脉，秋得夏脉，冬得长夏脉，名曰阴出之阳，病善怒不治[37]，是谓五邪，皆同命[38]死不治。

五脏所藏：心藏神，肺藏魄，肝藏魂，脾藏意[39]，

血脉，脾脏受邪则发作于肉分，肝脏在冬季受邪就会埋下在春季发为痿厥的病根，肺脏在夏季受邪就会埋下在秋季发作疟疾的病根。这些五脏发病的情况，统称为"五发"。

五脏被邪气侵害扰乱之后，发生的疾病各不相同。分别为：热邪侵入阳脉，阳气就会大乱而使人发生狂病；寒邪侵入阴脉，阴气就会大乱而使人发生血痹；邪气侵入阳分，与正气交争，就会造成头部的疾病；邪气侵入阴分，与正气交争，就会造成音哑的疾病；邪气从阳分侵入阴分，患者的表现是平静而不躁乱；邪气从阴分传到阳分，患者的表现则是躁乱不安。这些病变，统称为"五乱"。

五脏被邪气侵害以后所出现的五种与时令不相应的脉象，分别为：在春季出现应在秋季而有的毛脉，在夏季出现应在冬季而有的石脉，在长夏出现应在春季而有的弦脉，在秋季出现应在夏季而有的钩脉，在冬季出现应在长夏而有的缓脉。这些与时令不应的脉象，统称为"五邪之脉"。患者的预后全都相同，是将会不治而死。

五脏各有所藏，分别为：心脏所藏为神，肺脏所藏为魄，肝脏所藏为魂，脾脏所藏为意，肾脏所

脏受邪，则发作于血脉。阳，指心脏。◎[25]阴病发于肉：脾脏受邪，则发作于肉分。阴，指脾脏。◎[26]阳病发于冬：春季所生成的痿厥，是由于肝脏在冬季就受到邪气的侵袭而埋下了病根。阳，指肝脏。◎[27]阴病发于夏：在秋季生成的疟疾，是由于肺脏在夏季就受到邪气的侵袭而埋下了病根。阴，指肺脏。◎[28]五邪所乱：邪气扰乱五脏而引起阴阳失调的病证。◎[29]邪入于阳则狂：明·张介宾："邪入阳分，则为阳邪，邪热炽盛，故病为狂。《生气通天论》曰：'阴不胜其阳，脉流薄疾，并乃狂。'"◎[30]邪入于阴则痹：明·张介宾："邪入阴分，则为阴邪，阴盛则血脉凝涩不通，故病为痹。《寿夭刚柔篇》曰：'病在阴，命曰痹。'《九针论》曰：'邪入于阴，则为血痹。'"◎[31]搏阳则为巅疾：谓邪入阳分，与正气交争，即会导致头部的病变。搏，交争。巅疾，此指头部的疾病。◎[32]瘖（yīn 阴）：声音嘶哑，或言不出声。◎[33]阳入之阴则静：清·张志聪："阳分之邪而入之阴，则病者静，盖阴盛则静。"之，即于。◎[34]阴出之阳则怒：清·张志聪："阴分之邪而出之阳，则病者多怒，盖阳盛则怒也。"◎[35]五邪所见：五脏受邪所显现的脉象。明·马莳："此言五脏之邪，有所见于脉也。"◎[36]春得秋脉：即出现五脏相胜且无胃气之脉，多预后不良。余类推。◎[37]名曰阴出之阳，病善怒不治：《新校正》认为此系错简，应删。◎[38]命：指预后。◎[39]意：指思虑、思考之功能。◎[40]志：情志。◎[41]五脏所主：

肾藏志[40]，是谓五脏所藏。

五脏所主[41]：心主脉，肺主皮，肝主筋，脾主肉，肾主骨，是谓五主。

五劳[42]所伤：久视伤血，久卧伤气，久坐伤肉，久立伤骨，久行伤筋，是谓五劳所伤。

五脉应象：肝脉弦，心脉钩，脾脉代[43]，肺脉毛，肾脉石，是谓五脏之脉。

藏为志。这就是五脏所藏之物的情况。

五脏各有主宰，分别为：心脏主宰血脉，肺脏主宰皮毛，肝脏主宰筋脉，脾脏主宰肌肉，肾脏主宰骨骼。这就是五脏各有主宰的情况。

五种过劳之事对人各有所伤，分别为：用目过度，就会损伤血脉；躺卧过多，就会损伤阳气；坐得太久，就会损伤肌肉；站立太久，就会损伤骨骼；行走过多，就会损伤筋脉。这就是五种过劳之事造成不同损伤的情况。

五脏之脉与五时之气相应的情况，分别为：肝脉与春气相应，其象为弦；心脉与夏气相应，其象为钩；脾脉与长夏之气相应，其象为代；肺脉与秋气相应，其象为毛；肾脉与冬气相应，其象为石。这就是与五时相应的五脏之脉。

主，主宰，亦可指联系。此言五脏充养并主宰五体。◎[42]五劳：即下文所谓"久视""久卧""久坐""久立""久行"。劳，指过劳。◎[43]代：代脉，此指表现为柔和、柔软特点的代脉。

素问·血气形志篇^[1] 第二十四

夫人之常数^[2]，太阳^[3]常多血少气，少阳常少血多气，阳明常多气多血，少阴常少血多气，厥阴常多血少气，太阴常多气少血，此天之常数。

足太阳与少阴为表里，少阳与厥阴为表里，阳明与太阴为表里^[4]，是为足阴阳^[5]也。手太阳与少阴为表里，少阳与心主^[6]为表里，阳明与太阴为

人体经脉中气血的多少，是各有一定的正常数值的。太阳经常血多气少，少阳经常血少气多，阳明经常气多血多，少阴经常血少气多，厥阴经常血多气少，太阴经常气多血少：这就是人体经脉中气血多少的正常数值。

在人体的十二条经脉中，足太阳膀胱经与足少阴肾经有着表里的关系，足少阳胆经与足厥阴肝经有着表里的关系，足阳明胃经与足太阴脾经有着表里的关系：这是足三阴经与足三阳经之间的关系；手太阳小肠经与手少阴心经有着表里的关系，手少阳三焦经与手厥阴心包经有着表里的关系，手阳明大肠经与手太阴肺经有着表里的关系；这是手三阴经与手三阳经之间的关系。如果能够据此弄清手足三阴经与手足三阳经所患的病，

---

[1]血气形志篇：形志，指形体和神志。本篇主要讨论六经的气血多少、出气出血的治疗所宜、三阴三阳互为表里的关系、形志苦乐所致各种证候及治疗，同时介绍背部五脏俞穴的取穴方法等。其中以血气多少和形志苦乐疾病为重点，故名"血气形志篇"。◎[2]常数：气血多少的正常数值。◎[3]太阳：指太阳经。下文"少阳""阳明""少阴""厥阴""太阴"等，均指经脉。◎[4]表里：内外、阴阳等彼此间的相互联系。◎[5]足阴阳：上文所言足三阴经与足三阳经。◎[6]心主：心包

表里，是为手之阴阳[7]也。今知手足阴阳所苦[8]，凡治病必先去其血，乃去其所苦，伺之所欲[9]，然后泻[10]有余，补[11]不足。

欲知背俞[12]，先度[13]其两乳间，中折之，更以他草度去半已，即以两隅[14]相拄[15]也，乃举以度其背，令其一隅居上，齐脊大椎，两隅在下，当其下隅者，肺之俞也。复下一度[16]，心之俞也。复下一度，左角肝之俞也，右角脾之俞也。复下一度，肾之俞也。是谓五脏之俞，灸刺之度[17]也。

形乐志苦[18]，病生于脉，治之以灸刺；形乐志乐，病生

治疗就可以有的放矢了。大凡治疗的时候，必须首先通过针刺去除患病之经的壅滞之血，这样，就可以立即缓解患者的病痛了；然后再观察了解患者的愿望和需要，或者用泻法针刺以泻除偏盛的气血，或者用补法针刺以补养不足的气血。

要想找到人体背部五脏腧穴的确切位置，可先用一根草尺量一下人的两个乳头之间的长度，将这一长度的草尺对折之后，再将与这一长度相等的另一根草尺折去一半，用留下的一半撑住第一根草尺的两头，使之成为一个等边的三角形，然后用它去量人的背部。量时，先让等边三角形的一个角在上，与背部正中的大椎穴齐平，另外两个角在下。这时，在下的两个角所处的地方，就是左右肺俞了；之后，以左右肺俞连线的中点为基点，将等边三角形的上角下移到这一基点。这时，在下的两个角所处的地方，就是左右心俞了；接着，再以左右心俞连线的中点为基点，将等边三角形的上角下移于此。这时，在下的左角所处的地方为肝俞，右角所处的地方为脾俞；最后，以肝俞和脾俞连线的中点为基点，将等边三角形的上角下移于此。这时，在下的两个角所处的地方，便是肾俞了。这就是位于人体背部的五脏的腧穴了，也是针灸取穴的法度。

人要是身体安逸而情志忧苦，其病患大都发于经脉，适宜用灸法与针刺进行治疗；要是身体

络，其经脉为手厥阴经。◎[7]手之阴阳：上文所言手三阴经与手三阳经。◎[8]手足阴阳所苦：上文所谓手三阴经、手三阳经与足三阴经、足三阳经共十二条经脉，为与奇经八脉相对的正经。所苦，患的病。所，特指代词，此指病。苦，患。◎[9]伺之所欲：观察了解病人的意愿、需要，以判断病情，决定治疗。伺，观察，了解。之，指病人。◎[10]泻：此就针刺而言，所以意为"用泻法针刺"。其法要点是针尖逆着经气运行的方向而刺。◎[11]补：亦就针刺而言，所以意为"用补法针刺"。其法要点是针尖顺着经气运行的方向而刺。◎[12]背俞（shù树）：位于背部的五脏的腧穴。◎[13]度：度量，尺量。◎[14]隅：两边相交的地方，即几何学中所谓"角"。◎[15]拄（zhǔ主）：支撑。◎[16]一度：此指上述等边三角形的上角至底部正中的直线长度。◎[17]度：法度。◎[18]形乐志苦：身体安逸而情志忧苦。◎[19]石：砭

于肉，治之以针石[19]。形苦志乐[20]，病生于筋，治之以熨[21]引[22]。形苦志苦，病生于咽嗌[23]，治之以百[24]药。形数[25]惊恐，经络不通，病生于不仁[26]，治之以按摩醪药[27]。是谓五形志[28]也。

刺阳明出血气，刺太阳出血恶[29]气，刺少阳出气恶血，刺太阴出气恶血，刺少阴出气恶血，刺厥阴出血恶气也。

安逸且情志愉快，其病患大都发于肌肉，适宜用针刺与砭石进行治疗；要是身体劳苦而情志愉快，其病患大都发于筋骨，适宜用热敷法与导引法进行治疗；要是身体劳苦又情志忧苦，其病患大都发于咽喉，适宜用甘味药物进行治疗；要是身体虚弱而常常惊恐不已，经络也不通畅，其病患大都表现为肢体麻木而没有知觉，适宜用按摩与酒剂进行治疗；这就是与人的形志状态有关的五种病患及其相应的治法。

针刺阳明经的时候，可以出血，也可以使气外泄；针刺太阳经的时候，可以出血，但不宜伤及经气；针刺少阳经的时候，可以使气外泄，但不宜伤及血脉；针刺太阴经的时候，也是可以使气外泄但不宜伤及血脉；针刺少阴经的时候，同样是可以使气外泄而不宜伤及血脉；针刺厥阴经的时候，则是可以出血，但不宜伤及经气。

石。◎[20]形苦志乐：身体劳苦而情志愉快。◎[21]熨：热敷法。用以热敷的东西有药、汤（开水）、酒、铁、土等。◎[22]引：导引，又称道引，是我国上古时的一种强身健体、祛病延年的养生方法。早已失传。详参《素问·异法方宜论》注。◎[23]嗌（yì 益）：咽喉。◎[24]百：《甲乙经》中作"甘"，当是。◎[25]数（shuò 朔）：屡屡，常常。◎[26]不仁：麻木而没有知觉。◎[27]醪（láo 劳）药：药酒，酒剂。◎[28]五形志：指上述五种身体与情志的异同情况，即"形乐志苦""形乐志乐""形苦志乐""形苦志苦"与"形数惊恐"五者。◎[29]恶（wù 务）：不宜，不应当，不要。恶，通"毋"。

素问·宝命全形论[1] 篇第二十五

黄帝问曰：天覆地载，万物悉备，莫贵于人。人以天地之气生，四时之法成[2]。君王众庶，尽欲全形。形之疾病，莫知其情，留淫日深，著[3]于骨髓，心私虑之[4]。余欲针除其疾病，为之奈何？

岐伯对曰：夫盐之味咸者，其气令器津泄；弦绝者，其音嘶败；木敷者，其叶发[5]；病深

黄帝问道：由于上天的庇护、大地的承载，万物都具备了。在天地万物之间，没有比人更高贵的了。人是由于天地之气的作用而诞生、由于四季变化的规律而成长的。无论是君王还是百姓，都想保全身体。但是身体如果有了疾患，却往往不知道其中的原因，以致病邪在体内的存留以及蔓延就会日益长久而又严重，最后就会附着到骨髓上边，我的心中常常暗自为之忧虑。我想用针刺来解除他们的疾患，对此应该怎么做才好呢？

岐伯回答说：盐的味道由于是咸的，所以它的特性是能够使贮存它的器物渗出水来；琴弦将断的时候，琴声就会嘶嘶作响、破损不清；树木朽坏的时候，树叶就会凋零；病情严重的时候，就会出现呃逆。人有了如此的征象，就可以说是

---

[1] 宝命全形论："宝"通"保"，保全、珍重。全形，保全形体。清·高世栻："宝命全形者，宝天命以全人形也。"本篇从天人相应的整体观念出发，说明在天地之间、万物之中，莫贵于人。人是天地万物之主宰，又与天地的变化密切相关。医生只有充分了解人体经脉气血阴阳消长与天地间阴阳变化的联系，审察至微，随机应变，才能正确施治，获得较好的疗效。从而达到顺应自然、珍重天命、保全形体、健康无病的目的。故名。◎[2]四时之法成：指随着春生夏长秋收冬藏的规律而成长。法，规律、法度。◎[3]著（zhuó 灼）：同"着"，附着。◎[4]心私虑之：明·张介宾："病在皮毛，浅而未甚，不早治之，则留注日深，内着骨髓，故可虑也。"◎[5]发：通"废"，凋零。

者，其声哕。人有此三者，是谓坏府[6]，毒药无治，短针无取。此皆绝皮伤肉，血气争黑[7]。

帝曰：余念其痛，心为之乱惑反甚，其病不可更代，百姓闻之，以为残贼，为之奈何？

岐伯曰：夫人生于地，悬命于天，天地合气，命之曰人。人能应四时者，天地为之父母。知万物者，谓之天子。天有阴阳，人有十二节[8]。天有寒暑，人有虚实。能经天地阴阳之化者[9]，不失四时；知十二节之理者，圣智不能欺也；能存八动[10]之变，五胜更立[11]，能达虚实之数者，独出独入，呿吟至微[12]，秋毫在目。

帝曰：人生有形，不离阴

脏腑被严重损坏了，药物已经不能治疗，针刺也已不能奏效。这都是由于严重损伤了人的皮肉，以致血挟病邪、与肺气相争，最后又两败俱伤的缘故，其在面部的表现是颜色发黑。

黄帝问道：我挂念人们的病痛，以致心中因此昏乱糊涂。这样，治病时是会反而加重患者的病情的，而我又不能够代替他们忍受病痛。百姓们听到这种情况，将会认为我很残忍。对此应该怎么办才好呢？

岐伯回答说：人虽然生活在地上，但却由上天主宰着生命。天地交会了它们的阳气与阴气而形成的有灵的生命，就叫做人。人能够适应四季阴阳变化的话，天地间所有的阳气阴精就都会给他们自然发挥养育的作用。懂得万事万物的道理的人，称做天子。天有阴阳二气，人有十二条经脉；天有寒暑的区别，人则有虚实的不同。人如果能够效法天地阴阳的变化，就不会违背四季的规律；如果能够懂得十二条经脉的道理，就是圣人的智慧也不能超过；如果能够洞察八风的变化和五行之气的盛衰及其更替着主宰四季之气的道理、能够通晓虚实的变化规律，就能够达到自如地认识并治疗疾病的高超境界。患者为之唉声叹气的、哪怕是极其隐微的病痛，也能像明察秋天野兽身上的细毛一样历历在目。

黄帝问道：人类活着的时候所拥有的身体，都不能够离开阴阳二气。天地教会了它们的阴阳

◎[6]坏府：内脏有严重损害。◎[7]血气争黑：血挟病邪，与肺气相争相搏，最后两败俱伤，其在面部的表现是颜色发黑。◎[8]十二节：十二条经脉。天有三阴三阳之气，人也相应地有手足三阳三阴共十二条经脉。◎[9]能经天地阴阳之化者：指能掌握天地阴阳变化的人。经，治理，掌握。◎[10]八动：八风的变化。◎[11]五胜更立：五行之气的盛衰消长及其更替主宰着四季之气（的道理）。五，指五行之气。胜，通"盛"，单词复用，谓盛衰、消长。◎[12]呿吟（qū驱）吟至微：指患者为之唉声叹气的、哪怕是极其隐微的病情。呿吟，张口发出的声音为呿，闭口发出的声音为吟，都是人难受时反映于气息声音上的表象。此指令患者唉声叹气的病痛。至微，极其隐微（的

阳，天地合气，别为九野^[13]，分为四时，月有小大，日有短长，万物并至，不可胜量^[14]，虚实呿吟，敢问其方？

岐伯曰：木得金而伐，火得水而灭，土得木而达，金得火而缺，水得土而绝，万物尽然，不可胜竭。故针有悬布天下者五^[15]，黔首共余食，莫知之也^[16]。一曰治神^[17]，二曰知养身，三曰知毒药为真^[18]，四曰制砭石小大，五曰知腑脏血气之诊。五法俱立，各有所先。今末世之刺也，虚者实之^[19]，满者泄^[20]之，此皆众工^[21]所共知也。若夫法天则地^[22]，随应而动^[23]，和之者若响，随之者若影，道无鬼神，独来独往^[24]。

二气之后所生成的东西，又有九州域内气候各异的分野，有在四季之中演变的不同时令。而四季当中，月份还有大小的区分，白天还有长短的差别。总之，由于阴阳二气的作用，万事万物全都来到了世间，我也不能说尽它们的数量。包括于这万事万物当中的人所患上的虚证实证以及各种令人叹息无奈的病痛，请问其治疗的针法应是怎样的呢？

岐伯回答说：木遇到金，就会被伐断；火遇到水，就会被浇灭；土遇到木，就会被穿透；金遇到火，就会被熔化；水遇到土，就会被堵住。万事万物都是这样的道理，不能一一说尽。所以针刺的法则已经有五种从中显示出来并公布于天下之人了。然而老百姓却都只知道谋求饱食，因此没有谁懂得它们。所谓五种针刺的法则，一是调养精神使之能够专一，二是弄懂养身的道理，三是弄清药物的真假，四是根据治病的需要制定砭石的大小，五是精通脏腑气血之病的诊断方法。这五种针刺法则都已经明确之后，运用中还应当根据实际情况而有个先后的次序。近代以来的人们运用针刺治病的时候，是病人患了虚证的话就用补法进行针刺，患了实证的话就用泻法进行针刺，这都是一般的医生共同懂得的方法。至于效法天地，根据人体对天地阴阳的感应变化而灵活采用针法，从而取得回应起来犹如回声、紧随其后就像影子一样的疗效，这就不是一般的医生所能懂得的了。其实，针刺的奥妙道理并不就像鬼神一样神秘莫测，只要掌握了它的精髓，就能达到自如地用以诊治疾病的境地。

病情）。◎［13］九野：指九州域内具有不同气候的分野。◎［14］胜量：犹言"胜数"，全部列举出来。◎［15］故针有悬布天下者五：指关于用针刺方法治病，应当让天下人都知道的五大要素。◎［16］黔首共余食，莫知之也：谓黎民百姓虽能饱食终日，不了解有关针刺的五大要素。◎［17］治神：调养精神（使能专一）。◎［18］知毒药为真：毒药，性味峻烈之药。真，药物性能。即言掌握药物性能。◎［19］虚者实之：虚证即用补法针刺它。实，用补法针刺。◎［20］泄：通"泻"，用泻法针刺。◎［21］众工：一般的医生。◎［22］法天则地：互文句，即"法则天地"。法则，效法。◎［23］随应而动：根据人体对天地阴阳的感应变化而灵活地采用针法进行治疗。◎［24］独来独

帝曰：愿闻其道。

岐伯曰：凡刺之真，必先治神，五脏已定，九候[25]已备，后乃存针。众脉不见，众凶弗闻[26]。外内相得，无以形先。可玩往来，乃施于人。人有虚实，五虚[27]勿近，五实[28]勿远。至其当发，间不容瞬[29]。手动若务[30]，针耀而匀，静意视义[31]，观适之变[32]。是谓冥冥[33]，莫知其形，见其乌乌，见其稷稷，从见其飞，不知其

黄帝说：我希望听听其中的道理。

岐伯回答说：所有针刺的正道方法，一定是首先调理精神使之专一。待到五脏的虚实已被确定、九部的脉候已被全部弄清的时候，然后才去考虑用针。在用针的时候，即使有众人在旁边看着，也要视而不见；即使有众人在旁边喧嚷，也要充耳不闻。要将外在的症候与内在的病机相互结合起来诊断疾病，看二者是否相符，不要把外在的症候作为诊病的首要依据。到了能够自如地把握经脉气血的运行并运用针刺技术的时候，才能够对人用针。人的病证有虚实的不同，当病人表现出脉细、皮寒、气少、泻利、饮食不入这"五虚"的症状时，就不要立即使用泻法针刺；当病人表现出脉盛、皮热、腹胀、二便不通、心中烦乱这"五实"的症状时，则不要迁缓地不立即使用泻法针刺。到了病情需要立即进针刺治的时候，必须抓紧时机、连一眨眼的时间也不要耽误。手在动用针具以后，就要心神专注、毫不二用，所用之针必须光亮洁净而且粗细均匀；而下针之后，则需要静下心来，注意病人的反应，观察所刺经穴经气的变化。其变化可谓十分地隐微渺茫，没有人能够察知它的形迹。经气到来时，医生会感到它就像是鸟儿忽隐忽现地飞来、随即又感到它就像鸟儿疾速地飞到一样，但都只能感到它像鸟儿在飞，却无法知道它是什么样的形状。另外再打个比方，在留针而等候经气的到来之时，情况就像是准备好了

往：医生只要掌握了针刺之道的精髓，就能达到自如地用以诊治疾病的境界。来、往，二字互文，犹进出，此谓诊察并治疗疾病。◎［25］九候：据《素问·三部九候论》，指头部两额、两颊和耳前，中部寸口、合谷和神门，下部内踝后、大趾内侧和大趾与次趾之间共九处的动脉。《难经·十八难》中则指寸、关、尺三部以浮、中、沉的指法所取的脉候。◎［26］众脉（mò 莫）不见，众凶弗闻：（医生在用针之时）即使有众人在旁边看着，也要视而不见；即使有众人在旁边喧嚷，也要充耳不闻。脉，通"眽"，视，看。凶，同"讻"，喧嚷之声。◎［27］五虚：指脉细、皮寒、气少、泻利、饮食不入这五种虚证症候。◎［28］五实：指脉盛、皮热、腹胀、二便不通、心中烦乱这五种实证症候。◎［29］间不容瞬（shùn 顺）：喻抓紧时机，片刻也不要耽误。瞬，"瞬"的异体字。◎［30］若：就。◎［31］静意视义：医生要神情安静地观察针后病人的反应。◎［32］观适之变：下针后，应注意观察所刺经穴的反应变化。◎［33］冥冥：（经气变化）十分隐微渺茫、毫无形状的样子。◎

谁[34]。伏如横弩，起如发机[35]。

帝曰：何如而虚[36]？何如而实？

岐伯曰：刺虚者须其实，刺实者须其虚[37]，经气已至，慎守勿失，深浅在志，远近若一[38]，如临深渊，手如握虎，神无营[39]于众物。

用机栝发射的弩弓，静而待射的样子；经气骤然到来之时，情况则犹如扣动了机栝，箭猛地离弦而射中箭靶一样。

黄帝问道：怎样做才是刺治虚证的方法？怎样做才是刺治实证的方法？

岐伯回答说：刺治虚证的时候，要等到经气实热之际才能出针；刺治实证的时候，要等到经气虚凉之际才能出针。经气到了以后，一定要严守针法，不得错失良机。是刺深还是刺浅，在于医生心中要根据情况去灵活把握；所取的穴位有远有近，但是等候经气的到来和用针的道理则是一样的。用针的时候，医生要像来到了深渊的旁边一样，手中要像抓着老虎一样，总之是精神不要被众多外在的事物所扰乱。

---

[34]见其乌乌，见其稷稷，从见其飞，不知其谁：谓经气到来时，医生会感到它就像鸟儿忽隐忽现地飞来，随即又感到它就像鸟儿疾速地飞到一样，但都只能感觉到它就像鸟儿在飞，却不能知道它是什么样的形状。乌乌、稷稷，在此都用以比喻经气产生和来到时的状态与人的感觉的情况。从，当作"徒"，形似而误，意为"只是"。◎[35]伏如横弩（nǔ 努），起如发机：指用针之际，气未至时，应留针侯气，如横弩待发，气至之时，则应迅速行针，如拨动弓弩之机关。◎[36]虚：指虚证。这里用作动词，意为刺治虚证。下句"实"字，理同此。◎[37]刺虚者须其实，刺实者须其虚：谓刺治虚证时要等到经气实热之际才能出针，刺治实证时要等到经气虚凉之际才能出针。◎[38]远近若一：所取经穴有远有近，但等候经气的到来和用针的道理则是一样的。远近，指经穴的远近。明·吴昆认为：穴在四肢为远，在腹背为近。◎[39]营：通"营"（yíng 营），惑，扰乱。按："营"在古代经传中通作"营"。

素问·八正神明论[1]篇第二十六

黄帝问曰：用针之服[2]，必有法则焉，今何法何则?

岐伯对曰：法天则地，合以天光[3]。

帝曰：愿卒闻之。

岐伯曰：凡刺之法，必候日月星辰四时八正之气，气定乃刺之[4]。是故天温日明，则人血淖液[5]而卫气浮，故血易泻，气易行[6]；天寒日阴，则人血凝泣而卫气沉。月始生，

黄帝问道：用针的技术，必然有一定的法则，究竟有怎样的方法，怎样的准则呢?

岐伯回答说：用针之法应效法于天地阴阳，并且要参合日月星辰的运行等自然现象的演变中去体会。

黄帝说道：愿详尽了解一下。

岐伯回答说：大凡用针的方法，必须结合日月星辰四时八方之气，气定了，才能进行针刺治疗。所以，如果气候温和，日光明亮，则人体的血液流行滑润，而卫气浮行于表，血容易运行，气分流通；如果天气寒冷，日光晦暗，那么人体的血行也就滞涩不畅，卫气深沉于里。月亮初生

---

[1]八正神明论：八正，天地八方之正位，以候八方之虚邪。本篇主要从四时八方正位，日月星辰的变化，来说明它们与人体经脉气血虚实，针刺补泻都有密切的关系。另外还指出四诊应结合四时阴阳虚实，来分析病机和诊断疾病；讨论诊察疾病形与神的含义。由于这些问题都十分深奥微妙，非慧然独悟，难以昭然独明，故名"八正神明论"。◎[2]服：指用针的技术。◎[3]天光：指日月星辰运行的规律。◎[4]气定乃刺之：根据气候变化运用针刺方法。◎[5]淖（nào 闹）液：润滑濡泽。◎[6]故血易泻，气易行：言气血运行加快。泻，行也。◎

则血气始精[7]，卫气始行；月郭[8]满，则血气实，肌肉坚；月郭空，则肌肉减，经络虚，卫气去，形独居。是以因天时而调血气也。是以天寒无刺，天温无疑[9]，月生无泻，月满无补，月郭空无治，是谓得时而调之。因天之序，盛虚之时，移光定位[10]，正立而待之。故曰：月生而泻，是谓脏虚[11]；月满而补，血气扬溢，络有留血，命曰重实[12]；月郭空而治，是谓乱经[13]。阴阳相错，真邪不别，沉以留止，外虚内乱，淫邪乃起。

帝曰：星辰八正[14]何候？

岐伯曰：星辰者，所以制日月之行也。八正者，所以候八风之虚邪以时至者也。四时者，所以分春秋冬夏之气所在[15]，以时调之也。八正之虚邪，而避之勿犯也。以身之虚，而逢天之虚，两虚相感，其

的时候，人的血气随月新生，卫气也随之畅行；月亮正圆的时候，人的血气旺盛，肌肉坚实；月黑无光的时候，人的肌肉减瘦，经络空虚，卫气不足，形体独居。所以要顺应天时而调和气血。因此，天气寒冷，不要针刺；天气温和，不要迟疑。月亮初生时，不宜用泻法，月亮正圆的时候，不宜用补法。天黑无光时，不要针刺。这就是顺应天时而调理气血的法则。因天时运行的顺序，有盈方盛虚，观察日影长短，可以确定四时八正之气。所以，月芽初生而泻，就会使内脏虚弱，月正圆时而补，则会使血气充溢于表，以致脉络中血液留滞，这叫做重实。月黑无光时而用针刺，就会扰乱经气，这叫做乱经。这些都是阴阳错乱，正气与邪气不分的行动，都会使病变反而深入，卫外的阳气虚竭，内守的阴气紊乱，淫邪就要发生了。

黄帝问道：怎样观察星辰八正呢？

岐伯回答说：观察星辰的方位，可以测定日月运行的规律。观察八方之正位常气的交替，可以测出八风的病邪是什么时候来的。观察四时，可以分辨春夏秋冬正常气候之所在，以便随时序进行调养，使八方不正的气候，可以避免，不受其侵犯。假如身体虚弱，又感受到自然界的虚邪，两虚相合，邪气就会侵犯至骨。医生如果懂得气候变化的道理，便可以及时挽救，

[7]血气始精：气血旺盛流通之意。◎[8]月郭：指月亮的轮廓。郭，通廓。◎[9]天温无疑：指天气温和，用针刺之法不要迟疑。◎[10]移光定位：指古代用圭表测量日影的长短，以定时序。移光，指日月之光变移。◎[11]脏虚：郭霭春："疑作'重'，'重虚'与下'重实'对文。《太素》杨注作'重虚'。"◎[12]重实：即实上加实。◎[13]乱经：扰乱经气正常运行。◎[14]八正：八方之正位，以候八方之风。◎[15]春秋冬夏之气所在：指春夏秋冬正常气候所在的月份。◎

气至骨，入则伤五脏[16]，工候救之，弗能伤也，故曰：天忌[17]不可不知也。

帝曰：善。其法星辰者，余闻之矣，愿闻法往古者。

岐伯曰：法往古者，先知《针经》[18]也。验于来今者，先知日之寒温，月之虚盛，以候气之浮沉，而调之于身，观其立有验也。观于冥冥者，言形气荣卫之不形于外，而工独知之，以日之寒温，月之虚盛，四时气之浮沉，参伍相合而调之，工常先见之，然而不形于外，故曰观于冥冥焉。通于无穷[19]者，可以传于后世也，是故工之所以异也，然而不形见于外，故俱不能见也。视之无形，尝之无味，故谓冥冥，若神仿佛。虚邪者，八正之虚邪气也。正邪者，身形若用力，汗出腠理开，逢虚风，其中人也微，故莫知其情，莫见其形。上工救其萌牙[20]，必先见三部九候之

使病人不致受到更严重的伤害。否则，病邪就会深入五脏。所以说天时的宜忌，不可不晓。

黄帝说道：讲得好！关于效法于星辰的道理，我已经知道了，还想再听听怎样效法于前人？

岐伯回答说：要效法前人，首先要懂得《针经》。要想把古代的经验在现代的治疗中加以验证，先要知道太阳的寒温，月亮盛虚，借以测验气的浮沉，再结合病人的身体情况进行考察，就会看到它是确实有效的。所谓"观察于冥冥"，是说血气荣卫的变化并不显露于外。而医生却能懂得，从太阳的寒温，月亮的盛虚，四时气候的浮沉，结合起来相互参合，因此医生便能预测病情，然而疾病并未显露于外，这是所谓"观察于冥冥"。能够运用这种方法，通达各种事理，就可以流传于后世，这便是有学识经验的医生不同于一般医生的地方。然而，病情是不显露于外面的，所以一般人都不容易发现的。看不见形迹，尝不出味道，所以叫做冥冥，仿佛像神灵一样似有若无。虚邪就是八方之正位的病邪。正邪是身体在饥饿时，因劳累出汗，而遭受到虚风侵袭的结果。正邪伤人较轻浅，所以，一般医生既不知道其病情，也不知道其病象。高明的医生注重在病刚刚萌芽时进行治疗，他善于观察三部九候的脉气变化，在病情尚未恶化之前就进行调治，所以人们称之为上工。而技

[16]入则伤五脏：指病情发展，会进一步深入而伤内脏。◎[17]天忌：根据四时节气，不适于针刺之日期，谓之天忌。其义可参《灵枢》之《九针论》《九宫八风》两篇。◎[18]针经：即《灵枢经》。明·马莳："针经者，即《灵枢经》也。"◎[19]无穷：广博深奥的意思。◎[20]上工救其

气，尽调不败而救之，故曰上工。下工救其已成，救其已败。救其已成者，言不知三部九候之相失，因病而败之也。知其所在者，知诊三部九候之病脉处而治之，故曰守其门户[21]焉，莫知其情而见邪形[22]也。

帝曰：余闻补泻，未得其意。

岐伯曰：泻必用方，方者，以气方盛[23]也，以月方满也，以日方温也，以身方定也，以息方吸而内针[24]，乃复候其方吸而转针[25]，乃复候其方呼而徐引针[26]，故曰泻必用方，其气乃行焉。补必用员，员[27]者行也，行者移也，刺必中其荣[28]，复以吸排针[29]也。故员与方，非针也。故养神者，必知形之肥瘦，荣卫血气之盛衰。血气者，人之神，不可不谨养。

帝曰：妙乎哉论也！合人形于阴阳四时，虚实之应，冥冥之期，其非

术拙劣的医生却要等病已形成才去治疗，或要等病情恶化时才去治疗。之所以要等到病已形成后才去治疗，是因为他不懂得三部九候脉象的相得相失，才使病情恶化了。知道病之所在的医生，懂得运用三部九候的医生，能早期诊断，及时治疗，使病邪无法深入，所以说如同把守住了门户一样，虽然外表尚未出现体征，但医生却已看见病邪的行迹了。

黄帝问道：我听说针刺的方法有补有泻，却又不明白其中的含义。

岐伯回答说：泻法必须掌握一个"方"字。所谓方，就是病人正气方盛，月亮方满，天气方热，身心方稳定的时候，并且要在病人方吸气时进针，还须等到病人方吸气时捻针，要等到病人方吸气时慢慢地拔出针来。所以说泻必用方，才能使邪气泄去而正气运行通畅。而补法必须掌握一个"圆"字，所谓圆，就是行气，行气就是导移其气以达病所，针刺时必须达到营气，还要在病人吸气时推移其针。所谓方和圆，并不是指针的形状而言。所以，善于运用针刺的医生，必须观察病人形体肥瘦，营卫气血的盛衰，因为气血是神气舍存之处，不能不谨慎地加以调养。

黄帝说道：先生讲的妙极了！这种讲法，把人的形体与阴阳四时结合起来，

萌牙：高明的医生能早期诊治疾病。牙，通"芽"。◎［21］守其门户：即诊察三部九候之脉搏变化。守，等候，在此指诊脉。门户，指三部九候之脉气。◎［22］莫知其情而见邪形：意思是指虚邪的伤人，尚未出现明显的症状，上工就能通过三部九候之诊，观察到病邪的存在及变化。◎［23］方盛：即正气盛满之谓。◎［24］内针：即纳针。◎［25］转针：即捻针。◎［26］引针：慢慢地出针。◎［27］员：指用针之法。员，通"圆"，即随和之意。◎［28］必中其荣：针刺部位较深，必须达到营分、血脉。荣，营也，此处指营分、血脉之意。◎［29］以吸排针：在吸气时出针。◎

夫子孰能通之。然夫子数言形与神，何谓形？何谓神？愿卒闻之。

岐伯曰：请言形，形乎形，目冥冥，问其所病，索[30]之于经，慧然在前[31]，按之不得，不知其情，故曰形。

帝曰：何谓神？

岐伯曰：请言神，神乎神，耳不闻，目明心开而志先[32]，慧然独悟[33]，口弗能言，俱视独见，适若昏，昭然[34]独明，若风吹云，故曰神。三部九候为之原，九针之论不必存也。

虚实的感应，无形的情况，这是出神入化的结合，要不是先生，谁又能弄得懂呢？然而先生几次讲到形和神，究竟什么叫形，什么叫神，请你再详细的讲一讲。

岐伯回答说：请让我先讲"形"。所谓形，就是诊察形体的变化，看着虽不明显，但只要问明有什么痛苦，再诊察于经脉，则病情就清楚的摆在面前了。若是按寻之而不可得，那就不容易知道他的病情了，所以叫形。

黄帝问道：什么叫"神"？

岐伯回答说：请让我再讲讲"神"。所谓神，就是望而知之。耳朵虽未听到病人的口述，但通过望诊，眼中就明了它的变化，心中也就有了数，思想上可以先得出这个疾病的概念。这种心领神会的敏捷领悟，是无法用语言来形容的。有如观察一种东西，大家都在观看却都没有看到，只有自己看得真，刚才还似乎是很模糊的东西，突然间变得清楚无比起来，好像风吹云散一般，这便叫神。临床时，工巧神圣的根本是三部九候之法。因此，《九针》所论述的一些具体方法，就不必拘泥固守了。

---

[30]索：探求，诊察之意。◎ [31]慧然在前：病情明显的展现于眼前。慧然，清爽，明白之意。◎ [32]目明心开而志先：形容看问题尖锐而深刻，思维敏捷。◎ [33]慧然独悟：意指非常清醒的领悟了其中的道理。◎ [34]昭然：明显清楚的意思。

素问·离合真邪论 [1] 篇第二十七

黄帝问曰：余闻九针九篇，夫子乃因而九之，九九八十一篇，余尽通其意矣。经言气之盛衰，左右倾移，以上调下，以左调右，有余不足，补泻于荥输，余知之矣。此皆荣卫之倾移，虚实之所生，非邪气从外入于经也。余愿闻邪气之在经也，其病人何如？取之奈何？

岐伯对曰：夫圣人之起度数，必应于天地，故天有宿度 [2]，地有经水，人有经脉。天地温和，则经水安静；天寒地冻，则经水凝泣；天暑地热，

黄帝问道：我听说《九针》计有九篇，而先生又依照九篇的内容加以发挥，演绎成为九九八十一篇的不同，我已经完全明白其中的道理了。经中所言的气盛衰，左右的偏胜，以及取上以调下，取左以调右，取荥输之穴来补泻有余和不足，我已懂得了。这些变化都是营卫的偏胜、气血虚实而形成的，并不是邪气从外侵入经脉的病。我希望知晓邪气侵入经络时，是如何伤害人体而致病的？医生应该如何治疗？

岐伯答说：圣人制定治法时，一定要应合自然变化的规律。如天有宿度，地有江河，人有经脉，如天地之气温和，则江河之水安静平稳；天寒地冷，则江河之水凝滞不流；天地酷热，则江河之水沸腾扬溢；烈风骤起，则江河之水波

---

[1] 离合真邪论：离，分；合，并也。真，真气，正气。邪，即邪气。本篇主要讨论了如何通过针刺使邪气与真气离而不合，合而早离，故名篇。◎ [2] 宿度：古代天文学按二十八星宿的位置划周

则经水沸溢；卒风暴起，则经水波涌而陇[3]起。夫邪之入于脉也，寒则血凝泣，暑则气淖泽[4]，虚邪因而入客，亦如经水之得风也，经之动脉，其至也亦时陇起，其行于脉中循循然[5]，其至寸口中手也，时大时小，大则邪至，小则平，其行无常处，在阴与阳，不可为度[6]，从而察之，三部九候，卒然逢之，早遏其路[7]。吸则内针[8]，无令气忤[9]，静以久留，无令邪布，吸则转针，以得气为故[10]，候呼引针，呼尽乃去，大气[11]皆出，故命曰泻。

帝曰：不足者补之，奈何？

岐伯曰：必先扪而循之[12]，切而散之[13]，推而按之，弹而怒之[14]，抓而下之[15]，通而取之[16]，外引其门，以闭其神[17]，呼尽内针，静以

涛汹涌盛溢。因此病邪侵入经脉，寒则使血脉气血凝滞，热则使气血滑润流利，如果是虚邪贼风之邪入侵，这就像江河之水遇到暴风一样，经脉的搏动，不时出现波涛隆盛之象。虽说血气同样依次在经脉中流动，但在寸口处按脉，指下就会感觉到有大有小的变化，大即表示邪盛，小即表示病邪平静。邪气的变化没有一定之处，假如在寸口部诊察，无法辨别病邪究竟在阴在阳，则应更进一步用三部九候之法诊察，若是在三部九候中诊察到病邪，则应早期治疗，遏止病邪的发展，其治疗的方法是：吸气时进针，进针时别让气逆，进针后要静候其气，留针较久，不让病邪扩散，在吸气时转捻其针，以得气为度，然后等呼气时，慢慢地拔针，呼气尽时，针就拔出。这样，大邪之气就能一齐外出，所以称之为泻。

黄帝问道：不足的虚证，怎样用补法。

岐伯答说：首先循着穴位，抚摸皮肤，再用指头掐穴位，使经气布散，然后推按皮肤，弹动穴位，让病人集中精神，即掐正邪位进针，待脉气流通后将针取出，右手出针，左手随即按住针孔，不使正气外泄。进针是在病人呼气将尽时进行，安静

天为三百六十五度，谓之宿度。◎[3]陇：通"隆"。◎[4]淖泽：柔弱润滑的意思。◎[5]循循然：有顺序貌。◎[6]不可为度（duó夺）：邪行无常，在阴在阳，不可以推测。度，推测，估计。◎[7]卒然逢之，早遏其路：在三部九候中觉察到病邪，应尽早阻遏其径路，限制其发展。◎[8]内针：即进针。内，同"纳"。◎[9]无令气忤（wǔ午）：进针时不要使气机逆乱。忤，逆也。◎[10]故：法则，度◎[11]大气：邪气。◎[12]扪而循之：循着穴位抚摸，使皮肤舒缓。扪，抚摸。◎[13]切而散之：用手指按摩穴位，促使经气疏散流通。◎[14]弹而怒之：用指弹动穴位，使络脉怒张之意。◎[15]抓而下之：指用左手爪甲掐其正穴，用右手进针。◎[16]通而取之：下针后，等气脉流通，而拔出其针。◎[17]外引其门，以闭其神：即右手拔针，左手随即按闭

久留，以气至为故，如待所贵，不知日暮，其气以至，适而自护[18]，候吸引针，气不得出，各在其处，推阖其门，令神气存，大气[19]留止，故命曰补。

帝曰：候气[20]奈何？

岐伯曰：夫邪去络入于经也，舍于血脉之中，其寒温未相得，如涌波之起也，时来时去，故不常在[21]。故曰方其来也，必按而止之，止而取之，无逢其冲[22]而泻之。真气者，经气也，经气太虚，故曰其来不可逢[23]，此之谓也。故曰候邪不审，大气已过，泻之则真气脱，脱则不复，邪气复至，而病益蓄，故曰其往不可追[24]，此之谓也。不可挂以发[25]者，待邪之至时而发针泻矣。若先若后者，血气已尽，其病不可下[26]，故曰知其可取如发机，不知其取如扣

地稍久留针，以得气为目的。进针候气，要像等待贵客一样，忘掉时间的早晚，当得气时，要好好守护，等病人吸气时，拔出其针，那末气就不致外泄了；出针后在扎针的穴位上揉按，使针孔闭合，使真气存内，大经之气留于营卫而不泄，这称之为补。

黄帝问道：进针后应怎样候气呢？

岐伯答说：当邪气离开络脉而进入经脉后，便停留在血脉之中。或寒或热，还未与正气结合，所以脉象浮大，时来时去，邪气不是留在一处。所以说在邪气刚来之时，必须按而止之，制止之后再消除它，但不要在邪气方盛冲突时用泻法。所谓真气，就是经脉之气。真气虚了，反用泻法，会使经气大虚，所以说气虚时不可用泻法，就是指这一点而言的。如果审察邪气时不谨慎，针下所聚之气已过，这时再用泻法，便会使真气虚脱，而虚脱后就不容易恢复。这样，病邪便会再来，病变就更加严重了。所以说邪气若随针而去，就不可追，就是指这一点而言的。制止邪气，使用泻法，是间不容发的事，须待邪气到的时候，随即下针去泻，或先或后的进针，都是不适时的，非但不能祛邪，反而会使血气受伤，病就不容易治疗了。所以说，懂针刺奥妙的，像拨动弩机一样，机智灵活，不善于用针的，就像敲击木椎，顽钝不灵了。所以说，识得机宜的，是间不容发，不懂得机宜的，明明看到邪气，亦不会下针，

进针的孔穴，使针孔周围皮肤回复原位，遮盖针孔，不让真气外泄。门，孔穴。神，经气，真气。◎[18] 其气以至，适而自护：针刺后得气，防止气散。◎[19] 大气：经气。◎[20] 候气：识察邪气。◎[21] 其寒温未相得，如涌波之起也，时来时止，故不常在：言邪气之寒热，尚未与正气相合而转化，故邪气遂波涌而起，来去于经脉之中，而无常居也。◎[22] 无逢其冲：邪气方盛，宜避其锐。◎[23] 其来不可逢：邪气方盛，正气已虚，不可妄用泻法。◎[24] 其往不可追：气虚不可用泻法。◎[25] 不可挂以发：掌握针刺时间，不可以稍有丝毫迟疑。◎[26] 其病不可下：疾病还未

椎^[27]，故曰知机道者不可挂以发，不知机者扣之不发，此之谓也。

帝曰：补泻奈何？

岐伯曰：此攻邪也，疾出以去盛血，而复其真气，此邪新客，溶溶^[28]未有定处也，推之则前，引之则止，逆而刺之，温血^[29]也。刺出其血，其病立已。

帝曰：善。然真邪以合，波陇不起，候之奈何？

岐伯曰：审扪循三部九候之盛虚而调之，察其左右上下相失及相减者，审其病脏以期之。不知三部者，阴阳不别，天地不分。地以候地，天以候天，人以候人，调之中府^[30]，以定三部，故曰刺不知三部九候病脉之处，虽有大过且至^[31]，工不能禁也。诛罚无过^[32]，命曰大惑^[33]，反乱大经^[34]，真不可复，用实为虚，以邪为真，用针

像扣机不能发动一样，讲的就是这个道理。

黄帝问道：补泻究竟是怎样的呢？

岐伯答说：应以攻邪为主。要及时刺出盛血，以恢复正气，因为病邪刚刚侵入，流动未有定处，推之则前进，引之则制止，迎其气而泻之，以出其瘀血，刺出其血，病就立即好了。

黄帝说道：讲得好！假若到了病邪和正气结合以后，脉气不现波动，又该怎样诊察呢？

岐伯答说：仔细审察三部九候的盛衰虚实而调治。检查的方法，是在它左右上下各个部位，观察有无不相称或特别减弱的地方，就可以知道病在哪一个脏腑，待其气至而刺之。假若不懂得三部九候，则阴阳不能辨别，上下也不能分清，更不知道从下部脉以诊察下，从上部脉以诊察上，从中部脉以诊察中，结合胃气多少有无来决定疾病在哪一部分了。所以说，针刺而不知道三部九候以了解病脉之处，则虽然有大邪为害，医生也没有办法来加以事先预防，如果攻泻无邪的脏腑，这就称为大惑，反而扰乱了脏腑之气，使正气不能恢复，把实证当作虚证，把邪气当作正气，用针毫无道

消除的意思。◎[27]知其可取如发机，不知其取如扣椎：懂得用针者，就像拨动弩机一样，机敏灵活，不善于用针者，就像敲击木椎一样，顽钝不灵。机，弩机。椎，木椎。◎[28]溶溶：明·张介宾："溶溶，流动貌。"◎[29]温血：即瘀血。温，通"蕴"，郁积。◎[30]中府：胃腑。[31]大过且至：大邪之气将要来侵。过，即淫也。且，将也。◎[32]诛罚无过：不掌握泻的方法，不当泻而泻，反伤正气，是谓诛罚无过。◎[33]惑：迷乱。◎[34]大经：五脏六腑的经

无义，反为气贼，夺人正气，以从为逆，荣卫散乱，真气已失，邪独内著，绝人长命，予人天殃，不知三部九候，故不能久长。因不知合之四时五行，因加相胜[35]，释邪攻正，绝人长命。邪之新客来也，未有定处，推之则前，引之则止，逢而泻之，其病立已。

理，反而助长邪气为害，削夺病人正气，使顺证变成逆证，使病人营卫散乱，正气丧失，邪气独存体内，断送病人的性命，给人家带来莫大的祸殃。这种不知三部九候的医生，是不能长久的；因为不知配合四时五行五运相胜六气加临的道理，于是放纵了邪气，伤害了正气，以致断绝了病人的性命。病邪新侵入人体，没有留着在某一个部位，推它便向前，引它就阻止，迎其气而泻之，其病是立刻可以治愈的。

脉。◎［35］因加相胜：六气加临，五运相胜。

素问·通评虚实论^[1]篇第二十八

黄帝问曰：何谓虚实？

岐伯对曰：邪气盛则实，精气夺则虚^[2]。

帝曰：虚实何如？

岐伯曰：气虚者，肺虚也^[3]，气逆者，足寒也^[4]，非其时则生，当其时则死^[5]。余脏皆如此^[6]。

黄帝问道：什么是虚证、什么是实证？

岐伯回答说：邪气过盛造成的病，就是实证；精气亏失所致的病，就是虚证。

黄帝问道：虚实的实质及其预后各是怎样的呢？

岐伯回答说：这可以以肺脏为例来予以说明：肺脏主宰一身之气，因此，所谓气虚，实际上就是肺虚；如果气逆，就会使人上实下虚而出现足寒之症。肺虚发生在肺气不受克制的秋冬二季，就能治愈；要是发生在肺气受到克制的春夏二季，则会加重以至使人不治而死。其余各脏的情况都是这样，可以据此来推知。

---

[1]通评虚实论：通评，即全面、广泛地评述。本篇以"邪气盛则实，精气夺则虚"为纲，全面、广泛地论述了脏腑、经络、气血、脉象和有关病证的虚实情况，并以虚实为依据，判断预后和指导治疗，故名。◎[2]邪气盛则实，精气夺则虚：明·张介宾："邪气有微甚，故邪盛则实；正气有强弱，故精夺则虚。夺，失也。"◎[3]气虚者，肺虚也：明·张介宾："肺主气，故气虚者，即肺虚也。"◎[4]气逆者，足寒也：明·马莳："气逆者，气上行而逆，则在下之足，以无气而寒。"因气逆于上，肺气壅塞，则阳气不布，无以及于四肢，故足寒。◎[5]非其时则生，当其时则死：明·张介宾："肺虚而遇秋冬，非相贼之时，故生；若当春，则金木不和，病必甚；当夏，则金虚受克，必病死。"非时，指非相克之时；当时，指遇相克之时。与《素问·脏气法时论》中"至其所不胜而甚""自得其位而起"之义一致。◎[6]余脏皆如此：清·张志聪："盖五脏之气，外合于五行，

帝曰：何谓重实^[7]？

岐伯曰：所谓重实者，言大热病，气热脉满，是谓重实。

帝曰：经络俱实何如？何以治之？

岐伯曰：经络皆实，是寸脉急而尺缓^[8]也，皆当治之，故曰滑则从，涩则逆也^[9]。夫虚实者，皆从其物类始，故五脏骨肉滑利，可以长久也。

帝曰：络气不足，经气有余，何如？

岐伯曰：络气不足，经气有余者，脉口^[10]热而尺寒也，秋冬为逆，春夏为从^[11]，治主病者。

帝曰：经虚络满，何如？

岐伯曰：经虚络满者，尺热满、脉口寒涩也，此春夏死、秋冬生也。

黄帝问道：什么是重实？

岐伯回答说：所谓重实，是说人患了大热之病以后，出现气盛而热，脉盛而满——也就是阴阳气血全都盛实的情况，这就是重实。

黄帝问道：经脉和络脉全都盛实是怎样的情况呢？应当怎样进行治疗？

岐伯回答说：经脉和络脉全都盛实，表现为寸口脉急而尺肤脉缓。这种病，对经脉和络脉都应予以治疗。脉搏滑利，表明气血通畅，属于顺脉；脉搏涩滞，表明气血不畅，属于逆象。治疗的效果如何，应以脉搏的逆顺作为检验的准则。经络气血的虚实滑涩，与万物的虚实滑涩类似。万物如果富有生气，就显得欣欣向荣，这是万物的充盛滑利；如果丧失生气，就必然枝枯叶落，这是万物的虚衰涩滞。所以说，人的五脏和筋骨肌肉的功用要是毫无障碍，就表明人体精气充盈，可以获得健康长寿。

黄帝问道：络气不足、经气有余的情况是怎样的呢？

岐伯回答说：络气不足、经气有余，表现为寸口脉热而尺肤脉寒。这种情况，在秋冬二季属逆，而在春夏二季为顺。络气、经气与四季相逆而发生病变的时候，只要治疗其主要病证即可。

黄帝问道：经脉气虚而络脉邪盛的情况是怎样的呢？

岐伯回答说：经脉气虚而络脉邪盛，表现为尺肤脉热而盛实，寸口脉寒而涩滞。患者在春夏出现这种情况，就能康复；要是在秋冬出现这种情况，就会不治而死。

五行之气，岁应于四时，故皆有生旺克胜之气，而各有死生之分。"◎[7]重实：指热证而见气盛脉盛的病情。◎[8]寸脉急而尺缓：日本·丹波元简："此节以脉口诊经，以尺肤诊络。盖经为阴、为里，乃脉道也，故以脉口诊之；络为阳，为浮而浅，故以尺肤诊之，义为明晰。"寸，指寸口，脉急，即紧脉。尺，指尺肤。◎[9]滑则从，涩则逆也：明·张介宾："滑，阳脉也；涩，阴脉也。实而兼滑，阳气胜也，故为从。若见涩，则阴邪胜而阳气去也，故为逆。"◎[10]脉口：即寸口。◎[11]秋冬为逆，春夏为从：清·张志聪："秋冬之气降沉，不能使邪外散，故为逆；春夏之气升浮，故为帝曰：治此者奈何？

岐伯曰：络满经虚，灸阴刺阳；经满络虚，刺阴灸阳[12]。

帝曰：何谓重虚？

岐伯曰：脉气上虚尺虚[13]，是谓重虚。

帝曰：何以治之？

岐伯曰：所谓气虚者，言无常[14]也。尺虚者，行步恇然[15]。脉虚者，不象阴[16]也。如此者，滑则生，涩则死也。

帝曰：寒气暴上[17]，脉满而实，何如？

岐伯曰：实而滑则生，实而逆则死[18]。

帝曰：脉实满，手足寒，头热[19]，何如？

黄帝问道：治疗这种疾病的方法是什么呢？

岐伯回答说：如果是络脉邪盛而经脉气虚，应当灸治属阴的经脉而针刺属阳的络脉；如果是经脉邪盛而络脉气虚，则应针刺属阴的经脉而灸治属阳的络脉。

黄帝问道：什么叫做重虚？

岐伯回答说：经脉气虚、上部气虚、尺肤脉弱，这就叫做重虚。

黄帝问道：用什么方法治疗呢？

岐伯回答说：上部气虚的表现，是说话声音微弱而不能连续；尺肤脉弱的表现，是行步无力，像是非常怯弱的样子；经脉气虚的表现，是似乎已无阴气的样子。出现这些情况的患者，如果脉象滑利，就能康复；如果脉象涩滞，就会不治而死。

黄帝问道：症见寒气突然上逆、脉搏满指而盛实的病，将会怎样呢？

岐伯回答说：如果脉搏盛实而有滑利之象，患者就能康复；如果脉搏盛实而有涩滞之象，患者就会不治而死。

黄帝问道：症见脉搏盛实满指、手足寒冷、头部发热的病，将会怎样呢？

从也。"◎[12]络满经虚，灸阴刺阳，经满络虚，刺阴灸阳：明·张介宾："此正以络主阳、经主阴。灸所以补，刺所以泻也。"◎[13]脉气上虚尺虚：《新校正》："按：《甲乙经》作'脉虚、气虚、尺虚，是谓重虚。此少一'虚'字，多一'上'字。"◎[14]言无常：清·张志聪："言无常者，宗气虚而语言无接续也。"◎[15]尺虚者，行步恇（kuāng 匡）然：恇然，行动怯弱无力。◎[16]不象阴：不能与四季的阴气相应，或曰似乎无阴之象。◎[17]寒气暴上：暴，突然，骤然。阴寒之气突然上逆。◎[18]实而滑则生，实而逆则死：清·张志聪："盖脉气生于胃腑，而发原在于少阴，是以上节论生气之原，此以下复论发原之始。夫肾脏主水，在气为寒，寒气暴上者，水寒之气，暴上而满于脉也。实而滑者，得阳明之气相和，故生。逆者，少阴之生气已绝，故死。盖寒气上逆，则真气反下逆矣。"◎[19]脉实满，手足寒，头热：脉实满，为邪气盛；手足寒，为阴邪盛于下；头岐伯曰：春秋则生，冬夏则死[20]。脉浮而涩，涩而身有热者死[21]。

帝曰：其形尽满[22]可如？

岐伯曰：其形尽满者，脉急大坚，尺涩而不应[23]也。如是者，故从则生，逆则死。

帝曰：何谓从则生，逆则死？

岐伯曰：所谓从者，手足温也。所谓逆者，手足寒也。

帝曰：乳子[24]而病热，脉悬小者，何如？

岐伯曰：手足温则生，寒则死[25]。

帝曰：乳子中风热，喘鸣肩息者，脉何如？

岐伯回答说：人在春秋二季患上此病，就能康复；在冬夏二季患上此病，就会不治而死。另外，脉象虚浮而涩滞，同时身体发热的患者，也会不治而死。

黄帝问道：患者全身浮肿的情况及其预后是怎样的呢？

岐伯回答说：患者全身浮肿的表现，是寸口之脉急迫而洪大坚挺，尺肤之脉涩滞而不应于指。如果呈现顺象，患者就能康复；如果呈现逆象，患者就会不治而死。

黄帝问道：怎样的情况才是顺象、怎样的情况才是逆象呢？

岐伯回答说：所谓顺象，就是患者手足发热温暖；所谓逆象，就是患者的手足发冷冰凉。

黄帝问道：妇女生产以后患上了热病，脉急悬细而小，将会怎样呢？

岐伯回答说：如果手足温暖，就能康复；如果手足寒冷，就会不治而死。

黄帝问道：妇女生产以后感受了风热之邪，出现喘息有声、张口抬肩的症状，其脉象及预后是怎样的呢？

热，为阳邪盛于上，此属上热下寒、寒热错杂证。◎［20］春秋则生，冬夏则死：明·马莳："此即脉证杂见阴阳者，而以时决其死生也。脉实满者，是阳脉也；头热者，是阳证也，皆邪气有余也。手足又寒，是阴证也，乃真气又虚也。若此者，真邪不分，阴阳相杂。然春秋者，阴阳未盛之时也，正平和之候，故生。冬夏者，偏阴偏阳之时也，脉盛头热者，不能支于夏；手足寒者，不能支于冬，故死。"◎［21］脉浮而涩，涩而身有热者死：清·张志聪："脉浮而涩，阴越于外而虚于内也。涩而身热，阳脱于内而弛于外也。此复言阴阳之根气脱者，皆为死证，非但冬夏死而春秋可生。"◎［22］其形尽满：患者全身浮肿。◎［23］脉急大坚，尺涩而不应：脉急大坚，为邪气充盛；尺不应，为寒水闭阻络脉，血不营肤，故尺肤滞涩不仁，与急大坚之脉象不相应。◎［24］乳子：谓产妇。明·张璐："乳子，言产后以乳哺子之时，非婴儿也。"◎［25］手足温则生，寒则死：明·张介宾："若脉虽小而手足温者，以四肢为诸阳之本，阳犹在也，故生；若四肢寒冷，则邪胜其正，元阳去矣，故岐伯曰：喘鸣肩息者，脉实大也，缓则生，急则死[26]。

帝曰：肠澼[27]便血何如？

岐伯曰：身热则死，寒则生[28]。

帝曰：肠澼下白沫何如？

岐伯曰：脉沉则生，脉浮则死[29]。

帝曰：肠澼下脓血何如？

岐伯曰：脉悬绝则死，滑大则生[30]。

帝曰：肠澼之属，身不热，脉不悬绝，何如？

岐伯曰：滑大者曰生，悬涩者曰死，以脏期之[31]。

帝曰：癫疾[32]何如？

岐伯回答说：妇女生产以后感受了风热之邪而出现喘息有声、张口抬肩的症状，其脉象为盛实洪大。如果盛实洪大的脉象和缓不急，表明尚有胃气，就能康复；如果盛实洪大的脉象急迫不缓，表明已无胃气，将不治而死。

黄帝问道：人患了痢疾而不便血，将会怎样呢？

岐伯回答说：患者如果身体发热，就会不治而死；如果身体发冷，就能康复。

黄帝问道：人患了痢疾而便下白沫，将会怎样呢？

岐伯回答说：患者如果脉沉，就能康复；如果脉浮，就会不治而死。

黄帝问道：人患了痢疾而又便下脓血，将会怎样呢？

岐伯回答说：患者如果脉搏悬细将绝，就会不治而死；如果滑利洪大，就能康复。

黄帝问道：人患了痢疾之类的疾病以后，身不发热、脉搏也无悬细将绝之象，又将会怎样呢？

岐伯回答说：患者的脉象如果滑利洪大，就是可以康复的征兆；如果悬细涩滞，则是必然死亡的征兆。不过，患者的死期需以真脏之脉的出现来进行推断。

黄帝问道：癫痫的情况及其预后是怎样的呢？

死。"◎[26]脉实大也，缓则生，急则死：清·高世栻："脉实大而缓，脉有胃气，则生；脉实大而急，脉无胃气，则死。"◎[27]肠澼（pì僻）：即痢疾。◎[28]身热则死，寒则生：肠澼便血，为阳热邪盛，灼伤阴液所致，若身热更耗阴液，正气更伤，甚则可致死亡。不发热者，提示阴伤不甚，故寒则生。◎[29]脉沉则生，脉浮则死：明·张介宾："病在阴而见阴脉者为顺，故生；见阳脉者为逆，故死。"◎[30]脉悬绝则死，滑大则生：肠澼下脓血，即赤白痢，其预后在于脉之悬绝或滑大，悬绝者为真脏脉现则死，滑大者为血气未伤则生。悬绝，谓脉气将绝，犹如悬物的细绳将断之状。◎[31]以脏期之：以真脏脉的出现来推断患者的死期，真脏脉现，死于其所胜之时。如肝病之真脏脉现，则死于庚辛，余脏类推。◎[32]癫疾：指癫痫。◎[33]脉搏大滑，久自已；脉小

岐伯曰：脉搏大滑，久自已；脉小坚急，死不治[33]。

帝曰：癫疾之脉，虚实何如？

岐伯曰：虚则可治，实则死[34]。

帝曰：消瘅[35]虚实何如？

岐伯曰：脉实大，病久可治[36]；脉悬小坚，病久不可治。

帝曰：形度、骨度、脉度、筋度，何以知其度也[37]？

帝曰：春亟治经络，夏亟治经俞，秋亟治六腑，冬则闭塞。闭塞者，用药而少针石也[38]。所谓少针石者，非痈疽

岐伯回答说：患者的脉象如果搏指有力、洪大滑利，表明过上较长的时间就会自行痊愈；如果细小而坚挺急迫，将不治而死。

黄帝问道：癫痫之脉的虚实分别预示着什么呢？

岐伯回答说：患者如果脉虚，表明癫痫还可治愈；如果脉实，表明癫痫已不能治愈、患者也将死去了。

黄帝问道：消渴患者脉象的虚实及其预后是怎样的呢？

岐伯回答说：患者的脉象如果盛实洪大，表明其病即使拖延日久也能治愈；如果悬细而小、又很坚挺，表明其病已拖延太久而不能治愈了。

（帝曰：形度、骨度、脉度、筋度，何以知其度也？——译者按：此系错简，故录而不译）

黄帝指出：在春天治病的时候，应当及时针刺各经的络穴；在夏天治病的时候，应当及时针刺各经的腧穴；在秋天治病的时候，应当及时针刺六腑的合穴；在冬天治病的时候，要注意：由于冬天是天地之气闭藏的季节，人体之气也闭藏在内，所以应当多用药物治疗而少用针刺治疗。不过，少用针刺治疗的疾病，是不包括痈肿、毒疮的。对痈肿、毒疮，无论什么季节，都一定

坚急，死不治：明·张介宾："搏大而滑为阳脉，阳盛气亦盛，故久将自已；若小坚而急，则肝之真脏脉也，全失中和而无胃气，故死不治。"◎[34] 虚则可治，实则死：明·马莳："然癫疾之脉，当有取于虚也，必搏大滑中带虚（即柔和之象）可治，若带实则邪气有余，乃死候也。"◎[35] 消瘅（dān 单）：即消渴病。明·张介宾："消瘅，三消之总称，谓内热消中而肌肤消瘦也。"◎[36] 脉实大，病久可治；脉悬小坚，病久不可治：清·张志聪："脉实大者，精血尚盛，故为可治。脉悬小者，精气渐衰，故为难治。"◎[37] 形度骨度脉度筋度，何以知其度也：此问之下无答，故历来多以为属于错简，是。◎[38] 春亟治经络，夏亟治经俞，秋亟治六腑，冬则闭塞。闭塞者，用药而少针石也：清·张志聪："（岐）伯言五脏之气合于四时，而刺度之各有深浅也。亟，急也。春气生升，故亟取经络；夏取分腠，故宜治经腧，盖经腧隐于肌腠间也。治六腑者，取之于合……秋气降收，渐入于内，故宜取其合以治六腑也；冬时之气闭藏于内，故宜用药而少针石，盖针石治外、毒药治内者也。"

之谓也^[39]，痛疽不得顷时回^[40]。痛不知所，按之不应手，乍来乍已，刺手太阴傍三痏^[41]与缨脉各二。掖^[42]痛大热，刺足少阳五^[43]，刺而热不止，刺手心主^[44]三，刺手太阴经络者大骨之会^[45]各三。暴痛筋缜^[46]，随分而痛，魄汗不尽，胞气不足^[47]，治在经俞。

腹暴满^[48]，按之不下，取手太阳经络者，胃之募也^[49]，少阴俞去脊椎三寸傍五，用员利针。霍乱，刺俞傍^[50]五，足阳明及上傍三^[51]。刺痫惊脉五^[52]，针手太阴各五，刺经^[53]太阳五，刺手少阴

要用针刺进行治疗，不得有片刻的迟疑。痈肿、毒疮初起之际，不知它们生在什么地方，用手摸寻也不能找到，忽然疼痛，忽又不痛的，可将胸部手太阴经旁的气户等穴连刺三次，将颈部两侧足阳明经的穴位各刺二次；对于腋痛而高烧不退的病症，应当针刺足少阳经上的渊腋、辄筋等穴五次；如果刺过之后，高烧仍然不退，就再将天池穴连刺三次，将手太阴经的络穴和肩贞穴各刺三次；急性痈肿、筋肉挛缩并随着痈肿所在的肉分而痛、汗出不止的病症，是由于膀胱经气不足而造成的，应刺的地方是足太阳经的穴位。

治疗腹部突然胀满、用手按摩而不见减轻的病症时，应当将手太阳经的络穴即中脘穴和十四脊椎两侧三寸处的足少阴肾腧穴各刺五次，所用之针应是员利针。治疗霍乱时，应当将肾俞两侧的志室穴连刺五次，将足阳明经的胃俞穴和其上两侧的意舍穴各刺三次。治疗惊风时，应当针刺五条经脉上的穴位，即：针刺手太阴经的经渠穴五次，针刺手太

巫，赶快。◎[39]所谓少针石者，非痈疽之谓也：明·张介宾："冬月气脉寒闭，宜少用针石者，乃指他病而言，非谓痈疽亦然也。盖痈疽毒盛，不泄于外，必攻于内，故虽冬月，亦急宜针石泻之。"◎[40]顷时回：有片刻的迟疑、犹豫。回，同"徊"，迟疑，犹豫。一说：指逆转回去。明·张介宾："不得顷时回者，谓不可使顷刻内回也。内回则毒气攻脏，害不小矣。"◎[41]痏（wěi 伟）：针刺的次数，在同一个穴位上刺一次为一痏。◎[42]掖：通"腋"。◎[43]足少阳五：明·张介宾："少阳近掖之穴，则渊腋、辄筋也。"五，针刺次数。◎[44]手心主：《灵枢·本输》："腋下三寸手心主者，名曰天池。"◎[45]大骨之会：指肩贞穴。明·张介宾："谓肩后骨解中，手太阳肩贞穴也。"◎[46]缜（ruǎn 软）：缩也◎[47]胞气不足：膀胱经气不足。胞，通"脬"，即膀胱。◎[48]腹暴满：腹部突然胀满。脾主大腹，为脾之病也。◎[49]取手太阳经络者，胃之募也：明·张介宾："太阳经络，谓手太阳经之络，即任脉之中脘，胃之募也。中脘为手太阳、少阳、足阳明脉所生，故云太阳经络者。"募：脏腑募穴，分布于胸前的为募，分布于背脊的叫腧，均系脏腑经气聚集输注的地方。◎[50]俞傍：明·张介宾："俞傍，即上文少阴俞之旁，志室穴也。"◎[51]足阳明及上傍三：明·张介宾："足阳明，言胃俞也。再及其上之傍，乃脾俞之外，则意舍（穴）也，当各刺三痏。"◎[52]刺痫惊脉五：治疗惊风要针刺五条经脉，即下文所说的手太阴、手太阳、手少阴、足阳明、足少阴五条经脉。痫惊，指惊风。◎[53]刺经：明·吴昆："凡言其经而不及其穴者，

经络傍者一，足阳明一，上踝五寸，刺三针。

凡治消瘅、仆击[54]、偏枯[55]、痿厥[56]、气满发逆[57]，甘肥贵人，则高梁[58]之疾也。隔塞闭绝，上下不通，则暴忧之病也。暴厥而聋，偏塞闭不通，内气暴薄[59]也。不从内、外中风之病，故瘦留著也[60]。蹠跛[61]，寒风湿之病也。

黄帝曰：黄疸、暴痛、癫疾、厥狂，久逆之所生也[62]。五脏不平，六腑闭塞之所生也[63]。头痛耳鸣，九窍不利，肠胃之所生也[64]。

阳经的阳谷穴五次，针刺手少阴经络之旁的支正穴一次，针刺足阳明经的解穴一次，针刺足踝上方五寸处的筑宾穴三次。

此外所要诊治的消渴、昏仆、半身不遂、身体虚弱、四肢厥逆、气粗上逆等等病症，在肥胖的王公贵人来说，多是由于过于享用丰厚的美食导致的；胸膈郁塞闭阻、上下不通等症，多是由于突遇大忧之事造成的；突然昏厥而又发生耳聋、二便不通等症，多是由于内在的情志骤然激荡而邪气上迫的原因引发的。疾病如果不是由内而生的邪气造成、而是由于外在的风邪侵入人体造成的，也会使人消瘦。因为风邪侵入人体以后，要是留滞下来，时间一久，就会化为热邪而消烁肌肉，从而使人变得消瘦；跛足之症，多是由于寒邪与风湿之邪导致的。

黄帝又指出：黄疸、骤然剧痛、癫痫、厥逆、狂证，多是由于气逆日久造成的；五脏不和，常常是由于六腑阻塞不通的原因导致的；头痛、耳鸣、九窍不利等症，多是由于肠胃发生的病变引起的。

本经皆可取，不必拘其穴也。"◎［54］仆击：指突然昏仆。◎［55］偏枯：指半身不遂。◎［56］痿厥：明·张介宾："痿，痿弱无力也；厥，四肢厥逆也。"◎［57］气满发逆：明·吴昆："气满，气急而粗也；发逆，发为上逆也。"◎［58］高梁：通"膏梁"，肥美丰厚的食物。◎［59］内气暴薄：谓内在的情志骤然激荡而上迫。薄，通"迫"。◎［60］不从内，外中风之病，故瘦留着也：明·张介宾："有病不从内，而外中风寒，藏蓄不去，则伏而为热，故致燔烁消瘦。此从表邪留薄，而著于肌肉筋骨之间也。"著，同"着"，谓邪气留滞。即病不是从内生，而由外中风邪。因风邪留蓄，郁而化热，消烁肌肉，而致形体瘦削。◎［61］蹠（zhí直）跛：足病引起的跛行。◎［62］久逆之所生也：明·张介宾："以此气逆之久，而阴阳营卫有所不调，然后成此诸证，皆非一朝所致也。"◎［63］五脏不平，六腑闭塞之所生也：明·张介宾："六腑闭塞，则水谷无以化，津液无以行，精气失所养，故五脏有不平矣。"◎［64］头痛耳鸣，九窍不利，肠胃之所生也：明·马莳："肠胃否塞，则升降出入、脉道阻滞，故为头痛耳鸣、为九窍不利诸证所由生也。"

素问·太阴阳明论^[1]篇第二十九

黄帝问曰：太阴阳明为表里，脾胃脉也，生病而异者何也？

岐伯对曰：阴阳^[2]异位，更虚更实，更逆更从^[3]，或从内，或从外^[4]，所从不同，故病异名也。

帝曰：愿闻其异状也。

岐伯曰：阳者，天气也，主外；阴者，地气也，主内。故阳道实，阴道虚^[5]。故犯贼风虚

黄帝问道：足太阴和足阳明两经，互为表里，都属于脾胃的经脉，可是生病以后，情况却并不相同，这是什么道理呢？

岐伯回答说：足太阴经属阴而足阳明经属阳，一阴一阳而各行其道，在四季中的虚实逆顺又恰恰相反，发生疾病，一者多由内邪引起，而一者多由外邪所致，也就是病因与途径不同，所以情况及名称就有区别了。

黄帝说道：我希望听听二者不同的情况。

岐伯回答说：属阳的经脉，犹如自然界的上天之气，主管人体的外部，也就是在外部卫护人体；属阴的经脉，犹如地气，主管人体的内部，也就是在内部滋养人体。所以阳经之气性刚充盛，阴经之气性柔易虚。也因为这样，

---

[1]太阴阳明论：本篇讨论了足太阴脾、足阳明胃的生理功能、病理变化，以及脾胃的相互关系。故名。◎[2]阴阳：阴，此指足太阴脾经。阳，此指足阳明胃经。◎[3]更虚更实，更逆更从：唐·杨上善："春夏阳明为实，太阴为虚；秋冬太阴为实，阳明为虚；即更虚更实也。春夏太阴为逆，阳明为顺，秋冬阳明为逆，太阴为顺也。"更，更替。◎[4]或从内，或从外：清·张志聪："或从内者，或因于饮食不节、起居不时而为腹满飧泄之病；或从外者，或因于贼风虚邪而为身热喘呼。"◎[5]阳道实，阴道虚：明·张介宾："阳刚阴柔也。又外邪多有余，故阳道实；内邪多不足，故阴道虚。"又，中华民族传统文化源头"河图""洛书"均以太阳能直接照射的白圈○表达"阳"，而太阳光不能照射的黑圈●表达"阴"。这恐怕是何以有"阳道实，阴道虚"之论的文化源头。◎

邪[6]者，阳受之；食饮不节，起居不时者，阴受之。阳受之则入六腑，阴受之则入五脏[7]。入六腑，则身热不时卧[8]，上为喘呼；入五脏，则䐜[9]满闭塞，下为飧[10]泄，久为肠澼[11]。故喉主天气，咽主地气[12]。故阳受风气，阴受湿气[13]。故阴气从足上行至头，而下行循臂至指端；阳气从手上行至头，而下行至足。故曰阳病者，上行极而下，阴病者，下行极而上[14]。故伤于风者，上先受之；伤于湿者，下先受之[15]。

帝曰：脾病而四支不用[16]，何也？

自外而来的贼风邪气乘虚而侵袭人体的时候，阳经首先受而发病；由内而生的饮食不节、起居失常等造成的邪气伤害人体的时候，阴经首先受而发病。阳经受邪发病以后，进而就会传入六腑；阴经受邪发病以后，进而就会传入五脏。外邪由阳经传入六腑，身体就会发热而使人睡眠失常，在上的表现就是气逆喘息等等；内邪由阴经传入五脏，胸腹就会胀满而使上下格阻不通，在下的表现则是发生完谷不化的飧泄，日久便会成为痢疾。"咽""喉"二字，实有不同；分而言之，各有其用："喉"属阳而主管接受上天之气，是说乃是呼吸的要道；"咽"属阴而主管接受地气，是说乃是饮食入内的要道。所以阳分易受风邪的侵袭，阴分易受湿邪的伤害。由于三阴经脉之气是从足部上行到头部，然后往下沿着两臂循行到指端的；三阳经脉之气是从手部上行到头部，然后往下经过胸腹而循行到足部的，所以自外侵入阳经的病邪，先是沿着阳经上行到顶点的头部，然后才往下传变的；由内而生的伤害阴经的病邪，先是沿着阴经下行到最下的足部，然后才往上传变的。也因为这样，人体被风邪侵袭以后，上部首先受而发病；被湿邪伤害以后，下部首先受而发病。

黄帝问道：脾脏有病以后，四肢也随之失去正常的功用，这是什么道理呢？

[6]贼风虚邪：乘人之虚而侵袭人体的较为强烈的外来致病之邪。◎[7]阳受之则入六腑，阴受之则入五脏：阴、阳，此指感受病邪的途径。阳为阳经，是自外而来的贼风虚邪侵害人体的途径；阴为阴经，是由内而生的饮食等邪伤害人体的途径。◎[8]不时卧：应据《甲乙经》改作"不得眠。"◎[9]䐜（chēn 琛）：胀满。◎[10]飧（sūn 孙）泄：完谷不化的泻泄。◎[11]肠澼（pì 僻）：痢疾。◎[12]喉主天气，咽主地气：明·王肯堂："喉所以候气，咽所以咽物。盖肺主气，天也；脾主食，地也。"◎[13]阳受风气，阴受湿气：唐·王冰："同气相求尔。"◎[14]阳病者，上行极而下；阴病者，下行极而上：清·张志聪："此言邪随气转也。人之阴阳出入，随时升降，是以阳病在上者，久而随气下行；阴病在下者，久而随气上逆。"◎[15]伤于风者，上先受之；伤于湿者，下先受之：明·张介宾："阳受风气，故上先受之；阴受湿气，故下先受之。然上非无湿，下非无风，但受有先后耳。曰先受之，则后者可知也。"◎[16]四支不用：四肢不能正常发挥作用，

岐伯曰：四支皆禀[17]气于胃，而不得至经[18]，必因于脾，乃得禀也。今脾病不能为胃行其津液[19]，四支不得禀水谷气，气日以衰，脉道不利，筋骨肌肉，皆无气以生，故不用焉。

帝曰：脾不主时[20]何也？

岐伯曰：脾者土也，治中央[21]，常以四时长[22]四脏，各十八日寄治，不得独主于时也[23]。脾脏者常著[24]胃土之精也，土者生万物而法[25]天地，故上下至头足，不得主时也[26]。

岐伯回答说：这是因为，四肢之所以能发挥各自的功用，是由于得到了胃中水谷精微的滋养。但胃中的水谷精微并不能够直接输达四肢，一定需经过脾脏的运化，然后才能够输达四肢的。如果脾脏有病而不能运化并输布胃中的水谷精微，四肢也就不能得到水谷精微的滋养。水谷精微之气日益衰减，就会使经脉缺乏营养而不能畅利，筋骨肌肉也都随之缺乏生气而痿弱无力，所以脾脏有病，四肢就会随之失去正常的功用。

黄帝问道：肝、心、肺、肾四脏都有相应的季节，唯独脾脏没有相应的季节，这是为什么呢？

岐伯回答说：脾脏在五行中属土，掌管着人体的中央，永远是在随着四季的更替而主宰人体的肝、心、肺、肾之后分时主宰人体的。也就是说，它当旺而主宰人体的时间，是分属于肝、心、肺、肾四脏之春、夏、秋、冬这四季中每一季的最后十八天，它并不单独在某一季中主宰人体。脾脏的功用，永远在于使同属于土的胃中的水谷之精得以转化并输布全身。脾胃既然都属于土，而土本身的作用是生养万物的，上通于天而立本于地，与天地之道相合。脾胃的道理与此相通，它们的作用是滋养人的全身的，往上到头，往下到足，无处不到，无所不养，就像五行之土不会单独主宰某一个季节的情况一样，所以也就没有相应的季节。

即四肢出现病变而失去正常功用的意思。支，同"肢"。◎[17]禀：禀受，得到。◎[18]至经：《太素》中作"径至"，当是。义为直接到达。◎[19]津液：此指饮食水谷的精气、精微物质。◎[20]脾不主时：主，关联，与……相应。时，此指春夏秋冬四季。◎[21]治中央：治，主、旺也。明·张介宾："五脏所主，故肝木主春而旺于东，心火主夏而旺于南，肺金主秋而旺于西，肾主水冬而旺于北，唯脾属土而蓄养万物，故位应中央，寄旺四时各一十八日。"◎[22]长：明·马莳："长，掌同，主也。"◎[23]各十八日寄治，不得独主于时也：脾土之气在四季之中当旺而主宰人体的时间，是每季的最后十八天，也就是立春、立夏、立秋、立冬之前的四个十八天，共七十二天，它并不单独在某一季中主宰人体。寄治，寄旺，分别在（四季中）各旺或曰各主时令。由于土之气并不独主一季，而是在四季中各主十八日的，所以说"寄治"。脾主长夏、脾旺四季各十八日寄治是缘于两套历法不同制式的产物，不能同一种思维去解释。其中"四季"为十二月太阳历法的体现，而七十二日则是十月太阳历法的应用。◎[24]著：使动用法，使……昭著，可译为"使……得以转化并输布全身"。◎[25]法：取法，合于。◎[26]故上下至头足，不得主时也：明·张介宾："脾帝曰：脾与胃以膜相连耳，而能为之行其津液，何也？

岐伯曰：足太阴者，三阴[27]也，其脉贯胃属[28]脾络嗌[29]，故太阴为之行气于三阴[30]。阳明者表也，五脏六腑之海也，亦为之行气于三阳[31]。脏腑各因其经而受气于阳明[32]，故为胃行其津液。四支不得禀水谷气，日以益衰，阴道不利，筋骨肌肉无气以生，故不用焉[33]。

黄帝问道：脾脏与胃不过是依靠一道系膜相连而已，却能为胃运化并输布水谷精微，这是什么道理呢？

岐伯回答说：足太阴脾经又称作"三阴"的原因，是由于它能贯通胃腑，连属脾脏、络系咽喉，所以能够将胃中的水谷精微之气运化并输布到三阴经中，以滋养内脏。足阳明胃经，是足太阴脾经之表，为五脏六腑的营养之海，所以也能将足太阴脾经所运化的水谷精微之气转输到三阳经中，以滋养体表，二者是相辅相成的。当然，归根到底，所有的脏腑都是通过足太阴脾经的运化输布才分别得到了胃中水谷精微之气的滋养的，因此说，脾脏能够为胃运化并输布水谷的精微。

为脏腑之本，故上至头，下至足，无所不及，又岂独主一时已哉？"◎[27]三阴：太阴。◎[28]属：连属。◎[29]嗌：咽喉。◎[30]太阴为之行气于三阴：足太阴脾将胃中的水谷精气转输到三阴经。三阴，指太阴、少阴、厥阴三阴经，实指五脏。◎[31]亦为之行气于三阳：明·张介宾："虽阳明行气于三阳，然而赖脾气而后行，故曰亦也。三阳者，即六腑也。"◎[32]脏腑各因其经而受气于阳明：各个脏腑接受阳明胃气的滋养，是通过脾经而完成的。◎[33]四支不得禀水谷气……故不用焉：日本·丹波元简："此下二十八字，与上文复，正是衍文。"

素问·阳明脉解[1] 篇第三十

黄帝问曰：足阳明之脉[2]病，恶[3]人与火，闻木音[4]则惕然[5]而惊，钟鼓不为动，闻木音而惊[6]何也？愿闻其故。

岐伯对曰：阳明者胃脉也，胃者土也，故闻木音而惊者，土恶木也。

帝曰：善。其恶火何也？

岐伯曰：阳明主[7]肉，其脉血气盛，邪客[8]之则热，热甚则恶火。

黄帝问道：足阳明胃经发病之后，患者就厌恶见到别人与火，听到了木的声音就会受惊恐惧，但听到钟鼓的声音却没有这种反应。那么患者听到了木的声音就受惊恐惧的原因是什么呢？希望听听其中的道理。

岐伯回答说：足阳明经，又称胃脉，胃在五行中属土。在五行的生克关系中，克土者为木。足阳明胃经发病的患者听到了木的声音就受惊恐惧的原因，是由于土怕被木所克。

黄帝叹道：讲得很好！接着问道：那么患者厌恶见到火的原因是什么呢？

岐伯回答说：足阳明胃经主管人体的肌肉，它的特点又是血多气多，所以一旦被邪气侵袭，就会发热；热盛的时候，就会使人厌恶见到火。

---

[1]阳明脉解：本篇主要解释阳明经的病变及其症状，故名"阳明脉解"。正如明·吴昆所说："解，释也。此篇皆所以释阳明脉为病之义。"◎[2]足阳明之脉：足阳明胃经，又称胃脉，十二经脉之一。循行路线及其病候，详见《灵枢·经脉》。◎[3]恶（wù 务）：厌恶，怕。◎[4]木音：《周礼·春官·大师》所说的八音中的木音，即柷（zhù，打击乐器，方形，以木棒击奏）、敔（yū，打击乐器，形如伏虎，以竹条刮奏）所奏之音。八音，指金、石、丝、竹、匏、土、革、木八种不同质材制成的乐器所奏出的音乐。◎[5]惕（tì 替）然：惊惧的样子。◎[6]钟鼓不为动，闻木音而惊：《素问·脉解篇》解释阳明脉病证的机理时，有"所谓欲独闭户牖而处者"句，可参。◎[7]主：主宰，主管。◎[8]客：用作动词，侵袭。◎[9]阳明厥则喘而悗（mán 蛮）：厥，厥逆。悗，郁闷，

帝曰：其恶人何也？

岐伯曰：阳明厥则喘而惋[9]，惋则恶人。

帝曰：或喘而死者，或喘而生者，何也？

岐伯曰：厥逆连脏则死，连经则生。

帝曰：善。病甚则弃衣而走，登高而歌，或至不食数日，踰垣[10]上屋，所上之处，皆非其素所能也，病反能者何也？

岐伯曰：四支[11]者，诸阳之本也，阳盛则四支实，实则能登高也。

帝曰：其弃衣而走者何也？

岐伯曰：热盛于身，故弃衣欲走也。

帝曰：其妄言骂詈[12]，不避亲疏而歌者何也？

岐伯曰：阳盛则使人妄言骂詈不避亲疏，而不欲食，不欲食故妄走也。

黄帝问道：那么患者还厌恶见到别人则是由于什么呢？

岐伯回答说：足阳明胃经如果发生厥逆，患者就会出现喘促并感到烦闷，感到烦闷时就厌恶见到别人。

黄帝问道：有的患者会由于这种厥逆喘促而死，有的患者虽然发生了这种厥逆喘促却仍能生存，这是什么缘故呢？

岐伯回答说：这种厥逆如果连及内脏，患者就会喘促而死；如果仅仅限于经脉，患者虽有喘促，却仍能生存。

黄帝叹道：讲得很好！接着又问道：阳明经病严重的时候，患者就会脱掉衣服乱跑乱跳，登上高处任意唱歌，甚至一连数天不吃不喝，翻上墙头，爬上屋顶。这些很高的地方，都不是他们平时就能够上去的，可是发病以后却能够轻而易举地上去，这是为什么呢？

岐伯回答说：四肢，是人体各条阳经的根本。阳气旺盛的话，四肢就会强壮；四肢强壮，就能够上到高处去了。

黄帝问道：那么患者脱掉衣服而乱跑乱跳的原因是什么呢？

岐伯回答说：阳明经病严重的时候，患者身上就会因热邪过于旺盛而难以忍耐、精神错乱，所以要脱掉衣服乱跑乱跳。

黄帝问道：那么患者胡言乱语、恶言咒骂而并不避开亲人生人以及登高乱唱的原因又是什么呢？

岐伯回答说：阳气过于旺盛的话，就会使人神志失常而胡言乱语、恶言咒骂且并不避开亲人生人，也不知道要吃东西，所以要乱跑乱唱了。

烦闷。《甲乙经》作"闷"。◎[10]踰垣（yú yuán 于元）：越过，翻越。垣，墙。◎[11]支：同"肢"。◎[12]詈（lì 利）：骂。

素问·热论^[1] 篇第三十一

黄帝问曰：今夫热病者，皆伤寒^[2]之类也，或愈或死，其死皆以六七日之间，其愈皆以十日以上者何也？不知其解，愿闻其故。

岐伯对曰：巨阳^[3]者，诸阳之属也^[4]，其脉连于风府^[5]，故为诸阳主气也。人之伤于寒也，则为病热，热虽甚不死；其两感于寒^[6]而病者，必不免于死。

帝曰：愿闻其状。

黄帝问道：现在所说的热病，都属于伤寒病的范畴。其中有的病人痊愈了，有的病人死亡了；而那些死亡的人往往在得病六七天之内便死去了，痊愈的人大都在十天以上才会痊愈，这是什么缘故呢？我不理解，很想听你讲讲其中的道理。

岐伯回答说：足太阳经是人体阳经的统率。它的经脉连于风府与督脉相交会，而督脉总督全身的阳气，所以太阳经为诸阳主气。人体受到寒邪的侵袭后，就会出现发热。发热虽很严重却不会导致死亡，表里两经同时受邪而患两感病则难免有死亡的危险。

黄帝说：我想了解伤寒病的临床表现都有哪些。

---

[1] 热论：热，此指外感热病。本篇系统地论述了外感热病的概念、成因、主症、六经辨证、传变规律、治疗大法、预后及饮食宜忌等问题，是讨论热病的专篇，故名。◎[2] 伤寒：病名，外感性热病的总称。◎[3] 巨阳：太阳经。巨，大。◎[4] 诸阳之属也：太阳经是所有阳经的统率。◎[5] 风府：穴位名称，位于项后入发际一寸处，属督脉。是足太阳经、督脉、阳维之会。◎[6] 两感于寒：互为表里的阴阳两经同时受邪而发病。例如太阳、少阴同病，少阳、厥阴同病，阳明、太阴同

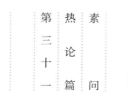

岐伯曰：伤寒一日，巨阳受之[7]，故头项痛，腰脊强。二日阳明受之，阳明主肉，其脉侠鼻络于目，故身热[8]目疼而鼻干，不得卧也。三日少阳受之，少阳主胆[9]，其脉循胁络于耳，故胸胁痛而耳聋。三阳经络皆受其病，而未入于脏者[10]，故可汗而已[11]。四日太阴受之，太阴脉布胃中络于嗌，故腹满而嗌干。五日少阴受之，少阴脉贯肾络于肺，系舌本，故口燥舌干而渴。六日厥阴受之，厥阴脉循阴器而络于肝，故烦满[12]而囊缩[13]。三阴三阳，五脏六腑，皆受病，荣卫不行，五脏不通，则死矣[14]。

其不两感于寒者，七日[15]巨阳病衰，头痛少愈；八日阳明病

岐伯回答说：人感受外邪，伤寒的第一天，太阳经首先受邪而发病。太阳主一身之表，所以出现头项部疼痛、腰脊部强滞不适的症状。第二天邪气传于阳明而阳明发病，阳明主肌肉，它的经脉挟鼻而络于眼目，因此出现身体发热、眼睛疼痛、鼻孔干燥、不得安卧等症状。第三天邪传少阳而少阳发病，少阳主胆，它的经脉循行于胸胁部，并且上络于耳，因此出现胸胁疼痛、耳聋等症状。三阳经络都受邪而发病，但邪气尚未波及三阴之里的五脏，因此采取发汗解表的治法即可治愈三阳病。如果邪气不除，继续深入，第四天就传入太阴而太阴发病，太阴经脉散布于胃中，上络于咽喉，所以太阴受邪就出现腹部胀满、咽喉干燥等症状。第五天邪传少阴而少阴受邪发病，少阴经脉下贯于肾脏，上络于肺而连于舌根，所以少阴受邪就出现口燥舌干而渴等症状。第六天邪传厥阴而厥阴受邪发病，厥阴经脉循绕外生殖器而上络于肝脏，所以出现烦闷、阴囊收缩等症状。如果三阴经、三阳经，五脏六腑都受邪而发病，使营卫气血不能运行，五脏功能失调，就有可能导致死亡了。

患者如果不是表里两经同时受邪而患两感病的，到第七天太阳病就逐渐减退，头痛

病。寒，泛指多种外邪而言。◎[7]伤寒一日，巨阳受之：人伤于寒的第一天，太阳经首先受邪而得病。◎[8]身热：发热较甚。◎[9]少阳主胆：胆，《甲乙经》《太素》均作"骨"，可从。少阳胆与厥阴肝相表里，而肝主筋，筋会于骨，所以少阳主骨。此可与上文"阳明主肉"相应。◎[10]未入于脏者：邪气尚未波及三阴经及五脏。脏，在此含有"三阴"及"里"的意义。◎[11]可汗而已：明·张介宾："三阳为表属腑，邪在表而未入于三阴之脏者，皆可汗而散也。"◎[12]烦满：烦闷的意思。满，通懑。◎[13]囊缩：阴囊收缩。◎[14]三阴三阳，五脏六腑，皆受病，荣卫不行，五脏不通，则死矣：此虽属"不两感于寒者"，但邪气深重仍可致正气衰竭而亡。◎[15]七日：与下文的八日、九日、十日、十一日、十二日均指热病过程中，邪退正复疾病转愈的概数，其时间长

衰，身热少愈；九日少阳病衰，耳聋微闻；十日太阴病衰，腹减如故[16]，则思饮食；十一日少阴病衰，渴止不满[17]，舌干已而嚏[18]；十二日厥阴病衰，囊纵少腹微下[19]，大气[20]皆去，病日已矣。

帝曰：治之奈何？

岐伯曰：治之各通其脏脉[21]，病日衰已矣。其未满三日者，可汗而已；其满三日者，可泄[22]而已。

帝曰：热病已愈，时有所遗[23]者，何也？

岐伯曰：诸遗者，热甚而强食之[24]，故有所遗也。若此者，皆病已衰，而热有所藏，因其谷气相薄[25]，两热相合，故有所遗也。

帝曰：善。治遗奈何？

等症状稍有减轻；第八天阳明病就逐渐减退，身体发热等症状稍有减轻；第九天少阳病就衰减，耳聋等症状稍有减轻，听觉功能逐渐恢复；第十天太阴病衰减，腹部胀满已消失，想吃东西；第十一天少阴病衰减，口渴、舌干症状消失，并打喷嚏；第十二天厥阴病衰减，患者的阴囊松弛，少腹部的拘急也减轻。由于六经的病邪都已消退，疾病也就痊愈了。

黄帝问：怎样进行治疗呢？

岐伯回答说：治疗的原则是根据六经病证的表现，分别通调各经所属脏腑的经脉，这样疾病就日渐衰退而痊愈了。一般来说，发病未满三天的，病邪在三阳属表，采用发汗散邪法，就可使疾病痊愈；发病已满三天的，病邪在三阴属里，就可采用泄法，以泄除入里之邪气，即可使疾病痊愈。

黄帝又问道：患热病已经痊愈了，但有的病人却余热稽留不尽，这是为什么呢？

岐伯说：一般余热稽留不退的原因，是在发热还较甚时勉强饮进食，所以导致邪热稽留不尽。像这种情况，大都是在病势已减退，但还有邪热蕴藏于内的时候，又勉强进食，则食物吃下去难以消化而生热，食热与邪热相合，所以就导致余热稽留不退的遗证。

黄帝说：你讲的真好！那么又应如何治疗这种遗热证呢？

短取决于邪正力量的对比。◎[16]腹减如故：腹部胀满减轻，症状消失而恢复正常。故，指原来的正常状态。◎[17]不满：日本·丹波元简："《甲乙》《伤寒例》并无'不满'二字，上文不言腹满，此必衍文。"宜从。◎[18]嚏：打喷嚏。◎[19]囊纵少腹微下：阴囊收缩及少腹拘急的症状渐见舒缓。◎[20]大气：指伤于六经之邪气。◎[21]治之各通其脏脉：治疗六经病证应通调其六经所属的脏腑经脉。◎[22]泄：通"泻"，指用泻法治疗。◎[23]时有所遗：某些热病患者在疾病后期余热稽留不退。◎[24]热甚而强食之：在热势尚甚时就勉强进食。◎[25]薄：通"搏"，互相岐伯曰：视其虚实，调其逆从^[26]，可使必已矣。

岐伯说：应当观察病情的虚实，调治其阴阳的失常，就可以治好了。

帝曰：病热当何禁之？

黄帝又问道：患热病时，有哪些禁忌呢？

岐伯曰：病热少愈，食肉则复^[27]，多食则遗，此其禁也。

岐伯说：患热病过程中，在热势稍微减轻的时候，如果吃了肉类等油腻难以消化的食物，就会使病情复发；如果勉强过多进食，就会使余热稽留不退。因此，在患热病时就禁忌油腻肉类饮食，也不可暴食多食。

帝曰：其病两感于寒者，其脉应与其病形何如？

黄帝问：那些表里两经同时受邪的两感证患者，所病的经脉和相应的临床症状有哪些呢？

岐伯曰：两感于寒者，病一日则巨阳与少阴俱病，则头痛口干而烦满；二日则阳明与太阴俱病，则腹满身热，不欲食谵言^[28]；三日则少阳与厥阴俱病，则耳聋囊缩而厥^[29]，水浆不入，不知人，六日死。

岐伯说：表里两经同时受邪的两感证患者，一般在患病的第一天，太阳和少阴就共同受邪而发病，临床就表现出头痛、口干、烦闷等症状。第二天，阳明经和太阴经共同受邪而发病，临床就表现出腹部胀满、身体发热、不欲食、谵语等症状。第三天，少阳经和厥阴经共同受邪而发病，临床就出现耳聋、阴囊收缩、四肢厥逆等症状。这是表里同病，脏腑俱伤，病情已很危重。如果进一步又出现水浆不能饮入，神志昏迷而不知人事，那么到第六天就会死亡。

帝曰：五脏已伤，六腑不通，荣卫不行，如是之后，三日乃死何也？

黄帝问道：两感病患者发展到五脏已伤，六腑不通，营卫不行以后，为什么还要再过三天才会死亡呢？

岐伯曰：阳明者，十二经脉之长也^[30]，其血气盛，故不知人^[31]，三日其气乃尽，故死矣^[32]。

岐伯回答说：足阳明所属的脏腑和经脉，是水谷之海，气血化生之源，而为十二经脉之长。由于本经多血多气，受邪之后容易出现神识昏迷，再过三天之后，阳明经的血气才会竭尽，胃气败绝，因此才会死亡。

冲突扭结。◎[26]逆从：反常。◎[27]食肉则复：进食油腻肉类饮食就容易导致疾病复发。复，复发之意。◎[28]谵言：谵语。◎[29]厥：手足逆冷。◎[30]阳明者，十二经脉之长也：谓足阳明胃为后天之本，水谷之海，气血化生之源，多气多血之经。◎[31]不知人：患者神识昏迷。◎[32]三日其气乃尽，故死矣：三天之后，胃气败绝，故患者即死。◎[33]温：指温热病而言。

凡病伤寒而成温^[33]者，先夏至日^[34]者为病温^[35]，后夏至日者为病暑^[36]，暑当与汗皆出，勿止^[37]。

一般伤于寒邪而变成温热病的，如果在夏至以前发病的称为温病，在夏至以后发病的称为暑病。暑病多有出汗，暑热邪气可以随汗出而外泄，所以治疗暑病时不宜止汗。

◎[34]先夏至日：谓发病于夏至之前。夏至，二十四节气之一，每年六月二十二前后太阳到达黄径90°时开始。天文学上认为，夏至为北半球夏季的开始。◎[35]病温：患温病。◎[36]病暑：在夏至以后发病者。暑病，泛指夏季感受暑热邪气而发生的多种热性病，如中暑、伤暑等。◎[37]暑当与汗皆出，勿止：在患者病时，多汗出，暑热邪气可以随汗出而外泄。因此治疗暑病不宜止汗。

素问·刺热[1]篇第三十二

肝热病者，小便先黄，腹痛多卧身热。热争[2]则狂言及惊，胁满痛，手足躁，不得安卧[3]。庚辛甚，甲乙大汗[4]，气逆则庚辛死[5]。刺足厥阴、少阳[6]。其逆[7]则头痛员员[8]，脉引冲头[9]也。

心热病者，先不乐，数日乃热。热争则卒心痛[10]，烦闷善呕，

肝脏发生热病，病人小便先发黄、腹中疼痛、嗜卧、身体发热。邪热与正气相互交争，就表现为狂言乱语及发惊、胁肋部胀满疼痛、手足躁扰、不得安卧等。病情在庚辛日明显加重，在甲乙日就大量出汗；如果邪气胜于正气，疾病恶化，就会在庚辛日死亡。治疗当针刺足厥阴经和足少阳经的腧穴。如果肝气上逆，病人就会出现头痛眩晕，这是由于邪热循着肝脉上冲于头所致。

心脏发生热病，患者先有情绪抑郁不乐，经过几天以后才出现发热。邪热与正气相互交

---

[1] 刺热：热，指五脏热病。刺，指针刺的选穴原则和方法。本篇叙述了五脏热病的临床表现、诊断、针刺选穴原则和方法及热病的预后等问题，故名。◎[2] 热争：谓邪热与正气相争，亦即邪正相互交争之意。下四脏"热争"义同此。◎[3] 狂言及惊，胁满痛，手足躁，不得安卧：肝主惊风，故肝热时出现手足躁扰惊骇等症状；肝脉循胁肋，故胁满痛；肝魂不藏，故不得卧。◎[4] 庚辛甚，甲乙大汗：因庚辛为金日，金克木，故肝病在庚辛日病情明显加重；甲乙为木日，肝气旺盛之时，正气来复而能胜邪，故大汗出而病退。这里用五行相克推论肝脏热病加重，至其本脏旺日，则汗出病退。其余四脏与此同义。◎[5] 气逆则庚辛死：邪气胜于正气，亦即正不胜邪，病情恶化，就有可能在庚辛日死亡。庚辛日属金，为木所不胜者，故死。其余四脏仿此。◎[6] 刺足厥阴、少阳：针刺足厥阴肝经、足少阳胆经的穴位。盖少阳与厥阴相为表里，故肝热病可刺此二经。◎[7] 其逆：指厥阴肝气上逆。◎[8] 员员：眩晕。员，通"晕"。◎[9] 脉引冲头：逆气循着肝经上逆而冲于头。◎[10] 卒

头痛面赤无汗。壬癸甚，丙丁大汗，气逆则壬癸死。刺手少阴、太阳。

脾热病者，先头重颊痛，烦心颜青[11]，欲呕身热。热争则腰痛[12]不可用俯仰，腹满泄，两颔痛[13]。甲乙甚，戊己大汗，气逆则甲乙死。刺足太阴、阳明。

肺热病者，先淅然厥[14]，起毫毛，恶风寒，舌上黄，身热。热争则喘咳，痛走胸膺[15]背，不得大息[16]，头痛不堪，汗出而寒。丙丁甚，庚辛大汗，气逆则丙丁死。刺手太阴、阳明，出血如大豆，立已。

肾热病者，先腰痛胻酸[17]，苦渴数饮身热。热争则项痛而强，胻寒且酸，足下热，不欲言，其逆则项痛员员澹澹然[18]。

争，就会突然发生心痛、心烦闷乱、多呕、头痛、面赤、无汗等。病情在壬癸日明显加重，在丙丁日大量出汗；如果邪气胜于正气，病情恶化，就会在壬癸日死亡。治疗应针刺手少阴心经和手太阳小肠经的腧穴。

脾脏发生热病，患者先感觉头部沉重、面颊疼痛、心烦、前额部发青、恶心欲呕、身体发热、邪热与正气相互交争，就会出现腰痛、难以前俯后仰、腹部胀满、泄泻、两颔部疼痛等症。病情一般在甲乙日明显加重，在戊己日大量出汗；如果正不胜邪，病情恶化，就会在甲乙日死亡。治疗应针刺足太阴脾经和足阳明胃经的腧穴。

肺脏发生热病，患者先有突然凛寒、皮肤粟起、汗毛竖直、恶风寒、舌苔发黄、身体发热等症状；邪热与正气相互交争，就会出现气喘咳嗽、胸膺及背部走窜状疼痛、不能深呼吸、头痛剧烈难忍、汗出而恶寒等症。病情一般在丙丁日明显加重，在庚辛日出大汗；如果正不胜邪，病情恶化，就会在丙丁日死亡。治疗应针刺手太阴肺经和手阳明大肠经的腧穴，使其出血像大豆样一滴，病情立即就减轻了。

肾脏发生热病，患者先感觉腰痛、小腿困、苦于口渴多饮、身体发热；邪热与正气相互交争，就会出现头项部疼痛而强滞不舒、小腿部发凉而且困、足心发热、不想说话；如果肾气上逆，就表现为颈项疼痛，头昏晕而摇晃不定。这种病情一般在戊己日明显加重，在壬癸日大量出汗；如果正不胜邪，病情恶化，就会在戊己日死亡。治

心痛：突然发作心痛。辛，与"猝"通。◎[11]颜青：前额部发青。◎[12]腰痛：明·张介宾："腰者，肾之府。热争于脾，则土邪乘肾，必注于腰，故为腰痛。"◎[13]两颔痛：下颔颊车部位疼痛。◎[14]淅（xī 析）然厥：形容突然感觉凛寒的样子。◎[15]胸膺：前胸部位。◎[16]大息：深呼吸。一呼一吸谓之一息。◎[17]胻（héng 横）酸：胫骨酸困。◎[18]员员澹澹然：指

戊己甚，壬癸大汗，气逆则戊己死。刺足少阴、太阳。诸汗者，至其所胜日汗出也[19]。

肝热病者，左颊先赤[20]；心热病者，颜先赤[21]；脾热病者，鼻先赤；肺热病者，右颊先赤[22]；肾热病者，颐先赤[23]。病虽未发，见赤色者刺之，名曰治未病[24]。热病从部所起者[25]，至期而已[26]；其刺之反者[27]，三周而已[28]；重逆[29]则死。诸当汗者，至其所胜日，汗大出也[30]。

诸治热病，以饮之寒水[31]，乃刺之；必寒衣之，居止寒处，身寒而止也。

疗应当针刺足少阴肾经和足太阳膀胱经的腧穴。上述各脏热病的大汗，是在五脏各自当旺之日，正胜邪却，所以大量出汗。

肝热病的患者，左侧面颊先见红色；心热病的患者，前额部先见红色；脾热病的患者，鼻部先见红色；肺热病的患者，右侧面颊先见红色；肾热病的患者，两腮部先见红色。疾病虽然尚没有明显发作，见到面部出现红色，就给予针刺治疗，这种治法就叫做"治未病"。热病初期，仅在五脏所主的部位出现红色，就给以治疗，到了五脏所胜之日，脏气旺盛，就可使汗出而病愈。如果刺法掌握不当，则使病程延长，必须经过三个脏气所胜之日，才有可能使病愈。如果多次误治，重伤正气，就有可能导致死亡的不良后果。总之，热病应当出汗，必须掌握正确的治疗方法，到其所胜之日，脏气旺盛，正能胜邪，即可使汗大出而病愈。

一般治疗热病，应先给患者饮以清凉的饮料，然后再针刺治疗。同时让病人少穿衣服，居住在凉爽的地方，这样才能有助于邪热的祛除。

头晕而有摇晃旋转的样子。◎[19]诸汗者，至其所胜日汗出也：上述五脏热病大汗出的机理。是逢五脏各自当旺之日，正能胜邪，故可汗出而热退。◎[20]肝热病者，左颊先赤：肝热病患者，首先出现左侧面颊发红的症状。◎[21]心热病者，颜先赤：清·高世栻："心火居上，故心热病者，颜先赤。"◎[22]肺热病者，右颊先赤：清·高世栻："肺金居右，故肺热病者，右颊先赤。"◎[23]肾热病者，颐（yí 夷）先赤：清·张志聪："腮下谓之颐，肾属水，而位居北方，故颐先赤。"颐，指面颊下腮部。◎[24]治未病：病之初，疾病尚没有明显发作就先给予治疗，这里强调早期治疗。◎[25]热病从部所起者：五脏热病初起，仅在五脏所主的部位出现赤色。如肝左颊、肺右颊、心颜、脾鼻、肾颐等。◎[26]至期而已：到了五脏各自的所胜日，就可以使病邪衰退而病向愈。◎[27]刺之反者：针刺治法掌握应用不当，诸如当泻反补、当补反泻等。◎[28]三周而已：必须经过三个脏气所胜日，疾病才能痊愈。◎[29]重（chóng 虫）逆：一误再误，多次误治。逆，错误的治法。◎[30]诸当汗者，至其所胜日，汗大出也：清·张志聪："此言热病从部位所起者，至期大汗而病已也。胜日，谓本气胜旺之日。如肝之甲乙，心之丙丁。"◎[31]以饮之寒水：先给病人饮

全注全译黄帝内经

　　热病先胸胁痛，手足躁，刺足少阳，补足太阴[32]，病甚者为五十九刺[33]。热病始手臂痛者，刺手阳明、太阴而汗出止[34]。热病始于头首者，刺项太阳[35]而汗出止。热病始于足胫者，刺足阳明而汗出止[36]。热病先身重骨痛，耳聋好瞑[37]，刺足少阴，病甚为五十九刺。热病先眩冒而热，胸胁满，刺足少阴、少阳[38]。

　　太阳之脉，色荣颧骨[39]，热病也，荣未交[40]，曰今且得汗，待时[41]而已。与厥阴脉争见[42]者，死期不过三日，

　　热病患者，首先出现胸胁疼痛，手足躁扰不安，是病发于足少阳经；治疗应针刺足少阳胆经，采用泻法；同时补足太阴脾经，以防胆邪乘脾；如果病情较重者，就采用热病的"五十九刺"法。热病患者，首先出现手臂疼痛的，是病发于手阳明大肠经；治疗应针刺手阳明大肠经，手太阴肺经的腧穴，使其汗出则热退。热病患者，初期症状见于头面部的，是足太阳膀胱经为病；治疗应针刺足太阳经头项部的穴位，使其汗出则热退。热病患者，初期症状见于足胫部位，是病发于足阳明经；治疗宜针刺足阳明经穴位，使其汗出则热退。热病患者，首先出现身体重滞，骨骼疼痛，耳聋，喜卧多眠的，是病发于足少阴肾经；治疗宜针刺足少阴肾经的穴位，病重者采取"五十九刺"法。热病患者，首先出现头目眩冒，发热，胸胁胀满的，是病发于足少阳，将传入足少阴；治疗宜针刺足少阴肾经和足少阳胆经的穴位。

　　太阳经脉之病，红色显露于颧骨部位，就是热病的征象；如果色泽荣润，是病邪尚轻浅，等到太阳经气当旺之时，就可得汗而病愈；如果同时又见到少阴经的脉证，那么他的死期不超过三天，这

以清凉饮料。以，《甲乙经》作"先"，宜从。◎[32]刺足少阳，补足太阴：针刺足少阳经用泻法，刺足太阴经用补法。盖少阳病不解，当传太阴，故补足太阴含有治未病以防邪气深入之意。◎[33]五十九刺：治疗热病的五十九个穴位，详见《素问·水热穴论》。◎[34]刺手阳明、太阴：针刺手阳明大肠经和手太阴肺经的腧穴。盖阳明和太阴两经互为表里，故取之。◎[35]刺项太阳：针刺足太阳经头项部的穴位，如天柱、大杼等穴。◎[36]刺足阳明而汗出止：清·高世栻："足阳明之脉，循胫下足，故热病始于足胫者，当针足阳明，而汗出止。"◎[37]身重骨痛，耳聋好瞑：明·张介宾："肾主骨，在窍为耳，热邪居之，故为身重，骨痛，耳聋。热伤真阴，则志气昏倦，故好瞑。"◎[38]先眩冒而热，胸胁满，刺足少阴、少阳：病先头昏眩冒而后发热，胸胁满闷的刺足少阴肾经及足少阳胆经之井荣穴，使邪从枢转而外出。◎[39]色荣颧骨：赤色现于颧部。◎[40]荣未交：患者的色泽未恶而尚荣润。◎[41]待时：等待其当旺之时，就是上文所说的"所胜日"。例如肝待甲乙日、心待丙丁日、脾待戊己日、肺待庚辛日、肾待壬癸日。◎[42]与厥阴脉争见：谓和少阴脉证同时并见。"厥"为"少"之误；根据脏腑阴阳表里关系，太阳与少阴互为表里。太阳热病，伴见

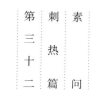

其热病内连肾，少阳之脉色也[43]。少阳之脉，色荣颊前，热病也，荣未交，曰今且得汗，待时而已，与少阴脉争见者[44]，死期不过三日。

热病气穴[45]：三椎下间主胸中热[46]，四椎下间主鬲中热[47]，五椎下间主肝热，六椎下间主脾热，七椎下间主肾热，荣在骶[48]也。项上三椎陷者中[49]也。

颊下逆颧为大瘕[50]，下牙车[51]为腹满，颧后为胁痛，颊上者鬲上也[52]。

是因为热邪已经入里波及到肾脏了。少阳经脉之病，红色见于面颊的前方，就是热病的征象；如果色泽荣润，是病邪尚轻浅，待到少阳经气当旺之时，就可以得汗出而病愈；如果同时兼见厥阴的脉证，那么他的死期不超过三天，这是因为邪热入里，已波及到肝脏。

治疗热病的穴位：第三脊椎下面的穴位，主治胸中的热病；第四脊椎下面的穴位，主治胃中的热病；第五脊椎下面的穴位，主治肝热病；第六脊椎下面的穴位，主治脾热病；第七脊椎下面的穴位，主治肾热病。治疗营血分热病的穴位在尾骶部。从颈项三椎之下凹陷的中央，就是大椎穴。

通过望面部之色的变化，也可以判断疾病。例如病色从颊腮部上逆到颧部，主大瘕泄；病色从颧部下行到颊车部位的，主腹满；病色见于颧部后方，主胁痛；病色见于颊部之上的，主鬲上有热。

少阴脉证，此属两感重证，故后文言"其热病内连肾"。◎[43]少阳之脉色也：《新校正》："旧本无'少阳之脉色也'六字，乃王氏所添。王注非，当从上善之义。"宜删。◎[44]与少阴脉争见者：和厥阴脉证同时并见。"少阴"为"厥阴"之误。盖少阳与厥阴互为表里。◎[45]热病气穴：治疗热病的穴位。气穴，即腧穴。◎[46]三椎下间：第三脊椎下面的穴位。◎[47]鬲中热：《甲乙经》作"胃中热"。◎[48]荣在骶：谓治营分热病应取骶骨部的穴位。荣与"营"通。骶，脊椎骨的尽头尾骶部。◎[49]项上三椎陷者中：从颈项三椎之下凹陷的中央取大椎穴。◎[50]颊下逆颧为大瘕：病色从面颊下上逆于颧部的是大瘕泄。大瘕，即大瘕泄，乃泄泻之一。◎[51]牙车：颊车穴，位于颊部。◎[52]颧后为胁痛，颊上者鬲上也：病色见于颊部之上的，主鬲上有热。鬲，同"膈"。

素问·评热病论^[1] 篇第三十三

黄帝问曰：有病温者，汗出辄复热^[2]，而脉躁疾^[3]不为汗衰^[4]，狂言不能食，病名为何？

岐伯对曰：病名阴阳交^[5]，交者，死也。

帝曰：愿闻其说。

岐伯曰：人所以汗出者，皆生于谷，谷生于精^[6]，今邪气交争于骨肉而得汗者，是邪却而精胜也，精胜则当能食而不复热。复热者，邪气也，汗者，精气也。今汗出而辄复热者，

黄帝问道：有的温病患者，在汗出之后就立即又发热，并且脉象躁乱疾速，病情不因出汗而减轻，进一步出现语言狂乱，不能进食等症状。这叫什么病呢？

岐伯回答说：这种病名叫"阴阳交"，阴阳交是一种死证。

黄帝问道：我想听听阴阳交病的有关问题。

岐伯问道：人体之所以能够出汗，是由于水谷入胃后化生了精微；精微充足，能够战胜邪气，因此出汗。现在邪气与正气交争于骨肉之间而能够出汗的，是正气胜而邪气消退的表现。正气胜，病人就应当能进饮食而不再发热。那种复发热的，是邪气留恋未除；汗出的，是精气胜

---

［1］评热病论：评，评论。热病，热性病。本篇论述了阴阳交、风厥、劳风、风水等四种疾病的病因、病机、症状、治疗及其预后。由于这些病都为外邪乘虚侵袭所致，病属外感热病之类，故名。◎
［2］汗出辄（zhé折）复热：谓汗出之后又发热。辄，立即，就之意。◎［3］脉躁疾：脉象躁动不安而疾数。◎［4］不为汗衰：病情没有因为出汗而减轻。衰，减轻之意。◎［5］阴阳交：新感之邪引动内伏之邪，内外之邪相交。◎［6］谷生于精：水谷是人体精气化生的源泉。精气，即人体的

是邪胜也。不能食者，精无俾[7]也，病而留者，其寿可立而倾也[8]。且夫《热论》[9]曰：汗出而脉尚躁盛者死。今脉不与汗相应，此不胜其病也，其死明矣。狂言者，是失志，失志者死。今见三死[10]，不见一生，虽愈必死也。

帝曰：有病身热，汗出烦满[11]，烦满不为汗解，此为何病？

岐伯曰：汗出而身热者，风也；汗出而烦满不解者，厥[12]也，病名曰风厥[13]。

帝曰：愿卒[14]闻之。

岐伯曰：巨阳主气[15]，故先受邪，少阴与其为表里也，得热则上从之[16]，从之则厥也。

帝曰：治之奈何？

邪。如今患者在汗出之后而立即又发热，那是邪气胜于正气的标志。患者不能进食，精气就得不到补益。病热迁延，邪气留滞不去，就会迅速危及患者的生命。况且《灵枢·热病》篇曾记载：热病汗出后脉象仍躁疾的是死证。现在，病人的脉象与汗出之后的一般情况不相符合，这是精气衰竭，不能战胜邪气的反映，死亡的征象已经很明显了。况且语言狂乱，是神志失常的表现，神志失常也属死证。根据上述临床表现，只见到三种死亡的征象，而找不到一线生机，虽然某些时候某些症状可能稍有好转，但仍免不了死亡。

黄帝问道：有些病人身体发热，汗出，烦闷，其烦闷不因出汗而缓解，这是什么病呢？

岐伯回答说：汗出而身体发热，是由于感受风邪；汗虽出而烦闷症状不解除，是肾气上逆的缘故，这种病名叫"风厥"。

黄帝问道：我能详尽地了解一下风厥病的情况吗？

岐伯回答说：足太阳经主宰全身的阳经之气，为一身之表。所以外邪侵犯人体，太阳经首先受邪。足少阴肾经与足太阳经互为表里，在太阳经受邪之时，少阴经受太阳经发热的影响，肾气随之上逆，于是就成为风厥病。

黄帝问道：应如何治疗风厥病呢？

正气。◎［7］精无俾：精气得不到补益充养。俾，补益。◎［8］病而留者，其寿可立而倾也：疾病迁延，邪气留滞不去，就会迅速损及病人的生命。寿，寿命，代表生命。倾，倾倒，这里含有危险、败坏之意。◎［9］《热论》：指《灵枢·热病》。◎［10］今见三死：唐·杨上善："汗出而热不衰，死有三候：一不能食，二犹脉躁，三者失志。汗出而热，有此三死之候，未见一生之状，虽差必死。"◎［11］烦满：指烦闷。满，通"懑"，闷也。◎［12］厥：气逆之意。此指肾气上逆。◎［13］风厥：明·马莳："以其太阳感风，少阴气厥，名为风厥之证。"◎［14］卒：详尽。◎［15］巨阳主气：足太阳经主宰全身阳经之气。◎［16］上从之：少阴经随从于足太阳经而上逆。◎［17］表里

全注全译黄帝内经

岐伯曰：表里刺之[17]，饮之服汤[18]。

帝曰：劳风[19]为病何如？

岐伯曰：劳风法在肺下[20]，其为病也，使人强上冥视[21]，唾出若涕，恶风而振寒，此为劳风之病。

帝曰：治之奈何？

岐伯曰：以救俛仰、巨阳[22]。引精者三日，中年者五日，不精者七日[23]，咳出青黄涕，其状如脓，大如弹丸，从口中若鼻中出，不出则伤肺，肺伤则死也。

帝曰：有病肾风[24]者，面胕[25]疭然[26]，壅害于言[27]，可刺不？

岐伯回答说：治疗应针刺足太阳经、足少阴经两经的腧穴，并同时配合内服汤药。

黄帝问道：劳风病的病因病机和临床表现有哪些？

岐伯回答说：劳风病是由于过度劳累，又感受了风邪，病位在肺脏的疾患。这种病的临床表现是头项强滞、头晕目眩、咳嗽唾出粘痰如鼻涕状、恶风而且身体寒战，这些就是劳风病的症状。

黄帝问题：应当怎样治疗呢？

岐伯回答说：治疗目的是通畅胸中的气道，使呼吸畅利，而俯仰自如，若治疗得当，在精气充盛，抵抗力较强的青壮年患者，一般三天即可痊愈。中年患者，因其精气稍衰，所以需五天才可痊愈。至于老年患者，由于精气已虚衰，所以需七天才能治愈。如果病人咳嗽、咯唾痰涎粘液、色青黄像脓一样，或者凝结成块，大如弹丸状，必须使痰液从口中或鼻中排出，如果不能排出就会损伤肺脏，一旦肺脏损伤，就可能导致死亡。

黄帝问道：有患肾风病的人，头面部及足部都浮肿的很厉害，并且影响病人说话。这种病可以针刺吗？

刺之：治疗当表里两经俱刺，法当泻足太阳，补足少阴。◎[18]饮之服汤：配合以汤药内服。◎[19]劳风：唐·杨上善："劳中得风为病，名曰劳中，亦曰劳风。"◎[20]法在肺下：劳风病的病位通常在肺部。◎[21]强上冥视：头项强滞而目眩头晕。◎[22]以救俛仰、巨阳：即表里双解治法。"救俛仰"，即治肺，宣通肺气，救治因肺气失于宣降而发生的胸闷咳嗽，因呼吸困难而致的前俯后仰的痛苦状。俛，即"俯"。救治"巨阳"，即疏解太阳之表的邪气，如《伤寒论》的大青龙汤既能解太阳经寒邪束表之证，又能清除肺的在里之郁热，就是此法之例。◎[23]引精者三日，中年者五日，不精者七日：青壮年血气方刚，精气充盛，一般三日病可治愈；中年人精气渐衰，需五日方可治愈；老年人精气虚衰，需七日方可治愈。此处"引精""中年""不精"指代人体正气盛衰的三种不同状态，说明疾病的预后好坏、病程的长短与人体精气盛衰的关系，不要拘泥于"三日""五日""七日"。◎[24]肾风：病名，风邪客于肾脏所致的疾患。◎[25]胕（fū 夫）：指足面。◎[26]疭（máng 茫）然：浮肿的样子。◎[27]壅害于言：妨碍语言。◎[28]其气必至：病邪到来，使病情岐伯曰：虚不当刺，不当刺而刺，后五日，其气必至[28]。

帝曰：其至何如？

岐伯曰：至必少气时热[29]，时热从胸背上至头，汗出手热，口干苦渴，小便黄，目下肿，腹中鸣，身重难以行[30]，月事不来[31]，烦而不能食，不能正偃[32]，正偃则咳，病名曰风水[33]，论在《刺法》[34]中。

帝曰：愿闻其说。

岐伯曰：邪之所凑[35]，其气必虚。阴虚者，阳必凑之，故少气时热而汗出也。小便黄者，少腹中有热也。不能正偃者，胃中不和也。正偃则咳甚，上迫肺也。诸有水气者，微肿先见于目下也。

帝曰：何以言？

岐伯曰：水者阴也，目下亦阴也，腹者至阴之所居，故水在腹者，

岐伯回答说：肾风病是因为肾虚又感受风邪所致的疾患。本病以虚为主，所以不能用针刺法。假如不应当刺而误用刺法，五天之后邪气到来，病必加重。

黄帝问道：邪气到来后的临床表现有哪些？

岐伯回答说：病邪到来必定出现少气不足以息，时常发热，有时感觉热势从胸背上至头部，出汗、手心发热、口干、口苦、口渴、小便色黄、眼睑浮肿、腹中鸣响、身体重滞难以行动，妇女月经不来，心烦而不能进食，夜晚则不能仰卧，如果平躺下就喘促咳嗽。把肾风误用刺法后造成的这种变证叫"风水"，关于风水，在《刺法》篇有详细的论述。

黄帝说：我还想听你讲讲风水病的病理机制。

岐伯说：凡是被邪气侵犯的地方，其正气必定虚弱不足。肾为阴脏，风为阳邪。今肾脏亏虚，风阳邪气必定乘虚而入侵，因此，出现少气、时常发热、汗出等症状。小便色黄，是少腹中有邪热；不能仰卧，是由于胃中不和；仰卧则使咳嗽加剧，那是水气上逆迫肺的缘故。通常有水气病的人，多首先发现下眼睑微有浮肿。

黄帝问道：这又是为什么呢？

岐伯回答说：水为阴邪，目下也属阴的部位，腹部是至阴之处，同类相求，因

加重。◎[29]少气时热：气短、少气不足以息，时常发热。◎[30]身重难以行：身体重滞，难以行动。◎[31]月事不来：指妇人月经不来，即闭经。◎[32]正偃(yǎn演)：仰卧平躺。偃，仰面倒下之意。◎[33]风水：肾风误用针刺而发生变证的名称。◎[34]论在《刺法》中：谓关于"风水"病，在《刺法》中有论述。◎[35]邪之所凑：谓凡是邪气侵犯的地方。凑，会合，聚集；

必使目下肿也。真气上逆[36]，故口苦舌干，卧不得正偃，正偃则咳出清水也。诸水病者，故不得卧，卧则惊，惊则咳甚也。腹中鸣者，病本于胃也。薄脾[37]则烦不能食，食不下者，胃脘隔也。身重难以行者，胃脉在足也。月事不来者，胞脉[38]闭也，胞脉者，属心而络于胞中，今气上迫肺，心气不得下通，故月事不来也。

帝曰：善。

此腹中有水时，必定会使目下浮肿。水气内停，使心之气火上逆，所以又出现口苦、舌干；睡眠难以平躺仰卧，仰卧就会咳吐清水。大凡水气病的患者，一般都不能仰卧，仰卧时水气必然上迫心肺，导致惊悸不安、咳嗽加剧。关于腹中鸣响，这是水气在胃中所致。如果水气影响到脾，就会出现心胸烦闷、不能饮食；不能进食，是由于胃脘被水饮隔阻所致。患者身体重滞，而难以行动，这是因为水气犯胃，留滞于肌肉，影响胃脉不能正常行于足部所致。妇女月经不来，发生闭经，是由于水气内停，胞脉阻闭不通的缘故。因为胞脉隶属于心而下络于胞中，现在水气上迫于心肺，使心气不得下行，胞血失其资源，所以月经就不来了。

黄帝说：你讲得真好！

引申为侵犯。◎[36]真气上逆：指心气上逆。◎[37]薄脾：影响及脾。薄，通"迫"。◎[38]胞脉：子宫的脉络。胞，指子宫。

素问·逆调论^[1]篇第三十四

黄帝问曰：人身非常温也，非常热也^[2]，为之热而烦满者，何也？

岐伯对曰：阴气少而阳气胜^[3]，故热而烦满也。

帝曰：人身非衣寒^[4]也，中非有寒气^[5]也，寒从中生^[6]者何？

岐伯曰：是人多痹气^[7]也，阳气少，阴气多，故身寒如从水中出。

黄帝问道：人身并不是感受一般的温邪或热邪而生病，却表现为发热而烦闷的症候，这是什么原因呢？

岐伯回答道：这是由于人体阴气虚少，阳气偏胜的缘故。因为阳胜则热，所以病人就发热而心烦闷乱。

黄帝问：人体并不是由于衣服单薄而感受外寒，也不是由于饮食生冷而寒伤中焦，但是却从内部生寒，这又是什么原因呢？

岐伯回答说：这种人多是由于阳虚阴盛，气机郁阻而患病。因为阳气虚少，阴气偏盛，所以患者感觉身体寒冷，犹如刚从水中出来一样。

---

[1]逆调论：逆，相反，不正常。调，协调。逆调就是指不协调。人体的阴阳气血等生理功能均以协调为顺，如果失调就会百病丛生。本篇讨论的肉烁、内热、内寒、骨痹、肉苛等均是阴阳气血营卫不和所致，故名。◎[2]非常温也，非常热也：人身不是感受了一般的温热邪气而引起的发热，而是由于"阳气胜"导致的发热。非常，并非一般。◎[3]阴气少而阳气胜：阴虚火旺的病机。◎[4]衣寒：衣服单薄，感受外寒。◎[5]中非有寒气：饮食寒冷直伤中焦。中，中焦。◎[6]寒从中生：这种寒是从人体内部产生的，亦即阳虚生内寒。◎[7]痹气：阳虚阴盛，气机郁阻的病机。痹，闭，郁阻的意

帝曰：人有四支热[8]，逢风寒[9]如炙如火[10]者，何也？

岐伯曰：是人者阴气虚，阳气盛。四支者阳也，两阳相得[11]而阴气虚少，少水不能灭盛火[12]，而阳独治[13]，独治者，不能生长也，独胜而止耳。逢风而如炙如火者，是人当肉烁[14]也。

帝曰：人有身寒，汤火不能热[15]，厚衣不能温，然不冻慄[16]，是为何病？

岐伯曰：是人者素肾气胜[17]，以水为事[18]，太阳气衰，肾脂枯不长[19]，一水不能胜两火[20]，肾者水也，而生于骨[21]，肾不生则髓不能满，故寒甚至骨也。所以不能冻慄者，肝一阳也，心二阳也[22]，肾孤脏也[23]，一水不能胜二火[24]，故不能冻慄，病名曰骨痹[25]，是人当挛节[26]也。

黄帝问：有的人患四肢发热，如果再遇到风就四肢热如火烤一般，这是什么原因呢？

岐伯说：这种人的阴气虚少，阳气偏盛。四肢属阳，风气也属阳，两阳相合而更盛，阴气更虚，不足之阴气不能制约亢盛之阳热，以致阳热独盛，而独盛的阳气不能充养肌体养，只是熏灼四肢的肌肉而已，因而遇到风气便感到四肢灼热如火烤，而且此人必定肢体瘦削。

黄帝问：有的人患病全身寒冷，即或用热水洗浴、向火取暖也不觉得热，虽然加厚衣被也不能使他温暖，但是他也不会因寒冷而战，这是什么病呢？

岐伯回答说：这种人平素肾气偏盛，但由于长期从事水湿作业，寒湿之邪浸渍日久，致使太阳经气虚损，进而导致肾精消竭不充，肾藏精生髓而充养于骨，肾虚不能生髓，则骨髓不能充满，所以就表现为寒甚至骨的症状。其所以不会因寒冷而战，是由于肝为一阳之脏，心为二阳之脏，肾是孤脏，肾脏独虚，心肝犹盛，所以不会因寒冷而战。此病名叫"骨痹"，这种患者必定有骨节拘挛的症状。

思。在这里是指由阳虚阴盛而致气机郁阻。◎[8]四支热：指四肢发热。支，同"肢"。◎[9]寒：疑为"而"之误，宜改。观下文"逢风而如炙如火"可证。◎[10]如炙如火：热得如同火烤、火烧一般。◎[11]两阳相得：四肢属阳，风也属阳，本四肢发热又逢风气，故称两阳相得。◎[12]少水不能灭盛火：阴气虚少，阳热有余，不足之阴难以制约亢盛之阳。◎[13]阳独治：阳气独旺之意。◎[14]肉烁：指肌肉消瘦。◎[15]汤火不能热：喝热水、烤火都不能使他暖和。汤，热水。◎[16]不冻慄：不因寒冷而战慄。◎[17]素肾气胜：平素肾气偏盛。◎[18]以水为事：长期从事水湿作业。◎[19]肾脂枯不长：谓肾精消竭不充。脂，指肾精。◎[20]一水不能胜两火：疑衍文，当删。◎[21]肾者水也，而生于骨：《太素》作"肾者水而主骨"，宜从。◎[22]肝一阳也，心二阳也：清·高世栻："肾水生肝木，肝为阴中之阳，故肝一阳也；少阴合心火，心为阳中之阳，故心二阳也。"◎[23]肾孤脏也：清·高世栻："肾为阴中之阴，故肾孤脏也。"◎[24]一水不能胜二火：肾脏独虚，心肝犹盛。◎[25]骨痹：又称肾痹。寒伤肾阳，但未损及心肝，症见身冷骨节拘挛而不冻慄。◎[26]挛节：骨节帝曰：人之肉苛[27]者，虽近衣絮，犹尚苛也，是谓何疾？

岐伯曰：荣气虚，卫气实也[28]。荣气虚则不仁[29]，卫气虚则不用[30]，荣卫俱虚，则不仁且不用，肉如故[31]也，人身与志不相有[32]，曰死。

帝曰：人有逆气，不得卧[33]而息[34]有音者；有不得卧而息无音者；有起居如故而息有音者；有得卧、行而喘者；有不得卧、不能行而喘者；有不得卧、卧而喘者。皆何脏使然？愿闻其故。

岐伯曰：不得卧而息有音者，是阳明之逆也，足三阳者下行，今逆而上行，故息有音也。阳明者，胃脉也，胃者六腑之海，其气亦下行，阳明逆，不得从其道，故不得卧也。《下经》[35]曰：胃不和则卧不安[36]，此之谓也。

黄帝问：有的人患病皮肉麻木不仁，虽然穿了衣服，盖了被子，还是麻木不仁，没有任何感觉。这是什么病呢？

岐伯回答：这是由于营卫失调所致。营卫气血运行于全身，营虚血少，失于濡养就表现为肌肤麻木不仁；卫气虚弱，失于温煦，就表现为肢体不能随意活动。如果营卫两虚，那就既麻木不仁，又不能随意活动了，但是肢体外形肌肉却没有多大变化。这种疾病，由于人的形体已经不受意志的支配，因此说预后不良。

黄帝问道：患逆气病的人，有的不能平卧，并且呼吸有声；有的虽不能平卧但呼吸无声音；有的起居正常而呼吸有声音；有的能平卧，但一活动就气喘；有的既不能平卧，也不能活动，而仍然气喘；有的不能平卧，一卧下就气喘等等，这些都是哪些脏腑发生的病变呢？我想了解各自发生的机理。

岐伯回答说：那些不能平卧而且呼吸有声音的，是阳明经气上逆所致。足三阳经脉之气应当从上向下行，现在却逆而上行以致迫肺，所以就呼吸不利而有声音了。阳明属胃脉，胃主受纳水谷，是六腑之海。阳明胃气也是和降下行的，如今阳明气逆，胃气就不能顺着它的道路而下行，所以患者就不能平卧。《下经》曾说："胃不和则卧不安"，讲的就是这个道理。

拘挛。◎[27]肉苛：指肢体麻木不仁、废而不用的疾患。◎[28]荣气虚，卫气实也：此七字与下文"荣气虚、卫气虚、荣卫俱虚"不相符合，恐是衍文，宜删。日本·丹波元简："下文云荣气虚则不仁，卫气虚则不用，荣卫俱虚，则不仁且不用。则此七字不相冒，恐是衍文。"◎[29]不仁：肌肤不知痛痒寒热，麻木不仁。◎[30]不用：肢体不能随意运动。◎[31]肉如故：肢体外形及肌肉没有明显变化。如故，即如常。◎[32]人身与志不相有：人身的形体与意志不能协调统一，亦即形体不受意志的支配。◎[33]不得卧：不能平卧。◎[34]息：呼吸。◎[35]《下经》：古医经名。◎[36]卧不安：

夫起居如故而息有音者，此肺之络脉逆也。络脉不得随经上下，故留经而不行[37]，络脉之病人也微，故起居如故而息有音也。

夫不得卧、卧则喘者，是水气之客也。夫水者，循津液而流也，肾者水脏，主津液，主卧与喘[38]也。

帝曰：善。

那些起居如常但呼吸有声音的，这是肺脏络脉之气上逆所致。由于络脉逆气不能随经脉之气上下运行，所以肺气就留滞于经脉而不能行于络脉，但是络脉的病变比较轻微，因此起居正常仅仅表现为呼吸不利而有声。

那种不能平卧，卧下就喘促的，是水气内停，上迫于肺所致。水气在体内是循着津液流行的道路而运转，肾为水脏，主司津液，当津液循着肾脉经过胃，上注于肺的时候，水气也会随之上逆于肺胃，因此就导致不能平卧、卧下则喘的症状。

黄帝说：讲得很好！

辗转反侧，难以安卧。◎［37］留经而不行：肺气留滞于经，而不行于络。◎［38］主卧与喘：不能平卧及其喘促的病机皆与肾有关。主，有主持、负责之意。肾为水脏，水液应循津液之道而运转，如果水液为患，是因为伤了肾。又由于水病之根源在肾，而其末在肺，所以不得卧，卧则喘者，是标本俱病。

素问·疟论[1]篇第三十五

黄帝问曰：夫痎疟[2]皆生于风，其蓄作有时[3]者，何也？

岐伯对曰：疟之始发也，先起于毫毛，伸欠[4]乃作，寒慄鼓颔[5]，腰脊俱痛，寒去则内外皆热，头痛如破，渴欲冷饮。

帝曰：何气使然？愿闻其道。

岐伯曰：阴阳上下交争[6]，虚实更作[7]，阴阳相移[8]也。阳并于阴，则阴实而阳虚，阳明虚则

黄帝问道：一般来说，疟疾都是因为感受风邪所致。为什么它的发作和歇止有一定的时间规律呢？

岐伯回答说：疟疾刚开始发作的时候，先出现毫毛竖起，伸懒腰，打呵欠；继而全身寒冷打颤，下颌鼓动，伴见腰脊疼痛；待到寒冷过去，就全身内外皆发热，头痛剧烈如破裂般，口渴想喝冷水。

黄帝问：是什么邪气使疾病这样呢？请你讲讲其中的道理。

岐伯说：这是由于阴阳上下交争，虚实更替而作，阴阳虚实相互移易转化而造成的。阳气并入于阴分，就使阴气盛实而阳气虚弱。阳明经气虚，就出现寒战发抖，两颌鼓动；太阳

---

[1]疟论：疟，病名。属外感病范围，以感受风、暑之邪为主因，多发于夏秋，但四季皆有。是以寒战、高热、头痛、汗出热退、发作有时为特征的一类疾病。本篇专论疟疾之种类、病因、病机、诊断及治疗原则和方法，故名。◎［2］痎（jiē 接）疟：一切疟证的通称。◎［3］其蓄作有时：疟证的不发作与发作有一定的时间规律。蓄，停蓄、积聚、储藏之意，在此谓疟证未发之间歇期。作，发作，谓疟证之发作期。◎［4］伸欠：伸腰打呵欠。◎［5］寒慄鼓颔（hàn 汉）：指患者因寒冷而打寒战，全身发抖，下颌骨也随之鼓动。慄，战慄发抖。鼓，鼓动。颔，下颌骨。◎［6］阴阳上下交争：唐·王冰："阳气者，下行极而上；阴气者，上行极而下，故曰阴阳上下交争也。"◎［7］虚实更作：由于阴阳交争，阴胜则阳虚，阳胜则阴虚，阴阳交替相胜。更作，更替、交替之意。◎［8］阴阳

寒慄鼓颔^[9]也；巨阳虚，则腰背头项痛^[10]；三阳俱虚则阴气胜，阴气胜则骨寒而痛；寒生于内，故中外皆寒；阳盛则外热，阴虚则内热，外内皆热，则喘而渴，故欲冷饮也。此皆得之夏伤于暑，热气盛，藏于皮肤之内，肠胃之外，此荣气之所舍^[11]也。此令人汗空疏^[12]，腠理开，因得秋气，汗出遇风，及得之以浴，水气舍于皮肤之内，与卫气并居。卫气者，昼日行于阳，夜行于阴，此气得阳而外出，得阴而内薄^[13]，内外相薄，是以日作。

帝曰：其间日而作^[14]者何也？

岐伯曰：其气之舍深，内薄于阴，阳气独发，阴邪内著，阴与阳争不得出，是以间日而作也。

帝曰：善。其作日晏与其日早^[15]者，何气使然？

经气虚，就表现为腰脊、背部以及头项部疼痛。三阳经气都虚，则使阴气偏胜，阴气胜就出现骨寒而疼痛；寒从内生，因此内外皆寒。阳气盛就生外热，阴气虚就生内热。患者既阳盛于外，又阴虚于内，因此内外皆热；热势炽盛，就出现气喘而口渴，所以患者喜欢饮冷水。这种病是由于夏天伤于暑气，暑热邪气留藏于皮肤之内，肠胃之外，即就是营气居留的地方。暑热邪气使人的汗孔疏松不固，腠理开泄。待到秋凉之际，汗出而感受风邪；或者由于汗出而洗浴，感受水气。风邪和水气乘虚而入，停留于皮肤之内，与卫气居于一处。人体的卫气运行有一定规律，白昼行于阳分，夜晚行于阴分。由于邪气与卫气同居一处，当卫气行于阳分时邪气就外出，行于阴分时就入里，随着邪气的出外入里，所以这种疟疾就天天发作。

黄帝问：那种间日发作的疟疾又是什么原因引起的呢？

岐伯说：由于邪气留舍的部位较深，向内迫及于阴分，使阳气独行，而阴分之邪留着于里，阴与阳相争而不能迅速外出，所以就间隔一天发作一次了。

黄帝说：讲得好！那么有些疟疾的发作逐日推迟，有些疟疾的发作又逐日提前，这又是什么原因呢？

岐伯曰：邪气客于风府[16]，循膂而下[17]，卫气一日一夜大会于风府，其明日日下一节，故其作也晏[18]，此先客于脊背也，每至于风府，则腠理开，腠理开则邪气入，邪气入则病作，以此日作稍益晏也。其出于风府，日下一节，二十五日下至骶骨[19]，二十六日入于脊内，注于伏膂之脉[20]，其气上行，九日出于缺盆之中[21]，其气日高，故作日益早也。

其间日发者，由邪气内薄于五脏，横连募原[22]也，其道远，其气深，其行迟，不能与卫气俱行，不得皆出，故间日乃作也。

帝曰：夫子言卫气每至于风府，腠理乃发，发则邪气入，入则病作。今卫气日下一节，其气之发也不当风府，其日作者奈何？

岐伯曰：此邪气客于头项循膂而下者也，故虚实不同，邪中异所[23]，

岐伯说：邪气由风府侵入以后，就沿着脊椎骨逐日逐节向下移行。人体的卫气一昼夜会于风府，而邪气却逐日向下移行一个脊椎节，所以疟疾发作的时间也就逐日推迟了。这种情况见于邪气先侵袭脊背者，常常因为卫气行于风府时使腠理开泄，邪气得以乘虚而侵袭，邪气侵入就发为疟疾；由于邪气每日下移一节，所以发病时间就一天比一天迟了。这种邪袭风府，逐日下移一节的疟病，大约经过二十五天，邪气下行到尾骶骨；第二十六天时又入于脊内，流注于冲脉。邪气再循着冲脉上行，大约经过九天，即上出于缺盆之中（胸骨上窝，天突穴处）；此时由于邪气逐日上升，所以发病的时间也就一天比一天早了。

至于那种间隔一天发作一次的疟疾，是由于邪气内迫于五脏，横连在膈膜之间，它的道路较远，邪气较深，循行较迟缓，邪气不能和卫气并行，不能同时皆出，所以就间隔一日发作一次了。

黄帝问道：先生曾说卫气每运行到风府，腠理就开泄，腠理开则邪气乘虚而入，邪气侵入就发为疟病。现在卫气与邪气相遇之处日下一节，那么在发病的时候并不恰好入侵于风府，而能每日发作，这又是什么原因呢？

岐伯回答道：以上是针对邪气侵犯头项部，沿着脊椎骨逐日而下者说的。但是，

即逐日推迟。◎［16］风府：穴位名，属督脉，位于项后中央入发际一寸处。◎［17］循膂（lǚ吕）而下：邪气沿着脊椎骨而向下行。膂，脊椎骨。◎［18］其明日日下一节，故其作也晏：邪气每天向下移行一个脊椎节，所以发作的时间也一天比一天晚。◎［19］骶（dǐ底）骨：指尾骶骨。◎［20］伏膂之脉：即冲脉。明·张介宾："盖冲脉之循于背部，伏行于脊膂之间，故又曰伏膂也。"◎［21］出于缺盆之中：上出于任脉的天突穴（位于胸骨上窝的正中）。◎［22］募原：指膈膜。◎［23］邪中异

则不得当其风府也。故邪中于头项者，气至头项而病[24]；中于背者，气至背而病；中于腰脊者，气至腰脊而病；中于手足者，气至手足而病。卫气之所在，与邪气相合，则病作。故风无常府[25]，卫气之所发，必开其腠理，邪气之所合，则其府也。

帝曰：善。夫风之与疟也，相似同类，而风独常在[26]，疟得有时而休者何也？

岐伯曰：风气留其处，故常在；疟气随经络沉以内薄[27]，故卫气应乃作。

帝曰：疟先寒而后热者何也？

岐伯曰：夏伤于大暑，其汗大出，腠理开发，因遇夏气凄沧之水寒[28]，藏于腠理皮肤之中，秋伤于风，则病成矣。夫寒者，阴气也，风者，阳气也，先伤于寒而后伤于风，故先寒而后热也，病以时作，名曰寒疟。

由于人体各部分有虚实之不同，邪气侵犯的部位也有不同，所以就不一定都恰好入侵于风府了。因此，邪气入中于头项的，卫气行至头项时就发病；邪气入中于背部的，卫气运行到背部时就发病；邪气入中于腰脊的，卫气运行到腰脊时就发病；邪气入中于手足的，卫气运行到手足时就发病。总之，卫气运行所到之处，如果与邪气相合，邪正相争，那病就发作了。所以说，风邪侵袭人体没有固定的地方，只要卫气与之相应，腠理开泄，邪气得以凑合，这就是邪气侵入的地方，也是发病的所在。

黄帝说：讲得好！风病和疟病相似而同属一类，但是风病的临床症状持续存在，疟病的症状却时发时止，这又是什么原因呢？

岐伯回答道：风病是风邪留滞于所中之处，并不移动，所以临床症状持续存在；而疟病是邪气随着经络循行，以致内迫入里，所以必须与卫气相合，病才发作。

黄帝问：疟疾病发作时，先恶寒而后发热，这是什么原因呢？

岐伯回答说：夏季感受了严重的暑热邪气，在大量出汗，腠理开泄的时候，又感受了寒凉水湿之邪，这些邪气就留藏于皮肤腠理之间；待到秋季，又感受了风邪，于是就发病为疟疾。水寒，是阴邪；风，是阳邪。由于先伤于水寒阴邪，后伤于风阳之邪，所以就先恶寒而后发热，而且疟疾发作有一定的时间规律。这种疟疾名叫"寒疟"。

所：邪气入中的部位不同。中，入中。所，处所、部位。◎[24]气至头项而病：卫气运行到头项，与入中之邪气相合而发病。◎[25]风无常府：风邪侵袭人体没有固定的部位。府，居所，部位。◎[26]风独常在：风病的临床症状常持续存在。◎[27]疟气随经络沉以内薄：疟病之邪气随着经络的循行，可以入里而内迫。◎[28]凄沧之水寒：夏季突然感受寒凉水湿邪气。◎[29]阴气先绝：

帝曰：先热而后寒者何也？

岐伯曰：此先伤于风，而后伤于寒，故先热而后寒也，亦以时作，名曰温疟。其但热而不寒者，阴气先绝[29]，阳气独发，则少气烦冤[30]，手足热而欲呕，名曰瘅[31]疟。

帝曰：夫经[32]言有余者泻之，不足者补之。今热为有余，寒为不足。夫疟者之寒，汤火不能温也，及其热，冰水不能寒也，此皆有余不足之类。当此之时，良工不能止，必须其自衰乃刺之，其故何也？愿闻其说。

岐伯曰：经言无刺熇熇[33]之热，无刺浑浑之脉[34]，无刺漉漉之汗[35]，故为其病逆，未可治也。夫疟之始发也，阳气并于阴，当是之时，阳虚而阴盛，外无气[36]，故先寒慄也；阴气逆极，则复出之阳，阳与阴复并于外，则阴虚而阳

黄帝问：疟疾发作时，先发热而后恶寒的，这是什么原因呢？

岐伯回答：这是由于先伤于风阳邪气，后伤于阴寒邪气，所以就先发热而后恶寒，其发作也有一定的时间规律。这种疟疾名叫"温疟"。还有一种疟疾，临床以只发热而不恶寒为特征。这是由于患者的阴气不足，阳气独旺所致。临床除见但热不寒外，伴有少气烦闷、手足发热、恶心欲呕等症状。这种疟疾名叫"瘅疟"。

黄帝说：医经上曾记载，有余的实证应当用泻法，不足的虚证应当用补法。一般来说，发热为有余，寒冷为不足。但是疟疾病寒冷时，虽然用热水或烤火也不能使他温暖；及至发热时，即或使用冰水也不能使他凉快。这种寒冷和发热，都属有余不足之类。但是，当病人寒冷和发热的时候，高明的医生也没有办法治疗，必须等待其自行衰退、缓解之后，才能运用针刺治疗。这是什么原因呢？请你给我讲讲吧！

岐伯说：医经上曾记载：在高热的时候不宜针刺，脉搏纷乱的时候不宜针刺，大量出汗不止的时候不宜针刺。因为此时正当邪盛气逆之际，所以不宜治疗。疟疾刚开始发作时，阳气并入于阴分，此时阳气虚而阴气偏胜，表阳不足，所以先寒战发抖；待到阴气逆乱已极，就复出于阳分，阳气和阴气又并入于阳分，则阴气虚而阳气偏胜，所以就

阴气不足。◎[30]烦冤：即烦闷不适，有苦难诉的样子。◎[31]瘅（dān 单）：唐·王冰："瘅，热也，热极为之也。"◎[32]经：注家多认为本段之"经"是指《灵枢·逆顺》篇。◎[33]熇熇（hè 贺）：热势炽盛的样子。◎[34]浑浑（gǔn 滚）之脉：指脉象纷乱的样子。浑，乱也。◎[35]漉漉（lù 鹿）之汗：指出汗较多的病症。漉漉，指大汗出。◎[36]外无气：体表卫气不足。◎

实，故先热而渴。夫疟气者，并于阳则阳胜，并于阴则阴胜；阴胜则寒，阳胜则热。疟者，风寒之气不常也[37]，病极则复[38]。至病之发也，如火之热，如风雨不可当也。故经言曰：方其盛时必毁，因其衰也，事必大昌[39]，此之谓也。夫疟之未发也，阴未并阳，阳未并阴，因而调之，真气得安[40]，邪气乃亡，故工[41]不能治其已发，为其气逆也。

帝曰：善。攻之奈何？早晏何如？

岐伯曰：疟之且发[42]也，阴阳之且移也，必从四末始也。阳已伤，阴从之，故先其时坚束其处[43]，令邪气不得入，阴气不得出，审候见之，在孙络[44]盛坚而血者，皆取之，此真往而未得并者也。

发热而口渴了。一般来说，疟疾的邪气并入阳分，则使阳气胜；并入阴分，则使阴气胜；阴气胜就寒冷战栗，阳气胜就发热。疟疾，是风寒邪气未按常规伤人所致，其发作也必须等待阴阳之气逆乱至极，才能向相反的方向转化。当该病发作的时候，其发热就像火焰一样猛烈，其寒冷有如暴风骤雨一样势不可挡。因此，医经上说：正当病势盛极的时候，不可攻邪，攻之则必伤正气，应当乘其病势衰退的时候而攻邪，治疗就成功了。讲的就是这种情况。在疟疾没有发作之前，此时阴气尚未并入于阳分，阳气也尚未并入于阴分，就给予适当的调治，则正气不致受到损伤，而邪气得以祛除。所以，医生不能在疟疾发作的时候进行治疗，就是由于此时正当邪正交争、经气逆乱的缘故。

黄帝说：讲得很正确。那么疟疾病究竟应如何治疗呢？时间的早晚又应如何掌握呢？

岐伯说：疟疾将发作，正是阴阳相移之时，它必定从四肢开始。如果阳气已被损伤，那么阴气也必将受到影响。因此，应当在疟疾将发之前，用线缚扎其四肢末端，以阻止邪气不得上入，也使阴气不得外出，使两者不能相移；同时审察络脉情况，在孙络充盈的瘀血部位刺其出血，这是当正气尚未与邪气相并之前的一种"迎而夺之"的治法。

---

[37]风寒之气不常也：疟疾是风寒邪气未按常规伤人所致。◎[38]病极则复：疟疾的发作，必须等待阴阳逆乱至极，才能向相反的方向转化。从症状理解，即先寒冷至寒战发抖鼓颔，继之寒退而内外皆热，高热烦渴。◎[39]方其盛时必毁，因其衰也，事必大昌：正当病势盛极之时，不可攻邪，攻之必定损伤正气，应待其病势衰退之际而攻邪，就能获得成功。盛，指病势盛极，邪气炽盛。毁，指正气损伤。大昌，胜利成功。◎[40]真气得安：正气得以安和。◎[41]工：医生。◎[42]疟之且发：疟疾即将发作。且，副词，有将要、快要之意。◎[43]先其时坚束其处：在疟疾即将发作之前，用线把四肢末端扎紧。束，绑、捆。◎[44]孙络：指细小的络脉。◎[45]邪气与卫气客

帝曰：疟不发，其应何如？

岐伯曰：疟气者，必更盛更虚。当气之所在也，病在阳，则热而脉躁；在阴，则寒而脉静；极则阴阳俱衰，卫气相离，故病得休；卫气集，则复病也。

帝曰：时有间二日或至数日发，或渴或不渴，其故何也？

岐伯曰：其间日者，邪气与卫气客于六腑[45]，而有时相失[46]，不能相得，故休数日乃作也。疟者，阴阳更胜也，或甚或不甚，故或渴或不渴。

帝曰：论言夏伤于暑，秋必病疟[47]，今疟不必应者何也？

岐伯曰：此应四时者[48]也。其病异形者，反四时也[49]。其以秋病者寒甚[50]，以冬病者寒不甚[51]，以春病者恶风[52]，以夏病者多汗[53]。

黄帝问：疟疾在不发作的时候，它的情况如何呢？

岐伯说：疟疾病邪在人体，必定会使阴阳虚实更替而作。随着邪气所在的不同，而有不同的表现。病邪在阳分，就发热而且脉象躁动；病邪在阴分时，就寒冷而脉静；病到极期，则阴阳二气都衰惫；卫气与邪气相互分离，因此病就得以休止；卫气与邪气相合，则疟病又发作了。

黄帝问：有些疟疾间隔二日，甚至间隔几日才发作，有的发作时口渴，有的口不渴，这是什么原因呢？

岐伯说：那些间隔数日才发作的，是由于邪气和卫气会于风府的时间有时不能吻合，难以相合，所以停歇了几天才又发作。疟疾病，其基本病机是阴阳的更替相胜，有的程度重一些，有的程度轻一些，因此，有的人口渴，有的人口不渴。

黄帝问：医经上说夏季伤于暑邪，秋季必定要患疟疾。但是，现在有些疟病并不是这样的，又是什么道理？

岐伯说：医经所言夏伤于暑，秋必病疟，是指和四时发病规律相应的情况。也有某些疟疾的临床表现不典型，与四时的发病规律不相一致。例如发于秋季的疟疾，寒冷较重；发于冬季的疟疾，寒冷较轻；发于春季的恶风，发于夏季的汗出较多等。

于六腑：邪气与卫气会于风府。日本·丹波元简："考上文，并无客于六腑之说，疑是风府之讹。"◎[46] 相失：指不相吻合，不能按时相会。◎[47] 论言夏伤于暑，秋必病疟：《素问·生气通天论》《素问·阴阳应象大论》以及《灵枢·论疾诊尺》等篇，皆有"夏伤于暑，秋为痎疟"句。◎[48] 应四时者：与四时发病规律相符合。◎[49] 其病异形者，反四时也：某些疟病的临床表现不典型，且与四时的发病规律不一致。◎[50] 以秋病者寒甚：发于秋季的疟疾寒冷症状较突出。◎[51] 以冬病者寒不甚：发于冬季的疟病寒冷症状较轻。◎[52] 以春病者恶风：春季发生的疟病多有恶风。◎[53] 以夏病者多汗：夏季发生的疟病汗出较多。◎[54] 至春则阳气大发：到春天气候渐

帝曰：夫病温疟与寒疟而皆安舍？舍于何脏？

岐伯曰：温疟者，得之冬中于风，寒气藏于骨髓之中，至春则阳气大发[54]，邪气不能自出，因遇大暑，脑髓烁[55]，肌肉消，腠理发泄，或有所用力，邪气与汗皆出，此病藏于肾，其气先从内出之于外也。如是者，阴虚而阳盛，阳盛则热矣，衰则气复反入[56]，入则阳虚，阳虚则寒矣，故先热而后寒，名曰温疟。

帝曰：瘅疟何如？

岐伯曰：瘅疟者，肺素有热，气盛[57]于身，厥逆上冲[58]，中气实[59]而不外泄，因有所用力[60]，腠理开，风寒舍于皮肤之内，分肉之间而发，发则阳气盛，阳气盛而不衰则病矣。其气不及于阴[61]，故但热而不寒，气内藏于心，而外舍于分肉之间，令人消烁脱肉，故命曰瘅疟。

帝曰：善。

黄帝问：患温疟和寒疟病，邪气都是如何侵入的？邪气留藏于那个脏腑？

岐伯回答：温疟病是由于冬季感受风寒，邪气藏伏于骨髓之中；至来年春季阳气生发的时候，邪气仍然不能自行外出；及至夏季，又遇到炎热的暑邪，使人体精神疲倦，头脑昏沉，肌肉消瘦，腠理开泄而汗出；此时若有所劳作，即可使邪气随汗液一起外出。温疟病邪一般伏藏于肾，它发作的时候，邪气是从内而出外的。像这样的病，是阴气先虚而阳气偏盛，阳气盛就发热了；待发热消退时，邪气就又复入于阴分，邪气入阴则阳气虚，阳气虚就寒冷了。所以这种疟病是先发热而后寒冷，名叫"温疟"。

黄帝问：瘅疟怎样呢？

岐伯说：瘅疟是由于肺脏平素就有热，肺气壅盛于里，气逆而上冲，以致胸中气盛不得外泄；此时若有所劳力，腠理开泄，使风寒乘虚入侵，留滞于皮肤之内，分肉之间而发病。发病就阳气偏盛，阳气独盛而不衰减，因此就病瘅疟。这种邪气不入于阴分，所以临床以但发热不寒冷为特征；病邪入内伏藏于心，而外出留连于分肉之间，能消烁人体的肌肉而使其形体瘦消，所以命名为"瘅疟"。

黄帝说：讲得好！

暖，一切生物都有生发的气象，人体机能也随着时令的生气而活跃。◎[55]脑髓烁：由于暑热炽盛，耗气伤阴，而使人精神疲倦，头脑昏沉的状况，似乎脑髓已被销烁。烁，销熔也。◎[56]衰则气复反入：发热消退时，邪气又复入于阴分。衰，发热消退。气，邪气。◎[57]气盛：因热而肺气壅盛。◎[58]厥逆上冲：气逆上冲。厥，逆。◎[59]中气实：因肺热而胸中气机壅塞。◎[60]有所用力：体劳过度，而劳伤形体。◎[61]其气不及于阴：邪气独盛于阳分而不入于阴分。

素问·刺疟^[1]篇第三十六

足太阳之疟，令人腰痛头重，寒从背起，先寒后热，熇熇暍暍然^[2]，热止汗出，难已，刺郄中^[3]出血。

足少阳之疟，令人身体解㑊^[4]，寒不甚，热不甚，恶见人，见人心惕惕然^[5]，热多汗出甚，刺足少阳^[6]。

足阳明之疟，令人先寒，洒淅洒淅，寒甚久乃热，热去汗出，喜见日月光火气乃快然，刺足阳明跗上^[7]。

足太阳经的疟疾，使人腰痛头重，寒冷从背脊开始，先寒冷而后发热，热势十分炽盛，发热停止时就出汗。这种疟疾，难以痊愈，治疗可针刺委中穴并放血。

足少阳经的疟疾，使人身体倦怠，乏困无力，寒冷及发热都不太严重，害怕见到人，看见人就感到心中恐惧，发热的时间比较长，汗出也较多。治疗可针刺足少阳经的侠溪穴。

足阳明经的疟疾，使人先觉寒冷，全身冷噤，寒冷持续很长时间才发热，退热时出汗；病人喜欢见到日月亮光及火光，如果看见亮光及火光就感到很舒服。治疗这种疟疾，可针刺足阳明经足背的冲阳穴。

---

[1] 刺疟：本篇承接"疟论篇"论述针刺治疗疟疾的方法，并重点记述了六经疟和脏腑疟的症状、刺法，故名。◎ [2] 熇熇（hè 贺）暍暍（yē 耶）然：指热势盛极的样子。◎ [3] 刺郄（xì 戏）中：针刺委中穴。委中穴，位于腘窝中央。◎ [4] 解㑊（yì 易）：四肢懈怠，懒于活动的病症。◎ [5] 惕惕然：恐惧的样子。◎ [6] 刺足少阳：可针刺足少阳经的侠溪穴。◎ [7] 刺足阳明跗上：可针

足太阴之疟，令人不乐，好大息[8]，不嗜食，多寒热汗出，病至则善呕，呕已乃衰，即取之[9]。

足少阴之疟，令人呕吐甚，多寒热，热多寒少，欲闭户牖而处，其病难已[10]。

足厥阴之疟，令人腰痛少腹满，小便不利如癃状，非癃也，数便[11]，意恐惧，气不足，腹中悒悒[12]，刺足厥阴。

肺疟者，令人心寒[13]，寒甚热，热间善惊，如有所见者，刺手太阴阳明[14]。

心疟者，令人烦心甚，欲得清水，反寒多，不甚热，刺手少阴[15]。

肝疟者，令人色苍苍然[16]，太息，其状若死者，刺足厥阴见血。

脾疟者，令人寒，腹中痛，热则肠中鸣，鸣已汗出，刺足太阴。

肾疟者，令人洒洒然[17]，腰脊

足太阴经的疟疾，使人抑郁不乐，常常太息叹气，不想吃饭，寒冷、发热及汗出均多；病发作时就易于呕吐，呕吐过后病才能缓解。治疗这种疟疾，可取足太阴经的穴位刺之。

足少阴经的疟疾，使人呕吐十分剧烈，多有寒冷及发热，但发热多于寒冷，经常喜欢紧闭门窗而独居于暗室中。这种疟疾难以彻底治愈。

足厥阴经的疟疾，使人腰痛，少腹胀满，小便不利就如同癃病一样，但并不是癃病，小便次数频繁，内心恐惧，气少不足，腹中很不畅快。治疗这种疟疾，可针刺足厥阴经的太冲等穴。

患肺疟病，使人感到心中发冷，寒冷极甚后则发热，高热的过程中易于发惊，似乎见到了可怕的东西。治疗肺疟，宜针刺手太阴肺经的列缺穴，手阳明大肠经的合谷穴。

患心疟病，使人心烦很严重，想喝冷水，但是却反见寒冷多，发热不太重。治疗心疟，宜针刺手少阴心经的神门、少海等穴。

患肝疟病，使人面色发青，善于太息，其面色青晦就如同死人状。治疗肝疟，宜针刺足厥阴肝经的穴位，并刺络放血。

患脾疟病，使人寒冷，腹中疼痛，发热时就感到腹中鸣响，腹中鸣响过后即出汗。治疗脾疟，宜针刺足太阴脾经的商丘、大都等穴。

患肾疟病，使人洒洒然寒冷，使腰脊疼

刺足阳明经足背之冲阳穴。◎[8]好大息：患者喜欢深长呼吸。大息，亦即太息，又称叹大气。◎[9]即取之：选取足太阴经的腧穴治之。◎[10]其病难已：该病难以痊愈。◎[11]数便：小便次数频繁。◎[12]悒悒（yì易）：不畅快的样子。◎[13]心寒：心里感觉发冷。◎[14]刺手太阴阳明：可刺太阴经的列缺穴、手阳明经的合谷穴。◎[15]刺手少阴：可针刺手少阴心经的神门、少海等穴。◎[16]苍苍然：面色呈深青色。◎[17]洒洒然：形容寒冷的样子。◎[18]宛转：即

—204—

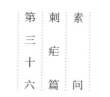

痛宛转[18]，大便难，目眴眴然[19]，手足寒，刺足太阳少阴[20]。

胃疟者，令人且病也，善饥而不能食，食而支满[21]腹大，刺足阳明太阴横脉[22]出血。

疟发身方热，刺跗上动脉[23]，开其空[24]，出其血，立寒。疟方欲寒，刺手阳明太阴、足阳明太阴[25]。

疟脉满大，急刺背俞，用中针，傍伍胠俞各一[26]，适肥瘦出其血也。疟脉小实，急灸胫少阴，刺指井[27]。疟脉满大，急刺背俞，用五胠俞背俞各一，适行至于血也。疟脉缓大虚，便宜用药，不宜用针[28]。凡治疟先发，如食顷乃可以治[29]，过之则失时也。诸疟

痛而难以转侧，大便困难，目眩且视物不清，手足不温。治疗肾疟，宜针刺足太阳经的委中穴，足少阴肾经的大钟、太溪穴等。

患胃疟病，使人在发病之前，常感到饥饿但又不能进食，吃东西以后，就感到腹中支撑胀满，肚腹胀大。治疗胃疟，宜针刺足阳明经的足三里、解溪、厉兑穴，并刺足太阴脾经的商丘穴放血。

疟疾发作，身体正发热时，针刺足背上的动脉（冲阳穴），开其孔穴，放出其血，立即可使热退身凉。疟疾发作，刚要发冷的时候，可针刺手阳明经、手太阴经、足阳明经、足太阴经的穴位。

疟疾病人的脉搏满大而急，可刺背部的俞穴。用中号针刺伍俞左右各取一穴，并根据病人的胖瘦情况掌握进针的深度，刺出其血。疟疾病人的脉搏小实而急者，可灸足胫部足少阴经的复溜穴，并针刺足太阳经趾端的井穴至阴。疟疾病人的脉搏满大而急者，刺背部的俞穴，宜选用五俞、背俞各一穴，并根据病人肥瘦体质状况，刺之出血。疟疾病人的脉搏缓大而虚者，就应该采用汤药内服法，不宜采用针刺治疗。一般治疗疟疾，应在疟病发作之前大约一顿饭的时候，才可给予治疗，疗效较好；

转侧。◎［19］目眴眴（xuàn绚）然：目眩而不明的样子。眴，同"眩"。◎［20］刺足太阳少阴：可刺足太阳经的委中穴，足少阴经的大钟、太溪穴。◎［21］支满：支撑胀满。◎［22］刺足阳明太阴横脉：针刺足阳明经之厉兑、解溪、足三里，足太阴经之商丘等。◎［23］刺跗上动脉：针刺足背冲阳穴，属足阳明胃经穴。◎［24］空：通"孔"，指孔穴，腧穴。◎［25］刺手阳明太阴、足阳明太阴：根据病情，灵活地选取手阳明大肠经、手太阴肺经、足阳明胃经、足太阴脾经的经穴刺之。◎［26］用中针，傍伍胠俞各一：用中号针刺伍胠俞穴，左右各取一穴。胠，腋下胁上的部位。傍，靠近。傍五胠俞，即背部五脏俞穴的两旁，靠近脊柱一侧的五个腧穴：魄户、神堂、魂门、意舍、志室。◎［27］灸胫少阴，刺指井：灸小腿部足少阴经的复溜穴，针刺足太阳经的井穴至阴（位于足小趾端外侧）。◎［28］疟脉缓大虚，便宜用药，不宜用针：疟病患者，见脉象缓大而虚，为血气俱虚之征，不可施以针刺疗法，而宜采取药物内服调理。◎［29］凡治疟先发，如食顷乃可以治：

而脉不见[30]，刺十指间出血，血去必已，先视身之赤如小豆者尽取之。

十二疟者[31]，其发各不同时，察其病形，以知其何脉之病也。先其发时如食顷而刺之，一刺则衰，二刺则知，三刺则已。不已，刺舌下两脉出血；不已，刺郄中盛经[32]出血，又刺项已下侠脊者[33]必已。舌下两脉者，廉泉[34]也。

刺疟者，必先问其病之所先发者，先刺之。先头痛及重者，先刺头上及两额两眉间[35]出血。先项背痛者，先刺之[36]。先腰脊痛者，先刺郄中出血。先手臂痛者，先刺手少阴阳明十指间。先足胫酸痛者，先刺足阳明十指间出血。

过了这个时间，就失去了治疗的时机，肯定无效。各种疟疾病人，如果脉搏沉伏不见者，可急刺十指间并放血，出血后病情即可缓解；并观察全身皮肤，若见肌肤上有小豆般大小的红点，都全部用针刺去。

上面所讲的十二种疟疾，它们发作的时间、临床表现各不相同，通过观察其发作的症状，就可以判断疟病发于哪条经脉，是哪个脏腑的病变。治疗时应掌握在发病之前的一顿饭的时候予以针刺的方法；针刺一次就可使病势衰减，针刺两次后就可以见到明显的效果，一般针刺三次就能痊愈。假如疟病未愈，可以再刺舌下两脉，并放出血；要是仍未痊愈，就刺足太阳经委中穴放血，同时针刺项部以下脊柱两侧的穴位。经过这样处理，就一定能够治愈。前面所说的"舌下两脉"，即就是廉泉穴。

针刺治疗疟疾，一定要首先了解疾病发作时最早出现症状的部位，给予先刺。例如，先有头痛以及头重者，就首先针刺头上部的上星、百会穴，两额部的悬颅穴，两眉间的攒竹穴并放血。先出现项背部疼痛的，就先针刺项部及背部的穴位。先有腰脊疼痛者，就先针刺委中并放血。先有手臂疼痛者，就先针刺手少阴经、手阳明经位于十指间的穴位。先出现下肢小腿部痛者，就先针刺足阳明经位于十趾间的穴位并放血。

疟疾病的治疗应掌握其治疗的有利时机。一般在疟疾发作之前大约一顿饭的时候，是针刺、服药的最佳时机。如食顷，约吃一顿饭的时间。◎[30]脉不见：邪盛阻遏，而脉搏沉伏不显。◎[31]十二疟者：指上述六经疟、五脏疟及胃疟，共计十二种病。◎[32]刺郄中盛经：针刺足太阳经腘窝中央的委中穴。盛经，指足太阳经。◎[33]刺项已下侠脊者：指针刺项部以下脊柱两侧的穴位。已，通"以"。侠，通"夹"。侠脊，即脊柱两侧。◎[34]廉泉：经穴名，又名舌本、本池。属任脉。位于前正中线上，喉结上方与舌骨下方之间的凹陷处。◎[35]刺头上及两额两眉间：针刺头顶部的上星、百会穴，两额部的悬颅穴，两眉间的攒竹穴。◎[36]先刺之：谓先针刺项背部的穴位，如风

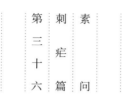

风疟，疟发则汗出恶风，刺三阳经背俞[37]之血者。

胻[38]酸痛甚，按之不可，名曰胕髓病[39]，以镵针[40]针绝骨[41]出血，立已。身体小痛，刺至阴。诸阴之井无出血，间日一刺。疟不渴，间日而作，刺足太阳。渴而间日作，刺足少阳。温疟汗不出，为五十九刺[42]。

风疟病患者，疟疾发作就汗出而恶风。治疗宜针刺三阳经位于背部的俞穴并出血。

小腿部痛较重，甚则按之尤甚而拒按者，名叫"胕髓病"。治疗可用镵针刺绝骨穴，并放血，可使病情立即减轻。身体轻微有些疼痛，可针刺至阴穴。不过应注意，一般针刺各阴经的井穴时不可出血，并且应隔日一刺。疟疾病口不渴，隔日而发作者，可针刺足太阳经穴位；如果口渴而隔日发者，就针刺足少阳经穴位。患温疟病不出汗的，可采用"五十九刺"法。

池、风府、大杼、神道等穴。◎[37]刺三阳经背俞：针刺足三阳在背部的俞穴，如膀胱俞、胃俞、胆俞，这些穴位皆位于足太阳经。◎[38]胻（héng 横）：胫骨。◎[39]胕髓病：清·高世栻："胻酸痛甚，因风而酸痛也；按之不可，痛在骨也；髓藏于骨，故名曰胕髓病。"◎[40]镵（chán 馋）针：九针之一。详见《灵枢·九针十二原》。◎[41]绝骨：穴名，又名悬钟。属足少阳胆经，位于外踝上三寸，腓骨后缘。为八会穴之髓会。◎[42]五十九刺：指治疗热病的五十九个穴位。详见《素问·水热穴论》。

素问·气厥论[1] 篇第三十七

黄帝问曰：五脏六腑，寒热相移[2]者何？

岐伯曰：肾移寒于肝[3]，痈肿，少气[4]。脾移寒于肝，痈肿，筋挛[5]。肝移寒于心，狂[6]，隔中[7]。心移寒于肺，肺消[8]。肺消者，饮一溲二，死不治[9]。肺移寒于肾，为

黄帝问道：五脏六腑的寒热之邪互相转移及其致病的情况是怎样的呢？

岐伯回答说：五脏六腑之寒邪的转移规律及其致病的情况为：肾脏的寒邪转移到脾脏，造成痈疽、浮肿及阳虚气少等病；脾脏的寒邪转移到肝脏，造成痈疽、浮肿及筋脉抽搐等病；肝脏的寒邪转移到心脏，造成神昏发狂及饮食隔阻、食入又吐等病；心脏的寒邪转移到肺脏，造成肺消之病。肺消病的典型症状，是患者凡饮水一份，就排尿两份，预后必死，无法医治；肺脏的寒邪转移到肾，造成涌水之病。涌水病的症状特点，

[1]气厥论：气，指气机。厥，指逆乱、失常。本篇主要讨论因气机逆乱致寒热相移而产生一系列病证的道理。◎[2]移：转移；传变。◎[3]肝：当作"脾"。《太素》《甲乙经》俱作"脾"。◎[4]痈肿，少气：明·张介宾："痈者，壅也。肾以寒水之气反传所不胜，侵侮脾土，故壅为浮肿；少气者，寒盛则阳虚于下，阳虚则无以化气也。"◎[5]痈肿，筋挛：唐·杨上善："脾将寒气与肝，肝气壅遏不通，故为痈肿；肝主筋，故病筋挛。"挛，抽搐。◎[6]狂：唐·杨上善："肝将寒气与心，心得寒气，热盛神乱，故狂。"◎[7]隔中：《灵枢·邪气脏腑病形》："隔中，食饮入而还出，后沃沫。"◎[8]肺消：明·张介宾："心火不足则不能温养肺金，肺气不温则不能行化津液，故饮虽一而溲（小便）则倍之。夫肺者，水之母也。水去多，则肺气从而索矣，故曰肺消。门户失守，本元日竭，故死不能治。"◎[9]饮一溲二，死不治：清·尤怡："肺居上焦而司气化，肺热则不肃，不肃则水不下；肺寒则气不化，不化则水不布，不特所饮之水直趋而下，且并身中所有之津，尽从下趋之

涌水[10]。涌水者,按腹不坚,水气客[11]于大肠,疾行则鸣濯濯[12]如囊裹浆,水之病也。

脾移热于肝,则为惊衄[13]。肝移热于心,则死。心移热于肺,传为鬲消[14]。肺移热于肾,传为柔痓[15]。

肾移热于脾,传为虚,肠澼[16]死,不可治。胞[17]移热于膀胱,则癃[18],溺[19]血。膀胱移热于小肠,鬲肠不便,上为口糜[20]。

小肠移热于大肠,为虑瘕[21],为沉[22]。大肠移热于胃,善食而瘦入[23],谓之食亦[24]。胃移热于胆,亦曰食亦。胆移

是在按压患者的腹部时,感觉很不坚实,有水气留滞在大肠之内。患者如果快步行走,肠中就会发出激荡流动的声音,就像装着水浆的皮囊在摇晃时发出的声音一样,这是水邪造成的病。

五脏六腑之热邪的转移规律及其致病的情况为:脾脏的热邪转移到肝脏,造成惊悸和鼻中出血等病;肝脏的热邪转移到心脏,如果发生这种转移,患者就会死亡;心脏的热邪转移到肺脏,时间久了就会演变为膈上烦热、多饮多尿为膈消之病;肺脏的热邪转移到肾脏,时间久了就会演变为筋脉拘挛强直的柔痓之病。

肾脏的热邪转移到脾脏,时间久了就会造成气虚、痢疾等病。如果气虚之下又患痢疾,病人就一定会死,无法救治。阴胞的热邪转移到膀胱的时候,患者就会出现小便不利和尿血的病变;膀胱的热邪转移到小肠的时候,就会使肠道阻塞、大便不通而热邪上行,造成口舌糜烂的病。

小肠的热邪转移到大肠的时候,就会造成小腹积块的伏瘕及痔疮等病;大肠的热邪转移到胃的时候,患者就会出现能吃能喝可是身体反而消瘦的病变,这种病叫做食亦;胃中的热邪转移到胆的时候,造成的病变也叫做食亦;胆中的热邪

势,有降无升,生气乃息,故曰'饮一溲二,死不治。'"◎[10]涌水:明·张介宾:"涌水者,水自下而上,如泉之涌也。水者,阴气也。其本在肾,其末在肺。肺移寒于肾,则阳气不化于下。阳气不化,则水泛为邪而客于大肠,以大肠为肺之合也。"◎[11]客:侵入,留滞。◎[12]濯濯(zhuó浊):象声词,水在腹腔或肠间流动的声音。◎[13]衄(nù女):鼻中出血。◎[14]鬲消:病名。明·张介宾:"鬲消者,鬲上焦烦,饮水多而善消也。"鬲,通"膈",指胸膈。◎[15]柔痓(zhì志):筋脉拘挛强直的病证。◎[16]肠澼(pì屁):痢疾。◎[17]胞:阴胞,在男子为精室,在女子为子宫。◎[18]癃(lóng龙):小便不利。◎[19]溺(niào尿):同"尿"。◎[20]糜(mí迷):通"糜",糜烂。◎[21]虑瘕(fú jiǎ伏假):因大肠热结、大便秘涩不通而见之小腹结块的病症。虑,通"伏",隐伏。瘕,腹中块。◎[22]沉:清·张志聪:"痔也。"◎[23]入:当为衍文。◎[24]食亦:因大肠移热于胃,胃热消谷所致的善食而瘦、肢体懈怠的病证。亦,通

热于脑，则辛颎[25]鼻渊。鼻渊者，浊涕下不止也，传为衄蔑瞑目[26]，故得之气厥[27]也。

转移到脑的时候，患者的鼻梁中就会有辛辣的感觉而成为鼻渊之病。鼻渊病的症状特点，是除过鼻梁中有辛辣的感觉之外，主要为混浊的鼻涕不断流出，如果日久不愈，就会演变为鼻中出血和目昏不明等病，这是由于气机逆乱的原因造成的。

"你"，懈怠。◎ [25] 辛颎（è遏）：鼻梁内有辛辣之感。◎ [26] 衄蔑（miè灭）瞑目：衄蔑，泛指鼻血。瞑目，指目昏不明。◎ [27] 气厥：气机逆乱。

素问·咳论[1] 篇第三十八

黄帝问曰：肺之令人咳何也？

岐伯对曰：五脏六腑皆令人咳，非独肺也。

帝曰：愿闻其状。

岐伯曰：皮毛者，肺之合也。皮毛先受邪气，邪气以从其合[2]也。其寒饮食入胃[3]，从肺脉上至于肺则肺寒，肺寒则外内合邪，因而客之[4]，则为肺咳。五脏各以其时受病，非其时各传以与之[5]。

黄帝问道：肺脏有病，就会使人咳嗽，这是什么原因呢？

岐伯回答说：五脏六腑有病，都会使人咳嗽，而不仅仅是肺脏有病才会使人咳嗽的。

黄帝说：希望听听其中的道理。

岐伯回答说：在表的皮毛，是与在里的肺脏相配合的。皮毛首先感受了邪气以后，邪气就会进而侵袭皮毛所配合的肺脏。人如果进用了寒冷的饮食，其寒气就会随着肺脉而上行到肺，导致肺脏受寒。肺脏受寒以后，这由内而生的寒气就会与自外侵入的邪气两相结合，于是就留滞于肺，造成肺咳。肺脏如果不是在它相应的时令中发生了咳嗽，就是由于五脏在各自相应的时令中受邪发病以后，分别传给肺脏而造成的。

---

[1] 咳论：本篇主要讨论咳嗽的病因、病机、症状、分类、传变规律及治疗原则，故名。◎ [2] 邪气以从其合：谓邪气就会进而侵害皮毛所配合的肺脏。合，指皮毛所与配合的脏器即肺脏。◎ [3] 其寒饮食入胃：明·张介宾："肺脉起于中焦，循胃口，上膈属肺，故胃中饮食之寒，从肺脉上于肺也。所谓形寒寒饮则伤肺，正此节之谓。"其，如果。◎ [4] 因而客之：于是就留滞于肺。客，用作动词，留止，留滞。之，指肺脏。◎ [5] 五脏各以其时受病，非其时各传以与之：肺脏如果不是在它相应的时令中发生了咳嗽，就是由于五脏在各自相应的时令中受邪发病以后，分别传给肺脏而造成的。非其时，指不是肺脏相应的时令。按：五脏与时令的对应关系为：肝应春，心应夏，脾应长

人与天地相参[6]，故五脏各以治时[7]感于寒则受病，微则为咳，甚者为泄、为痛[8]。乘秋则肺先受邪[9]，乘春则肝先受之，乘夏则心先受之，乘至阴[10]则脾先受之，乘冬则肾先受之。

帝曰：何以异[11]之？

岐伯曰：肺咳之状，咳而喘息有音，甚则唾血；心咳之状，咳则心痛，喉中介介[12]如梗状，甚则咽肿喉痹；肝咳之状，咳则两胁下痛，甚则不可以转，转则两胠[13]下满；脾咳之状，咳则右胁下痛，阴阴[14]引肩背，甚则不可以动，动则咳剧；肾咳之状，咳则腰背相引而痛，甚则咳涎[15]。

帝曰：六腑之咳奈何？安所受病？

人体与天地万物乃是相应的，所以五脏在各自当旺的时令中感受了寒邪之后，就都会发病。如果病情轻微，就会发为咳嗽；如果病情较重，就会出现泻泄、疼痛等症。一般来说，人体在四季中受邪而发为咳嗽的情况为：在秋天，是肺脏首先受邪而直接发为咳嗽；在春天，是肝脏首先受邪，然后传到肺脏而发为咳嗽；在夏天，是心脏首先受邪，然后传到肺脏而发为咳嗽；在长夏，是脾脏首先受邪，然后传到肺脏而发为咳嗽；在冬天，是肾脏首先受邪，然后传到肺脏而发为咳嗽。

黄帝问道：怎样区分它们呢？

岐伯回答说：肺咳的症状，是咳嗽伴见气喘有声。其严重者，是并见咯血；心咳的症状，是一咳嗽就心痛，喉咙像有硬物卡着一样。其严重者，为并见咽喉肿痛，甚至壅塞不通；肝咳的症状，是一咳嗽就引起两胁下部疼痛。其严重者，是导致腰身不能转侧，如果转侧，就会使两胠之下感到满胀；脾咳的症状，是一咳嗽就右胁下部隐隐作痛，并牵引得肩背也随之疼痛。其严重者，是使得患者不能活动，如果活动，就会使咳嗽加剧；肾咳的症状，是一咳嗽就使得腰背互相牵引而痛。其严重者，为咳唾痰涎。

黄帝问道：六腑之咳各是怎样的情况？各是从什么地方受邪发病的？

夏，肺应秋，肾应冬。◎[6]相参：相合，相应。◎[7]以治时：在当旺的时令中。以，在。治，谓当旺。◎[8]微则为咳，甚则为泄、为痛：咳病单纯者仅见咳嗽，咳病严重深入于脏腑，若咳而且兼有疼痛症状者病在五脏，如"心咳……咳而心痛""肝咳……咳而两胁下痛"等；若咳病深入于六腑，则咳兼有物从体内排出（即"泄"），如"胃咳之状，咳而呕，呕甚则长虫出""大肠咳状，咳而遗矢""膀胱咳状，咳而遗溺"等。微，病轻、病情单纯；甚，病重、病情复杂。显然，"痛""泄"是咳嗽部位在脏、在腑的鉴别要点。◎[9]乘：介词，在，当……的时候。◎[10]至阴：指长夏。◎[11]异：区分。◎[12]介介：明·吴昆："坚硬而有妨碍之意。"◎[13]胠（qū驱）：腋下胁上的部位。◎[14]阴阴：即隐隐。阴，通"隐"。◎[15]咳涎：咳唾痰涎。◎[16]长虫：指蛔岐伯曰：五脏之久咳，乃移于六腑。脾咳不已，则胃受之；胃咳之状，咳而呕，呕甚则长虫[16]出。肝咳不已，则胆受之；胆咳之状，咳呕胆汁。肺咳不已，则大肠受之；大肠咳状，咳而遗失[17]。心咳不已，则小肠受之；小肠咳状，咳而失气[18]，气与咳俱失。肾咳不已，则膀胱受之；膀胱咳状，咳而遗溺[19]。久咳不已，则三焦受之；三焦咳状，咳而腹满，不欲食饮。此皆聚于胃，关于肺[20]，使人多涕唾而面浮肿气逆也[21]。

帝曰：治之奈何？

岐伯曰：治脏者治其俞，治腑者治其合[22]，浮肿者治其经[23]。

帝曰：善。

岐伯回答说：五脏之咳日久不愈，其邪就会分别传到六腑而导致六腑之咳。脾咳日久不愈，其邪就会传到胃而导致胃咳。胃咳的症状，是咳嗽呕吐如果严重，胃中的蛔虫就会随咳吐而出；肝咳日久不愈，其邪就会传到胆而导致胆咳。胆咳的症状，是又咳又吐并吐出胆汁；肺咳日久不愈，其邪就会传到大肠而导致大肠咳。大肠咳的症状，是一咳嗽就遗屎；心咳日久不愈，其邪就会传到小肠而导致小肠咳。小肠咳的症状，是一咳嗽就放屁，咳嗽一停则放屁亦止；肾咳日久不愈，其邪就会传到膀胱而导致膀胱咳。膀胱咳的症状，是一咳嗽就遗尿；脏腑之咳日久不愈，其邪就会传到三焦而导致三焦咳。三焦咳的症状，是一咳嗽就感到腹部胀满，不思饮食。总而言之，五脏六腑之咳，都和胃、肺有着密切而重要的关系。因为胃是五脏六腑之海，肺则主管一身之气，无论哪一脏器受邪发病，其邪都会聚于胃中，然后循着肺脉而上行到肺脏，使气机受到侵害而发为咳嗽。也因为这样，才会使人在咳嗽的同时，并见多涕、多痰、面目浮肿甚至气逆等症。

黄帝问道：治疗咳嗽的大法是什么呢？

岐伯回答说：治疗五脏之咳，需刺治其输穴；治疗六腑之咳，需刺治其合穴；治疗咳嗽浮肿，需刺治脏腑的经穴。

黄帝叹道：讲得好！

虫。◎[17]遗失：遗屎，大便失禁。失，当作"矢"，通"屎"。◎[18]失气：放屁。◎[19]溺（niào尿）：同"尿"。◎[20]此皆聚于胃，关于肺：指出咳病的病机关键在于肺和胃，与前文"寒饮食入胃，从肺脉上至於肺，则肺寒，肺寒则外内合邪，因而客之，则为肺咳"相呼应，既突出了咳病发生与肺胃的密切关系，又说明咳病的发生不外外感（"关于肺"）和内伤（"聚于胃"）两端。这就是《医学三字经》所指出的那样，"《内经》虽分五脏诸咳，而尤所重者，在'聚于胃，关于胃'六字"。◎[21]此皆聚于胃，关于肺，使人多涕唾而面浮肿气逆也：明·马莳："夫五脏六腑之咳如此，然皆聚于胃，以胃为五脏六腑之主也；关之于肺，以肺先受邪，而后传之于别脏别腑也；使人多涕唾而面浮肿，皆以气逆于上故耳。此乃脏腑咳疾之总语也。"◎[22]合：指合穴。◎[23]经：指经穴。

素问·举痛论[1] 篇第三十九

　　黄帝问曰：余闻善言天[2]者，必有验于人[3]；善言古者，必有合于今；善言人[4]者，必有厌于己[5]。如此，则道不惑而要数极[6]，所谓明也。今余问于夫子，令言而可知[7]，视而可见[8]，扪而可得[9]，令验于己而发蒙解惑[10]，可得而闻乎？

　　黄帝问道：我曾听说善于谈论天地阴阳变化规律的，必定要联系到人身，并且在人体上得到检验和证明；善于谈论前代往事的，必定要联系当代的实际；善于探讨人的生理及病理的，必定要结合自己的认识。只有这样，才能对事物的变化规律有明晰的认识，对问题的关键有透彻的理解，才算得上是明达事理的人。今天，我要向先生求教的是临床通过问诊、望诊、切诊而了解病情的情况，使我听了以后能有体验，启发蒙昧，解除疑惑。不知你能告诉我吗？

[1]举痛论：本篇以寒邪客于脏腑经脉所引起的多种疼痛为例，突出了问诊、望诊、切诊在临证时的具体应用及其意义。对怒、喜、悲、恐、惊、思、寒、热、劳等九种致病因素所产生的病机和症状进行了讨论。由于本篇主要列举并论述了多种疼痛病症，故名。◎[2]善言天：善于谈论天地阴阳变化规律。言，谈论、讨论。天，指天地阴阳自然之理。◎[3]验于人：联系到人身，在人体上得到检验和证明。◎[4]善言人：善于讨论人身形骸、脏腑等生理功能以及病理变化。◎[5]厌于己：必须联系自己的认识。厌，合也。◎[6]道不惑而要数极：对问题的认识明确，对事物变化的规律掌握十分透彻。道，指规律、道理。要数，指要理、大理。极，透彻之意。◎[7]言而可知：通过问诊，可以了解到的病情。◎[8]视而可见：通过望诊，可以了解到的病情。◎[9]扪（mén门）而可得：指通过切诊，可以了解到的病情。扪，摸、按之意。◎[10]发蒙解惑：启发蒙昧，解

岐伯再拜稽首对曰：何道之问也？

帝曰：愿闻人之五脏卒痛[11]，何气使然？

岐伯对曰：经脉流行不止，环周不休，寒气入经而稽迟[12]，泣而不行[13]，客于脉外[14]则血少，客于脉中则气不通，故卒然而痛。

帝曰：其痛或卒然而止者，或痛甚不休者，或痛甚不可按者，或按之而痛止者，或按之无益者，或喘动应手[15]者，或心与背相引而痛者，或胁肋与少腹相引而痛者，或腹痛引阴股[16]者，或痛宿昔[17]而成积者，或卒然痛死不知人、有少间复生者，或痛而呕者，或腹痛而后泄者，或痛而闭不通者，凡此诸痛，各不同形，别之奈何？

岐伯曰：寒气客于脉外则脉寒，脉寒则缩蜷[18]，缩蜷则脉绌急[19]，绌急则外引小络，故卒然而痛，得炅[20]则痛立止；因重中于寒，则痛久矣。

岐伯拜了两拜回答说：你想了解哪些问题？

黄帝问道：我想知道人的五脏突然疼痛，这是什么邪气导致的？

岐伯回答道：人体经脉内的气血不停地运行于全身，循环往复而没有停止的时候。如果寒邪侵入经脉，就会使气血的流行迟滞不畅，甚至凝涩而不行；假如寒邪侵袭在经脉之外，则使外部的血液减少；侵入经脉之中，则使脉气不能畅通，于是就突然发生疼痛了。

黄帝又问：腹部疼痛，有的突然自行停止了，有的疼痛剧烈而持续不减，有的剧烈疼痛不可揉按，有的得到揉按可使疼痛缓解，有的揉按疼痛不减，有的腹痛揣之筑动应手，有的前心与后背相互牵引而痛，有的胁肋与少腹部相互牵引而痛，有的腹痛可牵引到大腿内侧，有的腹痛日久形成积块，有突然剧痛，以致昏厥不知人事，稍停片刻才苏醒的，有的腹痛而伴见呕吐，有的腹痛而伴泄泻，有的腹痛而伴大便闭结不通等。上述各种腹痛，症状都不相同，临床应如何辨别呢？

岐伯回答道：寒邪侵袭于经脉之外，则使经脉受寒，经脉受寒就收缩弯曲，收缩弯曲则屈曲拘急，因而牵引在外的细小脉络，所以就突然发生疼痛；不过这种疼痛只要得到温暖，就会立即停止。如果多次受到寒邪的侵袭，那么疼痛就变成久病了。

除疑惑。◎[11]卒痛：突然发生疼痛。卒，通"猝"。◎[12]稽迟：指留止不行。◎[13]泣而不行：涩滞而运行不畅。泣，音义同"涩"。◎[14]客于脉外：指侵犯脉外。客，侵犯、停留。◎[15]喘动应手：腹中筑动，揣之应手。喘，疑是"揣"之误。◎[16]阴股：大腿内侧。◎[17]痛宿昔：疼痛日久之意。◎[18]缩蜷：收缩弯曲。◎[19]绌急：屈曲拘急之状。◎[20]炅（jiǒng 炯）：

全注全译黄帝内经

寒气客于经脉之中，与炅气相薄则脉满，满则痛而不可按也，寒气稽留，炅气从上[21]，则脉充大而血气乱，故痛甚不可按也。

寒气客于肠胃之间，膜原[22]之下，血不得散，小络急引故痛，按之则血气散，故按之痛止。寒气客于侠脊之脉[23]，则深按之不能及，故按之无益也。

寒气客于冲脉，冲脉起于关元[24]，随腹直上，寒气客则脉不通，脉不通则气因之，故喘动应手矣。

寒气客于背俞之脉[25]则脉泣，脉泣则血虚，血虚则痛，其俞注于心，故相引而痛；按之则热气至，热气至则痛止矣。

寒气客于厥阴之脉，厥阴之脉者，络阴器系于肝，寒气客于脉中，则血泣脉急，故胁肋与少腹相引痛矣。厥气[26]客于阴股，寒气上及少腹，血泣在下相引，故腹痛引阴股。

寒邪侵入经脉之中，与人体原有的热气相互交迫，则使经脉满盛，满盛为实，所以疼痛不休而拒按。寒邪留滞，热气与寒气交迫，则使经脉充盈扩大，血气运行紊乱，所以疼痛剧烈而不可触按。

寒邪侵袭肠胃之间，留滞于膜原之下，以致阴血郁滞不能散行，细小的络脉拘急牵引，所以发生疼痛。用手按揉，可使血气散行，因此这种疼痛按揉后即减轻。如果寒邪侵入夹脊之脉，虽然重按也不能到达病所，所以按揉无益，疼痛不减。

冲脉起于小腹关元穴，沿着腹部直向上行。如果寒邪侵犯冲脉，则使冲脉不得畅通，血脉不通则气也随之不通，所以腹痛，揣之有搏动应手的感觉。

寒邪侵入背俞之脉，导致血脉涩滞；血脉涩滞则血虚，血虚失养就发生疼痛。由于背俞内通于心，所以疼痛可以牵引到心。经过按揉可使阳气通达，阳通得温则可使疼痛缓解。

寒邪侵入厥阴经脉，厥阴经脉环络外生殖器，上系于肝脏。寒邪侵犯厥阴肝脉，就使血液凝涩不畅，筋脉牵急，所以出现胁肋和少腹相互牵引疼痛了。寒逆之邪气侵入阴股，寒邪上行至少腹，血液凝涩在下，上下相互牵引，所以腹痛时连及阴股。

唐·王冰："炅，热也。"◎[21]炅气从上：热气与寒气交迫。上，疑为"之"之误。◎[22]膜原：膈膜与膈肌之间的部位。◎[23]侠（jiā加）脊之脉：明·张介宾："侠脊者，足太阳经也。其最深者，则伏冲、伏膂之脉。"侠，通"夹"。◎[24]关元：穴名。属任脉，位于脐下三寸处。◎[25]背俞之脉：指足太阳经。◎[26]厥气：指寒逆之气。◎[27]大经：指较大的经脉。◎[28]厥逆上寒气客于小肠膜原之间，络血之中，血泣不得注于大经[27]，血气稽留不得行，故宿昔而成积矣。

寒气客于五脏，厥逆上泄[28]，阴气竭，阳气未入，故卒然痛死不知人，气复反则生矣。

寒气客于肠胃，厥逆上出，故痛而呕也。寒气客于小肠，小肠不得成聚，故后泄腹痛矣。热气留于小肠，肠中痛，瘅热焦渴，则坚干不得出，故痛而闭不通矣。

帝曰：所谓言而可知者也，视而可见奈何？

岐伯曰：五脏六腑，固尽有部[29]，视其五色，黄赤为热[30]，白为寒[31]，青黑为痛[32]，此所谓视而可见者也。

帝曰：扪而可得奈何？

岐伯曰：视其主病之脉[33]，坚而血及陷下者[34]，皆可扪而得也。

寒邪侵犯小肠和膜原之间，入于络血之中使小络中的血液涩滞，不能流注到大的经脉里去，因此血气留滞不行，所以迁延日久就逐渐淤积了。

寒邪侵犯五脏，则使五脏之逆气向上发越，阴经之气内竭，阳经之气未入，阴阳之气不能接续，所以突然剧痛而昏迷不省人事。如果少时阳气复反，阴阳接续，就可以苏醒了。

寒邪侵犯肠胃，使胃肠之气上逆，所以腹中疼痛伴见呕吐。寒邪侵入小肠，小肠不能受盛化物，泌别清浊，所以出现腹泄下利，腹中疼痛。如果热邪侵犯小肠，病人也会出现腹中疼痛，伴见发热，口舌干燥而渴，大便坚硬干燥不得出，所以腹痛伴见大便闭结不通。

黄帝又问：上述都是通过问诊可以知道的，那么通过望诊又能够了解到哪些情况呢？

岐伯回答说：人的五脏六腑，在面部本来都有各自所主的色诊部位。通过望面部的五色变化，就可以推断其病性病情。例如面部呈黄色和红赤色的，都主热证；面色白的主寒证；面色呈现青黑色的，多主疼痛等。这些就是通过望诊可以了解到的情况。

黄帝问：通过切诊可以了解到的情况有哪些呢？

岐伯说：应看病邪所在的经脉、脉搏坚实、血络之充盈、经脉之陷下等情况，这都是可以通过触摸切诊而观察的。

泄：指厥逆之气上越。◎[29]固尽有部：五脏六腑在面部本来都各有其所主的部位。◎[30]黄赤为热：明·张介宾："黄赤色者，火动于经，故为热。"◎[31]白为寒：阳气衰微，血不上荣，故为寒证。◎[32]青黑为痛：青色及黑色主疼痛。青黑色为气滞血瘀所致，故主疼痛。◎[33]主病之脉：病邪所在之经脉。◎[34]坚而血及陷下者：观察脉搏之坚实、血络之充盈及其下陷等不同情帝曰：善。余知百病生于气^[35]也，怒则气上，喜则气缓^[36]，悲则气消，恐则气下，寒则气收，炅则气泄，惊则气乱，劳则气耗，思则气结，九气不同，何病之生？

岐伯曰：怒则气逆，甚则呕血及飧泄，故气上矣。喜则气和志达，荣卫通利，故气缓矣。悲则心系急，肺布叶举^[37]，而上焦不通，荣卫不散，热气在中，故气消矣。恐则精却^[38]，却则上焦闭，闭则气还，还则下焦胀，故气不行^[39]矣。寒则腠理闭，气不行^[40]，故气收矣^[41]。炅则腠理开，荣卫通，汗大泄，故气泄^[42]。惊则心无所倚，神无所归，虑无所定，故气乱矣。劳则喘息汗出，外内皆越^[43]，故气耗矣。思则心有所存，神有所归，正气留而不行，故气结^[44]矣。

黄帝说：好。我还听说多种疾病的发生，都是由于气的失调所致。如果大怒则使气上逆，大喜则使气舒缓，悲哀则使气消损，恐惧则使气下沉，遇寒则使气收敛，遇热则使气外泄，受惊则使气紊乱，过劳则使气耗散，思虑则使气郁结。上述九种气机失调的病机不同，都会导致哪些疾病呢？

岐伯回答道：大怒则使肝气上逆，严重时可以引起呕血和飧泄，因此说"怒则气上"。喜乐使人心气和顺，志意畅达，营卫之气通利，因此说"喜则气缓"。过度悲哀，则使心系急，肺叶张大，上焦之气不得宣通，营卫之气不得布散，滞于肺中，久而化热，更耗肺气，因此说"悲则气消"。恐惧则使人肾的精气下却，不能上交于心肺，以致上焦之气闭塞；上焦闭塞则气还而滞于下，气滞于下就使下焦胀满，因此说"恐则气下"，即气不上行之意。寒冷能使人腠理闭塞，营卫之气难以运行，因此说"寒则气收"。温热能使人的腠理畅开，营卫通利，阳气随着汗液而外泄，因此说"炅则气泄"。惊骇则使人心无所主持，神无所归宿，思虑无所决定，而心气动荡散乱，因此说"惊则气乱"。劳役太过，就出现喘息和汗出，使人体内、外之正气皆泄越而耗散，因此说"劳则气耗"。思虑太过，就使人的心思经常留存于某一事物，精神也归宿于一处，以致正气留结而不行，因此说"思则气结"。

况。◎[35]百病皆生于气：多种疾病的发生，都是由于气的失调所致。百病，泛指多种疾病。◎[36]气缓：气涣散不收之意。◎[37]肺布叶举：肺叶张大。◎[38]恐则精却：恐惧太过则耗伤肾精。盖肾藏精，恐伤肾。却，退却，此作"耗伤"解。◎[39]气不行：清·高世栻："恐伤肾而上下不交，故气不行；不行者，不行于上也。"◎[40]气不行：《新校正》："按《甲乙经》'气不行'作'营卫不行'"。宜从。◎[41]气收：明·张介宾："寒束于外则玄府闭塞，阳气不能宣达，故收敛于中而不得散也。"◎[42]气泄：热则腠理开而汗大出，气随汗泄。◎[43]外内皆越：人体内外之正气皆泄越。◎[44]气结：气机郁结。

素问·腹中论[1]篇第四十

黄帝问曰：有病心腹满[2]，且食则不能暮食，此为何病？

岐伯对曰：名为鼓胀[3]。

帝曰：治之奈何？

岐伯曰：治之以鸡矢醴[4]，一剂知[5]，二剂已[6]。

帝曰：其时有复发者何也？

岐伯曰：此饮食不节，故时有病也。虽然其病且已，时故[7]当病，气聚于腹也。

黄帝问道：有的人患病后症见脘腹胀满，早上还能进食，到了傍晚则不能进食，这是什么病呢？

岐伯回答说：这种病叫做"鼓胀"。

黄帝问道：应该怎样治疗呢？

岐伯回答说：应该用鸡矢醴进行治疗。一剂就可见效，两剂就可使之痊愈。

黄帝问道：这种病时常还会复发的原因是什么呢？

岐伯回答说：这是由于患者饮食不节的缘故，所以时常还会复发。如果是由于邪气聚在腹中而没有完全驱除的缘故，则在经过治疗以后，虽然将要痊愈了，时过不久也会复发的。

---

[1]腹中论：本篇论述病证如臌胀、血枯、伏梁、热中、消中、厥逆等，因为皆在腹内，故名。◎[2]心腹满：指脘腹胀满。心，指心口处的胃部。◎[3]鼓胀：明·张介宾："鼓胀，内伤脾肾，留滞于中，则心腹胀满，不能再食，其胀如鼓，故名鼓胀。"鼓，即"臌"字旧写。◎[4]鸡矢醴（li 里）：药酒名。矢，通"屎"。◎[5]知：奏效。◎[6]已：痊愈。◎[7]时故：时过不久。

帝曰：有病胸胁支满[8]者，妨于食，病至则先闻腥臊臭[9]，出清液[10]，先[11]唾血，四支清[12]，目眩，时时前后血[13]，病名为何？何以得之？

岐伯曰：病名血枯，此得之年少时，有所大脱血，若醉入房中[14]，气竭肝伤，故月事衰少不来[15]也。

帝曰：治之奈何？复以何术？

岐伯曰：以四乌鲗骨[16]、一蘆茹[17]二物并合之，丸以雀卵[18]，大如小豆，以五丸为后饭[19]，饮以鲍鱼[20]汁，利肠中及伤肝也。

帝曰：病有少腹盛[21]，上下左右皆有根，此为何病？可治不[22]？

岐伯曰：病名曰伏梁[23]。

帝曰：伏梁何因而得之？

岐伯曰：裹大脓血，居肠胃之外，不可治，治之每切按之致死。

黄帝问道：有的人患病后症见胸胁胀满，妨碍饮食，发病以后会首先闻到一股腥臊的气味，然后就流清涕、唾血，感到四肢清冷，出现目眩，大小便时常出血，这种病叫做什么？是什么原因导致的呢？

岐伯回答说：这种病叫做"血枯"，是由于年少的时候，有过大失血的病史而留下了病根，成人后又酒醉行房的原因导致的。有大失血的病史而又酒醉行房，就会使得精气耗尽而肝脏受到严重损伤，从而导致血枯；在女子则表现为月经衰少甚至经闭不行。

黄帝问道：应当怎样治疗呢？要使患者的气血恢复又需采用什么方法呢？

岐伯回答说：将四分乌贼骨、一分蘆茹研细混合，用雀卵拌匀，制成犹如小豆大小的丸药，每次取用五丸，在饭前用鲍鱼汁服下，能通利肠道与治疗肝脏损伤。

黄帝问道：有的人患病后症见少腹实满，感到病位的上下左右全都好像有根蒂一样，这是什么病呢？能不能治愈？

岐伯回答说：这种病叫做"伏梁"。

黄帝问道："伏梁"病是什么原因导致的呢？

岐伯说：我先来回答能否治愈的问题。如果少腹之中裹着大量脓血，盘踞在肠胃之外，就不能治愈，治疗时还常常会因为用重手去按而导致患者死亡。

故，指时间过去。◎[8]支满：犹如有物撑起的胀满，即胀满。支，撑。◎[9]臭（xiù 秀）：气味。◎[10]出清液：流清涕。◎[11]先：清·于鬯："此'先'字当因上文'先'字而衍。"◎[12]四支清：四肢清冷。支，同"肢"。◎[13]前后血：大小便出血。◎[14]入房中：指性交。◎[15]月事衰少不来：月事，月经。不来，指经闭。◎[16]乌鲗（zé 泽）骨：乌鲗骨，药名。乌贼外套膜中的舟状骨板。◎[17]蘆（lú 驴）茹：药名。明·张介宾："亦名茹蘆，即茜草也。气味甘寒无毒，能止血治崩，又能益精气，活血通脉。"◎[18]雀卵：麻雀蛋。能补精益血，可治男子阳萎不举，女子带下血闭等。◎[19]后饭：饭前服下。◎[20]鲍鱼：盐渍鱼，腌鱼。◎[21]少腹盛：小腹实满。盛，满，硬而满。◎[22]不（fǒu 否）：同"否"。◎[23]伏梁：以腹腔有脓帝曰：何以然？

岐伯曰：此下则因[24]阴，必下脓血，上则迫胃脘，生鬲[25]，侠[26]胃脘内痛，此久病也，难治。居齐上为逆[27]，居齐下为从，勿动亟夺[28]。论在《刺法》[29]中。

帝曰：人有身体髀股胻[30]皆肿，环齐而痛，是为何病？

岐伯曰：病名伏梁，此风根[31]也。其气溢于大肠而著于肓[32]，肓之原在齐下，故环齐而痛也。不可动之，动之为水溺[33]涩之病。

帝曰：夫子数言热中消中[34]，不可服高梁[35]芳草石药，石药发瘨[36]，芳草发狂。夫热中消中者，

黄帝问道：为什么会这样呢？

岐伯回答说：因为这种病往下发展就会困伤阴精，往上发展就又会侵害胃脘；如果往上发展而过了横膈，就会使胃脘内产生痛病。这种病是邪气经长期演变发展而形成的，根深蒂固，难以治愈。"伏梁"要是生于脐上，就属于逆证，预后不良；要是生于脐下，则属于顺证，还可治愈。但治疗时千万不可急切地采用按摩的方法以去除患者的满痛之症，否则就会发生危险。有关专论在《刺法》一文当中。

黄帝问道：有的人患病后症见身体和大腿、小腿全都浮肿起来，绕脐而痛，这是什么病呢？

岐伯回答说：这种病也叫做"伏梁"，是由于被风寒之邪侵袭以后患上的。风寒之气充满大肠而留滞肓膜，肓膜的本原又在脐下，所以使得肚脐四周发生疼痛。这种"伏梁"之病，不可用攻下之法治疗。如果用攻下之法治疗，就会又造成小便涩滞的病症。

黄帝说：先生多次谈到患了热中与消中之病的人，不能进用肥美丰厚的饮食，也不可对他们使用芳草、矿石之类的药物，因为矿石一类的药物用多了会使人发生癫病，而芳草一类的药物用多了会使人发生狂病。然而，患了热

血包块为主症的疾病。◎[24]因：损伤。◎[25]生：清·孙鼎宜："当作'至'，形误。"是。鬲，通"膈"，指横膈。◎[26]侠：当作"使"，形近而误。◎[27]居齐上为逆：齐，通"脐"。逆，与下句中"居齐下为从"的"从"，清孙鼎宜认为："二字当乙转，方与上文'不可治'义合。'居'犹生也，见《左传·僖（公）九年》杜注。脐上生腹内痛，虽为险证，然犹不及丹田之分，故为较顺；脐下则丹田之所居，生气之源，邪不可侵。"录以备考。◎[28]勿动亟（jí急）夺：清·高世栻："犹言勿用急切按摩以夺之。不当急夺而妄动，必真气受伤而致死。"亟，快，急切。夺，唐·王冰："去也。"◎[29]刺法：指《素问》佚篇之一《刺法论》。◎[30]髀（bì必）股胻（héng恒）：髀，指大腿。胻，指小腿。◎[31]风根：此谓病的根由是风寒之邪。风，此指风寒。根，根由，指病因。◎[32]肓：指脏腑间的膈膜。◎[33]水溺（niào尿）：小便。◎[34]热中消中：唐·王冰："多饮数溲，谓之热中；多食数溲，谓之消中。"◎[35]高梁：通"膏粱"，指肥美丰厚的食物。◎[36]瘨：

—221—

皆富贵人也，今禁高粱，是不合其心，禁芳草石药，是病不愈，愿闻其说。

岐伯曰：夫芳草之气美[37]，石药之气悍，二者其气急疾坚劲，故非缓心和人，不可以服此二者。

帝曰：不可以服此二者，何以然？

岐伯曰：夫热气慓悍，药气亦然，二者相遇，恐内伤脾，脾者土也而恶木，服此药者，至甲乙日更论[38]。

帝曰：善。有病膺[39]肿颈痛，胸满腹胀，此为何病？何以得之？

岐伯曰：名厥逆[40]。

帝曰：治之奈何？

岐伯曰：灸之则瘖[41]，石[42]之则狂，须其气并，乃可治也[43]。

帝曰：何以然？

中与消中之病的人，又多是富贵之人。如果不让他们进用肥美丰厚的饮食，就不合他们的心愿；而不用芳草、矿石一类的药物进行治疗，他们的病又不能痊愈。这真是一个两难的问题。我希望听您讲讲其中的道理。

岐伯回答说：芳草类的药物其性热，矿石类的药物其性猛，这两类药物的共性又是骤至急行、坚劲有力，所以不是心境平缓，性格柔和之人，就不能服用这两类药。

黄帝问道：不是心境平缓、性格柔和的人就不能服用这两类药，是什么道理呢？

岐伯回答说：热气的特点是急骤峻猛，热性的药物也是这样。患有热证的病人要是服用了芳草或矿石一类的药物，就会内生惊恐而伤及脾脏。脾脏属土，本来就畏恶属木的芳草之药，所以服用了芳草一类的药物，到了甲乙之日就会更加严重。

黄帝叹道：讲得好！又问道：有的人患病后症见膺肿、颈痛、胸满、腹胀等等，这是什么病呢？又是什么原因造成的呢？

岐伯回答说：叫做"厥逆"。

黄帝问道：治疗的方法是怎样的呢？

岐伯回答说：如果用灸法治疗，就会使患者失音；如果用砭石治疗，则会使患者发狂。所以，必须等到患者的阴阳之气上下交会之时，才可以因势利导地去进行治疗。

黄帝问道：为什么要这样治疗呢？

同"癫"，癫病，以喜笑无常为主症的精神失常的病。◎[37] 美：清·孙鼎宜："当作'羙'。形误。《说文》：'羙，小热也。'"是。◎[38] 更论：《甲乙经》中作"当愈甚"。◎[39] 膺：前胸两旁的胸大肌部。◎[40] 厥逆：明·张介宾："此以阴并于阳，下逆于上，故病名厥逆。"◎[41] 瘖（yīn 阴）：失音。◎[42] 石：用砭石治疗。◎[43] 须其气并，乃可治也：清姚止庵："'并'注谓并合是也。至其所以并合可治之解，惜未明快。盖言气逆之证，上冲胸膺，散漫腹胁，攻之急则气不归经而逆愈甚，故须因势利导，使气合而并于一，然后中满者补其母，阳浮者滋其阴，火盛气壅者消岐伯曰：阳气重上，有余于上，灸之则阳气入阴，入则瘖[44]；石之则阳气虚，虚则狂[45]；须其气并而治之，可使全[46]也。

帝曰：善。何以知怀子之且[47]生也？

岐伯曰：身有病而无邪脉也。

帝曰：病热而有所痛者何也？

岐伯曰：病热者，阳脉也[48]，以三阳之动也[49]，人迎一盛少阳，二盛太阳，三盛阳明，入阴也[50]。夫阳入于阴，故病在头与腹，乃䐜胀[51]而头痛也。

帝曰：善。

岐伯回答说："厥逆"之病，是由于阳气重逆于人体的上部、以致上部阳气过盛的原因而患上的，所以如果用灸法治疗，等于在以火助火，阳气势必更盛而侵凌阴气，阴气不能支持之下，就会使人发生失音之症；如果用砭石治疗，就会使阳气随砭石之刺而越泄散失。"厥逆"患者的阳气本来就是上盛下虚，上部的阳气随着砭刺而泄散之后，阳气即呈上下两虚的状态，从而使得精气不能藏守在内而发为狂病。因此，治疗"厥逆"，必须等到患者的阴阳之气上下交通之时因势利导地予以治疗。唯有这样，才能使患者痊愈。

黄帝叹道：讲得好！又问道：怎样才能知道妇人怀孕后将顺利生产呢？

岐伯回答说：无论妇人身体有无疾病，只要没有病脉，就会顺利生产。

黄帝问道：发热而身体某处伴见疼痛的病，是什么原因造成的呢？

岐伯回答说：凡是发热的病，都可诊得阳脉，这是由于三阳经脉有病而搏动过盛的缘故。人迎之脉比寸口之脉如果大有一倍，表明病在少阳经脉；如果大有两倍，表明病在太阳经脉；大有三倍，表明病在阳明经脉。病邪如果由阳分而传到阴分，头部和腹部就会发病而出现腹部胀满而又头痛的病证。

黄帝说：讲得好！

散而清利，则上冲者必降而顺下，散漫者自敛而归于原也。"◎［44］入则瘖：明·张介宾："阳气有余于上，而复灸之，是以火济火也。阳极乘阴，则阴不能支，故失声为。"◎［45］虚则狂：明·张介宾："阳并于上，其下必虚。以石泻之，则阳气随刺而去，气去则上下俱虚而神失其守，故为狂也。"◎［46］全：同"痊"。◎［47］且：副词，将，将会。◎［48］阳脉：清·孙鼎宜："阳脉多热病。"◎［49］三阳：指下文所谓少阳、太阳、阳明三阳经脉。◎［50］入阴也：疑为衍文。《甲乙经》《太素》均无此三字。◎［51］䐜（chēn 琛）胀：胀满，指胸膈胀满。

素问·刺腰痛[1]篇第四十一

足太阳脉令人腰痛，引项脊尻背[2]如重状[3]，刺其郄中[4]，太阳正经[5]出血，春无见血[6]。

少阳[7]令人腰痛，如以针刺其皮中，循循然不可以俛仰[8]，不可以顾[9]，刺少阳成骨之端[10]出血，成骨在膝外廉之骨独起者，夏无见血。

阳明令人腰痛，不可以顾，顾如有见者，善悲，刺阳明于胻前三

足太阳经脉的病变，使人发生腰痛时，疼痛可牵引到头项、脊背以及臀部，背部沉重如负重物感。治疗太阳腰痛，应针刺足太阳经的委中穴，并放血；如果在春季，就不要放血。

足少阳经脉的病变，使人发生腰痛时，疼痛就好像用针扎皮中一样。腰痛逐渐加重，以致腰背不能屈伸俯仰，不能左右转动回顾。治疗少阳腰痛，应针刺足少阳经位于成骨末端的穴位（膝阳关）。成骨在膝关节外侧骨突起处。如果在夏季针刺，就不要放血。

足阳明经脉的病变，使人发生腰痛时，腰痛不能转动回视，若回视就眼花如有所见，病人多有伤悲。治疗阳明腰痛，应针刺足阳明经

---

[1]刺腰痛：腰痛，是通过腰部的诸条经络受邪后所产生的症状。本文通过叙述各条经脉功能失调后导致腰痛的机理，进而探讨其针刺治疗方法，故名。◎［2］引项脊尻（kāo 考）背：腰痛时牵引到头项、脊背以及臀部。◎［3］如重状：如负重物之沉重感。◎［4］郄中：委中穴。◎［5］太阳正经：足太阳经脉本身。◎［6］见血：针刺放血。唐·杨上善注："足太阳在冬春时气衰，出血恐虑，故禁之也。"◎［7］少阳：按前后文例，疑"少阳"下脱"脉"字。下文"阳明""足少阴"似亦脱"脉"字。◎［8］循循然不可以俛仰：谓少阳腰痛逐渐发展到背不可俯仰的程度。循循然，渐次也。俛，音义同"俯"。◎［9］不可以顾：患者不能左右回顾。顾，回头看之意。◎［10］成骨之端：膝

痛[11]，上下和之[12]出血，秋无见血。

足少阴令人腰痛，痛引脊内廉[13]，刺少阴于内踝上二痏[14]，春无见血，出血太多，不可复也。

厥阴之脉令人腰痛，腰中如张弓弩弦[15]，刺厥阴之脉，在腨踵鱼腹之外[16]，循之累累然[17]，乃刺之，其病令人善言，默默然不慧[18]，刺之三痏[19]。

解脉[20]令人腰痛，痛引肩，目䀮䀮然[21]，时遗溲[22]，刺解脉，在膝筋肉分间郄外廉之横脉[23]出血，血变而止[24]。解脉令人腰痛如引带，常如折腰状，善恐，刺

胫骨前面的足三里等三穴。调治上下各穴并放血。如果在秋季，就不要放血。

足少阴经的病变，使人发生腰痛时，腰痛牵引到脊椎骨的内侧。治疗少阴腰痛，应针刺足少阴经位于内踝上的左右复溜两穴。一般在春季就不要放血，如果放血过多，病就难以恢复了。

足厥阴经脉的病变，使人发生腰痛时，病人腰部僵硬疼痛，就如同张开的弓弦一样。治疗厥阴腰痛，应针刺足厥阴经脉的络穴蠡沟。该穴位于下肢小腿肚与足跟之间、肌肉突出部位的外侧、用手触摸有如串珠状处。如果病人多言语，或沉默不语、抑郁不乐的，就针刺三次。

解脉的病变，使人发生腰痛时，疼痛可以牵引到肩部，双目视物不清，经常小便自遗。治疗应针刺解脉在膝弯筋肉分界处、委中穴外侧的横脉，并放血，待到血色由紫黑变得红赤时再停止。解脉的病变使人腰痛，疼痛就好像有带子牵拉一样，经常腰部似乎折断样剧痛，病人多有恐惧感。治疗应针刺

阳关穴。◎［11］骺（héng 横）前三痏（wěi 委）：可针刺胫骨前的足三里等三穴。骺，指胫骨。◎［12］上下和之：清·高世栻："上下和之，乃三里合上廉下廉以和之"。◎［13］痛引脊内廉：疼痛牵引到脊椎骨的内侧缘。内廉，即内侧缘。◎［14］刺少阴于内踝上二痏：针刺足少阴肾经位于内踝上方的复溜（左右两穴）。复溜穴位于内踝后上方二寸处。◎［15］腰中如张弓弩弦：病人腰痛、腰部强硬就如同张开的弓弦一样。弩，弩弓，一种利用机械力量发射箭的弓。◎［16］腨（shuàn 涮）踵鱼腹之外：在下肢小腿肚与足跟之间的外侧。腨，指小腿肚。踵，足跟。鱼腹，指小腿肚突起之肌肉状如鱼腹。◎［17］循之累累然：用手触摸，有如串珠状。◎［18］默默然不慧：表情沉默，抑郁不乐，精神不爽。◎［19］刺之三痏：唐·王冰："三刺其处腰痛可除"。◎［20］解脉：属足太阳之脉，是经脉之一分为二的分枝。◎［21］目䀮䀮（huāng 荒）然：眼睛视物不明状。◎［22］时遗溲（sōu 搜）：经常小便自遗。◎［23］横脉：清·张志聪："膝后筋肉分间，太阳委中穴也。郄外廉之横脉，穴外之横络也。"◎［24］血变而止：清·高世栻："当刺出其血，血紫黑而变赤，即当止

解脉，在郄中结络如黍米[25]，刺之血射以黑[26]，见赤血而已。

同阴之脉[27]，令人腰痛，痛如小锤居其中[28]，怫然[29]肿，刺同阴之脉，在外踝上绝骨之端[30]，为三痏。

阳维之脉[31]令人腰痛，痛上怫然肿。刺阳维之脉，脉与太阳合腨下间，去地一尺所[32]。

衡络之脉[33]令人腰痛，不可以俛仰，仰则恐仆，得之举重伤腰，衡络绝，恶血[34]归之，刺之在郄阳、筋之间，上郄数寸，衡居为二痏出血[35]。

会阴之脉[36]，令人腰痛，痛上漯漯然[37]汗出，汗干令人欲饮，饮已欲走。刺直阳之脉[38]上三痏，在跷上郄下五寸横居[39]，视其盛者出血。

解脉在委中穴处凝结如黍米状的络脉，刺后会有紫黑色的血液喷流出来，等到血色变红赤再停止。

同阴之脉的病变，使人发生腰痛时，疼痛就好像用小锤敲打腰部一样，痛处隆起肿胀。治疗应针刺同阴之脉的阳辅穴，该穴位于足外踝上绝骨穴的上部，可针刺三次。

阳维脉的病变，使人发生腰痛时，痛处隆起肿胀，治疗应针刺阳维脉的承山穴。该穴位于阳维脉与足太阳经相会合于小腿肚下的中间，距离足跟大约一尺左右的地方。

衡络之脉的病变，使人发生腰痛时，腰部疼痛不能屈伸俯仰，仰则唯恐跌倒。这种病是由于用力举重而伤及腰部，衡络脉阻滞不通，瘀血留结所致。治疗应针刺委阳、殷门等穴，这二穴横居于委中穴上方数寸处，可刺两次并放其血。

会阴之脉的病变，使人发生腰痛时，痛处汗出，汗止则欲饮水，饮水后就想活动。治疗应该针刺会阴之脉上的三穴，如申脉、委中以及承山穴，并察其血络充盛处，刺之放血。

之。"◎［25］郄中结络如黍米：在委中穴处有络脉凝结如黍米粒状。◎［26］刺之血射以黑：上述结络乃瘀血阻滞，针刺后即射出紫黑色的瘀滞之血。◎［27］同阴之脉：指足少阳之别络。◎［28］小锤居其中：腰痛剧烈，有如小锤在里面敲打一般。◎［29］怫然：隆起貌。◎［30］绝骨之端：指阳辅穴。位于外踝上四寸，腓骨前缘处。绝骨，穴名，又称"悬钟"，属足少阳胆经。◎［31］阳维之脉：即阳维脉。属奇经之一，与六阳经相联系，故称阳维之脉。◎［32］脉与太阳合腨下间，去地一尺所：当刺承山穴。该穴位于阳维脉与太阳经相会合于小腿肚下的中间、约离足跟一尺左右的地方。◎［33］衡络之脉：指带脉。属奇经之一，约束纵行的各条经脉，环围腰部一周，有如束带，故称带脉。◎［34］恶血：指瘀血。◎［35］刺之在郄阳筋之间，上郄数寸，衡居为二痏出血：针刺委阳、殷门穴。这两穴横居于委中穴上方数寸处，可针刺二次。◎［36］会阴之脉：指任脉。◎［37］痛上漯漯（tà踏）然：指腰痛处汗出的样子。漯漯然，汗出貌。◎［38］直阳之脉：即前述会阴之脉。◎［39］跷上郄下五寸横居：指阳跷的申脉穴，以及委中穴、承山穴。◎［40］飞阳之脉：指阴

飞阳之脉[40]令人腰痛，痛上拂拂然，甚则悲以恐。刺飞阳之脉，在内踝上五寸，少阴之前，与阴维之会[41]。

昌阳之脉[42]令人腰痛，痛引膺，目䀮䀮然，甚则反折[43]，舌卷不能言。刺内筋[44]为二痏，在内踝上大筋前太阴后，上踝二寸所。

散脉[45]令人腰痛而热，热甚生烦，腰下如有横木居其中[46]，甚则遗溲[47]。刺散脉，在膝前骨肉分间，络外廉束脉[48]，为三痏[49]。

肉里之脉[50]令人腰痛，不可以咳，咳则筋缩急，刺肉里之脉为二痏[51]，在太阳之外，少阳绝骨之后[52]。

腰痛侠脊而痛至头几几然[53]，目䀮䀮欲僵仆[54]，刺足太阳郄中出

飞阳之脉的病变，使人发生腰痛时，疼痛处的络脉突然暴张，并且情绪悲痛而恐惧。治疗应当针刺飞阳之脉的筑宾穴，此穴位于足内踝上五寸、足少阴肾经上，是阴维脉的郄穴。

昌阳之脉的病变，使人发生腰痛时，腰痛可以牵引及胸膺部，并且双目视物不清，严重者腰背反折，舌头卷缩不能说话。治疗应针刺阴脉的郄穴交信穴，此穴位于足内踝上方大筋之前、足太阴经之后，距内踝约二寸的地方。

散脉的病变，使人发生腰痛时，疼痛伴见发热，热势较重时就会心烦不安，腰部就好像有木棍横阻一般，严重时还会有遗尿现象。治疗应针刺散脉在膝前骨的犊鼻穴、肉分间的足三里、络外廉的上廉三穴。

肉里之脉的病变，使人发生腰痛时，腰痛以致病人不敢咳嗽，要是咳嗽就会使筋脉收缩挛急。治疗应针刺肉里之脉左右阳辅两穴，此穴位于足太阳经外侧、足少阳绝骨穴的上方。

脊柱两侧腰痛，并且疼痛上连及头，以致头项强滞不柔和，双目视物不清，而欲僵直昏仆于地。治疗应针刺委中穴并放

维脉。属奇经之一。因该脉由阳经别出，故称飞阳。◎[41]刺飞阳之脉，在内踝上五寸，少阴之前，与阴维之会：当刺筑宾穴。该穴属足少阴肾经穴，位于足内踝上五寸，足少阴肾经上，是阴维脉的郄穴。◎[42]昌阳之脉：指阴跷脉。◎[43]反折：腰向后折而不能向前屈曲。◎[44]刺内筋：针刺交信穴。交信穴属于足少阴肾经，位于复溜前方、胫骨内侧缘的后方，是阴跷脉的郄穴。◎[45]散脉：指冲脉。◎[46]横木居其中：形容腰痛活动不利，有如木棍横阻于腰内。◎[47]遗溲：指遗尿。◎[48]刺散脉，在膝前骨肉分间，络外廉束脉：针刺犊鼻穴、足三里、上廉穴等。◎[49]为三痏：指针刺犊鼻、足三里及上廉三穴。◎[50]肉里之脉：唐·王冰："肉里之脉，少阳所生，则阳维气所发也。"◎[51]刺肉里之脉为二痏：针刺阳辅穴两次。◎[52]在太阳之外，少阳绝骨之后：阳辅穴的位置在足太阳经的外侧、足少阳经绝骨穴的上方。◎[53]几几（shū殊）然：形容头项部疼痛而项背拘急、强滞不柔和的状态。◎[54]僵仆：身体强直而倒地。◎[55]腰痛引

血。腰痛上寒，刺足太阳阳明；上热，刺足厥阴；不可以俛仰，刺足少阳；中热而喘，刺足少阴，刺郄中出血。

腰痛，上寒不可顾，刺足阳明；上热，刺足太阴；中热而喘，刺足少阴。大便难，刺足少阴。少腹满，刺足厥阴。如折不可以俛仰，不可举，刺足太阳。引脊内廉，刺足少阴。

腰痛引少腹控䏚[55]，不可以仰，刺腰尻交者[56]，两髁胂上[57]。以月生死为痏数[58]，发针立已，左取右，右取左[59]。

出血。腰痛且疼痛处寒冷的，治疗宜刺足太阳经、足阳明经的穴位；腰痛而痛处发热的，治疗宜针刺足厥阴经穴位；腰痛而难以俯仰的，治疗宜针刺足少阳经穴位。腰痛而兼里热气喘的，治疗宜针刺足少阴经穴，并刺委中穴放血。

腰痛而身体上部有寒，伴头项强滞，难以回头顾视者，治疗宜针刺足阳明经穴位。腰痛而身体上部有热者，治疗宜针刺足太阴经穴位。腰痛而伴里热气喘的，治疗宜针刺足少阴经穴位。腰痛伴见大便干燥困难的，治疗宜针刺足少阴经穴位；腰痛伴见少腹胀满的，治疗宜针刺足厥阴经穴位；腰痛剧烈如折、难以俯仰屈伸、不能举动的，治疗宜针刺足太阳经的穴位。腰痛牵引到脊柱内侧的，治疗应针刺足少阴经穴位。

腰痛牵引到少腹及季胁部、难以伸腰的，治疗宜针刺腰骶部的下髎穴，其穴位在腰骶部夹脊肉处。一般刺法是根据每月的上半月或下半月的日数，逐日递增或逐日减少来计算取穴施针数；取穴原则是左侧腰痛取右侧的穴位，右侧腰痛取左侧的穴位。如果能正确地掌握和运用上述原则方法，施针后就会立即见效。

少腹控䏚（miǎo 秒）：腰部疼痛牵引及少腹部及季胁之下。引、控，皆有牵引之意。䏚，是季胁下的空软处。◎［56］腰尻交者：指足太阴之络，从髀合阳明上贯尻骨，与厥阴、少阳交结于下髎穴。◎［57］两髁（kē 棵）胂（shēn 申）上：穴位在两侧腰骶部夹脊肉上。髁，髀骨、股骨。◎［58］以月生死为痏数：即根据每月的上半月或下半月的日数来计算针刺的穴位数。唐·王冰："月初向圆为月生，月半向空为月死；死月刺少，生月刺多。《缪刺论》曰：月生一日一痏，二日二痏，渐多之，十五日十五痏；十六日十四痏，渐少之。其数多少，如此即知也。"◎［59］左取右，右取左：谓肢体左侧疼痛，就取右侧的穴位针刺；肢体右侧疼痛，就刺左侧的穴位。在此指缪刺法。

素问·风论 [1] 篇第四十二

黄帝问曰：风之伤人也，或为寒热，或为热中 [2]，或为寒中 [3]，或为疠风 [4]，或为偏枯 [5]，或为风也 [6]，其病各异，其名不同，或内至五脏六腑，不知其解，愿闻其说。

岐伯对曰：风气藏于皮肤之间，内不得通，外不得泄；风者，善行而数变 [7]，腠理开则洒然寒 [8]，闭则

黄帝问道：风邪损伤人体后，有的发为寒热证，有的发为热中证，有的发为寒中证，有的成为疠风病，有的成为偏枯病等等。虽然同为风邪致病，但各种疾病表现不同，病名各异，甚至有的风邪侵入体内五脏六腑之间。我不了解其中的道理，想请你谈谈这些问题。

岐伯回答说：风邪侵犯人体，留藏于皮肤之间，内不得通于经脉，外不能够发泄；风的特性是善于游走而变化频繁迅速。如果腠理开泄而疏松，就会感

[1] 风论：风，为外感六淫之一。本篇专论风邪侵入人体之后，所引起的各种病变机理、证候及诊断要点，阐明"风者善行而数变"和"风为百病之长"的意义，故名。◎ [2] 热中：病证名。以目黄为主症。由于胃脉上系于目；风邪入侵稽留于胃，其人体肥而腠理致密，邪气不得外泄而化热，因此以为热中证。临床出现目黄等阳热症状。◎ [3] 寒中：病证名。以两目流泪为主症。由于人体瘦弱，阳气素虚，风邪入侵后，邪从寒化，因此表现为两目流泪等阴寒症状。◎ [4] 疠（lài 赖）风：古病名，即今之"麻风病"，又称大风、癞病、大麻风等。◎ [5] 偏枯：病名。因一侧肢体偏瘫，活动不利，日久则患侧肢体比健侧枯瘦，麻木不仁，故名。亦包括中风后遗症之半身不遂。◎ [6] 或为风也：观上下文，本句文义不全，疑有脱字。日本·丹波元简："'为风'之间，恐有脱字。"◎ [7] 善行而数变：谓风邪的致病特点，风性主动，其伤人病位不定，故善行；症状变化频繁迅速，故数变。数，屡次、频繁之意。◎ [8] 洒（xiǎn 显）然寒：形容病人恶风寒的状态。洒然，寒冷貌。◎

热而闷，其寒也则衰食饮[9]，其热也则消肌肉[10]，故使人怴慄[11]而不能食，名曰寒热。

风气与阳明入胃，循脉而上至目内眦，其人肥则风气不得外泄，则为热中而目黄；人瘦则外泄而寒，则为寒中而泣出。

风气与太阳俱入，行诸脉俞[12]，散于分肉之间[13]，与卫气相干[14]，其道不利，故使肌肉愤膹而有疡[15]，卫气有所凝而不行，故其肉有不仁也。疡者，有荣气热胕，其气不清，故使其鼻柱坏而色败[16]，皮肤疡溃。风寒客于脉而不去，名曰疠风，或名曰寒热[17]。

以春甲乙[18]伤于风者为肝

到恶寒战栗；如果腠理闭塞而致密，就会感到发热而烦闷。要是寒邪入中，损伤胃阳，就会使饮食减少；要是热邪入中，胃火炽盛，就会使人肌肉消瘦；要是寒热交作，就会使人突然寒战而不能饮食，病名叫"寒热"。

风邪侵犯由阳明经入胃，循着经脉上行到目内角，如果患者形体肥胖，那么风邪就难以外泄，稽留在体内化热，于是成为热中证，并且伴见两目发黄。如果患者形体消瘦，则阳气易于向外发泄，而素体内寒，于是成为寒中证，伴见两目经常流泪。

风邪由太阳经脉侵入，行走到各经脉的俞穴，散布到全身分肉之间，与卫气相互搏击，使卫气通行的道路不得通利，所以见肌肉肿胀高起而生疮疡。如果卫气凝滞而不能正常运行，所以感觉肌肉麻木不仁。疠风是由于风邪侵入经脉，使营气有热，热盛则腐坏，血气污浊不清，所以使患者鼻梁塌陷、颜色衰败，皮肤生疮溃烂。因为风寒邪气长期留滞于经脉中而难以祛除，所以名叫"疠风"。

由于春季属于五行中的木，如若在此甲乙之月伤于风邪而生病者，称作肝风证；若

[9]其寒也则衰食饮：谓寒邪留于胃中，损伤胃阳，以至于饮食减少。衰，减少之意。◎[10]其热也则消肌肉：谓胃火炽盛，耗伤水谷津气，机体失养，以致肌肉消瘦。◎[11]怴（tū突）慄：突然战栗。怴，忽视、不经意，这里含有突然、不由自主之意。慄，战栗。◎[12]行诸脉俞：足太阳经挟脊而行，五脏六腑之经皆附之，故风气从太阳而入，必行诸脉俞。◎[13]分肉之间：肌肉与肌肉之间。一说指近骨之肉与骨相分之处。◎[14]相干：邪气与卫气相互搏击。◎[15]肌肉愤膹而有疡：肌肉局部高起肿胀而变生疮疡。愤，郁结之意。膹，肿起之意。疡，泛指疮疡。◎[16]鼻柱坏而色败：疠风病人鼻梁溃烂而塌陷，面部的色泽衰败。◎[17]或名曰寒热：日本·丹波元简《素问识》认为此五字属衍文。宜从。◎[18]春甲乙：甲乙，是十月历的甲、乙月，春季，属木，在脏为肝。原文中的甲乙、丙丁等十天干，就是十月太阳历法天干纪月方法的运用实例。其中的甲乙、丙丁……壬癸分别标记着春、夏、长夏、秋、冬五季，绝非是纪日。故清代孙鼎宜言"按所云十干，皆统一时言，非仅谓值其日也"的解释颇有见地，显然他在斟酌了用日干解释此处的甲乙丙丁……十干于理难通之后，才指出以"时"（季节）诠释的合理性。唐·尹之章注《管子·四时》"是故春……甲乙之日"为"甲乙统

风，以夏丙丁[19]伤于风者为心风，以季夏戊己[20]伤于邪者为脾风，以秋庚辛[21]中于邪者为肺风，以冬壬癸[22]中于邪者为肾风。

风中五脏六腑之俞[23]，亦为脏腑之风[24]，各入其门户[25]所中，则为偏风[26]。风气循风府[27]而上，则为脑风[28]。风入系头[29]，则为目风，眼寒。饮酒中风，则为漏风[30]。入房汗出中风，则为内风[31]。新沐中风[32]，则为首风。久风入中，则为肠风飧泄[33]。外在腠理，则为泄风[34]。故风

在夏季丙丁之月伤于风邪者，就称作心风证；若在季夏戊己之月伤于风邪者，就称作脾风证；若在秋季庚辛之月伤于风邪者，就称作肺风证；若在冬季壬癸之月伤于风邪者，就称作肾风证。

风邪侵入五脏六腑的俞穴，传入到脏腑，也就是五脏六腑的风病。如果风邪随某一俞穴而偏中于某一脏腑，就发为"偏风"病。风邪侵入风府穴，循着督脉上入于脑，于是就发生脑痛而为"脑风"病。风邪侵入头部而伤及目系，于是就出现目寒而为"目风"病。如果饮酒出汗之际，感受风邪，风邪乘虚而侵入，就称为"漏风"病。如果入房耗精，汗出之际而受风，风邪乘虚入内者，就叫"内风"病。如果刚刚洗过头后，邪风乘虚入侵于头，就名叫"首风"病。长期患风病，风邪稽留肌腠日久，逐渐入里；若从热化就成为肠风便血证，如果寒化就成为中寒"飧泄"病。风邪侵袭于腠理之间，经常出汗的，就名叫"泄风"。由上述可见，"风"是引起多种疾病的一个首要因素，所

春之三时也"可证。《素问·阴阳类论》之"春，甲乙，青，中主肝，治七十二日，是脉之主时，臣以其脏最贵"则是甲乙指春季七十二日的最有力证据。下文类此。◎[19]夏丙丁：指十月太阳历法中夏季的丙月、丁月七十二日心火之气旺盛的季节。◎[20]季夏戊己：指十月太阳历法中长夏的戊月、己月七十二日脾土之气旺盛的季节。◎[21]秋庚辛：指十月太阳历法中秋季的庚月、辛月七十二日肺金之气旺盛的季节。◎[22]冬壬癸：指十月太阳历法中冬季的壬月、癸月七十二日肾水之气旺盛的季节。◎[23]五脏六腑之俞：指五脏六腑的背俞穴。◎[24]亦为脏腑之风：风中脏腑之俞，经络受邪，内传脏腑而发病，与上节各以其受风，病五脏之气有异，故曰："亦为脏腑之风。"◎[25]门户：指人身的腧穴，就如同房屋的门户一般，邪气侵犯人体，必由此入。◎[26]偏风：指风邪偏客于身体的一侧，临床可见半身不遂等症。◎[27]风府：穴名，属督脉。位于后项入发际一寸处。◎[28]脑风：病名，系风邪入中于脑，而致脑部疼痛的病证。◎[29]风入系头：风邪侵入头中的目系。目系，指眼球通于脑的脉络。《甲乙经》注曰："一本作头系"；头系是头中的目系。◎[30]漏风：指饮酒后汗孔开张汗出，风邪乘虚侵入，称为漏风。◎[31]内风：指房事后耗精汗出，风邪由毛孔直中于内，故名内风。◎[32]新沐（mù 木）中风：谓刚刚洗头后，头部毛孔开泄，风邪乘虚侵入。沐，即洗头。◎[33]肠风飧泄：指风邪侵入胃肠，从热化则为下血肠风病；从寒化则为消化不良的飧泄病。◎[34]泄风：风邪侵入腠理，毛孔开泄汗出。◎[35]病能：疾病

者，百病之长也，至其变化乃为他病也，无常方，然致有风气也。

帝曰：五脏风之形状不同者何？愿闻其诊及其病能[35]。

岐伯曰：肺风之状，多汗恶风，色皏然白[36]，时咳短气，昼日则差[37]，暮则甚，诊在眉上[38]，其色白。心风之状，多汗恶风，焦绝[39]善怒吓[40]，赤色，病甚则言不可快[41]，诊在口[42]，其色赤。肝风之状，多汗恶风，善悲，色微苍，嗌干善怒，时憎女子[43]，诊在目下，其色青。脾风之状，多汗恶风，身体怠惰[44]，四肢不欲动，色薄微黄，不嗜食，诊在鼻上[45]，其色黄。肾风之状，多汗恶风，面疭然浮肿[46]，脊痛不能正立，其色炲[47]，隐曲不利[48]，诊在肌上[49]，其色黑。

以说"风为百病之长"。至于风邪侵入人体之后的变化而发生的各种不同疾病，就没有一定的了；不过其致病的原因，都是由于风邪的侵入。

黄帝问：五脏风病的临床表现有哪些不同呢？我想请你讲讲五脏风病的诊察要点及其临床表现。

岐伯说：肺风病的临床表现是：多出汗而恶风，面色浅白，有时咳嗽气短，一般白天较轻，夜晚较重。诊察的重点在眉上，可以见到白色。心风病的临床表现是：多出汗而恶风，唇舌焦燥，毫无津液，好发怒或惊吓，面色红赤，病重时言语不爽快。诊察的重点在口部，可以见到唇口及舌红赤。肝风病的临床表现是：多出汗而恶风，好悲伤，面色微发青，咽喉干燥，易发怒，或者易惊，有时厌恶女色。诊察的重点在眼睛下方，可以见到青色。脾风病的临床表现是：多出汗而恶风，身体倦怠，四肢不愿活动，面色无华而稍黄，不欲饮食。诊察的重点在鼻上，可以见到鼻部发黄。肾风病的临床表现是：多出汗而恶风，头面虚浮而肿，腰脊疼痛不能直立，面色发黑如煤烟，大便小便都不通利。诊察的要点在颧部，可以见到颧部发黑。

的临床症状。能，古通"态"；病能，即病态。◎[36]色皏（pěng捧）然白：面色浅白。明·张介宾："皏然，浅白貌。"◎[37]昼日则差（chài瘥）：白天病情减轻。差，同"瘥"；病愈之意，此处作"减轻"解。◎[38]眉上：指前额部。◎[39]焦绝：指唇舌焦燥，津液干涸。◎[40]善怒吓：指热盛心烦而多怒状。◎[41]病甚则言不可快：谓因心脉上系舌本，舌为心之苗；心经火热炽盛，故舌强而言语不爽利。◎[42]诊在口：诊察的要点在口舌。清·张志聪："心和则舌能知五味，故诊验在口。口者兼唇舌而言也。"◎[43]时憎女子：有时厌恶女色。憎，厌恶。◎[44]身体怠惰：身体倦怠懒动。◎[45]诊在鼻上：诊察的要点在鼻部。◎[46]面疭（máng茫）然浮肿：头面部虚浮而肿。疭，肿起貌。◎[47]其色炲（tái台）：指面色黑如煤烟。◎[48]隐曲不利：大小便不得通利。隐曲，即隐蔽委曲之处，此指大小二便。◎[49]诊在肌上：诊察要点在颧部。肌，

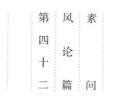

胃风之状，颈多汗[50]恶风，食饮不下，鬲塞不通[51]，腹善满，失衣则䐜胀[52]，食寒则泄，诊形瘦而腹大[53]。首风之状，头面多汗恶风，当先风一日则病甚[54]，头痛不可以出内[55]，至其风日，则病少愈。漏风之状，或多汗，常不可单衣[56]，食则汗出，甚则身汗，喘息恶风，衣常濡[57]，口干善渴，不能劳事。泄风[58]之状，多汗，汗出泄衣上，口中干，上渍，其风[59]不能劳事，身体尽痛则寒[60]。

帝曰：善。

胃风病的临床表现是：颈部多出汗而恶风，饮食不下，胸膈间堵塞不通，腹部经常胀满，如果少穿衣服受凉，则使腹胀加重；若进食生冷饮食，就发生泄泻。诊察的重点是形体消瘦而腹部胀满。首风病的临床表现是：头面部多出汗而恶风，在天时风气发动的前一日就病情加重，因头痛剧烈而不敢出外；到天时风气发动的当日，则疼痛减轻。漏风病的临床表现是：有的人出汗特别多，经常不能穿单薄的衣服，而欲穿厚衣，一吃饭就会出汗，严重时就全身出汗，喘息恶风，衣服经常被汗液浸湿，口干多渴，不耐劳作。泄风病的临床表现是：多出汗，汗出浸湿衣服，口中干燥而欲饮水，皮肤湿润如水渍。患泄风病的人，也不耐劳作，周身疼痛并且畏寒怯冷。

黄帝说：讲得好！

指颊部。肌上，指颧部。◎[50]颈多汗：颈部多汗出。颈部两旁为足阳明胃经所过之处，风邪伤胃，故颈部多汗出。◎[51]鬲塞不通：胸膈内阻塞不通。鬲，同"膈"。◎[52]失衣则䐜（chēn 抻）胀：谓少穿衣服，腹部受凉就发生䐜胀。◎[53]诊形瘦而腹大：诊察要点是形体瘦削而腹部胀大。◎[54]当先风一日，则病甚：谓在天气变化，风气发动的前一日，病情就明显加重。◎[55]头痛不可以出内：指因头痛而不敢出室外。◎[56]常不可单衣：谓经常不能穿单薄的衣服，而欲多穿厚衣。说明患者畏寒怯冷。◎[57]衣常濡：谓衣服经常被汗液浸湿。常，与"裳"通。濡，即湿，因汗多之故。◎[58]泄风：《新校正》："按孙思邈云：新房室竟取风为内风，其状恶风，汗流沾衣裳。疑此泄风，乃内风也"；"故疑此'泄'字，'内'之误也。"可参。◎[59]上渍其风：上渍，患者多汗而皮肤湿润如水渍；其风，则概括这种风病而言。◎[60]身体尽痛则寒：谓患者周身疼痛，畏寒怯冷。

素问·痹论[1] 篇第四十三

黄帝问曰：痹之安生[2]？

岐伯对曰：风寒湿三气杂至[3]，合而为痹也。其风气胜者为行痹[4]，寒气胜者为痛痹[5]，湿气胜者为著痹[6]也。

帝曰：其有五者何也？

岐伯曰：以冬遇此者为骨痹[7]，以春遇此者为筋痹[8]，以夏遇此者为脉痹[9]，以至阴[10]遇此者为肌痹[11]，

黄帝问道：痹病是怎么发生的？

岐伯回答说：风、寒、湿三种邪气混杂而侵犯人体，于是就形成为痹病。其中风邪偏重的，就成为行痹；寒邪偏重的，就成为痛痹；湿邪偏重的，就成为著痹。

黄帝又问：痹病又可以分为哪五种呢？

岐伯说：在冬季患痹病者叫"骨痹"；在春季患痹病者叫"筋痹"；在夏季患痹病者叫"脉痹"；在长夏季节患

[1] 痹论：痹者，闭也，有闭塞不通的意思。清·张志聪："痹者，闭也，邪闭而为痛也。言风寒湿三气杂错而至，相合而为痹。"本篇论述了以风寒湿邪气为主要病因，致气血凝滞，运行不利，出现以疼痛、麻木等为主要症状的一类痹病，并对各类痹病的成因、证候、病机、分类、治疗等均作了较为系统地阐发，故名。◎[2] 痹之安生：谓痹病是如何发生的。痹，病名。安，疑问代词，这里作"怎么"解。◎[3] 杂至：谓混合一起侵犯人体。◎[4] 行痹：痹病之一，指以疼痛游走而无定处为主症者。《素问·风论》："风者，善行而数变"，所以风邪偏胜者多表现为周身游走性疼痛，且无固定的痛处。◎[5] 痛痹：痹病之一，指以疼痛剧烈，且有定处为主症者。此证因寒邪偏胜所致，故又称"寒痹"。◎[6] 著痹：痹病之一，指以酸重而疼痛不剧，但肢体重滞难举为主症者。此证因湿邪偏胜所致，故又称为"湿痹"。著，同"着"。◎[7] 骨痹：《医宗金鉴》："骨痹，骨重疼不能举也。"◎[8] 筋痹：《医宗金鉴》："筋痹，筋挛节痛，屈而不伸也。"◎[9] 脉痹：《医宗金鉴》："脉痹，脉中血不流行而色变也。"◎[10] 至阴：指长夏。◎[11] 肌痹：《医宗金鉴》："肌痹，肌顽木

以秋遇此者为皮痹[12]。

帝曰：内舍[13]五脏六腑，何气使然？

岐伯曰：五脏皆有合[14]，病久而不去者，内舍于其合也。故骨痹不已，复感于邪，内舍于肾。筋痹不已，复感于邪，内舍于肝。脉痹不已，复感于邪，内舍于心。肌痹不已，复感于邪，内舍于脾。皮痹不已，复感于邪，内舍于肺。所谓痹者，各以其时重感于风寒湿之气[15]也。凡痹之客五脏者，肺痹者[16]，烦满喘而呕。心痹者，脉不通，烦则心下鼓[17]，暴上气而喘，嗌干善噫[18]，厥气上则恐。肝痹者，夜卧则惊，多饮数小便，上为引如怀[19]。肾痹者，善胀[20]，尻以代踵，脊以代头[21]。脾痹者，四肢解㑊[22]，发

痹病者叫"肌痹"；在秋季患痹病者叫"皮痹"。

黄帝问：痹病的痹邪又有入里而稽留于五脏六腑的，这是什么原因呢？

岐伯回答：内部的五脏都有与之相联系的外部五体。痹邪久留于五体不去，便逐渐侵入到与之相应的五脏。所以，长期患骨痹不愈，而再重复感受邪气，痹邪就内入于肾脏；长期患筋痹不愈，再重复受邪，痹邪就内入于肝脏；长期患脉痹不愈，再重复受邪，痹邪就内入于心脏；长期患肌痹不愈，再重复受邪，痹邪就内入于脾脏；长期患皮痹不愈，再重复受邪，痹邪就内入于肺脏。因此说，五脏痹病，是五脏在各自所主的时令季节里，又重复地感受了风寒湿诸邪而造成的。痹邪侵入到五脏，其临床表现各不相同。肺痹的临床表现，是心烦闷乱，喘息而呕吐；心痹的临床表现，是血脉不通利，心烦，心下跳动，暴气上冲而喘息，咽喉干燥，多嗳气，逆气上乘于心就发生恐惧。肝痹的临床表现，是夜晚睡眠则发惊，多饮水，小便次数频繁，疼痛从上面下引到小腹，且腹部膨胀如怀孕状。肾痹的临床表现，是易于出现腹胀满，骨骼痿弱不能行走，经常以屁股着地，头不能抬起，背脊反高于头部。脾

不知痛痒也。"◎[12]皮痹：《医宗金鉴》："皮痹，皮虽麻尚微觉痛痒也。"◎[13]内舍：指病邪入内、稽留潜藏的意思。◎[14]五脏皆有合：五脏都有与之相联系的五体。◎[15]各以其时重感于风寒湿之气：各在其所主的时令季节里，又重复地感受了风寒湿邪。◎[16]肺痹者：《圣济总录》卷十九引"肺痹者"下有"胸背痛甚上气"六字。◎[17]心下鼓：心下鼓动，心跳心悸。◎[18]嗌干善噫：咽喉干燥而多嗳气。嗌，咽喉。噫，音义同"嗳"。◎[19]上为引如怀：肝痹的痛势从上引至少腹，腹部膨满的样子如怀孕状。◎[20]肾痹者，善胀：谓肾痹病患者，易于出现腹胀。◎[21]尻（kāo 考）以代踵，脊以代头：谓患者能坐不能起，头俯不能仰。尻，即尾骨，此指屁股。踵，足后跟。◎[22]四支解㑊：四肢倦怠无力。◎[23]大寒：按《太素》"塞"作"寒"。◎

咳呕汁，上为大塞[23]。肠痹者，数饮而出不得，中气喘争[24]，时发飧泄[25]。胞痹[26]者，少腹膀胱按之内痛，若沃以汤[27]，涩于小便，上为清涕。

阴气者[28]，静则神藏，躁则消亡。饮食自倍，肠胃乃伤。淫气喘息，痹聚在肺[29]；淫气忧思，痹聚在心；淫气遗溺[30]，痹聚在肾；淫气乏竭[31]，痹聚在肝；淫气肌绝[32]，痹聚在脾。诸痹不已，亦益内也。其风气胜者，其人易已也。

帝曰：痹，其时有死者，或疼久者，或易已者，其故何也？

岐伯曰：其入脏者死，其留连筋骨间者疼久，其留皮肤间者易已。

帝曰：其客于六腑者何也？

岐伯曰：此亦其食饮居处，为其病本也。六腑亦各有俞，风寒湿

痹的临床表现，是四肢倦怠、乏困无力、咳嗽、呕吐清水。肠痹的临床表现，是多次饮水而小便不利、腹中攻冲雷鸣、经常泄泻、大便中混有未消化的食物残渣而成为飧泄。膀胱痹的临床表现，是少腹膀胱部位按之则疼痛、有烧灼样感觉、小便涩滞不利、鼻孔流清涕。

五脏的阴气，安静平和则精神内藏，躁动紊乱则易于耗散。假如饮食过量，暴饮暴食，肠胃就会受到损伤。痹邪入里，引起呼吸喘促者，即是痹邪聚集在肺脏。邪犯入里，引起忧愁思虑的，即是痹邪聚集在心脏。邪犯入里，导致遗尿的，即是痹邪聚集在肾脏。邪犯入里，导致气血衰败，疲乏力竭的，即是痹邪聚集在肝脏。邪犯入里，导致肌肉消瘦的，即是痹邪聚集在脾脏。总之，各种痹病日久不愈，都可以从表入里，进一步出现脏腑里证。一般来说，在痹病中，风邪偏胜的行痹，比较容易治疗。

黄帝问道：患痹病者，有死亡的，有疼痛日久不愈的，也有容易痊愈的，这些都是什么原因呢？

岐伯回答说：患痹病时，如果邪气深入于五脏的，其病势比较深重，就会死亡。如果邪气稽留于筋骨关节之间，难以祛除，就表现为疼痛日久，迁延不愈。如果邪气仅仅留滞于皮肤之间，邪浅病轻，所以就容易痊愈。

黄帝问道：痹邪侵入六腑又怎样呢？

岐伯回答说：这也是由于饮食不当、居住生活环境条件等，作为发病的根本原因。六腑也有

---

[24]中气喘争：腹中攻冲雷鸣，即肠鸣。◎[25]飧（sūn 孙）泄：有时发作成为飧泄病。飧泄，多因肝郁脾虚，清气不升所致。临床以大便泄泻清稀，并有不消化的食物残渣，肠鸣腹痛等为主症。◎[26]胞痹：即膀胱痹。胞，脬也，指膀胱。◎[27]若沃以汤：谓就如灌了热水一样，即有灼热感。《说文》："沃，灌溉也"；"汤，热水也。"◎[28]阴气：指五脏之气。◎[29]淫气喘息，痹聚在肺：谓致痹之邪气入里，引起呼吸喘促者，是痹聚在肺脏。淫气，指导致痹病的风寒湿邪气。◎[30]遗溺：遗尿。溺，音义同"尿"。◎[31]乏竭：气血衰败，疲乏力竭。◎[32]肌绝：肌肉消

气中其俞，而食饮应之，循俞而入，各舍其腑也。

帝曰：以针治之奈何？

岐伯曰：五脏有俞[33]，六腑有合[34]，循脉之分，各有所发，各随其过[35]，则病瘳[36]也。

帝曰：荣卫之气亦令人痹乎？

岐伯曰：荣者，水谷之精气也[37]，和调于五脏，洒陈[38]于六腑，乃能入于脉也，故循脉上下，贯五脏，络六腑也。卫者，水谷之悍气也[39]，其气慓疾滑利[40]，不能入于脉也，故循皮肤之中，分肉之间，熏于肓膜[41]，散于胸腹，逆其气则病，从其气则愈，不与风寒湿气合，故不为痹。

帝曰：善。痹或痛，或不痛，或不仁，或寒，或热，或燥，或湿，其故何也？

各自的腧穴，风寒湿邪由外侵犯六腑的腧穴，再加之内伤饮食，内外相合，痹邪就循着腧穴而侵入，留滞于各自的本腑，于是就成为六腑痹。

黄帝问：用针刺法怎样治疗痹病呢？

岐伯说：五脏各有输穴，六腑各有合穴，循着脏腑所属的经脉，各有发病的部位。因此根据病变所在的部位经脉，就可以判断病变涉及的脏腑；治疗五脏痹，可以刺其输穴；治疗六腑痹，就刺其合穴，痹病就可以痊愈了。

黄帝又问：营气和卫气，也与痹病的发生有关系吗？

岐伯回答说：营气，是水谷的精气所化生的。它平和地协调于五脏，均匀地散布于六腑，并且能够进入脉道中，可以沿着经脉上下流行，贯通于五脏，联系于六腑。卫气，是水谷的悍气所化生的。卫气急速滑利，所以不能进入脉道中，而循行于皮肤之中，分肉之间，温煦肓膜，敷布胸腹。营气和卫气的运行及其功能失于协调，就会使人生病；但只要使营卫的运行及功能得到协调，就会使疾病痊愈。如果营卫和调，且没有和风寒湿等邪气相结合，所以是不会发生痹病的。

黄帝说：讲得好！痹病患者，有的人疼痛，有的人不疼痛，有的人感到麻木不仁、不知痛痒，有的人畏寒怯冷，有的人发热，有的人皮肤干燥，有的人皮肤湿润等等，这些都是什么原因造成的呢？

瘳。◎[33]五脏有俞：五脏各有输穴。俞，此指"五输穴"中的"输"穴。◎[34]六腑有合：六腑各有其合穴。《灵枢·邪气脏腑病形》："荣输所入为合。"例如胃之足三里，大肠之上巨虚，胆之阳陵泉，三焦之委阳，膀胱之委中，小肠之下巨虚。◎[35]各随其过：根据病变的脏腑经脉而选穴施治。过，指病变。◎[36]病瘳（chōu 抽）：即病愈之意。◎[37]荣者，水谷之精气也：谓营气是由水谷的精气所化生。荣，通"营"。◎[38]洒陈：指均匀地散布之意。◎[39]卫者，水谷之悍气也：谓卫气是由水谷的悍气所化生。悍，勇猛，强劲之意。◎[40]慓疾滑利：形容卫气运行时急疾而流利的状态。慓疾，迅捷之意。◎[41]肓（huāng 荒）膜：泛指体腔内脏之间的膜。◎

岐伯曰：痛者，寒气多也，有寒故痛也。其不痛不仁者，病久入深，荣卫之行涩，经络时疏[42]，故不通[43]，皮肤不营，故为不仁。其寒者，阳气少，阴气多，与病相益[44]，故寒也。其热者，阳气多，阴气少，病气胜，阳遭阴[45]，故为痹热。其多汗而濡者，此其逢湿甚也，阳气少，阴气盛，两气[46]相感，故汗出而濡也。

帝曰：夫痹之为病，不痛何也？

岐伯曰：痹在于骨则重，在于脉则血凝而不流，在于筋则屈不伸，在于肉则不仁，在于皮则寒，故具此五者，则不痛也[47]。凡痹之类，逢寒则虫，逢热则纵[48]。

帝曰：善。

岐伯回答道：痹病出现疼痛，是寒邪偏胜。因为寒为阴邪，主收引凝滞，寒盛则经脉闭塞，气血凝滞不通，所以疼痛较重。那些不痛而肌肤麻木不仁的，是痹病迁延日久，痹邪深入，营卫的运行不流利，以致经络有时空虚，所以不痛；皮肤失去营卫的营养，所以麻木不知痛痒。那些畏寒怯冷的，是由于机体阳气虚少，阴寒偏盛，阴寒与风寒湿痹邪相结合，就会加重阴寒，所以患者畏寒怯冷。那些发热的，是由于阳气偏盛，阴气虚少，阳热与痹邪相结合而加剧，阳热更盛，而阴不胜阳，所以患痹病而发热。那种多出汗而皮肤湿润的，是由于感受湿气太重，机体的阳气虚少，阴气过盛，湿气与阴气相合，所以患者就出汗多而皮肤湿润了。

黄帝问道：痹病患者也有不疼痛的，这是什么缘故？

岐伯说：痹病，其病位在骨的，就身体沉重；病位在经脉的，就血瘀而不行；病位在筋的，就肢体屈而不伸；病位在肌肉的，就麻木不仁；病位在皮肤的，就恶寒。所以，上述五种痹病，就不会出现疼痛的感觉了。一般来说，痹病之类的疾病，遇到寒气，则会使筋脉拘急而导致疼痛加剧；相反，遇到热气，则会使筋脉弛缓而疼痛减轻。

黄帝说：你说得很好。

---

[42] 经络时疏：谓经络时时空疏。◎ [43] 故不通：《甲乙经》作"故不痛"。结合前后文意，宜从之。◎ [44] 与病相益：阴气与病邪相互助长。益，有增加、助长之意。◎ [45] 阳遭阴：遭，《甲乙经》作"乘"。乘，战而胜之也。言病人素体阳胜阴虚，感受风寒湿邪后，阴不胜阳，邪从阳化热，故为痹热。◎ [46] 两气：阴气与湿气。阴气，指寒气。◎ [47] 故具此五者，则不痛也：指以上五种痹证和所有痹证一样，都具有"逢寒则痛，逢热则纵"的特点，因而只要逢到"热"（包括天气之热、衣着温热等），都会疼痛减轻或不疼。◎ [48] 凡痹之类，逢寒则虫，逢热则纵：指出了痹证疼痛症状与气候寒热的关系。"虫"，为"痋"之误，"痋"即"疼"之古字。"纵"，指痹证的疼痛缓解。这是由于痹证的发生与季节气候密切相关，患者的关节及周围血管神经功能不健全，血管舒缩缓慢且不充分和皮温升降迟缓的缘故。寒冷时血流缓慢，血内冷球蛋白凝聚及滑液内透明质酸含量增多，致使滑液的黏度增高，加大了关节活动时的阻力，因而使关节疼痛加重，温暖时则疼痛减轻。

素问·痿论[1] 篇第四十四

黄帝问曰：五脏使人痿[2]何也？

岐伯对曰：肺主身之皮毛，心主身之血脉，肝主身之筋膜[3]，脾主身之肌肉，肾主身之骨髓。故肺热叶焦，则皮毛虚弱急薄[4]，著则生痿躄也[5]。心气热，则下脉厥而上[6]，上则下脉虚，虚则生脉痿，枢折挈[7]，胫纵[8]而不任地也。肝气热，则胆泄口苦筋膜

黄帝问道：五脏都能使人患生痿病，这是什么道理？

岐伯回答说：肺脏主管全身的皮肤毛孔，心脏主管全身的血脉，肝脏主管全身的筋膜，脾脏主管全身的肌肉，肾脏主管全身的骨髓。所以，肺脏邪热炽盛，消耗津液，就会使肺叶焦燥枯萎，以至于皮肤毛孔也虚弱干枯；如果热邪久留不去，就发生痿躄之病。心脏邪热炽盛，可使血液逆于上，血逆行于上则上盛下虚，于是就发生脉痿之病。临床表现为四肢关节不

---

[1]痿论：痿，指肢体枯萎，弱而不能运动的一类疾病。主要表现为肢体筋脉弛缓，软弱无力，严重者手不能握物，足不能任身，肘、腕、膝、踝等关节知觉脱失，渐至肌肉萎缩而不能随意运动。本篇以五脏合五体的原理，分别论述了痿躄、脉痿、筋痿、肉痿、骨痿等五种痿证的病因、病机、症状、诊断及治疗等，故名。◎[2]痿：病名。指肢体筋脉弛缓，软弱无力，严重者手不能握物，足不能任身，肘、腕、膝、踝等关节如觉脱失，渐至肌肉萎缩而不能随意运动的一种病证。唐·王冰："痿弱无力以运动。"◎[3]筋膜：明·张介宾："膜犹幕也，凡肉理脏腑之间，其成片联络薄筋，皆谓之膜。"◎[4]急薄：皮肤干。◎[5]著则生痿躄（bì 必）：热邪久留而不去，就会发生痿躄病。著，留着不去的意思。痿，手足痿废的统称。◎[6]下脉厥而上：下脉，谓下行之脉，厥，逆行之谓。◎[7]枢折挈（qiè切）：四肢关节失养，活动不灵，不能运动，不能提挈，有如枢纽之折。枢，指枢纽、机关之处。挈，悬持、提挈之意。◎[8]胫纵：指足胫弛纵无力。胫，下肢小腿。

干，筋膜干则筋急而挛，发为筋痿。脾气热，则胃干而渴，肌肉不仁，发为肉痿。肾气热，则腰脊不举，骨枯而髓减，发为骨痿。

帝曰：何以得之？

岐伯曰：肺者，脏之长也[9]，为心之盖也，有所失亡，所求不得，则发肺鸣[10]，鸣则肺热叶焦。故曰：五脏因肺热叶焦，发为痿躄。此之谓也。悲哀太甚，则胞络绝[11]，胞络绝则阳气内动，发则心下崩[12]，数溲血[13]也。故《本病》[14]曰：大经空虚，发为肌痹[15]，传为脉痿。思想无穷，所愿不得，意淫于外，入房太甚，宗筋[16]弛纵，发为筋痿，及为白淫[17]。故《下经》[18]曰：筋痿者，生于肝，使内[19]也。有渐于

灵，不能随意举动，足胫弛纵无力，不能着地走路。肝脏邪热炽盛，可使胆气外泄上泛而口苦；筋膜失于濡润就干枯，以至于筋挛拘急，而发生筋痿之病。脾脏邪热炽盛，可以消铄胃中津液而胃中干，胃中干则口渴欲饮；脾主肌肉，肌肉失养则麻木不仁，于是发生为肉痿之病。肾脏邪热炽盛，消耗肾脏所藏之精液，肾精不能生髓则髓少，以致骨失其养而枯，于是就腰脊不能举动，发为骨痿之病。

黄帝问：痿病是怎样发生的？

岐伯说：肺是各脏之长，位置最高，主气而朝百脉，又是心脏的华盖。遇到不如意的事情，或某些愿望要求不能达到时，肺气郁而不畅，发生病变，进而导致肺热叶焦。因此说，五脏都是由于肺热叶焦，而发为痿躄的，讲的就是这个意思。如果悲伤哀悼太甚，就会影响及心包络脉阻绝不通；心包络脉不通，使心气上下不通，而心阳妄动于内，病发则迫血妄行于下，而经常出现小便尿血。所以古医经《本病》曾说：大的经脉空虚，发为脉痹，最后变成为脉痿。如果无穷无尽地胡思乱想，愿望又难以达到，意志淫泆浮荡于外，房劳过度又伤于内，以致宗筋弛缓，发为筋痿，临床出现遗精、滑精、尿浊、带下等症状。所以，古医经

◎[9]肺者，脏之长也：谓肺居于人体五脏的上部，主气而朝百脉而言。◎[10]肺鸣：肺气不畅而出现的喘息咳嗽之声。此处指肺脏发生病变。◎[11]胞络绝：心包络阻绝不通。◎[12]心下崩：指心气上下不通，心阳妄动，迫血下行而尿血。◎[13]数（shuò朔）溲血：谓多次小便尿血。◎[14]《本病》：古代的医经名。◎[15]肌痹：唐·杨上善《太素》作"脉痹"，宜从。◎[16]宗筋：许多筋的集合处，此指外生殖器。◎[17]白淫：男子患遗精、滑精、尿浊，女子患带下缠绵。◎[18]《下经》：古代的医经名。◎[19]使内：入房过度。唐·杨上善："使内者，亦入房。"◎[20]有渐于湿：逐渐感受湿邪。渐，进也，逐渐之意。◎[21]居处相湿：久居

湿[20]，以水为事，若有所留，居处相湿[21]，肌肉濡渍[22]，痹而不仁，发为肉痿。故《下经》曰：肉痿者，得之湿地也。有所远行劳倦，逢大热而渴，渴则阳气内伐[23]，内伐则热舍于肾，肾者水脏也，今水不胜火[24]，则骨枯而髓虚，故足不任身，发为骨痿。故《下经》曰：骨痿者，生于大热也。

帝曰：何以别之？

岐伯曰：肺热者色白而毛败，心热者色赤而络脉溢[25]，肝热者色苍而爪枯，脾热者色黄而肉蠕动，肾热者色黑而齿槁。

帝曰：如夫子言可矣，论言[26]治痿者，独取阳明何也？

岐伯曰：阳明者，五脏六腑之海，主闰宗筋[27]，宗筋主束骨而利机关[28]也。冲脉者，经脉之海也，

《下经》曾说：筋痿，主要生于肝脏，且因入房太过，内伤精气所致。如果逐渐感受了湿邪，长期从事水中劳作，使水湿内留；或居住潮湿之地，都可使湿浊长期浸渍肌肉，以致肌肉麻痹不仁，而发为肉痿。所以，古医经《下经》曾说：肉痿，是由于久居湿地所致。如果由于远行劳倦，适逢气候大热而口渴，口渴即说明阳热内盛，耗伤津液；阳热邪气侵及肾脏，肾为水脏，肾水伤则不能胜制火热邪气，以至于骨髓虚少而骨骼枯槁，因此两足难以支持身体，而发为骨痿。所以，古医经《下经》曾说：骨痿，是由于大热所致。

黄帝问：怎样区别各种痿病呢？

岐伯回答道：肺脏热炽的，就表现为面色发白而毛发干焦脱落；心脏热炽的，就表现为面色发红而浮络充盈；肝脏热炽的，就表现为面色发青而爪甲枯槁；脾脏热炽的，就表现为面色发黄而肌肉蠕动；肾脏热炽的，就表现为面色发黑而牙齿枯槁。

黄帝说：如先生前面所讲的五痿病，可以分经论治。但是，医经上曾记载"治疗痿病应单独取阳明"。这又是什么道理呢？

岐伯回答道：足阳明胃经是五脏六腑的大海，气血化生之源泉，能滋养濡润宗筋，宗筋又能约束骨节，使骨节活动滑利。冲脉，是十二经脉之海，它能够渗灌肌肉关

潮湿之处而伤湿。相，为"伤"之误，《甲乙经》作"伤"，宜从。◎［22］肌肉濡渍：肌肉长期受到湿邪的浸润。◎［23］阳气内伐：阳热邪气攻伐于里则伤津液而口渴。伐，攻伐、伤害。◎［24］水不胜火：阳热邪气攻伐于里，阴精受伤，则肾水不能胜制于火热。水，肾水，指肾脏之阴精。火，指火热。◎［25］络脉溢：谓孙络充满血液而现于皮肤。◎［26］论言：后世注家多认为"论"指《灵枢·根结》而言。也有人认为可能指另一本已失传的古医籍。可供参考。◎［27］主闰宗筋：濡养滋润宗筋。闰，通"润"，濡润。◎［28］主束骨而利机关：宗筋具有约束骨节而使关节滑利的作用。

主渗灌溪谷[29]，与阳明合于宗筋，阴阳摠宗筋之会[30]，会于气街[31]，而阳明为之长[32]，皆属于带脉，而络于督脉。故阳明虚则宗筋纵，带脉不引[33]，故足痿不用也。

帝曰：治之奈何？

岐伯曰：各补其荥而通其俞[34]，调其虚实，和其逆顺，筋脉骨肉[35]，各以其时受月[36]，则病已矣。

帝曰：善。

节，与阳明会合于宗筋；阴经和阳经都总会于宗筋，再会合于气街穴处，而阳明经是各经的统领者，都连属于带脉，而联络于督脉。所以，阳明脉气亏虚，就会使宗筋弛纵，带脉就不能延引约束，因此就使两足痿废软弱而不能运用了。

黄帝问：痿病应如何治疗呢？

岐伯说：痿病的针刺治疗，应根据发病的脏腑经络，补各经的荥穴，通泻各经的输穴，来调整虚实，和其逆顺之气。无论筋、脉、骨、肉诸痿，都应当在其脏气旺盛的月份进行治疗，病就痊愈了。

黄帝说：讲得好！

束，绑、捆，引申为约束、束缚之意。机关，指关节而言。◎[29]渗灌溪谷：渗透灌溉腠理肌肉及关节隙缝。◎[30]阴阳摠宗筋之会：人体的阴经、阳经都总会于宗筋。摠，同"总"。◎[31]气街：穴名，又名气冲。属足阳明胃经，位于横骨两旁，鼠溪上一寸处。◎[32]阳明为之长：阳明经是诸经的统领者。长，统领之意。◎[33]带脉不引：带脉不能延引、约束。◎[34]各补其荥而通其俞：痿病的针刺治疗，应补各经的"荥"穴，通（泻）各经的"输"穴。"荥""输"，指十二经脉分布在四肢肘膝关节以下的五输穴中的两种穴位。◎[35]筋脉骨肉：清·姚止庵曰："筋者，肝也；脉者，心也；骨者，肾也；肉者，脾也。五脏独缺肺者，肺合皮毛，皮毛附于肉，或省文也。"◎[36]各以其时受月：根据脏腑所主季节月份和五体受病情况而施行针刺，即在其脏气当旺的月份进行治疗。

素问·厥论[1] 篇第四十五

黄帝问曰：厥[2]之寒热者何也？

岐伯对曰：阳气衰于下[3]，则为寒厥；阴气衰于下[4]，则为热厥。

帝曰：热厥之为热也[5]，必起于足下者何也？

岐伯曰：阳气起于足五指之表[6]，阴脉者，集于足下而聚于足心[7]，故阳气胜则足下热也。

帝曰：寒厥之为寒也[8]，必从五指而上于膝者何也？

黄帝问道：厥病有寒厥和热厥，它们是怎么发生的？

岐伯回答道：阳气衰竭于下，就发为寒厥病；阴气衰竭于下，就发为热厥病。

黄帝又问：热厥病的发热，必定先从足底开始。这是为什么呢？

岐伯回答道：阳气起始于足五趾的表面，足少阴经过于足下而经气聚于足心。所以在阴气衰竭于下，阳气偏胜发生热厥时，就感到足下发热。

黄帝问：寒厥病的厥冷，必定先从足五趾开始，逐渐向上发展到膝部。这又是为什么呢？

---

[1]厥论：厥者，气逆也。厥病多由阴阳之气不相顺接，气血逆乱，不能在短时间恢复平衡所致的或四肢逆冷，或突然昏倒等病。本篇较全面地论述了寒热厥病的病因、病机、证候特点，以及六经厥病的症状和治疗，故名。◎[2]厥：病证名。指阴阳气血逆乱的证候。◎[3]阳气衰于下：谓下焦肾阳虚衰。◎[4]阴气衰于下：谓下焦肾阴虚衰。◎[5]之为热也：《甲乙经》卷七第三、《千金方》卷十四第五引均无此四字。◎[6]阳气起于足五指之表：足三阳经下行，沿下肢外侧而止于足趾外端，故曰"五指之表"。下文足三阴经均起于足趾之内侧端，沿下肢内侧上行，故曰"五指之里"。◎[7]阴脉者，集于足下而聚于足心：谓足少阴肾经循行于足下而经气聚于足心。◎[8]之为

岐伯曰：阴气起于五指之里，集于膝下而聚于膝上，故阴气胜则从五指至膝上寒，其寒也，不从外，皆从内也[9]。

帝曰：寒厥何失[10]而然也？

岐伯曰：前阴者，宗筋之所聚，太阴阳明之所合也[11]。春夏则阳气多而阴气少，秋冬则阴气盛而阳气衰。此人者质壮[12]，以秋冬夺于所用[13]，下气上争不能复[14]，精气溢下[15]，邪气因从之而上[16]也，气因于中[17]，阳气衰，不能渗营[18]其经络，阳气日损，阴气独在，故手足为之寒也。

帝曰：热厥何如而然也？

岐伯曰：酒入于胃，则络脉满而经脉虚[19]。脾主为胃行其津液

岐伯回答：阴气起始于足五趾的下面，集于膝下而聚于膝上。所以在阳气衰竭于下，阴气偏胜发生寒厥时，就表现为从足五趾向上波及到膝关节部寒冷。不过，这种寒冷，并不是从外部侵入的寒邪，而都是由内部脏腑阳虚所导致的。

黄帝问：寒厥是因什么不足而造成的呢？

岐伯说：前阴，是许多筋脉聚集的部位，也是足太阴脾经和足阳明胃经会合的地方。一般来说，在春夏季节，就阳气偏盛而阴气虚少；秋冬季节，就阴气偏盛而阳气虚少。这种人自持体质壮实，由于在秋冬阳气不足的时候仍恣情纵欲，损伤了肾阳，而致阳虚阴盛；肾的精气难以恢复正常，下部的阴寒之气得以上逆，于是就发为寒厥。阴寒之气上逆于中焦，脾胃阳气虚衰，不能腐熟水谷，化生精微气血以渗灌营养于经络，以致阳气虚损日益加重，而阴寒之气独自存留，所以就出现手足寒冷。

黄帝问：热厥又是怎样形成的呢？

岐伯回答说：饮酒之后，卫气随着酒气就先行于皮肤，而充盈于络脉，不从脾气以行于经脉，所以饮酒后能使络脉盈满而经

寒也：《甲乙经》卷七第三、《千金方》卷十四第五引均无此四字。◎[9]其寒也，不从外，皆从内也：谓这种寒厥，不是体外侵入的寒邪，而是由内部脏腑的阳虚所致。◎[10]失：参下节"热厥何如而然也"句，"失"当作"如"。◎[11]前阴者，宗筋之所聚，太阴阳明之所合也：谓前阴外生殖器，是许多筋脉聚集的部位，也是足太阴脾经和足阳明胃经会合的地方。◎[12]此人者质壮：患寒厥症的人，自恃身体强壮而不知惜身。◎[13]夺于所用：由于过度劳作而致精气耗夺。诸如劳倦太过，或入房过度等，皆损伤肾中精气。◎[14]下气上争不能复：劳伤肾阳，而阳虚阴盛，下焦阴寒之气上逆，不能恢复正常。◎[15]精气溢下：阳虚下元不固之滑精。◎[16]邪气因从之而上：气随精泄，元阳虚衰，阴寒内盛，潜而上逆。◎[17]气因于中：阴寒之邪上逆于中焦。中，即中焦脾胃。◎[18]渗营：指渗透灌注营养。◎[19]络脉满而经脉虚：清·张志聪：《灵枢·经脉》：饮酒者，卫气先行皮肤，先充络脉。夫卫气者，水谷之悍气也；酒亦水谷悍热之液，故从卫气先行皮

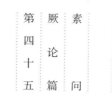

者[20]也，阴气虚则阳气入[21]，阳气入则胃不和，胃不和则精气竭[22]，精气竭则不营其四支[23]也。此人必数醉若[24]饱以入房，气聚于脾中不得散[25]，酒气与谷气相薄[26]，热盛于中，故热遍于身内热而溺赤也。夫酒气盛而慓悍，肾气有衰[27]，阳气独胜，故手足为之热也。

帝曰：厥或令人腹满，或令人暴不知人[28]，或至半日远至一日乃知人者何也？

岐伯曰：阴气盛于上则下虚，下虚则腹胀满[29]；阳气盛于上，则下气重上而邪气逆[30]，逆则阳气乱，阳气乱则不知人也。

帝曰：善。愿闻六经脉之厥状病能也[31]。

脉空虚。脾主运化，有协助胃输布津液的功能。饮酒过度，脾无所输而致阴气不足；阴气虚则阳邪就乘虚而入，犯及于胃则使胃气不和；胃气失和，则后天之本乏竭，气血津精液之化源断绝，四肢就得不到充分的滋养了。这种人必定是经常酗酒大醉，或者饱食后入房，使阴气虚而阳邪郁聚于脾中不得宣散，酒气与谷气相互搏结，酝酿生热，阳热盛于中焦，所以就表现为周身发热；因为有内热，因此小便色黄。由于酒为熟谷之液，性热而猛烈，加之饱醉入房，长此以往，肾的精气日益损伤，以致形成阴虚而阳气独胜的局面，所以就表现为手足发热而成为热厥了。

黄帝问：厥病有的使人腹部胀满，有的使人猝然昏仆、不知人事，或者至半天、甚至一天以后才苏醒过来。这是什么原因呢？

岐伯说：阴气偏盛于上部，则下部的经气就虚损，下部虚损则出现腹部胀满。阳气偏盛于上部，那么下部之气就并行于上，而成为邪气上逆，以致阳气逆乱，气机紊乱，于是就猝然昏仆，不知人事了。

黄帝说：讲得好！我还想听听六经厥病的临床表现有哪些？

肤，从皮肤而充于络脉；是不从脾气而行于经脉，故络脉满而经脉虚也。"◎[20]脾主为胃行其津液：谓脾脏能运化输布胃所受纳的水谷精微。◎[21]阴气虚则阳气入：谓饮酒过多脾无所输而阴气虚，阴气虚阳邪就乘虚而入。◎[22]精气竭：水谷精气不足。◎[23]四支：四肢。支，同"肢"。◎[24]若：有"与"之义。◎[25]气聚于脾中不得散：醉饱入房，脾肾两伤，脾伤则不运，肾虚则无气以资脾，故令酒气与谷气聚而不散。◎[26]薄："搏"之意。◎[27]肾气有衰：《甲乙经》作"肾气日衰"，当从之。◎[28]暴不知人：猝然昏仆，不省人事。◎[29]腹胀满：作"腹满"，与帝问相应。◎[30]下气重上而邪气逆：偏亢之肾阳成为邪气，并逆于上。下气，指偏亢的肾阳。◎[31]病能：疾病的临床表现。能，通"态"。◎[32]巨阳：太阳。巨，大岐伯曰：巨阳[32]之厥，则肿首头重，足不能行，发为眴仆[33]。

阳明之厥，则癫疾欲走呼，腹满不得卧，面赤而热[34]，妄见而妄言。

少阳之厥，则暴聋颊肿而热，胁痛，箭不可以运[35]。

太阴之厥，则腹满腹胀，后不利[36]，不欲食，食则呕，不得卧。

少阴之厥，则口干溺赤，腹满心痛。

厥阴之厥，则少腹肿痛，腹胀泾溲不利[37]，好卧屈膝，阴缩肿[38]，箭内热。

盛则泻之，虚则补之，不盛不虚，以经取之。

太阴厥逆，箭急挛，心痛引腹，治主病者[39]。

少阴厥逆，虚满呕变[40]，下泄清[41]，治主病者。

厥阴厥逆，挛，腰痛，虚满前闭[42]谵言，治主病者。

岐伯回答道：太阳经的厥病，就表现为头面肿、头部沉重，两腿不能行动，病发则头晕目眩，昏仆倒地。

阳明经的厥病，临床表现为癫狂状，而欲奔走呼叫，腹部胀满，不能安卧，面部红赤而发热，甚则神识逆乱，妄闻妄见而胡言乱语。

少阳经的厥病，临床表现为突然耳聋，面颊部肿胀而发热，胁部疼痛，两腿不能活动。

太阴经的厥病，临床表现为腹部胀满，大便不通利，不欲饮食，食入就呕吐，不能安卧。

少阴经的厥病，临床表现为口干、小便色黄，腹部胀满而心痛。

厥阴经的厥病，临床表现为少腹部肿痛，腹部胀满，小便不利，喜欢屈膝而卧，阴茎内缩，阴囊肿胀，小腿内侧发热。

治疗这些厥病的原则是：实证用泻法，虚证用补法；本经自生病，并非因他经虚实证影响的，就取所病的本经腧穴。

足太阴经厥逆，小腿部拘急痉挛，心痛牵引到腹部；治疗当刺其主病的经穴。

足少阴经厥逆，腹部虚满，呕逆，泄泻，大便稀薄清冷；治疗当刺其主病的经穴。

足厥阴经厥逆，筋脉拘挛而腰痛，腹部虚满，小便不通，谵语；治疗当刺其主病的经。

也。◎［33］眴（xuàn绚）仆：头目眩晕而猝然倒地。◎［34］面赤而热：《病源》卷十二《寒热厥候》"面赤"上有"卧则"两字。◎［35］箭（héng衡）不可以运：两腿不能活动。箭，同"胻"，胫骨上端，此指小腿。◎［36］后不利：大便不利。◎［37］泾溲不利：小便不利。◎［38］阴缩肿：阴茎内缩，阴囊肿大。◎［39］治主病者：刺其主病的经穴。◎［40］呕变：即呕逆。◎［41］下泄清：泻下稀薄清冷之物。◎［42］前闭：指小便不利，或癃或闭。◎［43］不得前后：二便俱三阴俱逆，不得前后[43]，使人手足寒，三日死。

太阳厥逆，僵仆[44]，呕血善衄，治主病者。

少阳厥逆，机关不利[45]，机关不利者，腰不可以行[46]，项不可以顾，发肠痈不可治，惊者死。

阳明厥逆，喘咳身热，善惊，衄呕血。

手太阴厥逆，虚满而咳，善呕沫[47]，治主病者。

手心主、少阴厥逆，心痛引喉，身热，死不可治。

手太阳厥逆，耳聋泣出，项不可以顾，腰不可以俯仰，治主病者。

手阳明、少阳厥逆，发喉痹[48]，嗌肿，痓[49]，治主病者。

如果太阴、少阴、厥阴三阴经气皆厥逆，患者大小便不通，出现手足逆冷者，多在三日内死亡。

足太阳经厥逆，身体僵直而仆倒在地，呕血、鼻孔出血；治疗当刺其主病的经穴。

足少阳经厥逆，筋骨关节部位活动不利，腰部僵直不能转动，颈项强直不能回头以顾；如果兼发肠痈，属不可治的重证；假如发惊，就会死亡。

足阳明经厥逆，就出现喘息咳嗽，身体发热，容易发惊，衄血呕血等。

手太阴经厥逆，胸腹虚满而咳嗽，经常呕唾涎沫；治疗当刺其主病的经穴。

手厥阴经、手少阴经厥逆，就出现心痛连及咽喉，身体发热；此属死证，难以救治。

手太阳经厥逆，出现耳聋流泪，头项不能向后回顾，腰不能前后俯仰；治疗应刺其主病之经穴。

手阳明经和手少阳经厥逆，发生喉痹，出现咽喉肿胀、疼痛，甚至发痓，见颈项强直，口噤不开，牙关紧闭，角弓反张等；治疗当刺其主病之经穴。

不通。◎［44］僵仆：唐·杨上善："后倒曰僵，前倒曰仆。"◎［45］机关不利：关节活动不利。◎［46］腰不可以行：腰部不能活动。行，作转动解。◎［47］善呕沫：清·姚止庵："肺受寒，故呕沫。沫，痰水之轻浮白色者。"◎［48］喉痹：病名。指咽喉肿痛，吞咽困难之病。◎［49］痓（zhì至）：明·张介宾："按全元起本，作痉。以手臂肩项强直也。"痓，为"痉"之误。

素问·病能论 [1] 篇第四十六

黄帝问曰：人病胃脘痛 [2] 者，诊当何如？

岐伯对曰：诊此者，当候 [3] 胃脉，其脉当沉细，沉细者气逆，逆者人迎甚盛 [4]，甚盛则热。人迎者胃脉也，逆而盛，则热聚于胃口而不行，故胃脘为痛也。

帝曰：善。人有卧而有所不安者，何也？

岐伯曰：脏有所伤，及精有所

黄帝问道：人们如果患上了胃脘痛的疾病，诊断的方法应当是怎样的呢？道理又是什么？

岐伯回答说：诊断这种疾病的时候，应当诊察患者的胃脉。得了胃脘痛的患者，胃脉必然沉细。胃脉沉细，表明胃气已经上逆；胃气上逆，人迎的脉象必然过盛；人迎脉盛，表明患者内有热邪。人迎之脉，属胃经之脉。其脉逆乱而又搏动过盛，表明患者的热邪已聚于胃口而不能散发了，所以就使得胃脘发生痛病。

黄帝说：讲得好。人患轻度的睡眠不安之病，其原因是什么呢？

岐伯回答说：这是由于患者的五脏有所损伤及精气有所散失的缘故造成的。如果精气不失或者能够各归本脏，睡眠不安就会恢复。正

---

[1]病能论：能，通"态"。病能，指疾病的形态。本篇以胃脘、颈痛、卧不安、不得偃卧、厥腰痛、阳厥、酒风等七种疾病为例，论述了观察病态，分析病情的重要意义及具体方法，同时还讨论了几种古医籍。因全篇以论述胃脘痛等疾病的形态为主，故名。◎[2]胃脘痛：又称"胃痛"，指因血气壅塞、聚于胃脘而生成的痛病。胃脘，即胃。◎[3]候：诊察。◎[4]沉细者气逆，逆者人迎甚盛：唐·杨上善："胃脉合浮与大也。今于寸口之中，诊得沉细之脉，即知胃有伤寒逆气，故寸口之脉沉细，上之人迎洪盛者也。"人迎，诊脉部位，在结喉两侧的颈部动脉处。

之寄则安[5]，故人不能悬[6]其病也。

帝曰：人之不得偃卧[7]者，何也？

岐伯曰：肺者脏之盖也，肺气盛则脉大[8]，脉大则不得偃卧。论在《奇恒阴阳》[9]中。

帝曰：有病厥[10]者，诊右脉沉而紧，左脉浮而迟，不然[11]，病主安在？

岐伯曰：冬诊之，右脉固当沉紧，此应四时，左脉浮而迟，此逆四时[12]，在左当主病在肾，颇关在肺，当腰痛也。

帝曰：何以言之？

岐伯曰：少阴脉[13]贯肾络肺，今得肺脉[14]，肾为之病，故肾为腰痛之病也[15]。

因为这样，医生一般不能通过切脉而了解睡眠不安的病因。

黄帝问道：有的人不能仰卧，这是什么原因呢？

岐伯回答说：肺脏位置最高，覆盖着各个器官，肺脏邪气充盛，则脉络胀大，肺的脉络胀大，就不能仰卧。在《奇恒阴阳》篇里已有这样的论述。

黄帝问道：有因气逆而病的患者，诊得右手脉搏沉而紧，左手脉搏浮而迟，不知其主要病变是什么？

岐伯回答说：在冬天诊察，右手之脉本应沉紧，这是和四时相适应的；而左手脉搏浮而迟，这便和四时相违背了。左手之脉浮而迟，当是肾脏有病，并与肺脏关系很大，腰部当感到疼痛。

黄帝问道：为什么这样说呢？

岐伯回答说：少阴肾脉贯穿肾脏，并络肺脏，如果冬天诊得浮迟之脉，这说明肾气不足，肾脏有病，所以才有腰痛之病。

◎[5]脏有所伤，及精有所之寄则安：一般句读为"脏有所伤，及精有所之寄则安"。按：非。当句读为"脏有所伤及精有所之，寄则安"。意为（人有卧而有所不安者）是由于五脏有所损伤及精气有所散失的缘故，如果精气不失而各归本脏，人就会在睡卧之时安宁平稳。之，动词，去，这里是"越泄""散失"的意思。◎[6]悬：通过切脉而测知（病因）。◎[7]偃卧：仰卧。◎[8]肺气盛则脉大：唐·杨上善："肺居五脏之上，主气，气之有余，则手太阳脉盛，故不得偃卧也。"◎[9]《奇恒阴阳》：唐·王冰："上古经篇名，世本阙。"◎[10]厥：气逆。◎[11]然：清·于鬯："读为'憪'（即通"憪"）。《说文·人部》：'憪，意膍也。''意膍'，疑是以意揣度之谓。'不憪病主安在'，不敢以意揣度，故为问也。《甲乙》'不然'作'不知'。"◎[12]左脉浮而迟，此逆四时：脉合四时，冬气伏藏，左右脉皆当沉紧，今左脉反见浮而迟，是为逆四时。◎[13]少阴脉：指足少阴肾经。◎[14]肺脉：指浮迟的脉象。◎[15]今得肺脉，肾为之病，故肾为腰痛之病也：明·张介宾："肾脉本络于肺，今以冬月而肺脉见于肾位，乃肾气不足，故脉不能沉而见浮迟，此非肺病，病在肾也。腰为肾之府，故肾气逆者，当病为腰痛。"肺脉，指浮迟的脉象。◎[16]颈痛：颈部的

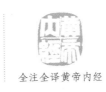

帝曰：善。有病颈痈[16]者，或石[17]治之，或针灸治之，而皆已[18]，其真[19]安在？

岐伯曰：此同名异等[20]者也。夫痛气之息者[21]，宜以针开除去之；夫气盛血聚者[22]，宜石而泻[23]之，此所谓同病异治也。

帝曰：有病怒狂[24]者，此病安生？

岐伯曰：生于阳也。

帝曰：阳何以使人狂？

岐伯曰：阳气者，因暴折而难决[25]，故善怒也，病名曰阳厥[26]。

帝曰：何以知之？

岐伯曰：阳明者常动[27]，巨阳少阳[28]不动，不动而动大疾，此其候[29]也。

帝曰：治之奈何？

黄帝说：讲得好。患有颈痈的病人，有的用砭石治疗，有的用针治疗，结果都能痊愈，其中的道理是什么呢？

岐伯回答说：这是病名虽然一样，但病的类型却不相同的缘故。如果是由于气郁停滞而形成的痈肿，应当用针刺祛除郁滞之气；如果是由于气盛血聚，而致的痈肿，应当用砭石泻除瘀血。这便是所说的同病异治。

黄帝问道：多怒发狂的病，是怎样产生的呢？

岐伯回答说：是由于阳气过盛而产生的。

黄帝问道：阳气为何能使人发狂呢？

岐伯回答说：因为阳气过盛的人，突然之间遇到了挫折，而事又不能得到解决，思想压力太大，心情不能舒展，所以容易发怒。这种病叫做"阳厥"。

黄帝问道：怎样知道的呢？

岐伯回答说：正常人的阳明经脉总是处于明显搏动的状态，而太阳、少阳经脉是不太搏动的。不太搏动而突然搏动得大而且快，便是"阳厥"的症候。

黄帝问道：这种病应如何治疗呢？

痈疮。◎[17]石：砭石，尖而锐的楔形石针，可刺可刮。◎[18]已：痊愈。◎[19]真：道理。《甲乙经》作"治"。◎[20]异等：清·高世栻："颈痈之名虽同，而在气在血则异类也。"等，类。◎[21]痛气之息者：指气郁停滞。◎[22]气盛血聚者：指颈痈之脓已成者。◎[23]泻：泻除。◎[24]怒狂：指狂病。其病多怒而狂，故曰怒狂。◎[25]因暴折而难决：明·马莳："因猝暴之项，有所挫折，而事有难决，志不得伸。"暴，突然。◎[26]阳厥：因阳气厥逆所致的多怒发狂之病。◎[27]阳明者常动：足阳明经人迎等处的脉搏总是明显跳动的。阳明，指足阳明经人迎等处的脉搏。因本经血多气多，故"常动"。◎[28]巨阳、少阳：指太阳经的委中、昆仑等穴与少阳经的听会、悬钟等穴。太阳经气少，少阳经血少，故曰"巨阳、少阳不动。"巨阳，即太阳，指太阳经脉。

岐伯曰：夺[30]其食即已，夫食入于阴，长气于阳[31]，故夺其食即已。使之服以生铁洛[32]为饮。夫生铁洛者，下气疾[33]也。

帝曰：善。有病身热解㑊[34]，汗出如浴，恶风少气，此为何病？

岐伯曰：病名曰酒风[35]。

帝曰：治之奈何？

岐伯曰：以泽泻[36]、术[37]各十分，麋衔[38]五分，合以三指撮[39]，为后饭。

所谓深之细者[40]，其中手如针[41]也，摩之切之[42]，聚者坚也[43]，博[44]者大也。《上经》[45]者，言气之通天也；《下经》者，言病之变化

岐伯回答说：大大减少患者的饮食，便可使之痊愈。因为饮食入胃，经过脾脏的运化，能够助长阳气，所以要大大减少患者的饮食，即可使之痊愈。再给患者服些生铁落做成的饮剂，效果一定更好。因为生铁落降气开结的作用最为快捷。

黄帝说：讲得好。有的人全身发热，四肢倦怠，汗出很多，就像洗浴一样，怕风，呼吸短而不畅，这是什么病呢？

岐伯回答说：这种病叫做"酒风"。

黄帝问道：治疗的方法应是怎样的呢？

岐伯回答说：用泽泻、白术各十分，麋衔五分，配合研末，每次服三指撮，在饭前服下。

所谓沉伏而细小的脉，其脉在指下细小如针，推动着进行诊察时，脉气聚而不散，乃是坚脉；搏击于指下的，是大脉。《上经》是一部讨论自然界和人体活动关系的书；《下经》是一部讲述疾病成因及其变化的书；《金匮》是一部讲述诊断疾病、决定死生的书；《揆度》是一部讲述通过切脉

◎［29］候：征候，脉候。◎［30］夺：有"减少"之意。◎［31］食入于阴，长气于阳：明·张介宾："五味入口而化于脾，食入于阴也；藏于胃以养五脏气，长气于阳也。"◎［32］生铁洛：明·张介宾："即炉冶间锤落之铁屑。用水研浸，可以为饮。其性寒而重，最能坠热开结。"洛，通"落"，谓所落，即落下的东西，此指铁屑。◎［33］疾：快。此谓"见效快"。◎［34］解㑊：指肢体倦怠懒惰。"解"，同"懈"。"㑊"，通"惰"。◎［35］酒风：唐·王冰："饮酒中风（受风）者也。《风论》曰饮酒中风，则为漏风，是亦名漏风也……因酒而风，故曰酒风。"◎［36］泽泻：药名。［37］术（zhú逐）：即白术，药名。◎［38］麋（mí弥）衔：药名。《神农本草经》："味苦，平，治风湿痹，历节痛，惊吐舌，悸气贼风，鼠瘘痈肿。"◎［39］合以三指撮：明·张介宾："用三指撮合，以约其数。"◎［40］深之细者：重按之而得细脉。之，犹而也，古书"之""而"常互训。［41］中手如针：喻脉应指其细之状。中，犹应也。◎［42］摩之切之：用手推动着诊脉。摩，推动，推转。◎［43］聚者坚也：喻脉应指有力。◎［44］博：当作"搏"，指脉来搏指有力。◎［45］《上经》：与下文中的《下经》《金匮》《揆度》《奇恒》等，都是《内经》之前的医经之名，均已早佚。按：有关《揆度》《奇恒》的道理，可参见《素问·玉版论要》中的论述。◎［46］方切求

也；《金匮》者，决死生也；《揆度》者，切度之也；《奇恒》者，言奇病也。所谓奇者，使奇病不得以四时死也；恒者，得以四时死也；所谓揆者，方切求之[46]也，言切求其脉理也；度者，得其病处[47]，以四时度之也。

来诊察疾病的书；《奇恒》是一部论述异常之病的书。这里所谓《奇恒》的"奇"，是指异于常规的病，即不能根据四时气候对人产生相应影响的规律来认识的病；所谓《奇恒》的"恒"，则指可以根据四时气候对人产生相应影响的规律来认识的病。在《揆度》一书中，所谓"揆"，是指通过切脉来推求疾病的所在及其脉理；所谓"度"，则指在得知了疾病的所在以后，根据四季气候对人的相应影响来认识病情的轻重，以决断患者的生死。

之：清·孙鼎宜："《广雅·释诂》：'方，始也。'始切其脉而求其致病之由曰揆。"◎[47]得其病处：清·孙鼎宜："得其病处，而以四时逆顺，明其治法死生曰度。"

素问·奇病论^[1]篇第四十七

黄帝问曰：人有重身^[2]，九月而瘖^[3]，此为何也？

岐伯对曰：胞之络脉绝^[4]也。

帝曰：何以言之？

岐伯曰：胞络者系于肾，少阴之脉，贯肾系舌本，故不能言。

帝曰：治之奈何？

岐伯曰：无治也，当十月复。《刺法》^[5]曰：无损不足，益有余^[6]，以成其疹^[7]，然后调之^[8]。

黄帝问道：有的妇女怀孕，有九个月时就声音嘶哑，发不出声。这是什么缘故？

岐伯回答道：这是由于子宫中的络脉被胎儿压迫，暂时阻隔不通所引起的。

黄帝问：怎样解释呢？

岐伯说：子宫的络脉联系于肾脏，而足少阴肾经又贯过肾脏上行，通过咽喉连系于舌根；所以，子宫络脉不通，则少阴肾脉受阻，向上影响及咽喉及舌的功能，于是就表现为声哑发不出音了。

黄帝又问：应如何治疗呢？

岐伯说：不需要治疗。待到怀孕十月分娩后，胞络畅通，说话声音就会自己恢复的。在医经《刺法》篇曾说：不要用泻法去治疗不足

---

[1] 奇病论：奇者，异也。奇病，即异常的，特殊少见的病证。本篇论述了子瘖、息积、伏梁、疹筋、厥逆、脾瘅、厥、胎病（癫疾）、肾风等十种奇病的病因、病机、症状、治法及预后。因所论的都是异于一般的病，故名。◎[2] 重（chóng 崇）身：谓怀孕。明·张介宾："妇人怀孕，则身中有身，故曰重身。"◎[3] 瘖（yīn 因）：指声音嘶哑。清·高世栻："瘖，声不出也。"◎[4] 胞之络脉绝：谓胞中的络脉阻膈不通畅。胞，指女子胞，即子宫。绝，隔阻不通之意，并非断绝。◎[5]《刺法》：古医经名。◎[6] 无损不足，益有余：谓不要用泻法去治疗不足的虚证，不要用补法去治疗邪气有余的实证。损，损伤，此处作"泻法"解。益，补益；有余，指邪气有余之实证。◎[7] 疹（chèn 趁）：指疾病。◎[8] 然后调之：宋·林亿等《新校正》："《甲乙经》及《太素》无此四

所谓无损不足者，身羸瘦，无用镵石[9]也；无益其有余者，腹中有形而泄之[10]，泄之则精出[11]，而病独擅中[12]，故曰疹成也。

帝曰：病胁下满气逆，二、三岁不已，是为何病？

岐伯曰：病名曰息积[13]，此不妨于食，不可灸刺，积为导引[14]服药，药不能独治也。

帝曰：人有身体髀、股、胻[15]皆肿，环齐而痛[16]，是为何病？

岐伯曰：病名曰伏梁[17]，此风根[18]也。其气溢于大肠，而著于肓，肓之原在齐下[19]，故环齐而痛也。不可动之[20]，动之为水溺涩[21]之病也。

的虚证，不要用补法去治疗有余的实证，以免由于误治而造成新的疾病。所说的"无损不足"，是指在身体虚羸瘦弱的时候，不要施用镵针和砭石疗法；"无益有余"，是指在腹中已有胎孕之际，而妄施攻泄，结果必然导致精气耗散，胎元受伤、反增其疾病。因此，在怀孕期间的盲目治疗，是会造成疾病的。

黄帝问：患病胁下胀满，气逆喘息，有两、三年都好不了的，这是什么病？

岐伯说：这种病名叫"息积"。是由于肺气阻滞渐积而形成的；积不在胃，所以并不妨碍饮食。治疗息积病，切不可用艾灸和针刺疗法，必须用导引的方法逐渐使气血疏通，再配合药物慢慢调治，以渐消缓散；也不能单纯依靠药物来治疗。

黄帝问：有人患病，他的身体胯部、大腿、小腿部都肿胀，并且环绕肚脐周围疼痛，这是什么病呢？

岐伯说：这种病名叫"伏梁"，风邪是导致此病的病因。病邪满布于大肠之外，留着于肓膜之间；肓膜的根源在脐下，因此患者绕脐而疼痛。这种病不可轻易触动切按，否则会导致小便涩滞不利。

字……本全元起注文，误书于此也。"宜删。◎[9]镵（chán 谗）石：镵针和砭石。详见《灵枢·九针十二原》。◎[10]腹中有形而泄之：清·孙鼎宜："泄当作补，字误，下同。形谓积聚之类，有形自当泻，今反补之，故曰益有余也。"◎[11]精出：精气泄出之意。◎[12]病独擅中：谓病邪独留于里。◎[13]息积：《灵枢·百病始生》："留而不去，传舍于肠胃之外，募原之间，留著于脉，稽留而不去，息而成积。"◎[14]导引：《一切经音义》："凡人自摩自捏，伸缩手足，除劳去烦，名曰导引。"包括气功、自我按摩、以及体育疗法等自我养身保健方法。◎[15]髀（bì 必）股胻（héng 横）：指大腿、小腿部。髀，大腿上部，胯部。股，即大腿部。胻，胫部，此处指小腿部。◎[16]环齐而痛：肚脐周围疼痛。◎[17]伏梁：病名，积证之一。指腹部肿块一类的疾患，因其坚硬的肿块藏伏于里，故名之。◎[18]风根：这种病是由于风邪所致。风根，即根于风。◎[19]肓（huāng 荒）之原在齐下：肓膜的起源在脐下。◎[20]不可动之：有二意，其一不可触动切按；其二不可妄用攻下。多遵后解。◎[21]水溺（niào 尿）涩：小便涩滞不利。溺，音义同"尿"。◎

帝曰：人有尺脉数甚[22]，筋急而见[23]，此为何病？

岐伯曰：此所谓疹筋[24]，是人腹必急[25]，白色黑色见[26]，则病甚。

帝曰：人有病头痛以数岁不已，此安得之，名为何病？

岐伯曰：当有所犯大寒[27]，内至骨髓，髓者以脑为主[28]，脑逆[29]故令头痛，齿亦痛，病名曰厥逆[30]。

帝曰：善。

帝曰：有病口甘者，病名为何？何以得之？

岐伯曰：此五气之溢[31]也，名曰脾瘅[32]。夫五味入口，藏于胃，脾为之行其精气，津液在脾，故令人口甘也，此肥美之所发也[33]，此人

黄帝问：有人患病，尺部脉数疾，可以明显地看到尺肤部筋脉拘急，这是什么病？

岐伯说：这就是所说的"疹筋"病。这个病人腹部必定有拘急疼痛；如果面部出现白色或黑色，疾病就更加严重了。

黄帝问：有人患病，头痛几年不愈，这种病是怎么得的？病名是什么？

岐伯说：由于当时曾感受了特别严重的寒邪，寒邪入里侵及骨髓，"脑为髓之海"，寒邪由骨髓上逆侵入头脑中，所以使人患头痛，长期不愈，往往同时伴见牙齿也痛。这种病名叫"厥逆"。

黄帝说：讲得好！

又问道：有的人患病，口中发甜，这种病叫什么名字呢？又是怎样发生的？

岐伯回答说：这种病是由于脾气壅滞，上溢于口而引起的，病名叫"脾瘅"。饮食水谷由口中进入人体后，胃主受纳、腐熟，再由脾将水谷之精气转输于五脏六腑，营养四肢百骸。如今脾脏有病，不能转输水谷精气，使水谷精气津液留壅于脾中，上溢于口窍，所以使人口里发甜。这是一种饮食过于肥美所诱发的疾病。患这

[22]尺脉数甚：脉数为热，尺脉候肾，此肾热之脉象。◎[23]筋急而见：尺肤部筋脉拘急，可以明显看到。◎[24]疹筋：即筋病。因筋急而见，其病在筋，故名。◎[25]腹必急：腹部肌肉拘急疼痛。◎[26]白色黑色见（xiàn现）：面部出现白色或黑色。◎[27]大寒：即感受严重的寒邪。◎[28]髓者以脑为主：《灵枢·海论》："脑为髓之海。"◎[29]脑逆：寒邪上逆于脑。◎[30]厥逆：明·张介宾："髓以脑为主，诸髓皆属于脑也。故言大寒至髓，则上入脑而为痛，其邪深，故数岁不已；髓为骨之充，故头痛齿亦痛，是因邪逆于上，故名曰厥逆。"◎[31]五气之溢：脾土之气上溢。五气，指土气，因土在五行中居第五位；又脾属土，故土气又代表脾气。"洛书"将"五"置于"中央"土位（参见《灵枢·九宫八风》），后世在进行五脏与五季、五方配属时以脾配之，而"河图"的"天五生土，地十成之"也是在中央，故而此之"五"指脾土（《素问·金匮真言论》）。这是"河图""洛书"知识在《内经》中的具体应用。◎[32]脾瘅：病名。唐·王冰："瘅，热也。脾热则四肢同禀，故五气上溢也。生因脾热，故曰脾瘅。"◎[33]此肥美之所发也：此病是由于过食肥

必数食甘美而多肥也，肥者令人内热^[34]，甘者令人中满^[35]，故其气上溢，转为消渴^[36]。治之以兰，除陈气也^[37]。

帝曰：有病口苦，取阳陵泉^[38]，口苦者病名为何？何以得之？

岐伯曰：病名曰胆瘅^[39]。夫肝者，中之将也，取决于胆，咽为之使^[40]。此人者，数谋虑不决，故胆虚，气上溢，而口为之苦，治之以胆募俞^[41]，治在《阴阳十二官相使》^[42]中。

帝曰：有癃^[43]者，一日数十溲，此不足也^[44]。身热如炭，

种病的人，必定是过于偏嗜甘美而肥腻的厚味食物。肥腻厚味食物，容易使人产生内热；甘甜食物，容易壅中使人出现中满。因此，过食甘甜肥腻厚味食物，就会助热壅中滞脾，脾气上溢而发生口甘；日久还会转变为"消渴"。治疗脾瘅口甘证，应当用佩兰，取其芳香化浊，醒脾悦胃，以祛除壅滞在脾的陈腐之气。

黄帝问：有人患病口苦的，病名叫什么？这种病是怎么得的？

岐伯说：这种病名叫"胆瘅"。肝与胆脏腑相连，生理相关，病理往往互相影响。肝为将军之官，主谋虑；胆为中正之官，主决断；足厥阴肝经上咽喉，因此，咽喉是肝胆的外使。患胆瘅口苦病的人，因为多次谋虑而不能决断，以致胆虚，胆气上溢，于是口中发苦。治疗胆瘅病，应针刺胆的募穴（日月）和背俞（胆俞）穴。具体的治疗原则和方法，可参阅古医经《阴阳十二官相使》篇。

黄帝问：有患癃病者，一天解小便几十次，这是正气不足，不能固摄所致；同时又见患者周身发热如火炭，咽喉颈部及胸膺部有堵塞不

甘厚味所引起的。肥美，泛指肥腻甘甜厚味饮食。◎[34]肥者令人内热：过食肥甘厚味食物，易生内热。◎[35]甘者令人中满：过食甘甜质腻的食物，易壅脾导致胃脘胀满。◎[36]消渴：病名。以口渴多饮，多食易饥，多尿而形体消瘦为主要症状。病机为脏腑燥热，阴虚火旺。临床又根据病位及脏腑分为上消、中消、下消。◎[37]治之以兰，除陈气也：治疗脾瘅病可用佩兰，以醒脾化湿，消除郁积湿热之邪气。兰，即佩兰，气味辛平芳香，有醒脾化湿，清暑辟浊之功效。临床用于脾胃湿热内蕴，口甜苔腻类疾患，确有良效。陈气，指消渴病后期合并的瘀血及其所致病症。即"宛陈"（《灵枢·九针十二原》）"菀陈"（《素问·汤液醪醴论》）的别称。◎[38]口苦，取阳陵泉：《新校正》："全元起本及《太素》无'口苦，取阳陵泉'六字，详前后文，疑此有误。"宜从之。◎[39]胆瘅：即胆热证。◎[40]咽为之使：明·张介宾："足少阳之脉，上挟咽；足厥阴之脉，循喉咙之后，上入颃颡。是肝胆之脉皆会于咽，故咽为之使。"◎[41]胆募俞：胆的募穴为日月，位于胸部乳头下三肋处；胆的俞穴在背部足太阳经，位于第十椎骨下旁开一寸五分处。◎[42]《阴阳十二官相使》：古医经名，今已亡佚。◎[43]癃（lóng 龙）：病名，小便不利，点滴淋漓不畅。◎[44]一日数十溲，此不足也：癃病小便频数，日数十次，这是因正气虚而致。◎[45]颈膺（yīng 英）

颈膺如格[45]，人迎躁盛[46]，喘息气逆，此有余也。太阴脉微细如发[47]者，此不足也。其病安在？名为何病？

岐伯曰：病在太阴，其盛在胃，颇在肺[48]，病名曰厥[49]，死不治，此所谓得五有余[50]二不足也[51]。

帝曰：何谓五有余二不足？

岐伯曰：所谓五有余者，五病之气有余也。二不足者，亦病气之不足也。今外得五有余，内得二不足，此其身不表不里，亦正死[52]明矣。

帝曰：人生而有病巅疾[53]者，病名曰何？安所得之？

岐伯曰：病名为胎病，此得之在母腹中时，其母有所大惊，气上而不下，精气并居[54]，故令子发为巅疾也。

畅的感觉，人迎脉躁动而盛实，呼吸喘促，其气上逆等，这些又是邪气有余的实证征象。寸口脉微细如发丝，则又是正气不足的征象。这种病的根源究竟在哪里？病名叫什么？

岐伯回答说：该病的根本原因在太阴。由于邪热亢盛于胃，热势上壅于胸中，因此临床症状偏重于肺。这种病名叫"厥"，是难以救治的死证。该病的临床表现，就是所说的"五有余，二不足"的证候。

黄帝问：什么叫五有余、二不足呢？

岐伯回答道：所谓五有余，就是指身热如炭、颈膺如格、人迎躁盛、喘息、气逆等五种病势亢奋的实证征象；二不足，是指脉细如发、一日数十溲等两种正气不足的虚证征象。如今同一疾病，而外见五有余，内有二不足；既不能随其有余而攻其表，又不能从其不足而补其里，补泄两难，病势危重。所以说，该证是必死无疑了。

黄帝问：有的生下来就患癫痫病，这种病名叫什么？是怎样得的？

岐伯说：此病名叫"胎病"。这是由于胎儿在母腹中时，其母曾经受过严重的惊吓，以致胎气逆于上而不下，精随气逆，影响及胎儿所致。所以孩子一生下来就患有癫痫病。

如格：胸膺及咽喉颈部堵塞不畅的感觉。颈，脖子的前面。膺，指前胸部第三肋间隙以上的部位。格，阻格（隔）不通。◎[46]人迎躁盛：人迎脉躁动而盛，是阳明热盛所致。人迎，位于喉旁，为阳明经脉所过。◎[47]太阴脉微细如发：手太阴寸口脉微细如发，是肺气虚的反映。◎[48]颇在肺：偏重在肺。颇，程度副词。◎[49]厥：指瘅证之危重者。由于阳明胃热过盛，太阴脾肺虚衰，阴阳之气交合，故病名叫"厥"。◎[50]五有余：指上述身热如炭、颈膺如格、人迎躁盛、喘息、气逆等症状，皆为有余之实证症状。◎[51]二不足：指上述病瘅一日数十溲、太阴脉微细如发等症状，皆为不足之虚证。◎[52]正死：《甲乙经》作"死证"。◎[53]巅疾：指癫痫。巅，同"癫"。◎[54]气上而不下，精气并居：明·张介宾："惊则气乱而逆，故气上而不下。气乱则精亦

帝曰：有病痝然^[55]如有水状^[56]，切其脉大紧^[57]，身无痛者，形不瘦^[58]，不能食、食少，名为何病？

岐伯曰：病生在肾，名为肾风。肾风而不能食、善惊，惊已，心气痿者死^[59]。

帝曰：善。

黄帝问道：有的人患病，面目浮肿就好像是水肿一样，切他的脉象呈大而紧状，身体没有疼痛，形体不显消瘦，不能进饮食，或者虽食却很少，这叫什么病呢？

岐伯回答说：该病发生在肾脏，病名叫"肾风"。患肾风病，若发展到不能饮食，多发惊悸的阶段，病势已十分危重了。往往在惊悸过后，因心气衰竭而死亡。

黄帝说：讲得很好！

从之；故精气并及于胎，令子为癫痫也。"◎［55］痝（máng 茫）然：面目浮肿的样子。◎［56］如有水状：其临床症状似乎象水肿病，但实际并非水肿病。◎［57］其脉大紧：清·张志聪："大则为风，紧则为寒。"◎［58］形不瘦：病人的形体不瘦。◎［59］善惊，惊已，心气痿者死：明·吴昆："肾邪凌心，令人善惊。若惊已而心气犹壮，是神旺，生之徒也；惊已而心气痿，是神亡，死之属也。"痿，痿弱，衰竭之意。

素问·大奇论[1] 篇第四十八

肝满肾满肺满[2]皆实，即为肿。肺之雍[3]，喘而两胠满[4]。肝雍，两胠满，卧则惊，不得小便。肾雍，脚下[5]至少腹满，胫有大小[6]，髀胻大跛，易偏枯[7]。心脉满大，痫瘛筋挛[8]。

肝脉小急，痫瘛筋挛。肝脉骛暴[9]，有所惊骇，脉不至若瘖，不

肝经、肾经、肺经皆可因邪气壅滞而为满实，当即发生肿的症状。如果肺脉壅滞，就会出现呼吸喘促，两胁部胀满。肝脉壅滞，就表现为两胁部胀满，夜卧容易发惊，小便不利等。肾脉壅滞，就表现为两胁至少腹部胀满，足胫部时肿时消，胯及胫部肿胀，以致行动不便，而成跛行，日久容易发展成为"偏枯"即半身不遂。心脉满盈而大，主心火亢盛，可以出现癫痫、手足抽搐、筋脉拘挛等症象。

肝脉小而急，也会出现癫痫、手足抽搐、筋脉拘挛等症。肝脉脉来疾数，或脉来暂时沉

---

[1] 大奇论：大，扩大，推广之意。奇，异于常候。因为本篇论述了疝、瘕、肠澼、暴厥等病的脉象与病症，分析了它们的病机和预后，并根据脉象，分析了心、肝、肾、胃、胆、胞、大肠、小肠、十二经等精气不足的病症并预测死期。由于这些内容，实际上是前篇《奇病论》的扩大和充实，故名篇。◎［2］肝满肾满肺满：肝经、肾经、肺经皆可因邪气壅滞而为胀满。满，指胀满。◎［3］肺之雍：肺脉壅滞。雍，同"壅"。◎［4］两胠（qū区）满：两侧胁部胀满。胠，腋下胁上部位。◎［5］脚下：《甲乙经》作"胠下"。根据前后文义，宜从。◎［6］胫有大小：胫部时肿时消。大小，指粗细；肿胀则大，肿消则小。◎［7］偏枯：病证名。又名偏风，亦称半身不遂。多由营卫俱虚，真气不能充于全身，或兼邪气侵袭而发病。症见一侧肢体偏废不用，久则患肢肌肉枯瘦，神志无异常变化。◎［8］痫瘛（chì翅）筋挛：癫痫手足抽搐，筋脉拘挛。瘛，抽搐之意。◎［9］肝脉骛

治自已[10]。肾脉小急，肝脉小急，心脉小急，不鼓[11]皆为瘕[12]。

肾肝并沉为石水[13]，并浮为风水[14]，并虚为死，并小弦欲惊。肾脉大急沉，肝脉大急沉，皆为疝[15]。心脉搏滑急为心疝[16]，肺脉沉搏为肺疝[17]。三阳急为瘕，三阴急为疝，二阴急为痫厥[18]，二阳急为惊。

脾脉外鼓，沉为肠澼[19]，久自已。肝脉小缓为肠澼，易治。肾脉小搏沉，为肠澼下血，血温身热者死[20]。心肝澼亦下血，二脏同病者可治，其脉小沉涩为肠澼，其身热者死，热见七日死[21]。

伏不显，是因为受了剧烈的惊恐，脉气一时逆乱所致，就不必治疗，待其自行恢复。见肾脉小而急、肝脉小而急、心脉小而急，浮取不鼓出于指下者，皆主气聚于腹中的瘕病。

肾脉和肝脉均见沉象，主石水证；肾脉和肝脉均见浮象，主风水证；肾脉和肝脉都见虚象，主预后不良，是死证；肾脉和肝脉都小弦脉，主将要发惊风。

肾脉大疾而沉，或肝脉大疾而沉，都主疝病。心脉急搏流利而滑，主心疝病；肺脉沉而搏击于指下的，主肺疝病。太阳脉（膀胱、小肠）脉来急疾，主有瘕病；太阴脉（肺、脾）脉来急疾，主有疝病；少阴脉（心、肾）脉来急疾，主癫痫和厥病；阳明脉（胃、大肠）脉来急疾，主惊病。

脾脉见沉而又有向外鼓动之象者，主肠澼病，病程虽久，但里邪外出，将自愈。肝脉脉来小而缓者，也主肠澼病，容易治疗。肾脉脉来小搏而沉，主肠澼病，大便下血；如果见血分热盛，全身发热，是预后不良的死证。心、肝二脏病肠澼，也可见大便下血；如果两脏同病，则可治；如果脉来沉小而涩，患肠澼病伴见身发高热的，预后不良，发热持续七天，就会死亡。

（wù务）暴：肝脉疾数。骛，奔驰、疾跑状。◎[10]脉不至若瘖，不治自已：明·吴昆："脉不至，在诸病为危剧。若其暴喑失声，则是肝木厥逆，气壅不流，故脉不至耳，不必治之，厥还当自止。"按："脉不至"，非脉迄不至，所"惊者其脉止而复来"，说见《医通·惊》。◎[11]不鼓：脉搏不鼓击于指下。◎[12]瘕（jiǎ假）：病名。腹内积块，时聚时散者。◎[13]石水：病名，水肿病之一。◎[14]风水：病名，水肿病之一。多由风邪侵袭，肺气失于宣降，不能通调水道，水湿潴留所致。症见发病急骤，面目四肢浮肿，骨节疼痛，小便不利，恶风，脉浮等。◎[15]疝（shàn善）：病名。中医学所讲之疝含义颇广，概言之，主要有以下三种：其一，腹中剧烈疼痛的病证。其二，外生殖器，阴囊睾丸部位的病证。如癀疝、癫疝等。其三，体腔内容物向外突的病证，如小肠疝气、阴狐疝等。◎[16]心疝：寒邪侵犯心而成的疝病。◎[17]肺疝：寒邪侵犯肺而成的疝病。清·高世栻曰："肺疝，气疝也。"◎[18]痫厥：指昏迷仆倒，卒不知人的病证。◎[19]肠澼：病名，指痢疾。◎[20]血温身热者死：肠澼下血，为热邪伤血所致。血温为热在血分不退，身热是热邪炽盛的表现，故多属死证。◎[21]其身热者死，热见七日死：明·张介宾："脉沉细者不当热，今脉小身

胃脉沉鼓涩，胃外鼓大，心脉小坚急，皆鬲[22]偏枯，男子发左，女子发右[23]，不瘖舌转，可治，三十日起[24]，其从者[25]，瘖，三岁起，年不满二十者，三岁死[26]。

脉至而搏[27]，血衄身热者死，脉来悬钩浮[28]为常脉。脉至如喘[29]，名曰暴厥[30]，暴厥者，不知与人言。脉至如[31]数，使人暴惊，三四日自已。

脉至浮合[32]，浮合如数，一息十至以上，是经气[33]予不足也。微见九十日死[34]。

脉至如火薪然[35]，是心精

胃脉沉，而应指涩滞不畅，或者胃脉外浮应指较大，心脉小急而坚硬的，都主气血阻隔不通、半身不遂的偏枯病。男子发病在左侧，妇女发病在右侧，没有失音，舌头转动灵活的，尚可以救治，大约三十天后才可治愈。那些男子发病在右侧、女子发病在左侧，不能说话、舌头转动不灵活的，大约要经过三年才能痊愈。那些年龄尚不到二十岁的偏枯病患者，在三年以内都会死亡。

患出血、衄血病，脉来大而有力，伴见身体发热者，预后不良。若脉来浮大中空，呈芤脉者，才是失血病应当出现的常脉。脉来急促如喘者，主暴厥病。暴厥，就是猝然发病，昏愦不知人事，不能说话。脉搏来似有数象，主近日突然受到惊吓，大约经过三四天就自行恢复正常了。

脉来如水波浮泛，忽分忽合，极难分辨清楚；在一呼一吸之间，跳动在十次以上，这是十二经的精气均已不足的征象。从开始见到这种脉象起，大约经过九十天便会死亡。

脉来如火燃柴薪，焰势虽盛，但浮而无根，

热是为逆，故当死。而死于热见七日者，六阴败尽也。"◎[22]鬲：《全生指迷方》引作"为"。按作"为"是。"皆为偏枯"与上"皆为瘕""皆为疝"句法一致。◎[23]男子发左，女子发右：男子属阳以气为主，女子属阴以血为主，男子病左，女子病右，示人之本气不足。◎[24]不瘖舌转，可治，三十日起：明·张介宾："若声不瘖，舌可转，则虽逆于经，未甚于脏，乃为可治，而一月当起。"◎[25]其从者：即男子发于右，女子发为左皆为顺。从，顺也。◎[26]年不满二十者，三岁死：明·马莳："若年不满二十者，而得此疾，不问其在左在右，瘖与不瘖，主三年而死。盖五脏始定，血气方刚，而早得此疾，乃脏腑血气皆损之极也。其欲生也难矣。"◎[27]脉至而搏：脉至中手有力。◎[28]脉来悬钩浮：脉呈浮大中空之状，即芤脉。◎[29]脉至如喘：脉来急促。◎[30]暴厥：清·高世栻："暴厥者，一时昏愦，不知与人言。"◎[31]如：《甲乙经》作"而"。◎[32]脉至浮合：脉来如水波浮泛，忽分忽合，极难分辨清楚。清·高世栻："浮合于皮肤之上，如汤沸也。"◎[33]经气：指十二经脉中的精气。◎[34]微见九十日死：明·吴昆："微见，始见也。"按："九十日死"与上文"三四日自已"句法同，"三四日"三日或四日，则"九十日"亦九日或十日。有注三个月，恐非是。◎[35]脉至如火薪然：脉来如火燃薪，焰势甚之予夺也，草干而死[36]。脉至如散叶[37]，是肝气予虚也，木叶落而死[38]。脉至如省客[39]，省客者，脉塞而鼓[40]，是肾气予不足也，悬去枣华[41]而死。脉至如丸泥[42]，是胃精予不足也，榆荚落[43]而死。脉至如横格[44]，是胆气予不足也，禾熟而死[45]。脉至如弦缕[46]，是胞精予不足也，病善言，下霜而死，不言，可治。

脉至如交漆[47]，交漆者，左右傍至也，微见三十日死。

脉至如涌泉[48]，浮鼓，肌[49]中，太阳气予不足也，少气味，韭英而死[50]。脉至如颓土[51]之状，按之不得，是肌气[52]予不足也，五色先见黑，白垒发死[53]。

这是心脏精气亏竭的征象，到秋尽冬初野草干枯的时候，便会死亡。脉来如风吹散叶，飘零虚弱，这是肝脏精气亏虚的征象，大约到秋季树木落叶的时候，便会死亡。脉来如省问之客而或来或去，脉去似乎闭塞欲绝，但忽又应指有力，这是肾脏精气虚损的征象，大约在枣树花开花落的季节，便会死亡。脉来如泥土弹丸状，虽有圆象，但又不流利，这是胃腑精气亏虚的征象，大约在三月份榆钱脱落的时候，便会死亡。脉来长而坚硬，如有物横格在指下，这是胆腑精气不足的征象，大约在稻谷成熟的季节，便会死亡。脉来紧张如弓弦、细小如丝线，这是胞络精气亏虚的征象。如果病人多言语者，大约到冬季下霜的时候，便会死亡；如果病人沉默不言，还尚可救治。

脉来如绞滤漆汁，四面流散无根。从初见到这种脉象起，大约经过三十天，便会死亡。

脉来如泉水上涌，有升无降，应指有力，鼓动在肌肉之间，这是太阳经的精气亏损的征象；伴见少气者，大约在吃新韭菜的季节，便会死亡。脉来如倾倒的朽土，虚大无力，按之即无，这是肌肉的精气已经不足的征象。如果面部色泽首先呈现黑色的，这是脾土衰败，肾水泛溢的现象，待到春季白垒生芽长叶的时候，便会死亡。

盛。◎[36]草干而死：草干于冬，寒水行令，水来克火，心气绝也。◎[37]脉至如散叶：脉来如风吹散叶，飘零虚散。◎[38]木叶落而死：木叶落于秋季，金胜木败，肝死时也。◎[39]脉至如省客：脉来如省问之客，或来或去。◎[40]脉塞而鼓：脉搏闭塞似无，忽又应指有力。◎[41]悬去枣华：枣树之花开花落之间。◎[42]脉至如丸泥：明·张介宾："泥弹之状，坚强短涩之。"◎[43]榆荚落：指在榆荚脱落的时候。◎[44]脉至如横格：脉来长而坚，如物横格在指下。◎[45]禾熟而死：在稻子成熟的季节就死亡。禾，指稻谷。◎[46]脉至如弦缕：脉来坚直如弓弦，而又细如丝线，亦即细弦脉。弦，如弓弦状。缕，细小之意。◎[47]脉至如交漆：脉来如绞滤漆汁，四面流散无根。交，通"绞"。◎[48]脉至如涌泉：脉来如泉水之涌，有升无降。◎[49]肌：《太素》卷十五《五脏脉诊》作"胞"。◎[50]味韭英而死：当死于尝到新韭菜的时候。味，尝之意。韭英，即韭菜叶子。◎[51]脉至如颓土：脉来虚大无力，按之即无。颓土，为倒塌之朽土。◎[52]肌气：即肌肉的精气。盖脾主肌肉，肌气也就是脾气。◎[53]白垒发死：指在白垒生发的时候就会死脉至如悬雍[54]，悬雍者，浮揣切之益大，是十二俞之予不足也，水凝而死[55]。

脉至如偃刀[56]，偃刀者，浮之小急，按之坚大急，五脏菀熟[57]，寒热独并于肾也，如此其人不得坐，立春而死[58]。

脉至如丸，滑不直手[59]，不直手者，按之不可得也，是大肠气予不足也，枣叶生而死。脉至如华[60]者，令人善恐，不欲坐卧，行立常听[61]，是小肠气予不足也，季秋[62]而死。

脉来如悬雍垂状，上大下小，浮取揣摸则更觉其大，这是十二俞穴的精气不足，大约在冬季天寒水结冰的时候，便会死亡。

脉来就如仰置的刀口，浮取脉小而急，重按脉大急而坚，这是由于五脏有郁热，寒热单独交并于肾脏所致。如果该病患者仅能睡卧，不能坐起，大约到立春节的时候，便会死亡。

脉来如弹丸，圆滑而不能重按，按之即无，这是大肠的精气不足之征象，大约在枣树长叶的季节，就会死亡。脉来轻浮软弱如花，病人多有恐惧，坐卧不安，行动或者站立都会有耳鸣、脑鸣，或者幻听症状，这是小肠精气亏虚的征象，大约在深秋季节便会死亡。

亡。虆，同"蔂"。蔂也属葛之类；白蔂为藤葛的一类。◎［54］脉至如悬雍：脉来就像人之悬雍，浮取大，稍按即小。悬雍，即喉间的悬雍垂，俗名小舌头，其形上大下小。◎［55］是十二俞之予不足也，水凝而死：《甲乙经》"之"下有"气"字。◎［56］脉至如偃（yǎn 眼）刀：脉来浮取小急，沉取坚大。偃，仰卧。◎［57］五脏菀（yù 玉）熟：五脏郁热之意。菀，音义同"郁"。◎［58］其人不得坐，立春而死：腰为肾之外府，肾病腰不能支持故不得坐。立春阳盛，阴日以衰，所以当死。◎［59］脉至如丸，滑不直手：《甲乙经》"直"作"著"。此言脉滑小，不能著于指下，无根而不胜按也。◎［60］脉至如华：脉来轻浮软弱如花。华，通"花"。◎［61］行立常听：无论行走或者站立，都会有耳鸣，或者幻听症状。听，指听力障碍之耳鸣、脑鸣，或者幻听症状。明·张介宾："行立常听者，恐惧多而生疑也。"其说亦通。◎［62］季秋：指深秋。

素问·脉解^[1]篇第四十九

太阳所谓肿腰脽痛^[2]者，正月太阳寅^[3]，寅，太阳也，正月阳气出在上，而阴气盛，阳未得自次也^[4]，故肿腰脽痛也。病偏虚为跛者^[5]，正月阳气冻解，地气而出也，所谓偏虚者，冬寒颇有不足者，故偏虚为跛也。所谓强上引背^[6]者，阳气大上而争，故强上

太阳经有所说的腰部、臀部肿胀疼痛病证。由于正月是一年之首，太阳经为三阳经之首，故正月配属于太阳；又正月的月建在寅，所以说："正月太阳寅"。虽然正月是阳气升发的季节，但此时阴寒之气尚盛，阳气尚没有按照正常的次序，在其所主的时令中旺盛。因此就患腰部和臀部肿胀疼痛的病证。有患病阳气偏虚，而发生下肢跛行的，这是由于正月里阳气渐旺，促使冰冻的地气解散而上出；因为寒冬的影响，机体的阳气颇感不足，而使阳气偏虚于机体的一侧，所以就患跛足病。所说的

---

[1]脉解：脉，指人体三阴三阳经脉；解，即解释阐发。本篇主要内容是对《灵枢·经脉》篇诸经脉病证的产生机理，结合各经所应的时令变化特点进行解释和阐发。认为三阴三阳经脉之气，各有主时，在各自所应的时令中，受时令气候变异的影响，而有阴阳的盛衰变化，遂成经脉之病，由于专门解释经脉病证形成机理，故称"脉解篇"。◎[2]肿腰脽（shuí 谁）痛：腰部和臀部肿胀疼痛。脽，臀部。《说文》："脽，尻也"。◎[3]正月太阳寅：正月是年之首，太阳为三阳主气，故三阳经以太阳经为首，所以正月配属太阳；正月的月建在寅，故说"正月太阳寅"。◎[4]阳未得自次：阳气未能按正常的次序，在其所主时令中旺盛。次，次序、次等。自次，即自己应该所属的位次，这里指气候所主时令月份的位次。◎[5]病偏虚为跛者：一侧的阳气偏虚，而发生下肢跛行。跛，下肢有病，行走不正常，又俗称瘸腿。◎[6]强（jiàng 降）上引背：头项强滞而牵引及背部。强，强滞不柔

也。所谓耳鸣者，阳气万物盛上而跃，故耳鸣也。所谓甚则狂巅疾[7]者，阳尽在上，而阴气从下，下虚上实，故狂巅疾也。所谓浮为聋[8]者，皆在气也。所谓入中[9]为瘖[10]者，阳盛已衰，故为瘖也[11]。内夺[12]而厥，则为瘖俳[13]，此肾虚也。少阴不至者，厥也。

少阳所谓心胁痛者，言少阳盛[14]也，盛者心之所表也[15]，九月阳气尽而阴气盛，故心胁痛也。所谓不可反侧[16]者，阴气藏物[17]也，物藏则不动，故不可反侧也。所谓甚则跃者，九月万物尽衰，草木毕落而堕，则气去阳而之阴[18]，气盛而阳之下长[19]，故谓跃。

头项强滞，牵引及背者的病证，是由于阳气上逆，互相争扰而引起的。所说的耳鸣证，是因为人身的阳气，都像自然界的万物一样，向上盛长而活跃的样子，所以发生耳鸣。所说的阳气亢盛，就发生狂病、癫痫病的，是因为阳气完全浮在上部，阴气却亏损于下部，而阴阳失调，下虚上实，所以发生狂病和癫痫。所说的气逆上浮而发生耳聋，完全是由于气分失调。所说的阳气入走于内而发生失音的，是因为阳气由盛而亏衰，所以发生音哑不能言语。房室太过，精气内耗，而导致厥证，甚则出现舌暗不能语言，肢体痿废不能运动的瘖痱证。这些都是由于肾的精气内亏所致。少阴经阳气不能通达四末，则出现手足逆冷的厥证。

所说的少阳经发生心胁疼痛的病证，是说少阳经邪盛所致。少阳属木，木以生火；少阳经邪气盛，必定累及于心；病本在少阳胆，而发病则影响心。九月，在阳气将尽而阴气渐盛的时候，所以心胁部发生疼痛。所说的不可转身侧卧的症状，是由于阴气渐盛，万物开始潜藏，则有静而不动的现象，所以不可转身侧卧。所说的阳气盛则跃的症状，是由于九月里万物都衰败，草木的枝叶脱落凋零；人身的阳气也离开阳分而进入到阴分，阴气盛于上部，阳气循少阳经下行到足，使两足的阳气相对增长，所以就容易出现跳跃的症状。

顺之意。◎[7]狂巅疾：指狂病、癫痫病。巅，通"癫"。◎[8]浮为聋：气逆上浮而发生耳聋。◎[9]入中：阳气入走于内。◎[10]瘖（yīn 因）：音哑，不能出声。◎[11]阳盛已衰，故为瘖也：明·张介宾："声由气发，气者阳也。阳盛则声大，阳微则声微，若阳盛已衰，故瘖痱不能言也。"◎[12]内夺：色欲太过，使精气内耗。◎[13]瘖俳（pái 排）：病名，又作"瘖痱"。多由肾精亏损，以致肾气厥逆而成。临床以舌不能言语，肢体痿废不用为主症。◎[14]少阳盛：少阳经邪气盛。明·马莳："心胁痛者，正以少阳邪气之盛耳。盖胆之脉行于胁，而心之脉出于腋，为心之衰，故为心胁痛。"◎[15]盛者心之所表也：少阳经邪气盛必定累及于心，病本在少阳，标在心。◎[16]不可反侧：即不可转身侧卧。◎[17]阴气藏物：自然界阴气盛，万物开始蛰藏。◎[18]气去阳而之阴：气离开阳分而进入到阴分。阳，指表而言。阴，指里而言。之，有"入到"的意思。◎[19]气盛而

阳明所谓洒洒振寒[20]者，阳明者午也[21]，五月盛阳之阴[22]也，阳盛而阴气加之，故洒洒振寒也。所谓胫肿而股不收者，是五月盛阳之阴也，阳者衰于五月，而一阴气上，与阳始争，故胫肿而股不收也。所谓上喘而为水者，阴气下而复上，上则邪客于脏腑间，故为水也[23]。所谓胸痛少气者，水气在脏腑也，水者阴气也，阴气在中，故胸痛少气也。所谓甚则厥，恶人与火，闻木音则惕然而惊者，阳气与阴气相薄，水火相恶[24]，故惕然而惊也。所谓欲独闭户牖而处[25]者，阴阳相薄也，阳尽而阴盛，故欲独闭户牖而居。所谓病至则欲乘高而歌，弃衣而走者，阴阳

所说的阳明经发生的恶寒寒战的病证，是因为阳明经旺于五月，月建在午。此时虽然是阳气最旺盛的季节，但夏至一阴生，阴气在该时也就逐渐生发了。阳明经的病证正如时令之阳气旺盛而有阴气渐生，所以就出现恶寒而寒战的现象。所说的足胫肿而两大腿弛缓无力的，也正如五月份阳热极盛而阴气渐生，阳气从五月开始衰退，而一阴之气上升，阴阳开始相争，所以出现足胫肿胀而两大腿弛缓无力的症状。所说的上气喘逆而患生水肿病的，是由于阳气渐衰，阴气从下而上升，阳虚失于气化，津液留而为水，水邪上逆迫肺，则喘促气逆；泛溢于肌肤，则为水肿病。所说的胸部疼痛而少气的症状，也是由于水气留居于脏腑之间所致。水液属阴性，阴邪潜留在胸膈之间，所以出现胸部疼痛而少气的症状。所说的病甚而厥，喜欢安静，厌恶人声及灯火，甚至听见草木的声音就显得惊惕不安的样子，这是由于阳气与阴气相互交争，水火不相协调，所以就出现这种警惕易惊的症状。所说的患者喜欢关闭门窗，而独居暗室的现象，是由于阳气与阴气相互交争，结果阳气衰竭，阴气偏盛，阴者主静、主暗，所以患者经常喜欢独居于门窗紧闭的暗室里。所说的发病就喜欢登高而唱歌、脱掉衣服而狂走的症状，是由于阴阳二气重复交争，结果阳气偏盛而出表，并入于阳经，阳者主动，所以患者在发病时就出现登高歌唱，脱掉衣服四处狂走的症状。所说的邪入孙络就出现头痛、鼻塞、腹

阳之下长：阴气盛于上部，阳气循足少阳经下行到足，使两足的阳气相对增加。◎［20］洒洒振寒：恶寒而寒战。◎［21］阳明者午也：阳明为阳之极盛，相当于五月自然界之盛阳，故阳明配属于五月。◎［22］五月盛阳之阴：五月虽是阳气最盛的时令，但"夏至一阴生"，阴气在此时也就逐渐生发了。◎［23］阴气下而复上，上则邪客于脏腑间，故为水也：阳气渐衰，阴气从下而上升，阳虚失于气化，阴邪留而为水；水邪上迫于肺则喘，泛溢于肌肤则为水肿。◎［24］水火相恶：是对前句"阳气与阴气相薄"的进一步说明。阳明经的阳气（火）与上逆之阴邪（水）相互交争。◎［25］欲独闭户

复争，而外并于阳，故使之弃衣而走也。所谓客孙脉则头痛鼻鼽[26]腹肿者，阳明并于上，上者则其孙络太阴也，故头痛鼻鼽腹肿也。

太阴所谓病胀者，太阴子也[27]，十一月万物气皆藏于中，故曰病胀。所谓上走心为噫者，阴盛而上走于阳明，阳明络属心[28]，故曰上走心为噫也。所谓食则呕者，物盛满而上溢，故呕也。所谓得后与气[29]则快然如衰者，十二月[30]阴气下衰，而阳气且出，故曰得后与气则快然如衰也。

少阴所谓腰痛者，少阴者肾[31]也，十月万物阳气皆伤[32]，故腰痛也。所谓呕咳上气喘者，阴气在下，阳气在上，诸阳气浮，无所依从，故呕咳上气喘也。所谓色色不能久立久坐[33]，起则目䀮䀮无所

部肿满等症状，是由于阳明经的邪气逆行于上部的孙络，波及太阴经的缘故。邪气上于头部的细小络脉，就发生头痛、鼻塞；邪气波及太阴经，就发生腹部肿满。

所说的太阴经患胀满病，是由于太阴为阴中的至阴，十一月的月建在子，阴气最盛，所以太阴配属于子，在十一月。十一月阴气隆盛，自然界万物都潜藏于里，人的阳气也藏聚于腹中，所以发生腹部胀满的症状。所说的太阴之气上逆于心则发生噫气的症状，是由于太阴阴气旺盛而上入于足阳明胃经，阳明胃经的络脉上通于心。因此，太阴阴寒之气过盛，通过胃脉即可上逆于心而导致噫气。所说的食入而呕吐的症状，是因为暴饮暴食，不能消化，胃中盛满而上溢，所以发生食入即呕吐的症状。所说的得大便通下和矢气后就感到腹满减轻、舒服的，这就正如十一月阴气盛极而渐衰，而阳气渐出的时令一样，因此就说一旦得大便通利，或放出矢气，就感到舒服，腹胀满即减轻了。

所说的少阴经患腰痛病，少阴是指足少阴肾，肾虚则腰痛；正如十月为冬之初、阴之少者，天地间万物的阳气都衰退一样，足少阴肾配属十月，肾中的阳气被抑而衰弱，所以发生腰痛。所说的呕吐、咳嗽、上气喘促的症状，是由于阴气偏盛于下，阳气浮盛于上所致。阳气浮盛于上而无所依附，气机上逆，

牖（yǒu 有）而处：患者喜欢独居于门窗紧闭的暗室里。牖，指窗户。◎[26]鼻鼽（qiú 求）：指鼻塞不通。◎[27]太阴子也：太阴为三阴，是三阴经中阴之最者；十一月的月建在子，阴气最盛。故太阴配属于子，在十一月。◎[28]阳明络属心：《灵枢·经别》："足阳明之正，上至髀，入于腹里，属胃，散之脾，上通于心。"◎[29]得后与气：排大便与矢气。◎[30]十二月：《太素》作"十一月"。◎[31]肾：律以上下文例，"肾"当作"申"，声误。◎[32]十月万物阳气皆伤：十月为冬之初、阴之少者，足少阴肾经配属十月，天地间的阳气也皆衰退。◎[33]色色不能久立久坐：患者

见[34]者，万物阴阳不定未有主也[35]，秋气始至，微霜始下，而方杀万物，阴阳内夺，故目䀮䀮无所见也。所谓少气善怒者，阳气不治[36]，阳气不治则阳气不得出，肝气当治而未得，故善怒，善怒者名曰煎厥[37]。所谓恐如人将捕之者，秋气万物未有毕去[38]，阴气少，阳气入，阴阳相薄，故恐也。所谓恶闻食臭[39]者，胃无气[40]，故恶闻食臭也。所谓面黑如地色[41]者，秋气内夺[42]，故变于色也。所谓咳则有血[43]者，阳脉伤[44]也，阳气未盛于上而脉满[45]，满则咳，故血见于鼻也。

所以出现呕吐、咳嗽，以及喘促等症状。所说患者情绪忧郁不乐，又心慌意乱，坐立不宁，起立则两目昏花、视物不清等症状，是由于机体因阳气被伤，阴阳失调而失于自身主持平衡的能力所致。这种情况就如同到秋季，肃杀之气已经降临，微霜开始下降，自然界万物因受肃杀之令而生气衰退一样。所以出现双目昏眩，视物不清的症状。所说少气而烦躁易怒的症状，是由于阴阳紊乱而失调所致，阴阳失调，少阳枢机不利，相火内郁不得外出，肝气郁结而不得外泄，肝为将军之官，其志为怒，肝郁化火故烦躁易怒，此病名叫"煎厥"。所说的恐惧就好像有人要抓捕他一样的症状，就如同秋季肃杀之气初降，万物阳气虽然已开始减弱，但尚未全部退尽一样；阴气初生而少，阳气入里，阴阳相争于里，所以多有恐惧感。所说厌恶闻见食物气味的症状，是由于胃气衰败，失去受纳腐熟消化食物水谷的功能，因此食少纳呆，甚至厌恶闻见食物的气味。所说面部呈青黑色症状的，是由于秋季肃杀之气，内伤阴精所致，因此面色青黑。所说咳嗽伴见衄血的，是由于人体上部脉络损伤所致。在阳气未盛之际，阴血上乘阳位，则阳脉满，阳脉满就发生咳嗽；阳络损伤，血溢于外，就鼻孔出血。

忧郁不乐，心神不安，坐立不宁的状态。色色，《甲乙经》《太素》作"邑邑"，为多数注家所遵从。邑与"悒"通，有忧郁不乐，心神不安的意思。◎[34]目䀮䀮（huāng 荒）无所见：两目昏花，视物不清。䀮，目不明之意。◎[35]万物阴阳不定未有主：万物因为阳气被伤，阴阳失调而失去自身主持平衡的能力。不定，即不平衡，不稳定之意。◎[36]不治：不平衡，失调、失常之意。治，有安定，有秩序之意，与"乱"相对而言。◎[37]煎厥：古病名。指内热消烁阴液而出现的昏厥病证。◎[38]秋气万物未有毕去：在秋天时，万物的阳气虽已开始减弱，但尚未全部退尽。毕，全部之意。◎[39]恶（wù 误）闻食臭（xiù 秀）：不愿闻到食物的气味。食臭，指食物气味。◎[40]胃无气：胃气衰败，失去受纳消化食物的功能。◎[41]面黑如地色：面色呈青黑色。◎[42]秋气内夺：秋令肃杀之气，内伤其脏腑精气，精气内亏，不能上荣其色。◎[43]有血：指"血见于鼻"，即衄血。◎[44]阳脉伤：阳络损伤。此指衄血的病机。阳脉，指上部的脉络。◎[45]阳气未盛于厥阴所谓癞疝[46]，妇人少腹肿者，厥阴者辰也[47]，三月阳中之阴[48]，邪在中，故曰癞疝少腹肿也。所谓腰脊痛不可以俯仰者，三月一振荣华[49]，万物一俯而不仰[50]也。所谓癞癃疝肤胀[51]者，曰阴亦盛而脉胀不通，故曰癞癃疝也。

所谓甚则嗌干热中者，阴阳相薄而热，故嗌干[52]也。

所说厥阴经的癞疝，妇人少腹肿等病证，厥阴配属于三月，月建为辰，故说"厥阴者辰也"。三月是阳气方生，阴气将尽的季节，为阳中有阴，阴邪积聚于厥阴经脉，所以就易患癞疝，少腹肿胀疼痛等病证。所说腰脊疼痛而不能前俯后仰，腹部活动不利的病证，是由于在三月之时，阳气为之振奋，万物生发茂盛，但余寒未尽所致。如果阳气受到寒邪的抑制，不能鼓动于外，所以就患腰脊疼痛，难以俯仰。所说癞疝、癃闭、疝气、肌肤肿胀等病证，是由于阴邪偏盛侵犯厥阴，以致厥阴经脉胀塞不通所致。厥阴经脉循阴器，抵小腹；邪凝厥阴经脉，故发为癞疝、癃闭、疝气等外生殖器部位的病证；癃闭而小便不通，水湿不得外泄，内聚外溢，所以进一步发为肤胀水肿病。

所说的热盛而咽干里热者，是由于阴气不足，阳气偏盛而阴阳失调，阴虚生内热所致。厥阴经循喉咙之后，进入鼻咽；阴虚失润，虚火上炎，所以出现咽喉干燥。

上而脉满：在上部阳气未盛之际，阴血上乘阳位，导致阳脉满，阳络伤等病机。◎[46]癞（tuí 颓）疝：病名，疝病之一。临床以阴囊睾丸肿胀，坚硬如石，重坠疼痛为主要表现。多由寒湿内侵，留滞厥阴肝系，气血瘀滞所致。◎[47]厥阴者辰也：厥阴配属于三月。辰，指农历三月。春季三月，阳气方生，阴气将尽，月建在辰；厥阴为阴之将尽，阳气渐生之经，故将厥阴与三月相配。◎[48]三月阳中之阴：三月春季属阳，然此时阳气方生，而阴气未尽。◎[49]三月一振荣华：在三月之时，阳气为之振奋，万物开始生发茂盛。◎[50]一俯而不仰：即俯而不伸仰。这里借草木枝叶低垂之状，来比喻患者腰脊疼痛，活动不利，只能俯屈，难以仰伸的症状。◎[51]癞癃疝肤胀：前阴肿痛，小便不利，而肌肤肿胀。◎[52]嗌（yì 易）干：咽喉干燥。嗌，咽喉。

素问·刺要论 [1] 篇第五十

黄帝问曰：愿闻刺要。

岐伯对曰：病有浮沉 [2]，刺有浅深，各至其理 [3]，无过其道 [4]。过之则内伤，不及则生 [5] 外壅，壅则邪从之。浅深不得 [6]，反为大贼 [7]，内动 [8] 五脏，后生大病。故曰：病有在毫毛腠理 [9] 者，有在皮肤者，有在肌肉者，有在脉者，有在筋者，有在骨者，有在髓者。

黄帝问道：希望听听针刺的要领是什么？

岐伯回答说：疾病有表里的不同，针刺有深浅的差异。所以针刺的时候，无论是哪个地方，都既要准确到位、合乎浅深之度的要求，又必须把握分寸、不能超过浅深之度的界线。因为超过了浅深之度的界线，就会造成内脏的损伤；而刺得过浅、不能到达病位的话，就会使外围的气血发生壅滞。外围的气血发生壅滞以后，邪气就会乘机侵入人体。总之，无论是刺深刺浅，如果不能得法到位，就会反而造成严重的危害：在内会伤及五脏，往后会导致大病。病邪的位置，有的处在人的毫毛肤腠之间，有的处在人的皮肤之内，有的处在人的肌肉之内，有的则已侵入人的经脉之内，有的已侵入人的筋脉之内，有的已侵入人的骨骼之内，有的已最终侵入人的骨髓之中。

---

[1] 刺要论：刺，针刺；要，要领、基本原则。因本篇经文论述了针刺深浅的基本原则，故名。◎[2] 浮沉：病的表里。一说指病的轻重。亦是。◎[3] 理：针刺的浅深之度。下句之"道"，义同此。◎[4] 无过其道：清·孙鼎宜："应浅过深，应深过浅，皆过其道也。"◎[5] 生：疑衍，涉下"后生"句所致。◎[6] 得：得当，得法。◎[7] 大贼：大害，严重的危害。贼，残害，危害。◎[8] 动：《甲乙经》卷五第一作"伤"。◎[9] 毫毛腠理：日本·森立之曰："凡身体中之毛，除

是故刺毫毛腠理无[10]伤皮，皮伤则内动肺[11]，肺动则秋病温疟[12]，泝泝然[13]寒慄。刺皮无伤肉，肉伤则内动脾，脾动则七十二日四季之月[14]，病腹胀烦[15]，不嗜食。刺肉无伤脉，脉伤则内动心，心动则夏病心痛。刺脉无伤筋，筋伤则内动肝，肝动则春病热而筋弛[16]。刺筋无伤骨，骨伤则内动肾，肾动则冬病胀[17]腰痛。刺骨无伤髓，髓伤则销铄，胻酸[18]，体解㑊[19]然不去矣。

因此治疗处在毫毛肤腠之间的病邪时，不要损伤人的皮肤。因为皮肤受损之后，就会进而伤及体内的肺脏。肺脏被伤以后，到了秋天，人就会患上温疟之病，最终表现出寒战的症候，留恋难愈；刺治处在皮肤之内的病邪时，不要损伤肌肉。因为，肌肉受损之后，就会进而伤及体内的脾脏。脾脏被伤之后，人在每年每季最后一月的十八天共七十二天当中，就会患上腹胀烦满和不思饮食的病证；刺治处在肌肉之内的病邪时，不要损伤经脉。因为，经脉受损之后，就会进而伤及在内的心脏。心脏被伤以后，到了夏天，人就会患上心痛的病证；刺治处在经脉之中的病邪时，不要损伤筋脉。因为，筋脉受损之后，就会进而伤及在内的肝脏。肝脏被伤以后，到了春天，人就会患上热症与筋脉弛懈无力的病候；刺治处在筋脉之内的病邪时，不要损伤骨骼。因为，骨骼受损之后，就会进而伤及在内的肾脏。肾脏被伤以后，到了冬天，人就会患上浮肿与腰痛的病证；刺治处在骨骼之内的病邪时，不要损伤骨髓。因为，骨髓受损之后，就会日益衰减而使人胫胻酸痛、肢体倦怠无力、不能活动。

头发面髭外，皆谓之毫毛，就中又有长短之别。毛孔之下，皮中通气之处谓之腠，为卫分；皮下通血之处，谓之理，为营分。故腠理者，表之最表者也。"◎[10]无：通"毋"，不要。◎[11]皮伤则内动肺：明·张介宾："动，伤动也。皮为肺之合，皮伤则内动于肺。"◎[12]温疟：《素问·疟论》："此先伤于风，而后伤于寒，故先热而后寒也，亦以时作（定时发作），名曰温疟。"◎[13]泝泝（sù诉）然：寒慄的样子。◎[14]七十二日四季之月：每季最后一月的十八天，合计七十二天。明·马莳："脾主四季之月，各王（主宰）一十八日，共七十二日。"◎[15]烦：《甲乙经》"烦"下有"满"字。◎[16]弛："弛"的异体字，弛懈无力。◎[17]肾动则冬病胀：清·姚止庵："其病胀者。人身中之气，本原于命门，肾伤则命门已不能化气，壅遏不行故胀。"◎[18]销铄胻（héng恒）酸：销铄，谓焦枯。胻，又作"骺"，小腿上部接近膝盖的地方。酸，通"痠"，痠痛。◎[19]解㑊（xiè yì谢益）：懈怠无力。

素问·刺齐论^[1]篇第五十一

黄帝问曰：愿闻刺浅深之分^[2]。

岐伯对曰：刺骨者无^[3]伤筋，刺筋者无伤肉，刺肉者无伤脉，刺脉者无伤皮，刺皮者无伤肉，刺肉者无伤筋，刺筋者无伤骨。

帝曰：余未知其所谓，愿闻其解。

岐伯曰：刺骨无伤筋者，针至筋而去，不及骨也^[4]。刺筋无伤肉者，至肉而去，不及筋也。刺肉无伤脉者，至脉而去，不及肉也。刺脉无伤皮者，至皮而去，不及

黄帝问道：希望听听针刺时刺浅刺深的界线是什么？

岐伯回答说：刺深的界线，是在刺治骨骼中的病邪时不要刺伤筋脉，在刺治筋脉中的病邪时不要刺伤肌肉，在刺治肌肉中的病邪时不要刺伤经脉，在刺治经脉中的病邪时不要刺伤皮肤；刺浅的界线，是在刺治皮肤中的病邪时不要刺伤肌肉，在刺治肌肉中的病邪时不要刺伤筋脉，在刺治筋脉中的病邪时不要刺伤骨骼。

黄帝说：我不太明白你所说的这些道理，希望听听你的解释。

岐伯说：所谓刺治骨骼中的病邪时不要刺伤筋脉，是说不能仅仅刺到筋脉就将针拔出，而不刺到病邪所在的骨骼；所谓刺治筋脉中的病邪时不要刺伤肌肉，是说不能仅仅刺入肌肉就将针拔出，而不刺到病邪所在的筋脉；

---

[1]刺齐论：齐，整也，限也，即整齐、定限之义。《玉篇》："齐，整也，无偏颇也。"刺齐，指针刺浅深各有一定限度。◎［2］分（fèn奋）：界线。◎［3］无：通"毋"，不要。◎［4］刺骨无伤筋者，针至筋而去，不及骨也：清·张志聪曰："言其病在骨，刺当及骨，若针至筋而去，不及于骨，

脉也。所谓[5]刺皮无伤肉者，病在皮中，针入皮中[6]，无伤[7]肉也。刺肉无伤筋者，过肉中[8]筋也。刺筋无伤骨者，过筋中骨也。此之谓反[9]也。

所谓刺治肌肉中的病邪时不要刺伤经脉，是说不能仅仅刺入经脉就将针拔出，而不刺到病邪所在的肌肉；所谓刺治经脉中的病邪时不要刺伤皮肤，是说不能仅仅刺入皮肤就将针拔出，而不刺到病邪所在的经脉。所谓刺治皮肤中的病邪时不要刺伤肌肉，是因为病邪留在皮肤之内，这时只需将针刺到皮肤中的病位即可，而不能刺得太深而伤及肌肉；所谓刺治肌肉中的病邪时不要刺伤筋脉，是因为病邪处在肌肉之内，这时只需将针刺到肌肉中的病位即可，而不能刺得太深、透过肌肉。如果透过了肌肉，就会刺中筋脉而造成筋脉受损；所谓刺治筋脉中的病邪时不要刺伤骨骼，是因为病邪处在筋脉之内，这时只需将针刺到筋脉中的病位即可，而不能刺得太深、透过筋脉。如果透过了筋脉，就会刺中骨骼而使得骨骼受损。要是不知道针刺时刺浅刺深的这些界线，就会违背针刺的法度，造成严重的后果。

则反伤筋之气，而骨病不除，是刺骨而反伤其筋矣。"◎［5］所谓：《甲乙经》无"所谓"二字。◎［6］皮中：《甲乙经》"皮"下无"中"字。◎［7］伤：《甲乙经》作"中"。◎［8］中（zhòng 仲）：谓刺中。◎［9］反：违背，违背针刺的法度。一说：相反，谓得到相反的后果。亦通。

素问·刺禁论^[1]篇第五十二

黄帝问曰：愿闻禁数^[2]。

岐伯对曰：脏有要害^[3]，不可不察，肝生于左^[4]，肺藏于右^[5]，心部于表^[6]，肾治于里^[7]，脾为之使，胃为

黄帝问道：希望听你讲讲关于针刺禁忌的部位。

岐伯回答说：人的脏器各有特殊重要的作用，不能不仔细地了解清楚。肝脏位于体内的左边，人的阳气由它生发；肺脏位于体内的右边，精气的藏守从它开始；心脏主宰并调节阳气在人体外部的功用，肾脏主宰并调节阴精在人体内部的功用，脾脏主要在于运化传输水谷的精华以营养各个脏器，胃

---

[1] 刺禁论：刺，针刺；禁，禁忌、制止。本篇经文主要指出人体一些禁刺部位及误刺之害，或某些原因不适宜针刺之理，故名。◎ [2] 禁数：针刺禁忌的部位。数，列举。◎ [3] 要害：身中紧要处。◎ [4] 肝生于左：面南而立，必然是：左东，春（少阳），三（洛书，见《灵枢·九宫八风》），"天三生木，地八成之"（河图），在脏为肝，就将"肝"与"左""东方""春"相联系。"河图""洛书"确立了左旋而升的顺时运行法则，人身整体气机从左而升为肝所主。又据"在下者必升"原理，肝之升必从下，故将"肝"的功能效应定位于下焦，这是肝生于左、位于下焦发生的文化背景。◎ [5] 肺藏于右：面南而立，必然是：右西，七（洛书，见《灵枢·九宫八风》），"地四生金，天九成之"（河图），应时为秋，在脏为肺。肺应西、秋（少阴），均主阳气收敛沉降，故杨上善有"肺为少阴，阴藏之初，故曰藏"之注。"河图""洛书"布阵，确立了左旋右降的顺时运行法则，人整体气机从右而降，由肺所主。据"在上者必降"原理，肺之降必从上，故将"肺"的功能效应定位于上焦。◎ [6] 心部于表：面南而立，必然是：上南，九（洛书，见《灵枢·九宫八风》），"地二生火，天七成之"（河图），应时为夏，在脏为心。心所应的南方、夏季（太阳），均主阳气最盛。"表，上也"（《素问考注》）。在方位辨识中，南为"上"，心的解剖部位、机能效应均居于上而统帅、统领全身，故曰"心部于表"。"表"，有"标记"之义。心所主的"南"方，是国人辨识方位的"标记"。◎ [7] 肾治于里：面南而立，必然是：上南下北，冬季（太阴），一（洛书，见《灵枢·九宫八风》），（河图"天一生水，地六成之"）在脏为肾。肾所应的北方、冬季（太阴），均主阳气潜藏而阴气最盛。"里，

之市[8]。鬲肓[9]之上，中有父母[10]，七节之傍[11]，中有小心[12]，从之有福，逆之有咎[13]。

刺中[14]心，一日死，其动为噫[15]。刺中肝，五日死，其动为语[16]。刺中肾，六日死，其动为嚏。刺中肺，三日死，其动为咳。刺中脾，十日死，其动为吞。刺中胆，一日半死，其动为呕[17]。

刺跗上[18]，中大脉[19]，血出不止死。刺面，中溜脉[20]，不幸为盲。刺头，中

则主要受纳并消化饮食水谷，犹如一个无所不容的市场。在膈膜和膏肓的上边，是主宰血气的，对于人体来说就像养育儿女的父母一样的心肺二脏；在脊椎中部第七节的旁边，则是可以称为"小心脏"的心包络。这些脏器有了疾病而需用针刺进行治疗的时候，如果能够做到使它们各自正常发挥其特殊重要的作用，人体就能恢复健康，否则就会产生灾祸。

用针刺治疗疾病的时候，要是刺中了心脏，患者就会在一天之内死去，其病变表现为嗳气不已。要是刺中了肝脏，患者就会在五天之内死去，其病变表现为无缘无故地胡言乱语。要是刺中了肾脏，患者就会在六天之内死去，其病变表现为喷嚏不断。要是刺中了肺脏，患者就会在三天之内死去，其病变表现为连续咳嗽。要是刺中了脾脏，患者就会在十天之内死去，其病变表现为反复吞咽。要是刺中了胆腑，患者就会在一天半内死去，其病变表现为又呕又吐。

在针刺足背腧穴的时候，如果出错而刺伤了大血管，造成血流不止，患者就会死去。在针刺面部腧穴的时候，如果出错而刺伤了流注于目的经脉，就会使患者不幸失明而成为盲人。在针刺头部的脑户穴时，

下也"（《素问考注》）。在方位辨识中，北为"下"，肾的解剖部位、机能效应均居于下焦，故曰"肾治于里"。◎[8]脾为之使，胃为之市：肝、肺、心、肾均有方位表述，脾胃则无，这正是"河图""洛书"土居中央的体现。是"脾胃者，仓廪之官，五味出焉"（《素问·灵兰秘典论》）"脾者主为卫，使之迎粮"（《灵枢·师传》）；"胃者，五脏六腑之海也，水谷皆入于胃，五脏六腑皆禀气于胃"（《灵枢·五味》）原文的具体应用。"脾为之使"的"使"，有使用之义。指脾被利用为各脏腑提供所的需水谷精气。"胃为之市"的"市"，指货物交易。喻胃纳、降、出、入、聚、散水谷，如同集市。张志聪："盖以四脏之气，分左右表里上下，脾胃居中，故为之市。"◎[9]鬲肓：鬲，通"膈"，横膈膜。肓，心脏到横膈膜间的位置。◎[10]父母：指心肺二脏。◎[11]七节之傍：明·吴昆："此言七节，脊椎中部第七节也。"傍，同"旁"。◎[12]小心：指心包络。明·马莳："心为君主，为大心；而包络为臣，为小心。"◎[13]咎（jiù旧）：灾祸。◎[14]刺中（zhòng仲）：中，刺伤。下"刺中肝""刺中肾""刺中肺""刺中脾""刺中胆"同。◎[15]其动为噫：动，指病变表现。噫，嗳气。◎[16]语：明·张介宾："谓无故妄言也。"◎[17]其动为呕：明·张介宾曰："呕出于胃而胆证忌之，木邪犯土，见则死矣。"◎[18]跗（fù夫）上：足背。◎[19]大脉：冲阳穴之高骨间动脉。◎[20]溜脉：明·马莳："即脉与目流通者。五脏六腑之精，皆上注于目而为之精，此

脑户[21]，入脑立死。刺舌下[22]，中脉太过，血出[23]不止为瘖[24]。刺足下布络[25]中脉，血不出为肿。刺郄中[26]大脉，令人仆脱色[27]。刺气街[28]中脉，血不出为肿鼠仆[29]。刺脊间，中髓为伛[30]。刺乳上[31]，中乳房，为肿，根蚀[32]。刺缺盆中内陷[33]，气泄，令人喘咳逆。刺手鱼腹[34]内陷，为肿。

无刺大醉，令人气乱。无刺大怒，令人气逆。无刺大劳人，无刺新饱人，无刺大饥人，无刺大渴人，无刺大惊人。

刺阴股[35]中大脉，血出不止死。刺客主人[36]内陷中脉，为内漏[37]、为聋。刺膝

如果太过而将针刺入脑内，患者就会立即死去。在针刺廉泉穴的时候，如果刺伤了血管并刺得太深，造成血出不止，患者就会失音而不能说话。在针刺足下腧穴的时候，如果出错而刺伤了足下散布的络脉，造成瘀血，患者的脚部就会肿起。在针刺委中穴的时候，如果出错而刺伤了大血管，就会使患者由于失血而昏倒在地、面色苍白。在针刺气街穴的时候，如果出错而刺伤了血管，造成瘀血，患者被刺的部位就会发生血肿，肿的样子犹如一只伏着的老鼠。在针刺脊间腧穴的时候，如果出错而刺中了骨髓，患者就会成为驼背。在针刺乳中穴的时候，如果刺伤了乳房，就会使乳房肿胀以至内部发生溃疡。在针刺缺盆穴的时候，如果刺得太深而伤及肺脏，就会导致肺气外泄，使得患者发生喘促、咳逆的病变。在针刺手鱼腹上的腧穴时，如果刺得过深，就会使手掌肿起。

在患者大醉的时候，不要针刺，否则会使人气机紊乱。在患者大怒的时候，不要针刺，否则会使人气机逆乱。此外，也不要针刺疲劳过度的病人，不要针刺刚刚饱食的病人，不要针刺饥饿过度的病人，不要针刺口渴过度的病人，不要针刺受惊过度的病人。

在针刺大腿内侧的腧穴时，如果出错而刺伤了大血管，造成血出不止，患者就会死去。在针刺上关穴时，如果刺得过深而伤了经脉，就会使患者

溜脉之义。"溜，通"流"，流注，贯注。◎[21]脑户：穴位名。即枕骨大孔。◎[22]舌下：廉泉穴。位于喉结上方与舌骨下方之间的凹陷处。◎[23]出：《医心方》卷二第三引无"出"字。◎[24]瘖（yīn 阴）："喑"的异体字，即哑。◎[25]布络：四散分布的络脉。◎[26]郄（xì 戏）中：穴名，即委中穴。位于腘窝横纹中央。郄，通"隙"。◎[27]脱色：指面色变得苍白无血。◎[28]气街：穴位名。在腹股沟动脉处。◎[29]鼠仆：比喻血肿如伏鼠之状。◎[30]伛（yǔ 雨）：背曲，驼背。◎[31]乳上：指乳中穴，在乳头正中处。◎[32]根蚀："根"有"生"义。蚀，腐蚀，溃烂。根蚀，谓由肿而生败疮。◎[33]刺缺盆中内陷：缺盆，穴位名。位于锁骨中央上方的凹陷之处。内陷，谓刺得过深。◎[34]手鱼腹：指掌上大拇指下方肌肉隆起的地方。因在手上，其形犹如鱼腹，故称。清·张志聪谓"鱼际穴"。◎[35]阴股：大腿内侧（的穴位）。◎[36]客主人：穴位名，今称上关。◎[37]内漏：明·张介宾："脓生耳底，是为内漏。"◎[38]髌（bìn 殡）：膝

髌[38]出液，为跛。刺臂太阴脉，出血多立死。刺足少阴脉，重虚[39]出血，为舌难以言。刺膺中陷，中肺，为喘逆仰息。刺肘中内陷，气归之，为不屈伸[40]。刺阴股下三寸内陷，令人遗溺。刺掖[41]下胁间内陷，令人咳。刺少腹，中膀胱，溺出，令人少腹满。刺腨肠[42]内陷，为肿。刺匡上[43]陷骨中脉，为漏[44]、为盲。刺关节中液出，不得屈伸。

耳底生脓、成为聋子。在针刺膝盖骨处的腧穴时，如果出错而致液体流出，患者就会成为跛子。在针刺臂上手太阴经的腧穴时，如果出错而导致大量出血，患者就会立即死去。在针刺足少阴经的腧穴时，由于肾脏已经虚弱，却还误伤其经而造成出血，就会使患者更加虚弱，出现舌根发硬、说话困难的病变。在针刺胸前正中陷下之处的腧穴时，如果刺得太深而伤及肺脏，就会使患者出现喘促气逆、仰起头来进行呼吸的病变。在针刺肘中腧穴时，如果刺得太深，经气便会聚到该处，造成胳膊不能屈伸的病变。在针刺大腿内侧向下三寸之处的腧穴时，如果刺得太深，就会使患者出现遗尿的病症。在针刺腋下胁肋之间的腧穴时，如果刺得太深，就会使患者出现咳嗽不止的病症。在针刺小腹部的腧穴时，如果出错而刺破了膀胱，导致尿液流入腹腔，就会使患者出现少腹胀满的病症。在针刺小腿肚上的腧穴时，如果刺得太深，就会造成小腿肿胀的病症。在针刺眼眶上边眉骨陷下处的腧穴时，如果出错而刺伤了经脉，就会使患者流泪不止、以至眼睛失明。在针刺人身关节处的腧穴时，如果出错而致液体流出，患者的肢体就会因此不能屈伸活动了。

盖骨。◎［39］重虚：明·张介宾："肾气虚而复刺出血，是重虚也。"◎［40］刺肘中内陷，气归之，为不屈伸：清·张志聪："内陷者（刺得太深的话），不能写（泻）出其邪，而致气归于内也。气不得出，血不得散，故不能屈伸。"归，结聚。◎［41］掖：通"腋"。◎［42］腨（shuàn 涮）肠：小腿肚。◎［43］匡上：目眶之上。匡，同"眶"。◎［44］漏：明·张介宾："流泪不止而为漏。"

素问·刺志论^[1]篇第五十三

黄帝问曰：愿闻虚实^[2]之要。

岐伯对曰：气实形实，气虚形虚，此其常也，反此者病^[3]。谷盛气盛^[4]，谷虚气虚，此其常也，反此者病。脉实血实，脉虚血虚，此其常也，反此者病。

帝曰：如何而反^[5]？

岐伯曰：气虚身热，此谓反也^[6]。谷入多而气少，此谓反也。

黄帝问道：请问针刺中必须了解的各种虚实的关键问题有哪些？

岐伯回答说：人的正气充盈的话，身体也会强健；正气不足的话，身体就会偏弱：这是正常的情况。与此相反的话，人就会发病。人的胃口很好而食量又多，正气也会旺盛；胃口不好而食量又少，正气就会偏虚：这是正常的情况。与此相反，人就会发病。脉实有力的，这是血液充盈；脉虚无力的，这是血液不足：这是正常的情况。与此相反，人就会发病。

黄帝问道：反常的情况是怎样的呢？

岐伯回答说：正气旺盛可是身体反而发冷、正气虚弱可是身体反而发热，这是反常的

[1] 刺志论：刺，指针刺。志，有铭记之意。本篇所论的虚实之要和补泻之法，属于针刺时应当铭记不忘的重要问题，故名。◎[2] 虚实：内涵颇多，常随对象的不同而不同。如对象是气血时，义指（气血的）不足与充盈；对象是人体时，义指（身体的）虚弱与强健；对象是饮食水谷时，义指（饮食水谷的）少与多等，需据上下文而具体理解。◎[3] 气实形实，气虚形虚，此其常也，反此者病：明·马莳："气者，人身之气也；形者，人之形体也。气实则形实，气虚则形虚，此其相称者为常，而相反则为病矣。然此气之虚实，必于脉而验之，但不可即谓气为脉也，观下文有血脉对举者可知。"◎[4] 谷盛气盛：谷，指饮食水谷。盛，"谷盛"之"盛"，意为"多"；"气盛"之"盛"，意为"旺"。◎[5] 反：反常。指反常情况。◎[6] 气虚身热，此谓反也：据《甲乙经》文，"气"前

谷不入而气多，此谓反也。脉盛血少，此谓反也。脉小血多，此谓反也。

气盛身寒，得之伤寒[7]。气虚身热，得之伤暑。谷入多而气少者，得之有所脱血，湿居下[8]也。谷入少而气多者，邪在胃及与[9]肺也。脉小血多者，饮中热也[10]。脉大血少者，脉有风气[11]，水浆不入，此之谓也。

夫实[12]者，气[13]入也。虚[14]者，气[15]出也。气实[16]者，热也。气虚者，寒也。入实者，左手开针空[17]也；入虚者，左手闭针空也。

情况；食量不小可是正气反而不足，这是反常的情况；饮食不入可是正气反而旺盛，这是反常的情况；脉搏实而有力，可是血液反而偏少，这是反常的情况；脉搏虚弱无力，可是血液反而充盈，这也是反常的情况。

正气旺盛可是身体反而发冷的情况，是由于被寒邪所伤而造成的；正气虚弱可是身体反而发热的情况，是由于被暑邪所伤而造成的；饮食不少可是正气反而不足的情况，是由于有过失血之事或湿邪聚于人身下部的缘故造成的；食量偏少可是正气反而旺盛的情况，是由于邪气侵入了胃中或者肺脏的缘故造成的；脉搏虚弱，可是血液反而充盈的情况，是由于饮酒过量而中焦有热的缘故造成的；脉搏实而有力，可是血液反而偏少的情况，是由于风邪侵入了经脉和汤水不进的缘故造成的。这些，就是人体各种虚实发生反常现象的病理。

补的方法，就是要使正气入内留守；泻的方法，就是要使邪气排出。正气充实的时候，针下有温热的感觉；邪气衰退的时候针下就会有寒凉的感觉。用针刺治疗实证的时候，在将针拔去之后不要用压手摩闭针孔，以便使邪气散出体外；用针刺治疗虚证的时候，在将针拔去之后就要用压手摩闭针孔，以便收到补虚的疗效。

当补"气盛身寒"四字。◎[7]伤寒：为"伤于寒"之省，被寒邪所伤。与《伤寒论》之"伤寒"不同。◎[8]湿居下：湿邪聚积留滞在人体的下部。◎[9]及与：同义词连用，有"或者"之意。◎[10]脉小血多者，饮中热也：清·高世栻曰："脉小血反多者，其内必饮酒中热之病，酒行络脉，故血多行于外，而虚于内，故脉小。"◎[11]风气：指外来的风邪。◎[12]实：此有补的意思。下文"入实"的"实"，指实证。◎[13]气：指正气。下文"气实"的"气"同此。◎[14]虚：指泻法。下文"入虚"的"虚"，指虚证。◎[15]气：指邪气。下文"气虚"的"气"，同此。◎[16]实：充实。◎[17]左手开针空：左手，压手，辅助"刺手"（即用针的右手）以进行治疗的手。主要是因为人多用右手，所以以少用的左手为压手。开针空，谓将针拔去之后不要摩闭针孔，以便使邪气外散。空，通"孔"，指针刺后留下的针眼。

素问·针解[1] 篇第五十四

黄帝问曰：愿闻九针[2]之解，虚实[3]之道。

岐伯对曰：刺虚则实之[4]者，针下热也[5]，气实[6]乃热也。满而泄之[7]者，针下寒也[8]，气虚[9]乃寒也。菀陈[10]则除之者，出恶血也。邪

黄帝问岐伯说：希望您对九针之理作些解释，并讲讲用针的虚实补泻之法。

岐伯回答道：所谓"刺虚则实之"，是说治疗虚证要用补法针刺，要点为进针后需待到针下发热的时候再出针，因为正气恢复而充实了，针下自会发热；所谓"满而泻之"，是说治疗实证要用泻法针刺，要点为进针后需待到针下发凉的时候再出针，因为病气经针刺而衰退了，针下自会发凉；所谓"菀陈则除之"，是说络脉之中发生瘀血而且历时日久的，要用针刺治疗——主要是用针刺去除瘀血；所谓"邪盛则虚之"，是说邪气旺盛的话就要用泻法针刺，要点是出针以后不要用手按闭针孔；所谓"徐

---

[1] 针解：清·高世栻："针解，解《灵枢》《素问》所言之针法也。"本篇主要论述了针刺补泻的手法及用针时的注意要点，并阐明人与天地相应的道理及九针之用各有适应病证。由于通篇内容是以解释用针的道理为主，故名"针解"。◎[2] 九针：指针刺疗法中所用的九种不同规格的针具。详见《灵枢·九针十二原》。◎[3] 虚实：指针法的补泻。◎[4] 虚则实之：谓虚证要用补的方法针刺。虚，指虚证。实，指用补法针刺。其法为：随着经气运行的方向而刺。◎[5] 针下热也：明·张介宾："针下热者，自寒而热也。热则正气至而虚者实矣，故为补。"◎[6] 气实：正气充实。实，充盈，指正气的充实。◎[7] 满而泄之：实证要用泻的方法针刺。满，指实证。泄，通"泻"，指用泻法针刺，逆着经气运行的方向而刺。◎[8] 针下寒也：明·张介宾："针下寒者，自热而寒也。寒则邪气去而实者虚矣，故为泻。"◎[9] 气虚：病气衰败。虚，指病气的虚衰。◎[10] 菀陈：瘀血。

胜则虚之[11]者，出针勿按[12]。徐而疾则实[13]者，徐出针而疾按之。疾而徐则虚[14]者，疾出针而徐按之。言实与虚[15]者，寒温气多少也。若无若有者，疾不可知也[16]。察后与先者，知病先后也[17]。为虚与实[18]者，工[19]勿失其法。若得若失[20]者，离其法也。虚实之要，九针最妙者，为其各有所宜也。补泻[21]之时者，与气开阖相合[22]也。九针之名，各不同形者，针穷[23]其所当补泻也。

而疾则实"，是说用补法刺治虚证的时候，待针刺完毕注意要徐徐出针，出针后需赶快用手按闭针孔，这样才能收到补的效果；所谓"疾而徐则虚"，是说用泻法刺治实证的时候，针刺完毕注意要迅速出针，出针后不要马上用手按闭针孔，这样才能收到泻的效果；所谓"言实与虚"，是说讲到针感，有热凉的不同，针刺的时候要注意辨别针感的热凉及其程度，以把握行针的时间和分寸；所谓"若无若有"，是说针感不来则已，来时十分疾速，但由于十分微妙，所以其到来与否及热凉多少常常使人感到若有若无而实难觉察把握；所谓"察后与先"，是说要注意辨别疾病的标本先后；所谓"为虚与实"，是说医生在治疗时要注意弄清宜用补法针刺还是宜用泻法针刺，千万不可在补泻方法上发生失误；所谓"若得若失"，是说医生如果不能肯定到底该用补法还是该用泻法进行针刺，治疗时就会偏离正确的方法而造成祸端；所谓"虚实之要，九针最妙"，是说用刺法来治疗虚证或实证的重要方法当中，九针之法最为奥妙，因为其九种针具各有适应的病症，可治疗各种虚实疾患；所谓"补泻之时"，是说用补法或泻法针刺的时候，要注意与腧穴上经气的开阖相互配合；所谓"九针之名，各不同形"，是说九针中不同名称的针具，各有与众不同的规格形状，可完全适应用补法或泻法刺治的病症之需。

菀，通"郁"。◎[11]邪胜则虚之：邪气旺盛的话就要用泻的方法针刺。胜，通"盛"。虚，指用泻法针刺。◎[12]按：按闭针孔。◎[13]徐而疾则实：用针刺治疗虚证时，应徐徐出针，出针后要赶快按闭针孔，这属于补的刺法。徐，指徐出针。疾，快，指出针后迅速按闭针孔。实，指补刺法。◎[14]疾而徐则虚：用针刺治疗实证时，应快速出针，出针后不要马上就按闭针孔，这属于泻的刺法。疾，指疾出针。徐，指过上一会儿再按闭针孔。虚，指泻刺法。◎[15]实与虚：针感的热与凉。◎[16]若无若有者，疾不可知也：明·马莳："其（针感）寒温多少，至疾而速，正恍惚于有无之间，真不可易知也。"疾，快，指针感到来很快。◎[17]知病先后也：唐·杨上善："知相传之病先后者。"◎[18]为虚与实：运用泻刺之法还是运用补刺之法。为，运用。虚、实，分别指泻刺法与补刺法。◎[19]工：指医生。◎[20]若得若失：医生不能肯定到底该用补法针刺还是用泻法针刺。◎[21]写：通"泻"，用泻法针刺。◎[22]与气开阖（hé 音合）相合：谓要与腧穴上经气的开阖相配合。气，指经气。阖，关闭，指穴闭。◎[23]穷：尽。有"全面适应"之意。◎[24]

刺实须其虚者,留针阴气隆[24]至,乃去针也。刺虚须其实者,阳气隆至,针下热乃去针也。经气已至,慎守勿失[25]者,勿变更也。深浅在志[26]者,知病之内外也。近远如一[27]者,深浅其候等[28]也。如临深渊者,不敢惰[29]也。手如握虎[30]者,欲其壮[31]也。神无营[32]于众物者,静志观病人,无左右视也。义无邪下[33]者,欲端以正也。必正其神者,欲瞻病人目,制其神[34],令气易行也。所谓三里[35]者,下膝三寸也。所谓跗之[36]者,举膝

又所谓"刺实须其虚",是说用泻法刺治实证的时候,要注意进针以后应当留针,待到阴气旺盛到来,针下感到发凉之际,才能够出针;所谓"刺虚须其实",是说用补法刺治虚证的时候,要注意进针以后也应留针,待到阳气旺盛到来,针下感到发热之际,才能够出针;所谓"经气已至,慎守勿失",是说在经气到来以后,一定要严守已经确定的正确针法,不要随意变更;所谓"深浅在志",是说是刺深还是刺浅,完全在于医生心中要根据具体情况来灵活把握,而其关键则在于首先要弄清疾病的内外位置;所谓"远近如一",是说所取穴位有近有远,但是取穴之后等候经气的到来和用针的道理却是完全一致的,特别要注意的是必须以同样的态度静心等候经气的到来;所谓"如临深渊",是说用针的时候要像来到了深渊的旁边一样,必须慎之又慎,不可懈怠;所谓"手如握虎",是说拿着针具要像抓着老虎一样,必须坚定有力;所谓"神无营于众物",是说精神不要被外在的众多事物所干扰,必须专心致志地观察病人的情况变化,也不要左顾右盼,心不在焉;所谓"义无邪下",是说针法要求不得下针不正,必须将针拿正、依法刺穴;所谓"必正其神"者,是说医生在观察病人的时候,还要注意看着病人的眼睛来调控其精神状态,使其专心地接受诊治。这样,针刺的时候病人的经气就容易随之出现积极的反应;所谓"三里",是指在膝下外侧三寸处

隆:盛。◎[25]慎守勿失:在确定了正确的针法以后,一定要坚守不变,以免造成治疗的失误。◎[26]深浅在志:是刺深还是刺浅,完全在于医生心中,要根据具体情况来灵活把握。志,心中。◎[27]近远如一:所取穴位有近有远,但是取穴后等候经气的到来和用针的道理则是完全一致的。近远,指所取穴位的远近。◎[28]候:等候,等候经气的到来。等,一样,相同。◎[29]惰:"堕"的异体字,通"惰",此指"懈怠"之意。◎[30]握虎:手如握虎符,示谨慎也。◎[31]壮:唐·王冰:"谓持针坚定也。"◎[32]营:通"营"(yíng营),惑,扰乱。按:"营"在古代经传中通作"营"。◎[33]邪下:下针不正。邪,通"斜"。◎[34]制其神:明·马莳:"制其神气,使之专一。"◎[35]三里:腧穴名,指足三里,位于小腿前外侧膝眼下三寸、胫骨前嵴外侧一横指处。◎[36]跗之:明·张介宾:"当作'跗上',即阳明冲阳穴也。"按:冲阳穴在足背上第二与第三跖

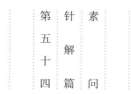

分易见也。巨虚[37]者，跷足骱[38]独陷者。下廉者，陷下者也。

帝曰：余闻九针，上应天地四时阴阳，愿闻其方，令可传于后世，以为常也。

岐伯曰：夫一天、二地、三人、四时、五音[39]、六律[40]、七星[41]、八风[42]、九野[43]，身形亦应之，针各有所宜，故曰九针。人皮应天[44]，人肉应地[45]，人脉应人，人筋应时[46]，人声应音，人阴阳合气应律，人齿面目应星，人出入气应风，人九窍三百六十五络应野。故一针皮，二针肉，三针脉，四针筋，五针骨，六针调阴阳，七针益精[47]，八针除风，

的腧穴；所谓"跗上"，是挺直膝部后即可看到的位于足背的腧穴；巨虚，也是穴名，在小腿挺直后，其上接近膝盖处独独陷下的地方；下廉，也是穴名，在小腿凹陷处的下方。

黄帝说道：我听说，九针的道理，在上与天地、四季和阴阳相应。希望听听其中的道理，以便使之传到后世，作为后世人们学习与运用的准则。

岐伯回答说：天地与天地之间的事物，按照次序排列，第一是天，第二是地，第三是人，第四是四季，第五是五音，第六是六律，第七是七星，第八是八风，第九是九州及其所属的大小地方。人的身体与这些事物全都有着相应的关系，针具由于是根据与这些事物相应的人体之疾患而创制的，各有适宜刺治的病症，所以共有不同规格的九种。人的身体与天地及其之间的事物的相应关系表现在：人的皮肤与天相应，人的肌肉与地相应，人的脉搏与人的生机相应，人的筋脉与四季之气相应，人的声音与五音相应，人的阴阳合和之气与六律的谐调美妙相应，人的牙齿面目与七星相应，人的出入之气与八方之风相应，人的九窍、

骨之间。◎[37]巨虚：腧穴名。明·马莳："巨虚有巨虚上廉，又名上巨虚，在三里下三寸；有巨虚下廉，又名下巨虚，在上廉下三寸。"此指上巨虚。◎[38]骱（héng 恒）："胻"的异体字，小腿上部接近膝盖的地方。即胫骨上端。◎[39]五音：为"宫、商、角、徵、羽"，依次相当于简谱的1（do）、2（re）、3（mi）、5（so）、6（la）。◎[40]六律：古代音乐中用律管定出的六种标准音调。黄钟、太簇、姑洗、蕤宾、夷则、无射这六者为六阳律；大吕、夹钟、仲吕、林钟、南吕、应钟这六者为六阴律。◎[41]七星：指北斗七星而言。即天枢、天璇、天玑、天权、玉衡、开阳、摇光七星。◎[42]八风：八方之风。◎[43]九野：此指九州及其所属的大大小小的地方。◎[44]人皮应天：清·张志聪："一者，天也。天者，阳也。五脏之应天者肺，肺者五脏六腑之盖也，皮者肺之合也，人之阳也，故人皮以应天。"◎[45]人肉应地：清·张志聪："二者，地也。人之所以应土者肉也，故人肉应地。"◎[46]人筋应时：清·张志聪："四时之气，皆归始春，筋乃春阳甲木之所生，故人筋应时。"◎[47]益精：补益精气。◎[48]人心意应八风：人之心意多变，天之八风

九针通九窍，除三百六十五节气，此之谓各有所主也。人心意应八风[48]，人气应天，人发齿耳目五声应五音六律，人阴阳脉血气应地，人肝目应之九。九窍三百六十五，人一以观动静天二以候五色七星应之以候发毋泽五音一以候宫商角徵羽六律有余不足应之二地一以候高下有余九野一节俞应之以候闭节三人变一分人候齿泄多血少十分角之变五分以候缓急六分不足三分寒关节第九分四时人寒温燥湿四时一应之以候相反一四方各作解[49]。

三百六十五个腧穴与九州及其所属的大大小小的地方相应。由于这样，所以针刺治病的时候，第一是用镵针刺治侵入皮肤的病邪，第二是用员针刺治侵入肌肉的病邪，第三是用鍉针刺治侵入经脉的病邪，第四是用锋针刺治侵入筋脉的病邪，第五是用铍针刺治侵入骨骼的病邪，第六是用员利针来调治阴阳气血使之和谐，第七是用毫针来补益精气，第八是用长针来刺治风邪，第九是用大针来疏通九窍并祛除周身三百六十五穴的邪气，这就是九针各有所治的情况。又人的思想情绪与八方之风相应，因为二者都变化无常；人体的阳气与上天之道相应，因为二者都健运不息；人的毛发、牙齿、耳目、声音与五音、六律相应，因为它们都专司一职而又互相配合，从而达到了整体的谐调；人体的阴阳经脉血气与地上的江河流水相应，因为它们都日夜奔行，发挥着滋养生机的作用；人的肝目与作为数目之极的九相应，因为肝气上注于目，人通过目的精光，可以看到天地九州之间无穷无尽的事物。

无常，故相应也。◎［49］"九窍三百六十五……各作解"：唐·王冰："此一百二十四字，蠹简烂文，义理残缺，莫可寻究"。故不注不译，谨录以备考。

素问·长刺节论[1] 篇第五十五

刺家不诊，听病者言[2]，在头，头疾痛，为藏针之[3]，刺至骨[4]，病已上[5]，无伤骨肉及皮，皮者道也[6]。

阴刺[7]，入一傍四处[8]，治寒热，深专[9]者，刺大脏[10]，迫脏[11]刺背，背俞[12]也，刺之迫脏，脏

善于用针刺治病的医生，在还没有诊脉的时候，只要先听听患者的自诉就能够了解病情。如果病在头部而且头痛得厉害，就用针刺治头部，刺到头骨，病就可以痊愈。头痛止住以后，就要停针。针刺头痛时要注意不要刺伤骨肉与皮肤，虽然说皮肤是将针刺入腧穴的必经之处。

阳刺的手法，是先在腧穴正中直刺一针，然后紧挨着在其两侧刺上四针。这种刺法能够治疗寒热之病。病邪如果深入人体而专伤五脏，应当针刺五脏之穴；如果迫近而伤及五脏，就针刺背部的俞穴——指背部的五脏俞穴。邪气迫近并伤及五脏之

---

[1]长刺节论：长，扩充，推广的意思。刺节，言针刺经穴的方法。本篇是继《灵枢·官针》和《灵枢·刺节真邪》后，结合头痛、寒热等十二种病证的刺治，又补充了五节、十二节的刺法内容，故名。◎[2]刺家不诊，听病者言：善于用针刺治病的医生，在还未诊脉之时，只要先听听患者的自诉就能了解病情。不，未，没有。◎[3]为藏针之：《新校正》"按全元起本无'藏'字，今从之。"◎[4]至骨：颅骨。◎[5]病已上：郭霭春："朝本、明抄本'上'并作'止'。按作'止'是。此谓病愈止针。下'病已止'句式凡三见，可证。"◎[6]皮者道也：皮肤是将针刺入腧穴的必经之处。◎[7]阴刺：当为"阳刺"。杨上善《太素》中"阴"作"阳"。◎[8]入一傍四处：居中正刺一针，紧挨着在两侧斜刺四针。◎[9]深专：谓病邪深入，专伤内脏。◎[10]大脏：指五脏。◎[11]迫脏：病邪迫近并伤及五脏。◎[12]背俞：足太阳经分布于背部的五脏俞穴，即肺俞、心俞、

会[13]，腹中寒热去而止，与刺之要[14]，发针而浅出血。

治腐肿[15]者刺腐上，视痈小大深浅刺，刺大者多血，小者深之，必端内针[16]为故止。

病在少腹有积，刺皮髓以下，至少腹而止，刺侠[17]脊两傍四椎间，刺两髂髎[18]季胁肋间，导腹中气热下，已。病在少腹，腹痛不得大小便，病名曰疝[19]，得之寒，刺少腹两股，刺腰髁骨间，刺而多之，尽炅[20]病已。

病在筋，筋挛节痛，不可以行，名曰筋痹。刺筋上为故，刺分肉间，不可中骨也，病起筋炅病已止。病在肌肤，肌肤尽痛，名曰肌痹，伤于寒湿，刺大分小分[21]，多发针而深

所以要针刺背部的五脏俞穴，是因为它们是五脏之气的会聚之处。针刺的时候，只要腹中的寒热退去了，就可停针。凡是运用阳刺的手法，在出针的时候宜使腧穴稍微出点血。

刺治变为脓包的痈肿时，可直接将针刺入痈肿里边。至于刺的深浅，要根据痈肿的大小来定。如果较大，脓血就多，需将它刺破，把脓血尽量排出；如果较小，就要刺到深处。痈肿无论大小，刺的时候一定要将针直着刺入，这是法度，达到一定程度时就要停止用针。

邪在少腹而造成了积聚的病，应当从脐下横骨之端开始针刺，往上到少腹为止；同时并刺第四椎间两侧的腧穴和髂骨两侧的居髎穴，到将腹中的热邪引导下去的时候，病就痊愈了。邪在少腹，使得腹部疼痛，不能进行大小便的病，叫做"疝"，是受了寒气的原因而得上的。应当针刺少腹两侧与大腿内侧相连之处的腧穴，并刺腰部和髁骨处的腧穴，可以多刺一些腧穴，待到少腹整个发热的时候，病就痊愈了。

邪在筋脉，使得筋脉拘挛，关节疼痛而不能行走的病，叫做"筋痹"。应首先针刺疼痛之筋上边的腧穴，这是原则，然后再去针刺肉膜的腧穴。行针的时候。注意不要刺中筋旁之骨。其病恢复的标志，是筋脉发热。待到病愈的时候，就要停止用针。邪在肌肤，肌肤整个感到疼痛的病，叫做"肌痹"，是被寒湿之邪所伤之后导致的，应当针刺大小肌肉会合之处的腧穴。行针的时候要多

脾俞、肝俞、肾俞。◎[13]脏会：五脏之气的会聚之处。◎[14]与刺之要：郭霭春："按'与'字疑为'举'之坏字。'举'有'凡'义。此谓凡刺之要点，出针之时，贵浅出其血，以通脉络。"◎[15]腐肿：明·马莳："谓肿中肉腐败为脓血者，刺其腐上。"◎[16]端内针：直着将针刺入。端，直。内，同"纳"，刺入。◎[17]侠：通"夹"。◎[18]两髂髎（qià liáo 恰辽）：明·马莳："髂为腰骨。两髂髎者，居髎穴也。"◎[19]疝：指心腹气积作痛的疝病。◎[20]炅（jiǒng 迥）：热。◎[21]大分小分：分别指大的肌肉会合处与小的肌肉会合处。清·高世栻："大分，肉之大会；

之，以热为故，无伤筋骨；伤筋骨，痛发若变^[22]，诸分尽热病已止。病在骨，骨重不可举，骨髓酸痛，寒气至，名曰骨痹。深者刺，无伤脉肉为故，其道大分小分，骨热病已止。

病在诸阳脉^[23]，且寒且热^[24]，诸分且寒且热，名曰狂。刺之虚脉^[25]，视分尽热，病已止。病初发，岁一发；不治，月一发；不治，月四五发，名曰癫病。刺诸分诸脉，其^[26]无寒者以针调之，病已止。病风且寒且热，炅汗出，一日数过，先刺诸分理^[27]络脉；汗出且寒且热，三日一刺，百日而已。病大风^[28]，骨节重，须眉堕，名曰大风。

刺一些腧穴并刺深一些，以发热为度，注意不要刺伤筋骨。如果刺伤了筋骨，就会生成痈肿或者导致别的病变。待到肌肉的各个会合之处全都发热的时候，病就痊愈了。痊愈以后，就要停止用针。邪在骨骼，以致骨骼沉重，四肢不能举动和骨髓痛，感到寒气袭骨的病，叫做"骨痹"。应当深刺，刺的时候注意不要刺伤经脉和肌肉，宜刺的腧穴在肌肉的大小会合之处，待到骨头发热的时候，病就痊愈了，痊愈后就要停止针刺。

邪在手足的三阳经脉当中，使人一会儿发冷，一会儿发热，肌肉的所有会合之处也一会儿发冷，一会儿发热的病，叫做"狂"病。应当用泻法针刺，以祛除各条阳经的病邪。用针以后要注意观察肌肉的会合之处的反应，待到肌肉的所有会合之处都感到发热的时候，病就痊愈了，痊愈后就要停止用针。这种病，初起的时候是一年发作一次；如果不予治疗，就会一月发作一次；再不进行治疗的话，就会一月发作四五次。到一月发作四五次的时候，则叫做癫病。应当针刺肌肉所有会合之处的腧穴和各条经脉上的腧穴。患了癫病后如果没有寒邪，宜用针调治，病就能痊愈。被风邪侵袭以后，患者会忽而发冷，忽而发热。如果是发热汗出，而且一天数次的，应当先刺肌肉各处的纹理上和络脉上的腧穴；如果是汗出伴见一会儿发冷，一会儿发热的症状，可三天针刺一次，一百天后就会痊愈。被大风所伤以后，如果出现全身骨节沉重，须发眉毛逐渐脱落的症状，就是患上了"大麻风"病。应当针刺肌肉上的腧穴并使之出汗，这是必须遵守的法度。这样连续刺治一百天以后，再刺骨髓并使之

小分，肉之小会。"◎[22]若变：谓或者造成别的病变。若，连词，或者。◎[23]诸阳脉：指手足各条阳经经脉，即手足太阳、少阳、阳明共六条阳经经脉。◎[24]且寒且热：明·张介宾："皆阳邪乱其血气，热极则生寒也，故病为狂。"◎[25]刺之虚脉：谓用泻法针刺，以泻除诸阳经脉的病邪。虚，使……虚，指用泻法针刺以泻除邪气。◎[26]其：连词，如果。◎[27]分理：指肌肉纹理（处的腧穴）。◎[28]大风：又称疠风，即大麻风、癞风。◎[29]刺肌肉：明·张介宾："所

刺肌肉[29]为故，汗出百日，刺骨髓[30]，汗出百日，凡二百日，须眉生而止针。

出汗，继续治疗百天前后就共治二百天了。到了二百天的时候，须发眉毛就会重新长出，这时就要停止用针。

以泄阳分之毒，风从汗散也。"◎[30]刺骨髓：明·张介宾："所以泄阴分之风毒也。"

素问·皮部论^[1]篇第五十六

黄帝问曰：余闻皮有分部^[2]，脉有经纪^[3]，筋有结络^[4]，骨有度量^[5]，其所生病各异，别其分部，左右上下，阴阳所在，病之始终，愿闻其道。

岐伯对曰：欲知皮部以经脉为纪^[6]者，诸经皆然。

阳明之阳^[7]，名曰害蜚^[8]，上下同法^[9]，视其部中有浮

黄帝向岐伯问道：我听说，十二经在皮肤上各有分属的部位，脉络呈散布状态而有纵有横，诸筋都有与肉与骨相连的筋络，骨骼则有大小长短的差别，这些地方所产生的疾病各不相同。那么怎样才能区分经脉、络脉在皮肤上分属的部位、左右上下的所在和阴阳的属性以及疾病的开始和预后等情况呢？我希望听您讲讲其中的道理。

岐伯回答说：要知道经脉与络脉在皮肤上分属的部位，就必须以经脉循行的部位为基准，所有经脉的情况都是这样。

阳明经的阳络，就其作用来说，犹如阳明经的"害蜚"（门户）。这一作用，无论是对手阳明大肠经还是对足阳明胃经，全都一样。在其所属

---

[1]皮部论：皮，皮肤；部，部位；皮部是指体表的皮肤按经络的分布部位分区。本篇主要讨论了十二经脉在皮肤的分属部位和从皮肤络脉色泽判断病邪浅深、性质、所主病证的方法以及皮肤络脉在病传中的作用。由于所论均与皮肤有关，故名"皮部"。◎［2］皮有分部：指人的十二经脉在皮肤上各有分属的部位。◎［3］经纪：清·张志聪："言脉络有径之经、横之纪也。"◎［4］结络：指筋肉相连的筋络。◎［5］度量：唐·杨上善："大小长短。"◎［6］纪：纲纪。◎［7］阳明之阳：指阳明经脉的阳络。阳明，阳明经脉。后"阳"，指阳络，为位于体表的或上行的络脉。◎［8］害蜚：通"阖扉"，门扇，比喻阳明经为里、为阖的作用。◎［9］上下同法：清·张志聪："谓手足二经，皆

络[10]者，皆阳明之络也。其色多青则痛，多黑则痹，黄赤[11]则热，多白则寒，五色皆见[12]，则寒热也[13]。络盛则入客于经[14]，阳主外，阴主内[15]。

少阳之阳，名曰枢持[16]，上下同法，视其部中有浮络者，皆少阳之络也，络盛则入客于经，故在阳者主内，在阴者主出，以渗于内，诸经皆然[17]。

太阳之阳，名曰关枢[18]，上下同法，视其部中有浮络者，皆太阳之络也，络盛则入客于经。

少阴之阴，名曰枢儒[19]，上下同法，视其部中有浮络

的皮肤部位中所看到的浮络，都是阳明经的络脉。这些浮络上如果青色偏多，就表明人患有疼痛之症；如果黑色多，就表明人患有痹病；如果是黄赤之色偏多，就表明人受了热邪；如果是白色偏多，就表明人受了寒邪；要是五色尽现，则表明人患有寒热相兼之病。阳明经的络脉邪气过盛的话，就会内传到阳明经中。络脉属阳而主管体表的气血，经脉属阴而主管体内的气血。

少阳经的阳络，就其作用来说，犹如少阳经的"枢持"（门轴）。这一作用，无论是对手少阳三焦经还是对足少阳胆经，全都一样。在其所属的皮肤部位中所看到的浮络，都是少阳经的络脉。这些络脉上的邪气如果过盛，就会向内传到少阳经中。所以位在阳分的邪气，主要内传到经脉之中；位在阴分的邪气，从经脉中蔓延出来以后主要渐渐侵入内脏，各条经脉的邪气传变情况都是这样。

太阳经的阳络，就其作用来说，犹如太阳经的"关枢"（门闩与门轴）。这一作用，无论是对手太阳小肠经还是对足太阳膀胱经，全都一样。在其所属的皮肤部位中看到的浮络，就是太阳经的络脉。这些络脉上的邪气如果过盛，就会向内传到太阳经中。

少阴经的阴络，就其作用而言，犹如少阴经的"枢儒"（门窗的枢轴与木格）。这一作用，无论是对手少阴心经还是足少阴肾经，全都一样。在其所

同此法。"◎[10]浮络：浅在的络脉。◎[11]黄赤：《太素》卷九"黄赤"上有"多"字，应据补。◎[12]见：同"现"，呈现，表现。◎[13]寒热也：唐·杨上善："青赤黄等为阳色，白黑为阴色。今二色俱见，当知所病有寒热也。"◎[14]络盛则入客于经：谓络脉邪盛，就会内传到各自的本经，在此为内传到阳明经中。盛，指邪盛。客，用作动词，侵入，向内传到。◎[15]阳主外，阴主内：谓络脉属阳而主管体表的气血，经脉属阴而主管体内的气血。◎[16]枢持：门的转轴，在此比喻具有转枢出入作用的少阳经的阳络。◎[17]故在阳者主内，在阴者主出，以渗于内，诸经皆然：郭霭春："滑寿说：'故在阳者至诸经皆然十九字，上下不相蒙，不知何谓。'按'在阳者'十九字，张琦以为讹误，孙鼎宜以为衍文，吴注本则删此十九字，并与滑说合。"◎[18]关枢：门闩与门轴，比喻太阳经固卫、转输阳气的作用，明·吴昆："关，固卫也。少阳为枢，转布阳气，太阳则约束而固卫其转布之阳，故曰关枢。"◎[19]枢儒：当作"枢檽"，指门窗的枢轴与木格，比喻少阴

者，皆少阴之络也，络盛则入客于经，其入经也，从阳部[20]注于经[21]，其出者[22]，从阴内[23]注于骨。

心主之阴[24]，名曰害肩[25]，上下同法，视其部中有浮络者，皆心主之络也，络盛则入客于经。

太阴之阴，名曰关蛰[26]，上下同法，视其部中有浮络者，皆太阴之络也，络盛则入客于经。凡十二经络脉者，皮之部也。

是故百病之始生也，必先[27]于皮毛，邪中之则腠理开，开则入客于络脉；留而不去，传入于经；留而不去，传入于腑，廪于肠胃。邪之始入

属的皮肤部位中看到的浮络，就是少阴经的络脉。这些络脉上的邪气如果过盛，就会向内传到少阴经中。其邪向内传到少阴经的情况，是从属阳的络脉进入的。少阴经的邪气继续传变，则从属阴的经脉向内传到骨骼。

厥阴经的阴络，就其作用而言，犹如厥阴经的"害肩"（门上置枢之处）。这一作用，无论是对手厥阴心包经还是对足厥阴肝经，全都一样。在其所属的皮肤部位中看到的浮络，就是厥阴经的络脉。这些络脉上的邪气如果过盛，就会向内传到厥阴经中。

太阴经的阴络，就其作用而言，犹如太阴经的"关蛰"（门闩与动物的蛰伏）。这一作用，无论是对手太阴肺经还是对足太阴脾经，全都一样。在其所属的皮肤分部中看到的浮络，都是太阴经的络脉。这些络脉上的邪气如果过盛，就会向内传到太阴经中。总而言之，以上所述十二经的络脉所在的部位，就是十二经本身在皮肤上分属的部位。

因此，百病的发生，都必然先从皮毛开始。病邪侵袭皮毛以后，皮肤的纹理就会被迫打开；皮肤的纹理被迫打开以后，病邪就会侵入络脉，留滞下来而不离去；进一步就会向内传到相应的经脉，也留滞下来而不离去；再进一步就会向内传到六腑，聚于肠胃。病邪刚刚侵入皮肤的时候，

开阖转输阴阳之气的作用。◎[20]阳部：属阳的络脉。◎[21]注于经：郭霭春："经，疑蒙上误，似当作'筋'，'经''筋'声误。'注于筋'与下句'注于骨'对文。"◎[22]其出者：《太素》卷九"其"下有"经"字。按"经"应在"出"字下。"其出经者"与上句"其入经者"对文。◎[23]阴内：指属阴而在内的经脉。◎[24]心主之阴：指厥阴经脉的阴络。心主，指手厥阴心包经。◎[25]害肩：通"阖枢楣"，本义为门上置枢之处，比喻为有关合作用的"心主之阴"。◎[26]关蛰：门闩与动物的蛰伏，比喻有封藏作用的"太阴之阴。"◎[27]先：《太素》卷九《经脉皮部》《甲乙

于皮也，泝然[28]起毫毛，开腠理；其入于络也，则络脉盛色变；其入客于经也，则感虚乃陷下[29]；其留于筋骨之间，寒多则筋挛骨痛，热多则筋弛骨消[30]，肉烁䐃破[31]，毛直而败[32]。

帝曰：夫子言皮之十二部，其生病皆何如？

岐伯曰：皮者，脉之部也。邪客于皮则腠理开，开则邪入客于络脉，络脉满则注于经脉，经脉满则入舍于腑脏也，故皮者[33]有分部，不与[34]而生大病也。

帝曰：善。

会令人突然感到发冷而瑟瑟打颤，同时毫毛竖起、肤腠打开；当病邪侵入络脉的时候，络脉就会盛满而且颜色随之变得异常。病邪侵入经脉的情况，是由于经脉气虚招致的。经脉气虚，病邪侵入后就会不断向纵深发展。病邪滞留在筋骨之间，如果是寒邪偏盛，就会使人筋脉痉挛而骨骼疼痛；如果是热邪偏盛，就会使人筋脉痿弱而骨骼无力，同时使人皮肉受损而肌肉败坏，毛发发硬而干枯脱落。

黄帝问道：先生所讲的皮肤上的十二个部位，它们发生病变的情况是怎样的呢？

岐伯回答说：皮肤是络脉分布的处所，病邪侵袭皮肤以后，皮肤的纹理就会被迫打开；皮肤的纹理被迫打开以后，病邪就会侵入络脉；络脉中病邪盛满以后就会进而侵入经脉，经脉中病邪盛满以后就会进而侵入六腑五脏。所以皮肤上有十二经分属的部位，如果治而不愈，就会导致大病的。

黄帝赞道：讲得好！

经》卷二第一"先"下有"客"字。◎[28]泝（sù 素）然：寒栗的样子。◎[29]感虚乃陷下：唐·王冰："经虚邪入，故曰感虚；脉虚气少，故陷下也。"◎[30]弛："弛"的异体字，弛缓而痿弱无力。◎[31]肉烁䐃（jiǒng 窘）破：皮肉受损、肌肉痿坏。烁，通"铄"，毁坏。䐃，人体隆起的块状肌肉。◎[32]毛直而败：热盛煎津，毛发失荣，枯槁败坏。◎[33]皮者：《甲乙经》卷二第一"皮"下无"者"字。按无"者"字是，与篇首句应。◎[34]与：有三说，指治而未愈；指治疗；指预防，防治。从通"愈"说。

素问·经络论[1] 篇第五十七

黄帝问曰：夫络脉之见也[2]，其五色各异[3]，青黄赤白黑不同，其故何也？

岐伯对曰：经有常色而络无常变也[4]。

帝曰：经之常色何如？

岐伯曰：心赤、肺白、肝青、脾黄、肾黑，皆亦应其经脉[5]之色也。

黄帝问道：络脉显现出来的时候，它们的颜色各不相同，有的呈现青色，有的呈现黄色，有的呈现红色，有的呈现白色，有的呈现黑色，其原因是什么呢？

岐伯回答说：经脉各有一定的颜色，永远不变；络脉则没有一定的颜色，所以常常变化不定。

黄帝问道：经脉永远不变的颜色各是怎样的？

岐伯回答说：心脏的颜色是红的，肺脏的颜色是白的，肝脏的颜色是青的，脾脏的颜色是黄的，肾脏的颜色是黑的。五脏的这些不同的颜色，都是与五脏所属的经脉之色相应而有的。也就是说，五脏所属的经脉之色与五脏之色相同。

---

[1]经络论：本篇主要讨论了经络的色泽变化，指出经脉之色内应五脏之气，根据络脉的五色变化，可以诊察病情，并从颜色上对经脉和络脉进行了区别，补充了《素问·皮部论》之不足。因篇内所论是与经络有关的内容，故马莳说："内论经络所见之色，故名篇。"因本篇是论述经络的色诊内容，故吴昆将本篇改名为"经络色诊论"。◎[2]络脉：经脉的分支。具有网络联系全身、运行气血的作用。见，同"现"。◎[3]五色：即下句所谓"青黄赤白黑"。句中泛指颜色或不同的颜色。◎[4]经有常色而络无常变也：明·马莳："此言络脉无病之色有常，有病之色无常，皆异于经脉有常之色，而可以验病也。"◎[5]经脉：此指人体经络系统中直行而深在的主干之脉。◎[6]阴阳：

全注全译黄帝内经

帝曰：络之阴阳[6]，亦应其经[7]乎？

岐伯曰：阴络之色应其经，阳络之色变无常[8]，随四时而行也。寒多则凝泣[9]，凝泣则青黑，热多则淖泽[10]，淖泽则黄赤，此皆常色，谓之无病[11]。五色具见者，谓之寒热[12]。

帝曰：善。

黄帝问道：阴络和阳络的颜色，也是与其所属的经脉之色相同吗？

岐伯回答说：阴络由于位在人体的深层而靠近经脉，所以其色与经脉相应；阳络由于位在人体的浅层远离经脉，所以其色变化无常。阳络的颜色，是随着四季气候的变化而变化的，寒气偏多的时候，人体血脉的运行就迟滞不畅。血络运行迟滞不畅，阳络就呈现为青黑之色；热气偏多的时候，人体血脉的运行就濡润滑利。血脉运行濡润滑利，阳络就呈现为黄赤之色。这些都是正常的颜色，应当看作是无病之色。如果青黄赤白黑这五种全部显现出来，则说明人体发生了过寒或过热的病变。

黄帝说：讲得很好！

指阴络与阳络。阴络，为位置较深的络脉；阳络，为位置较浅的络脉。◎[7]经：指经脉。◎[8]阴络之色应其经，阳络之色变无常：明·张介宾："阴络近经，色则应之，故分五行以配五脏而色有常也……阳络浮显，色不应经，故随四时之气以为进退而变无常也。"◎[9]泣：通"涩"。谓血凝于脉而不畅。◎[10]淖（nào 闹）泽：濡润，润泽。《字林》："濡甚曰淖。"◎[11]此皆常色，谓之无病：明·马莳、吴昆与清·张志聪都认为，"此皆常色，谓之无病"八字，应在上文"随四时而行也"句后。依上下文理，似属不必。◎[12]五色具见者，谓之寒热：明·马莳："五色具见者，谓之寒热相兼也。"

素问·气穴论[1]篇第五十八

黄帝问曰：余闻气穴[2]三百六十五，以应一岁，未知其所[3]，愿卒闻之。

岐伯稽首再拜对曰：窘[4]乎哉问也！其[5]非圣帝，孰能穷[6]其道焉！因请溢意[7]尽言其处。

帝捧手逡巡而却[8]曰：夫子之开余道[9]也，目未见其处，耳未闻其数，而目以明，耳以聪矣。

黄帝向岐伯问道：我听说人体共有腧穴三百六十五个，和一年三百六十五天的天数相应，不知道这些腧穴的所在部位，请你详细地告诉我。

岐伯再次跪拜后回答说：你问的这个问题真高明啊！除非圣帝你，谁能对这个问题进行如此深刻的研究呢？因此我把我所知道的这些腧穴的所在部位毫不保留地给你讲一讲。

黄帝捧着手很谦逊地说：先生对我讲解起来是很有条理的，我的眼睛虽然没有看到你所讲的腧穴部位，耳朵还没有听完你所讲述的腧穴之数，但已经使我对这些问题有所领会了。

---

[1]气穴论：气，指脏腑经络之气。穴，指穴位、腧穴。本篇主要论述了人体脏腑经络之气所输注的三百六十五个腧穴所在的部位，气穴与孙络、溪谷的关系以及刺热病、诸水、寒热、背与心相控而痛等所应取的穴位，故名"气穴论"。◎[2]气穴：即脏腑经气输注于体表的部位。◎[3]未知其所：《太素》卷十一《气穴》"所"下有"谓"字。◎[4]窘：有高明的意思。◎[5]其：假设连词，若之意。◎[6]穷：推究。◎[7]溢意：畅达的意思。◎[8]捧手逡（qūn 群）巡而却：形容恭敬谦逊的样子。逡巡，因顾虑而徘徊不前。◎[9]开余道：即为我开导，讲述道理。◎[10]圣人易

岐伯曰：此所谓圣人易语[10]，良马易御也。

帝曰：余非圣人之易语也，世言真数[11]开人意，今余所访[12]问者真数，发蒙解惑，未足以论也。然余愿闻夫子溢志尽言其处，令解其意，请藏之金匮，不敢复出。

岐伯再拜而起曰：臣请言之。背与心[13]相控[14]而痛，所治天突[15]与十椎[16]及上纪，上纪者，胃脘也[17]，下纪者，关元也[18]。背胸邪系阴阳左右[19]，如此其病前后痛涩，胸胁痛而不得息，不得卧，上气短气偏痛，脉满起[20]斜出尻脉，络胸胁支心贯鬲，上肩加天突[21]，斜下肩交十椎下。

脏俞五十穴[22]，腑俞七十二

岐伯说：这就是所谓的"圣人易语，良马易御"啊！

黄帝说：我并不是那种闻声知情，无所不达的圣人。一般人说，懂得了推究事物道理的过程就能开拓人的思路，今天我向你询问的虽然也是腧穴之数，但不过求得一些启发和解除疑惑的道理，还谈不上明白这些道理的深奥之处。希望你尽量说的详细一点，把腧穴的部位全部讲出来，使我懂得它的大意，并将它记录收藏在金匮里，没有合适的继承人决不轻易传授。

岐伯再次跪拜后回答说：圣帝请听我说。背部与胸部互相牵掣而痛，其治疗方法选用天突穴及第十椎下的中枢穴，以及上腹部的中脘穴和下腹部的关元穴。因为背部与胸部的经脉斜系着前后左右，所以其病胸部与背部牵引疼痛而痹阻不通，胸胁痛不得呼吸，不能平卧，上气喘息，呼吸急促，或偏痛而经脉胀起，这是因为经脉斜出于尻部，而络于胸胁部，并通至心脏，穿过横膈，上肩而至于胸骨上窝的天突穴，斜向下过肩交会于背部第十椎之下的缘故。

五脏的五输穴有五十个，六腑的输穴

语：即聪明有德的人（圣人），很容易理解事物和接受意见（易语）。明·张介宾："圣人者，闻声知情，无所不达，故圣人易语。"◎[11]真数：指穴位数目。◎[12]访：通"方"。◎[13]背与心：指后背与前胸。◎[14]控：《广雅·释诂一》："控，引也。"◎[15]天突：穴名，在胸骨上窝正中，乃奇经任脉之穴。◎[16]十椎：指中枢穴。◎[17]上纪者，胃脘也：上纪为胃脘，即中脘穴，胃之募穴。◎[18]下纪者，关元也：下纪为关元，即关元穴，小肠的募穴。◎[19]背胸邪系阴阳左右：明·马莳："在后为背，在前为胸，在背为阳，在胸为阴。正以背与胸斜系阴阳左右如此。"◎[20]脉满起：清·高世栻："经脉满盛，从下而起"。◎[21]加天突：加，重叠交会之意。加天突，意即会于天突穴。◎[22]脏俞五十穴：五脏即心、肝、脾、肺、肾各有五输穴，即：井、荥、输、经、合五个穴位，五五二十五穴，左右共有五十个穴位。俞，通"输"。◎

穴[23]，热俞五十九穴[24]，水俞五十七穴[25]，头上五行、行五[26]，五五二十五穴，中䏏两傍各五[27]，凡十穴，大椎上两傍各一[28]，凡二穴，目瞳子浮白二穴[29]，两髀厌分中二穴[30]，犊鼻二穴，耳中多所闻二穴[31]，眉本二穴[32]，完骨二穴，顶中央一穴[33]，枕骨二穴[34]，上关二穴，大迎二穴，下关二穴，天柱二穴，巨虚上下廉四穴，曲牙二穴[35]，天突一穴，天府二穴，天牖二穴，扶突二穴，天窗二穴，肩解二穴[36]，关元一穴，委阳二穴，肩贞二穴，瘖门一穴[37]，齐一穴[38]，胸俞十二穴[39]，背俞二穴[40]，膺俞十二穴[41]，分肉二穴[42]，踝上横二穴[43]，阴阳跷四穴[44]，水俞在诸分[45]，热俞在气

有七十二个，治疗热病的腧穴有五十九个，治疗水肿病的腧穴有五十七个。在头上五行，每行五穴，五五共二十五穴。五脏的背俞在脊柱两旁各五，计十穴。大椎上面两旁的天柱穴共二穴，瞳子髎、浮白二穴，两侧髀厌部环跳二穴，犊鼻二穴，听宫二穴，攒竹二穴，完骨二穴，风府一穴，头窍阴二穴，上关二穴，大迎二穴，下关二穴，天柱二穴，巨虚上下廉计四穴，颊车二穴，天突一穴，天府二穴，天牖二穴，扶突二穴，天窗二穴，肩解二穴，关元一穴，委阳二穴，肩贞二穴，哑门一穴，神阙一穴，胸腧十二穴，膈俞二穴，膺腧十二穴，阳辅二穴，解溪二穴，阳跷申脉、阴跷照海计四穴，阳

---

[23] 腑俞七十二穴：六腑即大肠、小肠、膀胱、三焦、胃、胆各有井、荥、输、原、经、合六个穴位，六六三十六穴，左右共有七十二穴。◎[24] 热俞五十九穴：可以治疗热病的五十九个穴位。◎[25] 水俞五十七穴：治水病的五十七个穴位。◎[26] 头上五行、行五：意即刺热病的五十九穴中头部的有五行，每行有五穴。◎[27] 中䏏两旁各五：指脊骨两旁各开一寸五分，是足太阳经第一侧线上的五脏背俞穴即：肺俞在第三椎下间两旁，心俞在第五椎下间两旁，肝俞在第九椎下间两旁，脾俞在第十一椎下间两旁，肾俞在第十四椎下间两旁。◎[28] 大椎上两傍各一：疑是足太阳膀胱经的天柱穴。◎[29] 目瞳子浮白二穴：即瞳子髎、浮白。◎[30] 两髀厌分中二穴：即环跳穴。◎[31] 耳中多所闻二穴：即听宫穴。◎[32] 眉本二穴：即攒竹穴。◎[33] 顶中央一穴：即风府穴。"顶"疑为"项"。《太素》卷十一《气穴》亦作"项"。◎[34] 枕骨二穴：即头窍阴穴。以其位于枕骨，故又名枕骨穴。◎[35] 曲牙二穴：即颊车穴。◎[36] 肩解二穴：即肩井穴。◎[37] 瘖门一穴：即哑门穴。◎[38] 齐一穴：即神阙穴。齐，通"脐"。◎[39] 胸俞十二穴：指俞府、或中、神藏、灵墟、神封、步廊，左右共十二穴。◎[40] 背俞二穴：即膈俞穴。◎[41] 膺俞十二穴：谓云门、中府、周荣、胸乡、天溪、食窦，左右共十二穴。◎[42] 分肉二穴：即阳辅穴。◎[43] 踝上横二穴：即解溪穴。◎[44] 阴阳跷四穴：即照海穴、申脉穴。◎[45] 水俞在诸分：明·张介宾："水属阴，多在肉理诸分之间，故治水者当取诸阴分。如水俞五十七穴是也。"◎[46]

穴[46]，寒热俞在两骸厌中二穴[47]，大禁二十五[48]，在天府下五寸，凡三百六十五穴，针之所由行也。

帝曰：余已知气穴之处，游针之居[49]，愿闻孙络溪谷，亦有所应乎？

岐伯曰：孙络三百六十五穴会[50]，亦以应一岁，以溢奇邪[51]，以通荣卫，荣卫稽留，卫散荣溢，气竭血著[52]，外为发热，内为少气，疾泻无怠，以通荣卫，见而泻之，无问所会。

帝曰：善。愿闻溪谷之会也。

岐伯曰：肉之大会为谷，肉之小会为溪，肉分之间，溪谷之会，以行荣卫，以会大气[53]。邪溢气壅，脉热肉败，荣卫不行，必将为脓，内销骨髓，外破大腘[54]，留于节凑[55]，必将为败。积寒留舍，荣卫不居[56]，卷肉

陵泉二穴，大禁穴在天府穴下五寸的部位即手五里，针刺不可达到二十五次。以上三百六十五穴，就是针刺时所用的穴位。

黄帝说，我已知道腧穴部位和运用针刺的道理，还希望听听有关孙络与溪谷的道理，是否也与一年三百六十五天之数相应呢？

岐伯回答说：孙络与三百六十五穴相应，也与一岁相应。孙络的作用，能驱散邪气，能通畅荣卫，如果邪气侵入人体，造成荣卫稽留，卫气外散，荣血内溢，卫气散竭而荣血留着，外则发热，内则少气。在这个时候，迅速用针泻之，以通泻荣卫，只要见到瘀血停滞的络脉，就行泻法，不必问其是否为交会穴之所在。

黄帝称赞道：讲的很好。我还想听听溪谷的会合。

岐伯回答说：肌肉的大会处叫谷，肌肉的小会处叫溪。分肉之间，是溪谷会合之处，能够通行营卫，会合宗气。如果邪热温毒壅塞溪谷，脉络郁热，荣卫不能通行，必定形成痈脓，内部可使骨髓销铄，外表可使肌肉溃烂，如果邪毒留连于骨节之间，必将成为更严重的败症。寒邪稽留而不去，荣卫不能正常运行，则筋肉和脉

热俞在气穴：明·张介宾："热在阳，多在气聚之穴，故治热者当取诸阳分，如热俞五十九穴是也。"◎[47]两骸厌中二穴：明·张介宾认为是阳关穴。◎[48]大禁二十五：禁刺之穴（手五里）不可针刺至二十五次。◎[49]游针之居：灵活运用针刺。◎[50]孙络三百六十五穴会：明·张介宾："孙络之云穴会，以络与穴为会也，穴深在内，络浅在外，内外相会，故曰穴会，非谓气穴之外，别有三百六十五络穴也。"◎[51]以溢奇邪：有驱除奇邪的作用。溢，水满外流的意思，可引申为驱除。◎[52]气竭血著：卫气耗散，营血流行不畅而停滞。◎[53]大气：明·马莳："即宗气。"[54]腘：清·张志聪："足之股肉也。"◎[55]节凑："凑"当作"腠"。节腠，指骨肉相连之处。◎[56]荣卫不居：居，治也。荣卫不治，为营卫不能正常循行之意。◎[57]卷肉缩筋：清·张志

缩筋[57]，肋肘不得伸，内为骨痹，外为不仁，命曰不足，大寒留于溪谷也。溪谷三百六十五穴会，亦应一岁。其小痹淫溢，循脉往来，微针所及，与法相同[58]。

帝乃辟左右而起，再拜曰：今日发蒙解惑，藏之金匮，不敢复出。乃藏之金兰之室[59]，署曰《气穴所在》。

岐伯曰：孙络之脉别经者，其血盛而当泻者，亦三百六十五脉，并注于络，传注十二络脉，非独十四络脉也，内解泻于中者十脉[60]。

络都要卷缩，肋肘不能屈伸，在内成为骨痹，在外表则会有麻木不仁，这是大寒留于溪谷所造成的。溪谷三百六十五穴会，亦应于一岁。如果痹病范围小，邪在皮肤、孙络，随着络脉往来无定，用微针就可以治疗，治疗与一般刺孙络的方法相似。

黄帝遣开侍从，起身拜道：今天受到你的开导，解除了我的疑惑，我应当把它藏在金匮之中，不敢轻易拿出来向人展示。随即藏于金兰之室，题名为《气穴所在》。

岐伯补充说：孙络之脉与经脉不同，因其血盛就能泻注，亦有三百六十五脉，它们都贯注于十二络脉，不仅是与十四络脉相贯通，即骨解之中经络感受了邪气，亦随时能够向内注泻于五脏之脉。

聪："寒邪凝滞，又不得正气以和之，以致肉卷而筋缩也。"◎[58]与法相同：唐·王冰："若小寒之气，流行淫溢，随脉往来为痹病，用针调者，与常法相同尔。"◎[59]金兰之室：唐·杨上善："金兰之室，藏书府也。"◎[60]内解泻于中者十脉：指骨解之中经络受邪，亦能够向内注泻于五脏之脉。

素问·气府论[1] 篇第五十九

足太阳脉气所发[2]者七十八穴[3]：两眉头各一，入发至项三寸半，傍五，相去三寸[4]，其浮气[5]在皮中者凡五行，行五，五五二十五，项中大筋两傍各一[6]，风府两傍各一[7]，侠背以下至尻尾二十一节[8]，十五间各

足太阳经脉气所输注于体表的七十八个穴位：两眉陷中攒竹穴各一，从眉头上行入发际至前顶穴，其间有神庭、上星、囟会三穴，共长三寸半，前顶居中央一行，两旁各分二行，连中央一行共五行，中行至外行相去三寸。其上浮于头部的经脉之气运行在头皮中有五行，每行五个穴位，五五二十五穴。下行至项中大筋两旁各有一个穴位，即天柱穴，风府穴两旁各有一个风池穴。自此向下至脊背两旁，从大椎骨节往下至尾骶共有二十一椎节，其中有十五个椎间左右各有一个穴位即附分、魄户、膏肓、神堂、譩譆、膈关、魂门、阳纲、意舍、胃仓、肓门、志室、胞肓、

---

[1] 气府论：气，指经脉之气。府者，聚也。气府，即经脉之气所汇聚之处。本篇主要论述了手足三阳经脉及督脉、任脉、冲脉之经气在经脉中的聚发穴位的穴数及分布情况，故名。◎ [2] 所发：与其经有密切关系之穴位，不一定全属其本经之穴位。◎ [3] 七十八穴：本穴数字，诸家说法不同：唐·杨上善作七十三穴，唐·王冰作九十三穴，明·吴昆作九十一穴。明·张介宾："详考本经下文，共得九十三穴。"◎ [4] 入发至项三寸半，傍五，相去三寸：清·高世栻："项，旧本讹'项'，今改'顶'，前顶穴也。自攒竹入发际，至前顶，其中有神庭、上星、囟会，故长三寸半。前顶在中行，次两行，故旁五，言中自及旁，有五行也。"◎ [5] 浮气：明·张介宾："言脉气之浮于巅也。"◎ [6] 项中大筋两傍各一：即天柱二穴。◎ [7] 风府两傍各一：即风池穴。◎ [8] 侠背以下至尻尾二十一

一[9]，五脏之俞各五,六腑之俞各六，委中以下至足小指傍各六俞[10]。

足少阳脉气所发者六十二穴：两角上各二[11]，直目上发际内各五[12]，耳前角上各一[13]，耳前角下各一[14]，锐发下各一[15]，客主人[16]各一，耳后陷中各一[17]，下关各一，耳下牙车之后各一[18]，缺盆各一，掖下三寸，胁下至胠，八间[19]各一，髀枢中傍各一[20]，膝以下至足小指次指各六俞[21]。

足阳明脉气所发者六十八穴：额颅发际傍各三[22]，面鼽骨空各一[23]，大迎之骨空各一[24]，人

秩边、承扶穴，左右共计三十个穴位。五脏背俞穴左右各五穴即肺俞、心俞、肝俞、脾俞、肾俞及六腑背俞穴左右各有六穴即胃俞、大肠俞、小肠俞、三焦俞、膀胱俞、胆俞。以委中穴向下到足小趾左右各有六个穴位即委中、昆仑、京骨、束骨、通谷、至阴。

足少阳经脉经气输注于体表的有六十二穴：两头角上各有天冲、曲鬓四穴。与眼睛成一条直线入发际内左右各有五穴即头临泣、目窗、正营、承灵、脑空穴。耳前角上有颔厌穴左右各一，耳前角下有悬厘穴左右各一，锐发下有和髎穴、上关穴左右各一，耳后陷中是翳风穴、下关穴左右各一，耳下牙车之后有颊车穴、缺盆穴左右各一，腋下三寸，从胁下到季胁八肋之间有渊液、辄筋、天池、日月、章门、带脉、五枢、维道、居髎等穴。髀枢部有环跳穴左右各一，从膝以下至足第四趾有阳陵泉、阳辅、丘墟、足临泣、侠溪、足窍阴六穴左右各一。

足阳明经脉气输注于体表的六十八穴：额颅发际旁有悬颅、头维、阳白左右各三穴，面部眶下孔有四白穴左右各一，大迎穴在骨空陷中左右各一，喉结旁人迎穴左右各一，缺盆的

节：由大椎至尾骶计二十一椎节。◎[9]十五间各一：二十一节中，内有十五椎间，左右各一，即附分、魄户、膏肓、神堂、譩譆、膈关、魂门、阳纲、意舍、胃仓、肓门、志室、胞肓、秩边、承扶，左右共计三十穴。◎[10]委中以下至足小指傍各六俞：指委中、昆仑、京骨、束骨、通谷、至阴六穴。左右合而言之，共计十二穴。◎[11]两角上各二：即天冲、曲鬓左右共四穴。◎[12]直目上发际内各五：自瞳孔直上发际中，即头临泣、目窗、正营、承灵、脑空左右各五穴。◎[13]耳前角上各一：即颔厌穴。◎[14]耳前角下各一：即悬厘二穴。◎[15]锐发下各一：即和髎穴。◎[16]客主人：即上关穴。◎[17]耳后陷中各一：即翳风穴。◎[18]耳下牙车之后各一：唐·王冰、明·张介宾作颊车穴。◎[19]间：这里指肋骨与肋骨之间。◎[20]髀枢中傍各一：髀枢中傍，髀厌分中之义，即环跳穴，两旁各一，凡二穴。◎[21]膝以下至足小指次指各六俞：指阳陵泉、阳辅、丘墟、足临泣、侠溪、足窍阴六穴。◎[22]额颅发际傍各三：唐·王冰、明·张介宾作悬颅、阳白、头维左右各三穴。◎[23]面鼽（qiú球）骨空各一：即四白穴。鼽，同"頄"。面頄，即颧。◎[24]大迎之骨空各一：清·高世栻："大迎在颊车下，承浆旁，穴在骨间，故曰大迎

迎各一，缺盆外骨空各一^[25]，膺中骨间各一^[26]，侠鸠尾之外，当乳下三寸，侠胃脘各五^[27]，侠齐广三寸各三^[28]，下齐二寸侠之各三^[29]，气街动脉各一^[30]，伏菟上各一^[31]，三里以下至足中指各八俞，分之所在穴空。

手太阳脉气所发者三十六穴：目内眦各一，目外各一^[32]，鼽骨下各一^[33]，耳郭上各一^[34]，耳中各一^[35]，巨骨穴各一，曲掖上骨穴各一^[36]，柱骨上陷者各一^[37]，上天窗四寸各一^[38]，肩解各一^[39]，肩解下三寸各一^[40]，肘以下至手小指本各六俞。

手阳明脉气所发者二十二穴：鼻空外廉，项上各二^[41]，大迎骨空

外侧天髎穴左右各一，膺中骨中间有气户、库房、屋翳、膺窗、乳中、乳根左右各一，侠鸠尾穴之外，正当乳下三寸，挟胃脘左右各五穴，即不容、承满、梁门、关门、太乙穴，挟脐横开三寸有滑肉门、天枢、外陵左右三穴。挟脐下横开二寸有大巨、水道、归来左右各三穴，气街穴在脉动之处左右各一，伏兔穴上是髀关穴左右各一，足三里穴以下至足中趾有足三里、上巨虚、下巨虚、解溪、冲阳、陷谷、内庭、厉兑左右各八个穴位，每个穴位都有它一定的孔窍。

手太阳脉气输注于体表的有三十六穴：目内眦有睛明穴左右各一，目外侧有瞳子髎穴左右各一，颧骨下有颧髎穴左右各一，耳廓上是角孙穴左右各一，听宫穴左右各一，巨骨穴左右各一，在肩臑后大骨下有臑俞穴，柱骨上陷中有肩井穴，天窗穴至其上四寸有天窗、头窍阴穴，肩胛部秉风、天宗各二穴，肘部以下至手小指有小海、阳谷、腕骨、后溪、前谷、少泽左右各有六穴。

手阳明经脉气输注于体表的有二十二穴：在鼻翼外廉有迎香穴左右各一及项上的扶突穴，大迎在骨空陷者中左右各一，柱

之骨空。"◎［25］缺盆外骨空各一：即天髎穴。◎［26］膺中骨间各一：指气户、库房、屋翳、膺窗、乳中、乳根，左右共十二穴。膺中，指前胸两侧的肌肉隆起处。◎［27］侠胃脘各五：即不容、承满、梁门、关门、太乙五穴。◎［28］侠齐广三寸各三：清·高世栻："按《甲乙》'三寸'作'二寸'。"唐·王冰："广，谓去齐（脐）横广也。广三寸者，各如太一之远近也。各三者，谓滑肉门、天枢、外陵也。"侠，通"挟"。齐，通"脐"。◎［29］下齐二寸侠之各三：即大巨、水道、归来三穴。◎［30］气街动脉各一：指气冲穴，左右共二穴。◎［31］伏菟上各一：即髀关。◎［32］目外各一：即瞳子髎穴。◎［33］鼽骨下各一：即颧髎穴。◎［34］耳廓上各一：即角孙穴。◎［35］耳中各一：即听宫穴。◎［36］曲掖上骨穴各一：即臑俞穴。◎［37］柱骨上陷者各一：即肩井穴。◎［38］上天窗四寸各一：唐·王冰、明·张介宾作天窗、（头）窍阴二穴，清·高世栻作天窗、浮白二穴。今从王、张注。◎［39］肩解各一：指秉风穴。◎［40］肩解下三寸各一：指天宗穴。［41］鼻空外廉，项上各二：指迎香、扶突二穴。◎［42］柱骨：清·高世栻："柱骨，项骨也。柱骨

各一，柱骨[42]之会各一，髃骨之会[43]各一，肘以下至手大指次指本各六俞。

手少阳脉气所发者三十二穴：舠骨下各一，眉后各一[44]，角上各一[45]，下完骨后各一[46]，项中足太阳之前各一[47]，侠扶突各一[48]，肩贞各一，肩贞下三寸分间各一[49]，肘以下至手小指次指本各六俞。

督脉气所发者二十八穴：项中央二[50]，发际后中八[51]，面中三[52]，大椎以下至尻尾及傍十五穴[53]，至骶下凡二十一节，脊椎法也。

任脉之气所发者二十八穴：喉中央二[54]，膺中骨陷中各一[55]，鸠尾下三寸，胃

骨与肩部交界处有天鼎穴左右各一，肩臂相会之处有肩髃穴左右各一，肘部以下至食指有手三里、阳溪、合谷、三间、二间、商阳各六穴。

手少阳经脉气输注于体表的有三十二穴，颧骨下颧髎二穴，眉梢处有丝竹空左右各一，角上有颔厌穴，左右各一，完骨后下方有天牖穴左右各一，项中足太阳经之前有风池穴左右各一，挟扶突穴各有天窗穴，肩贞穴左右各一，肩贞穴下三寸其间有肩髎、臑会、消泺左右各三穴，肘部以下至手无名指端有天井、支沟、阳池、中渚、液门、关冲左右各六穴。

督脉经气输注于体表的有二十八穴：项部正中线有哑门、风府，前发际以后中行有神庭、上星、囟会、前顶、百会、后顶、强间、脑户等八穴，面部正中央鼻至唇有素髎、水沟、兑端等三穴，大椎以下至尻尾之间有大椎、陶道、身柱、神道、灵台、至阳、筋缩、中枢、脊中、悬枢、命门、腰阳关、腰俞、长强、及长强穴两旁会阳穴共计十五穴。从大椎以下至尾骶二十一椎节，这就是计算背中各椎骨的方法。

任脉经气输注于体表的有二十八穴：在喉中央有廉泉、天突二穴，膺中行有璇玑、华盖、紫宫、玉堂、膻中、中庭各一，共六穴，鸠尾下三寸间有鸠尾、巨阙二穴。自上脘穴至脐之中央神阙穴五寸间有上脘、中脘、建里、下脘、水分五

之会，谓项骨相会之处。"◎[43]髃骨之会：指肩胛相会之处，肩髃穴即是。髃骨，肩端之骨，即肩胛骨头凹上之骨。◎[44]眉后各一：即丝竹空穴。◎[45]角上各一：明·吴昆、张介宾作颔厌穴。◎[46]下完骨后各一：指天牖穴。◎[47]项中足太阳之前各一：唐·王冰、明·张介宾作风池穴。◎[48]侠扶突各一：即天窗穴。◎[49]肩贞下三寸分间各一：指肩髎、臑会、消泺三穴，左右共六穴。◎[50]项中央二：指风府、哑门二穴。◎[51]发际后中八：指神庭、上星、囟会、前顶、百会、后顶、强间、脑户八穴。◎[52]面中三：明·张介宾、清·高世栻等主素髎、水沟、兑端三穴。◎[53]大椎以下至尻尾及傍十五穴：指大椎、陶道、身柱、神道、灵台、至阳、筋缩、中枢、脊中、悬枢、命门、腰阳关、腰俞、长强及长强两傍的会阳穴，共计十五穴。◎[54]喉中央二：指廉泉、天突二穴。◎[55]膺中骨陷中各一：清·高世栻："膺中，胸之中行也。骨陷中

脘五寸，胃脘以下至横骨六寸半一[56]，腹脉法也。下阴别一[57]，目下各一[58]，下唇一[59]，龂交一。

冲脉气所发者二十二穴：侠鸠尾外各半寸至齐寸一[60]，侠齐下傍各五分至横骨寸一[61]，腹脉法也。

足少阴舌下[62]，厥阴毛中急脉各一，手少阴各一[63]，阴阳跷各一，手足诸鱼际脉气所发者[64]，凡三百六十五穴也。

个穴位，自神阙穴至横骨毛际计六寸半，有阴交、气海、石门、关元、中极、曲骨六穴，每穴之间各有一穴，共有十四穴，这是腹部取穴的方法。下部前后二阴之间有会阴穴，目下有承泣各一穴，下唇下凹陷中有承浆穴一穴，龂交穴一穴。

冲脉之气输注于体表的有二十二穴，挟鸠尾外两旁各横开半寸到脐旁有六穴，即幽门、通谷、阴都、石关、商曲、肓俞等，每穴间距为一寸，挟脐两旁各横开五分向下至横骨各有五穴：中注、四满、气穴、大赫、横骨穴，这是取腹部经脉穴位的方法。

足少阴经脉所注于舌下的有廉泉穴，足厥阴经在毛际中各有一急脉穴，手少阴经有阴郄穴各一，阳跷脉有申脉、阴跷脉有照海各一，手足鱼际也是脉气输注的部位，以上共计三百六十五穴。

有璇玑、华盖、紫宫、玉堂、膻中、中庭各一，共六穴。"◎[56]鸠尾下三寸，胃脘五寸，胃脘以下至横骨六寸半一：上脘、中脘、下脘统称胃脘。鸠尾骨以下至胃之上脘，计三寸间，有鸠尾、巨阙二穴。自胃之上脘至脐中央神阙穴五寸间，有上脘、中脘、建里、下脘、水分五穴。自神阙穴至横骨毛际计六寸半，有阴交、气海、石门、关元、中极、曲骨六穴。以上自鸠尾以下至毛际共十四寸半，计十四穴，每穴间距一寸。◎[57]下阴别一：指会阴穴。◎[58]目下各一：指承泣穴。明·张介宾："足阳明承泣二穴，任脉之会。"◎[59]下唇一：指承浆穴。◎[60]侠鸠尾外各半寸至齐寸一：幽门侠巨阙两旁，肓俞挟脐两旁，左右旁开各同身寸之半寸，每穴上下相去各一寸。◎[61]侠齐下傍各五分至横骨寸一：清·高世栻："并脐下两傍，各开五分，下至横骨，有中注、四满、气穴、大赫、横骨，其穴相去亦一寸也。"◎[62]足少阴舌下：即廉泉穴。◎[63]手少阴各一：指手少阴之阴郄穴。◎[64]手足诸鱼际脉气所发者：指手足都有鱼际，都是脉气所发之处。

素问·骨空论[1] 篇第六十

黄帝问曰：余闻风者百病之始也[2]，以针治之奈何？

岐伯对曰：风从外入[3]，令人振寒，汗出头痛，身重恶寒，治在风府，调其阴阳，不足则补，有余则泻。大风[4]颈项痛，刺风府，风府在上椎[5]。大风汗出，灸譩譆[6]，譩譆在背下侠脊傍三寸所，厌之[7]令病者呼譩譆[8]，譩譆应手。从风憎风[9]，刺眉头[10]。失枕[11]，在肩上

黄帝问道：我听说风为百病之始，若用针刺灸法治疗，应采取什么方法呢？

岐伯回答说：风邪从外侵入人体，使人寒战出汗、头痛、身体发重、怕冷，治疗应取风府穴，以调和其阴阳。大凡正气不足的虚证，便采用补法；凡邪气有余的实证，便采用泻法。若感受严重的风邪，使人颈项疼痛，可刺风府穴，风府穴在颈椎第一椎上面。若因感受风邪而汗出，应灸譩譆穴，譩譆穴在背部下第六椎旁开三寸处，用手指压其穴位，病人就会感觉疼痛而发出譩譆的声音，这时譩譆穴就在手指下跳动。若有恶风症状的病人，应刺眉头攒竹穴。颈项部疼痛的落枕病人，应取

---

[1] 骨空论：骨空，即骨孔，指周身骨节之孔穴，是经气出入之处及骨骼赖以滋养之所。本篇论述了多种疾病的针灸治疗方法，其取穴多在骨孔，故名。◎[2] 风者百病之始也：风邪伤人，由浅入深，自微而甚，且客邪之寒湿燥热等多依附风邪而犯人，故风为百病之始。◎[3] 风从外入：风邪从外侵入人体。◎[4] 大风：风邪较甚者。◎[5] 风府在上椎：风府穴在颈椎第一椎上间，入后发际一寸处。◎[6] 譩譆：穴位名。足太阳膀胱之穴，在第六椎下两旁距脊各三寸。◎[7] 厌之：用手指按压其穴。◎[8] 呼譩譆：呼出譩譆，是痛苦声音。◎[9] 从风憎风：由于感受风邪而怕风。◎[10] 眉头：即攒竹穴。在眉头陷中。◎[11] 失枕：即落枕。◎[12] 肩上横骨间：穴位名。一

横骨间[12]，折，使揄臂，齐肘正，灸脊中[13]。胁络季胁[14]引少腹而痛胀，刺谚语。腰痛不可以转摇，急引阴卵[15]，刺八髎与痛上[16]，八髎在腰尻分间。鼠瘘寒热[17]，还刺寒府[18]，寒府在附膝外解营[19]。取膝上外者使之拜[20]，取足心者使之跪[21]。

任脉者，起于中极之下[22]，以上毛际，循腹里上关元，至咽喉，上颐循面入目[23]。冲脉者，起于气街，并少阴之经，侠齐上行，至胸中而散。任脉为病，男子内结七疝[24]，女子带下瘕聚[25]。冲脉为病，逆气里急[26]。督脉为病，脊强反折[27]。督脉者，起于少腹以下骨中央[28]，女子入系廷孔[29]，其孔，溺孔之端也，其络循[30]阴器合篡间[31]，绕篡后，别[32]

横骨之间的穴位治疗，取穴的时候使病人曲臂，并引两肘尖相合在一体的姿势，然后在肩胛骨上端引一条直线，正当脊部中央的部位，给以灸法。胁络季胁牵引少腹而痛胀的，可刺谚语穴治疗。腰痛不可以转侧活动，痛且筋挛，下引睾丸，可刺八髎穴和疼痛的地方。八髎穴在腰尻骨间孔隙中。得了鼠瘘病而发寒热的，应刺寒府穴，寒府在膝膑旁的骨缝中。凡取膝上外侧的孔穴，使病人身体弯曲，成一种拜揖的体位。取足心涌泉穴时，应使患者作一种跪的体位。

任脉起源于中极穴的下面，上行至毛际，再循腹部中上行通过关元，至咽喉，再上颐，循面，入于目下承泣穴。冲脉起源于气街穴，与少阴经相并，侠脐左右上行，到胸中便分散了。任脉发生病变，在男子则见腹内的七种疝病，在女子则见癥瘕积聚和带下病。冲脉发生病变，就会气逆上冲，腹内拘急疼痛。督脉发生的病变，会引起脊柱强硬反折而屈伸不利的症状。督脉的循行，起于少腹下，横骨的中央；在女子则内系廷孔，廷孔就是尿道的外侧端。从此分出一支别络，循阴户会于

说为巨骨穴，一说为肩井穴。◎[13]折，使揄臂，齐肘正，灸脊中：即落枕项痛如折者，可使病人上臂下垂屈肘，取两肘连线，与督脉交叉处，相当于十六椎下之阳关穴，施予灸法。◎[14]胁络季胁：指侧腹部十二肋软骨下，髂嵴上方的软组织部分。◎[15]阴卵：即睾丸。◎[16]八髎：髎穴总称。◎[17]鼠瘘寒热：由于感受寒热毒而形成的如鼠洞一般之漏道。◎[18]还刺寒府：即还须刺寒府之穴。◎[19]解营：骨缝中间的穴位。解，骨缝也。营，窟穴也。◎[20]拜：是一种取穴之体位。◎[21]跪：是一种取穴的体位。◎[22]中极之下：指中极穴的深部。◎[23]上颐循面入目：疑为衍文。◎[24]七疝：病名。◎[25]带下瘕聚：病名。即带下、瘕痕、积聚。◎[26]逆气里急：即气逆冲上，腹里拘急疼痛。◎[27]脊强反折：即脊柱强硬后折而屈伸不利。◎[28]少腹以下骨中央：即少腹以下耻骨联合中间。◎[29]廷孔：指尿道口。◎[30]循：经脉由此到彼谓之循。◎[31]篡间：前后阴之间，即会阴部。◎[32]别：经脉分歧而行。◎[33]贯：经络穿

绕臀，至少阴与巨阳中络者，合少阴上股内后廉，贯^[33]脊属肾，与太阳起于目内眦，上额交^[34]巅，上入络脑，还出别下项，循肩髆内，侠脊抵腰中，入循膂络肾；其男子循茎下至篡，与女子等^[35]；其少腹直上者，贯齐中央，上贯心入喉，上颐环唇，上系两目之下中央。此生病，从少腹上冲心而痛，不得前后^[36]，为冲疝^[37]。其女子不孕，癃痔遗溺嗌干。督脉生病治督脉，治在骨上^[38]，甚者在齐下营^[39]。

其上气有音者^[40]，治其喉中央，在缺盆中者^[41]。其病上喉者治其渐^[42]，渐者上侠颐也。蹇膝伸不屈^[43]，治其楗^[44]。坐而膝痛，治其机^[45]。立而暑解^[46]，治其骸关^[47]。膝痛，痛及拇指，治其腘^[48]。坐而

会阴部，复行分绕于肛门的后面，再分支别行绕臀部到少阴，与太阳经中的络脉和少阴经从股内后面而上，贯穿脊柱并连属到肾脏，又与足太阳经起于目内眦，上行到额，交于巅顶，入内则联络到脑，复还出经顶而至肩髆内，侠脊抵达腰中，入内循膂络于肾；其在男子，则循阴茎，下至会阴，与女子相同。其从少腹直行向上的，穿过脐中央，再上贯心入喉，上行到颐并环绕口唇，再上行系于两目中央之下。督脉的病变，症状是气从小腹上冲而心痛，不能大小便，称之为冲疝。若发生于女子则不能怀孕，有时出现小便不利、痔疮、遗尿、咽干等症。总之，督脉发生的疾病，还应从督脉治疗，病轻的取横骨上的曲骨穴刺治，若病重者可取脐下的阴交穴刺治。

若患者是气喘而喉中有声音的，应治其喉部的天突穴，天突穴在两缺盆的中央。若气逆上冲于喉部，应取挟颐之处的大迎穴。若跛行或下肢能伸不能屈的，应取其股部的经穴刺治。坐下而膝痛的，应取其环跳穴刺治。站立时膝部感到骨缝似解而发热的，取其膝解处的经穴刺治。膝痛，痛而牵引到足大趾的，应刺其膝弯处委中穴。坐下来膝痛如有物隐在其中的，应刺

过某一脏器谓之贯。◎[34]交：经络彼此交叉通过谓之交。◎[35]与女子等：与女子同。等，同也。◎[36]不得前后：二便闭阻。◎[37]冲疝：因督脉受病而成之疝称冲疝。◎[38]骨上：指督脉循脊背之穴位。◎[39]齐下营：指脐下小腹部位任脉的穴位。◎[40]其上气有音：气喘而喉中有声音。◎[41]治其喉中央，在缺盆中者：即在任脉的天突穴治疗。◎[42]治其渐：即在大迎穴上治疗。◎[43]蹇（jiǎn 检）膝伸不屈：膝关节活动不灵，能伸不能屈。《说文》："蹇，跛也。"◎[44]治其楗（jiàn 音渐）：在股部经穴治疗。◎[45]治其机：指在足少阳胆经的环跳穴上治疗。◎[46]暑解：病证名。站立时膝部感到骨缝似解，伴发热者。◎[47]骸关：即膝眼穴。◎[48]痛及拇指，治其腘：痛处牵动到足拇趾的，刺委中穴治疗。指，趾也。◎[49]膝痛如物隐者：

膝痛如物隐者[49]，治其关[50]。膝痛不可屈伸，治其背内[51]。连骱若折[52]，治阳明中俞髎[53]。若别[54]，治巨阳少阴荥。淫泺胫痠[55]，不能久立，治少阳之维[56]，在外上五寸。辅骨上、横骨下为楗[57]，侠髋为机[58]，膝解为骸关，侠膝之骨为连骸，骸下为辅[59]，辅上为腘[60]，腘上为关[61]，头横骨为枕[62]。

水俞五十七穴者，尻上五行，行五，伏兔上两行，行五，左右各一行，行五，踝上各一行，行六穴。髓空[63]在脑后三分，在颅际锐骨之下，一在龂基下[64]，一在项后中复骨[65]下，一在脊骨上空在风府上[66]。脊骨下空，在尻骨下空[67]。数髓空在面侠鼻[68]，或骨空在口下当两肩[69]。两髀骨空[70]，

其承扶穴。膝痛不能伸屈的，应刺其背部足太阳经的腧穴。如骱骨疼痛象折断似的，应取足阳明的陷谷穴刺治，或者另取太阳经的荥穴通谷、少阴经的荥穴然谷。胫骨痠痛无力，不能久立，应取少阳经的光明穴刺治，穴在外踝上五寸处。辅骨之上，横骨之下叫做楗。髋关节叫做枢机。膝部的骨缝叫做骸关。侠膝两旁的高骨叫做连骸。连骸下面叫做辅骨。辅骨上面是膝弯，膝弯上骨节动处叫做关，项后部的横骨叫做枕骨。

治疗水病的穴位有五十七个：尻骨上有五行，每行各五穴；伏兔上有两行，每行各五穴；又左右各一行，每行各有五穴；足内踝上各一行，每行各六穴。髓穴在脑后三分，颅骨边际锐骨的下面，有一孔在龂基的下面，有一孔在项后复骨的下面，有一孔在脊骨上孔的风府上面。脊骨下端之孔，在尻骨下面髓孔。在面部侠鼻两旁有好几处髓孔，有的在口下通于两侧肩骨。两肩髃骨孔在肩髃外侧。

痛如有物陷藏其中。◎［50］治其关：即针刺承扶穴。◎［51］治其背内：即针刺大杼穴。◎［52］连骱若折：即膝关节疼痛牵引到胫骨象折断似的。骱，小腿上部接近膝盖的地方。◎［53］中俞髎：穴位名。清·高世栻："五俞之穴，前有井荥，后有经合，俞在中，故曰中俞髎。"◎［54］若别：若再别求治法。◎［55］淫泺胫痠：指因遗精、遗沥导致的膝胫骨酸软无力。◎［56］少阳之维：指足少阳经的光明穴。◎［57］辅骨上横骨下为楗：即辅骨之上，耻骨联合之下的股骨，称为楗。◎［58］侠髋为机：相当于髋关节运动自如之意。◎［59］骸下为辅：连骸之下叫辅骨。◎［60］辅上为腘：辅骨之上，膝关节后凹陷处为腘。◎［61］腘上为关：膝弯上骨关节活动处叫关。◎［62］头横骨为枕：头部的横骨叫枕骨。◎［63］髓空：即风府穴。◎［64］龂（yín银）基下：即颐下正中骨罅也。◎［65］复骨：六椎以上椎骨不甚显著，故称复骨。复，通"伏"，谓伏而不显。◎［66］风府上：即风府穴之上的脑户穴。◎［67］尻骨下空：即尻骨之下的长强穴。◎［68］数髓空在面侠鼻：即在面部侠鼻两旁有数处骨空。◎［69］在口下当两肩：即大迎穴处。◎［70］两髃骨空：谓

在髀中之阳[71]。臂骨空在臂阳[72]，去踝[73]四寸两骨空之间。股骨上空在股阳[74]，出上膝四寸。骱骨空在辅骨之上端。股际[75]骨空在毛中动下[76]。尻骨空在髀骨之后[77]，相去四寸。扁骨有渗理凑，无髓孔[78]，易髓无空。

灸寒热之法，先灸项大椎，以年为壮数[79]，次灸橛骨[80]，以年为壮数，视背俞陷者灸之，举臂肩上陷者灸之，两季胁之间灸之，外踝上绝骨之端灸之，足小指次指间灸之，腨下陷脉[81]灸之，外踝后[82]灸之，缺盆骨上，切之坚痛如筋者灸之，膺中陷骨间[83]灸之，掌束骨下[84]灸之，齐下关元三寸灸之[85]，毛际动脉[86]灸之，膝下三寸分间[87]灸之，足阳明跗上动脉[88]灸之，巅上[89]一灸之，犬所啮[90]之

臂骨的骨孔在臂骨的外侧，离开手踝四寸处，在两个骨孔的中间。股骨上的骨孔，在股骨外侧膝上四寸处。骱骨的骨孔在辅骨的上端。股际的骨孔在阴毛中的动脉下面。尻骨的骨孔在髀骨的后面相去四寸处。扁骨有血脉渗灌的纹理，骨髓由渗灌的纹理内外交流，因而没有骨孔。

灸寒热症的方法是，先灸项后的大椎穴，根据病人的年龄来决定艾灸的壮数；其次灸尾骶骨的尾闾穴，也是根据年龄来决定艾灸的壮数。观察背部有凹陷的地方用灸法，举臂肩上有凹陷的地方（肩髃穴）用灸法，两季胁间的京门穴用灸法，足外踝上绝骨的阳辅穴用灸法，足小趾次趾间的侠溪穴用灸法，腨下凹陷处的承山穴用灸法，外踝后的昆仑穴用灸法，缺盆骨上切按坚如筋的用灸法，膺中陷骨间的天突穴用灸法，掌束骨下的阳池穴用灸法，脐下三寸处的关元穴用灸法，毛际边缘有动脉跳动处的气冲穴用灸法，膝下三寸的三里穴用灸法，足阳明足跗上动脉处的冲阳穴用灸法，头顶上的百会穴用灸法。被犬咬

肩髃上之骨空有两处也。◎［71］阳：外之意。◎［72］臂阳：即臂外。◎［73］踝：即手腕处之尺骨茎突。◎［74］股阳：即股骨之上。◎［75］股际：阴股交会之际。◎［76］在毛中动下：即阴毛中的动脉下面。◎［77］尻骨空：是谓尻骨八穴。◎［78］扁骨有渗理凑，无髓孔：谓扁骨有血脉渗灌的纹理，精髓气血由渗灌的纹理内外交流，所以没有骨空。◎［79］以年为壮数：应根据年龄、体质、病情等各方面情况来决定灸的壮数。壮，是灸法中的术语，每艾灸一炷为一壮。◎［80］橛（jué绝）骨：指尾骶骨下的长强穴。◎［81］腨（shuàn涮）下陷脉：指足太阳膀胱经承筋穴处。◎［82］外踝后：指足太阳经的昆仑穴处。◎［83］膺中陷骨间：指任脉之天突穴。◎［84］掌束骨下：指手少阳脉之阳池穴。◎［85］齐下关元三寸灸之："关元"与"三寸"识倒，应作"齐下三寸关元灸之"。◎［86］毛际动脉：阴毛边处的气街穴。◎［87］膝下三寸分间：指足阳明胃经的足三里穴。◎［88］跗上动脉：即足背跗上动脉处的冲阳穴。◎［89］巅上：指百会穴处。◎［90］犬所啮：即

处灸之三壮，即以犬伤病法灸之。凡当灸二十九处。伤食灸之，不已者，必视其经之过于阳者^[91]，数刺其俞而药之^[92]。

伤的，就在犬咬处灸三壮，按照治犬伤病法灸之。以上灸寒热病的部位共有二十九处。因伤食而发寒热的病变，如用灸法而不愈，一定要知其阳邪过盛的地方，多刺其腧穴，同时配合药物治疗。

被犬咬伤。◎［91］必视其经之过于阳者：唐·杨上善："伤食为病，灸之不得愈者，可刺之，刺法可刺大经所过之络出血。阳，络脉也。"◎［92］数刺其俞而药之：多刺其腧穴，同时再用药调治。俞，通"腧"。

素问·水热穴[1]论篇第六十一

黄帝问曰：少阴何以主肾？肾何以主水？

岐伯对曰：肾者，至阴[2]也，至阴者，盛水[3]也，肺者，太阴也，少阴者，冬脉也，故其本在肾，其末在肺[4]，皆积水也。

帝曰：肾何以能聚水而生病？

岐伯曰：肾者，胃之关[5]也，关门不利，故聚水而从其类也。上下溢于皮

黄帝问道：少阴为什么主肾？肾又为什么主水？

岐伯回答说：肾是至阴之脏，至阴之脏主管人体的水液。肺属太阴。肾属少阴，主水而旺于冬季，其脉从肾上贯肝膈入肺中。因此，水肿病的根本在肾，其标末在肺，肺肾两脏都能够积水而成病。

黄帝问道：肾为什么能够聚水而生病呢？

岐伯回答说：肾好比是胃的闸门，闸门不通畅，就会使水液积聚，并阻碍气机，水气上下泛溢于皮肤，

[1]水热穴论：本篇论述了水气病的病因、病机、病证及治疗水病的五十七穴，热病的机理及治疗的五十九穴，并阐明了四时阴阳盛衰不同，针刺取穴有别的意义。由于篇中主要讨论水气病和热病的治疗穴位，故名。◎[2]至阴：即极阴。◎[3]盛（chéng成）水：意即主管人体水液。◎[4]其本在肾，其末在肺：清·姚止庵："水原于肾，故云本；由肾而溢于肺，故云末也。"◎[5]关：关闸。明·张介宾："关者，门户要会之处，所以司启闭出入也。肾主下焦，开窍于二阴，水谷入胃，清者由前阴而去，浊者由后阴而去，肾气化则二阴通，肾气不化则二阴闭，肾气壮则二阴调，肾气

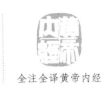

肤，故为胕肿[6]。胕肿者，聚水而生病也。

帝曰：诸水皆生[7]于肾乎？

岐伯曰：肾者，牝脏[8]也，地气上者[9]属于肾，而生水液也，故曰至阴。勇而劳甚[10]则肾汗出，肾汗出逢于风，内不得入于脏腑，外不得越于皮肤，客于玄府，行于皮里，传为胕肿，本之于肾，名曰风水。所谓玄府者，汗空也。

帝曰：水俞五十七处者，是何主也？

岐伯曰：肾俞[11]五十七穴，积阴之所聚也，水所从出入也。尻上五行、行五[12]者，此肾俞。故水病，下为胕肿大腹，上为喘呼[13]，不得卧者，标本俱病，故肺为喘呼，肾为水肿，肺为逆不得卧，分为相输[14]，俱受者，水

所以形成浮肿，浮肿产生的原因，就是水气的不断积聚。

黄帝问道：一切水肿病，都是发生于肾吗？

岐伯回答说：肾是阴脏，地气向上蒸腾都属于肾，而化生为水液，所以把肾叫做至阴。若有人自恃其勇，入房或劳力过甚，则汗出于肾，若汗出适感风邪，汗孔骤闭，汗出未尽，其汗液向内不能回到脏腑，向外又不能泄于皮肤，而停留于玄府，流走于皮肤之中，以致形成浮肿。这种病的根源在于肾，又加感受风邪而成，所以叫做风水。所谓玄府，就是汗孔。

黄帝问道：治疗水病的腧穴有五十七个，是属何脏所主呢？

岐伯回答说：肾俞五十七穴，是阴气积聚的地方，也是水液出入的地方。尻上有五行，每行有五个腧穴，计二十五穴，是与肾脏相关的腧穴。所以水气泛溢之病，在下部表现为浮肿与腹部膨大，在上部表现为喘息急促，不能平卧，这是标本同病，喘呼属肺，水肿属肾，肺被上逆的水气所迫，就不能平卧，肺肾同病，则水气相互输应，这是

虚则二阴不禁，故曰：肾者，胃之关也。"◎[6]胕肿：即浮肿。胕，通"浮"。◎[7]生：《甲乙经》卷八第五作"主"。◎[8]牝（pìn聘）脏：即阴脏。◎[9]地气上者：唐·杨上善："地气，阴气也，阴气盛水，上属于肾。"◎[10]勇而劳甚：清·姚止庵："劳甚谓恃其有力而入房，或远行动作也，单指力劳偏矣。"◎[11]肾俞：指治疗水肿病的腧穴。◎[12]尻上五行、行五：即从尾骶骨向上分五行，每行五穴，其中行督脉之穴为脊中、悬枢、命门、腰俞、长强，距后正中线1.5寸的足太阳经穴位有大肠俞、小肠俞、膀胱俞、中膂内俞、白环俞，距后正中线3寸的足太阳经穴位有胃仓、肓门、志室、胞门、秩边。◎[13]喘呼：谓喘息急促。◎[14]分为相输：意谓肺肾两脏气

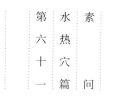

气之所留也。伏兔上各二行、行五[15]者,此肾之街也。三阴之所交结于脚也[16],踝上各一行、行六[17]者,此肾脉之下行也,名曰太冲。凡五十七穴者,皆脏之阴络,水之所客也。

帝曰:春取络脉分肉何也?

岐伯曰:春者木始治,肝气始生,肝气急,其风疾,经脉常深,其气少,不能深入,故取络脉分肉间。

帝曰:夏取盛经分腠何也?

岐伯曰:夏者火始治,心气始长,脉瘦气弱[18],阳气留溢,热熏分腠,内至于经,故取盛经分腠,绝肤而病去者[19],邪居浅也。所谓盛经者,阳脉也。

帝曰:秋取经俞[20]何也?

岐伯曰:秋者金始治,肺将收杀,金将胜火[21],阳气在合,阴气初胜,湿气及体[22],阴气未盛,未

由于水气稽留的关系。伏兔上各有两行,每行有五个腧穴,这是肾气通行的道路,并与肝脾二经交结于胫部。足内踝上各有一行,每行六个腧穴,这是肾脉下行的部分,名叫太冲。以上五十七个穴位,都是五脏结络的部位,也是水气所停留的地方。

黄帝问道:春天针刺,应取络脉分肉,这是为什么?

岐伯回答说:春天是木气开始之时,人体肝气与之相应而开始生发,肝气之性急,其病邪为风气急疾,由于经脉深藏,而风气始发,其气尚微,不能深入到经脉,所以取络脉分肉之间浅刺。

黄帝问道:夏天针刺,应取盛经分腠,这是为什么?

岐伯回答说:夏天是火气开始主时,人体心气与之相应而开始盛长,虽脉瘦气弱,却阳气充盈,热气向外熏蒸于分腠之间,向内则入于经脉,所以应取盛经分腠,针刺只透过皮肤,病邪就会外出,这是因为病邪居于表浅部位的缘故。所谓盛经,就是阳脉。

黄帝问道:秋天针刺,应取经输,为什么?

岐伯回答说:秋天是金气开始主时,人体肺气与之相应而将收敛肃杀,金旺火衰,阳气在经脉的合穴,阴气初生,湿邪

水相互输应。◎[15]伏兔上各二行、行五:意指两侧大腿部各二行,每行五个穴位。◎[16]三阴之所交结于脚:意指足太阴、足少阴、足厥阴三条阴经相交于胫部。脚,指小腿。《说文》:"脚,胫也。"◎[17]踝上各一行、行六:指下肢部足少阴肾经六个穴位。◎[18]脉瘦气弱:意谓脉气尚未充盛。◎[19]绝肤而病去者:清·姚止庵:"夏热气浮,邪居阳分,用针不必太深。绝肤谓但绝其皮肤而病邪已去也。"绝肤,指透过皮肤。◎[20]经俞:指各经的经穴和输穴。◎[21]金将胜火:意谓秋季金当令,金气旺盛,火气始衰。◎[22]湿气及体:指初秋湿土主气,阴气始旺之时,

能深入，故取俞以泻阴邪[23]，取合以虚阳邪[24]，阳气始衰，故取于合。

帝曰：冬取井荥何也？

岐伯曰：冬者水始治，肾方闭，阳气衰少，阴气坚盛，巨阳伏沉[25]，阳脉乃去，故取井以下阴逆，取荥以实阳气[26]。故曰：冬取井荥，春不鼽衄，此之谓也。

帝曰：夫子言治热病五十九俞，余论其意，未能领别其处，愿闻其处，因闻其意。

岐伯曰：头上五行、行五[27]者，以越诸阳之热逆也。大杼、膺俞[28]、缺盆、背俞[29]，此八者，以泻胸中之热也。气街、三里、巨虚上、下廉，此八者，以泻胃中之热也。云门、髃骨[30]、委中、髓空[31]，此八者，以泻四支之热

侵犯人体。但阴气尚未大盛，还不能深入，所以应取输穴以泻阴邪，取合穴以除阳邪，因为阳气是初衰，所以要取合穴。

黄帝问道：冬天针刺，应取井荥，又是为什么？

岐伯回答说：冬天是水气开始主时，人体肾气与之相应而开始闭藏，阳气已经衰少，阴气旺盛，太阳之气沉伏于里，其阳脉亦随之沉藏，所以应取井穴以抑制阴气的太过，取荥穴以补阳气之不足。因此说冬取井穴荥穴，春天就不患鼻塞和鼻出血，就是这个道理。

黄帝说：先生所说治疗热病的五十九个腧穴，我已明白其大概，但还不能分清各个腧穴的部位，想听你讲讲这些腧穴的部位和治疗作用。

岐伯回答说：头上五行，每行五个穴位，可以泄越诸阳经上逆的热邪。大杼、中府、缺盆、风门这八个穴位，可以清泻胸中的热邪。气冲、足三里、上巨虚、下巨虚，这八个穴位，可以泄除胃中的热邪。云门、肩髃、委中、

湿邪侵袭人体。◎［23］取俞以泻阴邪：清·高世栻："时方清肃，故阴气初胜；白露乃下，故湿气及体。阴气初胜，则阴气未盛；湿气及体，则未能深入，故取俞以泻阴湿之邪。俞，经俞也。"◎［24］取合以虚阳邪：清·高世栻："秋时亦有阳邪内入之病，如果阳气在合，则取合以虚阳邪。所以然者，秋时阳气始衰，故当更取于合，不但取于经俞也。"◎［25］巨阳伏沉：指足太阳之气沉伏潜藏于里。◎［26］取井以下阴逆，取荥以实阳气：唐·杨上善："井为木也，荥为火也。冬合之时，取井荥者，冬阴气盛，逆取其春井，泻阴邪也，逆取其夏荥，补其阳也。"◎［27］头上五行、行五：指头部五条经脉，每经各五个穴位。明·张介宾："头上五行者，督脉在中，傍四行，足太阳经也。中行五穴，上星、囟会、前顶、百会、后顶。次两傍二行各五穴，五处、承光、通天、络却、玉枕也。又以两傍二行各五穴，临泣、目窗、正营、承灵、脑空也。"◎［28］膺俞：即中府穴。◎［29］背俞：即风门穴。◎［30］髃骨：即肩髃穴。◎［31］髓空：即横骨穴。◎［32］五脏俞傍五：指背

也。五脏俞傍五[32]，此十者，以泻五脏之热也。凡此五十九穴者，皆热之左右也。

帝曰：人伤于寒而传为热何也？

岐伯曰：夫寒盛则生热也。

横骨，这八个穴位，可以泻四肢的热邪。背部五脏俞之旁左右各五穴，这十个穴位，可以泻五脏的热邪。凡上述五十九个腧穴，都是治疗热病的左右要穴。

黄帝问道：人感受了寒邪，而发为热病，这是为什么？

岐伯回答说：寒邪太甚，就会郁而发热。

部足太阳膀胱经五脏俞穴之旁五个穴位，即魄户、神堂、魂门、意舍、志室五穴。

素问·调经论[1]篇第六十二

黄帝问曰：余闻《刺法》[2]言，有余泻之，不足补之，何谓有余？何谓不足？

岐伯对曰：有余有五，不足亦有五，帝欲何问？

帝曰：愿尽闻之。

岐伯曰：神有余有不足，气有余有不足，血有余有不足，形有余有不足，志有余有不足[3]，凡此十者，其气不等[4]也。

帝曰：人有精气津液，四支九窍，五脏十六部[5]，三百六十五节[6]，乃

黄帝问道：我听《刺法》中说：治疗有余的实证用泻法，治疗不足的虚证用补法，但是什么是有余的实证，什么是不足的虚证呢？

岐伯回答说：有余的实证有五种，不足的虚证也有五种，你要问的是哪一种呢？

黄帝说：我希望你能全部讲给我听。

岐伯回答说：神的病证中有有余、有不足，气的病证也有有余、有不足，血的病证也有有余、有不足，形的病证也有有余、有不足，志的病证也有有余、有不足，凡此十种病证，其气血盛衰各不相同。

黄帝问道：人身有精、气、津液，四肢九窍，五脏十六部，三百六十五节，而发生百病，但百病的发生，都有

[1]调经论：调，调理。经，经脉（经隧）。本篇论述了人体经脉在生理、病理等方面的重要性，并提出"血气不和，百病乃变化而生"的观点。由于经脉是运行气血的通道，所以针刺经络对调和气血则有着重要意义，故名。◎［2］《刺法》：引用的古书名。即古代论述针刺方法的文献。◎［3］神、气、血、形、志：在此是五脏的代称。因心主神志，故"神"代指心。余皆仿此。◎［4］其气不等：指脏气有虚实之别。气，指脏气。◎［5］十六部：清·张志聪："十六部者，十六部之经脉也。手足经脉十二，跷脉二，督脉、任脉各一，共十六部。"◎［6］节：在此指腧穴而言。◎［7］而此成形：

生百病，百病之生，皆有虚实。今夫子乃言有余有五，不足亦有五，何以生之乎？

岐伯曰：皆生于五脏也。夫心藏神，肺藏气，肝藏血，脾藏肉，肾藏志，而此成形[7]。志意通，内连骨髓，而成身形五脏[8]。五脏之道，皆出于经隧[9]，以行血气，血气不和，百病乃变化而生，是故守经隧[10]焉。

帝曰：神有余不足何如？

岐伯曰：神有余则笑不休，神不足则悲。血气未并[11]，五脏安定，邪客于形，洒淅[12]起于毫毛，未入于经络也，故命曰神之微[13]。

帝曰：补泻奈何？

岐伯曰：神有余，则泻其小络之血，出血，勿之深斥[14]，无中其大经，神气乃平。神不足者，视

虚实。现在先生说病属有余的实证有五种，病属不足的虚证也有五种，这是怎样产生的呢？

岐伯回答说：这些病证都是生于五脏。五脏中的心主藏神，肺主藏气，肝主藏血，脾主藏肉，肾主藏志，由五脏所藏的神、气、血、肉、志五者组成了人的形体。但必须保持志意通达，内与骨髓联系，才能使身形与五脏之间相互为用。五脏是人体之本，经脉之所络属，都通过经脉发挥作用，通过经脉以运行气血，人若出现血气不和，就会由此变化而发生各种疾病，所以要保持经脉通畅，不失其常。

黄帝问道：神的有余病证和不足病证会出现什么症状呢？

岐伯回答说：神的有余病证会有喜笑不止，而神的不足病证就会有悲哀。若在气血没有相互并聚，五脏尚属安定的时候，有邪气侵袭，那么邪气仅侵犯于肌体的肤表，病人觉得恶寒战栗，这是邪在毫毛肤表，尚未侵入经络，属于神的微邪所伤，所以叫"神之微"病。

黄帝问道：怎样进行补泻治疗呢？

岐伯回答说：神的有余病证应刺患者的细小络脉放血，但不要向深层刺治，不要刺中大经，这样刺治，神气自然会平复。对

言有了五脏才构成了形体。此指五脏。◎[8]志意通，内连骨髓，而成身形五脏：志意，代指五神；骨髓，代指五体。此言神对形体内脏的作用。◎[9]五脏之道，皆出于经隧：经隧，即经脉。经脉贯表里，通上下，联络脏腑四肢百骸，运行血气于周身，故为五脏及其与形体诸窍之间相互联系的通道。◎[10]守经隧：守，防守，保卫之意，引申为保持。经隧，指经脉。守经隧，即保持经脉的通畅。◎[11]血气未并：指血气还没有出现偏盛偏衰的现象。并，偏聚偏盛之意。气血任何一方的偏盛，都会导致另一方的不足。◎[12]洒淅：发冷的感觉。◎[13]神之微：明·张介宾："洒淅起于毫毛，未及经络，以此指浮浅微邪在脉之表，神之微病也。故命曰神之微。"神，指心及心系统的功能。◎[14]勿之深斥：即不要深开针孔。斥，开，谓开大针孔。◎[15]虚络：指虚而下陷之

其虚络[15]，按而致之[16]，刺而利之[17]，无出其血，无泄其气，以通其经，神气乃平。

帝曰：刺微奈何？

岐伯曰：按摩勿释[18]，著针勿斥[19]，移气于不足[20]，神气乃得复。

帝曰：善。有余不足奈何[21]？

岐伯曰：气有余则喘咳上气，不足则息利少气[22]。血气未并，五脏安定，皮肤微病，命曰白气微泄[23]。

帝曰：补泻奈何？

岐伯曰：气有余，则泻其经隧，无伤其经，无出其血，无泄其气；不足，则补其经隧，无出其气。

帝曰：刺微奈何？

岐伯曰：按摩勿释，出针视[24]之，曰我[25]将深之，适人必革[26]，精气自伏，邪气散乱，无所休息，气

神的不足之虚证，由于经络之气一定虚损，所以应在患者的虚络处，先用手按摩，使气血充实于虚络，再用针刺治，以疏利气血。但不要放血，也不要使经气外泄，以通其经。这样，神气就可以平复。

黄帝问道：怎样刺神的微邪呢？

岐伯回答说：按摩的时间要久一些，进针时不要深刺，使气移到不足之处，神气就可以平复。

黄帝说：好。气的有余和气的不足病证会出现哪些症状呢？

岐伯回答说：气的有余证候会出现咳喘气上逆，气的不足病证会有呼吸虽然通利，但气息短少的症状。若在气血还没有并聚，五脏安定的时候，有邪气侵袭，则邪气仅伤犯于皮肤而发生皮肤微病，使肺气微伤，病属肺气微虚证，所以叫做"白气微泄。"

黄帝问道：怎样进行补泻治疗呢？

岐伯回答说：气有余的病证应当泻其经隧，但不要伤及经脉，不要使之出血，不要使经气外泄。气不足的虚证就应当补其经隧，针刺时不要使正气外出。

黄帝问道：怎样刺其微邪呢？

岐伯回答说：先用手按摩，时间要长一些，然后拿出针来给病人看，并说："我要深刺。"但在针刺时却刺入很浅，这样可使病人因惊恐而精气深伏体内，邪气散乱

络脉。◎［16］按而致之：按，按摩。致，到达之意。之，指虚络。◎［17］刺而利之：针刺令经脉气血和畅。◎［18］按摩勿释：按摩，在此指按摩针刺的部位。勿释，即不离手的按摩针刺部位。意为：按摩时间延长些。◎［19］著针勿斥：置针于皮里，不要开其针孔。著，置也。◎［20］移气于不足：邪在皮毛，则表阳不足，针后引阳至表。◎［21］有余不足奈何：《太素》及吴注本，在此句前皆有"气"字，参照上下文，当补。◎［22］息利少气：呼吸虽通畅但无力，是肺气虚的表现。少气，是呼吸短少无力。◎［23］白气微泄：即肺气微虚。◎［24］视：日本・稻叶良仙："视即示字，示之病者也。"◎［25］我：《甲乙经》卷六第三作"故"，"故"与"固"通。◎［26］适人必革：持

泄腠理，真气乃相得。

　　帝曰：善。血有余不足奈何？

　　岐伯曰：血有余则怒，不足则恐。血气未并，五脏安定，孙络水溢[27]，则经有留血[28]。

　　帝曰：补泻奈何？

　　岐伯曰：血有余，则泻其盛经[29]出其血。不足，则视[30]其虚经[29]内针其脉中[31]，久留而视[32]，脉大[33]，疾出其针，无令血泄[34]。

　　帝曰：刺留血奈何？

　　岐伯曰：视其血络，刺出其血，无令恶血得入于经，以成其疾[35]。

　　帝曰：善。形有余不足奈何？

于外而无所留，邪气就会从腠理外泄，从而使真气通达，恢复正常。

　　黄帝说：好。血的有余和不足的病证会出现些什么症状呢？

　　岐伯回答说：血有余的病证有发怒，血不足病证出现恐惧。在气血没有相互并聚，五脏安定之时，若有邪气侵袭，那么邪气仅仅侵犯人的孙络，孙络就会满盛外溢，流于络脉，使络脉有血液滞留。

　　黄帝问道：怎样进行补泻治疗呢？

　　岐伯回答说：对血有余的病证治疗，应当泻其血液充盛的经脉，并放血。对血不足的病证，要审察经脉之虚，再行补法，针刺中经脉后，留针观察，待经气到达针下其脉搏大时，就迅速出针，但不要放血。

　　黄帝问道：怎样针刺那种血络中有滞留血液的病证呢？

　　岐伯回答说：诊察血络确有留血，就用针刺放血方法，使瘀血不得入于经脉而形成其他疾病。

　　黄帝说：好。形有余和形不足的病证会出现些什么症状呢？

针佯言深刺，待病人精神状态发生改变，意志内守时才入针、浅刺。◎［27］孙络水溢：邪气充斥络脉，像水满外溢一样流入经脉。◎［28］经有留血：观下文"无令恶血得入于经"，可见"经有留血"乃指"络有留血"而言。指络脉血行留滞不畅。◎［29］盛经、虚经：均指肝经而言。从本文所记述的针刺部位，结合《内经》"经脉深不可见"的论点来看，"盛经""虚经"应是"盛络""虚络"之误。◎［30］视：《太素》卷二十四《虚实补泻》作"补"。作"补"与上"泻"对文。◎［31］内针其脉中：明·吴昆："内针二字当句。其脉中对下文脉大而言，脉不大故曰中。《汉书·律历志》颜注：'所谓中，不大不小也。'其脉中而不大，当不可即出针，故云久留而视。其脉大而过中，针又不可留，故下文云脉大，病出其针。"内，通"纳"。◎［32］久留而视：明·吴昆："视者究何视？窃谓视病人之目也，即《针解》所云：'欲瞻病人目，制其神，令气易行'是也。"◎［33］脉大：唐·杨上善："内针足厥阴脉中，血至针下，聚而脉大。"◎［34］疾出其针，无令血泄：清·姚止庵："脉大则气虚，气即虚矣，若针之太久，则气散而不能摄血，故当疾出其针，庶血不致过动也。"◎［35］无令恶血得入于经，以成其疾：清·姚止庵："血不流动，则留滞而成恶血矣。恶血在络，若不刺出，必入于经而为病也。按心肺脾肾俱有微证刺法，而此肝脏独以刺留血为解，或者以肝主藏血故

岐伯曰：形有余则腹胀，泾溲不利[36]，不足则四支不用。血气未并，五脏安定，肌肉蠕动，命曰微风[37]。

帝曰：补泻奈何？

岐伯曰：形有余则泻其阳经，不足则补其阳络[38]。

帝曰：刺微奈何？

岐伯曰：取分肉间，无中其经，无伤其络，卫气得复，邪气乃索[39]。

帝曰：善。志有余不足奈何？

岐伯曰：志有余则腹胀、飧泄[40]，不足则厥。血气未并，五脏安定，骨节有动[41]。

帝曰：补泻奈何？

岐伯曰：志有余则泻然筋血者[42]，不足则补其复溜。

帝曰：刺未并奈何？

岐伯回答说：形有余的病证有腹胀满，大、小便不利症状；形不足病证就会出现四肢不能运动。在气血没有相互并聚，五脏安定之时，若有邪气侵袭，邪气也仅犯于肌肉，使肌肉有蠕动的感觉，这就叫"微风"病。

黄帝问道：怎样进行补泻治疗呢？

岐伯回答说：形有余的病证就应当泻足阳明胃的经脉，使邪气从内向外排出；形不足的病证，就要补足阳明胃经的络脉，使气血能够向内聚积。

黄帝问道：怎样刺治微风呢？

岐伯回答说：应当刺病人的分肉之间，不要刺中经脉，也不要刺伤络脉，使卫气得到恢复，邪气也就可以消散。

黄帝说：好。志有余和志不足的病证会出现哪些症状呢？

岐伯回答说：志有余的病证有腹胀、飧泄症状，志不足的病证会出现手足逆冷。在气血没有互相并聚，五脏安定之时，若有邪气侵袭，邪气就仅犯于骨骼，使骨节之间如有物鼓动的感觉。

黄帝问道：怎样进行补泻治疗呢？

岐伯回答说：志有余的病证应泻然谷下筋，针刺放血；志不足的病证就要补复溜穴。

黄帝问道：当血气尚未并聚，邪气仅犯于骨时，应当怎样进行针刺呢？

也。"◎[36]泾溲不利：指二便不利。唐·王冰："泾，大便。溲，小便也。"◎[37]微风：明·马莳："风或客之，肌肉如蠕虫之动，然而风气尚微，命曰微风。"◎[38]形有余则泻其阳经，不足则补其阳络：清·高世栻："阳经，阳明经也。形肉有余，则土气实，故泻阳明之经。泻经者从内而出于外，此泻有余之法也。形肉不足，则土气虚，故补阳明之络，补络者从外而入于内，此补不足之法也。"阳经、阳络，指足阳明经脉和足阳明胃经的络脉。◎[39]索：邪气消散。◎[40]志有余则腹胀、飧（sūn 孙）泄：郭霭春：《圣济经》卷四第四吴注引无"飧泄"二字。"有余"谓邪气盛也，肾舍志，肾邪有余，水寒内盛，故为腹胀。◎[41]骨节有动：即骨气有变化、变动。《甲乙经》"动"作"伤"，可参。◎[42]泻然筋血者：即泻然谷出其血。◎[43]邪所乃能立虚：清·高世岐伯曰：即取之，无中其经，邪所乃能立虚[43]。

帝曰：善。余已闻虚实之形[44]，不知其何以生。

岐伯曰：气血以并，阴阳相倾[45]，气乱于卫，血逆于经[46]，血气离居，一实一虚[47]。血并于阴，气并于阳，故为惊狂[48]。血并于阳，气并于阴，乃为炅中。血并于上，气并于下，心烦惋善怒[49]，血并于下，气并于上，乱而喜忘[50]。

帝曰：血并于阴，气并于阳，如是血气离居[51]，何者为实？何者为虚？

岐伯曰：血气者，喜温而恶寒，寒则泣不能流，温则消而去

岐伯说：应当在骨节有鼓动感觉时，立即针刺，但不要刺中经脉，邪气散尽便会痊愈。

黄帝问道：好。我已知道了关于虚实的症状，但还不了解这些病证是怎样发生的？

岐伯回答说：虚实的发生，是由于气血的相互并聚，气为阳，血为阴，气血相互并聚，就必然产生偏盛偏衰，使阴阳失去协调而有所偏倾，从而产生气乱于卫分，血逆乱于经脉，血和气各离其所应在的部分，就会形成虚和实的情况。如果血并聚于阴分，气并聚于阳分，就会发生惊狂之类病症。血并聚于阳分，气并聚于阴分，就会产生热中病。血并聚于人体上部，气并聚于人体下部，就会发生烦闷、易怒病症。血并聚于下部，气并聚于上部，就会产生精神散乱及善忘病症。

黄帝问道：血并聚于阴分，气并聚于阳分，像这样血和气各自离开其所在部位的病证，怎样才算是实、怎样才是虚呢？

岐伯回答说：血和气都具有喜温暖而恶寒冷的特性，因为寒冷就会使气血凝涩，流行不畅；温暖就会使凝滞状态的气血得以消散运

栻："血气未并，骨节有动之时，当即取之，病无中其经，庶受邪之所，乃能立虚。立虚者，使邪即去，毋容缓也。"◎[44]形：即症状。◎[45]气血以并，阴阳相倾：谓气血相互并聚，阴阳失去协调。以，同"已"。并，合并，在此有偏聚偏盛之意。倾，倾陷、倾斜，在此指失调的意思。全句指人体气血阴阳出现偏盛、偏衰的病理。如气并于血，则气实而血虚；血并于气，则血实而气虚。◎[46]气乱于卫，血逆于经：卫属气，气乱于卫，故为气实。经行血，血逆于经，故为血实。◎[47]血气离居，一实一虚：气血运行失调，不循常道而逆乱，即可产生血虚气实或气虚血实的病理。◎[48]血并于阴，气并于阳，故为惊狂：明·张介宾："血并于阴，是重阴也；气并于阳，是重阳也。重阴者癫，重阳者狂，故为惊狂。"◎[49]心烦惋善怒：清·姚止庵："血者，生于心而藏于肝，血并于上，则血偏盛，而气自并于下，下冲其上，心与肝动，故令烦惋善怒也。"◎[50]乱而喜忘：清·姚止庵："气者，蓄于丹田，则神自清而精自摄，今并于上，则气尽升而血自并于下，上离乎下，精神涣散，故令乱而喜忘也。"◎[51]如是血气离居：明·张介宾："血并于阴，则阳中无阴；气并于阳，则阴中无阳，阴阳不和，故血气离居。"◎[52]温则消而去之：在生理上，寒则凝而收引，

之[52]，是故气之所并为血虚，血之所并为气虚。

帝曰：人之所有者，血与气耳。今夫子乃言血并为虚，气并为虚，是无实乎？

岐伯曰：有者为实，无者为虚，故气并则无血[53]，血并则无气[53]，今血与气相失，故为虚焉。络之与孙脉俱输于经，血与气并，则为实焉。血之与气并走于上，则为大厥[54]，厥则暴死[55]，气复反则生，不反则死[56]。

帝曰：实者何道从来？虚者何道从去？虚实之要，愿闻其故。

岐伯曰：夫阴与阳[57]，皆有俞会[58]，阳注于阴，阴满之外[59]，阴阳匀平[60]，以充其形，九候若一[61]，命曰平人。夫邪之生也，

行。所以气所并聚的地方就会有血少而成为血虚，血所并聚的部位就会有气少而成为气虚。

黄帝问道：人身的重要物质是血和气。现在先生说血并聚是虚，气并聚的也是虚，难道就没有实了吗？

岐伯回答说：有并聚的地方就是实，无并聚之处就是虚，所以气并聚的部位血少，是气实血虚；血并聚的部位就气少，为血实气虚。血和气各自离开他们所在部位不能相济就成为虚。人身络脉和孙脉的气血均输注于经脉，如果发生血和气相互并聚，就成为实了。譬如血与气并聚后沿着经脉向上逆行，就会发生严重厥证，由于气血上逆，上盛下虚，就会使人突然昏倒如死状，如果上逆的气血能够及时下行，恢复正常循行状态，就可能生还。如果气血继续上涌而不能下行，就会死亡。

黄帝问道：实是通过什么途径产生的？虚又是通过什么途径发生？希望能听你讲讲形成虚和实的道理。

岐伯回答说：阴经和阳经都有腧穴和会穴，所以能互相沟通，如果阳经的气血灌注于阴经，阴经的气血盛满后又能充盈于体表，经脉气血能这样运行，就能保持机体的阴阳平衡，形体也能得到充足气血的濡养，三部九候的脉象也表现一致，这就是正常的人。大凡邪

故血流缓慢，甚则凝涩不通；温则血行通利。但过热则消灼阴血而致血虚。◎[53]无血、无气：指血虚、气虚。无，此作"少"解。◎[54]血之与气并走于上，则为大厥：明·张介宾："血气并走于上，则上实下虚，下虚则阴脱，阴脱则根本离绝而下厥上竭，是为大厥。"大厥，指突然昏倒，不省人事的晕厥证。◎[55]暴死：指突然昏厥。◎[56]气复反则生，不反则死：唐·杨上善："手足还暖复生，不还则死也。"◎[57]阴与阳：指阴经与阳经。◎[58]俞会：经气输注会合处。◎[59]阳注于阴，阴满之外：即人体气血，阳经满溢可注于阴经，阴经充满，可注于阳经。外，这里指阳经而言。之，至也。这里的阴阳指阴经、阳经。唐·杨上善："脏腑阴阳之脉，皆有别走俞会相通。如足阳明从丰隆之穴，别走足太阴；太阴从公孙之穴，别走足阳明，故曰外也。"◎[60]阴阳匀平：唐·杨上善："阴阳之脉，五十迎无多少者，名曰匀平。"◎[61]九候若一：清·张志聪："则

或生于阴，或生于阳[62]。其生于阳者，得之风雨寒暑；其生于阴者，得之饮食居处，阴阳喜怒[63]。

帝曰：风雨之伤人奈何？

岐伯曰：风雨之伤人也，先客于皮肤，传入于孙脉，孙脉满则传入于络脉，络脉满则输于大经脉，血气与邪并客于分腠之间，其脉坚大[64]，故曰实。实者外坚充满[65]，不可按之，按之则痛。

帝曰：寒湿之伤人奈何？

岐伯曰：寒湿之中人也，皮肤不收[66]，肌肉坚紧，荣血泣，卫气去，故曰虚。虚者聂辟[67]气不足，按之则气足以温之，故快然而不痛。

帝曰：善。阴之生实[68]奈何？

岐伯曰：喜怒不节，则阴气[69]上逆；上逆则下虚，下虚则阳气走之[70]，故曰实矣。

气，可以划分为阴阳两类。阳邪伤人致病，都是感受了风雨寒暑邪气的侵袭；阴邪伤人致病的，都是由于饮食不节，房事过度，起居失调，情志所伤等。

黄帝问道：风雨之邪是怎样伤人的呢？

岐伯回答：风雨之邪伤人，是先侵入皮肤，由皮肤向内传于孙脉，孙脉满后就向内传于络脉，络脉被邪气充满就向内传注于大经脉，由于血气与邪气搏结于分肉腠理之间，脉象必坚实而大，所以叫做实证。实证的受邪部位，其表面局部多呈坚实充满状态，不能按压，按压就痛。

黄帝问道：寒湿邪气伤人又是怎样的情况呢？

岐伯回答说：寒湿邪气伤人，会使人皮肤收缩，肌肉坚紧，营血滞涩，卫气离去，所以称为虚证。虚证多见有皮肤皱折，卫气不足，营血滞涩等，按摩可以使卫气充足，卫气充足就能温煦营血，所以通过按摩就能使卫气充实，营血运行畅通，便会觉得爽快而不疼痛。

黄帝说：好。阴邪所伤是怎样使人产生实证的呢？

岐伯回答说：人若喜怒不加节制，就会使阴气上逆，阴气逆于上就必然使下部虚，阴虚之处阳必趋向于该处，所以叫做实证。

三部九候之脉上下若一，是为平人矣。"◎[62]生于阴，或生于阳：明·马莳："此言阳经之邪得之外感，阴经之邪得之内伤也。阳经主表，阴经主里故也。"阴、阳，指内外。◎[63]阴阳喜怒：阴阳，指房事。喜怒，泛指七情。◎[64]其脉坚大：指经脉坚硬粗大。◎[65]外坚充满：坚，疑为"邪"之误。即外邪充满。◎[66]皮肤不收：《甲乙经》《太素》无"不"字。◎[67]聂辟：指皮肤松弛多皱。◎[68]阴之生实：明·张介宾："此内伤之生实也。"又，唐·杨上善："人有喜怒不能自节，故怒则阴气上，阴气上则上逆，或呕血、或不能食，阴气既上则是下虚，下虚则阳气乘之，故名曰阴实也。"◎[69]阴气：指肝气。肝经为阴经，故云。◎[70]下虚则阳气走之：明·张介

帝曰：阴之生虚奈何？

岐伯曰：喜则气下[71]，悲则气消，消则脉虚空，因寒饮食，寒气熏满[72]，则血泣气去，故曰虚矣。

帝曰：经言阳虚则外寒[73]，阴虚则内热，阳盛则外热，阴盛则内寒，余已闻之矣，不知其所由然也。

岐伯曰：阳[74]受气于上焦，以温皮肤分肉之间，令[75]寒气在外，则上焦不通，上焦不通，则寒气独留于外，故寒慄[76]。

帝曰：阴虚生内热[77]奈何？

岐伯曰：有所劳倦，形气衰少，谷气不盛，上焦不行，下脘不通[78]。胃气热[79]，热气熏胸中，故内热。

黄帝问道：阴邪是怎样使人发生虚证？

岐伯回答说：人若过度的喜悦，就会耗散正气而使气虚下陷，过度悲哀就会消散正气，正气消耗无力行血，就会使血行迟缓，脉道空虚；若再吃寒凉饮食，寒气伤动了内脏之气，使阳气更加损伤，血行愈加滞涩，所以就形成了虚证。

黄帝问道：古代医经所说的的阳虚就生外寒，阴虚就生内热，阳盛就生外热，阴盛就生内寒，这些我已听说过了，但是不知道是什么原因产生的。

岐伯回答说：人身阳气禀受于上焦，以温煦皮肤、肌肉之间，现在有寒邪从外侵袭于体表，使上焦不能宣通，阳气也不能充分外达，这样就使寒邪偏盛于肌表，因而发生恶寒战栗。

黄帝问道：阴虚就生内热是怎么回事？

岐伯回答：过度劳倦就会伤脾，脾虚不能运化，使人形体之气衰少不足，也不能转输水谷精微，这样上焦不能宣散水谷精气，下脘也不能接受水谷之津液，胃中水谷之气郁积就产生热气，热气上熏于胸中，因而发生内热。

宾："（下）虚则阳邪凑之，所以为实"。◎[71]喜则气下：《素问·举痛论》作"喜则气缓"。盖"缓""下"皆情志过喜引起的气的变化，有程度不同。《淮南子·精神训》："大喜坠阳。"坠，即下陷之义。◎[72]熏满：《甲乙经》作"动脏"。这里可理解为寒邪影响到脏腑。◎[73]经言阳虚则外寒：指《内经》以前的医经所论。外感之邪（属阳）所致肌表卫阳受损失温之表证恶寒。阳，指属阳的外感邪气；虚，温煦肌表的卫阳之气受损，温煦作用受到郁遏。外寒，指外感表证之恶寒症状。◎[74]阳：指卫气。◎[75]令：疑为"今"。◎[76]寒气在外，则上焦不通，上焦不通，则寒气独留于外，故寒慄：指外感初期的恶寒而言。明·张介宾："寒气在外，阻遏阳道，故上焦不通，卫气不温于表，而寒气独留，乃为寒栗。"◎[77]阴虚生内热：内伤邪气（属阴）所致之虚而引起的内伤发热。阴，属阴的内伤邪气；虚，下文指劳倦内伤脾气受损；内，内伤之邪；热，发热症状。由于脾虚，水谷失于运化，滞留中焦，郁而发热。◎[78]上焦不行，下脘不通：指脾气不足，升清降浊机能障碍所致的清气不能上升，浊气不能下降。清·高世栻："上焦不能宣五谷味，故上焦不行，下脘不能化谷之精，故下脘不通。"◎[79]胃气热：清·张志聪："胃为阳热之腑，气留而不行，则

帝曰：阳盛生外热[80]奈何？

岐伯曰：上焦不通利，则皮肤致密，腠理闭塞，玄府[81]不通，卫气不得泄越，故外热。

帝曰：阴盛生内寒[82]奈何？

岐伯曰：厥气上逆[83]，寒气积于胸中而不泻，不泻则温气[84]去，寒独留，则血凝泣，凝则脉不通，其脉盛大以涩[85]，故中寒[86]。

帝曰：阴与阳并，血气以并，病形以成，刺之奈何？

岐伯曰：刺此者，取之经隧，取血于营，取气于卫，用形哉，因四时多少高下[87]。

帝曰：血气以并，病形以成，阴阳相倾，补泻奈何？

岐伯曰：泻实者，气盛乃内针[88]，针与气俱内，以开其门，如

黄帝问道：阳盛就能生外热是怎样的呢？

岐伯回答说：如果上焦不通畅，就会使皮肤致密，腠理闭塞，汗孔不通，这样就使卫气不能向体表发散，郁结于体内而发热。就以就发生外热。

黄帝问道：阴盛是怎样产生内寒的呢？

岐伯回答说：如果寒邪所伤，下焦阴寒之气逆行于上，寒气郁积于胸中而不能散去，若寒气不能散去就会损伤阳气，阳气损伤，那么寒气偏盛，致使营血滞涩，脉行不畅，脉象必见盛大而涩，所以就成为内寒。

黄帝问道：阴与阳相并，气与血相并，疾病已经形成，那么怎样进行针刺治疗呢？

岐伯回答说：针刺治疗这样的疾病，应刺取其经脉；病在血分，刺治营血；病在气分的，刺治卫阳，同时还要根据病人形体的高矮胖瘦，四时气候的寒热温凉，以决定针刺次数的多少，取穴部位的高下。

黄帝问道：血气与邪气已经并聚，病已形成，阴阳失去平衡的疾病，应怎样应用补法和泻法进行针刺呢？

岐伯回答说：泻实证时，要在气盛的时候进针，即在病人吸气时进针，使针与气同时入内，针刺腧穴是开邪出之路，并在病

热气熏胸中，为内热也。"◎[80]阳盛生外热：外感之邪（属阳）所致肌表郁遏卫阳于肌表内侧而发生的表证（"外"）发热。盛，卫阳之气被外感邪气郁遏于肌表内侧层。卫气不能达到肌表外侧层，外侧层失于温煦而恶寒，内侧层因卫气郁遏而相对偏盛故发热，这就是为何外感表证会有"恶寒发热"并见的机理。◎[81]玄府：即汗孔。◎[82]阴盛生内寒：属阴的内伤邪气所致的（"内"）阴寒偏盛。◎[83]厥气上逆：指下焦阴寒之气逆行于上。◎[84]温气：指阳气。◎[85]其脉盛大以涩：清·张志聪："阴盛则脉大，血凝涩，故脉涩也。"◎[86]中寒：胸中寒盛，故称中寒。◎[87]取血于营，取气于卫，用形哉，因四时多少高下：要注意针刺的深浅，针刺深浅要根据人体的肥瘦，以及不同季节决定针灸次数多少和取穴位置的高下。用，依据。多少高下，指针灸次数多少与穴位高低。◎[88]气盛乃内针：即在病人吸气时进针。内，同"纳"。◎[89]以开其门，如利

利其户[89]，针与气俱出，精气不伤，邪气乃下[90]，外门不闭[91]，以出其疾，摇大其道，如利其路，是谓大泻，必切而出[92]，大气[93]乃屈。

帝曰：补虚奈何？

岐伯曰：持针勿置，以定其意[94]，候呼内针，气出针入，针空四塞[95]，精无从去，方实而疾出针[96]，气入针出，热[97]不得还，闭塞其门，邪气布散，精气乃得存，动气候时[98]，近气不失，远气[99]乃来，是谓追之[100]。

帝曰：夫子言虚实者有十[101]，生于五脏，五脏五脉耳。夫十二经脉，皆生其病，今夫子独言五脏。夫十二经脉者，皆络三百六十五

人呼气时出针，使针与邪气同时外出，这样操作可使精气不伤，邪气也得以外泄，在针刺时还要使针孔畅开，以排泄邪气，要摇大针孔，通利邪气外出的道路，这就叫大泻之法，出针时先用左手轻轻切按针孔周围，驱散聚集于针下的正气，然后出针，这样操作，即或亢盛的邪气也可使之消除殆尽。

黄帝问道：怎样补虚呢？

岐伯回答说：用手持针，不要立即刺入，先安定患者的神气，待病人呼气时进针，即气出针入，针刺入后不要摇动捻转，使针孔周围紧密与针体连接，精气无隙外泄，当得气于针下时，迅速出针，要在病人吸气时出针，即气入针出，使针下所至的热气未散，出针后立即按闭针孔，使精气得以保存。针刺候气时，要耐心等待，必须在气至针下而充实时，方可出针，这样可使已至的气不会散失，未至的气还可继续到来，这就是补法。

黄帝问道：先生说虚证和实证共有十种，都是发生于五脏的病证，但是五脏只有五条经脉，而十二经脉都能发生疾病，现在先生仅讲了五脏病证。况且十二经脉又都联络三百六十五腧穴，腧穴有病就必然涉及经

其户：唐·杨上善："人之吸气，身上有孔闭处，皆入聚于肝肾；呼气之时，有空开处，皆从心肺而去。"◎[90]下：在此指除去。◎[91]外门不闭：即不闭针孔。◎[92]必切而出：唐·王冰："切，谓急也，言急出其针也。"与下文的"疾出针"比较，"切"字应解为手法重而急疾。◎[93]大气：指亢盛的邪气。唐·王冰："大气，谓大邪气也。"◎[94]持针勿置，以定其意：明·吴昆："持针勿便放置，以定病人之意。"唐·杨上善："持针勿置于肉中，先须安神定意，然后下针。若医者志意散乱，针下气之虚实有无皆不得知，故须定意也。"吴注较合原意。◎[95]针空四塞：谓针空须紧密。◎[96]方实而疾出针：谓针下有了得气的感觉即速出针。实，指针下得气。◎[97]热：指针下的热感。◎[98]动气候时：不停地行针以候"方实"之时。动气，应指捻转手法。◎[99]近气、远气：唐·王冰："近气，谓已至之气；远气，谓未至之气也。"◎[100]追之：指针刺中的补法。◎[101]虚实者有十：明·马莳："神气血肉志，各有虚实，是计之有十也。"◎[102]

节[102]，节有病，必被[103]经脉，经脉之病，皆有虚实，何以合之？

岐伯曰：五脏者，故得六腑与为表里[104]，经络支节，各生虚实，其病所居，随而调之。病在脉[105]，调之血；病在血[106]，调之络；病在气，调之卫；病在肉，调之分肉[107]；病在筋，调之筋[108]；病在骨，调之骨[109]。燔针[110]劫刺其下及与急者[111]；病在骨，焠针药熨[112]；病不知所痛，两跷为上；身形有痛，九候莫病，则缪刺之；痛在于左而右脉病者，巨刺[113]之。必谨察其九候，针道备矣。

脉，经脉所发生的病证，又都存在着虚证和实证，这些虚证和实证，又怎样与五脏的虚证实证相结合呢？

岐伯回答说：五脏和六腑，是为表里关系，经络肢节，各有其所发生的虚证实证，应根据病变部位，以及病情的虚实变化，给以适当的调治。如果病在脉，可以调治血；病在血分，可以调治络脉；病在气分，调治卫分；病在肌肉，就调治肌肉；病位在筋，就调治于筋；病在骨骼，就调治于骨。病在筋时，可用燔针劫刺法治疗，刺治病处及筋脉挛急之处；病在骨，可用焠针和药熨法治疗；不知疼痛的病证，以刺阴阳跷脉最佳；身体疼痛的病，但三部九候之脉不出现病象者，就用缪刺法治疗；如果疼痛在左侧而右脉有病象，就用巨刺法治疗。总之，必须详细审察三部九候的脉象，根据病情运用针刺调治，只有这样，针刺调治虚实病证的方法才算完备。

节：指腧穴。◎［103］被：波及。◎［104］故得六腑与为表里：言五脏本来有六腑与之为表里。◎［105］脉：指经脉。如"泻其盛经出其血，纳针其脉中。"◎［106］血：指络脉瘀血。如"视其血络，刺出其血。"◎［107］调之分肉：明·张介宾："随所在而取于分肉之间也。"◎［108］调之筋：指针刺调治筋。亦可引申为刺筋会穴。◎［109］调之骨：指针刺调治骨。亦可引申为刺骨会穴。◎［110］燔（fán 烦）针：即温针。燔，烧。◎［111］其下及与急者：指筋会穴阳陵泉和筋急的部位。◎［112］焠（cuì 翠）针药熨：焠，烧。明·张介宾："焠针者，用大先赤其针而后刺之。"药熨，明·张介宾"用辛热之药熨而散之。"即用药热熨。◎［113］缪（miù 谬）刺、巨刺：明·张介宾："缪刺之法，以左取右，以右取左，巨刺亦然。但巨刺者，刺大经者也，故曰巨刺；缪刺者，刺其大络，异于经者也。"

素问·缪刺论 [1] 篇第六十三

黄帝问曰：余闻缪刺，未得其意，何谓缪刺？

岐伯对曰：夫邪之客于形也，必先舍于皮毛，留而不去，入舍于孙脉；留而不去，入舍于络脉；留而不去，入舍于经脉，内连五脏，散于肠胃，阴阳俱感，五脏乃伤，此邪之从皮毛而入，极于五脏之次 [2] 也，如此，则治其经 [3] 焉。今邪客于皮毛，入舍于孙络，留而不去，闭塞不通，不得入于经，流溢 [4] 于大络 [5]，而生

黄帝问道：我听说有一种缪刺的针刺方法，但不知这种刺法有什么作用？为什么叫缪刺？

岐伯回答说：凡病邪侵袭人体，必先留止在皮毛，如果停留而不离去，就会向深层侵犯，停留在孙脉；如果再停留而不离去，就会深入到络脉；如果再继续留而不去，就会深入停留在经脉，向内波及到五脏，布散到肠胃；如果阴经和阳经都感受邪气，五脏就会受到伤害。这就是邪气从皮毛侵入，最终传到五脏的顺序，在这样的情况下就应当刺治相应的经穴。现在邪气侵犯皮毛，进入并停留在孙络，若邪气留而不去，就会引起络脉闭阻不通，邪气不能内传经脉，就会流溢于大络，从而

---

[1] 缪刺论：缪刺，是针刺方法的一种，与经刺（巨刺）法不同。凡病在经脉，则刺其经穴，是谓经刺法；病在络脉，则刺其皮络，是谓缪刺法。本篇主要阐述各条经脉发病所采用的缪刺方法，由于是对缪刺法的专题论述，故名。◎ [2] 极于五脏之次：即指邪气以次由浅入深，病及于五脏之间。极，穷尽，在此指邪气传变的最后阶段。次，次序。◎ [3] 治其经：指邪气自外而入，穷及五脏者，则取其十二正经腧穴刺治。◎ [4] 流溢：以水满外溢比喻邪气的传变。◎ [5] 大络：指十二正经的

奇病^[6]也。夫邪客大络者，左注右，右注左，上下左右，与经相干^[7]，而布于四末，其气无常处，不入于经俞^[8]，命曰缪刺。

帝曰：愿闻缪刺，以左取右，以右取左奈何？其与巨刺^[9]何以别之？

岐伯曰：邪客于经，左盛则右病，右盛则左病，亦有移易^[10]者，左痛未已而右脉先病，如此者，必巨刺之，必中其经，非络脉也。故络病者，其痛与经脉缪处^[11]，故命曰缪刺。

帝曰：愿闻缪刺奈何？取之何如？

岐伯曰：邪客于足少阴之络，令人卒心痛，暴胀，胸胁支满，无积者，刺然骨之前^[12]出血，如食顷^[13]而已，不已，左取右，右取左，病新发者，取五日已。

发生异常的疾病。凡邪气侵入大络，可从左侧流注到右侧，也可从右侧流注到左侧，邪气上下左右流注，犯扰经脉，并循大络流散到四肢，但由于邪气的流注没有固定部位，也不传入经脉，这时就要采取一种叫做缪刺的方法。

黄帝说：我想听听关于缪刺的方法，是怎样以左取右，以右取左的呢？它与巨刺方法有什么区别呢？

岐伯说：邪气侵犯到经脉，左侧邪气盛时就会在右侧出现症状，右侧邪气盛时就会在左侧出现症状，但是邪气也会左右两侧相互转移，左侧疼痛还没有停止，而右侧就又开始发病，对于这样的病就必须用巨刺方法治疗，刺经脉而不是刺络脉。因为络脉病证的疼痛与经脉病的疼痛部位有所不同，所以称为缪刺法治疗。

黄帝说：我想听一听怎样缪刺？如何刺治？

岐伯说：邪气侵入足少阴肾经的络脉，会使人突然发生心痛、腹胀、胸胁胀满，如果病人体内没有积块，就刺然谷穴放血，在刺后约一顿饭的时间，病就可以痊愈。如果病未愈，就要用左病刺右、右病刺左的刺治方法。如果是新发的病，五天左右就可以痊愈。

支络，共十五条，故又叫十五别络。但此处似为络脉的泛称为是，以下皆同。◎[6]奇病：指病在左，症见右；病在右，症见左的络脉病，不同于经脉之病，故称"奇病"以示区别。◎[7]与经相干：这是指在络脉的病邪干扰于经脉，其实还未入侵于经。干，干扰的意思。◎[8]经俞：多作经脉的腧穴解。俞，通"腧"，结合上下文意，此是指病邪伤及络脉而未入经脉，无固定部位，故"经俞"似指经脉为妥。◎[9]巨刺：又叫经刺法。◎[10]移易：同义复词，改变之意。◎[11]缪处：即异处。言经病与络病有深浅、纵横的不同，故经脉病变发生的部位也与经脉所在部位不一致。◎[12]无积者，刺然骨之前：清·高世栻："胀满有积，当刺其胸胁；若无积者，病少阴之络，上走心包，故当刺足少阴然谷之前。"然骨之前，唐·王冰："然骨之前，然谷穴也。"◎[13]食顷：

邪客于手少阳之络，令人喉痹舌卷，口干心烦，臂外廉痛，手不及头，刺手中指次指爪甲上，去端如韭叶[14]各一痏，壮者立已，老者有顷已，左取右，右取左，此新病数日已。

邪客于足厥阴之络，令人卒疝暴痛，刺足大指爪甲上，与肉交者[15]各一痏，男子立已，女子有顷已[16]，左取右，右取左。

邪客于足太阳之络，令人头项肩痛，刺足小指爪甲上，与肉交者[17]各一痏，立已；不已，刺外踝下[18]三痏，左取右，右取左，如食倾已。

邪客于手阳明之络，令人气满胸中，喘息而支肤，胸中热，刺手大指次指爪甲上，去端如韭叶[19]各一痏，左取右，右取左，如食顷已。

邪气侵入于手少阳三焦经的络脉，使人发生喉痹病、舌卷、口干心烦、上肢外侧疼痛、手不能上举到头部，就刺无名指的爪甲旁、距爪甲角如韭叶宽处的关冲穴，各刺一次。身体强壮的人就可以立即痊愈，老年人稍等片刻就可以痊愈。用左病刺右，右病刺左的方法。这种刺法，对于新得的病，几天后就可以痊愈。

邪气侵入足厥阴肝经的络脉，使人突然发生疝气疼痛，可取足大趾爪甲与肉交接处的大敦穴，各刺一次。男性患者可以立即痊愈，女性患者稍等片刻也可痊愈。用左病取右，右病取左的方法。

邪气侵入足太阳膀胱经的络脉，使人头项及肩部疼痛，应刺足小趾爪甲与肉交接的至阴穴，各刺一次，病就会立即痊愈。如果不愈，可再刺外踝下的金门穴三次，用左病取右，右病取左的方法，在大约吃一顿饭的时间就会痊愈。

邪气侵入手阳明大肠经的络脉，就会使人胸中气满、喘息、两胁支撑胀满、胸中发热，应刺食指内侧爪甲角如韭叶宽处的商阳穴，各刺一次。左病取右，右病取左，在大约吃一顿饭的时间病就可以痊愈。

形容在吃一顿饭所用的时间就能见效。顷，短时间，不久之义。◎[14]手中指次指爪甲上，去端如韭叶：此即无名指端离爪甲韭叶宽处的关冲穴。◎[15]足大指爪甲上，与肉交者：此处指肝经之井穴大敦。肉交，即趾（或指）甲与皮肉交界的地方。下同。◎[16]女子有顷已：唐·杨上善："疝痛者，阴之病也，女子阴气不胜于阳，故有顷已也。"◎[17]足小指爪甲上，与肉交者：指足小趾外侧端趾甲外一分处的至阴穴，是足太阳经的井穴。◎[18]外踝下：指足外踝下的金门穴，是足太阴经的郗穴。◎[19]手大指次指爪甲上，去端如韭叶：指手阳明大肠经的井穴，即商阳穴。◎

邪客于臂掌之间，不可得屈，刺其踝后[20]，先以指按之痛，乃刺之[21]，以月死生为数[22]，月生一日一痏，二日二痏，十五日十五痏，十六日十四痏。

邪客于足阳跷之脉，令人目痛从内眦始，刺外踝之下半寸所[23]各二痏，左刺右，右刺左，如行十里顷[24]而已。

人有所堕坠，恶血留内，腹中满胀，不得前后，先饮利药[25]，此上伤厥阴之脉，下伤少阴之络[26]，刺足内踝之下，然骨之前血脉出血，刺足跗上动脉[27]，不已，刺三毛[28]上各一痏，见血立已，左刺右，右刺左。善悲惊不乐，刺如右方[29]。

邪气侵入掌臂之间，使人关节不能屈伸，应刺腕踝之后，先用手指按压，在压痛处针刺，针刺的次数应按月亮圆缺为依据，每月的前半月，月亮渐圆，第一天刺一次，第二天刺二次，逐日增加，十五日刺十五次，下半月的月亮渐缺，第十六日刺十四次，逐日减少。

邪气侵入足部的阳跷脉，使人眼痛从眼内角开始，应刺外踝下半寸处的申脉穴各二次。用左病取右，右病取左的方法，在大约走十里路的时间就可痊愈。

由于人堕坠跌伤，瘀血停留体内，就会使人腹中胀满、大小便不通，治疗时应先服通便逐瘀药，这是由于堕坠上伤了足厥阴肝的经脉，下伤了足少阴肾经的络脉，可以刺内踝下然谷前的血脉放血，并刺足背动脉处的太冲穴，如果刺后不愈，可再刺足大趾上三毛处的大敦穴，各刺一次，见血之后就会痊愈。用左病刺右，右病刺左的方法。如果喜悲善惊、郁郁不乐的人，刺治方法与上述相同。

---

[20]踝后：《新校正》云："按全元起云：是人手之本节踝也。"◎[21]先以指按之痛，乃刺之：即以痛为腧刺之。◎[22]以月死生为数：这是《内经》中根据月相变化，以增减取穴多少的方法。月死，指月亮从望（约每月十五）到朔（约每月初一）。月生，指从朔到望。下文中"月生一日一痏，二日二痏，十五日十五痏"，就是按月生的时间顺延，日增一穴或日增一次。"十六日十四痏"，以此类推，十七日即十三痏，二十八日二痏，则是按月死的时间顺延，日减一穴或日减一次，这就是"以月死生为数"。◎[23]外踝之下半寸所：即足太阳膀胱经的申脉穴。为八会穴之一，阳跷脉从此处发出。◎[24]行十里顷：指经过如常人走十里路所用的时间就能见效。◎[25]不得前后，先饮利药：谓大小便不通时，先让病人服用通利逐瘀之药来进行治疗。不得前后，指大小便不通。◎[26]上伤厥阴之脉，下伤少阴之络：清·高世栻："堕坠则伤肝主之筋，肾主之骨。此上伤厥阴之脉，肝脉也。下伤少阴之络，肾络也。肝属木，其性上行，故曰上。肾属水，其性下行，故曰下。"◎[27]足跗上动脉：唐·王冰："谓冲阳穴，胃之原也，刺可入同身寸之三分，留十呼，若灸者可灸三壮，主腹大不嗜食。以腹胀满，故尔取之。"◎[28]三毛：指足大趾爪甲后丛毛处。◎[29]刺如右方：

邪客于手阳明之络，令人耳聋，时不闻[30]音，刺手大指次指爪甲上，去端如韭叶各一痏，立闻；不已，刺中指爪甲上与肉交者[31]，立闻；其不时闻者[32]，不可刺也。耳中生风[33]者，亦刺之如此数，左刺右，右刺左。

凡痹往来行无常处者，在分肉间痛而刺之，以月死生为数，用针者，随气盛衰，以为痏数[34]，针过其日数则脱气[35]，不及日数则气不泻[36]，左刺右，右刺左，病已，止；不已，复刺之如法，月生一日一痏，二日二痏，渐多之，十五日十五痏，十六日十四痏，渐少之。

邪客于足阳明之经，令人鼽衄，上齿寒，刺足中指次指爪甲上，与肉交者[37]各一痏，左刺右，右刺左。

邪气侵入手阳明大肠经的络脉，使人耳聋，有时能听到声音，有时听不到声音，取食指端距爪甲角如韭叶宽的商阳穴，各刺一次，能立即听到声音。如果病不愈，再刺中指爪甲与肉交界处的中冲穴，可立即听到声音。如果完全丧失听力，是络气已绝，就不能再用针刺治疗。若耳鸣如风声，也可采用上述方法刺治。左病刺右，右病刺左。

凡痹病，疼痛游走无定处，应在分肉间疼痛发生部位进行针刺，以月圆月缺决定针刺的次数。针刺时，还要根据邪气的盛衰决定针刺的次数。如果针刺超过了应刺的次数，就会使人正气脱失；如果达不到应刺的次数，邪气也不可能泻除。左病刺右，右病刺左，病愈就停止针刺。如果病仍然不愈，可以再按上述方法针刺。月圆过程第一日刺一次，第二日刺二次，逐日增加，到每月十五刺十五次，第十六日刺十四次，逐日减少。

邪气侵入足阳明胃经的络脉，使人鼻塞、流鼻血、上齿感到寒冷，应刺足大趾次趾爪甲与皮肉交界处的厉兑穴，各刺一次。左病刺右，右病刺左。

就按上述方法刺。◎[30]时不闻：清·张志聪："时不闻者，谓有时闻而有时不闻也。盖邪客于络，络脉闭塞，则有时而不闻。脉气有时而通，则有时而闻矣。"◎[31]中指爪甲上与肉交者：唐·王冰疑为小指末端的少冲穴。◎[32]不时闻者：谓完全失去听力。时，犹常也。◎[33]耳中生风：比喻耳鸣时好像有刮风一样的响声。◎[34]随气盛衰，以为痏数：即依照人体气血的盛衰来确定针刺的次数。◎[35]针过其日数则脱气：指针刺的痏数超过其日应刺的痏数，就会伤人正气。脱气，即耗伤正气。◎[36]不及日数则气不泻：谓针刺的痏数不足于按月生月死应刺的痏数，就达不到彻底驱除病邪的目的，即通常所说的未达病所之义。气不泻，即邪气不能被消除。◎[37]足中指次指

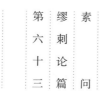
邪客于足少阳之络，令人胁痛不得息，咳而汗出[38]，刺足小指次指爪甲上，与肉交者[39]各一痏，不得息立已，汗出立止，咳者温衣饮食[40]，一日已。左刺右，右刺左，病立已。不已，复刺如法。

邪客于足少阴之络，令人嗌痛，不可内食[41]，无故善怒，气上走贲上[42]，刺足下中央之脉[43]各三痏，凡六刺，立已，左刺右，右刺左。嗌中肿，不能内唾，时不能出唾者，刺然骨之前，出血立已，左刺右，右刺左。

邪客于足太阴之络，令人腰痛，引少腹控眇[44]，不可以仰息，刺腰尻之解，两胂之上[45]，是腰俞，以月死生为痏数，发针立已，左刺右，右刺左。

邪气侵入足少阳胆经的络脉，使人胁痛而不能呼吸，咳嗽汗出，应刺足小趾次趾爪甲与肉交界处的足窍阴穴，各刺一次，不得呼吸的症状可立即痊愈，出汗可以停止，有咳嗽症状时穿衣要暖，要吃温热饮食，一天就可以痊愈。左病刺右，右病刺左，疾病就会立即痊愈。如果不愈，再按上述办法刺治。

邪气侵入足少阴肾经的络脉，使人咽痛，不能进食，常会无故发怒，气冲胸膈，应取足底涌泉穴，各刺三次，左右共六次，病就会立即痊愈。用左病刺右，右病刺左的方法。嗌肿疼痛，不能吞咽，有时不能吐唾液，也可用缪刺法，取足少阴的然谷穴，放血后就可痊愈。左病取右，右病取左。

邪气侵入足太阴脾经的络脉，就会产生腰痛，抽引到少腹部和季胁，不能仰身呼吸，应针刺腰尻部骨缝中挟脊两傍肌肉上的下髎穴，根据月圆月缺变化决定针刺次数，起针后疾病就会立即痊愈。左病刺右，右病刺左。

爪甲上，与肉交者：指足阳明胃经的厉兑穴。◎［38］咳而汗出：清·张志聪："足少阳所生病者汗出，上逆于肺则咳也。"◎［39］足小指次指爪甲上，与肉交者：指足少阳胆经的井穴，足窍阴穴。◎［40］咳者温衣饮食：《灵枢·邪气脏腑病形》："形寒寒饮则伤肺。"所以如有咳嗽，就要注意衣着和饮食的温暖。◎［41］令人嗌痛，不可内食：指咽喉肿痛，不能下咽饮食，就连口水也不能吞咽，言咽喉肿痛之甚。◎［42］无故善怒，气上走贲上：怒为肝气升发太过之症，是因足少阴病及于肝，而有烦躁易怒之症。◎［43］足下中央之脉：指足少阴肾经的井穴，涌泉穴。◎［44］令人腰痛，引少腹控眇（miǎo 秒）：明·吴昆："足太阴，湿土也。温病者，先注于腰，故腰痛。太阴之筋，聚于阴器，循腹里结胁，故引少腹控眇。"眇，指腹部两侧，第十二肋软骨下方、髂骨上方的软组织。控，牵引。◎［45］腰尻之解，两胂（shēn 申）之上：即下髎穴。解，指骨骼的间隙。胂，夹脊的肉。

邪客于足太阳之络，令人拘挛背急，引胁而痛，刺之从项始数脊椎侠脊，疾按之应手如痛[46]，刺之傍三痏，立已。

邪客于足少阳之络，令人留于枢中[47]痛，髀不可举[48]，刺枢中以毫针，寒则久留针，以月死生为[49]数，立已。

治诸经刺之，所过者不病[50]，则缪刺之。

耳聋，刺手阳明；不已，刺其通脉出耳前者[51]。齿龋[52]，刺手阳明，不已，刺其脉入齿中，立已。

邪客于五脏之间[53]，其病也，脉引而痛，时来时止，视其病，缪刺之于手足爪甲上，视其脉，出其血，间日一刺，一刺不已，五刺已。

缪传[54]引上齿，齿唇寒痛，视其手背脉血者去之，足阳明中指爪

邪气侵入足太阳膀胱经的络脉，使人背部拘急，牵引到胁部疼痛，向内并牵引到心胸而痛，针刺时从项部开始沿脊椎两旁，迅速按压，在病人感到有压痛的部位针刺三次，疾病就会立即痊愈。

邪气侵入足少阳胆经的络脉，使人环跳穴处长期疼痛，大腿不能抬举，应当用毫针刺髀枢中的环跳穴。如果是寒邪所伤，留针的时间要长一些，根据月亮圆缺决定针刺的次数，针刺后疾病就会立即痊愈。

凡是各经有病，应当刺相应的经脉。如果经脉所循行的部位不病，而在络脉部位有病，就用缪刺方法。

耳聋病，可以针刺手阳明大肠经的商阳穴。如果不愈，可以刺经脉通过的耳前听宫穴。龋齿病，可以刺手阳明大肠经的商阳穴，疼痛就会立即停止。如果不愈，再刺通向齿中的经脉，也可以立即痊愈。

邪气侵入五脏之间，所发生的病，脉络牵引作痛，时痛时止，应根据病脉所在的部位，在手足爪甲上的井穴进行缪刺。根据有瘀血的络脉，针刺放血，隔一天针刺一次。如果针刺一次不能痊愈时，刺五次就可痊愈。

邪气交错传入足阳明经而牵引上齿的时候，会使人唇齿发生冷痛，要根据手背上有瘀血的络脉进行针刺放血，再刺足阳明经的

◎[46]刺之从项始数脊椎侠脊，疾按之应手如痛：明·张介宾："此刺不拘俞穴，但自项大椎为始，从下数其脊椎，或开一寸半，或开三寸，侠脊处疾按之，应手而痛，即刺处也。"◎[47]枢中：此指环跳所在的部位，而非指穴。◎[48]髀不可举：指大腿不能收提抬起。髀，大腿。◎[49]为：《太素》《甲乙经》"为"下并有"痛"字。◎[50]所过者不病：指经脉所过的地方不病，实际上是指病不在经而在络，故曰："则缪刺之。"◎[51]通脉出耳前者：唐·王冰："耳前通脉，手阳明正当所会之分。""通脉"《甲乙经》作"过脉"。出耳前者，指听宫穴。◎[52]齿龋（qǔ取）：即龋齿。指蛀齿。牙齿发生腐蚀性病变。◎[53]五脏之间：明·吴昆："五脏之间，谓五脏络也。"◎[54]缪传：指不当传而传。因上齿属于足阳明胃经，故称之。◎[55]足阳明中指爪甲上：指足阳

甲上^[55]一痏，手大指次指爪甲上各一痏，立已，左取右，右取左。

邪客于手足少阴、太阴、足阳明之络，此五络，皆会于耳中，上络左角，五络俱竭，令人身脉皆动，而形无知也，其状若尸，或曰尸厥^[56]，刺其足大指内侧爪甲上，去端如韭叶^[57]，后刺足心^[58]，后刺足中指爪甲上各一痏，后刺手大指内侧，去端如韭叶^[59]，后刺手心主^[60]，少阴锐骨之端^[61]各一痏，立已。不已，以竹管吹其两耳，鬄^[62]其左角之发，方一寸，燔治^[63]，饮以美酒一杯，不能饮者灌之，立已。

凡刺之数^[64]，先视其经脉，切而从^[65]之，审其虚实而调之，不调者经刺之^[66]，有痛而经不病者缪刺之，因视其皮部有血络者，尽取之，此缪刺之数也。

厉兑穴一次，刺食指的商阳穴各一次，病就可以立即痊愈。左病刺右，右病刺左。

邪气侵入手少阴、足少阴、手太阴、足太阴及足阳明经的络脉，这五经的络脉都入通耳中，向上络于耳上额角，如果这五条络脉的脉气全都衰竭，就会使人全身的经脉虽然有所扰动，但形体却无知觉，样子就像死尸一样，这就叫"尸厥"，要刺足太阴脾经在足大趾内侧距爪甲角约韭叶宽处的隐白穴，再刺足少阴肾经在足心的涌泉穴，再刺足阳明胃经在足中趾爪甲上的厉兑穴各一次，然后再刺手太阴肺经在大指内侧，距爪甲角如韭叶宽的少商穴，再刺手心主厥阴心包经的中冲穴，手少阴心经在锐骨末端的神门穴各一次，病就会立即痊愈。如果病仍不愈，可用竹管吹病人的两耳，并将病人左侧头角处的头发剃下约一方寸，烧制成末，用好酒一杯冲服，如果病人不能饮酒，可以灌入口中，病就可以痊愈。

针刺治病的方法，必须先诊察病人的经脉，沿着经脉进行切按，详细的辨别病证的虚实，然后再进行调治。如果经脉不调的，就用巨刺法；如果身体疼痛，病邪不在经脉而在络脉，就要用缪刺法，并且要察看皮肤的络脉有无瘀血再行刺治，并放血，这就是缪刺的方法。

明经中趾爪甲上的内庭穴。◎［56］尸厥：古病名，厥病之一种。◎［57］刺其足大指内侧爪甲上，去端如韭叶：指足太阴脾经的井穴隐白穴。◎［58］足心：指足掌前三分之一的涌泉穴。◎［59］后刺手大指内侧，去端如韭叶：指手太阴肺经的井穴少商。◎［60］手心主：指手厥阴心包经的井穴，中冲穴。◎［61］少阴锐骨之端：多指手少阴心经的神门穴，惟清·高世栻认为是大陵穴。◎［62］鬄（tì 替）：同"剃"。◎［63］燔治：在此指把剃下的头发烧成炭末，即血余炭。◎［64］数：音义同"术"，方法也。◎［65］从：《甲乙经》作"循"，可从。◎［66］不调者经刺之：不调，指经脉不和调。经刺，即"巨刺"法。

素问·四时刺逆从论[1]篇第六十四

厥阴[2]有余病阴痹[3]，不足病生热痹[4]；滑则病狐疝风[5]，涩则病少腹积气。少阴有余病皮痹[6]、隐轸[7]，不足病肺痹[8]；滑则病肺风疝[9]，涩则病积、溲血。太阴有余病肉痹[10]、寒中，不足病脾痹；滑则病脾风疝[11]，涩则病积、心腹时满。阳明有余病脉痹[12]，

厥阴之气太过，则病发为阴痹；不足则病发为热痹。若见脉滑，则患狐疝风；见涩脉，则患少腹内有积气。少阴之气太过，则病发为皮痹、瘾疹；不足则病发为肺痹。若见滑脉，则患肺风疝；见涩脉，则患积聚和尿血。太阴之气太过，则病发为肉痹、寒中；不足则病发为脾痹。若见滑脉，则患脾风疝；见涩脉，则患积聚和心腹时常胀满。阳明之气太过，则病发为脉痹，身体经常

---

[1]四时刺逆从论：本篇从"天人合一"的整体观出发，认为自然界四时六气，内合于脏腑十二经脉，外应于皮肉筋骨脉，由于四时的六气有太过、不及的变化，人体气血随之有所变异，其趋向和聚积的部位也各不相同。针刺治疗时，若能顺应四时的变迁，随时调整针刺方法，则正气不乱，就能达到治疗目的，是为从；反之，如果逆四时气候变化而刺，不但不能治愈疾病，还会使正气内乱，甚则死亡，此谓逆，故名。◎[2]厥阴：风木之气，内应于足厥阴肝经。◎[3]阴痹：指寒痹。◎[4]热痹：指以关节红肿热痛为特征的痹病。◎[5]狐疝风：指少腹阴囊疼痛，阴囊时大时小，如狐之出没无常的病证。◎[6]皮痹：以皮肤不仁为特征的一种痹病。◎[7]隐轸：即瘾疹，一种皮肤病。◎[8]肺痹：外邪痹阻于肺，以胸闷、咳喘等为特征的病证。肺痹、脾痹、心痹、肾痹、肝痹在《素问·痹论》有专论。◎[9]肺风疝：指风邪外侵，病位在肺的一种疝病。◎[10]肉痹：又名肌痹，指风寒湿邪引起的以肌肤顽麻疼痛为特征的一种痹病。◎[11]脾风疝：因脾失健运，水湿内生下注所致的癫疝之病。◎[12]脉痹：指经脉气血凝滞不通的一种痹病。◎[13]心风疝：指

身时热，不足病心痹；滑则病心风疝[13]，涩则病积、时善惊。太阳有余病骨痹[14]、身重，不足病肾痹；滑则病肾风疝[15]，涩则病积、善时[16]巅疾。少阳有余病筋痹[17]、胁满，不足病肝痹；滑则病肝风疝[18]，涩则病积、时筋急、目痛。

是故春气在经脉，夏气在孙络，长夏气在肌肉，秋气在皮肤，冬气在骨髓中。帝曰：余愿闻其故。

岐伯曰：春者，天气始开，地气始泄，冻解冰释，水行经通，故人气在脉。夏者，经满气溢，入孙络受血，皮肤充实。长夏者，经络皆盛，内溢肌中。秋者，天气始收，腠理闭塞，皮肤引急[19]。冬者盖藏，血气在中，内著骨髓，通于五脏。是故邪气者，常随四时之气血而入客也，至其变化，不可为度，然必从其经气，辟除[20]其邪，除其邪则乱气不生。

发热；不足则病发为心痹。若见滑脉，则患心风疝；见涩脉，则患积聚和时常惊恐。太阳之气太过，则病发为骨痹，身体沉重；不足则病发为肾痹。若见滑脉，则患肾风疝；见涩脉，则患积聚和经常发生头部疾病。少阳之气太过，则病发为筋痹，胁部胀满；不足则病发为肝痹。若见滑脉，则患肝风疝；见涩脉，则患积聚和经常筋脉拘急、目痛。

这是因为春天风木之气在经脉，夏天君火之气在孙络，长夏湿土之气在肌肉，秋天燥金之气在皮肤，冬天寒水之气在骨髓中。黄帝说：我想听听这其中的缘故。

岐伯说：春天，天气开始升发，地气也开始发泄，冻土已解，冰也融化，水流行而河道通，所以，与此相应人身之气亦在经脉。夏天，人体经脉血气充盛，气血流溢，孙络得其滋养，皮肤也就充实了。长夏，人体经脉与络脉气血都很充盛，能够充分地滋润肌肉。秋天，天气开始收敛，人身的腠理闭塞，皮肤随之收缩。冬天，其气闭藏，人身的血气收藏于内，附着于骨髓，内通于五脏。所以，邪气常常随着人体四时气血的不同情况而侵入人体，至于它们的具体变化，则是难以揣度的。但是，对疾病的治疗，必须顺应四时经气的变化以祛除邪气，病邪一除，人体就不会产生逆乱之气了。

阳明邪盛，波及于心，以少腹有块，气上冲胸暴痛为主症的疝病。◎［14］骨痹：指风寒湿邪引起的以骨节重痛为特征的一种痹病。◎［15］肾风疝：由风寒之邪引起的以阴器、少腹疼痛为特征的疝病。◎［16］善时：二字误倒，当为"时善"。"时善巅疾"与上"时善惊"句式同。◎［17］筋痹：指以筋脉拘挛，关节疼痛为特征的一种痹病。◎［18］肝风疝：指风邪伤犯肝脉所致的一种疝病。◎［19］皮肤引急：指皮肤毛孔收缩。◎［20］辟除：即排除，祛除。◎［21］令人少气：春气帝曰：逆四时而生乱气，奈何？

岐伯曰：春刺络脉，血气外溢，令人少气[21]；春刺肌肉，血气环逆[22]，令人上气；春刺筋骨，血气内著，令人腹胀。夏刺经脉，血气乃竭，令人解㑊[23]；夏刺肌肉，血气内却[24]，令人善恐；夏刺筋骨，血气上逆，令人善怒[25]。秋刺经脉，血气上逆，令人善忘；秋刺络脉，气不外行[26]，令人卧不欲动；秋刺筋骨，血气内散，令人寒慄。冬刺经脉，血气皆脱，令人目不明；冬刺络脉，内气外泄，留为大痹[27]；冬刺肌肉，阳气竭绝，令人善忘。凡此四时刺者，大逆之病，不可不从也，反之，则生乱气相淫病焉。故刺不知四时之经，病之所生，以从为逆，正气内乱，与精相薄[28]，必审九候，正气不乱，精气不转[29]。帝曰：善。

黄帝问道：治疗违反了四时气候变化规律，因而导致血气逆乱，是怎样的呢？

岐伯回答说：春气在经脉，若误刺了络脉，则血气向外散溢，就会使人气短；若误刺肌肉，则血气循环逆乱，就会使人气上逆；若误刺筋骨，则血气留着在内，就会使人腹胀。夏气在孙络，若误刺经脉，则血气衰竭，就会使人倦怠；若误刺肌肉，则血气衰退于内，就会使人容易惊恐；若误刺筋骨，则血气上逆，就会使人容易发怒。秋气在皮肤，若误刺经脉，则血气上逆，就会使人健忘；若误刺络脉，则气不能向外运行，就会使人嗜睡而不想活动；若误刺筋骨，则血气散乱于内，就会使人恶寒战栗。冬气在骨髓，若误刺经脉，则血气都虚脱，就会使人目视不明；若误刺络脉，则血气向外泄出，就会使人患大痹；若误刺肌肉，则阳气竭绝，就会使人健忘。凡上述逆四时之气的针刺，都可使气血逆乱而生大病，所以针刺必须遵循四时之气的变化规律，反之，就会产生逆乱之气而使病变扩大。所以说，针刺不懂得四时经气的所在部位和疾病发生的情况，以顺为逆，就会使正气内乱，邪气和精气相搏击。因此，在针刺治疗时必须审察三部九候之脉，正确诊断而给予适当治疗，使正气不致紊乱，精气不受邪气的搏击。黄帝说道：讲得好。

在经脉而刺络脉，致气血外溢而令人气少。◎[22]血气环逆：指气血逆其正常规律循环。◎[23]解㑊（yì亦）：指懈怠无力。◎[24]血气内却：指气血衰退于内。◎[25]令人善怒：明·张介宾："夏刺冬分，则阴虚于内，阳胜于外，故令人血气逆而善怒。"◎[26]气不外行：刺络后，阳气内乏，故不外行。◎[27]大痹：指脏气虚而邪痹于五脏。◎[28]与精相薄：谓邪气与真气相搏击。精，真气。薄，与"搏"通。◎[29]精气不转：指真气不受邪气的搏击，与上文"与精相刺五脏，中心一日死，其动为噫。中肝五日死，其动为语。中肺三日死，其动为咳。中肾六日死，其动为嚏欠。中脾十日死，其动为吞。刺伤人五脏必死，其动则依其脏之所变，候知其死也[30]。

针刺五脏时，若刺中心脏，一天就要死亡，其病变的症状为嗳气；若刺中肝脏，五天就要死亡，其病变的症状为多语；若刺中肺脏，三天就要死亡，其病变的症状为咳嗽；若刺中肾脏，六天就要死亡，其病变的症状为打喷嚏及呵欠；若刺中脾脏，十天就要死亡，其病变的症状为吞咽之态。总之，刺伤了人的五脏，必然导致死亡，刺中五脏后，依据五脏变动所发生的不同证候，则可察知所伤之脏并进而预知病人死亡的日期。

搏"相对。转，疑当作"搏"。◎［30］其动则依其脏之所变，候知其死也：依据五脏变动所发生的不同证候，则可察知所伤之脏而预知其死期。

素问·标本病传论[1] 篇第六十五

黄帝问曰：病有标本[2]，刺有逆从[3]，奈何?

岐伯对曰：凡刺之方[4]，必别阴阳[5]，前后相应[6]，逆从得施[7]，标本相移[8]。故曰：有其在标而求之于标，有其在本而求之于本；有其在本而求之于标，有其在标而求之于本。故治有取标而得者，有取本而得者；有逆取而得[9]者，有从取而得[10]者。故知逆与从，正行无问[11]；知标本者，万

黄帝问道：病有标病、本病的区分，刺法有逆治、从治的不同，这是为什么呢?

岐伯回答说：大凡针刺治疗的原则，必须首先辨清病情属阴、属阳，什么病在前、什么病在后，然后确定施行逆治还是施行从治、治本还是治标。所以说，有的标病而治标，有的本病而治本，有的本病而治本，有的标病而治本。因此，在治疗方面，有治标而痊愈的，有治本而痊愈的，有正治而痊愈的，有反治而痊愈的。所以知道了逆治、从治的原则，就能正确的治疗而无所疑虑；懂得了治标与治本的原则，就

---

[1] 标本病传论：本篇所论内容，一是病有标本，治有逆从；二是疾病传变规律及据此以预测疾病转归预后。因其中心是讨论标本与病传问题，故名。◎ [2] 病有标本：指病有标病、本病的区别。◎ [3] 刺有逆从：刺法有逆治、从治的不同。刺，指诸种治法，不局限于针刺。◎ [4] 方：一定之法。◎ [5] 必别阴阳：在脏腑、经络、时令、气血，都有阴与阳的区分。◎ [6] 前后相应：指诊断治疗全部过程的一致性。◎ [7] 逆从得施：逆治、从治运用得当。◎ [8] 标本相移：标病与本病的治疗，其先后次序是没有固定的，根据具体情况，可以相互转移的。◎ [9] 逆取而得：施治时在本求标，在标求本。◎ [10] 从取而得：施治时在本求本，在标求标。◎ [11] 正行无问：依照标本逆从

举万当[12]；不知标本，是谓妄行。

夫阴阳逆从，标本之为道也，小而大，言一而知百病之害[13]；少而多，浅而博，可以言一而知百也。以浅而知深，察近而知远，言标与本，易而勿及[14]。

治反为逆，治得为从[15]。先病而后逆者治其本[16]；先逆而后病者治其本；先寒而后生病者治其本；先病而后生寒者治其本；先热而后生病者治其本；先热而后生中满者治其标；先病而后泄者治其本；先泄而后生他病者治其本，必且调之，乃治其他病。先病而后生中满者治其标[17]；先中满而后烦心者治其本。人有客气，有同气[18]。小大不利治其标[19]；小大利治其本。病发而有余，本而标之，先治其本，后治其标；病发而不足，标

能屡治屡验，万无一失，若不知道标本便是孟浪之徒，胡乱治疗。

大凡阴阳、逆从、标本的道理，看起来很小，而应用的价值却很大，所以谈一个标本逆从的道理，就可以知道很多疾病的要害；由少到多、由浅到博，因此言一可以知百。由浅便能知深，察近能知远，标本的道理说起来是很容易理解的，但并非是那么容易掌握的。

相反而治的为逆治，相顺而治的为从治。先患其病，而后气血逆乱不和的，治其本病。若先因气血违逆不和，而后患病的，先治其本。先因寒邪致病，而又发生其他病变的，应先治其本病；先患病而后生寒症的，应先治其本病。先患热病，而后发生其他病变的，应先治其本病；先患热病的，继生中满的，应先治疗中满的标病。先患某病，而后发生泄泻的，应先治疗本病；先患泄泻，而又生其他病证的，应先治其本病，一定要先把泄泻调治好，才能治疗其他病证。先患病而后发生中满的，应先治疗其标病；先患中满症，而后又增加了心烦不舒的，应先治其本病。人有新感之邪气，也有原有之邪气。大小便不利的，应先治其标病；大小便通利的，应先治疗其本病。若病发而为有余的实证，应用"本而标之"的治法，即先治其本，后治其标；若病为表现不足的虚证，应用"标而

治疗就不会出现差错。◎[12]当：明·张介宾："当，去声。"◎[13]百病之害：多种病的要害。◎[14]易而勿及：标本的道理容易理解，但临床上运用起来，并不那么容易掌握。◎[15]治反为逆，治得为从：谓治疗相反的为逆，治疗相得的为从。◎[16]先病后逆者治其本：意即患某病，而后气血违逆不和的，先治其本病。◎[17]先病而后生中满者治其标：中满为腑气不通，水谷难入，是为危候，必先治之。◎[18]人有客气，有同气《新校正》："按全元起本，'同'作'固'。"当从。客气，即指新受之邪气，固气，即原本在体内之邪气。先受病为本，后受病为标，则客气为标，固气为本。◎[19]小大不利治其标：大小便不利，是危险的症候，应当先治其标症。◎[20]间甚：

而本之，先治其标，后治其本。谨察间甚[20]，以意调之，间者并行，甚者独行[21]。先小大不利而后生病者治其本。

夫病传[22]者，心病先心痛[23]；一日而咳[24]，三日胁支痛，五日闭塞不通，身痛体重。三日不已，死。冬夜半，夏日中[25]。

肺病喘咳；三日而胁支满痛，一日身重体痛，五日而胀。十日不已，死。冬日入，夏日出[26]。

肝病头目眩，胁支满；三日体重身痛，五日而胀，三日腰脊少腹痛，胫酸。三日不已，死。冬日入，夏早食[27]。

脾病身痛体重；一日而胀，二日少腹腰脊痛，胫酸，三日背䏚筋痛[28]，小便闭。十日不已，死。冬人定，夏晏食[29]。

肾病少腹腰脊痛，骱酸；三日

"本之"的治法，即先治其标，后治其本。要谨慎地观察病情的轻重，根据具体的情况而进行适当的治疗。病轻的，可以标本同治；病重的，要从实际出发，或治本、或治标。先有大小便不通利，后继并发其他疾病的，应先治其本病。

大凡疾病的传变，心病先发心痛；后一日病传于肺，而发生咳嗽；后三日病传于肝，而胁部胀痛；后五日传于脾，而大便闭塞不通，身体痛而沉重；再过三日不愈，就要死亡。冬天死于半夜时分，夏日死于中午时分。

肺病先是喘咳；三天未愈，病传于肝，就会胁肋胀痛；再一日病传于脾，就会发生身重疼痛；再过五日，病邪传于胃，发生胀闷；再十日不愈，则死。冬天死于日落时分，夏天死于日出时分。

肝病先是头目眩晕，胁肋胀满；三日后即传于脾，产生体重身痛；五日后病由脾传于胃，产生腹胀；再三日后病传于肾，产生腰脊少腹疼痛，腿胫发酸；如再过三日不愈，则死。冬天死于日落时分，夏日死于吃早饭的时候。

脾病先是身体疼痛沉重；一日后病传于胃，发生胀闷；再二日病传于肾，发生少腹腰脊疼痛，腿胫发酸；再三日后就传入膀胱，发生背脊筋骨疼痛，小便不通；再过十日不愈，则死。冬日死于申时后，夏日死于寅时后。

肾病则少腹腰脊疼痛，胫部发酸；三日后就传于膀胱，发生脊背筋骨痛楚，小便不通；

间，病轻。甚，病重。◎[21]间者并行，甚者独行：病情轻浅的可标本同治；病情较重者，可或治标或治本。◎[22]病传：即疾病传变。◎[23]心痛：指心病诸证。◎[24]一日而咳：即病后一日传于肺而咳。◎[25]冬夜半，夏日中：谓冬日死于夜半时分，夏日死于中午时分。◎[26]冬日入，夏日出：谓冬日死于日入时分，夏日死于日出时分。◎[27]冬日入，夏早食：谓冬日死于日入时分，夏日死于早餐时分。◎[28]背䏚筋痛：谓背部脊柱两侧高起的肌肉和筋膜疼痛。◎[29]冬

背胠筋痛，小便闭，三日腹胀，三日两胁支痛。三日不已，死。冬大晨，夏晏晡[30]。

　　胃病胀满；五日少腹腰脊痛，骱酸，三日背胠筋痛，小便闭，五日身体重。六日不已，死。冬夜半后，夏日昳[31]。

　　膀胱病小便闭；五日少腹胀，腰脊痛，骱酸，一日腹胀，一日身体痛。二日不已，死。冬鸡鸣，夏下晡[32]。

　　诸病以次相传，如是者，皆有死期[33]，不可刺。间一脏止[34]，及至三四脏者，乃可刺也[35]。

再过三日就传入胃，产生腹胀；再过三日，病邪传于肝，发生两胁满痛；如再过三日不愈，则死。冬日死于天亮时分，夏日死于黄昏时分。

　　胃病则胀满；五日后，病即传于肾，发生少腹腰脊疼痛、胫酸；三日后病传于膀胱，发生背脊筋骨疼痛，小便不通；再过五日病传于脾，发生身体沉重；再过六日不愈，则死。冬日死于半夜后，夏日死于午后。

　　膀胱病先是小便不通；五日后病传入肾，发生少腹胀满，腰脊疼痛，胫部发酸；再一日后病即传于胃，发生腹胀；再一日后病传于脾，发生身体沉重疼痛；再过二日不愈，则死。冬日死于半夜后，夏天死于午后。

　　各种病证，是按一定次序传变的，是为相传，如按上述次序相传的，都有一定的死期，不可用刺法治疗。如果不按上述次序相传，而是间脏相传或隔三四脏相传的，方可用针刺治疗。

人定，夏晏（yàn宴）食：谓冬日死于人定时分，夏日死于晏食时分。◎[30]冬大晨，夏晏晡（bū逋）：谓冬日死于大晨时分，夏日死于晏晡时分。◎[31]夏日昳（dié迭）：谓夏日死于日昳时分。昳，日落。◎[32]夏下晡：谓夏日死于下晡时分。下晡，即午后，与日昳之时相近。◎[33]皆有死期：清·姚止庵："五行以胜相传，言其常也，若夫死期有相符者，有未必相符者，不可拘执。"◎[34]间一脏止：谓病邪间脏相传，用针刺之法可制止病传。◎[35]及至三四脏者，乃可刺也：谓病邪隔三四脏相传，方可进行针刺治疗。

素问·天元纪大论 [1] 篇第六十六

黄帝问曰：天有五行御五位，以生寒暑燥湿风[2]；人有五脏化五气，以生喜怒思忧恐。论[3]言五运相袭而皆治之，终朞之日，周而复始[4]，余已知之矣，愿闻其[5]与三阴三阳之候，奈何合之[6]？

鬼臾区稽首再拜对曰：昭乎哉问也！夫五运阴阳者[7]，天地之道也，万物之纲纪，变化之父母，生杀之本始，神明之府也，可不通乎！故物生

黄帝问道：天有木、火、土、金、水五行统御五方，从而产生了寒、暑、燥、湿、风五种气候变化；人有肝、心、脾、肺、肾五脏化育五气，从而产生了喜、怒、思、忧、恐五种情绪变化。经论称述五运递相沿袭，各有主治的季节，到了一年终结的时候，又重新开始新一轮的五运沿袭。我对此已经知道了，还想听听五运和三阴三阳是怎样结合的？

鬼臾区再次跪拜后回答说：你提的这个问题很高明啊！五运和阴阳，都是自然界变化的规律，是万事万物的变化总纲领，是事物发展变化的基础，是万物生长和毁灭的根本，是宇宙间奥妙无穷变化

---

[1]天元纪大论：天，指自然界。元，始也。纪，指规律。本篇讨论自然界万物变化的本始及其规律，故名"天元纪大论"。◎[2]天有五行御五位，以生寒暑燥湿风：主运五步是由五行代表的，如初运为木运，木运则生风；二运为火运，火运则生暑等。天，指自然界。御，驾御，控制。五位，在此指一年中主运的五步。◎[3]论：指《素问·六节藏象论》。◎[4]五运相袭而皆治之，终朞（jī基）之日，周而复始：主运五步从木运开始，按五行相生顺序相互承袭而终于水，各主一个时令，年复一年地周而复始。五运，在此指一年中的主运五步。袭，承袭，承接。治，管理，即主时之义。终朞，满三百六十五又四分之一日。朞，同"期"，周年。◎[5]其：承上指五运。◎[6]三阴三阳之候，奈何合之：即厥阴风木、少阴君火、太阴湿土等六气与主运五步怎样配合。◎[7]夫

-344-

谓之化，物极谓之变[8]，阴阳不测谓之神[9]，神用无方谓之圣[10]。

夫变化之为用也，在天为玄，在人为道，在地为化[11]，化生五味，道生智[12]，玄生神[13]。

神在天为风，在地为木[14]；在天为热，在地为火；在天为湿，在地为土；在天为燥，在地为金；在天为寒，在地为水。

故在天为气，在地成形，形气相感而化生万物矣[15]。然天地者，万物之上下也[16]；左右者，阴阳之道路也[17]；水火者，阴阳之征兆也[18]；金木者，生成之终

的根源所在。对这些道理哪能不通晓呢？事物的开始发生叫做"化"，发展到极点叫做"变"，难以预测的阴阳变化叫做"神"，能够掌握和运用这些无穷变化规律的人称之为"圣"。

阴阳变化的作用，在宇宙空间则表现为深远无穷，在人就表现为对自然规律的认识，在地就表现为万物的生长变化。物质的生长变化产生了五味，认识了自然规律就可产生智慧，在深远的宇宙空间，这种规律就能产生无穷尽的变化。

玄妙莫测的阴阳变化的作用，在天表现为风，在地就为木；在天表现为热，在地就为火；在天表现为湿，在地就为土；在天表现为燥，在地就为金；在天表现为寒，在地就为水。

所以在天表现为无形的气，在地就为有形质的物体，形与气相互感应，就能够变化和产生出万事万物。天空覆盖在上，大地承载在下，所以天地分别在万物的上面和下面；自然界阳气从左上升，阴气从右下降，所以左右是阴阳升降的道路；水为阴，火属阳，水火是阴阳的象征；万物发生于春属木，成熟于秋属金，所

五运阴阳者，天地之道也：与《素问·阴阳应象大论》所言"阴阳者，天地之道也"同义。◎[8]物生谓之化，物极谓之变：万物的发展变化，皆由化至变，亦即所谓"化者变之渐，变者化之成"。◎[9]阴阳不测谓之神："神"就是用阴阳概念所表达的客观事物故有规律。不测，是指客观规律不是不能"测"，也不是无法测，而是用人们的感官无法直接感知的玄妙变化。◎[10]神用无方谓之圣：能够掌握阴阳变化的道理，便可以通晓认识宇宙间的万事万物，亦即运用阴阳运动的规律认识事物而无所不通，就叫做"圣"。圣，精通之义。方，常规。◎[11]在天为玄……在地为化：玄，指构成万物的元始之气，下文"在天为气"，"太虚廖廓，肇基化元"可证。道，道理，指人对事物变化规律的认识。化，生化，指大地生化万物。◎[12]道生智：谓掌握阴阳变化之理就能有无穷的智慧。◎[13]玄生神：谓有了构成万物的元始之气就能产生微妙无穷之变化。◎[14]在天为风，在地为木：言自然界的变化，在天之气与地之五行是相应的，如风与木相应。神，指变化。◎[15]形气相感而化生万物矣：言在天无形之气与在地有形之质相互感召、互相作用而生化成万物。◎[16]天地者，万物之上下也：天地是万物在空间中上下运动的范围。◎[17]左右者，阴阳之道路也：清·张志聪："言阴阳之气，左右旋转之不息。"◎[18]水火者，阴阳之征兆也：清·张

全注全译黄帝内经

始也[19]。气有多少[20]，形有盛衰[21]，上下相召，而损益彰矣[22]。

帝曰：愿闻五运之主时也，何如？

鬼臾区曰：五气运行，各终朞日，非独主时也。

帝曰：请闻其所谓也。

鬼臾区曰：臣积考[23]《太始天元册》[24]文曰：太虚寥廓[25]，肇基化元[26]，万物资始[27]，五运终天[28]，布气真灵[29]，揔统坤元[30]，九星[31]悬朗，七曜[32]周

以金和木是万物生和成的终始，阴阳之气并不是不变的，它有多和少的不同，有形物质在发展变化过程中也有旺盛和衰老的区别，在上的气和在下的形质相互感应，事物的太过和不足的现象就会显露出来。

黄帝说：我想听一听五运怎样分主四时的？

鬼臾区说：五运各主一年，不是仅仅主季节的。

黄帝说：请你把其中的道理讲给我听听。

鬼臾区说：我考察《太始天元册》已经很长时间了，文中说：广阔无边的天空，是物质形成变化的基础，是万物资生的开始，五运的迁袭终而复始，布施着天地间的真元之气，统领大地生化的本元，九星悬照天空，七曜按周天的度数旋转，于是万物就有了阴阳的不断变化，有了刚柔的不同性质，幽暗

志聪："水火为阴阳之征兆，言天一生水，地二生火，火为阳，水为阴，阴阳不可见，而水火为阴阳之征验。"征，征验。兆，表现。◎[19]金木者，生成之终始也：万物生发于春，收成于秋，春属木，秋属金，故以金木代表万物生长、收成的全过程。◎[20]气有多少：天之六气各有阴阳多少之异。气，指六气，即风、寒、暑、湿、燥、火。◎[21]形有盛衰：运有太过不及。形，指五运。盛，太过。衰，不及。◎[22]上下相召而损益彰矣：六气五行上下相合，不足与有余的现象就明显地表露出来。上，指天之六气。下，指地之五行。相召，即相互感召。损，不足。益，有余。彰，昭彰显著。◎[23]积考：反复考究。积，累次，多次。考，考察，研究。◎[24]《太始天元册》：上古专记天真元气运行的书。天元，指岁时运行之理。周朝以十一月建子为正月，后世认为周历得天之正道，故将周历称为"天元"。五运六气所用历法，均以十一月建子。◎[25]太虚廖廓：宇宙苍茫辽阔，无边无际。太虚，即宇宙。廖廓，即辽阔。◎[26]肇（zhào兆）基化元：谓廖廓无边的宇宙充满了元气，元气为万物生化之本源，亦即元气是宇宙间造化万物的根源。肇，开始。基，依据。肇基，始动之依据。化元，生化之本源。◎[27]万物资始：万物资取元气得以始生。资，取。始，有生之初。◎[28]五运终天：五运在宇宙间的运动变化，充斥天地，亘古不变。五运，在这里概指五运六气的运动变化。终，极尽。◎[29]布气真灵：布，敷布。真灵，指有生化能力的真元之气。又，指太虚中的元气。◎[30]揔统坤元：在天之元气总统大地生化万物的根源。揔，同"总"。统，统领。坤元，指大地。◎[31]九星：天蓬、天内、天冲、天辅、天禽、天心、天任、天柱、天英等。古代天象中的星名。天内，又作"天芮"。◎[32]七曜：古称日、月与木、火、土、金、水

—346—

旋，曰阴曰阳，曰柔曰刚[33]，幽显既位[34]，寒暑弛张[35]，生生化化[36]，品物咸章[37]。臣斯十世，此之谓也。

帝曰：善。何谓气有多少[38]，形有盛衰[39]？

鬼臾区曰：阴阳之气各有多少，故曰三阴三阳也。形有盛衰，谓五行之治，各有太过不及也。故其始也，有余而往，不足随之，不足而往，有余从之[40]，知迎知随，气可与期[41]。应天为天符[42]，承岁为岁直[43]，三合为治[44]。

帝曰：上下相召[45]奈何？

和显明也能按一定的位次出现，气候寒冷和暑热也能按一定季节往来，这些生化不息的机理，变化无穷的规律，宇宙万物的不同形象，都会表现出来。我家研究这些理论至今已有十世，因此对您说明这些道理。

黄帝说：好。怎样叫做气有多少，形有盛衰呢？

鬼臾区说：阴阳二气各有多和少的区别，厥阴为一阴，少阴为二阴，太阴为三阴，少阳为一阳，阳明为二阳，太阳为三阳，所以称为三阴三阳。形有盛衰是指天干所主的运各有太过和不及。例如太过的年份过后，随之而来的是不及的年份，不及的年份过后，又是太过的年份。只要明白了已来年份是什么样的运，紧随而来的年运和气的太过、不及情况，就可以预先知道。凡中运之气与司天之气相符的年份，就属于天符之年；中运之气与岁支的五行属性相同的年份，属于岁直之年；中运之气与司天之气及岁支的五行属性都相符合的年份，属于三合之年。

黄帝问道：天气和地气互相感应是怎么回事呢？

五星为七曜。◎[33]曰阴曰阳，曰柔曰刚：谓太空大气肇始，九星照耀大地，七曜运转不休，因而产生了自然界四时阴阳、昼夜寒暑的递迁，以及大地上具有刚柔不同性质的物类。◎[34]幽显既位：幽，属阴，指黑夜。显，属阳，指白昼。既位，固定的位置及次第。◎[35]寒暑弛张：清·张志聪："寒暑弛张者，寒暑往来也。"◎[36]生生化化：无数代的生长变化。生，物之生。化，物的正常变化。◎[37]品物咸章：自然界万物的各种变化都明显地反映出来。品，言众多。品物，即万物。咸，皆，都。章，同"彰"，昭彰显著。◎[38]气有多少：谓阴阳各有太少之分，太则为多，少则为少。◎[39]形有盛衰：谓五运太过为盛，不及为衰。形，指五运（五行）。◎[40]故其始也……有余从之：明·吴昆："火炎则水干，水盛则火灭，此有余而往，不足随之也；阴不足则阳凑之，阳不足则阴凑之，此不足而往，有余从之也。"始，谓运气之始。往，去。随，来。◎[41]知迎知随，气可与期：明·吴昆："迎者，时未至而令先至，若有所迎也。随者，当令亢甚，复气随之也。"期，预知。◎[42]应天为天符：中运和司天之气的五行属性相合，称为"天符"年。◎[43]承岁为岁直：谓中运和年支的五行属性相合，称为"岁会"或"岁直"。◎[44]三合为治：指中运、司天、年支三者五行属性皆相符合，即既为天符，又为岁会，也称"太一天符"。◎[45]上下相召：天地阴阳相互对应，如初运为木则初气为风，二运为火则二气为暑等。上，指天之阴阳，即六气。

鬼臾区曰：寒暑燥湿风火，天之阴阳也，三阴三阳，上奉之[46]；木火土金水火，地之阴阳也，生长化收藏，下应之[47]。天以阳生阴长，地以阳杀阴藏[48]。天有阴阳，地亦有阴阳。木火土金水火，地之阴阳也[49]，生长化收藏。故阳中有阴，阴中有阳。所以欲知天地之阴阳者，应天之气，动而不息，故五岁而右迁，应地之气，静而守位，故六朞而环会[50]，动静相召，上下相临，阴阳相错，而变由生也[51]。

帝曰：上下周纪[52]，其有数乎？

鬼臾区回答说：寒、暑、燥、湿、风、火是天的阴阳，三阴三阳与它相应；木、火、土、金、水、火是地的阴阳，生、长、化、收、藏与之相应。上半年由天气主管，主生主长；下半年由地气主管，主杀主藏。天气有阴阳，地气也有阴阳，因此说，阳中有阴，阴中有阳。所以天地阴阳的变化情况是五行应于天干成为五运，运动不息，五年为一周期，自东向西，运转一次，运行较慢。六气应于地支，分为三阴三阳，分别主持一年气候，六年循环一周，循环较快。由于动和静相互感应，天气和地气互相作用，阴和阳互相交错制约，运气的变化就由此发生了。

黄帝问道：天气和地气循环周旋，有没有一定规律呢？

下，指地之阴阳，即五行，也谓五运之气。◎[46]三阴三阳，上奉之：六气有阴阳性质的不同，且有多少的区别，故用三阴三阳配合之，则厥阴配风，少阴配暑，少阳配火，太阴配湿，阳明配燥，太阳配寒。◎[47]木火土金水……下应之：木火土金水，地之五行之气，亦有阴阳之分，故曰地之阴阳，万物的生长化收藏与之相应，即春应木主生，夏应火主长，长夏应土主化，秋应金主收，冬应水主藏。◎[48]天以阳生阴长，地以阳杀阴藏：明·张介宾："天为阳，阳主升，升则向生，故天以阳生阴长，阳中有阴也；地为阴，阴主降，降则向死，故地以阳杀阴藏，阴中有阳也。以藏气纪元，其征可见。如上半年为阳，阳升于天，天气治之，故春生夏长；下半年为阴，阴降于下，地气治之，故秋收冬藏也。"◎[49]木火土金水火，地之阴阳也：《类经》疑衍。◎[50]所以欲知天地之阴阳者……故六朞而环会：《内经》作者认为天主动，地主静，动静相召，则地之阴阳（五行）应天之气，故动而不息；天之阴阳（六气）应地之气，故静而守位。天气为六，地之五行，各主一岁，则须六年才能完成与六气的配属，故"五岁而右迁"。所谓"右迁"，指上升主岁而言，如土运之岁，按五行相生顺序止于火为五年，而配属六气则仍缺一气，所以五年之后又为土运主岁。以甲子的天干论，则为甲乙丙丁戊己六年，此即谓"不息"之意。地气为五，天之六气各主一岁，则六年恰与五行相会，以土运为例，土运至土运，正是六岁，故"六朞而环会"。所谓"环会"，即五行主岁一周曰"环"，某行主岁而又"右迁"曰"会"。因天之六气应地，地主静故曰"守位"。◎[51]动静相召……而变由生也：明·张介宾："动以应天，静以应地，故曰动静，曰上下，无非言天地之合气，皆所以结上文相召之义。"◎[52]上下周纪：谓天地间运气的循环变化有一定的周期和规律。上下，指天地而言。周，周期。纪，标志。六十年一千四百四十个节气为一周，三十年七百二十个节气谓一纪。

鬼臾区曰：天以六为节，地以五为制[53]。周天气者，六朞为一备；终地纪者，五岁为一周。君火以明，相火以位[54]。五六相合，而七百二十气为一纪，凡三十岁；千四百四十气，凡六十岁，而为一周。不及太过，斯皆见矣。

帝曰：夫子之言，上终天气，下毕地纪[55]，可谓悉矣。余愿闻而藏之[56]，上以治民[57]，下以治身[58]，使百姓昭著，上下和亲，德泽下流，子孙无忧，传之后世，无有终时，可得闻乎？

鬼臾区曰：至数之机[59]，迫迮以微[60]，其来可见，其往可追[61]，敬

鬼臾区回答说：六气为天气，以六为节段；五运为地气，以五为周期。六气变化，六年循环一周，称为一备；五运迁移，五年循环一次，称为一周。主运为火运，君火有名而不行令，相火代替君火表现热令。五运和六气相结合，七百二十个节气，称为一纪，共三十年；一千四百四十个节气为一周期，共六十年。在六十年中，五运和六气的太过、不及都会出现。

黄帝说：先生所谈论的内容，上极天气，下究地理，是很详尽的。我打算把这些内容记录下来，对上用来调治百姓的疾苦，对下用来保养自己的身体，并且使百姓都能明白这些道理，和睦互爱，德泽广为传播，并且能流传给后世，使百姓永远不发生疾苦，你能再谈谈吗？

鬼臾区说：气运相结合的道理，是很深刻的。来的时候可以看得见，去的时候可以追溯。遵循这些规律，就能繁荣昌盛；违背这些规律，就会受到伤害。

◎[53]天以六为节，地以五为制：言天之六气需要六年方能循环一周，地之五运需要五年才能循环一周。天，指天之六气。地，指地之五行。节，节度，法度。制，制度。又，一年分六步，为六气所主。一年分五步，为五运所统。◎[54]君火以明，相火以位：火之质在下而光明在上。以此比喻六气之中的君火在前（二之气），相火在后（三之气），并解释其在前、在后之意。君火，本意指六气中的"热气"，后世演绎指生理状态下的心之阳气；相火，本意指六气中的"暑气"，后世演绎指生理状态下的肝胆、命门、三焦、心包之阳气，以及病理状态下阴虚阴不制阳所引起的虚火、虚热概念。以后各篇中的"君火""相火"概念均仿此。◎[55]上终天气，下毕地纪：谓五运阴阳之道穷究天地发生之原，尽赅万物生化之理。终，穷究，尽明。天气，指气候的产生。毕，都，全部。地纪，指万物生化之理。◎[56]闻而藏之：听到并记住它。之，指五运六气之道。◎[57]治民：治理国家为民心诚服。◎[58]治身：养生。保养生命，使人健康长寿。◎[59]至数之机：至数，指五运六气相合的定数。机，奥妙，机要。◎[60]迫迮（zé则）以微：言五运六气相合之理精细而深奥。迫，近。迮，近也。微，幽深也。◎[61]其来可见，其往可追：运气之机虽然深奥，但可通过观察现时的物候，结合以往的气候情况找出其规律。其，指运和气。运和气来时，有物候可以征见；运气已往，其过程可供追思、考查。追，追思，考查之意。◎[62]敬之者昌，慢之者亡：天地万

之者昌，慢之者亡[62]，无道行私，必得夭殃[63]，谨奉天道，请言真要[64]。

帝曰：善言始者，必会于终；善言近者，必知其远[65]，是则至数极而道不惑，所谓明矣[66]！愿夫子推而次之。令有条理，简而不匮[67]，久而不绝，易用难忘，为之纲纪，至数之要，愿尽闻之。

鬼臾区曰：昭乎哉问！明乎哉道！如鼓之应桴，响之应声也[68]。臣闻之：甲己之岁，土运统之[69]；乙庚之岁，金运统之；丙辛之岁，水运统之；丁壬之岁，木运统之；戊癸之岁，火运统之。

帝曰：其于三阴三阳，合之奈何？

鬼臾区曰：子午之岁，上见少阴[70]；丑未之岁，上见太阴；寅申之岁，上见少阳；卯酉之岁，上见

如果不能遵守这些规律，只凭个人的意志去做，必然会遇到祸殃。请让我根据自然规律讲讲其中的重要的道理。

黄帝说：凡是善于谈论事情的起因，就一定能领会事物的终结；善于谈论近的事物，也一定能认识远处的事物。这样看来，极尽五运六气的理论而不被迷惑，这就是所谓明达的意思。请先生把这些道理进一步加以演绎，使其更有条理，简明而不缺略，永远流传而不会亡失，容易掌握而不会忘记，使其提纲挈领，简明扼要。我想听你详细地讲一讲。

鬼臾区说：您说的道理很明白，所提的问题也很高明啊！好像鼓槌敲在鼓上有声相应，又像发出的声音立即得到回响。我听说过，凡是甲己年都是土运统管，乙庚年都是金运统管，丙辛年都由水运统管，丁壬年都由木运统管，戊癸年都由火运统管。

黄帝问道：三阴三阳与六气是怎样相互结合的呢？

鬼臾区回答说：子午年是少阴司天，丑未年是太阴司天，寅申年是少阳司天，卯酉年是阳明司天，辰戌年是太阳司天，巳亥年是厥阴司天。少阴为其开端，厥阴

物有其自身的客观规律，按照客观规律办事就能昌盛、发展或成功，违背客观规律就会失败或死亡。敬，遵从。之，指运气运动的规律。昌，昌盛。慢，不顺从，违背。亡，失败，衰亡。◎[63]无道行私，必得夭殃：不懂或不遵循客观规律，一味按主观意志办事，必然导致半途而废或带来灾难。◎[64]真要：至真之要道。◎[65]善言始者……必知其远：精于明道之人必能掌握事物变化的全过程而做到首尾一致，远近若一。◎[66]至数极而道不惑，所谓明矣：谓极尽五运六气的道理而不被迷惑，即所谓明达。◎[67]简而不匮：谓简明而不缺略。匮，缺乏。◎[68]鼓之应桴，响之应声也：明·张介宾："桴，鼓槌也。发者为声，应者为响。"比喻效验迅速而明显。◎[69]甲己之岁，土运统之：谓逢甲、逢己之年都属土运。余皆仿此。◎[70]子午之岁，上见少阴：子午之岁，凡

阳明；辰戌[71]之岁，上见太阳；巳亥之岁，上见厥阴。少阴所谓标也，厥阴所谓终也[72]。厥阴之上，风气主之；少阴之上，热气主之；太阴之上，湿气主之；少阳之上，相火主之；阳明之上，燥气主之；太阳之上，寒气主之。所谓本也，是谓六元[73]。

帝曰：光乎哉道！明乎哉论！请著之玉版，藏之金匮，署曰《天元纪》。

是其终结。凡厥阴司天，风气主令；少阴司天，热气主令；太阴司天，湿气主令；少阳司天，相火主令；阳明司天，燥气主令；太阳司天，寒气主令。这就是三阴三阳的本元，所以叫做六元。

黄帝说：你的论述博大精深，很高明啊！我将把它刻在玉版上，藏在金柜里，并题名为《天元纪》。

年支为子、为午的年份。上见，指司天之气。如甲子之年，少阴君火司天。余皆仿此。◎［71］戌：原本作"戌"，误，故改。◎［72］少阴所谓标也，厥阴所谓终也：明·张介宾："标，首也；终，尽也。六十年阴阳之气始于子午，故少阴谓标，尽于巳亥，故厥阴谓终。"◎［73］所谓本也，是谓六元：明·张介宾："三阴三阳者，由六气之化为之主，而风化厥阴，热化少阴，湿化太阴，火化少阳，燥化阳明，寒化太阳，故六气谓本，三阴三阳谓标也。然此六者，皆天元一气之所化，一分为六，故曰六元。"

素问·五运行大论[1] 篇第六十七

黄帝坐明堂[2]，始正天纲[3]，临观八极[4]，考建五常[5]。

请天师而问之曰：论[6]言天地之动静，神明[7]为之纪，阴阳之升降，寒暑彰其兆。余闻五运之数于夫子，夫子之所言，正五气之各主岁[8]尔，首甲定运[9]，余因论之。

黄帝坐在明堂，开始厘正自然规律，考校五运之气运行的道理。

向天师岐伯询问道：从前的医学论著中曾经说道，天地动静变化，是以自然界中变化无穷的阴阳为纲纪的。阴阳升降，是以寒暑更迭显示其征兆的。我也听先生讲过五运的理论，你所讲的仅是五运各主一岁。关于六十甲子，从甲年开始定运，我又与鬼臾区进行了进一步讨论。

---

[1]五运行大论：五运，即以五行代表的五运。行，变化运行。五运既主岁，又主时。随着天体的运行，而五运也就有了不同的变化。如癸年为火运，甲年为土运，初运为木，二运即为火等。本篇重点论述了五运六气的主要运动变化规律，及其对人体和万物生化的影响，故名。◎[2]明堂：黄帝处理事务和宣布政令的地方。明·张介宾："明堂，王者朝会之堂也。"◎[3]正天纲：正，校正。天纲，指认识天体运行的纲领。如根据斗柄所指的方位，以定春秋冬等。◎[4]临观八极：临观，观看之意。八极，即东、南、西、北、东南、东北、西南、西北八方。◎[5]考建五常：谓考校自然界气候变化的一般规律，并建立掌握五运六气的纲领。◎[6]论：指《太始天元册》。也有人认为指本书的《阴阳应象大论》及《气交变大论》等篇。◎[7]神明：指自然界生长收藏的变化。意谓根据自然界生物的生长收藏变化，就可得知天地在不断地运动。◎[8]主岁：指五运分别主持一年的岁运。◎[9]首甲定运：五运之中，以甲子纪年，所以说首先用甲子决定五运的某运。◎

鬼臾区曰：土主甲己[10]，金主乙庚，水主丙辛，木主丁壬，火主戊癸。子午之上，少阴主之[11]；丑未之上，太阴主之；寅申之上，少阳主之；卯酉之上，阳明主之；辰戌之上，太阳主之；巳亥之上，厥阴主之。不合阴阳[12]，其故何也？

岐伯曰：是明道也，此天地之阴阳也。夫数之可数者，人中之阴阳也[13]，然所合，数之可得者也。夫阴阳者，数之可十，推之可百，数之可千，推之可万。天地阴阳者，不以数推，以象之谓也。

帝曰：愿闻其所始也[14]。

岐伯曰：昭乎哉问也！臣览《太始天元册》文，丹天之气[15]经于牛女戊

鬼臾区说：土运主甲己年，金运主乙庚年，水运主丙辛年，木运主丁壬年，火运主戊癸年。子午年是少阴司天，丑未年是太阴司天，寅申年是少阳司天，卯酉年是阳明司天，辰戌年是太阳司天，巳亥年是厥阴司天。这些内容与以前所论的阴阳不相符合，这是什么道理呢？

岐伯回答说：这是很明显的道理，这里指的是天地间运气的阴阳变化。可以计算而知的，是人体的阴阳之数，那么，人体与天地相合的阴阳之数，也可通过计算而知。人体的阴阳之数，如果能够计算到十，就可以推算到百；能够计算到千，就可以推算到万。至于天地的阴阳之数，则不能够用数目推算，要依据物象及其变化来推知。

黄帝说：我想听听这些理论是怎样形成的。

岐伯说：这个问题提得很高明啊！我曾阅读《太始天元册》的内

---

[10] 土主甲己：指年干逢甲逢己之年，司岁的中运为土运。下文仿此。逢乙逢庚之年为金运，逢丙逢辛之年为水运，逢丁逢壬之年为木运，逢戊逢癸之年为火运。◎[11]子午之上，少阴主之：即岁支逢子逢午之年，少阴君火热气为司天。上，指司天。少阴，即六气中热气之标。下文皆仿此。岁支逢寅逢申之年，少阳相火暑气司天；岁支逢卯逢酉之年，阳明燥金司天；岁支逢辰逢戌之年，太阳寒水司天；岁支逢巳逢亥之年，厥阴风木司天。◎[12]不合阴阳：指"土主甲己……火主戊癸"，"子午之上，少阴主之……巳亥之上，厥阴主之"，均系一个阴或一个阳主岁，不合阴和阳之数。从下文"天地阴阳者，不以数推，以象之谓也"的结论，可知并非指五运与六气之数"不合阴阳"。可参看《素问·阴阳离合论》。◎[13]夫数之可数者，人中之阴阳也：天地阴阳是不能以数推的，因"万之大，不可胜数"。阴阳是无限可分的，所以人体之阴阳，也是"数之可十，推之可百，数之可千，推之可万"。◎[14]愿闻其所始也：即讨论十干配属五运之理。始，开始，言开始以甲与己合而属土运，己与庚合而属金运。◎[15]丹天之气：指横贯于天空的赤色火气。丹，赤色。下文的黅（jīn今）天之气，指黄色土气。苍天之气，指青色木气。玄天之气，指黑色水气。素天之气，指白色金气。传说上古观天时，见五色之玄气横亘于天空，所以有丹、黅、苍、素、玄"五气经天"的说法。

分[16]，黅天之气经于心尾己分，苍天之气经于危室柳鬼，素天之气经于亢氐昴毕，玄天之气经于张翼娄胃。所谓戊己分[17]者，奎壁角轸，则天地之门户[18]也。夫候之所始，道之所生，不可不通也。

帝曰：善。论言天地者，万物之上下，左右者，阴阳之道路[19]，未知其所谓也。

岐伯曰：所谓上下者，岁上下见阴阳之所在也。左右者，诸上见厥阴，左少阴，右太阳；见少阴，左太阴，右厥阴；见太阴，左少阳，右少阴；见少阳，左阳明，右太阴；见阳明，左太阳，右少阳；见太阳，左厥阴，右阳明。所谓面北而命其位[20]，言其见也。

帝曰：何谓下？

容，赤色的气象经过牛、女二宿及西北方的戊分，黄色的气象经过心、尾二宿及东南方的己分，青色的气象经过危、室二宿与柳、鬼二宿之间，白色的气象经过张、翼二宿及娄、胃二宿之间。所谓戊分，即奎、壁二宿所在的方位；己分，即角、轸二宿所在的方位。奎、壁正当秋分时节，日渐长，气渐暖，所以是天地阴阳变化的门户。这是推演气候的开始，是自然规律的所在，所以不能不通晓。

黄帝说：好。在《天元纪大论》中曾经论述说：天地是万物的上下，左右是阴阳的道路，但不知道这是什么意思。

岐伯说：这里所说的"上下"，指的是该年客气的司天及在泉，从司天、在泉可以显现阴阳所在的位置。所说的"左右"，指的是司天之气的左右间气，凡是厥阴司天之年，左间为少阴，右间是太阳；少阴司天之年，左间是太阴，右间是厥阴；太阴司天之年，左间是少阳，右间是少阴；少阳司天之年，左间是阳明，右间是太阴；阳明司天之年，左间是太阳，右间是少阳；太阳司天之年，左间是厥阴，右间是阳明。这里所说的左右间，是面向北方所见的位置。

黄帝问道：什么叫做"下"（在泉）呢？

◎[16]经于牛女戊分：经，横贯。牛女，以及下文的心尾、危室柳鬼、亢氐昴毕、张翼娄胃、奎壁角轸都是二十八宿的名称。二十八宿是标志天体方位的，它分布于天体的情况是：角、亢、氐、房、心、尾、箕，是东方苍龙七宿；斗、牛、女、虚、危、室、壁，是北方玄武七宿；奎、娄、胃、昴、毕、觜、参，是西方白虎七宿；井、鬼、柳、星、张、翼、轸，是南方的朱雀七宿。◎[17]戊己分：即奎、壁、角、轸四宿之位。◎[18]天地之门户：太阳视运动，位于奎壁二宿时正当由春入夏之时，位于角轸二宿时正当由秋入冬之时，夏为阳中之阳，冬为阴中之阴，所以古人称奎壁角轸为天地之门户。◎[19]天地者，万物之上下，左右者，阴阳之道路：上下，指司天和在泉。左右，指司天之左右间气。司天的左侧为左间，司天的右侧为右间。◎[20]面北而命其位：上为南，下为北。

岐伯曰：厥阴在上，则少阳在下，左阳明，右太阴；少阴在上，则阳明在下，左太阳，右少阳；太阴在上，则太阳在下，左厥阴，右阳明；少阳在上，则厥阴在下，左少阴，右太阳；阳明在上，则少阴在下，左太阴，右厥阴；太阳在上，则太阴在下，左少阳，右少阴。所谓面南而命其位[21]，言其见也。

上下相遘[22]，寒暑[23]相临，气相得[24]则和，不相得[25]则病。

帝曰：气相得而病者，何也？

岐伯曰：以下临上[26]，不当位也。

帝曰：动静何如？

岐伯曰：上者右行，下者左行[27]，左右周天，余而复会也。

岐伯回答说：厥阴司天则少阳在泉，在泉的左间是阳明，右间是太阴；少阴司天则阳明在泉，在泉的左间是太阳，右间是少阳；太阴司天则太阳在泉，在泉的左间是厥阴，右间是阳明；少阳司天则厥阴在泉，在泉的左间是少阴，右间是太阳；阳明司天则少阴在泉，在泉的左间是太阴，右间是厥阴；太阳司天则太阴在泉，在泉的左间是少阳，右间是少阴。这里所说的左右是面向南方所确定的位置。

客气和主气互相感应，六气中的客气和主气互相加临，如果客气、主气相得就是平和的气候，客气、主气不相得，气候异常，就会生病。

黄帝问道：有时客气、主气相得却仍会生病，这又是什么原因呢？

岐伯回答说：相得是指客气生主气，如果主气生客气，上下颠倒，叫做以下临上，是不当其位，所以会生病。

黄帝问道说：天地的动静状态又是怎样的呢？

岐伯回答说：天在上，自东向西右旋运行；地在下，自西而东向左运行。左行和右行，经过周天三百六十五度（一年）余四分之一度，又恢复到原来的位置。

司天在上，故面北而命其左右，则西为左，东为右。◎［21］面南而命其位：定在泉的左右，是面向南方，则东为左，西为右。◎［22］上下相遘：谓司天与在泉之客气互相交替，逐年变迁。遘，交。上，指司天。下，指在泉。◎［23］寒暑：泛指六步不同之气的表现，不只是寒暑二气。◎［24］相得：客气、主气加临相生，或客主同气为相得，如木火相临、金水相临、火土相临、土金相临。◎［25］不相得：客气、主气加临相克为不相得，如土木相临、土水相临、水火相临、火金相临、金木相临。◎［26］以下临上：下指主气，上指客气，系说明客主之气中相火与君火加临情况的。［27］上者右行，下者左行：如子年为少阴君火司天，丑年则为太阴湿土司天，而少阴君火则自右降为太阴的右间。如子年阳明在泉，丑年则太阳由在泉的左间升为在泉。上，指司天。下，指在泉。◎

帝曰：余闻鬼臾区曰：应地者静。今夫子乃言下者左行，不知其所谓也，愿闻何以生之乎？

岐伯曰：天地动静，五行迁复，虽鬼臾区其上候[28]而已，犹不能遍明。夫变化之用，天垂象，地成形，七曜纬虚[29]，五行丽地[30]。地者，所以载生成之形类[31]也。虚者，所以列应天之精气[32]也。形精之动，犹根本之与枝叶也[33]，仰观其象，虽远可知也。

帝曰：地之为下否乎？

岐伯曰：地为人之下，太虚之中者也。

帝曰：冯[34]乎？

岐伯曰：大气举之也。燥以干之，暑以蒸之，风以动之，湿以润之，寒

黄帝说：我听鬼臾区说：与地相应的气是静止不动的，现在先生说"下者右行"，我不明白其中的道理，想听听这是为什么。

岐伯说：天地的运动和静止，五行的递迁和往复，即使是鬼臾区也只能达到上等的境界，仍不能完全地阐明。关于天地变化的作用，天显示的是日月二十八宿等星象，地显示有形的物质。日月五星旋绕在太空之中，五行附着在大地。大地承载着各类有形物质，太空布列着凝聚天之精气的星象。地之形质与天之精气相互运动，就像植物的根干与枝叶的关系一样，虽然距离很遥远，但通过对物象的观察，仍然是可以认识的。

黄帝问道：大地是不是在下面呢？

岐伯回答说：大地在人之下，居于太空中间。

黄帝问道：大地在太空中凭借什么力量呢？

岐伯回答说：是大气托举着的。燥气使它干燥，暑气使它蒸发，风气使它动荡，湿气使它滋润，寒气使它坚实，

[28]上候：上等的意思。◎[29]七曜纬虚：谓日月及五星像穿梭一样来回地横越于天上的众星之间（太空）。古代认为天上的恒星如同织布的经线一样罗列在天空固定不移，而日月五星在众星中横越，像织布的纬线一样横越穿梭。七曜指金、木、水、火、土五星和日月。纬，纬线，在这里是横越的意思。虚，指太虚，即宇宙。◎[30]五行丽地：五行之气附着于大地运行变化而产生万物。丽，附着之意。◎[31]形类：指有形的物类，不论动植物或矿物都属形类。◎[32]应天之精气：指日月星辰。古人认为日月星辰之有形来源于天地之精气，故称。◎[33]形精之动……枝叶也：大地上的万物与天上的日月星辰之间的关系，由于均由元气所化生，故如根本与枝叶一样密切。形，指大地的万物。精，指天上的日月星辰。◎[34]冯：通"凭"。◎[35]寒暑六入：指一年之中有六步之气

以坚之，火以温之。故风寒在下，燥热在上，湿气在中，火游行其间，寒暑六入[35]，故令虚而生化[36]也。故燥胜则地干，暑胜则地热，风胜则地动，湿胜则地泥，寒胜则地裂，火胜则地固矣。

帝曰：天地之气[37]，何以候之？

岐伯曰：天地之气，胜复[38]之作，不形于诊也。《脉法》曰：天地之变，无以脉诊[39]。此之谓也。

帝曰：间气[40]何如？

岐伯曰：随气所在，期于左右[41]。

帝曰：期之奈何？

岐伯曰：从其气则和，违其气则病，不当其位[42]者病，迭移其位[43]者病，失守其位[44]者危，尺寸反者

火气使它温暖。风寒在下，燥热在上，湿气在中，火气游行于中间。一年之内，风寒暑湿燥火六气下临于大地，由于大地感受了六气的影响才化生为万物。燥气太过，大地干燥；暑气太过，大地炽热；风气太过，大地动荡；湿气太过，大地泥泞；寒气太过，大地坼裂；火气太过，大地坚固。

黄帝问道说：司天、在泉之气对人的影响，怎样从脉象方面观察呢？

岐伯回答说：司天之气和在泉之气以及胜气和复气的发生，都不会表现于脉象。《脉法》上说：司天、在泉之气的变化，不能根据脉象进行诊察，说的就是这个道理。

黄帝问道：间气的反应又是如何的呢？

岐伯回答：可以根据每年间气对脉象的影响去测知。

黄帝问道：怎样测知呢？

岐伯回答说：脉气与岁气相应就体气平和，脉气与岁气相背就发生疾病，脉象不当其位而见于其他部位时就要生病，左右手脉互移其位也要生病，反见其相克的

下临大地。寒暑，指一年的气候变化。六入，指六气下临大地如自外而入。六，指六气。◎[36]令虚而生化：虚则寓气，六气方可出入升降其间，以致产生一年四季寒暑往来的迁移变化，而使大地生化万物。古人认为实则不能接受外来的事物，不接受外来的事物就不能生化，因为六气的影响能使大地生化万物，而时令则是空有其位，需靠气以生化，所以说"令虚而生化"。虚，空。◎[37]天地之气：指司天、在泉之气。◎[38]胜复：气太过而克贼侵犯者为胜。复，报复，六气盛极，则己所不胜之气来报复。◎[39]天地之变，无以脉诊：明·张介宾："天地之气，有常有变。其常气之形于诊者，如春弦、夏洪、秋毛、冬石，及厥阴之至其脉弦，少阴之至其脉钩，太阴之至其脉沉，少阳之至大而浮，阳明之至短而涩，太阳之至大而长者，皆是也。若其胜复之气，卒然初至，安得剧变其脉而形于诊乎？故天地之变，有不可以脉诊，而当先以形证求之者。"◎[40]间气：客气六步之中，除司天、在泉之气外，其余四气称为间气。◎[41]期于左右：间气与脉象的关系，如气在左间则左脉应，气在右间而右脉应。期，会。左右，指左寸口脉。◎[42]不当其位：间气与脉气不相应，气在左而见于右脉，气在右而见于左脉，是不当其位的病脉。◎[43]迭移其位：实谓脉与气候变化特征相反。◎[44]失

死，阴阳交[45]者死。先立其年，以知其气[46]，左右应见，然后乃可以言死生之逆顺。

帝曰：寒暑燥湿风火，在人合[47]之奈何？其于万物何以生化？

岐伯曰：东方生[48]风，风生木，木生酸，酸生肝，肝生筋，筋生心。其在天为玄[49]，在人为道[50]，在地为化。化生五味，道生智，玄生神，化生气。神在天为风，在地为木，在体为筋，在气为柔[51]，在脏为肝。其性为暄[52]，其德为和[53]，其用为动，其色为苍，其化为荣，其虫毛[54]，其政为散，其令[55]宣发，其变摧拉，

脉象时病情危重，两手尺脉和寸脉相反就要死亡，左右手脉交互出现也是死亡之脉。先要确定当年的干支，推算其岁运岁气以及左右间气应出现的位置，然后才能根据岁气与脉象相应情况预测死生和病情的顺逆。

黄帝问道说：寒暑燥湿风火六气与人体是怎样应合的呢？对于万物的生化又有什么关系呢？

岐伯回答说：东方应春生风，春风使木类生发，木类能生酸味，酸味滋养肝脏，肝营养筋，营养于筋的精气又滋养心脏。六气在天则幽玄深远，在人为认识事物变化的规律，在地为能化生万物的基础。生化后能生成五时，掌握了认识事物的规律，然后能使人产生无穷智慧，深远无边的宇宙，能产生变化莫测的规律（神），生成万物的气机。神的变化具体表现为：在天为风，在地为木，在人体为筋，在气为柔和，在五脏为肝。其性质为温暖，其影响为平和，其功用为动，其色为青，其生化为繁荣，在动物为毛虫，气候特点为升散，施加于万物的作用为宣布舒发，异常

守其位：明·张介宾："克贼之脉见，而本位失守也。"◎[45]阴阳交：即出现阴阳交错的脉象。此与《素问·评热病论》的阴阳交病迥别。◎[46]先立其年，以知其气：谓先确立岁干岁支，然后就可知当年的五运之气和司天、在泉、间气的分布。◎[47]合：配合。◎[48]生：事物间的化生与滋养。如"东方生风"之"生"为化生，"酸生肝"之"生"为滋养。◎[49]玄：明·张介宾："玄，深微也，天道无穷，东为阳升之方，春为发生之始，故曰玄。"◎[50]道：明·张介宾："道者，天地之生意也，人以道为生，而知其所生之本，则可以言道矣。"◎[51]柔：指春天风气柔和。◎[52]暄：温暖，指风性温暖。◎[53]其德为和：明·张介宾："春阳布和，木之德也。"德，本性。和，温和。◎[54]虫：泛指动物而言。古人把动物分为五大类，称为五虫。毛，指毛虫，各种家畜、走兽之类。◎[55]政、令：均有行使权力之义。此下"令"字义同。而"政"指木之性，"令"则指事物的景象。古人认为四时寒热温凉的气候更迭，天地万物生长化收藏的变化，是受宇宙自然力的控制的，是五运六气分别主持政令的结果。在各个不同季节里，它的行令各有不同，而万物

其眚[56]为陨，其味为酸，其志为怒。怒伤肝，悲胜怒；风伤肝，燥胜风；酸伤筋，辛胜酸。

南方生热，热生火，火生苦，苦生心，心生血，血生脾。其在天为热，在地为火，在体为脉，在气为息[57]，在脏为心。其性为暑，其德为显，其用为躁，其色为赤，其化为茂，其虫羽，其政为明，其令郁蒸，其变炎烁，其眚燔焫[58]，其味为苦，其志为喜。喜伤心，恐胜喜；热伤气，寒胜热；苦伤气，咸胜苦。

中央生湿，湿生土，土生甘，甘生脾，脾生肉，肉生肺。其在天为湿，在地为土，在体为肉，在气为充[59]，在脏为脾。其性静兼[60]，其德为濡，其用为化，其色为黄，其化为盈[61]，其虫倮[62]，其政为谧[63]，其令云雨，其变动注[64]，其眚淫溃[65]，其味为甘，其志为思。思伤脾，怒胜思；湿伤肉，风胜湿；甘伤脾，酸胜甘。

变动为摧折败坏，产生的灾害为陨落，在五味为酸，在人的情志为怒。怒能伤肝，悲哀能抑制怒气；风气能伤肝，燥气能抑制风气；酸味能伤筋，辛味能抑制酸味。

南方气热，热盛生火，火能生苦味，苦味入心，心能生血，心气通过血滋养脾脏。变化莫测的神的具体表现为：在天为热，在地为火，在人体为脉，在气为长养，在五脏为心。其性质为暑热，其德为物象显现，其功用为躁动，其色为赤，生物特点为茂盛，在动物为羽虫，其作用为显明，气候特点为热盛，异常变动为炎热烧灼，其产生的灾害为燔灼焚烧，在五味为苦，在人的情志为喜。喜能伤心，恐惧能抑制喜；热能伤人，寒能制约热；苦味可伤气，咸味能克制苦味。

中央应长夏而生湿，湿能生土，土生甘味，甘味入脾，滋养脾脏，脾长养肌肉，长养肌肉的气能滋养肺脏。变化莫测的神的具体表现为：在天为湿，在地为土，在人体为肌肉，在气为物体充盈，在脏应于脾。湿性安静兼化万物，特性是濡润，功用为化生，在色为黄，化生为万物盈满，在动物为倮虫，特性为安静，作用能布化云雨，异常变化为久雨不止，产生的灾害是湿雨土崩，在五味为甘，在人的情志为思。思能伤脾，怒能抑制思虑；湿能伤害肌肉，风能抑制湿气；甘味能伤脾，酸味能克制甘味。

的变化也各有不同。◎［56］眚（shěng省）：灾害。◎［57］息：长养的意思。◎［58］燔焫：大火燃烧。◎［59］充：充实饱满之义。◎［60］其性静兼：中央属土，土为阴，故其性为静；土不主时，寄旺于四季之末，故兼有寒热温凉四气之性。◎［61］盈：充满丰盛之义。◎［62］倮：无毛、无甲、无鳞、无羽的倮体动物。◎［63］谧（mì密）：安然宁静的意思。◎［64］动注：流动灌注。◎［65］淫

全注全译黄帝内经

西方生燥，燥生金，金生辛，辛生肺，肺生皮毛，皮毛生肾。其在天为燥，在地为金，在体为皮毛，在气为成[66]，在脏为肺。其性为凉，其德为清，其用为固，其色为白，其化为敛，其虫介[67]，其政为劲[68]，其令雾露，其变肃杀，其眚苍落[69]，其味为辛，其志为忧。忧伤肺，喜胜忧；热伤皮毛，寒胜热；辛伤皮毛，苦胜辛。

北方生寒，寒生水，水生咸，咸生肾，肾生骨髓，髓生肝。其在天为寒，在地为水，在体为骨，在气为坚[70]，在脏为肾。其性为凛[71]，其德为寒，其用为藏[72]，其色为黑，其化为肃，其虫鳞，其政为静，其令霰雪[73]，其变凝冽[74]，其眚冰雹，其味为咸，其志为恐。恐伤肾，思胜恐；寒伤血，燥胜寒；咸伤血，甘胜咸。

五气更立[75]，各有所先[76]，非其位[77]则邪，当其位则正。

西方应秋而生燥，燥能生金，金生辛味，辛入肺而养肺，肺养皮毛，滋养皮毛的精气能养肾。莫测变化的神的具体表现为：在天为干燥，在地应金，在人体应在皮毛，在气应于万物成熟，在脏应于肺脏。其特性为清凉，作用为洁净，功能为坚固，其色白，其生化为收敛，在动物应介虫，其政为刚劲急切，其令为雾露，异常变动为严酷摧残，灾害为青干而凋落，在五味为辛，在人之情感为忧，忧能伤肺，喜能抑制忧；热能伤皮毛，寒能克制热；辛味伤皮毛，苦味能克制辛味。

北方应冬而生寒，寒能生水，水生咸味，咸味入肾而养肾，肾滋养骨髓，养骨髓的精气能滋养肝脏。变化莫测的神的具体表现为：在天应寒，在地应水，在人体则应骨，其气应于物体坚实，在脏应于肾，特性为严凛，作用为寒冷，功能为闭藏，其色黑，生化为整肃，在动物为鳞虫，其政为平静，其令为霰雪，异常变动为结冰气寒，灾害为冰雹，其味咸，在人的情志为恐。恐能伤肾，思能抑制恐惧；寒能伤血，燥能克制寒气；咸味伤血，甘味能克制咸味。

总之，五行之气是更替着主宰着时令的，各有先后的次序。不在其相应的季节主宰时令，就属于邪气；在其相应的季节主宰时令，就是正气。

溢：泛滥流溢。◎[66]成：成熟，成形。◎[67]介：即"甲"，俗称"壳"，指介虫，即有壳的动物。◎[68]劲：强劲有力。◎[69]苍落：青干而凋谢。◎[70]坚：坚固。冬天寒冷，万物坚固。◎[71]凛：清·高世栻："凛，严厉也。冬气严厉而寒，故其性为凛，其性凛则其德为寒。"◎[72]其用为藏：原脱，据《素问吴注》补。◎[73]霰雪：原脱，据《素问吴注》补。◎[74]凝冽：水结冰为凝，冷极为冽。◎[75]五气更立：即五气更替主时。◎[76]各有所先：指"五气更立"，互相先主初运。◎[77]位：指季节——春、夏、长夏、秋、冬。◎[78]主岁：即五行各主帝曰：病生之变何如？

岐伯曰：气相得则微，不相得则甚。

帝曰：主岁[78]何如？

岐伯曰：气有余，则制己所胜[79]而侮所不胜[80]；其不及，则己所不胜侮而乘之，己所胜轻而侮之。侮反受邪[81]，侮而受邪，寡于畏也。

帝曰：善。

黄帝问道：邪气怎样发生致病的变化呢？

岐伯回答说：气候与主时方位相合，所发生的病情轻微；气候与主时方位不相合，所发生的病情严重。

黄帝问道：五气是如何主岁的呢？

岐伯回答说：主宰岁时的五行之气如果有余，就会制约其所胜之气而反欺其所不胜之气；如果不足，则其所不胜之气就会来欺凌它。但欺凌他气者，自身又会反受邪侵。之所以这样，是由于它只是无所顾忌地欺凌他气而使得正身变得空虚的缘故。

黄帝说：好。

一岁，五行主岁称为"五运"。◎［79］己所胜：受制于我的为己所胜，即我克者。◎［80］所不胜：克制我的为己所不胜，即克我者。◎［81］侮反受邪：五气相互之间存在着生克制化关系，有胜必有复，如木气胜则必有金气复之。

素问·六微旨大论^[1] 篇第六十八

黄帝问曰：呜呼远哉！天之道也，如迎浮云，若视深渊，视深渊尚可测，迎浮云莫知其极。夫子数言，谨奉天道^[2]，余闻而藏之，心私异之，不知其所谓也。愿夫子溢志尽言其事^[3]，令终不灭，久而不绝，天之道可得闻乎？

岐伯稽首再拜对曰：明乎哉问，天之道也！此因天之序，盛衰之时也。

帝曰：愿闻天道六六之节^[4]，盛衰何也？

黄帝问道：啊呀！天地的规律是多么的远大呀！好像仰望空中的浮云，又像俯视深渊。俯视深渊尚且可以测知其深度，而仰望浮云却不知它的终极之处。先生多次说要小心谨慎地尊奉气象变化的规律，我听后都记下来，但是心里仍然有些疑惑，不明白其中的意思。请先生尽可能详细地讲讲其中的道理，使这些理论永远地流传下去而不灭绝。你能把这些道理讲给我听吗？

岐伯再次跪拜后回答说：你提的问题很高明啊！这是由于运气秩序的变更，表现为气象盛衰变化的时位所致。

黄帝问道：我想听听关于天道六六之节的盛衰情况是怎样的呢？

---

[1] 六微旨大论：六，指六气。微，精微之意。本篇重点讨论了六气变化的理论，故名。清·张志聪："此篇分论六节，应天应地，主岁主时，及加临之六气，故曰'六微旨大论'。"◎[2] 夫子数言，谨奉天道：意谓您曾多次说过要认真谨慎地掌握自然界的变化规律。夫子，是对岐伯的尊称。数言，是多次讲解。谨奉，是谨慎奉行的意思。天道，指自然界的变化规律。◎[3] 溢志尽言其事：毫不保留地阐明天道。溢志，畅快、放开之义。◎[4] 天道六六之节：六气六步，每步为60.875天，

岐伯曰：上下有位，左右有纪[5]。故少阳之右[6]，阳明治之；阳明之右，太阳治之；太阳之右，厥阴治之；厥阴之右，少阴治之；少阴之右，太阴治之；太阴之右，少阳治之。此所谓气之标[7]，盖南面而待也。故曰：因天之序，盛衰之时，移光定位，正立而待之[8]。此之谓也。

少阳之上，火气治之，中见厥阴[9]；阳明之上，燥气治之，中见太阴；太阳之上，寒气治之，中见少阴；厥阴之上，风气治之，中见少阳；少阴之上，热气治之，中见太阳；太阴之上，湿气治之，中见阳明。所谓本也，本之下，中之见也，见之下，气之标也。本标不同，气应异象[10]。

岐伯回答说：六气司天在泉有一定的时位，左右间气的升降，有一定次序，所以少阳的右间，是阳明主治；阳明的右间，是太阳主治；太阳的右间，是厥阴主治；厥阴的右间，是少阴主治；少阴的右间，是太阴主治；太阴的右间，是少阳主治。这就是所说的六气之标，是面向南而确定的位置。所以说要根据自然气象变化的顺序盛衰的时间，以及日影移动的刻度，确定位置，南面正立，进行观察。就是这个道理。

少阳司天，火气主治，中见之气为厥阴；阳明司天，燥气主治，太阴为中见之气；太阳司天，寒气主治，少阴为中见之气；厥阴司天，风气主治，少阳为中见之气；少阴司天，热气主治，太阳为中见之气；太阴司天，湿气主治，阳明为中见之气。这就是所谓本元之气，本气之下，是中见之气，中见之气的下方，是气的标象。由于本和标不同，在脉的反应有差异，症状也就不相同。

周天365.25度，正合六气六步（节），故云。◎[5]上下有位，左右有纪：指司天、在泉之气有一定位置，左右四间气的升降，有一定的次序。左右，指左右四间气。纪，次序。◎[6]少阳之右：观测者面南以观三阴三阳的次序是向右旋转。◎[7]气之标：用三阴三阳为风热湿火燥寒六气之标志。气，指六气。标，即标志、标象。◎[8]移光定位，正立而待之：这是古人利用测光的位置来定节气的一种方法。人们最初是用"树立木杆"来观看日影，发明了圭表以后，则用圭表上移影长短刻度的不同，以定六气循行的次序，故名曰"移光定位"。观察日影是在中午时刻面向南站立，故曰"正立而待之"。◎[9]少阳之上……中见厥阴：明·张介宾："此以下言三阴三阳各有表里，其气相通，故各有互根之中气也。少阳之本火，故火气在上，与厥阴为表里，故中见厥阴，是以相火而兼风木之化也。"如以经脉来说，凡互为表里的，在六气则互为中见。中，指中气。◎[10]本标不同，气应异象：明·张介宾："本标不同者，若以三阴三阳言之，如太阳本寒而标阳，少阴本热而标阴也。以中见之气言之，如少阳所至为火生，而中为风；阳明所至为燥生，而中为湿；太阳所至为寒生，而中为热；厥阴所至为风生，而中为火；少阴所至为热生，而中为寒；太阴所至为湿生，而中为燥也。故岁气有寒热之非常者，诊法有脉从而病反者，病有生于本、生于标、生于中气者，治有取本而得，

帝曰：其[11]有至而至[12]，有至而不至，有至而太过[13]，何也？

岐伯曰：至而至者和；至而不至，来气[14]不及也；未至而至，来气有余也。

帝曰：至而不至，未至而至，如何？

岐伯曰：应则顺，否则逆[15]，逆则变生，变则病。

帝曰：善。请言其应。

岐伯曰：物，生其应也；气，脉其应也。

帝曰：善。愿闻地理之应六节气位[16]何如？

岐伯曰：显明之右，君火之位也[17]；君火之右，退行一步，相火治之[18]；复行一步，土气治之[19]；

黄帝问道：六气有时至而气也至的，有时至而气不至的，有先于时而至的太过情况，这是为什么呢？

岐伯回答说：时至而气亦至的，为和平之气；时至而气不至的，是应至的气不及；时未至而气先至，是应至的气有余。

黄帝问道：时至而气不至，时未至而气先至，这会发生怎样的情况呢？

岐伯回答说：时与气相应，就是顺。时与气不相应，就是逆。逆就要发生反常变化，反常变化就要生病。

黄帝说：好。请你再讲讲相应的情况。

岐伯说：万物对天气的感应，表现在它们的生长方面。六气对人体的影响，可以从脉象上反映出现。

黄帝问道：好。我想听你讲讲六气与大地的物生情况是怎样相应的呢？

岐伯回答说：显明正当春分之时，它的右边，是君火主治的位置；君火的右边，再退行一步，为相火主治的位置；再退行一步，是土气主治的位置；再退行一步，是金气主治的位置；再退行一步，是水气主治的位置；再退行一步，是木气主治的位置；再退行一步，是君火主治的位置。

取标而得，取中气而得者。此皆标本之不同，而气应之异象，即下文所谓'物生其应，脉气其应'者是也。"◎[11]其：在此指气候变化。◎[12]至而至：是指六气随所主的时令而来，这是正常的自然现象。前一个"至"，指时令；后一个"至"，指气候（六气）。◎[13]至而太过：即下文所谓"未至而至"，指未到其时而有其气。◎[14]来气：指实际的气候变化。◎[15]应则顺，否则逆：是指六气按其所主时令而来临叫"应"，反则为"否"。◎[16]地理之应六节气位：地理，指大地的物生情况。六节气位，六气所主之部位。◎[17]显明之右，君火之位也：显明，指东方木位，为初之气。自东而南，故曰"显明之右"。初之气之后为二之气，故曰"君火之位"。◎[18]君火之右……相火治之：明·张介宾："退行一步，谓退于君火之右一步也。此自斗建巳中以至未中，步居正南，位直司天，主三之气，乃小满后六十日有奇，相火之治令也。"古代天文学把向西、向右称为"退行"。◎[19]复行一步，土气治之：明·张介宾："复行一步，谓于相火之右，又行一步也。此复行一步，金气治之；复行一步，水气治之；复行一步，木气治之；复行一步，君火治之；相火之下，水气承之[20]；水位之下，土气承之；土位之下，风气承之；风位之下，金气承之；金位之下，火气承之；君火之下，阴精[21]承之。

帝曰：何也？

岐伯曰：亢则害，承乃制，制则生化，外列盛衰[22]，害则败乱，生化大病。

帝曰：盛衰何如？

岐伯曰：非其位[23]则邪，当其位则正。邪则变甚，正则微。

帝曰：何谓当位？

岐伯曰：木运临卯[24]，火运临午[25]，土运临四季[26]，金运临酉[27]，水运临子[28]，所谓岁会[29]，气之平也。

帝曰：非位何如？

六气各有相克的气，承于它的下面，产生制约作用。相火的下面，水气承而制约它；土位的下面，风气承而制约它；风位的下面，金气承而制约它；金位的下面，火气承而制约它；君火下面，阴精承而制约它。

黄帝问道：这是什么原因呢？

岐伯回答说：六气亢盛就成为害，相承并能制约它，递相制约才能维持正常的变化。在四时气候中表现为气亢盛者必衰，衰者必盛，若亢盛为害，生化之机就毁败紊乱，就会发生大病。

黄帝问道：气的盛衰是怎样的呢？

岐伯回答说：不当其位的是邪气，恰当其位的是正气，邪气的变化严重，正气的变化轻微。

黄帝问道：当其位是怎样的呢？

岐伯回答说：例如木运遇到卯年，火运遇到午年，土运遇到辰、戌、丑、未年，金运遇到酉年，水运遇到子年。这是中运之气与岁支方位的五行之气相同，所以说"岁会"就为运气和平之年。

黄帝问道：不当其位又是怎样的呢？

自未中以至酉中，步居西南，为天之左间，主四之气，乃大暑后六十日有奇，湿土治令之位也。"以下依此类推。◎[20]相火之下，水气承之：有相火之气，就有寒水之气制约，以防其过亢。承，在此有承接与制约两义。◎[21]阴精：就六气而论，在此指太阳寒水。◎[22]亢则害，承乃制，制则生化，外列盛衰：明·张介宾："亢者，盛之极也。制者，因其极而抑之也。"◎[23]非其位：即岁运与岁气不相符。下句"当其位"的意思相反。◎[24]木运临卯：明·张介宾："以木运而临卯位，丁卯岁也。"◎[25]火运临午：明·张介宾："以火运临午位，戊午岁也。"◎[26]土运临四季：明·张介宾："土运临四季，甲辰、甲戌、己丑、己未岁也。"四季，此处指辰戌丑未四个方位。◎[27]金运临酉：明·张介宾："金运临酉，乙酉岁也。"◎[28]水运临子：明·张介宾："水运临子，丙子岁也。"◎[29]岁会：又叫岁直，即通主一年的中运之气与岁支之气相同者叫岁会。◎

岐伯曰：岁不与会也。

帝曰：土运之岁，上见太阴[30]；火运之岁，上见少阳、少阴[31]；金运之岁，上见阳明[32]；木运之岁，上见厥阴[33]；水运之岁，上见太阳[34]，奈何？

岐伯曰：天之与会[35]也。故《天元册》曰天符[36]。

天符岁会何如？

岐伯曰：太一天符[37]之会也。

帝曰：其贵贱[38]何如？

岐伯曰：天符为执法，岁位为行令，太一天符为贵人[39]。

帝曰：邪之中也奈何？

岐伯曰：中执法者，其病速而危[40]；

岐伯回答说：就是中运之气不与岁支方位的五行之气相会。

黄帝问道：土运之年，遇到太阴湿土司天；火运之年，遇到少阳相火、少阴君火司天；金运之年，遇到阳明燥金司天；木运之年，遇到厥阴风木司天；水运之年，遇到太阳寒水司天，这又是怎样的呢？

岐伯回答说：这是中运与司天之气相会，所以《天元册》称为"天符"。

黄帝问道：既是"天符"，又是"岁会"，这又是怎样的呢？

岐伯回答说：这叫"太一天符"。

黄帝问道：这些有什么贵贱的不同吗？

岐伯回答说：天符如同执法，岁会如同行令，太一天符如同贵人。

黄帝问道：邪气伤人发病时，三者有什么不同？

岐伯回答说：伤于执法之邪，发病快速而危重；伤于行令之邪，发病缓慢

---

[30] 土运之岁，上见太阴：明·张介宾："土运上见太阴，己丑己未岁也。"◎ [31] 火运之岁，上见少阳、少阴：明·张介宾："火运上见少阳，戊寅戊申岁也。上见少阴戊子戊午岁也。"◎ [32] 金运之岁，上见阳明：明·张介宾："金运上见阳明，乙卯乙酉岁也。"◎ [33] 木运之岁，上见厥阴：明·张介宾："木运上见厥阴，丁巳丁亥岁也。"◎ [34] 水运之岁，上见太阳：明·张介宾："水运上见太阳，丙辰丙戌岁也。"◎ [35] 天之与会：即天符年。唐·王冰："天气与运气相逢会也。"◎ [36] 天符：天符之年，是指一年的中运之气与司天之气五行属性相符合，即己丑、己未、戊寅、戊申、戊子、戊午、乙卯、乙酉、丁亥、丙辰、丙戌、丁巳之年。◎ [37] 太一天符：明·张介宾："既为天符，又为岁会，是为太一天符之会……太一者，至尊无二之称。"即戊午、乙酉、己丑、己未四年当为太一天符之年。◎ [38] 贵贱：下文以官职高低比喻天符、岁会、太一天符，故称"贵贱"。◎ [39] 天符为执法，岁位为行令，太一天符为贵人：这是古人用行政官职之大小作比喻，说明天符犹如相辅，有执行法律之权；岁会如同方伯，有执行命令之权；太一天符如同君主，权力最大。用来比喻天符、岁会、太一天符之年邪伤人体的预后情况。◎ [40] 中执法者，其病速而危：指天符之

中行令者，其病徐而持[41]；中贵人者，其病暴而死[42]。

帝曰：位之易也何如？

岐伯曰：君位臣则顺，臣位君则逆。逆则其病近，其害速；顺则其病远，其害微。所谓二火也。

帝曰：善。愿闻其步[43]何如？

岐伯曰：所谓步者，六十度而有奇[44]，故二十四步积盈百刻而成日[45]也。

帝曰：六气应五行之变[46]何如？

岐伯曰：位有终始，气有初中[47]，上下不同，求之亦异也[48]。

帝曰：求之奈何？

而持久；伤于贵人之邪，发病急剧而易死。

黄帝问道：主气、客气位置互易时又是怎样的呢？

岐伯回答说：当君位的客气居于臣位的主气之上为顺，而臣位的客气居于君位的主气之上为逆。逆者发病迅速急迫，顺者发病缓慢轻微。这里主要是指君火和相火而言的。

黄帝问道：好。我想听听关于六步的情况是如何的？

岐伯回答说：所谓步，就是周天六十度多一点的时间，每年六步，所以在二十四步中，累积每年所余刻度为一百刻，就为一日。

黄帝问道：六气应五行的变化是怎样的呢？

岐伯回答说：每一气所占的位置，有终有始，一气又分为初气和中气，由于天气和地气不同，推求就有了差异。

黄帝问道：怎样推求呢？

年，邪气在上，其伤人后，发病速而危险。◎[41]中行令者，其病徐而持：岁会之年，邪气伤人后病缓慢，正气也能持续抗邪。持，原本作"特"，形近而误，故改。◎[42]中贵人者，其病暴而死：太一天符之年，邪气盛于下，邪伤人后，发病急暴而且很快就可以致死。◎[43]其步：指风、热、火、湿、燥、寒六气在一年之中的相应时间和位置。因每一气所主之时为一步，一岁之中六气主时，故一年之中可分为六步。其，此处指六气。步，指位置和时间。◎[44]六十度而有奇：明·张介宾："一日一度，度即日也。周岁共三百六十五日二十五刻，以六步分之，则每步得六十日又八十七刻半，故日有奇也。"◎[45]二十四步积盈百刻而成日：六气运行，每年分为六步，四年共运行二十四步，为一千四百六十日又一百刻。盈，指0.25度。古人以一日分为百刻，每年积盈0.25度，四年共积1度。1度等于100刻即1日，此即"积盈百刻而成日"之义。也就是四年一闰。◎[46]六气应五行之变：在一年之中，六气六步，五运五步。六气之步每步六十天又八十七刻半，五运之步每步七十三天零五刻。意谓这一变化如何相应。应，相配应之义。◎[47]气有初中：指气有初气和中气。初，言其始；气自始而渐盛，即初气。中，言其盛；气自盛而渐衰，即中气。◎[48]上下不同，求之亦异也：天之六气，地之五运，其步不同，所以说求之亦异。上下，在此指天地。◎

岐伯曰：天气始于甲，地气始于子，子甲相合，命曰岁立[49]。谨候其时，气可与期[50]。

帝曰：愿闻其岁，六气始终，早晏何如[51]？

岐伯曰：明乎哉问也！甲子之岁[52]，初之气，天数[53]始于水下一刻[54]，终于八十七刻半；二之气，始于八十七刻六分，终于七十五刻；三之气，始于七十六刻，终于六十二刻半；四之气，始于六十二刻六分，终于五十刻；五之气，始于五十一刻；终于三十七刻半；六之气，始于三十七刻六分，终于二十五刻。所谓初六[55]，天之数也。

乙丑岁，初之气，天数始于二十六刻，终于一十二刻半；二之气，始于一十二刻六分，终于水下百刻；三之气，始于一刻，终于八十七刻半；四之气，始

岐伯回答说：天气始于甲，地气始于子，地支和天干相结合，就叫岁立，认真地观察气交的时间，六气的变化就可以推求出来。

黄帝问道：我想听听每年六气始终的早晚是怎样的？

岐伯回答说：你这个问题提得很高明啊！甲子之年，初之气，开始于漏水下一刻，终于八十七刻五分；二之气，开始于八十七刻六分，终止于七十五刻；三之气，开始于七十六刻，终止于六十二刻五分；四之气，开始于六十二刻六分，终止于五十刻；五之气，开始于五十一刻，终止于三十七刻五分；六之气，开始于三十七刻六分，终止于二十五刻。这就是所说的第一个六步天时终始的刻数。

乙丑年，初之气，天时开始于二十六刻，终止于十二刻五分；二之气，开始于十二刻六分，终止于漏水下至百刻；三之气，开始于一刻，终止于八十七刻五分；四之气，开始于八十七刻六分，终止于七十五刻；五之气，开始于七十六

[49]岁立：明·张介宾："天气有十干而始于甲，地气有十二支而始于子，子甲相合，即甲子也，干支合而六十年之岁气立。岁气立则有时可候，有气可期矣。"◎[50]期：推求之义。◎[51]六气始终，早晏何如：即每年初之气至终之气交司时刻的早晚情况。始终，指每年六气开始与终止的时刻。晏，晚也。◎[52]甲子之岁：甲子纪年中的第一年。◎[53]天数：在此指六气的交司时刻。◎[54]水下一刻：古代用铜壶贮水，壶上穿一小孔，使水自然经小孔滴漏以为记时之器，名叫漏壶。所谓水下一刻，是壶水贮满，自第一条横线开始下滴，水面微低于第一条横线，所以称为水下一刻。它如"终于八十七刻半"等可依此类推。◎[55]初六：指甲子这一年中六气六步交司时刻的第一周。六气始终刻分早晏的一个周期为四年，称为"一纪"。甲子年是一纪的第一个年岁，故称为

于八十七刻六分，终于七十五刻；五之气，始于七十六刻，终于六十二刻半；六之气，始于六十二刻六分，终于五十刻。所谓六二，天之数也。

丙寅岁，初之气，天数始于五十一刻，终于三十七刻半；二之气，始于三十七刻六分，终于二十五刻；三之气，始于二十六刻，终于一十二刻半；四之气，始于一十二刻六分，终于水下百刻；五之气，始于一刻，终于八十七刻半；六之气，始于八十七刻六分，终于七十五刻。所谓六三，天之数也。

丁卯岁，初之气，天数始于七十六刻，终于六十二刻半；二之气，始于六十二刻六分，终于五十刻；三之气，始于五十一刻，终于三十七刻半；四之气，始于三十七刻六分，终于二十五刻；五之气，始于二十六刻，终于一十二刻半；六之气，始于一十二刻六分，终于水下百刻。所谓六四，天之数也。次戊辰岁[56]，初之气，复始于一刻，常如是无已，周而复始。

刻，终止于六十二刻五分；六之气，开始于六十二刻六分，终止于五十刻。这就是第二个六步天时终始的刻数。

丙寅年，初之气，天时开始于五十一刻，终止于三十七刻五分；二之气，开始于三十七刻六分，终止于二十五刻；三之气，开始于二十六刻，终止于一十二刻五分；四之气，开始于一十二刻六分，终止于漏水下至一百刻；五之气，开始于一刻，终止于八十七刻五分；六之气，开始于八十七刻六分，终止于七十五刻。这就是所说第三个六步天时终始的刻数。

丁卯年，初之气，天时开始于七十六刻，终止于六十二刻五分；二之气，开始于六十二刻六分，终止于五十刻；三之气，开始于五十一刻，终止于三十七刻五分；四之气，开始于三十七刻六分，终止于二十五刻；五之气，开始于二十六刻，终止于一十二刻五分；六之气，开始于一十二刻六分，终止于漏水下至一百刻。这就是所说的第四个六步天时终始的刻数。依次相推便是戊辰年，初之气又开始于一刻，常规如此递沿，没有终时，一周之后又重新开始。

"初六"。初，指第一年。六，指六步。以下"六二""六三""六四"皆可依此类推。◎［56］次戊辰岁：明·张介宾："以上丁卯年六之气，终于水下百刻，是子丑寅卯四年气数，至此已尽，所谓一纪。故戊辰年，则气复始于一刻，而辰巳午未四年又为一纪……所以常如是无已，周而复始也。"◎

帝曰：愿闻其岁候[57]何如？

岐伯曰：悉乎哉问也！日行一周[58]，天气始于一刻，日行再周，天气始于二十六刻，日行三周，天气始于五十一刻，日行四周，天气始于七十六刻，日行五周，天气复始于一刻，所谓一纪[59]也。是故寅午戌岁气会同[60]，卯未亥岁气会同，辰申子岁气会同，巳酉丑岁气会同。终而复始。

帝曰：愿闻其用[61]也。

岐伯曰，言天者求之本[62]，言地者求之位[63]，言人者求之气交[64]。

帝曰：何谓气交？

黄帝问道：我想听听每年的时刻是怎样计算的呢？

岐伯回答说：你问的很详尽啊！太阳运行第一周时，天时开始于漏水下一刻；太阳运行第二周时，天时开始于漏水下二十六刻；太阳运行于第三周时，天时开始于漏水下五十一刻；太阳运行于第四周时，天时开始于七十六刻；太阳运行于第五周时，天时又开始于一刻，太阳运行四周，就称为一纪。所以寅、午、戌三年，岁时与六气会同，卯、未、亥三年，岁时与六气会同，辰、申、子三年，岁时与六气会同，巳、酉、亥三年，岁时与六气会同，终而复始。

黄帝说：我想听听六步的运用。

岐伯说：谈论天气的变化，应当推求六气的本元；谈论地气的变化，要推求六气所应之位；谈论人体的变化，当推究气交。

黄帝问道：什么是气交呢？

---

[57]岁候：此指一年之六气运行开始和终止的总刻分数，以一年为单位进行推算。明·张介宾："岁候者，通岁之大候。"◎[58]日行一周：古人所谓的"日行"，相当于现在天文学上所说的"太阳视运动"，这种运动又称为"视行"。古人从直观上认为太阳每天行一度，一年行三百六十五度，又复回到原来的位置，即太阳在天体的视运动轨道（黄道）上循行一周，就是一年，这就是"日行一周"。古人以甲子年算起，所以日行一周是指甲子年，日行再周即是乙丑年，日行三周是丙寅年，日行四周为丁卯年，余类推。◎[59]一纪：就是标志一个循环，例如：五运以五年为一纪，六气以六年为一纪，六气与五运相结合则三十年为一纪。此指六气以四年共积盈百刻而成一日为一纪。故阳历每四年置闰一天，即是此意。纪，循环的标志。◎[60]岁气会同：每年的中运开始之时，就是主运初运的交司时刻，而主运初运的交司时刻，与六气初之气的交司时刻是一致的。因而每四年，其六步之气的初之气司时刻满100刻，从第五年（即下一个四年）的初气起步时刻又从水下一刻开始。岁气，指一岁之中运。◎[61]用：指运气的变化。清·高世栻："用者，变化动静升降出入也。"◎[62]言天者求之本：天，即客气。本，就是风寒暑湿燥火六气。◎[63]言地者求之位：因主时之位属于地，故为地之位。木火土金水在此意指自然界生长化收藏各种物化现象。地，指主气。位，即六步，指一年二十四节气所属的部位。◎[64]言人者求之气交：人，是指人的生命现象和生理活动。气

岐伯曰：上下之位，气交之中，人之居也[65]。故曰：天枢之上，天气主之[66]；天枢之下，地气主之[67]；气交之分，人气从之，万物由之[68]。此之谓也。

帝曰：何谓初中？

岐伯曰：初凡三十度而有奇，中气同法[69]。

帝曰：初中何也？

岐伯曰：所以分天地也[70]。

帝曰：愿卒闻之。

岐伯曰：初者地气也，中者天气也。

帝曰：其升降何如？

岐伯曰：气之升降，天地之更用也[71]。

帝曰：愿闻其用何如？

岐伯回答说：天气居于上位，地气位于下部，上下交互处，是人类生存的部位。所以说，天枢以上，天气主之；天枢以下，地气主之；气交之处，也就是人气顺应天地之气的变化、万物也由此而生的地方。就是这个意思。

黄帝问道：什么是初气、中气呢？

岐伯回答说：初气占每一气的三十度多一些，中气也是这样。

黄帝问道：为什么要分初气、中气呢？

岐伯回答说：这是为了区别天气、地气用事的时间。

黄帝说：我想听你详尽地讲讲。

岐伯说：初气为地气用事时间，中气为天气用事时间。

黄帝问道：天气地气是怎样升降的呢？

岐伯回答说：气的升降是天气、地气相互作用的结果。

黄帝问道：我想听听天气、地气的相互作用是什么？

交，是指天气下降，地气上升，一升一降则气交于中而言。◎[65]上下之位……人之居也：明·张介宾："上者谓天，天气下降；下者谓地，地气上升。一升一降，则气交于中也。而人居之，而生化变易，则无非气交之使然。"上，指天气。下，指地气。◎[66]天枢之上，天气主之：天枢的上面，是天气所主。天气，此指阳气。天枢，指气交之分。在于人身，天枢，即脐。◎[67]天枢之下，地气主之：天枢的下面，是地气所主。地气，指阴气。◎[68]气交之分……万物由之：清·张志聪："人与万物，生于天地气交之中，人气从之而生长壮老已，万物由之而生长化收藏。"◎[69]初凡三十度而有奇，中气同法：因每步六十度而有奇（即六十日八十七刻半），一步又分初、中各占一半（即三十日四十三刻四分之三刻），前三十日为"初"，后三十日为"中"。度，即周天度数，周天一度约为一日。◎[70]所以分天地也：即分阴阳之义。◎[71]气之升降，天地之更用也：明·张介宾："天无地之升，则不能降；地无天之降，则不能升。故天地更相为用。"更用，相互为用之义。◎

岐伯曰：升已而降，降者谓天；降已而升，升者谓地。天气下降，气流于地；地气上升，气腾于天。故高下相召，升降相因，而变作矣[72]。

帝曰：善。寒湿相遘[73]，燥热相临[74]，风火相值[75]，其有闻乎[76]？

岐伯曰：气有胜复[77]，胜复之作，有德有化[78]，有用有变[79]，变则邪气居之。

帝曰：何谓邪乎？

岐伯曰：夫物之生从于化[80]，物之极由乎变[81]，变化之相薄，成败之所由也[82]。故气有往复，用有迟速，四者之有，而化而变，风之来也[83]。

帝曰：迟速往复，风所由生，而化而变，故因盛衰之变耳。成败倚伏

岐伯回答说：地气上升，升到极点就会下降，下降是天气的作用；天气下降，降到极点就要上升，上升是地气的作用。天气下降，气流布于地；地气上升，气升腾于天。由于天气、地气的相互召感，上升和下降相互为因，天地之气才能不断地发生运动变化。

黄帝问道：好。寒气与湿气相逢，燥气与热气相接，风气与火气相遇，它们发生的情况能够听听吗？

岐伯回答说：六气都有太过的胜气和胜极的复气，胜气和复气的发生，使气产生正常的功能，有生化的作用，也有异常的变化，异常变化就会产生邪气。

黄帝问道：邪气是什么？

岐伯回答说：事物新生，是由化而来，物体发展到极点，是由变而成，变和化相互作用，是事物成败的根本原因。由于气有往来，作用有快慢，进退有迟速，就产生了化和变，也就产生了六气变化。

黄帝问道：气有进退迟速，所以有了六气，有了化和变，这是由于气的盛衰所致。成和败相互影响的作用力量，潜藏于

[72]高下相召，升降相因，而变作矣：明·张介宾："召，犹招也。上者必降，下者必升，此天运循环之道也。阳必召阴，阴必召阳，此阴阳两合之理也。故高下相召则有升降，有升降则强弱相因而变作矣。"◎[73]遘：作"遇"解。见《尔雅·释诂》。◎[74]临：见，遇。见《易·系辞下》虞注。◎[75]值：有"当"意。见《文选·皇太子释奠会诗》李善注。◎[76]乎寒湿相遘……其有闻乎：即客主之气加临时，寒与湿相逢，燥与热相逢，风与火相逢。◎[77]气有胜复：六气的自然变化规律。六气中一气过亢叫"胜"。胜气之后，必有其所不胜之气出现就叫"复"。胜复，是对六气相互制约、相互斗争的概括。◎[78]有德有化：德，指气候正常变化给予万物的影响。化，指万物正常的生化过程。◎[79]有用有变：用，指万物的功用。变，指事物的异常变化，也指灾变。◎[80]物之生从于化：是说万物之生，是由于气的生化作用而产生的。◎[81]物之极由乎变：物之极是由于气的变化的结果。极，指事物发展到极点。◎[82]变化之相薄，成败之所由也：是说气之变与化，是万物成长与败坏的根本原因。◎[83]气有往复……风之来也：气之往复迟速的变

游乎中[84]何也？

岐伯曰：成败倚伏生乎动，动而不已，则变作矣[85]。

帝曰：有期[86]乎？

岐伯曰：不生不化，静之期也[87]。

帝曰：不生化乎？

岐伯曰：出入废则神机化灭，升降息则气立孤危[88]。故非出入，则无以生长壮老已；非升降，则无以生长化收藏[89]。是以升降出入，无器不有[90]。故器者生化之宇，器散则分之，生化息矣[91]。故无不出入，无不升降。化有小大，期有近远[92]。

事物之中，这是什么原因呢？

岐伯回答说：成败互因的关键在于运动，不断的运动，才会有不断的变化。

黄帝问道：运动有无静止时呢？

岐伯回答说：不生不化，就是相对静止稳定的时期。

黄帝问道：事物不生不化呢？

岐伯回答说：物体内部存在着有生生不息的动力，称为神机；物体外形依赖于气化的作用而存在，名曰气立。如果出入运动废止了，神机就要灭亡；升降作用停息了，气立也会危败。因此，没有出入，也就不会有发生、成长、壮盛、衰老和灭亡；没有升降，也就不会有发生、成长、变化、收敛和闭藏。所以升降出入运动，没有那一种事物不存在。因而物体是气进行活动的器物，器物不存在了，升降出入也就不存在了，生化活动也就随之停止了。

化，产生了六气。"风之来也"的"风"是六气的代称，不能理解为狭义之风。◎[84]成败倚伏游乎中：成败，指事物的盛衰。倚，指依托或相因。伏，指隐藏或潜伏。倚伏，是指潜藏着相互因果关系。◎[85]成败倚伏生乎动，动而不已，则变作矣：明·张介宾："动静者，阴阳之用也。所谓动者，即形气相感也，即上下相召也，即往复迟速也，即升降出入也，由是而成败倚伏，无非由动而生也。故《易》曰：'吉凶悔吝者，生乎动者也。'然而天下之动，其变无穷，但动而正则吉，不正则凶，动而不已，则灾变由之而作矣。"◎[86]期：此指运动静止之时。◎[87]不生不化，静之期也：气是动而不息的，是在不断地变化着的，所以没有停止之期。如果说有"静之期"，除非是"不生不化"。◎[88]出入废则神机化灭，升降息则气立孤危：明·张介宾："此言天地非不生化，但物之动静，各有所由耳。凡物之动者，血气之属也，皆生气根于身之中，以神为生死之主，故曰神机。然神之存亡，由于饮食呼吸之出入，出入废则神机化灭而动者息矣。物之植者，草木金石之属也，皆生气根于形之外，以气为荣枯之主，故曰气立。然气之盛衰，由于阴阳之升降，升降息则气立孤危而植者败矣。"◎[89]非出入，则无以生长壮老已……生长化收藏：明·张介宾："生长壮老已，动物之始终也，故必赖呼吸之出入。生长化收藏，植物之盛衰也，故必赖阴阳之升降。"出入，此处指呼吸、摄入饮食及排泄废物等。◎[90]升降出入，无器不有：升降出入的运动形式广泛存在于万物之中。◎[91]器者生化之宇……生化息矣：意谓有形之体均由气所构成，而有形之体就是气的生化之器，器不存在，生化也就息灭。一个物体如此，整个宇宙也是如此。◎[92]化有小大，期有近远：明·张介宾："物之小者如秋毫之微，大者如天地之广，此化之小大也。天者如蜉蝣之朝暮，寿者如四者之有，而贵常守[93]，反常则灾害至矣。故曰：无形无患[94]，此之谓也。

帝曰：善。有不生不化[95]乎？

岐伯曰：悉乎哉问也！与道合同，惟真人也。

帝曰：善。

所以说任何物体，没有不存在升降和出入的。所不同的是化有大小的不同，时间有长短的区别，贵在保持正常协调，如果反常就要发生灾害。所以说没有了物体，也就无所谓灾害。就是这个道理。

黄帝问道：好。有没有不生不化的呢？

岐伯回答说：你问的很详尽啊！能够掌握自然规律并适应自然规律的，只有"真人"，他们是不生不化的。

黄帝说：好。

彭殀之百千，此期之近远也。化之小者其期近，化之大者其期远。万物之气数固有不齐，而同归于化与期，其致则一耳。" ◎ [93] 四者之有，而贵常守：明·张介宾："四者，出入升降也。常守，守其所固有也。出入者守其出入，升降者守其升降，固有弗失，多寿无疑也。" ◎ [94] 无形无患：即谓如果没有形体，就不会有灾难。形，指形体。患，指灾难。◎ [95] 不生不化：明·张介宾："不生不化，即不生不死也。"

素问·气交变大论 [1] 篇第六十九

黄帝问曰：五运更治，上应天暮 [2]，阴阳往复，寒暑迎随 [3]，真邪相薄，内外分离 [4]，六经波荡，五气倾移 [5]，太过不及，专胜兼并 [6]，愿言其始，而有常名 [7]，可得闻乎？

岐伯稽首再拜对曰：昭乎哉问也！是明道也。此上帝所贵，先师 [8] 传之，臣虽不敏，往闻其旨。

黄帝问道：五运之气交替主时，上与一年的气候相应，阴阳往复，寒暑交替，使真气与邪气相搏，人体内外不能协调，六经的气血动荡不安，五脏精气失衡。五运之气有太过不及，太过则本气偏盛，不及则它气兼并本气，我想知道它的起始，是否有一定的规律，能讲给我听听吗？

岐伯再次跪拜后回答说：你问的问题很高明啊！这是很高深的理论，是历来帝王极为重视的，是老师所传授的问题。我虽然学识浅薄，但过去听到过这方面的旨意。

---

[1]气交变大论：天地之间，人居之处，称为"气交"。本篇主要论述五运六气太过不及与胜复变化对人体和万物的影响，故名"气交变"。◎[2]五运更治，上应天暮：清·张志聪："五运更治者，五运相袭而更治之也。上应天暮者，每运主期年之三百六十五日，上应周天之三百六十五度也。"更，交替。治，主时。暮，同"期"。◎[3]阴阳往复，寒暑迎随：由于阴阳二气消长转化，往复不已，所以才有四季寒暑的变迁。阴阳，指自然界的阴阳二气。◎[4]真邪相薄，内外分离：即正气与邪气相互斗争，使人体表里失调，阴阳失衡。◎[5]六经波荡，五气倾移：六经气血动荡不安，五脏之气随之出现偏盛偏衰。◎[6]专胜兼并：一气独胜，侵犯它气称为专胜。一气独衰，被两气相兼所乘侮称为兼并。◎[7]常名：明·张介宾："常名者，纪运气之名义也。"如《素问·五常政大论》"木曰敷和，火曰升明，土曰备化，金曰审平，水曰静顺"即是。◎[8]先师：明·张介宾："岐伯

帝曰：余闻得其人不教，是谓失道，传非其人，慢泄天宝[9]。余诚菲德[10]，未足以受至道[11]；然而众子哀其不终，愿夫子保于无穷，流于无极，余司其事，则而行之奈何[12]？

岐伯曰：请遂言之也。《上经》曰：夫道者，上知天文，下知地理，中知人事，可以长久。此之谓也。

帝曰：何谓也？

岐伯曰：本气位[13]也。位天者，天文也[14]。位地者，地理也[15]。通于人气之变化者，人事也[16]。故太过者，先天；不及者，后天[17]，所谓治化而人应之也[18]。

帝曰：五运之化，太过何如？

岐伯曰：岁木太过，风气流行，

黄帝问道：我听说如果遇到可以传授的人而不教给他，就会使知识失传，这叫做失道。如果传授给不该传授的人，也可使宝贵的学术轻易失传。我虽然德薄功寡，不足以接受这些重要理论，然而我很怜惜百姓不得终寿，希望先生能使这一重要理论永葆不尽，长久流传，我愿承担这件事，作为准则去实施，你看怎么样？

岐伯回答说：请让我详尽地讲讲吧！《上经》说：关于事物的规律问题，要上晓天文，下知地理，中明人事，才能使这些理论长存不亡，就是这个道理。

黄帝问道：这是什么意思呢？

岐伯回答说：根据运气主时定位，研究其规律。研究天位的人，就要研究日月五星等天文理论；研究地位的人，就要研究四时方位等地理情况；通晓人体生理病理情况的人，就叫人事。所以气候变化太过，就是时未至而气候先至；气候变化不及，就是时已至而气候变化推迟到来；所谓运气主治气候所发生的变化，对人体会产生一定的影响。

黄帝问道：五运气化太过会怎样呢？

岐伯回答说：木运太过之年，风气流

之师，儌贷季也。"◎[9]天宝：即天道。此指本篇所论的运气学说内容。◎[10]菲德：缺乏修养，道德浅薄之意。菲，浅薄；自谦语。◎[11]至道：最完备的理论。◎[12]保于无穷……行之奈何：这些道理作用甚大，永远流传，由我主管过此事，一定遵照规律办事。无穷，无极，指本篇内容重要，学术思想永远流传。司，掌管，主管。则，效法，仿效之义。◎[13]本气位也：本，事物产生的缘由。引申为研究推求天气、地气、人气，三气本源的过程谓本。位，即部位。◎[14]位天者，天文也：研究天体日月星辰与风雨寒暑变化关系的理论就是天文。◎[15]位地者，地理也：研究地域方位，高下寒暑与物化（各种生物之生、长、化、收、藏）现象关系的理论就是地理。◎[16]通于人气之变化者，人事也：研究天体运行、自然气候、地域方位的变化与人体生理病理现象关系的理论就是人事。◎[17]太过者，先天，不及者，后天：先天，指天时（即时令）未至而气候先至。后天，谓天时已至而气候未至。天，天时，节令。◎[18]所谓治化而人应之也：即天地之气脾土受邪。民病飧泄，食减，体重，烦冤，肠鸣腹支满，上应岁星[19]。甚则忽忽善怒，眩冒巅疾[20]。化气不政，生气独治[21]，云物飞动，草木不宁，甚而摇落，反胁痛而吐甚，冲阳绝者，死不治[22]，上应太白星[23]。

岁火太过，炎暑流行，肺金受邪[24]。民病疟，少气，咳喘，血溢，血泄注下，嗌燥，耳聋，中热，肩背热，上应荧惑星[25]。甚则胸中痛，胁支满胁痛，膺背肩胛间痛，两臂内痛，身热骨痛而为浸淫[26]。收气不行，长气独明[27]，雨水霜寒，上应辰星[28]。上临少

行，木胜乘土，脾胃受邪为病。人们易患飧泄、食欲减退、身体沉重、烦闷抑郁、肠鸣、腹部支撑胀满等病。上应木星。若木气太旺，肝气升发太过，会有精神失意、善怒、头目眩晕等头部疾病。土的化气不能发挥作用，木的生发之气独盛，所以云物飞动，草木被风吹拂不得安宁，甚则会有燥金之气来复，草木被摇动而折落。此时在人则反见胁痛，剧烈呕吐等病，若是阳明的冲阳脉绝止，是脾胃之气已绝的死证。上应太白金星。

火运太过之年，炎暑流行。火胜乘金则肺金受邪。人们易患疟疾、少气、咳嗽、喘促、出血、泄泻、咽干、耳聋、胸中发热、肩背发热等病。上应荧惑星。心火太盛则胸中痛、胁部支撑胀满疼痛、膺背肩胛间及两臂内侧疼痛、身热肤痛而发生浸淫疮。属金的收气不得施行，属火的长气独盛，金气之子为寒水，所以金气受制，其子寒气反盛，故有雨冰霜寒气候。上应辰星。若再遇到戊子、戊午年少阴君火司天，戊寅、戊申年少阳相火司天的年份，火气更盛，因火热燔灼，

运转变化，必然相应地影响到人体的生理病理变化。治，五气主时。化，万物变化。◎[19]上应岁星：古人认为，自然界的气化和物化现象与日月五星的运转密切相关。上应，指与天体上的星辰相应。岁星，即木星。◎[20]眩冒巅疾：眩冒，指头昏眩晕，眼黑发花。巅疾，在这里指头部的疾病。◎[21]化气不政，生气独治：明·张介宾："化气，土气也；生气，木气也。木盛则土衰，故化气不能布政于万物，而木之生气独治也。"文中"长气""收气""藏气"分别指火气、金气、水气。◎[22]冲阳绝者，死不治：冲阳绝表示胃气败绝，故曰："死不治。"此即后世之趺阳脉诊法内容。冲阳，为足阳明胃经的穴位，在足背最高处，正对第二跖骨间隙。◎[23]上应太白星：明·张介宾："木胜而金制之，故太白星光芒以应其气。"太白星，即金星。◎[24]岁火太过……肺金受邪：岁火太过之年，炎暑流行，人体内的心火也相应的亢盛，火盛则克金，金在人体为肺，故肺金受邪。◎[25]上应荧惑星：荧惑星，即火星，岁火太过，则火星相应的明亮。◎[26]浸淫：即浸淫疮。此病由火热之毒侵犯心经，发于皮肤而成。◎[27]收气不行，长气独明：岁火太过克制秋金之气，故秋收之气不行而夏长之气专横独行。明，言火气之盛。◎[28]雨水霜寒，上应辰星：由于胜复的

阴少阳[29]，火燔炳，水泉涸，物焦槁[30]，病反谵妄狂越，咳喘息鸣，下甚，血溢泄不已，太渊绝者死不治[31]，上应荧惑星。

岁土太过，雨湿流行，肾水受邪[32]。民病腹痛，清厥[33]，意不乐，体重，烦冤，上应镇星[34]。甚则肌肉萎，足痿不收，行善瘈，脚下痛，饮发中满，食减，四肢不举。变生得位[35]，藏气伏，化气独治之[36]，泉涌河衍，涸泽生鱼[37]，风雨大至，土崩溃，鳞见于陆[38]，病腹满溏泄，肠鸣，反下甚而太溪绝者死不治[39]，上应岁星。

水泉干涸，万物枯焦。在人体反而有谵语、妄言、狂乱奔越、咳嗽喘促、痰鸣等病，火盛下迫大肠，会有血溢、泄泻不止的病症。若手太阴肺之太渊脉动终绝，属死亡不治之病。上应于荧惑星。

土运太过之年，雨湿流行，土胜乘水则肾受邪气。人们易患腹痛、四肢逆冷、精神不快、身体沉重、心中烦闷等病症。上应镇星。若土气太过，就会有肌肉萎缩、两足痿软不收、行走时抽搐、脚底痛、水饮发病、腹中胀满、食欲减退、四肢痿软不能举动。土旺于三、六、九、十二月，在土气得位之时，土能克水，故水的藏气潜伏不用，土的化气独旺主治，因而泉水喷涌，泥土崩溃，鱼类出现在原是陵地的地方，人们则易患腹胀、便溏或泄泻、肠鸣，或严重的泄泻病。若是少阴肾脉之太溪脉绝，是肾气已衰，属死亡不治之症。上应岁星。

原因火气过盛则水气来复，故出现雨水霜寒及水星明亮等寒水来复之象。◎［29］上临少阴少阳：火运太过之年是戊年，又值少阴君火司天的戊子戊午年或少阳相火司天的戊申、戊寅年，太过之火又得君火、相火之气司天，则火热益盛。故出现"火燔炳，水泉涸，物焦槁"。上临，即司天。◎［30］火燔炳……物焦槁：火热极端亢盛，有如燃烧烤灼，以致水泉干涸，植物变焦枯槁。水，原本作"冰"，误，故改。◎［31］太渊绝者死不治：太渊为手太阴肺经穴位，即指寸口脉绝处。火盛刑金，肺气大伤，太渊脉绝，故预后不良。◎［32］岁土太过……肾水受邪：岁土太过之年，雨水连绵，湿气较盛。由五行相克的原理推之，岁土太过之年则多肾病。◎［33］清厥：明·张介宾："清厥，四肢厥冷也。"◎［34］上应镇星：岁土太过则镇星光亮倍增。镇星，即土星。◎［35］变生得位：明·张介宾："详太过五运，独此言变生得位者，盖土无定位，凡在四季中土邪为变，即其得位之时也。"◎［36］藏（zàng 葬）气伏，化气独治之：岁土太过，水气受克，故云。藏气，即"水气"。化气，即土气。◎［37］泉涌河衍，涸泽生鱼：湿土太过，导致泉水喷涌，河水涨满外溢泛滥，本来干涸的沼泽也会孳生鱼类。衍，充满盈溢。泽，沼泽。◎［38］风雨大至……鳞见于陆：湿土太过，木气来复，则风雨暴至，土败而水泛，致使岸崩溃，河水泛滥成灾，变为水泽而生鱼类。鳞，指鳞虫，即鱼类等有鳞的动物。◎［39］太溪绝者死不治：太溪脉绝者肾气已经衰败，故预后不良。太

岁金太过，燥气流行，肝木受邪[40]。民病两胁下少腹痛，目赤痛，眦疡，耳无所闻。肃杀[41]而甚，则体重，烦冤，胸痛引背，两胁满且痛引少腹，上应太白星。甚则喘咳逆气，肩背痛，尻阴股膝髀腨胻足皆病，上应荧惑星。收气峻，生气下，草木敛，苍干凋陨[42]，病反暴痛，胠胁不可反侧，咳逆甚而血溢，太冲绝者死不治[43]，上应太白星。

岁水太过，寒气流行，邪害心火[44]。民病身热烦心，躁悸，阴厥[45]上下中寒，谵妄心痛，寒气早至，上应辰星。甚则腹大胫肿，喘咳，寝汗出，憎风，大雨至，埃雾朦郁[46]，上应镇星。上临太阳，则雨冰雪霜不时降，湿气变物[47]，病

金运太过之年，燥气流行，金胜乘木则肝木受邪。人们易患两胁下及少腹疼痛、目红疼痛、目眦疮疡、耳聋听不到声音等病症。金气的肃杀作用过强，就易患身体沉重、心中烦闷、胸痛牵引到背部、两胁下胀满疼痛，并牵引少腹部。上应太白星。金气太胜，就会引起喘促、咳嗽、呼吸不利、肩背疼痛，尻、阴、股、膝、腨、胻、足等处疼痛。金胜必衰，火气乘之，上应荧惑星。由于金气太过，收气严厉，木的生气减退，草木收敛而不能生长，青干凋落。人体反而易患胁胠剧痛、不能转侧、咳嗽、呼吸不利，甚或出血等病。若足厥阴肝的太冲脉绝止，多属死亡不治之症。上应太白星。

水运太过之年，寒气流行，水胜乘火则邪气伤心。人们易患身热、烦躁、心悸、四肢逆冷、一身上下内外皆寒、谵语妄言、心痛等病。寒气提前到来，上应辰星。若寒气过甚就生腹部胀大、胫肿、喘促咳嗽、盗汗、恶风等病。土之子湿气为复气，所以时有大雨，尘埃云雾朦胧郁滞，上应镇星。若逢丙辰、丙戌太阳寒水司天之年，寒气更胜，雨雪冰霜早降，万物受湿霉变。

溪，为足少阴肾经穴位，在足内踝后侧跟骨之上。◎［40］岁金太过……肝木受邪：岁金太过之年，气候干燥，金气偏盛，金盛则乘木，春生之气受到影响，肝旺于春，故受其影响而发病。◎［41］肃杀：指秋季燥金之气。秋季气候较凉，自然界生物因此出现收敛成熟的景象，生长停止，故云。◎［42］收气峻……苍干凋陨：岁金太过，燥气流行，春生之气受抑而减弱，影响到草木正常萌芽生长，使草木枝叶枯萎，干枯坠落。峻，峻猛。下，低下，衰弱之义。陨，坠落。收气，金气也。生气，即木气。◎［43］太冲绝者死不治：太冲脉绝显示肝经气血已绝，故曰"死不治"。太冲，为足厥阴肝经穴位，在踇趾与次趾之间的趾缝上。◎［44］岁水太过……邪害心火：岁水太过之年，气候寒冷，水盛乘火，使火气受损，心火亦受到相应的损害而受邪发病。◎［45］阴厥：阴寒内盛所致的以手足逆冷为主症的病。◎［46］大雨至，埃雾朦郁：水气太过，土湿来复则出现大雨时降，雾露湿气弥漫的自然景象。◎［47］湿气变物：湿气盛，使万物霉烂变质。◎［48］妄：指谵语狂妄。冒，同"瞀"，

反腹满，肠鸣溏泄，食不化，渴而妄[48]冒，神门绝者死不治[49]，上应荧惑、辰星[50]。

帝曰：善。其不及何如？

岐伯曰：悉乎哉问也！岁木不及，燥乃大行[51]，生气失应，草木晚荣[52]，肃杀而甚，则刚木辟著，柔萎苍干[53]，上应太白星。民病中清，胠胁痛，少腹痛，肠鸣溏泄。凉雨时至，上应太白星[54]，其谷苍[55]。上临阳明，生气失政[56]，草木再荣，化气乃急[57]，上应太白、镇星，其主苍早[58]。复则炎暑流火，湿性燥，柔脆草木焦槁[59]，

人体反而有腹胀、肠鸣、溏泄食谷不化、口渴、神识失常、昏冒等病，若手少阴心之神门脉绝止，多属死亡不治之症。上应荧惑星、辰星。

黄帝说：好。五运不足又会怎样呢？

岐伯回答说：你问得很详细啊！木运不足之年，金之燥气反而大行，木的生气不能与时令相应，草木繁荣较晚，金气肃杀作用太甚，虽为坚硬之木，枝叶枯干于枝头，柔弱的草木也枯萎青干。上应太白星。人们易患腹中清冷、胠胁及少腹疼痛、肠鸣、溏泄等病症。凉雨时常降下，上应太白星。在五谷则应于青色的谷物不能成熟。若遇丁卯、丁酉阳明燥金司天之年，燥金盛，木之生气更不得施政，草木晚其时繁荣，化气急迫。上应太白星、镇星，主草木过早凋落。木之子气火热来复，炎热之气流行，湿受热而干燥，柔弱的草木枝叶焦干枯槁，需从根部重新生长发芽，开花与结果同时出现。人们易患寒热、疮

指神识不清。◎[49]神门绝者死不治：神门脉绝则心气绝，故曰"死不治"。神门，为手少阴心经穴位。◎[50]上应荧惑、辰星：明·张介宾："太过五运，独水火言上临者，盖特举阴阳之大纲也。且又惟水运言荧惑、辰星者，谓水盛火衰，则辰星明朗，荧惑减耀，五运皆然，此举二端，余可从而推矣。"◎[51]岁木不及，燥乃大行：明·张介宾："木不及而金乘之，故燥气大行。"◎[52]生气失应，草木晚荣：明·张介宾："失应者，不能应时，所以晚荣。"指岁木不及，生发之气不能应时而至，草木萌芽生长迟缓。◎[53]刚木辟著，柔萎苍干：指坚硬的树木因燥甚而受伤害，柔软的树枝及植物叶片也干枯了。刚木，指坚硬的树木。柔萎，柔软的枝条及青草。苍干，即青干枯萎。柔，原本作"悉"，误，故改。◎[54]上应太白星：明·张介宾："上临阳明，丁卯丁酉岁也。金气亢甚，故生气失政……其上应于星，则金土明曜，其下主于物，则苍者早凋。"◎[55]其谷苍：青色的农作物。岁木不及之年，属于木类的农作物生长不好。苍，即青色。◎[56]上临阳明，生气失政：岁木不及之年，又遇克木之阳明燥金司天，则燥气盛，迫使属木的春生之气不能发挥作用。政，主事，作用。◎[57]草木再荣，化气乃急：岁木不及，土气失制，故使草木在秋季再度生长。草木再荣，指草木异常，再度返青。化气乃急，指土气旺盛。◎[58]其主苍早：指春生之气不足，万物生长迟缓，秋色到来时，尚未成熟就过早的青干凋谢。◎[59]复则炎暑流火……木焦槁：明·张介宾："复者，子为其母而报复也。木衰金亢，火则复之，故为炎暑流火而湿性之物皆燥，柔脆草木皆

下体再生，华实齐化[60]，病寒热疮疡痱胗痈痤，上应荧惑、太白，其谷白坚[61]。白露早降，收杀气行，寒雨害物，虫食甘黄，脾土受邪[62]，赤气后化，心气晚治[63]，上胜肺金，白气乃屈，其谷不成[64]，咳而鼽，上应荧惑、太白星。

岁火不及，寒乃大行，长政不用，物荣而下[65]，凝惨而甚，则阳气不化，乃折荣美[66]，上应辰星，民病胸中痛，胁支满，两胁痛，膺背肩胛间及两臂内痛，郁冒朦昧[67]，心痛暴喑[68]，胸腹大，胁下与腰背相引而痛，甚则屈不能伸，髋髀如别[69]，上应荧惑、辰星，其谷丹[70]。复则埃郁，大雨且至，

疡、痱、胗、痈、痤等病，上应荧惑星、太白星，在五谷则应于白色坚实的谷类长得繁茂而不结实。金气旺盛，白露早降，收敛肃杀之气施行，寒凉的雨水损害万物，虫类喜食味甘色黄之物。在人则脾土受邪，火气推迟发挥作用，所以火气晚治，火气复则胜金，金气退缩，使白色的谷物不得成熟。人们易患咳嗽、鼻塞的病。上应荧惑星、太白星。

火运不及之年，水寒之气大行，火运的长气不得施用，植物低垂而不繁荣，严寒之气过甚则阳气不得温化，就会伤害生物的荣华，上应辰星。人们易患胸中痛、胁下撑胀、两胁疼痛、膺、背、肩胛间及两臂内侧疼痛、抑郁、眩晕、头目不清、心痛、突然喑哑、胸腹胀大、两胁下与腰背相互牵引疼痛，甚则身体屈曲不能伸展，髋和髀如同分开不相连结等病。上应荧惑星、辰星。赤色的谷类不能成熟。火气之子土气来复，复气发生就有尘埃郁滞，大雨时降，

枝叶焦枯。"◎[60]下体再生，华实齐化：火气来复，植物又复生长，很快就开花结果，但由于生长期短而不能丰收。下体，指草木的根部。华实，指开花结果。◎[61]其谷白坚：明·马莳："其谷色白而坚，秀而不实。"◎[62]白露早降……脾土受邪：岁木不及之年，春天应温不温，春行秋令，气候偏凉，影响生物的正常生长。由于雨水多，地面潮湿，农作物容易生虫。岁土不及，肝气也相应亏虚，疏泄失职，影响到脾的运化功能而生病。◎[63]赤气后化，心气晚治：金盛火复，故金气盛可出现炎热现象。◎[64]白气乃屈，其谷不成：火气来复，则清凉之气消退而变为炎热，属金之白坚谷物不能正常成熟。白气，指清凉之秋金之气。其谷，指前述之白坚之谷。◎[65]长政不用，物荣而下：夏令长养规律失常，植物不能繁荣向上。◎[66]凝惨而甚……乃折荣美：指阴寒凝滞之气过盛，则阳气不能生化，繁荣美丽的生机就受到摧残。凝惨，形容严寒时的凝滞萧条景象。◎[67]郁冒朦昧：明·张介宾："冒，若有所蔽也，一曰：目无所见也。火不足则阴邪盛而心气伤，故为此诸病。"◎[68]暴喑：突然声音嘶哑。◎[69]髋髀如别：指臀股之间如同分离而不能活动。别，即分离。◎[70]谷丹：指属火之红色谷物。丹，即红色，为火之色。◎[71]复则埃郁……黑

黑气乃辱[71]，病鹜溏[72]腹满，食饮不下，寒中[73]肠鸣，泄注腹痛，暴挛痿痹，足不任身[74]，上应镇星、辰星，玄谷不成[75]。

岁土不及，风乃大行，化气不令[76]，草木茂荣，飘扬而甚，秀而不实[77]，上应岁星，民病飧泄，霍乱，体重腹痛，筋骨繇复[78]，肌肉瞤酸[79]，善怒。藏气举事，蛰虫早附[80]，咸病寒中，上应岁星、镇星，其谷黅[81]。复则收政严峻，名木苍凋[82]，胸胁暴痛，下引少腹，善太息，虫食甘黄，气客于脾，黅谷乃减，民食少失味，苍谷乃损，上应太白、岁星。上临厥阴，流水不冰，蛰虫来见，藏气不用，白乃

水气退缩。人们易患鸭溏泄泻、腹部胀满、饮食不下、腹中寒冷、肠鸣、泄下如注、腹痛、突然四肢拘挛萎软麻痹、两足不能支撑身体。上应镇星、辰星，黑色的谷类不能成熟。

土运不及之年，木之风气反而大行，土运的化气不得施用，草木生长茂盛，但因风吹飘动严重，秀而不能结实，上应岁星。人们易患飧泄、霍乱、身体沉重、腹痛、筋骨反复摇动、肌肉瞤动酸痛、易怒等病症。土运不及则水不受制，所以水之藏气用事，蛰虫过早藏于土中，人们都易患中寒。上应岁星、镇星，黄色的谷类不能成熟。木气太盛，土之子气金来复，金气来复则收气严峻，高大树木枝叶青干凋谢，人们易患胸胁急痛、并牵引少腹痛、善太息。虫类喜食味甘色黄之物。邪气犯于脾土，黄色的谷物减产。人们易患食欲减退、口淡无味病。青色的谷类受到损伤，上应太白星、岁星。若逢己巳、己亥厥阴风木司天之年，因为此年为少阳在泉，岁半之后，相火用事，所以流水不结冰，应蛰藏的虫仍见于外，水之藏气不

气乃辱：指水胜火，土气来复则湿土之气郁蒸于上为云，大雨时下，水气受到土气抑制。埃，即尘埃，这里指湿土之气。郁，指蒸郁。黑色，指水气。辱，指屈辱。◎〔72〕鹜溏：指大便如鸭粪稀淡，为寒湿所致。◎〔73〕寒中：中气虚寒，乃湿困脾阳所致。◎〔74〕足不任身：不能站立行走。任，担任，承受，支持之意。◎〔75〕玄谷不成：黑色的谷类不能成熟。◎〔76〕化气不令：即土气不能主事。令，命令，主事。◎〔77〕草木茂荣……秀而不实：风木主生气，能生万物，所以草木茂荣，随风飘扬，但因土的化气不能行其政令，因而万物虽茂盛而不能结果。◎〔78〕繇（yáo摇）复：摇动不定。◎〔79〕肌肉瞤（shùn顺）酸：肌肉抽缩跳动酸痛。◎〔80〕蛰虫早附：虫过早的伏藏于土中。虫伏藏于土中称为蛰虫。附，通"伏"。◎〔81〕其谷黅（jīn今）：明·张介宾："谷之黄者属土，不能成实矣。"黅，黄色。◎〔82〕复则收政严峻，名木苍凋：收政，指秋金主事，土衰木亢，金来复之，故肃杀摧残之气峻烈，大树枝叶虽青而凋谢。名，大也。名木，即大木。谓大木尚

不复[83]，上应岁星，民乃康。

岁金不及，炎火乃行，生气乃用，长气专胜，庶物以茂[84]，燥烁以行[85]，上应荧惑星。民病肩背瞀[86]重，鼽嚏，血便注下。收气乃后[87]，上应太白星，其谷坚芒。复则寒雨暴至，乃零[88]冰雹霜雪杀物，阴厥且格，阳反上行[89]，头脑户痛，延及囟顶发热，上应辰星，丹谷不成，民病口疮，甚则心痛。

岁水不及，湿乃大行，长气反用，其化乃速，暑雨数至，上应镇星。民病腹满身重，濡泄，寒疡流水，腰股痛发，腘腨股膝不便，烦冤，足痿清厥，脚下痛，甚则胕肿。藏气不政，肾气不衡[90]，上应辰星，其谷秬。上临太阴，则大寒数举，蛰虫早藏，地积坚冰，阳光不

能施用，火气用事，则金气不得来复，上应岁星，人们也就健康。

金运不及之年，火炎之气反而大行，金衰不能制木，则木之生气得以施用，火之长气专胜，万物繁茂，干燥炎烁之火气得行，上应荧惑星。人们易患肩背冈乱沉重、鼻塞喷嚏、大便下血、泄泻如注等病症。火胜则金气被制，所以金之收气晚到，上应太白星，白色有坚芒的谷类不能成熟。金气受制，其子气水寒来复，水气复则寒雨突至，降落冰雹、霜雪伤害万物，寒气厥逆使阴阳格拒，阳气反而上逆，头部及脑户疼痛，连及头顶，发热，上应辰星，赤色的谷类不能成熟，人们易患口疮，甚至心痛病。

水运不及之年，水所不胜的土湿之气大行，水不制火，则火的长气反而施用，土之化气迅速发挥作用，暑热和大雨频降，上应镇星。人们易患腹胀、身体困重、濡泄、阴寒疮疡、流清稀脓水、腰、股部疼痛腘、腨、股、膝等处活动不便、心中烦闷、两足痿软厥冷、脚底痛，甚则足背浮肿等病症。水之藏气不得施用，肾气不平衡，上应辰星，黑色黍类不能成熟。若逢到辛丑、辛未太阴湿土司天之年，太阳寒水在泉，则严寒之气频至，蛰虫提早归藏土中，大地积结坚

且苍凋，其他万物更无所论了。◎[83]藏气不用，白乃不复：明·张介宾："火司于地，故水之藏气不能用，金之白气不得复。"白，指秋令收敛之气。◎[84]庶物以茂：明·马莳："岁之金气不及……则生气乃用，而火来乘金，则长气专胜。维生气乃用，故庶物以茂。"庶物，此指植物。◎[85]燥烁以行：燥烁，即烧烁。清·张志聪："金运不及，则所胜之火气乃行……火气专胜，故燥烁以行。"◎[86]瞀（mào冒）：明·张介宾："瞀，闷也。"清·张志聪："低目俯首曰瞀。"前者从字义解，后从发病时的表现解，二说互补。◎[87]收气乃后：清·张志聪："岁金不及……金受其制，是以收气至秋深而后乃行。"◎[88]零：通"令"。◎[89]阴厥且格，阳反上行：清·张志聪："厥，逆。格，拒也。秋冬之时，阳气应收藏于阴脏，因寒气厥逆，且格阳于外，致阳反上行，而头脑户痛，延及脑顶发热。"◎[90]藏气不政，肾气不衡：岁水不及，则藏气不能主其政事，肾之阴

治[91]，民病寒疾于下[92]，甚则腹满浮肿，上应镇星，其主黅谷。复则大风暴发，草偃木零[93]，生长不鲜[94]，面色时变[95]，筋骨并辟，肉瞤瘛[96]，目视𥉂𥉂，物疏璺[97]，肌肉胗发，气并鬲中，痛于心腹[98]，黄气乃损，其谷不登[99]，上应岁星。

帝曰：善。愿闻其时[100]也。

岐伯曰：悉哉问也！木不及，春有鸣条律畅之化，则秋有雾露清凉之政[101]，春有惨凄残贼之胜，则夏有炎暑燔烁之复[102]，其眚东[103]，其脏肝，其病内舍胠胁，外在关节。

冰，阳热之气不能发挥作用，人们易患下半身寒冷病，甚则腹满浮肿，上应镇星，应于黄色谷物。土胜制水，水之子木气来复，木气复则大风暴发，草木倒伏，枝叶飘落，万物生长而色不鲜明。在人则面色常常改变，筋骨拘挛，肌肉瞤动，两目昏花，物体破裂，肌肉发生疹病，邪气聚于膈中，则心腹疼痛，土气受损，五谷不能成熟，上应岁星。

黄帝说：好。我想听听五运主时的有关情况。

岐伯说：你问得很详尽啊！木运不及之年，如果春天有温和之风的正常生化气候，秋天就会有雾露凉爽的变化相应；如果春天发生了燥金乘袭，产生恶劣的胜气，夏天就会有酷暑炎灼的复气，灾害往往发生于东方，在人体则易生肝病，症状表现则内在胁肋，外在关节。

阳失去平衡。◎[91]地积坚冰，阳光不治：大地冰冻，阳光也不能发挥其温暖作用。◎[92]寒疾于下：下半身发生寒性疾病。◎[93]草偃木零：指岁水不及，土胜木气来复，故大风暴发，使草木倒伏、凋落。偃，倒伏。零，草木凋落。◎[94]生长不鲜：明·马莳："生长二气，皆不鲜明。"又明·张介宾："故大风暴发，草仆木落，而生长失时，皆不鲜明。"二说互补。◎[95]面色时变：明·马莳："凡生长二气皆不鲜明，在人则为面色时变。"◎[96]筋骨并辟，肉瞤瘛：外风引动内风，肢体偏侧的筋骨拘急，肌肉抽搐动。明·张介宾："并，拘挛也。辟，偏也。瞤瘛，拘挛也。"◎[97]物疏璺（wèn 问）：指植物种子破壳发芽。璺，同"纹"。◎[98]肌肉胗发……心腹：此指水运不及之年，风木成为复气偏盛所致的病症。明·张介宾："肝气在外则肌肉风疹，肝气在中则痛于心腹，皆木胜之所致。"◎[99]黄气乃损，其谷不登：木气盛则土气受损，故属土的黄色谷物不能正常成熟丰收。黄气，即土气。登，即丰收之意。◎[100]其时：指上面所说的五运不及。时，时令，四时。◎[101]春有鸣条律畅之化……清凉之政：指春季有正常的气候特点，至秋季气候变化也便正常。鸣条，春风吹拂树木枝条作响。律畅，春天生机畅达。雾露清凉，是秋令正常气候特征。◎[102]春有惨凄残贼之胜……燔烁之复：意指如果春天出现收杀之气所引起的草木凋零、蛰虫伏匿的凄凉景象，则夏天必有炎热燔烁草木焦槁的复气出现。惨凄残贼，形容一种凄凉的景象。◎[103]其眚东：即灾害发生于东方。◎[104]夏有炳明光显之化……霜寒之政：如果夏天出现炎阳

火不及，夏有炳明光显之化，则冬有严肃霜寒之政[104]，夏有惨凄凝冽之胜，则不时有埃昏大雨之复[105]，其眚南，其脏心，其病内舍膺胁，外在经络。

土不及，四维有埃云润泽之化，则春有鸣条鼓拆之政[106]，四维发振拉飘腾之变，则秋有肃杀霖霪之复[107]，其眚四维，其脏脾，其病内舍心腹，外在肌肉四肢。

金不及，夏有光显郁蒸[108]之令，则冬有严凝整肃[109]之应，夏有炎烁燔燎之变，则秋有冰雹霜雪之复，其眚西，其脏肺，其病内舍膺胁肩背，外在皮毛。

水不及，四维有湍润埃云之化，则不时有和风生发之应，四维

火运不及之年，如果夏天是阳热光明显露的正常气候，冬天就有严寒霜雪的气候相应；如果夏天发生水寒之气相乘，出现寒气凝冽的胜气，就可能有湿土之气来复，因而会有尘埃弥漫，大雨时降的气候，灾害多发生在南方，在人体就发生心病，其症状则内在胸胁，外在经络。

土运不及之年，如果三、六、九、十二月有埃云润泽的正常气候变化，春天就会春风和畅，万物宣发活动正常；如果发生了风木之气乘袭，有震撼折风飘腾的胜气，秋天就会有金气来复，因而会产生肃杀淫雨气候，灾害多发生在东南、东北、西南、西北四隅，在人体则易生脾病，其症状则内在心腹，外在肌肉四肢。

金运不及之年，如果夏天有阳光显露，热气蒸腾的正常气候，冬天就有严寒肃杀的气候相应；如果夏天发生了火热乘袭，炎热酷暑的胜气，秋冬就有水寒之气来复，因而有霜雪冰雹气候，灾害多发生在西方，在人体就易生肺病，其症状内在胸胁肩背，外在皮毛。

水运不及之年，如果三、六、九、十二月有流水润泽，埃云弥漫的正常气候，就会时常有和风吹拂的气象变化；如果三、六、

普照大地的正常气象，则冬天便有严寒霜雪应时之政。炳明光显，指炎阳普照，大地光明。◎[105]夏有惨凄凝冽之胜……大雨之复：谓夏天出现凄惨寒凉，大地冰冻的冬季气象，就会经常出现尘埃昏蒙、大雨淋漓的土气来复之象。凝，指寒凝大地，水结成冰。不时，即经常，指土旺之辰戌丑未四个月。◎[106]四维有埃云润泽之化……鼓拆之政：指三、六、九、十二月，有尘埃飞扬、雨露滋润的正常气候，则春天就有和风吹拂枝条鸣响、大地解冻、万物萌芽的当令之政。四维，指辰、戌、未、丑四个月所应之东南、东北、西南、西北四隅。维，隅也。四隅，属土。鼓，鼓动。拆，启开。◎[107]四维发振拉飘腾之变……霖霪之复：指三、六、九、十二四个月及所在之四隅，有狂风毁物之变，则秋有肃杀淫雨之复。振拉飘腾，比喻狂风怒吼，毁树折枝的景象。霖霪，即久雨不止。◎[108]郁蒸：雨湿云气蒸腾。◎[109]严凝整肃：寒冬大地冰冻，草木叶落，使大自然变得整齐严

发埃昏骤注[110]之变，则不时有飘荡振拉之复，其眚北，其脏肾，其病内舍腰脊骨髓，外在溪谷踹膝。

夫五运之政，犹权衡也[111]，高者抑之，下者举之，化者应之，变者复之[112]，此生长化成收藏之理，气之常也，失常则天地四塞[113]矣。故曰：天地之动静，神明为之纪[114]，阴阳之往复，寒暑彰其兆[115]。此之谓也。

帝曰：夫子之言五气之变，四时之应，可谓悉矣。夫气之动乱，触遇而作，发无常会[116]，卒然灾合，何以期之[117]？

岐伯曰：夫气之动变，固不常在，而德化政令灾变，不同其候也[118]。

九、十二月发生了湿土之气乘袭，有尘埃昏暗暴雨倾泻的胜气，那么就时常会有水寒之气来复，因而有大风飘荡震撼断折的复气，灾害多发生在北方，在人体就易生肾病，其症状内在腰脊骨髓，外在肌肉踹膝。

五运之气的变化，就好像权衡一样可以自行调整，太过的就要进行抑制，不及的就要扶持，若五运之气生化正常，那么后来之气也会应之以正常节令；若有胜气乘袭，那么后来之气必有报复之气发生，这就是五运之气对万物所产生的生、长、化、收、藏的变化规律，也是四时气候变化的正常秩序，如果反常，那么就会使天地万物的运动变化闭阻不通。所以说，天地间的动静变化，是以各种物象变化为标志；阴阳之间的往来出入，是以寒暑更替为征兆。就是这个道理。

黄帝说：先生对于五运之气的变化及其对四时气候的影响，论述得很详尽了。五运之气的变化，相互触遇而发作，发作又没有一定的时间，往往突然出现灾害，与之相应的现象，应当怎样测知呢？

岐伯说：五运之气的变化错综复杂，虽然没有一定常规，但是五运之气所产生的德、化、政、令、灾、变，都有不同的反应标志可察。

肃。◎[110]骤注：暴雨如注。◎[111]五运之政，犹权衡也：指五行的运化之事，应保持动态平衡。权衡，指测物体重量的器具，即秤。此引申为平衡。◎[112]高者抑之……变者复之：是说太过的必须抑制之，不及的必须辅助之，气化正常则有正常的反应，胜气来克必有所复，而反向作用之。◎[113]天地四塞：气交失常，阴阳之气的升降逆乱，故天地间万物不能正常生长变化。◎[114]天地之动静，神明为之纪：指五运六气的正常与异常，自然界万物是其变化的标记。人们就从万物变化的标记中，来掌握运气的变化规律。神明，指自然界的变化及其规律。纪，通"记"，即标记。◎[115]阴阳之往复，寒暑彰其兆：阴阳之气相交，往来循环，可以从四季气候的寒温变化，明显地表现出来。寒暑，指四季气候。彰，明显，在此即显示。兆，征兆。◎[116]气之动乱……发无常会：此指因五运之气的太过不及和胜复变化引起的自然界和人体的变异，遇到触犯就随时发生，没有一定的周期。气，指五运之气。动乱，异常之谓。◎[117]卒然灾合，何以期之：指突然引起的灾害，又如何先期而测知呢？合，会、遇之义。期，有预测、判断之义。◎[118]德化政令灾变，不同其候也：此承上

帝曰：何谓也？

岐伯曰：东方生风，风生木，其德敷和[119]，其化生荣[120]，其政舒启[121]，其令风，其变振发[122]，其灾散落[123]。

南方生热，热生火，其德彰显[124]，其化蕃茂，其政明曜，其令热，其变销烁[125]，其灾燔焫。

中央生湿，湿生土，其德溽蒸[126]，其化丰备[127]，其政安静，其令湿，其变骤注，其灾霖溃[128]。

西方生燥，燥生金，其德清洁，其化紧敛，其政劲切[129]，其令燥，其变肃杀，其灾苍陨[130]。

北方生寒，寒生水，其德凄沧，其化清谧，其政凝肃[131]，其令寒，

黄帝说：这是什么意思呢？

岐伯说：东方生风，风木之气能滋生木类物质，风的特性敷布温和，能产生滋生繁荣之职，其政舒展开发，其气象特点为风，其灾变作用是振撼摇动，所产生的灾害是飘零散落。

南方生热，火热之气能温养火类物质，火热特性是彰明显露，能产生繁荣茂盛之职，其政为光明照耀，其气象特点为热，其灾变作用是毁灭灼烁，所产生的灾害是大火焚烧。

中央生湿，湿土之气能滋润土类物质，其德是湿热互用，能产生丰满完备的职能，其政是安定宁静，其气象特点是湿，其灾变作用是暴雨倾注，所产生的灾害为淫雨溃坏。

西方生燥，燥金之气能滋养金类物质，金性清爽洁净，能产生紧缩收敛的职能，其政是刚劲急切，其气象特点是干燥，其灾变作用是肃杀万物，产生的灾害是青干凋落。

北方生寒，水寒之气能滋养水类物质，寒性凄凉清冷，能产生寒冷宁静的职能，其政是凝固严厉，其气象特点是寒冷，其灾

句"夫气之动变，固不常在"讲的，言五气变动固然不常存在，然而他们的本性特征、生化作用、主事的方法与外在表现，以及损害作用，是各不相同的。德，指五运之气的本性。化，即生化作用。政令，主事也。候，外在物化特征。◎[119]敷和：此指春季木气发生的特性和作用。◎[120]生荣：即滋生繁荣。指春生之气给自然界带来的相应变化。◎[121]舒启：指风木之气有舒展阳气的作用。◎[122]振发：指岁木所主之气为风，风性主动，而振动万物。前文"岁木太过"所见的"云物飞动，草木不宁，甚而摇落"，就从异常方面描述风之"振发"作用。◎[123]散落：指风气太过，致使植物枝叶飘散零落。◎[124]彰显：指火气具有光明显耀的特征。◎[125]销烁：煎熬蒸灼，指火的异常变化所带来的灾变。◎[126]溽蒸：指土气湿热滋润。◎[127]丰备：指土气带来的正常变化，具有充实丰满的特征。◎[128]霖溃：指湿土之气异常所带来的灾变，是久雨不止，泥烂堤崩。◎[129]劲切：指金气主令，有强劲急切的特征。◎[130]苍陨：指燥金之气异常所带来的灾变，是草木尚青但已干枯凋落，俗称"青干"。◎[131]凝肃：此指水寒之气所主时的时令，

其变凓冽，其灾冰雪霜雹。是以察其动也，有德有化，有政有令，有变有灾，而物由之，而人应之也。

帝曰：夫子之言岁候，其不及太过[132]，而上应五星[133]。今夫德化政令，灾眚变易，非常而有也，卒然而动，其亦为之变乎。

岐伯曰：承天而行之，故无妄动，无不应也[134]。卒然而动者，气之交变也，其不应焉。故曰：应常不应卒[135]。此之谓也。

帝曰：其应奈何？

岐伯曰：各从其气化也[136]。

帝曰：其行之徐疾逆顺何如？

岐伯曰：以道留久，逆守而小，是谓省下[137]。以道而去，去而速来，曲而过之，是谓省遗过

变作用是严寒冷冻，其灾害是冰雪霜雹。要认识五运之气的变化情况，就通过观察其德、化、政、令、灾、变等正常和异常气候，万物因此而引起相应的变化，人体亦产生相应的反应。

黄帝说：先生谈到了每年的气候变化，五运太过不及，都能上应于五星，而五运之气的德、化、政、令、灾害、变易，并不按常规出现，而有突然改变，那么天上的五星是不是也会随着变化呢？

岐伯说：五星随着天运变化而变化，所以不会随便改变，也不存在不相应的问题。气候突然改变，这是五运之气相互作用的突然变化，与天运的正常规律无关，对五星没有影响，因而不应。因此说，五星应于常规，不应于突然的变化，就是这个道理。

黄帝问道：五星怎样应于常规呢？

岐伯回答说：五星随每年中运之气的变化而变化。

黄帝问道：五星为什么有徐、疾、顺、逆的运行状态呢？

岐伯回答说：五星各在其轨道上运行，有时出现"留久"的现象，如果逆行时出现留守的现象，它的光芒亮度小，这是在观察

有严寒、凝滞的特性。◎［132］不及其太过：清·高世栻改为："其太过不及。"◎［133］五星：指岁星、荧惑星、镇星、太白星、辰星，又称木、火、土、金、水星，与五行配属。◎［134］承天而行之……无不应也：五星是随着天体的运动而运行的，天体运动变化，五星则相应的发生运动变化，五星不能妄动自行。◎［135］应常不应卒：常，岁运盛衰的正常规律，来自天体的运行，所以五星变化能和它相应。卒，指突然的变化，与天运无关。所以五星的变化不和它相应。◎［136］各从其气化：五星是各应其岁运的气化，如岁星应风气之化，荧惑星应火气之化等。余皆仿此。◎［137］以道留久……是谓省下：明·张介宾："道，五星所行之道。留久，稽留延久也。逆守，逆行不进而守其度也。小，无芒而光不露也。省下，谓察其分野君民之有德有过者也。"均指五星应五运的相应

也[138]。久留而环，或离或附，是谓议灾与其德也[139]。应近则小，应远则大[140]。芒而大倍常之一，其化甚[141]；大常之二，其眚即发也。小常之一，其化减；小常之二，是谓临视，省下之过与其德也。德者福之，过者伐之[142]。是以象之见也，高而远则小，下而近则大，故大则喜怒迩，小则祸福远[143]。岁运太过，则运星北越[144]，运气相得，则各行以道[145]。故岁运太

下方的情况。如果五星在其轨道上已经运行过去，但又迅速折转回来，迂曲运行，这是在审察其运行后的遗过情况。如果在某一处久留，环绕不向前运行，有时离开它的原位，有时离开后又靠近原位，这是在审议下方的灾害和功德。如果五星应变的期间较近时其光芒小亮度弱，应变的期间较远时其光芒亮度大。凡五星的光芒亮度比正常大一倍的，五运之气的气化作用就强；比正常大二倍的，就可能立即发生灾害。五星的光芒亮度比正常小一倍的，五运之气的气化作用就轻，比正常小二倍的，这是所谓的俯视，是在审察下方的过失与功德。有德者赐之以福，有过者降之以灾。因此五星所发生的这些现象，凡是高远的，光芒亮度就大；位置低近的，光芒亮度就小。光芒大的，喜怒之情就近；光芒亮度小的，祸福之事就远。岁运太过之年，主岁的运星就会离开轨道偏北运行；岁运与岁气合洽协调时，岁星沿其正常轨迹运行。所以在岁运太过之年，所制之星就会失其原来之色，兼见生我之星的色；如

变化。◎[138]以道而去……省遗过也：明·张介宾："谓既去而复速来，委曲逡巡而过其度也。省遗过，谓省察有未尽，而复省其所遗遗失也。"◎[139]久留而环……与其德也：指五星久留或环绕其位而不去，或有时离时附其位的时候，好像是判断它所属的分野中万物的正常与异常变化。◎[140]应近则小，应远则大：明·张介宾："应，谓灾德之应也，所应者近而微，其星则小，所应者远而甚，其星则大。"这是五运之气发生灾变时的星象变化。下句"其眚即也。"可证。"大倍常之一"，"小常之二"，指星象变化与正常时增大或缩小的倍数，以此来说明气化的盛或衰。◎[141]化甚：清·张志聪："化，谓淫胜郁复之气化也。"指岁运偏移引起胜复之气变化的专用术语叫"化"。化甚、化减，指胜复之气相互作用增大和减弱。◎[142]德者福之，过者伐之：意思是正常的给以资助，异常的给以克伐。◎[143]大则喜怒迩，小则祸福远：明·张介宾："凡高而远者，其象则小。下而近者，其象必大。大则近而喜怒之应亦近，小则远而祸福之应亦远。观五星之迟留伏逆之变，则或高或下又可知矣。按，上文云：应近则小，应远则大。此云：大则喜怒迩，小则祸福远。似乎相反，但上之近远，近言其微，远言其甚，故应微而近则象小，应甚而远则象大。此言迩远者，迩言其急，远言其缓，故象大则喜怒之应近而急，象小则祸福之应远而缓。盖上文以体象言，此以远近辨，二者词若不同，而理则无二也。"喜怒，是以星象变化引喻五运偏移对自然所带来的物变，与"祸福"对文。◎[144]岁运太过，则运星北越：明·张介宾："运星，主岁之星也。北越，越出应行之度而近于北也。盖北为紫微太一所居之位，运星不守其度，而北越近之，其恃强骄肆之气可见。"◎[145]运气相得，则各行以道：指岁运不及之年又遇本气司天之助，运气相和成为平气的星象特

全注全译黄帝内经

过，畏星失色而兼其母，不及，则色兼其所不胜。肖者瞿瞿，莫知其妙，闵闵之当，孰者为良[146]，妄行无征，示畏侯王[147]。

帝曰：其灾应何如？

岐伯曰：亦各从其化也，故时至有盛衰，凌犯有逆顺，留守有多少，形见有善恶，宿属有胜负，征应有吉凶矣[148]。

帝曰：其善恶何谓也？

岐伯曰：有喜有怒，有忧有丧，有泽有燥[149]，此象之常也，必谨察之。

帝曰：六者高下异乎？

岐伯曰：象见高下，其应一也，故人亦应之。

果岁运不及之年，运星就兼有其所不胜之星的色。能效法天地气象的有德之人，虽然能孜孜不倦地探索，也很难完全明白其中的奥妙，担心能否真正通晓其中的有益道理，如果没有什么征兆，无法按规律行事，那不过是对侯王示畏而已。

黄帝问道：五星是怎样应于灾害的呢？

岐伯回答说：随着岁运的变化，五星应时出现，五运之气有太过不及的不同，互相有乘侮凌犯，所以五星就会有顺行逆行的差别，留守不行的时间长短也不一致，所出现的形象有善恶之异。二十八宿所属的分野区间及十二辰位，也有气化的胜复情况，因而应验于吉凶祸福。

黄帝问道：星象的善恶是如何的呢？

岐伯回答说：根据亮度光芒，可以测知喜怒忧丧燥泽变化，这是能见到的现象，要谨慎认真地观察。

黄帝问道：这六种不同的星象，与五星的高下有无关系呢？

岐伯回答说：五星虽然有高下的不同，但应于万物，应于人事，却是一致的。

征。◎[146]消者瞿瞿……孰者为良：天理无穷，即使取法天地的人瞿瞿多顾，也难以得知其中奥妙，不能分辨出善恶吉凶。消者，指取法天地之人。瞿瞿，左右环视。闵闵，多犹豫不决的意思。◎[147]妄行无征，示畏侯王：那些不甚通晓天文知识的人，毫无验证，妄加猜测，错误地把畏星当做旺星。妄行，与"消者"对文，指无知的人。徵，证验，证明，当指证据。畏，畏星。侯，通"候"，即表现，引申为标志。王，同"旺"，即旺星、太过之星。◎[148]时至有盛衰……吉凶矣：明·张介宾："时至，岁时之更至也。五星之运，当其时则盛，非其时则衰，退而东行凌犯者，星迟于天，故为顺，灾轻。进而西行凌犯者，星速于天，故为逆，灾重。留守日多则灾深，留守日少则灾浅。形见有喜润之色为善，形见有怒躁忧丧之色为恶。宿属，谓二十八宿及十二辰位，各有五行所属之异。凡五星所临，太过逢王，不及逢衰，其灾更甚，太过有制，不及得助，其灾必轻，即胜负也。五星之为德为化者吉，为灾为变者凶，皆征应也。"◎[149]有喜有怒……有燥：清·高世栻："此喜怒忧

—390—

帝曰：善。其德化政令之动静损益[150]皆何如？

岐伯曰：夫德化政令灾变，不能相加也。胜复盛衰，不能相多也。往来小大，不能相过也[151]。用之升降，不能相无也[152]。各从其动而复之[153]耳。

帝曰：其病生何如？

岐伯曰：德化者气之祥[154]，政令者气之章，变易者复之纪[155]，灾眚者伤之始[156]，气相胜者和，不相胜者病，重感于邪则甚也[157]。

帝曰：善。所谓精光之论[158]，大圣之业[159]，宣明大道[160]，通于无穷，究于无极也。余闻之，善言天者，必应于人；善言古者，必验于

黄帝说：好。五运之气的德、化、政、令情况与太过、不及，都会怎么样呢？

岐伯回答说：五运之气的德、化、政、令、灾、变有一定规律，不是随便相加。胜复盛衰，也不会随便增多。往来大小，不能随便超越。升降运动，不会互不存在。这都是按其自身规律出现的。

黄帝问道：这些与疾病的发生有什么关系呢？

岐伯回答说：德化是五运之气正常的吉兆，政令是五运之气的作用和特征，变易是五运之气产生胜气复气的纲纪，灾祸是万物损伤的开始，五运之气能相互制约就平衡协调，五运之气不能相互制约，就会产生灾害，人体也会因此而生病，重新再感受邪气，病情会更加严重。

黄帝说：好。这就是所谓的精深博大的理论，伟大神圣的事业，要对这些宏大理论进行宣传阐发，要深究其无穷尽的奥理。我曾经听到，善于谈论自然规律的人，必定能以人之生理病理应之；善于谈论古事的人，必定能用当今之事验之；善于谈论五气变化的人，就必能通晓万物变化之

衰泽燥，乃善恶所系，星象之常也。"◎[150]动静损益：动静，指德化政令的变化。损益，即指对自然界和人体所带来的利和害的影响，言五运的德化政令与自然界和人体的关系。◎[151]往来大小，不能相过也：唐·王冰以往复日数多少解。◎[152]相无：指五运的德化政令虽不能过，但也不能无，与前之"相加""相多""相过"均言其有一定的变化规律。加、多、过，均指德化政令的变化不能偏移太过。◎[153]各从其动而复之：认为五运迁移所产生的各种变化，都与五运之气的运动相应。动，指五运的运动变化。复，即恢复、复原。◎[154]祥、章：皆言其正常。[155]变易者复之纪：指五运之气的太过不及的变化，是复气产生的纲纪。复，复气。纪，纲领。◎[156]灾眚者伤之始：指五运之气偏移胜复所产生的灾害，是万物受伤的原因。◎[157]气相胜者和……则甚也：明·张介宾："相胜，相当也。谓人气与岁气相当，则和而无病；不相当，则邪正相干而病生矣。重感于邪，如有余逢王，不足被伤，则盛者愈盛，虚者愈虚，其病必甚也。"◎[158]精光之论：精湛广博的理论。光，广也。◎[159]大圣之业：神圣的事业。◎[160]宣明

今；善言气者，必彰于物；善言应者，同天地之化；善言化言变者，通神明之理[161]，非夫子孰能言至道欤！乃择良兆而藏之灵室，每旦读之，命曰《气交变》，非斋[162]戒不敢发，慎传也。

理；善于谈论应验理论的人，一定能通达天地变化之理；善于谈论化和变的理论，必定能畅晓宇宙变化莫测的奥理。除了先生你，谁能讲清楚这些至理要道呢？要选择良辰吉日，将这些理论藏于灵兰之室，每天早晨研读，将其命名为《气交变》，不经过斋戒不能翻阅它，要慎重地传授。

大道：揭示畅明其中的道理。◎[161]善言天者……通神明之理：此节突出了《内经》作者告诫人们在学习运气学说的时候，不要泥守"示人以规矩"的司天在泉之运气模式，也不要将"无征不信"之"占象"当作不变之定则，而应当联系实际，灵活掌握和应用。识其常，达其变，方可使古人总结的经验得以继承和发扬。◎[162]斋：原本作"齐"，形近而误，故改。

素问·五常政大论 [1] 篇第七十

黄帝问曰：太虚寥廓，五运回薄 [2]，衰盛不同，损益相从 [3]，愿闻平气 [4]，何如而名？何如而纪 [5] 也？

岐伯对曰：昭乎哉问也！木曰敷和 [6]，火曰升明 [7]，土曰备化 [8]，金曰审平 [9]，水曰静顺 [10]。

帝曰：其不及奈何？

黄帝问道：太空寥廓无边，五运周行、运动不息、互相制约，岁运之气有太过和不及，因此有损和益的差别。我想听一听平气的有关问题，是根据什么命名的？有什么标志和表现呢？

岐伯回答说：这个问题提得很高明啊！木运平气称为敷和，火运平气称为升明，土运平气称为备化，金运平气称为审平，水运平气称为静顺。

黄帝说：五运不及又是如何的呢？

---

[1] 五常政大论：五常，五运主岁有平气、不及、太过的一般规律。政，为政令表现。本篇主要讨论了五运主岁各有平气、不及、太过三种不同情况，以及在各种情况下对自然界万物和人类的影响，这些都是五运主岁的一般规律，文中还涉及六气等许多内容，故名"五常政大论"。《内经》认为"智者之养生也，必顺四时而适寒暑，和喜怒而安居处，节阴阳而调刚柔，如是则僻邪不至，长生久视"（《灵枢·本神》），可见"居处"之"安"是人体健康长寿的重要因素。篇中所说"阴精所奉其人寿，阳精所降其人夭……一州之气，生化寿夭不同……地势使然也"，以及"其有寿夭乎……高者其气寿，下者其气夭……故治病者，必明天道地理，阴阳更胜，气之先后，人之寿夭，生化之期，乃可以知人之形气矣"。此即《内经》主张的"人类生存环境的寿夭观"。◎ [2] 五运回薄：即五运主岁按照一定规律相互承袭，循环往复不息。五运，指主岁之大运。回薄，循环相迫，变化无常。◎ [3] 衰盛不同，损益相从：即运有太过、不及的变化，其于万物则有损益之应。◎ [4] 平气：清·高世栻："平气则不盛不衰，无损无益。"◎ [5] 纪：标志、标记。◎ [6] 敷和：明·张介宾："木得其平，则敷布和气以生万物。"◎ [7] 升明：火运应夏，火之平气，阳气隆盛，万物繁茂。明·马莳："火升而显明也。"升，上升。明，光明。◎ [8] 备化：土运应长夏，具备化生万物的作用，万物皆赖土以生长、变化，形体充实而完备。备，具备、完满。◎ [9] 审平：万物发展之极，其形已定。金运应秋，主收主成，万物皆因其肃杀之气以收以成。审，终。平，平定。◎ [10] 静顺：万物归藏，其

岐伯曰：木曰委和^[11]，火曰伏明^[12]，土曰卑监^[13]，金曰从革^[14]，水曰涸流^[15]。

帝曰：太过何谓？

岐伯曰：木曰发生^[16]，火曰赫曦^[17]，土曰敦阜^[18]，金曰坚成^[19]，水曰流衍^[20]。

帝曰：三气^[21]之纪，愿闻其候^[22]。

岐伯曰：悉乎哉问也！敷和之纪，木德周行^[23]，阳舒阴布^[24]，五化宣平^[25]，其气端，其性随，其用曲直，其化生荣^[26]，其类草木，其政发散，其候温和，其令风，其脏肝，肝其畏清^[27]，其主目，其谷麻^[28]，其果李，其实核^[29]，

岐伯说：木运不及称为委和，火运不及称为伏明，土运不及称为卑监，金运不及称为从革，水运不及称为涸流。

黄帝说：五运太过是如何的呢？

岐伯说：木运太过称为发生；火运太过称为赫曦；土运太过称为敦阜；金运太过称为坚成；水运太过称为流衍。

黄帝说：我想听一听关于五运之气的太过、不及、平气三种变化情况是如何的呢？

岐伯说：你问得很详尽啊！敷和为木运平气之年，木的作用施行，阳气舒布，阴气布散，生长化收藏五化平定，其气端正，其性能顺应自然变化，其作用能曲能直，其气为生发荣华，其类为草木，其政为发散，其气候温和，其令为风，应在人体为肝，肝畏清凉的金气，肝开窍于目，五谷应于麻，果类应于李，果实应于核，

生机相对的平静和顺，以待来年的春生。水运应冬，冬主蛰藏，故水之平气曰"静顺"。静，平静。顺，和顺。◎［11］委和：木运不及，温和之阳气不能正常敷布，则万物生发之机萎靡不振。委，曲。◎［12］伏明：火运不及，则火热不显。◎［13］卑监：土运不及，不能正常化养万物。卑，低。监，下。◎［14］从革：金运不及，变易其清肃刚劲之性，从它气而化。从，顺从。革，变革。◎［15］涸流：水运不及，犹如泉源干涸。◎［16］发生：木运太过，阳和生发之气早至，万物早荣。◎［17］赫曦：火运太过，阳热亢烈。清·张志聪："赫曦，光明显盛之象。"赫，火红色。曦，阳光。◎［18］敦阜：土气太过，犹如土山既高又大。敦，厚。阜，土山，盛大，高大。◎［19］坚成：金运太过，其气坚敛刚劲，万物肃杀凋零，因杀伐过度，不能成形。坚，坚敛。◎［20］流衍：水运太过，犹如水盛满溢漫延。衍，漫延、扩展。◎［21］三气：五运之气的平气、不及和太过。◎［22］其候：候，征兆、征象。其，指代三气之纪。◎［23］木德周行：木运平气之年，阳和生发之气遍布大地。周，遍及。◎［24］阳舒阴布：三阴三阳六气各按其时而施。阳，指三阳。阴，指三阴。◎［25］五化宣平：五化，谓平气之岁主时之五运生化均为正常。宣平，敷和之纪，为木运平气，木气宣散。◎［26］其气端……其化生荣：明·马莳："木之气端正，木之性顺从，木之用曲直咸宜，木之化生发荣美。"◎［27］肝其畏清：清为金气代称，金克木，故肝畏清。◎［28］其谷麻：清·高世栻："麻体直而色苍，为五谷之首，故其谷麻。"谷，五谷，此指象征木性的谷物。麻，火麻。◎［29］其

其应春，其虫毛[30]，其畜犬，其色苍，其养筋，其病里急支满，其味酸，其音[31]角，其物中坚，其数八[32]。

升明之纪，正阳[33]而治，德施周普[34]，五化均衡，其气高，其性速，其用燔灼，其化蕃茂[35]，其类火，其政明曜[36]，其候炎暑，其令热，其脏心，心其畏寒，其主舌，其谷麦，其果杏，其实络，其应夏，其虫羽[37]，其畜马，其色赤，其养血，其病瞤瘛[38]，其味苦，其音徵，其物脉，其数七。

备化之纪，气协天休[39]，德流四政，五化齐修[40]，其气平，其性顺，其用高下[41]，其化丰满，其类土，其

四时应于春，虫类应于毛虫，畜类应于犬，五色应于苍，精气充养于筋，多发病为腹中拘急支撑胀满，五味为酸，五音应于角，在物应于内中坚实的部分，在数为木之成数八。

升明火运平气之年，正阳之气主治，火热普施，生长化收藏五化平衡，火气上升，其性迅速，有火热燔灼的作用，气化为繁荣茂盛，其类为火，其政为光明照耀，气候特点为火炎暑热，其令为热，在脏应于心，心畏寒凉的水气，心开窍于舌，五谷应于麦，果类应于杏，果实应于络，时令应于夏，虫类应于羽虫，畜类应于马，五色应于赤，其精气充养血液，多发病为掣动抽搐，五味应于苦，五音应于徵，在物应于脉络，在数为火之成数七。

备化土运平气之年，土气与司天之气同化，土德流于四季，生长化收藏五化皆得治理，其气平和，其性随顺，其作用有高有下，其气化为丰盛饱满，其

实核：以核为主的果实，与下文"其物中坚"应联系起来理解。即以核为主的果实则中坚。◎[30]其虫毛：清·高世栻："毛虫通体皆毛，犹木之森丛，故其虫毛。"虫，虫类。毛，毛虫。本篇把动物分为毛、倮、鳞、介、羽五类。◎[31]音：五音。我国古乐中的角、徵、宫、商、羽五音，与五行五脏相配，则角属木音，肝音角；徵为火音，心音徵；宫为土音，脾音宫；商为金音，肺音商；羽为水音，肾音羽。◎[32]其数八：木的成数是八。◎[33]正阳：清·姚止庵："正阳者，谓火得其平，无亢烈之患也。"正，不偏。◎[34]周普：遍及四面八方。与"周行"同义。周，环周。普，普遍。◎[35]其气高……其化蕃茂：清·张志聪："火气炎上，故其气高；火性动急，故性速也；烤炙曰燔灼，火之用也；万物蕃茂，长夏之化也。"燔，炙、烤也。◎[36]其政明曜：即阳光充足。明，光明。曜，日光也。◎[37]其虫羽：清·张志聪："羽虫飞翔，而上感火气之生也。"羽，有翅之虫。◎[38]其病瞤瘛：即患病为肌肉跳动，肢体抽搐。瞤，肌肉跳动。瘛，抽搐。◎[39]气协天休：土之平气年，天地之气协调和平。气，土气、地气。协，协调。天，天气。休，美善。◎[40]德流四政，五化齐修：土运平气之年，备化之气分助于四季，生长化收藏五化都能完善至美。四政，四季，土旺于四季之末各十八日。齐修，皆发展完备。◎[41]其用高下：土孕育万物，上下

政安静，其候溽蒸[42]，其令湿，其脏脾，脾其畏风[43]，其主口，其谷稷[44]，其果枣，其实肉，其应长夏[45]，其虫倮[46]，其畜牛，其色黄，其养肉，其病否[47]，其味甘，其音宫，其物肤[48]，其数五。

审平之纪，收而不争，杀而无犯[49]，五化宣明，其气洁，其性刚[50]，其用散落[51]，其化坚敛，其类金，其政劲肃，其候清切，其令燥，其脏肺，肺其畏热[52]，其主鼻，其谷稻，其果桃，其实壳，其应秋，其虫介[53]，其畜鸡，其色白，其养皮毛，其病咳，其味辛，其音商，其物外坚，其数九。

静顺之纪，藏而勿害，治而善下[54]，五化咸整[55]，其气明，其性

类为土，其政安宁静谧，气候特点为湿热郁蒸，其令为湿，在脏应于脾，脾畏风，开窍于口，五谷应于稷，果类应于枣，果实应于果肉，时令应于长夏，虫类应于倮虫，畜类应于牛，五色为黄，其精气充养肌肉，多发病为痞塞不通，五味为甘，五音为宫，在物应于表皮，其数为土之生数五。

审平金运平气之年，金气主收而不相争，虽主肃杀而不伤害于物，生长化收藏得以宣发畅明，其气清洁，其性刚劲，其作用为凋零散落，其气化为坚实紧缩，其类为金，其政为强劲严肃，气候特点为清冷急切，其令为燥，在脏应于肺，肺畏火热之气，开窍于鼻，五谷应于稻，果类应于桃，果实应于壳，时令应于秋，虫类应于介虫，畜类应于鸡，五色为白，其精气充养于皮毛，发病为咳嗽，五味应于辛，五音应于商，其在物应于外表坚实的部分，在数为金之成数九。

静顺水运平气之年，虽主闭藏而无害于万物，其气善于下沉，生长化收藏变化

左右无处不有其生化的作用。◎[42]其候溽（rù入）蒸：长夏季节的气候特点是湿热郁蒸。溽，湿。蒸，热。◎[43]脾其畏风：风属肝木，木克土，故脾畏风。◎[44]稷：五谷之一。◎[45]其应长夏：明·张介宾："长夏者，六月也。土生于火，长在夏中，既长而王，故云长夏。"◎[46]其虫倮：清·姚止庵："倮虫无毛羽鳞甲，以肉为体，像土之肥而厚也。"◎[47]其病否：因病在中焦，脾土运化失司，气机升降失常，故病痞。否，通"痞"，痞塞不畅。◎[48]其物肤：清·姚止庵："肤，犹肉也。"明·张介宾："肤，即肌肉也。"◎[49]收而不争，杀而无犯：谓金气虽有收敛、肃杀之性，但金运平气之年，收敛而无剥夺，肃杀而无残害。◎[50]其气洁，其性刚：清·姚止庵："秋气清爽而洁净也，金以坚劲为性。"洁，洁净。刚，刚劲。◎[51]其用散落：秋令的作用是使万物成熟凋落。散落，即凋落。◎[52]肺其畏热：热为心火，火克金，故肺畏热。◎[53]其虫介：有甲壳的虫为介虫。明·张介宾："甲坚而固，得金气也。"介，甲壳。◎[54]藏而勿害，治而善下：水运平气之年，冬气能正常的纳藏而无害于万物，德性平顺而下行。藏，蛰藏，为冬所主，与水相应。治，管理。◎[55]五化咸整：谓五化全部齐备。咸，全部、皆。整，齐。◎[56]其用

下，其用沃衍[56]，其化凝坚[57]，其类水，其政流演[58]，其候凝肃，其令寒，其脏肾，肾其畏湿[59]，其主二阴，其谷豆，其果栗，其实濡，其应冬，其虫鳞[60]，其畜彘，其色黑，其养骨髓，其病厥[61]，其味咸，其音羽，其物濡，其数六。

故生而勿杀，长而勿罚，化而勿制，收而勿害，藏而勿抑，是谓平气。

委和之纪，是谓胜生[62]，生气不政，化气乃扬[63]，长气自平[64]，收令乃早[65]，凉雨时降，风云并兴，草木晚荣，苍干凋落，物秀而实，肤肉内充，其气敛，其用聚，其动缓戾拘缓[66]，其发惊

完整，其气明净，其性向下，有灌溉满溢的作用，其气化作用为凝固坚硬，其类为水，其政为长流不息，气候特点为凝冽严厉，其令为寒，在脏应于肾，肾畏湿土之气，肾开窍于前后二阴，五谷应于豆，果类应于栗，果实应于汁液，时令应于冬，虫类应于鳞虫，畜类应于猪，五色应于黑，其精气充养的是骨髓，发病为厥逆，五味应于咸，五音应于羽，在物应于物体内的柔较部分，在数为水之成数六。

所以，五运平气之年，木之生气主岁，不会有金气的肃杀；火之长气主岁，不会有水气的克罚；土之化气主岁，不会有风气的制裁；金之收气主岁，不会有火气的伤害；水之藏气主岁，不会有土气的抑阻。这就是平气。

委和木运不及之年，受金气制约而木之生气不得施用，土不受制而化气得以发扬，木之子火的长气自能保持平静，木之所不胜金的收气提前来临，凉雨时时降下，风云并起，草木繁荣较晚，易于干枯凋落，有的成熟较快，表皮和肉质部分充实，其气收敛，作用为聚集，变动为短缩、屈曲、拘挛、弛缓，其发病为惊恐，在脏应于肝，果类应于枣桃，果实应于核壳，谷类应于稷稻，五味应于酸辛，五色应于白苍，畜类应于犬鸡，虫类应于毛虫介虫，其

沃衍：言水具有流溢灌溉作用。明·张介宾："沃，灌溉也；衍，溢满也。"◎[57]其化凝坚：清·姚止庵："水至冬则凝为坚冰，水之化也。"凝坚，凝结坚硬。◎[58]流演：明·张介宾："演，长流貌，井泉不竭，川流不息，皆流演之义。"演，水流长。◎[59]肾其畏湿：湿为土性，土克水，故肾畏湿。◎[60]其虫鳞：清·张志聪："鳞虫，水中之所生。"鳞，鱼类。◎[61]其病厥：肾属水，性寒，厥证的病机多由于肾。◎[62]胜生：谓木运不及，则金克木，或土反侮木。克、侮皆能胜过木生之气，致使木运的生发之气受阻，故称"胜生"。生，指木主春生之气。◎[63]生气不政，化气乃扬：清·张志聪："金气胜，则木之生气不能彰其政令矣。木政不彰，则土气无畏，而化气乃扬。"◎[64]长气自平：木运不及，则木所生之火气亦不至过盛，乃趋于平定，故火的长气如常。◎[65]收令乃早：金运所主的秋令，由于木衰金乘，故收令提早而至。◎[66]其动缓戾拘缓：筋

骇，其脏肝，其果枣李，其实核壳，其谷稷稻，其味酸辛，其色白苍，其畜犬鸡，其虫毛介，其主雾露凄沧[67]，其声角商，其病摇动注恐，从金化也，少角与判商同[68]，上角与正角同[69]，上商与正商同[70]，其病支废痛肿疮疡，其虫甘[71]，邪伤肝也，上宫与正宫同[72]，萧瑟肃杀[73]则炎赫沸腾[74]，眚于三[75]，所谓复也[76]，其主飞蠹蛆雉，乃为雷霆[77]。

伏明之纪，是谓胜长[78]，长气不宣[79]，藏气反布[80]，收气自

主时之气为雾露凄凉，五音应于角商，发病为动摇惊恐，这是木运不及从金而化的缘故，因而少角之年与判商之年相同。木运不及，再逢厥阴风木司天之年，不及之运得以扶助，也可与正角的木运平气之年的气化相同。若逢到阳明燥金司天之年，则木气受制而更衰，金气更胜，气化与金运平气之年相似，所以说"上商与正商同"。其发病为四肢痿废不用，痛肿疮疡，甘味之物易于生虫，多发病证为邪气伤肝之故。若逢太阴湿土司天之年，土气反胜，此年气化与土运平气之年相似，故曰"上宫与正宫同"。凡萧瑟肃杀的金气过盛，其后必有炎热沸腾的火气来复，灾害发生在东方三宫，这就是所谓的复气。火气来复，多有飞虫、蛆虫及雉。木气郁发则为雷霆。

伏明火运不及之年，火之长气被水气所胜，称为胜长。火不及则长气不得宣发，水之藏气反而布施；金的收气维持政令，土之化气

脉为病后出现拘挛或松弛的病态。绠，缩短。拘，拘急。缓，弛缓。◎[67]凄沧：寒冷。◎[68]少角与判商同：角、徵、宫、商、羽五音代表五运（木、火、土、金、水）为五音建运；又用"正""太""少"分别代表运的正常（平气）、太过、不及。木运不及为少角；判商，判，同半，即少商。因木运不及，金来克木，木气半从金化，故云。◎[69]上角与正角同：意即木运不及之年，若上临厥阴风木司天（如丁巳、丁亥年），不及之木运得到司天之气的扶助，则为平气年。上，指司天之气。上角，指厥阴风木司天。正角，木运之平气。◎[70]上商与正商同：木运不及之岁，金气胜之，判角用事，若再上临卯酉阳明燥金司天，则木运更衰，金用事，其化如同金之平气年。◎[71]其虫甘：甘为土味，因木运不及，土反侮之，甘味生虫。◎[72]上宫与正宫同：谓木运不及，土反侮之，若又上临丑未太阴湿土司天，则土用事，其化如同土之平气年。◎[73]萧瑟肃杀：形容木运不及，金气乘之而用事，肃杀之令大行，出现一派萧条冷落的景象。◎[74]炎赫沸腾：由于金胜太过，致火气来复，用炎赫沸腾形容火气来复之势。炎赫，火势猛烈之象。◎[75]眚（shěng 省）于三：木运不及，金气胜之，又导致火气来复，其灾害应在东方震位。眚，灾害。三，三宫，东方震位。◎[76]所谓复也：木运不及，金气乘之，木之子为火，火能胜金，前来报复。前文"萧瑟肃杀则炎赫沸腾"即复气之象。复，报复。◎[77]其主飞蠹（dù 度）蛆雉，乃为雷霆：明·马莳："乃物象有飞虫、蛆虫、雉鸟，天象有雷有霆，皆火之炎赫沸腾者然耳。"飞，飞虫。蠹，蛀虫。蛆，苍蝇的幼虫。雉，野鸡。◎[78]胜长：火主夏季之长气，火运不及，水来乘之，金来侮之，长气受制于金水二气，故云。◎[79]长气不宣：火运不及，夏长之气不得宣布。◎[80]藏气反布：因火运不

政[81]，化令乃衡[82]，寒清数举，暑令乃薄[83]，承化物生，生而不长，成实而稚，遇化已老[84]，阳气屈伏，蛰虫早藏，其气郁，其用暴，其动彰伏变易[85]，其发痛，其脏心，其果栗桃，其实络濡[86]，其谷豆稻，其味苦咸，其色玄丹，其畜马彘，其虫羽鳞，其主冰雪霜寒，其声徵羽，其病昏惑悲忘[87]，从水化也，少徵与少羽同[88]，上商与正商同[89]，邪伤心也，凝惨凛冽，则暴雨霖霪[90]，眚于九[91]，其主骤注雷霆震惊，沉黔淫雨[92]。

卑监之纪，是谓减化[93]，化

趋于平稳。金气自行其令，所以频频发生寒冷清凉的气候。火气受到制约则暑热不行，万物承土气之化而生，火热不足则万物生而不长，虽结果实但却很小，到了土的化气主令之时就已衰老，阳气被抑制则潜伏不用；寒冷之气早至，故蛰虫早藏，木气郁而不伸，其用暴烈，其变动为显明与隐伏变易无常，多发病为疼痛，在脏应于心，果类应于栗桃，果实应于络和汁，谷类应于豆稻，五味为苦咸，五色为黑赤，畜类应于马、猪，虫类应于羽虫鳞虫，主时之气可有冰雪霜寒，五音应于徵羽，多发病为神昏、迷惑、悲哀、善忘，这是火运不及，从水而化的缘故，故尔火运不足之年与水运不及之年的气化相同，所以说"少徵与少羽同"。若逢阳明燥金司天，金气得助，就与金运平气之年的气化相同。所生之病是因邪害于心的原因。凡在阴凝凄惨凛冽之气过盛之后，必有暴雨的土之复气，灾害发生在南方九宫。土气来复，主暴雨倾泻、雷霆震惊、阴云不散、淫雨连绵。

卑监土运不及之年，土主的化气被木气

及，水来乘之，寒水之气布于火运所主之时，即下文"寒清数举，暑令乃薄"。藏气，指水运所主冬令之气。◎[81]收气自政：因火运不及，金不畏火而擅行政令。收气，金运所主秋令之气。◎[82]化令乃衡：火运不及，土无损害，故土主之化气如常。化令，土运所主长夏之令。◎[83]寒清数举，暑令乃薄：谓由于火运不及，水来乘之，则寒冷之气经常流行，夏季暑热之气薄弱。寒清，寒冷之气。数，屡次、经常。举，举事、发生。薄，少、衰弱不足。◎[84]成实而稚，遇化已老：谓由于生而不长，虽已结实，但却很小，待到长夏生化时令，已经衰老。稚，小，幼稚。◎[85]彰伏变易：变化时隐时现。彰，明。伏，隐伏。◎[86]络濡：其实的特点是有液汁和丝络。络，支络。濡，液汁。◎[87]其病昏惑悲忘：火气通于心，火运不及，心气不足，心神失养，故昏惑悲忘。◎[88]少徵与少羽同：火运不及，水来乘之，从其水化，因此，火运不足之年与水运不及之年的气化相同。◎[89]上商与正商同：火运不及，金来侮之，若上临阳明燥金司天（癸卯、癸酉岁），则其化如同金之平气年。◎[90]凝惨凛冽，则暴雨霖霪：火运不足，则寒水气胜，故见阴寒惨淡、凛冽寂静的现象。水气胜则土气复，故见暴雨淋霪、湿气过盛的现象。凝惨，即阴寒冷甚。◎[91]眚于九：灾害应于南方。九，九宫，南方离宫。◎[92]沉黔淫雨：乌云不散，阴雨连绵。黔，古文"阴"字。◎[93]减化：谓土运不及，木来克之，水来侮之，减弱了化气的作用。◎[94]化气不

全注全译黄帝内经

气不令，生政独彰[94]，长气整[95]，雨乃愆[96]，收气平，风寒并兴，草木荣美，秀而不实，成而秕也[97]，其气散，其用静定[98]，其动疡涌分溃痈肿[99]，其发濡滞[100]，其脏脾，其果李栗，其实濡核，其谷豆麻，其味酸甘，其色苍黄，其畜牛犬，其虫倮毛[101]，其主飘怒振发[102]，其声宫角，其病留满否塞[103]，从木化也，少宫与少角同[104]，上宫与正宫同[105]，上角与正角同[106]，其病飧泄，邪伤脾也，振拉飘扬，则苍干散落，其眚四维[107]，其主败折虎狼[108]，清

抑制而减弱，化气不能行令，木之生气反而独旺，火之长气不受影响而平整，湿气不得施化，雨水至期不降，金之收气不受影响而自平，木水之气俱盛，故风寒并起，草木虽然繁荣华美，因化气不足，结了果也不能成实，成熟如糠秕。其气散发，作用为安定宁静，其变动为疮疡痈肿、溃烂，其发病缘于湿气郁滞不化，内脏应于脾，果类应于李栗，果实应于果肉果核，谷类应于豆麻，五味应于酸甘，五色应于苍黄，畜类应于牛犬，虫类应于倮虫毛虫，在木气主时季节为大风飘荡振发，五音应于宫角，多发病为滞留胀满痞塞不通之症。土运不及，气候从木而化，因而土运不及之年的气化与木运不及之年相同。若逢太阴湿土司天，土运不及得助，则与土运平气之年相同。发病为食谷不化的飧泄，这是邪气伤脾的缘故。凡在振动断折飘扬木气过甚之后，必有苍老干枯散落的金气来复，灾害发生在四隅。金气来复，伤害虎狼等兽类，清凉之气施用，木

令，生政独彰：谓土运不及，化气减弱，不能正常司令，而木之生气独旺。◎[95]长气整：土运不及，火无损害，故火主之长气如常。◎[96]雨乃愆（qiān千）：土运不及，地气不能上升，不能及时下雨。愆，过时。◎[97]成而秕：因化令不行，生政独彰，长气如常，草木之类虽然华秀，但不能成熟内实，唯成空壳，多为瘪谷。秕，糠秕、瘪谷之类。◎[98]其用静定：土性本静，不及则不能发挥其"化"之用。静定，静止不动。◎[99]疡涌分溃痈肿：病发疮疡痈肿，破溃流脓。涌，涌泄。分溃，分裂溃烂。◎[100]其发濡滞：因土运不及，不能制水，水气留滞而不行，气机不畅。濡，湿润，指水气。滞，不畅。◎[101]倮毛：倮虫和毛虫。◎[102]飘怒振发：土运不及，从其木化，木胜则动风，狂风怒号，草木飘摇，其势如怒。◎[103]留满否塞：土运不及，木气乘之，在人体则为脾失运化，气机升降失常，饮食留滞而见脘腹胀满，痞塞不通的病证。◎[104]少宫与少角同：清·高世栻："土运不及，故曰少宫，木兼用事，故少宫与少角同。"◎[105]上宫与正宫同：清·高世栻："土气司天，谓之上宫，土运不及，上得司天之助，故上宫与正宫同。"◎[106]上角与正角同：清·高世栻："木气司天，谓之上角，木兼用事，又得司天之气，则木气敷和，故上角与正角同。"◎[107]眚四维：明·张介宾："胜复皆因于土，故灾眚见于四维。四维者，土位中宫而寄旺于四隅，辰戌丑未之位是也。"四维，四隅也，即东南、西南、东北、西北。也指二宫、四宫、六宫、八宫之位。◎[108]其主败折虎狼：清·高世栻："败折，金能断物也。虎狼，西方金兽

气乃用，生政乃辱[109]。

从革之纪，是谓折收[110]，收气乃后，生气乃扬[111]，长化合德[112]，火政乃宣[113]，庶类以蕃[114]，其气扬，其用躁切，其动铿禁瞀厥[115]，其发咳喘，其脏肺，其果李杏，其实壳络，其谷麻麦，其味苦辛，其色白丹，其畜鸡羊，其虫介羽，其主明曜炎烁，其声商徵，其病嚏咳鼽[116]衄，从火化也，少商与少徵同[117]，上商与正商同[118]，上角与正角同[119]，邪伤肺也，炎光赫烈，则冰雪霜雹[120]，眚于七[121]，其主鳞伏彘鼠[122]，岁气早至，乃生大寒[123]。

之生气之政屈而不行。

从革金运不及之年，收气被火气抑制，金运不及，其收气晚至，木之生气得以发扬，火气与土气相合为用，火气之政得以宣发，万物繁茂，金气发扬，作用为躁动急切，多发病为咳嗽、胸闷、厥逆、喘促，在脏应于肺，果类应于李杏，果实应于果壳与果络，谷类应于麻麦，五味应于苦辛，五色应于白赤，畜类应于鸡羊，虫类应于介虫羽虫，在火气主时季节，光明照耀，火炎灼烁，五音应于商与角，多发病为喷嚏、咳嗽、鼻塞、鼻衄，这是金运不足，火气施化的缘故，因而金运不及之年与火运不及之年的气化特征相同。若逢阳明燥金司天之年，金不足得助，则与金运平气之年相同。若逢厥阴风木司天，木气更旺，则与木运平气之年气化相同，所发生的病症是邪气伤害了肺脏的缘故。凡在火炎炽盛过后，必有冰雪霖雹的水气来复，灾害发生在西方七宫。水气来复，主鳞虫伏藏、猪病，寒气早至，发生大寒。

也。"◎[109]生政乃辱：因土运不及，子气来复，金克木，故木之生气受到抑制。◎[110]折收：金主秋季收气，金运不及，火乘之，木侮之，因此，金之收气减折，故云。折，挫折。◎[111]收气乃后，生气乃扬：金运不及，故收气晚至；木不畏金，独主其事，故生气得以发扬。◎[112]长化合德：火气主长，土气主化，火能生土，二者协调发挥作用。◎[113]火政乃宣：金运不及，火乘之，火气主事，宣发政令。◎[114]庶类以蕃：谓因长化合德，火气当政，阳气布散，则万物因之而繁荣茂盛。庶类，泛指万物。◎[115]铿禁瞀厥：明·张介宾："铿然有声，咳也；禁，声不出也；瞀，闷也；厥，气上逆也。金不足则肺应之，肺主气，故为是病。"铿，响亮，此指咳嗽。禁，声音不出，即失音。瞀，头目昏蒙不清，神志昏糊烦乱。◎[116]鼽：鼻塞流涕。◎[117]少商与少徵同：谓金运不及之岁，火气来乘，故其与少徵之岁气化特征相同。◎[118]上商与正商同：谓金运不及之岁，若再上临阳明燥金司天，则不及之运得司天之气的资助，其化如金之平气。◎[119]上角与正角同：谓金运不及，木行其事，若又上临厥阴风木司天，则木更得司天之助，其化如同木之平气。◎[120]炎光赫烈，则冰雪霜雹：谓火胜之象为炎光赫烈，水复之象为冰雪霜雹。◎[121]眚于七：即灾害应在西方。七，七宫，西方兑位。◎[122]鳞伏彘鼠：用动物的活动来喻阴寒之气降临。伏，匿藏。彘，猪也，水畜。鼠，指鼠类昼伏夜出，皆属阴类。◎[123]岁气早至，乃生大寒：

涸流之纪，是谓反阳[124]，藏令不举，化气乃昌[125]，长气宣布，蛰虫不藏，土润水泉减，草木条茂，荣秀满盛，其气滞，其用渗泄，其动坚止[126]，其发燥槁[127]，其脏肾，其果枣杏，其实濡肉，其谷黍稷，其味甘咸，其色黅玄[128]，其畜彘牛，其虫鳞倮，其主埃郁昏翳[129]，其声羽宫，其病痿厥坚下，从土化也，少羽与少宫同[130]，上宫与正宫同[131]，其病癃闭，邪伤肾也，埃昏骤雨，则振拉摧拔[132]，眚于一[133]，其主毛显狐貉[134]，变化不藏。

故乘危而行[135]，不速而至，暴虐无德，灾反及之[136]，微者复

涸流水运不及之年，水之藏气不行，阳气反得施行，藏气得不到发挥，土之化气昌盛，火气不畏其制则长气得以宣布，蛰虫在外不藏，土层湿润，水泉减少，草木条达茂盛，万物荣华秀美，丰满旺盛，其气郁滞不畅，表现的作用为渗泄，多发病为大便干结排解艰难，所发疾病为干燥枯槁所致，内脏应于肾，果类应于枣杏，果实应于果汁果肉，谷类应于麦稷，五味应于甘咸，五色应于黄黑，畜类应于猪牛，虫类应于鳞虫倮虫，在土气主时节令为尘埃郁寒，昏暗蔽日，五音应于羽宫，多发病为痿软厥逆、大便坚硬，是水运不足、从土气所化的缘故。因而水运不及之年与土运不及之年的气化相同。若逢太阴湿土司天之年，水气更衰，土气更胜，所以与土运平气之年的气化相同。此年多发病为小便癃闭、大便秘结，这是邪伤肾脏所致。凡在尘埃昏暗骤雨降下的土气过甚之后，必有振拉摧拔的木气来复，灾害发生在北方一宫。风气来复，主狐貉等毛虫类显现，万物变化不定而不归藏。

五运不及之年，所不胜之气乘其孤危不足而得以施用，胜气不时而至，如果胜气过甚，就会残害万物，岁运的子气必来报复，胜气反

冬藏之气早到，发生大寒。岁气，指冬藏之气。◎[124]反阳：水主冬藏之气，水运不及，火不畏水，反见火之长气，故云。◎[125]藏令不举，化气乃昌：水运不及则冬藏之令不行，水运不及土气胜之，故化气昌盛。◎[126]其动坚止：指因水少不濡，大便燥坚不下。坚止，坚硬停止。后文"坚下"，与此同义。◎[127]其发燥槁：谓水运不及，阴精亏少，不能荣润，则发生干燥枯槁。燥槁，干燥枯槁。◎[128]黅玄：黄色，为土之色。玄，黑色，为水之色。◎[129]其主埃郁昏翳：形容湿土之气漫游，天色迷蒙昏暗。埃，尘埃。郁，作遮盖解。昏翳，昏蒙不清楚。◎[130]少羽与少宫同：水运不及为少羽，土来乘之，从土用事，故云。◎[131]上宫与正宫同：谓水运不及，土兼用事，若上临太阴湿土司天，则土令用事，其化如同土之平气。◎[132]埃昏骤雨，则振拉摧拔：埃昏骤雨为土胜之象，土胜则木复，故又有振拉摧拔的木胜之象。◎[133]眚于一：灾害应在北方。一，即一宫，北方坎位。◎[134]毛显狐貉：谓毛虫所显者为狐貉之类。毛，毛虫，古时称兽也叫毛虫。◎[135]乘危而行：谓乘岁运不足而所胜、所不胜之气的乘侮现象。如前文所论"胜长""胜生""减化""折收""反阳"，皆是"乘危而行"。危，指岁运不及之年。◎[136]暴虐无德，

微[137]，甚者复甚，气之常也。

发生之纪，是谓启陈[138]，土疏泄，苍气达[139]，阳和布化，阴气乃随，生气淳化[140]，万物以荣，其化生，其气美，其政散[141]，其令条舒[142]，其动掉眩巅疾，其德鸣靡启坼[143]，其变振拉摧拔[144]，其谷麻稻，其畜鸡犬，其果李桃，其色青黄白，其味酸甘辛，其象春，其经足厥阴、少阳，其脏肝脾，其虫毛介，其物中坚外坚[145]，其病怒，太角与上商同[146]，上徵则其气逆[147]，其病吐利，不务其德，则收气复[148]，秋气劲切[149]，甚则肃杀，清气大至，草木凋零，邪乃伤肝。

赫曦之纪，是谓蕃茂[150]，阴气内

要受损，凡胜气微者复气亦微，胜气甚者复气亦甚，这是五运胜复变化的一般规律。

发生木运太过之年，能启发陈旧，土气疏泄畅通，木气条达，阳和温暖之气布化，阴气也随之运行，木之生气和调布化，万物繁茂，其化生发，其气华美，其政布散，其令条达顺畅，其病变为眩晕头痛，其德为风声散乱物体裂纹，变化为大风振拉摧拔。谷类应于麻稻，畜类应于鸡犬，果类应于李桃，五色为青黄白，五味为酸甘辛，季节应于春，在人之经脉应足厥阴肝经、足少阳胆经，在脏应于肝脾，虫类应于毛虫介虫，物体应于内和外层坚实的部分，多发病为善忿怒。若逢少阴君火、少阳相火司天之年，气逆不顺，易发生呕吐泻泄等病。木气强盛，所不胜之金气来复，秋季气候刚劲急切，复甚则肃杀，凉气大至，草木凋谢飘零，邪气伤害肝脏。

赫曦火运太过之年，万物茂盛，阴气化生于内，阳气旺盛于外，暑热之气

灾反及之：运气不及之纪，胜气过甚，超过了一定的限度，则本气必虚，定将受到复气的惩罚。◎[137]复：指复气。◎[138]启陈：即阳气宣达布散，推陈出新。启，宣通开达。◎[139]土疏泄，苍气达：谓发生之纪，木运太过，使土气疏薄、发泄，而木气条达。苍气，指木气。◎[140]生气淳化：由于木运太过，故生发之气旺盛，万物因之而繁荣。淳，厚。化，生化。生气，指木运所主的生发之气。◎[141]其政散：谓木主春季生发之令，布散阳和之气。◎[142]条舒：舒畅条达。◎[143]鸣靡启坼：风声散乱，物体开裂的意思。◎[144]振拉摧拔：谓风气太盛，使草木振摇毁折。◎[145]中坚外坚：谓既有中坚之物，又有外坚之物。◎[146]太角与上商同：明·张介宾："按六壬之年无卯酉，是太角本无上商也。故《新校正》云'太过五运，独太角言与上商同，余四运并不言者，疑此文为衍。'或非衍则误耳。"◎[147]上徵则其气逆：木运太过之纪，又遇少阴君火、少阳相火司天，则气逆不顺。◎[148]不务其德，则收气复：木运太过，不能发挥其正常的敷和之用，而暴虐横逆，加害于它运；木横克土，则土之子金必来报复，故收气复。务，从事。◎[149]秋气劲切：秋气肃杀，清劲急切。劲，清劲。切，急切。◎[150]蕃茂：繁荣茂盛。明·张

化，阳气外荣，炎暑施化，物得以昌，其化长，其气高，其政动，其令鸣显[151]，其动炎灼妄扰，其德暄暑郁蒸[152]，其变炎烈沸腾，其谷麦豆，其畜羊彘，其果杏栗，其色赤白玄，其味苦辛咸，其象夏，其经手少阴太阳、手厥阴少阳，其脏心肺，其虫羽鳞，其物脉濡，其病笑、疟、疮疡、血流、狂妄、目赤[153]，上羽与正徵同[154]，其收齐，其病痉[155]，上徵而收气后也[156]，暴烈其政，藏气乃复，时见凝惨，甚则雨水霜雹切寒，邪伤心也。

敦阜之纪，是谓广化[157]，厚德清静，顺长以盈，至阴内实[158]，物化充成，烟埃朦郁，见于厚土[159]，大雨时行，湿气乃用，燥政乃辟[160]，

施行布化，万物昌盛，其化为成长，其气为升腾，其政为运动不止，其令为宣扬显露，其变动为炎灼狂妄扰乱，其德为温暖暑热熏蒸，其变化为火热炽盛沸腾，谷类应于麦豆，畜类应于羊猪，果类应于杏栗，五色为赤白黑，五味为苦辛咸，应时于夏，人体经络应于手少阴心经、手太阳小肠经、手少阳三焦经，在脏应于心肺，虫类应于羽虫鳞虫，植物应于脉络和汁液，多发病为妄笑、疟疾、疮疡、失血、狂妄、目赤。若逢太阳寒水司天之年，火气被克，故与火运平气之年相同。火被克而金不受制，故金之收气与正常年景齐等，其发病为痉病。若逢少阴君火、少阳相火司天之年，司天与岁运同化，火气更甚，金之收气后延。火气暴烈，水之藏气来复，时常有阴冷气候，复气甚则雨水霜雹急迫寒冷，邪气伤害心脏。

敦阜土运太过之年，万物广受土气之化，土德敦厚清静，顺随火之长气，物体盈满，土气有余则物体内部充实，万物充满成熟，土气太过而有烟雾尘埃笼罩山陵，时时有大雨，湿气得以施用，所胜之燥气退避，其化圆满，其气丰盛，其政安静，

介宾："阳盛则万物俱盛。"《素问·四气调神大论》："夏三月，此谓蕃秀。"◎［151］其令鸣显：夏长之气唤起万物繁茂。明·张介宾："火之声壮，火之光明也。"◎［152］暄（xuān 宣）暑郁蒸：即暑热郁蒸。暄，热。◎［153］其病笑、疟、疮疡、血流、狂妄、目赤：皆为火气太过所致的病证。◎［154］上羽与正徵同：清·高世栻："太阳寒水司天，谓之上羽，火运太过，上临寒水，则火气以平，故与升明之正徵同。"◎［155］痉：当为"痉"。痉病，以牙关紧闭，头项、四肢强直为特征。◎［156］上徵而收气后也：谓火运太过，又遇君火相火司天，则金气受抑而收气晚至。◎［157］广化：明·张介宾："土之化气，广被万物，故曰广化。"◎［158］至阴内实：谓土为至阴之气，土气有余，故万物得以内部充实。◎［159］厚土：山陵。◎［160］燥政乃辟：明·张介宾："土之化湿，

—404—

其化圆[161]，其气丰，其政静，其令周备，其动濡积并稸[162]，其德柔润重淖[163]，其变震惊飘骤崩溃，其谷稷麻，其畜牛犬，其果枣李，其色黅玄苍，其味甘咸酸，其象长夏，其经足太阴、阳明，其脏脾肾，其虫倮毛，其物肌核，其病腹满、四肢不举，大风迅至，邪伤脾也。

坚成之纪，是谓收引[164]，天气洁，地气明，阳气随，阴治化，燥行其政，物以司成，收气繁布，化洽不终[165]，其化成，其气削，其政肃，其令锐切，其动暴折疡疰[166]，其德雾露萧瑟，其变肃杀凋零，其谷稻黍，其畜鸡马，其果桃杏，其色白青丹，其味辛酸苦，其象秋，其经手太阴、阳明，其脏肺肝，其虫介羽，其物壳络，其病喘喝胸凭仰息[167]，上徵与正商同[168]，其

其令周密完备，其变动为湿气蓄积，其德为柔和润泽，其化为雷霆风雨骤至，山土崩塌，谷类应于稷麻，畜类应于牛犬，果类应于枣李，五色应于黄黑青，五味应于甘咸酸，其时应于长夏，在人体经脉应于足太阴脾经、足阳明胃经，在脏应于脾肾，虫类应于倮虫毛虫，物体则应于肉和内核，多发病为腹满、四肢不能举动。土之所不胜木气为复气，复气发则大风迅速而至，邪气伤害脾。

坚成金运太过之年，阳气收敛，阴气发挥作用，天气清静，地气明朗，阳气顺随于阴气，阴气施其治化之令，燥气为政，万物成熟，金之收气繁盛布化，土之化气不能终尽，其化为成熟，其气削减，其政严肃，其令急切，病变为急剧折伤，疮疡邪毒留注不愈，其德为雾露清凉，其变化为肃杀凋零，谷类应于稻黍，畜类应于鸡马，果类应于桃杏，五色为白青赤，五味为辛酸苦，应时于秋，在人体经脉应于手太阴肺经、手阳明大肠经，在脏应于肺肝，虫类应于介虫羽虫，物体应于外壳和络，多发病为喘息有音、挺胸

湿气行则燥气辟。"辟，通"避"。◎[161]其化圆：化气遍布于四方。圆，周遍。◎[162]濡积并稸：指湿气偏盛。濡，指湿气。稸，同"蓄"，聚积。◎[163]柔润重淖：柔和、润泽、重浊、黏稠，均为形容土湿之性。淖，在此指黏稠之意。◎[164]收引：收敛引急。明·马莳："收引者，阳气收敛而阴气引用也。"◎[165]化洽不终：谓金运太过，收气早布，以致土运之化气不能尽终其所主之时令。化，土运所主之化气。◎[166]暴折疡疰：暴折，突然发生损折。疡，疮疡。疰，皮肤溃疡。◎[167]胸凭仰息：形容因肺金邪实，呼吸困难状态。凭，倚托于物。胸凭，指胸部必须有所倚托。仰息，扬头、张口，抬肩呼吸。◎[168]上徵与正商同：金运太过之岁，若遇君火、相火

生齐[169]，其病咳，政暴变则名木不荣，柔脆焦首，长气斯救[170]，大火流，炎烁且至，蔓将槁，邪伤肺也。

流衍之纪，是谓封藏[171]，寒司物化，天地严凝，藏政以布，长令不扬，其化凛，其气坚，其政谧[172]，其令流注，其动漂泄沃涌[173]，其德凝惨寒雰[174]，其变冰雪霜雹，其谷豆稷，其畜彘牛，其果栗枣，其色黑丹黅，其味咸苦甘，其象冬，其经足少阴、太阳，其脏肾心，其虫鳞倮，其物濡满，其病胀，上羽而长气不化也[175]。政过则化气大举，而埃昏气交，大雨时降，邪伤肾也。

故曰：不恒其德，则所胜来复[176]，政恒其理，则所胜同化[177]。此之谓也。

仰面呼吸。若逢少阴君火、少阳相火司天之年，太过之金气被克，所以气化与金运平气相同，木不受制，其生气与之齐化，多发病为咳嗽。金气暴烈，高大树木不能繁荣，柔脆的物体顶部焦枯，金的所不胜之火气为复气，复气至则炎热流行，炎热灼烁，蔓草枯槁，邪气伤害肺。

流衍水运太过之年，天地间封蛰闭藏，寒气主万物的变化，气候严寒阴凝，水之藏气布施，火之长气不能发扬，其化凛寒，其气坚凝，其政静谧，其令流动灌注，变动为漂浮泻泄浇灌涌注，其德为阴凝凄惨寒冷霜雪，其变化为霜雪冰雹，谷类应于豆稷，畜类应于猪牛，果类应于栗枣，五色为黑赤黄，五味为咸苦甘，应时于冬，人体经脉应于足少阴肾经、足太阳膀胱经，在脏应于肾心，虫类应于鳞虫倮虫，物体应于液汁，多发病为胀满。若逢太阳寒水司天之年，水气更甚，火之长气不能布化。水之寒气太过，水的所不胜之土气大兴而来复，尘埃弥漫天地间，时时有大雨降下，邪气伤害肾。

所以说五运太过不能有正常的功德，恃强而侮其所不胜之气，必有胜我之气报复，若按一般规律行其政德，则胜我之气亦能与之同化。就是这个道理。

司天，则太过之金运转为平气。◎[169]其生齐：因太过之金运上临火气司天而成平气之化，木不受金气之杀伐，生气能行其常令，故云。生，生气。◎[170]长气斯救：金运太过，克伐木气，火气来复，以救木衰，火主长气，故云。◎[171]封藏：明·张介宾："水盛则阴气大行，天地闭而万物藏，故曰封藏。"◎[172]谧：安谧，宁静。◎[173]漂泄沃涌：漂泄，形容肠鸣腹泄。沃涌，指涎沫上涌。◎[174]凝惨寒雰：阴寒凝结，寒冷霜雪。雰，雪霜盛状。◎[175]上羽而长气不化：水运太过之年，若再遇太阳寒水司天，则寒水之运更盛，致火之长气不能发挥其生化作用。◎[176]不恒其德，则所胜来复：谓五运之气不能正常地施予而生化万物。如运气太过，横施暴虐，则导致己所不胜者之复气出现。如木运太过收气来复，火运太过之藏（水）气复等。恒，常；不恒，即失去常度之义。◎[177]政恒其理，则所胜同化：指五运之气能够正常地施予而使万物得以生化。

帝曰：天不足西北，左寒而右凉，地不满东南，右热而左温[178]，其故何也？

岐伯曰：阴阳之气，高下之理，太少之异[179]也。东南方，阳也，阳者其精降于下，故右热而左温。西北方，阴也，阴者其精奉于上，故左寒而右凉。是以地有高下，气有温凉，高者气寒，下者气热，故适寒凉者胀，之温热者疮[180]，下之则胀已，汗之则疮已，此腠理开闭之常，太少之异耳。

帝曰：其于寿夭何如？

岐伯曰：阴精所奉其人寿，阳精所降其人夭[181]。

帝曰：善。其病也，治之奈何？

岐伯曰：西北之气散而寒之[182]，

黄帝说：阳气不足于西北方，所以左边寒，右边凉；阴气不满于东南方，所以右边热，左边温，这是什么原因呢？

岐伯说：这是由于阴阳有多少的区别，地势有高低的不同，气运有太过不及的差异。东南方属阳，阳气的精华从上降于下，所以南方热而东方温。西北方属阴，阴气的精华自下奉于上，所以北方寒西方凉。地势高下有区别，气候也有温凉的不同，地势高的地方寒凉，地势低的地方温热。气候寒凉地区，易感寒邪而生胀满病；气候温热地区，易感热邪而生疮疡。胀病用通下法治疗可愈，疮疡用发汗法治疗可愈，这是人体腠理开阖和气运的太过不及差异所致。

黄帝说：气候寒热和地势高下对人之寿夭有什么影响呢？

岐伯说：西北地高气寒，阴精上奉气不妄泄，人们多长寿；东南地低气热，阳精下降气常耗散，人们易夭折。

黄帝说：好。对在这些地区的多发病应该怎样治疗呢？

岐伯说：西北地区气候寒冷，腠理致密，阳热内盛，故多里热证，散其外寒，

◎［178］天不足西北……右热而左温：清·高世栻：“天为阳，阳气温热，地为阴，阴气寒凉。天不足西北，则西北方阳气少，故左右寒凉；地不满东南，则东南方之阴气少，故右左温热。”◎［179］高下之理，太少之异：高下，地势而言。太少，阴阳寒热之气的多少、盛衰而言。◎［180］适寒凉者胀，之温热者疮：明·马莳：“寒凉之地，腠理开少而闭多，阴气凝滞，腹必成胀……温热之地，腠理开多而闭少，邪气易感，体必生疮。”适，往也。之，同“至”。又，“之”当作“适”。◎［181］阴精所奉其人寿，阳精所降其人夭：气候寒冷，人应之则腠理致密，人体之精气内藏而不泄因而高寿。阳精所降之地，气候炎热，人应之则腠理开泄，体内之阴阳精气易于外泄，因而早亡。阴精，在此阴气的精化，又寒气阴精所奉之地。阳精，阳气的精华，又温热之气。◎［182］散而寒之：寒邪束表，腠理闭塞，阳气不得泄越而内郁。所以治宜用发散腠理以祛邪，用寒凉之剂以清热。散，发散。寒之，用寒凉清热之剂治疗。按：散、寒，是两种治法，可以单独使用，也可将二者结合起来组

东南之气收而温之[183]，所谓同病异治也[184]。

故曰：气寒气凉，治以寒凉，行水渍之[185]。气温气热，治以温热，强其内守[186]。必同其气[187]，可使平也，假者反之[188]。

帝曰：善。一州之气，生化寿夭不同，其故何也？

岐伯曰：高下之理，地势使然也。崇高则阴气治之，污下则阳气治之，阳胜者先天，阴胜者后天[189]，此地理之常，生化之道也。

帝曰：其有寿夭乎？

岐伯曰：高者其气寿，下者其气夭，地之小大异也，小者小异，大者大异。故治病者，必明天道地理，阴阳更胜，气之先后，人之寿夭，生化之期，乃可以知人之形气矣。

清其内热；东南方气候温热，腠理疏松，阳气耗散则多里寒证，收敛其外泄之气，温其内寒，这就是"同病异治"原则。

所以说气候寒凉而有里热，当用寒凉之法治疗，并用热汤浸渍。气候温热而有里寒的，当用温热之法治疗，并要强制病人守护精气，不使妄泄。根据病情，使治疗用药的寒热温凉之性与该地域气候的寒热温凉一致，才能使正气平调。若出现假象，就用反治法治疗。

黄帝说：好。在一州之内，人们的寿夭也不相同，这是什么道理呢？

岐伯说：这是地势高下不同的缘故。凡地高之处，阴气为主；地低之处，阳气为主。阳气为主则阳气盛，阳盛则气候先时而至；阴气为主则阴气盛，阴气盛则气候后时而至，万物的生化与此相应，这是地势高低和万物生化的一般规律。

黄帝说：他们也有寿夭的不同吗？

岐伯说：地势高的区域，人易长寿；地势低的区域，人易夭折，不论地区范围大小，都是有差异的。地区范围小的差别小，地区范围大的差异大。所以做医生的人，必须明白气候规律、地区差异、阴阳盛衰、气至先后、寿夭区别、生化常规等道理，然后才可以明白人体与气运的变化之理。

成发散表寒，清解里热之剂。◎[183]收而温之：温热地域，人体之阳气易于外泄耗散，寒从中生，治宜用收敛之剂以固其阳，用温补之剂以温散内寒。收，收敛。温之，用温热之剂治疗。◎[184]同病异治：因气候、地理因素引起的病证，由于病人所处的地域环境不同，故治疗原则、方法就不同。◎[185]行水渍之：用汤液浸渍取汗以散其外寒。行，用。渍，浸泡。◎[186]强其内守：防止内守之阳气外泄。◎[187]必同其气：治疗用药的寒热温凉之性与该地域气候的寒热温凉一致。◎[188]假者反之：假寒、假热证，当以相反之法治之。◎[189]阳胜者先天，阴胜者后天：意阳热亢盛之处，气候炎热，万物生化往往较早；而阴气盛、气候寒冷之地，万物生化较迟。阳胜者，温热之地，阳气旺盛之处。阴胜者，寒冷之地，阴气旺盛之处。先天、后天，先于天时之早至和后于天帝曰：善。其岁有不病，而脏气不应不用者[190]，何也？

岐伯曰：天气制之[191]，气有所从也[192]。

帝曰：愿卒闻之。

岐伯曰：少阳司天，火气下临，肺气上从，白起金用[193]，草木眚，火见燔焫，革金且耗[194]，大暑以行，咳嚏鼽衄鼻窒，曰疡[195]，寒热胕肿。风行于地，尘沙飞扬，心痛胃脘痛，厥逆鬲不通，其主暴速。

阳明司天，燥气下临，肝气上从，苍起木用而立，土乃眚，凄沧数至，木伐草萎，胁痛目赤，掉振鼓栗，筋痿不能久立。暴热至，土乃暑，阳气郁发，小便变，寒热如疟，甚则心痛，火行于稿[196]，流水不冰，蛰虫乃见。

太阳司天，寒气下临，心气上从，而火且明，丹起金乃眚，寒清时

黄帝说：好。在一个岁运之中应病而不病，脏气当应而不应，应发生的作用而不发生，这是什么道理呢？

岐伯说：这是由于司天之气的制约，脏气有所顺从的关系。

黄帝说：我想听你详尽地讲一讲。

岐伯说：少阳相火司天之年，相火降临地面，肺气顺从司天之气，燥金之气施用，草木受灾。火气过甚则燔灼炎热，金性变革而受损耗，炎暑流行，就易发生咳嗽、喷嚏、鼻塞、鼻衄、鼻窒、疮疡、寒热、浮肿等病症。少阳司天而厥阴在泉，尘土飞扬，在人易患心痛、胃脘痛、厥逆、胸膈不通等病症，其主变化急剧快速。

阳明燥金司天之年，燥气降临于地，肝气应之，木气发挥作用，土受其害，燥气过甚则凄凉寒冷之气频至，木被伤害草木枯萎，在人则易生胁痛、目赤、眩晕、摇动战栗、筋痿不能久立等病症。阳明司天则少阴在泉，火气的暑热降临，地受暑热，阳气郁发，易生小便变色、寒热如疟，甚则心痛等病症。火气流行，草木枯槁，流水不结冰，蛰虫不藏而外现。

太阳寒水司天之年，寒气降临大地，心气从之，火气光明，金气受灾。若寒气过甚，寒冷气候频频发生，甚则流水结

时而迟到。◎[190]岁有不病……不用者：其运当主生某病，但五脏却不患与岁运相应的病证。不用，指岁运不用。◎[191]天气制之：天气，指司天之气。制，制约。◎[192]气有所从：即因司天之气的下临，岁气从化于司天之气。联系到人体脏气，也从于司天之气而化。气，指岁运之气。◎[193]白起金用：谓因少阳相火司天，燥金之气受司天之气的影响而有所变化。白，为燥金的代称。◎[194]革金且耗：谓燥金被火克，金气被耗，变革其性而从火化。革，变革。◎[195]曰疡：宋·林亿等《新校正》："详注云：'故曰生疮。疮，身病也；疡，头病也。'今经只言曰疡，疑经脱一疮字。别本作口。"◎[196]火行于稿：火气行令于草木枯槁的冬季。稿，当作"槁"，草木枯槁。

举，胜则水冰[197]，火气高明，心热烦，嗌干善渴，鼽嚏，喜悲数欠，热气妄行，寒乃复，霜不时降，善忘，甚则心痛。土乃润，水丰衍[198]，寒客至，沉阴化，湿气变物[199]，水饮内稸，中满不食，皮瘇肉苛[200]，筋脉不利，甚则胕肿，身后痈[201]。

厥阴司天，风气下临，脾气上从，而土且隆，黄起水乃眚，土用革[202]，体重，肌肉萎，食减口爽[203]，风行太虚，云物摇动[204]，目转耳鸣。火纵其暴，地乃暑，大热消烁，赤沃下[205]，蛰虫数见，流水不冰，其发机速。

少阴司天，热气下临，肺气上从，白起金用，草木眚，喘呕寒热，嚏鼽衄鼻窒，大暑流行，甚则疮疡燔

冰。在人体则易生心中烦热、咽干口渴、鼻塞、喷嚏、悲伤、呵欠等病症。火热之气妄行过甚，寒水之气为复气，霜不时降下，在人易生健忘，甚者心痛等病症。太阳司天，太阴在泉，土地湿润，水满外溢，寒水之气延时到来，土之阴沉气化作用，使万物变湿，人易生水饮蓄积、中满不食、皮肤顽麻不仁、筋脉不利、甚则浮肿、后背痈肿等病症。

厥阴风木司天之年，风气降临大地，脾气从之，土气兴起隆盛，水气受灾。土之作用变革，人易发生体重、肌肉萎缩、饮食减少、口淡无味等病症。若风气流行于太空，云物飘动，人生目转、耳鸣等病症。厥阴司天少阳在泉，火气行其暴虐之性，大地暑热，酷热消灼万物，在人则热迫大肠生赤痢，蛰虫不藏，流水不结冰，其发快速。

少阴君火司天之年，热气降临大地，肺气应之，金之燥气为用，草木受灾。人体易生喘促、呕吐、喷嚏、鼻塞、衄血、鼻塞不通等病症。若热气过甚则大暑流行，甚则人易生疮疡烧灼等病症，好似金石为之熔化。少阴司天，阳明在泉，气候

◎［197］胜则水冰：寒气胜则水凝结成冰。胜，指寒水之气战胜。◎［198］土乃润，水丰衍：太阳司天则太阴湿土在泉，故土地湿润，水满外溢。丰衍，丰盛也。◎［199］寒客至……气变物：太阳司天，则寒水之气加临于上半年三气。太阴在泉，湿土之气加临于下半年三气，水湿相合而从阴化，万物因寒湿而发生变化。◎［200］皮瘇（wán顽）肉苛：即皮肤麻木，肌肉不仁。瘇，麻木沉重。◎［201］胕肿身后痈：胕肿，身后痈，胕肿，浮肿。身后痈，明·张介宾："身后痈者，以肉苛胕肿不能移，则久着枕席而身后臀背为痈疮也。"似褥疮。◎［202］土用革：由于木克土，脾土之用发生变革（改变）。◎［203］食减口爽：饮食减少，胃口败坏，无味。因脾主运化，开窍于口，脾土的作用变革，则体重肌肉萎，食减而胃口败坏。爽，败坏。◎［204］云物动摇：因风行于宇宙间，云彩万物皆因之而摇动。云物，即天空之云彩和地上之物类。◎［205］赤沃下：赤痢。◎［206］金烁石

灼，金烁石流[206]。地乃燥清[207]，凄沧数至，胁痛善太息，肃杀行，草木变。

太阴司天，湿气下临，肾气上从，黑起水变[208]，埃冒云雨，胸中不利，阴痿气大衰而不起不用。当其时反腰脽痛[209]，动转不便也，厥逆。地乃藏阴，大寒且至，蛰虫早附[210]，心下痞痛，地裂冰坚，少腹痛，时害于食，乘金则止水增，味乃咸，行水减也[211]。

帝曰：岁有胎孕不育，治之不全[212]，何气使然？

岐伯曰：六气五类[213]，有相胜制也，同者盛之，异者衰之[214]，此天地之道，生化之常也。故厥阴司天，毛

燥凉，凄凉之气频频降临，人易生胁痛、善太息等病症。燥金肃杀之气施行，草木易发生变化。

太阴湿土司天之年，湿气降临大地，肾气从之，水气起而施用，火气受害，尘埃笼罩，云雨不断，人易生胸中不舒畅、阳痿、阳气大衰、阴茎不勃起不能行房等病症，土气旺时，反见腰、臀疼痛、活动不灵、厥逆等病症。太阴司天，太阳在泉，阳气闭藏，大寒乃至，蛰虫早藏，人患心腹痞满疼痛等病症，土地冻裂，冰结坚实，在人则少腹疼痛，妨碍饮食。乘金则其子气水胜，蓄水增多，味变咸，流动之水减少。

黄帝说：一年之中有的动物能生育，有的动物不能生育，主岁之气不能使所有的动物都能繁育，这是什么气化使其如此呢？

岐伯说：六气与五类动物间，存在着相胜制约关系，若动物与六气的五行属性相同，其生育就旺盛，不相同则生育衰退，这是自然界生化的一般规律。所以厥阴风木司天之年，毛虫安静，羽

流：形容热势极盛，金石皆被熔化成流。清·高世栻："如焚如焰也。"◎［207］地乃燥清：清·高世栻："少阴司天，则阳明在泉，阳明者，金也。其气燥而清，故地乃燥清。"◎［208］黑起水变：寒水之气因太阴湿土加临，起而相应，变易其性质。黑，寒水之色。变，变易其性质。◎［209］当其时反腰脽（suí 随）痛：土气旺盛季节，反见腰、臀疼痛。当其时，土旺之时。脽，臀部。◎［210］蛰虫早附：蛰虫提前蛰伏潜藏。附，伏也。◎［211］乘金则止水增……行水减也：明·张介宾："乘金者，如岁逢六乙，乘金运也。时遇燥金，乘金气也，水得金生，寒凝尤甚，故止蓄之水增，味乃咸，流行之水减，以阴胜阳，以静胜动，皆地气之所生也。"◎［212］岁有胎孕不育，治之不全：在同一年份，有的动物能怀胎孕育，有些则不能，主岁之气不能使所有的动物都能繁育。岁，岁运。胎孕，怀胎孕育。◎［213］六气五类：六气，司天在泉之六气。五类，按五行归类的动物：毛（木类）、羽（火类）、倮（土类）、介（金类）、鳞（水类）。◎［214］同者盛之，异者衰之：相同者则繁

虫静[215]，羽虫育[216]，介虫不成[217]；在泉，毛虫育，倮虫耗[218]，羽虫不育[219]。

少阴司天，羽虫静，介虫育，毛虫不成；在泉，羽虫育，介虫耗不育。

太阴司天，倮虫静，鳞虫育，羽虫不成；在泉，倮虫育，鳞虫不成。

少阳司天，羽虫静，毛虫育，倮虫不成；在泉，羽虫育，介虫耗，毛虫不育。

阳明司天，介虫静，羽虫育，介虫不成；在泉，介虫育，毛虫耗，羽虫不成。

太阳司天，鳞虫静，倮虫育；在泉，鳞虫耗，倮虫不育[220]。

诸乘所不成之运，则甚也[221]。故气主有所制[222]，岁立有所生[223]，地气制

虫生育，介虫不能生育；厥阴风木在泉之年，毛虫生育，倮虫耗损，羽虫不生育。

少阴君火司天之年，羽虫安静，介虫生育，毛虫不生育；少阴君火在泉之年，羽虫生育，介虫耗损且不能生育。

太阴湿土司天之年，倮虫安静，鳞虫生育，羽虫不生育；太阴湿土在泉之年，倮虫生育，鳞虫损耗不生育。

少阳相火司天之年，羽虫安静，毛虫生育，倮虫不生育；少阳相火在泉，羽虫生育，介虫耗损，毛虫不能生育。

阳明燥金司天之年，介虫安静，羽虫生育，介虫不生育；阳明燥金在泉之年，介虫生育，毛虫耗损，羽虫不生育。

太阳寒水司天之年，鳞虫安静，倮虫生育；太阳寒水在泉之年，鳞虫生育，羽虫耗损，倮虫不能生育。

凡六气与五运乘袭之年，所应的虫类不能生育的情况更严重。所以六气之间，都能相互制约；岁运有所生

育旺盛，不同者则其繁育衰减。同者，司天、在泉之气与动物的五行属性相同。异者，司天、在泉之气与动物的五行属性相异。◎[215]毛虫静：因厥阴风木司天，毛虫属木类，所以司天之气无损于毛虫，故云。静，安静而无损。下文诸虫"静"者皆类此。◎[216]羽虫育：风木司天，相火在泉，羽虫属火类，故促其繁育。育，生长繁育旺盛。下文诸虫"育"者类此。◎[217]介虫不成：介虫属金，受在泉之火气的克制，故不成。成，长成。◎[218]倮虫耗：厥阴风木在泉，木胜土，故属土类之倮类减少。耗，消耗，减少。◎[219]羽虫不育：指羽虫生而不长。◎[220]鳞虫耗，倮虫不育：明·张介宾："此当云鳞虫育，羽虫耗，今于鳞虫下缺'育，羽虫'三字，必脱简也。"◎[221]诸乘所不成之运，则甚也：谓上述五类动物遇其不成之气，又逢其不成之运，则孕育就更加困难了。◎[222]气主有所制：司天、在泉之气对五虫类的繁育有一定制约。气主，指六气所主之司天、在泉。制，制约。◎[223]岁立有所生：岁运对五虫类的发育也有一定影响。岁立，指岁运。

己胜^[224]，天气制胜己，天制色，地制形^[225]，五类衰盛，各随其气之所宜也。故有胎孕不育，治之不全，此气之常也。所谓中根也^[226]。根于外者亦五^[227]，故生化之别，有五气、五味、五色、五类、五宜也^[228]。

帝曰：何谓也？

岐伯曰：根于中者，命曰神机^[229]，神去则机息。根于外者，命曰气立^[230]，气止则化绝。故各有制，各有胜，各有生，各有成。故曰：不知年之所加，气之同异，不足以言生化。此之谓也。

帝曰：气始而生化，气散而有形，气布而蕃育，气终而象变^[231]，其致一也。然而五味所资，生化有薄厚，成熟有少多，终始不同，其故何也？

化，在泉之气能制约己所胜的气，司天之气可制约胜己之气，司天能制约五色，在泉可制约五类形物。五虫的盛衰，各自适应其相应的气，所以有生育和不生育的差异，这是由于岁运岁气不能完备的缘故，是气运变化的一般规律。所谓中根，是指一切变化都由事物内部原因所引起。存在于事物外部的根源也有五种，所以生化就有区别，有五气、五味、五色、五类、五宜。

黄帝说：这是什么道理呢？

岐伯说：根源于事物内部的因素，叫做神机，神离去则生化之机停止。根源于事物外部的因素，叫气立，气的运动停止则生化终绝。所以万物各有其所制，各有其所胜，各有其所生，各有其所成。因此说，不知道每年的岁运岁气加临，运与气同或不同的差别，就不足以谈论生化理论。就是这个道理。

黄帝说：气运开始就能生化，气运布散就有事物之形质，气运布施就有化育，气运终止则物体化育之象变易，气运变化与事物气化过程完全一致。然而五味有所资生，生化有薄有厚，成熟有多有少，终始有早有晚的区别，这是什么道理呢？

◎［224］地气制己胜：即在泉之气制约己所胜的物类。地气，在泉之气。如上文"厥阴在泉，倮虫耗"等。◎［225］天气制胜己……地制形：谓司天之气下临，能制约其胜己的物类。但"天气胜制己"是指制约胜己之物的色，如厥阴司天，介虫不育之类。而"地气制己胜"则是指制类之形。天气，指司天之气。◎［226］中根：动物类的生气之本藏于内（脏），故称中根。可引申泛指一切事物，非指动物之一端。◎［227］根于外：外，主要指岁运、岁气，也包括地理环境。按：此处亦当泛指一切事物而言，非植物之一端。◎［228］五宜：指五类事物各有所宜。◎［229］神机：针对五虫类而言，是对动物类生化形式的概括。◎［230］气立：针对植物类而言，是对植物类生化形式的概括。◎［231］气始而生化……气终而象变：指万物之终始皆取决于气的变化。◎［232］地气制之

岐伯曰：地气制之也[232]，非天不生、地不长也。

帝曰：愿闻其道。

岐伯曰：寒热燥湿，不同其化也。故少阳在泉，寒毒[233]不生，其味辛[234]，其治苦酸，其谷苍丹[235]。

阳明在泉，湿毒不生，其味酸，其气湿，其治辛苦甘，其谷丹素[236]。

太阳在泉，热毒不生，其味苦，其治淡咸，其谷黅秬[237]。

厥阴在泉，清毒不生，其味甘，其治酸苦，其谷苍赤，其气专，其味正[238]。

少阴在泉，寒毒不生，其味辛，其治辛苦甘，其谷白丹。

太阴在泉，燥毒不生，其味咸，其气热，其治甘咸，其谷黅秬。化淳则咸守，气专则辛化而俱治[239]。

岐伯说：这是岁运制约的结果，不是司天之气不资生，也不是在泉之气不助长。

黄帝说：愿意听听其中的道理。

岐伯说：寒热燥湿等的气化不同。所以少阳相火在泉，冬天不会发生严寒，火胜金则辛味不化，制化之味为苦酸，五谷应于青色赤色谷类。

阳明燥金在泉，湿毒不生，金克木则酸味不化，气湿不化，制化之味为淡咸，五谷应于赤色白色谷类。

太阳寒水在泉，不生热毒，火受制约而苦味不化，制化之味为淡咸，五谷应于黄色黑色谷类。

厥阴风木在泉，气候温和，清毒不生，木克土则甘味不化，制化之味为酸苦，五谷应于青色赤色谷类，气运专一，其味纯正。

少阴君火在泉，寒毒不生，火克金则辛味不化，制化之味为苦甘，五谷应于白色赤色谷类。

太阴湿土在泉，燥毒不生，土克水则咸味不化，气热不化，制化之味为甘咸，五谷应于黄色黑色谷类，其气化淳和则咸味不化而自守，其气化专一，则辛味生化而与甘咸兼用为治。

也：五味生化的薄厚，成熟的多少、早晚，受在泉之气的制约。地气，指在泉之六气。◎［233］毒：这里泛指一切毒物及禀五味气偏之物。◎［234］其味辛：辛属金，少阳在泉，火克金，故辛味之物受到制约。◎［235］其治苦酸，其谷苍丹：清·高世栻："苦，火味也；酸，木味也；苍，木色也；丹，火色也，少阳火气在泉，上承厥阴之木气，故其治苦酸，其色苍丹。"◎［236］其治辛苦甘，其谷丹素：明·张介宾："阳明之上，少阴主之，下金上火，故其治辛苦，其谷丹素。辛素属金，地气所化，苦丹属火，天气所生，然治兼甘者，火金之间味也。甘属土，为火之子，为金之母，故能调和于二者之间。"◎［237］秬（qú 渠）：黑黍，属水。◎［238］其气专，其味正：明·马蒔："唯此厥阴在泉之岁，少阳司天，木火相合，气化专一，味亦纯正……余岁则有上下相克之气，皆有间气与间味矣。"◎［239］化淳则咸守……俱治：明·张介宾："六气唯太阴属土，太阴司地，土得位也，故

故曰：补上下者从之[240]，治上下者逆之[241]，以所在寒热盛衰而调之。故曰：上取下取，内取外取[242]，以求其过。能毒者以厚药，不胜毒者以薄药[243]。此之谓也。气反者[244]，病在上，取之下；病在下，取之上；病在中，傍取之。治热以寒，温而行之[245]；治寒以热，凉而行之；治温以清，冷而行之；治清以温，热而行之。故消之削之，吐之下之，补之泻之，久新同法。

帝曰：病在中而不实不坚，且聚且散，奈何？

岐伯曰：悉乎哉问也！无积者求其脏[246]，虚则补之，药以祛之，食以随之，行水渍之，和其中外，可使毕已。

所以说，司天在泉不及所引起的病证，要顺应岁气之性而用补法，司天在泉太过而患的有余实性病证，应该逆岁气之性而用泻法，根据司天在泉之气的寒热盛衰调治。所以说，要根据病情，分别予以治上、治下、治内、治外。耐药力强的，用气味纯厚的药物治疗；耐药力弱的就用气味淡薄的药物治疗，就是这个道理。疾病标本不同而反常时，病在上则治取下部，病在下治取上部，病在中则治取旁侧。治热病用寒药，温时服下；治寒病用热药，凉时服药；治温病用凉药，冷时服用；治凉病用温药，热时服用。所以临证运用消法、削法、吐法、下法、补法、泻法，久病新病，都应根据这些原则治疗。

黄帝说：病在内而不坚不实，时聚时散，怎样治疗呢？

岐伯说：你问得很详尽啊！没有胃肠积滞病证的病者应当从内脏方面探求其病，虚证用补法，药物祛除邪气，然后用饮食调养，用常流水浸泡，调和内外，就可使疾病痊愈。

其化淳。淳，厚也。五味唯咸属水，其性善泄，淳土制之，庶得其守也，土居土位，故曰气专，土盛生金，故与辛化而俱治。俱治者，谓辛与甘咸兼用为治也。"◎［240］补上下者从之：因司天在泉之气不足而造成人体虚弱病证，当从其不足，选用与司天、在泉同气的药物调补。如厥阴司天、少阳在泉所引起的不足之病证，则用酸苦之味补之。余可类推。上下，指司天、在泉之气。◎［241］治上下者逆之：因司天在泉之气太过造成人体患有余之实证，当选用与司天、在泉性质相逆的药味治其有余。如因火气司天，热淫太过所致之热证，则治以咸寒；风木司天太过所致之病，则治以辛凉等。余皆类推。逆之，用相逆的药味治疗。◎［242］上取下取，内取外取：意即审查病位，因势而治之。◎［243］能毒者以厚药……以薄药：药物耐受力强的，用气味纯厚的药物治疗；药物耐受力弱的，用气味淡薄的药物治疗。能，通"耐"。毒，泛指药物。厚、薄，指药力峻猛的程度。◎［244］气反：病情本标不同，有反常态者。◎［245］治热以寒，温而行之：意治疗热证用寒凉药，采用温服法。治热以寒，用药而言。温而行之，服药方法而言。◎［246］无积者求其脏：如无此类胃肠积滞

帝曰：有毒无毒，服有约乎[247]？

岐伯曰：病有久新，方有大小，有毒无毒，固宜常制矣。大毒治病，十去其六，常毒治病，十去其七，小毒治病，十去其八，无毒治病，十去其九，谷肉果菜，食养尽之，无使过之，伤其正也。不尽，行复如法。必先岁气，无伐天和[248]，无盛盛，无虚虚[249]，而遗人天殃[250]；无致邪，无失正[251]，绝人长命。

帝曰：其久病者，有气从不康[252]，病去而瘠[253]，奈何？

岐伯曰：昭乎哉圣人之问也！化不可代[254]，时不可违[255]。夫经络以通，血气以从，复其不足，与众齐同，养之和之，静以待时，谨

黄帝说：有毒药物和无毒药物，服用时有什么原则吗？

岐伯说：病有新和久的不同，方剂有大与小的区别，有毒药物和无毒药物的运用，的确有一定法度，凡毒性大的药物，病去十分之六即可停服；常毒药物，病去十分之七即可停服；毒性小的药物，病去十分之八即可停服；无毒药物，病去十分之九即可停服；然后再用谷、肉、果、菜等饮食进行调养，疾病就会痊愈，用药不能太过，以免损伤正气。若邪气不尽者，再按上法服药。用药时，必须先要明确当年气运的盛衰情况，不能违逆天人相应的规律，不可犯实证用补法，虚证用泻法的错误，否则会给人们带来祸殃，不可因用药不当而招致邪气，损伤人的正气，断送了人的性命。

黄帝说：久病的人，气机顺适而不能康健，病虽已愈而消瘦，这种情况应当怎样处理呢？

岐伯说：你提得这个问题很高明啊！气运的变化规律是不能用人力替代的，四时之序是不能违背的，如果经络已经畅通，气血顺从和调，使不足的正气得到恢复，

病证，则求其脏之胜衰所在。积，胃肠积滞。◎［247］服有约：服用有毒无毒药物时要有一定的规则。约，规则。◎［248］必先岁气，无伐天和：治疗疾病时必须首先了解当年岁气的盛衰变化，才能补泻得当，不致违背天时而伤害人体的平和之气。岁气，即当年司天在泉之气的变化情况。伐，伤害。◎［249］无盛盛，无虚虚：不能犯实证用补法及虚证用泻法的错误。盛盛，岁气太过之年发生的有余之证（实证）而用滋补药。虚虚，岁气不及之年发生的不足之证（虚证）而用攻伐药。◎［250］天殃：天，金刻本、道藏本、朝鲜本作"夭"，当是，即夭折。殃，灾害。◎［251］无致邪无失正：无致邪，失正，虚证误泻，损伤正气。致邪，实证误补，助长邪气。◎［252］气从不康：正气已顺从，但身体尚未完全恢复康健。◎［253］瘠：瘦弱状。◎［254］化不可代：即运气之变化不能任意更改。化，五运六气之变化。代，代替，更代。◎［255］时不可违：顺应四时的交替变化而不能违背。

守其气，无使倾移，其形乃彰，生气以长，命曰圣王。故《大要》曰：无代化，无违时，必养必和，待其来复。此之谓也。

帝曰：善。

并和健康人一样，就必须进行保养，使内外和调，静心等待天时，谨慎守护真气，不使偏颇，其形体就可壮健，生气得以供养，能这样做的人，可以称作"圣王"。所以《大要》说：人力不能代替气化，养生不能违逆时令，静心调养，身体也一定能和调，以待正气的恢复。就是这个道理。

黄帝说：好。

素问·六元正纪大论[1] 篇第七十一

黄帝问曰：六化六变[2]，胜复淫治[3]，甘苦辛咸酸淡先后[4]，余知之矣。夫五运之化[5]，或从五气，或逆天气[6]，或从天气而逆地气，或从地气而逆天气，或相得，或不相得[7]，余未能明其事。欲通天之纪，从地之理[8]，和其运，调其化，使上下合德，无相夺

黄帝问道：六气的正常生化和异常变化，胜气复气淫盛致病及其疾病的主治，甘、苦、辛、咸、酸、淡诸味所化的先后，这些我都已知道了。五运主岁的气化，或与司天之气顺从，或与司天之气相逆，或与司天之气顺从而与在泉之气相逆，或与在泉之气相顺从而与司天之气相违逆，或岁运与岁气相得，或岁运与岁气不相得，我还未弄明白这些道理。想通晓司天之气变化的要领，明白在泉之气变化的理论，协调岁运所化，使上下相适应，不破坏正常秩序，天地升降规律，不失其宜，五运之气

---

[1] 六元正纪大论：六元指风、寒、暑、湿、燥、火六气。正纪即六气的演变规律。本篇论述了六十年的运气变化，故名。◎ [2] 六化六变：六化，指六气正常的生化作用。六变，指六气盛衰而致的异常变化。◎ [3] 胜复淫治：胜气复气扰乱人体所致病证的治疗。胜，胜气。复，复气。淫，扰乱人体之病害。治，即平气，协调平衡谓之"治"。◎ [4] 甘苦辛咸酸淡先后：言药物归经的道理。◎ [5] 五运之化：指五运的运动变化及其对自然界的生化作用。◎ [6] 或从五气，或逆天气："从天气"指五运与司天之气一致。"逆天气"即五运与司天之气相违逆。下文的"从""逆"之义同此。◎ [7] 或相得，或不相得：此处谓岁运与岁气相合为"相得"，反之，岁运与岁气相克为不相得。◎ [8] 通天之纪，从地之理：即指要通晓司天在泉之气的变化规律。天地，指司天、在泉之气。纪、

伦，天地升降，不失其宜，五运宣行，勿乖其政，调之正味[9]，从逆奈何？

岐伯稽首再拜对曰：昭乎哉问也！此天地之纲纪，变化之渊源，非圣帝孰能穷其至理欤！臣虽不敏，请陈其道，令终不灭，久而不易。

帝曰：愿夫子推而次之，从其类序[10]，分其部主[11]，别其宗司[12]，昭其气数[13]，明其正化[14]，可得闻乎？

岐伯曰：先立其年，以明其气[15]，金木水火土，运行之数，寒暑燥湿风火，临御之化[16]，则天道可见，民气可调，阴阳卷舒[17]，近而无惑，数之可数者，请遂言之。

帝曰：太阳之政[18]奈何？

岐伯曰：辰戌之纪[19]也。

布行，不违背应时的政令，根据运气的顺逆而调之以五味，怎样是顺从？怎样是相逆呢？

岐伯再次跪拜回答说：这个问题提得很高明啊！这是自然界的总纲领，是万物变化的本源，若非圣明之帝您，谁能穷究这些深奥而重要的理论呢？我对这个问题虽然体会不深，愿意讲述其中的道理，使其永不灭绝，能长久流传。

黄帝说：希望先生把这些道理进行推演，使其条理清楚，根据类属，分析所主部位，辨别各步主气，畅明气运之数，阐述正化邪化，能听听这方面的道理吗？

岐伯回答说：先要确立纪年的干支，就会明白岁运岁气，金木水火土五运主时，寒暑燥湿风火六气降临大地的气化，自然界的这些变化规律就可被发现，人们根据这些规律调养身体，阴阳之气舒畅和调，也就浅显易知，不被迷惑。关于运气的推演，请允许我讲一讲。

黄帝问道：太阳寒水值年的布政情况是怎样的呢？

岐伯回答说：太阳寒水施政在辰年戌年。

理，指六气变化的规律。◎[9]调之正味：是根据运气胜复变化正确地应用药食五味调之以补偏救弊。◎[10]类序：即类属和次序。如甲乙为天干，子午属地支，甲为天干之始，子为地支之首，各有次序。◎[11]分其部主：部，即步，每岁均等为六步，每步分别由三阴三阳之气中的一气所主，故曰部主。◎[12]别其宗司：明·张介宾："宗司者，统者为宗，分者为司也。"指司岁之气为"宗"，主时之气为"司"。◎[13]气数：指五运六气的变化规律。气，岁气。数，五行运行规律。◎[14]正化：即六气当位主令所产生的正常生化的作用。◎[15]先立其年，以明其气：年辰先立，一岁之气就可知道。◎[16]临御之化：司天在泉的气化作用。◎[17]阴阳卷舒：即言阴阳正常的运动规律。卷，收敛闭藏，指阴气密固内守之性；舒，舒畅外达，指阳气有不断向体表发布的特征。卷舒，引申作开合解。◎[18]太阳之政：太阳寒水之气司天的年份。◎[19]辰戌之纪：以辰或戌标志的年份。余仿此。纪，通记，标记。戌：原本作"戍"，误，故改为"戌"。下文"壬戌"

太阳　太角　太阴　壬辰　壬戌　其运风，其化鸣紊启拆[20]，其变振拉摧拔[21]，其病眩掉目瞑[22]。

太角初正　少徵　太宫　少商　太羽终[23]

太阳　太徵　太阴　戊辰　戊戌　同正徵[24]。其运热，其化暄暑郁燠[25]，其变炎烈沸腾，其病热郁[26]。

太徵　少宫　太商　少羽终　少角初

太阳　太宫　太阴　甲辰岁会同天符　甲戌岁会同天符　其运阴埃[27]，其化柔润重泽[28]，其变震惊飘骤[29]，其病湿下重[30]。

太宫　少商　太羽终　太角初　少徵

壬辰、壬戌年，太阳寒水司天，太阴湿土在泉，岁运为太角，木运之气为风，气化为风声紊乱，物体裂纹，反常变化为大风振撼摧折毁拔，多发病为头晕目眩，视物不清。

客运五步：初运为太角（客运与主运相同，气得正化），二运为少徵，三运为太宫，四运为少商，终运为太羽。主运五步为，始于太角，终于太羽。

戊辰、戊戌年，（火运太过，逢司天寒水制约，则与火运平气之年相同），太阳寒水司天，太阴湿土在泉，岁运太过为太徵。火运主热，其气化为温暑郁热，反常变化为火炎沸腾，多发病为热邪郁滞。

客运五步为，初运太徵，二运少宫，三运太商，四运少羽，终运太角。主运五步为，始于少角，终于少羽。

甲辰、甲戌年（此二年既是岁会，又是同天符），太阳寒水司天，太阴湿土在泉，岁运为太宫，土运主阴雨，正常气化为柔软厚重润泽，反常变化为风飘雨骤震撼惊骇，多发病为湿邪下重。

客运五步是：初运太宫，二运少商，三运太羽，四运少角，终运太徵。主运五步为，始于太角，终于太羽。

"戊戌""甲戌""庚戌""丙戌"等中的"戌"原本均作"戍"，误，并改。◎[20]鸣紊启拆：即是地气开始萌动的意思。◎[21]振拉摧拔：形容风木之气太过，狂风振动摧折，树木拔倒。◎[22]眩掉目瞑：头晕眼花，肢体震颤。◎[23]角、徵、宫、商、羽：为古时五种音阶。此处代表木火土金水（阳干年为太，太即太过，阴干年为少，少即不及），用来说明一年中主客运的次序。因有主时之运，即主运，与轮转之运，即客运，其法与六气之主客加临相同。主运起于角而终于羽，年年相同；客运则逐年轮换。◎[24]同正徵：明·张介宾："本年火运太过，得司天寒水制之，则火得其平，故云同正徵。"◎[25]暄暑郁燠：气候温暖渐渐暑热熏蒸。◎[26]其病热郁：热气郁过而病。◎[27]阴埃：形容湿土之气行令，天空阴晦不清，如尘埃弥漫。埃，尘埃。◎[28]柔润重泽：风调雨顺，万物润泽之意。◎[29]震惊飘骤：土运太过，则风气承之，故迅雷震惊，狂风骤雨。◎[30]下重：湿气甚于下部而肢体重坠。◎[31]萧瑟：指气候偏凉而干燥。◎[32]燥背脊胸满：

太阳　太商　太阴　庚辰　庚戌　其运凉，其化雾露萧瑟[31]，其变肃杀凋零，其病燥、背瞀、胸满[32]。

太商　少羽终　少角初　太徵　少宫

太阳　太羽　太阴　丙辰天符　丙戌天符。其运寒，其化凝惨凛冽[33]，其变冰雪霜雹，其病大寒留于溪谷。

太羽终　太角初　少徵　太宫　少商

凡此太阳司天之政，气化运行先天[34]，天气肃，地气静，寒临太虚，阳气不令[35]，水土合德[36]，上应辰星镇星。其谷玄黅，其政肃，其令徐。寒政大举，泽无阳焰[37]，则火发待时。少阳中治，时雨乃涯，止极雨散，还于太阴，云朝北极，湿化乃布，泽流万物，寒敷于上，雷动于下，寒湿之气，持于气交。民病寒湿，发肌肉萎，足痿不收，濡泻血溢。

庚辰、庚戌年，太阳寒水司天，太阴湿土在泉，岁运为太商。金运气凉，正常气化为雾露萧飋，反常变化为肃杀凋零，多发病为干燥少津，胸满背胀。

客运五步为：初运太商，二运少羽，三运太角，四运少徵，终运太宫。主运五步是始于少角，终于少羽。

丙辰、丙戌年（此二年为天符），太阳寒水司天，太阴湿土在泉，岁运为太羽。水气寒冰肃杀，正常气化为寒风凛冽，凝敛凄惨，反常变化为冰雪霜雹，多发病为寒邪留滞于筋肉关节空隙处。

客运五步是：初运太羽，二运少角，三运太徵，四运少宫，终运太商。主运五步为，始于太角，终于太羽。

凡此辰戌太阳寒水司天之政，气化太过则先天时而至，太阳寒水司天之气肃厉，太阴湿土之气沉静，寒水之气降临太空，阳气不能施令，水土二气结合施德，上应辰星、镇星。谷类应于黑色黄色，司天之政严肃，在泉之令徐缓。寒水之政大起，湖泊中不见阳热之气升腾，火气等待时机舒发。少阳为三之气居中，应时雨水时降，雨后交还于在泉太阴湿土之气，云层会聚于北极，湿气布化，润泽万物，寒气布于高空，少阴雷火动于下，寒湿之气持续于气交之中。人们易患反复发作的寒湿病，肌肉萎缩，下肢痿软不收，泻泄，出血。

即多干燥和胸背胀满不大清爽等疾患。◎[33]凝惨凛冽：形容寒水之气化，严寒凛冽之气候特征。◎[34]先天：指气化运行先于天时而至。◎[35]阳气不令：阳气不能行施政令。◎[36]水土合德：此处指太阳寒水司天，逢太阴湿土之气在泉，协同主持一年的气候谓之合德。下文"金火合德""湿寒合德"等，义同。◎[37]泽无阳陷：如沼泽之中，没有上腾的阳气。◎[38]地气迁：指上

初之气，地气迁[38]，气乃大温[39]。草乃早荣，民乃厉[40]，温病乃作，身热头痛呕吐，肌腠疮疡。二之气，大凉反至，民乃惨[41]，草乃遇寒，火气遂抑，民病气郁中满，寒乃始。三之气，天政布，寒气行，雨乃降。民病寒，反热中，痈疽注下，心热瞀闷，不治者死。四之气，风湿交争，风化为雨。乃长乃化乃成。民病大热，少气，肌肉萎，足痿，注下赤白。五之气，阳复化，草乃长乃化乃成，民乃舒。终之气，地气正，湿令行，阴凝太虚，埃昏[42]郊野，民乃惨凄，寒风以至，反者孕乃死。

故岁宜苦以燥之温之，必折其郁气[43]，先资其化源，抑其运气，扶其不胜，无使暴过而生其疾，食岁谷以全其真，避虚邪以安其正。适气同异，多少制之，同寒湿者燥热化[44]，异寒湿者燥湿化，故同

初之气，厥阴风木主气，少阳相火为客气，在泉之气迁移退位，温气大行，草木较早的繁荣，人们易患疠病、温热病、身热、头痛、呕吐、肌肤疮疡等病。二之气，主气为少阴君火，客气为阳明燥金，凉气反而到来，人们感到凄惨，草木受寒不易生长，火气受到抑制，人们易患气郁不舒、腹中胀满疼痛，寒气开始发生。三之气，少阳相火为主气，太阳寒水为客气，司天之气布政，寒气大行，雨水降下。人们易患外寒病而热郁于内、痈疽、下利如注、心热烦闷等，若不迅速治疗则病人多死亡。四之气，太阴湿土为主气，厥阴风木为客气，风湿二气争于气交，湿得风气之化为雨，万物得以盛长、化育、成熟，人们易患大热少气、肌肉萎弱、下肢痿软、下利赤白等病。五之气，主气为阳明燥金，客气为少阴君火，阳气重新得以布化，草木盛长、化育、成熟，人们感到舒畅。终之气，主气为太阳寒水，客气为太阴湿土，在泉之气得其正令，湿气大行，寒气凝聚太空，尘埃昏暗笼罩郊野，人们感到凄惨，寒水骤至，虽能妊娠，但多主死。

凡此太阳寒水司天之年，宜食苦味，用燥治湿，用温治寒。必须折损其郁气，资助化源之气，抑制太过的岁运之气，扶持被抑制的不胜之气，不要让运气猝暴太过而发生疾病，应当食用得岁气的谷类以保全真气，避免虚邪贼风的伤害而安定正气。根据岁运与司天在泉之气五行属性的异同，确定药食性味的多少而制之，运与气寒热相同者，用燥热之品以化之；运与气寒湿不同者，用燥湿之品化之。所

年初之气，迁移为次年的在泉之气。◎[39]气乃大温：明·张介宾："然上年终气，君火也，今之初气，相火也。二火之交，故气乃大温，草乃早荣。"◎[40]厉：疫病。◎[41]惨：指寒冷凄惨的意思。◎[42]埃昏：灰沙飞扬，昏暗不清。◎[43]折其郁气：言治疗方法。◎[44]同寒湿者燥热

－422－

者多之[45]，异者少之，用寒远寒，用凉远凉，用温远温，用热远热，食宜同法。有假者反常[46]，反是者病，所谓时也。

帝曰：善。阳明之政奈何？

岐伯曰：卯酉之纪也。

阳明　少角　少阴　清热胜复同[47]，同正商。丁卯岁会　丁酉，其运风清热[48]。

少角初正　太徵　少宫　太商　少羽终

阳明　少徵　少阴　寒雨胜复[49]同，同正商。癸卯同岁会　癸酉同岁会　其运热寒雨。

少徵　太宫　少商　太羽终　太角初

以运与气相同者气胜，多用制约胜气之品；运与气不同者气微，可少用制约胜气之品。凡用寒性药物时，要避开寒气主令之时；用热性药物时，避开热气主令之时；用凉性药物时，要避开凉气主令之时；用温性药物，要避开温气主令之时。用饮食调养时，也要遵循这个原则。如果气候反常时，就不必拘泥这一原则。违反这些原则反会招致疾病，这就是所说的根据时令气候变化而治疗的原则。

黄帝说：好。阳明燥金值年的布政情况是怎样的呢？

岐伯回答说：阳明燥金值年布政在卯、酉年。

丁卯（岁会）年、丁酉年，阳明燥金司天，少阴君火在泉；清气为胜气，火热为复气，此二年胜复之气相同。司天之燥金制约不及之木运，金气反得其政，故与金运平气之年的气化相同。凡此二年，岁运为风木，胜气为清，复气为热。

客运五步：初运少角（客运与主运同气，气得正化），二运太徵，三运少宫，四运太商，终运少羽。主运五步为，始于少角，终于少羽。

癸卯年、癸酉年（此二年都为同岁会），阳明燥金司天，少阴君火在泉，岁运为少徵，寒气为胜气，湿土为复气，这二年的胜气复气相同。火运不及，燥金之气布政，故同金运平气之年。凡此二年，岁运为热，胜气为寒，复气为雨。

客运五步：初运少徵，二运太宫，三运少商，四运太羽，终运少角。主运五步为，始于太角，终于太羽。

化：指岁运和司天在泉的寒湿之气相同，用燥热之性的药物治疗。◎［45］同者多之：气运相同的气势盛，所以应多用相宜的气味制之。◎［46］假者反常：即若天气反常，邪气反胜，则不必泥于"用寒远寒"的用药规律。"假"字明·张介宾训为借，"谓气有假借而反乎常也，如夏当热而反寒，冬当寒而反热"。◎［47］清热胜复同：即金的清气和火的热气，胜复的程度是相同的。◎［48］其运风清热：运气是风，胜气为清，复气为热。◎［49］寒雨胜复：寒胜少徵（火），土来复之。下类此。

阳明　少宫　少阴　风凉胜复同[50]。己卯　己酉　其运雨风凉。

少宫　太商　少羽终　少角初　太徵

阳明　少商　少阴　热寒胜复同，同正商。乙卯天符　乙酉岁会，太一天符[51]。其运凉热寒。

少商　太羽终　太角初　少徵　太宫

阳明　少羽　少阴　雨风胜复同，同少宫[52]。辛卯辛酉　其运寒雨风。

少羽终　少角初　太徵　少宫　太商

凡此阳明司天之政，气化运行后天[53]，天气急，地气明，阳专其令，炎暑大行，物燥以坚，淳风乃治[54]，风燥横

己卯年、己酉年，阳明燥金司天，少阴君火在泉，岁运为少宫。土运不及，风木之气为胜气，燥金之凉气为复气，这二年的胜气复气相同。凡此二年，岁运之气为雨（湿土），胜气为风，复气为凉。

客运五步：初运少宫，二运太商，三运少羽，四运太角，终运少徵。主运五步为，始于少角，终于少羽。

乙卯年（天符年）、乙酉年（太一天符），阳明燥金司天，少阴君火在泉，岁运为少商。火热之气为胜气，寒水之气为复气，这二年的胜气复气相同。金运不及而得司天之金气相助，故同金运平气之年。凡此二年，岁运之气为凉，胜气为热，复气为寒。

客运五步：初运少商、二运太羽、三运少角，四运太徵，终运少宫。主运五步为，始于太角，终于太羽。

辛卯年、辛酉年，阳明燥金司天，少阴君火在泉，岁运为少羽，土湿的雨气为胜气，木之风气为复气，此二年的胜气复气相同。凡此二年，岁运之气为寒，胜气为雨，复气为风。

客运五步：初运少羽，二运太角，三运少徵，四运太宫，终运少商。主运五步为，始于少角，终于少羽。

凡此卯酉阳明燥金司天之政，气不及则气化运行延时到来，阳明燥金司天之气急切，少阴君火在泉之气盛明，阳气专胜而行其令，炎暑之气大行，物体干燥而坚硬，风气主治，风气燥气相

寒，为太阳寒水之气。雨，此指太阴湿土之气。◎［50］风凉胜复同：清·张志聪："土运不及，风反胜之，清凉之金气来复。"◎［51］太一天符：中运之气与司天之气相符为天符。中运与岁支的五行属性相同是岁会。既为天符又逢岁会者称太一天符。◎［52］同少宫：逢辛之年，水运不及，土气来侮，故其气化同于少宫土运不及的年份。◎［53］后天：运气不及，应至未至，后于天时。◎［54］淳风乃治：和淳之风行令。◎［55］风燥横运：清·张志聪："阳明燥金司天，厥阴风木主气，

运[55]，流于气交，多阳少阴[56]，云趋雨府[57]，湿化乃敷。燥极而泽，其谷白丹，间谷命太[58]者，其耗白甲品羽[59]，金火合德，上应太白荧惑。其政切，其令暴，蛰虫乃见，流水不冰，民病咳嗌塞，寒热发暴，振栗，癃闭，清先而劲[60]，毛虫乃死，热后而暴[61]，介虫乃殃，其发躁，胜复之作，扰而大乱，清热之气，持于气交。

初之气，地气迁，阴始凝[62]，气始肃，水乃冰，寒雨化。其病中热胀，面目浮肿，善眠，鼽衄、嚏、欠、呕，小便黄赤，甚则淋。二之气，阳乃布，民乃舒，物乃生荣。厉大至，民善暴死。三之气，天政布，凉乃行，燥热交合，燥极而泽，民病寒热。四之气，寒雨降。病暴仆，振

兼而流行于气交之中，使其阳热之气多而阴寒之气少，运行于雨府，湿气施布，干燥之气变为润泽。谷类应于白色赤色谷物，间谷则借太过之间气而成熟，白色甲虫羽虫伤耗受损，金气火气结合施德，上应太白星、荧惑星。司天之燥气急切，在泉之热气猝暴，蛰虫不归藏，流水不结冰。人们易患咳嗽、咽喉梗塞、寒热发作暴急、恶寒颤慄、小便癃闭等病。清凉之气早至急切，介虫类遭殃，胜气复气发作，正常气候被扰乱；司天之清气和在泉之热气持续作用于气交之中。

初之气，主气为厥阴风木，客气为太阴湿土，上一年的在泉之气迁移退位，阴气凝集，天气肃厉，水就结冰，寒气雨气施化。多发病为内热胀满、面目浮肿、多眠、鼻塞衄血、喷嚏、呵欠、呕吐、尿黄赤，甚则淋痛。二之气，主气为少阴君火，客气为少阳相火，阳气布施，人们感到舒适，万物开始生长繁茂。如果有疫病流行，人们容易暴病死亡。三之气，主气为少阳相火，客气为阳明燥金，司天之气布政，凉气施行，客气之燥与主气之热相交合，燥气胜极则湿气复而润泽，人们易患寒热病。四之气，主气为太阴湿土，客

故风燥横运，流于气交。横者，谓主客之气，交相纵横。"◎[56]多阳少阴：阳明司天之年，金运不足，火气乘之，火气胜则多阳少阴，炎暑大行。◎[57]雨府：明·张介宾："雨府，谓土厚湿聚之处。"◎[58]间谷命太：即承受太过之间气而化生的谷物。间谷，即间气所化之谷。命太，指间气的太过之气。◎[59]其耗白甲品羽：明·张介宾："耗，伤也。白与甲，金所化也。品羽，火虫品类也。本年卯酉，金气不及而火胜之，则白甲当耗，火胜则水复，则羽虫亦耗。"◎[60]清先而劲：阳明燥金司天，故清金之气主上半年在先，其气肃杀劲切。◎[61]热后而暴：阳明燥金司天，则少阴君火在泉，火热之气主下半年而在后。◎[62]阴始凝：明·张介宾："初气太阴用事，时寒

栗谵妄，少气嗌干引饮，及为心痛、痈肿、疮疡、疟寒之疾，骨痿血便。五之气，春令反行，草乃生荣，民气和。终之气，阳气布，候反温，蛰虫来见，流水不冰，民乃康平，其病温。

故食岁谷以安其气，食间谷以去其邪，岁宜以咸以苦以辛，汗之、清之、散之，安其运气，无使受邪，折其郁气，资其化源。以寒热轻重少多其制，同热者多天化[63]，同清者多地化[64]，用凉远凉，用热远热，用寒远寒，用温远温，食宜同法。有假者反之，此其道也。反是者，乱天地之经，扰阴阳之纪也。

帝曰：善。少阳之政奈何？

岐伯曰：寅申之纪也。

少阳　太角　厥阴　壬寅
同天符　壬申同天符　其运风鼓[65]，

气为太阳寒水，寒雨降下。多发病为猝然昏倒、振动颤慄、谵言妄语、少气、咽干多饮、心痛、痈肿疮疡、寒疟、骨痿、便血等。五之气，主气为阳明燥金，客气为厥阴风木，秋行春令，草木又得生长繁茂，人们气血平和无病。终之气，主气为太阳寒水，客气为少阴君火，阳气敷布，气候反温，蛰虫不藏反见于外，流水不结冰，人们健康平安，如果阳气盛则易发温病。

所以在阳明燥金司天之年，应当食用禀岁气的谷类以安定正气，食用禀间气的谷类以祛邪气，该年份当用咸味、苦味、辛味的药物以发汗、清热、散邪，以安定岁运不及给人体带来的正虚之气，免受邪气的侵犯，折减气运所致的郁气，资助不足之气的化源。根据寒热的轻重，决定制方药物的多少。若岁运与在泉之热气相同时，就多用与司天凉气相同的药物；若岁运与司天凉气相同时，就要多用与在泉热气相同的药物。用凉药时，要避开凉气主令的季节；用热药时，要避开热气主令的季节；用寒药时，要避开热气主令的季节；用温药时，要避开温气主令的季节；用饮食调养，也要遵循这一原则。如果气候有反常变化时，就不必拘泥这一原则，这就是自然界的规律，违背自然规律，就会扰乱天地阴阳变化的纲纪。

黄帝说：好。少阳相火值年施政是怎样的情况呢？

岐伯回答说：少阳相火值年施政在寅年、申年。

壬寅年、壬申年（二年均是同天符），少阳相火司天，厥阴风木在泉，岁运为太角，木运之气风鼓动，正常的气化为风声紊乱，物体启开；反

气湿，故阴凝。”◎[63]同热者多天化：明·张介宾："凡运与在泉少阴同热者，则当多用司天阳明清肃之化以治之。"天化是司天燥金清冷之气。◎[64]同清者多地化：指岁运与司天之气同为清气，应多以火热之气调节。地化指在泉的火热之气。◎[65]其运风鼓：相火司天，风木在泉，风火合

其化鸣紊启坼，其变振拉摧拔，其病掉眩支胁[66]惊骇。

太角_{初正}　少徵　太宫　少商　太羽_终

少阳　太徵　厥阴　戊寅_{天符}　戊申_{天符}　其运暑，其化暄嚣郁燠，其变炎烈沸腾，其病上热郁、血溢、血泄、心痛。

太徵　少宫　太商　少羽_终　少角_初

少阳　太宫　厥阴　甲寅　甲申　其运阴雨，其化柔润重泽，其变震惊飘骤，其病体重、胕肿、痞饮[67]。

太宫　少商　太羽_终　太角_初　少徵

少阳　太商　厥阴　庚寅　庚申　同正商　其运凉，其化雾露清切，其变肃杀凋零，其病肩背胸中。

太商　少羽_终　少角_初　太徵　少宫

常变化为大风振撼摧毁折拔，多发病为头晕目眩、两胁支满、惊骇。

客运五步：初运太角（客运与主运之气相同，气得正化），二运少徵，三运太宫，四运少商，终运太羽。主运五步为，始于太角，终于太羽。

戊寅年、戊申年（此二年均为天符），少阳相火司天，厥阴风木在泉，岁运为太徵。火运之气为暑热，正常的气化为火盛热郁灼烁，反常变化为烈炎沸腾，多发病为热郁于上、血溢血泄、心痛。

客运五步：初运太徵，二运少宫，三运太商，四运少羽，终运太角。主运五步为，始于少角，终于少羽。

甲寅年、甲申年，少阳相火司天，厥阴风木在泉，岁运太宫，土运之气为阴雨，正常的气化为柔软厚重润泽，反常的变化为风飘雨骤震撼惊骇，多发病为身重浮肿，水饮痞满。

客运五步：初运太宫，二运少商，三运太羽，四运少角，终运太徵。主运五步为，始于太角，终于太羽。

庚寅年、庚申年，少阳相火司天，厥阴风木在泉，岁运为太商，岁运太商受司天火气制约，故与金运平气之年相同。金运之气凉，正常的气化为雾露清冷急切，反常的变化为肃杀凋零，多发病在肩背、胸中。

客运五步：初运太商，二运少羽，三运太角，四运少徵，终运太宫。主运五步为，始于少角，终于少羽。

势，故其运如风鼓动。◎［66］掉眩支胁：掉眩，头目昏花，视物动摇不定。掉，动摇不定。支胁，胁下胀满，如有物支撑于内。◎［67］胕肿痞饮：胕肿就是皮肤浮肿；痞饮为水液停潴，发为心腹胀

少阳　太羽　厥阴　丙寅　丙申　其运寒肃，其化凝惨凛冽，其变冰雪霜雹，其病寒浮肿。

太羽_终　太角_初　少徵　太宫　少商

凡此少阳司天之政，气化运行先天，天气正，地气扰[68]，风乃暴举，木偃沙飞[69]，炎火乃流，阴行阳化，雨乃时应，火木同德，上应荧惑岁星。其谷丹苍[70]，其政严，其令扰。故风热参布[71]，云物沸腾，太阴横流[72]，寒乃时至，凉雨并起。民病寒中，外发疮疡，内为泄满。故圣人遇之，和而不争。往复之作，民病寒热疟泄，聋瞑呕吐，上怫肿色变[73]。

初之气，地气迁，风胜乃摇，寒乃去，候乃大温，草木早荣。寒来不杀[74]，温病乃起，其病气怫于上，血溢目赤，咳逆头痛，血崩、胁满，

丙寅年、丙申年，少阳相火司天，厥阴风木在泉，岁运为太羽。水运之气寒，正常的气化为凝敛凄惨，寒风凛冽，反常的变化为冰雪霜雹，多发病为寒、浮肿。

客运五步：初运太羽，二运少角，三运太徵，四运少宫，终运太商。主运五步为，始于太角，终于太羽。

凡此寅申少阳相火司天之政，气太过则先时而至，司天之气得其正化之位，厥阴风木在泉扰动，大风暴起，草木倒伏，飞沙走石，少阳相火之气流行。阴气流行，阳气布化，雨应时而降，火气木气施其德，上应于荧惑星、岁星。应于赤色、青色谷类，其政严厉，其令扰动，热气风气参合敷布，云物沸腾，阴气流行，寒气时至，凉雨并起。人们多患寒中，外发疮疡，内为泻泄、胀满病。所以圣明的人遇到这种情况时，就调节自身而顺应之，不与之抗争。若反复发作，人们就易患疟疾、泄泻、耳聋、目瞑、呕吐病、气郁于上、肿胀色变。

初之气，主气为厥阴风木，客气为少阴君火，上一年的在泉之气迁移退位，风气胜时则摇动不宁，寒气散去，气候温热，草木提早荣茂，寒气不来杀伐，温热病发生，病发为气郁于上、血溢、目赤、咳逆、头痛、血崩、胁肋胀满、肤腠生疮。二之

满的症状。◎[68]天气正，地气扰：寅申之岁，少阳相火司天，阳得其位，故天气正；厥阴风木之气在泉，风气扰动，故曰地气扰。◎[69]木偃沙飞：树木吹倒，尘沙飞起，形容风势之盛，此乃风木在泉的变化所致。◎[70]丹苍：明·马莳："丹为火而苍为木也。"◎[71]风热参布：少阳热气和厥阴风气互相参合散布。◎[72]太阴横流：太阴湿土之气逆行横流。◎[73]上怫肿色变：指因热胜寒复，机体上部出现怫郁不舒，肿胀等病。◎[74]寒来不杀：因少阳相火司天，其气本热，初

肤腠中疮[75]。二之气，火反郁，白埃[76]四起，云趋雨府，风不胜湿，雨乃零，民乃康。其病热郁于上，咳逆呕吐，疮发于中，胸嗌不利，头痛身热，昏愦脓疮。三之气，天政布，炎暑至，少阳临上，雨乃涯。民病热中，聋瞑血溢，脓疮咳呕，鼽衄渴嚏欠，喉痹目赤，善暴死。四之气，凉乃至，炎暑间化[77]，白露降，民气和平，其病满身重。五之气，阳乃去，寒乃来，雨乃降，气门乃闭，刚木早凋，民避寒邪，君子周密。终之气，地气正，风乃至，万物反生，霿雾以行。其病关闭不禁，心痛，阳气不藏而咳。

抑其运气，赞所不胜，必折其郁气，先取化源，暴过不生[78]，苛疾不起。故岁宜咸，辛宜酸，渗之泄之，渍之发之，观气寒温，以调其过，同风热者多寒化，异风热者少寒

气，火气被郁滞不发，白色云埃四起，云归于雨府，风气不能胜湿，雨时降，人们不患病。火气内郁，多发病为热郁于上、咳逆、呕吐、体内生疮疡、胸咽不通利、头痛、身热、神志昏愦、脓疮等病。三之气，司天之气布政，炎暑流行，少阳相火上临，雨水不降。人们易患里热病、耳聋、目瞑、血溢、脓疮、咳嗽、呕吐、鼻塞、衄血、口渴、喷嚏、呵欠、喉痹、目赤等病，容易突然死亡。四之气，燥金凉气应时而至，炎暑之气间而时化，白露降，人的气血平和，发病则见胀满身重。五之气，阳气散去，寒气应时到来，雨时降，汗孔关闭，坚硬的树木过早凋零，人们应避开寒邪，居处周密。终之气，在泉之气得其正化之位，风气到来，万物反见生发，雾气流行。多发病为应关闭而不禁、心痛，阳气不能敛藏，咳嗽病。

凡此少阳司天之年，必须抑制岁运与太过的司天之气，扶助所不胜之气，折削致郁的胜气，资助不及之气的化源，则猝暴太过之气不能发生，可以不患重病。所以当用咸味辛味酸味药物，用渗泄、水渍、发散方法治疗，观察气候的寒热变化以调治太过的邪气，岁运与岁气的寒热相同，多用寒化药物，若岁运与岁气的寒热不相同，少用寒化药物。用热性药物时，要避开热气主令的季节；用温性药物时，

之气又值少阴君火加临，所以虽然寒气时来，并不能降低温热之气。◎［75］肤腠中疮：皮肤生疮。◎［76］白埃：白色之云气起自地面。◎［77］炎暑间化：明·张介宾："燥金之客，加于湿土之主，故凉气至而炎暑间化。间者，时作时止之谓。"◎［78］暴过不生：不会因运气太过而生急病的意思。

—429—

全注全译黄帝内经

化，用热远热，用温远温，用寒远寒，用凉远凉，食宜同法，此其道也。有假者反之，反是者病之阶也。

帝曰：善。太阴之政奈何？

岐伯曰：丑未之纪也。

太阴　少角　太阳　清热胜复同，同正宫[79]。丁丑　丁未　其运风清热。

少角初正　太徵　少宫　太商　少羽终

太阴　少徵　太阳　寒雨胜复同。癸丑　癸未　其运热寒雨。

少徵　太宫　少商　太羽终　太角初

太阴　少宫　太阳　风清胜复同，同正宫[80]。己丑太一天符，己未太一天符　其运雨风清。

少宫　太商　少羽终　少角初　太徵

要避开温气主令的季节；用凉性药物时，要避开凉气主令的季节；用寒性药物时，要避开寒气主令的季节。用饮食调养时，也要遵循这一原则，这是一般规律，若气候反常时，就不必拘泥这一原则，否则就会导致疾病发生。

黄帝说：好。太阴湿土值年的布政是怎样的情况呢？

岐伯回答说：太阴湿土布政在丑年、未年。

丁丑年、丁未年，太阴湿土司天，太阳寒水在泉，岁运为少角。清气为胜气，热气为复气，这二年的胜气复气相同。此二年，岁运为风，胜气为清，复气为热。

客运五步：初运少角（客运主运相同，气得正化），二运太徵，三运少宫，四运太商，终运少羽。主运五步与客运相同，始于少角，终于少羽。以五行相生、太少相生为序。

癸丑年、癸未年，太阴湿土司天，太阳寒水在泉，岁运为少徵，寒气为胜气，雨气为复气，此二年的胜气复气相同。凡此二年，岁运之气为热，胜气为寒，复气为雨。

客运五步：初运少徵，二运太宫，三运少商，四运太羽，终运少角。主运五步为：始于太角，终于太羽。以五行相生，太少相生为序。

己丑年己未年（二者均为太一天符），太阴湿土司天，太阳寒水在泉，岁运为少宫。风气为胜气，清气报复，这二年的胜气复气相同。不及的土运得司天之气相助，故同土运平气之年气化。凡此二年，运之气为雨，胜气为风，复气为清。

客运五步：初运少宫，二运太商，三运少羽，四运太角，终运少徵。主运五步为，始于少角，终于少羽。以五行相生、太少相生为序。

◎[79] 同正宫：少角木运不及，上临太阴湿土司天，则土气旺盛，所以少角同正宫，正宫为土运平气的年份。◎[80] 同正宫：少宫土运不及，得司天湿土之助，所以少宫同正宫。◎[81] 同正宫：

太阴　少商　太阳　热寒胜复同。乙丑　乙未　其运凉热寒。

少商　太羽_终　太角_初　少徵　太宫

太阴　少羽　太阳　雨风胜复同，同正宫[81]。

辛丑_{同岁会}　辛未_{同岁会}　其运寒雨风。

少羽_终　少角_初　太徵　少宫　太商

凡此太阴司天之政，气化运行后天，阴专其政，阳气退辟，大风时起，天气下降，地气上腾，原野昏霿[82]，白埃四起，云奔南极[83]，寒雨数至，物成于差夏[84]。民病寒湿，腹满身䐜愤[85]胕肿，痞逆寒厥拘急。湿寒合德，黄黑埃昏，流行气交，上应镇星、辰星。其政肃，其令寂，其谷黅玄。故阴凝于上，寒积于下，寒水胜火，则为冰雹，阳光不治，

乙丑年、乙未年，太阴湿土司天，太阳寒水在泉，岁运为少商，热为胜气，寒气报复，此二年的胜气复气相同。凡此二年，运之气为凉，胜气为热，复气为寒。

客运五步：初运少商，二运太羽，三运少角，四运太徵，终运少宫。主运五步为，始于太角，终于太羽，以五行相生、太少相生为序。

辛丑年、辛未年（此二年都为同岁会），太阴湿土司天，太阳寒水在泉，岁运为少羽，雨为胜气，风气报复，此二年的胜气复气相同。

司天土气胜岁运不及土气，所以同土运平气之年的气化。凡此二年，运之气为寒，雨为胜气，风为复气。

客运五步：初运少羽，二运太角，三运少徵，四运太宫，终运少商。主运五步为，始于少角，终于少羽，以五行相生、太少相生为序。

凡此丑未太阴司天之政，其气不及则后天时而至，阴气专政，阳气退避，时有大风兴起，司天之气下降，在泉之气升腾，原野雾气昏暗，白色尘埃四起，云奔向南极雨府，寒雨频降，万物成熟于夏末秋初。人们易患寒湿、腹胀、全身肿胀、浮肿、痞满、气逆、寒厥、拘急等病。寒湿结合施德，昏暗的黄色黑色尘埃流行于气交之中，上应镇星辰星。司天湿土之政严肃，在泉寒水之令宁静，应于黄色黑色谷类。阴气凝于上，寒气积聚于下，寒水之气胜于火，则为冰雹，阳光不得施治，肃杀之寒

少羽水运不及，上临湿土司天，则约同于土运平气之年的变化。◎[82]昏霿（méng 蒙）：即晦暗。◎[83]云奔南极：明·张介宾："司天主南，而太阴居之，故云奔南极，雨湿多见于南方。"◎[84]差夏：清·张志聪："长夏之时，秋之交也。"◎[85]䐜愤：明·张介宾："䐜愤，胀满也。"◎

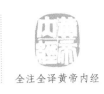
杀气乃行。故有余宜高，不及宜下，有余宜晚，不及宜早，土之利，气之化也，民气亦从之，间谷命其太也。

初之气，地气迁，寒乃去，春气正，风乃来，生布万物以荣，民气条舒，风湿相薄，雨乃后。民病血溢，筋络拘强，关节不利，身重筋痿。二之气，大火正，物承化[86]，民乃和，其病温厉大行，远近咸若，湿蒸相薄，雨乃时降。三之气，天政布，湿气降，地气腾，雨乃时降，寒乃随之。感于寒湿，则民病身重胕肿，胸腹满。四之气，畏火[87]临，溽蒸化[88]，地气腾，天气否隔，寒风晓暮，蒸热相薄，草木凝烟，湿化不流，则白露阴布，以成秋令。民病腠理热，血暴溢、疟，心腹满热，胪胀[89]，甚则胕肿。五之气，惨令已行[90]，寒露下，霜乃早降，草木黄落，寒气及体，君子周密，民病皮腠。终之气，寒大举，湿大化，

气流行。所以在太过之年谷种高地，不及之年谷种低处，太过之年晚种，不及之年早种，这是根据地土条件是否有利以及气化条件而定。人们养生也应适应这种情况，间谷则根据气之太过情况而定。

初之气，主气为厥阴风木，客气也是厥阴风木，上一年的在泉之气迁移退位，春得化气之正，风气乃来，生发之气布施，万物得以繁荣，人们感到条达舒畅，湿气风气相搏，降雨延迟。人们易患血溢、筋络拘急强直、关节不利、身重、筋痿病。二之气，主客之气都为少阴君火，火得气化之正，万物承此而生化，人们感到平和，若发病则为温热、疫病大行，远近患者所病都相同。湿热相搏，雨水应时而降。三之气，司天之气布化，湿气下降，地气上升，雨水时时降下，寒气随之而来。感受寒湿之邪，则人们易患身重、浮肿、胸腹胀满病。四之气，相火降临，湿热合化，地气升腾，天气隔塞不通，早晚都有寒风吹拂，湿热相搏，草木为烟雾凝集笼罩，湿化之气不能流行，白露阴布，成为秋天之政令。人们易患腠理热、大出血、疟疾、心腹胀满、腹胀，甚则浮肿等病。五之气，凄惨寒凉之气施行，寒露降下，霜早降，草木枯黄凋落，寒气侵及人体，居住周密，人们易患皮肤肉腠病。终之气，寒气大行，湿气大化，霜

---

[86]物承化：指万物因此得到生长发育。◎[87]畏火：明·张介宾："少阳相火用事，故气由烈故曰畏火。"◎[88]溽蒸化：作"湿润熏物"解。溽，即"湿"。◎[89]胪胀：腹部肿胀。◎[90]惨令已行：清·张琦："王气主客燥金，惨，疑作燥。肺主皮毛，燥反自伤也。"◎[91]其运

霜乃积，阴乃凝，水坚冰，阳光不治。感于寒，则病人关节禁固，腰脽痛，寒湿推于气交而为疾也。

必折其郁气，而取化源，益其岁气，无使邪胜，食岁谷以全其真，食间谷以保其精。故岁宜以苦燥之温之，甚者发之泄之。不发不泄，则湿气外溢，肉溃皮拆而水血交流。必赞其阳火，令御甚寒，从气异同，少多其判也，同寒者以热化，同湿者以燥化，异者少之，同者多之，用凉远凉，用寒远寒，用温远温，用热远热，食宜同法。假者反之，此其道也，反是者病也。

帝曰：善。少阴之政奈何？

岐伯曰：子午之纪也。

少阴　太角　阳明　壬子　壬午　其运风鼓，其化鸣紊启坼，其变振拉摧拔，其病支满。

太角_{初正}　少徵　太宫　少商　太羽_终

少阴　太徵　阳明　戊子_{天符}　戊午_{太一天符}　其运炎暑，其化

乃积结，阴气凝聚，水结坚冰，阳光不得施治。感受寒邪则人们易患关节强急，腰部臀部疼痛，这是寒湿之气相持于气交之中所发生的病。

凡此太阴司天之年，必须折减其郁气，资助不及之气的化源，补益不及的岁气，不使邪气过胜，食用禀岁气的谷类以保全真气，食用禀间气的谷类以保养精气，宜用苦味以燥湿，用温药散其寒，甚则用发泄的方法以去湿邪。如果不用发泄方法祛除湿邪，湿邪外泄，肌肉溃烂，皮肤破损，血水交流。必须资助阳火之气，使其能抵御寒气，要根据气运的异同，确定药味的多少，气运同为寒者，用热药化之，气运同属于湿者，用燥药以化之。气运不同者要少用，气运相同者多用。用凉性药物时，要避开凉气主令之时；用寒性药物时，要避开寒气主令之时；用温性药物时，要避开温气主令之时。用热性药物时，要避开热气主令之时；用饮食调治时，也要遵循这一原则。若气候有反常时，就不必拘泥这一原则，这是一般用药规律，若不能遵循这一原则，就会导致疾病的发生。

黄帝说：好。少阴君火值年的布政是怎样的情况呢？

岐伯回答说：少阴君火布政在子年、午年。

壬子年、壬午年，少阴君火司天，阳明燥金在泉，岁运为太角，风气鼓动，正气的气化特点为风声紊乱，物体启开，反常的变化是大风振拉摧拔，发病为胁下支撑胀满。

客运五步：初运太角（主客运相同，气得正化），二运少徵，三运太宫，四运少商，终运太羽。主运五步与客运五步相同，始于太角，终于太羽，以五行相生、太少相生为序。

戊子年（天符）、戊午年（太一天符），少阴君火司天，阳明燥金在泉，岁运太徵，火运

全注全译黄帝内经

暄曜郁燠，其变炎烈沸腾，其病
上热血溢。

太徵　少宫　太商　少羽
终　少角初

少阴　太宫　阳明　甲
子　甲午　其运阴雨，其化柔润
时雨，其变震惊飘骤，其病中满
身重。

太宫　少商　太羽终　太角
初　少徵

少阴　太商　阳明　庚子同天
符　庚午同天符　同正商　其运凉
劲[91]，其化雾露萧瑟，其变肃杀
凋零，其病下清[92]。

太商　少羽终　少角初　太
徵　少宫

少阴　太羽　阳明　丙子岁
会　丙午　其运寒，其化凝惨凛
冽，其变冰雪霜雹，其病寒
下[93]。

太羽终　太角初　少徵　太
宫　少商

之气灼热炎暑，正常的气化是温暖光耀郁热，
反常的变化是火炎沸腾，多发病为热在上部、
血溢。

客运五步：初运太徵，二运少宫，三运
太商，四运少羽，终运太角。主运五步是，
始于少角，终于少羽，以五行相生、太少相
生为序。

甲子年、甲午年，少阴君火司天，阳明燥
金在泉，岁运为太宫，土运之气为阴雨，正常
的气化是柔软厚重润泽，反常的变化为震惊飘
骤，多发病为中满、身重。

客运五步：初运太宫，二运少商，三运太
羽，四运少角，终运太徵。主运五步为，始于
太角，终于太羽，以五行相生、太少相生为序。

庚子年、庚午年（此二年均为同天符），
少阴君火司天，阳明燥金在泉，岁运为太商，
太过之金运被司天之火气克制，故与金运平气
相同。金运之气清凉急切，正常的气化特点为
雾露萧瑟，反常的变化是肃杀凋零，多发病为
清气在下。

客运五步：初运太商，二运少羽，三运太
角，四运少徵，终运太宫。主运五步为，始于
少角，终于少羽，以五行相生、太少相生为序。

丙子年（岁会）、丙午年，少阴君火司天，
阳明燥金在泉，岁运为太羽，水运之气寒冷，
正常的气化特点为凝敛凄惨，寒风凛冽，反常
的变化为冰雪霜雹，多发病为寒气在下。

客运五步：初运太羽，二运少角，三运
太徵，四运少宫，终运太商。主运五步为，
始于太角，终于太羽，以五行相生、太少相
生为序。

凉劲：金运与阳明燥金之气在泉相合，故曰凉劲。◎[92]下清：明·张介宾："二便清泄，及下体
清冷。"◎[93]寒下：明·张介宾："中寒下利，腹足清冷。"◎[94]寒交暑：清·张志聪："岁前

凡此少阴司天之政，气化运行先天，地气肃，天气明，寒交暑[94]，热加燥[95]，云驰雨府，湿化乃行，时雨乃降[96]，金火合德，上应荧惑太白。其政明，其令切[97]，其谷丹白。水火寒热持于气交而为病始也，热病生于上，清病生于下，寒热凌犯而争于中，民病咳喘，血溢血泄鼽嚏，目赤眦疡[98]，寒厥入胃[99]，心痛、腰痛、腹大、嗌干肿上。

初之气，地气迁，暑[100]将去，寒乃始，蛰复藏，水乃冰，霜复降，风乃至，阳气郁，民反周密，关节禁固[101]，腰脽痛，炎暑将起，中外疮疡。二之气，阳气布，风乃行，春气以正，万物应荣，寒气时至，民乃和。其病淋，目瞑，目赤，气郁于上而热。三之气，天政布，大火行，庶类

凡此子午少阴司天之政，岁气太过，先天时到来，少阴君火司天，阳明燥金在泉，在泉之气肃条，司天之气光明。在初之气，客气为寒，与上一年终气少阳之暑相交，司天之热气与在泉之燥气加临，云驰向雨府，湿化之气流行，应时的雨水降下，燥金之气与君火热气共同发挥作用，上应荧惑星、太白金星。司天君火之气光明，在泉燥金之气急切，应于赤色与白色谷类，水寒之气与火热之气相持于气交之中成为疾病发生的原由，热性疾病发生于人体上部，凉性疾病发生于人体下部，寒气与热气交争于人体中焦，人们多发病为咳嗽、气喘、血溢血泄、鼻塞、喷嚏、目赤、眼角溃疡、寒邪侵犯胃、心痛、腰痛、腹胀大、咽干、上部肿。

初之气，主气为厥阴风木，客气为太阳寒水，上一年的在泉之气迁移，少阳暑气退位离去，寒气开始到来，蛰虫重新归藏，水冻结冰，霜又降，风吹凛冽，阳热之气受郁制，人们反而深居周密，易患关节强直，腰臀疼痛病。在炎暑即将到来时，体内体表都易生疮疡。二之气，主气为君火，阳气得以布散；客气为厥阴风木，风气流行，春气能行正化之令，万物得以繁荣，虽然寒气有时到来，人们仍感平和。多发病为淋病、视物不清、目赤、气郁于上部而生热病。三之气，主气为少阳相火，客气为少阴君火，少阴君火司天之气布化，大火流行，万物茂盛鲜明，

之终气，乃少阳相火，今岁之初气，乃太阳寒水，故为寒交暑。"◎[95]热加燥：清·张志聪："君火在上，燥金在下，故曰热加燥。"◎[96]云驰雨府……时雨乃降：清·张琦："上热下燥，无湿化流行之理，'云驰雨府，湿化乃行，时雨乃降'十二字必误衍也。"◎[97]其政明，其令切：谓少阴君火司天，火性光明。阳明燥金在泉，金性急切，故此年上半年气候偏热，下半年气候偏于寒凉。◎[98]眦疡：眼角溃疡。◎[99]寒厥入胃：指寒邪入于胃，致使胃气不降，脾气不升，气机升降悖逆。厥，气逆。◎[100]暑：原作"燥"，据《新校正》改。◎[101]关节禁固：指关节因寒所伤

蕃鲜[102]，寒气时至。民病气厥心痛，寒热更作，咳喘目赤。四之气，溽暑至[103]，大雨时行，寒热互至。民病寒热，嗌干黄瘅，鼽衄饮发。五之气，畏火临，暑反至，阳乃化，万物乃生乃长荣，民乃康，其病温。终之气，燥令行，余火内格[104]，肿于上，咳喘，甚则血溢。寒气数举，则霜雾翳，病生皮腠，内舍于胁，下连少腹而作寒中，地将易也。

必抑其运气，资其岁胜，折其郁发，先取化源，无使暴过而生其病也。食岁谷以全真气，食间谷以辟虚邪。岁宜咸以㽼之，而调其上，甚则以苦发之，以酸收之，而安其下。甚则以苦泄之。适气同异而多少之，同天气者以寒清化，同地气者以温热化，用热远热，用凉远凉，用温远温，用寒远寒，食宜同法。有假则反，此其道也，反是者病作矣。

有时有寒气到来。人们多生气厥心痛、寒热交替、咳嗽、气喘、目赤病。四之气，主气为太阴湿土，客气亦为太阴湿土，暑湿之气同时发生，时时有大雨降下，寒热交互发作。人们易生寒热病、咽干、黄疸、鼻塞、鼻衄、水饮等病。五之气，主气为阳明燥金，客气为少阳相火，少阳相火降临，暑热反时令到来，阳热之气生化，万物于是就再次生长繁荣，人们健康，易生温病。终之气，主气为太阳寒水，客气为阳明燥金，燥金之气流行，五之气的余火隔拒于体内，易生上部肿、咳嗽、气喘、甚则出血。如果时常有寒气到来，雾气弥漫，疾病易发生于皮肤，内传于胁肋，向下连及少腹而生内寒病。终气之末，在泉之气将会改变。

凡此少阴君火司天之年，必须要抑制太过的运气，资助岁气的所胜之气，折减郁发之气，先取化源，不要让岁气猝暴太过而发生疾病。食用得岁气的谷类以保全真气，食用得间气的谷类就可以防避邪气。本年宜用咸味以软之，调治上部，甚则用苦味发之，用酸味收之，以安下部，甚则用苦味泄之。根据岁运与岁气的异同，确定用药的多少。岁运与司天之气相同，用寒凉药化之；岁运与在泉之气相同，用温热药化之。用热性药物时，要避开热气主令的季节。用凉性药物时，要避开凉气主令的季节；用温性药物时，要避开温气主令的季节；用寒性药物时，要避开寒气主令的季节；用饮食调养时，也要遵循这个原则。如果气候反常时，就不必拘泥这个原则，这就是调治疾病的一般规律。违反了就会招致疾病的发生。

而屈伸不利。◎［102］庶类蕃鲜：万物蕃盛美丽。◎［103］溽暑至：四之气为太阴湿土当令，所以湿热之气降临。◎［104］余火内格：火热之余邪未尽，郁滞在内，不得发泄。◎［105］同正角：木

帝曰：善。厥阴之政奈何？

岐伯曰：巳亥之纪也。

厥阴　少角　少阳　清热胜复同，同正角[105]。丁巳_{天符}　丁亥_{天符}　其运风清热。

少角_{初正}　太徵　少宫　太商　少羽_终

厥阴　少徵　少阳　寒雨胜复同。癸巳_{同岁会}　癸亥_{同岁会}　其运热寒雨。

少徵　太宫　少商　太羽_终　太角_初

厥阴　少宫　少阳　风清胜复同，同正角[106]。

己巳　己亥　其运雨风清。

少宫　太商　少羽_终　少角_初　太徵

厥阴　少商　少阳　热寒胜复同，同正角[107]。

黄帝说：好。厥阴风木值年施政是怎样的情况呢？

岐伯回答说：厥阴风木值年在巳年与亥年。

丁巳年、丁亥年，厥阴风木司天，少阳相火在泉，岁运为少角，清为胜气，热气报复，这两年的胜气复气相同。丁巳、丁亥年都是天符。岁运为风，胜气为清，复气为热。

客运五步：初运少角（客运与主运相同，气得正化），二运太徵，三运少宫，四运太商，终运少羽。主运五步与客运五步相同，起于少角，终于少羽，以五行相生、太少相生为序。

癸巳年、癸亥年（这两年都是同岁会年），厥阴风木司天，少阳相火在泉，岁运为少徵，寒为胜气，雨气报复，这两年的胜气复气都相同，凡此二年，岁运为热，胜气为寒，复气为雨。

客运五步：初运少徵，二运太宫，三运少商，四运太羽，终运少角。

主运五步为，初运太角，终运太羽，以五行相生、太少相生为序。

己巳年、己亥年，厥阴风木司天，少阳相火在泉，岁运为少宫，风为胜气，清气报复，这两年的胜气复气相同。不及的土运得司天之厥阴木气相助，故其气化与木运平气之年相同。凡此二年，岁运为雨，胜气为风，复气为清。

客运五步：初运少宫，二运太商，三运少羽，四运太角，终运少徵。

主运五步为，初运少角，终运少羽，以五行相生、太少相生为序。

运不及，得司天厥阴之助，而成为平气（正角）。◎[106]同正角：土运不及，司天厥阴之气专政，所以该年的运气，相当于木之平气（正角）。◎[107]同正角：金运不及，司天厥阴之气反胜，所以

乙巳　乙亥　其运凉热寒。

少商　太羽_终　太角_初　少

徵　太宫

厥阴　少羽　少阳　雨风胜

复同。辛巳　辛亥　其运寒雨风。

少羽_终　少角_初　太徵　少

宫　太商

凡此厥阴司天之政，气化运

行后天，诸同正岁[108]，气化运行

同天[109]，天气扰，地气正[110]，

风生高远[111]，炎热从之，云趋

雨府，湿化乃行，风火同德，上

应岁星荧惑。其政挠，其令速，

其谷苍丹，间谷言太者，其耗文

角品羽。风燥火热，胜复更作，

蛰虫来见，流水不冰，热病行于

下，风病行于上，风燥胜复形于

中。

初之气，寒始肃，杀气方至，

民病寒于右之下[112]。二之气，

寒不去，华雪水冰，杀气施化，

乙巳年、乙亥年，厥阴风木司天，少阳相
火在泉，岁运为少商，热为胜气，寒气来复，
这两年的胜气复气相同。金运不足，司天之风
木反胜，故本年的气化与木运平气之年相同。
凡此二年，岁运为凉，胜气为热，复气为寒。

客运五步：初运少商，二运太羽，三运少
角，四运太徵，终运少宫。主运五步为，始于
太角，终于太羽，以五行相生、太少相生为序。

辛巳年、辛亥年，厥阴风木司天，少阳相
火在泉，岁运为少羽。雨为胜气，风气来复，
这两年的胜气复气相同。凡此二年，岁运为寒，
胜气为雨，复气为风。

客运五步：初运少羽，二运太角，三运少
徵，四运太宫，终运少商。主运五步为，初运
少角，终运少羽，以五行相生、太少相生为序。

凡此巳亥厥阴风木司天之政，气不足，后
天时到来。上述同正角诸岁，岁运与司天之气
相同，其气化与木运平气之年相同。司天风气
扰动，在泉火气正化，风气生于高运处，炎热
之气顺从，云趋向雨府，湿气流行。风气火气
共同发挥作用，上应岁星、荧惑星。风气扰动，
火气迅速，应于青色与赤色谷类，间谷借助太
过的间气作用成熟，易耗损有纹有角的虫及羽
虫，风气燥气火气热气互为胜复，蛰虫出现，
流水不结冰，人体下部多生热病，上部多生风
病，风气燥气互为胜复而见于人体中部。

初之气，主气为厥阴风木，客气为阳明燥
金，寒气开始肃厉，杀伐之气到来，人们右下
侧易生寒病。二之气，主气为少阴君火，客气
为太阳寒水，寒冷之气不去，雪花飘，水结冰，

该年的运气，相当于木之平气（正角）。◎[108]正岁：平气之年。本篇下文曰："运非有余非不足，
是谓正岁，其主当其时也。"◎[109]同天：时令与天气相应。◎[110]天气扰，地气正：清·高
世栻："厥阴司天，故天气扰。扰，风动也，少阳在泉，故地气正。正，阳和也"◎[111]风生高
远：为厥阴风木司天之互词。◎[112]民病寒于右之下：清·张志聪："初之气乃阳明清金司令，故

霜乃降，名草上焦，寒雨数至，阳复化，民病热于中。三之气，天政布，风乃时举，民病泣出，耳鸣掉眩。四之气，溽暑湿热相薄，争于左之上，民病黄瘅而为胕肿。五之气，燥湿更胜，沉阴乃布，寒气及体，风雨乃行。终之气，畏火[113]司令，阳乃大化，蛰虫出见，流水不冰，地气大发，草乃生，人乃舒，其病温厉。

必折其郁气，资其化源，赞其运气，无使邪胜。岁宜以辛调上，以咸调下，畏火之气，无妄犯之。用温远温，用热远热，用凉远凉，用寒远寒，食宜同法。有假反常，此之道也，反是者病。

帝曰：善。夫子之言可谓悉矣，然何以明其应乎？

岐伯曰：昭乎哉问也！夫六气者，行有次，止有位[114]，故常以正月朔日[115]平旦视之，睹其位

杀伐之气施化，霜乃降下，草木顶部干枯，寒冰的雨水时时降落，如果阳热之气来复，人们易生里热病。三之气，主气为少阳相火，客气为厥阴风木，司天的风气布施，大风时起，人们易生流泪、耳鸣、头晕目眩病。四之气，主气为太阴湿土，客气为少阴君火，暑湿湿热相互搏结，人们易生黄疸、浮肿病。五之气，主气为阳明燥金，客气为太阴湿土，燥气湿气互胜，沉降的阴寒之气施布，寒冷之气侵及人体，风雨流行。终之气，主气为太阳寒水，客气为少阳相火，少阳相火亢烈主令，阳热之气大化，蛰虫出现，流水不结冰，地中阳气发散，草木生长，人们感到温暖舒服，多发病为温病、疫病。

凡此厥阴司天之年，必须折减郁气，资助不足之气的化源，赞助不及的岁运之气，不要使邪气太胜。该年份宜用辛味调和司天之气，用咸味和调在泉之气，不要轻易触犯。用温性药物时，要避开温气主令的季节；用热性药物时，要避开热气主令的季节；用凉性药物时，要避开凉气主令的季节；用寒性药物时，要避开寒气主令的季节；用饮食调养时，也应遵循这一原则。如果气候反常时，就不必拘守这一原则，这是调治疾病的一般规律，违反这一规律就会招致疾病的发生。

黄帝说：好。先生所讲的内容是很详尽的了，然而如何知道这些道理应不应呢？

岐伯说：提的问题很高明啊！关于六气，其气运行有一定的次序，终止有一定方位，所以常在正月初一太阳出来时进行观察，根据

寒始肃，而杀气方至，民病寒于右之下，谓阳明之间气，在泉少阳之右也。"◎[113]畏火：少阳相火。◎[114]行有次，止有位：指六气的运行主时各有一定的次序和方位。◎[115]正月朔日：农

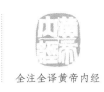

而知其所在矣。运有余，其至先；运不及，其至后，此天之道，气之常也。运非有余非不足，是谓正岁[116]，其至当其时也。

帝曰：胜复之气，其常在也，灾眚时至，候也奈何？

岐伯曰：非气化[117]者，是谓灾也。

帝曰：天地之数[118]，终始奈何？

岐伯曰：悉乎哉问也！是明道也。数之始，起于上而终于下[119]，岁半[120]之前，天气主之，岁半之后，地气主之，上下交互，气交主之，岁纪毕矣。故曰：位明气月[121]可知乎，所谓气也。

帝曰：余司其事，则而行之，不合其数何也？

岐伯曰：气用[122]有多少，化治[123]有盛衰，衰盛多少，同其化也。

帝曰：愿闻同化何如？

六气主时的方位，就可以知道应或不应。岁运太过的年份，其气提前到来；岁运不及的年份，其气推迟到来，这是自然界的一般规律，六气的正常情况。如果岁运既不是太过，也不是不及，而是平气，就称为"正岁"，其气之来，正当其时。

黄帝说：胜气复气经常出现，灾害时时发生，怎样测知呢？

岐伯说：凡是不属于正常气化的情况，都是灾害。

黄帝说：司天在泉的开始和终止是怎样的呢？

岐伯说：问的很详细啊！这是很高明的理论。客气之数，开始于司天而终止于在泉，岁半以前，司天之气主管气候变化；岁半以后在泉之气主管气候变化。天气地气交会处，岁运之气主管，一年的气数变化规律尽在其中。所以说司天在泉所主方位清楚了，六气应12个月不也就明白了吗？这就是客气的气数。

黄帝说：我负责这一工作，遵照这些原则并且运用这些原则，发现有时与实际的气数不相符合，这是为什么呢？

岐伯说：岁气有太过不及的差别，岁气主治气化有盛衰的不同，而物化与气的盛衰太过不及相应同。

黄帝说：愿听一听同化是怎样的呢？

历正月初一。◎[116]正岁：明·张介宾："正岁者，和平之岁，时至气亦至也。"◎[117]气化：明·张介宾："当其位则为正化，非其位则为邪化，邪则为灾。"◎[118]天地之数：明·张介宾："司天在泉，各有所主之数。"◎[119]起于上而终于下：明·张介宾："司天在前，在泉在后，司天主上，在泉主下，故起于上而终于下。"◎[120]岁半：大寒节至小暑为岁半以前，大暑至小寒为岁半以后。◎[121]位明气月：即是要明确六气所在的方位与相应的节气月份。气月，时令气候及每气所在的月份。◎[122]气用：六气的作用。◎[123]化治：六气与五运相合之化。◎[124]同

岐伯曰：风温春化同，热曛昏火夏化同，胜与复同，燥清烟露秋化同，云雨昏暝埃长夏化同，寒气霜雪冰冬化同，此天地五运六气之化，更用盛衰之常也。

帝曰：五运行同天化者[124]，命曰天符，余知之矣。愿闻同地化[125]者，何谓也？

岐伯曰：太过而同天化者三，不及而同天化者亦三，太过而同地化者三，不及而同地化者亦三，此凡二十四岁也。

帝曰：愿闻其所谓也。

岐伯曰：甲辰甲戌太宫下加太阴，壬寅壬申太角下加厥阴，庚子庚午太商下加阳明，如是者三。癸巳癸亥少徵下加少阳，辛丑辛未少羽下加太阳，癸卯癸酉少徵下加少阴，如是者三。戊子戊午太徵上临少阴，戊寅戊申太徵上临少阳，丙辰丙戌太羽上临太阳，如是者三。丁巳丁亥少角上临厥阴，乙卯乙酉

岐伯回答说：风温与春季的气化相同，炎热火暑与夏季的气化相同，胜气与复气的气化相同，燥清烟露与秋季的气化相同，云雨昏暝与长夏的气化相同，寒气霜雪冰与冬季的气化相同，这就是自然界五运六气的气化及运气相互盛衰变化的一般规律。

黄帝说：我已经知道了五运值年与司天之气同化的年份叫"天符"，想听听五运值年与在泉之气同化又是怎样的情况呢？

岐伯回答说：太过的岁运与司天之气同化的情况有三类，不及的岁运与司天之气同化的情况也有三类，太过的岁运与在泉之气同化情况有三类，不及的岁运与在泉之气同化情况也有三类，属于这类情况的年份共有二十四年。

黄帝说：愿意听一听这方面情况是怎样的呢？

岐伯回答说：甲辰年、甲戌年，岁运为太宫，加临于下半年在泉的太阴湿土；壬寅年、壬申年，岁运太角，加临于下半年在泉的厥阴风木；庚子年、庚午年，岁运太商，加临于下半年阳明燥金在泉，像这样情况的年份有三类。癸巳年、癸亥年，岁运为少徵，加临于下半年在泉的少阳相火；辛丑年、辛未年，岁运少羽，加临于下半年在泉太阳寒水；癸卯年、癸酉年，岁运少徵，加临于下半年在泉的少阴君火，像这样的情况也有三类。戊子年、戊午年，岁运太徵，上临于少阴君火司天；戊寅年、戊申年，岁运太徵，上临于少阳相火司天；丙辰年、丙戌年，岁运太羽，上临于太阳寒水司天，像这样的情况有三类。丁巳年、丁亥年，岁运少角，上临于厥阴风木司天；乙丑

天化：岁运与司天之气相同，即称天符。◎〔125〕同地化：岁运与在泉之气相同，即为岁会。◎

少商上临阳明，己丑己未少宫上临太阴，如是者三。除此二十四岁，则不加不临[126]也。

帝曰：加者何谓？

岐伯曰：太过而加同天符，不及而加同岁会也。

帝曰：临者何谓？

岐伯曰：太过不及，皆曰天符，而变行有多少，病形有微甚，生死有早晏耳。

帝曰：夫子言用寒远寒，用热远热。余未知其然也，愿闻何谓远[127]？

岐伯曰：热无犯热，寒无犯寒，从者和，逆者病，不可不敬畏而远之，所谓时兴六位也[128]。

帝曰：温凉何如？

岐伯曰：司气[129]以热，用热无犯，司气以寒，用寒无犯，司气以凉，用凉无犯，司气以温，用温

年、乙未年，岁运少宫，上临于太阴湿土司天，像这样的情况也有三类。除了这二十四年之外的年份，都是岁运与司天之气在泉之气不加不临的年份。

黄帝问道：相加是什么意思呢？

岐伯回答说：岁运太过与在泉之气相加是"同天符"，岁运不及与在泉之气相加是"同岁会"。

黄帝问道说：相临是什么意思呢？

岐伯回答说：岁运太过、岁运不及与司天相临的，都是"天符"。由于岁运的变化有太过不及的不同，疾病症状有轻有重的差异，生死转归变化有早有晚的区别。

黄帝说：先生说"用寒远寒，用热远热"，我不明白其中的道理，愿听一听什么是"远"呢？

岐伯回答说：用热性药物不要触犯主时的热气，用寒性药物不要触犯主时的寒气，遵循这一原则就平和，违背这一原则就会招致疾病的发生，所以对主时之气不能不敬畏并避忌之，这就是应时而起的六步气位。

黄帝问道：对于温凉之气应当如何对待呢？

岐伯回答说：主时之气为热的季节，用热性药物时不要触犯；主时之气为寒的季节，用寒性药物时不要触犯；主时之气为凉的季节，用凉性的药物时不要触犯；主时之气为温的季节，用温性的药物时不要触犯。间气

［126］下加、上临、不加不临：运与在泉同化谓之"下加"。运与司天之气同化谓之"上临"。岁运与司天、在泉都不相同，则为"不加不临"。◎［127］远：避，避开。◎［128］时兴六位：一年之中，六气分时而兴，每一位（步）主时六十日八十七刻半。时有六位之异，气有寒热温凉之变。◎［129］司气：明·张介宾："司气者，司天司地之气也。"◎［130］间气同其主：明·张介宾："间气，

无犯，间气同其主^[130]无犯，异其主则小犯之，是谓四畏^[131]，必谨察之。

帝曰：善！其犯者何如？

岐伯曰：天气反时，则可依时^[132]，及胜其主^[133]，则可犯，以平为期，而不可过，是谓邪气反胜者。故曰：无失天信^[134]，无逆气宜^[135]，无翼其胜，无赞其复^[136]，是谓至治。

帝曰：善。五运气行主岁之纪，其有常数^[137]乎？

岐伯曰：臣请次之。

甲子　甲午岁

上少阴火，中太宫土运，下阳明金^[138]，热化二^[139]，雨化五^[140]，燥化四^[141]，所谓正化日^[142]也。其

与主气相同的季节，用药时不要触犯；间气与主气不同的季节，用药时稍可触犯，这就是寒热温凉药物运用时的四种畏忌的触犯，所以必须谨慎地加以考察。

黄帝说：好。什么情况下可以触犯呢？

岐伯回答说：客气与主气相反时，根据主气以及客气胜主气的季节，就可以触犯，以达到阴阳平衡为目的，但不能过度，这就是所谓的邪气胜过主气。所以说，治疗用药时不要忘记应时而至的客气主气，不要违逆六气之所宜，不可帮助胜气，不能赞助复气，这才是最好的调治原则。

黄帝说：好。五运之气运行主年有一定规律吗？

岐伯回答说：请让我将其排列如下：
甲子年、甲午年。

上为少阴君火司天，中为太宫土运太过，下为阳明燥金在泉。司天热气化二，中为土运雨湿化五，在泉燥气化四，如果不发生胜气，就是正化日。气化致

左右四间之客气。主，主气也。同者，同热同寒，其气甚，故不可犯。" ◎〔131〕四畏：言用药时应当畏避寒热温凉四气。◎〔132〕天气反时，则可依时：明·张介宾："天气即客气，时即主气，客不合主，是谓反时，反时者则可依时，以主气之循环有常，客气之显微无定，故姑从乎主也。"时，原本作"则"，误，故改。◎〔133〕及胜其主：谓气太过而胜主气。主，指主气。◎〔134〕无失天信：天气应时而至，信而有征，故谓天信。◎〔135〕气宜：六气的宜忌。◎〔136〕翼、赞：即帮助、资助。◎〔137〕常数：常，即正常。数，指河图中的五行生成数。如：天一生水，地六成之；地二生火，天七成之；天三生木，地八成之；地四生金，天九成之；天五生土，地十成之。◎〔138〕上少阴火，中太阴土运，下阳明金：指甲子、甲午年，上半年为少阴君火司天，气候偏热；中运为土运太过，全年气候偏湿；下半年为阳明燥金在泉，气候干燥而寒凉。◎〔139〕热化二：子午之年，少阴君火司天，二是火的生数，火气为热，故曰热化二。◎〔140〕雨化五：甲午土运太过，雨为湿土之气所成，五为土的生数，故雨化五。◎〔141〕燥化四：子午之年，少阴君火司天，阳明燥金在泉，燥为金气，四是金的生数，故曰燥化四。◎〔142〕正化日：明·张介宾："正化即正气所化。度即日

化[143]上咸寒，中苦热，下酸热[144]，所谓药食宜也。

乙丑　乙未岁

上太阴土，中少商金运，下太阳水[145]，热化寒化胜复同[146]，所谓邪气化[147]日也。灾七宫[148]。湿化五，清化四，寒化六，所谓正化日也。其化上苦热，中酸和，下甘热，所谓药食宜也。

丙寅　丙申岁

上少阳相火，中太羽水运，下厥阴木[149]，火化二，寒化六，风化三，所谓正化日也。其化上咸寒，中咸温，下辛温，所谓药食宜也。

丁卯_{岁会}　丁酉岁

病时，司天热化致病用药咸寒，中运雨化致病用苦热，在泉燥化致病用酸热。这就是用药和饮食所宜的性味。

乙丑年乙未年。

上为太阴湿土司天，中为少商金运不及，下为太阳寒水在泉。热化为胜气，寒化为复气，两年的胜气复气相同，如果发生胜气复气就是邪化日。灾害多发生在西方七宫。司天湿气化五，中运清气化四，在泉寒气化六，如果不发生胜气复气就是正化日。气化致病时，司天湿化致病宜用苦温，中运清化致病宜用酸和，在泉寒化致病宜用甘热，这就是用药和饮食所宜的性味。

丙寅年、丙申年。

上为少阳相火司天，中为太羽水运太过，下为厥阴风木在泉。司天火气化二，中运寒气化六，在泉风气化三，如果不发生胜气复气，就是正化日。气化致病时，司天热化致病宜用咸寒，中运寒化致病宜用咸温，在泉风化致病宜辛温，这就是用药和饮食所宜的性味。

丁卯年（岁会）、丁酉年。

也，日即度也，指气令用事之时候也。"◎[143]其化：此处指气化病的治法宜用的药食性味。◎[144]上咸寒，中苦热，下酸热：指上半年少阴君火司天，气候偏于火热，故药食均宜选用味咸性寒之品；中属土运太过，故药食物宜选用味苦性热之品；下半年为阳明燥金在泉，气候偏于干燥而寒凉，故药食宜选用味酸性热之品。以下各年均仿此。◎[145]上太阴土，中少商金运，下太阳水：谓乙丑、乙未年，上半年为太阴湿土司天，气候偏湿；中运之气为金运不及；下半年为太阳寒水在泉，气候寒冷。◎[146]热化寒化胜复同：金运不及，则火气胜而热化，有胜必有复，热气胜金，所以有水气来复之寒化。同，指乙丑、乙未二年金运不及，都有胜复之气的发生。◎[147]邪气化：非本身正气所化。皆谓邪化。◎[148]灾七宫：指邪害发生于正西方。灾，邪气损害。七宫，在西方兑位。有关九宫方位，详见《灵枢·九宫八风》。下仿此。◎[149]上少阳相火，中太羽水运，下厥阴木：谓丙寅、丙申年，上半年为少阳相火暑气司天，气候偏热；中运之气为水运太过；下半年为

上阳明金，中少角木运，下少阴火，清化热化胜复同，所谓邪气化日也。灾三宫。燥化九，风化三，热化七，所谓正化日也。其化上苦小温，中辛和，下咸寒，所谓药食宜也。

戊辰　戊戌岁

上太阳水，中太徵火运，下太阴土[150]，寒化六，热化七，湿化五，所谓正化日也。其化上苦温，中甘和，下甘温，所谓药食宜也。

己巳　己亥岁

上厥阴木，中少宫土运，下少阳相火，风化清化胜复同，所谓邪气化日也。灾五宫。风化三，湿化五，火化七，所谓正化日也。其化上辛凉，中甘和，下咸寒，所谓药食宜也。

庚午同天符　庚子岁同天符

上少阴火，中太商金运，下

上为阳明燥金司天，中为少角木运不及，下为少阴君火在泉。清为胜气，热为复气，两年的胜气复气相同，如果发生胜气复气的，就是邪化日。灾害发生在东方三宫。司天燥气化九，中运风气化三，在泉热气化七。如果不发生胜气复气的，就是正化日。气化致病时，司天燥化致病宜用苦小温，中运风化致病宜用辛和，在泉热化致病宜用咸寒，这就是用药和饮食所宜的性味。

戊辰年、戊戌年。

上为太阳寒水司天，中为太徵火运太过，下为太阴湿土在泉。司天寒气化六，中运热气化七，在泉湿气化五。如果不发生胜气复气的，就是正化日。气化致病时，司天寒化致病宜用苦热，中运热化致病宜用甘和，在泉湿化致病宜用甘温，这就是用药和饮食所宜的性味。

己巳年、己亥年。

上为厥阴风木司天，中为少宫土运不及，下为少阳相火在泉。风化为胜气，清化为复气，这两年的胜气复气相同。如果发生胜气复气，就是邪化日。灾害发生在中央五宫。司天风化三，中运湿化五，在泉火化七。如果不发生胜气复气，就是正化日。气化致病时，司天风化致病宜用辛凉，中运湿化致病宜用甘和，在泉火化致病宜用咸寒，这就是用药和饮食所宜的性味。

庚午年、庚子年（这两年都是同天符）。

上为少阴君火司天，中为太商金运太过，下为阳明燥金在泉。司天热化七，中运清化

厥阴风木在泉而多风，气候也可能偏温。◎［150］上太阳水，中太徵火运，下太阴土：谓戊辰、戊戌年，上半年太阳寒水司天，气候偏寒；中运之气为火运太过，全年气候可能偏高；下半年为太阴湿

全注全译黄帝内经

阳明金^[151]，热化七，清化九，燥化九，所谓正化日也。其化上咸寒，中辛温，下酸温，所谓药食宜也。

辛未_{同岁会} 辛丑岁_{同岁会}

上太阴土，中少羽水运，下太阳水^[152]，雨化风化胜复同，所谓邪气化日也。灾一宫。雨化五，寒化一^[153]，所谓正化日也。其化上苦热，中苦和，下苦热，所谓药食宜也。

壬申_{同天符} 壬寅岁_{同天符}

上少阳相火，中太角木运，下厥阴木^[154]，火化二，风化八，所谓正化日也。其化上咸寒，中酸和，下辛凉，所谓药食宜也。

癸酉_{同岁会} 癸卯岁_{同岁会}

上阳明金，中少徵火运，下少阴火^[155]，寒化雨化胜复同，所谓

九，在泉燥化九，如果不发生胜气复气，就是正化日。气化发病时，司天热化致病宜用咸寒，中运清化致病宜用辛温，在泉燥化致病宜用酸温，这就是用药和饮食所宜的性味。

辛未年、辛丑年（这两年都是同岁会）。

上为太阴湿土司天，中为少羽水运不及，下为太阳寒水在泉。雨化为胜气，风化为复气，这两年的胜气复气相同。如果发生胜气复气，就是邪化日，灾害发生在北方一宫。司天雨气化五，中运寒气化一，在泉寒气化一，如果不发生胜气复气，就是正化日。气化致病时，司天热化致病宜用苦热，中运寒化致病宜用苦和，在泉寒化致病宜用苦热。这就是用药和饮食所宜的性味。

壬申年、壬寅年（这二年都为同天符）。

上为少阳相火司天，中为太角木运太过，下为厥阴风木在泉。司天火气化二，中运风气化八，在泉风气化八，如果不发生胜气复气，就是正化日。气化致病时，司天火化致病宜用咸寒，中运风化致病宜用酸和，在泉风化致病宜用辛凉，这就是用药和饮食所宜的性味。

癸酉年、癸卯年（这二年都为同岁会）。

上为阳明燥金司天，中为少徵火运不及，下为少阴君火在泉，寒为胜气，雨为复气，这两年的胜气复气相同。如果发生胜气

土在泉，气候偏湿。◎〔151〕上少阴火，中太商金运，下阳明金：谓庚午、庚子年，上半年少阴君火司天，气候偏热；中运之气为金运太过，全年少雨而干燥；下半年为阳明燥金在泉，气候干燥少雨。◎〔152〕上太阴土，中少羽水运，下太阳水：谓辛丑、辛未年，上半年为太阴湿土司天，气候偏湿；中运之气为水运不及；下半年为太阳寒水在泉，气候偏寒冷。◎〔153〕寒化一：寒属水，一为水之生数，本年的中运与在泉均属水。故"寒化一"是中运寒化一，在泉亦寒化一。以下凡属岁会的年份仿此。◎〔154〕上少阳相火，中太角木运，下厥阴木：谓壬申、壬寅年，上半年为少阳相火司天，气候偏于火热；中运之气为木运太过；下半年为厥阴风木在泉。此二年太过的中运之气与在泉之气的五行属性相符合，故曰"同天符"。◎〔155〕上阳明金，中少徵火运，下少阴火：谓癸酉、癸

邪气化日也。灾九宫。燥化九，热化二，所谓正化日也。其化上苦小温，中咸温，下咸寒，所谓药食宜也。

甲戌岁会 同天符 甲辰岁 岁会 同天符

上太阳水，中太宫土运，下太阴土[156]。寒化六，湿化五，正化日也。其化上苦热，中苦温，下苦温，药食宜也。

乙亥 乙巳岁

上厥阴木，中少商金运，下少阳相火[157]，热化寒化胜复同，邪气化日也。灾七宫。风化八，清化四，火化二，正化度也。其化上辛凉，中酸和，下咸寒，药食宜也。

丙子岁会 丙午岁

上少阴火，中太羽水运，下阳明金[158]，热化二，寒化六，清化

复气，就是邪化日。灾害发生在南方九宫。司天燥气化九，中运热气化二，在泉热气化二，如果不发生胜气复气，就是正化日。气化致病时司天燥化致病时宜用苦小温，中运热化致病时宜用咸温，在泉热化致病时，宜用咸寒，这就是用药和饮食所宜的性味。

甲戌年、甲辰年（这二年都是岁会、同天符）。

上为太阳寒水司天，中为太宫土运太过，下为太阴湿土在泉。司天寒气化六，中运湿气化五，在泉湿气化五，如果不发生胜气复气，就是正化日。气化致病时，司天寒化致病时宜用苦热，中运湿化致病时宜用苦温，在泉湿化致病时宜用苦温，这就是用药和饮食所宜的性味。

乙亥年、乙巳年。

上为厥阴风木司天，中运少商金运不及，下为少阳相火在泉，热为胜气，寒为复气，两年的胜气复气相同，如果发生胜气复气，就是邪化日。灾害发生在西方金位七宫。司天风气化八，中运清气化四，在泉火气化二，如果不发生胜气复气，就是正化日。气化致病时，司天热化致病时宜用辛凉，中运清化致病宜用酸和，在泉火化致病宜用咸寒，这就是用药和饮食所宜的性味。

丙子年（岁会）、丙午年。

上为少阴君火司天，中为太羽水运太过，下为阳明燥金在泉。司天热气化二，中运寒

卯年，上半年阳明燥金司天，气候偏于燥；中运之气为火运不及，全年气温可能偏低；下半年为少阴君火在泉，气候偏高。此二年不及的中运之气与在泉之气相符合，故为同岁会。◎[156]上太阳水，中太宫土运，下太阴土：谓甲辰、甲戌年，上半年为太阳寒水司天，气候偏寒；中运之气为土运太过，全年多湿，下半年为太阴湿土在泉，气候偏湿。此二年为太过的土运与在泉之气相符合，又恰逢辰戌土位，故为"同天符"之年，又是"岁会"之年。◎[157]上厥阴木，中少商金运，下少阳相火：谓乙亥、乙巳年，上半年为厥阴风木司天，气候温和而多风；中运之气为金运不及；下半年为少阳相火在泉，故气候反温热。◎[158]上少阴火，中太羽水运，下阳明金：谓丙子、丙午年，上半

四，正化度也。其化上咸寒，中咸热，下酸温，药食宜也。

丁丑　丁未岁

上太阴土，中少角木运，下太阳水[159]，清化热化胜复同，邪气化度也。灾三宫。雨化五，风化三，寒化一，正化度也。其化上苦温，中辛温，下甘热，药食宜也。

戊寅　戊申岁　天符

上少阳相火，中太徵火运，下厥阴木[160]，火化七，风化三，正化度也。其化上咸寒，中甘和[161]，下辛凉，药食宜也。

己卯　己酉岁

上阳明金，中少宫土运，下少阴火[162]，风化清化胜复同，

气化六，在泉清气化四，如果不发生胜气复气，就是正化日。气化致病时，司天热化致病时宜用咸寒，中运寒化致病时宜用咸热，在泉清化致病时宜用酸温，这就是用药和饮食所宜的性味。

丁丑年、丁未年。

上为太阴湿土司天，中为少角木运不及，下为太阳寒水在泉，清化为胜气，热化为复气，两年的胜气复气相同。如果发生胜气复气就是邪化日，灾害发生在东方三宫。司天雨气化五，中运风气化三，在泉寒气化一。如果不发生胜气复气，就是正化日。气化致病时，司天雨化致病时宜用苦温，中运风化致病时宜用辛和，在泉寒化致病时宜用甘热，这就是用药和饮食所宜的性味。

戊寅年、戊申年（这两年都为天符）。

上为少阳相火司天，中为太徵火运太过，下为厥阴风木在泉。司天火气化七，中运气化七，在泉风气化三，如果不发生胜气复气，就是正化日。气化致病时，司天火化致病时宜用咸寒，中运火化致病时宜用甘和，在泉风化致病时宜用辛凉，这就是用药和饮食所宜的性味。

己卯年、己酉年。

上为阳明燥金司天，中为少宫土运不及，下为少阴君火在泉，风化为胜气，清化为复气，

年为少阴君火司天，气候偏热；中运之气为水运太过，全年平均气温可能偏低；下半年为阳明燥金在泉，气候干燥而寒冷。故上半年用药要偏咸寒，中属水运太过而药食适宜味咸性热，下半年要用味酸性温之品。◎[159]上太阴土，中少角木运，下太阳水：谓丁丑、丁未年，上半年为太阴湿土司天，气候多雨而湿；中运之气为木运不及；下半年为太阳寒水在泉，气候严寒。故此年上半年宜用味苦性湿之药食；中运属木运不及，故当选用味辛性温之品；下半年则宜用味甘性热之品。◎[160]上少阳相火，中太徵火运，下厥阴木：谓戊寅、戊申年，上半年为少阳相火司天，气候暑热；中运之气为火运太过，全年平均气温偏高；下半年为厥阴风木在泉，多风而气候反温。故此二年，上半年的药食宜选用味咸性寒之品；中属火运太过，当选味甘之品；下半年的药食宜用味辛性凉之品。◎[161]中甘和：甘为中央之味，能和诸味，甘性平和，并称甘和。故此"中甘和"之义尤长，颇耐品评。其言外之意，谓药食之宜，当本中和之气之味而权变圆机，不得仅以"中太徵火运"而拘泥于"苦寒"。◎[162]上阳明金，中少宫土运，下少阴火：谓己卯、己酉年，上半年为阳明燥金司天，气候偏于

邪气化度也。灾五宫。清化九，雨化五，热化七，正化度也。其化上苦小温，中甘和，下咸寒，药食宜也。

庚辰　庚戌岁

上太阳水，中太商金运，下太阴土[163]，寒化一，清化九，雨化五，正化度也。其化上苦热，中辛温，下甘热，药食宜也。

辛巳　辛亥岁

上厥阴木，中少羽水运，下少阳相火[164]，雨化风化胜复同，邪气化度也。灾一宫。风化三，寒化一，火化七，正化度也。其化上辛凉，中苦和，下咸寒，药食宜也。

壬午　壬子岁

这两年的胜气复气相同，如果发生胜气复气，就是邪化日，灾害发生于中央五宫。司天清气化九，中运雨气化五，在泉热气化七，如果不发生胜气复气，就是正化日。气化发病时，司天清化致病时宜用苦小温，中运雨化致病时宜用甘和，在泉热化致病时宜用咸寒，这就是用药和饮食所宜的性味。

庚辰年、庚戌年。

上为太阳寒水司天，中为太商金运太过，下为太阴湿土在泉。司天寒气化一，中运清气化九，在泉雨化为五，如果不发生胜气复气，就是正化日。气化致病时，司天寒化致病时宜用苦热，中运清化致病时宜用辛温，在泉雨化致病时宜用甘热，就是用药和饮食所宜的性味。

辛巳年、辛亥年。

上为厥阴风木司天，中为少羽水运不及，下为少阳相火在泉。雨化为胜气，风化为复气，这两年的胜气复气相同，如果发生胜气复气，就是邪化日，灾害发生在北方一宫。司天风气化三，中运寒气化一，在泉火气化七，如果不发生胜气复气，就是正化日。气化发病时，司天风化致病宜用辛凉，中运寒化致病时宜用苦和，在泉火化致病时宜用咸寒，这就是用药和饮食所宜的性味。

壬午辛、壬子年。

干燥；中运之气为土运不及，全年雨水偏少；下半年为少阴君火在泉，气候反温热。故此二年的药食选用，上半年宜用味苦微温之品，中属土运不及，宜用味甘之品，下半年宜用味咸性寒之品。◎[163]上太阳水，中太商金运，下太阴土：谓庚辰、庚戌年，上半年为太阳寒水司天，气候偏寒；中运之气为金运太过，气候干燥；下半年为太阴湿土在泉，气温偏湿。故此二年对药食的选用，上半年宜用味苦性热之品，中属金运太过，宜用味辛性温之品，下半年宜用味甘性热之药食。◎[164]上厥阴木，中少羽水运，下少阳相火：谓辛巳、辛亥年，上半年为厥阴风木司天，气候多风而偏温；中运之气为水运不及；下半年为少阳相火在泉。故此二年对药食的选用，上半年宜用味辛性凉之品，中上少阴火，中太角木运，下阳明金[165]，热化二，风化八，清化四，正化度也。其化上咸寒，中酸凉，下酸温，药食宜也。

癸未　癸丑岁

上太阴土，中少徵火运，下太阳水[166]，寒化雨化胜复同[167]，邪气化度也。灾九宫。雨化五，火化二，寒化一，正化度也。其化上苦温，中咸温，下甘热，药食宜也。

甲申　甲寅岁

上少阳相火，中太宫土运，下厥阴木[168]，火化二，雨化五，风化八，正化度也。其化上咸寒，中咸和，下辛凉，药食宜也。

上为少阴君火司天，中为太角木运太过，下为阳明燥金在泉。司天热气化二，中运风气化八，在泉清气化四，如果不发生胜气复气，就是正化日。气化致病时，司天热化致病时宜用咸寒，中运风化致病时宜用酸凉，在泉清化致病时宜用酸温，这就是用药和饮食所宜的性味。

癸未年、癸丑年。

上为太阴湿土司天，中为少徵火运不及，下为太阳寒水在泉。寒化为胜气，雨化为复气，这两年的胜气复气相同。如果出现胜气复气，就是邪化日，灾害发生在北方九宫。司天雨化为五，中运火化为二，在泉寒气化一，如果不发生胜气复气，就是正化日。气化发病时，司天雨化致病时宜用苦温，中运火化致病时宜用咸温，在泉寒化致病时宜用甘热，这就是用药和饮食所宜的性味。

甲申年、甲寅年。

上为少阳相火司天，中为太宫土运太过，下为厥阴风木在泉，司天火化为二，中运雨化为五，在泉风化为八，如果不发生胜气复气，就是正化日。气化致病时，司天火化致病时宜用咸寒，中运雨化致病时宜用咸和，在泉风化致病时宜用辛凉，这就是用药和饮食所宜的性味。

属水运不及，故宜味苦之药以和之，下半年宜用味咸性寒之药食。◎[165]上少阴火，中太角木运，下阳明金：谓壬午、壬子年，上半年为少阴君火司天，气温偏热；中运之气为木运太过；下半年为阳明燥金在泉，气候偏寒凉而干燥。此二年对药食的选用，上半年要偏于味咸而性寒之品，中属木运太过，故当选味酸性凉之品，下半年要选味酸性温之药食。◎[166]上太阴土，中少徵火运，下太阳水：谓癸未、癸丑二年，上半年为太阴湿土司天，气候偏湿；中运之气为火运不及，全年气湿偏低；下半年为太阳寒水在泉，气候寒冷。故此二年对药食的选择，上半年所选药食要偏于味苦性温；中属火运不及，要选味咸性温之品，下半年则选味甘性热之品。◎[167]寒化雨化胜复同：火运不及三年，太阳寒水之气偏盛多寒，此寒为胜气。又遇太阴湿土司天而多雨，湿土为火之子，子复母仇而为复气，故谓"寒化，雨化胜复同"。◎[168]上少阳相火，中太宫土运，下厥阴风木：谓甲申、甲寅

乙酉_{太一天符}　乙卯岁_{天符}

上阳明金，中少商金运，下少阴火[169]，热化寒化胜复同[170]。邪气化度也。灾七宫。燥化四，清化四，热化二，正化度也。其化上苦小温，中苦和，下咸寒，药食宜也。

丙戌_{天符}　丙辰岁_{天符}

上太阳水，中太羽水运，下太阴土[171]，寒化六，雨化五，正化度也。其化上苦热，中咸温，下甘热，药食宜也。

丁亥_{天符}　丁巳岁_{天符}

上厥阴木，中少角木运，下少阳相火[172]，清化热化胜复

乙酉年（太一天符）、乙卯年（天符）。

上为阳明燥金司天，中为少商金运不及，下为少阴君火在泉。热化为胜气，寒化为复气，这两年的胜气复气相同。如果发生胜气复气，就是邪化日。灾害发生在西方七宫。司天燥化为四，中运清化为四，在泉热化为二。如果不发生胜气复气，就是正化日。气化发病时，司天燥化发病时宜用苦小温，中运清化致病时宜用苦和，在泉热化致病时宜用咸寒，这就是用药和饮食所宜的性味。

丙戌年、丙辰年（这二年都为天符）。

上为太阳寒水司天，中为太羽水运太过，下为太阴湿土在泉。司天寒化为六，中运寒化为六，在泉雨化为五，如果不发生胜气复气，就是正化日。气化致病时，司天寒化致病时宜用苦热，中运寒化致病时宜用咸温，在泉雨化致病时宜用甘热，这就是用药和饮食所宜的性味。

丁亥年、丁巳年（这二年都为天符）。

上为厥阴风木司天，中为少角木运不及，下为少阳相火在泉。清化为胜气，热化为复气，

二年，上半年为少阳相火司天，气温偏高，中运之气为土运太过，全年平均湿度偏大。下半年为厥阴风木在泉，气候多风而偏温。故此两年对药食的选择，上半年宜用味咸性寒之品；中属土运太过，当用咸味和之；下半年宜用味辛性凉之品。◎［169］上阳明金，中少商金运，下少阴火：谓乙酉、乙卯二年，上半年为阳明燥金司天，气候偏于干燥；中运之气为金运不及；下半年为少阴君火在泉，气候偏热。故此二年对药食的选择，上半年宜用味苦微温之品，中属金运不及，当用苦味之品以和之；下半年宜用味咸偏寒之药食。乙酉之年，金运与司天燥金之气属性相符，又恰在西方酉金之位，故为"太一天符"之年。乙卯年则是岁运与燥金司天之气的属性相符，故为"天符"之年。◎［170］热化寒化胜复同：金运不及之年，在泉的火热之气乘袭而为胜气；金生水，寒水之气为子复母仇而为复气，故曰"热化寒化胜复同"。◎［171］上太阳水，中太羽水运，下太阴土：谓丙戌、丙辰二年，上半年为太阳寒水司天，气候偏寒；中运之气为水运太过，全年平均气温偏低；下半年为太阴湿土在泉，气候偏湿。故此二年对药食的选择，上半年要偏于味苦性热之品；中属水运太过，宜味咸性温之品；下半年当用味甘性热之药食。此二年均见中运水与司天之寒水属性一致，故为"天符"之年。◎［172］上厥阴木，中少角木运，下少阳相火：谓丁亥、丁巳二年，上半年为厥阴风木司天，气候多风

同[173]，邪气化度也。灾三宫。风化三，火化七，正化度也。其化上辛凉，中辛和，下咸寒，药食宜也。

戊子天符　戊午岁太一天符

上少阴火，中太徵火运，下阳明金[174]，热化七，清化九，正化度也。其化上咸寒，中甘寒，下酸温，药食宜也。

己丑太一天符　己未岁太一天符

上太阴土，中少宫土运，下太阳水[175]，风化清化胜复同[176]，邪气化度也。灾五宫，雨化五，寒化一，正化度也。其化上苦热，中甘和，下甘热，药食宜也。

这二年的胜气复气相同，如果发生胜气复气，就是正化日。灾害发生在东方三宫。司天风化为三，中运风化为三，在泉火化为七。如若不发生胜气复气，就是正化日。气化发病时，司天风化致病宜用辛凉，中运风化致病宜用辛和，在泉火化致病宜用咸寒，这就是用药和饮食所宜的性味。

戊子年（天符）、戊午年（太一天符）。

上为少阴君火司天，中为太徵火运太过，下为阳明燥金在泉。司天热气化七，中运热化为七，在泉清化为九。如果不发生胜气复气，就是正化日。气化致病时，司天热化致病时宜用咸寒，中运热化致病宜用甘寒，在泉清化致病宜用酸温，这就是用药和饮食所宜的性味。

己丑年、己未年（这二年都是太一天符）。

上为太阴湿土司天，中为少宫土运不及，下为太阳寒水在泉。风化为胜气，清化为复气，这两年的胜气复气相同。如果发生胜气复气，就是邪化日。灾害发生在中央五宫。司天雨化为五，中运雨化为五，在泉寒化为一，如果不发生胜气复气，就是正化日。气化致病时，司天雨化致病宜用苦热，中运雨化致病宜用甘和，在泉寒化致病宜用甘热，这就是用药和饮食所宜的性味。

而偏于温和；中运之气为木运不及；下半年为少阳相火在泉，气候偏热。故此二年对药食性味的选择，上半年时多偏辛而性凉，中属木运不及；用味辛之品以和之；下半年偏于味咸性寒之品。此二年中见木运与风木司天之气的属性相符，故均为"天符"年。◎[173]清化热化胜复同：木运不及，金气来胜为"清化"。同时又招致逢木之子气火热来复，故为"热化"。所以说"清化热化胜复同"。◎[174]上少阴火，中太徵火运，下阳明金：谓戊子、戊午年，上半年为少阴君火司天，气候偏热；中运之气火运太过，全年气温可能偏高；下半年为阳明燥金在泉，气候干燥。故此二年对药食的选择，上半年要偏于味咸性寒；中属土运，故当味甘性寒之品；下半年宜用味酸性温者。戊子之年，火运与司天火气相符，故为"天符"年。戊午年，火运与司天火气相符，又恰与南方午火之位相符，故为"太一天符"年。◎[175]上太阴土，中少宫土运，下太阳水：谓己丑、己未年，上半年为太阴湿土司天，气候偏湿；中运之气为土运不及；下半年为太阳寒水在泉，气候偏寒。故此二年对药食的选择，上半年当用味苦性热之品；中属土运不及，故宜用以甘味和之；下半年宜用味甘性热之品。此二年均是土运与司天湿土之气及丑未四隅土位的属性一致，故均为"太一天符"年。◎[176]风化

庚寅　庚申岁

上少阳相火，中太商金运，下厥阴木[177]，火化七，清化九，风化三，正化度也。其化上咸寒，中辛温，下辛凉，药食宜也。

辛卯　辛酉岁

上阳明金，中少羽水运，下少阴火[178]，雨化风化胜复同[179]，邪气化度也。灾一宫，清化九，寒化一，热化七，正化度也。其化上苦小温，中苦和，下咸寒，药食宜也。

壬辰　壬戌岁

上太阳水，中太角木运，下太阴土[180]，寒化六，风化八，雨化五，正化度也。其化上苦温，中酸

庚寅年、庚申年。

上为少阳相火司天，中为太商金运太过，下为厥阴风木在泉。司天火化为七，中运清化为九，在泉风化为三，如果不出现胜气复气，就是正化日。气化致病时，司天火化致病宜用咸寒，中运清化致病宜用辛温，在泉风化致病宜用辛凉，这就是用药和饮食所宜的性味。

辛卯年、辛酉年。

上为阳明燥金司天，中为少羽水运不及，下为少阴君火在泉。雨化为胜气，风化为复气，这二年的胜气复气相同。如果出现胜气复气，就是邪化日。灾害发生在北方一宫。司天清化为九，中运寒化为一，在泉热化为七。如果不出现胜气复气，就是正化日。气化致病时，司天清化致病宜用苦小温，中运寒化致病宜用苦和，在泉热化致病宜用咸寒，这就是用药和饮食所宜的性味。

壬辰年、壬戌年。

上为太阳寒水司天，中为太角木运太过，下为太阴湿土在泉。司天寒化为六，中运风化为八，在泉雨化为五。如果不发生胜气复气，就是正化日。气化致病时，司天寒化致病宜用苦温，中运风化致病宜用酸和，在泉

清化胜复同：土运不及之年，木气来，胜而为风化。有风化，必然招致寒水之气的报复而成寒化，故谓"风化寒化胜复同"。◎[177]上少阳相火，中太商金运，下厥阴木：谓庚寅、庚申年，上半年为少阳相火司天，气候偏热；中运之气为金运太过，全年偏于干燥；下半年为厥阴风木在泉，气候多风而偏温。故此二年对药食的选择，上半年当用味苦微温之品；中属金运太过，当以苦味和之；下半年宜用味咸性寒之品。◎[178]上阳明金，中少羽水运，下少阴火：谓辛卯、辛酉年，上半年为阳明燥金司天，气候偏燥；中运之气为水运不及；下半年为少阴君火在泉，气候偏热。故此二年对药食的选择，上半年宜用味苦微温之品；中属水运不及，当用苦味药食以和之；下半年宜用味咸性寒之品。◎[179]雨化风化胜复同：水运不及之年，故有土气来胜之雨化。有雨化，必然招致水之子气木气来复而有风化，故曰"雨化风化胜复同"。◎[180]上太阳水，中太角木运，下太阴土：谓壬辰、壬戌年，上半年为太阳寒水司天，气候偏寒；中运之气为木运太过；下半年为太阴湿土在泉，气候偏湿。此二年对药食的选择，上半年宜用味苦性温之品；中属风运太过，宜选用味酸之品和之；下半年宜用味甘性

和，下甘温，药食宜也。

癸巳_{同岁会} 癸亥_{同岁会}

上厥阴木，中少徵火运，下少阳相火[181]，寒化雨化胜复同[182]，邪气化度也。灾九宫。风化八，火化二，正化度也。其化上辛凉，中咸和，下咸寒，药食宜也。

凡此定期之纪[183]，胜复正化[184]，皆有常数，不可不察。故知其要者，一言而终，不知其要，流散无穷，此之谓也。

帝曰：善。五运之气，亦复岁[185]乎？

岐伯曰：郁极乃发，待时而作也。

帝曰：请问其所谓也？

岐伯曰：五常之气，太过不及，其发异也。

雨化致病宜用甘温，这就是用药和饮食所宜的性味。

癸巳年、癸亥年（这二年都为同岁会）。

上为厥阴风木司天，中为少徵火运不及，下为少阳相火在泉。寒化为胜气，雨化为复气，这二年的胜气复气相同。如果发生胜气复气，就是邪化日。灾害发生在南方九宫。司天风化为八，中运火化为二，在泉火化为二。如果不发生胜气复气，就是正化日。气化致病时，司天风化致病宜用辛凉，中运火化致病宜用咸温，在泉火化致病宜用咸寒，这就是用药和饮食所宜的性味。

在这个三十年气运变化周期中，五运和六气的胜气复气正化过程是有一定规律的，不能不认真地审察。因此，掌握了其中的变化规律，一切问题就可以迎刃而解了。如果不能掌握其中的变化规律，那么对复杂的气候变化过程就会束手无策，就是这个道理。

黄帝说：好。五运之气也会发生复气之年吗？

岐伯回答说：气郁到极点就要暴发，要等待一定的时机才能发作。

黄帝说：请问这是什么道理呢？

岐伯回答说：五运之气的太过和不及之年的复气发作是不一样的。

温之药食。◎［181］上厥阴木，中少徵火运，下少阳相火：谓癸巳、癸亥年，上半年为厥阴风木司天，多风而气候偏于温和；中运之气为火运不及；下半年为少阳相火在泉，气候偏热。故此二年对药食的选择，上半年宜用味辛性凉之品；中属火运不及，故当用咸味和之；下半年宜用味咸性寒之药食。此二年均为不及之火运与在泉之少阳相火的属性相符，故为"同岁会"年。◎［182］寒化雨化胜复同：火运不及，故有水寒之气来胜而为"寒化"。有寒化必然招致火之子土气来复而为"雨化"。故曰"寒化雨化胜复同"。◎［183］定期之纪：清·张志聪："谓天干始于甲，地支始于子，子甲相合，三岁而为一纪，六十岁而成一周。"◎［184］胜复：复，报也。先有胜制，则后必复也。◎［185］复岁：

帝曰：愿卒闻之。

岐伯曰：太过者暴，不及者徐，暴者为病甚，徐者为病持[186]。

帝曰：太过不及，其数何如？

岐伯曰：太过者其数成，不及者其数生[187]，土常以生[188]也。

帝曰：其发也何如？

岐伯曰：土郁之发，岩谷震惊，雷殷气交[189]，埃昏黄黑，化为白气，飘骤高深，击石飞空，洪水乃从[190]，川流漫衍，田牧土驹[191]。化气乃敷，善为时雨，始生始长，始化始成。故民病心腹胀，肠鸣而为数后，甚则心痛胁䐜，呕吐霍乱，饮发注下，胕肿身重。云奔雨府，霞拥朝阳，山泽埃昏，其乃发也，以其四气。云横天山，浮游[192]生灭，怫之先兆。

黄帝说：我想详细地听一听。

岐伯回答说：太过之年，发作暴急；不及之年，发作徐缓。发作暴急的，致病严重；发作徐缓的，致病持续。

黄帝问道：太过不及的气化之数是怎样的呢？

岐伯回答说：太过之气的气化数为成数，不及之气的气化数为生数，土运不论太过不及，气化数都是生数。

黄帝问道：五运之气的郁发情况是怎样的呢？

岐伯回答说：土气郁发时，山谷震惊，雷声震于气交，尘埃昏暗黑黄，化为白气，急风骤雨降于高山深谷，山崩石飞，洪水随之而来，河流泛滥漫衍，水去后田园可以放牧。化气得以敷布，成为应时雨水，万物开始生长化成。人们易生水湿为患的心腹胀满，肠鸣，大便频数，甚则心痛，胁胀满，呕吐霍乱，水饮，泻下如注，浮肿，身重等病。云奔雨府，霞拥朝阳，山泽尘埃昏暗，这就是土气郁发即将开始的征象，发作的时间多在四之气。如果出现云雾横贯于天空山谷，或蜉蝣生灭，就是土郁即将发作的先兆。

明·张介宾："复，报复也。此问五运之气，亦如六气之胜复而岁见否。"◎[186]持：明·张介宾："持者，进退缠绵，相持日久也。"◎[187]其数成，其数生：数成、数生，分别指五行的生数和成数。太过取其成数，岁不及是为生数。故曰"太过者其数成，不及者其数生"。◎[188]土常以生：土不用成数，唯用生数。◎[189]雷殷气交：明·张介宾："殷，盛也。气交者，升降之中，亦三气、四气之间。盖火湿合气，发而为雷，故盛于火湿之令。"◎[190]击石飞空，洪水乃从：形容大雨骤降，山洪暴发，水流湍急，岩崩石走。◎[191]田牧土驹：形容洪水退去之后，田野之间，土石巍然，有如群驹牧于田野。◎[192]浮游：通蜉蝣，昆虫名，寿命短，其生死与阴雨有关。◎

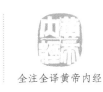

金郁之发，天洁地明，风清气切，大凉乃举，草树浮烟[193]，燥气以行，霿雾数起，杀气来至，草木苍干，金乃有声。故民病咳逆，心胁满引少腹，善暴痛，不可反侧，嗌干面尘色恶。山泽焦枯，土凝霜卤，怫乃发也，其气五。夜零白露[194]，林莽声凄，怫之兆也。

水郁之发，阳气乃辟[195]，阴气暴举，大寒乃至，川泽严凝，寒雾[196]结为霜雪，甚则黄黑昏翳，流行气交，乃为霜杀，水乃见祥。故民病寒客心痛，腰脽痛，大关节不利，屈伸不便，善厥逆，痞坚腹满。阳光不治，空积沉阴，白埃昏暝，而乃发也，其气二火前后[197]。太虚深玄[198]，气犹麻散[199]，微见而隐，色黑微黄，怫之先兆也。

木郁之发，太虚埃昏，云物以扰，大风乃至，屋发折木，木有变。故民病胃脘当心而痛，上支两胁，鬲咽不通，食饮不下，甚则耳鸣眩转，目不识人，

金气郁发时，天气晴朗，地气明净，风清凉，气急切，凉气大起，草木上浮烟云，燥气流行，时时有雾气弥漫，肃杀之气到来，草木青干，发为秋声。人们易患因燥气过盛所致的咳嗽气逆、心胁胀满抽引少腹、易暴痛、不能转侧、咽干、面色如烟尘一样难看。山泽干枯，地表卤碱凝聚如霜，这是金郁开始发作的现象。发作的时间多在五之气。如果出现夜间降白露，丛林有凄凉风声，这是金郁即将发作的先兆。

水气郁发时，阳气退避，阴气骤起，异常寒冷的气候到来，河流冻结，寒冷的雾气结成霜雪，甚则黑黄昏暗遮蔽，流行于气交，成为霜雪肃条之气，预先发现水的某些征兆。所以人们易生因寒气侵犯所致的心痛、腰臀部痛、大关节活动不灵、屈伸不利、易厥逆、腹部痞满坚硬等病。阳气不能主治，阴气聚积于天空，白色尘埃昏暗，就都是水郁开始发作的表现，发作的时间多在君火相火主时前后。如果出现天空云气散乱如麻，深远昏暗，隐约可见，色黑微黄，这就是水郁即将发作的先兆。

木气郁发时，太空尘埃昏暗，云物飘动，大风到来，屋被刮坏，树木折断，草木发生变化所以人们易患风邪所致的心痛、向上支撑两胁、咽喉梗塞不

[193]草树浮烟：草丛树木之上飘浮着白色的烟雾。◎[194]夜零白露：夜间有露水降落。零，作"降"解。见《大戴·夏小正》传。◎[195]辟：通"避"。◎[196]寒雾：寒冷的潮湿空气。[197]二火前后：明·马莳："二月中气春分日交君火之二气，四月中气小满日交相火之三气，君火之后，相火之前，大约六十日之内，乃水郁之所发也。"◎[198]深玄：言高远而黯黑的样子。◎[199]麻散：明·张介宾："如麻散乱可见。"◎[200]若：郭校本作"语末助辞"。◎[201]长川草

善暴僵仆。太虚苍埃，天山一色，或气浊色，黄黑郁若[200]，横云不起雨，而乃发也，其气无常。长川草偃[201]，柔叶呈阴[202]，松吟高山，虎啸岩岫[203]，怫之先兆也。

　　火郁之发，太虚肿[204]翳，大明不彰，炎火行，大暑至，山泽燔燎，材木流津，广厦腾烟，土浮霜卤，止水[205]乃减，蔓草焦黄，风行惑言[206]，湿化乃后。故民病少气，疮疡痈肿，胁腹胸背，面首四支，䐜愤胕胀，疡痱，呕逆，瘛疭骨痛，节乃有动，注下温疟，腹中暴痛，血溢流注，精液乃少，目赤心热，甚则瞀闷懊侬，善暴死。刻终大温[207]，汗濡玄府，其乃发也，其气四。动复则静，阳极反阴，湿令乃化乃成。华发水凝，山川冰雪，焰阳午泽[208]，怫之先兆也。

通、饮食不下，甚则耳鸣、头晕目眩、难以看清人影、多突然僵仆昏倒等病。太空尘埃苍茫，天空和山峦同样颜色，或呈混浊之色，黄黑郁滞，云横空中不降雨，这是木郁开始发作的现象，发作的时间不固定。如果出现平川的草木倒伏，柔软的叶子背面向外，高山之松涛声响起，山岩有老虎叫声，这就是木郁即将发作的先兆。

　　火气郁发时，太空有黄赤之气遮蔽，太阳光不明亮，火炎流行，大暑到来，高山湖泽如像火烧火燎一样，草木流出汁液，广大的房屋烟气升腾，地面有霜卤样物质，不流动的水减少，蔓草焦枯干黄，风热炽盛使人言语惑乱，湿化气推迟到来。所以人们易生热气所伤的少气、疮疡痈肿、胸胁、腹背、头面、四肢胀满不适、疮疡痱子、呕逆、瘛疭、骨痛、骨节抽动、泻泄、温疟、腹中急剧疼痛、出血、精少、目赤、心热、甚则昏冒烦闷，容易突然死亡。每日百刻终尽之后，阳气来复，出汗，这就是火郁发作的表现，发作时间多在四之气。动极则静，阳极反阴，热极之后，湿气随之化成，花开时又见结冰，山川出现冰雪，午时在湖泽之中有焰阳之气发生，这就是火郁即将发作的先兆。

偃：野草被风吹而偃伏，犹如长长的流水。◎[202]柔叶呈阴：形容植物叶子被大风吹得叶背反转。◎[203]松吟山高，虎啸岩岫：形容高山岩岫之间的风声，有如松吟虎啸。◎[204]肿：明·张介宾："肿字误，当作曛。盖火郁而发，热化大行，故太虚曛翳昏昧，大明反不彰也。"可从。◎[205]止水：谓不流动的水，如井水、池水等。◎[206]风行惑言：热盛风行，气候多变，混乱不清，难以说明。◎[207]刻终大温：明·张介宾："刻终者，百刻之终也。日之刻数，始于寅初，终于丑末，此阴极之时也，故一日之气，惟此最凉。刻终大温而汗濡玄府，他热可知矣。"刻终，丑时与寅时之交，相当于凌晨三时。大温，天气炎热。◎[208]焰阳午泽：明·张介宾："午泽，南面之泽也。于华发之时而水凝冰雪，见火气之郁也。于南面之泽而焰阳气见，则火郁将发之先兆也。"◎

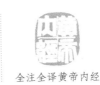
有怫之应而后报也，皆观其极而乃发也，木发无时，水随火也。谨候其时，病可与期，失时反岁，五气不行，生化收藏，政无恒也。

帝曰：水发而雹雪，土发而飘骤，木发而毁折，金发而清明，火发而曛昧，何气使然？

岐伯曰：气有多少[209]，发有微甚，微者当其气，甚者兼其下[210]，征[211]其下气而见可知也。

帝曰：善。五气之发，不当位者何也？

岐伯曰：命其差。

帝曰：差有数乎？

岐伯曰：后皆三十度而有奇[212]也。

帝曰：气至而先后者何？

岐伯曰：运太过则其至先，运不及则其至后，此候之常也。

帝曰：当时而至者何也？

五郁之后一定有报复之气，都是在郁极时发作。木郁的发作没有固定时间，火郁的发作在君火相火主时前后。细心观察时令，疾病的发生就可以预测。时令失常，岁气反常，五行之气不能正常运行，生长化收藏的政令就不正常了。

黄帝说：水郁而发有冰雪霜雹，土郁而发有骤雨，木郁而发有毁坏折伤，金郁而发有清凉明净，火郁而发有热熏昏暗，这是什么气造成的呢？

岐伯回答说：气有太过不及的不同，发作时有轻重的差别，发作轻微的，只限于本气；发作严重的，就会兼见其下承之气，只要观察下承之气的变化，则气的郁发情况就可以知道了。

黄帝说：好。五气的郁发，不在其主时的季节，这是什么原因呢？

岐伯回答说：这是时间上的差异。

黄帝问道：这种差异有时日吗？

岐伯回答说：差异都在应发季节之后的三十日有余。

黄帝问道：岁气来时有先后的不同，这是什么道理呢？

岐伯回答说：岁运太过，岁气提前到来；岁运不及，岁气推迟到来，这是气候的正常情况。

黄帝问道：岁气正当应至的时候到来，这是什么缘故呢？

---

[209]气有多少：清·张志聪："五运之气有太过不及也。"◎[210]下：六气各自的下承之气。如水位之下，土气承之。◎[211]征：明·张介宾："征，证也，取证于下承之气，而郁发之微甚可知矣。"◎[212]后皆三十度而有奇：明·张介宾："后者，自始及终也。度，日也，三十度而有奇，一月之数也。奇，谓四十三刻七分半也。"按：即八十七刻半的二分之一。◎[213]非时而化：

岐伯曰：非太过，非不及，则至当时，非是者眚也。

帝曰：善。气有非时而化[213]者何也？

岐伯曰：太过者，当其时，不及者归其己胜也[214]。

帝曰：四时之气，至有早晏高下左右，其候何如？

岐伯曰：行有逆顺，至有迟速，故太过者化先天，不及者化后天。

帝曰：愿闻其行，何谓也？

岐伯曰：春气西行，夏气北行，秋气东行，冬气南行。故春气始于下，秋气始于上，夏气始于中，冬气始于标[215]。春气始于左，秋气始于右，冬气始于后，夏气始于前。此四时正化之常。故至高之地，冬气常在，至下之地，春气常在，必谨察之。

帝曰：善。

黄帝问曰：五运六气之应[216]见，六化之正，六变之纪何如？

岐伯回答说：没有太过，没有不及，气就会正当其时到来，不按时到来就会发生灾害。

黄帝说：好。气有不在其时而化的，这是什么原因呢？

岐伯回答说：气化太过的就发生在其当位之时，气化不及的就归于胜己者所化。

黄帝问道：四时之气，来时有早晚高下左右的不同，怎样察知呢？

岐伯回答说：气的运行有逆有顺，来时有快有慢。所以气太过的，气化运行提前到来；气不及的，气化运行推迟到来。

黄帝说：我想听一听气是怎样运行的呢？

岐伯回答说：春气发生于东方而向西运行，夏气发生于南方而向北运行，秋气发生于西方而向东运行，冬气发生于北方向南运行。所以春气从下向上运行，秋气从上向下运行，夏气布化于中，冬气开始于外表。春气在东方而开始于左，秋气在西方而开始于右，冬气在北方而开始于后，夏气在南方而开始于前。这是四时气候变化的正常规律。所以地势高的地区冬天的寒冷的气候存在时间长；地势低洼的地区，春天的温和的气候持续的时间长。必须根据不同的时间不同的地方进行仔细认真地考察。

黄帝说：好。

黄帝问道：五运六气的变化与所见的物象是相应的，那么六气的正常气化，六气的反常变化的规律是怎样的呢？

明·张介宾："谓气不应时。"◎[214]不及者归其己胜也：清·张志聪："己胜者，谓归于胜己之气，即非时之化也。"◎[215]标：就是外表、标记、标象。◎[216]应见：气至所应当表现的

岐伯对曰：夫六气正纪，有化有变，有胜有复，有用有病，不同其候，帝欲何乎？

帝曰：愿尽闻之。

岐伯曰：请遂言之。夫气之所至也，厥阴所至为和平，少阴所至为暄，太阴所至为埃溽，少阳所至为炎暑，阳明所至为清劲，太阳所至为寒雾。时化之常[217]也。

厥阴所至为风府[218]，为璺启[219]；少阴所至为火府，为舒荣[220]；太阴所至为雨府，为员盈[221]；少阳所至为热府，为行出[222]；阳明所至为司杀府，为庚苍[223]；太阳所至为寒府，为归藏。司化之常[224]也。

厥阴所至为生，为风摇[225]；少阴所至为荣，为形见[226]；太阴所至为化，为云雨；少阳所至为长，为

岐伯回答说：关于六气的正常和反常变化的规律，有气化、有变化、有胜气、有复气、有作用、有病气，分别有不同的情况，圣上想知道哪方面的内容呢？

黄帝说：我想全面地听一听。

岐伯说：请允许我详细地讲给你听。关于六气所至的问题，厥阴风木之气到来的时候为平和，少阴君火之气到来的时候为温暖，太阴湿土之气到来的时候为尘埃湿润，少阳相火之气到来的时候为火热炎暑，阳明燥金之气到来的时候为清凉刚劲，太阳寒水之气到来的时候气候寒冷，这是四时正常气化的一般情况。

厥阴风木之气到来时万物发生，和风飘荡；少阴君火热气到来时，万物繁荣，形象显现；太阴湿土之气到来，万物化育，多云多雨；少阳相火暑气到来，万物盛长，蕃盛鲜明；阳明燥金凉气到来，万物收敛，天降雾露；太阳寒水之气到来，阳气敛藏，生机闭密。这是六气所化的一般规律。

厥阴风木之气到来为风化聚积时，物体裂纹开发；少阴君火之气到来为火化聚积时，万物舒发繁荣，太阴湿土之气到来为雨化聚积时，物体充实圆满；少阳相火暑气到来为热化聚积时，气化尽现于外；阴阳燥金

自然界物象，人体之脉象等皆谓之"应见"。◎[217]时化之常：指四时应当见到的正常气候特征。◎[218]风府：风气所聚之处。明·张介宾："府者，言气化之所司也。"下"火府""雨府"等义皆仿此。◎[219]璺（wèn 问）启：指器物因风吹而起裂纹，此处有植物破土萌生之义。◎[220]舒荣：舒展荣美，言夏季欣欣向荣之象。◎[221]员盈：长夏之时，万物华实丰盛之景象。◎[222]行出：阳气旺盛，尽达于外。◎[223]庚苍：阳明燥金肃杀之气，使草木改变其青翠之色而干枯凋落景象。◎[224]司化之常：指上述"舒荣""员盈"等六者为六气中的主气变化的常规。◎[225]风摇：厥阴风木所产生的正常物化。◎[226]形见：少阴君火之气产生的正常物化特征。◎[227]

蕃鲜；阳明所至为收，为雾露；太阳所至为藏，为周密。气化之常[227]也。

厥阴所至为风生，终为肃[228]；少阴所至为热生，中为寒[229]；太阴所至为湿生，终为注雨；少阳所至为火生，终为蒸溽；阳明所至为燥生，终为凉；太阳所至为寒生，中为温。德化之常也。

厥阴所至为毛化，少阴所至为羽化[230]，太阴所至为倮化，少阳所至为羽[231]化，阳明所致为介化，太阳所至为鳞化，德化之常[232]也。

厥阴所至为生化，少阴所至为荣化，太阴所至为濡化，少阳所至为茂化，阳明所至为坚化，太阳所至为藏化，布政之常[233]也。

厥阴所至为飘怒大凉[234]，少

凉气到来肃杀聚积时，发生之气变更；太阳寒水之气到来为寒化聚积时，阳气收敛，万物闭藏。这是六气主司正常变化的一般情况。

厥阴风气到来，风气发生，风木在下，金气承之，所以气终则为肃杀；少阴热气到来，热气发生，中见之气为太阳，所以中为寒化；太阴湿气到来，湿气发生，太阴之下，风气承之，风来湿化，所以气终就有大雨如注；少阳暑气到来，火气发生，相火之下，水气承之，所以气终时出现湿热熏蒸；阳明燥气到来，燥气发生，气终时气候清凉；太阳寒气到来，寒气发生，太阳之中见为少阴，所以中为温化。这是六气德化的一般规律。

厥阴风木之气到来，毛虫类化育；少阴君火热气到来，羽虫类化育；太阴湿土之气到来，倮虫类化育；少阳相火暑气到来，羽虫类化育；阳明燥金清气到来，介虫类化育；太阳寒水之气到来，鳞虫类化育。这是六气德化的一般规律。

厥阴风木之气到来，万物发生为生化；少阴君火热气到来，万物繁荣为荣化；太阴湿土之气到来，万物湿润为濡化；少阳相火暑气到来，万物生长茂盛为茂化；阳明燥金之气到来，万物成熟而坚实为坚化；太阳寒水之气到来，万物闭藏为藏化。这是六气布政的一般规律。

厥阴风木之气到来，大风怒狂，木盛则金承之，所以气候大凉；少阴君火热气至，气候

气化之常：上述"风摇""形见"等六者，是六气主时所引起的正常生化作用。◎[228]终为肃：厥阴风木之化，其下必有金气所承，金气清肃，故曰"终为肃"。下仿此。◎[229]中为寒：少阴君火之化为热气，中见太阳寒水，故《素问·六微旨大论》："少阴之上，热气治之，中见太阳。"中，即中见之气。下仿此。◎[230]羽化：明·张介宾："羽虫之类，得火化也。"◎[231]羽：此指蝉、蜜蜂、蝇之透明薄羽，非鸟类羽毛之羽。◎[232]德化之常：六气的正常特性及生化作用。德者，善也。化，生化作用。◎[233]布政之常：六气敷布，万物顺从六气而生化的常规。◎[234]飘怒大凉：明·张介宾："飘怒，木亢之变也。大凉，金之承制也。"◎[235]大暄、寒：明·张介宾：

全注全译黄帝内经

阴所至为大暄、寒[235]，太阴所至为雷霆骤注烈风[236]，少阳所至为飘风燔燎霜凝[237]，阳明所至为散落温[238]，太阳所至为寒雪冰雹白埃，气变之常[239]也。

厥阴所至为挠动，为迎随[240]；少阴所至为高明焰，为曛；太阴所至为沉阴，为白埃，为晦暝；少阳所至为光显，为彤云[241]，为曛；阳明所至为烟埃，为霜。为劲切，为凄鸣；太阳所至为刚固，为坚芒[242]，为立。令行之常[243]也。

厥阴所至为里急[244]，少阴所至为疡胗身热，太阴所至为积饮否隔[245]，少阳所至为嚏呕，为疮疡，阳明所至为浮虚[246]，太阳所至为屈伸不利，病之常也。

厥阴所至为支痛，少阴所至为惊惑，恶寒，战栗谵妄；太阴所至

温暖，火盛则阴精承制，所以气候寒凉；太阴湿土气至，雷雨倾注，土盛则木承制，所以时有狂风；少阳相火暑气到来，狂风，火烧火燎，火盛则水承制，所以气为霜凝；阳明燥金之气到来，物体散落，金盛则火承制，气候温暖；太阳寒水之气到来，寒雪冰雹，水盛则土承制，其气变化。这是六气异常变化的一般规律。

厥阴风木之气到来，物体摇动，随风往来；少阴君火热气到来，火焰高明，天空呈现赤黄色；太阴湿土之气到来，阴暗沉滞，白色尘埃；少阳相火暑气到来，电光闪显，赤云横空，天空赤黄；阳明燥金之气到来，烟雾尘埃，霜冻秋气刚劲急切，惨鸣；太阳寒水之气到来，坚硬，锋利，挺立。这是六气行令的一般情况。

厥阴风木之气到来的多发病为腹中拘急；少阴君火热气到来的多发病为疮疡、皮疹、身热；太阴湿土之气到来的多发病为积聚、水饮、痞塞；少阳相火暑气到来的多发病为喷嚏、呕吐、疮疡；阳明燥金之气到来的多发病为虚浮肿胀；太阳寒水之气到来的多发病为肢体屈伸不利。这是六气致病的一般规律。

厥阴风木之气到来的多发病为胁肋支撑疼痛；少阴君火热气到来的多发病为心神不宁，易惊惑乱，恶寒战栗，谵言狂妄；太阳

"大暄，火亢之变也。寒，阴精之承制也。"◎［236］雷霆骤注烈风：太阴湿土之气太过则雷雨倾盆，土亢而风木之气承制，故发烈风。◎［237］飘风燔燎霜凝：相火太亢而燔燎，热极而生风，火亢而寒水之气承制，故霜凝。◎［238］散落温：明·马莳："金气为散落，火气为温也。"◎［239］气变之常：六气变异后相互承制的常规。◎［240］迎随：风性流动善变。◎［241］彤云：赤色的云。◎［242］坚芒：坚硬锋利。◎［243］令行之常：时令气候随六气而变化的常规。◎［244］里急：清·高世栻："里急，厥阴肝气内逆也。"◎［245］积饮否隔：水饮停积，胸脘胀满，膈塞不通。否，通痞。◎［246］浮虚：水肿但在皮腠之间，按之复起。◎［247］稸满：太阴主中，病在腹中之故。

为稸满[247]，少阳所至为惊躁、瞀昧[248]、暴病，阳明所至为鼽尻阴股膝髀腨䯒足病，太阳所至为腰痛，病之常也。

厥阴所至为缓戾[249]，少阴所至为悲妄衄衊[250]，太阴所至为中满、霍乱吐下，少阳所至为喉痹、耳鸣、呕涌，阳明所至皱揭，太阳所至为寝汗、痉。病之常也。

厥阴所至为胁痛、呕泄，少阴所至为语笑，太阴所至为重胕肿，少阳所至为暴注瞤瘛、暴死，阳明所至为鼽嚏，太阳所至为流泄[251]禁止[252]，病之常也。

凡此十二变者，报德以德[253]，报化以化，报政以政，报令以令，气高则高，气下则下，气后则后，气前则前，气

湿土之气到来的多发病为蓄积胀满；少阳相火暑气到来的多发病为易惊，躁动不宁，昏闷不清畅，常突然发病；阳明燥金之气到来的多发病为鼻塞，尻、阴部、股、膝、髀、腨、胫、足处患病；太阳寒水之气到来的多发病为腰痛。这是六气致病的一般规律。

厥阴风木之气到来的多发病为筋脉拘挛；少阴君火热气到来的多发病为悲哀、狂妄、衄血；太阴湿土之气到来的多发病为腹胀满、霍乱吐泻；少阳相火暑气到来的多发病为喉痹、耳鸣、呕吐；阳明燥金之气到来的多发病为皮肤皲裂；太阳寒水之气到来的多发病为盗汗、痉病。这是六气致病的一般规律。

厥阴风木之气到来的多发病为胁痛、呕吐、泻泄；少阴君火热气到来的多发病为多言善笑；太阴湿土之气到来的多发病为身重、浮肿；少阳相火暑气到来的多发病为急剧泻泄、肌肉蠕动、肢体抽搐，常突然死亡；阳明燥金之气到来的多发病为鼻塞、喷嚏；太阳寒水之气到来的多发病为泻泄，或窍闭不通。这是六气致病的一般规律。

凡属这十二种变化，六气作用为德的时候，万物就以德相应；六气作用为化的时候，万物就以化相应；六气作用为政的时候，万物就以政相应；六气作用为令的时候，万物就以令相应；气在上的病位就高；气在下的病位在下；气在后的病位在后；气在前的病位在前；气在中的病位在中；气在外的病位在外。这是六气致病部位的一般规律。所以风气偏盛的病就有肢体动而不宁；

稸，即蓄，积留，即消化不良，腹中胀满。◎［248］昧：原本作"味"，误，故改。◎［249］缓戾：明·张介宾："厥阴木病在筋，故令支体跷缩，乖戾不支。"缓，是拘急短缩。戾，身体屈曲。◎［250］衊：明·张介宾："污血为衊。"◎［251］流泄：即二便失禁。◎［252］禁止：指二便不通。◎［253］报德以德：德化政令，是六气给予万物化生的一种作用。万物因之发生的各种相应的变化，

中则中，气外则外，位之常也。故风胜则动，热胜则肿，燥胜则干，寒胜则浮，湿胜则濡泄，甚则水闭胕肿，随气所在，以言其变耳。

帝曰：愿闻其用[254]也。

岐伯曰：夫六气之用，各归不胜而为化[255]，故太阴雨化，施于太阳；太阳寒化，施于少阴；少阴热化，施于阳明；阳明燥化，施于厥阴；厥阴风化，施于太阴。各命其所在以征之也。

帝曰：自得其位何如？

岐伯曰：自得其位，常化也。

帝曰：愿闻所在也。

岐伯曰：命其位而方月[256]可知也。

帝曰：六位之气盈虚何如？

岐伯曰：太少异也，太者之至徐而常，少者暴而亡[257]。

帝曰：天地之气，盈虚何如？

热气偏盛的病局部红肿；燥气偏盛的病就有干燥表现；寒气偏盛的病就会发生虚浮肿胀；湿气偏盛的病就泻泄，甚则水湿之气郁闭而水肿。根据六气变化情况，就能测知病情变化情况。

黄帝说：我想听一听有关六气的作用情况。

岐伯说：关于六气的作用，各自归于所不胜之气而为气化。所以太阴湿土之气的雨化，作用于太阳寒水之气；太阳寒水之气的寒化，作用于少阴君火热气；少阴君火之气的热化，作用于阳明燥金之气；阳明燥金之气的燥化，作用于厥阴风木之气；厥阴风木之气的风化，作用于太阴湿土之气。六气各自随着所在的气候而显示其作用。

黄帝问道：六气自得其本位是怎么回事呢？

岐伯回答说：六气各自得其本位，就是六气正常的气化。

黄帝说：我想听听六气本位的所在。

岐伯说：确定了六气的气位，就可以知道六气所主的方隅和月令。

黄帝问道：岁气六步的太过不及是怎么回事呢？

岐伯回答说：六气的太过和不及是不相同的，太过之气到来时缓慢而持续时间较长，不及之气到来时急骤而容易消失。

黄帝问道：司天之气和在泉之气的太过不及是怎么回事呢？

就是所谓"报德以德"之意。"报化以化""报政以政"皆仿此。◎［254］用：明·张介宾："此言施化之用也。"◎［255］归不胜而为化：明·张介宾："各归不胜，谓必从可克者而施其化也。"◎［256］方月：古人将一年十二月平均分配于四方，故称"方月"。方，指方隅。月，指月份。◎［257］暴而亡：六步之气中，凡不足者，气至时急暴而作用短暂。◎［258］恶所不胜：憎恶自己所岐伯曰：天气不足，地气随之，地气不足，天气从之，运居其中而常先也。恶所不胜[258]，归所同和[259]，随运归从[260]，而生其病也。故上胜则天气降而下，下胜则地气迁而上[261]，多少而差其分[262]，微者小差，甚者大差，甚则位易，气交易，则大变生而病作矣。《大要》曰：甚纪五分，微纪七分，其差可见。此之谓也。

帝曰：善。论言热无犯热，寒无犯寒。余欲不远寒，不远热奈何？

岐伯曰：悉乎哉问也！发表不远热，攻里不远寒。

帝曰：不发不攻，而犯寒犯热何如？

岐伯曰：寒热内贼，其病益甚。

帝曰：愿闻无病者何如？

岐伯回答说：司天之气不及时，在泉之气随之上迁；在泉之气不及时，司天之气从之而下降，岁运之气居于中间，如果司天之气下降时岁运之气先下降，在泉之气上迁时岁运之气先上升，常在司天在泉之气的前面运行。岁运之气不胜司天在泉之气的时候就相恶，岁运之气与司天在泉之气相和时就同归其化，随着岁运与司天在泉之气的归从而发生不同的病变。所以司天之气太过时天气就下降；在泉之气太过的时候地气就上迁，上迁下降的多少，随着司天在泉之气的太过不及而有差异，气微的差异就小，气甚的差异就大，甚则可改变气交的时位，气交时位发生大的变化，疾病就发作了。《大要》说：差异大的有五分，差异小的有七分，差异就表现出来了。就是这个道理。

黄帝说：好。前面的论述中说，用热性药物不要触犯主时之热；用寒性药物时不要触犯主气之寒。我想在用药时不避热不避寒，应当怎样呢？

岐伯说：你问得很详细啊！解表时可以不避热，攻里时可以不避寒。

黄帝问道：如果不解表也不攻里而触犯了主时的寒热会怎样呢？

岐伯回答说：那样就会使寒热之邪伤害于内，病情就更加严重。

黄帝说：我想听听这对无病的会怎么样呢？

不胜之气的司天在泉之气。◎〔259〕归所同和：岁运与司天在泉之气相同。◎〔260〕随运归从：明·张介宾："不胜者受其制，同和者助其胜，皆能为病，故曰随运归从而生其病也。"◎〔261〕上胜则天气降而下，下胜则地气迁而上：明·张介宾："上胜者，司天之气有余也，上有余则气降而下；下胜者，在泉之气有余也，下有余则气迁而上。此即上文天气不足，地气随之，地气不足，天气从之之谓。"◎〔262〕多少而差其分：上升与下降的差分，决定于胜气的微甚。多少，指胜气的微甚。微

全注全译黄帝内经

岐伯曰：无者生之，有者甚之。

帝曰：生者何如？

岐伯曰：不远热则热至，不远寒则寒至，寒至则坚否腹满，痛急下利之病生矣，热至则身热，吐下霍乱，痈疽疮疡，瞀郁注下，瞤瘛肿胀，呕，鼽衄头痛，骨节变，肉痛，血溢血泄，淋闭之病生矣。

帝曰：治之奈何？

岐伯曰：时必顺之[263]，犯者治以胜[264]也。

黄帝问曰：妇人重身[265]，毒之[266]何如？

岐伯曰：有故无殒[267]，亦无殒也。

帝曰：愿闻其故何谓也？

岐伯曰：大积大聚，其可犯也，衰其大半而止，过者死。

帝曰：善。郁[268]之甚者，治之奈何？

岐伯说：无病的人就能生病，有病人会更加严重。

黄帝问道：生病的情况是怎样的呢？

岐伯回答说：不避热时就会招致热邪伤人，不避寒时就会招致寒邪伤人。寒邪伤人就发生腹部坚硬痞满、急剧疼痛、泻泄病；热邪伤人就会发生身热、呕吐、泻泄、霍乱、痈疽疮疡、昏冒郁闷、肌肉蠕动、抽搐、肿胀、鼻塞、衄血、头痛、骨节变动、肌肉疼痛、血溢或便血、小便淋沥、癃闭等病。

黄帝问道：应当怎样治疗呢？

岐伯回答说：用药时必须顺应主时之气，如果触犯了主时之气，可用相胜之气药物治疗。

黄帝问道：妇女怀孕，若用毒攻伐会怎样呢？

岐伯回答说：只要有应攻伐的疾病存在，孕妇及胎儿就不会受到伤害。

黄帝问道：我想听听这是什么道理呢？

岐伯回答说：虽然有孕但有大积大聚这种病，还是可以攻伐的，但是要在积聚病衰减大半的时候，就要停止攻伐，攻伐太过就会导致病人死亡。

黄帝说：好。对于严重的郁病应当怎样进行治疗呢？

甚，指上升与下降。◎［263］时必顺之：即用药治病必须遵守四时规律。◎［264］犯者治以胜：明·张介宾："如犯热者，胜以咸寒，犯寒者胜以甘热，犯凉者，胜以苦温，犯温者胜以辛凉，治以所胜则可解也。"◎［265］重（chóng 虫）身：怀孕。◎［266］毒之：明·张介宾："毒之，谓峻利药也。"◎［267］无殒（yǔn 允）：孕妇有病而服用峻利之药，当其病则无失，即于胎儿亦无失。◎［268］郁：指五气之抑郁。此言天地五运六气，人体五脏六腑的气机升降出入发生异常，郁结不行，岐伯曰：木郁达之[269]，火郁发之[270]，土郁夺之，金郁泄之[271]，水郁折之[272]，然调其气，过者折之，以其畏[273]也，所谓泻之。

帝曰：假者何如？

岐伯曰：有假其气[274]，则无禁也[275]，所谓主气不足，客气胜也。

帝曰：至哉圣人之道！天地大化，运行之节，临御之纪，阴阳之政，寒暑之令[276]，非夫子孰能通之！请藏之灵兰之室，署曰《六元正纪》，非斋戒不敢示，慎传也。

岐伯回答说：木郁太过的病，应当用疏泄畅达之法治疗；火郁太过的病，应当用发散的方法治疗；土郁太过的病，应当用劫夺方法治疗；金郁太过的病，应当用宣泄方法治疗；水郁太过的病，应当用折郁的方法治疗。调整机体的气机，对气太过的病要折损其气，因为太过之气畏惧折损，这就是泻法。

黄帝问道：假借之气致病，应当怎样进行治疗呢？

岐伯回答说：如果主气不足，有假借之气发生时，就不要严守"热无犯热，寒无犯寒"的禁忌法则了。这就是主气不足，客气胜之而有非时之气的治疗。

黄帝说：圣人的理论真伟大呀！天地运行变化的节律，各年份具体变化，阴阳消化变化之政，寒暑等六气之令，除非先生谁能通晓这些深奥道理呢！请允许我把它藏在灵兰室中，署名叫"六元正纪"。不经过斋戒，不敢轻易地将其展示，谨慎地传授。

则造成郁病。◎[269]木郁达之：肝气郁结之证，治以疏泄畅达。◎[270]火郁发之：火气郁闭于内，治宜发散。◎[271]金郁泄之：肺气不宣或失降，以宣泄之法通郁。即宣泄肺气。◎[272]水郁折之：降其冲逆之势，驱逐水邪。◎[273]以其畏：用相制之药泻之。畏，指相制之药。◎[274]假其气：明·张介宾："假，假借也，气有假借者，应热反寒，应寒反热也，则亦当假以治之，故可以热犯热，以寒犯寒，而无禁也。"◎[275]无禁：就是不必禁忌。◎[276]令：原本作"今"，误，故改。

素问·刺法论^[1] 篇第七十二（遗篇）

黄帝问曰：升降不前^[2]，气交有变，即成暴^[3]郁，余已知之。如何预救生灵^[4]，可得却^[5]乎？

岐伯稽首再拜对曰：昭乎哉问！臣闻夫子^[6]言，既明天元，须穷法刺^[7]，可以折郁扶运，补

黄帝问道：岁气的左右四间气不得升降，气交发生了异常的变化，就可以形成暴烈的致病邪气，我已经晓得了这些道理。那么怎样进行预防，挽救人类的生命，从中得到一种能退却郁气的方法呢？

岐伯再次跪拜后回答说：这个问题提得很高明啊！我曾经听先生说过，在明白了自然界六气变化规律之后，还必须深刻熟练地掌握针

---

[1] 刺法论：刺法，即针刺治疗方法。篇中主要讨论运气失常、疫疠之气流行的道理，同时提出了诸多预防方法，其中犹以刺法为主。本篇主要论述了六气不向前移动而致郁发之病的针刺方法，六气不能迁正也不能退位所发生病证的刺法，六气司天在泉刚柔失守而发生疫疠之病的治法，预防治疗五疫之病的方法，以及外邪干犯内脏十二官发病的治法。由于全篇所论以针刺方法为主要内容，所以用"刺法"作为其篇名。◎[2] 升降不前：岁气的左右四间气，随着岁支的变动而变动，旧岁在泉的右间气升为新岁的司天之左间，故为升；旧岁司天的右间，降为新岁在泉的左间，故为降。例如1998年戊寅年，到1999年己卯年时，戊寅年在泉之右间太阳寒水到己卯年就升为司天的左间，而戊寅年司天的右间太阴湿土就会降到己卯年在泉的左间。不前，指未表现出本气主岁的司天、在泉之气的作用。◎[3] 暴：剧烈。◎[4] 生灵：人类。◎[5] 却：退却、免去之意。◎[6] 夫子：指僦贷季。◎[7] 既明天元，须穷法刺：谓已懂得天地六元之气的变化规律，还必须精通穷究针刺治疗方法。天元，指天地六元之气，即风、寒、暑、湿、燥、火六气。详见《素问·六元正纪大论》。法刺：

弱全真，泻盛蠲[8]余，令除斯苦。

帝曰：愿卒闻之。

岐伯曰：升之不前，即有甚凶[9]也。木欲升而天柱窒抑之[10]，木欲发郁，亦须待时[11]，当刺足厥阴之井[12]。火欲升而天蓬窒抑之，火欲发郁，亦须待时，君火相火同刺包络之荥。土欲升而天冲窒抑之，土欲发郁，亦须待时，当刺足太阴之腧。金欲升而天英窒抑之，金欲发郁，亦须待时，当刺手太阴之经。水欲升而天芮窒抑之，水欲发郁，亦须待时，当刺足少阴之合。

刺方法，这样既可以折减郁气，又可扶助运气，补益虚弱，保全人体真气，泻除盛气，祛除余邪，消除由此而产生的病苦。

黄帝说：我想听你详尽地讲一讲这方面的道理。

岐伯说：间气应当上升而不能上升时，就会有严重的灾害发生。厥阴风木之气应当升为司天的左间气，如若遇到司天金气过胜，天柱阻抑，于是风木之气郁滞，等到木气当位时，木气才能郁发，由此所致的肝病，就应当取足厥阴肝经的井穴大敦刺治。少阴君火之气应当升为司天之气的左间，如若遇到司天寒水之气过胜，天蓬阻抑，于是火热之气郁滞，等到火气当位时，火气才能郁发，无论是少阴君火或少阳相火郁发致病，都应当取手厥阴心包络的荥穴劳宫刺治。太阴湿土之气应当升为司天之气左间，如若逢司天之木气过胜，天冲阻抑，土气郁滞，待到太阴土气当位的时候，土气才能郁发，由此所致的脾病，当取足太阴脾经的输穴太白刺治。阳明燥金之气应当上升为司天的左间，若逢司天火气过胜，天英阻抑，金气郁滞，等到燥金之气当位的时候，金气才能郁发，由此所致的肺病，当取手太阴肺经的经穴经渠刺治。太阳寒水之气应当上升为司天的左间，如逢司天土气过胜，天芮阻抑，水气郁滞，等到太阳寒水之气当位的时候，水寒之气郁发，由此所致的肾病，应当取足少阴肾经的合穴阴谷刺治。

当作"刺法"。◎[8]蠲（juān 捐）：祛除。◎[9]升之不前，即有甚凶：明·张介宾："六元主岁，周流互迁，则有天星中运抑之不前，则升不得升，降不得降，气交有变，故主甚凶。"◎[10]天柱、天蓬、天冲、天英、天芮（ruì 音瑞）：指金星、水星、木星、火星、土星的别称。即金星又称天柱，水星又称天蓬，木星又称天冲，火星又称天英，土星又称天芮或"天内"。此处五星之名，既指木火土金水五星，及其所居天地间不同方位的别名，有时则分别指代木、火、土、金、水五运之气。◎[11]木欲发郁，亦须待时：木气的郁发，一定是在木气得位之时发作。◎[12]井、荥、输、经、合：指经穴中的五输穴。如足厥阴之"井"即大敦穴，"荥"即行间穴，"输"即太冲穴，"经"即中封穴，"合"即曲泉穴。合穴属水，经穴属金，输穴属土，荥穴属火，井穴属木（详见《灵枢·本

帝曰：升之不前，可以预备，愿闻其降，可以先防。

岐伯曰：既明其升，必达其降也。升降之道，皆可先治也。木欲降而地晶[13]窒抑之，降而不入，抑之郁发，散而可得位[14]，降而郁发，暴如天间之待时[15]也，降而不下，郁可速矣[16]，降可折其所胜也[17]，当刺手太阴之所出[18]，刺手阳明之所入[19]。

火欲降而地玄窒抑之，降而不入，抑之郁发，散而可矣，当折其所胜，可散其郁[20]，当刺足少阴之所出，刺足太阳之所入。

土欲降而地苍窒抑之，降而不下，抑之郁发，散而可入[21]，

黄帝问道：岁气中的间气应当上升而不能上升的时候，其发病是可以预防的，我想听一听岁气中的间气应当下降而不能下降，这种情况下的发病是不是也可以预先防备呢？

岐伯回答说：明白了间气上升的道理，也就必然能通达间气下降的理论。间气不能上升、不能下降所致的疾病，都是可以预先调治的。例如厥阴风木应当降至在泉的左间，若逢在泉金气过胜，地晶阻抑，风木之气不能降入其位，木被抑为郁气，待到郁气散而木可降入其位时，气应当降而不能降时就会郁发，其暴烈程度与司天的间气应升不升的郁发相同，应当下降而不能下降，就会迅速形成郁气，下降就可以折减其胜气，由此所致的脾病，应当取手太阴肺经的井穴少商和手阳明大肠经的合穴曲池刺治。

少阴君火之气应当降为在泉之左间，如若逢在泉水气过胜，地玄阻抑，少阴君火不能降入其位，火气被抑为郁气，当火郁之气发散后就可降入其位，应当折减其胜气水，就可发散其郁气，由此所致的心病，应当取足少阴肾经的井穴涌泉和足太阳膀胱经的合穴委中刺治。

太阴湿土之气应当降为在泉的左间，如若逢在泉木气过胜，地苍阻抑，土气应当降入其位，土气被郁成为郁气，等到郁气散发后土气才能入位，应当折减其胜气木，就可以发散其

输》)。◎[13]地晶（hǎo 好）、地玄、地苍、地形、地阜：也是金、水、木、火、土五星的别名。即金星为地晶，水星为地玄，木星为地苍，火星为地形，土星为地阜。◎[14]降而不入……散而可得位：欲降而不得入，抑而成郁，待郁气散才能得位。◎[15]暴如天间气之待时：此言气郁发作，其暴烈的程度如同司天间气应升不升时的郁气待时发作的情况一样。◎[16]降而不下，郁可速矣：应降而不能降，则郁滞可急速形成。◎[17]降可折其所胜也：欲使其降，可折减其所胜之气。与上文升之不前，治其本经者异。余仿此。◎[18]所出：即井穴，指脉气所发出之处。◎[19]所入：即合穴。指脉气所入而内行之处。◎[20]当折其所胜，可散其郁：明·张介宾："火郁不降，则心主受病，当治水之胜也。"◎[21]土欲降……散而可入：明·张介宾："地苍，木星也。卯酉岁，太阴

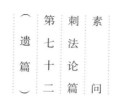

当折其胜，可散其郁，当刺足厥阴之所出，刺足少阳之所入。

金欲降而地彤窒抑之，降而不下，抑之郁发，散而可入[22]，当折其胜，可散其郁，当刺心包络所出，刺手少阳所入也。

水欲降而地阜窒抑之，降而不下，抑之郁发，散而可入[23]，当折其土，可散其郁，当刺足太阴之所出，刺足阳明之所入。

帝曰：五运之至，有前后与升降往来，有所承抑之[24]，可得闻乎刺法？

岐伯曰：当取其化源[25]也。是故太过取之，不及资之[26]。太过取之，次抑其郁[27]，取其运之化源，令折郁气；不及扶

郁气，由此所致的脾病，应当取足厥阴肝经的井穴大敦，取足少阳胆经的合穴阳陵泉刺治。

阳明燥金之气应当降为在泉的左间，如若逢在泉火气过胜，地彤阻抑，燥金之气应当降而不能下降，就可以成为郁气，等郁气发散后金气就可降入其位，这时应当折减其火之胜气，就可以使郁气发散，由此所致的肺病，应当取手厥阴心包经的井穴中冲和手少阳三焦的合穴天井刺治。

太阳寒水之气应当下降为在泉之气左间，如若逢在泉土气过胜，地阜阻抑，水气应当下降而不能下降，就会被抑而成为郁气，待郁气散后水气可以降入其位，应当折减其胜气，就可以散去郁气，由此所致的肾病，应当取足太阴脾经的井穴隐白和足阳明胃经的合穴足三里刺治。

黄帝问道：五运之气的运行，有时会提前发生，有时会推迟到来，以及岁气的升降往来，相互有承袭和抑阻，这些变化所引起的疾病能不能进行针刺治疗，能讲给我听一听吗？

岐伯回答说：应当针对六气的化源进行治疗。所以岁气太过所致的病证用泻法治疗，岁气不足所致的病证应当用资助之法补益。凡太过之气所致的病证治疗，要根据致郁之气的五行生克次序抑制其所郁之气，治取五运之气的生化之源，折减郁气的致病作用。不及之气所致的病证

当降为地之左间，而木胜窒之，欲其郁发，当速刺也。"入，指司天右间降为在泉左间而得其位。◎[22]金欲降……散而可入：明·张介宾："地彤，火星也。巳亥岁，阳明当降为地之左间，而火胜窒之，则郁发为变也。"◎[23]水欲降……散而可入：明·张介宾："地阜，土星也。子午岁，太阳当降为地之左间，而土胜窒之为郁，必散之而后降也。"◎[24]五运之至……有所承抑之：五运有太过不及的不同，运太过者气候提前到来，运不及者气候推迟到来。五运与六气值年时，运和气互相影响，所以五运的太过不及与六气的升降往来，存在着相承相抑的关系，文中所说的升降不前，就是对此的具体说明。◎[25]取其化源：治其六气生化之本源。◎[26]太过取之，不及资之：岁运太过者，所致的病证应采取泻法；岁运不及所致病证的治法应予以资助扶植。◎[27]次抑其郁：按照升

—471—

资，以扶运气，以避虚邪也。资取之法，令出《密语》[28]。

黄帝问曰：升降之刺，以知其要[29]，愿闻司天未得迁正[30]，使司化之失其常政，即万化之或其皆妄，然与民为病，可得先除，欲济群生[31]，愿闻其说。

岐伯稽首再拜曰：悉乎哉问！言其至理，圣念慈悯，欲济群生，臣乃尽陈斯道，可申洞微[32]。太阳复布[33]，即厥阴不迁正，不迁正气塞于上，当泻足厥阴之所流[34]；厥阴复布，少阴不迁正，不迁正即气塞于上，当刺心包络脉之所流；少阴复布，太阴不迁正，不迁

应当用资补法治疗，用以扶助运气不足所造成的伤害，从而达到外避邪气的目的。其治疗的方法，记录在《密语》之中。

黄帝问道：关于六气升降不前致病的刺治方法，已经知其大要，想再听一听司天之气不能升迁于正位，使司天之气的气化政令失常，也就是一切气化都是失于正常，这样就会使人们发生疾病，能否预先测知并进行预防，以普济人类，请你讲一讲这个问题。

岐伯再次跪拜后回答说：你问的真详细啊！你谈到这些至理要言，体现了圣王你心存仁慈怜悯之念、普济天下百姓之心，我一定尽可能详尽地讲述其中的道理，把精深微妙的理论阐释明白。例如上一年司天的太阳寒水继续行使它的权力，今年的上半年厥阴风木就不能迁正；厥阴风木不能迁正，木气就会郁滞，这时就应当取足厥阴肝经的荥穴行间，用泻法刺治。如果上一年厥阴风木继续行使它的权力，今年的少阴君火就不能迁正；少阴君火不能迁正，火气就会在上半年郁滞，这时就应当取手厥阴心包经的荥穴劳宫，用泻法刺治。如果上一年少阴君火继续行使它的权力，今年的太阴湿土就不能迁正；太阴湿土不能迁正，土气就会在上半年滞留，这时就应当取足太阴脾经的荥穴大都刺治。如果上一年太阴湿土继续行

降的次序，抑制其郁滞的发作。◎[28]《密语》：即《玄珠密语》，又谓《素问六气玄珠密语》，是王冰在进行《素问》次注时，尤其是注解"七篇大论"的过程中，对六气五运变化规律的详细解说。也可认为是其"七篇大论"的工作笔记整理而成。只要细读"七篇大论"及《玄珠密语》，就会有此结论，二者一脉相承。正应其次注序文"别撰《玄珠》"之所言。◎[29]以知其要：已经知其大要。以，通"已"。◎[30]迁正：上年司天左间迁为次年司天行令，或上年在泉左间，迁为次年在泉行令。◎[31]群生：即众生。指人类。◎[32]可申洞微：可以把深奥微妙的理论阐发明白。申，阐发明白。洞，幽深，指奥理精深。明·张介宾："申，明也；洞，幽也。"◎[33]太阳复布：指上一年的太阳寒水司天之气继续布施，行使其权力。复布，在此指上一年的司天之气继续施布，发挥作用。◎[34]所流：即荥穴。◎[35]欲折其余，无令过失：折服有余之气，不使其太过而形成疾

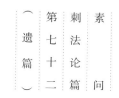

正即气留于上，当刺足太阴之所流；太阴复布，少阳不迁正，不迁正则气塞未通，当刺手少阳之所流；少阳复布，则阳明不迁正，不迁正则气未通上，当刺手太阴之所流；阳明复布，太阳不迁正，不迁正则复塞其气，当刺足少阴之所流。

帝曰：迁正不前，以通其要。愿闻不退，欲折其余，无令过失[35]，可得明乎？

岐伯曰：气过有余，复作布正，是名不退位[36]也。使地气不得后化，新司天未可迁正[37]，故复布化令如故也。巳亥之岁，天数有余[38]，故厥阴不退位也，风行于上，木化布天，当刺足厥阴之所入[39]；子

使它的权力，今年的少阳相火就不能迁正；少阳相火不能迁正，今年上半年的气流就会闭塞不通，这时就应当取手少阳三焦经的荥穴液门刺治。如果上一年的少阳相火继续行使它的权力，阳明燥金就不能迁正；阳明燥金不能迁正，今年上半年的金气就不能上通，应当取手太阴肺经的荥穴鱼际刺治。如果上一年阳明燥金继续行使它的权力，太阳寒水就不能迁正；太阳寒水不能迁正，今年上半年的气流又会闭塞不通，应当取足少阴肾经的荥穴然谷刺治。

黄帝问道：关于岁气当迁正而不能迁正的道理，我已经懂得了其中的要领了，还想听一听岁气应当退位而不能退位的问题，怎样折服它的有余之气，不使它太过而致病，能否阐明这个问题？

岐伯回答说：如果上一年的司天之气太过有余，继续行使它的权力，这就叫不退位。因此，在泉之气也就不能退位于右间。新一年的司天之气不能迁居于正位，所以上一年的司天之气仍旧发挥它的作用。例如巳年、亥年的司天之气有余，超过常数，因此到了子年、午年，厥阴风木仍然不能退位，风气继续运行于上半年，布散风木的生化之气，在人体则肝气有余偏盛，应当取足厥阴肝经的合穴曲泉刺治。子年、午年司天之气有余，超过常数，因此到了丑年、未年少阴君火仍然不能退位，热气仍然运行于上半年，布散有余

病。◎[36] 不退位：指上一年的岁气有余太过，到新的一年还不能退居到司天或在泉的间气之位，继续布施政令，新岁的岁气不能迁居于正位，就称为不退位。◎[37] 使地气不得后化，新司天未可迁正：由于上一年的岁气有余不退位，所以旧岁的在泉之气也不能退后以行间气之化，因而新一年的司天之气也就不能迁居正位。例如1998年为戊寅年少阳相火司天之气有余，如果到1999年为己卯年少阳相火不退位，则阳明燥金不能迁于司天正位，戊寅年的在泉厥阴风木之气也不后退而行至在泉的右间，这样1998年的少阳相火值年之气仍行其令。地气，指在泉。◎[38] 天数有余：指司天的气数有余太过，不能按时退位。◎[39] 当刺足厥阴之所入：指司天之气退位后又施布化，此时应当针刺与新一年的司天之气相应的经脉之穴，所以太阳复布，厥阴风木不迁正位，就针刺足厥阴经

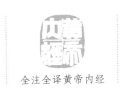

午之岁，天数有余，故少阴不退位也，热行于上，火余化布天，当刺手厥阴之所入。丑未之岁，天数有余，故太阴不退位也，湿行于上，雨化布天，当刺足太阴之所入；寅申之岁，天数有余，故少阳不退位也，热行于上，火化布天，当刺手少阳之所入。卯酉之岁，天数有余，故阳明不退位也，金行于上，燥化布天。当刺手太阴之所入；辰戌之岁，天数有余，故太阳不退位也，寒行于上，凛水[40]化布天，当刺足少阴之所入。故天地气逆，化成民病，以法刺之，预可平疴[41]。

黄帝问曰：刚柔二干[42]，失守其位，使天运之气皆虚[43]乎？与民为病，可得平乎？

岐伯曰：深乎哉问！明其奥旨，天地迭移，三年化疫，是谓

的火热之气，在人体则心气有余偏盛，应当取手厥阴心包经的合穴曲泽刺治。丑年未年司天之气有余，超过常数，因此到了寅年、申年，太阴湿土之气仍然不能退位，湿气仍然运行于上半年，布散雨湿之气，在人体则脾气有余偏盛，应当取足太阴脾经的合穴阴陵泉刺治。寅年、申年司天之气有余，超过常数，因此到了卯年、酉年少阳相火之气仍然不能退位，有余的热气继续运行于上半年，布散火热之气，在人体则三焦之气有余偏盛，应当取手少阳三焦经的合穴天井刺治。卯年、酉年司天之气有余，超过常数，因此到了辰年、戌午阳明燥金之气仍然不能退位，燥金之气继续运行于上半年，布散燥金之气，在人体则肺气有余偏盛，应当取手太阴肺经的合穴尺泽刺治。辰年、戌年司天之气有余，超过常数，因此到了巳年、亥年太阳寒水之气仍然不能退位，寒水之气继续运行于上半年，布散凛冽的寒气，在人体则肾气有余偏盛，应当取足少阴肾经的合穴阴谷刺治。所以说，司天在泉之气出现异常变化，就会导致人体发病，按照上述方法取穴刺治，可以预先平定将要发生的疾病。

黄帝问道：刚干和柔干失守，司天在泉之位不能迁正，是否会使司天之气和中运之气都虚呢？是否会使人体发病？能不能设法避免呢？

岐伯回答说：这个问题很深奥啊！请允许我阐明其中的道理。司天在泉之气是逐年更迭变换的，如果发生刚柔失守的情况，三年左右

脉的合穴。凡司天之气不退位就刺与之相应的经脉。退位而复布者，就刺与新一年司天之气相应的经脉，不迁正者，刺与旧岁司天之气相应之经，这有明显的不同。◎[40]凛水：指凛冽的寒水之气。◎[41]预可平疴（kē科）：预先可以治疗将要发生的疾病。平，治疗。疴，疾病。◎[42]刚柔二干：指十天干。天干中单数为阳干，其气刚强为刚干，即甲、丙、戊、庚、壬；天干中双数为阴干，其气柔弱为柔干，即乙、丁、己、辛、癸。◎[43]天运之气皆虚：指司天、在泉与中

根之可见[44]，必有逃门[45]。

假令甲子，刚柔失守[46]，刚未正，柔孤而有亏[47]，时序不令，即音律非从[48]，如此三年，变大疫也。详其微甚，察其浅深，欲至而可刺，刺之，当先补肾腧，次三日，可刺足太阴之所注。又有下位己卯不至，而甲子孤立者[49]，次三年作土疬[50]，其法补泻，一如甲子同法也。其刺以毕，又不须夜行及远行，令七日洁，清净斋戒，所有自来。肾有久病者，可以寅时面向南，净神不乱思，闭气不息七遍，以引颈咽气顺之，如咽甚硬物，如此七遍后，饵舌下津令无数。

就会造成疫疠之气流行，因此能弄清楚这里面的道理，就能找到其产生的根源，必定能有避免感染疫病的方法和门路。

假如甲子年刚柔失守，司天之刚气不能迁移正位，在泉之柔气也随之失守而空虚，四时的气候也会失去正常的寒温秩序，气候也像音律一样不相和谐，经过三年左右的时间，就要发生大疫。应当审察刚柔失守的微甚深浅程度，在疫病将要发生之前，可用针刺方法预防。土疫容易伤害水脏，应当先取足太阳膀胱经的肾俞穴，用补法刺治，补肾水以固其根本，隔三天再取足太阴脾经的输穴太白，以泻所郁的土气。又如在泉之气己卯不能迁升正位，而司天甲子刚气孤立无配，在三年左右的时间，也可能发生土疫，预防时所用的补泻方法，同上述甲子刚气司天失守不能迁移正位而致疫的治法一样。针刺结束，在七天以内不能夜行和远行，要素食勿吃油腻，静居密室，神情安静，洁净养神，疫邪就不会再度侵袭。凡是素有肾病的人，可以在寅时，面向南方，集中精神，清除杂念，闭住气息，深吸气而不呼，连续七次，伸直颈项如同吞咽硬物一样用力咽下，这样连续七次以后，再把舌下的津液全都咽进去。

运之气皆不足。◎［44］天地迭移……是谓根之可见：司天在泉之气的不断更替变换，发生刚柔失守的情况，经三年左右，造成时疫流行，这是因司天在泉之气的更换而失守，是导致疾病发生的根源。明·张介宾："根，致病之本也。"◎［45］逃门：有避免时疫所伤的门路、办法。◎［46］假令甲子，刚柔失守：在甲子年，甲与己都属土运，甲为刚干，己为柔干。子与午都属少阴司天，子、午为刚支。凡少阴司天，必阳明在泉，阳明属卯酉而与土运相配，卯酉为柔支，而己卯为甲子年的在泉之化，这样上甲则下己，上子则下卯，上刚而下柔，上下不相协调，不能呼应，故称刚柔失守。以下丙寅与辛巳，庚辰与乙未，壬午与丁酉，戊申与癸亥照此类推。◎［47］刚未正，柔孤而有亏：刚柔失守，司天之气未能迁正，则在泉之柔气便孤立而空虚。◎［48］时序不令，即音律非从：四时次序失于常令的寒温，则对应的律吕不能相从。此言刚柔失调，阳律与阴吕不能相从。◎［49］下位己卯不至，而甲子孤立者：下位指在泉，甲子年己卯在泉，己卯不能迁正，而使司天的甲子阳刚之气孤立无配。◎［50］土疬：土运之年，因在泉不迁正而酿成的疬病流行。后文水疬、金疬、木疬、火疬假令丙寅，刚柔失守[51]，上刚干失守，下柔不可独主之，中水运非太过[52]，不可执法而定之，布天有余，而失守上正，天地不合，即律吕音异[53]，如此即天运失序，后三年变疫。详其微甚，差有大小，徐至即后三年，至甚即首三年，当先补心腧，次五日，可刺肾之所入。又有下位地甲子[54]，辛巳柔不附刚，亦名失守，即地运皆虚，后三年变水疠，即刺法皆如此矣。其刺如毕，慎其大喜欲情于中，如不忌，即其气复散也，令静七日，心欲实，令少思。

假令庚辰，刚柔失守[55]，上位失守，下位无合，乙庚金

假如丙寅司天之年，刚柔失守，司天的刚干失守其位而不能迁移正位，在泉的柔干不能独主时令，由于司天之气不能迁移正位，所以丙年虽属于水运太过，但不要拘泥常法而论定。阳干之年中运虽有余太过，但因司天之气不得迁正则上失其位，司天在泉失守而上下不能相应，气候变化如同阳律阴吕一样不相协调，自然界的气候变化也会失去正常的秩序，在以后的三年左右时间，就会有疫病发生。要审察司天在泉之气失守的微甚程度和差异的大小，严重的可能在三年内发生疫情，徐缓的会在三年以后发生疾病，水疫容易伤害心脏，应当先取足太阳膀胱经的心俞穴，用补法针刺，补心火以固其本，隔五天，再取足少阴肾经的合穴阴谷，用泻法针刺，以泻肾水之邪。又如辛巳年，在泉的柔干不能迁移正位而附随于司天之刚干，这叫做失守，在泉之气必然空虚，以后的三年左右，就会发生水疫，其针刺补泻方法与上述丙寅刚柔失守，不能迁移正位致疫的方法相同。针刺结束后，要避免过分的喜悦等情欲纷扰，如果不注意这些禁忌，就会再度耗散正气。必须让病人心情安静，少思寡欲，心意坦然踏实，静养七天。

假如庚辰年，刚柔失守，司天之位失守，在泉之位不能与之相应，乙庚为金运，刚柔失守，上下不能相应，上一年阳明燥金司天之气不退位，

义同。◎[51]假令丙寅，刚柔失守：指丙寅年，若司天之气不得迁正，则上配司天之刚干丙，不能与下配在泉之阴干辛配合，就是刚柔失守。◎[52]中水运非太过：丙年本为水运太过，但由于司天不得迁正，丙之水运不能得到应有的气化，所以就不属于太过。◎[53]律吕音异：阳律阴吕之音不相协调。音律分阴阳，阴者为律，阳者为吕。◎[54]下位地甲子：指在泉的年干支。下位地，即在泉。甲子，在此泛指干支。以下诸"甲子"皆属此意。◎[55]假令庚辰，刚柔失守：指庚辰年，如果司天之气不得迁正，则上配司天之刚干庚，不能与下配的在泉之阴干乙配合，就是刚柔失守。◎

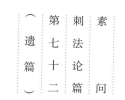
运，故非相招[56]，布天未退，中运胜来[57]，上下相错，谓之失守，姑洗林钟[58]，商音不应也，如此则天运化易，三年变大疫。详其天数，差有微甚，微即微，三年至，甚即甚，三年至，当先补肝腧，次三日，可刺肺之所行。刺毕，可静神七日，慎勿大怒，怒必真气却散之。又或在下地甲子、乙未失守者，即乙柔干，即上庚独治之，亦名失守者，即天运孤主之，三年变疬，名曰金疬，其至待时也，详其地数之等差，亦推其微甚，可知迟速尔。诸位乙庚失守，刺法同，肝欲平，即勿怒。

假令壬午，刚柔失守[59]，上壬未迁正，下丁独然，即虽阳年，亏及不同[60]，上下失守，相招其

在泉的少阴君火制胜今年的中运金气，这种司天在泉的主时之位相错，就叫做失守，气候变化就像太商阳律姑洗与少商阴吕林钟一样不能相应，天运的变化因此而失常，三年左右就要出现大疫，审察司天在泉之气失守的微甚程度，以及差异的大小，差异微小的年份疫气致病就轻微，三年左右就会发生疾病。差异甚大的年份疫气致病就严重，三年左右就会发生疫病，金疫容易伤害肝脉，应当先取足太阳膀胱经在背部的肝俞，用补法刺治。三天以后，再刺手太阴肺经的经穴经渠，用泻法刺治。针刺结束后，七天之内清静宁神，切勿发怒，大怒就会耗散真气。又如乙未年的司天在泉刚柔失守，在泉柔干乙未失守，不能迁移正位，司天之庚刚干独主时令，也叫失守。在司天和中运之气独主其位的年份，三年左右，就将发生金疫，这种疫气必于金运主岁之年才会发生，要审察在泉之气变化的差异，推测疫气的微甚，就可以知道疫病发生的迟速。凡是乙庚之年的司天在泉刚柔失守的刺治方法都相同。肝木应当保持平和，切勿发怒。

假如壬午年的刚柔失守，司天的刚干壬不能迁移正位，在泉的柔干丁孤立无配，壬虽为阳干主木运太过，由于不能迁移正位就变为亏虚而不同于正常之气，司天在泉上下失守，但

[56]乙庚金运，故非相招：指太阳司天不迁正，司天之刚干庚不守于上。上位刚干失守，则下位之柔干亦不能相合，刚柔失守，上下不能相互呼应招引。◎[57]布天未退，中运胜来：上一年己卯为阳明燥金司天，少阴君火在泉，本年庚辰中运属金，如果上一年司天的燥金之气未退位，则在泉的少阴君火就会在本年制胜中运之金。◎[58]姑洗林钟：庚辰属金运太过，为太商，应于阳律姑洗，配司天；乙未属金运不及，应于阴吕林钟，即在泉。◎[59]假令壬午，刚柔失守：指壬午年，如果司天之气不得迁正，则上配司天刚干壬，不能与下配的在泉之阴干丁配合，就是刚柔失守。◎[60]即虽阳年，亏及不同：壬属木运太过，因壬年的司天不能迁正，属丁之年的在泉单独迁正，木运不能气

有期，差之微甚，各有其数也[61]，律吕二角，失而不和，同音有日[62]，微甚如见，三年大疫。当刺脾之腧，次三日，可刺肝之所出也。刺毕，静神七日，勿大醉歌乐，其气复散，又勿饱食，勿食生物，欲令脾实，气无滞饱，无久坐，食无太酸，无食一切生物，宜甘宜淡。又或地下甲子，丁酉失守其位，未得中司，即气不当位，下不与壬奉合者，亦名失守，非名合德[63]，故柔不附刚，即地运不合，三年变疠，其刺法一如木疫之法。

假令戊申，刚柔失守[64]，戊癸虽火运，阳年不太过也[65]，上失其刚，柔地独主[66]，其气不

有一定的时间，这种差异的微甚是可以计算的，就像太角的阳律与少角的阴吕失调，总会有相应的日期，如果其差异由微到甚出现，三年左右就可能发生大疫，木疫容易伤害脾土，应当先取足太阳膀胱经背部的脾俞穴，用补法刺治，补脾土以固其本，三天以后再取肝经的井穴大敦，用泻法刺治，以泻肝木的盛气。针刺过后，七天内保持神情安静，切勿酗酒，沉溺歌乐，再度耗散正气，也不要吃得过饱，不要吃生冷食物，保持脾气充实，但不可饱满滞塞，不要久坐不动，不要吃太酸的食物，不可吃一切生的食物，宜食甘淡之味的食物。又或甲子、丁酉年的在泉之气未能及时迁移正位，失于中运的主持，不能与中运和司天之气相应，则在泉之气与司天之气不能奉合相应，也叫做失守，不能称为合德，因为柔不附刚，刚柔不相应，就是在泉之气与中运之气不相应合，三年左右就会发生疫气。其预防的方法与针刺木疫致病的方法相同。

假如戊申年的刚柔失守，虽然戊、癸年是火运，戊年阳干主火运太过，如果刚柔失守，则阳干之年也不会发生火运太过，司天之气不得迁移正位，上失其刚，在泉之柔干孤独无配，中运失常，邪气干犯，司天在泉之位更迭变移，

化，必见亏虚。所以虽是阳年，却不同于阳年为太过的规律。◎[61]上下失守……各有其数也：司天不得迁正，上刚与下柔各守其位，虽有相合之期的远近迟速之数，应根据差异的大小不同而定。◎[62]律吕二角……同音有日：阳律太角，阴吕少角，如果壬丁失守，司天在泉不能同时迁正，则律吕二角不能相合，待到上下同时迁正之日，律吕二角就协调同音。◎[63]合德：指司天之干支与在泉的干支，能按时就位，阴阳相会，刚柔相配，上下相合，共同发挥应有的作用。德，得也。此指司天、在泉之气所产生的作用得到体现。◎[64]假令戊申，刚柔失守：指戊申年，如果司天之气不得迁正，则上配司天的刚干戊，不能与下配的在泉之阴干癸配合，就是刚柔失守。◎[65]戊癸虽火运，阳年不太过也：戊癸化火，戊年为火运太过之年，但由于司天不得迁正，配司天之刚干戊失于上守，火运不能得到应有的气化，那也就不是太过之运了。◎[66]上失其刚，柔地独主：如果上一年丁未司天之气太过有余，太阴湿土不得退位，则本年戊申不得守于上，则上失其刚，而癸亥阴柔之

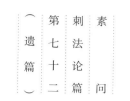

正，故有邪干，迭移其位，差有浅深，欲至将合，音律先同[67]，如此天运失时，三年之中，火疫至矣，当刺肺之腧。刺毕，静神七日，勿大悲伤也，悲伤即肺动，而真气复散也，人欲实肺者，要在息气[68]也。又或地下甲子，癸亥失守者，即柔失守位也，即上失其刚也，即亦名戊癸不相合德者也，即运与地虚，后三年变疠，即名火疠。

是故立地五年，以明失守，以穷法刺，于是疫之与疠，即是上下刚柔之名也，穷归一体也，即刺疫法，只有五法，即总其诸位失守，故只归五行而统之也。

黄帝曰：余闻五疫之至，皆相染易，无问大小，病状相似，不施救疗，如何可得不相移易者？

岐伯曰：不相染者，正气存内，邪不可干，避其毒气，天牝[69]从来，复得其往，气出于脑，即不邪

其差异有深有浅，司天刚干与在泉柔干的相应，就好像阳律与阴吕的应同一样，像这样岁气岁运失于正常时位的情况，三年左右就要发生火疫，火疫容易伤害肺金，应当取足太阳膀经在背部的肺俞穴，用补法刺治。针刺过后，七天内静心宁神，切勿过分悲伤，悲伤就会扰动肺气，使真气再度耗散，使肺气充实，就要调节呼吸，深吸闭气。又或在泉干支癸亥失守，不能迁移正位，司天之刚干也会因此而失守无配，也称为戊癸不相合德。中运之气与在泉之气空虚，三年后将发生火疫。

所以运用五运之气分论五年，说明司天在泉刚柔失守的道理，就能测知疫疠之气的发生，这是根据司天在泉刚柔失守的不同而命名的，虽然有两种命名方法，但归根到底是相同的。就是刺治疫病的方法，也是上述五种，这也是在总结五运及司天在泉刚柔上下失守的基础上所提出的刺治方法，所以都可以运用五行的生克制化规律进行概括。

黄帝问道：我听说五疫发病，都有传染性，不论大人小孩，所表现的症状都相似，如果不用上述的针刺方法预防，怎样才能使人们不受感染呢？

岐伯回答说：五疫发病而不受传染的人，是由于正气充实内守，邪气就不会干扰侵犯，还必须注意避免接触邪毒之气的侵袭。邪气从鼻孔吸入，又从鼻孔排出，正气充盈于脑，邪气就不会侵犯。使正气充盈于

干独主于下，所以说柔地独主。◎[67]音律先同：戊申年如果不发生司天不迁正时，刚柔相会，那么上戊申阳律太徵与下癸亥阴吕少徵首先表现出气和音协而和同。◎[68]息气：即深吸气后进行闭气。息，止也。◎[69]天牝：鼻。◎[70]即室先想心如日：指入病室之前，振作精神，如像阳气

干。气出于脑，即室先想心如日[70]。欲将入于疫室，先想青气自肝而出，左行于东，化作林木；次想白气自肺而出，右行于西，化作戈甲[71]；次想赤气自心而出，南行于上，化作焰明；次想黑气自肾而出，北行于下，化作水；次想黄气自脾而出，存于中央，化作土。五气护身之毕，以想头上如北斗[72]之煌煌，然后可入于疫室。

又一法，于春分之日，日未出而吐之[73]。又一法，于雨水日后，三浴以药泄汗。又一法，小金丹方：辰砂二两，水磨雄黄一两，叶子雌黄[74]一两，紫金半两，同入合中，外固，了地一尺筑地实[75]，不用炉，不须药制，用火[76]二十斤煅之也，七

脑的具体方法是：在去病室前先要振作精神，觉得自己心中的阳气很充足，好像太阳一样的光明，将要进入病室时，先要想象自己的肝气很充实，好像有青气从肝脏发出，向左而运行于东方，化作为生机勃勃的繁荣林木，以诱发肝气；然后再想象肺气充实，好像有白气从肺脏出发，向右而运行于西方，化作为金戈铁甲，以诱发肺气；然后再想象心气充实，好像有赤气自心脏而出，向南运行于上方，化作为炎烈明耀的光芒，以诱发心气；其次再想象肾气充实，好像有黑气自肾脏出发，向北而运行于下方，化作为阴寒凛冽的冷气，以诱发肾气；然后再想象脾气充实，好像有黄气自脾脏出发，存留于中央，化作为生长万物的土壤，以诱发脾气。五脏之气充实，就可以防卫身体，之后，再想象头顶上有明亮的北斗星照耀，精神充沛，正气旺盛，然后才可以进入病室，就可以达到预防疫病传染的目的。

还有一种预防疫病传染的方法，就是在春分这一天太阳还未出来的时候运用吐法。还有一种方法，就是在雨水节后，用药水洗浴三次，促使出汗，也可以达到驱除邪气，预防疫病的发生。还有一种方法，就是服用小金丹，小金丹方：辰砂二两，水磨的雄黄一两，上好的雌黄一两，紫金半两，上药一同放入盒中，外面密封牢固，在地上挖一尺深筑成坚实的地坑，不用火炉，也不用其他方法炮制，只须用燃料

很充足一样，没有恐惧的心理。即，到也。即室，同后文"入于疫室"。日，太阳。这里代表阳气如太阳光一样充足。◎[71]戈甲：皆以金属制成，应于金。戈，古时的一种兵器。甲，古时作战时所穿的用金属制作的防护衣。◎[72]北斗：即北斗星，属于大熊星座的一部分，由天枢、天璇、天玑、天权、玉衡、开阳、摇光七颗亮星组成，常被作为指示方向和认识星座的重要标志。◎[73]日未出而吐之：古代避疫的一种方法。在日出之前，将远志去心后所煎的药液，漱口吐出，可以达到预防疫气感染的作用。◎[74]叶子雌黄：即上好的雌黄。因其纹理层叠如叶，故名。◎[75]了地一尺筑地实：入地一尺筑一坚实的地穴。◎[76]火：此指木炭一类的燃料。◎[77]顺日：逐日或

日终，候冷七日取，次日出合子，埋药地中，七日取出，顺日[77]研之三日，炼白沙蜜为丸，如梧桐子大，每日望东吸日华气[78]一口，冰水下一丸，和气咽之，服十粒，无疫干也。

黄帝问曰：人虚即神游失守位，使鬼神外干，是致夭亡，何以全真？愿闻刺法。

岐伯稽首再拜曰：昭乎哉问！谓神移失守，虽在其体，然不致死，或有邪干，故令夭寿。只如厥阴失守，天以虚，人气肝虚，感天重虚[79]。即魂游于上，邪干厥大气[80]，身温犹可刺之，刺其足少阳之所过[81]，复次刺肝之腧。人病心虚，又遇君相二火司天失守，感而三虚[82]，遇火不及，黑尸鬼[83]犯之，令人暴亡，可刺手少阳之所过，复刺

二十斤煅烧，七天煅烧完毕冷却，七日后从地坑中取出，第二天从盒子中取出，直接把药再埋入土坑中，七天后取出；每日研磨，三天后，用熬炼的白沙蜜做成梧桐子大小的药丸，每天清晨日初出的时候，面向东方，深吸大自然精华之气一口，再用冰水送服药丸一粒，连同吸气一起咽下，服用十粒，就不会受到疫气的传染了。

黄帝问道：人体虚弱会使神气散乱，神志游离失守，从而使邪气易于干扰侵犯，因而会招致不正常的死亡，怎样才能保全人的真气呢？我想听一听关于针刺救治这种疾病的方法。

岐伯再次跪拜后恭敬地回答说：你提得这个问题很高明啊！虽然神气散乱，神志游离失守，但并没有完全离开人的形体，这样并不至于引起死亡；如果这时再有邪气侵袭，才会使人折寿夭亡。例如厥阴风木司天失守，不得迁移正位，司天之气空虚，如果人体肝气素虚，再感受虚邪之气，两虚相逢，便成重虚，就会使神魂不能归藏于肝而游离于上，邪气侵犯就会使气机厥逆，突然昏倒，身体温暖的，还可以用针刺方法救治，先取足少阳胆经的原穴丘墟刺治，再取背部肝俞穴，用补法刺治，以补肝固本。有心气素虚的人，遇到少阴君火或少阳相火司天不得迁移正位而失守其位，如果脾脏之气又受伤害，再感受外邪，就是三虚，如果逢到火运不及的年份，水疫之邪乘虚侵犯，就会使人骤然死亡，可以先取手少阳三焦经的

每日。◎[78]日华气：指日出时的精华之气。◎[79]重虚：指脏气已虚，又感受天之虚邪，谓之重虚。◎[80]邪干厥大气：因外邪侵入致大气厥逆。◎[81]刺其足少阳之所过：即刺取足少阳胆经的原穴。缘肝胆相表里，肝病亦可刺其相表里之脉的经穴。以下诸脏有病的刺治，义同于此。◎[82]三虚：人体内伤而虚，司天在泉失守所造成的天虚，复感虚邪贼风为三虚。◎[83]黑尸鬼：即感水疫邪气而死亡的人。因疫邪所致的死亡者，其死尸仍有传染性，他人接触后亦可感而发病，所以称尸鬼，因接触患传染病而亡的死尸之后所感染的病叫尸传。以下青尸鬼、黄尸鬼等义皆同此。◎

心腧。人脾病，又遇太阴司天失守，感而三虚，又遇土不及，青尸鬼邪犯之于人，令人暴亡，可刺足阳明之所过，复刺脾之腧。人肺病，遇阳明司天失守，感而三虚，又遇金不及，有赤尸鬼干人，令人暴亡，可刺手阳明之所过，复刺肺腧。人肾病，又遇太阳司天失守，感而三虚，又遇水运不及之年，有黄尸鬼干犯人正气，吸[84]人神魂，致暴亡，可刺足太阳之所过，复刺肾腧。

黄帝问曰：十二脏之相使，神失位，使神彩[85]之不圆[86]，恐邪干犯，治之可刺，愿闻其要。

岐伯稽首再拜曰：悉乎哉问！至理道真宗，此非圣帝，焉究斯源，是谓气神合道[87]，契符上天[88]。心者，君主之官，神明出焉，可刺手少阴之源[89]。肺者，相傅之官，治节出焉，可

原穴阳池刺治，再取背部心俞穴，用补法刺治，以补心固本。有脾气素虚的人，又遇到太阴湿土之气司天不得迁移正位而失守其位，如果脾脏之气又受伤害，再感受邪气，就是三虚，若又逢土运不及时，木疫之邪乘虚侵犯，就会使人突然死亡，可先取足阳明胃经的原穴冲阳刺治，再取背部的脾俞穴，用补法刺治，以补脾固本。有肺气素虚的人，若逢阳明燥金之气司天不能迁移正位而失守其位，如果肺气又受伤害，再感受外邪，称为三虚，若又逢金运不及之年，火疫之邪侵犯，就会使人突然死亡，可以先取手阳明大肠经的原穴合谷刺治，再取肺脏的背俞穴肺俞，用补法刺治，补肺气以固本。有肾气素虚的人，若逢太阳寒水之气司天不能迁移正位而失守其位，如果肾脏之气又受伤害，再感受邪气，称为三虚，若又逢水运不及之年，土疫之邪侵犯人的正气，人的神魂就像吸去一样，突然死亡，可以先取足太阳膀胱经的原穴京骨刺治，再取肾脏的背俞穴肾俞，针用补法，补肾气以固本。

黄帝问道：人体十二个脏器之间是相互联系、相互为用的，任何一个脏器不能保持其充足的神气，失守其位，就会使外表的神彩不能丰满，容易受外邪的侵袭，能否用针刺方法进行治疗？我想听一听其中的要点。

岐伯再次跪拜后恭敬地回答说：你问得很详细啊！所问的这些重要道理的真正宗旨，如果不是圣贤的明君，又怎能深究其根源呢？就是人体的精气神的变化，既要合于正常的生命运动，又要符合于自然规律。心的功能如同一国的君主，神明由此产生，有病时可取手少阴心经的原穴神门刺治。肺的功能如同辅佐君王的宰相或太傅，

---

[84] 吸：此有消耗、损伤之意。◎ [85] 神彩：显现于外表的精神、神气、光彩。◎ [86] 不圆：失去丰满充实的状态。◎ [87] 气神合道：人身精气神要合乎正常规律。◎ [88] 契符上天：符合司

刺手太阴之源。肝者，将军之官，谋虑出焉，可刺足厥阴之源。胆者，中正之官，决断出焉，可刺足少阳之源。膻中者，臣使之官，喜乐出焉，可刺心包络所流[90]。脾为谏议之官，知周出焉[91]，可刺脾之源。胃为仓廪之官，五味出焉，可刺胃之源。大肠者，传道之官，变化出焉，可刺大肠之源。小肠者，受盛之官，化物出焉，可刺小肠之源。肾者，作强之官，伎巧出焉，刺其肾之源。三焦者，决渎之官，水道出焉，刺三焦之源。膀胱者，州都之官，精液藏焉[92]，气化则能出矣，刺膀胱之源。凡此十二官者，不得相失也。是故刺法有全神养真之旨，亦法有修真之道，非治疾也。故要修养和神也。道贵常存，补神固根，精气不散，神守不分，然即神守而

能调节治理全身，有病时可以取手太阴肺经的原穴太渊刺治。肝的功能如同将军，具有深谋远虑，运筹策划的功能，有病时可取足厥阴肝经的原穴太冲刺治。胆的功能如同中正之官，有临事裁决，遇事判断的功能，有病时可取足少阳胆经的原穴丘墟刺治。膻中的功能如同臣使，负责传达君主的喜乐意志，有病时可取手厥阴心包经的荥穴劳宫刺治。脾的职能如同朝廷中的谏议大臣，有智慧周密的能力，有病时可取足太阴脾经的原穴太白刺治。胃的职能如同仓廪，饮食五味由此产生，有病时可以取足阳明胃经的原穴冲阳刺治。大肠是负责传导的器官，变化糟粕的功能由此产生，有病时可以取手阳明大肠经的原穴合谷刺治。小肠是负责受盛的器官，主饮食的进一步消化，产生精微，有病可以取手太阳小肠经的原穴腕骨刺治。肾有主管作强体能，技巧智能的功用，有病时可取足少阴肾经的原穴太溪刺治。三焦负责疏通水道，水液代谢由此而出，有病时可取手少阳三焦经的原穴阳池刺治。膀胱的职能如同州都，为水液贮藏之处，通过气化，小便才能排出，有病时可取足太阳膀胱经的原穴京骨刺治。这十二个器官之间必须密切配合，不能有所失调。所以针刺方法有保全精神，调养真元之气的功能，也就是说刺法具有修养真气的作用，并非只为治病而设，所以要修养真气，调和精神。调养神气的道理贵在持之以恒，补养神气，巩固根本，使精气不能离散，神气固

天之气。契，合也。◎［89］可刺手少阴之源：通过刺治手少阴心经的原穴，达到补益心气的作用。源，在此同原，即原穴。◎［90］可刺心包络所流：取手厥阴心包经的荥穴。流，在此义同"溜"，即荥穴。◎［91］脾为谏议之官，知周出焉：脾主思虑，有协助心主意志的作用，且志意周于万物。◎［92］精液藏焉：膀胱有贮藏津液的功能。因津液亦为人身之精微，生命赖以生存的物质，故亦曰

全注全译黄帝内经

虽[93]不去，亦能全真。人神不守，非达至真，至真之要，在乎天玄[94]，神守天息[95]，复入本元，命曰归宗[96]。

守于内而不分离。只有神守不去，也才能保全真气，如果人的神气不能固守，就不能达到最完善的养生境界。所以养生最为至真的要领，在于天玄之气，人的神气能与大自然之气息息相通，再复归于本元，这就叫做归宗。

"精液"。◎［93］虽：通唯。◎［94］天玄：人身之精。◎［95］神守天息：即胎息。◎［96］归宗：返其本来的元气。

素问·本病论 [1] 篇第七十三（遗篇）

黄帝问曰：天元九窒 [2]，余已知之，愿闻气交，何名失守 [3]？

岐伯曰：谓其上下升降，迁正退位 [4]，各有经论 [5]，上下各有不前 [6]，故名失守也。是故气交失易

黄帝问道：天元之气窒抑的情况，我已经知道了，还想听一听关于气交的变化，什么叫做失守呢？

岐伯回答说：凡是司天、在泉迁正退位和左右间气升降，都有一定的规律，司天、在泉不能正常升降迁正，就叫做失守。因此司天、在泉之气不能正常地更易

---

[1] 本病论：本病，即病本。本篇论述了六气升降不前的气候变化与发病；六气不迁正、不退位的气候变化与发病；五运失守的气候变化与化疫致病规律，以及五脏虚实与气运失常而发病的关系。由于六气五运失常是疾病发生的自然界之本源，故名。◎［2］九窒：指九星运行阻滞不畅。即《素问·刺法论》所指五星在天之五窒与在地之五窒合为十窒，此言九窒，乃应九宫九星之数。窒，阻抑。◎［3］何名失守：此指客气六步的迁正退位失常。名，名称、概念。失守，六步之气升降运动失常。◎［4］上下升降，迁正退位：是对客气中司天、在泉、左右间气各种正常运动的概括。上下升降，指客气的司天、在泉、左右四间气的正常运动。上，指司天。下，指在泉。升，指旧岁在泉之右间气升为新岁的司天之左间气。降，指旧岁司天之右间气下降为新岁的在泉之左间气。由于司天主前半年，气位在上，在泉之气主后半年，气位在下，所以客气运行中从在泉右间迁移到司天左间的过程称之为"升"；而客气运行从司天右间迁移到在泉左间的过程谓之"降"。迁正退位，则专指司天、在泉而言。旧岁的司天之左间（四之气）在新岁能顺利行至司天（三之气）的正位，旧岁在泉之左间（初之气）在新岁能顺利行至在泉（终之气）就叫"迁正"。退位是指旧岁的司天（三之气）、在泉（终之气）在新岁中能顺利移至司天右间（二之气）、在泉右间（五之气）。◎［5］经论：常论，常理。经，常理，规范。◎［6］上下各有不前：一年六步气位中，必有一气升天，作为司天之左间气；

位^[7]，气交乃变^[8]，变易非常^[9]，即四时失序，万化不安^[10]，变民病也。

帝曰：升降不前，愿闻其故，气交有变，何以明知？

岐伯曰：昭乎问哉！明乎道矣。气交有变，是为天地机^[11]，但欲降而不得降者，地窒刑之^[12]。又有五运太过，而先天而至者，即交不前，但欲升而不得其升，中运抑之；但欲降而不得其降，中运抑之^[13]。于是有升之不前，降之不下者，有降之不下，升而至天者，有升降俱不前，作如此之分别，即气交之变。变之有异，常各各不同，灾有微甚者也^[14]。

其位，天地气交就要发生异常的变化，导致四时节令的时序发生紊乱，会影响万物而不能正常的生化，人们也要因此而发生疾病。

黄帝问道：岁气不能正常的上升和下降，我想了解一下这其中的道理，天地之间的气交发生了变化，又是怎样知道呢？

岐伯回答说：你问得很高明啊！这是必须要明白的道理。气交之所以发生一定的变化，这是由天地固有的运转机制所致，如果天气需要降而不能降，这是地之五气窒抑相胜而引起的。又有五运之气太过，气运先天时而至，天地之气交会就不能进行，岁气要升而不能上升，这是太过的中运之气阻抑的结果；岁气需要下降而不能下降，这也是太过的中运之气阻抑所致。于是，就会有不能上升的，也有不能下降的，也有不能下降反而上升至天的，也有上升和下降都不能进行的，能作出这样的区别，就可以了解气交的变化。异常的变化，各有不同，给万物和人类所造成的灾害，也就有轻重的区别。

一气入地，作为在泉的左间气；有一气迁正为司天，一气迁正为在泉。有一气退位为司天之右间，一气退位为在泉之右间。这些情况统称为"上下"。但因升降迁退都有可能不到位而失其守位，此即"上下各有不前"。◎[7]气交失易位：天地之气的升降运行失常，客气六步气位发生变异。◎[8]气交乃变：天地之气的上下运动规律紊乱。◎[9]非常：超越常规。◎[10]万化不安：万物的生长化收藏的运动规律受到干扰。◎[11]天地机：指气交之变是天地运动变化的关键。机，机要，关键。◎[12]地窒刑之：即《素问·刺法论》所谓木欲降而地晶窒抑之，火欲降而地玄窒抑之，土欲降而地苍窒抑之，金欲降而地彤窒抑之，水欲降而地阜窒抑之。刑，指胜气不退，对被抑窒的气产生制约作用，有如刑罚。◎[13]但欲升而不得其升……中运抑之：指阳平之年，中运太过，抑制了客气。如甲岁土运太过，可抑太阳寒水气的升降。◎[14]灾有微甚者也：天星窒于上则升之不前，地星窒于下则降之不下，中运又有太过阻抑，因气的交变情况不同，所造成的灾害必有轻重之别。◎

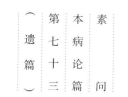

帝曰：愿闻气交遇会胜抑[15]之由，变成民病，轻重何如？

岐伯曰：胜相会，抑伏使然[16]。是故辰戌之岁，木气升之，主逢天柱，胜而不前[17]。又遇庚戌，金运先天，中运胜之，忽然不前。木运升天[18]，金乃抑之，升而不前，即清生风少，肃杀于春，露霜复降，草木乃萎。民病温疫早发，咽嗌乃干，四肢满[19]，肢节皆痛。久而化郁，即大风摧拉，折陨鸣紊。民病卒中偏痹，手足不仁。

是故巳亥之岁，君火升天，主窒天蓬[20]，胜之不前。又厥阴未迁正，则少阴未得升天，水运以至其中者[21]。君火欲升，而中水

黄帝问道：想听你讲一讲天地所产生的相遇、相会、相胜、相抑的原由，变而为灾，给人们造成的疾病有轻有重，这又是怎样的情况呢？

岐伯回答说：气交的遇会，逢到胜气，就要折伏成郁了。因此，在辰戌之年，太阳寒水司天，太阴湿土在泉。厥阴风木之气应从旧岁的在泉右间，上升为新岁的司天的左间，若逢到天柱金气过胜窒抑，金胜克木，木气就不能升至司天左间。又若逢到庚戌年，金运之气先天时而至，中运金气太胜，就使厥阴风木之气忽然不能上升为司天左间。木气欲升司天左间，金气胜而制抑木气，木气升而不前，就会发生清凉之气而少风，春季反见于肃杀之秋令气候，露霜降下，草木因之而枯萎。人们很早就患温疫，其病多有咽喉干燥、胁肋胀满、肢节疼痛。木气不升日久成为郁气，郁极发作，会出现大风摧拉折拔，鸣声紊乱，人们则易患卒中、半身麻痹、手足不仁等病。

因此，在巳亥之年，厥阴风木司天，少阳相火在泉，少阴君火应从旧岁的在泉右间升为新岁的司天左间，若逢天蓬水气过胜窒抑，水胜克火，少阴君火也就不能升于司天左间，这是因为水运在中间阻抑所致。少阴君火欲升司

运抑之[22]。升之不前，即清寒复作，冷生旦暮。民病伏阳，而内生烦热，心神惊悸，寒热间作。日久成郁，即暴热乃至，赤风肿翳[23]，化疫，温疠暖作[24]，赤气彰而化火疫，皆烦而躁渴，渴甚，治之以泄之可止。

是故子午之岁，太阴升天，主窒天冲，胜之不前[25]；又或遇壬子，木运先天而至者，中木运抑之也[26]。升天不前，即风埃四起，时举埃昏，雨湿不化。民病风厥涎潮[27]，偏痹不随，胀满。久而伏郁，即黄埃化疫也，民病夭亡，脸肢府黄疸满闭[28]，湿令弗布，雨化乃微[29]。

天左间，由于受水运阻抑而升之不前，清凉的气候就再度发作，早晚都会有冷气发生。人们易患阳气内郁之病，内热烦闷、惊悸、寒热交作。少阴君火抑郁日久，郁极发作，就要出现暴热发作，火热之气聚积，化为疫气，温疫多在温暖之时发作，可有心烦躁动、口渴等症，口大渴者可用泻热法治疗，可以制止病情的发展。

因此，子午之年，少阴君火司天，阳明燥金在泉。太阴湿土之气应从旧岁的在泉右间上升为新岁的司天左间，若逢天冲木气过胜窒抑，木胜克土，太阴湿土之气受阻而不能升至司天左间。若再逢壬子年，木运太过先天时而至，中运木气阻抑土气，太阴湿土也不能上升司天左间，风土尘埃就会四起，时常有昏暗的尘埃遮蔽，雨湿气候不能布化。人们易患风厥病、涎液上涌如潮、半身麻痹、腹胀等病。土气不升，久则成为郁气，郁极发作，就要发生尘埃土气，化为疫气，人们易患突然死亡，面部、四肢、六腑胀满闭塞、黄疸等病，湿气不能布化而雨水偏少。

至，也可以使少阴君火升之不前。◎［22］中水运抑之：指辛巳、辛亥年，虽为水运不及之年，但不及的水运亦可阻抑四之气（司天左间）少阴君火，使其不能升迁司天之正位。◎［23］赤风肿翳：热风聚集掩盖。肿，《释名》："肿，钟也。寒热气所钟聚也。"又，一作瞳。翳，《扬子方言》："翳，掩也。"有遮蔽之义。◎［24］温疠暖作：指温疠病在气候温暖时发作。◎［25］子午之岁……胜之不前：子午年为少阴君火司天，太阴湿土之气应从旧岁的在泉右间，升为新岁的司天左间，若遇天冲木气太过，土气受抑而升之不前。天冲，木星别称。木星在天名天冲，在地曰地苍。◎［26］又或遇壬子……中木运抑之也：壬子年木运太过，少阴君火司天，太阴湿土之气应从旧岁的在泉右间，上升为新岁司天左间，木运太过，先天时而至，木胜抑土，太阴湿土之气升之不前。运，原作"遇"，据马注本改。◎［27］涎潮：涎液上涌如潮。◎［28］脸肢府黄疸满闭：明·张介宾："脸为阳明之经，四肢皆主于脾，府言大肠小肠皆属于胃，故为黄疸满闭等。"◎［29］湿令弗布，雨化乃微：太阴湿

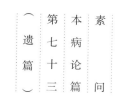

是故丑未之年，少阳升天，主室天蓬，胜之不前[30]。又或遇太阴未迁正者，即少阳未升天也，水运以至者[31]。升天不前，即寒雾反布，凛冽如冬，水复涸，冰再结，暄暖乍作，冷复布之，寒暄不时[32]。民病伏阳在内，烦热生中，心神惊骇，寒热间争。以成久郁，即暴热乃生，赤风气瞳翳，化成郁疠，乃化作伏热内烦，痹而生厥，甚则血溢。

是故寅申之年，阳明升天，主室天英，胜之不前[33]。又或遇戊申戊寅，火运先天而至[34]。金欲升天，火运抑之，升之不前，即时雨不降，西风数举，咸卤燥

因此，丑未之年，太阴湿土司天，太阳寒水在泉。少阳相火之气应从旧岁的在泉右间上升为新岁的司天左间，若逢天蓬水气过胜窒抑，水胜克火，少阳相火之气不能升为司天左间。若再逢太阴湿土司天之气未能迁居司天正位，少阳相火之气也不能升于司天左间，这是水运已至而阻抑的缘故。少阳相火之气欲升为司天左间，受到水运的阻抑而不能上升，寒冷的雾露反而布化，气候凛冽严寒同冬天一样，河水干涸，冰冻再次凝结，有时会在突然出现的温暖的气候之后就有寒冷气候发生，忽冷忽热不时出现。人们在这种气候下易患阳气内伏、心中烦热、惊骇、寒热交作等病。少阳相火之气不升日久，化为郁气，郁极发作，就要出现暴热的气候，风火之气聚积覆盖，化为疫疠，变为郁热内烦、肢体麻痹、厥逆，甚则发生出血等病。

因此，寅申之年，少阳相火司天，厥阴风木在泉。阳明燥金之气应从旧岁的在泉右间上升为新岁的司天左间，若逢天英火气过胜窒抑，火胜克金，阳明燥金就不能升为司天左间。若再逢戊寅戊申年，火运太过则先于天时而至。阳明燥金应升为司天之左间，中运火运太胜阻抑，阳明燥金也就不能升为司天左间，应时的雨水不能降下，西风频作，大地干燥，硝卤泛

土受抑，湿气不能布化行令，雨水减少。◎［30］丑未之年……胜之不前：丑未年太阴湿土司天，少阳相火之气应从旧岁的在泉右间，上升为新岁的司天左间，如果遇到天蓬水气太过，水胜制火，则少阳相火之气升之不前。天蓬，水星别号，在天为天蓬，在地为地玄。◎［31］又或遇太阴未迁正者……水运以至者：凡辛丑、辛未年，水运不及，太阴湿土司天，少阳相火之气应从旧岁的在泉右间，上升为新岁的司天左间，如果太阴湿土尚未迁正，不足的水运也可制火，则少阳相火也必然出现升之不前。◎［32］寒暄（xuān 宣）不时：忽冷忽热，发作不时。◎［33］寅申之年……胜之不前：寅申年少阳相火司天，阳明燥金之气应从旧岁的在泉右间，上升为新岁的司天左间，如果遇到天英火气太过，火胜制金，则燥金之气升之不前。◎［34］又或遇戊申戊寅，火运先天而至：戊申、戊寅年为火运太过，寅申少阳相火司天，阳明燥金之气应从旧岁的在泉右间，上升为新岁的司天左间，在此

生[35]。民病上热，喘嗽血溢。久而化郁，即白埃翳雾[36]，清生杀气，民病胁满悲伤，寒鼽嚏嗌干，手拆[37]皮肤燥。

是故卯酉之年，太阳升天，主窒天芮，胜之不前[38]。又遇阳明未迁正者，即太阳未升天也，土运以至[39]。水欲升天，土运抑之，升之不前，即湿而热蒸，寒生两间[40]。民病注下，食不及化。久而成郁，冷来客热，冰雹卒至。民病厥逆而哕，热生于内，气痹于外，足胫酸疼，反生心悸懊热[41]，暴烦而复厥。

黄帝曰：升之不前，余已尽知其旨。愿闻降之不下，可得明乎？

岐伯曰：悉乎哉问！是之谓天地微旨，可以尽陈斯道，所谓

于地面。人们易患上部热病及气喘咳嗽、出血等病。阳明燥金不升，日久就成为郁气，郁极发作时就会发生白色的埃雾笼罩天空，产生清冷肃杀的气候，人们就易患胁下胀满、悲伤、伤寒鼻塞、喷嚏、咽喉干燥、手皲裂、皮肤干燥等病。

因此，卯酉之年，阳明燥金司天，少阴君火在泉。太阳寒水之气应从旧岁的在泉右间上升为新岁的司天左间，若逢天芮土气过胜窒抑，土胜克水，就会阻抑寒水之气，使之不能升为司天左间。若再逢阳明燥金司天而未迁居司天正位，太阳寒水也不能升于司天的左间，中运土气应时而至，寒水之气受到中运土气的阻郁而不能升于司天左间，湿热之气相蒸，寒气发生于天地之间，人们易患泻下如注、食谷不化等病。寒水不升日久化为郁气，郁极发作，寒冷之气胜过客热之气，冰雹突然下降。人们易患厥逆、呃逆、热生于内、气阻于外、足胫酸痛，反而发生心悸、懊恼、烦热、突然心烦、厥逆等病。

黄帝问道：六气升之不前的情况，我已经完全明白了其中的道理。想听一听六气降之不下的情况，你可以明白地告诉我吗？

岐伯回答说：问得真详细啊！这是天地间极其精深的道理，我可以全面地告诉给你。

二年，火运太过，先天时而至，火胜制金，阳明燥金之气必然升天受阻。◎[35]咸卤燥生：因阳明燥金之气不升而成郁气发作，气候干燥，使卤硝生于地面。◎[36]白埃翳雾：言尘雾之气障目。白埃，尘埃。翳，遮掩。◎[37]手拆：因肃杀之气大行，气候干燥，手的皮肤皲裂脱皮。◎[38]卯酉之年……胜之不前：卯酉年阳明燥金司天，太阳寒水之气应从旧岁的在泉右间，上升为新岁的司天左间，如果逢天芮土气太过，土胜制水，则太阳寒水之气升之不前。天芮，土星别名。土星在天为天芮，在地为地阜。◎[39]又遇阳明未迁正者……土运以至：凡己卯、己酉年，土运不及，卯酉阳明燥金司天，太阳寒水之气应从旧岁的在泉右间，上升为司天的左间，如果在太阳寒水之气还未升天之时，不及的土运已至，土能制水，此种情况下，太阳寒水之气也会升之不前。◎[40]两间：指天地之间。◎[41]懊热：心中烦热。懊，烦闷。◎[42]升已必降：六气中任何一气必先由在泉上

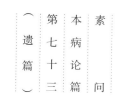

升已必降[42]也。至天三年，次岁必降，降而入地，始为左间也[43]。如此升降往来，命之六纪[44]者矣。

是故丑未之岁，厥阴降地，主窒地晶，胜而不前[45]；又或遇少阴未退位，即厥阴未降下，金运以至中[46]。金运承之[47]，降之未下，抑之变郁，木欲降下，金承之，降而不下，苍埃远见，白气承之，风举埃昏，清躁[48]行杀，霜露复下，肃杀布令。久而不降，抑之化郁，即作风躁相伏，暄而反清，草木萌动，杀霜乃下，蛰虫未见，惧清伤藏。

六气上升到司天之位后就必然下降。六气中的每一气升天至左间、司天、右间三年以后，至次年就必然下降入地，开始于在泉的左间、在泉、右间三年，这样升降往来，司天在泉四间气共为六年，叫做六纪。

因此，丑未之年，太阴湿土司天，太阳寒水在泉。厥阴风木应从旧岁的司天右间下降为新岁的在泉左间，若逢地晶金气过胜阻抑，厥阴风木不能降入。若再逢少阴君火司天不得退位，厥阴风木之气也不能降于在泉左间，居中的金运就应时而至。金运居于司天的下方而承制其气，不能下降的厥阴风木被抑阻而成为郁气，木被金承制而降之不下，就会远远地看到有青色的尘埃，白气承之于下，大风时至，尘埃昏暗，清燥之气行其杀令，霜露再次降下，肃杀之气得以施布。木气郁久不能下降就会成为郁气，发生风气燥气互相伏郁，气候温暖后反见清冷，草木虽然发芽而不能生长，严寒的霜冻又出现，蛰虫不能出现，人们要谨防清冷之气伤害肝脏。

升至司天，然后逐年下降至在泉，所以说："升已必降。"◎[43]至天三年……始为左间也：明·张介宾："每气在天各三年，凡左间一年，司天一年，右间一年，三年周尽，至次岁乃降而入地，为在泉之左间，亦周三年而复升于天也。"◎[44]六纪：每年六步，每一气一年向前移动一步，六年一周期有规律地迁移。在天三年（司天左间一年，司天一年，司天右间一年），在地三年（在泉左间一年，在泉一年，在泉右间一年）。◎[45]丑未之岁……胜而不前：丑未之年，太阴湿土司天，厥阴风木应从旧年的司天右间，下降为新岁的在泉左间，如果遇到地晶金气太过，金胜制木，则厥阴风木之气降之不前。◎[46]又或遇少阴未退位……金运以至中：凡乙丑、乙未年，金运不及，丑未太阴湿土司天，厥阴风木应从旧岁的右间下降至新岁的在泉左间，如果上岁少阴司天之气不退位，厥阴风木就不能在新岁降为在泉左间，金运之气居气交之中，厥阴风木降之不前。◎[47]承之：在此指阻抑。司天之右间在上，岁运居中，所以司天右间气下降时，如果逢到岁运太过就会阻抑下降之气。下文"承之"均有此义。◎[48]清躁：诸本均作"清燥"，似是。下"风躁"之"躁"，亦

是故寅申之岁，少阴降地，主窒地玄，胜之不入。又或遇丙申丙寅，水运太过，先天而至。君火欲降，水运承之，降而不下，即彤云才见，黑气反生[49]，暄暖如舒，寒常布雪，凛冽复作，天云惨凄。久而不降，伏之化郁，寒胜复热，赤风化疫，民病面赤心烦，头痛目眩也，赤气彰而温病欲作也。

是故卯酉之岁，太阴降地，主窒地苍，胜之不入[50]。又或少阳未退位者，即太阴未得降也，或木运以至[51]。木运承之，降而不下，即黄云见青霞彰，郁蒸作而大风，雾翳埃胜，折损乃作。久而不降也，伏之化郁，天埃黄气，地布湿蒸，民病四肢不举，昏眩肢节痛，腹满填臆[52]。

因此，寅申之年，少阳相火司天，厥阴风木在泉。少阴君火应从旧岁的司天右间下降为新岁的在泉左间，若逢地玄水气过胜阻抑，少阴君火不能降入。若再逢丙申丙寅年水运太过，先期而至，少阴君火要下降，水运居于司天下方而承制，水胜克火，使君火不能下降，赤色的云出现不久，黑色的云反而到来，本来是温暖舒适的气候，却又有寒雪时降，气候寒冷而凛冽。少阴君火久郁不降而成为郁气，郁极发作，所以在寒冷气候过后又有热的气候，火气化为疫气，人们易患面赤、心烦、头痛、目眩等病。火气过分显露，温病将要发生。

因此，卯酉之年，阳明燥金司天，少阴君火在泉。太阴湿土应从旧岁的司天右间下降为新岁的在泉左间，若逢地苍木气过胜阻抑，太阴湿土不能降入。若再逢少阳司天之气不退位，也影响太阴湿土而不能降入在泉左间；或逢木运应时而至，木运居于司天下方而承制其气，太阴湿土也不能降入在泉左间，这时黄云刚刚出现，又有青色云霞显露，郁滞成风，尘埃飞扬如雾，甚至拔树损木，如果太阴湿气久郁不降，就会成为郁气，郁极发作，天空就有黄色尘埃，地面的湿气郁蒸，人们易患四肢不能举动、头晕、目眩、肢节疼痛、腹胀胸满闷等病。

同。◎[49]彤云才见，黑气反生：红色的云才出现，黑色云气反生。◎[50]卯酉之岁……胜之不入：卯酉年，阳明燥金司天，太阴湿土之气应从旧岁的司天右间，下降为新岁的在泉左间，如果逢地苍木气太过，木胜制土，则太阴湿土之气降之不前。◎[51]又或少阳未退位者……或木运以至：凡丁卯、丁酉年，木运不及，卯酉阳明燥金司天，太阴湿土之气应从旧岁的司天右间下降为新岁的在泉左间，如果旧岁的少阳相火司天之气不退位，中运木气先至，木胜制土，则太阴湿土之气降之不前。◎[52]臆：指胸部。◎[53]辰戌之岁……胜之不入：辰戌年，太阳寒水司天，少阳相火应从

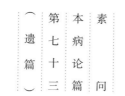

是故辰戌之岁，少阳降地，主窒地玄，胜之不入[53]。又或遇水运太过，先天而至也[54]。水运承之，水降不下，即彤云才见，黑气反生，暄暖欲生，冷气卒至，甚即冰雹也。久而不降，伏之化郁，冷气复热，赤风化疫，民病面赤心烦，头痛目眩也，赤气彰[55]而热病欲作[56]也。

是故巳亥之岁，阳明降地，主窒地彤，胜而不入[57]。又或遇太阴未退位，即少阳未得降，即火运以至之[58]。火运承之不下，即天清[59]而肃，赤气乃彰，暄热反作。民皆昏倦，夜卧不安，咽干引

因此，辰戌之岁，太阳寒水司天，太阴湿土在泉。少阳相火应从旧岁的司天右间下降为新岁的在泉左间，若逢地玄水气过胜的阻抑，少阳相火就不能降入在泉的左间。若再逢水运太过，先期到来，水运居司天之下而承制，水胜制火，所以少阳相火也就不能降至在泉左间，赤色的云刚出现，黑色之云又发生。温暖气候刚欲发生，寒冷气候又出现，甚至结为冰雹。若少阳相火不降日久，伏抑化为郁气，郁极发作，冷气过后又有热的气候，火气化为疫气，人们易患面赤、心烦、头痛、目眩等病。如果火气显露，热病就要发生。

因此，巳亥之年，厥阴风木司天，少阳相火在泉。阳明燥金应从旧岁的司天右间降为新岁的在泉左间，若逢地彤火气过胜的阻抑，阳明燥金就不能降为在泉左间。若再逢旧岁的太阳寒水司天不能退位，阳明燥金也就不能降入在泉左间。或火运应时而至，火运居于司天下位而承制燥金，阳明燥金也就不能降于在泉的左间，天气清冷肃杀，火气显露反显温热。人们感到昏沉困倦、夜卧不安、咽喉干燥、口渴

旧岁的司天右间，下降为新岁的在泉左间，如果逢地玄水气太过，水胜制火，则少阳相火之气降之不前。◎［54］又或遇水运太过，先天而至也：凡丙辰、丙戌年，水运太过，辰戌太阳寒水司天，少阳相火之气应从旧岁的司天右间，下降为新岁的在泉左间，在此二年水运太过，先天时而至，水胜制火，则少阳相火之气降之不前。◎［55］赤气彰：指少阳相火不降而成为郁气，待其郁发，火热之气显露。彰，显明也。◎［56］热病欲作：寅申之岁云"温病欲作"，是少阴君火不降之故。此言"热病欲作"，是少阳相火不降之故。◎［57］巳亥之岁……胜而不入：巳亥之年，厥阴风木司天，阳明燥金之气应从旧岁的司天右间，下降为新岁在泉左间，如果遇到地彤火气太过，火胜制金，阳明燥金之气降之不前。◎［58］又或遇太阴未退位……火运以至之：凡癸巳、癸亥年，火运不及，巳亥厥阴风木司天，阳明燥金之气应从旧岁的司天右间，下降为新岁的在泉左间，如果逢上一年太阳寒水未退位，中运火气已至，火胜制金，阳明燥金之气降之不前。太阴，当作"太阳"。《类经·卷二十八》作"太阳"。◎［59］天清：《素问注证发微》《类经》卷二十八均作"大清"。下文"天清"同此。作

饮，懊热内烦，天清朝暮，暄还复作。久而不降，伏之化郁，天清薄寒，远生白气。民病掉眩，手足直而不仁，两胁作痛，满目肮肮。

是故子午之年，太阳降地，主窒地阜胜之，降而不入[60]。又或遇土运太过，先天而至[61]。土运承之，降而不入，即天彰黑气，瞑暗凄惨，才施黄埃而布湿，寒化令气，蒸湿复令。久而不降，伏之化郁，民病大厥，四肢重怠，阴萎少力，天布沉阴，蒸湿间作。

帝曰：升降不前，晰知其宗，愿闻迁正，可得明乎？

岐伯曰：正司中位，是谓迁正位，司天不得其迁正者，即前司天以过交司之日[62]。即遇司天太过有余日也，即仍旧治天数，新司天未得迁正也。

引饮、心烦发热等病。本来早晚清冷，现在反而温热。如果阳明燥金之气不降日久，伏久就会化为郁气，郁极发作，天气清凉寒冷，远处有白气产生。人们易患眩晕、手足强直、麻木不仁、两胁疼痛、视物昏花不清等病。

因此，子午之年，少阴君火司天，阳明燥金在泉。太阳寒水应从旧岁的司天右间降为新岁的在泉左间，若逢地阜土气过胜阻抑，土胜克水，太阳寒水就不能降入在泉左间。若再逢土运太过，先天时而至，土运居于司天下方而承制，太阳寒水也就不能降为在泉左间，天空出现黑气，昏暗凄惨，黄色尘埃刚刚出现，又有湿气弥漫。本来要寒化的气候，却出现蒸湿当令。太阳寒水不降日久成为郁气，人们易患大厥、四肢困重而倦怠、阳痿少力等病，天气阴沉，热气与湿气交替发作。

黄帝问道：关于间气不能上升和下降的情况，我已经明白了其中的意义，有关六气升迁司天正位的道理，能明白地告诉给我吗？

岐伯回答说：岁气迁居于一年的中位，就是所谓的迁正位。司天之气不能升迁于正位，就是旧岁的司天之气超过了交司之日，也即旧岁的司天之气太过，主司的时间延长，仍旧治理着当年的司天之气，所以使新岁的司天不能迁正。

"大清"义胜。◎［60］子午之年……降而不入：子午年，少阴君火司天，太阳寒水之气应从旧岁的司天右间，下降为新岁的在泉左间，如果逢地阜土运之气太过，土胜制水，所以太阳寒水之气降之不前。◎［61］又或遇土运太过，先天而至：凡甲子、甲午年，土运太过，子午少阴君火司天，太阳寒水之气应从旧年司天之右间，下降为新岁的在泉之左间，此二年土运太过，先天时而至，土胜制水，所以寒水之气降之不前。◎［62］交司之日：每年的大寒节这一天，是新旧岁中运及岁气交接之

厥阴不迁正，即风暄不时，花卉萎瘁，民病淋溲，目系转，转筋喜怒，小便赤。风欲令而寒由不去，温暄不正，春正失时[63]。

少阴不迁正，即冷气不退[64]，春冷后寒，暄暖不时。民病寒热，四肢烦痛，腰脊强直。木气虽有余，位不过于君火也[65]。

太阴不迁正，即云雨失令，万物枯焦，当生不发[66]。民病手足肢节肿满，大腹水肿，填臆不食，飧泄胁满，四肢不举。雨化欲令，热犹治之，温煦于气，亢而不泽。

少阳不迁正，即炎灼弗令，苗莠不荣，酷暑于秋，肃杀晚至，霜露不时。民病疟疟骨热，心悸惊骇，甚时血溢。

巳亥之年，如果旧岁的太阳寒水司天不退位，本年的厥阴风木就不能迁居司天正位，风木温暖之气不能及时行令，花草枯槁，人们易患淋病、目系转、转筋、易怒、尿赤等病。风木之气欲施其令而寒气不去，温暖的气候不能按时到来，就失去正常的春天气候特点。

子午之年，如果旧岁的厥阴风木司天不退位，本年的少阴君火就不能迁居司天正位，寒冷气候不消退，春天先冷后寒，温暖的气候不能按时出现。人们易患寒热病及四肢痛、心烦、腰脊强直等病。旧岁的厥阴风木司天之气虽然太过有余，但其不退位所造成的气候异常不会超过主气二之气君火当位之时。

丑未之年，如果旧岁的少阴君火司天不退位，本年的太阴湿土就不能迁居司天正位，雨水不及时，万物焦枯，应当生长发育的而不能生发，人们易患手足肢节肿胀、大腹水肿、心胸胀满、不欲饮食、泄泻、完谷不化、胁满、四肢不能举动等病。太阴湿土本应雨化施令，由于少阴君火不退位，还行其热令，所以气候虽然温暖，但却干旱少雨，万物失于润泽。

寅申之年，如果旧岁的太阴湿土司天不退位，本年的少阳相火就不能迁居司天正位，炎热的气候不能按时到来行令，草木的苗莠不能繁荣，少阳相火之气晚至，所以酷暑见于秋季，肃杀的燥金秋气推迟到来，霜露不能按时而降。人们易患痃疟、骨蒸、心悸、惊骇，甚至出血等病。

日。◎[63]风欲令而寒由不去……春正失时：由于太阳寒水之气不退位，厥阴风木之气就不能按时迁正，寒气不去，风令不行，温暖之气不能按时而至，春季的政令就失去正常之序。◎[64]少阴不迁正，即冷气不退：由于旧岁司天的厥阴风木不退位，新岁的君火不能居于司天正位，所以寒冷之气不消退，春寒持久。◎[65]木气虽有余，位不过于君火也：木气虽然太过不退位，但其作用的时间不会超过二之气君火当令之时。◎[66]太阴不迁正……当生不发：太阴不能迁正的原因是由于少阴君火不退位的缘故，所以湿气不行，云雨失去正令，君火之热气过盛反而使万物焦枯，得不到滋润而阳明不迁正，则暑化于前，肃杀于后[67]，草木反荣。民病寒热鼽嚏，皮毛折，爪甲枯焦，甚则喘嗽息高，悲伤不乐。热化乃布，燥化未令，即清劲未行，肺金复病。

太阳不迁正，即冬清反寒，易令于春，杀霜在前，寒冰于后[68]，阳光复治，凛冽不作，雾云待时。民病温疠至，喉闭嗌干，烦燥而渴，喘息而有音也。寒化待燥，犹治天气，过失序，与民作灾[69]。

帝曰：迁正早晚，以命[70]其旨，愿闻退位，可得明哉？

岐伯曰：所谓不退者，即天数未终，即天数有余，名曰复布政，故名曰再治天也，即天令如故，而不退位也。

卯酉之年，如果旧岁的少阳相火司天不退位，本年的阳明燥金就不能迁居司天正位，因而少阳相火暑热气候发生在前，火胜克金，阳明燥金的肃杀之气出现在后，草木反季节繁荣。人们易患寒热、鼻塞、喷嚏、皮毛不华、爪甲干枯，甚至气喘咳嗽、呼吸气粗、悲伤不乐等病。由于炎热的气候继续施化，燥金凉气不能行令，清肃的气候尚未到来，肺金因而又要患病。

辰戌之年，如果旧岁的阳明燥金司天不退位，本年的太阳寒水就不能迁居司天正位，因而冬天的寒冷气候，改行于春季，肃杀霜冻的气候发生在前，严寒冰雪出现在后，如果阳气重新行令，那么凛冽的寒冷之气就不会发生，雾云待时出现。人们易发生温病疫疠、喉闭咽干、烦躁口渴、喘息有音等病。太阳寒水之令，须待阳明燥金之气去后才能司天主治，如果燥金过期不退，时令就会失常，人们就会发生灾害。

黄帝问道：关于六气迁居司天正位的道理，我已经明白了其中的意义，我还想听一听六气退位的情况，可以明白地告诉给我吗？

岐伯回答说：所谓六气不退位的情况，就是司天之数未尽，即司天之数有余，这叫做复布政，所以又称为再治天。这是由于司天之气有余而依然如故行令，不能从司天之位退居右间的缘故。

不能生发。◎［67］暑化于前，肃杀于后：卯酉年，如果旧岁的少阳相火不退位，则新岁的阳明燥金不迁正，少阳为相火暑气，不退位则暑气施化于前。阳明燥金主肃杀，迁正推迟，所以肃杀之气布于后。◎［68］杀霜在前，寒冰于后：辰戌年，如果旧岁阳明燥金不退位，新岁的太阳寒水不迁正。燥金不退位则肃杀霜冻在前；太阳寒水推迟迁正，所以严寒冰雪发生在后。◎［69］寒化待燥……与民作灾：由于阳明燥金不退位，所以太阳寒水施于寒化之令，必须在阳明燥金施化之后才能主司天之气，由于寒化失于时序，于是就成为致人于病的灾害性气候。◎［70］命：告厥阴不退位，即大风早举，时雨不降，湿令不化，民病温疫，疵废[71]风生，民病皆肢节痛，头目痛，伏热内烦，咽喉干引饮。

少阴不退位，即温生春冬，蛰虫早至，草木发生，民病膈热咽干，血溢惊骇，小便赤涩，丹瘤疹疮疡留毒。

太阴不退位，而取寒暑不时，埃昏布作，湿令不去，民病四肢少力，食饮不下，泄注淋满，足胫寒，阴萎闭塞，失溺，小便数。

少阳不退位，即热生于春，暑乃后化，冬温不冻，流水不冰，蛰虫出见，民病少气，寒热更作，便血上热，小腹坚满，小便赤沃[72]，甚则血溢。

阳明不退位，即春生清冷，草木晚荣，寒热间作，民病呕吐暴注，食饮不下，大便干燥，四肢不举，目瞑掉眩。

子午之年，如果旧岁的厥阴风木不能从司天之位退居右间，就会有大风早发，雨水不能按时而降，湿令不能布化，人们易患温疫、黑斑、肢体偏废。由于风气为病，人们多有肢节疼痛、头目痛，热气郁伏于内而心烦、咽喉干燥、口渴引饮等病。

丑未之年，如果旧岁的少阴君火不能从司天之位退居右间，温暖的气候就会发生于冬春季节，蛰伏的虫类早早出现，草木提前发芽生长，人们易患膈热、咽干、出血、惊骇、小便色赤涩痛、丹瘤、疹、疮疡留毒等病。

寅申之年，如果旧岁的太阴湿土不能从司天之位退居右间，寒冷气候和暑热气候就不能按时发生，昏暗的尘埃漫布天空，太阴湿土之令不能退去，人们易患四肢无力、饮食不下、泄泻如注、小便淋痛、腹满、足胫寒冷、阳痿、大便闭塞、小便失禁或小便频数等病。

卯酉之年，如果旧岁的少阳相火不能从司天之位退居右间，春天就会出现炎热气候，暑热气候延期布化，冬天温暖不冷，流水不结冰，蛰虫出现，人们易患少气、寒热交替发作、便血、上部发热、小腹坚硬胀满、小便色赤、尿道灼热，甚至出血等病。

辰戌之年，如果旧岁的阳明燥金不能从司天之位退居右间，春天就会发生清冷的气候，草木推迟繁荣，寒冷气候与炎热气候交替发作，人们易患呕吐、暴发泄泻、饮食不下、大便干燥、四肢不能举动、头晕目眩等病。

也。◎［71］疵（cī 刺）废：皮肤起黑斑，肢体偏废。◎［72］赤沃：指小便短赤，排尿灼疼。◎

太阳不退位，即春寒复作，冰雹乃降，沉阴昏翳，二之气寒犹不去，民病痹厥，阴痿失溺，腰膝皆痛，温疠晚发[73]。

帝曰：天岁早晚，余以知之，愿闻地数[74]，可得闻乎？

岐伯曰：地下迁正升天及退位不前之法，即地土产化，万物失时之化也[75]。

帝曰：余闻天地二甲子[76]，十干十二支，上下经纬天地[77]，数有迭移[78]，失守其位，可得昭乎？

岐伯曰：失之迭位者，谓虽得岁正，未得正位之司[79]，即四时不节，即生大疫。注《玄珠密语》云[80]：阳年三十年，除六年天刑，计有太过二十四年，除此六年，皆作太过之用，令不然之旨。今言迭支迭位，皆可作其不及也。

巳亥之年，如果旧岁的太阳寒水不能从司天之位退居右间，春天就会发生寒冷的气候，冰雹降落，阴沉昏暗之气覆盖，到二之气时，寒冷气候仍未退去，人们易患痹病、厥病、阳痿、遗尿、腰膝疼痛等病，温疫发生较晚。

黄帝问道：关于司天的早晚情况，我已经知道了，还想听一听在泉的有关理论，你可以告诉给我吗？

岐伯回答说：在地的三气，每年有一气迁居在泉正位，有一气上升为司天左间，有一气从司天右间降至在泉左间，如果不能正常进行，就属不应地的三气之化，万物也就不能正常的生长化育了。

黄帝问道：我听说天地二甲子，十干与十二支配合，司天在泉相合而主治自然界的气候，其气位能相互更移，有时会失守其位，可以明白地告诉给我吗？

岐伯回答说：失其更移之正位，就是说，虽然已得岁时之正位，但是未能主管正位的气候，会使四时气候失常，就要发生大疫。

---

[73]太阳不退位……温疠晚发：此四十一字原脱，据金刻本补。◎[74]地数：指在泉的有关理论。◎[75]地下迁正升天及退位不前之法……万物失时之化也：明·张介宾："天气三，地气亦三。地之三者，左间当迁正，右间当升天，在泉当退位也，若地数不前而失其正，即应于地土之产化。"◎[76]天地二甲子：明·张介宾："天地二甲子，言刚正于上，则柔合于下，柔正于上，则刚合于下。如上甲则下己，上己则下甲，故曰二甲子。"甲子，泛指干十、支十二。◎[77]上下经纬天地：指天干地支所主的五运六气，应于司天在泉，主治天地间的气候变化。上下，指干支甲子。经纬，治理，主治。◎[78]数有迭移：指十天干和十二地支相合，交错变化。数，指干支。迭移，所主的岁气更移其位。◎[79]虽得岁正，未得正位之司：指六气按节气虽已得一年中应值之时，但时至而气不至，没有出现当司之气。◎[80]《玄珠密语》：《内经评文》云："此数语上，明有注字以冠之，即

假令甲子阳年，土运太窒[81]，如癸亥天数有余者，年虽交得甲子，厥阴犹尚治天，地已迁正，阳明在泉，去岁少阳以作右间，即厥阴之地阳明，故不相和奉[82]者也。癸已相会[83]，土运太过，虚反受木胜，故非太过也[84]，何以言土运太过？况黄钟不应太窒[85]，木既胜而金还复，金既复而少阴如[86]至，即木胜如火而金复微，如此则甲己失守，后三年化成土疫，晚至丁卯，早至丙寅，土疫至也。大小善恶，推其天地，详乎太一[87]。又只如甲子年，如甲至子

譬如甲子年为阳干之年，土运太过而受阻抑，如果上一年癸亥年，司天的气数太过有余，在时间上虽然已经交给甲子主司，可是旧岁的厥阴风木仍然居于司天之位，本年的阳明燥金在泉之气已经迁正，旧岁的在泉之少阳相火已退居本年的在泉右间，这样旧岁厥阴风木司天在上不能退位，本年阳明燥金在泉在下已经迁于正位，因此两者不相奉和协调。由于在上的癸和在下的己反而相合，本当太过的土运就变为虚衰而被司天的风木所胜制，所以就不属于土运太过了，如同黄钟之律管与太宫之音不相应一样。木气胜土，土之子气燥金来复，金气来复，若少阴君火随之而至，木之胜气就会随从君火之气，所以金之复气作用轻微，这样上甲与下己失守其位，其后三年就化成土疫，晚到丁卯年，早在丙寅年，土疫一定会发生，发作的大小轻重，要观察疫情发生之年的司天在泉之气的盛衰以及北极星所指的方位去判断。又如甲子年，甲与子配合，少阴君火交于司

前篇资取之法，今出《密语》，亦注文也。《玄珠密语》乃王冰所撰，二篇固伪托，亦何至以此语入黄帝口中，是可知注者之陋极矣。"此后四十六字与原文不相谐，疑注文衍入。此文说明三十阳年之中可以去庚子、庚午、庚寅、庚申、戊辰、戊戌六个天刑之年，只剩二十四个阳刚太过之年，此与"虽得岁正，未得正位之司"文并无关系，故当删去不译。◎[81]土运太窒：明·张介宾："窒，抑塞也。此下皆重明前章刚柔失守之义。"◎[82]不相和奉：以癸亥年之司天，临甲子年之在泉，上癸下己，不相和合。◎[83]癸己相会：甲子年，上甲为刚干，下己为柔干，甲己相合，刚柔相配，为正常之会。今上年癸亥天数有余而不退位，则上为癸为柔干，而地气已经迁正，己卯当其位，就是癸己相会，则土运失其正常之化。以下丙寅、庚辰等年同此之义。◎[84]虚反受木胜，故非太过也：明·张介宾："癸己相会，则甲失其位，虽曰阳土，其气已虚，土虚则受木胜，尚何太过之有？"◎[85]况黄钟不应太窒：黄钟是五音十二律之一。五音即宫、商、角、徵、羽。十二律即黄钟、大吕、太簇、夹钟、姑洗、仲吕、蕤宾、林钟、夷则、南吕、无射、应钟。十二律又分阴阳各六，黄钟、太簇、姑洗、蕤宾、夷则、无射为阳，称为六律；林钟、南吕、应钟、大吕、夹钟、仲吕为阴，称为六吕。五音和十二律相互对应，都应于五行。此外，《礼记·月令》还将十二律应十二月。此处黄钟应太宫，主土运太过。阳土被窒，木气胜土，木胜之后金气必复，由于少阴同至，使木得火助而胜金，所以金气之复微小，故曰甲己之土皆失守。◎[86]如：有顺从的意思。◎[87]大小善恶……详乎

而合，应交司而治天，即下己卯未迁正，而戊寅少阳未退位者，亦甲己下有合也，即土运非太过，而木乃乘虚而胜土也，金次又行复胜之，即反邪化也。阴阳天地殊异尔，故其大小善恶，一如天地之法旨也。

假令丙寅阳年太过，如乙丑天数有余者，虽交得丙寅，太阴尚治天也，地已迁正，厥阴司地，去岁太阳以作右间，即天太阴而地厥阴，故地不奉天化也。乙辛相会，水运太虚，反受土胜，故非太过。即太簇之管[88]，太羽不应[89]，土胜而雨化，水复即风。此者丙辛失守，其会后三年，化成水疫，晚至己巳，早至戊辰，甚即速，微即徐，水疫至也。大小善恶，推其天地数，乃太乙游宫。又只如丙寅年，丙至寅且合，应交司而治天，即辛巳未得迁正，而庚辰太阳未退位者，亦丙辛不合德也，即水运亦小虚而小胜，或有复，后三年化

天以治天位，而在下的己卯未能迁居在泉的正位，上年戊寅的少阳相火在泉不能迁居正位，也属于上甲与下己未能合德，土运也不属太过，木气也会乘虚克土，土之子金气来复，反而化为土疫，司天、在泉的阴阳属性不同，所变化产生的疫气致病之力也有大小轻重的区别，这和司天、在泉失守的变化规律是相同的。

譬如丙寅年为阳干之年，水运太过，如果旧岁乙丑年的司天之气太过有余，在时间上虽然已经交给丙寅，可是旧岁的太阴湿土仍居司天正位，本年的厥阴风木在泉已经迁正，旧岁在泉的太阳寒水已退居本年的在泉右间，这样旧岁的司天之太阴湿土不能在上退位，本年的厥阴风木在泉已经在下迁于正位，因此在泉的厥阴风木不能奉和司天的气化。在上的乙与在下的辛相会，本当太过的水运变为虚衰而被土气制胜，所以就不属于水运太过了，如同太簇之律管与太羽之音不能相应一样。土胜而雨湿布化，水之子木气来复而风化，如此上丙与下辛失守不能相会，其后三年就会化为水疫，晚至己巳年，早在戊辰年。甚者发作迅速，微者发作徐缓。水疫发作致病的大小轻重，要根据水疫发生之年的司天、在泉之盛衰，以及北极星所指的方位推算。又如丙寅年，在上的丙与在下的寅相合，少阳相火交于司天正位，而在下的辛巳（本年）厥阴风木不能迁居在泉正位，庚辰年（上一年）太阳寒水司天未得退位于司天右间，上位司天之丙不能得下位在泉的辛之配合，使水运小虚而有小胜小复，以后

太一：即详察北极星的运行情况，测知司天在泉的盛衰，土疫致病的轻重及预后吉凶。太一，即北极星，此与下文丙寅年太一游宫义同。太一游宫内容详见《灵枢·九宫八风》篇。◎［88］管：指律管。阴六吕和阳六律，合称十二律，分别指长度不一的管乐。◎［89］太羽不应：明·张介宾："太

疠，名曰水疠，其状如水疫，治法如前^[90]。

假令庚辰阳年太过，如己卯天数有余者，虽交得庚辰年也，阳明犹尚治天，地已迁正，太阴司地，去岁少阴以作右间，即天阳明而地太阴也，故地下奉天也。乙巳相会，金运太虚，反受火胜，故非太过也。即姑洗之管，太商不应^[91]，火胜热化，水复寒刑。此乙庚失守，其后三年化成金疫也，速至壬午，徐至癸未，金疫至也。大小善恶，推本年天数及太一也。又只如庚辰，如庚至辰，且应交司而治天，即下乙未未得迁正者，即地甲午少阴未退位者，且乙庚不合德也，即下乙未干失刚^[92]，亦金运小虚也，有小胜，或无复，后三年化疠，名曰金疠，其状如金疫也，治法如前。

假令壬午阳年太过，如辛巳天

三年就要化为疠气，称作水疠。其症状如水疫。刺治方法同前。

譬如庚辰年为阳干之年，金运太过，如果上一年己卯年阳明燥金司天太过有余，在时间上虽然已经交给庚辰年，但阳明燥金仍居司天之位而行司天之令，本年的太阴湿土在泉已经迁正，而旧岁在泉的少阴君火已退居在泉右间，这样旧岁的阳明燥金在上司天不退位，本年的太阴湿土在下已经迁居在泉正位，因此在泉的太阴湿土不能奉和司天的太阳寒水之气化。由于上巳与下乙相会，那么本应金运太过却因此而变虚为火气制胜，所以就不属于金运太过了。如同姑洗之律管与太商之音不相应一样。火胜热化，金之子气水寒来复，气候先热后寒，这是上庚与下乙失守其位不得相会，以后的三年就化为金疫，早在壬午年，迟在癸未年，金疫就要发作，发作致病的大小轻重，可以根据疫病发作之年的司天在泉之盛衰及北极星所指方位推算。又如庚辰年，在上的庚与辰相合，交于司天的太阳寒水迁居正位，在下的乙未不能迁正，也就是旧岁甲午少阴未得退司天之位，也属于上庚与下乙不能合德，下乙的柔干与上庚刚干失于配合，使金运小虚而有小胜而复气，后三年化成疫疠，叫做金疠。治法同前篇《刺法论》中所举刺治方法。

譬如壬午年为阳干之年，木运太过，如果上一年辛巳年厥阴风木司天太过有余，在

簇之管，羽音阳律也。丙运失守，故太羽不应。"◎[90]治法如前：指前篇《素问·刺法论》中所举诸种刺治方法。下文同。◎[91]姑洗之管，太商不应：明·张介宾："庚金失守，则太商不应，姑洗之管，乃其律也。"姑洗为太商阳律。◎[92]下乙未干失刚："干"前当加一"柔"字，方与文例合。即庚辰年，庚辰刚干在上，乙未柔干在下，为刚柔相济，今下乙未不得迁正，则上刚干孤而

数有余者，虽交后壬午年也，厥阴犹尚治天，地已迁正，阳明在泉，去岁丙申少阳以作右间，即天厥阴而地阳明，故地不奉天者也。丁辛相合会，木运太虚，反受金胜，故非太过也。即蕤宾之管，太角不应[93]，金行燥胜，火化热复。甚即速，微即徐，疫至大小善恶，推疫至之年天数及太一。又只如壬至午，且应交司而治之，即下丁酉未得迁正者，即地下丙申少阳未得退位者，见丁壬不合德也，即丁柔干失刚，亦木运小虚也，有小胜小复。后三年化疠，名曰木疠，其状如风疫，法治如前。

假令戊申阳年太过，如丁未天数太过者，虽交得戊申年也，太阴犹尚治天，地已迁正，厥阴在泉，去岁壬戌太阳以退位作右间，即天丁未，地癸亥，故地不奉天化也。丁癸相会，火运太虚，反受水胜，故非太过也。即夷则之管，上太徵不应[94]。此戊癸失守，其会后三年化疫也，速至庚

时间上虽然交给壬午年，但厥阴风木仍居于司天之位而行司天之令，本年的阳明燥金在泉已经迁正，旧岁的丙申年少阳相火司天已退为本年的司天右间，这样辛巳年的厥阴司天之气在上不退位，本年阳明燥金已经在下迁正，因此阳明燥金在泉不能上奉未迁正的少阴君火之气化。在上的辛与在下的丁相会，那么本应木运太过因此而变虚为金气制胜，所以就不属于木运太过了。如同蕤宾之律管与太角之音不相应一样。金胜燥化，木之子火气来复，疫气甚则发作迅速，疫气微则发作徐缓，疫气致病的大小轻重，可以根据发病当年司天之气的盛衰和北极星所指的方位判断。又如壬午年，在上的壬和在下的午相会，应时交于司天之气迁正，而在下的丁酉未得迁居在泉正位，就是下丁柔干与上壬刚干不能配合，也可使木运小虚并有小胜小复，其后三年化为疫疠，称作木疠，其症状和风疫相似。治法同前篇《刺法论》中所述。

譬如戊申年为阳干之年，火运太过，如果上年丁未太阴湿土司天太过有余，在时间上虽然交给戊申年，但旧岁的太阴湿土仍居于司天之位而行司天之令，本年的厥阴风木在泉已经迁正，去年壬戌的太阳寒水已经退为本年司天右间，这样丁未的太阴司天之气在上不退位，本年癸亥的少阳相火在泉已经迁正而在下，因此在泉的少阳相火与太阴湿土司天之气不能奉和气化。由于在上的丁与在下的癸相会，那么本应火运太过而变虚衰，反为水气制胜，

无配，故曰"柔干失刚"。◎[93] 蕤宾之管，太角不应：明·张介宾："蕤宾之管，太角之律也，阳木不正，故蕤宾失音。"◎[94] 夷则之管，太徵不应：明·张介宾："夷则之管，火之律也，上管

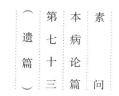
戌。大小善恶，推疫至之年天数及太一。又只如戊申，如戊至申，且应交司而治天，即下癸亥未得迁正者，即地下壬戌太阳未退位者，见戊癸未合德也，即下癸柔干失刚，见火运小虚也，有小胜，或无复也，后三年化疠，名曰火疠也，治法如前。治之法可寒之泄之。

黄帝曰：人气不足，天气如虚，人神失守，神光[95]不聚，邪鬼[96]干人，致有夭亡，可得闻乎？

岐伯曰：人之五脏，一脏不足，又会[97]天虚，感邪之至也。人忧愁思虑即伤心，又或遇少阴司天，天数不及，太阴作接间至[98]，即谓天虚也，此即人气天气同虚也。又遇惊而夺精，汗出于心，因而三虚[99]，神明失守，心为君主之官，神明出焉，神失守位，即神游上丹田[100]，在帝太一帝君泥丸宫[101]下，神既失守，神光不聚，却

所以就不属于火运太过了。就如同夷则之律管与太徵之音不相应一样，上戊与下癸失守不得相会，后三年就会化为疫疠，迅速的到戊申年发作，发作时大小轻重，可根据当年司天之气盛衰及北极星所指方位进行推算。又如戊申年，在上的戊与在下的申相会，应时交于司天之气迁正，而在下的癸亥未能迁居在泉正位，就是壬戌太阳未得退位，属于上戊下癸不能合德，就是下癸柔干不能上合刚干，使火运小虚有小胜气，或者无复气，其后三年化为疫疠，叫做火疠。治法同前篇《刺法论》中所述。可用寒法泄法治疗。

黄帝问道：人体的正气不足，天气也不正常，精神失守，神光不能聚敛，病邪伤人，导致突然死亡，可以听一听这个道理吗？

岐伯回答说：人的五脏如果有一脏不足，再逢岁气不收，就会感受邪气。如果人过度忧愁思虑，就会损伤心脏，又逢少阴君火司天之气不及，太阴湿土之间气接替主司，这叫做天虚，也就是人体正气与天气同虚。若再逢惊恐损伤精气，汗出而损伤心之液，便成为三虚，以致神明失守。心为一身之君主，产生神明，心神失守其位，就会游离于上丹田，也就是泥丸宫下，神明失守则

属阳，太徵也，下管属阴，少徵也。戊不得正，故上之太徵不应。"◎［95］神光：《黄帝内经素问校注》："或为气功者所见之光。"◎［96］邪鬼：即病邪。后文"五鬼"，即五种病邪。◎［97］会：遇、逢的意思。◎［98］太阴作接间至：明·张介宾："少阴司天之年，太阴尚在左间，若少阴不足，则太阴作接者，未当至而至矣。"◎［99］三虚：即人气之虚，天气虚，心气虚。◎［100］上丹田：道家谓人身脐下三寸为丹田。◎［101］帝太一帝君泥丸宫：明·张介宾："太乙帝君所居，亦曰泥丸

遇火不及之岁，有黑尸鬼[102]见之，令人暴亡。

人饮食劳倦即伤脾，又或遇太阴司天，天数不及，即少阳作接间至，即谓之虚也，此即人气虚而天气虚也。又遇饮食饱甚，汗出于胃，醉饱行房，汗出于脾，因而三虚，脾神失守。脾为谏议之官，智周出焉[103]，神既失守，神光失位而不聚也，却遇土不及之年，或己年或甲年失守，或太阴天虚，青尸鬼见之，令人卒亡。

人久坐湿地，强力入水即伤肾，肾为作强之官，伎巧出焉，因而三虚，肾神失守。神志失位，神光不聚，却遇水不及之年，或辛不会符，或丙年失守，或太阳司天虚，有黄尸鬼至，见之，令人暴亡。

人或恚怒，气逆上而不下，即伤肝也，又遇厥阴司天，天数不及，即少阴作接间至，是谓天虚也，此谓天虚人虚

神光不能聚敛，却逢火运不及之年，一定有水疫流行，使人突然死亡。

人因饮食不节，劳倦过度就会伤害脾脏，又逢太阴湿土司天之气不及，间气少阴相火接替主司，这叫做天虚，也就是人体正气与司气同虚。如果再逢饮食过饱，汗出损伤胃之液，或者醉饱之后行房，汗出损伤脾之液，便成为三虚，脾所主神志失守。脾像谏议之官，产生周密的智慧，脾之神志失守，神光失位而不能聚敛，却遇到土运不及之年，或己年或甲年失于守位，或太阴湿土司天之气不及，就一定有风疫流行，使人突然死亡。

人因久居湿地，或者强力劳动又感受水湿邪气，就会伤害肾脏。肾是主持作强体能的器官，技巧智能由此产生，现在形成了三虚，肾脏的神志失守而神光不能聚敛，却又遇到水运不及之年，或者与岁辛不相会合，或者逢丙年失守，或者太阳司天之气不及，就一定有土疫邪气发病，使人突然死亡。

人或者因恚怒，气机上逆而不下行，就要损伤肝脏。又遇厥阴风木司天之气不及，间气少阴君火代替行令，这叫天虚，成为天人两虚。又或

宫，总众神者也。"《黄庭内景经》："脑神精根字泥丸。"可见经义在于强调脑在一身之主宰功能。◎[102]黑尸鬼：明·张介宾："尸鬼者，魄之阴气，阳脱阴孤，其人必死，故尸鬼见也。"可知尸鬼是人体阴阳离决的危状。◎[103]脾为谏议之官，智周出焉：此说与《素问·灵兰秘典论》不同，将

也。又遇疾走恐惧，汗出于肝。肝为将军之官，谋虑出焉，神位失守，神光不聚，又遇木不及年，或丁年不符，或壬年失守，或厥阴司天虚也，有白尸鬼见之，令人暴亡也。

已上五失守者，天虚而人虚也，神游[104]失守其位，即有五尸鬼干人，令人暴亡也，谓之曰尸厥。人犯五神易位，即神光不圆[105]也，非但尸鬼，即一切邪犯者，皆是神失守位故也。此谓得守者生，失守者死[106]，得神者昌，失神者亡[107]。

者遇急走恐惧，出汗而损伤肝之液。肝的职能比之于将军，人的智谋由此产生，肝的神志失守而神光不能聚敛，又遇木运不及之年，或者丁年不相符合，或者壬年失守其位，或者厥阴风木司天之气不及，就一定有金疫邪气发病，使人突然死亡。

以上五种失守其位的情况，是由于天虚和人虚的缘故，致使神志游离失守其位，就会有五疫邪气侵袭，使人突然死亡，这叫尸厥。人或扰犯了五脏之神而使其移位失藏，就会有神光不能圆满地聚敛，不但是疫邪，就是一切邪气侵犯伤人，都是由于神志失守其位的缘故。所以说，神志能够守藏就能生还，神志不能守藏就会死亡。精神充足的人就能保持健康，精神衰败的人就要死亡。

脾与胃功能分而论之，又是一家之言。智周，谓智能周全，考虑全面。◎［104］神游：明·张介宾："神游者，神气虽游，未离于身，尚不即死，若脉绝身冷，口中涎塞，舌短卵缩，则无及矣，否则速救可苏也。"◎［105］神光不圆：指五脏神明运转不达。与上文"神光不聚"义近，亦可从气功师所见的光解之。◎［106］得守者生，失守者死：明·张介宾："得守则神全，失守则神散。神全则灵明圆聚，故生。神散则魂魄分离，故死。"◎［107］得神者昌，失神者亡：明·张介宾："阳气为神，阳盛则神全，阴气为鬼，阳衰则鬼见。阴阳合气，命之曰人。其生在阳，其死在阴，故曰得神者昌，得其阳也。失神者亡，失其阳也。"

素问·至真要大论^[1] 篇第七十四

黄帝问曰：五气^[2]交合，盈虚更作^[3]，余知之矣。六气分治，司天地者^[4]，其至何如？

岐伯再拜对曰：明乎哉问也！天地之大纪^[5]，人神之通应^[6]也。

帝曰：愿闻上合昭昭、下合冥冥^[7]奈何？

黄帝问道：五运之气的相互交合，太过与不及交替发作，这些道理我已经知道了。关于六气分别主事司天、在泉时，其气来时会是怎样的呢？

岐伯再拜后回答说：你提的问题真高明啊！这是自然界变化的纲领，人的神机与它相通应。

黄帝说道：我想听一听人的神机是怎样与明显的天气相应，又怎样与幽深的地气相应的情况。

---

[1] 至真要大论：至，极的意思。真，精深、精微。要，为切要、重要、纲要之意。"至真要"言其所论极为精微而重要。本篇详细地阐述了五运六气之司天、在泉、胜复、主客为病的临床表现，以及治疗原则，用药规律，制方大法等，将运气理论落实到了临床诊治之中，具有重要的指导意义，诚如张志聪所说："此篇论六气司天，六气在泉，有正化，有胜复，有主客，有邪胜。至真者，谓司天在泉之精气，乃天一之真元。要者，谓司岁备物以平治其民病，无伤无地之至真，乃养生之至要也。"故名。◎[2] 五气：五运之气。◎[3] 盈虚更作：五运之太过、不及相互交替发生。◎[4] 六气分治，司天地者：指风寒湿热燥火六气，分期主治，司天在泉各当其位。◎[5] 天地之大纪：天地运动变化的基本规律。即司天、在泉之气的变化规律。◎[6] 人神之通应：是说人体生命活动与天地变化规律相适应。人神，指人的生命活动。◎[7] 上合昭昭，下合冥冥：指人类的生存与天地变化相通应。合，相应。昭，明亮。天高而悬日月星辰，故曰昭昭。冥，幽暗。地深而变化不测，故

岐伯曰：此道之所主，工之所疑[8]也。

帝曰：愿闻其道也。

岐伯曰：厥阴司天，其化以风；少阴司天，其化以热；太阴司天，其化以湿；少阳司天，其化以火；阳明司天，其化以燥；太阳司天，其化以寒。以所临脏位，命其病者也[9]。

帝曰：地化[10]奈何？

岐伯曰：司天同候，间气皆然。

帝曰：间气何谓？

岐伯曰：司左右者，是谓间气也。

帝曰：何以异之？

岐伯曰：主岁者纪岁，间气者纪步也[11]。

帝曰：善。岁主奈何？

岐伯曰：厥阴司天为风化[12]，在泉为酸化，司气[13]为苍化，间气

岐伯回答说：这是自然规律所主宰的，也是研究这些理论的医生最感疑惑的问题。

黄帝说道：我想听一听其中的道理。

岐伯回答说：厥阴司天，气从风化；少阴司天，气从热化；太阴司天，气从湿化；少阳司天，气从火化；阳明司天，气从燥化；太阳司天，气从寒化。根据六气司天所通应的脏腑经络部位，可以确定所患的疾病的名称。

黄帝问道：六气在泉，是怎样进行气化的呢？

岐伯回答说：六气在泉与六气司天的规律是相同的，间气也是一样的。

黄帝问道：什么是间气呢？

岐伯回答说：分别在司天和在泉的左间和右间的气，就叫做间气。

黄帝问道：间气与司天、在泉有什么不同呢？

岐伯回答说：司天之气和在泉之气是主岁之气，主宰全年的气化，间气主司一步的气化。

黄帝问道：这个回答很好。然而，一年之中的司天、在泉、间气是如何进行气化的呢？

岐伯回答说：厥阴风木之气司天时气从风化，在泉时味从酸化，司运时色从苍化，间气时气从动化。少阴君火热之气司

谓冥冥。◎[8]道之所主，工之所疑：清·张志聪："道之所生，其生唯一，工不知其要，则流散无穷，故多疑也。"◎[9]以所临脏位，命其病者也：谓根据六气下临所应之脏器，确定疾病之所在。临，来临、降临。脏位，乃主运所配属的五脏部位。◎[10]地化：指在泉之气所产生的变化。◎[11]主岁者纪岁，间气者纪步也：明·张介宾："主岁者岁纪，司天主岁半之前，在泉主岁半之后也。间气者纪步，岁有六步，每步各主六十日八十七刻半也。"司天、在泉都是主岁之气，司天、在泉的左右间气分别各主一步。◎[12]风化：指厥阴司天之气，气候从风而生化。◎[13]司气：每

为动化。少阴司天为热化，在泉为苦化，不司气化，居气为灼化[14]。太阴司天为湿化，在泉为甘化，司气为黅化，间气为柔化。少阳司天为火化，在泉为苦化，司气为丹化，间气为明化。阳明司天为燥化，在泉为辛化，司气为素化，间气为清化。太阳司天为寒化，在泉为咸化，司气为玄化，间气为藏化。故治病者，必明六化分治，五味五色所生，五脏所宜，乃可以言盈虚病生之绪[15]也。

帝曰：厥阴在泉而酸化先，余知之矣。风化之行也何如？

岐伯曰：风行于地，所谓本也[16]，余气同法。本乎天者，天之气也；本乎地者，地之气也[17]。天地合气，六节分而万物化生矣[18]。故曰，谨

天时气从热化，在泉时味从苦化，不司岁运，而为居气时气从灼化。太阴湿土之气司天时气从湿化，在泉时味从甘化，司运则色从黅化，间气时气从柔化；少阳相火暑气司天时气从火化，在泉时味从苦化，司运时色从丹化，间气时气从明化。阳明燥金之气司天时气从燥化，在泉时味从辛化，司运时色从素化，间气时气从清化。太阳寒水之气司天时气从寒化，在泉时味从咸化，司运时色从玄化，间气时气从藏化。所以，作为治病的医生，必须明白六气所司的气化、五味及五色的产生、五脏对五味的所选择和适宜，只有这样才可以谈论气化运行的太过、不及和疾病发生的有关理论。

黄帝问道：厥阴在泉时味首先从酸而化的理论，我已经知道了，关于厥阴风木化运的情况是怎样的呢？

岐伯回答说：厥阴风气运行于地的情况，是地气之本所导致的，其余各气也和这一规律相同。凡是六气之本为司天时，就是天之气；六气之本为在泉时，就为地之气；天气和地气是相互结合发生作用的，在一年之内分六步主治，万物因此而生化

一运分别主管一年的气候。明·张介宾："司气，言五运之气也。"◎[14]不司气化，居气为灼化：六气中有君火、相火两者，在五运中则只有一火。六气分主五运，尚多一火，即唐·王冰所谓："君不主运"，故曰"不司气化""居气为灼化"。◎[15]盈虚病生之绪：明·张介宾："凡治病者必求其本，六化是也；必察其形，五色是也；必分其主治，五味是也；必辨其宜否，五脏也。明此数者，而后孰为气之盛，孰为气之衰，乃可以言盈虚病生之端绪，而治之无失矣。"◎[16]风行于地，所谓本也：指厥阴风木司天之气，风气流行于大地，这是该年气化、物候变化及疾病发生的本源。本，本源。◎[17]本乎天者……地之气也：指六气司天时，气候、物候变化以司天之气为本源。六气在泉时，气候及物候变化就以在泉之气为本源。◎[18]天地合气，六节分而万物化生矣：谓司天之气和在泉之气相互作用，影响一年六步气候变化，一年六步之气分别主司各时节的气候，万物也就

—508—

候气宜，无失病机[19]。此之谓也。

帝曰：其主病[20]何如？

岐伯曰：司岁备物，则无遗主矣[21]。

帝曰：先岁物[22]何也？

岐伯曰：天地之专精[23]也。

帝曰：司气者何如？

岐伯曰：司气者主岁同，然有余不足也[24]。

帝曰：非司岁物何谓也？

岐伯曰：散也，故质同而异等也。气味有薄厚，性用有躁静，治保[25]有多少，力化[26]有浅深，此之谓也。

帝曰：岁主脏害[27]何谓？

不息。所以常说的要认真仔细地观察六气分别主时之所宜，不要贻误对病机的分析，就是这个道理。

黄帝问道：六气司天、在泉发病时的用药规律是如何的呢？

岐伯回答说：根据每年司岁之气的具体情况以备取相应的药物，就不会有遗漏了。

黄帝问道：每年与岁气相应的药物是怎样的呢？

岐伯回答说：凡是得岁气的药物都独禀岁气之专精。

黄帝问道：每年司岁运的药物又是如何的呢？

岐伯回答说：司岁运的药物与主岁气的药物是一样的，然而所不同的是岁运有太过与不及的差异。

黄帝问道：不是司岁的药物说的又是什么呢？

岐伯回答说：不是司岁的药物，气散而不精专，所以司岁药物与非司岁药物的形质虽然相同，但又是有差别的。药物的气味有厚有薄，功效作用有急有缓，治疗疾病、保全真气的药力有多有少，生化效能有深有浅，说的就是这个道理。

黄帝问道：岁气所主的伤害内脏的情况，说的是什么呢？

因此而产生相应变化。六节分，指六步六气的分化。◎[19]谨候气宜，无失病机：明·马莳："故本乎天而化者，由于司天之气，本乎地而化者，由于司地之气，此在天地为气宜，而在人身为病机，必谨候之而可以治病矣。"◎[20]主病：清·张志聪："谓主治病之药物。"◎[21]司岁备物，则无遗主矣：是说按照司岁之气，收备药物，就不会有遗漏了。明·张介宾："天地之气，每岁各有所司，因司气以备药物，则主病者无遗矣。"◎[22]先岁物：谓医生为了有效地治疗疾病，必须预先准备高效优质的药物以备急需。岁物，即当年应时产生的有效药物。◎[23]天地之专精：谓按照岁气所采备的药物，其气味纯厚。◎[24]司气者主岁同……不足也：谓岁运与岁气属性相同时，对药物所产生的作用相同，但岁运太过与不及对药物性用产生的影响不同。主岁，即岁气，指司天、在泉之气。◎[25]治保：指药物对人体调养的作用。◎[26]力化：药力在体内所产生的药理作用。◎[27]岁主脏害：谓气候的异常变化，可引起相应脏腑的病理改变。◎[28]所不胜命之：金、木、岐伯曰：以所不胜命之[28]，则其要也。

帝曰：治之奈何？

岐伯曰：上淫于下[29]，所胜平之[30]，外淫于内[31]，所胜治之。

帝曰：善。平气[32]何如？

岐伯曰：谨察阴阳所在而调之，以平为期，正者正治，反者反治[33]。

帝曰：夫子言察阴阳所在而调之，论言人迎与寸口相应，若引绳小大齐等，命曰平。阴之所在寸口何如？

岐伯曰：视岁南北[34]，可知之矣。

帝曰：愿卒闻之。

岐伯曰：北政之岁，少阴在泉，则寸口不应；厥阴在泉，则右不应；太阴在泉，则左不应。南政之岁，少阴司天，则寸口不应；厥阴司天，则右不应；太阴司天，则左不应。诸不

岐伯回答说：它是以所不胜之气进行命名，这便是问题的关键。

黄帝问道：对此怎样进行治疗呢？

岐伯回答说：司天之气淫胜于下所致的病，就用与其所胜之气相应的药物进行平调；在泉之气淫胜于内所致的病，就用与其所胜之气相应的药物进行治疗。

黄帝说道：很好。那么，岁气平和之年的用药情况是怎样的呢？

岐伯回答说：仔细认真地观察阴阳所在的不同而加以调治，就能达到平衡的目的。常规病证用正治法治疗，特殊的病证用反治法治疗。

黄帝问道：先生说要仔细认真地观察阴阳所在的不同加以调治，而医论说人迎、寸口二部脉相应，好像牵绳索一样大小相等，称为平脉。那么，五脏阴经所应的寸口脉是怎样的情况呢？

岐伯说：观察了当年是南政还是北政就可以明白这种情况。

黄帝说：我想听一听你对这一问题的详尽论述。

岐伯说：凡是北政之年，少阴君火在泉，寸口脉就不应；厥阴风木在泉，右手寸脉就不应；太阴湿土在泉，左手寸脉就不应。凡是南政之年，少阴君火司天，寸口脉就不应；厥阴风木司天，右手寸脉就不应；太阴湿土司天，右手寸脉就不应。

应者，反其诊[35]则见矣。

帝曰：尺候何如？

岐伯曰：北政之岁，三阴在下，则寸不应；三阴在上，则尺不应。南政之岁，三阴在天，则寸不应；三阴在泉，则尺不应。左右同。故曰，知其要者，一言而终；不知其要，流散无穷，此之谓也。

帝曰：善。天地之气，内淫而病何如？

岐伯曰：岁厥阴在泉，风淫所胜，则地气不明，平野昧[36]，草乃早秀。民病洒洒振寒，善伸数欠，心痛支满，两胁里急，饮食不下，鬲咽不通，食则呕，腹胀善噫，得后与气，则快然如衰，身体皆重。

岁少阴在泉，热淫所胜，则焰浮川泽，阴处反明。民病腹中常鸣，气上冲胸，喘不能久立，寒热皮肤痛，目瞑齿痛颐[37]肿，恶寒发热如疟，少腹中痛腹大，蛰虫不藏[38]。

凡是各个不相应的脉，要是反其诊时就会发现其脉仍是相应的。

黄帝问道：诊尺部脉会是怎样的呢？

岐伯回答说：凡是北政之年，三阴在泉，寸部脉不相应；三阴司天，尺部脉不相应。凡是南政之年，三阴司天，寸部脉不相应；三阴在泉，尺部脉不相应。左右手的脉象变化相同。所以说，掌握了察岁气进行诊脉的理论，一句话就可以完全阐明其中的道理；不掌握岁气与脉象变化的规律，就会漫无边际地难以明白其中的道理。说的就是这个意思。

黄帝说道：好。司天、在泉之气淫胜伤人的发病规律是如何的呢？

岐伯回答说：厥阴风木在泉之年，风气太过，制胜土气，地气昏暗不明，平原旷野昏昧不清，草类过早结实，人们易生之病症如洒洒然振慄恶寒、频繁地伸展呵欠、心痛、支撑胀满、胁肋拘急、饮食不下、胸膈、咽部梗塞不畅、食入即吐、腹胀满、嗳气频频，并且大便或矢气后感到舒服畅快，如同病情衰减一般，身重。

少阴君火在泉之年，热气淫胜制约其所胜的金气，热炎之气浮现于川泽上空，阴暗之处反显明亮，人们易生之病症如腹中常常雷鸣、气上冲胸、喘息不能久立、恶寒发热、皮肤疼痛、视物不清、齿痛、颊肿、恶寒发热如疟状、少腹疼痛、腹胀大等，并且此时蛰虫不能伏藏。

之南政、北政。◎［35］反其诊：就是尺寸倒候。一说：谓复其手而诊。◎［36］平野昧：四野昏暗不清。◎［37］颐（zhuō 拙）：颧骨。◎［38］蛰虫不藏：冬眠的虫当藏而不藏。《类经》将此句移岁太阴在泉，草乃早荣，湿淫所胜，则埃昏岩谷，黄反见黑[39]，至阴之交[40]。民病饮积，心痛，耳聋浑浑焞焞[41]，嗌肿喉痹，阴病血见，少腹痛肿，不得小便，病冲头痛，目似脱，项似拔，腰似折，髀不可以回[42]，腘如结，腨如别。

岁少阳在泉，火淫所胜，则焰明郊野，寒热更至。民病注泄赤白，少腹痛，溺赤，甚则血便。少阴同候[43]。

岁阳明在泉，燥淫所胜，则霿雾清暝[44]。民病喜呕，呕有苦，善太息，心胁痛不能反侧，甚则嗌干面尘，身无膏泽，足外反热。

岁太阳在泉，寒淫所胜，则凝肃惨慄[45]。民病少腹控睾[46]，引腰脊，上冲心痛，血见，嗌痛颔肿。

帝曰：善。治之奈何？

太阴湿土在泉之年，草木过早繁茂，湿气淫胜而制约其所胜的木气，山岩河谷中尘埃昏暗，黄色反而出现在北方黑色之地，土气与水气交互作用，人们易生之病症为水饮、积聚、心痛耳聋、耳中嗡嗡作响而听力不清、咽肿、喉痹、阴病、出血、少腹肿痛、小便不通、气上冲逆头痛、目胀痛如脱出、项痛如拔、腰痛如断折、髀部不能旋转、膝关节结滞弯曲不灵、小腿肚疼痛如撕裂等。

少阳相火在泉之年，火气淫胜而制约所胜之金气，郊野热气光明，寒热气候交替发作，人们易生病症如泄泻如注、下利赤白、少腹痛、小便色赤，甚则便血等，并且其病症与少阴君火在泉的发病情况相同。

阳明燥金在泉之年，燥气淫胜而制约其所胜之气木气，雾气清冷昏暗，人们易生的病症如呕吐、呕吐苦水、善太息、心与胁肋疼痛而不能转侧，甚则咽干、面色如尘、身体干枯而不润泽、足外发热等。

太阳寒水在泉之年，寒气淫胜则制约其所胜的火气，气候阴冷凝惨肃杀凛冽，人们易生的病症如少腹连及睾丸疼痛、牵引腰部、上冲心胸、出血、咽喉与颔部肿痛等。

黄帝说道：好。那么，对此怎样治疗呢？

于"阴处反明"句下，义胜可取。◎[39]黄反见黑：谓土色反见于北方水色之处。◎[40]至阴之交：湿土之气交合的现象，即指土色见于水位，为与至阴之气色交合。◎[41]浑浑焞焞（tūn吞）：形容耳中嗡嗡作响、听力不清。浑，浊貌。浑浑，不清貌。焞焞，声音洪大貌。这里形容耳中嗡嗡作响。◎[42]髀不可以回：髀骨疼痛不能环转。◎[43]少阴同候：所见的其余病候相同于少阴在泉的年岁。◎[44]霿（méng蒙）雾清暝：阳明在泉之年，下半年气候偏凉，天气阴暗。《尔雅·释天》："天气下，地不应曰霿，地气发，天不应曰雾。"◎[45]凝肃惨慄：寒气凝结，万物静肃。惨慄，寒意很盛。◎[46]控睾：疼痛牵引睾丸。◎[47]天气之变：司天之气淫胜所致的病变。◎

岐伯曰：诸气在泉，风淫于内，治以辛凉，佐以苦，以甘缓之，以辛散之；热淫于内，治以咸寒，佐以甘苦，以酸收之，以苦发之；湿淫于内，治以苦热，佐以酸淡，以苦燥之，以淡泄之；火淫于内，治以咸冷，佐以苦辛，以酸收之，以苦发之；燥淫于内，治以苦温，佐以甘辛，以苦下之；寒淫于内，治以甘热，佐以苦辛，以咸泻之，以辛润之，以苦坚之。

帝曰：善。天气之变[47]何如？

岐伯曰：厥阴司天，风淫所胜，则太虚埃昏，云物以扰，寒生春气，流水不冰[48]。民病胃脘当心而痛，上支两胁，鬲咽不通，饮食不下，舌本强，食则呕，冷泄腹胀，溏泄瘕水闭，蛰虫不去，病本于脾。冲阳绝，死不治[49]。

少阴司天，热淫所胜，怫热至，火行其政。民病胸中烦热，嗌干，右胠满，皮肤痛，寒热咳喘，大雨

岐伯回答说：凡是对各种气在泉，风邪淫胜于内所致的病症，主治药用辛凉，佐药用苦味，用甘味药缓急，用辛味药发散。热邪淫胜于内所致的病症，主治药用咸寒，佐药用甘苦，用酸味药收敛，用苦味药泄热。湿邪淫胜于内所致的病症，主治药用苦热，佐药用酸淡，用苦味之药以燥湿，用淡味之药以渗湿。火邪淫胜于内所致的病症，主治药用咸冷，佐药用苦辛，用酸味之药以收敛，用苦味之药以泄火。燥邪淫胜于内所致的病症，主治药用苦温，佐药用甘辛，用苦味药泄热。寒邪淫胜于内所致的病症，主治药用甘热，佐药用苦辛，用咸味之药以祛邪，用辛味之药以润燥，用味苦之药以坚阴。

黄帝说道：好。那么，六气司天会产生什么样的变化呢？

岐伯回答说：厥阴风木司天之年，风气淫胜而制约其所胜的土气，太空昏暗得尘埃四起，云物飘动，寒冷的季节发生春令的变化，流动的水不结冰。人们多发的病症如胃脘当心而痛、向上支撑两胁、胸膈咽喉不通畅、饮食不下、舌根强硬、食下就呕吐、寒泄、腹胀、鸭溏泻泄、瘕病、水闭不通等，并且此时蛰虫不能归藏。病之根本在于风邪伤脾。如果有冲阳部位脉气终绝的情况时，多为不治的死证。

少阴君火司天之年，热气淫胜而制约其所胜的金气，郁热之气到来，火行其政。人们多发的病症如胸中烦热、咽干、右胁部胀满、皮肤疼痛、恶寒发热、咳嗽、喘

[48] 流水不冰：冬天气候反而温热，流动的水不结冰。《类经》将"蛰虫不去"移于句下，义胜。
◎[49] 冲阳绝，死不治：冲阳，穴名。◎[50] 大雨且至：少阴司天之年，土气当令时有大雨降

且至^[50]，唾血血泄，鼽衄嚏呕，溺色变，甚则疮疡胕肿，肩背臂臑及缺盆中痛，心痛肺䐜，腹大满，膨膨而喘咳，病本于肺。尺泽绝，死不治^[51]。

太阴司天，湿淫所胜，则沉阴且布，雨变枯槁。胕肿骨痛阴痹，阴痹者按之不得，腰脊头项痛，时眩，大便难，阴气不用，饥不欲食，咳唾则有血，心如悬，病本于肾。太溪绝，死不治^[52]。

少阳司天，火淫所胜，则温气流行，金政不平。民病头痛，发热恶寒而疟，热上皮肤痛，色变黄赤，传而为水，身面胕肿，腹满仰息，泄注赤白，疮疡咳唾血，烦心胸中热，甚则鼽衄，病本于肺。天府绝，死不治^[53]。

阳明司天，燥淫所胜，则木乃晚荣，草乃晚生，筋骨内变，民病

息等。大雨时有发生。人们易生唾血、泄血、鼻塞、衄血、喷嚏、呕吐、尿色变，甚则出现疮疡、浮肿，及肩、背、臂、臑及缺盆中痛，心痛、肺胀、腹大满胀、气喘、咳嗽等。病之根本在于热邪犯肺。如果尺泽部位脉气终绝，多为不治的死证。

太阴湿土司天之年，湿气淫胜而制约其所胜的水气，就会出现阴沉的天气布于天空，雨水浸渍，草木萎枯的现象。人们易生的病症是浮肿、骨痛、阴痹等，阴痹病，按之不知痛处以及腰脊头项疼痛、时时眩晕、排便困难、阳痿不举、饥不欲食、咳嗽、唾血、心如悬空感等。病之根本是湿邪伤肾。如果太溪部位的脉气终绝，多属不治的死证。

少阳相火司天之年，火气淫胜而制约所胜的金气，就会出现温热之气流行，金气的政令不得安静的现象。人们易患的病症是头痛、发热恶寒而为疟疾病，热在上部，皮肤疼痛，颜色变为黄赤色，进一步演变为水病，身面浮肿、腹满、仰面喘息、泻泄如注、下利赤白、疮疡、咳嗽、唾血、心烦、胸中热，甚则为鼻塞、衄血等。病之根本在于火邪犯肺。如果天府部位的脉气终绝，多属不治的死证。

阳明燥金司天之年，燥气淫胜而制约其所胜之木气，就会出现树木推迟繁荣，草类生长较晚，人的筋骨发生病症的现象。人们多生左胁肋疼痛，寒凉之邪伤于内就发生疟

下。此句《类经》移至"火行其政"句下，义胜。◎［51］尺泽绝，死不治：尺泽，穴名。明·张介宾："尺泽，手太阴肺脉也，在肘内廉大文中动脉应手。金不胜火，则脉气竭而尺泽绝，死不治。"◎［52］太溪绝，死不治：太溪，穴名。明·张介宾："太溪，足少阴肾脉也。在足内踝后跟上动脉应手。水不胜土，故肾气竭而太溪绝，故死不治。"◎［53］天府绝，死不治：明·张介宾："天府，手太阴肺脉也，在臂内廉，腋下三寸动脉应手。金不胜火，则肺气竭而天府绝，故死不治。"◎［54］

左胠胁痛，寒清于中，感而疟，大凉革候，咳，腹中鸣，注泄鹜溏，名木敛，生菀于下，草焦上首[54]，心胁暴痛，不可反侧，嗌干面尘，腰痛，丈夫㿉疝，妇人少腹痛，目昧眦，疡疮痤痛，蛰虫来见[55]，病本于肝。太冲绝，死不治[56]。

太阳司天，寒淫所胜，则寒气反至，水且冰，血变于中，发为痈疡，民病厥心痛，呕血、血泄、鼽衄，善悲，时眩仆。运火炎烈，雨暴乃雹[57]，胸腹满，手热肘挛掖肿[58]，心澹澹大动[59]，胸胁胃脘不安，面赤目黄，善噫嗌干，甚则色炲，渴而欲饮，病本于心。神门绝，死不治[60]。所谓动气，知其脏也[61]。

帝曰：善。治之奈何？

疾病，凉气改变了气候的正常变化，易发生咳嗽、腹中雷鸣、鸭溏泄泻等病症。高大的植物收敛其生发之机而不繁荣，郁于下部而不能生发，草的顶尖部焦枯。人们易生心胁急剧疼痛、不能转侧、咽干、面色如尘土、腰病、男子易患疝病、女子易患少腹疼痛、视物不清、眼角生溃疡、痤疮、痛疡等病症。蛰虫应伏藏而又反复出现。病之根本在于燥邪伤肝。如果太冲部位的脉气终绝，多属不治的死证。

太阳寒水司天之年，寒气淫胜而制约其所胜的火气，就会出现在不应当寒冷的季节反而寒气来临，水多结冰的现象。体内的血脉易发生变化，火热内郁而易生痈疡，人们易患厥心痛、呕血、血泄、鼻塞、衄血、善悲伤、时时有眩晕昏倒等病症。如果逢岁运之火炎烈，那么暴雨与冰雹一同降下。人们易生胸腹胀满、手热、肘部拘挛、腋肿、心悸怔忡、胸胁胃脘不舒、面赤、目黄、嗳气、咽干，甚则肤色黑如烟尘、口渴饮水等病症。疾病的根本在于寒邪犯心。如果神门部位的脉气终绝，多属不治死证。这就是所说的诊察脉气之动，以测知脏真之气的存亡。

黄帝说道：好。那么，对此应怎样治疗呢？

名木敛……草焦上首：谓（大凉革候——大凉之气，变更其湿润生育的气候）树木生发之气被抑制而郁伏于下，草梢出现焦枯。《类经》将"大凉革候……蛰虫来见"等句移至"筋骨内变"句下，义胜，从之。◎[55]蛰虫来见：这四字与本节文义不属，疑为衍文。但明·张介宾曰："然阳明金气在上，则少阴火气在下，故蛰虫来见也。"可参。◎[56]太冲绝，死不治：太冲，穴名。◎[57]运火炎烈，雨暴乃雹：谓太阳司天之年，适逢火运太过，水火相争，就会有暴雨或冰雹等反常气候。《类经》将此二句移于"水且冰"句下，义胜，从之。◎[58]掖肿：掖，即"腋"。肿，别本作"肿"，王冰注语并作"肿"。掖肿，即腋肿。◎[59]心澹澹大动：心悸怔忡，悸动不安貌。◎[60]神门绝，死不治：神门，穴名。◎[61]所谓动气，知其脏也：谓临证时要根据五脏经脉的动脉搏动状况，来

岐伯曰：司天之气，风淫所胜，平[62]以辛凉，佐以苦甘，以甘缓之，以酸泻之；热淫所胜，平以咸寒，佐以苦甘，以酸收之；湿淫所胜，平以苦热，佐以酸辛，以苦燥之，以淡泄之；湿上甚而热[63]，治以苦温，佐以甘辛，以汗为故而止；火淫所胜，平以酸冷，佐以苦甘，以酸收之，以苦发之，以酸复之；热淫同。燥淫所胜，平以苦湿[64]，佐以酸辛，以苦下之；寒淫所胜，平以辛热，佐以甘苦，以咸泻之。

帝曰：善。邪气反胜[65]，治之奈何？

岐伯曰：风司于地[67]，清反胜之[68]，治以酸温，佐以苦甘，以辛平之；热司于地，寒反胜之，治以甘热，佐以苦辛，以咸平之；湿司于地，热反胜之，治以苦冷，佐以

岐伯回答说：在六气司天的年份中，风木之气淫胜之年的发病的用药规律是，用辛凉之药物平治，佐药用苦甘，用甘味之药缓急，用味酸之药泻邪；君火热气淫胜之年发病，用咸寒之药平治，佐药用苦甘，用味酸之药收敛；湿土之气淫胜之年发病，用苦热药平治，佐药用酸辛，用苦味之药以燥湿，用淡味之药以渗湿，如果湿郁于上而有化热者，用苦温药主治，佐药用甘辛之品，以汗出湿去为止；火气淫胜之年发病，用酸冷之药物平治，佐药用苦甘，以酸味药收敛，用味苦之品泄火，火退津伤者复用酸味药以恢复津液；热气淫胜之年所致病证的用药规律与此相同；燥金之气淫胜之年发病，用苦温药物平治，佐药用酸辛之品，用苦药下泄邪气；寒气淫胜之年发病，用辛热药物平治，佐药用甘苦之品，用咸味药以泻邪气。

黄帝说道：好。那么，在本气不足、邪气反胜的时候，应如何治疗呢？

岐伯回答说：厥阴风木在泉，风气司于地，所不胜之金的清气反胜而发病时，用酸温药物主治，佐药用苦甘之品，用辛味药以平调其正气；少阴君火在泉，热气司于地，所不胜之水的寒气反胜发病时，用甘热药主治，佐药用苦辛，用咸味之药以平调其正气；太阴湿土在泉，湿气司于地，热气反胜而发病时，用苦冷的药物进行主治，佐药用

判断相关脏腑的生理、病理及预后。◎[62]平：与上文六气在泉病变治疗用药规律中的"治"义同，即治疗。为了区别六气司天与六气在泉的治疗用药之殊，故《新校正》释之曰："在泉曰治，司天曰平。"则其义也。◎[63]商：别本并作"迁"，似是宜从。◎[64]湿上甚而热：明·张介宾："谓湿郁于上而成热也。"◎[65]湿：《新校正》："按上文'燥淫于内，治以苦温'。此云'苦湿'者，'湿'当为'温'。"◎[66]邪气反胜：谓司天、在泉之气被其所不胜之气侵害而为病。如厥阴司天，反被其所不胜之金气（清气）所淫胜，发生病变。◎[67]风司于地：谓厥阴风木在泉，下半年风气偏盛。余类此。◎[68]清反胜之：谓厥阴在泉之年，有时金之清凉之气反胜，所以会有干

咸甘，以苦平之；火司于地，寒反胜之，治以甘热，佐以苦辛，以咸平之；燥司于地，热反胜之，治以平寒，佐以苦甘，以酸平之，以和为利；寒司于地，热反胜之，治以咸冷，佐以甘辛，以苦平之。

帝曰：其司天邪胜[69]何如？

岐伯曰：风化于天[70]，清反胜之，治以酸温，佐以甘苦；热化于天，寒反胜之，治以甘温，佐以苦酸辛；湿化于天，热反胜之，治以苦寒，佐以苦酸；火化于天，寒反胜之，治以甘热，佐以苦辛；燥化于天，热反胜之，治以辛寒，佐以苦甘；寒化于天，热反胜之，治以咸冷，佐以苦辛。

帝曰：六气相胜[71]奈何？

岐伯曰：厥阴之胜，耳鸣头眩，愦愦[72]欲吐，胃鬲如寒，大风数举，倮虫不滋，胠胁气

咸甘之品，用味苦的药物以平调其正气；少阳相火在泉，火气司于地，所不胜之水的寒气反胜而致病时，用甘热药物进行主治，佐药用苦辛之品，用咸味药以平调其正气；阳明燥金在泉，燥气司行于地，所不胜之火的热气反胜的发病，用平凉之药进行主治，佐药用苦甘之品，用酸味药平调其正气，以冷热平和之药制方为宜；太阳寒水在泉，寒气司于地，热气反胜而发病时，用咸冷药物进行主治，佐药用甘辛之品，用苦味药物平调其正气。

黄帝问道：六气司天，邪气反胜发病应当怎样进行治疗呢？

岐伯回答说：厥阴风木司天，风化于天，所不胜之金的清气反胜致病时，用酸温药物进行主治，佐药用甘苦之品；少阴君火司天，热化于天，所不胜之水的寒气反胜致病，用甘温药物进行主治，佐药用苦酸辛之品；太阴湿土司天，湿化于天，热气反胜而致病，用苦寒之药进行主治，佐药用苦酸之品；少阳相火司天，火化于天，所不胜之水的寒气反胜而发病，用甘热之药进行主治，佐药用苦辛之品；阳明燥金司天，燥化于天，所不胜之火的热气反胜致病，用辛寒药物进行主治，佐药用苦甘之品；太阳寒水司天，寒化于天，热气反胜致病，用咸冷的药物进行主治，佐药用苦辛之品。

黄帝问道：六气互相为胜气时会产生什么样的情况呢？

岐伯回答说：厥阴风木之气为胜气时，易发生耳鸣、目眩头晕、烦乱、欲吐、胃和胸膈如有寒气一样逆冷。大风时起，倮虫类不能滋生。胁部气机并聚，转化为热，小便黄赤、胃

燥偏凉的反常气候。◎[69]其司天邪胜：谓与司天之气的性质相反的气候成为致病邪气。◎[70]风化于天：即风气（厥气）司天。以下"热化于天"等仿此。◎[71]相胜：六气互有强弱，相互乘虚而为病也，如曰相胜。◎[72]愦愦：烦乱貌。◎[73]传为赤沃：腹部胀满，溏泄之病日久，

并，化而为热，小便黄赤，胃脘当心而痛，上支两胁，肠鸣飧泄，少腹痛，注下赤白，甚则呕吐，鬲咽不通。

少阴之胜，心下热善饥，脐下反动，气游三焦。炎暑至，木乃津，草乃萎。呕逆，躁烦，腹满痛，溏泄，传为赤沃[73]。

太阴之胜，火气内郁，疮疡于中，流散于外，病在胠胁，甚则心痛热格[74]，头痛，喉痹，项强，独胜则湿气内郁，寒迫下焦，痛留顶[75]，互引眉间，胃满。雨数至，燥化乃见[76]。少腹满，腰脽重强，内不便，善注泄，足下温，头重，足胫胕肿，饮发于中，胕肿于上。

少阳之胜，热客于胃，烦心、心痛，目赤，欲呕，呕酸、善饥，耳痛，溺赤，善惊谵妄，暴热消烁，草萎水涸，介虫乃屈，少腹痛，下沃赤白。

阳明之胜，清发于中，左胠胁痛，溏泄，内为嗌塞，外发㿗疝。大凉肃杀，华英改容，毛虫乃殃。胸中不便，嗌塞而咳。

脘当心而痛、向上支撑两胁、肠鸣、飧泄、少腹疼痛、泻泄如注、下利赤白，甚则呕吐、胸膈、咽喉不通畅等病。

少阴君火热气为胜气时，易发生心下烦热、易饥饿、脐下悸动、气行于三焦等病症。炎暑发生，树木汁液外流，草类枯萎。人易生呕逆、烦躁、腹满疼痛、鸭溏泻泄，变为血痢等病症。

太阴湿土之气为胜气时，易发生火气内郁，体内生疮疡；火气流散于外部，病在胠胁等处，甚则心痛；热邪格拒则生头痛、喉痹、项强；湿气独胜则湿气内郁，寒气迫于下焦，疼痛发生于头顶，痛引眉间、胃胀满等病症。大雨频降，鳞虫出现于陆地，燥化之令推迟到来。人易发生少腹疼痛，腰、臀沉重强急、腹内气行不利、泄泻如注、足下温热、头重、足胫浮肿、水饮发于内、浮肿起于上等病症。

少阳相火暑气为胜气时，易发生热邪犯胃、烦心、心痛、目赤、欲呕、呕吐酸水、易饥饿、耳痛、尿赤、易惊恐、谵言妄语等病症。暴热耗气伤阴，草木枯萎，流水干涸，介虫退缩不长。人易发生少腹疼痛，下利赤白等病症。

阳明燥金之气为胜气时，则清凉之气生于内，易患左胠胁疼痛、鸭溏泻泄、内则发生咽喉闭塞、外则发生㿗疝等病症。大凉肃杀之气到来，草木花叶变色，毛虫受到伤害。人易发生胸中气机不利、咽喉不利、咳嗽等病症。

转化为下血赤痢之类病症。传，音义同"转"。◎[74]热格：指热邪格阻于上。◎[75]痛留顶：清·于鬯："按留字于义可疑，或当囟字之形误。痛囟顶，犹下文言头项囟顶脑户中痛也。"◎[76]雨数至，燥化乃见：频繁地下雨过后，又连续少雨干燥。◎[77]阴中乃疡，隐曲不利：太阳经络肾

太阳之胜，凝溧且至，非时水冰，羽乃后化。痔疟发，寒厥入胃，则内生心痛，阴中乃疡，隐曲不利[77]，互引阴股，筋肉拘苛，血脉凝泣，络满色变，或为血泄，皮肤否肿，腹满食减，热反上行，头项囟顶脑户中痛，目如脱，寒入下焦，传为濡泻。

帝曰：治之奈何？

岐伯曰：厥阴之胜，治以甘清，佐以苦辛，以酸泻之；少阴之胜，治以辛寒，佐以苦咸，以甘泻之；太阴之胜，治以咸热，佐以辛甘，以苦泻之；少阳之胜，治以辛寒，佐以甘咸，以甘泻之；阳明之胜，治以酸温，佐以辛甘，以苦泄之；太阳之胜，治以甘热[78]，佐以辛酸，以咸泻之。

帝曰：六气之复何如？

岐伯曰：悉乎哉问也！厥阴

太阳寒水之气为胜气时，阴寒凝冽之气到来，流水非时而结冰，羽虫化育推迟。人们易生痔、疟疾，寒气犯胃，内生心痛，阴中生疮，不能进行房事，阴部、大腿内侧互相抽引，筋肉拘急，血脉凝涩，络脉色变，或者便血、泻泄、皮肤胀闷及肿胀、腹满、饮食减少。热气反而上行时，头、项、囟顶、脑户处疼痛，目胀痛如脱出，寒邪入于下焦时则为水泻病症。

黄帝问道：六气互为胜气致病时应当怎样治疗呢？

岐伯回答说：厥阴风木之气为胜气致病时，用甘凉药物进行主治，佐药用苦辛之品，用酸味药物泻邪；少阴君火之气为胜气致病时，用辛寒的药物进行主治，佐药为苦咸之品，用甘味药物泻邪；太阴湿土之气为胜气致病时，用咸热的药物进行主治，佐药用辛甘之品，用苦味药物泻邪；少阳相火之气为胜气致病时，用辛寒的药物进行主治，佐药用甘咸之品，用甘味药物泻邪；阳明燥金之气为胜气致病时，用酸温的药物进行主治，佐药用辛甘之品，用苦味药物泻邪；太阳寒水之气为胜气致病时，用甘苦的药物进行主治，佐药用辛酸之品，用咸味药物泻邪。

黄帝问道：六气互为复气时会产生哪些情况？

岐伯回答说：你问得很详细啊！厥阴风木之气为复气时，易发生少腹坚硬满胀、拘

属膀胱，故为阴部因患疮疡而小便不利。◎［78］治以甘热：《新校正》：“详此为治，皆先泻其不胜，而后泻其来胜。独太阳之胜，治以甘热为异。疑‘甘’字，‘苦’之误也。若云治以苦热，则六胜之

之复，少腹坚满，里急暴痛[79]，偃木飞沙，倮虫不荣。厥心痛，汗发呕吐，饮食不入，入而复出，筋骨掉眩清厥，甚则入脾，食痹而吐。冲阳绝，死不治。

少阴之复，燠热[80]内作，烦躁，鼽嚏，少腹绞痛。火见燔焫，嗌燥，分注时止[81]，气动于左，上行于右，咳，皮肤痛，暴喑，心痛，郁冒不知人，乃洒淅恶寒，振慄谵妄，寒已而热，渴而欲饮，少气，骨痿，隔肠不便，外为浮肿，哕噫，赤气后化[82]，流水不冰，热气大行，介虫不复，病痱胗[83]疮疡，痈疽痤痔，甚则入肺，咳而鼻渊。天府绝，死不治。

太阴之复，湿变乃举，体重中满，食饮不化，阴气上厥，胸中不便，饮发于中，咳喘有声。大雨时行，鳞见于陆[84]。头顶痛重，而掉瘛尤甚，呕而密默[85]，唾吐清液，甚则入肾，窍泻无度[86]。太溪绝，死不治。

急暴痛等病症。草木倒伏，沙土飞扬，倮虫生长不能繁荣。人们易发生厥心痛、出汗、呕吐、饮食不下、食入即吐、头晕目眩、肌肤手足厥冷，甚则邪气犯脾，为食痹、呕吐等病症。如果冲阳部位的脉气终绝，多属不治的死证。

少阴君火之气为复气时，易发生郁热内发、烦躁、鼻塞、喷嚏、少腹绞痛、炽热燔灼、咽干、大小便时利时闭。阳气发动于左，上行于右而刑肺金则生咳嗽、皮肤痛、突然失音、心痛、郁冒不省人事、洒淅恶寒振慄、谵言妄语、寒去就发热、口渴欲饮、少气、骨痿、肠道隔塞不通、外部发生浮肿、呃逆、嗳气等病症。火的气化作用推迟到来，流水不能结冰，热气大行，介虫不能再生化。人们易发生痱、疹、疮疡、痈疽、痤、痔，甚则热邪传肺，发生咳嗽、鼻渊。如果天府部位的脉气终绝，多属不治的死证。

太阴湿土之气为复气时，湿化之气频频发生，易生体重、腹内胀满、饮食不化、阴气上逆、胸中郁闷不畅、水饮发于内、咳嗽、喘息有声等病症，时有大雨降落，鳞虫出现于地面上。人们易生头项疼痛沉重、头晕抽搐、呕吐、欲安静独处、呕吐清液，甚则邪入于肾，发生泻痢无度等病症。如果太溪部位的脉气终绝，多属不治的死证。

治皆一贯也。"◎［79］里急暴痛：小腹拘急疼痛。◎［80］燠热：即郁热。◎［81］分注时止：二便失调之状。◎［82］赤气后化：火气之行令推迟。◎［83］胗：通"疹"。◎［84］鳞见于陆：雨水暴发，鱼类出现于陆地。鳞，借指鱼类。◎［85］密默：清·张志聪："密默者，欲闭户牖独居。"◎［86］窍泻无度：明·张介宾："窍泻无度，以肾开窍于二便，而门户不要也。"◎

少阳之复，大热将至，枯燥燔爇，介虫乃耗。惊瘛咳衄，心热烦躁，便数憎风，厥气上行，面如浮埃，目乃瞤瘛，火气内发，上为口糜呕逆，血溢血泄，发而为疟，恶寒鼓慄，寒极反热，嗌络焦槁，渴引水浆，色变黄赤，少气脉萎，化而为水，传为胕肿，甚则入肺，咳而血泄。尺泽绝，死不治。

阳明之复，清气大举，森木苍干，毛虫乃厉。病生胠胁，气归于左，善太息，甚则心痛否满，腹胀而泄，呕苦，咳，哕，烦心，病在鬲中，头痛，甚则入肝，惊骇，筋挛。太冲绝，死不治。

太阳之复，厥气上行，水凝雨冰，羽虫乃死，心胃生寒，胸膈不利，心痛否满，头痛善悲，时眩仆，食减，腰脽反痛，屈伸不便，地裂冰坚，阳光不治，少腹控睾，引腰脊，上冲心，唾出清水，及为哕噫，甚则入心，善忘善悲。神门绝，死不治。

帝曰：善。治之奈何？

岐伯曰：厥阴之复，治以酸寒，

少阳相火之气为复气时，大热将行，万物因燔灼而枯槁，介虫受到损耗。人们易发生惊恐、抽搐、咳嗽、衄血、心热烦躁、大便频数、恶风，气逆于上、面如尘土、两目抽掣，火气发于内，上炎为口疮糜烂、呕逆，热邪迫血外溢、下泄、疟疾、恶寒战慄、寒极反为发热、咽喉干燥、口渴引饮、颜色变为黄赤、少气、脉萎，化为水病，变为浮肿，甚则热邪入肺，发生咳嗽、血泄等病症。如果尺泽部位的脉气终绝，多属不治的死证。

阳明燥金之气为复气时，凉气大起，林木青干，毛虫受到危害。人们易生胠胁部位的病变，气归于左侧，善太息，甚则出现心痛、痞塞、胀满、腹胀、泻泄、呕吐苦水、咳嗽、呃逆、心烦、病在胸膈之内、头痛，甚则邪气传肝、惊骇、筋脉拘挛等病症。如果太冲部位的脉气终绝，多属不治的死证。

太阳寒水之气为复气时，厥逆之冷气上行，水结冰，雨水冰雹时降，羽虫死亡。人们易发生心胃生寒、胸膈不通畅、心痛痞满、头痛、善悲、时时发生眩晕昏倒、饮食减少、腰臀反而疼痛、屈伸不利等病症。地冻裂，结冰坚实，阳气不得施化。人易发生少腹疼痛连及睾丸并牵引腰背、上冲心痛、唾清水、呃逆、嗳气，甚则邪气犯心、健忘、善悲伤等病症。如果神门部位的脉气终绝，多属不治的死证。

黄帝说道：好。那么，如何治疗复气所致的病症呢？

岐伯回答说：对厥阴风木为复气所

佐以甘辛，以酸泻之，以甘缓之；少阴之复，治以咸寒，佐以苦辛，以甘泻之，以酸收之，辛苦发之，以咸耎之；太阴之复，治以苦热，佐以酸辛，以苦泻之、燥之、泄之；少阳之复，治以咸冷，佐以苦辛，以咸耎之，以酸收之，辛苦发之。发不远热^[87]，无犯温凉；少阴同法；阳明之复，治以辛温，佐以苦甘，以苦泄之，以苦下之，以酸补之；太阳之复，治以咸热，佐以甘辛，以苦坚之。

治诸胜复，寒者热之，热者寒之，温者清之，清者温之，散者收之，抑者散之，燥者润之，急者缓之，坚者耎之，脆者坚之，衰者补之，强者泻之，各安其气，必清必静，则病气衰去，归其所宗^[88]，此治之大体也。

致的病症，可用酸寒药物进行主治，佐药用甘辛之品，用酸味之药泻邪，用甘味药缓急；少阴君火为复气所致的病症，用咸寒药物进行主治，佐药为苦辛之品，用甘味药泻邪，用酸味药收敛，用辛苦之药发散其热，用咸味药以软坚；太阴湿土为复气所致的病症，用苦热药物进行主治，佐药为酸辛之品，用苦味药泻邪，用燥性药物燥湿，用渗泄药以利湿；少阳相火为复气所致的病症，用咸冷药物进行主治，佐药用苦辛之品，用咸味药以软坚，用酸味药收敛，用苦辛药物发散其热，发散之法，用辛热不必避热气主令之时，但温凉药不能触犯温凉之气主令之时，少阴之气为复气致病时的用药规律与此相同；阳明燥金为复气所致的病症，用辛温药物进行主治，佐药用苦甘之品，用苦味药物以泻其邪，用苦味药物通下，用酸味药物以调补正气；太阳寒水为复气所致的病症，以咸热药物进行主治，佐药用甘辛之品，用苦味药物坚固其正气。

治疗复气致病的用药法度是，气寒所致的病症用热药治疗，气热所致病症用寒药治疗，气温所致病症用清凉的药物治疗，气冷所致的病症用温药治疗，气散的病症用收敛的方法治疗，气郁所致的病症用发散的方法治疗，气燥所致的病症用滋润的方法治疗，气急的病症用缓法治疗，坚硬的病症用软坚方法治疗，脆弱的病症用坚固的方法治疗，气衰的病症用补益方法治疗，气强的实症用泻法治疗，只要使人的正气清静安定，病邪之气就会衰退，各种治疗方法都有其所适应的病症，这就是治疗疾病的基本原则。

---

[87] 发不远热：运用解表方法时，可以不避热气主时的季节。《新校正》："按《天元正纪大论》：'发表不远热'。" ◎ [88] 归其所宗：人体各种功能恢复到正常的状态。宗，归属之义。 ◎ [89] 气之上

帝曰：善。气之上下^[89]何谓也？

岐伯曰：身半以上，其气三^[90]矣，天之分也，天气主之；身半以下，其气三^[91]矣，地之分也，地气主之。以名命气，以气命处^[92]，而言其病。半，所谓天枢也^[93]。故上胜而下俱病者，以地名之^[94]；下胜而上俱病者，以天名之^[95]。所谓胜至，报气屈伏而未发也^[96]，复至则不以天地异名，皆如复气为法也。

帝曰：胜复之动，时有常乎？气有必乎？

岐伯曰：时有常位，而气无必也^[97]。

帝曰：愿闻其道也。

岐伯曰：初气终三气，天气主之，胜之常也；四气尽终气，地气主之，复之常也。有胜则复，无胜则否^[98]。

黄帝说道：好。那么，将气分为上下是什么道理呢？

岐伯回答说：身半以上，应于初、二、三之气，为司天之气所主的步位，由天气主之；身半以下，应于四、五、终三步之气，为在泉之气所主的步位，由地气主之。以六步名称命名所主的气，以六气的名称而命名相应的步位，确定所患病证。半，就是"天枢"所在的部位。所以司天之气淫胜则疾病发生于下部，就用在泉之气命名；在泉之气淫胜则疾病发生于上部，就以司天之气命名。这是指胜气到来而报复之气退伏而未发作而言，如果复气已经到来，就不能用司天和在泉之气的不同名称进行区别，都应当以复气的发病规律为准则。

黄帝问道：胜气、复气的运动有固定的时间吗？其气到来时有必然的规律吗？

岐伯回答说：时令虽然有固定的位置，而胜气和复气没有必然的规律。

黄帝说：我想听一听其中的道理。

岐伯回答说：从初之气到三之气，由司天之气所主，是发生胜气常见的时位。从四之气到终之气，由在泉之气所主，是发生复气常见的时位。有胜气发生就必然会有复气，没有胜气发生也就不会有复气。

下：风、寒、暑、湿、燥、火六气分别有司天和在泉。◎［90］其气三：身半以上之"其气三"，指初之气至三之气，为司天所主。◎［91］其气三：指四之气至终之气，为在泉所主。在泉也主三步气位，故亦曰"其气三"。◎［92］以名命气，以气命处：用三阴三阳对六气进行命名，风为厥阴，热为少阴，湿为太阴，暑为少阳，燥为阳明，寒为太阳。根据六气顺序，确定其六步气位。◎［93］半，所谓天枢也：一年之半是阴阳升降的枢纽。人身亦同。◎［94］以地名之：以地气在泉之名来命名人身受病之脏。◎［95］以天名之：以天气司天之名来命名人身受病之脏。◎［96］报气屈伏而未发：报复之气还没有产生作用。报气，复气。◎［97］时有常位，而气无必也：风、寒、暑、湿、燥、火六气分主六步，各有所主时间，但作为胜气出现，却没有固定时间。◎［98］有胜则复，无帝曰：善。复已而胜何如？

岐伯曰：胜至则复，无常数也，衰乃止耳。复已而胜，不复则害，此伤生也。

帝曰：复而反病何也？

岐伯曰：居非其位，不相得也[99]。大复其胜，则主胜之，故反病也，所谓火燥热也[100]。

帝曰：治之何如？

岐伯曰：夫气之胜也，微者随之，甚者制之；气之复也，和者平之，暴者夺之。皆随胜气，安其屈伏，无问其数，以平为期，此其道也。

帝曰：善。客主之胜复奈何？

岐伯曰：客主之气，胜而无复也。

帝曰：其逆从何如？

岐伯曰：主胜逆，客胜从，天之道也。

帝曰：其生病何如？

黄帝说道：好。那么，复气已经结束而又有胜气发生，这是什么道理呢？

岐伯回答说：胜气到来之后必然有复气，没有固定的次数，胜气衰退后就自行终止了。复气过去后，又会有胜气发生，如果胜气过后不发生复气就是灾害，这样便会伤害生机。

黄帝问道：复气到来却反而致病是什么道理呢？

岐伯回答说：复气到来不在其时位，主气、客气不相得。大复之气太胜，于是主气就会制约它，所以反而会致病。这就是所谓火、燥、热主气之时。

黄帝问道：对此应怎样治疗呢？

岐伯回答说：凡六气为胜气时，气微者用随顺之法治疗，气甚者用制胜之法治疗。六气为复气时，缓和者就用平调之法治疗，气暴者就要用劫夺之法治疗。都要根据胜气的微甚，以安抚其屈伏抑郁不伸之气，无论数之多少，都要以达到平和为目的，这就是治疗的一般规律。

黄帝说道：好。那么，客气、主气的胜气、复气是如何的呢？

岐伯回答说：客气和主气，只有胜气而无复气。

黄帝问道：客气和主气的逆顺情况是怎样的呢？

岐伯回答说：主气胜客气时，客气不得行令，就为逆；客气胜主气，客气得以行令，就为顺。这是自然界的一般规律。

黄帝问道：客气与主气相胜致病的规律是如何的呢？

胜则否：谓有胜气就一定有复气，没有胜气出现，也就不会有复气发生。◎[99]居非其位，不相得也：谓复气的产生没有固定时间，就可能与六气主位不一致。◎[100]火燥热也：谓少阴君火热岐伯曰：厥阴司天，客胜则耳鸣掉眩，甚则咳；主胜则胸胁痛，舌难以言。少阴司天，客胜则鼽嚏，颈项强，肩背瞀热，头痛，少气，发热，耳聋，目瞑，甚则胕肿，血溢，疮疡，咳喘；主胜则心热烦躁，甚则胁痛支满。太阴司天，客胜则首面胕肿，呼吸气喘；主胜则胸腹满，食已而瞀。少阳司天，客胜则丹胗外发，乃为丹熛疮疡，呕逆，喉痹，头痛，嗌肿，耳聋，血溢，内为瘛疭；主胜则胸满，咳仰息，甚而有血，手热。阳明司天，清复内余[101]，则咳衄，嗌塞，心鬲中热，咳不止而白血[102]出者死。太阳司天，客胜则胸中不利，出清涕，感寒则咳；主胜则喉嗌中鸣。

厥阴在泉，客胜则大关节不利，内为痉强拘瘛，外为不便；主胜则筋骨繇并[103]，腰腹时痛。少阴在泉，客胜则腰痛，尻股膝髀腨胻足病，瞀热以酸，胕肿不能久立，溲便变；主胜则厥气上行，心痛发热，鬲中，众

岐伯回答说：厥阴风木司天，客气胜就会发生耳鸣、眩晕，甚则咳嗽等病；主气胜就会发生胸胁疼痛、舌强难言等病症。少阴君火司天，客气胜就会发生鼻塞、喷嚏、颈项强直、肩背闷热、头痛、少气、发热、耳聋、目眩，甚则浮肿、血外溢、疮疡、咳嗽、喘息等病症；主气胜就会发生心中烦热、烦躁，甚则胁痛、支撑胀满等病症。太阴湿土司天，客气胜就发生头面浮肿、呼吸气喘等病症；主气胜就会发生胸腹胀满、饭后闷昧等病症。少阳相火司天，客气胜就发生赤疹发于外、赤游风病、疮疡、呕吐、气逆、喉痹、头痛、咽肿、耳聋、血外溢，内则抽搐等病症；主气胜就会发生胸满、咳嗽、仰面呼吸，甚则咳血、手发热等病症。阳明燥金司天，清气复而有余于内就会发生咳嗽、衄血、咽喉梗塞、心膈中热等病症，咳嗽不止而有咳血出者，多属死证。太阳寒水司天，客气胜就会发生胸闷不利、流清涕、感寒就咳嗽；主气胜就会发生咽喉有痰鸣。

厥阴风木在泉，客气胜就会发生大关节活动不利，内为痉挛、强直、拘急、抽搐，外为运动不灵等病症；主气胜就会发生筋骨摇动挛缩、腰腹部疼痛等病症。少阴君火在泉，客气胜就会发生腰痛，尻、股、膝、髀、小腿肚、胫、足部疾病、闷热酸痛、浮肿不能久立、大小便改变等病证；主气胜就会发生厥气上逆、心痛、发热、膈内病及众痹发作、

气和少阳相火暑气在泉时，火热为胜气。火胜克金，燥为复气。"有胜则复"，所以火燥热。◎［101］清复内余：谓阳明燥金司天，受主气制约郁于内而不能外达。◎［102］白血：肺在色为白，所以肺部出血称为白血。◎［103］繇并：形容筋骨振摇强直，关节挛急不利。繇，通"摇"。并，挛缩。◎

痹皆作，发于肢胁，魄汗不藏，四逆而起。太阴在泉，客胜则足痿下重，便溲不时，湿客下焦，发而濡泻，及为肿、隐曲之疾；主胜则寒气逆满，食饮不下，甚则为疝。少阳在泉，客胜则腰腹痛而反恶寒，甚则下白、溺白[104]；主胜则热反上行而客于心，心痛，发热，格中而呕。少阴同候。阳明在泉，客胜则清气动下，少腹坚满而数便泻；主胜则腰重，腹痛，少腹生寒，下为鹜溏，则寒厥于肠，上冲胸中，甚则喘不能久立。太阳在泉，寒复内余[105]，则腰尻痛，屈伸不利，股胫足膝中痛。

帝曰：善。治之奈何？

岐伯曰：高者抑之，下者举之，有余折之，不足补之，佐以所利，和以所宜，必安其主客，适其寒温，同者逆之，异者从之[106]。

肢胁部位生病、汗出不止、四肢厥逆等病症。太阴湿土在泉，客气胜就会发生两足软、不能久立、大小便频数，如果湿邪侵犯下焦，就会发生水泻、浮肿、不能行房等病症；酸主气胜就会发生寒气上逆的胀满、饮食不下，甚则为疝气等病症。少阳相火在泉，客气胜就会发生腰痛、腹痛而恶寒，甚则会泄下白沫、小便白浊等病症；主气胜就会发生热反上行而侵及于心，心痛发热，中焦格拒而生呕吐等病症。少阴君火在泉的发病证候与此相同。阳明燥金在泉，客气胜就会发生清气扰动于下，少腹坚硬胀满、泻泄频作等病症；主气胜就会发生腰部沉重、腹痛、少腹生寒、下如鸭溏、寒气逆于肠内、上冲胸中，甚则喘息、不能久立等病症。太阳寒水在泉，寒气之复有余于内，就会发生腰尻疼痛、屈伸不利，股、胫、足、膝中疼痛等病症。

黄帝说道：好。那到，对六气司天、在泉、主气胜、客气胜所致病症应当怎样治疗呢？

岐伯回答说：气上逆的病症，用抑制降逆之法治疗；气陷下的病症，用举陷升提的方法治疗；气有余的实性病症，用折减之法治疗；气不足的虚性病症，就用补益方法治疗；佐药用所利之品，并用所宜之物调和，一定要使主气、客气清净和平，要适应主气、客气的寒温进行调治，主气、客气相同时就用逆治法治疗，主气、客气不相同时就顺从其气的性质治疗。

[104]下白、溺白：大便白色或小便色白浑浊。◎[105]寒复内余：丑未年太阳在泉，以寒水之客而加于金水之主，则为水居水位，无主客之胜的分别，故不说主胜或客胜，而统以寒复内余概之。◎[106]同者逆之，异者从之：客气、主气相同而发病时，可用逆治（即正治）法治疗，客、主之气

帝曰：治寒以热，治热以寒，气相得者逆之，不相得者从之，余以知之矣。其于正味[107]何如？

岐伯曰：木位之主[108]，其泻以酸，其补以辛；火位之主，其泻以甘，其补以咸；土位之主，其泻以苦，其补以甘；金位之主，其泻以辛，其补以酸；水位之主，其泻以咸，其补以苦。

厥阴之客，以辛补之，以酸泻之，以甘缓之；少阴之客，以咸补之，以甘泻之，以咸收之；太阴之客，以甘补之，以苦泻之，以甘缓之；少阳之客，以咸补之，以甘泻之，以咸软之；阳明之客，以酸补之，以辛泻之，以苦泄之；太阳之客，以苦补之，以咸泻之，以苦坚之，以辛润之，开发腠理，致津液、通气也。

帝曰：善。愿闻阴阳之三也何谓[109]？

黄帝说：治疗寒性病症用热药，治疗热性病症用寒药，主气、客气相得时就逆其所胜之气的性质治疗，主气、客气不相得时，就顺从所不胜之气的性质治疗，我已经明白了这些道理，但是如何运用适宜的药味呢？

岐伯回答说：主气是厥阴风木之气主位发病时，用酸味药物治之，用辛味药物补之；主气是少阴君火、少阳相火之气主位发病时，用甘味药物泻之，用咸味药物补之；主气是太阴湿土主位发病时，用苦味药物泻之，用甘味药物补之；主气是阳明燥金之气主位发病时，用辛味药物泻之，用酸味药物补之；主气为太阳寒水之气主位发病时，用咸味药物泻之，用苦味药物补之。

厥阴风木之气为客气主位淫胜致病时，补用辛味药物，泻用酸味药物，用甘味药物缓急；少阴君火之气为客气主位淫胜致病时，补用咸味药物，泻用甘味药物，用酸味药物收敛；太阴湿土之气为客气主位淫胜致病时，补用甘味药物，泻用苦味药物，用甘味药物缓急；少阳相火为客气主位淫胜致病时，补用咸味药物，泻用甘味药物，用咸味药物软坚；阳明燥金之气为客气主位淫胜致病时，补用酸味药物，泻用辛味药物，也可苦味药物泄之；太阳寒水之气为客气主位淫胜致病时，补用苦味药物，泻用咸味药物，用苦味药物坚敛，用辛味药物润之，辛味药物能开发腠理，使津液布化，气机通调。

黄帝说道：好。我想听一听阴和阳是怎样划分为三阴三阳的呢？

不同时发病，可用从治，或从客气发病规律而治，或从主气发病规律而治。◎[107]正味：五行气化所生的五味各有所入，也即"五味入胃，各归所喜攻"，这种五味与五脏之间的不同亲和关系，分别称作五脏（或五气）的正味。◎[108]木位之主：即由于厥阴主气所胜者。位当初之气，在春分前六十一日。位，指主气六步之位也。木位，即初之气厥阴风木之位。余仿此。◎[109]阴阳之

岐伯曰：气有多少，异用也。

帝曰：阳明何谓也？

岐伯曰：两阳合明也[110]。

帝曰：厥阴何也？

岐伯曰：两阴交尽也[111]。

帝曰：气有多少，病有盛衰，治有缓急，方有大小，愿闻其约[112]奈何？

岐伯曰：气有高下，病有远近，证有中外，治有轻重，适其至所为故也[113]。《大要》曰：君一臣二，奇之制[114]也；君二臣四，偶之制也；君二臣三，奇之制也；君二臣六，偶之制[114]也。故曰：近者奇之，远者偶之；汗者不以奇，下者不以偶；补上治上制以缓，补下治下制以急。急则气味厚，缓则气味薄。适其至所，此之谓也。病所远，而中道气味之者[115]，食而过之，无越

岐伯回答说：它是根据阴阳之气的多少不同和作用的大小差异划分的。

黄帝问道：阳明是怎样确定的呢？

岐伯回答说：太阳和少阳相合的时位就是阳明。

黄帝问道：厥阴又是怎样确定的呢？

岐伯回答说：太阴、少阴交接完毕的时位就是厥阴。

黄帝问道：六气有太过、不及，所致病证有实证、虚证，治疗有缓治、急治，方制有大方、小方，我想听一听这方面确定的标准是什么呢？

岐伯回答说：病气所在部位有高、有下，所患病证有远、有近，病变部位有外、有内，治疗用药剂量有轻、有重，总之要使药物直接作用于病变部位，发挥其药效为目的。《大要》说：君药一味，臣药用二味的方剂，是奇方的组成原则；君药二味，臣药用四味的方剂，是偶方的组成原则；君药用二味，臣药用三味的方剂，是奇方的组方原则；君药用二味，臣药用六味的方剂，是偶方的组方原则。所以说，所患的病症病程短用奇方治疗，病程长的疾病用偶方治疗，发汗治疗时不用奇方，攻下治疗时不用偶方，补益上虚之证和祛除在上之邪时用缓方治疗，补益下虚之证和攻逐在下实证之邪时就用急方治疗。急方所用的药物气味纯厚，缓方所用的药物气味淡薄。要使所用药物直达病所发挥相应的效用，就是这个道理。病位深

三：即阴阳各分为三。◎[110]两阳合明：少阳和太阳之间为阳明所在部位。◎[111]两阴交尽：阴气以太阴为最盛，少阴次之，至厥阴阴气最少，故厥阴曰两阴交尽。◎[112]约：要约，引申为规律。◎[113]适其至所：使治疗能有效地作用于病变的部位。◎[114]奇之制，偶之制：即奇方与偶方。◎[115]病所远而中道气味之者：谓病变部位深远的病，在服药后药力未达病位时，其

其制度也。是故平气之道，近而奇偶，制小其服也；远而奇偶，制大其服也。大则数少，小则数多。多则九之，少则二之。奇之不去则偶之，是谓重方。偶之不去，则反佐以取之[116]。所谓寒热温凉，反从其病也。

帝曰：善。病生于本[117]，余知之矣。生于标[118]者，治之奈何？

岐伯曰：病反其本，得标之病，治反其本，得标之方。

帝曰：善。六气之胜，何以候之？

岐伯曰：乘其至也。清气大来，燥之胜也，风木受邪，肝病生焉；热气大来，火之胜也，燥金受邪，肺病生焉；寒气大来，水之胜也，火热受邪，心病生焉；湿气大来，土之胜

远的证候，药物运行至中途就能发挥效用，并借助饮食的作用使药物直达病所，不要违反了上述组方法度和各类方剂的应用原则。所以，平调气机的治疗原则，病位近浅的证候用奇方或偶方时，剂量宜小；病位深远的证候用奇方或偶方时，剂量宜大。大方的药味少而剂量重，小方的药味多而剂量小。药味多的方剂用九味药，药味少的方剂用二味药。如果用奇方治疗而病情未愈时，就再用偶方治疗，这就叫做"重方"。如果用偶方治疗而疾病未愈时，可以加入一些与病证性质相反的药物进行反佐配伍以治疗。这就是药物的寒热温凉性质与所治疾病性质相反的意思。

黄帝说道：好。疾病的发生是以风、寒、暑、湿、燥、火六气为本源，这个问题我已经知道了。如果疾病的发生与六气的三阴三阳之标有关，应当怎样治疗呢？

岐伯回答说：如果所发生的病证与六气之本性质相反，所发生的病证与三阴三阳之标相应，治疗时应当反求其本，就可以求得治标的方法。

黄帝说道：好。那么，当六气成为胜气的时候，怎样诊察所致的病呢？

岐伯回答说：观察六气偏胜时，主要观察这种偏胜之气到来以后对所胜脏器的直接影响。清气发生的时候，燥气为胜气，金胜乘木，风木受邪，肝脏容易感邪而发病；热气发生的时候，火气为胜气，火胜乘金，燥金受邪，肺脏容易感邪发病；寒气发生的时候，水寒之气为胜气，水胜乘火，火热受邪，心脏容易感邪发病；湿气发生的时候，湿土之气为胜气，土胜乘水，寒水受邪，

药效中途就已产生了作用。◎[116]反佐以取之：谓在用寒药治疗热证时可用少量热药反佐配伍，热药治疗寒证时可用少量寒药仅作配伍。◎[117]本：根本。指风寒热湿燥火六气。六气是物化发生的根本，也是疾病发生的根源，所以谓之"本"。◎[118]标：标象，效应。此处指

也，寒水受邪，肾病生焉；风气大来，木之胜也，土湿受邪，脾病生焉。所谓感邪而生病也。乘年之虚[119]，则邪甚也；失时之和[120]，亦邪甚也。遇月之空[121]，亦邪甚也。重感于邪，则病危矣。有胜之气，其必来复也。

帝曰：其脉至何如？

岐伯曰：厥阴之至，其脉弦；少阴之至，其脉钩；太阴之至，其脉沉；少阳之至，大而浮；阳明之至，短而涩；太阳之至，大而长[122]。至而和则平，至而甚则病，至而反者病，至而不至者病，未至而至者病，阴阳易者危[123]。

帝曰：六气标本，所从不同，奈何？

岐伯曰：气有从本者，有从标本者，有不从标本者也。

帝曰：愿卒闻之。

肾脏容易感邪发病；风气发生的时候，风木之气为胜气，木胜乘土，湿土受邪，脾脏容易感邪发病。就是说，内脏感受了胜气所产生的邪气就会生病；遇到岁运不及之年，所感受的邪气就甚；遇到岁气与四时之气不和时，所感的邪气也很甚；遇到月廓空虚的时候，所感邪气也很甚；如果再次感受邪气，病情就很危重。有了胜气，其后就必然会发生复气。

黄帝问道：六气所致病症的脉象变化是如何的呢？

岐伯回答说：厥阴风木之气到来所发生的病症出现弦脉；少阴君火之气到来所发生的病症出现钩脉；太阴湿土之气到来时所发生的病症出现沉脉；少阳相火之气到来时所发生的病症出现浮脉；阳明燥金之气到来时所发生的病症出现短脉、涩脉；太阳寒水之气到来时所致的病症出现沉实有力而长的脉。脉来平和则气机和调，脉来太甚就是病脉，脉来与应当出现的脉象相反时就是病脉，气候已经到来而脉象却未表现出来就是病脉，气候还未到来而应时之脉却提前出现也是病脉，脉象的阴阳属性与季节气候的阴阳属性相反时就是病危。

黄帝问道：六气有标有本，但是有不同的从化，这是什么道理呢？

岐伯回答说：六气有从本而化的情况，有既从本又从标而化的，也有既不从标也不从本而化的情况。

黄帝说：我想详尽地听听这方面的情况。

三阴三阳。◎[119]乘年之虚：谓岁气不及，邪气乘侮。◎[120]失时之和：谓四时主时之气失和。◎[121]遇月之空：指月廓空缺之时。◎[122]太阳之至大而长：谓太阳寒水之气偏盛，气候寒冷，脉象沉而有力。◎[123]阴阳易者危：谓脉象的阴阳变化与季节寒热阴阳不相应，阴阳移岐伯曰：少阳太阴从本，少阴太阳从本从标，阳明厥阴，不从标本从乎中也。故从本者，化[124]生于本；从标本者，有标本之化；从中者，以中气为化也。

帝曰：脉从而病反[125]者，其诊何如？

岐伯曰：脉至而从，按之不鼓，诸阳皆然。

帝曰：诸阴之反，其脉何如？

岐伯曰：脉至而从，按之鼓甚而盛也。是故百病之起，有生于本者，有生于标者，有生于中气者，有取本而得者，

岐伯说：少阳为相火，少阳为阳为标，火为阳为本，属性相同，所以气候或患病从火气之本而化；太阴为湿土，太阴为阴，湿土亦为阴，所以气候或患病从湿气之本而化。少阴为标属阴，君火热气属阳为本；太阳为标属阳，寒水属阴为本；两者标本的阴阳属性不同，所以气候或发病可以从标而化，也可从本而化。阳明为标属阳，燥金之气属凉为次寒为本，可转化为湿；厥阴为标属阴，风木之气属温为本，可以转化为火热；所以这两者的气候或发病，既不从标而化，也不从本而化，而是从乎其中气而化。阳明的中气为太阴，所以阳明燥气可以化湿，这就是燥从湿化；厥阴的中气为少阳，所以厥阴风气可以从火而化，这就是风从火热化。太阴湿气、少阳火气的标本阴阳属性一致，都属于从本，所以就会化生于湿、火之本；少阴热气、太阳寒气的标本阴阳属性不同，都属于从本从标而化，所以既可以化生于热气、寒气之本，也可化生于少阴、太阳之标。阳明燥气偏凉，有湿化倾向；厥阴风气偏温，有热化倾向；所以二者都属于从乎中气。阳明燥金的中气为太阴湿土，可以从湿气而化生；厥阴风木的中气为少阳相火，可以从火气而化生。

黄帝问道：脉象与临床症状一致而与疾病本质相反，怎样诊察呢？

岐伯回答说：脉象与症状看似一致，但按之无力不能鼓指，好像是阳证，但似阳非阳，各种真寒假热证脉症不符的情况都是如此。

黄帝问道：各种阴证中的脉症相反时，怎样根据脉象进行鉴别呢？

岐伯回答说：脉象与症状看似一致，但切按鼓指有力，这就是真热假寒证脉象与疾病本质一致的情况。所以各种疾病的发生，有的发生于六气之本，有的发生于三阴三阳之标，有的发生于中气。在疾病的治疗方面，病生于本的就按六气之本的规律治疗就能痊愈；病生于标的就按三阴三阳的规律治疗就能痊愈；病生于中气的就按中气的变化规律治疗就能痊愈；病生于本、生于标的就按六气之本和三阴三阳之标的规律进行治疗就

易，冬时见阳脉，夏时见阴脉，多主病情危重、难治。"◎[124]化：化生，指物象、气候、疾病发生。此指风、寒、暑、湿、燥、火六气与三阴三阳之标象之间所产生的变化。既可以根据六气而生、变化，也可以顺随三阴三阳变化，还可以顺随中气而变化。◎[125]脉从而病反：谓脉象与疾病可

有取标而得者，有取中气而得者，有取标本而得者，有逆取而得者，有从取而得者。逆，正顺也；若顺，逆也[126]。

故曰：知标与本，用之不殆；明知逆顺，正行无问，此之谓也。不知是者，不足以言诊，足以乱经[127]。故《大要》曰：粗工嘻嘻[128]，以为可知，言热未已，寒病复始。同气异形，迷诊乱经，此之谓也。

夫标本之道，要而博，小而大，可以言一而知百病之害。言标与本，易而勿损；察本与标，气可令调。明知胜复，为万民式[129]，天之道毕矣。

帝曰：胜复之变，早晏何如？

岐伯曰：夫所胜者，胜至已病，病已愠愠[130]，而复已萌

能痊愈；有的病生于本而从标进行治疗可以痊愈；有的病生于本就治本，病生于标就治标，病生于中气就从中气治疗而痊愈。逆其标本而治的方法，就是正治。如果顺从标本而治就是逆治。

所以说，通晓标本理论，临床运用时就不会有困难。明白了逆治和顺治，就能够进行正确的治疗而不会产生疑问，就是这个道理。不知道这些理论的人，就不能深刻地谈论诊法，反会扰乱经旨。所以《大要》上说：水平不高的医生，沾沾自喜，自以为什么都懂得了，临证时刚刚说罢是热证，而寒性证候又开始了。这是由于感受了同一病邪之气，所患病症的临床表现却完全不同，如果不明白六气标本逆从的道理，就不可能对疾病作出正确的诊断，对经义的理解也会错乱，就是这个道理。

关于标本的理论，简要而广泛，精细而博大，只要掌握其中的要领，就能知晓百病之害的诊断和治疗。掌握标本理论虽然容易，但运用不当就会造成伤害。认真地考察了标和本的变化，就能根据气候和发病规律，正确的调理机体。明白了胜气、复气的理论，就可以作为指导人们进行养生防病的准则。有关自然界六气变化的规律，义尽于此。

黄帝问道：胜气、复气的变化有提前到来和推迟出现，这是为什么呢？

岐伯回答说：关于胜气的致病情况，当胜气发生的时候就会发病，当病邪蕴积的时候，复气的致病也会因此而萌生。关于复气的情况，是在

以一致，有时脉象与疾病相反。◎[126]逆，正顺也；若顺，逆也：逆治法就是常规治疗，若顺从疾病假象而治就是反治法。◎[127]乱经：违反常规治疗。◎[128]嘻嘻：形容粗工满足于一知半解之状。明·吴昆："含笑自得貌。"◎[129]式：模式，准则。◎[130]愠愠（yùn 运）：疾病蓄积

也。夫所复者，胜尽而起，得位而甚[131]，胜有微甚，复有少多，胜和而和，胜虚而虚，天之常也。

帝曰：胜复之作，动不当位，或后时而至，其故何也？

岐伯曰：夫气之生，与其化，衰盛异也。寒暑温凉盛衰之用，其在四维[132]。故阳之动，始于温，盛于暑；阴之动，始于清，盛于寒。春夏秋冬，各差其分[133]。故《大要》曰：彼春之暖，为夏之暑；彼秋之忿，为冬之怒。谨按四维，斥候[134]皆归。其终可见，其始可知，此之谓也。

帝曰：差有数乎？

岐伯曰：又凡三十度[135]也。

帝曰：其脉应皆何如？

岐伯曰：差同正法，待时而去也[136]。《脉要》曰：春不沉，夏不弦，冬不涩，秋不数，是谓四

胜气结束的时候就开始发作，在复气所应的时位发作就严重。胜气有轻有重，复气就会有多有少，胜气和缓了，复气也就和缓；胜气虚弱了，复气也就虚弱，这是自然界六气变化的正常规律。

黄帝问道：胜气、复气的发作，其变化和表现与六气的时位不一致，或者在其时位之后到来，这是什么道理呢？

岐伯回答说：六气的发生和变化，有盛和衰的不同。气候的寒暑温凉，是六气盛衰变化所产生的作用。表现在辰戌丑未四季月。所以阳气的运动，始于春季气候温和之时，盛于夏季暑热季节；阴气的运动，始于秋季凉爽之时，盛于冬季严寒的时候。春夏秋冬四季，存在着一定的时间差。所以《大要》说：春天的温暖，逐渐地变化为夏天的暑热；秋冬的凉爽肃杀，逐渐地变化为冬天严寒凛冽。谨慎认真地考察辰戌丑未四季月的气候变化，就能了解气候的回归规律，那么既可以发现六气变化的结束，也可能察知六气变化的开始，就是这个道理。

黄帝问道：时间差有一定的度数吗？

岐伯回答说：大约有三十度的时差。

黄帝问道：时间差在脉象方面有什么反应呢？

岐伯回答说：时间差的脉象变化与正当时位的脉象变化是相同的，当时令气候过去了，应时的脉象也随之消失。《脉要》说：春

潜伏阶段。愠，通"蕴"，蕴蓄。◎［131］得位而甚：复气发生在其所主时位，气候变化剧烈，发病就严重。位，时位。◎［132］四维：农历三、六、九、十二月。◎［133］各差其分：春夏秋冬四维之交，或先或后，胜复变化有早有晚之别。下文"差有数乎？岐伯曰：又凡三十度也"可证。差，差别。分，即下文之"度"。◎［134］斥候：观察之意。◎［135］三十度：周天一度为一日，三十度即三十日。◎［136］待时而去：谓随四时气候变化的消失而应时之脉也会消失。◎［137］动则

塞。沉甚曰病，弦甚曰病，涩甚曰病，数甚曰病，参见曰病，复见曰病，未去而去曰病，去而不去曰病，反者死。故曰：气之相守司也，如权衡之不得相失也。夫阴阳之气，清静则生化治，动则苛疾起[137]，此之谓也。

帝曰：幽明何如？

岐伯曰：两阴交尽，故曰幽；两阳合明，故曰明。幽明之配，寒暑之异也[138]。

帝曰：分至[139]何如？

岐伯曰：气至之谓至，气分之谓分。至则气同，分则气异，所谓天地之正纪也。

帝曰：夫子言春秋气始于前，冬夏气始于后，余已知之矣。然六气往复，主岁不常也。其补泻奈何？

季不出现沉脉，夏季不出现弦脉，冬季不出现涩脉，秋季不出现数脉。这是四季气候不相通的缘故。如果春季出现了过沉的脉就是病脉，夏季出现过弦的脉就是病脉，冬季出现过涩的脉就是病脉，秋季出现过数的脉就是病脉，如果脉象杂乱错见时也是病脉，反复出现的脉象也是病脉，气候还未结束而应时的脉象先消失也是病脉，气候变化已经结束而应时之脉还未消失也是病脉，脉象变化与季节完全相反时就是死证。所以说：季节气化变化的特点与人体的生理病理变化是完全一致的，就好像秤杆与秤砣的关系一样随时协调才能保持平衡而不会失于平衡。关于自然界寒热温凉的阴阳之气消长运动，清静和平、消长平衡则生长之机得以协调平治；如果扰动不宁，消长失衡则会导致疾病发生，就是这个道理。

黄帝问道：什么是幽和明呢？

岐伯回答说：太阴和少阴两阴相交至尽的时位就是幽；太阳和少阳两阳接合的时位就是明。幽和明与阴阳相配，就有了寒与暑的差别。

黄帝问道：什么是二分和二至呢？

岐伯回答说：阴阳之气至而盛极的季节就叫做至。阴阳之气平分均等的季节就叫做分。冬至、夏至的时候，前后季节的气候变化和时令是一致的；春分、秋分的时候，前后季节的气候变化有明显的区别。所以冬至、夏至和春分、秋分是天地间气候变化的纲领。

黄帝问道：先生说春分、秋分，气候始于交节之前，冬至、夏至，气候始于交节之后，这些道理我已经明白了。然而六气的往来变化，六气主岁却不是固定不变的，那么怎样根据六气的往来变化及主岁情况指导补法用药和泻法用药呢？

苛疾起：谓四时气候变动时，人体就会产生相应的病变。◎[138]幽明之配，寒暑之异也：谓因为有四时阴阳的消长进退，才能产生气候的寒热不同。◎[139]分至：春分与秋分，夏至与冬至。◎

岐伯曰：上下所主，随其攸利[140]，正其味，则其要也，左右同法[141]。《大要》曰：少阳之主，先甘后咸；阳明之主，先辛后酸；太阳之主，先咸后苦；厥阴之主，先酸后辛；少阴之主，先甘后咸；太阴之主，先苦后甘。佐以所利，资以所生，是谓得气。

帝曰：善。夫百病之生也，皆生于风寒暑湿燥火，以之化之变也[142]。经言盛者泻之，虚者补之，余锡以方士[143]，而方士用之，尚未能十全。余欲令要道[144]必行，桴鼓相应，犹拔刺雪污[145]。工巧神圣[146]，可得闻乎？

岐伯曰：审察病机[147]，无失气宜[148]，此之谓也。

岐伯回答说：要针对该年司天、在泉之气的变化进行治疗用药。根据六气所宜，选择适宜的药味，这是临床用药的准则。左右间气的用药，也应遵循这一相同的法则。《大要》说：少阳相火主令的时候，先用甘味药后用咸味药；阳明燥金主令的时候，先用辛味药后用酸味药；太阳寒水主令的时候，先用咸味药后用苦味药；厥阴风木主令的时候，先用酸味药后用辛味药；少阴君火主令的时候，先用甘味药后用咸味药；太阴湿土主令的时候，先用苦味药后用甘味药。六气主时发病的治疗，除用上述主要用药规律外，还应适当选用相关的辅佐药物，资助其化生的本源之气，这就是完全掌握了六气发病规律及其调治用药的规律。

黄帝说道：好。疾病的发生，都是由风、寒、暑、湿、燥、火六气的气化和变化所造成的。医经说，实证用泻法治疗，虚证用补法治疗。我把这些治疗原则赐教给医生们，但是他们在临床上运用以后，还未能收到十全的效果。我打算让这些重要的理论能被广泛地施行，其疗效准确显著，如同用槌敲鼓，用手拔刺，用水洗污一样有把握，使他们都能成为诊治技术高明的医生。你可以讲给我听听吗？

岐伯回答说：要认真仔细地分析病机，诊断准确无误，就必须掌握六气变化规律，不能对六气变化的认识有所贻误。就是这个道理。

---

[140]上下所主，随其攸利：谓根据司天、在泉之气的发病，采取相应适宜方法治疗。上下，指司天、在泉之气。攸，作"所"解。所利，所宜。◎[141]左右同法：左右四间气的治法与此相同。左右，指左右四间气。◎[142]之化之变：风、寒、暑、湿、燥、火六气的化生和变化。◎[143]锡以方士：锡，通"赐"；方士，医生。◎[144]要道：医学中重要的理论与技术。◎[145]雪污：比喻治疗疾病，祛除病邪。雪，这里用作动词，意为洗除、治疗。污，原本作"汙"，诸本作污，喻病邪。◎[146]工巧神圣：指医生诊治疾病的高明技术。《难经·六十一难》："望而知之谓之神，闻而知之谓之圣，问而知之谓之工，切而知之谓之巧。"◎[147]病机：疾病发生发展变化的机理。◎

帝曰：愿闻病机何如？

岐伯曰：诸[149]风掉眩，皆属于肝；诸寒收引，皆属于肾；诸气膹郁，皆属于肺；诸湿肿满，皆属于脾；诸热瞀瘛，皆属于火；诸痛痒疮，皆属于心。诸厥固泄，皆属于下；诸痿喘呕，皆属于上；诸禁鼓慄，如丧神守，皆属于火；诸痉项强，皆属于湿；诸逆冲上，皆属于火；诸胀腹大，皆属于热；诸躁狂越，皆属于火；诸暴强直，皆属于风；诸病有声，鼓之如鼓，皆属于热；诸病胕肿，疼酸惊骇，皆属于火；诸转反戾，水液浑浊，皆属于热；诸病水液，澄澈清冷，皆属于寒；诸呕吐酸，暴注下迫，皆属于热。

故《大要》曰[150]：谨守病机，各司其属，有者求之，无者求之，盛者责之，虚者责之[151]。必先五胜[152]，疏其血气，令其调达，而致和平，此之谓也。

黄帝问道：我想听一听病机的内容是什么呢？

岐伯回答说：凡是风病有振掉摇动眩晕等病症，病位都在肝；凡是寒病有收敛缩挛牵引等病症，病位都在肾；凡是气病有胀满郁闷等病症，病位都在肺；凡是湿病有水肿胀满等病症，病位都在脾；凡是热病有昏闷抽搐等病症，病因都属于火；凡是疼痛瘙痒疮疡等病症，病位都在心；凡是厥逆二便固涩或下泄等病症，病位都在下焦；凡是痿病、喘息、呕吐等病症，病位都在上部；凡是口噤、鼓颔战慄、神志不安等病症，病因都属于火；凡是痉病项强等病症，病因都属于湿；凡是有逆气上冲的病症，病因都属于火；凡是胀满腹大等病症，病因都属于热；凡是躁动不安，发狂妄动的病症，病因都属于火；凡是身体突然强直的病症，病因都属于风；凡是腹胀，叩之如有鼓声的病症，病因都属于热；凡是局部红肿酸痛，惊骇不宁的病症，病因都属于火；凡是筋脉拘挛，排出的水液混浊的病症，病因都属于热；凡是排出的水液清冷的病症，病因都属于寒；凡是呕吐酸水，急剧泻泄而里急后重的病症，病因都属于热。

所以《大要》说：谨慎认真地遵守病机理论，根据疾病的属性，有出现的症状就要推求其为什么有这样的症状；不出现的症状，就要推求其为什么不出现这些症状；实证的疾病就要探求为什么会发生实证；虚证的疾病就要探求为什么会发生虚证。在分析病机过程中，首先要明确五运之气的哪一气偏胜，五脏中哪一脏偏盛，然后再疏通人体气血，使气血条达和平，趋于正常，就是这个道理。

---

[148] 气宜：六气主时之所宜。◎ [149] 诸：表示不定之多数。◎ [150] 大要：古医书名，今已佚。◎ [151] 盛者责之，虚者责之："责之"即"求之"。《说文·贝部》："责，求也。"与上文"求"之

帝曰：善。五味阴阳之用何如？

岐伯曰：辛甘发散为阳，酸苦涌泄[153]为阴，咸味涌泄为阴，淡味渗泄[154]为阳。六者或收或散，或缓或急[155]，或燥或润，或耎或坚[156]。以所利而行之，调其气使其平也。

帝曰：非调气而得者[157]，治之奈何？有毒无毒，何先何后？愿闻其道。

岐伯曰：有毒无毒，所治为主，适大小为制也。

帝曰：请言其制。

岐伯曰：君[158]一臣[159]二，制之小也；君一臣三佐[160]五，制之中也；君一臣三佐九，制之大也。寒者热之，热者寒之，微者逆之，甚者从之，坚者削之，客者除之，劳者温之，

黄帝说道：好。药物的五味阴阳属性及其作用又是如何的呢？

岐伯回答说：辛味、甘味的药物和具有发散作用的药物的属性为阳，酸味、苦味的药物和具有涌吐泻下作用的药物属性为阴，咸味药和具有涌吐泻下作用的药物属阴，淡味药和具有渗利作用的药物属性为阳。辛、甘、酸、苦、咸、淡六者的作用，有的能收敛，有的能发散，有的作用缓和，有的作用迅急，有的能燥湿，有的能滋润，有的能软坚，有的能坚阴，临证选用时，要根据六者的功能加以选用，调整气机，使偏胜之气给人体所造成的伤害恢复平衡。

黄帝问道：有不是应和六气胜复变化而患的病，应当如何治疗呢？有毒药物和无毒的药物，哪种先用，哪种后用呢？我想听一听其中的道理。

岐伯回答说：有毒药物和无毒药物的运用，一定要根据疾病的具体情况进行选择，要根据病情的轻重，以及所制订的方剂大小情况。

黄帝说：请你讲一讲制方的原则。

岐伯回答说：君药一味，臣药二味，是小方的组成原则；君药一味，臣药三味，佐药五味，是中等方剂的组成原则；君药一味，臣药三味，佐药九味，是大方的组成原则。寒性病症用热药治疗，热性病症用寒药治疗，病情轻的证候逆其病气性质而治疗，病情恶重的证候就用顺从病气性质而治的方法治疗，坚实的病症就用削减的方法治疗，有邪气客犯的病症就用驱除邪气的方法治疗，劳损气虚的病症用温养的方法治疗，结滞

句，异文同义。◎[152]五胜：五脏、五气的偏胜偏衰。◎[153]涌泄：催吐法和通泻法。明·张介宾："涌，吐也；泄，泻也。"◎[154]渗泄：利尿法。明·张介宾："渗泄，利小便及通窍也。"◎[155]急：指荡涤攻下。◎[156]坚：指坚阴止泻。◎[157]非调气而得者：指不是应和六气胜复变化而患的病。调，应和也。此与下文"气调而得者"对言。◎[158]君：指治病的主药。本篇："主病之谓君。"◎[159]臣：即辅助主药的药物。◎[160]佐：辅助。◎[161]损者温之：

结者散之，留者攻之，燥者濡之，急者缓之，散者收之，损者温之[161]，逸者行之[162]，惊者平之，上之下之，摩之浴之[163]，薄之[164]劫之[165]，开之发之，适事为故。

帝曰：何谓逆从？

岐伯曰：逆者正治，从者反治，从少从多，观其事也。

帝曰：反治何谓？

岐伯曰：热因热用，寒因寒用[166]，塞因塞用，通因通用[167]，必伏其所主，而先其所因[168]。其始则同，其终则异。可使破积，可使溃坚，可使气和，可使必已。

帝曰：善。气调而得者何如？

不畅的病症用疏散的方法治疗，邪气留止的病症就用攻伐邪气的方法治疗，干燥的病症就用滋润的方法治疗，拘急的病症用缓法治疗，涣散的病症用收敛方法治疗，损伤阳气的病症用温补的方法治疗，留止逸滞的病症用行滞疏通的方法治疗，惊悸不安的病症用镇静方法治疗，气上逆的病症用散越的方法治疗，病位在下的病症，用下泻的方法治疗，或用按摩方法，或用水浴方法，或用薄贴方法，或用截断制止方法，或用宣通开泄方法，或用发散方法，运用时都要恰如其分，根据病情酌定原则。

黄帝问道：什么叫逆治？什么叫从治呢？

岐伯回答说：逆治法就是正治，从治法就是反治。顺从病证的药物用多用少，要根据具体病情而定。

黄帝问道：什么是反治呢？

岐伯回答说：用热性药物治疗具有假热症状的证候，用寒性药物治疗具有假寒症状的证候，用补益药物治疗虚性闭塞不通的证候，用通利的药物治疗实性通泻的证候。必须治疗降伏疾病的根本，先寻求导致疾病的原因。反治方法的用药从现象看，与病情某些性质相同，但从终极的本质上看是不相同的。如此治疗，就可以破除积聚病，溃散坚结病，调和气机，疾病就可以痊愈。

黄帝说道：好。那么，应和六气变化而患的病，应当如何治疗呢？

诸本并作"益"，义胜可从。后世多随文演义，认为损伤阳气者，当用甘温益气之药治之。◎[162]逸者行之：谓过度安逸而致气血壅塞迟滞者，当用行气活血之法治之。◎[163]摩之浴之：摩，按摩推拿。浴，谓沐浴、熏洗等。◎[164]薄之：明·吴昆："谓渐磨也。如日月薄蚀，以渐而蚀也。"又一说，指薄贴方法。◎[165]劫之：谓用祛邪作用峻猛之药治疗。◎[166]热因热用，寒因寒用：谓以热治热，以寒治寒。◎[167]塞因塞用，通因通用：指用补益药物治疗虚性闭塞不通病症的方法。用通利攻邪的药物治疗实性闭塞、中满之病证的方法。◎[168]必伏其所主，而先其所因：

岐伯曰：逆之从之，逆而从之，从而逆之，疏气令调，则其道也。

帝曰：善。病之中外何如？

岐伯曰：从内之外者，调其内；从外之内者，治其外；从内之外而盛于外者，先调其内而后治其外；从外之内而盛于内者，先治其外而后调其内；中外不相及，则治主病。

帝曰：善。火热复，恶寒发热，有如疟状，或一日发，或间数日发，其故何也？

岐伯曰：胜复之气，会遇之时，有多少也。阴气多而阳气少，则其发日远；阳气多而阴气少，则其发日近。此胜复相薄，盛衰之节。疟亦同法[169]。

帝曰：论言治寒以热，治热以寒，而方士不能废绳墨[170]而更其道也。有病热者，寒之而热；有病寒者，热之而寒，二者

岐伯回答说：有逆治法，有从治法，有先选用逆治方法而后又用从治方法的，有先用从治方法而后用逆治方法的。不论用什么方法，都在于疏通气血，使气机条达，这就是治病的重要法则。

黄帝说道：好。那么，怎样治疗体内病症和体表的病症呢？

岐伯回答说：体内病症发展为体表病症时，体内的病症是原发病为本，所以先调治体内病症。体表病症发展为体内病症时，体表病症为原发病是本，所以先治体表病症。如果体内病症发展为体表病症，而且体表病症偏盛有余，治疗时先调治体表病症，再调治体内病症。如果体表病症发展为体内病症，而且体内病症偏盛有余，治疗时先调治体表病症，再调治体内病症。如果体表病症与体内病症不相关联，就治疗其主要病症。

黄帝说道：好。火热为复气时发病，病人恶寒发热，好像疟疾症状，或者一天发作一次，或间隔几天发作一次，这是什么缘故呢？

岐伯回答说：这是胜气、复气会遇的时候，阴阳之气的多少不同所造成的。如果阴气多而阳气少所致的病证，症状发作间隔的时间就较长；如果阳气多而阴气少所致的病证，症状发作间隔的时间就短。这是胜气、复气相互搏结，阴气、阳气互有盛衰的缘故。疟疾病的发作规律与这一道理相同。

黄帝问道：医论说，治疗寒性病症用热性药物，治疗热性病症用寒性药物，医生们不能废弃这些治疗原则，改变这些规律。但是在临床上常有这样的患者，他们患的是热证用寒药进行治疗反而更见发热，寒证用热药治疗反而更见寒象，寒证热证二者仍然存在，反而更添新的证候，那

意谓要控制疾病的主要方面，就必须先审清疾病的原因，并针对原因进行治疗。◎［169］疟亦同法："疟亦同法"以上79字与上下文义不属，疑为错简。◎［170］绳墨：犹言规矩、准绳。◎［171］寒

皆在，新病复起，奈何治?

岐伯曰：诸寒之而热者取之阴[171]，热之而寒者取之阳[172]，所谓求其属[173]也。

帝曰：善。服寒而反热，服热而反寒，其故何也?

岐伯曰：治其王气[174]，是以反也。

帝曰：不治王而然者何也?

岐伯曰：悉乎哉问也! 不治五味属[175]也。夫五味入胃，各归所喜攻[176]，酸先入肝，苦先入心，甘先入脾，辛先入肺，咸先入肾。久而增气，物化之常也[177]，气增而久，夭之由也[178]。

帝曰：善。方制君臣，何谓也?

么应当怎样治疗呢?

岐伯说：凡是热性病症用寒药治疗反而发热的证候，应当用养阴的方法治疗；寒性病证用热性药物治疗反而出现寒象的证候，应当用补阳的方法治疗。这就是治疗寒证、热证时寻求各自所属的根本。

黄帝问道：服用寒药反而发热，服用热药反而有寒象，这是什么缘故呢?

岐伯回答说：这是只治疾病的旺盛之气，没有兼顾脏腑本气，所以有相反的结果。

黄帝问道：已经做到了治求其属，而不是只治旺盛之气，但有时仍然会出现这种相反的结果，这是什么原因呢?

岐伯回答说：你问的很全面啊! 不属于这种情况的，是由于对药物的五味运用不当所造成的。五味进入肠胃之后，各自有其主要作用的部位，所以酸味的药物先作用于肝，苦味的药物先作用于心，甘味的药物先作用于脾，辛味的药物先作用于肺，咸味的药物先作用于肾。长期服用，能够增强脏腑之气，这是物质生化的一般规律；如果长期的增补脏气，使脏气长期处于偏盛状态，就一定会发生疾病，这是导致灾祸发生的缘由。

黄帝说道：好。方剂组成中的君臣是什么意思呢?

之而热者取之阴：由阴虚而引起的发热证，用苦寒药泻热而热不退，当用补阴法治疗。◎[172]热之而寒者取之阳：因阳虚而引起的寒证，用辛热药散寒而寒不去，当用补阳法治疗。◎[173]求其属：谓推求疾病本质属于阴或属于阳。◎[174]王气：旺盛之气。◎[175]不治五味属：谓虽然诊断无误，而治疗不效的原因，是治疗时没有研究药物主治功效理论而施治的结果。◎[176]喜攻：指药物主要发挥作用的部位。◎[177]久而增气，物化之常也：谓五味入脏则增益脏气，但需日久才能显其功，这是物质生化的一般规律。◎[178]气增而久，夭之由也：谓补益脏气的五味用之过岐伯曰：主病之谓君，佐君之谓臣，应臣之谓使，非上下三品之谓也。

帝曰：三品何谓？

岐伯曰：所以明善恶之殊贯也[179]。

帝曰：善。病之中外[180]何如？

岐伯曰：调气之方，必别阴阳，定其中外，各守其乡，内者内治，外者外治，微者调之，其次平之，盛者夺之，汗之[181]下之。寒热温凉，衰之以属，随其攸利，谨道如法，万举万全，气血正平，长有天命。

帝曰：善。

岐伯回答说：治病的主要药物就是君药，辅佐君药的药物就是臣药，辅助臣药发挥作用的药物就是使药。这不是药物上、中、下三品的意思。

黄帝问道：什么是药物的上、中、下三品呢？

岐伯回答说：药物的上、中、下三品是用以区分药物的毒性的有无和毒性的大小。

黄帝问道：好。疾病的内外及其治疗原则是怎样的呢？

岐伯回答说：遵循六气变化规律而施治的原则，必须要分辨疾病的阴阳属性，确定病位的内外，分别按其所属的病因病位，内病就从内治疗，外病就从外治疗，病情轻微的就用调和之法治疗，病情较重的就用较重的药物平定治疗，急重的疾病应当使邪气迅速排出体外，病在表的用发汗方法治疗，病在里者用攻下法治疗。所选用寒热温凉不同性质的药物，要根据相应的病性和病位，随其所利给药，使病邪衰退。谨慎认真地严守这些治疗法则，就能取得全效，使气血和平，健康长寿。

黄帝说：好。

久，就会使脏气偏盛，这是导致病患的原由。◎[179]善恶之殊贯：谓上、中、下三品主要是根据药物的有毒无毒、毒性大小来区分的，并以此来说明药物的不同等级。◎[180]病之中外：指邪自外来、病发于外与邪自内生、病发于内者。◎[181]汗之：原本作"汗者"，诸本作"汗之"，今改。

素问·著至教论^[1]篇第七十五

黄帝坐明堂^[2]，召雷公^[3]而问之曰：子知医之道乎？

雷公对曰：诵而未能解^[4]，解而未能别，别而未能明，明而未能彰^[5]，足以治群僚，不足治^[6]侯王。愿得受树天之度^[7]，四时阴阳合之，别星辰与日月光，以彰经术，后世益明，上通神农，著至教疑于二皇^[8]。

帝曰：善。无失之，此皆阴阳

黄帝坐在明堂，召见雷公问道：你通晓医学的道理吗？

雷公回答：我虽诵读医书却还不能理解它的道理，即使能理解还不能深刻地分析辨别，有时能够辨别还不能明白其中的奥妙，虽然有些地方能够明白但临证时还不能一一去做，所以我的医术只能用来治疗一般同僚百姓的疾病，还不足以治疗侯王的病患。我希望能够得到用以分析天地自然之道的法度，并据以综合四时阴阳，测察日月星辰，从而使经典理论昭明于天下，后世医家日渐明了，其功勋足以和二皇相媲美。

黄帝说：好。这些内容都是阴阳、表

---

[1]著至教论：著，明显，即陈明昭著之意。至教，圣人的遗训，也就是至真至确的道理。故名篇。◎[2]明堂：古代天子宣明政教、政事之处。◎[3]雷公：相传是黄帝的大臣，通晓医理。◎[4]诵而未能解：熟读医书而不能理解医理。◎[5]明而未能彰：即使明白了其中的道理，在临证也不能一一去做。◎[6]治：原本作"至"，误，故改为"治"。◎[7]树天之度：建立用以分析四时变化，辨别日月星辰的法度。◎[8]疑于二皇：这种医学理论可与伏羲、神农之书相

表里上下雌雄相输应[9]也，而道上知天文，下知地理，中知人事[10]，可以长久，以教众庶[11]，亦不疑殆[12]，医道论篇，可传后世，可以为宝。

雷公曰：请受道，讽诵用解[13]。

帝曰：子不闻《阴阳传》[14]乎？

曰：不知。

曰：夫三阳天为业[15]，上下无常[16]，合而病至，偏害阴阳。

雷公曰：三阳莫当[17]，请闻其解。

帝曰：三阳独至[18]者，是三阳并至，并至如风雨，上为巅疾[19]，下为漏病[20]。外无期，内无正[21]，不中经纪[22]，诊无上下，以书别[23]。

里、上下、雌雄等相互联系，相互感应的道理。就医学道理来讲，应该上通天文，下通地理，中晓人事，这样的学术才会长久存在，用来教导庶民百姓，也不会有什么疑惑。将这些道理撰著成书，可以传于后世，可以作为宝贵的资料。

雷公说：请您将这些理论传授于我，以便诵读修习，钻研理解。

黄帝向雷公问道：你没有听到有《阴阳传》这本著作吗？

雷公回答说：我不知道。

黄帝说：三阳之气护卫于人身之表，具有适应天气变化的作用。如果上下经脉运行不循常度，则内患外邪相合而生病，会损害阴阳之用。

雷公问道：怎样理解"三阳莫当"这句话呢？

黄帝回答说：三阳独至，就是手足太阳二经的邪气合并而至，其来势突兀迅猛，上犯于头则头顶疾病，下犯于腹则二便失禁，在外没有明显的征象可期，在内没有确切的准则可据，其病变不符合一般的发病规律，因此临证诊断时常无法确定其病属上属下，而应根据《阴阳传》来加以识别。

比。◎[9]相输应：相互联系，相互感应的意思。◎[10]人事：患者的贫富贵贱、饮食起居、形志苦乐、体质寒温厚薄以及致病的社会因素。◎[11]众庶：《广韵·九御》："庶，众也。"指百姓。◎[12]疑殆：疑惑。殆，疑。◎[13]请受道，讽诵用解：清·高世栻："请受天文地理人事之道，口讽诵而心用解。"受道，传授医道，受，通"授"。讽诵，诵读。用解，钻研理解。◎[14]《阴阳传》：唐·王冰："上古书名也。"◎[15]三阳天为业：三阳之气具有护卫人身之表，适应天气变化的作用。三阳，指太阳经脉。天，指体表。业，事，引申为作用。◎[16]上下无常：手足经脉之气的循行失其常度。上下，指手足。◎[17]三阳莫当：太阳受邪势猛，不可阻挡。◎[18]三阳独至：太阳经偏盛。◎[19]巅疾：头部疾患。巅，通"颠"。◎[20]漏病：二便失禁。◎[21]外无期，内无正：在外没有征象可预期，在内不知病传何处。◎[22]不中经纪：不符合规律。◎[23]诊无上下，以书别：无法肯定其病属上属下者，应据《阴阳传》所载加以识别。◎[24]臣雷公曰：臣治疏愈，说意而已[24]。

帝曰：三阳者，至阳也，积并则为惊[25]，病起疾风，至如礔砺[26]，九窍皆塞，阳气滂溢，干嗌喉塞[27]，并于阴[28]则上下无常，薄为肠澼。此谓三阳直心[29]，坐不得起，卧者便身全[30]，三阳之病。且以知天下，何以别阴阳，应四时，合之五行。

雷公曰：阳言不别，阴言不理[31]，请起受解，以为至道。

帝曰：子若受传，不知合至道以惑师教，语子至道之要。病伤五脏，筋骨以消，子言不明不别，是世主学尽矣[32]。肾且绝[33]，惋惋日暮[34]，从容不出[35]，人事不殷[36]。

雷公说：我的医术很差，极少能治愈疾病，请您说说其中的原因，以解除我的疑惑。

黄帝说：三阳为至盛之阳，阳气积并而为病，则发为惊骇，起病象疾风一样迅速，如霹雳一般猛烈，九窍都因此而闭塞，阳气滂溢，咽干喉塞。若邪气并入于阴分，则上下失常，下迫于肠，则发为肠澼。这是困重三阳之邪直冲心膈，其症状是坐下则不得起立，卧下则全身困重，这就是三阳积并之病，从而可以进一步知道天与人的关系，以及如何区别四时阴阳五行的相互合配。

雷公说：你明白地讲解，我尚不能辨别；你隐晦地讲述，我更不能理解。请你再作详解，以便使我领会这一至深的道理。

黄帝说：你接受老师的传授，如果不懂得将之与高深重要的理论相结合的话，就不能全面领会老师的教导而产生疑惑。我所告诉你高深理论的要点，就是病邪伤及五脏，筋骨就会日渐瘦削。如果像你说的那样不明不白，世上的医学就要失传了。例如肾脉将绝，则表现为整天惊恐不安，日暮尤甚，全身无力，即使闲暇无事，也不愿出户，懒于应酬人事。

治跣愈，说意而已：雷公谦谓为医疏浅，但苟且简略知大意而已。◎[25]积并则为惊：明·马莳："经积并，即手太阳之里为心，足太阳之里为肾，心失神，肾失志，则皆为惊骇。"◎[26]礔砺：同"霹雳"，形容迅速猛烈。◎[27]干嗌喉塞：明·马莳："其嗌干，其喉塞，正以心肾之脉皆上通于嗌喉也。"◎[28]阴：谓脏也。◎[29]三阳直心：太阳之邪直入少阴。◎[30]全：《甲乙经》作"重"，较合文意。◎[31]阳言不别，阴言不理：明讲不能辨别，隐讲不能理解。◎[32]是世主学尽矣：病之深重，尚不明别，然轻微者，亦何开愈令得遍知耶？然由是不知，明世主学教之道从斯尽矣。◎[33]肾且绝：肾脉将绝的意思。且，将要。◎[34]惋惋日暮：惋惋不安，日暮为甚。惋惋，不安的样子。◎[35]从容不出：明·吴昆："肾主骨，骨气衰弱，故虽从容闲暇，不欲出户。"◎[36]人事不殷：精神萎靡，懒于人事。殷，勤勉。

素问·示从容论^[1]篇第七十六

黄帝燕坐^[2]，召雷公而问之曰：汝受术诵书者，若能览观杂学^[3]，及于比类^[4]，通合道理，为余言子所长。五脏六腑，胆胃大小肠脾胞膀胱，脑髓涕唾，哭泣悲哀，水所从行^[5]，此皆人之所生，治之过失^[6]，子务明之，可以十全，即不能知，为世所怨。

黄帝闲坐，召唤雷公并向他问道：你学习医术，诵读医书，似能博览医学以外的其他著作，并且能比异别类，把医学道理融会贯通，以测知病情，请给我说说学习体会吧！如五脏、六腑、胆、胃、大肠、小肠、脾、胞、膀胱、脑髓、涕唾、哭泣、悲哀、水液运行等等，这些都是人体所赖以生存的，而且是在临床治疗中容易出现失误的，你务必明了这些道理，这样临证治疗时才可能十不失一；如果不能了解这些道理，便会由于失治误治而被人们所抱怨。

---

[1] 示从容论：示，展示。从容，古经篇名。本篇通过讨论，展示出《从容》篇的主要内容。明·马莳："从容，系古经篇名，见第二节。本篇揭示从容之意，故名篇。"清·高世栻："圣人治病，循法守度，援物比类，从容中道，常以此理示诸雷公，故曰示从容。"本篇内容，主要讨论了对疾病诊断的分析方法，举例说明肾、肺、脾病具体脉象、症状和治法事宜，以及"比类"法的运用和重要性，对临床实践有重要的指导意义，故名。◎[2] 燕坐：闲坐休息。燕，安闲，亦作"宴"。◎[3] 杂学：医学以外的学问。◎[4] 比类：比照相类。◎[5] 水所从行：人体水液之运行。水，指五液。◎[6] 治之过失：明·张介宾："凡治过于病，谓之过；治不及病，谓之失；不得其中，皆治之过

雷公曰：臣请诵《脉经·上下篇》甚众多矣，别异比类，犹未能以十全，又安足以明之。

帝曰：子别试通[7]五脏之过，六腑之所不和，针石之败，毒药所宜，汤液滋味，具言其状，悉言以对，请问不知。

雷公曰：肝虚、肾虚、脾虚，皆令人体重烦冤[8]，当投毒药刺灸砭石汤液，或已或不已，愿问其解。

帝曰：公何年之长而问之少，余真问以自谬[9]也。吾问子窈冥[10]，子言上下篇以对，何也？夫脾虚浮似肺，肾小浮似脾，肝急沉散似肾，此皆工之所时乱也，然从容得之[11]。若夫三脏土木水参居，此童子之所知，问之何也？

雷公曰：于此有人，头痛筋挛骨重，怵然[12]少气，哕噫腹满，时惊不嗜卧，此何脏之发也？脉浮

雷公回答说：我诵读《脉经·上下篇》已有多次，但关于鉴别异同，取类比象，还不能尽善尽美，又怎样能够完全明白呢！

黄帝说：你既在《脉经·上下篇》之外还别有所习，那么就请根据你所知道的内容，试述五脏的病变，六腑的不和，针石的禁忌，毒药的适宜，汤液的滋味等，要具体地描述其情状，尽量地告诉我，如果有需要再询问的内容，请给我提出来。

雷公问：肝虚、肾虚、脾虚，都能使人身体困重而心中烦闷，这类病证按说应该用毒药、刺灸、砭石、汤液来治疗，结果却有的有效，有的无效，我希望能了解一下其中的原因。

黄帝道：你的年龄这样大，问的问题确怎么这么幼稚？或者是我提的问题可能不太适当吧。我问的是《脉经·上下篇》以外的较深的道理，你却用《脉经·上下篇》的内容来回答，是什么缘故？脾病脉虚浮而像肺脉，肾病脉小浮而像脾脉，肝病脉搏急沉而散像肾脉，这是一般医生常常容易搞错的，但依照正确的法则，还是可以辨别清楚的。至于肝脾肾三脏分属木土水，部位相近，都在膈下腹里，这些连小孩子都知道的问题，你问它是什么意思？

雷公回答说：譬如有个病人，头痛，筋脉拘挛，骨节沉重，虚怯少气，哕噫腹满，经常惊恐，不想睡觉，这是哪一脏有病呢？

失也。"◎[7]子别试通：日本·丹波元简："别试者，谓《脉经》上下篇之外，别有所通，试论之也。"◎[8]肝虚、肾虚、脾虚，皆令人体重烦冤：明·张介宾："肝主筋，筋病则不能收持。肾主骨，骨病则艰于举动。脾主四肢，四肢病则倦怠无力，故皆令人体重。然三脏皆阴，阴虚则阳亢，故又令人烦冤满闷也。"◎[9]自谬：问者自己的错误。◎[10]窈冥：玄微深奥的道理。◎[11]然从容得之：明·马莳："子若明从容篇以比类之，则窈冥之妙得矣。"◎[12]怵然：呼吸微弱之状。

而弦，切之石坚[13]，不知其解，复问所以三脏者，以知其比类也。

帝曰：夫从容之谓也[14]。夫年长则求之于腑，年少则求之于经，年壮则求之于脏。今子所言皆失，八风菀熟[15]，五脏消烁，传邪相受。夫浮而弦者，是肾不足也。沉而石者，是肾气内著也。怯然少气者，是水道不行[16]，形气消索[17]也。咳嗽烦冤者，是肾气之逆也。一人之气，病在一脏也。若言三脏俱行，不在法[18]也。

雷公曰：于此有人，四支解堕，喘咳血泄[19]，而愚诊之，以为伤肺，切脉浮大而紧，愚不敢治，粗工下砭石，病愈多出血，血止身轻，此何物也？

帝曰：子所能治，知亦众多，与此病失矣。譬以鸿飞，亦冲于天。夫圣人之治病，循法守度，援物比类，化之冥冥[20]，循上及下，何必守经。今夫脉浮大虚者，是脾气之外绝，去胃

他的脉象浮取而弦，重按则坚如石，我不了解其中的道理，请再问用三脏之脉怎样比类？

黄帝说：这就需要从容详细地分析。一般来说，年长的人常过度饮食，所以应从六腑来衡量；年少的人多劳于体力，所以应从经络来探求；年壮的人多嗜欲伤情，所以应从五脏去诊察。现今你所谈的与这三条都不相符。八风郁而化热，五脏消铄内伤，这是外邪内传而发病的。所以脉浮取而弦者，为肾气不足；重按而石坚者，为肾气内著而不行；虚怯少气者，是水津不能输布，以致形体消损，气息怯弱；咳嗽烦闷，是肾气上逆的缘故。这是人受邪的情况，其病变部位在于肾脏，如果认为肝脾肾三脏俱病，是不合医理和临床实际的。

雷公又问：有一病人，四肢急惰无力，喘息咳嗽，肠风下血，我去诊察，以为是伤肺，切其脉浮大而紧，我不敢治疗，有个粗率的医生用砭石治疗，病人出了更多的血，血止后全身轻快而病愈，这是什么病呢？

黄帝说：你所能治的和知道的病已很多了，然而对此病来说，是你错了。譬如鸿雁，亦会飞至高空。然而圣人治病，是遵循医理法度的，引物比类，从而达到神妙莫测的境界，察上便知以下，

◎[13]脉浮而弦，切之石坚：明·张介宾："脉浮类肺，脉弦类肝，脉石坚类肾，难以详辨，故复问三藏之比类也。"◎[14]夫从容之谓也：从容不迫。◎[15]八风菀熟：风邪外袭，郁而不散，日久化热。菀，通"蕴"，郁积。熟，热。◎[16]水道不行：唐·王冰："肾气不足，故水道不行。"◎[17]形气消索：形体消损，气息怯弱。◎[18]不在法：不符合医理和临床实际。◎[19]血泄：肠风便血之类的病变。◎[20]化之冥冥：达到神妙莫测的境界。冥冥，幽深的样子。

外归阳明也。夫二火不胜三水[21]，是以脉乱而无常也。四支解堕，此脾精之不行也。喘咳者，是水气并阳明也[22]。血泄者，脉急血无所行也[23]。若夫以为伤肺者，由失以狂也。不引比类，是知不明也。夫伤肺者，脾气不守，胃气不清[24]，经气不为使，真脏坏决，经脉傍绝[25]，五脏漏泄，不衄则呕，此二者不相类也。譬如天之无形，地之无理，白与黑相去远矣。是失吾过矣，以子知之，故不告子，明引比类《从容》，是以名曰诊轻[26]，是谓至道也。

不必拘泥一经。现见脉象浮大而虚，是脾气外绝，不能为胃行其津液，以致津液独归于阳明。阳明不胜太阴，因此脉乱而失其常。四肢急惰无力，是脾精不能输布的关系。喘息咳嗽，是水气并于阳明的原故。大便出血，是脉气并急，血不行于脉道的缘故。假使认为是伤肺的病，就好像失志狂言一样。由于不能援物比类，因此了解得不够明彻。伤肺之病，是因为脾气不足，胃气不清，肺经之气失却应有的功能，肺脏虚损败坏，经脉失去宣发肃降输布精气的作用，五脏的精气漏泄，不是衄血，便是呕血，这是两种病不相类同之处。譬如天之无像可求，地之无方可理，黑白相差甚远。这是我的错误，以为你已经知道了，所以没有告诉你。这里明确引用并比类《从容》的内容，因此称为诊法的法度，因为它们确是至善之道的缘故啊。

◎［21］二火不胜三水：明·吴昆："二火犹言二阳，谓胃也。三水，犹言三阴，谓脾也。言脾太阴之气，外归阳明，阳明不胜太阴，是以脉乱而失其常，常脉浮缓，今失而为浮大虚矣。"◎［22］喘咳者，是水气并阳明也：明·张介宾："脾病不能制水，则水邪泛溢并于胃腑、气道不利，故为喘为咳，盖五脏六腑，皆能令人咳也。"◎［23］血泄者，脉急血无所行也：便血乃由脾伤气乱，脉气急疾，血不守中而溢出脉外所致。◎［24］脾气不守，胃气不清：脾病失运，水湿泛溢于胃而胃气不清。◎［25］真脏坏决，经脉傍绝：肺脏损坏，治节不通，以致经脉偏绝不行。明·张介宾："真脏，言肺脏也。"◎［26］轻：《太素》作"经"。

素问·疏五过论[1] 篇第七十七

黄帝曰：呜呼远哉！闵闵乎[2]若视深渊，若迎浮云，视深渊尚可测，迎浮云莫知其际。圣人之术，为万民式[3]，论裁志意[4]，必有法则，循经守数[5]，按循医事，为万民副[6]。故事有五过四德[7]，汝知之乎？

雷公避席再拜曰：臣年幼小，蒙愚以惑，不闻五过与四德，比类形名，虚引其经，心无所对[8]。

黄帝说：啊！真是辽远幽深啊！研究医学的道理就好像在俯视幽深的渊谷，好像在仰视天空的浮云。俯视渊谷尚可测量其深度，仰视浮云，却不能测知其边际。圣人的医术，可作为百姓依循的法式，即是裁度病人的志意，也必有一定的法则。他们依照自然的规律来研究医学的理论，从而给百姓帮助。早先有五过与四德的说法，你知道吗？

雷公起坐再拜后回答说：我年少识浅，天资愚笨，见闻不广，没有听说过五过与四德的说法。虽然知道比类形名，亦只是虚引经义，并未明了其远大博深的道理，无法回答你所提出的问题。

---

[1] 疏五过论：疏，陈述。五过，五种过错。正如明·吴昆所说："篇内论诊治五过，为工者宜疏远之，因以名篇。" ◎ [2] 闵闵乎：辽远深幽的样子。 ◎ [3] 式：法则。 ◎ [4] 论裁志意：清·张志聪："当先度其志意之得失。"裁，裁度，估量。 ◎ [5] 循经守数：遵循经旨，依守法度。数，度数，法则。 ◎ [6] 副：帮助。唐·杨上善："副，助也。" ◎ [7] 五过四德：指医疗上易犯的五种过失与作为医生应具备的四种德行。过，过失，错误。德，品德，德行。 ◎ [8] 比类形名，虚引其经，心

帝曰：凡未诊病者，必问尝贵后贱[9]，虽不中邪，病从内生，名曰脱营[10]。尝富后贫，名曰失精[11]。五气留连，病有所并[12]。医工诊之，不在脏腑，不变躯形，诊之而疑，不知病名。身体日减，气虚无精，病深无气，洒洒然时惊[13]，病深者，以其外耗于卫，内夺于荣。良工所失，不知病情，此亦治之一过也。

凡欲诊病者，必问饮食居处，暴乐暴苦，始乐后苦，皆伤精气[14]，精气竭绝，形体毁沮[15]。暴怒伤阴，暴喜伤阳[16]，厥气上行，满脉去形[17]。愚医治之，不知补泻，不知病情，精华日脱，邪气乃并[18]，此治之二过也。

黄帝说：在没有给病人诊治之前，必须询问患者的职业和政治地位的变迁。如果以前地位高而后失势，病人虽然不中外邪，疾病也会由内而生，这种病叫"脱营"。或者是以前富裕而以后破产贫困发病的，这种病叫"失精"。这些病都是由于五脏之中的邪气郁结，病势兼并而日趋深重。医生在诊病时，如果病位不在脏腑，躯体形态都没有明显变化，医生容易产生疑惑，不能确定是属何病，但患者的身体日渐瘦削，气虚精竭，病势深重，阳气消散，洒洒然恶寒，时常惊骇不安。这种病势之所以会逐渐深重，是因为情志郁结，外则耗损了卫气，内则劫夺了营血的缘故。若遇到这些疾病，即或是医术很高的医生，若不问清病人的有关情况。就无法明白致病的原由，也就无法治愈这类疾病。这是临床诊治疾病的第一种易犯的过失。

凡是诊察病人，必须先要问他饮食起居和周围环境情况。突然的欢乐，或突然的痛苦，或先欢乐而后痛苦，都能耗伤精气，使精气衰竭，形体败坏。暴怒可以伤阴气，暴喜可以伤阳气，阴阳有伤，则厥逆之气上行，充满经脉，而神气离散形体。学识粗浅的医生诊治这些疾病时，不知是用补法还是用泻法，也不了解病情，以致病人五脏的精气日渐耗脱，邪气乘虚侵袭。这是诊疗上的第二种易犯的过失。

无所对：明·张介宾："比类形名，公自言虽能比类形证名目，然亦虚引其经义，而心则未明其深远，故无以对也。"◎[9]尝贵后贱：位居显贵而现已失势。贵贱，指职位的高低。◎[10]脱营：营血消竭之病。◎[11]失精：精气耗损之病。◎[12]五气留连，病有所并：五脏之中邪气留滞不去，病势便有所兼并而日趋深重。◎[13]病深无气，洒洒然时惊：明·张介宾："及其病深，则真气消索，故曰无气。无气则阳虚，故洒然畏寒也。阳虚则神不足，故心怯而惊也。"◎[14]暴乐暴苦，始乐后苦，皆伤精气：明·张介宾："乐则喜，喜则气缓；苦则悲，悲则气消，故苦乐失常，皆伤精气。"◎[15]形体毁沮：形体损伤而败坏。◎[16]暴怒伤阴，暴喜伤阳：清·姚止庵："伤阴者，怒伤肝血也；伤阳者，喜散心气也。"怒则气逆，故伤阴。喜则气缓，故伤阳。◎[17]去形：气血不充于形体，呈羸败之象。◎[18]精华日脱，邪气乃并：明·张介宾："不明虚实，故不知补泻。

善为脉者，必以比类奇恒，从容知之[19]，为工而不知道，此诊之不足贵，此治之三过也。

诊有三常[20]，必问贵贱，封君败伤[21]，及欲侯王[22]。故贵脱势，虽不中邪，精神内伤，身必败亡。始富后贫，虽不伤邪，皮焦筋屈，痿躄为挛[23]。医不能严，不能动神，外为柔弱，乱至失常，病不能移[24]，则医事不行，此治之四过也。

凡诊者，必知终始[25]，有知余绪[26]，切脉问名，当合男女[27]。离绝菀结[28]，忧恐喜怒，五脏空虚，血气离守，工不能知，何术之语。尝富大伤[29]，

善于诊脉的医生，必然能够别异比类，分析奇恒，细致深入地掌握脉象的变化。作为医生而不懂得这个道理，他的诊疗技术就不能算高明。这是诊治上的第三种易犯的过失。

诊察疾病时对病人的贫贱、富贵、苦乐三种情况，必须加以注意，首先是要问明病人在社会的地位贵贱，其次要了解他是否遭遇到地位的变迁和挫折，再是有无升官发财的妄想。因为原来高官显爵的人，一旦脱势，虽然没有被外邪所伤，而精神上却已先伤，从而使身体败坏，甚至死亡。原来富有后来贫穷的人，虽无外邪侵袭，也会发生皮毛枯樵，筋脉拘急，发为痿，或为拘挛。对这些疾病，如果医生没有严谨的治学精神，就不能说服病人遵从医嘱，而表现得柔弱无能，举止失措，从而导致治疗失败，疾病不除。这是第四种易犯的过失。

凡是诊察疾病，必须了解发病的原因和发病后的经过情况，并掌握疾病的相关情况。在切脉诊病时，应参合男女的生理特点和病理差异。若出现了生离死别，情怀郁结，忧愁恐惧喜怒等情志变化，都会使五脏空虚，气血离散，如果医生不知道这些，还谈什么诊疗技术呢！原来富有的

不察所因，故不知病情。以致阴阳败竭，故精华日脱。阳脱者，邪并于阴；阴脱者，邪并于阳，故曰邪气乃并。"◎[19]比类奇恒，从容知之：将一般的疾病与异于平常的疾病进行类比，依照一定的标准来了解其病情。奇恒，异于平常。从容，依照标准。◎[20]三常：贵贱、贫富、苦乐三方面的情况。◎[21]封君败伤：过去高官显爵，而后降位削职。封君，封国之君，这里指身居高位的人。败伤，谓削官失位，失势败落。◎[22]及欲侯王：不审度自己的才德而欲求侯王之位。◎[23]皮焦筋屈，痿躄为挛：明·吴昆："失其肥甘，五液干涸，故令焦屈躄。"◎[24]医不能严，不能动神，外为柔弱，乱至失常，病不能移：医生没有严格要求病人，不能说服病人遵从医嘱，而表现得柔弱无能，举止失措，从而导致治疗失败，病变不除。◎[25]必知终始：必须知晓疾病的开始及经过情况。◎[26]有知余绪：明·张介宾："谓察其本，知其末也。"有，通"又"。◎[27]切脉问名，当合男女：切脉诊病时必须参合男女的差异。◎[28]离绝菀结：明·张介宾："离者，失其亲爱。绝者，断其所怀，菀，谓思虑抑郁，结，谓深情难解。"◎[29]尝富大伤：过去富有的人，一旦破

斩筋绝脉，身体复行，令泽不息[30]。故伤败结，留薄归阳，脓积寒炅[31]。粗工治之，亟刺阴阳，身体解散，四支转筋，死日有期[32]。医不能明，不问所发，唯言死日，亦为粗工，此治之五过也。

凡此五者，皆受术不通，人事不明也。故曰：圣人之治病也，必知天地阴阳，四时经纪，五脏六腑，雌雄表里[33]，刺灸砭石，毒药所主，从容人事[34]，以明经道[35]，贵贱贫富，各异品理[36]，问年少长，勇怯之理，审于分部，知病本始，八正九候[37]，诊必副矣[38]。

人，由于失去了财势而使身心受到大的伤害，以致筋脉消损衰绝，却仍勉强劳作，以致津液不能滋生，所以形体伤败，气血内结，郁而从阳化热，使肌肉腐烂而生痈脓，亦可产生寒热病。草率的医生治疗时，总是针刺阴阳经脉，使气血更加消散，病人的身体不能自如运动，四肢拘挛转筋，死期也就为期不远了。所以，医生不能明辨病情，不问疾病发生的原因，只看到疾病的预后不良，这只能是一个草率的医生。这是诊治上的第五种易犯的过失。

以上所述的五种过失，都是由于学术不精通，又不懂人情世故。所以说，有修养的医生在诊治疾病时，必须知道自然界的变化，四时寒暑的变迁规律，五脏六腑相互间的相互关系，然后才能施用刺灸、砭石、毒药的治疗方法；更须依照病人的具体情况，掌握诊治的常规。了解贵贱贫富、体质强弱、年龄长幼、个性勇怯，再审察疾病的部位，就可以知疾病的根本原因，结合八正时节、三部九候之脉象，只有如此，才能准确无误地诊治疾病。

产，精神形体都受到了巨大的创伤。◎［30］斩筋绝脉，身体复行，令泽不息：筋脉消损衰绝，却仍勉强劳作，以致津液不能滋生。◎［31］故伤败结，留薄归阳，脓积寒炅：明·张介宾："故，旧也。言旧之所伤，有所败结，血气留薄不散，则郁而成热，归于阳分，故脓血蓄积，令人寒炅交作也。"阳，谓诸阳脉及六腑也。炅，谓热也。◎［32］粗工治之，亟刺阴阳，身体解散，四支转筋，死日有期：唐·王冰："不知寒热为脓积所生，以为常熟之疾，概施其法，数刺阴阳经脉，气夺病甚，故身体解散而不用，四肢废运而转筋，如是故知死日有期。"◎［33］雌雄表里：此指经脉而言。如六阴经为雌，六阳经为雄。阳经行于表，阴经行于里。◎［34］从容人事：依照病人的具体情况。从容，依照的意思。◎［35］经道：医学的一般规则。◎［36］贵贱贫富，各异品理：病人由于贫贱富贵不同而品德各异。◎［37］八正九候：清·张志聪："候四时八正之气，明三部九候之理。"八正，指二分（春分、秋分）、二至（夏至、冬至）、四立（立春、立夏、立秋、立冬）八个节气。九候，指切脉上的三部九候。◎［38］诊必副矣：诊断必定符合病情。副，符合。◎

治病之道，气内为宝[39]，循求其理，求之不得，过在表里[40]。守数据治[41]，无失俞理[42]，能行此术，终身不殆。不知俞理，五脏菀熟[43]，痈发六腑。诊病不审，是谓失常，谨守此治，与经相明，《上经》《下经》[44]，《揆度》《阴阳》，《奇恒》《五中》[45]，决以明堂[46]，审于终始[47]，可以横行。

治病的关键，以人体脏气内守为贵，来寻求邪正变化的机理。假若五脏的变化不大，其病变的部位当在阴阳表里之间。治疗时应循经守则，不能搞错取穴的理法。能够这样来治疗，就可避免医疗上的过错。若不知取穴的理法，妄用刺灸，会使五脏郁热不散，痈疡发于六腑。诊病不能审慎详密，这叫做失常，谨守这些常规来治疗，自然会和经旨相符。根据《上经》《下经》《揆度》《阴阳》《奇恒》《五中》等经典，再结合观察病人的面部的方法来了解疾病的终始，就可以得心应手地行医，普救众生于天下了。

---

[39]气内为宝：明·张介宾：“气内者，气之在内也，即元气也。凡治病者，当求元气之强弱，元气既明，大意见矣。”◎[40]求之不得，过在表里：明·张介宾：“求元气之病而无所得，然后察其过之在表在里以治之，斯无误也。”◎[41]守数据治：明·张介宾：“表里阴阳，经络脏腑，皆有其数不可失也。”◎[42]俞理：明·吴昆：“穴俞所治之旨也。”◎[43]菀熟：谓郁而发热。菀，通“蕴”，郁积。熟，热。◎[44]《上经》《下经》：均古医经名。《素问·病能论》：“《上经》者，言气之通天也；《下经》者，言病之变化也。”◎[45]《揆度》《阴阳》，《奇恒》《五中》：指《揆度》《阴阳》《奇恒》《五中》等医籍。◎[46]明堂：面部气色。◎[47]审于终始：审察疾病初起与终了的全过程。

素问·徵四失论 [1] 篇第七十八

黄帝在明堂[2]，雷公侍坐。黄帝曰：夫子所通书受事众多矣[3]，试言得失之意，所以得[4]之，所以失之。

雷公对曰：循经受业[5]，皆言十全，其时有过失者，请闻其事解也。

帝曰：子年少智未及邪[6]？将言以杂合耶？夫经脉十二，络脉三百六十五，此皆人之所明知，工之所循用[7]也。所以不十全者，精

黄帝在明堂里，雷公侍坐一旁。黄帝说道：先生所通晓的医书和从事医疗工作，已经相当多了，试谈谈你对治病的成功与失败的看法，为什么会成功？为什么会失败？

雷公回答说：依据医经上的记载和老师们的传授，都说可以收到十全十美的效果，但是在临证时仍不免有过失出现，请问这究竟如何解释呢？

黄帝说道：你是因为年轻智力不足，考虑问题不周到呢？还是由于杂合各家学说，缺乏分析综合能力呢？十二经脉和三百六十五络，这是人人都明白了解的，也是医工们所经常遵循应用的。之所以不能得到十全的疗效，是由于思想不集中，

---

[1] 徵四失论：徵，即惩，惩戒的意思。四失，指医生在临床中易出现的四种过失和毛病。本篇主要讨论了临床中常犯四种过失和原因，目的在于以此作为临床的惩戒，故名。◎［2］明堂：古时帝王宣政议事的场所。◎［3］通书受事众多矣：通晓的医书和经受的医事很多。◎［4］得：医疗上成功。此下"失"字指失败。◎［5］循经受业：依据医经上的记载和老师的传授。循，根据。经，医学经典著作。受业，从师学习。◎［6］邪：语气词，表疑问。此下"耶"字同。◎［7］工之所循

神不专，志意不理[8]，外内相失[9]，故时疑殆[10]。

诊不知阴阳逆从之理，此治之一失矣。

受师不卒[11]，妄作杂术[12]，谬言为道，更名自功[13]，妄用砭石，后遗身咎[14]，此治之二失也。

不适[15]贫富贵贱之居，坐之薄厚[16]，形之寒温，不适饮食之宜，不别人之勇怯，不知比类，足以自乱，不足以自明，此治之三失也。

诊病不问其始，忧患饮食之失节，起居之过度，或伤于毒，不先言此，卒持寸口[17]，何病能中，妄言作名[18]，为粗所穷[19]，此治之四失也。

是以世人之语者，驰千里之外，不明尺寸之论，诊无人事[20]。治

不加以分析研究，不明确外在症状和内在病变之间的关系，因此时常产生问题和疑难。

凡临床诊治，不懂得阴阳逆从的道理，这是治疗失败的第一个原因。

从师学习尚未毕业，学术未精，就盲目地用各种疗法，以荒谬之说为真理，巧立名目来夸耀自己，乱用砭石，结果给自己造成了错误和过失，这是治疗失败的第二个原因。

不区分贫富贵贱的各种生活，不了解居住环境的好坏，不注意形体的寒温，不考虑饮食的宜忌，不区别性情的勇怯，不懂得用比类异同的方法进行分析，这样做，足以使自己头脑混乱，而无法有清楚明白的认识，这是治疗失败的第三个原因。

诊断疾病，不问病起于何时，是否有精神方面的刺激和饮食方面的不节制，生活起居方面的越出常规，还是由于中毒，不先问清楚这些情况，就草率地执持寸口切脉，怎么能明确诊断、切中病情呢？只是信口胡言，杜撰病名，这种由于粗枝大叶造成的恶果，使自己陷入了困境，这是治疗失败的第四个原因。

所以，社会上有某些医生，说起话来，可以夸大到千里之外，却根本不明白尺寸的

用：医生所遵循而常用的。◎[8]志意不理：犹言思想上缺乏正确的思维能力。◎[9]外内相失：不明外在症状与内在病变之间的相互关系。外，指外在症状。内，指内在病变。◎[10]疑殆：疑惑不决。◎[11]受师不卒：从师学习尚未精通就半途而废。◎[12]妄作杂术：盲目施行各种不正规的疗法。◎[13]更名自功：乱立病名，夸大自己的功劳。◎[14]后遗身咎：给自己造成了错误与过失。咎，灾祸，罪责。◎[15]不适：不理解。◎[16]坐之薄厚：居处环境的好坏。◎[17]卒持寸口：言不明病情，仓促而草率地切脉。◎[18]妄言作名：信口胡言，杜撰病名。◎[19]为粗所穷：粗枝大叶，后患无穷。◎[20]不明尺寸之论，诊无人事：粗工诊病，对于贫富贵贱，饮食寒

数之道，从容之葆[21]，坐持寸口，诊不中五脉，百病所起，始以自怨，遗师其咎[22]。是故治不能循理，弃术于市[23]，妄治时愈，愚心自得。呜呼！窈窈冥冥[24]，孰知其道？！道之大者，拟于天地，配于四海，汝不知道之谕[25]，受以明为晦[26]。

理论，诊治疾病时不考虑人事。医生诊病时要有从容分析的态度，仅仅知道诊察寸口的办法，五脏之脉不能确诊，更不知道百病的起因，碰到了医疗上的困难，方始自怨所学不精，继而便归罪于老师传授得不好。所以，治病者不能依据理论作为指导，虽然开业行医，而毫无技术，妄为治疗，偶或得愈，便又自鸣得意。唉！医学理论是十分奥妙精深的，有谁能彻底了解其中的真谛呢？！因为医学的理论，犹如天地之远大，犹四海之广深，因此必须反复研究。若不明白这些道理，即使老师讲得十分清楚，也还是不能彻底明白的。

温，往往忽略不问。◎[21]治数之道，从容之葆：诊病时要保持从容镇静的工作态度。◎[22]遗师其咎：诊病中碰到困难，归罪老师教得不好。◎[23]弃术于市：虽开业行医，而毫无技术。◎[24]窈窈冥冥：形容医学理论微妙精深。◎[25]谕：旧时上告下的通称，也指皇帝的召令。◎[26]受以明为晦：即使老师讲得明白，还是无法彻底清楚。

素问·阴阳类论^[1]篇第七十九

孟春^[2]始至，黄帝燕^[3]坐，临观八极^[4]，正八风之气，而问雷公曰：阴阳之类，经脉之道，五中^[5]所主，何脏最贵？

雷公对曰：春，甲乙，青，中主肝，治七十二日^[6]，是脉之主时，臣以其脏最贵。

帝曰：却念《上下经》《阴阳》《从容》^[7]，子所言贵，最其下也。

雷公致斋七日，且复侍坐。帝曰：三阳为经^[8]，二阳为维^[9]，一阳为游

立春这一天，黄帝安闲地坐着，观看八方的景色，伺察着八风所至的方向，问雷公说：按照阴阳的分析方法、经脉的循行道理，配合五脏主时，你认为哪一脏最重要？

雷公回答说：春季为四季之首，属甲乙木，色青，五脏中主肝，肝旺于春季七十二日，也是肝脉当令的时候，我认为肝脏是最主要的。

黄帝说道：根据我所读过的《上下经》中的"阴阳""从容"篇，你认为最重要的，实际上却是最不重要的。

雷公斋戒了七日后，早晨又侍坐于黄帝的身旁。黄帝说道：三阳为经纶，二阳为维系，一阳为游部，懂得这些，就可以

[1]阴阳类论：本篇论述三阴三阳的概念、脉象、病证及预后等，而阐发这些问题，都是用阴阳比类的方法讨论的，故名。◎[2]孟春：农历正月为春季之首月，称孟春。◎[3]燕：安闲之意。◎[4]八极：八方极远之地。◎[5]五中：五脏。◎[6]春，甲乙，青，中主肝，治七十二日：此处的甲乙，是十月太阳历法中的甲、乙月，春季，属木，在脏为肝。原文中的甲乙标记着春季，绝非纪日。故清代孙鼎宜之"按所云十干，皆统一时言，非仅谓值其日也"的解释颇有见地。另外，唐·尹之章注《管子·四时》"是故春……甲乙之日"为"甲乙统春之三时也"可佐证。◎[7]《上下经》《阴阳》《从容》：古书名，已佚。◎[8]三阳为经：周身经脉惟足太阳为巨，直行人身背部，故称为经。三阳，指足太阳。◎[9]二阳为维：足阳明经行于人身胸腹部，维系于前，故为维。二阳，指

部^[10]，此知五脏终始^[11]。三阳为表^[12]，二阴为里^[13]，一阴至绝作朔晦^[14]，却具合以正其理。

雷公曰：受业未能明。

帝曰：所谓三阳者，太阳为经，三阳脉至手太阴，弦浮而不沉，决以度，察以心，合之《阴阳》^[15]之论。所谓二阳者，阳明也，至手太阴，弦而沉急不鼓，炅至以病皆死。一阳者，少阳也，至手太阴，上连人迎，弦急悬不绝，此少阳之病也，专阴^[16]则死。

三阴者，六经之所主也，交于太阴，伏鼓不浮，上空志心^[17]。二阴至肺，其气归膀胱，外连脾胃。一阴独至，经绝，气浮不鼓，钩而滑。

此六脉者，乍阴乍阳^[18]，交属相并，缪通五脏，合于阴阳，先至

知道五脏之气运行的终始了。三阴为表，二阴为里，一阴为阴气之最终，也是阳气的开始，如同朔晦的交界，符合阴阳终始的道理。

雷公说道：我还没有明白其中的意思。

黄帝解释说：所谓三阳是指太阳，太阳为经，其脉至于手太阴寸口，见弦浮不沉之象，应该度量其盛衰，细心诊察，参合《阴阳》之论，以明好恶。所谓二阳，是指阳明，其脉至于手太阴寸口，见弦且沉急，不鼓击于指，火热大至之时而有此病脉，大都有死亡的危险。所谓一阳，是指少阳，其脉至于手太阴寸口，上连人迎，见弦急悬而不绝，这是少阳经的病脉，如见有阴而无阳的真脏脉象，就要死亡。

所谓三阴，就是手太阴肺经，它是六经的主宰，其气交会于太阴寸口，脉象沉伏鼓动而不浮，这是太阴之气陷下而不能上升之征，以是心志空虚。所谓二阴，就是少阴，其脉至于肺，其气归于膀胱，外与脾胃相连。一阴之气如独至寸口，这时经气已绝，所以脉气浮而不能鼓动，脉象如钩而滑。

以上六种脉象，或阳脏见阴脉，或阴脏见阳脉，交属相并，错综复杂，都是通过五脏气化而出现，应该懂得阴阳之理来加以分

足阳明。◎［10］一阳为游部：足少阳脉行于人身之侧，向前会于阳明，向后会于太阳，出入于太阳、阳明二脉之间，故称为游部。◎［11］五脏终始：明·吴昆："由表而入，则始太阳，次少阳，终阳明；由里而出，则始阳明，次少阳，终太阳，言五脏者，阳该阴也。"◎［12］三阳为表：太阴为阴经之表。三阳，当为"三阴"，即太阴。◎［13］二阴为里：少阴为三阴之里。二阴，指少阴。◎［14］一阴至绝作朔晦：厥阴为阴尽而阳生。一阴，指厥阴。至绝，阴之尽也。阳生是朔，阴尽是晦。◎［15］《阴阳》：古经篇名。◎［16］专阴：即独阴，此指无胃气的真脏脉。◎［17］上空志心：心志空虚。◎［18］乍阴乍阳：指六脉有阴有阳之意。◎［19］三阳为父：太阳经总领诸经，故

为主，后至为客。

雷公曰：臣悉尽意，受传经脉，颂得"从容"之道，以合《从容》，不知阴阳，不知雌雄。

帝曰：三阳为父[19]，二阳为卫[20]，一阳为纪[21]。三阴为母[22]，二阴为雌[23]，一阴为独使[24]。

二阳一阴，阳明主病，不胜一阴，脉软而动，九窍皆沉。三阳一阴，太阳脉胜，一阴不能止，内乱五脏，外为惊骇。二阴二阳，病在肺，少阴脉沉，胜肺伤脾，外伤四支。二阴二阳皆交至，病在肾，骂詈妄行，巅疾为狂。二阴一阳，病出于肾，阴气客游于心脘下空窍，堤闭塞不通[25]，四支别离。一阴一阳代绝，此阴气至心，上下无常，出入不知[26]，喉咽干燥，病在土脾。二阳三阴，至阴皆在，阴不过阳，阳气不能止阴，阴阳并绝，浮为血瘕[27]，沉为脓胕[28]。

析，如发现此种脉象，则先见于寸口的为主，后见于寸口的为客。

雷公道：我已经完全明白您的意思了，您以前传授给我的经脉道理，从《上下经》上读到的《从容》的道理，和今日所谈的从容之法相合，但我还不明白其中阴阳雌雄的意义。

黄帝说道：太阳经如同父亲那样高尊，二阳如外卫，一阳如纲纪；三阴如同母亲所以育养，二阴如内守后援，一阴能交通阴阳，所以是阴中之独使。

二阳一阴是阳明主病，二阳不胜一阴，阳明脉软而动，九窍之气沉滞不利。三阳一阴为病。则太阳脉胜，寒水之气大盛，一阴之气不能制止，而内乱五脏，外现惊骇。二阴二阳则病在肺，少阴脉沉，少阴之气胜肺伤脾，在外伤及四肢。二阴与二阳皆交至，则土邪侮水，其病在肾，骂詈妄行，巅疾狂乱。二阴一阳则阴胜于阳，病由肾水上凌，阴气客游于心脘，因此阳气不能敷布，膀胱被阻塞隔闭而不通，四肢就好像和躯体别离一样。一阴一阳，如果木盛克土而见代绝之脉，这是厥阴之气上至于心发生的病变，或上或下，而无定处，饮食无味，二便固摄无权，咽喉干燥，病在脾土。二阳三阴为病，包括至阴脾土在内，阴气不能至于阳，阳气不能达于阴，阴阳相互阻绝，阳浮于外则内

称之。◎[20]二阳为卫：阳明主为卫外。◎[21]一阳为纪：少阳出于太阳、阳明之间，为阳之交会，故称谓纪。◎[22]三阴为母：太阴能滋养诸经，故称为母。◎[23]二阴为雌：即少阴为里之义。雌，与卫之相对，为内守后援的意思。◎[24]一阴为独使：厥阴能交通阴阳。◎[25]堤闭塞不通：膀胱闭塞不通。◎[26]出入不知：饮食无味，二便固摄无权。出，指二便。入，饮食。◎[27]血瘕：瘀血形成的肿块。◎[28]胕：通"腐"。烂也。◎[29]阴阳皆壮：阴阳二气皆盛壮而不和，

阴阳皆壮[29]，下至阴阳，上合昭昭，下合冥冥[30]，诊决死生之期，遂合岁首。

雷公曰：请问短期[31]。

黄帝不应。雷公复问。

黄帝曰：在经论[32]中。

雷公曰：请闻短期。

黄帝曰：冬三月之病，病合于阳者，至春正月脉有死征，皆归出春。冬三月之病，在理已尽[33]，草与柳叶皆杀，春阴阳皆绝，期在孟春。春三月之病，曰阳杀[34]，阴阳皆绝，期在草干[35]。夏三月之病，至阴不过十日[36]，阴阳交[37]，期在溓水[38]。秋三月之病，三阳俱起，不治自已[39]。阴阳交合者，立不能坐，坐不能起。三阳独至，期在石水[40]。二阴独至，期在盛水[41]。

生血瘕，阴沉于里则外生肿疡；若阴阳之气都盛壮，而病变趋向于下，在男子则阳道生病，在女子则阴道生病。上观天道，下察地理，参合诊察来决断病者死生之期。这样，才能懂得一岁之中何气为首，五脏之中何脏为重要的道理。

雷公问道：请问有的疾病为什么会在极短的时期内死亡呢？

黄帝听后没有回答。雷公又问了一次。

黄帝答道：在古代医经里面有说明。

雷公又问道：请问怎样才能知道有些疾病在极短时期内死亡？

黄帝说道：冬季三月的病，如病症脉象都属阳盛，则春季正月而脉有死征，到了初春交夏，阳盛阴衰之时，便会有死亡的危险。冬季三月的病，察其脉证之理已无生意，那么到草发芽柳生叶的时候就会死亡，若到春天而见阴阳之气都绝，那么他的死期就在正月。春季三月的病，名为阳杀，阴阳之气都绝，死期在秋天草木枯干之时。夏三月的病，脾病而有死征的，则死期不过十日了。若脉见阴阳交错，则死期在水清之时。秋季三月的病，表现了三阳的症状，即使不予治疗，也会自愈。如若是阴阳交错合而为病，则立而不能坐，坐而不能起。若三阳脉独至，则独阳无阴，死期在水冰如石之时。二阴脉独至，则独阴无阳，死期在正月雨水节。

则亢而为害，或为孤阴，或为孤阳，亦是病态。◎[30]上合昭昭，下合冥冥：即上观天道，下察地理。昭昭，指天。冥冥，指地。◎[31]短期：在短期内死亡。◎[32]经论：统指古医经书籍。◎[33]在理已尽：明·张介宾："察其脉证之理，已无生意。"◎[34]阳杀：明·马莳："春三月为病者，正以其人秋冬夺于所用，阴气耗散，不能胜阳，故春虽非盛阳，交春即病，为阳而死，名曰阳杀。"◎[35]草干：明·马莳："期在旧草尚干之时，即应死矣，无望其草生柳叶之日也。"◎[36]至阴不过十日：脾病而有死征，则其死不过十日。至阴，指脾。◎[37]阴阳交：指脉象阴阳交错。◎[38]溓水：指水清之时，相当于中秋节。◎[39]不治自已：不治自愈的意思。◎[40]石水：水冰如石之时，即冬季。◎[41]盛水：雨水节。

素问·方盛衰论^[1] 篇第八十

雷公请问：气之多少^[2]，何者为逆？何者为从^[3]？

黄帝答曰：阳从左，阴从右^[4]，老从上，少从下^[5]，是以春夏归阳为生^[6]，归秋冬为死，反之，则归秋冬为生^[7]，是以气多少，逆皆为厥^[8]。

问曰：有余者厥耶？

雷公向黄帝请教道：人体阴阳之气多少盛衰的情况如何？阴阳之气怎样是逆症？怎样是顺症？

黄帝回答说：阳气的运行是从左至右，阴气的运行是从右至左；老年人之气的运行是从上到下，少年人之气的运行是从下到上。因此，阳气归于春夏病就能康复，归于秋冬则会死亡。与此相反，阴气归于秋冬病人就能康复，归于春夏则会死亡。所以无论是气多或气少，只要与时令之气相逆都会导致厥症。

雷公问道：气多而有余也会形成厥症吗？

---

[1]方盛衰论：方，是诊断的意思。盛衰，是指阴阳气血的多少。阴阳气血多少是诊断盛衰的主要依据，而气血的盛衰则必须通过一定的方法才能诊断出来。本篇主要讨论辨别人身阴阳之气的多少和逆从，以及五诊十度到诊断必须全面掌握情况，加以综合分析，切不可片面武断，故名。◎[2]气之多少：体内阴阳之气多少盛衰的情况。◎[3]何者为逆，何者为从：阴阳之气具有怎样的情况属于逆症，具有怎样的情况属于顺症？◎[4]阳从左，阴从右：阳气的运行是从左至右，阴气的运行是从右至左。◎[5]老从上，少从下：老年人之气的运行是从上到下，少年人之气的运行是从下到上。◎[6]春夏归阳为生：清·于鬯："'春夏归阳'，疑当作'阳归春夏'。故下句云'归秋冬为死'，正与'归春夏为生'语偶。盖以'是以阳'三字领句。下文云：'反之，则归秋冬为生'。反之者，反阳为阴也。此句一倒误而下文亦不可通。"◎[7]反之，则归秋冬为生：《素问札记》："按：不言'归春夏为死'者，盖省文。"◎[8]是以气多少，逆皆为厥：无论气之多少盛衰，只要不顺便都可成

答曰：一上不下，寒厥到膝[9]，少者秋冬死，老者秋冬生[10]。气上不下，头痛巅疾[11]，求阳不得，求阴不审[12]，五部隔无征[13]，若居旷野，若伏空室，绵绵乎属不满日[14]。是以少气之厥[15]，令人妄梦，其极至迷[16]。三阳绝，三阴微[17]，是为少气。是以肺气虚则使人梦见白物，见人斩血藉藉[18]，得其时[19]则梦见兵战。肾气虚则使人梦见舟船溺人，得其时则梦伏水中，若有畏恐。肝气虚则梦见菌香[20]生草，得其时则梦伏树下不敢起。心气虚则梦救火阳物[21]，得其时则梦燔灼[22]。脾气虚则梦饮食不足，

黄帝回答说：阳气一概上逆而不下降，厥冷之症就会从足底蔓延到膝部。少年人在秋冬两季患上这种病症则会死亡，老年人在秋冬两季患上这种病症便能康复。阳气上逆而不下降必然产生头痛症及其他巅顶疾患，这种情况既在阳症中不能求得征象，又在阴症中不能探明根源。病人五脏所在的部位之间悬隔不通，没有显著的形症可以验证，如同置身旷野之外，又似藏身空室之内，气息微弱得可以预见其死期将不超过当天。因此，五脏之气虚少的厥症常使人胡乱做梦，并且五脏之气虚弱得越厉害则梦境越是离奇迷乱。无论三阳经的脉气悬绝，还是三阴经的脉象细微，其表现都是五脏之气虚少的证候。因此，肺气虚少则会使人梦白色的东西，或是梦见杀人的场面血流满地，若是遇到肺脏所主的秋季或逢庚辛日的金旺之时，便会梦见战争的场面；肾气虚少则会使人梦见人从舟船上落水淹死，若是遇到肾脏所主的冬季或逢壬癸日的水旺之时，便会梦见自己伏身于水中而畏惧惊恐不已；肝气虚少则使人梦见芳香的草木，若是遇到肝脏所主的春季或逢甲乙日的木旺之时，便会梦见躲藏在大树底下不敢起来；心气虚少则会使人梦见救火的场面或是雷电交作的现象，若是遇到心脏所主的夏季或逢丙丁日的火旺之时，便会梦见自己的身体被火烧灼；

为厥症。◎[9]一上不下，寒厥到膝：阳气一味上逆而不下，阴阳之气不能相济，厥冷就会从足底蔓延到膝部。◎[10]少者秋冬死，老者秋冬生：若出现阳气上逆不下的情况便预示着少年会在秋冬两季死亡，老年人会在秋冬两季得生。◎[11]气上不下，头痛巅疾：阳气上逆而不下，就会引起头痛或其他巅顶疾患。◎[12]求阳不得，求阴不审：对这种厥症，既在阳症中不能求得验证，又在阴症中不能探明根源。◎[13]五部隔无征：五脏所在的部位相隔绝，没有显著的形症可作验证。◎[14]绵绵乎属不满日：病人气息微弱，可以预见其死期不满一天。绵绵乎，形容气息微弱的样子。属，同"瞩"。◎[15]少气之厥：指五脏之气虚少的厥症。◎[16]其极至迷：五脏之气虚弱得越严重，梦境越离奇迷乱。◎[17]三阳绝，三阴微：三阳经的脉气悬绝，三阴经的脉气细微。[18]见人斩血藉藉：梦见杀人，血流满地。藉藉，纵横交流的样子。◎[19]得其时：遇到该脏所主的季节和时日，如肝得春季或逢子丑之日的木旺之时。◎[20]菌香：芳香的草木。◎[21]梦救火阳物：梦见救火之事及雷电交作的现象。◎[22]得其时则梦燔灼：在火旺的季节或时日，便会梦

得其时则梦筑垣盖屋。此皆五脏气虚[23]，阳气有余，阴气不足，合之五诊[24]，调之阴阳，以在《经脉》。

诊有十度[25]，度人、脉度、脏度、肉度、筋度、俞度。阴阳气尽[26]，人病自具。脉动无常，散阴颇阳[27]，脉脱不具，诊无常行[28]，诊必上下，度民君卿[29]，受师不卒，使术不明，不察逆从，是为妄行，持雌失雄，弃阴附阳[30]，不知并合[31]，诊故不明，传之后世，反论自章[32]。

至阴虚，天气绝；至阳盛，地气不足[33]。阴阳并交，至人之所行[34]。阴阳并交者，阳气

脾气虚少则会使人梦见饮食不足而腹饿口渴，若是遇到脾脏所主的长夏或逢戊己日的土旺之时，便会梦见筑墙建房的场面，这些都是五脏之气虚少所诱发的不同梦境。由于患者阳气有余，阴气不足，所以应当综合五脏之症，调理阴阳之气，审察十二经脉的表里虚实进行治疗。

诊法之中包含着十度，十度就是揆度人体的脉度、脏度、肉度、筋度和腧度。在完全掌握了脉、脏、肉、筋、腧的阴阳虚实之后，患者的病情就能得到全面的了解。在脉动出现异常情况时，若是耗散阴气则会使阳气偏亢；在脉象虚而不显时，诊断就无常法可循。诊断疾病时，要对患者社会地位的君臣尊卑与疾病的关系进行综合分析。如果不能完全学到老师传授的知识，就不会使医术达到高明的境界；如果不能体察到阴阳之气的逆顺变化，便会在诊治疾病时倒行逆施。偏于补阴，阳气就会受到伤伐；偏于济阳，阴气就会受到耗散；不懂得阴阳平衡的道理，诊断的结果就不能明确。将这些错误的方法流传后世，谎言谬论则自然会暴露无遗。

地气虚少则天气断绝而不能下降，天气旺盛则地气衰竭而不能上行。使阴阳二气平衡互济，是修养极高的医生才能够做到的事情。阴阳二气平衡互济的情况是阳气先至而阴气后至，因此高

见身体被火烧灼。◎［23］此皆五脏气虚：清·姚止庵："此言五脏虚梦，盖因上言'少气'则妄梦，因而言五脏气虚易多梦，非谓气厥者其梦如是也。"◎［24］五诊：五脏之症。◎［25］十度（duó夺）：测度脉、脏、肉、筋、腧的阴阳虚实。◎［26］阴阳气尽：完全掌握了脉脏肉筋腧的阴阳虚实。◎［27］脉动无常，散阴颇阳：在脉动出现异常情况时，若是耗散阴气则会使阳气偏亢。颇，偏颇不平和。◎［28］脉脱不具，诊无常行：脉象虚而不显时，诊断就无常法可从。◎［29］诊必上下，度民君卿：诊断疾病时要了解患者地位的君臣尊卑。上下，指人的社会地位的尊高和低微。◎［30］持雌失雄，弃阴附阳：偏于补阴则伐阳，偏于济阳则耗阴。雌，喻指阴阳之阴；雄，喻指阴阳之阳。◎［31］并合：指阴阳平衡的道理。◎［32］反论自章：指谎言谬论自然暴露无遗。章，同"彰"，彰明。◎［33］至阴虚，天气绝；至阳盛，地气不足：若地气虚则天气绝而不下，若天气盛则地气竭而不上。◎［34］阴阳并交，至人之所行：只有修养极高的医生能做到使人的阴阳之气平衡互济。

先至，阴气后至。是以圣人持诊之道，先后阴阳而持之，《奇恒》之势乃六十首[35]，诊合微之事[36]，追阴阳之变[37]，章五中之情[38]，其中之论，取虚实之要，定五度之事[39]，知此乃足以诊。是以切阴不得阳，诊消亡，得阳不得阴，守学不湛[40]，知左不知右，知右不知左，知上不知下，知先不知后，故治不久。知丑知善，知病知不病，知高知下，知坐知起，知行知止，用之有纪，诊道乃具，万世不殆。

起所有余，知所不足，度事上下，脉事因格[41]。是以形弱气虚死；形气有余，脉气不足死；脉气有余，形气不足生。是以诊有大方[42]，坐起有常，出入有行，以转神明[43]，必清

明的医生诊治疾病的方法是，认识并掌握了阴阳之气的变化规律后，运用古代医经《奇恒》中所记载的六十首诊法，诊察各种细微征象彼此结合的情况，探求阴阳盛衰变化的规律，揭示出五脏中的不同情况，并且对于《奇恒》中所载的诊法理论能够抓住其虚实变化的要领，进而确定测度脉、脏、肉、筋、腧的不同标准。认识并掌握了上述这些道理和方法之后，才可以进行诊治疾病的工作。因此，只是切诊到阴气的变化情况而没有切诊到阳气的变化情况，诊道就会消亡；只是切诊到阳气的变化情况而没有切诊到阴气的变化情况，表明所运用的技术还不够精湛。只知左而不知右，只知右而不知左，只知上而不知下，只知先而不知后，治疗效果就不会长久；既知恶又知善，既知病又知不病，既知高又知下，既知坐又知起，既知行又知止，并且运用起来合乎纲纪，诊道才能达到完备的境界，即使将它流传于千秋万代之后也不会出什么差错。

疾病因邪气有余而发作时，诊断时应了解其正气不足的表现。全面诊测揆度了患者上下各部的情况，有关脉诊的道理才能因而穷究透彻。因此，形弱气虚则表明患者会死亡，形气有余而脉气不足也表明患者会死亡，脉气有余而形气不足表明疾病会康复。因此诊病有大法可循，它要求医生的一起一坐都要符合常规，一出一入都要具有风范，在投入精神诊治疾病时情志一定要清虚沉静，对病情进行上上下下全方位的诊断，察视四时八节的正气与邪气的消长变化，分辨五脏中

◎［35］《奇恒》之势乃六十首：指古代医经《奇恒》中所载的六十首诊法。《奇恒》，上古医书名，论述奇病等内容。◎［36］诊合微之事：诊察各种细微的证象彼此结合的情况。◎［37］追阴阳之变：探求阴阳盛衰变化的规律。追，寻求，推求。◎［38］章五中之情：揭示五脏中的病情。章，同"彰"，使……彰明，揭示。◎［39］定五度之事：确定测度脉、脏、肉、筋、腧的阴阳虚实的标准。◎［40］守学不湛：运用的医术不够精湛。守，奉行。◎［41］脉事因格：要在全面揆度病情的基础上穷究脉诊的道理。◎［42］大方：大道，大法。◎［43］出入有行，以转神明：明·吴昆："医以

—564—

必净，上观下观，司八正邪[44]，别五中部，按脉动静[45]，循尺滑涩，寒温之意，视其大小[46]，合之病能[47]，逆从以得，复知病名，诊可十全，不失人情，故诊之或视息视意[48]，故不失条理，道甚明察，故能长久。不知此道，失经绝理，亡言妄期[49]，此谓失道。

各部气机的往来联系，切按脉象浮沉迟数虚实的表现，抚摸尺肤滑涩寒温的征象，观察大小便的变化，再将这些情况与其他症状结合起来进行综合分析。这样就能掌握所患的疾病是逆症还是顺症，并进而以此确定出其疾病的名称，使诊断达到"十全"的境界，同时也不违背患者客观的病情。所以诊断疾病时，若是对患者呼吸和神情的变化情况进行了全面的观察，治疗之时就会有条不紊；运用医术时若能明察病情，治疗效果就能久长。若是不知道这些法则，就会违背和断送医经的理论，妄说病情，乱决死生，这就叫做违反医道的错误作法。

活人为事，其于出入之时，念念皆真，无一不敬，则诚能格心，故可以转运周旋，而无往弗神矣。" ◎[44]司八正邪：观察四时八节的正气与邪气。八正，指春分、秋分、夏至、冬至、立春、立夏、立秋、立冬八个节气的正常气候。◎[45]动静：泛指脉象的浮沉迟数虚实等变化情况。◎[46]大小：大小便。◎[47]病能：病态。能，通"态"。◎[48]视息视意：观察患者呼吸和神情变化的情况。◎[49]亡言妄期：妄说病情，妄期死生。

素问·解精微论^[1]篇第八十一

黄帝在明堂，雷公请曰：臣授业传之^[2]，行教以经论^[3]，从容形法，阴阳刺灸^[4]，汤药所滋^[5]。行治有贤不肖^[6]，未必能十全^[7]。若先言悲哀喜怒^[8]，燥湿寒暑^[9]，阴阳妇女，请问其所以然者，卑贱富贵，人之形体所从，群下通使^[10]，临事以适道术^[11]，谨

黄帝坐在明堂里，雷公向他请教道：我接受了你所传授的医业并将它传授给弟子，我是按照古代的医经理论来对他们进行教育的，其教育的主要内容是古代医经中所记载的诊病刺治的各种方法，以及汤药的临床作用。由于遵循这些方法施治的人有贤愚的差别，所以在临症时不一定都能取得"十全"的疗效。我首先告诉他们有关悲哀喜怒等各种感情、燥湿寒暑等不同气候与诊治疾病的关系，以及有关阴阳妇女等施治的事宜，然后让他们回答其所以如此的原因，以及对卑贱富贵等不同病形体态的人在治疗时应当遵从的方法。学生们都能按照我的教育进行学习，并且临症时能恰当运用所学的医学理论和技术，全然接

---

[1]解精微论：解，释也。精微，精粹微妙之意。本篇主要阐述了哭泣涕泪的产生与精神情感、水火阴阳的关系。哭泣而流涕泪，其现象虽然普遍，其原理却精细微妙，故名。◎[2]授业传之：接受了黄帝所传授的医道并将其传授于人。授，通"受"。◎[3]行教以经论：按照古代的医经理论进行教育工作。◎[4]从容形法，阴阳刺灸：指古代医经中所记载的诊病及刺治方法。◎[5]汤药所滋：指汤药的作用。滋，汁液，此指汤药的作用、功效。◎[6]不肖：不贤，不才。◎[7]十全：十个病人前来就诊能将其全部治愈。◎[8]悲哀喜怒：泛指人的各种感情。◎[9]燥湿寒暑：泛指自然界的各种气候。◎[10]群下通使：学生们全都能够按照其传授进行学习。通，全面，全部。使，支使，派遣，这里指按其教育进行学习。◎[11]临事以适道术：临症时能恰当运用所学的

闻命矣[12]。请问有龁愚仆漏[13]之问，不在经者，欲闻其状。

帝曰：大矣。

公请问：哭泣而不出者，若[14]出而少涕，其故何也？

帝曰：在经有也。

复问：不知水所从生，涕所从出也。

帝曰：若问此者，无益于治也，工之所知，道之所生也。夫心者，五脏之专精[15]也。目者其窍也[16]，华色者其荣也[17]，是以人有德[18]也，则气和于目，有亡[19]，忧知于色[20]。是以悲哀则泣下，泣下水所由生。水宗[21]者积水也，积水者至阴[22]也，至阴者肾之精也。宗精[23]之水所以不出者，是精持之[24]也，辅之裹之，故水不行也。夫水之

受这一医道。他们也提出了一些医经中没有论述到的荒谬、愚蠢、蒙昧、浅陋的问题，我想听你谈谈其中的情状。

黄帝回答说：这个问题提得真有深度啊！

雷公请教道：人在哭泣时流不出眼泪，或是虽然流出了眼泪却流出的鼻涕很少，其中的原因是什么呢？

黄帝回答说：这个问题在医经中是有记载的。

雷公又问道：我不晓得泪水是从何处产生的、鼻涕是从何处产生的，你能谈谈这个问题吗？

黄帝回答说：你问的这个问题，对于治病是没有什么帮助的，但它也是医生应该了解的知识，并且也是医学理论产生的基础。心脏是五脏中专主精气的器官，双目则是五脏精气外现的孔窍，面色又是五脏之气盛衰的外在表现。因此，人遇到得意之事，和悦的神情便会流露在目光中；遇到了失意之事，忧愁的情绪就会显现于面色上。因此，人在悲哀时就会哭泣落泪，流出的泪水便是由水津所生成的东西。体内水液的渊源来自于水液聚积之处，水液的聚积之处在于人体的至阴，人体的至阴就是肾脏之精。来源于肾精的水分在平时不外泄的原因，就是由于肾脏的精气能够控制它，夹持它、包裹它的缘故，因为这个缘故而水分不会妄行。肾水的精气就是肾脏所藏守的志，心火的精气

医学理论和技术。适，恰好，恰当。◎[12]谨闻命矣：其弟子全都能接受其医道。命，指医道。◎[13]龁（chán蝉）愚仆漏：自谦之词，指荒谬、愚蠢、蒙昧、浅陋。◎[14]若：或。◎[15]心者，五脏之专精：心是五脏中专主精气的器官。◎[16]目者其窍也：两目是五脏精气外现的孔窍。◎[17]华色者其荣也：面色是五脏之气盛衰的外在表现。华色，指容色、神色。◎[18]德：《太素》作"得"，与下文"亡"对用，当从。◎[19]亡：失。◎[20]忧知于色：忧愁的情绪显现于面色。知，显现。◎[21]水宗：体内水液的渊源。亦指肾。肾为水脏，主持全身水液的代谢。◎[22]至阴：指肾精。◎[23]宗精：肾所主的阴津。◎[24]精持之：肾气能够控制其宗精之水。

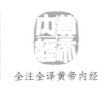

全注全译黄帝内经

精为志，火之精为神^[25]，水火相感^[26]，神志俱悲，是以目之水生也。

故谚言曰：心悲名曰志悲。志与心精，共凑于目也。是以俱悲则神气传于心精，上^[27]不传于志而志独悲，故泣出也。泣涕^[28]者脑也，脑者阴也，髓者骨之充^[29]也，故脑渗为涕^[30]。志者骨之主也，是以水流^[31]而涕从之者，其行类也。夫涕之与泣者，譬如人之兄弟，急则俱死^[32]，生则俱生，其志以早悲，是以涕泣俱出而横行^[33]也。夫人涕泣俱出而相从者，所属之类也。

雷公曰：大矣。请问人哭泣而泪不出者，若出而少，涕不从之何也？

帝曰：夫泣不出者，哭不悲也。不泣者，神不慈^[34]也。神不慈则志不悲，阴阳相持^[35]，泣安能独来。

就是心脏所藏守的神，肾水与心火之气相互感应，心所藏的神与肾所藏的志都感受了悲哀之情，因而泪水也就产生了。

所以俗话说：心悲也叫做志悲，这是由于肾志与心精共同会合于双目的缘故。因此，在心肾同时悲哀之时，神气就会将其传入心精，即使未传入肾志，而志也会独自悲哀，因而就会流出眼泪。人在哭泣时流出的鼻涕来源于脑，脑属阴性，而属脑的骨髓又是骨中的充养物质，所以脑髓渗出便形成了鼻涕。肾志又是骨的主宰，因此泪水流出后鼻涕也就会跟着流下来，它们的活动方式是相类似的。鼻涕与泪水的关系就如同人的兄弟关系，既能在危急之际共同献身，又能在安乐之时共同生存，因而当肾志产生悲哀之后，鼻涕眼泪也就因而纷纷流出了。人的鼻涕之所以能跟着眼泪一起流出，就是因为它们都属于水的缘故。

雷公说：你讲的道理真是博大啊！请问人在哭泣时有时流不出眼泪，或是虽然流出了却很少，或是鼻涕不跟着眼泪流出来是什么原因呢？

黄帝回答说：眼泪在哭泣时不流出来的原因是哭泣时心中不够悲伤，遇到悲哀

◎[25]水之精为志，火之精为神：肾水的精气是志，心火的精气是神。◎[26]水火相感：心肾之气相互感应。◎[27]上：通"尚"。尚且，还。◎[28]泣涕：哭泣时流出的鼻涕。◎[29]髓者骨之充：髓是骨中充养的物质。◎[30]脑渗为涕：脑髓渗出形成了鼻涕。◎[31]水流：指泪水流出。◎[32]急则俱死：在危急之际能够共同献身。急，紧急，危急。◎[33]横行：指涕泪横流。◎[34]慈：指爱怜之情。◎[35]神不慈则志不悲，阴阳相持：由于不慈不悲而心肾两脏控制了神

夫志悲者惋[36]，惋则冲阴[37]，冲阴则志去目，志去则神不守精，精神去目，涕泣出也。且子独不诵不念夫经言乎？厥则目无所见。夫人厥则阳气并于上，阴气并于下。阳并于上，则火独光也[38]；阴并于下，则足寒，足寒则胀也。夫一水不胜五火[39]，故目眦盲[40]。是以冲风[41]，泣下而不止。夫风之中目也，阳气内守于精，是火气燔目，故见风则泣下也。有以比之，夫火疾风生乃能雨，此之类也。

之事而不哭泣的原因是精神中缺乏爱怜之情，精神中缺乏爱怜之情则不会悲伤。由于不慈不悲而心肾两脏控制了神志，眼泪怎么会流出来呢？志悲则情绪凄惨，情绪凄惨则邪气逆冲脑际，邪气逆冲脑际则肾志离目而去，肾志离目而去则神不能守精，精与神都离目而去则会流出鼻涕眼泪。你难道没有读过医经中有厥症会导致双目失明这样的话吗？人患了厥症之后，阳气就会偏聚于上部，阴气就会偏聚于下部。阳气偏聚于上部就会出现如火光炎上的阳亢之症；阴气偏聚于下部就会出现足寒的厥冷之症，患了足寒之症就会感到足部发胀。因为一水不能胜于五火，所以就会使眼睛失明。人在迎风站立行走时，往往会流泪不止。这是由于风邪侵袭双目之时，阳气内守于精，因而就导致了火气烧伤眼目的结果，所以遇到风就会落泪。有个事例可以类比这个情况，像自然界中由于火盛热极而生风，接着便下雨，就是这一类的事情。

志，泣涕就不会流出来。持，守，控制。◎［36］志悲者惋：志悲之时情绪就会凄惨。惋，凄惨，伤心。◎［37］冲阴：明·吴昆："逆冲于脑也。"◎［38］火独光：阳气独盛，如火上炎。◎［39］一水不胜五火：阴亏于下而阳亢于上。◎［40］目眦盲：眼睛失明。◎［41］冲风：迎风。冲，向着，面对着。

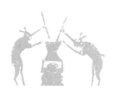

全|注|全|译

黄帝内经

张登本　孙理军◎主编

|灵枢经|

新世界出版社
NEW WORLD PRESS

《黄帝内经灵枢经》叙

昔黄帝作《内经》十八卷,《灵枢》九卷,《素问》九卷,乃[1]其数焉,世所奉行[2]唯《素问》耳。越人[3]得其一二而述[4]《难经》,皇甫谧次[5]而为《甲乙》,诸家之说,悉[6]自此始,其间或有得失,未可为后世法[7]。则谓如《南阳活人书》[8]称:咳逆者,哕也。谨按《灵枢经》曰:新谷气入于胃,与故寒气相争,故曰哕。举而并之,则理可断矣。又如《难经》第六十五篇,是越人标指《灵枢·本输》之大略,世或以为流注。谨按《灵枢经》曰:所言节者,神气之所游行出入

从前,黄帝创作了《内经》十八卷,其中包括《灵枢》九卷、《素问》九卷,这便是该十八卷的卷数了。后来社会上人们遵行的《内经》只有《素问》罢了。秦越人选取其中很少的一部分理论而编著了《难经》,皇甫谧又将其整理编定成《针灸甲乙经》。后世各家的医学理论,全都是在此基础上发展起来的。然而其中有时难免存在着这样那样的错误,不能成为后世医家必须遵循的法则。就如人们常说的《南阳活人书》中"咳逆者,哕也"的说法,我谨慎地查考《灵枢经》中写道:"新谷气入于胃,与故寒气相争,故曰哕。"如果把这两种说法拿出来放在一起比较一番,那么其中的是非曲直就能决断了。再如《难经》第六十五篇,它本来是秦越人揭示《灵枢·本输》篇基本问题的内容,后世有人却认为它是讲述腧穴中气血流注运行情况的。我慎重地查考《灵枢经》中写道:"所言节者,神气之所游行出入也,

◎[1]乃:是,就是。◎[2]奉行:犹言相继流传。◎[3]越人:即扁鹊(秦越人)。◎[4]述:著述,即编著。◎[5]次:编次。此有编撰之意。◎[6]悉:尽,都,全。◎[7]法:效法,遵循。◎[8]南阳活人书:《宋史》卷二百零七艺文志:"朱肱《南阳活人书》二十卷。"◎[9]不营

也，非皮肉筋骨也。又曰：神气者，正气也。神气之所游行出入者，流注也，井荥输经合者，本输也。举而并之，则知相去不啻[9]天壤之异。但恨《灵枢》不传久矣，世莫能究。

夫为医者，在读医书耳。读而不能为医者有矣，未有不读而能为医者也[10]。不读医书，又非世业，杀人尤毒于梃刃[11]。是故古人有言曰：为人子而不读医书，犹为不孝也。

仆[12]本庸昧，自髫迄壮，潜心斯道[13]，颇涉其理，辄不自揣[14]，参对诸书，再行校正家藏旧本《灵枢》九卷，共八十一篇，增修音释，附于卷末，勒[15]为二十四卷。庶[16]使好生之人，开卷易明，了无差别。

非皮肉筋骨也。"其中又说道："神气者，正气也。神气之所游行出入者，流注也。井、荥、输、经、合者，本输也。"如果把这两种观点提出来放在一起做比较，便能认识它们之间的距离何止是天上地下的差别。只可惜《灵枢》失传的时代已经很久了，因而后世没有谁能够深究其中的道理。

要想成为医生，就需要大量阅读医书。读了医书却不能成为医生的人是有的，但是不读医书却能做医生的人是没有的。如果不认真研读医书，而又不是出身行医世家的人，治病时对病人造成的伤害比用刀杖伤人还要厉害。因此，古人说过这样的话：做儿女的人如果不读医书，仍然是对父母不孝的。

我的禀赋本来平庸愚昧，但从幼年到壮年，一直专心深入地钻研医学这门技术；尽管深感已经涉猎了医学的道理，但常常对自己的所学不敢自以为是，因而便参考查核了各种有关书籍，对我家珍藏的旧本《灵枢》九卷，共计八十一篇的内容进行反复校勘修正，增添了注音和释义，并把它附在每卷之末，然后刻印成一部二十四卷的著作。我希望这样做能使爱护生命的人们，在打开书卷阅读之时心中容易明白，不至出现任何丝毫的差错。这项工作完成之后，我除了写成文状向

（chì 赤）：不但，不只。◎[10]夫为医者，在读医书耳，读而不能为医者有矣，未有不读而能为医者也：意思是说，要当一个好医生，一定要攻读医书。◎[11]不读医书，又非世业，杀人尤毒于梃刃：梃刃，刀杖。梃，棍棒。刃，即刀。◎[12]仆：自谦之辞。◎[13]自髫（tiáo 条）迄壮，潜心斯道：谓自己从儿童时代到成年，一直认真用心地钻研医学道理。髫，指儿童时期，即少年。斯，指代医学，这里指《灵枢经》。◎[14]颇涉其理，辄不自揣：史氏谓其对《灵枢经》医理的理解也比较深刻，即或如此也不能马上作出判断揣度。辄，即刻，马上。揣：揣度，判断。◎[15]勒：刻印；汇总。◎[16]庶：副词，有"或许"的意思，表示希望。◎[17]秘书省：《宋史》卷

除已具状经所属申明外，准使府指挥依条申转运司选官详定，具书送秘书省[17]、国子监[18]。今崧专访请名医，更乞参详，免误将来。利益无穷，功实有自。

有关主管部门做过说明以外，还打算恳请府指挥依据条例向转运司申请，选定官员，详细审定，呈上公文送到秘书省和国子监。现在，我专门访求聘请名医，请他们进一步仔细参核，以免贻误今后的读者，从而给人们带来无穷无尽的益处，由此可见，这一功绩确实是有其来历的。

时宋绍兴乙亥[19]仲夏望日
锦官[20]史崧题

一百六十四："秘书省，掌古今经籍图书国史天文历数之事。"◎[18]国子监：古代官事机构。◎[19]绍兴乙亥：公元1155年。绍兴，南宋高宗年号。望日：每月的十五。◎[20]锦官：今四川省成都市。《成都县志》载："史崧，成都人。"

目　录

灵枢经·九针十二原第一　法天[1]

黄帝问于岐伯曰：余子[2]万民，养百姓，而收其租税。余哀其不给[3]，而属[4]有疾病。余欲勿使被毒药[5]，无用砭石[6]，欲以微针[7]通其经脉，调其血气，营其逆顺出入之会[8]。令可传于后世，必明为之法。令终而不灭，久而不绝，易用难忘，为之经纪[9]。异其章，别其表里，为之终始。令各有形，先立《针经》。愿闻其情。

黄帝向岐伯问道：我把亿万民众当做儿子一般爱护，供养天下的百姓，并征收他们的租税。我哀怜他们生活不能自足，而又接连不断地患有疾病。我想要不让他们遭受药物的伤害，在不使用砭石的情况下，打算用微针疏通他们的经脉，调和他们的血气，从而使血气在逆顺往来的交会之际能够正常运行。为了使这种微针技术能够流传到后世，就必须明确地为它制定法则；为了使它永远不被埋没，长久流传而不消失，并且容易使用而又便于记忆，就要为它确定纲纪，分辨章节，辨别表里，并且为它建立从始到终的顺序，从而使它各具不同的形态，因而首先要编成一部《针经》。我希望听听其中的具体情况。你能谈谈吗？

---

[1]九针十二原第一　法天：九针，指九种针具。十二原，即人体的十二原穴，是脏腑之气输注的所在，也是治疗脏腑相关疾患的十二个要穴，故名篇。法天，比照天（自然界）理、四时之序等法则，论证生命科学的相关知识。法，效法、比照。本书开篇之所以用"法天"作为其篇名缀词，是要昭告书中建构生命科学知识内容的基本理念和基本思维方法，是遵循《易经》的论人道必须遵循天道的理念。◎[2]子：用如动词，当做儿子一般爱护。◎[3]不给（jǐ几）：指生活不能自足。◎[4]属（zhǔ主）：接续。◎[5]毒药：古人对药物的通称。◎[6]砭石：即石针，古代治病工具，以石打磨而成。◎[7]微针：本指较细之针，这里指九针。◎[8]营其逆顺出入之会：使气血经脉在逆顺往来的交会之际正常运行。◎[9]经纪：条理，纲纪的意思，这里指条理清楚的理论体

岐伯答曰：臣请推而次之，令有纲纪，始于一，终于九[10]焉。请言其道。小针[11]之要，易陈而难入[12]，粗守形，上守神[13]，神乎，神客在门[14]，未睹其疾，恶知其原。刺之微，在速迟，粗守关，上守机[15]，机之动，不离其空[16]，空中之机，清静而微，其来不可逢，其往不可追。知机之道者，不可挂以发[17]；不知机道，叩之不发[18]。知其往来，要与之期[19]，粗之暗乎？妙哉！工独有之[20]。往者为逆，来者为顺，明知

岐伯回答说：请容我来对这些情况进行推理分析并逐条做一陈述，使它条理清楚，就像万物起于一而终于九的规律一样清楚明白。请让我来谈谈针刺治病的一般道理。使用九针治病的要领，说起来容易，可要达到精妙的境界却很困难。技术粗疏的医生只拘泥于患者外在的形态，唯有手段高明的医生能够掌握患者内在的血气虚实的神奇变化。患者血气虚实的奇特变化多么神妙啊，高明的医生能够分辨出正气与客邪交争于何经的门户。如果观察不到疾病的症状，怎么能认识到发病的原因呢？针刺的巧妙技术，在于正确使用疾徐的不同手法。技术粗疏的医生仅仅拘泥于四肢关节的穴位，手段高明的医生却能抓住血气正邪往来的机宜。这种血气正邪往来的机宜在到来之时，是不会脱离该经孔穴的。孔穴中所蕴涵的机宜，其表现是清虚静泰而又非常幽微的。如果错过时机，这种机宜即使到来了也会失之交臂；要是它已经消失，即使奋起直追也难以抓住。认识到这种机宜往来变化规律的人，就会紧紧抓住它而不至于出现丝毫的差错；认识不到这种机宜往来变化规律的人，就像箭在弦上不能发射出去一样地达不到目的。在认识到气血的往来规律之后，便总是能够契合针刺治疗的时机。技术粗疏的医生对此昏暗不明，其中的道理只有手段高明的医生能够掌握。正气离去时称之为逆，正气来复时称

系。◎[10]始于一，终于九：依据《灵枢·九宫八风》篇的内容可知，"始于一，终于九"语就是指"洛书"1、2、3……8、9之数及其所表达的天文历法理念，即一年阴阳消长状态和五行生克制化规律。◎[11]小针：此泛指九针。◎[12]易陈而难入：谓九针的要领在口头上容易说出，但在实践中很难使其达到精妙的境界。◎[13]粗守形，上守神：谓技术粗疏的医生只是拘泥于患者外在的形态，手段高明的医生却能抓住其内在的神奇变化。粗，指粗工，即技术低劣的医生。上，指上工，即技术高明的医生。◎[14]神乎，神客在门：意为患者血气虚实的变化多么神妙啊，高明的医生能够分辨出正气与客邪交争于何经的门户。◎[15]粗守关，上守机：意为技术粗疏的医生仅仅拘泥于四肢关节的穴位，手段高明的医生才能抓住血气往来的机宜。关，关节，此指四肢关节附近的穴位。机，动静，机宜，此指血气往来的机宜。◎[16]机之动，不离其空：意为血气往来的机宜在到来之时，是不会脱离该经孔穴的。◎[17]不可挂以发：不出现丝毫的偏差。◎[18]叩之不发：比喻有失机宜就如同箭在弦不能发射出去一样。叩，拉弦射箭。◎[19]要与之期：意为总是能够契和针刺的时机。要，总是。◎[20]工独有之：意为只有高明的医生才能掌握针刺的

逆顺，正行无问[21]。逆而夺之，恶[22]得无虚，追而济之，恶得无实，迎之随之，以意和之，针道毕矣。

凡用针者，虚则实之，满则泄之，宛陈则除之[23]，邪胜则虚之。《大要》[24]曰：徐而疾则实，疾而徐则虚[25]。言实与虚，若有若无[26]，察后与先，若存若亡[27]，为虚与实，若得若失[28]。

虚实之要，九针最妙，补泻之时，以针为之。泻曰：必持内[29]之，放而出之[30]，排阳得针[31]，邪气得泄。按而引针，是谓内温[32]，血不得散，气不得出也。补曰随

之为顺。如果明确地认识到正气逆顺的道理，就可以大胆地奉行正确的施针方法而不必再去向他人询问请教。假如在正气已去的亏虚之时采用泻法消夺它，怎么会不使它更虚呢？假如在邪气正旺的盛实之时采用补法增益它，怎么会不使它更实呢？是迎着邪气的到来而采取泻法，还是随着邪气的逝去而采取补法，这就得用心思考，斟酌使用。至此针刺的道理便尽在其中了。

凡是在针刺治病之时，如果气血亏虚就要用补法充实它，如果宿食满盈就要用泻法泻除它，如果恶血郁积已久就要用破除法除掉它，如果邪气已盛就要用攻下法消去它。《大要》中说：慢进针而快出针的方法就是针刺的补法，快进针而慢出针的方法就是针刺的泻法。患者说出的对补泻作用的感觉，常常处于有无之间；医生在进针之时要仔细观察气血的后来与先至，以此来决定是否留针及留针的久暂；采用泻法针刺还是采用补法针刺，其目的是使患者感到补有所得而泻有所失。

掌握补虚泻实的要领，以正确运用九针之法最为奥妙；在补虚泻实之时，可以用针刺的手法取得功效。泻实的方法是，必须持针刺入，摇大针孔使邪气得以排出，排开表阳之后出针，使邪气能够随针外泄。如果出针后按压针孔，这就是人们常说的使邪气郁积于内的错误泻法。要是这样，瘀血就不能

道理。◎[21]正行无问：意为奉行正确的方法而不用去向他人请教。◎[22]恶（wū乌）：何，哪里。◎[23]宛陈则除之：恶血郁积已久便要清除它。宛，通"郁"。◎[24]《大要》：疑为古医经篇名。◎[25]徐而疾则实，疾而徐则虚：指慢进针而快出针的方法就是针刺的补法，快进针而慢出针的方法就是针刺的泻法。实，指补法。虚，指泻法。◎[26]言实与虚，若有若无：意为患者说出的对补泻二法所产生的寒热不同的感觉，常常处在似有若无之间。◎[27]察后与先，若存若亡：意为医生应仔细观察气血后来与先至，并以此决定是否留针及留针的久暂。若，或。◎[28]为虚与实，若得若失：指采用泻法还是采用补法，其目的是要使患者感到补有所得而泻有所去。虚，指用泻法针刺。实，指用补法针刺。◎[29]内：同"纳"，刺入。◎[30]放而出之：摇大针孔使邪气排出。放，针刺后摇大针孔。◎[31]排阳得针：在排开表阳之后出针，得，取得，此指出针。◎[32]按而引针，是谓内温：如果出针后按压针孔，便是常说的使邪气蕴积于内

之，随之意若妄之，苦行若按，如蚊虻止[33]，如留如还，去如弦绝，令左属右[34]，其气故止，外门已闭，中气乃实，必无留血，急取诛之[35]。

持针之道，坚[36]者为宝，正指直刺[37]，无针左右，神在秋毫[38]，属意病者[39]，审视血脉者，刺之无殆。方刺之时，必在悬阳，及与两卫[40]，神属勿去，知病存亡。血脉者，在腧横居[41]，视之独澄，切之独坚[42]。

九针之名，各不同形：一曰镵针[43]，长一寸六分；二曰员针[44]，长一寸六分；三

消散，邪气就不会泄出。补虚的方法是，要紧紧抓住患者气血往来的时机进行针刺，意念上要若无其事，动作上要似行似止，就像蚊虫轻轻地叮在皮肤上一样。候气之时，针石似乎在留连徘徊；得气以后，出针就像琴弦断绝一样果断迅速。在右手出针之时，要用左手立即按闭针孔，从而使中气能够内守。这时，针孔已经闭合，中气就会得到充实，皮下一定不会有瘀血；要是意外地出现瘀血，就应赶快把它除去。

持针的方法，以精神集中、手指坚定有力最为重要。应以平正的指法将针垂直刺下，进针时不能偏左偏右。精神要驰骋于如同秋天野兽身上的细毛一样细微的针刺技巧之中，意念要集中在患者的血脉特点之上。能够全面观察患者血脉特点的医生，在针刺治疗上不会出现危险的情况。针刺之时，一定要观察患者两目及眉目之间的部位；只有全神贯注地体察了这些状况而不放弃它，才能把握住病邪存在和消失的契机。人体浅表上的血脉，横结分布在腧穴的周围，看起来清楚分明，摸起来坚硬有感。

九针的各种名称，反映着它们各不相同的形状：第一种针具是镵针，长度为一寸六分；第二种针具是员针，长度为一寸六分；第三种针具是鍉针，长

的错误泻法。引针，出针。温，通"蕴"，蕴积，郁积。◎[33]如蚊虻止：意为针刺的动作轻缓，有如蚊虫在皮肤上叮咬。◎[34]令左属右：使左手在右手出针之时紧跟着按闭针孔。◎[35]必无留血，急取诛之：皮下一定不会有瘀血，要是意外地出现瘀血，就应赶快把它除去。一说：这种刺法绝对不会出现瘀血，疑此处有遗脱。◎[36]坚：指精神坚毅、手指坚劲两个方面而言。◎[37]正指直刺：以端正的指法将针垂直刺入。◎[38]神在秋毫：精神贯注在极为细微的针刺技巧之中。秋毫，本指秋天野兽身上的细毛，比喻极为细微的东西。◎[39]属（zhǔ 主）意病者：意念集中于患者的血脉特点之上。属，聚集，集中。◎[40]必在悬阳，及与两卫：一定要观察到患者两目及眉目之间的部位。悬阳，指日月，在此引指两目。卫，《甲乙经》作"衡"，即眉目之间。一说：两句意为针刺之时必先以举神气为主，顾及患者肌表与脏腑的卫气，不得伤害。◎[41]在腧横居：在腧穴的周围横结分布。◎[42]视之独澄，切之独坚：看起来清楚分明，摸起来坚硬有感。澄，清楚。坚，坚确有感。◎[43]镵（chán 缠）针：其针因针尖锐利而得名。◎[44]员针：员，通"圆"。本段下文"员"皆同。其针因针头微圆而得名。◎[45]鍉（dī 滴）针：鍉，通"镝"，箭镞。其针因

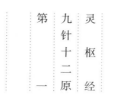

曰鍉针^[45]，长三寸半；四曰锋针，长一寸六分；五曰铍针^[46]，长四寸，广二分半；六曰员利针，长一寸六分；七曰毫针，长三寸六分^[47]；八曰长针，长七寸；九曰大针，长四寸。镵针者，头大末锐，去泻阳气。员针者，针如卵形，揩摩分间，不得伤肌肉，以泻分气。鍉针者，锋如黍粟之锐，主按脉勿陷，以致其气。锋针者，刃三隅，以发痼疾，铍针者，末如剑锋，以取大脓。员利针者，大如氂^[48]，且员且锐，中身微大，以取暴气。毫针者，尖如蚊虻喙^[49]，静以徐往，微以久留之，而养以取痛痹。长针者，锋利身薄，可以取远痹。大针者，尖如梃^[50]，其锋微员，以泻机关^[51]之水也。九针毕矣。

夫气之在脉也，邪气在上^[52]，浊气在中^[53]，清气在下^[54]。故

度为三寸五分；第四种针具是锋针，长度为一寸六分；第五种针具是铍针，长度为四寸，宽度为二分半；第六种针具是员利针，长度为一寸六分；第七种针具是毫针，长度为三寸六分；第八种针具是长针，长度为七寸；第九种针具是大针，长度为四寸。镵针是一种针头大而针尖锐利的针具，适用于浅刺以泻去肌表的邪热；员针是一种针尖有如卵形的针具，用它来按压摩擦分肉之间，既不会损伤肌肉，又能以此泻除分肉之间的邪气；鍉针是一种针尖如米粒一样微圆的针具，主要用于按压经脉而不致将针尖刺入，从而遏止邪气，使正气流通；锋针是一种三面有刃的针具，可用来刺血泻火，除去痼疾；铍针是一种针尖如同剑锋的针具，可用来刺治痈疡，排出脓血；员利针是一种形如马尾、针尖圆而锐利，针身略粗的一种针具，可用来除去暴气，治疗急性发作的病患；毫针是一种针尖细如蚊虻之嘴的针具，进针时要静候脉气，缓缓刺入，然后观察脉气的具体情况做较长的留针，从而调养脉气，治除痛痹；长针是一种针锋锐利、针身极细的针具，可以治除久治不愈的痹病；大针是一种针形有如棍棒的针具，它的针锋略呈圆形，可以用来泻除郁滞在关节内的积水。明白了这些道理，九针的情况就完全掌握了。

邪气入侵到经脉之内的具体情况是：风热形成的邪气处在人体的上部，饮食积滞形成的邪气处在人体的中部，寒湿形成的邪气处在人

似箭镞而得名。◎[46]铍（pī披）针：其针因其针尖有如剑锋而得名。◎[47]长三寸六分：《九针论》《甲乙经》均作"长一寸六分"。◎[48]氂（máo毛）：牦牛尾，此指马尾，言针细如马尾。◎[49]喙（huì会）：蚊虻的嘴。喙，昆虫鸟兽的嘴。◎[50]梃（tǐng挺）：棍棒。◎[51]机关：身体的关节。◎[52]邪气在上：风热形成的邪气处在人体的上部。◎[53]浊气在中：饮食积滞形成的邪气处在肠胃之内。浊气，指水谷积滞之气。◎[54]清气在下：清冷形成的邪气处在

针陷脉^[55]则邪气出，针中脉^[56]则浊气出，针太深则邪气反沉，病益^[57]。故曰：皮肉筋脉各有所处，病各有所宜，各不同形，各以任其所宜。无实无虚，损不足而益有余，是谓甚病，病益甚。取五脉^[58]者死，取三脉者恇^[59]；夺阴者死，夺阳者狂^[60]，针害毕矣。

刺之而气不至，无问其数；刺之而气至，乃去之，勿复针。针各有所宜，各不同形，各任其所为。刺之要，气至而有效，效之信，若风之吹云，明乎若见苍天，刺之道毕矣。

黄帝曰：愿闻五脏六腑所出之处。

岐伯曰：五脏五腧，五五二十五腧^[61]；六腑六腧，六

体的下部。因此，针刺头部骨陷中的各经腧穴，由风热造成的邪气就会被泄出；针刺中焦阳明的合穴，由饮食积滞导致的邪气就会被泄出；病在浅层而刺得过深，邪气反而会被引入深层，使病势更加严重。所以说：皮肉筋脉各自具有不同的部位，不同的疾病在针刺时也有着应当选取的不同孔穴；所使用的针具的形状各不相同，应根据病情和孔穴的需要对此加以选择。如果不分疾病的虚实，就会反而使正气不足的虚症遭到损害而使邪气过盛的实症得到增强，这就叫做使病势更加严重的错误治法。如果病势越来越加重，在中气不足的情况下取刺了五脏输穴就会导致病人死亡，在阳气亏虚的情况下取刺了六腑经穴就必然导致患者形气虚弱，误泻阴经会使病人因五脏之气外泄而死亡，误泻阳经会使患者因六腑之气外泄而发狂。这些都是用针不当所带来的危害。

针刺之后如果经气未至，不必拘泥于捻转和进针次数的多少，直到得气为止；针刺之后经气已至，就应出针，不要继续用针。九针各有不同的治疗范围，具有不同的形态。能根据它们的不同治疗范围加以正确的选择，是针刺治疗的关键所在。针刺后要是得气便能收到治疗效果，这个效果的可靠性，就如同风吹云散，晴朗的苍天清明可见一样灵验。针刺治病的不二法门尽在其中了。

黄帝说：我希望听听五脏六腑脉气所出之处的具体情况。

岐伯回答说：五脏的经脉分别有五个输穴，五五共二十五个输穴；六腑的经脉分别有六个输穴，

人体的下部。◎[55]陷脉：骨陷中的腧穴。因人体头部的孔穴多在骨陷之中，而在此专指头部穴位。◎[56]中脉：指中焦足阳明之脉。◎[57]病益：《甲乙经》"益"下有"甚"字，语义为顺。◎[58]五脉：指五脏输穴。◎[59]取三脉者恇（kuāng 匡）：对阳气不足的患者取刺六腑经穴就会使其形气虚衰。◎[60]夺阴者死，夺阳者狂：泻夺了五脏之阴会导致病人死亡，泻夺了六腑之阳会引起患者发狂。阴，指五脏之气。阳，指六腑之气。◎[61]五脏五腧，五五二十五腧：谓五脏

六三十六腧[62]。经脉十二,络脉十五[63],凡二十七气,以上下[64],所出为井[65],所溜为荥[66],所注为腧[67],所行为经[68],所入为合[69],二十七气所行,皆在五腧也。节之交,三百六十五会,知其要者,一言而终,不知其要,流散无穷。所言节者,神气[70]之所游行出入也,非皮肉筋骨也。

睹其色,察其目,知其散复[71];一其形,听其动静,知其邪正[72]。右主推之,左持而御之,气至而去之。

凡将用针,必先诊脉,视气之剧易,乃可以治也。五脏

六六共三十六个输穴。人体的经脉有十二条,络脉有十五条,总共有二十七条气脉,它们通行出入于周身上下手足之间。脉气如泉水初涌之处为"井",脉气如泉源始流之处为"荥",脉气如水流逐渐汇聚之处为"输",脉气如江河急流之处为"经",脉气如百川入海之处为"合"。这二十七条气脉的流注循行,都在五输之中。人体经络之气在聚汇之时,共有三百六十五个会合处。懂得其中奥妙要领的人,一句话就能把问题说得清清楚楚;不懂得其奥妙要领的人,在阐述问题之时就会漫无边际。这里说的"节"是指血气运行出入的所在,而并不是皮肉筋骨的交会之处。

仔细观察了患者气色和眼神的变化情况,就能认识并掌握他们神志气血散乱与恢复的契机,专心考察、辨析患者的脉象的变化,就能认识并掌握他们体内虚邪与正邪之风的不同特点。在认识并掌握了这些情况之后,用右手将针推入穴道,用左手护持针身帮助进针,等待针下经气到来之时才能出针。

凡是在将要用针之前,一定要首先诊察患者的脉象,观察脏气病情的轻重之后,才能根据这些情况进行针刺治疗。如果五脏之气在体内已经

分别有井、荥、输、经、合五输,五条经脉共有二十五个腧穴。腧,通"输"。◎[62]六腑六腧,六六三十六腧:谓六腑分别有井、荥、原、经、合六输,六条经脉共有三十六个腧穴。◎[63]络脉十五:人体十二经各有一络脉,再加任脉之络尾翳、督脉之络长强、脾之大络大包,共计一十五络。◎[64]上下:用如动词,谓上下流注。◎[65]所出为井:唐·杨上善:"井者,古者以泉源出水之处为井也……人之血气,出于四肢,故脉出处以为井也。"◎[66]所溜为荥:明·马莳:"水从此而流,则为荥穴。荥者,《释文》:'为小水也'。"溜,水流貌,此指脉气开始流动。◎[67]所注为腧:明·张介宾:"注,灌注也。腧,输运也。脉注于此而输于彼,其气渐盛也。"◎[68]所行为经:明·张介宾:"脉气大行,经营于此,其正盛也。"◎[69]所入为合:明·张介宾:"脉气至此渐为收藏,而入合于内也。"入,由外至内。◎[70]神气:血气。一说指真气。◎[71]知其散复:认识并掌握患者神志气血消散与恢复的契机。一说:意为知晓邪气的存在与消散。按:以前说为妥。◎[72]一其形,听其动静,知其邪正:言医生专心致志地分析患者的临床表现,认真地思考、考察脉象状态及其所反映的邪正盛衰变化进行断决。"一",一心一意、专心致志。"形",病形、临床

之气已绝于内，而用针者反实其外，是谓重竭[73]，重竭必死，其死也静，治之者，辄反其气，取腋与膺[74]；五脏之气已绝于外，而用针者反实其内，是谓逆厥[75]，逆厥则必死，其死也躁，治之者，反取四末[76]。刺之害中而不去，则精泄；害中而去，则致气[77]。精泄则病益甚而恇，致气则生为痈疡。

五脏有六腑[78]，六腑有十二原[79]，十二原出于四关[80]，四关主治五脏。五脏有疾，当取之十二原，十二原者，五脏之所以禀三百六十五节气味[81]也。五脏有疾也，应出十二原，而原各有所出，明知其原，睹其应，而知五脏之害矣。

衰竭，用针刺治疗的医生却反而去补其在外的阳经，这样导致的结果就叫做使阴气受损甚至严重衰竭的"重竭"。如果患者因阴气受损而出现重竭就一定会使其死亡，并且死亡时的表现也相当安静。这是由于对这种五脏之气已在体内衰弱的患者进行针刺治疗的医生常常违反了经气变化的规律，取刺了腋下与胸前交会处脏气所出的经穴，引起阴气更加衰竭所导致的。如果五脏之气在体表已经衰竭的话，可用针刺治疗的医生反而去补其在内的阴经，这样导致的结果就叫做阳气愈竭的"逆厥"。如果患者因阳气愈竭而逆厥便一定会使其死亡，并且死亡时的表现也相当烦躁。这是由于对这种五脏之气在体表衰竭的患者进行治疗的医生错误地取刺属于诸阳之本的四肢末梢的穴位，引起阳气竭绝所造成的。针石刺中了病害却留针不去，就会使精气外泄；刺中了病害可邪气未尽、正气未复便过早出针，就会使邪气留滞于针刺之处。精气外泄便会使病势加重并使身体虚弱，邪气留滞在针刺之处就会生成痈疡。

五脏之表有六腑，六腑之外有十二原穴。十二原穴的经气都出于两肘两膝四大关节之处。两肘两膝四大关节的原穴可以主治五脏的疾患。要是五脏患上了疾病，就应当取刺这十二原穴。十二原穴是五脏用以禀承全身经脉三百六十五个气穴经气聚集的地方。五脏患有疾病，相应的病变会表现在十二原穴之上，而十二原穴也会表现出相应的病变情况。清楚地认识到这十二原穴的性质，全面观察到它的相应的病变情况，就可掌握五脏上的不同病患了。

表现。"听"，有考察、考量、思辨并决断之义。"动静"，指脉象波动变化情况。◎[73]重竭：指阴气受损而严重衰竭。◎[74]取腋与膺：取刺了腋下与胸前之间的腧穴。◎[75]逆厥：阳气受损而严重衰竭。◎[76]反取四末：违反了气虚补阳的原则，反而取刺四肢末梢的穴位。四末，四肢末梢的穴位。◎[77]致气：使邪气留聚于所刺之处。◎[78]五脏有六腑：五脏之气与六腑之气表里相通，故五脏之外有六腑。◎[79]六腑有十二原：六腑之外有十二经脉的十二原穴。◎[80]四关：两肘、两膝四个关节。◎[81]气味：清·孙鼎宜认为：气，是"之"的草书形

阳中之少阴，肺也，其原出于太渊[82]，太渊二。阳中之太阳，心也[83]，其原出于大陵[84]，大陵二。阴中之少阳，肝也[85]，其原出于太冲[86]，太冲二。阴中之至阴，脾也[87]，其原出于太白[88]，太白二。阴中之太阴，肾也[89]，其原出于太溪[90]，太溪二。膏之原出于鸠尾[91]，鸠尾一。肓之原出于脖胦[92]。脖胦一。凡此十二原者，主治五脏六腑之有疾者也。

胀取三阳，飧泄[93]取三阴。

今夫五脏之有疾也，譬犹刺也，犹污也，犹结也，犹闭[94]也。刺虽久，犹可拔也；污虽久，犹可雪也；结虽久，犹可解也；闭虽久，

阳脏中的少阴是肺脏，肺气的本源出于太渊穴，太渊有左右两个穴位；阳脏中的太阳是心脏，心气的本源出于大陵穴，大陵穴有左右两个穴位；阴脏中的少阳是肝脏，肝气的本源出于太冲穴，太冲穴有左右两个穴位；阴脏中的至阴是脾脏，脾气的本源出于太白穴，太白穴有左右两个穴位；阴中的太阴是肾脏，肾气的本源出于太溪穴，太溪穴有左右两个穴位；膏的本源出于鸠尾穴，鸠尾穴只有一个穴位；肓的本源出于气海穴，气海穴只有一个穴位。所有这些十二原穴，针刺可以疏通脏腑表里之气，治疗五脏六腑的各种疾病。

凡是患有腹胀症时可针刺足三阳经的腧穴，患有飧泄症时可针刺足三阴经的腧穴。

五脏患了疾病，打个比方来说，就像身上扎入了刺，就像衣服受到了污染，就像绳子打了结，就像水道发生了堵塞。不过，身上的刺即使扎入很久了，仍是可以拔掉的；衣服上的污垢即使染上很久了，仍是可以洗去的；绳子上的结即使打上很久了，仍是可以解开的；水道堵塞即使很

误；味，是"会"的声误。◎[82]阳中之少阴，肺也，其原出于太渊：明·张介宾："心肺居于膈上，皆为阳脏，而肺则阳中之阴，故曰少阴太渊。"太渊，手太阴肺经输穴，阴经无原，故以输代之。◎[83]阳中之太阳，心也：明·张介宾："心为阳中之阳，故曰太阳。"◎[84]大陵：手厥阴心主的输穴。明·张介宾："大陵系于手厥阴，心主腧穴也。"◎[85]阴中之少阳，肝也：明·张介宾："肝脾肾居于膈下，皆为阴脏，而肝则阴中之阳，故曰少阳。"◎[86]太冲：肝经输穴。◎[87]阴中之至阴，脾也：明·张介宾："脾属土而象地，故谓阴中之至阴。"◎[88]太白：脾经输穴。◎[89]阴中之太阴，肾也：明·张介宾："肾在下而属水，故为阴中之太阴。"◎[90]太溪：肾经输穴。◎[91]膏之原出于鸠尾：膏的本原出于鸠尾。膏，脏腑的膏膜。一说：心尖的脂肪。鸠尾，膏的原穴，属任脉。◎[92]肓之原出于脖胦：肓的本源出于气海。肓，肠胃的膜原。一说：心脏与膈膜之间的部位。脖胦，任脉气海穴的别名。◎[93]飧（sūn 孙）泄：指以大便清稀、完谷不化、肠鸣腹痛等为主症的泄泻。◎[94]闭：闭塞，此指河流发生堵塞。◎[95]以手探汤：用手指探试热

犹可决也。或言久疾之不可取者，非其说也。

夫善用针者，取其疾也，犹拔刺也，犹雪污也，犹解结也，犹决闭也。疾虽久，犹可毕也。言不可治者，未得其术也。

刺诸热者，如以手探汤[95]；刺寒清者，如人不欲行[96]。阴有阳疾者，取之下陵三里[97]，正往无殆[98]，气下[99]乃止，不下复始也。疾高而内者，取之阴之陵泉[100]；疾高而外者，取之阳之陵泉也[101]。

久了，仍是可以疏通的。有的人说久病不能治愈，那种说法是不对的。

善于运用针刺技术的医生，治疗五脏的疾病，就像是拔掉身上的刺，就像是洗去衣上的污垢，就像是解开绳上的结，就像是疏通堵塞的水道。疾病即使患上已久，仍是可以治愈的。说久病不能治愈的人，是还没有掌握恰当的医术。

针刺治疗各种热症的方法，就像用手试探热水的温度一样浅刺疾出；针刺治疗各种寒症的方法，就像行人不愿离家一样深刺久留。对阴分中藏有热邪的患者，应当取刺他的阳明经的足三里穴，正确施行针术而不能懈怠，等邪气退去才可出针，邪气不退还可再去重新针刺。对于病位处在上部而内连五脏的患者，应当取刺足太阴经的合穴阴陵泉；对于病位处在上部而外连六腑的患者，应当取刺足少阳经的合穴阳陵泉。

水的温度。比喻刺治热证的浅刺疾出的方法。◎［96］人不欲行：行人留恋家乡不愿出行。比喻刺治寒证的深刺久留的方法。◎［97］下陵三里：即足三里穴。◎［98］殆：通"怠"，懈怠。◎［99］气下：邪气退去。◎［100］疾高而内者，取之阴之陵泉：明·张介宾："疾高者，在上者也，当下取之。然高而内者属脏，故当取足太阴之阴陵泉。"◎［101］疾高而外者，取之阳之陵泉也：明·张介宾："高而外者属腑，故当取足少阳之阳陵泉也。"

灵枢经·本输第二　法地[1]

黄帝问于岐伯曰：凡刺之道，必通十二经络之所终始[2]，络脉之所别处[3]，五输[4]之所留，

黄帝向岐伯问道：大凡运用针刺治病的道理，是一定要通晓十二经脉循行的起点和终点、络脉沟通表里自经脉别行的所在、五脏输穴留止的地方、六腑阳经与五脏阴经交合的关

---

[1] 本输第二　法地：本输，即主要的腧穴。本篇主要是对各经的井、荥、输、经、合各穴的名称、部位，及手足之阳经脉、任督脉在颈项的穴名和部位，做了推本求源的论述，故名。《管子·内业》："凡人之生也，天出其精，地出其形，合此以为人。"《鹖冠子·泰鸿》："立天为父，立地为母。"这就是《内经》所说的"天地合气，命之曰人""人生于地，悬命于天"（《素问·宝命全形论》），以及"天之在我者德也，地之在我者气也"（《灵枢·本神》）之义。无论人体的经脉，还是人体的腧穴之发生、功用等相关理论，均离不开"天地自然"这个大背景，此处冠以"法地"是提示人们在论证包括腧穴知识在内的相关理论时，不可脱离"天地为人类生存之父母"的思维背景。◎[2] 十二经络之所终始：从十二经的整体来说，手之三阴，从胸走手；手之三阳，从手走头。足之三阳，从头走足；足之三阴，从足走胸。从每一经由浅入深的起止来说，十二经的经气皆出于指（趾）端，从四肢末端逐渐深入到脏腑。络，《太素》卷十一《本输》作"脉"。◎[3] 经脉之所别处：十五络脉沟通表里所别出的处所。处，《太素》卷十一《本输》作"起"。◎[4] 五输：指每经的井、荥、输、经、合各腧穴。井、荥、输、经、合是五输穴的特定名称。古人以自然界中水流的动态比喻气血在经脉中运行的情况，五类输穴的命名具有不同的涵义：井穴，指经络之气流行的起点，如泉水初出之处，即所谓"所出为井"；荥穴，指经络之气开始分流四布之处，如水从泉源流出后在一定的地方就会分流四布，即所谓"所溜为荥"；输穴，指经络之气灌注之处，如水流自上而下，由浅变深，即所谓"所注为输"；经穴，指经络之气所行之处，如水流迅速经过，即所谓"所行为经"；合穴，是经络之气会合之处，如百川入海，即所谓"所入为合"。此外，六阳经"输穴"之外还有"原穴"，即"所过为原"。原有本源、原气之意，是指经气源源不断地流注于原穴的部位。同时，原穴又是人体原气作用表现的

六腑之所与合[5]，四时之所出入[6]，五脏之所溜处[7]，阔数[8]之度，浅深之状，高下所至。愿闻其解。

岐伯曰：请言其次[9]也。肺出于少商，少商者，手大指端内侧也，为井木[10]；溜于鱼际，鱼际者，手鱼[11]也，为荥；注于太渊，太渊，鱼后一寸陷者中也，为腧；行于经渠，经渠，寸口中也，动而不居[12]，为经；入于尺泽，尺泽，肘中之动脉也，为合，手太阴经也。

心[13]出于中冲，中冲，手中指之端也，为井木；溜于劳宫，劳宫，掌中中指本节之内间[14]也，为荥；注于大陵，大

系、经脉气血随着四季气候的变化而出入往来的通道、五脏的气血在经脉中流行灌注的状况、经脉与孙络的宽窄程度和深浅情况以及经脉气血上下循行所到的不同部位。我希望听听你对这些问题的讲解。

岐伯回答道：请让我来谈谈其中的条理顺序。肺脏所属经脉的血气出自少商穴。少商穴位于手大指端的内侧，是肺经脉气所出的井穴，其气属木。肺脏所属经脉的血气流行于鱼际穴。鱼际穴位于手鱼的边缘，是肺经脉气初流的荥穴。肺脏所属经脉的血气灌注于太渊穴。太渊穴位于手鱼后一寸的凹陷之中，是肺经脉气由浅入深的输穴。肺脏所属经脉的血气通行于经渠穴。经渠穴位于腕后的寸口之中，始终搏动而不止息，是肺经脉气迅速流过的经穴。肺脏所属经脉的血气汇入尺泽穴。尺泽穴就是位于肘中的动脉，是肺经脉气汇合的合穴。这就是手太阴肺经脉气的流行情况。

心包所属经脉的血气出自中冲穴。中冲穴位于手中指的指端，是心包经脉气所出的井穴，其气属木。心包所属经脉的血气流行于劳宫穴。劳宫穴位于手掌中中指本节的内间，是心包经脉气初流的荥穴。心包所属经脉的血气灌注于大陵穴。大陵穴位于手掌后面的高骨之间，正

部位。手足三阳经各有一个原穴，其位置在输穴之后，腕、踝关节附近。◎[5]六腑之所与合：六腑与五脏表里相合的关系。◎[6]四时之所出入：经脉气血随着四季气候的变化而出入往来的通道。四时，四季。◎[7]五脏之所溜处：五脏输穴流注运行的地方。《太素》卷十一《本输》"五脏"作"脏腑"，"溜过"作"流行"。溜，水流貌，此指流注。◎[8]阔数：宽窄。◎[9]其次：此指经络循行的顺序。◎[10]井木：十二经的井、荥、输、经、合五输穴按五行配属，凡阴经均起于木，会于水，次序是木、火、土、金、水。凡阳经均起于金，会于土，其次序是金、水、木、火、土。◎[11]手鱼：手大指本节之后。因肉隆起，色白如鱼腹而名。◎[12]动而不居：常动而不止息。◎[13]心：即心主、心包。《太素》卷十一作"心主"，《素问·气穴论》唐·王冰注作"心包"。此指手厥阴心包经的五输穴。◎[14]掌中中指本节之内间：指劳宫穴。在掌中第三、四掌骨之间。本节，凡指骨接

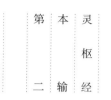

陵，掌后两骨之间方下^[15]者也，为腧；行于间使，间使之道，两筋之间，三寸之中也，有过则至，无过则止^[16]，为经；入于曲泽，曲泽，肘内廉^[17]下陷者之中也，屈而得之，为合，手少阴也。

肝出于大敦，大敦者，足大指^[18]之端及三毛^[19]之中也，为井木；溜于行间，行间，足大指间也，为荥；注于太冲，太冲，行间上二寸陷者之中也，为腧；行于中封，中封，内踝^[20]之前一寸半，陷者之中，使逆则宛，使和则通^[21]，摇足而得之，为经；入于曲泉，曲泉，辅骨^[22]之下，大筋之上也，屈膝而得之，为合，足厥阴也。

脾出于隐白，隐白者，足大指之端内侧也，为井木；溜于大都，大都，本节之后，下陷者之中

当两骨之下的部位，是心包经脉气由浅入深的输穴。心包所属经脉的血气通行于间使穴。间使穴位于两筋之间，离掌后三寸的凹陷之中。本经有病时，经脉的异常变化就会在此发生，无病时异常变化就会消失。它是心包脉气迅速流过的经穴。心包所属经脉的血气汇入曲泽穴。曲泽穴位于肘内侧的凹陷中，在屈肘时才能找得它，它是心包脉气汇合的合穴。这是手厥阴心包经脉气的流行情况。

肝脏所属经脉的血气出自大敦穴。大敦穴位于足大趾趾端及三毛之中，是肝经脉气所出的井穴，其气属木。肝脏所属经脉的血气流行于行间穴。行间穴位于足大趾与次趾之间，是肝经脉气初流的荥穴。肝脏所属经脉的血气灌注于太冲穴。太冲穴位于行间穴之上二寸的凹陷之中，是肝经脉气由浅入深的输穴。肝脏所属经脉的血气通行于中封穴。中封穴位于内踝前一寸半的凹陷之中。针刺时要是逆其经气，气血就会郁滞；要是和其经气，气血就会通畅。该穴在摇动足部后才能找出，是肝经脉气迅速流过的经穴。肝脏所属经脉的血气汇入曲泉穴。曲泉穴位于膝内辅骨的下面、大筋的上方，只有在屈膝时才能得到，它是肝经脉气汇合的合穴。这是足厥阴肝经脉气的流行情况。

脾脏所属经脉的血气出自隐白穴。隐白穴位于足大趾趾端的内侧，是脾经脉气所出的井穴，其气属木。脾脏所属经脉的血气流行于大都穴。大都穴位于足大趾本节后内侧的凹陷

于掌骨或趾骨接于跖骨的第一节，均称本节。◎〔15〕方下：正当两骨之下。◎〔16〕有过则至，无过则止：有病时间使穴部位的脉气流行就受到影响，发生异常的变化，无病时这个部位的脉气便安静地正常通过而不受影响。◎〔17〕内廉：内侧。廉，边缘，侧边。◎〔18〕指：通"趾"。◎〔19〕三毛：指足大趾第一节的背面、趾甲跟之后的部位。◎〔20〕踝（huái 怀）：胫骨之下、跗骨之上的骨突。在内侧的为内踝，在外侧的为外踝。又，手腕处外突之骨亦称"踝"。◎〔21〕使逆则宛，使和则通：针刺中封穴治疗疾病时，要是逆其气则脉气郁滞，和其气则脉气流通。宛，通"郁"。◎〔22〕辅骨：指

也，为荥；注于太白，太白，腕骨[23]之下也，为腧；行于商丘，商丘，内踝之下，陷者之中也，为经；入于阴之陵泉[24]，阴之陵泉，辅骨之下，陷者之中也，伸而得之，为合，足太阴也。

肾出于涌泉，涌泉者，足心也，为井木；溜于然谷，然谷，然骨[25]之下者也，为荥；注于太溪，太溪，内踝之后，跟骨之上，陷中者也，为腧；行于复留，复留，上内踝二寸，动而不休[26]，为经；入于阴谷，阴谷，辅骨之后，大筋之下，小筋之上也，按之应手，屈膝而得之，为合，足少阴经也。

膀胱出于至阴，至阴者，足小指之端也，为井金[27]；溜于通谷，通谷，本节之前外侧也，为荥；注于束骨，束骨，本节之后，陷者中也，为腧；过于京

之中，是脾经脉气初流的荥穴。脾脏所属经脉的血气灌注于太白穴。太白穴位于足内侧核骨之下，是脾经脉气由浅入深的输穴。脾脏所属经脉的血气通行于商丘穴。商丘穴位于足内踝下面的凹陷之中，是脾经脉气迅速流过的经穴。脾脏所属经脉的血气汇入阴陵泉穴。阴陵泉穴位于膝内侧辅骨之下的凹陷之中。在伸展腿脚时可以得到该穴，它是脾经脉气汇聚的合穴。这是足太阴脾经脉气的流行情况。

肾脏所属经脉的血气出自涌泉穴。涌泉穴位于足心部位，是肾经脉气所出的井穴，其气属木。肾脏所属经脉的血气流行于然谷穴。然谷穴位于足内踝前大骨的下陷之中，是肾经脉气初流的荥穴。肾脏所属经脉的血气灌注于太溪穴。太溪穴位于足内踝之后、跟骨之上的凹陷之中，是肾经脉气由浅入深的输穴。肾脏所属经脉的血气通行于复溜穴。复溜穴位于足内踝之上二寸处，它搏动而不止息，是肾经脉气迅速流过的经穴。肾脏所属经脉的血气汇入阴谷穴。阴谷穴位于膝内侧辅骨后面的大筋之下、小筋之上的部位，切按时脉动应手，在屈膝时能找到它，是肾经脉气汇聚的合穴。这是足少阴肾经脉气的流行情况。

膀胱所属经脉的血气出自至阴穴。至阴穴位于足小趾端的外侧，是膀胱脉气所出的井穴，其气属金。膀胱所属经脉的血气流行于通谷穴。通谷穴位于足小趾之前的外侧，是膀胱脉气初流的荥穴。膀胱所属经脉的血气灌注于束骨穴。束骨穴位于足小趾本节后的凹陷之中，是膀胱脉气由浅入深的输穴。膀胱所属经脉的血气从

膝旁由股骨下端的内外上髁和胫骨上端的内外侧髁组成的骨突，此处专指内侧的内辅骨。◎[23]腕骨：指第一关节骨突，又称"核骨"。◎[24]阴之陵泉：穴名。通称"阴陵泉"，又简称"阴陵"。◎[25]然骨：内踝前然谷穴上的大骨。◎[26]动而不休：指复溜穴的部位下有动脉跳动不止。一说：复溜穴在诸书记载及实际切按时并无动脉，疑为太溪穴。◎[27]井金：六腑经脉的五输穴（不

骨，京骨，足外侧大骨之下，为原；行于昆仑，昆仑，在外踝之后，跟骨之上，为经；入于委中，委中，腘[28]中央，为合，委而取之[29]，足太阳也。

胆出于窍阴[30]，窍阴者，足小指次指之端[31]也，为井金；溜于侠溪，侠溪，足小指次指之间也，为荥；注于临泣，临泣，上行一寸半陷者中也，为腧；过于丘墟，丘墟，外踝之前下，陷者中也，为原；行于阳辅，阳辅，外踝之上，辅骨之前，及绝骨[32]之端也，为经；入于阳之陵泉[33]，阳之陵泉，在膝外陷者中也，为合，伸而得之，足少阳也。

胃出于厉兑，厉兑者，足大指内次指之端[34]也，为井金；溜于内庭，内庭，次指外间也，为荥；注于陷谷，陷谷者，上中指内

京骨穴经过。京骨穴位于足外侧的大骨之下，是膀胱脉气源源不断流入其中的原穴。膀胱所属经脉的血气通行于昆仑穴。昆仑穴位于足外踝的后面，处于跟骨的上方，是膀胱脉气迅速流过的经穴。膀胱所属经脉的血气汇入于委中穴。委中穴位于膝弯中央，是膀胱脉气汇聚的合穴，可在伏卧时取得它。

胆所属经脉的血气出自足窍阴穴。足窍阴穴位于足小趾侧的次趾的尖端上，是胆的脉气所出的井穴，其气属金。胆所属经脉的血气流行于侠溪穴。侠溪穴位于足小趾与四趾之间，是胆的脉气初流的荥穴。胆所属经脉的血气灌注于临泣穴。临泣穴位于从侠溪穴向上行一寸半处的凹陷之中，是胆的脉气由浅入深的输穴。胆所属经脉的血气从丘墟穴经过。丘墟穴位于足外踝骨之前下方的凹陷之中，是胆的脉气源源不断地流入其中的原穴。胆所属经脉的血气通行于阳辅穴。阳辅穴位于足外踝骨上方、辅骨前方，连接绝骨的顶端，是胆的脉气迅速流过的经穴。胆所属经脉的血气汇入阳陵泉穴。阳陵泉穴位于膝外侧的凹陷之中，是胆的脉气汇聚的合穴，可在伸足时取得该穴。这是足少阳胆经脉气的流行情况。

胃所属经脉的血气出自厉兑穴。厉兑穴位于足大趾侧的次趾顶端，是胃的脉气所出的井穴，其气属金。胃所属经脉的血气流行于内庭穴。内庭穴位于次趾外侧的凹陷中，是胃的脉气初流的荥穴。胃所属经脉的血气灌注于陷

包括原穴），都起于金而会于土，其次序为金、水、木、火、土。◎[28]腘：膝弯。◎[29]委而取之：在伏卧时取得该穴。委，伏卧。一说：屈足。◎[30]窍阴：此指足窍阴穴。另，本经在头部完骨之上的窍阴穴，通常称为"头窍阴"。◎[31]足小指次指之端：指足小趾之侧的次指，即第四趾的顶端。◎[32]绝骨：在足外踝上三寸许的凹陷处。又称"悬钟"。◎[33]阳之陵泉：穴名。通称"阳陵泉"，又简称"阳陵"。◎[34]足大指内次指之端：指足大趾之侧的次指，即第二趾的顶

间上行二寸陷者中也，为腧；过于冲阳，冲阳，足跗[35]上五寸陷者中也，为原，摇足而得之；行之解溪，解溪，上冲阳一寸半陷者中也，为经；入于下陵，下陵，膝下三寸，胻骨外三里也[36]，为合；复下三里三寸为巨虚上廉，复下上廉三寸为巨虚下廉也[37]，大肠属上，小肠属下[38]，足阳明胃脉也，大肠小肠，皆属于胃[39]，是足阳明也。

三焦者，上合手少阳[40]，出于关冲，关冲者，手小指次指之端也，为井金；溜于液门，液门，小指次指之间也，为荥；注于中渚，中渚，本节之后陷者中也，为腧；过于阳池，阳池，在腕上陷者之中也，为原；行于支沟，支沟，上腕三寸，两骨之间陷者中也，为经；入于天井，天井，在肘外大骨之上

谷穴。陷谷穴位于从中趾内侧上行二寸的凹陷之中，是胃的脉气由浅入深的输穴。胃所属经脉的血气从冲阳穴流过。冲阳穴位于足背从趾缝向上约五寸的凹陷之中，是胃的脉气源源不断地注入其中的原穴，可在摇动足部后取得该穴。胃所属经脉的血气通行于解溪穴。解溪穴位于从冲阳穴上行一寸半的凹陷之中，是胃的脉气迅速流过的经穴。胃所属经脉的血气汇入下陵穴。下陵穴就是位于膝下三寸、骨外缘的足三里穴，是胃的脉气汇聚的合穴。从足三里往下三寸是上巨虚穴，从上巨虚穴再往下三寸是下巨虚穴；大肠的脉气与上巨虚穴相连属，小肠的脉气与下巨虚穴相连属，都与足阳明胃脉密切相关，大肠、小肠都与胃的脉气连属在一起。这是足阳明胃经脉气的流行情况。

三焦的脉气，向上运行与手少阳经相合，它的血气出自关冲。关冲穴位于小指之侧的无名指的顶端，是三焦脉气所出的井穴，其气属金。三焦的血气流行于液门穴。液门穴位于小指与无名指之间，是三焦脉气初流的荥穴。三焦的血气灌注于中渚穴。中渚穴位于无名指本节后面的凹陷之中，是三焦脉气由浅入深的输穴。三焦的血气从阳池穴经过。阳池穴位于手腕之上的凹陷之中，是三焦脉气源源不断地注入其中的原穴。三焦的血气通行于支沟穴。支沟穴位于腕上三寸两骨间的凹陷之中，是三焦脉气迅速流过的经穴。三焦的血气汇入天井穴。天井穴位于肘外侧大骨之上的凹陷之中，

端。◎[35]足跗：足背，足面。◎[36]下陵，膝下三寸，胻骨外三里也：下陵穴就是位于膝下三寸、胻骨外的足三里穴。胻骨，小腿胫、腓骨的通称。◎[37]复下三里三寸为巨虚上廉，复下上廉三寸为巨虚下廉也：指从足三里穴往下三寸之处是上巨虚穴，再从上巨虚穴往下三寸之处是下巨虚穴。◎[38]大肠属上，小肠属下：大肠的经气及病理反应与上巨虚穴相关联，小肠的经气及病理反应与下巨虚穴相关联。◎[39]大肠小肠，皆属于胃：大肠、小肠的脉气都与胃相连属。◎[40]上合手少阳：指三焦的脉气向上运行，与手少阳经相应合。◎[41]下俞：手三

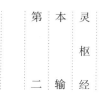

陷者中也，为合，屈肘乃得之；三焦下俞[41]，在于足大指之前[42]，少阳之后，出于腘中外廉，名曰委阳，是太阳络也。手少阳经也。三焦者，足少阳太阴之所将[43]，太阳之别也，上踝五寸，别入贯腨肠[44]，出于委阳，并太阳之正[45]，入络膀胱，约下焦，实则闭癃[46]，虚则遗溺[47]，遗溺则补之，闭癃则泻之。

手太阳[48]小肠者，上合手太阳，出于少泽，少泽，小指之端也，为井金；溜于前谷，前谷，在手外廉本节前陷者中也，为荥；注于后溪，后溪者，在手外侧本节之后也，为腧；过于腕骨，腕骨，在手外侧腕骨之前，为原；行于阳谷，阳谷，在锐骨[49]之下陷者中也，为经；入于小海，小海，在肘内大骨之外，去端半寸陷者中也，伸臂而得之，为合，手太阳经也。

是三焦脉气汇聚的合穴。该穴在屈肘时才能取得。三焦的下腧穴位于足太阳经之前、足少阳经之后，出于膝部腘窝的外侧，名叫委阳穴，它是太阳经的别络，属手少阳经。三焦又与足少阴经及足太阳经互相联系，是足太阳经的别络，它的脉气从外踝上行五寸，由别络进入并贯通腿肚，再出于委阳穴，并入足太阳经的正脉，进入腹内联络膀胱，从而约束下焦之气。下焦气实便导致小便不通，下焦气虚便导致遗尿；治疗遗尿应采取补法，治疗小便不通应采取泻法。

小肠的脉气向上运行与手太阳经相合，脉气出自少泽穴。少泽穴位于小指尖端的外侧，是小肠脉气所出的井穴，其气属金。小肠的脉气流行出前谷穴，前穴谷位于手外侧小指本节前的凹陷之中，是小肠脉气初流的荥穴。小肠脉气灌注于后溪穴。后溪穴位于手外侧小指本节的后方，是小肠脉气由浅入深的输穴。小肠的脉气从腕骨穴经过。腕骨穴位于手外侧的腕骨之前，是小肠脉气源源不断地注入其中的原穴。小肠的脉气通行于阳谷穴。阳谷穴位于腕后锐骨前下方的凹陷之中，是小肠脉气迅速流过的经穴。小肠的脉气汇入小海穴。小海穴位于肘内侧的大骨之外，离肘尖半寸处的凹陷之中，在伸臂时才能取得该穴，是小肠脉气汇聚的合穴。这是手太阳小肠经脉气的流行情况。

阳经上行于手而下合于足，故将下合于足的腧穴称为"下腧"。俞，通"腧"。◎［42］足大指之前：根据《灵枢·邪气脏腑病形》及《甲乙经》《黄帝内经太素》，应为"足太阳之前"。◎［43］三焦者，足少阳太阴之所将：三焦的脉气与足少阴经及足太阳经互相联系的。◎［44］腨（shuàn 涮）肠：此指小腿肚。◎［45］太阳之正：指足太阳经的正脉。◎［46］闭癃：此指小便不通。◎［47］溺：同"尿"。小便。◎［48］手太阳：与前后各条行文不一致，当删。◎［49］锐骨：指腕后小指

全注全译黄帝内经

大肠上合手阳明，出于商阳，商阳，大指次指[50]之端也，为井金；溜于本节之前二间，为荥；注于本节之后三间，为腧；过于合谷，合谷，在大指歧骨[51]之间，为原，行于阳溪，阳溪在两筋间陷者中也，为经；入于曲池，在肘外辅骨[52]陷者中，屈臂而得之，为合，手阳明也。

是谓五脏六腑之腧，五五二十五腧[53]，六六三十六腧也。六腑皆出足之三阳，上合于手者也[54]。

缺盆之中，任脉也，名曰天突，一次任脉侧之动脉，足阳明也，名曰人迎；二次脉手阳明也，名曰扶突；三次脉手太阳也，名曰天窗；四次脉足少阳也，名曰天容[55]；五次脉手

大肠的脉气向上运行与手阳明经相合，脉气出自商阳穴。商阳穴位于大指之侧的食指的尖端，是大肠脉气所出的井穴，其气属金。大肠的脉气流行于食指本节之前的二间穴，是大肠脉气初流的荥穴。大肠的脉气灌注于食指本节之后的三间穴，是大肠脉气由浅入深的输穴。大肠脉气从合谷穴经过。合谷穴位于大指与次指的歧骨之间，是大肠脉气源源不断地注入其中的原穴。大肠的脉气通行于阳溪穴。阳溪穴位于手腕上两筋之间的凹陷中，是大肠脉气迅速流过的经穴。大肠的脉气汇入曲池穴。曲池穴位于肘外侧辅骨的凹陷之中，在屈臂之时才能得到该穴，它是大肠脉气汇聚的合穴。这是手阳明大肠经脉气的流行情况。

这里所讲的，就是五脏六腑的输穴，其中五脏阴经共计五五二十五个输穴，六腑阳经共计六六三十六个输穴。六腑的脉气都出于足太阳、足阳明、足少阳三阳经，上行之后与手的三阳经相结合。

左右两缺盆的中央是任脉所行之处，其穴是天突穴；次于中行任脉第一行的脉动部位是足阳明经所行之处，脉动的部位是人迎穴；次于中行任脉第二行的是手阳明经所行之处，脉动的部位是扶突穴；次于中行任脉第三行的是手太阳经所行之处，脉动的部位是天窗穴；次于中行任脉第四行的是足少阳胆经所行之处，脉动的部位是天容穴。次于中行任脉第五行的是手少阳经所行之处，脉动的部位是天牖穴；次于中行任脉第六行

侧的高骨。◎[50]大指次指：此指大指侧的次指，即食指。◎[51]歧骨：指大指与次指本节后两骨分歧之处，即第一、二掌骨之间。◎[52]肘外辅骨：指桡骨头与肱骨外上髁接合处。◎[53]五五二十五腧：即前面所讲的五脏输穴，共二十五穴。但本篇所说的五脏有心包而无心，后世补入心经之五输：少冲（井）、少府（荥）、神门（输）、灵道（经）、少海（合），共三十穴。腧，通"输"。◎[54]六腑皆出足之三阳，上合于手者也：指六腑的脉气都以足三阳经为根本，并在上行之后与手的三阳经相结合。◎[55]天容：《甲乙经》："在耳曲颊后，手少阳脉气所发。"◎[56]颈：即项。

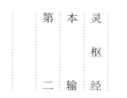

少阳也，名曰天牖；六次脉足太阳也，名曰天柱；七次脉颈[56]中央之脉，督脉也，名曰风府。腋内动脉，手太阴也，名曰天府。腋下三寸，手心主[57]也，名曰天池。刺上关者，呿[58]不能欠[59]；刺下关者，欠不能呿。刺犊鼻者，屈不能伸；刺两关[60]者，伸不能屈。足阳明挟喉之动脉也，其腧在膺中[61]。手阳明次在其腧外，不至曲颊一寸[62]。手太阳当曲颊[63]。足少阳在耳下曲颊之后。手少阳出耳后，上加完骨之上[64]。足太阳挟项大筋之中际。阴尺动脉在五里[65]，五腧之禁也[66]。

肺合大肠，大肠者，传道之府[67]。心合小肠，小肠者，受盛之府[68]。肝合胆，胆者，中精之府[69]。脾合胃，

的是足太阳经所行之处，脉动的部位是天柱穴；次于中行任脉第七行、居于项中央的，是督脉所行之处，脉动的部位是风府穴。处于腋下上臂内侧的脉动部位是手太阴经所行之处，脉动的部位是天府穴；处于腋下三寸的胸侧脉动部位，是手厥阴心包经所行之处，脉动的部位是天池穴。针刺上关穴时，患者要张口而不能闭口；针刺下关穴时，患者要闭口而不能张口；针刺犊鼻穴时，患者要屈膝而不能伸足；针刺内关、外关两穴时，患者要伸手而不能弯臂。足阳明经的人迎穴在结喉两旁，它的脉气下行，有腧穴分布于胸膺部位；手阳明经的扶突穴的行次在人迎之外，它离曲颊有一寸的距离；手太阳经的天窗穴正处于曲颊的下方；足少阳经的天容穴处在耳朵下方、曲颊后面的部位；手少阳经的天牖穴处于耳后，其上部有足少阳胆经的完骨穴；足太阳经的天柱穴在项后两侧，处于大筋两旁的发际处。手太阴尺泽穴之上三寸的脉动部位是手阳明经的五里穴，它是误刺便导致五输穴所内通的脏气竭尽的禁刺之穴。

肺和大肠相配合，大肠是输送小肠已化之物的器官；心和小肠相配合，小肠是受纳由胃而来之物的器官；肝和胆相配合，胆是

◎［57］手心主：即手厥阴心包经。◎［58］呿（qū屈）：张口的样子，此指张口。◎［59］欠：打呵欠时张口复合的样子，此指闭口。◎［60］两关：指前臂的内外关。◎［61］其腧在膺中：足阳明经的脉气下行，其腧穴分布在胸的两旁。膺，指胸的两旁。◎［62］不至曲颊一寸：扶突穴离颊部有一寸的距离。不至，相距的意思。曲颊，指颊部。◎［63］手太阳当曲颊：手太阳的动脉天窗穴正处在曲颊下。◎［64］手少阳出耳后，上加完骨之上：手少阳三焦经的动脉天牖穴在耳后，其上部有足少阳胆经的完骨穴。完骨，又名寿台骨，是颞骨的乳突，位于两耳廓中部向后之处，此指该处的完骨穴。◎［65］阴尺动脉在五里：手太阴经的尺泽穴之上三寸之处的动脉是手阳明经的五里穴。◎［66］五输之禁也：五里穴是禁刺之穴。因误刺五里穴可使五输穴所内通的脏气竭尽，故列为禁刺之穴。◎［67］传道之府：大肠是输送小肠已化之物的器官。◎［68］受盛之府：小肠是受纳由胃而来之物的器官。◎［69］中精之府：胆是居中而受纳精汁的器官。胆藏胆汁，与其他各腑转输浊物的

胃者，五谷之府[70]。肾合膀胱，膀胱者，津液之府[71]也。少阳[72]属肾，肾上连肺，故将两脏[73]。三焦者，中渎之府[74]也，水道出焉，属膀胱[75]，是孤之府[76]也。是六腑之所与合者。

春取络脉诸荥大经分肉之间[77]，甚者深取之，间[78]者浅取之。夏取诸腧孙络[79]肌肉皮肤之上。秋取诸合[80]，余如春法。冬取诸井[81]诸腧之分，欲深而留之。此四时之序，气之所处[82]，病之所舍，脏之所宜[83]。转筋者，立而取之，可令遂已[84]。痿厥者，张而刺之[85]，可令立快[86]也。

体内受纳清汁的器官；脾和胃相配合，胃是受纳消化食物的器官；肾和膀胱相配合，膀胱是贮存小便的器官；少阴隶属于肾，肾脉上行又与肺相连。所以肾气能够统帅三焦与膀胱，三焦是决渎之官，可疏通水道，它下通膀胱并与之直接联系，是一个孤独之府。这些就是六腑与五脏互相配合的情况。

在春季发病时应取刺浅表部位的络脉、各经的荥穴以及经脉与肌肉的间隙，重病患者要刺深一些，轻病患者要刺浅一些；在夏季发病时应取刺各经的输穴和支络的肌肉皮肤之上，秋季发病时应取刺各经的合穴，除此之外的深刺、浅刺的具体方法与春季取刺一样。冬季发病时应取刺各经的井穴、输穴，可以深刺并留针。这是根据四季气候变化的顺序、经脉气血运行的深浅部位，疾病所侵入的不同部位，脏腑病变时所适的部位而决定的四时刺法。对转筋的病人针刺时，应让患者站立着施针，这样可以使其痉挛现象迅速消除；对痿厥的病人针刺时，应让患者四肢舒展开来施针，这样可以使其立刻感到轻快。

作用不同，其汁清而不浊，故称"中精之府"。◎[70]五谷之府：胃是受纳消化五谷的器官。五谷，泛指食物。◎[71]津液之府：膀胱是贮存小便的器官。津液，此指小便。◎[72]少阳：当作"少阴"。《甲乙经》卷一第三以"少阳"作"少阴"。◎[73]将两脏：肾气能够统率三焦与膀胱。将，统率。◎[74]中渎之府：三焦在体内是沟渠一样的行水的器官。渎，沟渠。◎[75]属膀胱：三焦下通膀胱。◎[76]孤之府：三焦没有脏与之相配，是一种独立的器官。◎[77]大经分肉之间：指经脉和肌肉的间隙。◎[78]间：本指病愈。与"甚"相对而言，指轻病。◎[79]诸腧孙络：各经的输穴和表浅的支络。诸腧，指各经的输穴，如太渊、太白、大陵、太冲、束骨之类。孙络，由络脉再分出的细小支络。◎[80]诸合：各经的合穴，如尺泽、阴陵泉、阴谷、曲泉、曲池之类。◎[81]诸井：各经的井穴，如肺经的少商、大肠经的商阳之类。◎[82]气之所处：人体经脉气血所存的部位。◎[83]脏之所宜：脏腑病变时针刺取穴所适宜的部位。◎[84]可令遂已：可以使痉挛现象迅速消除。◎[85]张而刺之：让患者四肢舒展开来进行针刺。◎[86]可令立快：可使病人立刻感到轻快。

灵枢经·小针解第三 法人[1]

所谓易陈者，易言也。难入者，难著[2]于人也。粗[3]守形者，守刺法[4]也。上守神者，守人之血气有余不足，可补泻也。神客者，正邪共会也[5]。神者，正气也。客者，邪气也。在门者，邪循正气之所出入[6]也。未睹[7]其

所谓"易陈"，是说九针治病的要领容易用语言表述出来。"难入"，是说这一要领难以在临床实践中密切结合病人病情的实际而达到精妙的境界。"粗守形"，是说技术粗浅的医生只是拘泥于刺法而不知变通。"上守神"，是说手段高明的医生能够掌握患者内在血气的虚实特点，并据此运用针石进行正确的补泻。"神客"，是指正气与邪气互相干扰交争的情况。"客"是指邪气。"在门"是指邪气随着正气侵入人体的门径而言的。"未睹其疾"的

[1] 小针解第三　法人：小针，泛指九针。九针虽有大小、长短之分，但较之砭石则微小，故在"九针十二原"中称为小针或微针。本篇就九针十二原篇的一些问题进行了解释阐发，故名篇。《易传·说卦》："是以立天之道，曰阴与阳；立地之道，曰柔与刚；立人之道，曰仁与义。"自此确立了中华民族传统文化中的天、地、人三才论证相关学问的模式，《内经》论证生命科学知识时也不例外，这就是本书为何在开章的前三篇分别以法天、法地、法人立名的理由，故而藏象理论中有上、中、下三焦，经脉理论中有三阴三阳、诊脉理论中有"三部九候"、尺肤诊法中有"尺里、中附上、上附上"三部等等，无一不受此天地人三才思维模式的影响。先论天地，再论人体，将人体置于天地之间予以认识是《内经》最基本的论证方法，所以本书前三章分别以法天、法地、法人昭告篇名的理由，提示人们在学习和研究《内经》的理论时，不能背离这一思维背景。◎[2] 著（zhuó 灼）：同"着"，附着。此指密切结合病人病情的实际。◎[3] 粗：指技术粗浅的医生。◎[4] 守刺法：技术粗浅的医生只是机械地拘泥于刺法，而不去认真分辨病人气血变化的实际情况。◎[5] 神客者，正邪共会也：指正气与邪气互相干扰交争的情况。◎[6] 在门者，邪循正气之所出入：指邪气随着正气侵入人体的途径。◎[7] 睹：

疾者，先知邪正何经之疾[8]也。恶知其原者，先知何经之病所取之处也。刺之微在数迟者，徐疾之意也。粗守关者，守四肢[9]而不知血气正邪之往来也。上守机者，知守气[10]也。机之动不离其空中者，知气之虚实，用针之徐疾也。空中之机，清净以微者，针以[11]得气，密意[12]守气勿失也。其来不可逢者，气盛[13]不可补也。其往不可追者，气虚不可泻也。不可挂以发者，言气易失也。扣之不发者，言不知补泻之意也，血气已尽而气不下[14]也。知其往来者，知气之逆顺盛虚也。要与之期者，知气之可取之时[15]也。粗之暗者，冥冥不知气之微密也[16]。妙哉！工独有之者，尽知针意也。往者为逆者，言气之虚而小，小者逆

说法，是强调医生要首先认识到邪气与正气交争引起了哪一经的疾病。"恶知其原"的说法，是强调医生要首先认识到对某一经的疾病所应取刺的部位。"刺之微在数迟"的"数迟"是指针刺时徐疾的不同手法。"粗守关"是说技术粗浅的医生只是拘泥于从四肢关节的穴位施针治疗却认识不到血气正邪往来的机宜。"上守机"是说手段高明的医生能够把握住气机往来变化的规律。"机之动不离其空中"的说法，是强调医生要了解病人血气的虚实特点和掌握徐疾施针的正确方法。"空中之机，清净以微"的说法，是强调在用针已经得气时要专心致志地注意并掌握气机变化的机宜，而不能出现任何失误。"其来不可逢"，是说在邪气盛实时不能采取顺着脉气循行方向的补刺方法。"其往不可追"，是说在正气已虚时不能采取逆着脉气循行方向的泻刺方法。"不可挂以发"的比喻，是强调得气的机宜是极易失去的。"扣之不发"的比喻，是强调对补泻的原则缺乏认识，即使耗尽血气，病气也仍然不会被除去。"知其往来"，就是说要懂得气在往来运行中逆顺盛虚的具体情况。"要与之期"，是说要及时掌握最适当的进针时机。"粗之暗"，是说技术粗浅的医生对气的精微细密的变化情况茫然不知。"妙哉，工独有之"，是赞美唯独技术高明的医生能够完全掌握用针的原则。"往者为逆"，是说邪气已去时脉象虚小，脉象

观察。◎［8］邪正何经之疾：邪气与正气交争引起哪一经的疾病。◎［9］守四肢：只是拘泥于从四肢关节的穴位施针治疗。四肢，这里指四关，即上肢的两肘和下肢的两膝。◎［10］守气：把握气体往来变化的规律。◎［11］以：通"已"。◎［12］密意：细心。◎［13］气盛：指邪气盛实。◎［14］血气已尽而气不下：补泻不得其法，虽然耗尽血气而病气仍然未除。下，去。◎［15］知气之可取之时：掌握与气的往来变化相应的、可以取穴施针的时机。◎［16］粗之暗者，冥冥不知气之微密也：技术粗浅的医生对气的精微细密的变化情况茫然不知。暗，昏昧。冥冥，昏昧的

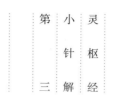
也[17]。来者为顺者，言形气之平，平者顺也[18]。明知逆顺，正行无问者，言知所取之处也。迎而夺之者，泻也。追而济之者，补也。

所谓虚则实之者，气口虚而当补之也。满则泄之者，气口盛而当泻之也。宛陈则除之者，去血脉也。邪胜则虚之者，言诸经有盛者，皆泻其邪也。徐而疾则实者，言徐内[19]而疾出也。疾而徐则虚者，言疾内而徐出也。言实与虚若有若无者，言实者有气，虚者无气也。察后与先若亡若存者，言气之虚实，补泻之先后也，察其气之已下与常存也[20]。为虚与实若得若失者，言补者佖然[21]若有得也，泻则怳然[22]若有失也。

夫气之在脉也，邪气在上者，言邪气之中人也高[23]，故邪气在上也。浊气在中者，言水谷皆入于胃，其精气上注于肺，浊溜于肠胃，言寒

虚小就是逆。"来者为顺"，是说正气来复时形气平和，脉象平和就是顺。"明知逆顺，正行无问"，就是强调要了解所取刺腧穴的正确部位。"迎而夺之"，是说要迎着邪气到来的方向而正确采用泻法；"追而济之"，是说要随着邪气逝去的方向而正确采用补法。

所谓"虚则实之"，是强调在气口脉虚时应当采用补法；"满则泄之"，是强调在气口脉盛时应当采用泻法。"宛陈则除之"，是说在血脉恶血郁积已久时就要除去它；"邪盛则虚之"，是说各个经脉邪气已盛时，都应用泻法把邪气泻去。"徐而疾则实"，说的是慢进针而快出针的补法；"疾而徐则虚"，说的是快进针而慢出针的泻法。"言实与虚，若有若无"，是说采用补法会使正气来复，采用泻法会使邪气消失；"察后与先，若亡若存"，是说在进针之时要仔细观察气的虚实，确定采用补法和泻法的先后顺序，进而辨明病气已经消退还是仍然存留体内；"为虚与实，若得若失"，是说采用补法患者会感到体内气血充实而似有所得，采用泻法患者会感到体内神气清爽而如释重负。

"夫气之在脉也，邪气在上"，是说风热形成的邪气侵入人体的部位偏高，所以说"邪气在上"；"浊气在中"，是说水谷等食物都被纳入胃中，所产生的精微之气向上流注到肺中，混浊之气积留在肠胃之内，

样子。◎[17]小者逆也：脉象虚小就是气逆。◎[18]平者顺也：脉象平和就是气顺。◎[19]内：同"纳"，指进针。◎[20]察其气之已下与常存也：指观察辨别病气已经消退还是仍然存留在体内。下，指病气消退。常，通"尚"，仍然。◎[21]佖（bì 鼻）然：饱满的样子。◎[22]怳（huǎng 晃）然：若有所失的样子。怳，通"恍"。◎[23]邪气之中人也高：风热形成的邪气

温不适，饮食不节，而病生于肠胃，故命曰浊气在中也。清气在下者，言清湿地气之中人也，必从足始，故曰清气在下也。针陷脉则邪气出者，取之上。针中脉则浊气出者，取之阳明合[24]也。针太深则邪气反沉者，言浅浮之病，不欲深刺也，深则邪气从之入，故曰反沉也。皮肉筋脉各有所处者，言经络各有所主也。取五脉者死，言病在中，气不足，但用针尽大泻其诸阴之脉也。取三阳之脉者，唯言尽泻三阳之气，令病人恇然[25]不复也。夺阴者死，言取尺之五里五往者也。夺阳者狂，正言[26]也。

睹其色，察其目，知其散复，一其形，听其动静者，言上工知相五色于目[27]，有知调尺寸[28]小大缓急滑涩，以言所病也。知其邪正者，知论虚邪与正邪[29]之风

进而强调如果寒热不能调适，饮食缺乏节制，疾病就会在肠胃中生成，所以说"浊气在中"；"清气在下"，是说清冷潮湿的地气在侵入人体时，一定是从脚部开始的，所以说"清气在下"。"针陷脉则邪气出"，是说取刺头部骨陷中的腧穴而把风热邪气泄出体外；"针中脉则浊气出"，是说取刺中焦阳明的合穴而把由饮食积滞导致的浊邪泄出体外。"针太深则邪气反沉"，是说对处在浅表部位的病邪进行治疗时，不要针刺得过深；如果进针过深，邪气就会被针引入深层部位，所以说"反沉"。"皮肉筋脉各有所处"，是说经络对皮肉筋脉各自有着不同的主管范围。"取五脉者死"，是说病邪处在内脏，在患者中气不足的情况下要是一味地取刺五脏腧穴，用针大泄五脏所属阴经之气，就会导致病人死亡。"取三阳之脉"，是说患者在阳气亏虚的情况下一味地取刺六腑经穴，使三阳经之气完全耗泻，就会使病人形气虚衰而难以恢复。"夺阴者死"，是说取刺五里穴而误泄阴经会使病人因五脏之气外泄而死亡。"夺阳者狂"，是对取刺六腑经穴而使三阳经之气完全耗泄的错误方法的正面告诫。

"睹其色，察其目，知其散复，一其形，听其动静"的说法，是强调技术高明的医生能够重视对患者眼部所表现出的色泽变化进行观察，并且懂得通过对患者寸口脉象大小缓急滑涩的不同情况进行分析，从而说明发病的部位和病因。"知其邪正"，是说医生要能辨明虚邪与正邪不同病机的盛衰情况。"右主推之，

侵入人体的部位偏高。◎[24]阳明合：指足三里穴。◎[25]恇（kuāng 匡）然：虚怯的样子。◎[26]正言：端正言论，这里指对医生的规谏。◎[27]相五色于目：从患者眼部表现出的不同颜色进行望诊。◎[28]尺寸：指诊寸口的脉象。一说：尺，指尺肤；寸，指寸口。◎[29]虚邪与

也。右主推之、左持而御之者，言持针而出入也。气至而去之者，言补泻气调而去之[30]也。调气在于终始一者，持心[31]也。节之交三百六十五会者，络脉之渗灌诸节者也。

所谓五脏之气已绝于内者，脉口气内绝不至，反取其外之病处与阳经之合，有留针以致阳气，阳气至则内重竭[32]，重竭则死矣，其死也无气以动，故静。所谓五脏之气已绝于外者，脉口气外绝不至，反取其四末之输，有留针以致其阴气，阴气至则阳气反入，入则逆，逆则死矣，其死也阴气有余，故躁。所以察其目者，五脏使五色循明[33]，循明则声章[34]，声章者，则言声与平生异也。

左持而御之"，是说右手进针、左手护针的进针与出针的不同手法。"气至而去之"，是说在用针补泻，达到气机调和之后的出针时机。"调气在于终始一"，是说调气的关键在于用针时必须专心致志。"节之交三百六十五会"，指的是血气由络脉渗灌到全身诸节的不同部位。

所谓"五脏之气已绝于内"，是说在脉口所主的五脏之气已经自内衰竭、难以恢复的情况下，却反而取刺体表发病的部位以及阳经的合穴，并且采取留针的方法来引发外在的阳气；要是阳气在这样的情况下得以恢复的话就会使真阴受损并严重地衰竭。病人真阴受损并严重衰竭就会死亡。病人在临死之时，由于经气丧失而不能活动，所以表现得很安静。所谓"五脏之气已绝于外"，是说在脉口所主之气已经自外衰竭、难以恢复的情况下，却反而取刺四肢的腧穴，并且采取留针的方法来引发内在的阴气；要是阴气在这样的情况下得以恢复的话就会使阳气反而出现内陷的现象，阳气内陷便会导致病人四肢厥逆；四肢厥逆便会导致病人死亡。病人在临死之时，由于阴气偏盛，所以表现得躁动不安。之所以要观察患者眼部色泽的原因，是由于五脏的精气都上注于目，使眼部的色泽非常明亮清润。眼部的色泽明亮清润，说话的声音也必然洪亮清晰。说话的声音虽然洪亮清晰，但是与平常却也很不相同。

正邪：均指致病的邪气。◎[30]补泻气调而去之：经过针刺补泻，在气已调和后便出针。◎[31]持心：专心致志。◎[32]重竭：指阴气受损而严重衰竭。◎[33]循明：明亮。循，通"绚"。◎[34]声章：声音清亮。章，通"彰"，明亮，清亮。

灵枢经·邪气脏腑病形第四 法时^[1]

黄帝问于岐伯曰：邪气之中人也奈何？

岐伯答曰：邪气之中人高也。

黄帝曰：高下有度乎？

岐伯曰：身半已上者，邪中之也；身半已下者，湿中之也。

故曰：邪之中人也，无有常，中于阴则溜于腑，中于阳则溜于经^[2]。

黄帝向岐伯问道：邪气侵犯人体的情形是怎样的？

岐伯回答说：邪气侵犯人体的部位偏高。

黄帝问道：邪气侵犯人体部位的高低有一定的标准吗？

岐伯回答说：半身以上的部分是风热等天邪侵犯的部位，半身以下的部分是清湿的地邪侵犯的部位。所以说，不同的邪气在侵犯人体时是没有固定的部位的。然而，邪气要是侵犯了人体五脏的阴经就会流传到属阳的六腑之中，要是侵犯了六腑的阳经便只能在六腑的本经之中流传。

---

[1] 邪气脏腑病形第四 法时：邪气，一般泛指各种致病的因素，这里指风雨寒暑等天之邪气。病形，指疾病症状。本篇重点论述邪气伤人的原因、病位和脏腑受邪后出现的各种症状，以及诊断和治疗方法。明·马莳："篇内首三节，论邪气入于脏腑。第四节论病形，故名篇。"时至今日，人类虽然对"时"没有一个确切的定义，但却对"时"的作用及意义早已有了深刻的理解。如《易传》之"变通者，趣（趋）时者也……《易》之为书也，原始要终以为质也"（《易传·系辞下》），以及"与时合其序"（《易传·文言》）等认识，此处说"原始要终"即是过程，"序"即秩序。这就明确地表达了"时"具有过程、秩序的内涵。人类的生命活动和天地间所有事物一样，毫无例外地存在着运动的"秩序"和"过程"，必然要用"时"予以认知和表达。可见，"时"就是所有物质的运动秩序和过程，是思维对物质运动过程的分割、划分和度量。《内经》广泛地运用年、季、月、日、辰、刻等"时"的计量单位构建其生命科学理论，并对相关的研究对象进行度量。因此，时间是只能遵循而不能违逆的自然法则。一年有春夏秋冬四季，故"四曰法时"。◎[2] 中于阴则溜于腑，中于阳则溜于经：

黄帝曰：阴之与阳也，异名同类[3]，上下相会，经络之相贯，如环无端[4]。邪之中人，或[5]中于阴，或中于阳，上下左右，无有恒常[6]，其故何也？

岐伯曰：诸阳之会[7]，皆在于面。中人也方乘虚时，及新用力，若饮食汗出腠理开，而中于邪。中于面则下阳明，中于项则下太阳，中于颊则下少阳，其中于膺背两胁亦中其经[8]。

黄帝曰：其中于阴奈何？

岐伯答曰：中于阴者，常从臂胻[9]始。夫臂与胻，其阴[10]皮薄，其肉淖泽[11]，故[12]俱受于风，独伤其阴。

黄帝曰：此故伤其脏乎？

黄帝问道：五脏的阴经与六腑的阳经虽然名称不同，但却属于一个整体中的两个方面。它们上下运行，互相结合，并且与经脉络脉彼此贯通，就像一个圆环一样周而复始，既没有起点又没有尽头。那么，邪气在侵犯人体时，有时会侵袭到阴经，有时会侵袭到阳经，上下左右，没有常规。这又是什么道理呢？

岐伯回答说：手足三阳经的交会之处，都位于人的面部。邪气侵犯人体，一般都是乘人体的正气处在虚弱之际，以及在人刚刚经过劳累之后，或是在饮食之后出汗、肌肤的纹理汗隙开张之时使人受到它的伤害的。侵袭到面部之后，它就会由此向下流传到足阳明胃经；侵袭到项部之后，它就会由此向下流传到足太阳膀胱经；侵袭到颊部之后，它就会由此向下流传到足少阳胆经。如果侵袭到胸膺、脊背、两胁，它也会分别向下流传而伤其所属的三阳经。

黄帝问道：如果邪气侵犯了人体的阴经，具体情况是怎样的呢？

岐伯回答说：邪气侵犯阴经时，常常是从手臂和脚胫部位开始的。这是由于手臂和脚胫部位的内侧皮肤较薄，那里的肌肉也较柔软，所以，即使在同样感受邪气的情况下，也只有阴经最容易受到它的伤害。

黄帝问道：这种邪气一定会伤及五脏吗？

指邪气侵犯了人体五脏的阴经也会流传到属阳的六腑，侵犯了六腑阳经便只能流传在六腑本经之中。阴，指阴经。阳，指阳经。◎[3]异名同类：指阴经与阳经虽然名称不同，但却是相贯合一，属于同一类事物的两个方面。◎[4]如环无端：比喻经脉与络脉相互贯通如圆环一样周而复始，没有起点也没有尽头。◎[5]或：有时。◎[6]恒常：同义词复用。指常规。◎[7]诸阳之会：手足三阳经的交会处。诸阳，指手足三阳经。◎[8]其中于膺背两胁亦中其经：邪气侵犯了胸膺、背脊和两胁后，也会侵入由此循行的足三阳经。由于膺、背、两胁分别是足阳明、足太阳、足少阳经所循行之处，所以邪气可以由这三个部位侵入足三阳经。◎[9]臂胻（héng 衡）：手臂和脚胫。◎[10]阴：指内侧。◎[11]淖泽：柔润貌。◎[12]故：必定，一定。◎[13]中外：身体内

岐伯答曰：身之中于风也，不必动脏。故邪入于阴经，则其脏气实，邪气入而不能客，故还之于腑。故中阳则溜于经，中阴则溜于腑。

黄帝曰：邪之中人脏奈何？

岐伯曰：愁忧恐惧则伤心。形寒寒饮则伤肺，以其两寒相感，中外[13]皆伤，故气逆而上行。有所堕坠，恶血留内，若有所大怒，气上而不下，积于胁下，则伤肝。有所击仆[14]，若醉入房[15]，汗出当风，则伤脾。有所用力举重，若入房过度，汗出浴水，则伤肾。

黄帝曰：五脏之中风奈何？

岐伯曰：阴阳俱感，邪乃得往[16]。

黄帝曰：善哉。

黄帝问于岐伯曰：首面与身形也，属[17]骨连筋，同血合于气耳[18]。天寒则裂地凌冰[19]，其

岐伯回答说：身体在感受风邪之后，不一定会伤及五脏。因此，在邪气侵入到阴经时，如果该经所属之脏正气充实，邪气侵入之后也不能在那里停留下来，便得退回到相应的腑中。所以说，邪气要是侵犯了六腑的阳经便只能在六腑的本经之中流传，要是侵犯了五脏的阴经就会流传到属阳的六腑之中。

黄帝问道：邪气侵袭人体，侵入五脏的情形是怎样的呢？

岐伯回答说：精神常处于愁忧恐惧的情绪中就会使心脏受到伤害。身体受寒而又饮用冷水就会使肺脏受到伤害，这是由于两种寒邪互相作用，使人的身体从内外两个方面都受到了伤害，所以就会使肺气上逆不顺而不能清肃下降。如果遇到从高处摔下而使瘀血积留在体内，或是受到大怒的刺激而肝火亢盛难消、郁结在胁肋之下，就会使肝脏受到伤害。如果受到击打，或是在酒醉后行房事、出汗后对风乘凉，便会使脾脏受到伤害。如果尽力举起重物，或是房劳过度，出汗之后接着浴洗就会使肾脏受到伤害。

黄帝问道：五脏受到风邪侵袭的情形是怎样的呢？

岐伯回答说：只有在五脏内有所伤，六腑外有所感，内外皆虚的情况下，邪气才能长驱直入地侵入进来。

黄帝说道：你说得很好。

黄帝向岐伯问道：人的头脸和身体，筋骨相连，气血相通。天气寒冷之时，会使地被冻裂、冰积成凌。如果是突然寒冷，有的

外。◎[14]击仆：指受到击打。◎[15]若醉入房：若，或，或者。入房，指行房事。◎[16]阴阳俱感，邪乃得往：指五脏内有所伤，六腑外有所感，内外皆虚，风邪就得以乘虚袭入之。阴，指五脏。阳，指六腑。◎[17]属（zhǔ 主）：连接。◎[18]同血合于气：《太素》作"同血和气"。◎[19]凌

卒[20]寒或手足懈惰[21]，然而其面不衣[22]何也？

岐伯答曰：十二经脉，三百六十五络，其血气皆上于面而走空窍[23]，其精阳气[24]上走于目而为睛，其别气[25]走于耳而为听，其宗气[26]上出于鼻而为臭，其浊气[27]出于胃，走唇舌而为味。其气之津液皆上熏于面，而皮又厚，其肉坚，故天气甚寒不能胜之也。

黄帝曰：邪之中人，其病形何如？

岐伯曰：虚邪[28]之中身也，洒淅[29]动形。正邪[30]之中人也微，先见[31]于色，不知[32]于身，若有若无，若亡若存，有形无形，莫知其情。

黄帝曰：善哉。

黄帝问于岐伯曰：余闻之，见其色，知其病，命曰明，按其脉，知其病，命曰神；问其病，知其处，命曰

人手足就会被冻得不听使唤，然而他们的面部却并不需要遮盖什么东西，这是为什么呢？

岐伯回答说：人体的十二经脉，三百六十五络，它们的血气都上行到面部并且注入七窍之中。其中阳气的精华注入眼中而表现为视力，旁行之气注入耳中而表现为听力，宗气向上运行从鼻中出来而表现为嗅觉，谷气从胃中出来注入唇舌而表现为味觉。其中各种精气的津液也都向上蒸腾直到面部，并且面部的皮肤又厚，肌肉又坚实，所以即使天气非常寒冷也不能冻了它。

黄帝问道：邪气侵犯人体后，所导致的疾病的症状是怎样的？

岐伯回答说：虚邪侵袭人的身体后，会使人感觉冷得瑟瑟发料；正邪侵袭人体后，人的感觉是比较轻微的，它首先表现在人的面色上，而不呈现在身体的其他部位，这种感觉若有若无，若止若续，介于虚实之间，没有谁能知道它的具体情形。

黄帝说道：你回答得真好啊！

黄帝向岐伯问道：我听说过这样的话：通过诊察面色而掌握病情，可以称之为智慧明达；通过切按脉象而掌握病情，可以称之为技术高超；通过询问病情而掌握患病的部位，可以称之为医术精熟。我

冰：积冰。◎[20]卒：通"猝"。◎[21]懈惰：指手足因受寒而麻木不仁。◎[22]衣：覆盖。用如动词。◎[23]空窍：即"孔窍"。指上部耳目鼻口等七窍。空，通"孔"。◎[24]精阳气：指阳气的精华。睛，《太素》作"精"。指眼光明亮◎[25]别气：指旁行之气。听，听觉。◎[26]宗气：明·张介宾："宗气，大气也。宗气积于胸中，上通于鼻而行呼吸，所以能臭。"◎[27]浊气：指谷气。味，味觉。◎[28]虚邪：指四时反常的邪风，即虚邪贼风。◎[29]洒淅（xiǎn xī 显析）：恶寒的样子。◎[30]正邪：指四时应时之风，即正风。这种风在主生主长的同时也可乘虚伤人致病，但伤人较轻。◎[31]见：显现。◎[32]知：现，表现。◎[33]极：穷尽地了解。用如动词。◎

工。余愿闻见而知之，按而得之，问而极[33]之，为之奈何？

岐伯答曰：夫色脉与尺之相应也，如桴鼓影响之相应[34]也，不得相失也，此亦本末根叶之出候也，故根死则叶枯矣。色脉形肉[35]不得相失也，故知一则为工，知二则为神，知三则神且明矣[36]。

黄帝曰：愿卒[37]闻之。

岐伯答曰：色青者，其脉弦也；赤者，其脉钩[38]也；黄者，其脉代[39]也；白者，其脉[40]毛，黑者，其脉石[41]。见其色而不得其脉，反得其相胜之脉[42]，则死矣；得其相生之脉[43]，则病已矣。

希望听听通过诊察面色而了解病情、通过切按脉象而掌握病情、通过询问病情而穷尽地探究患病部位的方法，对此应该怎么办呢？

岐伯回答说：病人的气色、脉象、尺肤与病机密切相连的关系，就像鼓应桴而响、影随形而现、回声接着声音传来一样应验，不会出现什么差失，这种情况也如同树木根本的生机表现于枝叶上的征象一样。所以说，树木的根气死后它的枝叶就会枯萎，人体的气色、脉象、尺肤各个方面的情况在诊病也不能有所偏失。所以说，对于气色、脉象、尺肤所反应的病只知从问诊这第一个方面去把握的是一般的技术熟练的医生，能够从切诊这第二个方面去把握的便是智慧超群的医生，只有能够从望诊这第三个方面去把握的才是技术精湛而又智慧明达的医生。

黄帝说道：我希望听听你对此进行详尽地解释。

岐伯说：面色发青的患者，脉象表现为弦脉；面色发赤的患者，脉象表现为钩脉；面色发黄的患者，脉象表现为代脉；面色发白的患者，脉象表现为毛脉；面色发黑的患者，脉象表现为石脉。观察到某种面色而不能切诊到与之对应的脉象，反而切诊出与病色相克的脉象，这便表明患者必死无疑；要是切诊到与病色相生的脉象，这便表明疾病必然痊愈。

[34] 桴鼓影响之相应：形容面色、脉象与尺肤的变化密切联系，彼此相应，就像鼓应桴而响、影随形而现，回声接着声音传来一样灵验。桴，鼓锤。◎ [35] 形肉：这里指尺肤。◎ [36] 故知一则为工，知二则为神，知三则神且明矣：指对于色、脉、尺肤所反应的病证只知从问诊这第一个方面去把握是一般的技术熟练的医生，知道从切诊这第二个方面去把握便是智慧超群的医生，只有知道从望诊这第三个方面去把握才是技术精巧而又智慧明达的医生。◎ [37] 卒：完全，详尽。◎ [38] 钩：钩脉。其脉象来盛去衰，为心脉。◎ [39] 代：是脾的正常应时之脉。脾不主时，分旺于四季，季与季交替的时间为脉所主，脉见舒缓，故谓之"代"。代，有更替的意思。这与后世所谓"动而中止，不能复还，因而复动"的代脉不同。◎ [40] 毛：毛脉。其脉象轻虚而浮，为肺脉。◎ [41] 石：石脉。其脉象沉濡而滑，为肾脉。◎ [42] 相胜之脉：指与病色相克的脉象。相胜，相克。例如：肝主春季当得弦脉，如出现属肺的毛脉，便是金来克木。其余情况，以此类推。◎ [43] 相生之脉：指与病色相生的脉象。例如：肝主春季而出现属肾的石脉，便是水能生木。其余情况，以此类推。◎

黄帝问于岐伯曰：五脏之所生，变化之病形何如？

岐伯答曰：先定其五色五脉之应，其病乃可别也。

黄帝曰：色脉已定，别之奈何？

岐伯曰：调[44]其脉之缓、急、小、大、滑、涩，而病变定矣。

黄帝曰：调之奈何？

岐伯答曰：脉急者，尺之皮肤亦急；脉缓者，尺之皮肤亦缓；脉小者，尺之皮肤亦减[45]而少气；脉大者，尺之皮肤亦贲[46]而起；脉滑者，尺之皮肤亦滑；脉涩者，尺之皮肤亦涩。凡此变者，有微有甚。故善调尺者，不待于寸，善调脉者，不待于色。能参合而行之[47]者，可以为上工，上工十全九；行二[48]者，为中工，中工十全七；行一[49]者，为下工，下工十全六。

黄帝向岐伯问道：五脏滋生的疾病，处于变化中的症状是怎样的呢？

岐伯回答说：只有首先确定了五色、五脉与疾病相对应的规律，然后才能对五脏所生的各种疾病予以分辨。

黄帝问道：分辨五脏疾病的具体方法是怎样的呢？

岐伯回答说：只有在诊察辨别出缓、急、小、大、滑、涩的不同脉象之后，五脏疾病的变化情况才能确定下来。

黄帝问道：诊察辨别缓、急、小、大、滑、涩的不同脉象的方法是怎样的呢？

岐伯回答说：脉象急促的患者，尺部的皮肤也会拘紧；脉象徐缓的患者，尺部的皮肤也会弛缓；脉象细小的患者，尺部的皮肤也会消瘦而缺乏色气；脉象粗大的患者，尺部的皮肤也会高高突起；脉象滑利的患者，尺部的皮肤也会滑润；脉象塞涩的患者，尺部的皮肤也会枯涩。所有这些变化情况，有的隐微不明，有的显著分明。所以，善于诊察尺肤的医生并不依赖于寸口的脉象，善于诊察脉象的医生并不依赖于面部的五色。能够将察色、诊脉和观察尺肤综合地运用于诊断疾病过程中的医生可称之为"上工"，这样的上工在十个病人就诊时可以把其中的九人治愈；能够将两种方法运用于诊断疾病过程中的医生可称之为"中工"、这样的中工在十个病人就诊时可以把其中的七人治愈；能够将一种方法运用于诊断疾病过程中的医生可称之为"下工"，这样的下工在十个病人就诊时可以把其中的六人治愈。

[44]调（diào吊）：诊察，辨别。◎[45]减：瘦薄。◎[46]贲（fén坟）：盛大的样子。◎[47]行之：指能运用察色、诊脉和诊尺肤三种方法。◎[48]行二：采取两种诊察方法。◎[49]行一：

黄帝曰：请问脉之缓、急、小、大、滑、涩之病形何如？

岐伯曰：臣请言五脏之病变也。心脉急甚者为瘛疭[50]；微急为心痛引背，食不下。缓甚为狂笑；微缓为伏梁[51]，在心下，上下行，时唾血。大甚为喉吤[52]；微大为心痹[53]引背，善泪出。小甚为善哕；微小为消瘅[54]。滑甚为善渴；微滑为心疝[55]引脐，小腹鸣。涩甚为瘖[56]；微涩为血溢，维厥[57]，耳鸣，颠疾[58]。

肺脉急甚为癫疾；微急为肺寒热，怠惰，咳唾血，引腰背胸，若鼻息肉不通。缓甚为多汗；微缓为痿瘘[59]，偏风[60]，头以下汗出不可止。大甚为胫肿；微大为肺痹引胸背，起恶日光。小甚为泄；微小为消瘅。滑甚为息贲[61]上气；微滑为上下出血。涩

黄帝说道：请问缓急、小大、滑涩的脉象所表现的疾病的症状是怎样的呢？

岐伯回答说：为了弄清这个问题，请允许我谈谈五脏病变的具体情况。心脉非常急促主筋脉抽搐；略微急促则主心痛牵引到背部，并且连食物也难以下咽。心脉非常徐缓主失态地狂笑；略微徐缓则主伏梁积病，痞块处在心脏下方，上下游动，且患者不时地唾血。心脉非常粗大主喉间梗塞不通；略微粗大则主心痹牵引到背部，使人容易流泪。心脉非常细小主时常呃逆；略微细小则主日渐消灼的消瘅病。心脉非常滑利主消渴，略微滑利则主心疝并牵引到脐部，小腹中鸣响。心脉非常塞涩主不能说话的病，略微塞涩则主出血、四肢厥逆、耳鸣等症以及头部疾患。

肺脉非常急促主癫痫；略微急促则主病位在肺的寒热症，倦怠无力，咳嗽吐血，牵引腰背和胸部作痛，或是鼻中生出赘肉而呼吸不畅。肺脉非常徐缓主多汗；略微徐缓则主痿瘘和漏风，从头部往下大汗不止。肺脉非常粗大主足胫发肿；略微粗大则主肺痹病，牵引胸背作痛，怕见日光。肺脉非常细小主泄泻，略微细小则主日渐消灼的消瘅病。肺脉非常滑利主喘息气逆

采取一种诊察方法。◎［50］瘛疭：抽搐。筋脉引急为瘛，筋脉弛张为疭。◎［51］伏梁：病名，五脏积之一。唐·杨上善：“心脉微缓，即知心下热聚，以为伏梁之病，大如人臂，从脐上至于心，伏在心下，下至于脐，如彼桥梁，故曰伏梁。”◎［52］喉吤：指咽喉梗塞不利。吤，通“芥”。◎［53］心痹：古病名，五脏痹之一。◎［54］消瘅：古病名，是邪热内炽，津液消灼，日渐消瘦的证候。一说为消渴。◎［55］心疝：古病名，是寒邪侵犯心经引起的一种急性痛症，症见心暴痛、气上冲胸等。◎［56］瘖：通“喑”，失音。◎［57］维厥：四肢厥逆。维，指四肢。◎［58］颠疾：泛指头部疾患。◎［59］痿瘘：痿，指肺痿、痿躄等病症。瘘，指鼠瘘一类疾患。◎［60］偏风：《脉经》作“漏风”，是。◎［61］息贲：古病名，是五脏积之一，症见喘息气急。◎［62］下不胜其上：

甚为呕血；微涩为鼠瘘，在颈支腋之间，下不胜其上[62]，其应善痿[63]矣。

肝脉急甚者为恶言[64]；微急为肥气[65]，在胁下若覆杯。缓甚为善呕；微缓为水瘕痹[66]也。大甚为内痈，善呕衄；微大为肝痹阴缩，咳引小腹。小甚为多饮；微小为消瘅。滑甚为㿉疝[67]；微滑为遗溺。涩甚为溢饮[68]，微涩为瘛挛筋痹[69]。

脾脉急甚为瘛疭；微急为膈中[70]，食饮入而还出，后沃沫[71]。缓甚为痿厥；微缓为风痿，四肢不用[72]，心慧然[73]若无病。大甚为击仆；微大为疝气，腹里大脓血，在肠胃之外。小甚为寒热；微小为消瘅。滑甚为㿉癃[74]，微滑

的息贲病；略微滑利则主口鼻出血和前后阴出血。肺脉非常塞涩主呕血；略微塞涩则主鼠瘘，鼠瘘生在颈部和腋下，使人下肢无力，难以支撑躯体，并相应地出现全身软乏力的感觉。

肝脉非常急促主说话的言辞和声音愤怒不已；略微急促则主肥气病，肝气郁积在胁下，就像是覆杯一样。肝脉非常徐缓主常常呕吐；略微徐缓则主水湿结聚胁下的水瘕痹。肝脉非常粗大主有内痈病，经常发生呕吐和衄血；略微粗大则主肝痹，阴器萎缩，咳嗽牵引小腹作痛。肝脉非常细小主好过量饮水；略微细小则主日渐消灼的消瘅病。肝脉非常滑利主阴囊肿大；略微滑利则主遗尿病。肝脉非常塞涩主溢饮病，略微塞涩则主筋脉抽搐拘挛之症。

脾脉非常急促主四肢抽搐；略微急促则主膈中，饮食之后随即吐出，大便中多有泡沫。脾脉非常徐缓主四肢痿弱寒冷的痿厥；略微徐缓则主风痿，四肢痿弱乏力，活动不灵，可神态却清楚得象没有患病似的。脾脉非常粗大主被击打昏倒，略微粗大则主疝气，腹中的脓血在肠胃之外大量淤积。脾脉非常细小主寒热往来；略微细小则主日渐消灼的消瘅病。脾脉非常滑利主阴囊肿大和小便不通；略微滑利则主

下肢软弱无力，难以支撑躯体。犹言"头重脚轻"。◎[63]其应善痿：指出现与鼠瘘相应的足膝酸软无力的症状。◎[64]恶言：因忿怒而说出的恶声恶语。◎[65]肥气：古病名，为五脏积之一，是胁下痞块如覆杯的疾患。◎[66]水瘕痹：指水湿聚于胸下，如水瘕、癖饮之类的病证。瘕，假物成形。痹，闭。◎[67]㿉疝：古病名，疝病之一。指寒邪侵犯肝胃二经，内蓄瘀血而致少腹拘急疼痛，牵引睾丸，或下腹部有包块，内裹脓血的病证。◎[68]溢饮：病名，症见面色鲜泽，脉濡弱而散或涩，口渴多饮等。◎[69]瘛挛筋痹：指筋脉抽风拘挛。◎[70]膈中：食入即吐的病。◎[71]后沃沫：大便中多泡沫。后，指大便。◎[72]不用：四肢活动不灵活。◎[73]慧然：心中明白清楚的样子。◎[74]㿉癃：㿉，指阴囊肿大。癃，指小便不通。◎[75]蛕虫毒蝎：泛指肠道

虫毒蛕蝎[75]腹热。涩甚为肠癀[76]；微涩为内癀[77]，多下脓血。

肾脉急甚为骨癫疾[78]；微急为沉厥奔豚[79]，足不收，不得前后[80]。缓甚为折脊[81]；微缓为洞[82]，洞者，食不化，下嗌[83]还出。大甚为阴痿[84]；微大为石水[85]，起脐已下至小腹腄腄然[86]，上至胃脘，死不治。小甚为洞泄；微小为消瘅。滑甚为癃㿗；微滑为骨痿，坐不能起，起则目无所见。涩甚为大痈；微涩为不月[87]沉痔[88]。

黄帝曰：病之六变[89]者，刺之奈何？

岐伯答曰：诸急者多[90]寒，缓者多热，大者多气少血，小者血气皆少，滑者阳气盛，微有热，涩者多血少气，微有寒。是故刺急者，深内[91]

寄生虫引起的腹热。脾脉非常塞涩主广肠脱出的肠癀病；略微塞涩则主肠内溃脓的内癀病症，常常下利脓血。

肾脉非常急促主骨痿和癫痫；略微急促则主沉厥和奔豚，两足难以屈伸，大小便不通。肾脉非常徐缓主脊痛如折；略微徐缓则主洞泄。洞泻是一种饮食不化、食入之后随即吐出的病。肾脉非常粗大主阳痿，略微粗大则主石水，从脐肿起，往下直到小腹，都有下坠不适之感，如果肿胀上行到胃脘部位，就会不治而死。肾脉非常细小主洞泄；略微细小主消瘅。肾脉非常滑利主小便不通和阴囊肿大；略微滑利则主骨痿，坐下后就不能再站立起来，勉强起来后眼前就什么东西也看不见。肾脉非常塞涩主大痈；略微塞涩则主妇女月经不行和久治不愈的痔疾。

黄帝问道：对于五脏出现病变后的六种病脉，在针刺时应当怎么办呢？

岐伯回答说：各种急促的病脉多主有寒邪，徐缓的病脉多主有热邪，粗大的病脉多主气有余而血不足，细小的病脉多主血气都不足，滑利的病脉主阳气偏盛而微有热，塞涩的病脉多主血气都不足而微有寒。因此，在针刺出现急促脉象的病变

中的各种寄生虫。蛕，"蛔"的异体字。◎[76]肠癀：广肠脱出的病。◎[77]内癀：肠内溃脓。癀，通"溃"。◎[78]骨癫疾：病邪深入骨中的癫疾，即癫疾的重症。《甲乙经》作"骨痿癫疾"。◎[79]奔豚：病名，五脏积之一。症见有气从少腹上冲胸脘、咽喉，异常痛苦。◎[80]不得前后：大小便不通。前，指小便。后，指大便。一说，指身体不能前后俯仰。◎[81]折脊：脊背疼痛如折。◎[82]洞：洞泄。指完谷不化、泻下较剧的病证。◎[83]下嗌：食物下到咽喉。◎[84]阴痿：即"阳痿"。◎[85]石水：水肿病的一种，症见水肿、腹满、脉沉。◎[86]腄腄（chuí 垂）然：腹部下坠不适的样子。◎[87]不月：月经闭止。◎[88]沉痔：指经久难愈的痔疾。◎[89]六变：指五脏病证中出现的六种脉象，即上文所述的急、缓、大、小、滑、涩六种病脉。◎[90]多：根据涩脉的性

而久留之。刺缓者，浅内而疾发针，以去其热。刺大者，微泻其气，无[92]出其血。刺滑者，疾发针而浅内之，以泻其阳气而去其热。刺涩者，必中其脉，随其逆顺而久留之，必先按而循之[93]，已发针，疾按其痏[94]，无令其血出，以和其脉。诸小者，阴阳形气俱不足，勿取以针，而调以甘药也。

黄帝曰：余闻五脏六腑之气，荥输所入为合，令何道从入，入安连过[95]，愿闻其故。

岐伯答曰：此阳脉之别入于内[96]，属于腑者也。

黄帝曰：荥输与合，各有名[97]乎？

岐伯答曰：荥输治外经，合治内腑。

黄帝曰：治内腑奈何？

岐伯曰：取之于合。

黄帝曰：合各有名乎？

时，应当进针较深并且留针的时间要长些；针刺出现徐缓脉象的病变时，应当进针较浅并且在刺入后迅速出针，从而消除其中的热邪；针刺出现粗大脉象的病变时，应当微微地泻去其中的有余之气，不要使其中不足之血耗去；针刺出现滑利脉象的病变时，应当迅速进针并且进针要浅些，以便泻去其中偏盛的阳气并消除其中的微热；针刺出现塞涩脉象的病变时，一定要刺中病脉，再根据其经气逆顺的方向行针并且留针的时间要长些，在出针之前首先要顺着经脉循行通路按摩而使其气血流通，在出针之后要迅速地按住针孔，以免流出血来，从而使经脉中的气血得到调和；各种出现细小脉象的病变，由于阴阳气血都不足，因而不要用针刺治疗，而应当用甘味药物加以调理。

黄帝说道：我听说五脏六腑的经气，是通过荥穴和输穴而进入合穴的。那么，使它们进入合穴是遵循什么途径，进入之后又是在何处彼此连属的呢？我希望听你讲讲其中的原委。

岐伯回答说：这便是阳脉从络别行进入内部并与六腑相连属的部位。

黄帝问道：荥穴、输穴与合穴，在治疗上各自都有不同的作用吗？

岐伯回答说：取刺荥穴和输穴可以治疗外经的疾病，取刺合穴可以治疗内腑的疾病。

黄帝问道：怎样治疗内腑疾病呢？

岐伯回答说：应当取刺阳经的合穴。

黄帝问道：这些合穴分别都有一定的名称吗？

质，当作"少"。◎[91]内：同"纳"，指进针。下同。◎[92]无：通"勿"，不要。◎[93]按而循之：顺着经脉循行的通路进行按摩，从而使其气血流通。◎[94]痏（wěi 伟）：扎针后留下的瘢痕，这里指扎针后的针孔。◎[95]令何道从入，入安连过：意为合穴的脉气是从哪一条道路进入的，进入合穴后又和哪些脏腑的经脉有连属关系。◎[96]别入于内：指手足阳经从络别行进岐伯答曰：胃合于三里，大肠合入于巨虚上廉，小肠合入于巨虚下廉，三焦合入于委阳，膀胱合入于委中央，胆合入于阳陵泉。

黄帝曰：取之奈何？

岐伯答曰：取之三里者，低[98]跗；取之巨虚者，举足；取之委阳者，屈伸而索[99]之；委中者，屈而取之；阳陵泉者，正竖膝予之齐下[100]至委阳之阳[101]取之；取诸外经者，揄申而从之[102]。

黄帝曰：愿闻六腑之病。

岐伯答曰：面热者足阳明病，鱼络血者[103]手阳明病，两跗之上脉竖陷[104]者足阳明病，此胃脉也。

大肠病者，肠中切痛而鸣濯濯[105]，冬日重感于寒即泄，当脐而痛，不能久立，与胃同候，取巨虚上廉。

岐伯回答说：足阳明胃经的合穴在足三里，手阳明大肠经的合穴在巨虚上廉，手太阳小肠经的合穴在巨虚下廉，手少阳三焦经的合穴在委阳，足太阳膀胱经的合穴在委中，足少阳胆经的合穴在阳陵泉。

黄帝问道：取刺这些合穴的具体方法是什么呢？

岐伯回答说：取刺足三里穴要在把足背放得低平的情况下取刺，巨虚穴要在把足抬起的情况下取刺，委阳穴要在屈伸下肢后取刺，委中穴要在把膝屈起的情况下取刺，阳陵泉穴要在正身端坐、两膝齐平的情况下，在委阳穴的外侧取刺。另外，凡是治疗外经疾病的荥穴和输穴，都要伸展四肢来取刺。

黄帝说道：我希望听你谈谈六腑的病变情况。

岐伯回答说：面部发热表明足阳明经发生了病变，手鱼部络脉充血表明手阳明经发生了病变，足背冲阳脉出现凸起或下陷的情况表明足阳明经发生了病变，这也就是胃的经脉。

大肠发病时，肠中剧烈作痛，并发出阵阵肠鸣。如果是在冬季再感受了寒邪，就会引起泄泻，脐部作痛，甚至难以长时间站立，跟胃病出现相同的症候，可取刺巨虚上廉进行治疗。

入体内。◎[97]名：名分，地位。◎[98]低：使足背低平。◎[99]索：求，取。◎[100]正竖膝予之齐下：正身端坐，使两膝齐平。◎[101]委阳之阳：委阳穴的外侧。◎[102]揄申而从之：指通过牵引或伸展肢体来寻找穴位。揄，牵引。申，通"伸"。◎[103]鱼络血：指掌上手鱼部的络脉充血。◎[104]竖陷：指足背的冲阳脉出现凸起或陷下的现象。一说：竖，为"坚"字之误。坚陷，指冲阳脉出现坚实或虚弱的情况。◎[105]濯濯（zhuó浊）：肠中水气冲激而发出的响声。唐·杨上善："肠中水声。"◎[106]膜（chēn嗔）胀：指上腹胀满。◎

胃病者，腹䐜胀^[106]，胃脘当心而痛，上肢两胁，膈咽不通，食饮不下，取之三里也。

小肠病者，小腹痛，腰脊控^[107]睾而痛，时窘之后^[108]，当耳前热，若^[109]寒甚，若独肩上热甚，及手小指次指之间热，若脉陷^[110]者，此其候也，手太阳病也，取之巨虚下廉。

三焦病者，腹气满，小腹尤坚，不得小便，窘急，溢则水，留即为胀，候在足太阳之外大络，大络在太阳少阳之间，亦见于脉，取委阳。

膀胱病者，小腹偏肿而痛，以手按之，即欲小便而不得，肩上热若脉陷，及足小指外廉及胫踝后皆热若脉陷，取委中央。

胆病者，善太息^[111]，口苦，呕宿汁，心下澹澹^[112]，恐人将捕之，嗌中吤吤然，数唾^[113]，在足少阳之本末^[114]，亦视其脉之陷下

胃部发病时，上腹胀满，胃脘当心疼痛，甚至牵引到上肢和两胁间，胸膈和咽部阻滞不通，饮食不下，可取刺足三里穴进行治疗。

小肠发病时，小腹作痛，从腰脊牵引到睾丸疼痛不安。大便时时窘急难忍，耳前发热，或是全身严重发冷，或是只感到肩上很热，以及手的小指和无名指之间同时发热，或是络脉虚陷不起。这种症候就是表明手太阳经发生了病变，可取刺巨虚下廉进行治疗。

三焦发病时，腹中胀满，小腹部尤其胀得发硬，小便不通而又窘迫难受，水溢于皮下便形成水肿，留于腹中便导致水胀。这种病的症候往往表现在足太阳经外侧的大络上，足太阳经外侧的大络处在太阳经与少阳经之间，其症状也表现出相应的脉象，可取刺委阳穴进行治疗。

膀胱发病时，小腹部的一侧肿胀疼痛，如果用手按压小腹便很想小便而又尿不出来，肩部又同时发热，或者络脉虚陷不起，以及足小趾的外侧和小腿、踝骨的后部都同时发热。若是出现络脉虚陷不起的现象，可取刺委中穴进行治疗。

胆经发病时，患者常常叹长气，口中味苦，呕吐胃中滞留的液汁，心悸不安，好像有人要来逮捕自己似的恐惧不已，喉中像被东西堵着似的不时吐唾。这样的情况，可在足少阳经从起点到终点的循行道路上取穴，也可具体观察络脉虚陷不起的部位进行灸

[107]控：牵引。◎[108]时窘之后：指小腹时时感到疼痛窘急而欲大便。◎[109]若：或。◎[110]脉陷：络脉虚陷不起。◎[111]太息：长叹气。◎[112]澹澹：水波动荡貌，这里形容心悸不安。◎[113]嗌中吤吤然，数唾：喉中就像有东西堵着似的，常常想把它吐出来。嗌，咽喉。◎[114]足少阳之本末：指足少阳胆经从起点到终点的整个循行道路。◎[115]气穴：穴位。因穴位

者灸之，其寒热者取阳陵泉。

　　黄帝曰：刺之有道乎？

　　岐伯答曰：刺此者，必中气穴[115]，无中肉节[116]，中气穴则针染于巷[117]，中肉节即皮肤痛。补泻反则病益笃[118]。中筋则筋缓，邪气不出，与其真[119]相搏，乱而不去，反还内著[120]，用针不审，以顺为逆也。

治。如果出现寒热往来的情况，可取刺阳陵泉进行治疗。

　　黄帝问道：针刺这些部位有一定的法则吗？

　　岐伯回答说：针刺这些部位时，一定要刺中穴位，而不能误刺在肌肉间的节界上。刺中了穴位，针气就会沿着经脉的路线循行而使经脉通畅；刺中肌肉间的节界，就会引起疼痛；补泻的手法要是用反了，病情就会更加严重；如果误刺在筋上，就会使筋弛缓，并且邪气也不会被除去，反而与真气交争纠缠着不愿离去，又回过头来把疾病滞留在体内。如果用针不够审慎，便常常会把顺症治成逆症。

是气血所注之处，与经气相通，故称。◎［116］肉节：指肌肉之间的节界。◎［117］针染于巷：指沿着经脉循行的路线而出现针感。染，一作"游"，义胜。◎［118］笃：加重。◎［119］真：真气。◎［120］反还内著：指用针不当，不仅不能祛邪外出，反而会把病邪留在体内。著，同"着"，附着。

灵枢经·根结第五 法音[1]

岐伯曰：天地相感[2]，寒暖相移[3]，阴阳之道[4]，孰[5]少孰多？阴道偶，阳道奇[6]，发于春夏，阴气少，阳气多，阴阳不调，何补何泻？发于秋冬，阳气少，阴气多，阴气盛而阳气衰，故茎叶枯槁，湿雨下归，阴阳相移，何泻何补？奇邪离经[7]，不

岐伯说：天气与地气互相感应，气候的寒热互相转换。在这阴阳变化的规律中，究竟哪一方面少，哪一方面多呢？双数属阴，单数属阳。如果疾病在春夏两季发生，由于自然界中阴气偏少而阳气偏多，病人体内的阴阳二气便难以协调，对此应当如何运用补泻的方法进行治疗呢？如果疾病在秋冬两季发生，由于自然界中阳气偏少而阴气偏多，阴气旺盛而阳气衰微，所以草木的茎叶干燥枯萎，雨水湿气下流而注入根部，病人体内的阴阳二气就发生了转换，对此又应当如何运用补泻的方法进行治疗呢？不正的邪气离开经脉

[1] 根结第五 法音：根，根本，本源。此指经气始生的穴位。结，归结，归宿，结束，指经气终止的穴位。由于本篇主要围绕六经的根穴、结穴的部位及其在治疗中的特殊作用等内容进行论述，故明·马莳："内有阴阳诸经，根结于某穴，故名篇。""音律"与历法一样同为天地自然的产物。《大戴礼记·曾子天圆》之"圣人谨守日月之数，以察星辰之行，以序四时之顺逆，谓之历；截十二管，以宗八音之上下清浊，谓之律也"，就明确地指出了历法、音律同为天文所衍生，此也是《周髀算经·陈子模型》所说的"冬至夏至，观律之数，听钟之音"。音有角、徵（zhǐ 纸）、宫、商、羽五者，故曰"五曰法音"。◎ [2] 天地相感：天气与地气互相感应。◎ [3] 寒暖相移：气候的寒热互相转换。移，推移，转化。◎ [4] 阴阳之道：指阴阳变化的规律。◎ [5] 孰：何，哪一个。◎ [6] 阴道偶，阳道奇：在"数"的知识中，奇数属性为阳，偶数的属性为阴。因为中华民族传统文化的源头"河图""洛书"中，奇数是用属性为阳的、太阳光能直接照耀的用白圈"○"表示，而偶数是用属性为阴的、太阳光不能照耀的用黑圈"●"表示，故有"阳道奇，阴道偶"观点。◎ [7] 奇邪离经：不正之气离开经脉而流传无定。奇邪，不正之气。离经，指病邪离开经脉，并已由经而传

-39-

可胜数，不知根结，五脏六腑，折关败枢，开阖而走[8]，阴阳大失，不可复取。九针之玄，要在终始[9]，故能知终始，一言而毕，不知终始，针道咸绝。

太阳根于至阴，结于命门[10]，命门者目也。阳明根于厉兑，结于颡大[11]，颡大者钳耳[12]也。少阳根于窍阴，结于窗笼[13]，窗笼者耳中也。太阳为开，阳明为阖，少阳为枢[14]。故开折则肉节渎而暴病起[15]矣，故暴病者取之太阳，视有余不足[16]，渎者皮肉宛膲[17]而弱也。阖折则气无所止息而痿疾起矣，故痿疾者取之阳明，视有余不足，无所止息者，真气稽留[18]，邪气居之也。枢折即骨

后在脏腑和其他组织中流传无定，造成的病变无穷无尽，难计其数。要是不了解经脉的起始和终结，邪气就会在五脏六腑中折损关守，挫败枢纽，横冲直撞地到处奔走流传，从而使体内的气血严重耗损，不能重新恢复。因此，运用九针的奥妙方法，关键在于明察经脉循行的起止。所以能够明察经脉循行起止的话，一句话就能把运用九针的奥妙方法说清楚，要是不明白经脉循行起止的话，针刺治病的道理就会完全丧失。

足太阳膀胱经起始于足小趾外侧的至阴穴，归结于命门。命门就是目内眦的睛明穴。足阳明胃经起始于足次趾端的厉兑穴，归结于颡大。颡大就是位于耳上的头维穴。足少阳胆经起始于足小趾之侧的次趾端的足窍阴穴，归结于窗笼。窗笼就是位于耳中的听官穴。在足三阳经中，太阳经主表，阳明经主里，少阳经主表里转输。因此，在太阳经主表的功能丧失之后，肌肉间的交界处就会渎弱而引起暴病发生。所以在暴病发生时可取刺足太阳经的穴位，并根据病症的虚实情况进行治疗。所谓"渎"，是指皮肉干枯消瘦的萎弱状态。在阳明经主里的功能丧失之后，正邪二气就会交争得无所止息而引起痿病发生。所以在痿病发生时可取刺足阳明经的穴位，并根据病症的虚实情况进行治疗。所谓"无所止息"，是说真气在经脉中留滞不畅，而邪气却又盘踞其

入脏腑或其他组织。◎[8]折关败枢，开阖而走：邪气在五脏六腑中折损关守，败坏枢纽，横冲直撞地到处奔走流传。开阖，捭阖，此指到处流传奔走。◎[9]终始：经脉循行的起止。◎[10]命门：睛明穴。◎[11]颡（sǎng嗓）大：穴名。头维穴的别称，属足阳明胃经，位于头部额角入发际半寸处，距头正中线一寸半。◎[12]钳耳：因头维穴钳束于耳，故云。◎[13]窗笼：喻指耳。这里是指听宫穴。◎[14]太阳为开，阳明为阖，少阳为枢：三阳经中，太阳主表，阳明主里，少阳主表里转输。◎[15]肉节渎而暴病起：肉节，指肌肉间的交界处。暴病，突然发作而来势凶猛的疾病。◎[16]视有余不足：谓根据病症的虚实情况进行治疗。◎[17]宛膲：指皮肉干枯消瘦。◎[18]稽留：停留，留滞。◎[19]骨繇（yáo遥）：骨节弛缓不收，摇动不定。繇，通"摇"。

繇[19]而不安于地，故骨繇者取之少阳，视有余不足。骨繇者，节缓而不收也。所谓骨繇者，摇故也，当穷其本也。

太阴根于隐白，结于太仓[20]。少阴根于涌泉，结于廉泉。厥阴根于大敦，结于玉英[21]，络于膻中。太阴为开，厥阴为阖，少阴为枢[22]。故开折则仓廪[23]无所输膈洞[24]，膈洞者取之太阴，视有余不足，故开折者气不足而生病也。阖折即气绝而喜悲[25]，悲者取之厥阴，视有余不足。枢折则脉有所结[26]而不通，不通者取之少阴，视有余不足，有结者皆取之不足[27]。

足太阳根于至阴，溜于京骨，注于昆仑，入于天柱、飞扬也。足少阳根于窍阴，溜于

中。在少阳经所主的转输功能丧失之后，就会因骨摇而不能站立行走。所以在发生骨摇时可取刺足少阳经的穴位，并根据病症的虚实情况进行治疗。所谓"骨摇"，就是骨节弛缓不收、摇动不定之症。之所以称这种病为骨摇，就是因为患了这种病后就会骨节摇动的缘故。要对上述这些病进行治疗，都应彻底弄清经脉循行的终始本末。

足太阴脾经起始于足大趾内侧之端的隐白穴，归结于腹部的中脘穴。足少阴肾经起始于足心的涌泉穴，归结于任脉经在结喉上的廉泉穴。足厥阴肝经起始于足大趾之端的大敦穴，归结于任脉经在胸部的玉堂穴。在足三阴经中，太阴经主表，厥阴经主里，少阴经主表里转输。因此，在太阴经主表的功能丧失之后，脾胃的水谷之气就无从转输而引起膈塞、洞泄之症。在膈塞、洞泄症发生时，可以取刺足太阴经的穴位，并根据病症的虚实情况进行治疗。因此，太阴主表功能丧失所导致的疾病，都是由于脾气亏虚生成的。厥阴主里的功能丧失之后，患者就会气机不畅而容易产生悲愁的情绪。对情绪悲愁的患者，可取刺厥阴经的穴位，并根据病症的虚实情况进行治疗。在少阴经的转输功能丧失之后，脉气就会产生郁结而不能通畅。肾经脉气不通时，可取刺少阴经的穴位，并根据病症的虚实情况进行治疗；产生郁结时，都可取刺少阴经的穴位以虚症治疗。

足太阳膀胱经起始于足小趾端的至阴穴，流行于足外侧大骨之下的京骨穴，灌注于外踝之后的昆仑穴，向上汇入项后的天柱穴，向下汇入足

◎[20]太仓：即中脘穴。《甲乙经》："中脘，一名太仓，胃募也。" ◎[21]玉英：即玉堂穴。《甲乙经》："玉堂，一名玉英。" ◎[22]太阴为开，厥阴为阖，少阳为枢：三阴经中，太阴主表，厥阴主里，少阴主表里转输。 ◎[23]仓廪：收藏谷物的仓库。这里指具有贮藏和消化食物功能的脾胃。 ◎[24]膈洞：病名。上见膈塞不能食，下见飧泄食不化。 ◎[25]喜悲：容易产生悲哀感。喜，善，容易。 ◎[26]结：凝结阻塞。 ◎[27]不足：即以不足论治。 ◎[28]天容：明·马莳："当

丘墟，注于阳辅，入于天容[28]、光明也。足阳明根于厉兑，溜于冲阳，注于下陵[29]，入于人迎、丰隆也。手太阳根于少泽，溜于阳谷，注于少海，入于天窗、支正也。手少阳根于关冲，溜于阳池，注于支沟，入于天牖、外关也。手阳明根于商阳，溜于合谷，注于阳溪，入于扶突、偏历也。此所谓十二经[30]者，盛络皆当取之。

一日一夜五十营[31]，以营五脏之精，不应数者，名曰狂生[32]。所谓五十营者，五脏皆受气。持其脉口，数其至也，五十动而不一代[33]者，五脏皆受气；四十动一代者，一脏无气[34]；三十动一代者，二脏无气；二十

部的飞扬穴。足少阳胆经起始于足小趾之旁的次趾之端的足窍阴穴，流行于外踝之前的丘墟穴，灌注于外踝之上、辅骨之前的阳辅穴，向上汇入颈部的天冲穴，向下汇入足胫部的光明穴。足阳明胃经起始于足大趾旁的次趾之端的厉兑穴，流行于足之上的冲阳穴，灌注于冲阳穴之上的解溪穴，向上汇入颈部的人迎穴，向下汇入足胫部的丰隆穴。手太阳小肠经起始于小指之端的少泽穴，流行于锐骨之下的阳谷穴，灌注于肘内大骨外侧的少海穴，向上汇入颈部的天窗穴，向下汇入上肢的支正穴。手少阳三焦经起始于无名指端的关冲穴，流行于腕上的阳池穴，灌注于腕上两骨之间的支沟穴，向上汇入项部的天牖穴，向下汇入上肢的外关穴。手阳明大肠经起始于食指之端的商阳穴，流行于大指歧骨之间的合谷穴，灌注于腕上两筋之间的阳溪穴，向上汇入颈部的扶突穴，向下汇入腕后的偏历穴。这就是手足三阳经左右共十二经的根结情况，凡因邪气侵入而经络充满时，都可取刺这些穴位。

人体的经脉在一日一夜之间经过五十个循环周期，从而使五脏的精气能够正常运行。如果循行的周期不符合这个定数，就称之为生理机能失常的"狂生"。之所以说经脉必需循环五十个周期，就是因为五脏都要受到精气的灌注和营养。在临床上，可以通过切诊寸口的脉象来计算经脉往来的周期。如果脉搏在五十次的跳动中不出现一次中止的现象，这就表明五脏全都受到了精气的灌注和营养；脉搏在四十次的跳动中出现了一次中止的现象，这便表明五脏中有一脏没有受到精气的灌注和营养；脉搏在三十次的跳动中出现了一次中止的现象，这便表明五脏中有两脏没

作天冲（穴）。"◎[29]下陵：明·马莳："当作解溪（穴）。"◎[30]十二经：此指手足三阳经。合左右而言，故称十二经。◎[31]营：这里指经脉血气循环的周期。详见《灵枢·五十营》。◎[32]狂生：生理机能失常。◎[33]代：更代。脉来中止不能自还为代，平脉中而忽见乍数乍疏也叫做代。◎[34]无气：脏气亏虚。◎[35]短期：病危将死之期。◎[36]递顺五体：正常与异常的五

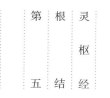

动一代者，三脏无气；十动一代者，四脏无气；不满十动一代者，五脏无气。予之短期[35]，要在终始。所谓五十动而不一代者，以为常也，以知五脏之期。予之短期者，乍数乍疎也。

黄帝曰：逆顺五体[36]者，言人骨节之小大，肉之坚脆，皮之厚薄，血之清浊，气之滑涩，脉之长短，血之多少，经络之数，余已知之矣，此皆布衣匹夫[37]之士也。夫王公大人，血食之君，身体柔脆，肌肉软弱，血气慓悍[38]滑利，其刺之徐疾浅深多少，可得同之乎？

岐伯答曰：膏粱菽藿[39]之味，何可同也。气滑即出疾，其气涩则出迟，气悍则针小而入浅，气涩则大而入深，深则欲留，浅则欲疾。以此观之，刺布衣者深以留之，刺大人者微以徐

有受到精气的灌注和营养；脉搏在二十次的跳动中出现了一次的中止现象，这就表明五脏中有三脏没有受到精气的灌注和营养；脉搏在十次的跳动中出现了一次的中止现象，这便表明五脏中有四脏没有受到精气的灌注和营养；脉搏在不满十次的跳动中出现了一次中止的现象，这便表明五脏全都没有受到精气的灌注和营养。预测患者死期的关键，在于弄清经脉循行起止。这里所说的在五十次的搏动中不出现一次中止的现象，可以作为脉搏跳动的正常标准，并可以此推知五脏精气的运行周期。预测患者死期的方法，就在于诊察忽快忽慢的不同脉象。

黄帝问道：正常与异常的五种体质，说的就是各种人的骨节大小、肌肉坚脆、皮肤薄厚、血液清浊、经气滑涩、脉搏长短、经络定数。这些情况，我已经懂得了。可是，这都是就一般的平民而言的。那些王公贵族、经常享用肉食的有地位的居士，他们的体质柔脆，肌肉软弱，血气运行强劲滑利，给他们刺治疾病时入针出针的快慢，进针的深浅程度，所刺穴位的多少，可以与刺治一般平民的情况等同一致吗？

岐伯回答说：对享用精良的肉食和粗淡的饭菜两种不同滋味的食物的人，怎么能一样地看待呢？脉气滑利的人出针要快，脉气塞涩的人出针要慢，血气运行强劲的人要用小针浅刺，血气运行涩滞的人要用大针深刺，深刺时要留针，浅刺时要快出。由此看来，给一般平民针刺时，应当深刺且要留针；给王公贵族针刺时，应当用小针慢刺。对王公贵族之所以要采取这

种体质。一说，古经篇名。◎[37]布衣匹夫：一般平民。◎[38]慓悍：气血运行强劲有力。《汉书·高帝纪》颜注："慓，疾也；悍，勇也。"◎[39]膏粱菽藿：精良的肉食和粗淡的饭菜两种不同的食物。膏，肥肉。粱，细粮。膏粱是贵族统治者享用的食物。菽，豆类。藿，蔬菜。菽藿是一般平

之，此皆因气慓悍滑利也。

黄帝曰：形气[40]之逆顺奈何？

岐伯曰：形气不足，病气[41]有余，是邪胜也，急泻之。形气有余，病气不足，急补之。形气不足，病气不足，此阴阳气俱不足也，不可刺之，刺之则重不足，重不足则阴阳俱竭，血气皆尽，五脏空虚，筋骨髓枯，老者绝灭，壮者不复矣。形气有余，病气有余，此谓阴阳俱有余也，急泻其邪，调其虚实。故曰有余者泻之，不足者补之，此之谓也。故曰刺不知逆顺，真邪相搏。满而补之，则阴阳四溢，肠胃充郭[42]，肝肺内䐜[43]，阴阳相错。虚而泻之，则经脉空虚，血气竭枯，肠胃㒤辟[44]，皮肤薄著[45]，毛腠夭膲[46]，予之死期。故曰用针之要，在于知调阴与阳，调阴与阳，精气乃光[47]，合形与气，使神

样的不同刺法，只是因为他们血气运行强劲滑利的缘故。

黄帝问道：人体形气的正常与异常的具体情况以及针刺治疗时应当采取的方法是怎样的呢？

岐伯回答说：如果形气不足而病气有余，这便是邪气偏胜的表现，应当迅速泄除体内的病邪；如果形气有余而病气不足，就应当赶快补益正气；形气不足，病气也不足，这便是阴阳表里两相亏虚之症，不可用针刺的方法来治疗，若是用了针刺的方法就会使形气与病气更加不足，形气与病气更加不足就会使阴阳衰竭，血气耗尽，五脏空虚，筋骨精髓枯竭，老年人遇上这样的情况就会死亡，壮年人遇上这样的情况也将难以康复；形气有余，病气也有余，这是说阴阳表里全都盛实，应当尽快泄除体内的邪气，调理气血的虚实。所以说，“有余者泻之，不足者补之”，说的就是这个道理。所以说，在运用针刺时如果不明白经脉的逆顺，就会导致正气与邪气交争的局面；如果是实证却要补益它，就会使阴阳二气四处流溢，肠胃中邪气充盛胀满，肝肺之气郁结于内而不能宣通，全身的气血错乱无序；如果虚证却要泻除它，就会使经脉空虚，血气枯竭，肠胃之气松弛无力，皮肤枯瘦，毛发短折，肌肉憔悴，可以预测死期不远。所以说，运用针刺的关键，在于懂得调理阴阳的道理和方法。阴阳得到调理之后，精气就会充沛饱满；形气结合

民食用的食物。◎［40］形气：体质的外在表现。◎［41］病气：病邪。◎［42］充郭：肠胃中邪气充盛胀满。◎［43］肝肺内䐜（chēn 抻）：肝肺之气胀满于内而不宣通流畅。䐜，胀满。◎［44］㒤（niè 聂）辟：形容肠胃松弛无力。◎［45］薄著：形容皮肤瘦薄枯涩。◎［46］毛腠夭膲：毛发短折，皮肉憔悴。◎［47］光：充盛。《甲乙经》作“充”。◎［48］乱脉：调理经脉。乱，治理。

内藏。故曰上工平气，中工乱脉[48]，下工绝气危生。故曰下工不可不慎也。必审五脏变化之病、五脉之应、经络之实虚、皮之柔粗，而后取之也。

之后，就可以使神气内藏而不泄散。所以说，技术高明的医生能够使人体内的阴阳之气保持平和正常，技术一般的医生能够使人的经脉得到调理，技术低劣的医生会使人精气丧失而危及生命。所以说，技术低劣的医生不能不特别慎重地对待这个问题啊！一定要全面诊察五脏疾病的变化，五脉搏动的反应，经络虚实，皮肉的柔粗，然后才进行针刺治疗。

灵枢经·寿夭刚柔第六 法律[1]

黄帝问于少师[2]曰：余闻人之生也，有刚有柔，有弱有强[3]，有短有长[4]，有阴有阳[5]，愿闻其方。

少师答曰：阴中有阴，阳中有阳，审知阴阳，刺之有方[6]，得病所始，刺之有理[7]，谨度病端，与时相应[8]，内合于五脏六腑，外合于

黄帝问少师说：我听说人的禀赋不同，性格就有刚柔之分，体质就有强弱之别，体形就有高矮之差，生理功能与病理变化也有阴阳属性的不一样，我愿听听这其中的道理。

少师回答说：人体的生理功能与病理变化的性质都有阴阳的不同，但这并不是绝对的，阴中还有阳，阳中还有阴，如果能辨清了阴阳，就可以准确地掌握针刺方法，同时也应认真了解疾病的发生原因、致病因素与时序是否相应变化，在内合于五脏六腑，在

---

[1]寿夭刚柔第六　法律：寿夭，指人的生命的长短。刚柔，指性格的刚直与柔和，后文"有刚有柔"同意。本篇主要讨论了人的形态缓急、气血盛衰、性格刚柔、体质强弱等与生死寿夭的关系。故名。"音律"与历法一样同为天地自然的产物，共有十二律，分阴阳各六，它也是中国古代法律制度确立的依据之一。十二律各有固定的音高和名称：黄钟、大吕、太簇、夹钟、姑洗、仲吕、蕤宾、林钟、夷则、南吕、无射、应钟。区分开来，奇数（阳）称六律，偶数（阴）称六吕，合称律吕。《大戴礼记·曾子天圆》之"圣人谨守日月之数，以察星辰之行，以序四时之顺逆，谓之历；截十二管，以宗八音之上下清浊，谓之律也"，就明确地指出了历法、音律同为天文所衍生，故在《礼记》《吕氏春秋》《淮南子》《史记》《汉书》之中都将"历律"相提并论。因为音律有六律（属阳）六吕（属阴），故"六曰法律"。◎[2]少师：古代医生◎[3]有弱有强：人的体质有强有弱的不同。◎[4]有短有长：人的身长有高有矮的不同。◎[5]有阴有阳：人的生理、病理变化有阴阳的属性不同。◎[6]审知阴阳，刺之有方：审察属阴属阳，针刺才有规律可循。方，道，即道理，规律。◎[7]得病所始，刺之有理：了解疾病的发病情况，运用针刺时才会合乎一定的法度。理，在此作"法度"解，言针刺合乎法度。◎[8]谨度病端，与时相应：认真审察病因与四时气

筋骨皮肤。是故内有阴阳，外亦有阴阳。在内者，五脏为阴，六腑为阳；在外者，筋骨为阴，皮肤为阳。故曰病在阴之阴者[9]，刺阴之荥输[10]；病在阳之阳者[11]，刺阳之合[12]；病在阳之阴者[13]，刺阴之经；病在阴之阳者[14]，刺络脉。故曰病在阳者命曰风，病在阴者命曰痹，阴阳俱病命曰风痹。病有形而不痛者，阳之类也[15]；无形而痛者，阴之类也[16]。无形而痛者，其阳完[17]而阴伤之也，急治其阴，无攻其阳；有形而不痛者，其阴完[18]而阳伤之也，急治其阳，无攻其阴。阴阳俱动[19]，乍有形，乍无形，加

外合于筋骨皮肤。所以体内有阴阳，体外也有阴阳。在内的是五脏为阴，六腑为阳；体外的筋骨为阴，皮肤为阳。要根据各发病部位及疾病本身的具体阴阳属性，便可选定刺治的穴位，如病在内而属于五脏的，或病属于五脏而外应于筋骨的，是阴病阴分，就应该刺阴经的荥穴和输穴；病在外而属于皮肤的或病属六腑而外应于皮肤的，是阳病在阳分，就应该刺阳经的合穴；病在外属于筋骨的，或病在六腑而外应于筋骨，是阳病在阴分，就应当刺阴经的经穴；病在内而属六腑的，或病在五脏而外应于皮肤的，是阴病在阳分，就应当刺阳经的络穴。所以，病邪在阳分的叫风，病在阴分的叫痹，阴分和阳分都有病的，称作"风痹"。病在皮肤筋骨等处，有形而不痛的，为病浅在外，属于阳病之类；病在脏腑等处，无形而痛者，为病深在内，属于阴病一类。前一类有形而不疼痛的属阳的病，它的阴分完好而阳分受了外邪的损伤，应急治于阳，不要攻伐阴分；后一类无形而疼痛的属阴的病，它的阳分完好而阴分受了病邪的损伤，应当刺治其阴分，不要攻伐其阳分。如果阴分阳分都发生了病变，有时表现为有形，有时表现为无形，并有心中烦躁不安的感觉，这是脏腑阴阳气机失调的表现，叫做阴病胜于阳病，这种病可以说是不全属

候变化的相应关系。病端，即病因。◎［9］病在阴之阴者：病变部位在脏的时候。因内为阴，五脏属阴为内中之阴，故病在脏，亦称病在阴之阴。◎［10］阴之荥输：手足三阴经分布在四肢肘膝关节以下的井、荥、输、经、合中的荥穴和输穴。◎［11］病在阳之阳者：病变部位在皮肤。因外为阳，皮肤在外为阳，故皮肤有病称病在阳中之阳。◎［12］阳之合：手足三阳经的合穴，属土。◎［13］病在阳之阴者：病变部位在筋骨。因外为阳，筋骨为外之阴，故筋骨有病，亦称病在阳之阴。◎［14］病在阴之阳者：病变部位在腑的时候。因内为阴，六腑为内之阳，故病在腑，亦称病在阴之阳。◎［15］病有形而不痛者，阳之类也：在体表有可见之形但无疼痛的病，如皮肤发斑疹等，属于阳病。◎［16］无形而痛者，阴之类也：体内筋骨血脉的气血不通而致疼痛的病。如关节筋骨疼痛，在体表并无病形表现，所以称为阴病。◎［17］阳完：阳分未受病。完，完备，完整。此指未病。◎［18］阴完：阴分未受病。◎［19］阴阳俱动：阴阳都发生变化的意思。动，变化。◎［20］其形不

以烦心，命曰阴胜其阳，此谓不表不里，其形不久[20]。

黄帝问于伯高曰：余闻形气病[21]之先后，外内之应[22]奈何？

伯高答曰：风寒伤形，忧恐忿怒伤气。气伤脏，乃病脏；寒伤形，乃应形；风伤筋脉，筋脉乃应。此形气外内之相应也。

黄帝曰：刺之奈何？

伯高答曰：病九日者，三刺而已。病一月者，十刺而已。多少远近，以此衰之[23]。久痹不去身者，视其血络，尽出其血。

黄帝曰：外内之病，难易之治奈何？

伯高答曰：形先病而未入脏者，刺之半其日[24]；脏先病而形乃应者，刺之倍其日[25]。此月内难易之应也。

表，也不全属里，其病情复杂，临床表现持续时间不会太久。

黄帝问伯高说：我听说在外之形病与在内之气病的发病有先后，并有内外相应的关系，是怎么一回事？

伯高回答说：风寒之邪外侵必先伤害形体，忧恐忿怒等七情刺激易影响人体内部的气机。气机损伤则影响人体的五脏，使五脏生病；寒邪伤害形体则使形体生病；风邪伤害了筋脉，就会使筋脉发病。这就是形病与气病内外相应的情况。

黄帝问：怎样刺治呢？

伯高回答说：得病九天以内者，针刺三次就能痊愈；得病一月以内的，针刺十次就可以痊愈。一般根据得病的时间长短，按照以上针刺次数的标准来衡量比较，确定针刺的次数。若久患痹病，病不易去除的，应当诊察其血络，如有瘀血的，要刺破排除恶血。

黄帝问伯高说：形体脏腑内外之病，有难治的，有易治的，针刺时如何区别？

伯高回答说：外邪伤害形体尚未传入五脏的，其病位浅，针刺的次数应当减去一半。如果五脏有病而波及外部形体的，其病位深，针刺的次数要加倍。这是根据人体内外相应，发病原因不同，以及疾病的难治易治而提出的处理方法。

久：由于病在半表半里，且阴病偏盛，病渐入里，故在外的有形表现，不会长久，随病邪入里而消失。◎[21]形气病：形病与气病。形病，指皮肤筋骨体表等形态发生改变的疾病。气病，指五脏六腑的精气和功能紊乱而产生的疾病。◎[22]外内之应：明·张介宾："形见于外，气运于中，病伤形气，则或先或后，必各有所应。"◎[23]以此衰之：以病程长短为依据，来递减针刺的次数。病程长者，多刺；病程短者，少刺。◎[24]形先病而未入脏者，刺之半其日：皮肤筋骨先病尚未传入脏腑者，病情轻而且浅，针刺的时间只需要一般标准的一半就可以痊愈。◎[25]脏先病而形乃应者，刺之倍其日：脏腑先病而影响到皮肉筋骨发病者，病情重而且深，针刺时间需要比一般标准多一

黄帝问于伯高曰：余闻形有缓急，气有盛衰，骨有大小，肉有坚脆，皮有厚薄，其以立寿夭奈何[26]？

伯高答曰：形与气相任[27]则寿，不相任则夭。皮与肉相果[28]则寿，不相果则夭。血气经络胜形则寿，不胜形则夭。

黄帝曰：何谓形之缓急？

伯高答曰：形充[29]而皮肤缓[30]者则寿，形充而皮肤急[31]者则夭。形充而脉坚大者顺也，形充而脉小以弱者气衰，衰则危矣。若形充而颧不起[32]者骨小，骨小则夭矣。形充而大肉䐃坚而有分者[33]肉坚，肉坚则寿矣；形充而大肉无分理不坚者肉脆，肉脆则夭矣。此天之生命，所以立形定气[34]而视寿夭者。必明乎此立形定气，而后以临病人，决死生。

黄帝曰：余闻寿夭，无以度之。

黄帝问伯高说：我听说人的形体有缓有急，气有盛衰，骨骼有大有小，肌肉有坚有脆，皮肤有厚有薄，怎样从这些方面观察人的寿命长短呢？

伯高回答说：人的形和气相当的就长寿，形与气不相当的就容易夭亡；皮肤与肌肉匀称协调的就长寿，不匀称、不协调的就短寿；血气经络充实于形体的就能长寿，血气经络不充实的就容易夭亡。

黄帝问岐伯说：什么是形体的缓急？

伯高回答说：凡是形体充实而皮肤和缓的，则气脉从容而长寿；形体充实而皮肤紧急的，则气脉迫促而短命；形体充实而脉象坚大的，是表里如一，为顺；形体充实而脉象弱小的，是外实而内虚，为气衰，气衰就危险了。形体充实而颧骨小的，则骨骼弱小，也是容易夭折的危象；形体充实而肌肉发达坚实、分肉腠理明显的，是长寿的形态；形体充实而肌肉松软脆弱、分肉腠理不明显的，是夭亡的形态。这些都是人的禀赋不足所造成的，所以从其形气的盛衰，可以看出他是长寿还是短命，必须明白这个道理，才能在临床上决定生死。

黄帝问伯高说：我听说长寿与短命，是很难预测的？

倍才可以瘥愈。◎[26]其以立寿夭奈何：明·张介宾："此欲因人之形体气质，而知其寿夭也。"◎[27]相任：相互适应。◎[28]相果：明·张介宾："肉居皮之里，皮为肉之表，肉坚皮固者是为相果，肉脆皮疏者是为不相果，相果者气必畜故寿，不相果者，气易失故夭。"果，通"裹"，引申为匀称协调。◎[29]形充：形体气血充盛。◎[30]皮肤缓：皮肤和缓柔软富有弹性。◎[31]皮肤急：皮肤拘急而少弹性。◎[32]颧不起：面部颧骨小，其突起不显见。颧，即颧骨。◎[33]大肉䐃坚而有分者：肌肉发达而且条块分明的人。大肉，指臀、臂、腿部的肌肉。䐃，即肌肉结聚之处。◎[34]立形定气：通过观察以确立形体刚柔强弱，审知气血阴阳的盛衰。◎[35]墙基卑：指耳廓

伯高答曰：墙基卑^[35]，高不及其地^[36]者，不满三十而死；其有因加疾者，不及二十而死也。

黄帝曰：形气之相胜，以立寿夭奈何？

伯高答曰：平人而气胜形^[37]者寿；病而形肉脱，气胜形者死，形胜气者危矣。

黄帝曰：余闻刺有三变^[38]，何谓三变？

伯高答曰：有刺营者，有刺卫者，有刺寒痹之留经者。

黄帝曰：刺三变者奈何？

伯高答曰：刺营者出血，刺卫者出气，刺寒痹者内热^[39]。

黄帝曰：营卫寒痹之为病奈何？

伯高答曰：营之生病也，寒热少气，血上下行^[40]。卫之生病也，气痛时来时去^[41]，怫忾贲响^[42]，风寒

伯高说：耳廓单薄瘦小，不能及到耳前肌肉的是骨衰肉胜，活不到三十岁就要夭亡；如果再有其他疾病，就连二十岁也活不到。

黄帝问伯高说：从形体与气脉相胜与否，来判断长寿与短命，是怎样的呢？

伯高答：气对人体生命关系极为重要，所以平常人如果气足神全胜于形体则寿长，若病到形肉消脱，虽然气还不衰，但亦能死亡。也有的形肉没有脱减，而元气已经衰竭，气衰神衰，也同样处于危险状态，也不会长寿。

黄帝问伯高说：我听说针刺有三种变化，什么叫三变呢？

伯高回答说：有刺营分的，有刺卫分的，有刺寒痹停留经脉的。

黄帝问：这三种不同的刺法是怎样的？

伯高答：针刺治疗营分病要放血，因为血是营气所化；针刺卫分的病要宣发卫气，因气属卫阳，行于皮肤分肉之间，故取气于卫；病寒痹要留针温经散寒。

黄帝问：营、卫、寒痹病情怎样？

伯高答：营主血属阴，病在阴分，阴病则阳胜，阴与阳争，故见寒热，阴耗则少气，邪在血中，随血上下妄行。卫主气属阳，病在卫分，故为气痛，气无定形，

单薄瘦小。墙基，指耳廓。卑，即小的意思。◎[36]地：耳前的肉。◎[37]气胜形：气血充盛于体表。对正常人来讲，这是精力充沛，神光焕发的表现，是健康的征象。如果病情重，形肉脱的人，出现类似气血充盛，精神突然好转的表现，是一种回光返照的假象，是危重病人临死之前的征兆。◎[38]刺有三变：针刺方法有三种不同的变化。三变，即指刺营、刺卫、刺寒痹三法。◎[39]刺寒痹者内热：谓刺寒痹病变，必须要使针下出现热感，以温经散寒。内，同"纳"。内热，指用火针或温针，使针下出现热感。◎[40]血上下行：明·张介宾："邪在血，故为上下妄行。所以刺营者，当刺其血分。"◎[41]卫之生病也，气痛时来时去：明·张介宾："卫属阳，为水谷之悍气，病在阳分，故为气痛，气无定形，故时来时去。"◎[42]怫忾贲（fú kài bèn 拂慨奔）响：谓气机失调，

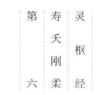

客于肠胃之中。寒痹之为病也，留而不去，时痛而皮不仁。

黄帝曰：刺寒痹内热奈何？

伯高答曰：刺布衣者，以火焠之[43]。刺大人者，以药熨之[44]。

黄帝曰：药熨奈何？

伯高答曰：用淳酒二十升，蜀椒一升，干姜一斤，桂心一斤，凡四种，皆㕮咀[45]，渍酒中。用绵絮一斤，细白布四丈，并内酒中。置酒马矢煴中[46]，盖封涂，勿使泄。五日五夜，出布绵絮，曝干之，干复渍，以尽其汁。每渍必晬[47]其日，乃出干。干，并用滓与绵絮，复布为复巾[48]，长六七尺，为六七巾。则用之生桑炭炙巾，以熨寒痹所刺之处，令热入至于病所，寒复炙巾以熨之，三十遍而止。汗出以巾拭身，亦三十遍而止。起步内中[49]，无见风。每刺必熨，如此病已矣，此所谓内热也。

故时来时去，并有气郁满闷和腹胀肠鸣，这是风寒邪气侵入胃肠所致。寒痹是邪气停留于经络而不去，所以有时疼痛而麻木不仁。

黄帝问：刺寒痹怎样用纳热呢？

伯高说：人体的体质不同，纳热的方法也不一样，对一般百姓，须用火针或艾灸，对达官贵人要用药物熨贴。

黄帝问：什么是药熨疗法呢？

伯高答：用醇酒二十升，蜀椒一升，干姜一斤，桂心一斤，以上诸药物，用口嚼碎，浸入酒中，再用棉絮一斤，细白布四丈二尺，一并放入酒中，然后将酒器严密封固，不使气泄，放在燃烧的干马粪中煨。待五天五夜后，将布及棉絮取出晒干，干后再浸一天一夜，取出晒干，将布制成夹袋，纳入棉絮和药渣，夹袋长六七尺，共做六七个夹袋，然后用生桑炭火烤炙夹袋，烤热后熨贴在寒痹的部位上，使热力达到病所。袋凉后再烤，如法熨贴，这样反复熨贴三十遍而止，这时病者就出汗，汗出后，再烤夹袋拭身，也是三十遍为止。最后让患者在密室中散步，不要见风。每次针后，都要用上法熨贴，这样就能使寒痹痊愈。这就是所谓的刺治寒痹的纳热法。

腹部郁闷不舒，奔动作响。怫忾，郁闷气满的意思。◎［43］以火焠（cuì脆）之：谓用火将针烧红后迅速刺入体内急速拔出。焠，火烧。◎［44］以药熨之：外治法之一。用药物粗末炒热布包外熨，用以治疗风寒湿痹，脘腹冷痛等症。◎［45］㕮咀（fǔ jǔ府举）：用嘴嚼碎，古代的中药加工的方法。◎［46］置酒马矢煴（yún 云）中：谓将酒器放在马粪火中煨烤。矢，同"屎"。煴，无焰的火。◎［47］晬（zuì醉）：一昼夜的时间。◎［48］复布为复巾：复布，即双层布。复巾，即用双层布制成的夹袋，如热水袋之类。◎［49］起步内中：在室内起床散步。

灵枢经·官针第七　法星[1]

凡刺之要，官针最妙。九针之宜，各有所为[2]，长短大小，各有所施也，不得其用，病弗能移。疾浅针深，内伤良肉，皮肤为痈[3]。病深针浅，病气不泻，反[4]为大脓。病小针大，气泻太甚[5]，疾必为害。病大针小，气不泄泻，亦复为

针刺治疗疾病的重要环节，就是要选择合乎规格的针具。九种针具各有其不同的用途，针的长短、大小各有不同的适应范围。在用九针治病时，如果针具使用不当，就不能驱除病邪。疾病部位表浅而针刺过深，就会损伤内部的健康的肉分，引起皮肉发生痈肿。如果疾病部位深，反而用了浅刺，不但不能治病，而且还会引起大的脓肿；轻而表浅的病，用大针去刺，就会伤害正气，使病情加重；深重的疾病，用小针去刺，病气得不到疏泻，也难获得满意的效果。因此，九针的用途和适应范围掌握不好，大病疾深须用大针泻

［1］官针第七　法星：指大家公认的针具和操作方法。明·张介宾："官，法也，公也。制有法而公于人，故曰官针。"日月星辰是中华民族传统文化的源头，同样也是中医药文化的源头。"法星"的"星"，包括北斗七星在内的众星辰（如日月、木火土金水五星，以及二十八宿）。《内经》之"北斗历"内容（《灵枢·九宫八风》）即是对《鹖冠子·环流》《淮南子·天文训》中该历法知识的传载。"七曰法星"是针对北斗七星的，二十八宿也是以北斗之"七星"为背景，在天穹的四方各选择七颗亮星（或星群），作为观察天象的定位依据，也是《内经》论述人体卫气昼夜运行规律的依据，故有"天周二十八宿，而一面七星，四七二十八星，房昴为纬，虚张为经，阳主昼，阴主夜。故卫气之行，一日一夜五十周于身"（《灵枢·卫气行》）之论，这也是后人崇尚"七"数的天文学背景。同时也昭示学者，北斗七星知识是《内经》建构生命科学知识体系时的重要天文背景，也是研究其中内容所必备的天文知识。◎［2］九针之宜，各有所为：指九种针具各有不同的功用，也有不同的适应症。◎［3］内伤良肉，皮肤为痈：指针刺部位因感染引起的脓肿。痈，泛指体表针刺部位的感染灶。◎［4］反：原作"支"，据《太素》卷二十二及《素问·长刺节论》王注引文改。◎［5］病小针大，气

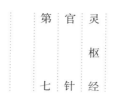

败。失针之宜[6]，大者泻，小者不移，已言其过[7]，请言其所施。

病在皮肤无常处者[8]，取以镵针于病所[9]，肤白勿取[10]。病在分肉间，取以员针于病所。病在经络痼痹[11]者，取以锋针。病在脉，气少当补之者，取以鍉针于井荥分输。病为大脓者，取以铍针。病痹气暴发者，取以员利针。病痹气痛而不去者，取以毫针。病在中者[12]，取以长针，病水肿不能通关节者，取以大针。病在五脏固居[13]者，取以锋针，泻于井荥分输，取以四时[14]。

凡刺有九，以应九变。一曰输刺：输刺者，刺诸经荥输脏腧也[15]。二曰远道刺：远道刺者，病在上，取之下，刺腑腧也[16]。

其邪气，用小针则病不能除；病小疾浅须用小针轻泻其邪，用大针则易损伤正气，遗留病患。以上仅谈了不能正确选用针具的害处，让我们再来说说各种针具的正常使用情况。

病在皮肤而没有固定的病位，乃是由于风热气盛，风邪游行无常所致，可以用镵针刺治，以泻除阳热之邪。如果皮肤色白而不红的，说明火热之邪已去，就不能用镵针刺泻。病在分肉之间的，应该用员针在病变部位进行揩摩。病在经络形成日久不愈的痹病，应该用锋针治疗。病属脉气不足的虚证，要用补法治疗的，当取用不刺入皮肤的鍉针，分别按压在各经的井、荥、输、经、合等穴及其它腧穴上，以导引脉气的来复。若属化脓性疾病，应当用铍针以排除脓血。对突然发生的痹病，应当用员利针治疗。对疼痛日久不愈的痹病，应当用毫针治疗。当病位深在于里，应当选用长针进行治疗。如果患了水肿病，关节之间有气滞不通者，应当选用大针进行治疗。病邪深入于里，病在五脏的，邪气固定不移，可用锋针，根据各经井荥等输穴与四季的对应关系，用泻法进行治疗。

针刺的方法有九种，以适应九种不同性质的病变。第一种刺法叫输刺，是针刺诸经在四肢的井、荥、输、经、合五输穴和背部的脏俞、腑俞。第二种刺法叫远道刺，是病在上取之下，即刺六腑在足三阳经上的下合穴以治六腑病。

泻太甚：病变部位小而选大针，就会使机体正气严重损伤。◎[6]失针之宜：偏离正确的用针原则。失，脱离，不能正确运用之谓。◎[7]其过：指九针运用不当的害处。过，过错，害处。◎[8]皮肤无常处者：指皮肤疼痛无固定的部位。◎[9]病所：病痛发生的部位。所，处也。◎[10]肤白勿取：此指不要刺正常部位。◎[11]痼（gù固）痹：指日久不愈的痹病。痼，久治不愈的病。◎[12]病在中者：指病位深而在里的疾患。中，内也，里也。◎[13]固居：指病变部位固定不移。◎[14]取以四时：指根据时令变化取穴和针刺。◎[15]刺诸经荥输脏腧也：明·张介宾："诸经荥输，凡井荥经合之类皆腧也。脏腧，背间之脏腑腧也。"◎[16]远道刺者，病在上，取之下，刺

全注全译黄帝内经

三曰经刺：经刺者，刺大经[17]之结络[18]经分也。四曰络刺：络刺者，刺小络之血脉也。五曰分刺：分刺者，刺分肉之间也[19]。六曰大泻刺：大泻刺者，刺大脓以铍针也。七曰毛刺[20]：毛刺者，刺浮痹皮肤也。八曰巨刺：巨刺者，左取右，右取左[21]。九曰焠刺[22]：焠刺者，刺燔针则取痹也。

凡刺有十二节[23]，以应十二经。一曰偶刺[24]：偶刺者，以手直心若背[25]，直痛所，一刺前，一刺后，以治心痹，刺此者傍针之也。二曰报刺[26]：报刺者，刺痛无常处也，上下行者，直内无拔针，以左手随病所按之，乃出针复刺之也。三曰恢刺[27]：恢刺者，直刺傍之，举之前后，恢筋

第三种叫经刺，是刺经脉所过部位中气血瘀滞不通的、有结聚现象的地方（瘀血、硬结、压痛等），主要治疗经脉本身的病变。第四种叫络刺，是浅刺体表瘀血的细小络脉出血以治实证、热证。第五种叫分刺，是针刺直达肌肉部位的一种刺法以治疗肌肉的痹病、痿病或陈旧性损伤病。第六种叫大泻刺，是用铍针针刺脓疡之处，切开排脓、放血泻水的治法。第七种叫毛刺，是浅刺在皮毛治疗浮痹的刺法。第八种叫巨刺，是左病取右，右病取左，刺大经的一种刺法。第九种叫焠刺，是用火将针烧红后刺入体表的一种刺法，用以治疗寒痹。

刺法有十二节要领，以应十二经之病证的治疗方法。第一种叫偶刺，偶刺的方法，用手在前心和后背按压寻找压痛点进针，一针刺前胸，一针刺后背，可治心痹病。第二种叫报刺，是治疗游走性疼痛之病证的刺法，根据病人所报的痛处下针，然后将针提到皮下，再行刺入，如此反复提插施针。第三种叫恢刺，就是把针直刺在拘急之筋的两旁，或前或后的提插捻转行针，令病人活动关节，不断更换针刺的

腧腧也：明·张介宾："腧腧，谓足太阳膀胱经，足阳明胃经，足少阳胆经。十二经中，惟此三经最远，可以因下取上，故曰远道刺。"◎[17]大经：即十二经脉。◎[18]结络：经与络之间，有结聚不通之处。◎[19]刺分肉之间也：明·张介宾："刺分肉者，泄肌肉之邪也。"◎[20]毛刺：指浅刺在皮毛的刺法。◎[21]巨刺者，左取右，右取左：指身体左侧有病，针刺右侧的穴位；右侧有病，针刺左侧穴位，是交叉针刺法用以治疗经脉的病变。◎[22]焠（cuì 翠）刺：即用火针刺治。◎[23]十二节：指十二种刺法。◎[24]偶刺：因是胸腹与后背前后阴阳相配取穴针刺。偶，即偶合。◎[25]以手直心若背：即用手正对着前胸和后背按压，寻找压痛点。◎[26]报刺：重复再刺之义。◎[27]恢刺：针刺的范围宽阔，不是仅仅针刺一点，而是直刺病所后，举针，再向

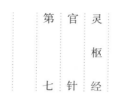

急，以治筋痹[28]也。四曰齐刺[29]：齐刺者，直入一，傍入二，以治寒气小深[30]者。或曰三刺：三刺者，治痹气小深者也。五曰扬刺[31]：扬刺者，正内一，傍内四，而浮之，以治寒气之博大者也。六曰直针刺[32]：直针刺者，引皮乃刺之，以治寒气之浅者也。七曰输刺[33]：输刺者，直入直出，稀发针而深之，以治气盛而热者也。八曰短刺[34]：短刺者，刺骨痹[35]，稍摇而深之，致针骨所[36]，以上下摩骨也。九曰浮刺[37]：浮刺者，傍入而浮之，以治肌急而寒者也。十曰阴刺[38]：阴刺者，左右率刺之，以治寒厥，中寒厥，足踝后少阴[39]也。十一曰傍针刺：傍针刺者，直刺傍刺各一，以治留痹久居者也[40]。十二曰赞刺[41]：赞刺者，直入直出，数发针

方向，以疏通经气，舒缓筋急。第四种叫齐刺，是在病痛部位正中先刺一针，然后在两旁各刺一针；因三针齐刺，所以又叫三刺法，治疗病变范围小而部位深的疼痛性疾病。第五种叫扬刺，是在穴位正中刺一针，然后在上下左右各浅刺一针，刺的部位较为分散，以治疗寒气比较广泛的病症。第六种叫直针刺，先挟持捏起穴位处的皮肤，然后用针沿皮刺入，治疗寒气较浅的病证。第七种叫输刺，是垂直刺入较深处候气，得气后慢慢将针退出，从阴引阳，疏泻邪热的刺法，以治疗气盛的热病。第八种叫短刺，是慢慢进针，轻轻摇动针身，逐渐向深处进针，在接近骨骼时将针上下提插以摩其骨，可以治疗骨痹等深部的病痛。第九种叫浮刺，是斜针浅刺的一种方法，以治疗肌肉寒急的病证。第十种叫阴刺，是左右两侧穴位同用的针刺方法，以治下肢寒厥。如用刺左右两侧的足少阴肾经的太溪穴以治阴寒。第十一种叫傍针刺，是指在病痛部位先直刺一针，再在近傍斜向加刺一针。多用于压痛部位明显，而且固定不移，久久不愈的痹病。第十二种叫赞刺，是直入直出，刺入浅而出针快，连续分散浅刺出血的方法，用以

前向后旁刺，起而复刺。恢，阔，大的意思。◎［28］筋痹：《素问·长刺节论》："病在筋，筋挛节痛，不可以行，名曰筋痹。"◎［29］齐刺：是正中刺一针，两旁各刺一针的刺法。◎［30］寒气小深：邪稽留部位较小而深在的寒痹。◎［31］扬刺：清·张志聪："扬刺者，从中而发扬于四傍也。"◎［32］直针刺：先用手挟持捏起穴位的皮肤，然后将针沿皮下刺入的方法。◎［33］输刺：直入直出，以泻邪气的刺法。明·张介宾："输，委输也，言能输泻其邪，非上文荥输之谓。"◎［34］短刺：渐渐刺入。◎［35］骨痹：病名。《素问·长刺节论》："骨重不可举，骨髓酸痛，寒气至，名曰骨痹。"◎［36］骨所：深刺达骨的部位。◎［37］浮刺：斜针浅刺的一种方法。◎［38］阴刺：是左右两侧穴位同用的方法。◎［39］足踝后少阴：足内踝后肾经的太溪穴。◎［40］以治留痹久居者也：明·张介宾："正者刺其经，旁者刺其络，故可以刺久居之留痹。"◎［41］赞刺：在局部多刺浅

而浅之出血，是谓治痈肿也。

脉之所居深不见者刺之，微内针而久留之，以致其空脉气[42]也。脉浅者勿刺，按绝其脉乃刺之[43]，无令精出，独出其邪气耳。所谓三刺则谷气[44]出者，先浅刺绝皮[45]，以出阳邪；再刺则阴邪[46]出者，少益深，绝皮致肌肉，未入分肉间也；已入分肉之间，则谷气出。故《刺法》曰：始刺浅之，以逐邪气而来血气[47]；后刺深之，以致阴气之邪；最后刺极深之，以下谷气。此之谓也。故用针者，不知年之所加[48]，气之盛衰，虚实之所起，不可以为工也。

凡刺有五，以应五脏[49]。一曰半刺[50]：半刺者，浅内而疾发针，无针伤肉，如拔毛状，以取皮气，此肺之应也。二曰豹文刺[51]：豹文刺

治疗痈肿、丹毒等病。

经脉居于深部而不可见，针刺时要轻微进入，留针的时间可以长些，以引导其脉气上行。对脉络浅显者，不要急刺，要先将穴位所在的脉络按住，使之暂不流通，然后再刺，使脉中精气不致外泄而只排出邪气。所谓三刺而使谷气出现的刺法，是先用浅刺法，刺透皮肤，达于肌腠，以泻除卫分的阳邪；再刺时稍微加深，刺透皮肤到肌肉，但不进入分肉间，以泻除营分的阴邪，最后更深的刺入，达到分肉的中间，以通导谷气，产生较强的针感。所以《刺法》中说：开始浅刺以驱逐浅表邪气而使体表气血流通，后深刺以引导阴分的邪气外泄，最后刺的极深，以使谷气到来而产生针感，这就是三刺法。所以运用针刺治疗疾病的人，若不知道每年的运气情况，主气的盛衰，客气的加临等天气变化，及人体与之相应而出现的各脏器虚实情况，就不能当医生。

刺法有五种，以与五脏相应，治疗与脏相关的疾病。第一种叫半刺。半刺法浅刺于皮肤，不伤肌肉，刺的浅，出针快，好像拔去毫毛一样，用以治疗浅表部的邪气。因肺合皮毛，所以这是与肺脏相应之皮肤有病时的刺法。第二种叫豹纹刺。豹

刺，使之出血，以使痈肿消散的刺法。赞，是赞助的意思。◎[42]致其空脉气：导致其孔穴中的脉气上行，产生感应。◎[43]脉浅者勿刺，按绝其脉乃刺之：对脉络浅显者不要急刺，要先将穴位所在的脉络按住，使之暂不流通，然后才可刺入。◎[44]谷气：明·张介宾："谷气，即正气，亦曰神气。"◎[45]绝皮：浅刺时要刺穿皮肤。◎[46]阴邪：明·张介宾："绝皮及肌，邪气稍深，故曰阴邪。"◎[47]以逐邪气而来血气：唐·杨上善："逐邪者，逐阳邪，来血气，引正气也。"◎[48]年之所加：指五运六气学说中的客气加临，每一年中，各有风、寒、暑、湿、燥、火六气加临之期，是构成当年气候变化的重要因素之一。◎[49]凡刺有五，以应五脏：谓又有五种刺法，以与五脏相应，治疗与脏相关的疾病。◎[50]半刺：指浅刺而疾刺疾出的刺法。◎[51]豹文刺：指

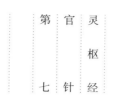

者，左右前后针之，中脉为故，以取经络之血者，此心之应也。三曰关刺[52]：关刺者，直刺左右，尽筋上[53]，以取筋痹，慎无出血，此肝之应也，或曰渊刺，一曰岂刺。四曰合谷刺[54]：合谷刺者，左右鸡足，针于分肉之间，以取肌痹[55]，此脾之应也。五曰输刺[56]：输刺者，直入直出，深内之至骨，以取骨痹，此肾之应也。

纹刺是在患处的前后左右部位上针刺，以刺中络脉使之出血为度。因其散刺出血点多，形如豹纹，所以叫豹纹刺。又因心主血脉，故本法适用于与心气相应的血脉有病、产生红肿热痛等症的治疗。第三种叫关刺。关刺是在四肢关节附近的肌腱上进行针刺，用以治疗筋痹，应注意不要刺出血。因肝应筋，所以这种刺法适用于与肝脏相应的筋病治疗。这种刺法也叫渊刺，又叫岂刺。第四种叫合谷刺。合谷刺是在肌肉之间针刺时所用的方法。其法为，进针后，先退至浅层，再依次向两旁斜刺，形如鸡爪的分叉，所以叫合谷刺。因脾主肌肉，故这种刺法适用于与脾脏相应的肌肉病证的治疗。第五种叫输刺。输刺是直进针、直出针、深刺至骨骼的一种刺法，用以治疗骨痹。因肾主骨，这种刺法适用于与肾气相应的骨病的治疗。

用针较多，刺点分布象豹的斑纹。文，同"纹"◎[52]关刺：刺四肢关节部位的刺法。◎[53]尽筋上：明·张介宾："即关节之处也。"◎[54]合谷刺：指刺在人身的分肉部分的刺法。◎[55]肌痹：病名。唐·杨上善："寒湿之气，客于肌中，名曰肌痹。"◎[56]输刺：直入直出，深刺至骨的刺法。

灵枢经·本神第八　法风[1]

黄帝问于岐伯曰：凡刺之法，先必本于神。血、脉、营、气、精、神，此五脏之所藏[2]也，至其淫泆[3]离脏则精失，魂魄飞扬[4]，志意恍乱[5]，智虑[6]去身者，何因而然乎？天之罪与？人之过乎[7]？何谓德、气、生、精、神、魂、魄、心、意、志、思、

黄帝向岐伯问道：大凡针刺治病的法则，就是一定要首先以病人的精神状态及其活动为根本依据。因为血、脉、营、气、精、神，这些都是五脏所藏守的东西。如果这些东西流散于外而离开五脏，维持生命的精微物质就会随之丧失，从而导致魂魄飘荡涣散、志意恍惚迷乱、智虑离开躯体的结果。是什么原因造成这样的结果呢？是来自于天意的惩罚呢？还是人为的过失造成的呢？到底什么叫做德、气、生、精、神、魂、魄、心、意、志、思、虑、智？请你谈

[1]本神第八　法风：本，有本源，根本之意。神，指人在整个生活过程中的精神状态及其活动，即下文所述的"血、脉、营、气、精、神"等。本神，见篇首"先必本于神"，指的是针刺时首先必须以病人的精神状态及其活动为重要依据。"法风"之"风"泛指全年各个季节的不同气候，而"四立""二分二至"是观察全年气候变化的八个重要时间节点和八个空间区位（"四正"方位，"四维"方位），也就成为《内经》论病因（"此寒气之肿，八风之变也"《素问·脉要精微论》）、论发病（"八风发邪，以为经风，触五脏，邪气发病"《素问·金匮真言论》）、论养生（"从八风之理"《素问·上古天真论》）、论病证（八风所致的病证，如"汤液十日，以去八风五痹之病"《素问·移精变气论》）等理论时的重要依据。"风"有"八"，故八曰"法风"。◎[2]五脏之所藏：血、脉、营、气、精、神均为五脏所藏守的东西。◎[3]淫泆：因太过而散失。泆，通"溢"，水满而外流。◎[4]飞扬：飞舞，飘荡。这里指涣散。◎[5]恍（huǎng谎）乱：神志迷乱不清。◎[6]智虑：智慧谋虑。◎[7]天之罪与？人之过乎：意为这是天意的惩罚呢？还是人为的过失造成的呢？罪，处罚，惩罚。

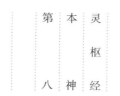

智、虑？请问其故。

岐伯答曰：天之在我者德也[8]，地之在我者气也[9]，德流气薄而生者[10]也。故生之来谓之精[11]，两精相搏谓之神[12]，随神往来者谓之魂[13]，并精而出入者谓之魄[14]，所以任物者谓之心[15]，心有所忆谓之意[16]，意之所存谓之志[17]，因志而存变谓之思[18]，因思而远慕谓之虑[19]，因虑而处物谓之智[20]。故智者之养生也，必顺四时而适寒暑，和喜怒而安居处，节阴阳而调刚柔，如是则僻邪[21]不至，长生久视[22]。

谈它们聚散变化的缘故！

岐伯回答说：天所赋予我们人类自身的东西就是德，地所赋予我们人类自身的东西就是气，由于天之德下流和地之气上交人类便有了生命，那种与生俱来而维持人体生命活动的基本物质就称之为精，阴阳两精交媾而生成的东西就称之为神，依赖于神而又与之往来变化的东西就称之为魂，依赖于先天之精而又与之往来活动的东西就称之为魄，用来接受外界事物的刺激而又能做出相应反应的东西就称之为心，心所进行的思维活动就称之为意，思维活动中所形成的认识就称之为志，根据这种感性认识而进行的反复考虑的过程就称之为思，在思的基础上所进行的由近及远的推想就称之为虑，在虑的基础上形成的正确对待事物的能力就称之为智。所以能够正确对待事物的智者在养生方面，一定能够顺应四季气候的寒暑变化，使情绪正常而安于所处的环境，调和阴阳而使刚柔相济。这样去做，邪气就不会侵袭身体，从而可以延年益寿。

与，同"欤"，语气词，表反诘。◎[8]天之在我者德也：指天所赋予我们人类自身的东西就是德。又，"天"，与下文的"地"，互词，泛指万物乃至人类存在的时空，即所谓"自然界"。德，道也，指天地万物发生及其变化的规律。两句结合理解，即自然界既为万物提供了存在、生成、演化的规律（"德"），也为万物提供了存在、生成、演化的物质基础（"气"）。◎[9]地之在我者气也：指地所赋予人类的物质就是气。◎[10]德流气薄而生者：由于天之德下流，地之气上交，人类就有了生命现象。薄，靠近，附着。此指地气升腾而与天德交合。◎[11]故生之来谓之精：与生俱来维持人体生命活动的基本物质称之为精。◎[12]两精相搏谓之神：男女交媾，阴阳两精结合而形成的生机称之为神。◎[13]随神往来者谓之魂：依赖于神并与之往来活动的知觉机能称之为魂。◎[14]并精而出入者谓之魄：依赖于先天之精并与之往来活动的生理本能称之为魄。◎[15]所以任物者谓之心：可以承担接受外界事物刺激并做出相应反应的机能称之为心。任，负担，主持。◎[16]心有所忆谓之意：具有接受外界事物刺激并做出相应反应的器官所进行的思维活动称之为意。忆，思念，回忆。此指思维活动。◎[17]意之所存者谓之志：对表象、联想等意念积累之后所形成的认识称之为志。存，保存，积累。志，通"识"。◎[18]因志而存变谓之思：根据感性认识而进行反复考虑的过程称之为思。主要是指对感性认识反复考虑的过程。◎[19]因思而远慕谓之虑：指在思考过程中，由近及远的推想称之为虑。◎[20]因虑而处物谓之智：指在进行了长远的思虑基础上，能够正确地处理外界的各种事物称之为智。"智"是理性认识。◎[21]僻邪：邪气。◎[22]长生久视：谓生

是故怵惕[23]思虑者则伤神，神伤则恐惧流淫而不止[24]。因悲哀动中者，竭绝而失生[25]。喜乐者，神惮散而不藏[26]。愁忧者，气闭塞而不行。盛怒者，迷惑而不治[27]。恐惧者，神荡惮[28]而不收。

心怵惕思虑则伤神，神伤则恐惧自失[29]，破䐃脱肉[30]，毛悴色夭[31]，死于冬。脾愁忧而不解则伤意，意伤则悗乱[32]，四肢不举，毛悴色夭，死于春。肝悲哀动中则伤魂，魂伤则狂忘不精，不精则不正当人[33]，阴缩而挛筋，两胁骨不举，毛悴色夭，死于秋。肺喜乐无极则伤魄，魄伤则狂，狂者意不存人[34]，皮革焦[35]，毛悴色夭，死于夏。肾盛

恐惧思虑的情绪太过，神气就会受到损伤；神气受到损伤，就会惊慌不安，阴精流泄不止；因悲哀过度而内伤精气，就会导致心包络衰竭而死亡；喜乐过度的话，神气就会四散而不能藏守于内；愁忧过度，气机就会闭塞而不能正常运行；过度发怒，神志昏迷惶惑而散乱；恐惧过度，神气就会散失而难以收聚。

心因恐惧思虑就会使其所藏的神受到伤害，神受到伤害就会因恐惧而不能自主，并且会使肌肉消瘦下陷、毛发衰败、面色灰暗，从而预示着必然会在冬季死亡；脾因忧愁不解就会使其中所藏的意受到伤害，意受到伤害就会昏迷烦乱，并且会使四肢无力举动、毛发衰败、面色灰暗，从而预示着必然会在春季死亡；肝因悲哀过度就会使在其中所藏的血中寄居着的魂受到伤害，魂受到伤害就会狂乱而处事有失精明，处事有失精明便会邪妄不正，并且会使阴器萎缩、筋脉拘挛、两胁骨下垂、毛发衰败、面色灰暗，从而预示着必然会在秋季死亡；肺因喜极无度就会使在其中所藏的气中寄居着的魄受到伤害，魄受到伤害就会导致癫狂，癫狂的人对外界的刺激无动于衷，旁若无人，并且皮肤干枯、毛发衰败、面色灰暗，从而预示着必然会在夏季死亡；肾因过度发怒而不止就会使在其中所藏的精中寄居着

命长久。◎[23]怵惕（chù tì 触替）：恐惧，惊慌不安。◎[24]恐惧流淫而不止：神气受到伤害后，人的情绪就惊慌不安，阴精流泄不止。◎[25]竭绝而失生：因内脏精气衰竭而死亡。◎[26]神惮散而不藏：暴喜狂乐无度就会使神气四散而不能藏守于内。惮散，即"惮漫"，纵逸貌。◎[27]迷惑而不治：过分恼怒会使神志昏迷惶惑而散乱。治，安定。◎[28]荡惮：散乱貌。◎[29]自失：控制不住自己。◎[30]破䐃脱肉：指肌肉消瘦下陷。䐃，隆起的大块肌肉。◎[31]毛悴色夭：毛发衰败，面色灰暗。◎[32]悗（mán 蛮）乱：昏迷烦乱。◎[33]魂伤则狂忘不精，不精则不正当人：魂在受到伤害之后，人就会情绪狂乱而处事有失精明，处事有失精明神志便会邪妄不正。◎[34]狂者意不存人：谓精神失常的人对外界的刺激无动于衷，旁若无人。◎[35]皮革焦：皮肤干枯。革，皮肤。焦，干枯。◎[36]肾盛怒而不止则伤志：过度发

怒而不止则伤志[36]，志伤则喜忘其前言，腰脊不可以俯仰屈伸，毛悴色夭，死于季夏[37]。恐惧而不解则伤精，精伤则骨痠痿厥[38]，精时自下。是故五脏，主藏精者也，不可伤，伤则失守而阴虚，阴虚则无气，无气则死矣。是故用针者，察观病人之态，以知精神魂魄之存亡得失之意，五者以伤，针不可以治之也。

肝藏血，血舍[39]魂，肝气虚则恐，实则怒。脾藏营，营舍意，脾气虚则四肢不用，五脏不安，实则腹胀经溲不利[40]。心藏脉，脉舍神，心气虚则悲，实则笑不休。肺藏气，气舍魄，肺气虚则鼻塞不利少气，实则喘喝[41]胸盈仰息。肾藏精，精舍志，肾气虚则厥，实则胀，五脏不安。必审五脏之病形，以知其气之虚实，谨而调之也。

的志受到伤害，志受到伤害就会容易对从前说过的话失去记忆，并且使腰脊难以自如地俯仰屈伸、毛发衰败、面色灰暗，从而预示着必然会在夏末之月死亡。恐惧的情绪摆脱不掉就会使精受到伤害，精受到伤害骨节就会软，阳气就会衰竭，进而常常发生遗精现象。因此，五脏是主藏守精气的器官，是不能伤害的，如果受到伤害就会丧失藏守的功能而导致真阴亏虚，真阴亏虚就会失去正气的化源，失去正气的化源就会导致死亡。因此，用针治病的人，必须仔细观察病人的具体病态，并以此来掌握其精、神、魂、魄的存亡得失情况；如果五脏精气已经受到了严重的损伤，就不能用针刺治疗了。

肝藏血，而血中又寄居着魂，所以肝气亏虚就容易恐惧，盛实则容易发怒；脾藏营，而营中又寄居着意，所以脾气亏虚，四肢就不能灵活运动，五脏就不能安和正常，盛实则会腹中发胀，大小便不通；心藏脉，而脉中又寄居着神，所以心气亏虚就容易产生悲哀，盛实则会狂笑不止；肺藏气，气中又寄居着魄，所以肺气亏虚就会鼻塞不通而气短，盛实则又会喘促、胸满，甚至仰面呼吸；肾藏精，而精中又寄居着志，所以肾气亏虚就会四肢厥冷，盛实则会少腹作胀。如果五脏发生病变，一定要明察其病形症状，并以此来掌握其气的虚实，从而谨慎地进行调治。

怒而不止就会使在肾所藏的精中寄居着的志受到伤害。◎[37] 季夏：夏末之日。一般指夏历六月十三至三十（或十二至二十九）的时段。◎[38] 痿厥：指阳气衰竭。◎[39] 舍：寄居。◎[40] 经溲不利：指大小便不利。经，《甲乙经》作"泾"。◎[41] 喘喝：呼吸急促而有声。

灵枢经·终始第九　法野[1]

凡刺之道，毕于终始，明知终始，五脏为纪[2]，阴阳[3]定矣。阴者主脏，阳者主腑，阳受气于四末[4]，阴受气于五脏。故泻者迎之，补者随之[5]，知迎知随，气可令和。和气之方，必通阴阳，五脏为阴，六腑为阳，

大凡针刺的原则，都完全包含在根据经脉气血的运行情况，对病变进行整体分析、全面论治的方法之中。如果明确地掌握了经脉气血的自始至终的变化规律，并且以五脏之气为纲纪，手足阴阳经脉的关系便能确定下来了。手足的三阴经是主五脏的经脉，手足的三阳经是主六腑的经脉。主六腑的阳经受气于四肢，主五脏的阴经受气于五脏本身。所以在运用泻法时应迎着经气循行的方向行针，运用补法时应随着经气循行的方向行针。懂得了迎随补泻的方法然后用针，才能使经气调和。使经气调和正常的方法，其关键在于一定要通晓阴阳变化的规律。如果明白了五脏

[1]终始第九　法野：终，止也，结尾的意思。始，起也，开头的意思，这里指经脉气血运行的起止。一说：古代文献的篇名。"终始"原指经脉气血运行的起止，本篇对三阴三阳脏腑经脉生理、病理进行了论述，较详细的论述了经脉病变的辨证刺治原则，以及针刺补泻手法、禁忌、要求、取穴法则等；由于本篇自始至终是围绕着针刺治病这个主题，并且也是施针者自始至终所必需掌握的知识，故名"终始"。"法野"之"野"指天地区间。天之区间称为"九野"，也谓"九宫"；地之区间称为"九野"，又名"九州"。"夫自古通天者，生之本，本于阴阳。其气九州九窍，皆通乎天气……九分为九野，九野为九脏，故形脏四，神脏五，合为九脏以应之"（《素问·六节藏象论》）之论，就是《内经》在"法野"思维模式下建构生命科学知识的范例。◎[2]纪：纲纪。◎[3]阴阳：手足阴阳经脉。◎[4]四末：四肢。◎[5]故泻者迎之，补者随之：在用泻法时，要迎着经气循行的方向行针；在用补法时，要随着经气循行的方向行针。迎、随，是就针对经脉循行的方向而说的，逆其经脉循行方向进针就是"迎"；顺其经脉循行方向进针就是"随"。迎为泻，随为补。

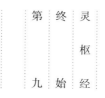
传之后世，以血为盟^[6]，敬之者昌，慢之者亡，无道行私^[7]，必得夭殃。谨奉天道，请言终始。

终始者，经脉为纪^[8]，持其脉口人迎^[9]，以知阴阳有余不足，平与不平，天道毕矣。所谓平人者不病，不病者，脉口人迎应四时也，上下^[10]相应而俱往来也，六经之脉不结动^[11]也，本末之寒温之相守司也^[12]，形肉血气必相称也，是谓平人。少气者^[13]，脉口人迎俱少而不称尺寸^[14]也。如是者，则阴阳俱不足，补阳则阴竭，泻阴则阳脱。如是者，可将以甘药，不可饮以至剂^[15]。

为阴、六腑为阳的道理，才能将它流传后世，作为千古不变的信条。敬奉这一信条，生命就能存在和延续；轻慢这一信条，身体就会死亡；不遵循经脉理论而一味按照自己的意志行事，便必然招致死亡的祸患。为了敬奉自然界的变化规律，请容许我谈谈根据气血运行情况对病变进行整体分析和综合论治的方法。

根据气血运行情况对病变进行整体分析和全面认识的方法，是以经脉的客观存在为准则的。诊测了脉口和人迎部位的脉象，就能以此知道气血阴阳的有余与不足、平衡与不平衡，而人体与五运六气相应之理也就完全掌握了。所谓"平人者不病"，不病是指脉口、人迎的脉象能够与四季气候的变化相适应，脉象上下相应而往来不息，六经的脉气既不结涩也不躁动，内在脏气之本与外在肌肤之脉在寒温不同的气候中都能保持正常的活动机能，形肉血气各得其所而又协调一致，具有这些征象的人也就叫做"平人"。正气虚弱的人，其脉口和人迎的脉气都很虚弱而不符合正常的标准。像这种情况，便表明阴阳全都亏虚不足，如果补阳就会使阴气衰竭，如果泻阴又会使阳气虚脱。如果出现了像这样的情况，可以用甘味的药剂来调养，而不能饮服性猛量大的药剂。如果出现了像这样的情况，也不能使用灸法

◎〔6〕以血为盟：即"歃血为盟"。古时会盟，双方口含牲畜之血或以血涂口旁，表示信誓，称为歃血。以血为盟，就是指以这种郑重的仪式缔结的同盟。这里用以表示经脉的道理和用针方法是千古不变的信条。◎〔7〕无道行私：不遵循经脉理论而一味按照自己的意志行事。◎〔8〕终始者，经脉为纪：指终始是诊测经脉虚实的准则。为，相当"之"。纪，准则。一说：终始以经脉作为认识生理、病理，指导诊断、治疗的纲领。◎〔9〕脉口人迎：都是切脉的部位。脉口，亦称气口或寸口，在两手腕部桡骨头内侧桡动脉搏动处，属手太阴经。人迎，在颈部结喉两侧总动脉搏动处，属足阳明经。◎〔10〕上下：上指人迎，下指脉口。◎〔11〕六经之脉不结动：六经的脉搏既无结涩不足的病象，又无动疾有余的病象。◎〔12〕本末之寒温之相守司也：内在脏气之本与外在肌肤之脉在寒温不同的气候中都能保持正常的活动功能。守司，管束协调。◎〔13〕少气者：元气亏虚的人。◎〔14〕不称尺寸：称，合也。此指脉口和人迎的脉气都不符合正常的脉象标准。尺寸，本为度量单位，引申为脉象的正常标准。一说，指尺脉与寸脉。◎〔15〕至剂：性

如此者弗灸，不已者因而泻之，则五脏气坏矣。

人迎一盛[16]，病在足少阳，一盛而躁，病在手少阳。人迎二盛，病在足太阳，二盛而躁，病在手太阳。人迎三盛，病在足阳明，三盛而躁，病在手阳明。人迎四盛，且大且数，名曰溢阳，溢阳为外格[17]。脉口一盛，病在足厥阴，厥阴[18]一盛而躁，在手心主。脉口二盛，病在足少阴，二盛而躁，在手少阴。脉口三盛，病在足太阴，三盛而躁，在手太阴。脉口四盛，且大且数者，名曰溢阴，溢阴为内关[19]，内关不通死不治。人迎与太阴脉口俱盛四倍以上，命曰关格[20]，关格者与之短期。

人迎一盛，泻足少阳而补

治疗，假如由于不能治愈便使用了泻法，五脏之气就会遭到毁坏。

如果人迎的脉象比寸口大一倍，便表明病邪处于足少阳胆经之中；大一倍而又脉象躁动，则表明病邪处于手少阳三焦经之中。如果人迎的脉象比寸口大二倍，便表明病邪处在足太阳膀胱经之中；大二倍而又脉象躁动，则表明病邪处于手太阳小肠经之中。如果人迎的脉象比寸口大三倍，便表明病邪处于足阳明胃经之中；大三倍而又脉象躁动，则表明病邪处于手阳明大肠经之中。如果人迎的脉象比寸口大四倍，而且脉象又大又数，这就叫做"溢阳"；溢阳就是阳经的邪气亢盛淫溢而将阴经之气格拒于外的"外格"。如果脉口的脉象比人迎大一倍，便表明病邪处在足厥阴肝经之中；大一倍而又脉象躁动，则表明病邪处在手厥阴心包经之中。如果脉口的脉象比人迎大二倍，便表明病邪处在足少阴肾经之中，大二倍而又脉象躁动，则表明病邪处在手少阴心经之中。如果脉口的脉象比人迎大三倍，便表明病邪处在足太阴脾经之中；大三倍而又脉象躁动，则表明病邪处在手太阴肺经之中。如果脉口的脉象比人迎大四倍，而且脉象又大又数，这就叫做"溢阴"；溢阴就是阴经的邪气亢盛淫溢而将阳经之气关闭于内的"内关"；阳气被关闭于内而又壅塞不通，便是不能治愈的死证。如果人迎与寸口的脉象都比其平常大了四倍以上，便称为"关格"；出现关格现象，就可以预测其死期了。

如果人迎的脉象比寸口大一倍，应当泻其足

猛量大的药剂。◎[16]人迎一盛：指人迎之脉大于寸口一倍。盛，旺盛而大。下文"二盛、三盛、四盛"，就是比寸口大二倍、三倍、四倍的意思。"脉口一盛、二盛、三盛、四盛"，也与上文句法一致，意相仿。◎[17]溢阳为外格：阳经的邪气过于亢盛淫溢，便会将阴经之气格拒于外。◎[18]厥阴：《甲乙经》《太素》皆无此二字。当从。◎[19]溢阴为内关：阴经的邪气过于亢盛淫溢，便会将阳经之气关闭于内。◎[20]关格：阴阳俱盛而不相协调的实证。◎

足厥阴，二泻一补[21]，日一取之，必切而验之，疎取之上，气和乃止[22]。人迎二盛，泻足太阳，补足少阴，二泻一补，二日一取之，必切而验之，疎取之上，气和乃止。人迎三盛，泻足阳明而补足太阴，二泻一补，日二取之，必切而验之，疎取之上，气和乃止。脉口一盛，泻足厥阴而补足少阳，二补一泻，日一取之，必切而验之，疎而取之上[23]，气和乃止。脉口二盛，泻足少阴而补足太阳，二补一泻，二日一取之，必切而验之，疎取之上，气和乃止。脉口三盛，泻足太阴而补足阳明，二补一泻，日二取之，必切而验之，疎而取之上，气和乃止。所以日二取之者，太阳[24]主

少阳胆经而补其足厥阴肝经，采取以泻为主、以补为辅的方法，每天刺治一次，并且一定要切按脉象加以检验，人迎的脉象若出现躁动情况，就应当取刺手部相应的经脉，直到经脉之气调和后才可停止用针。如果人迎的脉象比寸口大二倍，应当泻其足太阳膀胱经而补其足少阴肾经，采取以泻为主、以补为辅的方法，每两天刺治一次，并且一定要切按脉象加以检验，人迎的脉象若出现躁动情况，就应当取刺手部相应的经脉，直到经脉之气调和后才可停止用针。如果人迎的脉象比寸口大三倍，应当泻其足阳明胃经而补其足太阴脾经，采取以泻为主、以补为辅的方法，每天刺治三次，并且一定要切按脉象加以检验，人迎的脉象若出现躁动情况，就应当取刺手部相应的经脉，直到经脉之气调和后才可停止用针。如果寸口的脉象比人迎大一倍，应当泻其足厥阴肝经而补其足少阳胆经，采取以补为主、以泻为补的方法，每天刺治一次，并且一定要切按脉象加以检验，寸口的脉象若出现躁动情况，就应当取刺手部相应的阴阳经脉，直到经脉之气调和后才可停止用针。如果寸口的脉象比人迎大二倍，应当泻其足少阴肾经而补其足太阳膀胱经，采取以补为主、以泻为辅的方法，每两天刺治一次，并且一定要切按脉象加以检验，寸口的脉象若出现躁动情况，就应当取刺手部相应的阴阳经脉，直到经脉之气调和后才可停止用针。如果寸口的脉象比人迎大三倍，应当泻其足太阴脾经而补其足阳明胃经，采取以补为主、以泻为辅的方法，每天刺治三次，并且一定要切按脉象加以检验，寸口的脉象若出现躁动情况，就应当取刺手部相应的阴阳经脉，直到经脉之气调和后才可停止用针。之所以每天刺治二次

[21]二泻一补：意为以泻为主，以补为辅。一说：泻法取二穴，补法取一穴。◎[22]疎取之上，气和乃止：若见脉躁，当取手之相应的阴阳经脉，至经脉之气调和即停止用针。◎[23]疎而取之上：当据《甲乙经》《太素》及上下文句式为"疎取之上"。[22]之理为"躁，取之上"。下文"而取之上"理同。◎[24]太阳：《甲乙经》《太素》均作"太阴"，明·马莳、清·张志

胃，大富[25]于谷气，故可日二取之也。人迎与脉口俱盛三倍以上，命曰阴阳俱溢，如是者不开，则血脉闭塞，气无所行，流淫于中，五脏内伤。如此者，因而灸之，则变易而为他病矣。

凡刺之道，气调而止，补阴泻阳[26]，音气益彰，耳目聪明，反此者血气不行。所谓气至而有效者，泻则益虚[27]，虚者脉大如其故而不坚也，坚如其故者，适虽言故，病未去也。补则益实，实者脉大如其故而益坚也，夫如其故而不坚者，适虽言快，病未去也。故补则实，泻则虚，痛虽不随针，病必衰去[28]。必先通[29]十二经脉之所生病，而后可得传于终始矣。故阴阳不相移，虚实不

的原因，是由于足阳明经主胃，其中谷气特别丰富，因而在一天之中可以针刺两次。如果人迎与寸口的脉象都比其平常大了三倍以上，便称为"阴阳俱溢"。如果出现了这种阴阳俱溢的情况而不加以疏通，就会使血脉闭塞而脉气无法通行，邪气在体内妄行横溢而使五脏的真阴内伤。在这种情况下假如使用灸法，便会导致其他的病变。

大凡针刺的方法，应以气机调和正常为目的。经过补其内在的正气和泻其外来的病邪之后，患者就会声音清朗、耳聪目明，与此相反的做法则会使患者血气运行不畅。所谓针下产生针感便立即取得疗效的情况，就是说在对实证用了泻法后便逐渐出现一定的虚象，这一定的虚象是指脉象的大小恢复到了原来的正常状态而又没有原来那样坚实，如果脉象的坚实程度也恢复到了原来的情况，这仅仅可以说一时得到了恢复，病邪却并没有被除去；在对虚证用了补法之后便逐渐出现一定的实象，这一定的实象是指脉象的大小恢复到了原来的正常状态而又比原来更具坚实之象，如果脉象的大小恢复到了原来的正常状态却不出现坚实之象，这仅仅可以说得到了一时的舒服，病邪却并没有被除去。所以使用了补法便会出现实象，使用了泻法便会出现虚象。在正确运用补泻之后，即使病痛不能随针即除，但病势必然会衰退而去。必须首先通晓十二经脉所导致的各种疾病，然后才能将根据经脉气血的运行情况对病变进行整体分析和全面论治的方法传授给他。因此，要使阴阳虚实保持正常的状态而不发生改变

聪均认为当作"阳明"。◎[25]大富：特别丰富。◎[26]补阴泻阳：由于阴主内而阳主外，则"补阴泻阳"就是说补其内在的正气而泻其外来的病邪。一说：补阴泻阳是互文的表达方式，即补泻阴阳，就是对经脉中的阴阳之气根据情况予以补泻。亦通。◎[27]泻则益虚：对实证用了泻法后，便会逐渐出现一定的虚证。益，逐渐。下文"补则益实"义仿此。◎[28]痛虽不随针，病必衰去：在补泻之后，疾病虽然不能随针即除，但病势必然会衰退而去。◎[29]通：通晓。

相倾，取之其经[30]。

凡刺之属，三刺至谷气[31]，邪僻[32]妄合，阴阳易居[33]，逆顺相反[34]，沉浮异处[35]，四时不得[36]，稽留淫泆[37]，须针而去。故一刺则阳邪出，再刺则阴邪出，三刺则谷气至[38]，谷气至而止。所谓谷气至者，已补而实，已泻而虚，故以知谷气至也。邪气独去者，阴与阳未能调，而病知愈[39]也。故曰补则实，泻则虚，痛虽不随针，病必衰去矣。

阴盛而阳虚，先补其阳，后泻其阴而和之。阴虚而阳盛，先补其阴，后泻其阳而和之。三脉[40]动于足大指之间，必审其实虚。虚而泻之，是谓重虚[41]，

和错乱，就必须取其所属经脉的穴位进行针刺。

大凡针刺治病的方式，就是运用深浅不同的三刺法使谷气在针下产生。凡是不正的邪气妄行而与正气交争、阴阳失其位而紊乱、经脉血气运行的逆顺方向反常、脉象沉浮所呈现的部位发生改变、脉气不能与四季时令相协调、外邪留滞于内而到处扩散等情况，都必须以针刺将其除去。因此，初刺皮肤可将阳邪除去，二刺肌肉可将阴邪除去，三刺分肉可使谷气在针下产生，等谷气在针下产生后就应停止用针。所谓谷气在针下产生，就是在用了补法之后便出现了实象，在用了泻法之后便出现了虚象，因此可以认识到谷气已经在针下产生了。邪气已被独独除去后，即使体内的阴阳气血还未能调和，可病情还是表现出了好转的迹象。所以说用了补法就会出现实象，用了泻法就会出现虚象，即使病痛没有随针即除，但病势必然会因此衰退而去。

如果阴经的邪气盛实而阳经的正气亏虚，就应当首先补益阳经的正气，然后才泻除阴经的邪气而使其调和正常；如果阴经的正气亏虚而阳经的邪气盛实，就应当首先补益阴经的正气，然后才泻除阳经的邪气而使其调和正常。足阳明、足厥阴、足少阴三经都在足大趾间有动脉分布，针刺时必须明辨病证的虚实。如果是虚证而误用了泻法，这就叫做虚上加虚的"重虚"；出现了这

◎［30］故阴阳不相移，虚实不相倾，取之其经：要使阴阳虚实保持正常的状态而不发生改变和错乱，必须取其所属经脉的穴位进行针刺。移，改变。倾，排斥，此指错乱。◎［31］三刺至谷气：运用深浅不同的三种刺法引导谷气而产生针感。三刺，指针刺皮肤、肌肉、分肉三种深浅不同的刺法。◎［32］邪僻：不正之气，即邪气。◎［33］阴阳易居：内居之阳僭越于外，外居之阴沉陷于内。◎［34］逆顺相反：气血运行逆顺方向失常。◎［35］沉浮异处：经脉沉浮所呈现的部位发生了改变。◎［36］四时不得：脉气不能与四季时令相协调。◎［37］稽留淫泆：外邪滞留于体内而到处扩散。淫，盛实扩散。泆，通"溢"，水满而外流。◎［38］谷气至：针刺一定深度后，机体出现由谷气产生的针感。◎［39］知愈：表现出痊愈的迹象。知，现。一说，知，即"病愈"。◎［40］三脉：足阳明、足厥阴、足少阴三脉。◎［41］重虚：虚证误用泻法引起虚上加虚，就是重虚。◎［42］膂

重虚病益甚。凡刺此者，以指按之，脉动而实且疾者疾泻之，虚而徐者则补之，反此者病益甚。其动也，阳明在上，厥阴在中，少阴在下。膺腧中膺[42]，背腧中背[43]。肩膊虚者，取之上[44]。重舌，刺舌柱以铍针也[45]。手屈而不伸者，其病在筋，伸而不屈者，其病在骨，在骨守[46]骨，在筋守筋。补[47]须一方[48]实，深取之，稀按其痏[49]，以极出其邪气；一方虚，浅刺之，以养其脉，疾按其痏，无使邪气得入。邪气来也紧而疾，谷[50]气来也徐而和。脉实者，深刺之，以泄其气；脉虚者，浅刺之，使精气无得出，以养其脉，独出其邪气。

种重虚，病势就会更加严重。凡是针刺这些穴位时，应用手指切按，脉动如果又实又快应立即泻除其邪气，又虚又慢则要补益其正气；如果采取了与此相反的手法，病势就会更加严重。这三经之脉搏动的具体情况是，足阳明经在足跗之上，足厥阴经在足跗之中，足少阴经在足附之下。治疗膺部的阴病必须取刺膺部的腧穴，治疗背部的阳病必须取刺背部的腧穴。肩膊出现胀麻木等虚证，应当取刺与上肢经脉相通的膺背部腧穴；治疗舌下肿起的重舌症，应当用铍针刺破舌柱，排出恶血。如果出现手臂弯曲而不能伸开的症状，表明病邪处在筋上；出现了能伸开而不能弯曲的症状，表明病邪处在骨中。病邪处在骨中就应治骨，病邪处在筋上便要治筋。运用补泻的方法，必须在脉气盛实的一处取穴深刺，刺后缓缓地按压针孔，以便使其中的邪气尽量排出；在脉气亏虚的一处取穴浅刺，以便调养其中的脉气，刺后迅速按压针孔，以免邪气从此侵入。由于邪气的来势非常紧急，谷气的产生徐缓柔和，因此，对脉气盛实的人，应当深刺，以便泄除其中的邪气；对脉气虚弱人，应当浅刺，使精气不致外泄，从而调养其脉气，而独独排出其中的邪气。

腧中膺：治疗膺部腧穴所主的阴病必须针刺膺部的腧穴。膺腧，即分布于胸旁两侧高处的腧穴，如手太阴肺经的中府、云门，手厥阴心包经的天池等。◎[43]背腧中背：治疗背部腧穴所主的阳病必须针刺背部的腧穴。背腧，即分布于背部的腧穴，如手少阳三焦经的肩、天，手太阳小肠经的天宗、曲垣、肩外俞等。◎[44]肩膊虚者，取之上：病在肩膊之间，应当取刺与上肢经脉相通的膺背部各腧穴。肩膊，肩部和臂膊。◎[45]重舌，刺舌柱以铍（pī 披）针也：治疗舌下肿起的重舌病，应当用铍针刺破舌柱，排出恶血。重舌，舌下肿胀高起，形如小舌，故称重舌。舌柱，即舌下大筋，其形如柱，故称舌柱。铍针，九针之一，其末如剑锋，主要用于排除脓血。◎[46]守：守护，引申为"治疗"。下同。◎[47]补：唐·杨上善："量此'补'下脱一'泻'字。"◎[48]方：唐·杨上善："处也。"◎[49]稀按其痏（wěi 伟）：缓缓地按压所刺的针孔。痏，针孔。◎[50]谷：原本作"邪"，误，据上下文义改。◎[51]齐：通"剂"。古代以针为砭剂。此指针刺

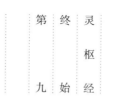

刺诸痛者，其脉皆实。故曰：从腰以上者，手太阴阳明皆主之；从腰以下者，足太阴阳明皆主之。病在上者下取之，病在下者高取之，病在头者取之足，病在足者取之腘。病生于头者头重，生于手者臂重，生于足者足重，治病者先刺其病所从生者也。

春气在毛，夏气在皮肤，秋气在分肉，冬气在筋骨，刺此病者各以其时为齐[51]。故刺肥人者，秋冬之齐；刺瘦人者，以春夏之齐。病痛者阴也，痛而以手按之不得者阴也，深刺之。病在上者阳也，病在下者阴也。痒者阳也，浅刺之。病先起阴者，先治其阴而后治其阳；病先起阳者，先治其阳而后治其阴。刺热厥者，留针反为寒；刺寒厥者，留针反为热。刺热厥者，二阴一阳；刺寒厥者，二阳一阴。所谓二阴者，二刺阴也；一阳者，一刺阳也。久病者邪气入深，刺此

针刺各种发作疼痛的病证，由于其脉象都是盛实的，所以说，从腰部往上的病痛，属于手太阴肺经和手阳明大肠经共同主治的范围，从腰部往下的病痛，属于足太阴脾经和足阳明胃经共同主治的范围。对病在上部的可取刺下部的腧穴，对病在下部的可取刺上部的腧穴，对病在头部的可取刺足部的腧穴，对病在足部的可取刺膝腘中的腧穴。病生在头部的人会感到头重，生在手部的人会感到臂重，生在足部的人会感到足重。治疗这些病证，首先要在疾病最初发生的部位取穴针刺。

春天的邪气往往侵袭人体的毫毛，夏天的邪气往往侵袭人体的皮肤，秋天的邪气往往侵袭人体的分肉，冬天的邪气往往侵袭人体的筋骨。刺治这些疾病，要分别根据其不同季节所发之病的深浅部位来确定恰当的针刺方式。所以给肥胖之人针刺，应根据针刺秋冬两季邪气所致疾病的恰当方式来比照进行；给瘦弱之人针刺，应根据针刺春夏两季邪气所致疾病的恰当方式来比照进行。患上疼痛之症的人，病邪多在阴分，如果疼痛而又用手不能按到具体的部位，便表明病邪处在阴分，应当用针深刺。病在上部，一般属阳证；病在下部，一般属阴证。皮肤瘙痒，属于阳证，应当用针浅刺。病邪先从阴经发起时，应当首先治疗阴经，然后再去治疗阳经；病邪先从阳经发起时，应当首先治疗阳经，然后再去治疗阴经。针刺热厥证时，采用留针法可使热邪退去而出现寒象；针刺寒厥证时，采用留针法可使寒邪退去而出现热象。针刺热厥证时，应当采用"二阴一阳"的方法；针刺寒厥证时，应当采用"二阳一阴"的方法。所谓"二阴"，是指在阴经针刺两次；"一阳"，是指在阳经针刺一次。久病不愈的人，邪气已深入体内。针刺这种宿病时，应当用针

病者，深内[52]而久留之，间日[53]而复刺之，必先调其左右，去其血脉，刺道毕矣。

凡刺之法，必察其形气，形肉未脱，少气而脉又躁，躁厥者[54]，必为缪刺[55]之，散气可收，聚气可布。深居静处[56]，占神往来[57]，闭户塞牖，魂魄不散[58]，专意一神[59]，精气之分，毋闻人声[60]，以收其精，必一其神[61]，令志在针[62]，浅而留之，微而浮之，以移其神[63]，气至乃休。男内女外[64]，坚拒勿出，谨守勿内，是谓得气。

凡刺之禁：新内[65]勿刺，新刺勿内。已醉勿刺，已刺勿醉。新怒勿刺，已刺勿怒。新劳勿刺，已

深刺，并且留针时间要长，隔日再进行针刺。针刺之时，必须首先调和左右的经脉，除去血脉中的郁结。这样，针刺的道理便尽在其中了。

太凡针刺的法则，是在针刺时必须明察患者的形体元气的强弱盛衰。如果形肉尚未极度消瘦，正气虚少而又脉象躁动，这便是躁厥之证，对此一定要采取右病刺左络、左病刺右络的"缪刺法"。这样，散失之气便可收聚，郁结之气便可散开。针刺之时，医生要处于幽静深密的环境中，细心体察患者的思想活动，关闭门窗，思想集中，意念专注，形神交融而又各安其位，将神志完全集中于手下的针上，或是浅刺留针，或是微捻提浮，都要随着病人气血的变化而灵活使用奥妙的针刺技术，直到谷气随针到来才可罢休。使阳气内入而阴气外交，阴阳之气和协通泰，坚决抵御邪气而使正气不致外泄，谨慎守护正气而使邪气不致内侵，这就叫做"得气"。

大凡针刺的禁忌，是在刚行过房事后不能针刺；刚针刺之后也不能行房事。醉酒之后不能针刺；针刺之后也不能醉酒。刚发怒之后不能针刺；针刺之后也不能发怒。刚劳累之后不能针刺；针刺之后也不能劳累。饭吃得过饱之

深浅、次数等。◎[52]内：同"纳"。此指刺入。◎[53]间日：隔日。◎[54]躁厥者：躁动而厥逆之症。◎[55]缪刺：病在左而刺右，病在右而刺左的刺法。与"巨刺"相类，其主要区别是巨刺刺经而缪刺刺络。◎[56]深居静处：医生在施针时为了避免外界的干扰而处在极为幽静的环境之中。◎[57]占神往来：医生在施针时细心体察患者的思想活动。占，推测，体察。神，指病人精神活动的情况。◎[58]魂魄不散：医生在施针时思想集中而心无旁骛。魂魄，此指医生的精神。◎[59]专意一神：全神贯注。◎[60]精气之分，毋闻人声：医生在施针时内在的精与外在的气各安其位，不被外界人声所影响。精气之分，统而言之，即是说形神交融，内外协调。◎[61]以收其精，必一其神：医生在施针时要敛精收神，精神集中。两句互文。◎[62]令志在针：指将神志集中于手中的针上。◎[63]浅而留之，微而浮之，以移其神：医生在针刺时无论采用哪种方法，都要随着病人气血的变化而灵活使用奥妙的技术。浅、留、微、浮，都是针刺的手法或形式。神，指针刺的神奇之术。◎[64]男内女外：使阳气内入而使阴气外出，即协调阴阳之气。◎[65]内：

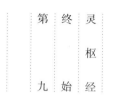

刺勿劳。已饱勿刺，已刺勿饱。已饥勿刺，已刺勿饥。已渴勿刺，已刺勿渴。大惊大恐，必定其气，乃刺之。乘车来者，卧而休之，如食顷[66]乃刺之。出行来者，坐而休之，如行十里顷[67]乃刺之。凡此十二禁者，其脉乱气散，逆其营卫，经气不次，因而刺之，则阳病入于阴，阴病出为阳，则邪气复生，粗工勿察，是谓伐身[68]，形体淫泆，乃消脑髓，津液不化，脱其五味[69]，是谓失气[70]也。

太阳之脉，其终也，戴眼反折瘛疭[71]，其色白，绝皮乃绝汗[72]，绝汗则终矣。少阳终者，耳聋，百节尽纵[73]，目系[74]绝，目系绝一日半则死矣，其死也，色青白乃死。阳明终者，口目动作[75]，喜惊妄言，色黄，其上下之经[76]盛而不行则终矣。少阴终

后不能针刺；针刺之后也不能吃得过饱。饥饿之时不能针刺；针刺之后也不能受饿。口渴之时不能针刺；针刺之后也不能受渴。在病人大恐大惊之后，一定要使其精神安定下来才能针刺；乘车远道而来的病人，要使他躺下休息，大约经过吃一顿饭的工夫才能针刺；步行而来的病人，一定要让他坐下休息，大约经过走十里路的工夫才能针刺。以上这十二条禁忌，如果触犯了就会使患者脉气紊乱、正气散失、营卫不调、经气不能依次正常运行。如此而针刺，便会使阳分的病入侵于阴分，阴分的病外攻到阳分，从而使邪气进一步蔓延滋长。技术粗疏的医生往往没有体察到这些禁忌便妄行针刺，这就叫做摧残病人身体的做法。这样做必然会导致患者形体松散、然后使脑髓消耗、津液不能运化、难以接受水谷之气，这便叫做"失气"。

太阳经的脉气在即将终绝的时候，病人就双目上视不动、角弓反张、手足痉挛、面色苍白、皮肤绝无血色，然后大出绝汗，绝汗一出便会死亡。少阳经的脉气在即将终绝的时候，病人就会耳聋失聪、全身关节松弛无力、眼球连脑的脑络之气断绝，一天半之后便会死亡，死时面色青白。阳明经的脉气在即将终绝的时候，患者就会口眼抽搐、容易惊悸、胡言乱语、面色发黄，如果手足阳明经的脉象都非常大而气血不能运行就要死亡了。少阴经的脉气在即将终绝的时候，病人就会面色发黑、牙齿

指性交。◎[66]食顷：吃一顿饭的工夫。◎[67]十里顷：人行十里路程的时间。◎[68]伐身：戕伐身体。◎[69]脱其五味：丧失水谷精气的营养。脱，脱落，丧失。五味，指水谷所化生的精微物质。◎[70]失气：失去真气。◎[71]戴眼反折瘛疭：戴眼，两目上视而不转动。反折，角弓反张。瘛疭（chì zòng 赤纵），手足痉挛。◎[72]绝皮乃绝汗：绝皮，皮肤失去血色。绝汗，汗出如珠，着身不流，是人临死时出的汗。◎[73]纵：松弛无力。◎[74]目系：眼球深部连于脑的脉络。◎[75]动作：抽搐。◎[76]上下之经：指头颈部的手足阳明之脉。◎[77]齿长：指齿

者，面黑齿长[77]而垢，腹胀闭塞，上下不通而终矣。厥阴终者，中热嗌干，喜溺心烦，甚则舌卷卵上缩而终矣。太阴终者，腹胀闭不得息，气噫[78]善呕，呕则逆，逆则面赤，不逆则上下不通，上下不通则面黑皮毛燋[79]而终矣。

变长而又垢腻无光、腹中胀满壅塞、上下气机不通而死亡。厥阴经的脉气在即将终绝的时候，病人就会胸中发热、咽喉发干、尿频心烦，甚至舌体卷曲、睾丸上缩而死亡。太阴经的脉气在即将终绝的时候，病人就会腹部胀闭、呼吸不畅、多噫气、多呕吐、呕吐时便气逆、气逆则面色发赤；如果气不上逆，就会上下不通，上下不通就会面色发黑，皮毛干枯而死。

龈萎缩而牙齿变长。◎[78]气噫：即嗳气。由于胃气阻郁不畅而上逆有声。◎[79]燋：通"焦"。指皮毛如火灼伤而干枯的现象。

灵枢经·经脉[1] 第十

雷公问于黄帝曰：《禁脉》之言[2]，凡刺之理，经脉为始[3]，营其所行[4]，制其度量[5]，内次五脏，外别六腑[6]，愿尽闻其道。

黄帝曰：人始生，先成精[7]，精成而脑髓生[8]，骨为干[9]，脉为营[10]，筋为刚[11]，肉为墙[12]，

雷公向黄帝问道：对于《禁服》篇中所说的"大凡针刺治病的原理，是以经脉为根本，探求它的循行路线，确定它的长短、大小等标准，从而依次分辨出各经脉与五脏六腑内外相通的联系"的言论，我希望听您详尽地谈谈其中的道理。

黄帝回答说：人的生命在孕育之初，首先形成的是阴阳之精，阴阳两精媾合而发育成熟后脑髓便随之生成。接着生成的骨构成人体的支架、脉构成人体血气运行的通道、筋构

[1]经脉：本篇强调了经脉的重要性，对十二经脉的名称、循行、病证、诊断及治则，同时对经脉气绝证、经脉与络脉的区别和十五别络的名称、循行、病证作了详尽的论述，故名。◎[2]禁脉之言：指《灵枢·禁服》中的言论。◎[3]经脉为始：要掌握针刺理论，必须以经脉为根本。始，开端，基础。◎[4]营其所行：要探求经脉的循行路线。营，度，求。一说：营，指经脉运行。"营"与"制"相对而言，以前说为妥。◎[5]制其度量：应确定经脉的长短、大小等标准。制，裁断，确定。度量，指经脉的长度、大小等。制，《禁服》作"知"。◎[6]内次五脏，外别六腑：此二句互文，指依次分辨出各条经脉与五脏六腑内外相通的联系。按：次、别二字，《禁服》均作"刺。"◎[7]人始生，先成精：指人的生命在孕育之初，首先形成的是阴阳之精。◎[8]精成而脑髓生：指阴阳两精媾合而发育成熟后，脑髓便随之而生成。◎[9]骨为干：骨骼构成了人体的支架。干，即筑墙时立于其两头的木架。◎[10]脉为营：经脉构成运行血气的通道。营，输运。◎[11]筋为刚：筋构成人体连骨属肉的网络。刚，通"纲"。◎[12]肉为墙：肌肉构成人体的外围屏障。墙，

皮肤坚而毛发长[13]，谷入于胃，脉道以通，血气乃行[14]。

雷公曰：愿卒[15]闻经脉之始生。

黄帝曰：经脉者，所以能决死生，处百病[16]，调虚实，不可不通。

肺手太阴之脉，起于中焦[17]，下络大肠[18]，还循胃口[19]，上膈属肺[20]，从肺系横出腋下[21]，下循臑内[22]，行少阴心主之前[23]，下肘中，循臂内上骨下廉[24]，入寸口，上鱼，循鱼际，出大指之端；其支者，从腕后直出次指内廉，出其端。

是动[25]则病肺胀满膨膨而喘

成人体彼此维系的网络、肉构成人体的外围屏障，皮肤生成并长得坚韧后毛发就得以生长。人在出生之后，水谷的精气进入胃而运化，经脉的通路便得以畅通，血气才能运行全身。

雷公说道：我希望听您详尽地谈谈经脉最初生成的基本情况。

黄帝回答说：掌握经脉的循行变化等情况，是用来决断死生、处治各种疾病、调节气血虚实的主要方法，是不能不通晓的知识。

手太阴肺经的脉气起始于中脘部位，向下绕行而与大肠相联络，又返回来顺着胃的上口运行，向上穿过膈膜而与肺脏相连属，然后在喉咙处横着外行，从腋下出来，又向下沿着上臂内侧，行于手少阴心经和手厥阴心包经的前面，向下运行到肘窝中，再沿着前臂内侧桡骨的前缘进入寸口，经过鱼际，再沿着鱼际的边缘循行，最后从拇指内侧之端出来。它的支脉，从手腕后分出，一直走向食指的内侧端与手阳明大肠经相接。

手太阴肺经因受外邪影响而出现异常变

比喻肌肉卫护机体的作用。◎[13]皮肤坚而毛发长：皮肤生成并长得坚厚时毛发便得以生长。◎[14]谷入于胃，脉道以通，血气乃行：人在出生之后，水谷之气便进入胃而运化，经脉的通路才得以畅通，血气便能运行全身。谷，水谷的精气。◎[15]卒：穷尽。◎[16]决生死，处百病：判断人的生死，处理各种疾病。◎[17]起于中焦：手太阴经起始于中脘部位。起，经脉的起点。中焦，指中脘。◎[18]下络大肠：向下绕行而与大肠相联络。◎[19]还循胃口：脉气返回来顺着胃的上口运行。还，指经脉改变方向，去而复回。循，指经脉沿着其部位运行。胃口，此指胃上口贲门。◎[20]上膈属肺：脉气向上穿过膈膜，归入本脏，与肺相连属。上，指经脉自下而上运行。膈，横膈膜。属，指经脉行于本脏。◎[21]从肺系横出腋下：指经脉从喉部横着向外出于腋下。肺系，指喉咙。横，指经脉平行。出，指经脉由深部行到浅部。◎[22]臑（nào闹）内：指上臂的内侧。臑，肩、肘之间部位。◎[23]行少阴心主之前：指此脉从手少阴心经和手厥阴心包经的前面走过。行，指经脉从他经之旁走过。少阴心主，指手少阴心经和手厥阴心包经。◎[24]臂内上骨下廉：指前臂内侧桡骨的前缘。廉，边，侧。◎[25]是动：本经因受外邪影响而出现异常情况。动，

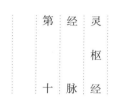

咳，缺盆[26]中痛，甚则交两手而瞀[27]，此为臂厥[28]。是主肺所生病[29]者，咳，上气，喘渴[30]，烦心胸满，臑臂内前廉痛厥，掌中热。气盛有余，则肩背痛风寒，汗出中风，小便数而欠[31]。气虚则肩背痛寒，少气不足以息，溺色变[32]。为此诸病，盛则泻之，虚则补之，热则疾之[33]，寒则留之[34]，陷下则灸之[35]，不盛不虚，以经取之[36]。盛者寸口大三倍于人迎，虚者则寸口反小于人迎也[37]。

大肠手阳明之脉，起于大指次指[38]之端，循指上廉，出合谷两骨之间[39]，上入两筋之中[40]，循臂上廉，入肘外廉，上臑外前

化，就会发作肺气壅满、胸中胀满而气喘咳嗽，缺盆中疼痛，甚至于双手交叉于胸前便眼前发黑之病，这就是臂厥证。本经所主肺脏发生的病变是：咳嗽气逆，喘息有声，心烦胸满，前臂内侧的前缘疼痛厥冷，掌心发热等。如果本经气盛有余，肩背部便会因感冒风寒而发作疼痛，出汗后被风邪侵害，则会导致小便频数而量少；如果本经气虚不足，也会引起肩背部疼痛寒冷，同时气短不足，呼吸困难，小便颜色异常。对于手太阴肺经所产生的这些疾病，是实证就应当用泻法，是虚证就应当用补法，是热证就应当用速刺法，是寒证就应当用留针法，是阳气内衰而脉陷不起之证就应当用灸法，是不实不虚之证就在本经取穴予以调理。实证的表现是寸口的脉象比人迎大三倍，虚证的表现是寸口的脉象反而比人迎还小。

手阳明大肠经的脉气起始于食指的末端，沿着食指的内侧，通过第一、二掌骨之间的合谷，向上进入拇长伸肌腱与拇短伸肌腱之间的凹陷处，再沿上臂外侧的前缘进入肘部的外侧，再沿上臂外侧的前缘，上行肩部，沿着肩峰的前缘上行，出于颈椎六阳经的交会之处，

变动。◎[26]缺盆：此指锁骨上窝。◎[27]瞀（mào冒）：视力模糊不清。◎[28]臂厥：臂部经脉之气厥逆上行之证。◎[29]所生病：本经脏腑发生的病变。◎[30]喘渴：气喘有声貌。渴，当作"喝"，喘气声。◎[31]小便数而欠：小便次数多而尿量少。欠，不足。一说：指呵欠。◎[32]溺色变：尿色异常。如色黄、浑浊等。◎[33]热则疾之：对热证要快刺快出，以泻其邪热。◎[34]寒则留之：对寒证要留针，以祛寒邪而使正气来复。◎[35]陷下则灸之：对阳气内衰而脉陷不起之证应采用灸法，以便温阳复脉、扶危固脱。◎[36]不盛不虚，以经取之：如果不是血气偏实或偏虚导致的疾病，而只是经气不和，就不能用补泻，而只能在本经斟酌取穴，予以调理。◎[37]盛者寸口大三倍于人迎，虚者则寸口反小于人迎也：指实证的表现是寸口的脉象比人迎大三倍，虚证的表现是寸口的脉象反而比人迎还小。寸口，在两手桡骨头内侧桡动脉处；人迎，在结喉旁两侧颈总动脉搏动处。皆诊脉部位。◎[38]大指次指：大指之侧的第二指，即食指。◎[39]合谷两骨之间：第一、二掌骨之间的合谷。合谷，穴名，在拇指、食指的歧骨间。两骨，第一掌骨与第二掌骨。◎[40]两筋之中：拇长伸肌腱与拇短伸肌腱之间的过腕关节处。其

廉，上肩，出髃骨^[41]之前廉，上出于柱骨之会上^[42]，下入缺盆络肺，下膈属大肠；其支者，从缺盆上颈贯颊^[43]，入下齿中，还出挟口，交人中^[45]，左之右，右之左，上挟鼻孔。

是动则病齿痛颈肿。是主津液所生病^[45]者，目黄口干，鼽衄^[46]，喉痹^[47]，肩前臑痛，大指次指痛不用。气有余则当脉所过者热肿，虚则寒慄不复^[48]。为此诸病，盛则泻之，虚则补之，热则疾之，寒则留之，陷下则灸之，不盛不虚，以经取之。盛者人迎大三倍于寸口，虚者人迎反小于寸口也。

胃足阳明之脉，起于鼻之交頞中^[49]，旁纳太阳之脉^[50]，下循鼻外，入上齿中，还出挟口环唇，下

再向下进入缺盆，与肺相联络，然后通过横膈，归入大肠。它的支脉，从缺盆分出后上走颈部，经过面颊，再进入下齿之中，又返回来并行于口的两旁，在人中交叉而行，左脉走向右方，右脉走向左方，最后向上分布在鼻孔两则，与足阳明胃经相接。

手阳明大肠经因受外邪影响而出现异常变化，就会发作牙齿疼痛、颈部肿大之病。本经所主津液发生的病变是：眼睛发黄，口中发干，鼻中流清涕并出血，喉中肿闭，肩前及上臂作痛，食指疼痛得不能活动。如果本经气盛有余，在经脉经过之处便会发热肿起；如果本经气虚不足，就会发冷颤抖，难以恢复。对于手阳明大肠经所产生的这些疾病，是实证就应当用泻法，是虚证就应当用补法，是热证就应当用速刺法，是寒证就应当用留针法，是阳气内衰而脉陷不起之证就应当用灸法，是不实不虚之证就在本经取穴予以调理。实证的表现是人迎的脉象比寸口大三倍，虚证的表现是人迎的脉象反而比寸口还小。

足阴阳胃经的脉气起始于鼻翼两侧，上行到鼻根部时左右相交，再与旁侧的足太阳膀胱经交会，向下循行于鼻的外侧，又向上进入齿龈内，回过来环绕口唇而行，向

穴名叫阳溪。◎[41] 髃（yú 余）骨：肩胛骨与锁骨相连的肩峰处。◎[42] 柱骨之会上：肩胛之上颈骨隆起处。因六阳经会合于此，故称"会上"。柱骨，第七颈椎棘突。◎[43] 贯颊：经脉穿过面颊。贯，经脉从某部位穿过。颊，面旁耳下曲处，当下颌角之前。◎[44] 交人中：经脉交叉于人中。交，经脉在某部位彼此交叉。◎[45] 津液所生病：由于体内津液失常导致的疾病。津液，泛指体内由水谷化生的一切水液。其清稀者称为津，浊稠者称为液。◎[46] 鼽衄（qiú nù 求女）：鼻流清涕为鼽，鼻出血为衄。◎[47] 喉痹：喉中肿闭，言语、呼吸困难之症。◎[48] 寒慄不复：寒冷颤抖，难以恢复。◎[49] 起于鼻之交頞（è 饿）中：足阳明胃经起始于鼻翼两侧，上行到鼻根部时左右相交。頞，鼻梁。◎[50] 旁纳太阳之脉：足阳明胃经与旁侧足太阳膀

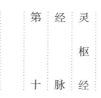

交承浆[51]，却循颐后下廉[52]，出大迎，循颊车[53]，上耳前，过客主人[54]，循发际，至额颅[55]；其支者，从大迎前下人迎，循喉咙，入缺盆，下膈属胃络脾；其直者[56]，从缺盆下乳内廉，下挟脐，入气街[57]中；其支者，起于胃口[58]，下循腹里，下至气街中而合，以下髀关[59]，抵伏兔[60]，下膝膑[61]中，下循胫外廉，下足跗[62]，入中指内间；其支者，下廉三寸而别，下入中指外间；其支者，别跗上，入大指间，出其端。

是动则病洒洒振寒[63]，善呻数欠颜黑，病至则恶人与火，闻木声则惕然[64]而惊，心欲动，独闭户塞牖[65]而处，甚则欲上高而歌，弃衣而走，贲响[66]腹胀，是为骭

下交会于颏唇沟的承浆处，再向后沿着口腮后下方，出于下颌大迎处，沿着下颌角颊车上行耳前，从上关穴旁经过，再沿着发际到达前额；它的支脉，从大迎前分出后向下走入人迎，再沿着喉咙进入缺盆，又向下通过横膈归入胃，然后与脾脏相联络；它直行的经脉，从缺盆向下走入乳内侧，再向下并行于脐旁，进入少腹下方两侧的气冲；它的另一条支脉起始于胃下口幽门，沿着腹里，向下行至气冲与其直行的经脉会合，再由此下行到腹部前上方的髀关，直抵伏兔，向下进入膝盖中，再向下沿着胫骨的前外侧行至足背，由此进入足中趾的内侧；它的又一条支脉，从膝下三寸处分出，向下进入足中趾的外侧；它的又一条支脉，从足背分出别行，进入足大趾而从其末端出来，与足太阴脾经相接。

足阳明胃经因受外邪影响而出现异常变化，就会发作浑身寒冷颤抖、常常呻吟、频频呵欠、额部发暗之症。疾病发作之时，患者不愿看见人与火光，听到木声就会非常惊怕，心跳不安，只想一个人关闭门窗，独处其中；病势严重时，患者就会很想登上高处大呼歌唱，脱去衣服到处乱跑，同时发作肠鸣腹胀，这种症状叫做"厥"。本经所主之

胱经交会。◎[51]承浆：下唇中央下方的凹陷处。亦穴名。◎[52]却循颐后下廉：足阳明经又回过头沿着口腮后下方运行。却，指经脉进而退转。颐，口角下方、腮前下方的部位。◎[53]颊车：下颌骨。亦穴名，在下颌角前咬肌处。◎[54]过客主人：从上关穴旁经过。客主人，穴名，即上关穴，位于耳前颧弓上缘。◎[55]额颅：前额骨部，位于发下眉上之处。◎[56]其直者：从缺盆直行的脉。直，指经脉之直行者。◎[57]气街：穴名。在少腹下方，毛际两侧。又名气冲。◎[58]胃口：指胃下口幽门。◎[59]髀关：穴名。在股部前上方。◎[60]伏兔：穴名。位于大腿前方肌肉隆起处。◎[61]膝膑：膝盖骨。◎[62]跗：足背。◎[63]洒洒（xiǎn 显）振寒：形容寒冷发抖的样子。◎[64]惕然：惊悸貌。◎[65]牖（yǒu 有）：窗户。◎[66]贲响：肠鸣。◎

厥[67]。是主血所生病[68]者，狂疟温淫汗出，鼽衄，口喝唇胗[69]，颈肿喉痹，大腹水肿，膝膑肿痛，循膺、乳、气街、股、伏兔、骭外廉、足跗上皆痛，中指不用。气盛则身以前皆热，其有余于胃，则消谷善饥，溺色黄。气不足则身以前皆寒慄，胃中寒则胀满。为此诸病，盛则泻之，虚则补之，热则疾之，寒则留之，陷下则灸之，不盛不虚，以经取之。盛者人迎大三倍于寸口，虚者人迎反小于寸口也。

脾足太阴之脉，起于大指之端，循指内侧白肉际[70]，过核骨[71]后，上内踝前廉，上踹[72]内，循胫骨后，交出厥阴之前，上膝股内前廉，入腹属脾络胃，上膈，挟咽[73]，连舌本[74]，散舌下；其支者，复从胃，别上膈，注心中。

是动则病舌本强，食则呕，胃

血导致的病变是：癫狂疟疾，热邪大作，大汗自出，鼻中流清涕并出血，口角歪邪，口唇生疮，颈部发肿，喉中肿闭，上腹部水肿，膝盖肿痛，沿着胸侧、乳部、气街、两股、伏兔、胫骨外缘及足背一线都感疼痛，足中趾不能屈伸活动。本经气盛有余，身前的胸腹部会全部发热；若胃中气盛有余，就会使消化功能亢进，容易有饥饿感，尿色发黄；胃中气虚不足，身前胸腹部就会整个发冷颤抖；胃中有寒气，就会发作胀满。对于产生的这些疾病，是实证就应当用泻法，是虚证就应当用补法，是热证就应当用速刺法，是寒证就应当用留针法，是阳气内衰而脉陷不起之证就应当用灸法，是不实不虚之证就在本经取穴予以调理。实证的表现是人迎的脉象比寸口大三倍，虚证的表现是人迎的脉象反而比寸口还小。

足太阴脾经的脉气起始于足大趾的末端，然后沿着大趾内侧的赤白肉际，过大趾本节后的半圆骨，上行到内踝的前缘，再上行到小腿肚内，沿着胫骨后面，交出足厥阴经的前面，向上经膝、股内侧的前缘进入腹中，入属脾脏、联络胃腑，再上穿横膈，并行于食管两旁，与舌根相连接后又分散于舌下。它的支脉，从胃腑分出，向上别行，穿过横膈，流入心中，与手少阴心经相接。

足太阴脾经因受外邪影响而出现异常变化，就会发作舌根强硬、食后即吐、胃脘

---

[67] 骭（gàn 干）厥：指循行足胫部位的胃经气血逆乱。骭，指小腿。◎ [68] 血所生病：明·张介宾："中焦受谷，变化而赤为血，故阳明为多气多血之经，而主血所生病者。"◎ [69] 口喝（wāi 歪）唇胗：口角歪斜、口唇生疮。胗，同"疹"。◎ [70] 白肉际：赤白肉际。手足两侧阴阳面分界处，阳面为赤色，阴面为白色，称赤白肉际。◎ [71] 核骨：足大趾本节后内侧凸出的半圆骨。◎ [72] 踹（shuàn 涮）：又作"腨"。指腓肠肌处，俗称小腿肚。◎ [73] 咽：指食管。◎ [74] 舌本：

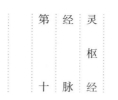
脘痛，腹胀善噫，得后与气[75]则快然如衰[76]，身体皆重。是主脾所生病者，舌本痛，体不能动摇，食不下，烦心，心下急痛，溏、瘕、泄[77]、水闭、黄疸，不能卧，强立[78]，股膝内肿厥，足大指不用。为此诸病，盛则泻之，虚则补之，热则疾之，寒则留之，陷下则灸之，不盛不虚，以经取之。盛者寸口大三倍于人迎，虚者寸口反小于人迎也。

心手少阴之脉，起于心中，出属心系[79]，下膈络小肠；其支者，从心系上挟咽，系目系[80]；其直者，复从心系却上肺，下出腋下，下循臑内后廉，行太阴心主之后[81]，下肘内，循臂内后廉，抵掌后锐骨[82]之端，入掌内后廉，循小指之内出其端。

是动则病嗌干[83]心痛，渴而

疼痛、腹胀嗳气之症。在解过大便或放屁之后，便会感到爽快，似乎病情已经衰退，可全身会感觉沉重。本经所主脾脏发生的病变是：舌根疼痛，身体不能活动，饮食不下，心情烦躁，心下急痛，大便溏泻，腹中气结，小便不通，发作黄疸，不能躺卧，只能勉强站立，两股及膝部内侧发肿厥冷，足大趾不能活动。对于本经产生的这些疾病，是实证就应当用泻法，是虚证就应当用补法，是热证就应当用速刺法，是寒证就应当用留针法，是阳气内衰而脉陷不起之证就应当用灸法，是不实不虚之证就在本经取穴予以调理。实证的表现是寸口的脉象比人迎大三倍，虚证的表现是寸口的脉象反而比人迎还小。

手少阴心经的脉气起始于心中，再从此出来归入心脏与其他脏器相连的部位，然后向下通过横膈，与小肠相联络。它的支脉，从心与其他脏器相连的部位分出，向上并行食管两旁，与眼球内连于脑的脉络相连接；它直行的经脉，又从心脏与其他脏器相连的部位上行于肺部，再向下横出于腋窝下，又向下沿着上臂内侧的后缘，行于手太阴肺经和手厥阴心包经的后面，下行肘窝中，再沿着前臂内侧到达掌后尺骨茎突处，进入掌内后缘，沿着小指内侧行至末端，与手太阳小肠经相接。

手少阴心经因受外邪影响而出现异常变

舌根。◎[75]得后与气：在解过大便或放屁之后。后，大便。气，矢气，俗称放屁。◎[76]快然如衰：感觉爽快，病情似已衰退。衰，病势衰退，病情减轻。◎[77]溏、瘕、泄：溏，指大便稀薄。瘕，指腹部忽聚忽散的结块。泄，指水泻。◎[78]强立：勉强站立。◎[79]心系：心脏与其他脏器相联系的脉络。元·滑寿："五脏系皆通于心，而心通五脏系也。"◎[80]目系：眼球内连于脑的脉络。◎[81]行太阴心主之后：心经从手太阴肺经和手厥阴心包经的后面走过。太阴，指手太阴肺经。心主，指手厥阴心包经。◎[82]锐骨：又称兑骨。即尺骨茎突。◎[83]嗌欲饮，是为臂厥^[84]。是主心所生病者，目黄胁痛，臑臂内后廉痛厥，掌中热痛。为此诸病，盛则泻之，虚则补之，热则疾之，寒则留之，陷下则灸之，不盛不虚，以经取之。盛者寸口大再倍于人迎，虚者寸口反小于人迎也。

小肠手太阳之脉，起于小指之端，循手外侧上腕，出踝^[85]中，直上循臂骨下廉，出肘内侧两筋之间，上循臑外后廉，出肩解^[86]，绕肩胛，交肩上，入缺盆络心，循咽下膈，抵胃属小肠；其支者，从缺盆循颈上颊，至目锐眦^[87]，却入耳中；其支者，别颊上𬕂^[88]抵鼻，至目内眦^[89]，斜络于颧^[90]。

是动则病嗌痛颔^[91]肿，不可以顾^[92]，肩似拔，臑似折^[93]。是主液所生病^[94]者，耳聋目黄颊肿，颈颔肩臑肘臂外后廉痛。为此

化，就会发作咽喉干燥、心中疼痛、口渴而想饮水之病，这就是臂厥证。本经所主心脏发生的病变是：眼睛发黄，胁间作痛，上臂内侧后缘疼痛厥冷，手心发热等。对于手少阴经和心脏产生的这些疾病，是实证就应当用泻法，是虚证就应当用补法，是热证就应当用速刺法，是寒证就应当用留针法，是阳气内衰而脉陷不起之证就应当用灸法，是不实不虚之证就在本经取穴予以调理。实证的表现是寸口的脉象比人迎大两倍，虚证的表现是寸口的脉象反而比人迎还小。

手太阴小肠经的脉气起始于小指的末端，然后沿着手背外侧上行到腕部，从尺骨茎突处出来一直上行，沿着前臂骨的后缘从肘内两筋之间出来，向上沿着上臂外侧的后缘从肩关节出来，在肩胛部位绕行后交会于肩上大椎，再向下进入缺盆联络心脏，沿着食管向下穿过横膈，到达胃腑，最后归入小肠。它的支脉，从缺盆分出后沿着颈部上达面颊，到眼外角后转入耳中；它的另一条支脉，从面颊别行上达眼眶下缘，直抵鼻旁，再行至眼内角，斜着络于颧骨，与足太阳膀胱经相接。

手太阳小肠经因受外邪影响而出现异常变化，就会发作咽喉疼痛、颔部肿起、头项难以转动、肩痛如拔、臂痛如折之病。小肠经所主之液发生的病变是：耳聋失听，眼睛发黄，面颊肿起，沿颈、颔、肩、臑、肘、臂的外侧后缘发痛。对于手太阳经及小肠产生的这些疾

干：咽部干燥。◎［84］臂厥：循行于手臂的心经气血逆乱之证。◎［85］踝：指锐骨，即尺骨茎突。◎［86］肩解：肩胛关节后侧。◎［87］目锐眦：即眼外角。◎［88］𬕂（zhuō拙）：眼眶下部，包括颧骨内连及上牙龈部位。◎［89］目内眦：即内眼角。上下眼睑在鼻侧连结的部位。◎［90］颧（quán全）：位于眼的外下方颜面部隆起的部分，即颧骨部。◎［91］颔（hàn汉）：指腮下。◎［92］顾：回头看。此指转动头项。◎［93］肩似拔，臑似折：肩痛得如同被拔开，臂痛得如同被折断。◎［94］是

诸病，盛则泻之，虚则补之，热则疾之，寒则留之，陷下则灸之，不盛不虚，以经取之。盛者人迎大再倍于寸口，虚者人迎反小于寸口也。

膀胱足太阳之脉，起于目内眦，上额交巅[95]；其支者，从巅至耳上角[96]；其直者，从巅入络脑，还出别下项，循肩髆[97]内，挟脊[98]抵腰中，入循膂[99]，络肾属膀胱；其支者，从腰中下挟脊贯臀，入腘中；其支者，从髆内左右，别下贯胛，挟脊内，过髀枢[100]，循髀外从后廉下合腘中，以下贯腨内，出外踝之后，循京骨[101]，至小指外侧。

是动则病冲头痛[102]，目似脱，项如拔，脊痛腰似折，髀不可以曲，腘如结，腨如裂，是为踝厥[103]。是主筋所生病者，痔疟狂癫疾，头囟[104]项痛，目黄泪出鼽衄，项背腰尻[105]腘腨脚皆痛，小指不用。

病，是实证就应当用泻法，是虚证就应当用补法，是热证就应当用速刺法，是寒证就应当用留针法，是阳气内衰而脉陷不起之证就应当用灸法，是不实不虚之证就在本经取穴予以调理。实证的表现是人迎的脉象比寸口大两倍，虚证的表现是人迎的脉象反而比寸口还小。

足太阳膀胱经的脉气起始于眼内角，然后上行额部，在头顶上交会。它的支脉，从头顶下行到耳上角；它直行的经脉，从头顶入内与脑联络，转过来别行向下从项后出来，再沿着肩胛部的内侧并行于脊柱两旁，直抵腰部，从脊旁肌肉进入内脏与肾联络，最后归入膀胱；它的支脉，从腰部向下并行于脊柱两旁，通过臀部进入腘窝中；它的又一条支脉，从左右肩胛部分出下行，通过肩胛并行于脊柱内，经过股骨上端关节，沿着股骨外侧，从后缘下行交会于腘窝中，再往下通过腿肚内从外踝的后面出来，然后沿着京骨行至足小趾外侧末端，与足少阴相接。

足太阳膀胱经因受外邪影响而出现异常变化，就会发作邪气上冲的头痛，眼痛如脱、项痛如拔、腰脊痛如折、大腿不能屈伸、膝腘部痛如被缚、小腿肚痛如裂开等病，这就是踝厥证。膀胱经所主之筋发生的病变是：痔疮、疟疾、狂癫、囟门及项部疼痛，眼睛发黄，流泪，流清涕，流鼻血，以

主液所生病：小肠经由所主之液发生的病变。◎［95］交巅：在头顶交会。巅，头顶正中最高处，当百会穴之所在。◎［96］耳上角：即耳壳的上部。◎［97］肩髆（bó 搏）：指肩胛骨。◎［98］脊：指脊椎骨。◎［99］膂（lǚ 旅）：指脊椎骨两旁的肌肉。◎［100］髀枢：指股骨上端的关节。即股骨大转子部位。◎［101］京骨：足小趾本节后突出的半圆骨。◎［102］冲头痛：因邪气上冲而引起的头痛。◎［103］踝厥：指循于外踝部位的足太阳经气血逆乱之证。◎［104］头囟（xìn 信）：囟门。◎［105］尻（kāo 考）：骶骨处。◎［106］邪走足心：斜着走向足心的涌泉穴。邪，

为此诸病，盛则泻之，虚则补之，热则疾之，寒则留之，陷下则灸之，不盛不虚，以经取之。盛者人迎大再倍于寸口，虚者人迎反小于寸口也。

肾足少阴之脉，起于小指之下，邪走足心[106]，出于然谷[107]之下，循内踝之后别入跟[108]中，以上踹内，出腘内廉，上股内后廉，贯脊属肾络膀胱；其直者，从肾上贯肝膈，入肺中，循喉咙，挟舌本；其支者，从肺出络心，注胸中。

是动则病饥不欲食[109]，面如漆柴[110]，咳唾则有血，喝喝[111]而喘，坐而欲起，目䀮䀮[112]如无所见，心如悬若饥状[113]，气不足则善恐，心惕惕如人将捕之，是为骨厥[114]。是主肾所生病者，口热舌干，咽肿上气，嗌干及痛，烦心心痛，黄疸肠澼[115]，脊股内后廉痛，痿厥[116]嗜卧，足下热而痛。为此

及项、背、腰、尻、踹、脚全都作痛，小趾不能活动。对于太阳经及膀胱产生的这些疾疾，是实证就应当用泻法，是虚证就应当用补法，是热证就应当用速刺法，是寒证就应当用留针法，是阳气内衰而脉陷不起之证就应当用灸法，是不实不虚之证就在本经取穴予以调理。实证的表现是人迎的脉象比寸口大两倍，虚证的表现是人迎的脉象反而比寸口还小。

足少阴肾经的脉气起始于足小趾的下端，斜着走向足心，从内踝前的然谷穴出来，再沿着内踝骨的后面别行进入脚跟，再从此上行到小腿肚中，从腘窝的内侧出来，又上行股骨内后缘，贯穿脊柱后归入肾脏，并与膀胱相联络。它直行的经脉，从肾向上通过肝脏和横膈进入肺中，再沿着喉咙并行到舌根部；它的支脉，从肺部出来后与心脏相联络，流注于胸中，与手厥阴心包经相接。

足少阴肾经因受外邪影响而出现异常变化，就会发作虽觉饥饿却不想进食、面色发黑枯槁、咳唾带血、喘息有声、坐卧不安、视力模糊、心中像受饥似的感到空虚之病，气虚而不足就容易恐惧，心中常感到像有人来抓捕自己似的惊恐不安，这就叫做骨厥证。足少阴经所主肾发生的病变是：口热舌干，咽部肿痛，肺气上逆，喉咙发干疼痛，心烦心痛，黄疸，痢疾，

通"斜"。◎[107]然谷：穴名。在内踝前之大骨之下。◎[108]跟：指脚跟。◎[109]饥不欲食：虽觉饥饿却不想进食。◎[110]面如漆柴：形容面色黑而枯槁。◎[111]喝喝：喘息声。◎[112]䀮䀮（huāng荒）：视物不清貌。◎[113]心如悬若饥状：心中空荡荡象受饥挨饿似的。悬若，空虚貌。◎[114]骨厥：肾主骨，故因肾经脉气上逆而出现的病症称为"骨厥"。◎[115]肠澼（pì譬）：痢疾的古名。肾开窍于前后二阴，故病肠澼。◎[116]痿厥：四肢痿弱、肢端发凉之

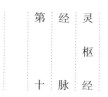

诸病，盛则泻之，虚则补之，热则疾之，寒则留之，陷下则灸之，不盛不虚，以经取之。灸则强食生肉[117]，缓带披发[118]，大杖重履而步[119]。盛者寸口大再倍于人迎，虚者寸口反小于人迎也。

心主[120]手厥阴心包络之脉，起于胸中，出属心包络，下膈，历络三焦；其支者，循胸出胁，下腋三寸，上抵腋，下循臑内，行太阴少阴之间，入肘中，下臂行两筋之间，入掌中，循中指出其端；其支者，别掌中，循小指次指[121]出其端。

是动则病手心热，臂肘挛急，腋肿，甚则胸胁支满，心中憺憺[122]大动，面赤目黄，喜笑不休。是主脉所生病[123]者，烦心心痛，掌中热。为此诸病，盛则泻之，虚则补之，热则疾之，寒则留之，陷下则灸之，不盛不虚，以经取之。盛者

脊部与大腿内侧后缘疼痛，下肢痿软厥冷，嗜睡不起，足心发热作痛等。对于足少阴经及肾脏产生的这些疾病，是实证就应当用泻法，是虚证就应当用补法，是热证就应当用速刺法，是寒证就应当用留针法，是阳气内衰而脉陷不起之证就应当用灸法，是不实不虚之证就在本经取穴进行调理。使用灸法之后，应增强营养以促使肌肉生长恢复，放宽衣带，散开头发使形体舒展，手持大杖，脚穿重履散步，使气血通畅。实证的表现是寸口的脉象比人迎大两倍，虚证的表现是寸口的脉象反而比人迎还小。

手厥阴心包络经的脉气起始于胸中，从此出来后归入心包络，向下通过横膈，依次与上、中、下三焦相联络。它的支脉，沿着胸中行至胁部出来，下行到腋下三寸处，再向上抵达腋下，沿着上臂内侧在手太阴经和手少阴经之间循行，进入肘窝中，再向下从前臂行于掌长肌腱与桡侧腕屈肌腱之间，进入掌中，沿着中指行到末端后出来；它的又一条支脉，从掌中分出别行，沿着无名指行至末端出来，与手少阳三焦经相接。

手厥阴心包经因外邪影响而出现异常变化，就会发作手心发热、臂肘部拘挛疼痛、腋部肿起之病，严重时便感到胸胀满、心中惊动不安、面赤目黄、大笑不止。手厥阴心包经所主之脉发生的病变是，心烦心痛，掌心发热。对于心包经及其所主之脉产生的这些疾病，是实证就应当用泻法，是虚证就应当用补法，是热证就应当用速刺法，是寒证就应当用留针

症。◎[117]强食生肉：指生肉味厚，可以补精，故强令患者多吃生肉。◎[118]缓带披发：放宽衣带，散开头发。◎[119]大杖重履而步：手持大杖，脚穿重履散步。◎[120]心主：心包络之经。因心包络为心所主，故称"心主"。◎[121]小指次指：无名指。◎[122]憺憺（dàn淡）：通"惮惮"，忧惧貌。◎[123]是主脉所生病：心包经所主之脉发生的病变。◎[124]两指之间：

寸口大一倍于人迎，虚者寸口反小于人迎也。

三焦手少阳之脉，起于小指次指之端，上出两指之间[124]，循手表腕[125]，出臂外两骨[126]之间，上贯肘，循臑外上肩，而交出足少阳之后，入缺盆，布膻中[127]，散落[128]心包，下膈，循属三焦；其支者，从膻中上出缺盆，上项，系耳后直上，出耳上角，以屈下颊至𬱟；其支者，从耳后入耳中，出走耳前，过客主人前，交颊，至目锐眦。

是动则病耳聋浑浑淳淳[129]，嗌肿喉痹。是主气所生病[130]者，汗出，目锐眦痛，颊痛，耳后肩臑肘臂外皆痛，小指次指不用。为此诸病，盛则泻之，虚则补之，热则疾之，寒则留之，陷下则灸之，不盛不虚，以经取之。盛者人迎大一倍于寸口，虚者人迎反小于寸口也。

法，是阳气内衰而脉陷不起之证就应当用灸法，是不实不虚之证就在本经取穴予以调理。实证的表现是寸口的脉象比人迎大一倍，虚证的表现是寸口的脉象反而比人迎还小。

手少阳三焦经的脉气起始于无名指的末端，向上从第四、第五掌骨间出来，沿着手背腕关节上行，从前臂外侧的桡骨和尺骨之间出来，向上穿过肘尖，沿着上臂外侧上达肩部，交叉到足少阳胆经的后面出来，再向前进入缺盆，分布于膻中，再散开与心包相联络，最后依次归入上、中、下三焦。它的支脉，从膻中分开向上出于缺盆，再向上进入项部，沿耳后一直上行，从耳上角出来，由此屈折下行颊部，抵达眼眶下缘。它的又一条支脉，从耳后进入耳中，再行至耳前出来，经过客主人穴的前面，与前脉交叉于面颊，抵达眼外角，与足少阳胆经相接。

手少阳三焦经因受外邪影响而出现异常变化，就会发作听力模糊、咽喉肿闭之病。手少阳三焦经所主气发生的病变是，出汗，眼外角痛，颊痛，以及耳后、肩、臑、肘、臂的外侧都痛，无名指不能活动。对于三焦经及其所主之气产生的这些疾病，是实证就应当用泻法，是虚证就应当用补法，是热证就应当用速刺法，是寒证就应当用留针法，是阳气内衰而脉陷不起之证就应当用灸法，是不实不虚之证就在本经取穴予以调理。实证的表现是人迎的脉象比寸口大一倍，虚证的表现是人迎的脉象反而比寸口还小。

指第四、第五掌骨之间。◎［125］手表腕：指手背腕关节处。◎［126］臂外两骨：指前臂外侧的尺骨和桡骨。◎［127］膻（dàn 淡）中：胸腹间的部位，心肺居其中，为宗气积聚之处，故亦称气海。◎［128］落：《太素》《甲乙经》均作"络"。◎［129］浑浑淳淳（tūn 吞）：听觉模糊不清貌。◎［130］是主气所生病：指三焦经所主之气发生的病变。◎［131］头角：即额角，位于前额发际

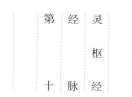
胆足少阳之脉，起于目锐眦，上抵头角[131]，下耳后，循颈行手少阳之前，至肩上，却交出手少阳之后，入缺盆；其支者，从耳后入耳中，出走耳前，至目锐眦后；其支者，别锐眦，下大迎，合于手少阳，抵于颛，下加颊车，下颈合缺盆以下胸中，贯膈络肝属胆，循胁里，出气街，绕毛际[132]，横入髀厌[133]中；其直者，从缺盆下腋，循胸过季胁[134]，下合髀厌中，以下循髀阳[135]，出膝外廉，下外辅骨[136]之前，直下抵绝骨[137]之端，下出外踝之前，循足跗上，入小指次指之间[138]；其支者，别跗上，入大指之间，循大指歧骨[139]内出其端，还贯爪甲，出三毛[140]。

是动则病口苦，善太息，心胁痛不能转侧，甚则面微有尘[141]，体无膏泽[142]，足外反热，是为阳厥[143]。是主骨所生病[144]者，头痛颔痛，目

足少阳胆经的脉气起始于眼外角，向上抵达额角后再向下行至耳后，再沿着颈部行于手少阳三焦经的前面，到肩上后退转回来交叉到手少阴三焦经的后面，最后进入缺盆中。它的支脉，从耳后分出进入耳中，再出走耳前，行至眼外角的后面；它的又一条支脉，从眼外角别行，向下行至大迎，与手少阳三焦交会，抵达眼眶下方，下行经颊车，向下经颈部与本经前入缺盆之脉相合，再下行到胸中，通过横膈与肝脏相联络，归入胆中，再沿着胁内下行，从气冲穴出来，绕过耻骨处阴毛的边际，横着进入髀枢之中；它直行的经脉，从缺盆向下行至腋部，沿着胸部，经过季胁向下与前一支脉在髀枢处相合，再从此沿着股骨外侧向下，从膝外缘出来，又从腓骨之前向下直抵绝骨的末端，再下行到外踝骨之前出来，然后沿着足背进入第四、第五跖骨之间；它的又一条支脉，从足背别行，进入足大趾，沿着第一、第二跖骨行至大趾之端出来，又返回来穿过大趾爪甲从爪甲后的毫毛处出来，与足厥阴肝经相接。

足少阳胆经因受外邪影响而出现异常变化，就会发作口苦、嗳气、心胁痛、身体不能转动之病，严重时面色灰暗如土，肌肤枯槁无光，脚外侧发热，这就是阳厥证。由本经所之骨发生的病变是，头、

左右两端弯曲下垂之处。◎［132］毛际：耻骨处阴毛的边际。◎［133］髀厌：即髀枢部位。在股骨上端关节大转子外侧的最上方，为股骨向外显著隆起的部分。◎［134］季胁：胸肋下两侧的软骨部分。◎［135］髀阳：股骨的外侧。◎［136］外辅骨：即腓骨。◎［137］绝骨：腓骨下段凹陷处。◎［138］小指次指之间：第四、第五跖骨之间。◎［139］大指歧骨：第一、第二跖骨。◎［140］三毛：指足大趾爪甲后生毛处，相当于足大趾趾骨第二节部分。◎［141］面有微尘：面色灰暗，如蒙一层尘土一样。◎［142］体无膏泽：全身皮肤枯槁，失去润泽之色。◎［143］阳厥：少阳之气上

锐眦痛，缺盆中肿痛，腋下肿，马刀侠瘿[145]汗出振寒，疟，胸胁肋髀膝外至胫绝骨外髁前及诸节皆痛，小指次指不用。为此诸病，盛则泻之，虚则补之，热则疾之，寒则留之，陷下则灸之，不盛不虚，以经取之。盛者人迎大一倍于寸口，虚者人迎反小于寸口也。

肝足厥阴之脉，起于大指丛毛之际[146]，上循足跗上廉，去内踝一寸，上踝八寸，交出太阴之后，上腘内廉，循股阴[147]入毛中，过阴器，抵小腹，挟胃属肝络胆，上贯膈，布胁肋，循喉咙之后，上入颃颡[148]，连目系，上出额，与督脉会于巅；其支者，从目系下颊里，环唇内；其支者，复从肝别贯膈，上注肺。

是动则病腰痛不可以俛仰，丈夫㿉疝[149]，妇人少腹肿，甚则嗌

颔、眼外角疼痛，缺盆中肿胀疼痛，腋下肿起，生于腋下和项旁的叫做"马刀"和"侠瘿"的瘰疬发作，自汗，浑身颤抖发冷，疟疾，胸、胁、肋、髀、膝的外侧直到胫骨、绝骨、外踝的前缘以及下肢各关节都觉疼痛，足第四趾不能活动。对于本经及其所主之骨产生的这些疾病，是实证就应当用泻法，是虚证就应当用补法，是热证就应当用速刺法，是寒证就应当用留针法，是阳气内衰而脉陷不起之证就应当用灸法，是不实不虚之证就在本经取穴予以调理。实证的表现是人迎的脉象比寸口大一倍，虚证的表现是人迎的脉象反而比寸口还小。

足厥阴肝经的脉气起始于足大趾爪甲后毫毛生长之处，向上沿着足背的上缘，经过内踝前一寸处上行到内踝之上八寸处，交叉到足太阴脾经的后面出来，再上行到膝腘窝的内侧，沿着股骨内侧进入阴毛部位，经过生殖器抵达小腹，并行于胃腑两旁，归入肝脏，联络胆腑，再向上穿过横膈，分布于胁肋之间，然后沿着喉咙的后面向上进入鼻咽部，与眼球深处的脉络相连，向上出于前额，与督脉会合于头顶的百会穴。它的支脉，从眼球深处脉络下行到颊内，环绕于唇内；它的又一条支脉，从肝脏分出后穿过横膈，向上流注于肺脏中，与手太阴肺经相接。

足厥阴肝经因受外邪影响而出现异常变化，就会发作腰部疼痛难以俯仰之病，男人的症状是阴囊肿大，女人的症状是小腹肿胀，

冲，气血逆乱之证。◎［144］是主骨所生病：指由足少阳经所主之骨产生的病变。◎［145］马刀侠瘿：凡瘰疬生于腋下、形如马刀的叫"马刀"，生于颈旁、形如串珠的称"侠瘿"。◎［146］大指丛毛之际：足大趾爪甲后面生长毫毛之处，亦即足大趾趾骨第一节后方皮肤横纹的部位。◎［147］股阴：大腿的内侧。◎［148］颃颡（háng sǎng杭嗓）：上腭与鼻相通的孔窍处。◎［149］㿉疝：疝气的一种，症见睾丸肿痛下坠。◎［150］飧（sūn孙）泄：腹泻的一种，症见完谷不化、大便稀薄。◎

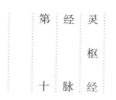

干，面尘脱色。是肝所生病者，胸满呕逆飧泄[150]，狐疝[151]遗溺闭癃[152]。为此诸病，盛则泻之，虚则补之，热则疾之，寒则留之，陷下则灸之，不盛不虚，以经取之。盛者寸口大一倍于人迎，虚则寸口反小于人迎也。

手太阴气绝[153]则皮毛焦[154]，太阴者行气温于皮毛者也，故气不荣[155]则皮毛焦，皮毛焦则津液去皮节[156]，津液去皮节者则爪枯毛折，毛折者则毛先死，丙笃丁死，火胜金也[157]。

手少阴气绝则脉不通，脉不通则血不流，血不流则髦[158]色不泽，故其面黑如漆柴者，血先死，壬笃癸死，水胜火也。

足太阴气绝者则脉不荣肌肉，唇舌者肌肉之本也，脉不荣则肌肉软，肌肉软则舌萎人中

严重时会出现咽喉干燥、面如蒙尘，绝少血色之症。本经所主肝脏发生的病变是，胸中满闷，呕吐气逆，完谷不化，狐疝，遗尿，小便不通等。对于本经及所主肝脏发生的这些疾病，是实证就应当用泻法，是虚证就应当用补法，是热证就应当用速刺法，是寒证就应当用留针法，是阳气内衰而脉陷不起之证就应当用灸法，是不实不虚之证就在本经取穴予以调理。实证的表现是寸口的脉象比人迎大一倍，虚证的表现是寸口的脉象反而比人迎还小。

手太阴肺经的脉气在竭绝之时，患者的毛发就会枯槁。手太阴肺经是运行精气以温润皮毛的经脉，所以肺气失去营养作用，皮毛就会枯槁；皮毛枯槁了，津液就会离开皮肤关节；津液脱离了皮肤关节，爪甲就会枯槁、毛发就会折断脱落。毛发脱落就是毛发先死的征象，它预示着患者必在逢丙之日病情加重，在逢丁之日死亡，这是由于在五行中属火的丙丁与肺金相克的缘故。

手少阴心经的脉气在竭绝之时，患者的脉道就会不畅通；脉道不通畅，血液就不能流动；血液不能流动，头发的颜色就失去光泽。因此，患者面色发黑枯槁便是血先死的征象，它预示着必在逢壬之日病情加重，在逢癸之日死亡，这是由于在五行中属水的壬癸之日与心火相克的缘故。

足太阴脾经的脉气在竭绝之时，患者的经脉就不能输送水谷精微以营养肌肉。由于唇舌是肌肉的本源，经脉不能输送营养，肌肉就会松软；肌肉松软了，就会使舌根萎缩、人中胀满；人

---

[151]狐疝：疝气的一种，症见腹股沟胀痛，肿块时大时小、时上时下。◎[152]闭癃：小便闭涩不利。闭，是指小便闭塞，点滴不出。癃，是指小便不畅，点滴而出。◎[153]气绝：经气竭绝。◎[154]焦：枯槁。◎[155]荣：通"营"。营养。◎[156]津液去皮节：由于肺气衰竭，津液便不能温润皮肤与关节。去，离开。◎[157]丙笃丁死，火胜金也：患者在逢丙之日病情加重，在逢丁之日死亡，其原因在于属火的丙丁之日与肺金相克。◎[158]髦（máo毛）：头发。◎[159]唇

满，人中满则唇反[159]，唇反者肉先死，甲笃乙死，木胜土也。

足少阴气绝则骨枯，少阴者冬脉也，伏[160]行而濡骨髓者也，故骨不濡则肉不能著[161]也，骨肉不相亲则肉软却[162]，肉软却故齿长而垢发无泽，发无泽者骨先死，戊笃己死，土胜水也。

足厥阴气绝则筋绝，厥阴者肝脉也，肝者筋之合也，筋者聚于阴气[163]，而脉络于舌本也，故脉弗荣则筋急，筋急则引舌与卵[164]，故唇青舌卷卵缩则筋先死，庚笃辛死，金胜木也。

五阴气俱绝则目系转，转则目运[165]，目运者为志先死，志先死则远一日半死矣。六阳[166]气绝，则阴与阳相离，离则腠理发泄，绝汗[167]乃出，故旦占[168]夕死，夕占旦死。

中胀满了，口唇就会外翻。口唇外翻就是肌肉先死的征象，它预示着患者必在逢甲之日病情加重，在逢乙之日死亡，这是由于在五行中属木的甲乙之日与脾土相克的缘故。

足少阴肾经的脉气在竭绝之时，患者的骨骼就会枯槁。足少阴肾经是在体内深处循行并濡养骨髓，因此，骨髓不能得到濡养，肌肉就不能依附在它的上面生长；骨肉不能相互密切结合的话，肌肉就会松软萎缩；肌肉松软萎缩了，牙齿就显得长而不洁，头发就失去光泽。头发失去了光泽就是骨先死的征象，预示着患者必在逢戊之日病情加重，在逢己之日死亡，这是由于在五行中属土的戊己之日与肾水相克的缘故。

足厥阴肝经的脉气在竭绝之时，患者的筋就会衰竭。因为足厥阴是属于肝脏的经脉，肝脏又外合于筋，而筋又会聚于阴器并与舌根相联络，所以，如果肝脉不能输运精微，筋就会得不到营养而出现拘急现象；筋出现了拘急现象，就会牵引舌根、阴囊。所以口唇发青、舌体卷屈、阴囊上缩便是筋先死的征象，它预示着患者必在逢庚之日病情加重，在逢辛之日死亡，这是由于在五行中属金的庚辛之日与肝木相克的缘故。

如果五脏阴经的脉气全都竭绝了，就会导致眼球深处的络脉发生转动，眼球深处的络脉发生转动就会引起眼睛眩晕，眼睛出现眩晕现象便是神志先死的征象，神志衰变之后死期就不会超过一天半了。如果六腑阳经的脉气全都竭绝了，就会导致阴气与阳气两相分离，阴阳之气两相分离就会使腠理不固、精气外泄，死亡前的绝汗就会流泄出来。那么，早上出现这种情况就能推测出死期是在当天夜间，夜间出现这种情况就能推测出死期是在第二天早上。

反：口唇外翻。反，同"翻"。◎[160]伏：脉位深。◎[161]著：同"着"，附着。◎[162]却：收缩。◎[163]阴气：当作"阴器"。◎[164]卵：阴囊。◎[165]目运：眼睛眩晕。◎[166]六阳：六阳经。◎[167]绝汗：亡阴、亡阳之汗。◎[168]占：推测。◎[169]分肉：指深部近

经脉十二者，伏行分肉[169]之间，深而不见；其常见者，足太阴[170]过于外踝之上，无所隐故也。诸脉之浮而常见者，皆络脉[171]也。六经络[172]手阳明少阳之大络，起于五指间，上合肘中。饮酒者，卫气先行皮肤，先充络脉，络脉先盛，故卫气已平[173]，营气乃满，而经脉大盛。脉之卒然[174]动者，皆邪气居之，留于本末；不动则热，不坚则陷且空，不与众同，是以知其何脉之动也。

雷公曰：何以知经脉之与络脉异也？

黄帝曰：经脉者常不可见也，其虚实也以气口知之，脉之见者皆络脉也。

雷公曰：细子[175]无以明其然也。

黄帝曰：诸络脉皆不能经大节[176]之间，必行绝道[177]而出，

十二经脉都隐伏在体内而行于分肉之间，处于深处而不会在体表显现；在体表经常显现出来的，只有手太阴肺经所经过的手桡侧的寸口部位，这是由于该处骨露皮薄没有什么隐蔽的缘故。其他各经脉浮于浅表而经常显现出来的，都是它们的络脉。手六经的络脉中，手阳明与手少阳二经的大络起始于五指之间，向上行走而交会于肘关节之中。人在饮酒之后，酒气就会随着卫气迅速地被输送到皮肤之上，首先充盈于络脉之中，使络脉迅速地充盛起来。所以，即使在卫气已经平复之后，营气却仍然满盈，而引起经脉极度亢盛。经脉在突然之间发生异常搏动，都是由于邪气从络脉侵入经脉之中，并滞留于经脉本末导致的；经脉尚未出现异常搏动，则会引起身体发热；若经脉不够坚实，就会使病邪侵入，经气虚陷，与一般的情形不同。根据这些情况就能知道哪一经脉出现了异常搏动。

雷公问道：凭什么知道经脉与络脉的不同之处呢？

黄帝回答说：经脉是常常不会表现于外的，它的虚实情况，可以通过诊察寸口的脉象得到了解。显现于外的脉都属于络脉。

雷公说道：我仍无从明白它们何以如此。

黄帝回答说：诸多络脉都不能通过大的骨节之间，它们必然从经脉所不能行到

骨处的肌肉。◎［170］足太阴：即足太阴脾经。◎［171］络脉：由经脉分出的呈网状的大小分支。络脉可分为别络、浮络和孙络。◎［172］六经络：手六经的络脉。◎［173］平：充足，充盛。◎［174］卒然：突然。卒，通"猝"。◎［175］细子：犹言"小子"。谦词。◎［176］大节：大的骨

入复合于皮中，其会皆见于外。故诸刺络脉者，必刺其结上[178]，甚血者虽无结，急取之以泻其邪而出其血，留之发为痹也。

凡诊络脉，脉色青则寒且痛，赤则有热。胃中寒，手鱼之络多青矣；胃中有热，鱼际络赤；其暴黑者，留久痹也；其有赤有黑有青者，寒热气也；其青短者，少气也。凡刺寒热者皆多血络，必间日而一取之，血尽而止，乃调其虚实；其小而短者少气，甚者泻之则闷，闷甚则仆不得言，闷则急坐之也。

手太阴之别[179]，名曰列缺，起于腕上分间[180]，并太阴之经[181]直入掌中，散入于鱼际。其病实则手锐[182]掌热，虚则欠㰦[183]，小便遗数，取之去腕半寸[184]，别走阳明[185]也。

的间道上往来流注，再在皮肤上与浮络相会合，它们的交会之处都表现在体表上。因此，凡是在针刺各络脉时，一定要刺在有血凝结之处。血聚集得很多时，即使没有出现郁结，也应赶快取刺络脉，以便泻除其中的邪气，排除其中的恶血；否则，邪气和恶血留滞在络脉之中，就会发作为痹症。

大凡诊察络脉时，脉色青就表明体内有寒邪并且发作疼痛，脉色赤就表明体内有热邪。胃中有寒气时，手鱼部的络脉多呈青色；胃中有邪热时，鱼际的络脉则呈赤色。如果该部位的络脉突然表现出黑色，就反映出邪留已久的痹证；兼有赤、黑、青之色，则表现出寒热往来之证；色青而短，则表现出气虚之证。凡是在刺治寒热证之时，由于病邪多在血络中，就一定要采取隔日刺一次的方法，到恶血排尽而止，接着根据虚实进行调治。络脉小而短，便表明是气虚。对于严重气虚的患者错误地使用泻法，就会使头昏胸闷，甚至突然昏倒而不能说话；出现了头昏胸闷现象时，就应赶快搀扶病人静坐一会。

手太阴肺经络脉的别出之处叫做"列缺"。该络脉起始于手腕上的分肉之间，与手太阴肺经并行，直入手掌中，散布在手鱼际处。该络脉发生病变时，属实证则尺骨茎突处和手掌发热，属虚证则伸腰呵欠、小便失禁频数。对此，应取刺腕后一寸半的列缺穴。该络由此别行，与手阳明大肠经相联络。

节。◎[177]绝道：间道。指络脉所行的与纵行经脉相横的路径。◎[178]结上：络脉上有血凝结之处。◎[179]手太阴之别：手太阴肺经别出的络脉。别，别络。◎[180]分间：近骨的深处肌肉之间。◎[181]并太阴之经：与手太阴肺经并行。◎[182]手锐：指手的锐骨处，亦即尺骨茎突。◎[183]欠㰦（qū屈）：伸腰打呵欠。◎[184]半寸：据《脉经》《太素》，应改为"一寸半"。◎[185]别走阳明：由此别行而与手阳明大肠经相联络。◎[186]一寸半：据《太素》及下文，应

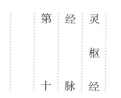

手少阴之别，名曰通里，去腕一寸半[186]，别而上行，循经入于心中，系舌本，属目系。其实则支膈[187]，虚则不能言，取之掌后一寸，别走太阳也。

手心主之别，名曰内关，去腕二寸，出于两筋之间，循经以上系于心，包络心系。实则心痛，虚则为头强，取之两筋间也。

手太阳之别，名曰支正，上腕五寸，内注少阴；其别者，上走肘，络肩髃[188]。实则节弛肘废[189]，虚则生肬[190]，小者如指痂疥[191]，取之所别也。

手阳明之别，名曰偏历，去腕三寸，别入太阴；其别者，上循臂，乘肩髃，上曲颊偏齿[192]；其别者，入耳合于宗脉[193]。实则龋聋，虚则齿寒痹隔[194]，取之所别也。

手少阴心经络脉的别出之处叫做"通里"。该络脉起始于距手腕一寸之处，别出后上行，沿着本经的路线进入心中，再向上与舌根相连，归入眼球深处的络脉中。该络脉发生病变时，属实证则膈间有支撑不舒之感，属虚证则失去说话能力。对此，应取刺掌后一寸之处的通里穴。该络由此别行，与手太阳小肠经相联络。

手厥阴心包经络脉的别出之处叫做"内关"。该络脉起始于距手腕二寸之处，从两筋之间别行出来，沿着本经上行，系于心包，与心系相联络。该络脉发生病变时，属实证则心痛，属虚证则心烦。对此，应取刺两筋之间的内关穴。

手太阳小肠经络脉的别出之处叫做"支正"。该络脉起始于手腕上五寸之处，向内注入手少阴心经。它别出的络脉，向上走入肘中，与手阳明大肠经在肩穴处相联络。该络脉发生病变时，属实证则骨节松弛，肘关节废疾；属虚证则会生赘疣，如同指间所生的痂疥一样小而多。对此，应取刺本络别出之处的支正穴。

手阳明大肠经络脉的别出之处叫做"偏历"。该络脉起始于距手腕三寸之处，然后别行进入手太阴肺经。它别出的络脉，向上沿着上臂登上肩，再向上经过曲颊，偏络齿龈；又一别出的络脉进入耳中，与手太阳、手少阳、足少阳、足阳明众脉会合。该络脉发生病变时，属实证则会生龋齿，患耳聋；属虚证则牙齿发冷，膈间闭塞。对此，应取刺本络别出之处的偏历穴。

删去"半"字。◎［187］支膈：谓膈间有支撑不舒之感。◎［188］肩髃（yú于）：穴名。在肩端两骨间陷中，属手阳明大肠经。◎［189］节弛肘废：骨节松散，肘关节弛废。◎［190］肬：同"疣"。赘瘤。◎［191］小者如指痂疥：意为生出的赘疣如指间所生的痂疥一样又小又多。◎［192］曲颊偏齿：曲颊，颊骨钩连处。因曲如环而得名。偏齿，偏络于齿龈。◎［193］宗脉：众多的经脉，此指手太阳小肠经、手少阳三焦经、足少阳胆经、足阳明胃经。一说：指手太阴肺经的大脉。◎［194］

手少阳之别，名曰外关，去腕二寸，外绕臂，注胸中，合心主。病实则肘挛，虚则不收[195]，取之所别也。

足太阳之别，名曰飞阳，去踝七寸，别走少阴。实则鼽窒[196]头背痛，虚则鼽衄[197]，取之所别也。

足少阳之别，名曰光明，去踝五寸，别走厥阴，下络足跗。实则厥[198]，虚则痿躄[199]，坐不能起，取之所别也。

足阳明之别，名曰丰隆，去踝八寸，别走太阴；其别者，循胫骨外廉，上络头项，合诸经之气，下络喉嗌。其病气逆则喉痹瘁瘖[200]，实则狂巅，虚则足不收胫枯[201]，取之所别也。

足太阴之别，名曰公孙，去本节之后一寸，别走阳明；其别者，入络肠胃。厥气上逆则霍乱[202]，

手少阳三焦经络脉的别出之处叫做"外关"。该络脉起始于距腕关节二寸之处，别出后绕行于臂外侧，再向上注入胸中，与手厥阴心包经会合。该络脉发生病变而患实证则肘关节拘挛，患虚证则肘关节松弛不收。对此，应取刺本络别出之处的外关穴。

足太阳膀胱经络脉的别出之处叫做"飞扬"。该络脉起始于距足外踝向上七寸之处，别出后走入足少阴肾经。该络脉发生病变时，属实证则鼻塞而流清涕，属虚证则流清涕、流鼻血。对此，应取刺本络别出之处的飞扬穴。

足少阳胆经络脉的别出之处叫做"光明"。该络脉起始于足外踝向上五寸之处，别出后走入足厥阴肝经，再向下与足背相联络。该络脉发生病变时，属实证则下肢厥冷；属虚证则腿脚痿软无力，挛缩不行，坐下后又难以站起。对此，应取刺本络别出之处的光明穴。

足阳明胃经络脉的别出之处叫做"丰隆"。该络脉起始于距足外踝向上八寸之处，别出后走入足太阴脾经。它别出的络脉沿着胫骨的外缘，向上络于头项，与从此经过的各经的经气会合后，向下与咽喉相联络。该络脉发生病变时，属气逆证，就会出现咽喉肿闭和突然失音；属实证，就会发作癫狂；属虚证，就会出现足缓不收，胫部肌肉枯瘦。对此，应取刺本络别出之处的丰隆穴。

足太阴脾经络脉的别出之处叫做"公孙"。该络脉起始于距足大趾本节之后一寸处，别出后走入足阳明胃经。它别出的络脉上行进入腹中与肠胃相联络。该络脉发生病变时，属厥气

痹膈：膈间阻塞不通。◎［195］不收：指肘关节松弛，不能屈曲。◎［196］鼽窒：鼻流清涕，鼻塞不通。◎［197］鼽衄：鼻流清涕，流鼻血。◎［198］厥：此指下肢厥冷。◎［199］痿躄：下肢痿软，不能行走。◎［200］喉痹瘁瘖：咽喉肿闭，突然失音。◎［201］胫枯：胫部肌肉枯瘦。◎

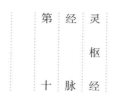

实则肠中切痛，虚则鼓胀，取之所别也。

足少阴之别，名曰大锺，当踝后绕跟，别走太阳；其别者，并经上走于心包，下外贯腰脊。其病气逆则烦闷，实则闭癃[203]，虚则腰痛，取之所别者也。

足厥阴之别，名曰蠡沟，去内踝五寸，别走少阳；其别者，径胫上睾，结于茎。其病气逆则睾肿卒疝[204]，实则挺长[205]，虚则暴痒[206]，取之所别也。

任脉之别，名曰尾翳[207]，下鸠尾，散于腹。实则腹皮痛，虚则痒搔，取之所别也。

督脉之别，名曰长强，挟膂[208]上项，散头上，下当肩胛左右，别走太阳，入贯膂。实则脊强，虚则头重，高摇之[209]，挟脊之有过者，取之所别也。

上逆之证则发生霍乱，属实证则肠中痛如刀切，属虚证则腹胀如鼓。对此，应取刺本络别出之处的公孙穴。

足少阴肾经络脉的别出之处叫做"大钟"。该络脉起始于足内踝下方，绕着足跟别出走入足太膀胱经。它别出的络脉与本经并行走入心包之下，又向外贯穿腰脊。该络脉发生病变时，属气逆之证则心中烦躁郁闷，属实证则小便不通，属虚证则腰痛。对此，应取刺本络别出之处的大钟穴。

足厥阴肝经络脉的别出之处叫做"蠡沟"。该络脉起始于距足内踝向上五寸之处，别出后走入足少阳胆经。它别出的络脉经小腿上行到睾丸，与阴茎相连结。该络脉发生病变时，属气逆之证则睾丸肿大并突发疝痛，属实证则阴茎勃起坚长，属虚证则阴部奇痒。对此，应取刺本络别出之处的蠡沟穴。

任脉之络脉的别出之处叫做"尾翳"。该络脉起始于鸠尾并由此下行，散布在腹部。该络脉发生病变时，属实证则肚皮疼痛，属虚证则肚皮发痒。对此，应取刺本络别出之处的尾翳穴。

督脉之络脉的别出之处叫做"长强"。该络脉起始于会阴后部的长强后挟脊骨上入项部，散布于头部，再向下行至肩胛的两旁，别行走于足太阳膀胱经，进入并贯穿于脊骨之内。该络脉发生病变时，属实证则脊骨强直，属虚证则头部沉重、身体颤抖。对于本络在所行的脊骨部位发生的病变，应取刺其别出之处的长强穴。

---

[202]霍乱：上吐下泻、腹中燥痛之症。◎[203]闭癃：即癃闭，指小便不通。◎[204]卒疝：突然发作疝痛。卒，通"猝"。◎[205]挺长：指阴茎勃起坚长，即阳强。一说：指阴囊纵伸不收。◎[206]暴痒：指阴部奇痒。◎[207]尾翳：即鸠尾穴，位于心前蔽骨下端。一说：当作"屏翳"，指会阴穴。◎[208]膂（lǚ吕）：脊骨。◎[209]高摇之：指身体颤摇不定。一说：摇动患者的头部进行检查。

脾之大络，名曰大包，出渊腋下三寸，布胸胁。实则身尽痛，虚则百节尽皆纵，此脉若罗络之血者，皆取之脾之大络脉也。

凡此十五络者，实则必见，虚则必下，视之不见，求之上下，人经不同。络脉异所别也。

足太阴脾经的大络叫做"大包"。该大络起始于渊腋之下三寸之处的大包穴，散布于胸胁间。该大络发生病变时，属实证则全身疼痛，属虚证则周身关节松弛无力。该脉是包罗汇聚各诸络之血的络脉，如果出现血瘀证，都应取刺脾经大络的大包穴。

大凡以上这十五络脉，在发病时若属实证则脉络突起而明显可见，若属虚证则脉络陷下而不易发现。如果不能发现这些情况，应在该络脉循行的上下各处去寻找。由于各人的经脉不完全相同，络脉也就会因此出现一些不尽相同的情况，对此应区别对待。

灵枢经·经别^[1]十一

黄帝问于岐伯曰：余闻人之合于天道^[2]也，内有五脏，以应五音^[3]、五色^[4]、五时^[5]、五味^[6]、五位^[7]也；外有六腑，以应六律^[8]，六律建阴阳诸经^[9]，而合之十二月、十二辰^[10]、十二节^[11]、十二经水^[12]、十二时^[13]、十二

黄帝向岐伯问道：我听说人体与自然之间互相配合的情况是，人体内有五脏以与自然界的五音、五色、五时、五味、五位相对应，外有六腑以与自然界的六律相对应。此拟六律六吕确立了阴阳经脉的关系后，再将它与十二月、十二辰、十二节、十二经水、十二时、十二经脉相结合，这些

---

[1]经别：本篇主要讨论十二经别的循行路径以及表里相应的阴经与阳经离合出入的配合关系，并结合天人相应的观点，阐述十二经脉在医学上的重要作用，故名。◎[2]天道：此指自然界的事物或现象。◎[3]五音：又称"五声"，是五声音阶上的五个级。其名称是宫、商、角、徵、羽，唐以后又称合、四、乙、尺、工。◎[4]五色：青、赤、黄、白、黑五种颜色。◎[5]五时：春、夏、长夏、秋、冬五季。◎[6]五味：酸、苦、甘、辛、咸五味。◎[7]五位：东、南、西、北、中五方的定位。◎[8]六律：泛指十二音律。相传黄帝时伶伦截竹为管，以管的长短分别声音的高低清浊，乐器的音调都以此为准则。乐律有十二，阴阳各六，阳为律，阴为吕，合称律吕。阳六律即黄钟、太簇、姑洗、蕤宾、夷则、无射，阴六吕即大吕、夹钟、中吕、林钟、南吕、应钟。◎[9]六律建阴阳诸经：比拟六律六吕的关系确立阴阳经脉的关系。建，设置，确立。◎[10]十二辰：中国古代对周天的一种划分法，大抵是沿天赤道从东向西将周天等分为十二个部分，用地平方位中的十二支名称来表示，即子、丑、寅、卯、辰、巳、午、未、申、酉、戌、亥，与二十八宿星座有一定的对应关系，因而既有空间内涵，各辰占据空间30度；也可表达时间内涵，每辰30余日，也可表达一昼夜的十二时辰。◎[11]十二节：指一年二十四节气中，有十二节和十二气。十二节是立春、惊蛰、清明、立夏、芒种、小暑、立秋、白露、寒露、立冬、大雪、小寒。◎[12]十二经水：指清、渭、海、湖、汝、渑、淮、漯、江、河、济、漳十二条河流。◎[13]十二时：指夜半、鸡鸣、平旦、日

全注全译黄帝内经

经脉者，此五脏六腑之所以应天道。夫十二经脉者，人之所以生[14]，病之所以成[15]，人之所以治[16]，病之所以起[17]，学之所始[18]，工之所止[19]也，粗之所易[20]，上之所难[21]也。请问其离合出入[22]奈何？

岐伯稽首[23]再拜曰：明乎哉问也！此粗之所过[24]，上之所息[25]也，请卒言之。

足太阳之正[26]，别入于腘中[27]，其一道下尻[28]五寸，别入于肛，属于膀胱，散之肾，循膂[29]，当心入散；直者，从膂上出于项，复属于太阳，此为一经

都是人体五脏六腑与自然界配合对应的具体表现。十二经脉是人体赖以生存的基础，是疾病借以酿成传变的渠道，是人体维持健康状态的途径，是使疾病痊愈的捷径，是学医之人治学的基础，是医生技术尽善尽美的归宿，是被技术粗劣的庸医视为容易掌握的知识，是被技术高超的上工奉为难以精通的学问。那么，请你谈谈它在人体是怎样离合出入的。

岐伯稽首并拜过两次后说：这个问题提得真高明啊！经脉离合出入的道理正是技术粗劣的庸医一放而过的问题，也正是技术高超的上工留心穷究的学问。请容许我对此进行详尽地论述。

足太阳膀胱经别出而行的正经从别道进入膝腘窝中。它的另一道别出而行的正经在尻下五寸之处，从别道进入肛门，归入膀胱本腑，再散布于肾脏，然后沿着脊骨上行，到心前部位散开。它直行的正经，从脊骨进一步上行到项部，再归入足太阳本经。这就是足太阳别出而行一正经。足少阴肾经别出而行的正经在膝腘中，从别道归入足太阳膀胱经与之会

出、食时、隅中、日中、日昳、晡时、日入、黄昏、人定等划分昼夜的十二个时间段。◎[14]人之所以生：十二经脉是人体赖以生存的凭借。◎[15]病之所以成：十二经脉是疾病赖以传注和酿成的渠道。◎[16]人之所以治：十二经脉是人体维持健康状态的方法之所在。治，安定，正常。◎[17]病之所以起：十二经脉是使疾病痊愈的途径。◎[18]学之所始：十二经脉是学医之人治学基础。◎[19]工之所止：掌握十二经脉是医生的医术达到的最高境界。一说，十二经脉是即使医术很高超的医生也要留心研究的学问。◎[20]粗之所易：十二经脉是被技术粗劣的医生认为不花精力就易掌握的简单知识。◎[21]上之所难：十二经脉是被技术高超的医生认为难以精通，需要努力钻研的学问。◎[22]离合出入：经别从经脉分出来叫做"离"，从深层向表浅层循行为"出"，两经后来相连接叫做"合"，由表浅层向深层循行为"入"。◎[23]稽首：跪拜礼。行礼时叩头至地。一说：行礼时两手拱于地，头叩至手上，不触及地。◎[24]粗之所过：经脉是技术粗劣的医生容易忽略，一放而过的问题。◎[25]上之所息：经脉是技术高超的医生留心探讨的问题。息，停歇，此指留心研究。◎[26]足太阳之正：指足太阳膀胱经别出而行的正经。◎[27]别入于腘中：足太阳膀胱经的正经与本经分道而进入腘窝中。腘，膝腘窝，其正中为足太阳膀胱经的委中穴。◎[28]尻

—96—

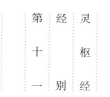

也。足少阴之正，至腘中，别走太阳而合，上至肾，当十四椎，出属带脉；直者，系舌本，复出于项，合于太阳，此为一合[30]。成以诸阴之别，皆为正也[31]。

足少阳之正，绕髀入毛际，合于厥阴；别者，入季胁之间，循胸里属胆，散之上肝贯心[32]，以上挟咽，出颐颔中，散于面，系目系，合少阳于外眦也。足厥阴之正，别跗上，上至毛际，合于少阳，与别俱行[33]，此为二合也。

足阳明之正，上至髀，入于腹里，属胃，散之脾，上通于心，上循咽出于口，上頞頔[34]，还系目系，合于阳明也。足太阴之正，上至髀，合于阳明，与别俱行，上结[35]于咽，贯舌中[36]，此为三合也。

手太阳之正，指地[37]，别于

合，再上行到肾脏，在十四椎处前面出来，归入带脉。它直行的正经，继续上行与舌根相接，然后又从项部出来，与足太阳膀胱经相会合，这是经脉阴阳表里彼此相配的第一合。各阳经与其对应的各阴经相合而构成的别道也全都属于正经。

足少阳胆经别出而行的正经绕过股部进入阴毛处。与足少阴肝经会合。其别行的正经进入软肋之间，再沿着胸内归入本经胆腑，散行于肝脏，向上穿过心脏，从咽喉两旁并行而上，再从颐、颔中出来，散布于面部，连系眼球深处络脉，与足少阳胆经在眼外角相会合。足厥阴肝经别出而行的正经，别行于足背，向上进入阴毛处，与足少阳胆经相会合，并与其别行的正经相偕而行，这是经脉阴阳表里彼此相配的第二合。

足阳明胃经别出而行的正经上行到髀部，进入到腹腔之内归入胃本腑，再散行于脾脏，向上与心相通，再沿着咽喉上行，从口部出来，上行至鼻梁和眼眶下方，反回来又连系眼球深处的络脉，与足阳明本经相会合。足太阴脾经别出而行的正经上行到髀部，与足阳明胃经相会合，并与其别行的正经相偕而行，向上络于咽喉，穿入舌根，这是经脉阴阳表里彼此相配的第三合。

手太阳小肠经别出而行的正经是由上向下而行的，它别出于肩关节，进入腋下后走向

（kāo考）：自骶骨以下至尾骶骨部分。◎[29]膂：脊骨。◎[30]一合：十二经表里彼此配合为六对，称为"六合"。此指足太阳与足少阴相合是表里相配的第一合。下文"二合""三合"等仿此。◎[31]成以诸阴之别，皆为正也：各阳经与其相应的各阴经相合而构成的经别也全都属于正经。◎[32]散之上肝贯心：据上下文义，"上"与"肝"似为倒文，改为"散之肝，上贯心"似文从字顺，且与上文"散之肾"及下文"散之脾，上通于心"句法一致。◎[33]与别俱行：足厥阴经别出的正经与足少阳经别行的正经相偕而行。◎[34]頞頔（è zhuō饿拙）：頞，指鼻根。頔，眼眶的下缘。◎[35]结：《太素》作"络"。◎[36]中：《太素》作"本"。◎[37]指地：手太阳经别出而行的正

肩解，入腋走心，系小肠也。手少阴之正，别入于渊腋两筋之间，属于心，上走喉咙，出于面，合目内眦，此为四合也。

手少阳之正，指天[38]，别于巅，入缺盆，下走三焦，散于胸中也。手心主之正，别下渊腋三寸，入胸中，别属三焦，出[39]循喉咙，出耳后，合少阳完骨[40]之下，此为五合也。

手阳明之正，从手循膺乳[41]，别于肩髃，入柱骨，下走大肠，属于肺，上循喉咙，出缺盆，合于阳明也。手太阴之正，别入渊腋少阴之前，入走肺，散之太阳[42]，上出缺盆，循喉咙，复合阳明，此[43]六合也。

心脏，再归入小肠本腑。手少阴心经别出而行的正经从别道进入腋下三寸之处两筋之间的渊腋，归入心本脏，再向上走入喉咙，从面部出来，与手太阳经的支脉在目内眦相会合，这是经脉阴阳表里彼此相配的第四合。

手少阳三焦经别出而行的正经在上面从头项别出，向下循行缺盆，再下行到三焦本腑，散布于胸中。手厥阴心包经别出而行的正经，别出于渊腋下三寸之处，进入胸中，从别道归入三焦，出来后又沿着喉咙上行到耳后，与手少阳经会合于完骨之下，这是经脉阴阳表里彼此相配的第五合。

手阳明大肠经别出而行的正经，从手沿侧胸乳部之间，别出于肩，再进入柱骨，然后向下行至大肠本腑，归入肺脏，再向上沿着喉咙，从缺盆出来，与手阳明本经相会合。手太阴肺经别出而行的正经，从别道循行渊腋处手少阴经的前方，入走于肺本脏，再散布于大肠，向上又进入缺盆，循行到喉咙，再与手阳明经相会合，这是经脉阴阳表里彼此相配的第六合。

经自上而下行走。◎[38]指天：天在上，而手少阳的正经向下而行，似指别出的处在头顶之上。◎[39]出：《太素》作"上"。宜从。◎[40]完骨：耳后高骨。◎[41]膺乳：侧胸和乳部之间。◎[42]太阳：据《太素·经脉正别》当作"大肠"。◎[43]此：《甲乙经》下有"为"字，疑脱。

灵枢经·经水[1] 十二

黄帝问于岐伯曰：经脉十二者，外合于十二经水，而内属于五脏六腑。夫十二经水者，其有大小、深浅、广狭、远近[2]各不同，五脏六腑之高下、小大、受谷之多少亦不等，相应奈何？夫经水者，受水而行之；五脏者，合神气魂魄而藏之[3]；六腑者，受谷而行之，受气而扬之[4]；经脉者，受血而营之[5]。合而以治奈何？刺之深浅，灸之壮数，可得闻乎？

黄帝向岐伯问道：人体的十二经脉，外与地面上的十二经水相配合，内与五脏六腑相连属。地面上的十二经水，它们都具有大小、深浅、宽窄、长短各不相同的情况，人体五脏六腑的高低、大小，以及容纳水谷之气的多少也不相等。那么，它们二者相互对应的关系是怎样的呢？十二经水受纳地面之水而使其向下流淌；人体的五脏融合神气魂魄并将它们藏守其中；六腑受纳水谷，传化糟粕，经过消化而将其精微物质输布全身；十二经脉受纳血液，将其运行到全身，濡养筋骨关节。那么，怎样将这些情况结合起来，运用到治疗疾病的事情上呢？有关针刺的深浅和灸治的壮数，你能说给我听听吗？

[1]经水：水指《灵枢》成书时代我国境内的清、渭、海、湖、汝、渑、淮、漯、江、河、济、漳等十二水。按：本篇以援物比象的方法，用十二经水纵横交错、川流不息的态势来比喻说明人体脏腑经脉营灌全身、离合出入的生理活动，故名。◎ [2]远近：指流程的长短。◎ [3]五脏者，合神气魂魄而藏之：指五脏融合藏守精气并主宰人的精神活动。◎ [4]六腑者，受谷而行之，受气而扬之：指六腑受纳水谷，传化糟粕，经消化而吸收水谷的精气并将其输布全身。◎ [5]受血而营之：指经脉受纳血液，将其营运全身，濡养筋骨关节。《灵枢·本脏》："经脉者，所以行气血而营阴阳，濡筋

—99—

岐伯答曰：善哉问也！天至高，不可度，地至广，不可量，此之谓也。且夫人生于天地之间，六合[6]之内，此天之高、地之广也，非人力之所能度量而至也。若夫八尺之士[7]，皮肉在此，外可度量切循[8]而得之，其死可解剖而视之，其脏之坚脆[9]，腑之大小[10]，谷之多少[11]，脉之长短[12]，血之清浊[13]，气之多少[14]，十二经之多血少气，与其少血多气，与其皆多血气[15]，与其皆少血气，皆有大数[16]。其治以针艾，各调其经气，固其常有合乎？

黄帝曰：余闻之，快于耳，不解于心[17]，愿卒闻之。

岐伯回答说：这个问题提得多好啊！人们常说天是很高的，它的高度不能测量出来；地是很大的，它的广度不能丈量出来，讲的就是这个道理。况且，人又生存在天地之间，置身于四方上下的六合之内，那么天的这种高度和地的这种广度便不是人力所能测量得到的了。至于对八尺之躯的人体来说，由于皮肉都表露在外面，所以外在的数据可以通过测量和按摸而得出，内在的数据也可以在死后通过解剖观察到。人体五脏的坚脆、六腑的大小、受纳水谷的多少、经脉的长短、血液的清浊、精气的弱强，以及十二经脉中是多血少气，还是少血多气，还是血气都多，还是血气都少等情况都是有定数的。那么，在使用针灸治疗疾病和调和各经脉气血的虚实时，通常一定能够与那些定数符合吗？

黄帝说道：这些道理我听起来觉得很痛快，可心中还不能深刻地理解其精神实质。希望听听你的详尽论述。

骨而利关节者也。"◎[6]六合：《内经》中的"六合"有多种意涵：一指空间，即天地（上下）四方；二指时间，即一年四季，如孟春与孟秋合、仲春与仲秋合、季春与季秋合、孟夏与孟冬合、仲夏与仲冬合、季夏与季冬合等。缘于上文有"天地之间"语，故此处的"六合"当指时间内涵的一年四季为解，更为优胜。◎[7]八尺之士：就体长而言，指当时高度适中之人。八尺，是以当时的度量标准所测量出来的一般成年人体长的标准值◎[8]度量切循：即按照一定的部位或顺序测量全身及身体各部分的长短、广狭、大小等。◎[9]脏之坚脆：指五脏器质的坚韧与脆弱之度。◎[10]腑之大小：指六腑形态及其容量大小之度。◎[11]谷之多少：指受纳水谷多少之度。◎[12]脉之长短：指各条经脉的长短之度。按：经脉的具体长度可参阅本书《灵枢·脉度》及其注释。◎[13]血之清浊：指血液的轻清稠浊之度。◎[14]气之多少：指五脏六腑之气的强弱多少之度。◎[15]十二经之多血少气……与其皆多血气：指十二经中血与气的多少之度。《素问·血气形志》："夫人之常数，太阳常多血少气，少阳常少血多气，阳明常多气多血，少阴常少血多气，厥阴常多血少气，太阴常多气少血，此天之常数。"◎[16]大数：定数，常数，规律。《甲乙经》"大"作"定"。◎[17]快于耳，不解于心：指听起来觉得很痛快，但心中却不能深刻地领会其精神实质。

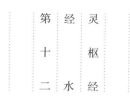
岐伯答曰：此人之所以参天地而应阴阳[18]也，不可不察。足太阳外合清水[19]，内属膀胱，而通水道焉。足少阳外合于渭水[20]，内属于胆。足阳明外合于海水[21]，内属于胃。足太阴外合于湖水[22]，内属于脾。足少阴外合于汝水[23]，内属于肾。足厥阴外合于渑水[24]，内属于肝。手太阳外合淮水[25]，内属小肠，而水道出焉。手少阳外合于漯水[26]，内属于三焦。手阳明外合于江水[27]，内属于大肠。手太阴外合于河水[28]，内属于肺。手少阴外合于济水[29]，内属于心。手心主外合于漳水[30]，内属于心

岐伯回答说：这是人体之所以配合并适应天地阴阳的道理，也是不能不去明察的问题。足太阳经外与十二经水中的清水相对应，内与六腑的膀胱相连属，而沟通全身的水道；足少阳经外与十二经水中的渭水相对应，内与六腑的胆相连属；足阳明经外与十二经水中的海水相对应，内与六腑的胃相连属；足太阴经外与十二经水中的湖水相对应，内与五脏的脾相连属；足少阴经外与十二经水中的汝水相对应，内与五脏的肾相连属；足厥阴经外与十二经水中的渑水相对应，内与五脏的肝相连属；手太阳经外与十二经水中的淮水相对应，内与六腑的小肠相连属，而全身的水道由此化出；手少阳经外与十二经水中的漯水相对应，内与六腑的三焦相连属；手阳明经外与十二经水中的江水相对应，内与六腑的大肠相连属；手太阴经外与十二经水中的河水相对应，内与五脏的肺相连属；手少阴经外与十二经水中的济水相对应，内与五脏的心相连属；手厥阴经外与十二经水中的漳水相对应，内与五脏心的包络相连属。大凡这里所说的人体的五脏六腑和地面上

◎[18] 参天地而应阴阳：指配合并适应自然界阴阳变化的规律。参，参合，配合。◎[19] 清水：水名。在河南省北部，出修武县北黑山，自辉县流经获嘉县入卫河。参《水经注·清水》。一说：在今河南孟津县西北。◎[20] 渭水：黄河主要支流之一。源出甘肃渭源县西北鸟鼠山，东南流至清水县，入陕西省境，东流至潼关入黄河。◎[21] 海水：百川会聚之水。◎[22] 湖水：明·张介宾："湖，即五湖，谓彭蠡、洞庭、巢湖、太湖、鉴湖也。"◎[23] 汝水：水名。源出河南鲁山县大盂山，流经宝丰、襄城、郾城、上蔡、汝南，注入淮河。◎[24] 渑水：明·张介宾："渑水即'漳水'，源出新安县东北白石山，由渑池新安之间入洛，而洛入于河也。"◎[25] 淮水：水名。为古四渎之一。源出河南桐柏山，东经安徽、江苏，原来再经淮阴涟水入海。宋绍熙五年黄河夺淮，淮河自洪泽湖而下，主流合于运河，经高邮湖、江都县入长江。◎[26] 漯（tà踏）水：水名。《说文》作"湿水"。古漯水出今山东茌平县，自宋代黄河决口于商胡，朝城绝流，旧迹因而湮没。◎[27] 江水：即今长江。◎[28] 河水：即今黄河。◎[29] 济水：水名。为古四渎之一。《尔雅·释水》："江、河、淮、济为四渎。"济水源出于河南济原县王屋山，其故道本过黄河而南，东流至山东，与黄河并行入海，后下游为黄河所夺，惟河北发源处尚存。◎[30] 漳水：水名。山西省东部有清、浊

包。凡此五脏六腑十二经水者，外有源泉而内有所禀，此皆内外相贯，如环无端，人经亦然。故天为阳，地为阴，腰以上为天，腰以下为地。故海以北者为阴，湖以北者为阴中之阴，漳以南者为阳，河以北至漳者为阳中之阴，漯以南至江者为阳中之太阳，此一隅之阴阳也，所以人与天地相参也。

黄帝曰：夫经水之应经脉也，其远近浅深，水血之多少各不同，合而以刺之[31]奈何？

岐伯答曰：足阳明，五脏六腑之海也，其脉大血多，气盛热壮，刺此者不深弗散[32]，不留不泻[33]也。足阳明刺深六分，留十呼[34]。足太阳深五分，留七呼。足少阳深四分，留五呼。足太阴深三分，留四呼。足少阴深二分，留三呼。足厥阴深一分，留二呼。手之阴阳，

的十二经水，它们都有不同的源泉向外流出，而各自的源泉也都有其不同的内在禀赋；它们都是内外互相贯通起来，如同圆环一样周而复始，是没有尽头的。人体经脉循行也是如此的。所以说，天属阳性，地属阴性；人体腰部以上与天相应而属阳性，腰部以下与地相应而属阴性。地面上海水以北的经水属阴性，湖水以北的经水属阴中之阴，漳水以南的经水属阳性，河水以北直到漳水之间的经水属阳中之阴，漯水以南直到江水之间的经水属阳中的太阳。这只是自然界阴阳的一个方面，可以用来说明人体与天地之间阴阳相应的关系。

黄帝问道：十二经水与十二经脉相对应，它们的长短深浅，以及水和血的多少等情况各不相同，怎样将其结合起来运用到针刺方面呢？

岐伯回答说：足阳明胃经是五脏六腑中相当于十二经水中海水一样的气血汇聚的经脉，它脉大血多，阳热最盛，因此在针刺该经时，如果不深刺，邪气就不会消散；针刺时如果不留针，邪气就不会被泻出来。针刺足阳明经应进针六分深，留针相当于呼吸十次的时间；足太阳经进针五分深，留针相当于呼吸七次的时间；足少阳经进针四分深，留针相当于呼吸五次的时间；足太阴经进针三分深，留针相当于呼吸四次的时间；足少阴经进针二分深，留针相当于呼吸三次的时间；足厥阴经进针一分深，留针相当于呼吸二次的时间。手三阴三阳各经，由于它们接受脏气的距离较短，脉气运

二漳，东南流至今河北、河南两省边境合流，又东流至大名县入卫河。唐·杨上善："漳水，清漳水也，出上党沽县西北少山，东流合浊漳入于海。"按：古有老漳河、小漳河，皆漳河故道，今并湮没。◎[31]合而以刺之：将十二经水与十二经脉的特点结合起来运用于刺治疾病之事。◎[32]不深弗散：对多气多血的足阳明经如果不深刺，邪气就不会消散。弗，不。◎[33]不留不泻：对足阳明经如果刺时不留针，邪气就不会被泻去。◎[34]留十呼：留针时间为呼吸十次的工夫。◎

其受气之道近，其气之来疾，其刺深者皆无过二分，其留皆无过一呼。其少长大小肥瘦，以心撩之[35]，命曰法天之常[36]。灸之亦然。灸而过此者得恶火[37]，则骨枯脉涩；刺而过此者，则脱气[38]。

黄帝曰：夫经脉之小大，血之多少，肤之厚薄，肉之坚脆，及䐐[39]之大小，可为量度乎？

岐伯答曰：其可为度量者，取其中度[40]也，不甚脱肉而血气不衰也。若夫度之人，痟[41]瘦而形肉脱者，恶[42]可以度量刺乎？审切循扪按[43]，视其寒温盛衰而调之，是谓因适而为之真也。

行也较迅速，针刺这些经脉进针都不能超过二分深，留针都不能超过相当于一次呼吸的时间。至于对老幼、大小、肥瘦的不同体形体质的患者施针时，医生便应当进行具体分析，酌情处理了，这种做法称之为遵循客观规律。对各经脉进行灸治也应如此。如果进行灸治时超过了这个限度，便产生伤害人体的火气，就会使患者骨髓枯槁、血脉凝涩；针刺若是超过这个标准，就会损伤人体正气。

黄帝问道：对人体经脉的大小、血的多少、皮肤的薄厚、肌肉的坚脆，以及肉的大小，都可以确定具体的标准吗？

岐伯回答说：可以用来确定具体标准的依据，就是要选择适中之人的体形体质，也就是肌肉不很消瘦、血气不很衰弱的情况。若是以形体消瘦、肌肉削减而不符合常规的人来度量，怎么可以用来确定针刺的准则呢？！通过全面切、循、扪、按等具体的诊察手段，再根据其疾病的寒热虚实情况进行调治，这才可以称之为掌握了根据不同情况灵活处理问题的真谛呀！

[35]以心撩之：指针刺不同体质体型的人，医生应当具体分析，酌情处理。撩，捞取，引申为处理。一说：撩，通"料"，估量，忖度。亦通。◎[36]法天之常：遵循客观的自然规律。法，依据，遵循。◎[37]恶火：伤害人体的火气。◎[38]脱气：即"耗气"。指损伤人体正气。◎[39]䐐：《甲乙经》作"腘"。隆起的大块肌肉。◎[40]中度：指体形体质适中之人的标准值。◎[41]痟（xiāo消）：通"消"。◎[42]恶（wū乌）：怎么，如何。◎[43]切循扪按：是几种不同的诊断方法。日本·丹波元简："切，谓诊寸口；循，谓循尺肤。盖经脉之大小，肤之厚薄，当寸尺度之。如肉之坚脆，腘之大小，非一一扪按不能知之。故举此四字，以见其义。"

灵枢经·经筋[1] 第十三

足太阳之筋，起于足小指，上结于踝，邪[2]上结于膝，其下循足外踝，结于踵[3]，上循跟，结于腘[4]；其别者，结于腨[5]外，上腘中内廉，与腘中并上结于臀[6]，上挟脊上项；其支者，别入结于舌本[7]；其直者，结于枕骨[8]，上头下颜[9]，结于鼻；其支者，为目上网[10]，下结于頄[11]；其支者，从腋后外廉，结于肩髃[12]；其支者，入腋下，上出缺盆[13]，上结

足太阳膀胱经的筋起始于足小趾，向上与足外踝相连结，再斜着向上结到膝部。它的下部沿着足外踝与足踵相连结，又向上沿着足跟与膝腘相连结。它别行的一支与小腿肚相连结，上行到膝腘窝的内侧，与前入腘窝的筋并向上连结在臀部，再挟脊骨上行到项部。由此分出的支筋别行入内与舌根相连结。其中从项部直行的支筋连结到枕骨，再上行头部，下行额部，与鼻相连结。从此分出的支筋构成上眼睑的网状经筋，再向下与目下的部相连结。它的又一条支筋从腋后的外侧与肩部相连结，而又一条支筋则进入腋下后再从缺盆出来，向上连结于耳后的完骨处。它

---

[1]经筋：本篇以介绍十二经筋的起止、病变和治法为主，由于经筋同十二经脉一样，也分手足三阴三阳，多运行于体表筋肉，故名。◎[2]邪：通"斜"。下同。◎[3]踵：足跟的突出部位。◎[4]腘：指腘窝。与膝盖前后相对的部位。◎[5]腨（shuàn涮）：即腨。指腓肠肌隆起处，俗称"小腿肚"。◎[6]臀：臀部。指腰以下，两股以上大肉部位。◎[7]舌本：舌根。◎[8]枕骨：脑后横骨。◎[9]颜：额部。又称"庭""天庭"。◎[10]目上网：位于目上，约束上眼睑开合的经筋。网，指呈网状结构的经筋。◎[11]頄（kuí 魁）：颧骨。◎[12]肩髃（yú 余）：肩部锁骨肩

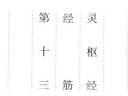

于完骨[14]；其支者，出缺盆，邪上出于頄。其病小指支跟肿痛[15]，腘挛，脊反折[16]，项筋急，肩不举，腋支缺盆中纽痛[17]，不可左右摇。治在燔针劫刺[18]，以知为数，以痛为输[19]，名曰仲春痹[20]也。

足少阳之筋，起于小指次指[21]，上结外踝，上循胫外廉，结于膝外廉；其支者，别起外辅骨[22]，上走髀[23]，前者结于伏兔[24]之上，后者结于尻[25]；其直者，上乘䏚季胁[26]，上走腋前廉，系于膺乳[27]，结于缺盆；直者，上出腋，贯缺盆，出太阳之前，循耳后，上额角，交巅上，下走颔[28]，上结于頄；支者，结于目

的支筋从缺盆出来，再斜着上行从目下的部出来。该经筋发生的病变是，从足小趾牵引到足跟作痛，膝腘窝拘挛，脊部反张，项筋拘急，肩部不能抬起，从腋部牵引到缺盆纠结作痛，不能左右转动。治疗时应采取火针速刺速出的劫刺法，以使疾病痊愈为限度，以疼痛之处的腧穴为取穴的部位。本经筋的这种疾患叫做"仲春痹"。

足少阳胆经的筋起始于足第四趾之端，向上与足外踝相连结，再向上沿着胫骨的外缘，连结于膝部的外侧。它的支筋从外辅骨处分出别行，向上走向髀部，前面的一支连结于伏兔部的上面，后面的一支连结于尻部。它直行的经筋向上抵达空软的季胁部位，再向上走到腋部的前缘，系于胸膺乳间，结聚于缺盆之中。它直行的经筋向上从腋部出来，穿过缺盆，出于太阳经之前，沿着耳后上行到额角，交会于头顶之上，再向下走入颔下，又向上与颧部相联结。其分支结聚在眼外角构成目

峰端与肱骨大结节之间的部位。亦该处大肠经穴名。◎[13]缺盆：颈之下，锁骨的上窝。因其形似缺盆而得名。◎[14]完骨：耳后高骨，又称"寿台骨"。◎[15]小指支跟肿痛：指肿痛由足小趾牵引到足跟部。支，支撑。这里引申为"牵引"。下文"腋支缺盆中纽痛"的"支"同。◎[16]脊反折：脊柱角弓反张。◎[17]纽痛：纠结作痛。亦即牵引性疼痛。◎[18]燔针劫刺：用火烧的针速刺速出。燔针，火针，即烧红的针。劫刺，不留针，急刺急出的刺法。◎[19]以知为数，以痛为输：以病愈为限度，以疼痛之处为取穴的部位。知，病愈。输，通"腧"，指腧穴。◎[20]仲春痹：仲春，夏历二月。痹，邪气闭阻所引起的以疼痛、麻木等为主症的多种疾病。按：古人以十二经与一年十二月相配，四季中每季所属的三个月份又分别以孟、仲、季为名，各个月份所发生的痹则可以该月份的名称相称，故二月份的痹病称为"仲春痹"。下文"孟春痹""季春痹""孟秋痹"等理同。◎[21]小指次指：由足小趾数起的第二趾，即足第四趾。下同。◎[22]辅骨：膝两侧之骨。内侧为内辅骨，外侧为外辅骨。一说：指胫外侧腓骨。◎[23]髀：股骨。◎[24]伏兔：伸腿时，大腿前肌肉隆起处。◎[25]尻（kāo 考）：指尾骶骨部。◎[26]䏚（miǎo 秒）：胁肋下虚软处。季胁，即季肋，软肋部位，相当于胸第十一、十二肋处。◎[27]膺乳：胸前两旁肌肉隆起处。◎[28]颔（hàn 汉）：指腮下。◎[29]目眦（zì 自）：上下眼睑的接合处。靠近鼻子的叫内眦，又称大眦；靠

眦^[29]为外维^[30]。其病小指次指支转筋^[31]，引膝外转筋，膝不可屈伸，腘筋急，前引髀，后引尻，即上乘眇季胁痛，上引缺盆膺乳，颈维筋急^[32]，从左之右，右目不开^[33]，上过右角^[34]，并跷脉^[35]而行，左络于右，故伤左角，右足不用^[36]，命曰维筋相交。治在燔针劫刺，以知为数，以痛为输，名曰孟春痹也。

足阳明之筋，起于中三指^[37]，结于跗上，邪外上加于辅骨，上结于膝外廉，直上结于髀枢^[38]，上循胁，属脊；其直者，上循骭^[39]，结于膝^[40]；其支者，结于外辅骨，合少阳；其直者，上循伏兔，上结于髀，聚于阴器，上腹而布，至缺盆而结，上颈，上挟口，合于頄，下结于鼻，上合于太阳，太阳为

外侧网状经筋。该经筋发生的病变是，足第四趾筋脉出现牵引性拘急抽搐，进而掣引到膝外侧也出现拘急抽动，膝关节不能屈伸活动，膝腘窝处的筋脉拘急，向前牵引到髀部，向后牵引到尻部，向上直至季胁部位并引起疼痛，再向上牵引到缺盆和胸膺乳间，引起颈部左右交互的经筋拘急。如果拘急是由左向右发展，右侧的眼睛就不能睁开。由于这条筋又向上经过右侧额角，与脉并行，左侧的筋结聚到右侧，所以伤及左侧额角之筋就会使右脚不能活动。这种情况就叫做"维筋相交"。在治疗上应采取火针速刺速出的劫刺法，以使疾病痊愈为限度，以疼痛之处的腧穴为取穴的部位。本经筋的这种疾患叫做"孟春痹"。

足阳明胃经的筋起始于足中趾部位，结聚在足背之上，再斜着从外侧向上自辅骨上面经过，向上结聚在膝部的外缘，然后直行向上与髀部股骨上端的关节相连结，再向上沿着胁部与脊柱相连属。它从足背直行的经筋，向上沿着足胫骨结聚在膝部，它的支筋又与外辅骨相连结，和足少阳经筋的支筋相会合。那条直行的经筋沿着大腿前面肌肉隆起的伏兔上行，向上与髀部连结，汇聚于阴器，再上行到腹部散布开来，上行到缺盆后结聚在一起，接着通过颈部，并行于口的两旁，结聚于颧骨部位，再向下连结鼻部，向上与足太阳的经筋相会合。

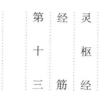

目上网，阳明为目下网[41]；其支者，从颊结于耳前。其病足中指支，胫转筋，脚跳坚[42]，伏兔转筋，髀前肿，㿉疝[43]，腹筋急，引缺盆及颊，卒口僻[44]，急者目不合，热则筋纵，目不开。颊筋有寒，则急引颊移口；有热则筋纵缓，不胜收故僻。治之以马膏[45]，膏其急者[46]，以白酒和桂，以涂其缓者[47]，以桑钩钩之[48]，即以生桑灰[49]置之坎[50]中，高下以坐等[51]，以膏熨急颊，且饮美酒，噉[52]美炙肉，不饮酒者，自强[53]也，为之三拊[54]而已。治在燔针劫刺，以知为数，以痛为输，名曰季春痹也。

足太阴之筋，起于大指之端内侧，上结于内踝；其直者，络于膝

足太阳的支筋构成上眼睑的网状筋脉，足阳明的支筋构成下眼睑的网状筋脉。足阳明经的又一条支筋经过颊部，结聚在耳前部位。足阳明的经筋发生的病变是，脚中趾牵引到腿胫抽筋，小腿突然痉挛坚硬，行动不便，大腿前面肌肉隆起的伏兔部位筋脉抽搐，髀骨前侧肿起，发生阴囊肿痛下坠的疝，腹部筋脉拘急并牵引到缺盆及面颊，口突然出现歪斜，有寒则筋脉拘急而眼睛不能闭合，有热则筋脉松弛而眼睛不能睁开。颊部的筋有寒邪则会出现拘急，牵引面颊而使口角移动；颊部的筋有热邪则会筋脉松弛，使口角无力收束，所以便出现口角歪斜。这种病应当用马脂来治疗，将马脂涂在筋脉拘挛的一侧面颊上，用白酒调和肉桂末，将其涂在筋脉松弛的一侧面颊上，同时用桑钩把㖞斜的口角钩正，接着又将桑柴炭火置于小壶中，放在病人坐着时口能够得到暖气的高度进行薰蒸，再将马脂涂在筋脉拘挛的面颊上，同时让病人一边饮服美酒，一边吃美味的烤肉，不会喝酒的人也要勉强喝些，并再三按摩患处便能痊愈。在治疗上，还可以采取火针速刺速出的劫刺法，以使疾病痊愈为限度，以疼痛之处的腧穴为取穴用针的部位。本经筋的这种疾患叫做"季春痹"。

足太阴脾经的筋起始于足大趾末端的内

经筋。◎[42]脚跳坚：指小腿肚在运动时突然痉挛而显坚硬，行动不便。一说：跳跃时小腿显坚硬。脚，指小腿。◎[43]㿉疝：疝气的一种，症见睾丸肿痛下坠。◎[44]卒口僻：口突然㖞斜。卒，通"猝"。口僻，口歪斜。与下文"移口"义同。◎[45]马膏：即马脂。其性味甘平柔润，能养筋治痹。◎[46]膏其急者：将马脂涂在拘急之外。膏，涂贴。用如动词。◎[47]以白酒和桂，以涂其缓者：治疗颊筋有热之时，用白酒调和桂末，将其涂在松弛之处。◎[48]以桑钩钩之：用桑钩把歪斜的口角钩正。◎[49]灰：《甲乙经》作"炭"。◎[50]坎：酒器，形如壶。◎[51]高下以坐等：将盛有桑柴炭火的小壶放在病人坐着时口能得到暖热之气的高度进行熏蒸。◎[52]噉（dàn旦）："啖"的异体字。吃。◎[53]自强：强迫自己。◎[54]三拊：再三按摩。拊，按摩。

内辅骨，上循阴股，结于髀，聚于阴器，上腹，结于脐，循腹里，结于肋，散于胸中；其内者，著[55]于脊。其病足大指支，内踝痛，转筋痛，膝内辅骨痛，阴股[56]引髀而痛，阴器纽痛，下引脐两胁痛[57]，引膺中脊内痛。治在燔针劫刺，以知为数，以痛为输，命曰孟秋痹[58]也。

足少阴之筋，起于小指之下，并足太阴之筋邪走内踝之下，结于踵，与太阳之筋合而上结于内辅之下，并太阴之筋而上循阴股，结于阴器，循脊内挟膂，上至项，结于枕骨，与足太阳之筋合。其病足下转筋，及所过而结者皆痛及转筋。病在此者主痫瘈及痉[59]，在外者不能俛，在内者不能仰。故阳病者腰反折不能俛，阴病者不能仰。治在燔针劫刺，以知为数，以痛为输，在内者熨引饮药。此筋折纽，

侧之处，向上结聚在足内踝。它直行之筋，向上与膝内侧辅骨相联络，再向上沿着股内侧接近阴器之处，连结于髀部，汇聚于阴器，又上行腹部与肚脐相连结，再沿着腹内上行而连接肋部，散布于胸中。其处于内部的筋附着在脊椎的内侧。足太阴经筋发生的病变是，足大趾与足内踝之间的筋脉牵引作痛，膝内侧辅骨疼痛，从股内侧接近阴器部位牵引到髀部作痛，阴器纽结而痛，向上牵引到脐部与两胁间疼痛，再上引胸中和脊柱内作痛。对于本经筋出现的这些疾病，治疗时应采取火针速刺速出的劫刺法，以使疾病痊愈为限度，以疼痛之处的腧穴为取穴用针的部位。本经筋的这种疾患叫做"孟（应为"仲"）秋痹"。

足少阴肾经的筋起始于足小趾的下面，与足太阴脾经的筋合并后斜行到足内踝的下方，结聚在足踵部位，与足太阳膀胱经的筋相合上行，结聚在膝部内侧辅骨的下方，又与足太阴脾经的筋相并沿着股内侧接近阴器的部位上行，与阴器相连结，然后沿着脊柱的内侧，并行于脊骨两旁而上行到项部，结聚在枕骨之处，与足太阳膀胱经的筋相合会。足少阴经筋发生的病变是，足部下面抽筋，以及本筋经过并结聚的其他地方也全都疼痛抽筋。在这些部位发作的病症以癫痫、瘈疭和痉病为主。外侧患病则使人不能向前俯身，内侧患病则使人不能向后仰身，所以背部发病则腰脊反张而不能俯身，腹部发病则身体不能后仰。对于这些病患，治疗时应采取火针速刺速出的劫刺法，以使疾病痊愈为限度，以疼痛之处的腧穴为取穴

◎[55]著：同"着"。附着。◎[56]阴股：股内侧近阴处。◎[57]下：《甲乙经》作"上"。◎[58]孟秋痹：明·张介宾："'孟秋'当作'仲秋'，此与下文足少阴条谬误，当迭更之，盖足太阴之经应八月之气也。"◎[59]痫瘈及痉：指癫痫、瘈疭和痉病。痉，手足抽搐，痉挛强直，角弓反张

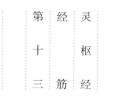

纽发数甚者，死不治，名曰仲秋痹[60]也。

足厥阴之筋，起于大指之上，上结于内踝之前，上循胫，上结内辅之下，上循阴股，结于阴器，络诸筋[61]。其病足大指支，内踝之前痛，内辅痛，阴股痛转筋，阴器不用，伤于内[62]则不起，伤于寒则阴缩入，伤于热则纵挺不收。治在行水清阴气[63]。其病转筋者，治在燔针劫刺，以知为数，以痛为输，命曰季秋痹也。

手太阳之筋，起于小指之上，结于腕，上循臂内廉，结于肘内锐骨[64]之后，弹之应小指之上[65]，入结于腋下；其支者，后走腋后廉，上绕肩胛，循胫[66]出走太阳之前，结于耳后完骨；其支者，入耳中；直者，出耳上，下结于颔，上属目外眦。其病小指支，肘内锐

用针的部位。如果病发于内脏者，要运用熨法及内服药物进行治疗。这种经筋拘挛纽转频繁发作之病，是难以治疗的死证。本经筋发作的这种疾患叫做"仲（应为"孟"）秋痹"。

足厥阴肝经的筋起始于足大趾之上，向上结聚在足内踝前面，再沿着胫骨上行，结聚在膝部内侧辅骨的下方，向上沿着股内侧接近阴器的部位，结聚于阴器，并在此与其他各经筋相联络。足厥阴经筋发生的病变是，从足大趾牵引到足内踝的前面作痛，膝部的内辅骨疼痛，股内侧接近阴器的部位疼痛抽筋，阴器丧失功能，伤于七情则阳萎不能勃起，伤于寒邪则阴器缩入不出，伤于热邪则阴器挺直不收，对此进行治疗时，应采取通行肾水调理厥阴之气的方法。若出现抽筋，治疗时应采取火针速刺速出的劫刺法，以使疾病痊愈为限度，以疼痛之处的腧穴为取穴用针的部位。本经筋发作的这种疾患叫做"季秋痹"。

手太阳小肠经的筋起始于手小指之上，向上与腕部相连结，沿着前臂的内侧上行，结聚在肘内高骨的后面，就是用手一弹便有一种酸麻之感反应到小指之上的部位，再从此上行进入腋下并结聚于此。它的支筋向后走到腋下的后缘，再向上绕行到肩胛部位，沿着颈部出于足太阳膀胱经之筋的前面，与耳后的高骨相连结。它由此分出的支筋进入耳中。由此直行之筋出于耳上，向下与颔部相连结，向上归入眼外角。手太阳的筋所发生的病变是，从手小指

之症。◎[60]仲秋痹：明·张介宾："'仲秋'，误也，当作'孟秋'，盖足少阴为生阴之经，应七月之气也。"◎[61]络诸筋：与其他各经筋相联络。◎[62]伤于内：指伤于七情。一说，指伤于房劳。◎[63]行水清阴气：通行肾水，调理厥阴之气。◎[64]肘内锐骨：肘内骨突处。◎[65]弹之应小指之上：肱骨内髁的尺神经处就是其联结的准确位置。◎[66]胫：当作"颈"。太阳，足太

全注全译黄帝内经

骨后廉痛，循臂阴[67]入腋下，腋下痛，腋后廉痛，绕肩胛引颈而痛，应耳中鸣痛，引颔目瞑[68]，良久乃得视，颈筋急则为筋瘘颈肿[69]。寒热在颈者，治在燔针劫刺之，以知为数，以痛为输，其为肿者，复而锐之[70]。本支者[71]，上曲牙[72]，循耳前，属目外眦，上颔，结于角。其痛当所过者支转筋。治在燔针劫刺，以知为数，以痛为输，名曰仲夏痹也。

手少阳之筋，起于小指次指[73]之端，结于腕，中循臂结于肘，上绕臑[74]外廉，上肩走颈，合手太阳；其支者，当曲颊入系舌本；其支者，上曲牙，循耳前，属目外眦，上乘颔[75]，结于角。其病当所过者即支转筋，舌卷。治在燔针劫刺，以知为数，以痛为输，名曰季夏痹也。

牵引到肘内高骨的后缘作痛，再沿着上臂的内侧进入腋下引起腋下疼痛，腋后缘也有痛感，再绕到肩胛，牵引到颈部作痛，又相应地引起耳中鸣响疼痛，更牵引颔部作痛，使眼睛在闭合休息很久后才能看清东西，颈部的经筋发作拘急则会引起筋瘘颈肿之病。对于颈部寒热邪气引起的拘急症，治疗时应采取火针速刺速出的劫刺法，以使疾病痊愈为限度，以疼痛之处的腧穴为取穴用针的部位；若出现肿胀，便应在劫刺之后再用锐针刺治。由于本筋的支筋上行到了曲颊部位，又沿着耳前归入眼外角，向上行至额部，结聚在额角部位，所以它在疼痛时会使所经过的部位出现牵引性抽筋现象，治疗时应采取火针速刺速出的劫刺法，以使疾病痊愈为限度，以疼痛之处的腧穴为取穴用针的部位。本经筋发作的这种疾患叫"仲夏痹"。

手少阳三焦经的筋起始于手无名指的末端，向上与腕部相连结，再沿着前臂上行，结聚在肘部，再向上沿着上臂的外缘绕行，上行到肩部后走向颈部，与手太阳小肠经筋相会合。它的支筋从曲颊处进入舌根。由此分出的支筋上行到颊车穴，又沿着耳前，归入眼外角，再向上行至前额，分行到额角之处结聚起来。手太阳经筋发生的病变是，在它所经过之处引起牵引性抽筋，同时舌体卷曲。对此进行治疗时，应采取火针速刺速出的劫刺法，以使疾病痊愈为限度，以疼痛之处的腧穴为取穴用针的部位，本经筋发作的这种疾患叫做"季夏痹"。

阳膀胱经筋。◎[67]臂阴：臂内侧。◎[68]瞑：闭目。◎[69]筋瘘颈肿：明·张介宾："筋瘘颈肿，即鼠瘘之属。"鼠瘘，即瘰疬。◎[70]复而锐之：在刺后肿不消时，应再用锐针刺治。◎[71]"本支者"以下数句：今诸家均认为与下节手少阳经筋文字重复，疑为错简。◎[72]曲牙：又称曲颊，相当于下颌骨角。又，曲牙为颊车穴的别名。◎[73]小指次指：手由小指数起的第二指，即无名指。◎[74]臑（nào 闹）：上肢从肩至肘的部位。◎[75]颔：《太素》作"额"。

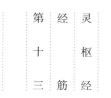

手阳明之筋，起于大指次指[76]之端，结于腕，上循臂，上结于肘外，上臑，结于髃；其支者，绕肩胛，挟脊；直者，从肩髃上颈；其支者，上颊，结于頄；直者，上出手太阳之前，上左角，络头，下右颔。其病当所过者支痛及转筋，肩不举颈，不可左右视。治在燔针劫刺，以知为数，以痛为输，名曰孟夏痹也。

手太阴之筋，起于大指之上，循指上行，结于鱼后[77]，行寸口外侧，上循臂，结肘中，上臑内廉，入腋下，出缺盆，结肩前髃，上结缺盆，下结胸里，散贯贲[78]，合贲下，抵季胁。其病当所过者支转筋痛，甚成息贲[79]，胁急吐血。治在燔针劫刺，以知为数，以痛为输，名曰仲冬痹也。

手心主之筋，起于中指，与太阴之筋并行，结于肘内廉，上臂

手阳明大肠经的筋起始于手食指的末端，上行到腕部结聚起来，再向上沿着前臂上行，与肘关节的外侧相连结，然后沿上臂上行，结聚在肩处。它的支筋绕行于肩胛部位，向下沿脊椎两侧并行。它直行之筋从肩处上行到颈部。从此别出的支筋再上行到颊部，结聚在颧骨之处。由此直行之筋再向上从手太阳的经筋前面出来，右侧之筋上行到左侧的额角，络于头部后下行到右颔部。手阳明经筋发生的病变是，在它所经过的部位出现牵引性疼痛并伴有抽筋现象，肩部不能抬起，颈部疼痛强硬得不能向左右顾盼。在治疗时应采取火针速刺速出的劫刺法，以使疾病痊愈为限度，以疼痛之处的腧穴为取穴用针的部位。本经筋发作的这种疾患叫做"孟夏痹"。

手太阴肺经的筋起始于手大指末端之上，沿着大指上行，结聚在鱼际之后，再行于寸口的外侧，向上沿着前臂结聚在肘中，向上经过上臂的内缘进入腋下，再从缺盆出来，结聚在肩的前方，又向上连结缺盆，向下结聚于胸中，散布于胃上口贲门，在贲门的下面会合后直抵软肋之处。手太阴经筋发生的病变是，在它所经过之处出现牵引性抽筋疼痛，严重发作则导致息贲病，胁间拘急，口中吐血。治疗时应采取火针速刺速出的劫刺法，以使疾病痊愈为限度，以疼痛之处的腧穴为取穴用针的部位。本经筋发作的这种疾患叫做"仲冬痹"。

手厥阴心包经的筋起始于手中指，与手太阴的经筋并行，结聚在肘关节的内缘，向上行于上臂的内侧，结聚在腋下，向下散布开来，

◎［76］大指次指：手由拇指数起的第二指，即食指。◎［77］鱼后：《甲乙经》"鱼"下有"际"字。明·张介宾："鱼后，鱼际也。"◎［78］散贯贲：散布于贲门。贲，胃上口贲门。◎［79］息贲：病名。为五积之一，症见气急上奔，右胁下有覆杯状结块，发热恶寒，胸闷呕逆，咳吐脓血等，

全注全译黄帝内经

阴，结腋下，下散前后挟胁；其支者，入腋，散胸中，结于臂[80]。其病当所过者支转筋，前及胸痛息贲。治在燔针劫刺，以知为数，以痛为输，名曰孟冬痹也。

手少阴之筋，起于小指之内侧，结于锐骨，上结肘内廉，上入腋，交太阴，挟乳里，结于胸中，循臂[81]，下系于脐。其病内急，心承伏梁[82]，下为肘网[83]。其病当所过者支转筋，筋痛。治在燔针劫刺，以知为数，以痛为输。其成伏梁唾血脓者，死不治。名曰季冬痹也[84]。

经筋之病，寒则反折筋急，热则筋弛纵不收，阴痿不用。阳急则反折，阴急则俛不伸[85]。焠刺[86]者，刺寒急也，热则筋纵不收，无用燔针。

从前后两面挟于胁间。它的支筋进入腋中，散布于胸内，结聚在胃上口贲门处。手厥阴经筋发生的病变是，在它所经过之处出现牵引性抽筋，向前连及胸部疼痛，引起息贲病。治疗时应采取火针速刺速出的劫刺法，以使疾病痊愈为限度，以疼痛之处的腧穴为取穴用针的部位。本经筋发作的这种疾患叫做"孟冬痹"。

手少阴心经的筋起始于手小指末端的内侧，结聚在掌后的锐骨处，向上与肘关节的内缘相连结，再上行进入腋部，与手太阴肺的经筋相交叉，再挟行于乳内，结聚在胸中，然后沿着胃上口贲门向下与脐部相连。手少阴经筋发生的病变是，胸内拘急，在心下形成伏梁病，再下行而引起肘关节如收束罗网似的牵急不舒，这种病在其经筋所过之处会出现牵引性抽筋以及经筋疼痛。治疗时应采取火针速刺速出的劫刺法，以使疾病痊愈为限度，以疼痛之处的腧穴为取穴用针的部位；若出现伏梁病而咳吐脓血时，便必死无疑，不能救治了。本经筋发作的这种疾患叫做"季冬痹"。

凡是经筋发生的疾病，是寒证则角弓反张，筋脉拘急；是热证则经筋松弛不收，阴痿不举。背部的经筋拘急则腰脊向后反张，腹部的经筋拘急则身体前俯不能伸直。焠刺法用于刺治寒邪引起的拘急症，若是热邪引起的经筋松弛不收之症则不能使用火针劫刺。

久则可发为肺痈。◎[80]臂：《甲乙经》《太素》作"贲"。◎[81]循臂：明·张介宾："'臂'字亦当作'贲'。盖心主少阴之筋，皆与太阴合于贲而下行也。"◎[82]心承伏梁：在心下形成了伏梁病。伏梁，以腹腔有脓血包块为主症的病证。◎[83]肘网：指肘关节如收束罗网似的牵急不舒之感。◎[84]名曰季冬痹也：明·张介宾："此节旧在后'无用燔针'之下，盖误次也。今移正于此。"据此，"名曰季冬痹也"六字，当在"经筋之病"前。◎[85]阳急则反折，阴急则俛不伸：背部的经筋拘急就会使人腰脊向后反张，腹部的经筋拘急就会使人前俯而身体难以伸直。◎[86]焠刺：将

足之阳明，手之太阳，筋急则口目为僻，眦急不能卒^[87]视，治皆如右方也。

足阳明经和手太阳的经筋出现拘急则会导致口眼歪斜，都会使眼部的网维拘急而突然失明，治疗时都可按照上述的方法进行。

针用火烧红刺治寒病、痹病。◎［87］卒：通"猝"。

灵枢经·骨度[1] 第十四

黄帝问于伯高曰：《脉度》[2]言经脉之长短，何以立[3]之？

伯高曰：先度[4]其骨节之大小广狭长短，而脉度定矣。

黄帝曰：愿闻众人之度[5]，人长七尺五寸者[6]，其骨节之大小长短各几何？

伯高曰：头之大骨围[7]二尺六寸，胸围[8]四尺五寸，腰围[9]四尺

黄帝向伯高问道：《脉度》篇中讲述经脉的长短，它是怎样来确定的？

伯高回答说：首先要测量出人体骨节的大小、宽狭、长短，在此基础上经脉的尺度就能确定下来了。

黄帝问道：我想听听一般成年人骨节的尺度。拿高度为七尺五寸的一般成年人来说，他的每个骨节的大小、长短分别是多少呢？

伯高回答说：头颅大骨横围一周的长度是二尺六寸，平胸横围一周的长度是四尺五寸，平腰横围一周的长度是四尺二

---

[1]骨度：骨，骨骼。度，度数。本篇用骨骼的长短度数为基准，以测知脏腑的大小、经脉的长短，故名"骨度"。◎[2]脉度：经脉的尺度。清·张志聪："此言经脉之长短。从骨节之大小广狭长短而定其度数，故曰骨为干、脉为营，如藤蔓之营附于木干也。"此指《灵枢·脉度》。◎[3]立：确立，确定。◎[4]度（duó夺）：度量、测量。◎[5]众人之度：众人，指一般人，古时以高七尺五寸者为一般人。众人之度，指一般成年人骨节大小、宽狭、长短的尺度。◎[6]人长七尺五寸者：高度为七尺五寸的一般成年人。清·张志聪："长七尺五寸者，上古适中之人也。"按：周代的长度单位，如寸、尺、咫、寻等，都是以人体的部位为准则。◎[7]头之大骨围：即头围，是指从耳尖向前平眉、向后平枕骨横围一周的标准。◎[8]胸围：指与两乳相平，横围一周的总长。◎[9]腰

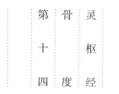
二寸。发所复者，颅至项[10]尺二寸，发以下至颐[11]长一尺，君子终折[12]。

结喉[13]以下至缺盆[14]中长四寸，缺盆以下至髑骬[15]长九寸，过则肺大，不满则肺小。髑骬以下至天枢[16]长八寸，过则胃大，不及则胃小。天枢以下至横骨[17]长六寸半，过则回肠广长，不满则狭短。横骨长六寸半，横骨上廉以下至内辅[18]之上廉长一尺八寸，内辅之上廉以下至下廉长三寸半，内辅下廉下至内踝长一尺三寸，内踝以下至地长三寸，膝腘以下至跗属[19]长一尺六寸，跗属以下至地长三寸，故骨围大则太过，小则不及。

角以下至柱骨[20]长一尺，行腋中不见者[21]长四寸，腋以下至

寸，从前额发际直到后项发际的长度是一尺二寸，从前额发际往下直到面颊的长度是一尺。有才德的人要根据每个人身体的高矮按比例计算他们骨节的长度。

从结喉往下直到缺盆中心的长度是四寸。从缺盆往下直到胸骨剑突处的长度是九寸——超过这个长度就是肺脏偏大，不足这个长度就是肺脏偏小。从胸骨剑突处往下直到与脐相平部位的长度是八寸——超过这个长度就是胃偏大，不足这个长度就是胃偏小。从与脐相平的部位往下直到耻骨的长度是六寸半——超过这个长度就是回肠偏宽偏长，不足这个长度就是回肠偏窄偏短。耻骨的长度是六寸半，从耻骨上缘往下直到膝内辅骨上缘的长度是一尺八寸，从膝内辅骨上缘往下直到下缘的长度是三寸半，从膝内辅骨下缘往下直到内踝骨的长度是一尺三寸，从内踝骨往下直到足底的长度是三寸，从膝腘窝往下直到足面部位的长度是一尺六寸，从足面部位往下直到足底的长度是三寸。所以，骨围偏大的人身高就会超过七尺五寸的标准，骨围偏小的人身高就会达不到七尺五寸的标准。

从头上两旁高角往下直到第一颈椎棘突的长度是一尺，肩骨从柱骨之侧到腋中

围：指前与脐相平、后与十四椎相平，横围一周的总长。◎[10]颅至项：指从前额发际到后项发际的距离。颅，额颅，此指前发际。项，后项，此指后发际。◎[11]发以下至颐：指从前额发往下直到面颊的长度。颐，面颊。◎[12]终折：根据每个人身体的高矮按比例计算他们的骨度。终，通"衷"。◎[13]结喉：颈部正前方突起处，相当于喉头的甲状软骨部位。◎[14]缺盆：锁骨上窝。◎[15]髑骬（hé yú 河于）：胸骨剑突，也叫蔽心骨，又名鸠尾骨。◎[16]天枢：穴名，位于与脐相平而旁开二寸之处，左右各一。此指平脐的部位。◎[17]横骨：耻骨。◎[18]内辅：指膝旁由股骨下端的内上髁和胫骨上端的内侧髁组成的骨突。◎[19]跗属：指足面的前后部位。跗，俗称脚面。◎[20]角以下至柱骨：指从头上两旁的高角到肩胛之上的颈骨的长度。角，即头角，指头侧耳上的高角。柱骨，即第一颈椎棘突。◎[21]行腋中不见者：指肩骨从柱骨之侧到腋中尽处的长度。

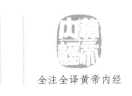

季肋^[22]长一尺二寸，季肋以下至髀枢^[23]长六寸，髀枢以下至膝中^[24]长一尺九寸，膝以下至外踝长一尺六寸，外踝以下至京骨^[25]长三寸，京骨以下至地长一寸。

耳后当完骨^[26]者广九寸，耳前当耳门^[27]者广一尺三寸，两颧之间相去七寸，两乳之间广九寸半，两髀之间^[28]广六寸半。足长一尺二寸，广四寸半。

肩至肘长一尺七寸，肘至腕长一尺二寸半，腕至中指本节长四寸，本节至其末长四寸半。

项发以下至背骨^[29]长二寸半，膂骨以下至尾骶^[30]二十一节长三尺，上节长一寸四分分之一^[31]，奇分在下^[32]，故上七节至于膂骨九寸八分分之七。

此众人骨之度也，所以立经脉之长

尽处的长度是四寸，从腋部往下直到软肋的长度是一尺二寸，从软肋往下直到髋关节的长度是六寸，从髋关节往下直到膝中的长度是一尺九寸，从膝盖往下直到外踝骨的长度是一尺六寸，从外踝骨往下直到京骨的长度是三寸，从京骨往下直到足底的长度是一寸。

耳后两完骨之间的宽度是九寸，耳前两耳门之间的宽度是一尺三寸，两颧骨之间相距为七寸，两乳之间的宽度是九寸半，两髀骨到耻骨两端的宽度是六寸半。脚的长度是一尺二寸，宽度是四寸半。

从肩关节到肘关节的长度是一尺七寸，从肘关节到腕关节的长度是一尺二寸半，从腕关节到中指本节的长度是四寸，从中指本节到它的末节的长度是四寸半。

从项后发际往下直到第一大椎骨的长度是二寸半，从第一椎骨往下直到尾骶骨第二十一节的长度是三尺。上部七节每节的长度是一寸四分一厘，余下的分数都属于下部各节，所以上部七节从第一椎骨直到膂骨的长度共有九寸八分七厘。

上述这些数据是一般成年人骨节的尺度，也是用来确定人体经脉长短的依

◎［22］季肋：相当于侧胸第十一、十二肋软骨部分。季，小也。◎［23］髀枢：指髋关节，即股骨大转子处。髀，股骨。◎［24］膝中：指膝外侧骨缝与委中穴相平处，即髌骨外侧中点。◎［25］京骨：足外侧第五跖骨底的部分。◎［26］完骨：即颞骨乳突。◎［27］耳门：穴名，位于耳屏前凹陷处。这里指耳前的部位。◎［28］两髀之间：指从横骨两端至髀（股骨大转子）外侧的距离。◎［29］项发以下至背骨：指从项后发际往下，直到第一节大椎骨的距离。背骨，项后颈椎之下，以第一节大椎骨为标准。◎［30］膂骨以下至尾骶：指从第一椎骨往下直到尾骶骨部位。膂骨，脊椎骨。这里指第一椎骨。◎［31］分之一：一分的十分之一，即一厘。◎［32］奇分在下：指除上七节的长

短[33]也。是故视其经脉之在于身也，其见浮而坚，其见明而大者，多血；细而沉者，多气也。

据。因此，观察经脉在人体的循行情况时，表现为浮而坚、明显而大的便是体内多血，表现为细而沉的便是体内多气。

度外，余下的分数都属于下部各节。奇，零数。◎［33］所以立经脉之长短：指骨度是用来确定经脉长短的依据。所以，用来……的依据。

灵枢经·五十营^[1] 第十五

黄帝曰：余愿闻五十营奈何？

岐伯答曰：天周二十八宿^[2]，宿三十六分^[3]，人气行一周^[4]千八分^[5]。日行二十八宿，人经脉上下、左右、前后二十八脉^[6]，周身十六丈二尺^[7]，以应二十八宿。

黄帝说：我想听你讲讲经脉之气（营气）在人体一昼夜运行五十周的情况。

岐伯回答说：周天有恒星二十八宿，每颗星宿之间的距离是三十六分，人体经脉之气一昼夜运行五十周，共计一千零八分。在一昼夜中，日行周历了二十八宿，人体的经脉分布于上下、左右、前后，共有二十八脉。二十八脉在人身的总长度是十六丈二尺，恰好与周天的二十八宿相对应。

---

[1]五十营：五十，指五十周次；营，即运行之意。本篇计算了营气在经脉的运行周次，阐发营气的运行如日月星辰的运转。提出营气在经脉中阴阳相贯，如环无端，一昼夜运行五十周次，故名"五十营"。北斗星与二十八宿一起围绕北极星旋转，斗柄永远指向北极星，故而二十八宿记录四季的时间并非等分，春秋天数多，冬夏天数少。北斗有七星，故东、南、西、北各选七个亮星作为标记，这就是二十八宿发生的由来，即《内经》所说的"天周二十八宿，而一面七星，四七二十八星"（《灵枢·卫气行》）。二十八宿在天周上的排布规律是各宿间隔约13度，本篇认为，"日行二十八宿，人经脉上下、左右、前后二十八脉，周身十六丈二尺，以应二十八宿"，显然是以天周二十八宿来计量人体气血循行的。这就是北斗知识在《内经》建构生命科学知识体系时的应用。◎［2］天周二十八宿（xiù 秀）：天周，指天空一周。宿，星群留止之处。二十八宿，是古代天文学上的二十八组恒星，周天四方各有七宿。即东方苍龙七宿：角、亢、氐、房、心、尾、箕；北方玄武七宿：斗、牛、女、虚、危、室、壁；西方白虎七宿：奎、娄、胃、昴、毕、觜、参；南方朱雀七宿：井、鬼、柳、星、张、翼、轸。◎［3］宿三十六分：指二十八宿的每宿之间相距的度数为三十六分。◎［4］人气行一周：亦即天体运转一周天为一昼夜，营气运行五十度。人气，即营气；一周，指一周天。◎［5］千八分：即一千零八分。每宿之间为三十六分，二十八宿共计为一千零八分。◎［6］二十八脉：即手足十二经脉左右各一，共二十四脉；加上任脉、督脉各一，阳跷或阴跷（男子以阳跷、女子以阴跷计数）左右各一，共为二十八脉。◎［7］周身十六丈

漏水下百刻[8]，以分昼夜。故人一呼，脉再动，气行三寸，一吸，脉亦再动，气行三寸，呼吸定息[9]，气行六寸。十息气行六尺，日行二分[10]。二百七十息，气行十六丈二尺，气行交通于中[11]，一周于身，下水二刻，日行二十五分[12]。五百四十息，气行再周于身，下水四刻，日行四十分。二千七百息，气行十周于身，下水二十刻，日行五宿二十分[13]。一万三千五百息[14]，气行五十营于身，水下百刻，日行二十八宿，漏水皆尽，脉终[15]矣。所谓交通[16]者，并行一数[17]也，故五十营备，得尽天地之寿[18]矣，凡行八百一十丈也。

铜壶滴漏计时，以水下一百刻为标准来划分昼夜。人呼气一次，脉搏跳动两次，营气在脉中运行三寸；人吸气一次，脉搏也跳动两次，营气也运行三寸。一呼一吸叫做一息，所以一息脉搏跳动四次，营气运行六寸。依此类推，十息，营气运行六尺，日行七厘四毫六丝六忽余。二十七息，营气行一丈六尺二寸，日行二分。二百七十息，营气运行十六丈二尺，此时营气行遍周身，交流贯通二十八脉，为一周；铜壶滴漏下水二刻，日行约二十分。当人呼吸五百四十息时，营气在体内运行循环两周，漏水滴下四刻，日行约四十分。呼吸二千七百息时，营气已周行于全身十次，铜壶漏水下二十刻，日行五宿二十分有余。当人呼吸一万三千五百息时，营气在全身循环五十周，铜壶漏水下一百刻，日行周天二十八宿，漏水都滴尽了，二十八脉都已行遍五十周了。所谓的"交通"，是指手足经脉一致贯通的意思。所以，营气每日昼夜不息，循环往复地运行五十周次，共计八百一十丈，如此营气运行正常，人们就能享尽天地所赋予的寿数。

二尺：指二十八脉的总长度，详见《脉度》篇。◎[8]漏水下百刻：指古代用铜壶滴漏计时的方法。一昼夜恰好漏水一百刻。◎[9]呼吸定息：一呼一吸谓之一息。◎[10]气行六尺，日行二分：日行一周天共一千零八分，人一日共一万三千五百息，每息约合日行七毫四丝六忽余，二十七息合日行二分一毫五丝九忽余。◎[11]气行交通于中：即营气运行贯通于经脉之中。气，指营气；中，指脉中。◎[12]日行二十五分："五"为衍文，当删。因为每一周所需日行分数，按一千零八除以五十计算，当为二十分一厘六毫。◎[13]日行五宿二十分：此指气行十周的日行分数。每宿三十六分，五宿合一百八十分，再加二十分，共二百分，故曰"日行五宿二十分"。但是，根据上述标准折算，气行十周，日行分数当为二百零一分六厘，应合五宿二十一分六厘。◎[14]一万三千五百息：按气行一周，呼吸二百七十息，五十周时呼吸总数为一万三千五百息。◎[15]脉终：谓全身二十八脉已行遍五十周。◎[16]交通：交相贯通。◎[17]并行一数：唐·杨上善："谓手足脉气并行，而以一数之。即气行三寸者，两气各三寸也。"◎[18]尽天地之寿：即尽天地之寿数。

灵枢经·营气[1] 第十六

黄帝曰：营气之道[2]，内谷为宝[3]。谷入于胃，乃传之肺，流溢于中[4]，布散于外，精专者行于经隧[5]，常营无已[6]，终而复始，是谓天地之纪[7]。

故气[8]从太阴出，注[9]手阳明，上行注足阳明，下行至跗[10]

黄帝指出：要使营气保持化生、运行的正常规律，人体能够受纳饮食水谷是最为重要的。饮食水谷进入胃中，所化生出的精微就上输于肺脏，再经过肺的宣布发散作用，使其流溢于内，营养脏腑；布散于外，滋养形体。任其精微中清而纯的营气入行于经脉中，经常营运不息，终而复始。这可以说是和天地间的自然规律是一样的。

营气的运行首先从手太阴肺经出发，流注于手阳明大肠经，上行传注于足阳明胃

---

[1]营气："营"亦作"荣"，营字的意义有二，一作名词解，即荣养全身的精微物质，这种物质是构成人体和维持人体生命活动的基本物质之一。二作动词解，即营运，是指这种物质的特性精专柔顺，独行于经髓，营运不已，终而复始，故称为营气。本篇主要论述营气的生成和运行规律，故名"营气"。◎[2]营气之道：此处谓营气生化、运行的规律。营气，由水谷精微所化生的精气之一，可以进入脉道中，具有化生血液、营养全身的作用。道，指规律。◎[3]内谷为宝：明·张介宾："营气之行，由于谷气之化，谷不入则营气衰，故云'内谷为宝'。"内，音义同"纳"；内谷，即进饮食之意。◎[4]中：内，里面，此处指内在脏腑。◎[5]精专者行于经隧：意即饮食精微中纯而清的精粹部分行于经脉中，此实指营气。精专，犹专精，即《素问·解精微论》"五脏之专精也"。经隧，指经脉。◎[6]常营无已：经常营运，没有停止。◎[7]天地之纪：这里借自然界日月星辰的出入交会规律，说明营气的运行，也有自身的规律。纪，法度、规律。天地之纪，指自然规律。◎[8]气从太阴出：气，指营气。太阴，指手太阴肺经。出，指经脉由内向外，由里至表的循行。◎[9]注：灌

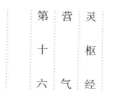

上，注大指间，与太阴合[11]，上行抵髀[12]。从脾注心中，循手少阴出腋下臂，注小指，合手太阳，上行乘腋出顑[13]内，注目内眦，上巅下项，合足太阳，循脊下尻[14]，下行注小指之端，循足心注足少阴，上行注肾，从肾注心，外散于胸中。循心主脉出腋下臂，出两筋之间，入掌中，出中指之端，还注小指次指之端，合手少阳，上行注膻中，散于三焦，从三焦注胆，出胁注足少阳，下行至跗上，复从跗注大指间，合足厥阴，上行至肝，从肝上注肺，上循喉咙，入颃颡[15]之窍，究于畜门[16]。其支别者，上额循巅下项中，循脊入骶，是督脉也，络阴器，上过毛中，入脐中，上循腹里，入缺盆，下注肺中，复出太阴。此营气之所行也，逆顺之常[17]也。

经，下行到达足背，流注于足大趾间，与足太阴脾经会合。再上行到达大腿部，从脾经的支脉流注于心中；沿着手少阴心经出于腋窝，往下沿着前臂内侧后缘，传注到手小指端，与手太阳小肠经交合。由此又上行过腋窝的外方，出于眼眶下的内侧，流注到眼内角；由此再上行头顶，又下行项后，与足太阳膀胱经会合。然后沿着脊柱下行经尾骶部，再下行流注于足小趾之端，沿着足心传注于足少阴肾经；由肾经上行注入肾脏，由肾脏又转注于心脏，向外布散于胸中。再循着手厥阴心包经，出腋窝，下行前臂，出于腕后两筋之间，入手掌中，直出于中指端，然后再回出注于无名指端，与手少阳三焦经会合。由此上行注于两乳之间的膻中，散布于上中下三焦，从三焦又流注于胆腑，出于胁部，传流于足少阳胆经，下行到足背，又从足背注于足大趾间，与足厥阴肝经相合；循着肝经上行到肝脏，从肝脏上注于肺脏，再向上沿着喉咙后面，入鼻的内窍，深入鼻孔内通脑之处。它的支脉由鼻窍上行前额部，上头顶，下行项后中部，循着脊柱进入腰骶部，这是督脉的循行路线。再由此环络外生殖器，上过毛际，进入肚脐中；再向上沿着腹内到达缺盆，由缺盆向下流注到肺脏，又从手太阴肺经循环周流。

这就是营气运行的路线，手足两经逆顺而行的常规。

注、流注、传输之意。◎[10]跗，足的背部，俗称脚面。◎[11]合：交合、会合。本篇对阴阳表里、手足上下之经交接处，都称为"合"。◎[12]髀：大腿◎[13]顑（zhuō拙）：指目下额上部位。◎[14]尻（kāo考）：骶尾部的统称。◎[15]颃颡（háng sǎng杭桑）之窍：指鼻腔之后，食管以上部分。◎[16]究于畜门：究，深入。畜门：在颃颡之上，为通脑之门户。◎[17]逆顺之常：唐·杨上善："逆顺者，在手循阴而出，循阳而入；在足循阴而入，循阳而出，此为营气行，逆顺常也。"

灵枢经·脉度[1] 第十七

黄帝曰：愿闻脉度。

岐伯答曰：手之六阳[2]，从手至头，长五尺，五六三丈。手之六阴[3]，从手至胸中[4]，三尺五寸，三六一丈八尺，五六三尺，合二丈一尺。足之六阳[5]，从足上至头，八尺，六八四丈八尺。足之六阴[6]，从足至胸中，六尺五寸，六六三丈六尺，五六三尺，合三丈九尺。跷脉从足至目[7]，七尺五寸，

黄帝说道：我希望了解一下经脉的长度。

岐伯回答说：手的六条阳经，从手上行到头部，每条经脉长五尺，五六共三丈长。手的六条阴经，从手到胸中，每条经脉各长三尺五寸，三六一丈八尺，五六三尺，合计二丈一尺长。足的六条阳经，从足上行到头部，每条经脉各长八尺，六八共合四丈八尺长。足的六条阴经，从足到胸中，每条各长六尺五寸，六六合三丈六尺，五六合三尺，共计三丈九尺长。跷脉从足到眼目，每条长七尺五寸，二七合一丈四尺，二五

[1]脉度：脉，经脉。度，尺度。脉度，即经脉的长短尺度。本篇论述经脉尺度，经气营运，跷脉循行及功能等。因以脉度开篇，故名"脉度"。◎[2]手之六阳：手太阳小肠经、手阳明大肠经、手少阳三焦经，左右手各有三条，合为手六阳经。◎[3]手之六阴：手太阴肺经、手少阴心经、手厥阴心包经，左右手各有三条，合为手六阴经。◎[4]从手至胸中：廖平《营卫运行考》指出："按经言手之三阴，从心去手；此乃云'从手至胸中'者，此用《根结》篇说，以四肢为根，头胸为结，一为顺行，一为逆行，所以不同。"◎[5]足之六阳：足太阳膀胱经、足阳明胃经、足少阳胆经，左右足各有三条，合为足六阳经。◎[6]足之六阴：足太阴脾经、足少阴肾经、足厥阴肝经，左右足各有三条，合为足六阴经。◎[7]跷脉：明·马莳："跷脉有阳跷阴跷，阳跷自足申脉行于目，阴跷自足

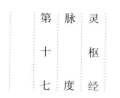

二七一丈四尺，二五一尺，合一丈五尺。督脉任脉各四尺五寸，二四八尺，二五一尺，合九尺。凡都合一十六丈二尺，此气之大经隧也[8]。经脉为里[9]，支而横者为络[10]，络之别者为孙[11]，盛而血者疾诛之[12]，盛者泻之，虚者饮药以补之[13]。

五脏常内阅于上七窍[14]也，故肺气通于鼻[15]，肺和[16]则鼻能知臭香矣；心气通于舌[17]，心和则舌能知五味矣；肝气通于目[18]，肝和则目能辨五色矣；脾气通于口[19]，脾和则口能知五谷矣；肾气通于耳[20]，肾和则耳能闻五音矣。五脏不和则七窍不通，六腑不和则留为痈。故邪在腑则阳脉不

合一尺，共计一丈五尺长。督脉任脉各长四尺五寸，二四得八尺，二五得一尺，共计九尺长。综合上述二十八脉，总共一十六丈二尺长。这些都是经气运行较大的经脉通道。经脉多深而在里，由经脉发出的分支而横行联络较浅表的是络脉，由络脉再别出的细小分支叫孙络。如果见络脉壅盛而血实者，应当急速祛除它（刺络放血），此即盛者泻之之意；若见络脉不足而血虚者，则应当予以汤药内服补益气血。

五脏的精气，常由体内经历于面部而上通于七窍。肺气上通于鼻窍，肺气调和，鼻就能辨别香臭；心气上通于舌，心气调和，舌头就能辨别五味；肝气上通于眼目，肝气调和，眼目就能辨别五色；脾气上通于口，脾气调和，口就能辨别五谷之香；肾气上通于耳窍，肾气调和，耳就能明辨五音。如果五脏功能不和，就会导致七窍不通；六腑功能不和，则气血郁滞而发生痈疽。所

照海行于目。然阳跷左右相同，阴跷亦左右相同，则跷脉宜乎有四，今曰'二七一丈四尺，二五一尺'，则止二脉何也？观本篇末云'跷脉有阴阳，何脉当其数？岐伯答曰：男子数其阳，女子数其阴'，则知男子之所数者左右阳跷，女子之所数者左右阴跷也。" ◎[8]气之大经隧：指经气运行较大的经脉通路。气，指经气；经隧，经脉的通道。◎[9]经脉为里：经脉是主干，直行而深伏于里。◎[10]支而横者为络：络脉是分支，多横行于浅表。◎[11]络之别者为孙：指由络脉再分出的细小分支为孙络。◎[12]盛而血者疾诛之：意谓络脉壅盛而血实者，应当急速祛除，亦即"盛者泻之"之意。疾，通"急"。诛，治疗、祛除。◎[13]虚者饮药以补之：谓络脉不足而血虚者，宜服汤药以补养，而不可刺络放血。◎[14]五脏常内阅于上七窍：阅，有经历、通过的意思。上七窍，指头部口眼耳鼻七窍。五脏藏于内，其精气常从体内经历于面部而表现在七窍。◎[15]肺气通于鼻：鼻为肺之窍，故肺气上通于鼻，肺气和调，鼻才能发挥正常的嗅觉功能。◎[16]和：和调，和谐，正常。◎[17]心气通于舌：舌为心之苗，故心气和调，上通于舌，舌才能发挥其辨五味的功能。◎[18]肝气通于目：目为肝之窍，故肝气和调，上通于目，目才能发挥其正常的视觉辨五色功能。◎[19]脾气通于口：口为脾之窍，水谷入胃的通道，故脾气和调，上通于口，口才能正常纳谷辨五谷之味。◎[20]肾气通于耳：耳为肾之窍，故肾气和调，上通于耳，耳才能发挥其正常的

和，阳脉不和则气留之，气留之则阳气盛矣。阳气太盛[21]则阴不利，阴脉不利则血留之，血留之则阴气盛矣。阴气太盛，则阳气不能荣也[22]，故曰关。阳气太盛，则阴气弗能荣也，故曰格。阴阳俱盛，不得相荣，故曰关格[23]。关格者，不得尽期而死也。

黄帝曰：跷脉安起安止[24]？何气荣水[25]？

岐伯答曰：跷脉者，少阴之别[26]，起于然骨之后[27]，上内踝之上，直上循阴股入阴[28]，上循胸里入缺盆，上出人迎之前，入頄[29]属目内眦，合于太阳、阳跷而上行，气并相还则为濡目[30]，气不荣则目不合[31]。

黄帝曰：气独行五脏，不荣六腑，何也？

岐伯答曰：气之不得无行也，如水

以，邪在六腑，则阳脉不和；阳脉不和气就会留滞，气稽留则阳气偏盛了。邪在五脏，则阴脉不利，阴脉不利血就会留滞，血一留滞则阴气偏盛。阴气太盛，使阳气不能营运，这叫做"关"；阳气太盛，使阴气不能营运，这叫做"格"。阴阳两盛，不能互相营运，就叫"关格"。临床见到关格，人就不能尽享其天年而早亡。

黄帝又问说：跷脉起于哪里，又止于哪里？是借助哪条经脉之气而营运呢？

岐伯回答说：阴跷脉是足少阴肾经的别脉，起于然谷之后的照海穴处，向上经过内踝的上方，直上沿着大腿内侧进入阴部（阴器），再向上循腹内沿胸内到达缺盆，上出于人迎的前方，上入颧骨部，连属眼内角，与足太阳膀胱经、阳跷脉会合而上行；三经之气合并，还而下行，则濡养眼目。如果阴跷脉气不能上营于目，阳气偏盛，眼睛就不能闭合。

黄帝问道：阴跷脉气仅运行于五脏，而没有营运到六腑，这是什么道理呢？

岐伯回答说：脉气的运行不能停

听五音功能。◎[21]阳气太盛：《甲乙经》作"邪在脏"，根据上下文意，当改之。◎[22]荣：通"营"。◎[23]关格：阴阳俱盛，腑脏同病，而表里内外失去正常的相互依存关系，称为关格。◎[24]跷脉安起安止：即跷脉起于哪里、又止于哪里。又本段言跷脉之始终，但回答即仅有阴跷，古人疑有脱简。安，疑问代词，什么地方。◎[25]何气荣水：跷脉借何经之气而营运。荣，通"营"。◎[26]跷脉者，少阴之别：此指阴跷脉，是自足少阴肾经所别出。◎[27]起于然骨之后：然骨，指足少阴肾经的"荥"穴然谷，位于足舟骨粗隆下缘凹陷处。然骨之后，指照海穴，位于足内踝下缘的凹陷处，八脉交会穴之一，通于阴跷。◎[28]循阴股入阴：阴股，指大腿内侧。阴，指阴器。◎[29]頄（kuí魁）：即颧骨。◎[30]濡目：即濡润、滋养眼睛。◎[31]气不荣则目不合：阴跷之

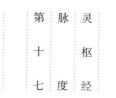

之流，如日月之行不休，故阴脉荣其脏，阳脉荣其腑[32]，如环之无端，莫知其纪，终而复始。其流溢之气[33]，内溉脏腑，外濡腠理。

黄帝曰：跷脉有阴阳，何脉当其数[34]？

岐伯答曰：男子数其阳，女子数其阴[35]，当数者为经，其不当数者为络也。

止，就像水的流动、日月的运行一样，永无休止。所以阴跷脉气营运于五脏，阳跷脉气营运于六腑。脉气的运行就如圆环一样，既没有起点也没有终点，只是终而复始地循环着。那些流溢的精气，在内灌溉五脏六腑，在外濡养肌表皮肤。

黄帝问道：跷脉有阳跷、阴跷之别，究竟哪条跷脉应当包括于前面所述一丈五尺的数值呢？

岐伯回答说：男性的数值是指阳跷脉，女性的数值是指阴跷脉。包括于脉度总数内的跷脉称"经"，不包括在内的称"络"。

气不能上营于目，阳气偏盛，故目不闭合。◎［32］阴脉荣其脏，阳脉荣其腑：阴脉、阳脉，指阴跷脉气、阳跷脉气。荣，指营运。脏，指五脏。腑，指六腑。该句即回答了本段黄帝之问。◎［33］流溢之气：指运行灌注的精气。◎［34］当其数：相当于前面所说的数值（跷脉从足至目，七尺五寸，二七一丈四尺，二五一尺，合一丈五尺）。◎［35］男子数其阳，女子数其阴：男子以阳跷脉计数，女子以阴跷脉计数。

灵枢经·营卫生会[1]第十八

黄帝问于岐伯曰：人焉受气[2]？阴阳焉会[3]？何气为营？何气为卫？营安从生[4]？卫于焉会？老壮不同气[5]，阴阳异位[6]，愿闻其会。

岐伯答曰：人受气于谷，谷入于胃，以传与肺，五脏六腑，皆以受气，其清者为营，浊者为卫[7]，营在脉中[8]，卫在脉外[9]，营周不

黄帝问岐伯说：人体的气是从哪里禀受来的？阴阳二气是在哪里交会的？什么气叫"营"？什么气叫"卫"？营气是从哪里产生的？卫气在什么地方与营气会合？老年人和壮年人气的盛衰不相同，白昼和夜晚气行的位置各异，我希望听你讲讲它们会合的情况。

岐伯回答说：人身的精气都来源于饮食水谷。水谷进入胃中，经过消化吸收，精气就传注到肺脏，从而五脏六腑都能禀受到精微之气。其中清的称为营气，浊的

---

[1] 营卫生会：营，即营气。卫，指卫气。本篇着重讨论了营卫的生成与会合，故名"营卫生会"。因营卫的生成、分布与功能，均与三焦有密切的联系，故本篇又论述了三焦的部位和功能。◎[2] 人焉受气：谓人体的气是从哪里禀受来的？焉，兼词，从哪里。◎[3] 阴阳焉会：谓阴阳之气是在哪里交会的？阴阳，指营卫。会，《说文》："会，合也。"◎[4] 营安从生：营气是从什么地方产生的？安，疑问代词，什么地方。◎[5] 老壮不同气：谓老年人与壮年人的营卫之气不相同。老壮，明·张介宾："五十以上为老，二十以上为壮。"气，指营卫之气。◎[6] 阴阳异位：谓日夜气行的位置各异。阴阳，作夜晚和白昼解；另外，也有人将阴阳作"营卫"解，谓营行脉中，卫行脉外，各走其道，故异位。根据后文之义，取前说。◎[7] 清者为营，浊者为卫：清·唐容川："清浊以刚柔言，阴气柔和为清，阳气刚悍为浊。"◎[8] 营在脉中：《素问·痹论》："营者水谷之精气也，和调于五脏，洒陈于六腑，乃能入于脉也。"《灵枢·邪客》："营气者，泌其津液，注之于脉，化以为血。"

休，五十而复大会[10]。阴阳相贯[11]，如环无端。卫气行于阴二十五度，行于阳二十五度，分为昼夜，故气至阳而起，至阴而止[12]。故曰：日中而阳陇为重阳[13]，夜半而阴陇为重阴[14]。故太阴主内，太阳主外[15]，各行二十五度，分为昼夜[16]。夜半为阴陇[17]，夜半后而为阴衰，平旦阴尽而阳受气矣[18]。日中为阳陇[19]，日西而阳衰，日入阳尽而阴受气矣[20]。夜半而大会[21]，万民皆卧，命曰合阴，平旦阴尽而阳受气，如是无已，与天地同纪[22]。

称为卫气；营气运行于经脉中，卫气运行于经脉外，周流全身而不休止，一昼夜各自循行于全身五十周次而后又大会。沿着十二经脉的阴阳表里依次运行，相互贯通，有如圆环一样而无边端。卫气行于阴分二十五个周次，行于阳分二十五个周次，以此来划分昼夜。所以卫气行于阳分就醒寤，行于阴分就睡眠。因此说：白天中午阳气最隆盛，称为"重阳"；晚上夜半阴气最隆盛，称为"重阴"。营气行于脉内，始于手太阴肺经而又复合于手太阴肺经，所以太阴主内；卫气行于脉外，始于足太阳膀胱经而又复合于足太阳经，所以说太阳主外。总之，营气和卫气行于阴、行于阳各二十五周，分为白昼和夜晚。夜半是阴气最隆盛的时间，夜半以后阴气就逐渐衰减了，到平旦黎明阴气衰尽而阳经开始受气了；日中是阳气最隆盛的时候，太阳西斜后，阳气就逐渐衰减了，到日入时阳气衰尽而阴经开始受气了。到夜半的时候，营卫（阴阳）二气始相会合于内脏，这时人们都已入睡，称作"合阴"。到平旦黎明时，阴气衰尽而阳经又受气且渐盛，如此循环往复，永无休止，和天地阴阳的运转规律相一致。

◎［9］卫在脉外：《素问·痹论》："卫者水谷之悍气也，其气慓疾滑利，不能入于脉也。"◎［10］五十而复大会：谓营卫之气一昼夜各自循行全身五十周次后又会合。◎［11］阴阳相贯：谓营卫之气循着十二经的阴阳表里，依次运行，相互贯通。◎［12］气至阳而起，至阴而止：卫气于一昼夜之间在全身运行五十周，白天行于阳二十五周，夜晚行于阴二十五周，环流不息。"平旦阴尽而阳受气"，阳气出于目，故醒寤而起；夜晚"阳尽而阴受气""万民皆卧"，故睡眠。◎［13］日中而阳陇为重阳：午时阳气最盛，是阳中之阳，故叫重阳。陇，通"隆"。极盛的意思。◎［14］夜半而阴陇为重阴：夜半时阴气最盛，是阴中之阴，故叫重阴。◎［15］太阴主内，太阳主外：营行脉中，始于手太阴而复合于手太阴，故"太阴主内"；卫行脉外，始于足太阳而复合于足太阳，故"太阳主外"。太阴，指手太阴肺经。内，指营气。太阳，指足太阳膀胱经。外，指卫气。◎［16］各行二十五度，分为昼夜：营气周流十二经，夜昼各二十五周；卫气昼行于阳、夜行于阴，也各二十五周。◎［17］夜半：指子时，即二十三点至次日一点。◎［18］平旦：指寅时，即凌晨三点至五点。◎［19］日中：指午时，即十一点至十三点。◎［20］日入：指酉时，即十七点至十九点。◎［21］夜半而大会：谓营卫二气于夜半始会合于内脏，称为合阴。大，有初、始的意思。◎［22］如是无已，与天地同纪：谓营卫之气就这样循环往复，永无休止地运行着，和天地阴阳的运转规律相一致。无已，无止境。天

黄帝曰：老人之不夜瞑者[23]，何气使然？少壮之人不昼瞑者，何气使然？

岐伯答曰：壮者之气血盛，其肌肉滑，气道通，荣卫之行，不失其常[24]，故昼精而夜瞑[25]。老者之气血衰，其肌肉枯，气道涩，五脏之气相搏[26]，其营气衰少而卫气内伐[27]，故昼不精，夜不瞑。

黄帝曰：愿闻营卫之所行，皆何道从来？

岐伯答曰：营出于中焦[28]，卫出于下焦[29]。

黄帝曰：愿闻三焦之所出[30]。

岐伯答曰：上焦出于胃上口[31]，

黄帝说：老年人往往夜里睡不着，是什么气使他这样呢？年轻人往往白天不想睡觉，这又是什么气使他这样呢？

岐伯回答说：年轻人的气血旺盛，肌肉滑润，气行的道路通畅，营卫的运行很正常，所以他们在白天精神清爽、精力充沛，而晚上睡的很香。老年人的气血衰弱，肌肉消瘦干枯，气行的道路涩滞不畅，五脏的功能不相协调；由于营气衰少，难以供养全身，而卫气又经常向内争取补给，营卫失调，所以他们白昼精神不振，夜晚又难以入眠。

黄帝说：我希望听你讲讲营气和卫气的运行，它们都是从什么部位发出来的？

岐伯回答说：营气出自于中焦，卫气出自于上焦。

黄帝说：我想了解一下上焦之气是从什么地方发出的？

岐伯回答说：上焦之气是从胃上口（贲门）发出来的，与食道并行向

地，指自然界。纪，纲纪、规律。◎ [23] 瞑：闭目，指睡眠。◎ [24] 不失其常：不违反其正常规律，亦即运行正常之意。常，常规，正常。◎ [25] 昼精：指白天精神清爽、精力充沛。夜瞑：指夜晚很快入眠，且睡得很香。◎ [26] 五脏之气相搏：谓五脏的功能不相协调。相搏，相互搏击，不相协调。搏，当作"搏"，形近而误。◎ [27] 卫气内伐：即卫气不足，向内争取补给的意思。伐，争伐。由于营卫皆来源于饮食水谷精微，营行脉内，卫行脉外；营气衰少，卫气亦必不足；营气不足则内馁，卫气不足则内伐。◎ [28] 营出于中焦：此即下文"中焦亦并胃中，出上焦之后"。中焦，包括脾胃等脏腑。◎ [29] 卫出于下焦：本句历代医家看法不一。明·张介宾从卫气本源于下焦，根于命门的角度来理解，认为"卫出于下焦"无误。清·张志聪则根据《内经》其他篇章有关论述，认为"下焦"当为"上焦"之误。例如《灵枢·决气》说："上焦开发，宣五谷味，熏肤，充身，泽毛，若雾露之溉，是谓气。"《灵枢·五味论》又说："辛入于胃，其气走于上焦，上焦者，受气而营诸阳者也。"根据本篇前后文意来看，后说较妥。◎ [30] 三焦：疑为"上焦"之误。因为本段所讲均属上焦，而中焦、下焦，黄帝再问、岐伯再答。◎ [31] 上焦出于胃上口：上焦为心肺所居，也是宗气所聚之处，它能推动中焦所出的精气运行于全身，故说上焦之气的布散开始时

并咽[32]以上贯膈而布胸中[33]，走腋，循太阴之分而行[34]，还至阳明，上至舌，下足阳明，常与营俱行于阳二十五度，行于阴亦二十五度一周也[35]，故五十度而复大会于手太阴矣。

黄帝曰：人有热，饮食下胃，其气未定[36]，汗则出，或出于面，或出于背，或出于身半，其不循卫气之道而出何也？

岐伯曰：此外伤于风，内开腠理，毛蒸理泄[37]，卫气走之，固不得循其道，此气慓悍滑疾，见开而出，故不得从其道，故命曰漏泄[38]。

黄帝曰：愿闻中焦之所出。

岐伯答曰：中焦亦并胃中[39]，出上焦之后，此所受气者[40]，泌糟粕，蒸津液，化其精微，上注于肺脉，乃化而为血，以奉生身[41]，莫

上，穿过横膈而散布于胸中，横行于腋下，沿着手太阴肺经的部位下行，返回至手阳明大肠经，上行到舌，又下注于足阳明胃经。上焦之气和营气一样，白昼环行于全身二十五次，夜晚环行于全身二十五次；经过一昼夜循环往复五十次而为一周，循环五十周后，又会合于手太阴肺经。

黄帝说：有的人在刚刚吃了热饮食后，其精微之气还未化成，就出汗了。有的面部出汗，有的背部出汗，也有的半身出汗。这种出汗也不沿着卫气运行的通路，是什么原因呢？

岐伯说：这是由于外表为风邪所伤，以致在内之腠理开放，皮毛被风热邪气所蒸，腠理因之开泄，卫气随之走越，当然就不会沿着它自己的道路运行了。卫气的性质慓悍滑疾，见到开泄疏松的地方就外越，所以不能循着正常的道路运行。因此，将这种情况的出汗叫"漏泄"。

黄帝说：我想了解一下中焦之气是从什么地方发出的？

岐伯回答说：中焦之气也出于胃中，在上焦的下面。这里受纳的饮食水谷，通过泌去糟粕，蒸腾津液，化生成精微，然后向上传注到肺脉，才化为血液，以奉养人体，维持生命活动。人体没有比它更宝

出自于胃上口。◎[32]咽：此处指食道。◎[33]胸中：明·张介宾："膈上曰胸中，即膻中也。"◎[34]太阴：手太阴肺经。分，范围。◎[35]常与营俱行于阳二十五度，行于阴亦二十五度一周也：即上焦之气和营气一样，白昼行于全身二十五次，夜晚也环行全身二十五次。阳，指白昼。阴，指夜晚。◎[36]其气未定：谓饮食精微之气尚未化成。定，《仪礼·乡饮酒礼》郑注："定，犹熟也。"◎[37]毛蒸：皮毛为风热邪气所蒸。理泄：腠理开泄。◎[38]漏泄：皮肤为风邪所伤，腠理开泄，卫气随之外越，而汗出如漏。◎[39]中焦亦并胃中：谓中焦之气也出于胃中。并，日刻本旁注："一日当作出"，故作"出"解。◎[40]此所受气者：指中焦受纳的饮食水谷。此，指中焦。气，食气，饮食物。◎[41]以奉生身：用它来奉养生命之身体。奉，养也。◎

贵于此，故独得行于经隧[42]，命曰营气。

黄帝曰：夫血之与气，异名同类，何谓也？

岐伯答曰：营卫者精气也[43]，血者神气也[44]，故血之与气，异名同类焉。故夺血者无汗，夺汗者无血[45]，故人生有两死而无两生[46]。

黄帝曰：愿闻下焦之所出。

岐伯答曰：下焦者，别回肠[47]，注于膀胱而渗入焉。故水谷者，常并居于胃中，成糟粕，而俱下于大肠，而成下焦，渗而俱下，济泌别汁[48]，循下焦而渗入膀胱焉。

黄帝曰：人饮酒，酒亦入胃，谷未熟而小便独先下何也？

岐伯答曰：酒者熟谷之液也[49]，其气悍以清[50]，故后谷而入，先

贵的物质了，因此只有它能够行于经脉之中，命名叫"营气"。

黄帝说：血和气，名称虽然不同，但其实却属于一类，这是什么道理呢？

岐伯回答说：营气和卫气都是由水谷的精气化生的，而血液是由水谷精气化生的更高贵的物质，叫做神气。所以说血和气的名称虽然不同，而实质上是同类物质。因此，凡血液耗损过多的人，不可再发其汗；出汗过多的人，不可再耗其血。所以说人生夺血、夺汗都可导致死亡，而决没有夺血、夺汗后而生存者。

黄帝说：我想听你讲讲下焦之气是从什么地方发出的？

岐伯回答说：下焦之气在回肠部别出，分别使糟粕进入大肠，使水液渗注于膀胱。所以饮食水谷，经常贮存在胃中，经过脾胃的腐熟消化，吸取其中的精微后，最后形成的糟粕都下输到大肠，这一输送过程成为下焦的主要功能。至于水液，也同时向下渗注，通过分别清浊的过程，其中浊污的部分，就沿着下焦而渗入膀胱了。

黄帝说：人喝酒，酒也随食物进入胃中，但饮食物尚未被腐熟消化，而由酒所化之小便却单独先排泄出来，这是什么原因？

岐伯回答说：由于酒是五谷经过蒸熟而酿制成的液体，它的性质慓悍而且滑利。所以尽管喝酒在吃饭之后，却反而在食物尚未消化之

[42]经隧：指经脉。◎[43]营卫者精气也：营卫二气皆来源于水谷的精气。◎[44]血者神气也：明·张介宾："血由化而赤，莫测其妙，故曰血者神气也。"◎[45]夺血者无汗，夺汗者无血：应从血、津液、汗液三者的关系去理解。津液是血液的成份之一，汗液则由津液所化，汗血同源。故伤血之人不宜再发汗，多汗之人也不宜再耗动阴血。◎[46]有两死：人体夺血会死亡，夺汗也会导致死亡。无两生，指没有两夺（夺血、夺汗）后而能生存的。◎[47]别：别出。回肠：在小肠下段，上连空肠，下连大肠。◎[48]济泌别汁：谓小肠接受胃所腐熟的食物，经过充分过滤而分清浊，清者吸收而营养周身，浊者归大肠或渗入膀胱。济泌，是过滤的意思。◎[49]酒者熟谷之液：酒是谷

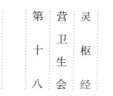

谷而液出焉[51]。

黄帝曰：善。余闻上焦如雾[52]，中焦如沤[53]，下焦如渎[54]，此之谓也。

前就变为尿液从小便排出去了。

黄帝说：你讲的真好！我曾经听说上焦之气的宣发作用就像雾露一样，弥漫于全身；中焦就像以水沤物一样，受纳腐熟，消化吸收饮食物中的精微；下焦就像沟渠一样，将消化吸收代谢后剩余的糟粕和水液，分别排泄出去。他们讲的就是这个道理。

物经过腐熟以后酿成的液体。《灵枢·论勇》："酒者，水谷之精，熟谷之液也，其气慓悍。"◎[50]悍：慓悍。清：《太素》《甲乙经》均作"滑"，据文意看较妥。◎[51]后谷而入，先谷而液出焉：谓虽然饮酒在进食之后，却反在食物未消化之前就变为尿液从小便排出。谷，指吃进的食物。液，指饮入的酒化为的尿液。◎[52]上焦如雾：上焦宣布发散的水谷精气，其升华蒸腾，犹如雾露一样弥漫。◎[53]中焦如沤：这里是形容脾胃腐熟消磨水谷食物的状况。沤，是指用水长时间地浸泡物质。◎[54]下焦如渎：下焦泌别清浊，排泄糟粕，犹如水渠排水一样。渎，小水渠。

灵枢经·四时气[1] 第十九

黄帝问于岐伯曰：夫四时之气，各不同形[2]，百病之起[3]，皆有所生[4]，灸刺之道，何者为定[5]？

岐伯答曰：四时之气，各有所在[6]，灸刺之道，得气穴为定[7]。故春取经血脉[8]分肉[9]之间，甚者深刺之，间者浅刺之[10]。夏取盛经孙络[11]，取分间绝皮肤[12]。秋取经

黄帝问岐伯说：四季的气候，各有不同的表现；人体的各种疾病，都有不同的发生原因。针灸治疗的原则，应根据什么来决定呢？

岐伯回答说：四季气候对人体的影响，各有它一定的发病部位；针灸治疗的原则，应根据四时气候与经脉穴位的关系而确定。所以，春季针刺时，就取络脉、分肉之间的穴位，病较重者宜深刺，病较轻者，宜浅刺。夏季针刺，可取手足六阳经穴，取孙络，或取分肉之间，以及透过皮肤的浅

---

[1]四时气：四时，指春夏秋冬四季。气，指气候。本篇主要讨论了四时气候变化对人体的影响，指出针刺治病必须根据不同的时令气候，选择相应的穴位，掌握进针的深浅和不同手法。同时还对大肠、小肠、胃、膀胱、胆等内脏的病理变化和治疗也作了说明。因为本篇从针刺治疗内容方面概括了"天人相应"的整体思想，突出了"因时制宜"的针刺原则，开篇就首先论述了"灸刺之道，顺应四时而已"（明·马莳）的道理，故名篇。◎［2］各不同形：分别有不同的表现。◎［3］百病之起：泛指人体各种疾病的发生。◎［4］皆有所生：都有所发生的原因。◎［5］何者为定：应根据什么来决定。《甲乙经》卷五将"定"改为"宝"。◎［6］所在：此指发病部位。◎［7］得气穴为定：谓针灸治病的原则，要根据四时气候与经脉穴位的关系来确定。气，四季气候；穴，经脉穴位。◎［8］取经血脉：意即浅刺。◎［9］分肉：肌肉。◎［10］甚者深刺之，间者浅刺之：病重的深刺，病轻的浅刺。甚，指病重。间，指病轻。◎［11］夏取盛经孙络：夏季炎热，阳气旺盛，故应取阳经穴位；热气熏蒸于肌表，又应取皮腠间的孙络刺之。盛经，指手足六阳经；孙络，取系诸经间最细小

腧[13]，邪在府，取之合[14]。冬取井荥[15]，必深以留之。

温疟[16]汗不出，为五十九痏[17]。风痋肤胀[18]，为五十七痏[19]，取皮肤之血者，尽取之。飧泄[20]，补三阴之上[21]，补阴陵泉，皆久留之，热行乃止[22]。转筋[23]于阳治其阳[24]，转筋于阴治其阴，皆卒刺之[25]。徒痋[26]，先取环谷[27]下三寸，以铍针[28]针之，已刺而筩之[29]，而内之，入而复之[30]，以尽其痋，必坚[31]，来缓则烦悗[32]，来急则安静，间

刺。秋季针刺，可取各经的"经"穴、"输"穴，如果病在六腑，就取"合"穴。冬季针刺，可取各经的"井"穴和"荥"穴，必须深刺而且长时间留针。

患温疟病而不出汗的，治疗可取用治疗热病的五十九个穴位；患风水病皮肤浮肿的，治疗可取用治疗水病的五十七个穴位；若皮下有血络壅盛的，都应刺络放其血。患飧泄病，可取三阴交、阴陵泉针刺，皆用补法，并且都须较长时间的留针，直到针下有热感时才可出针。患转筋病，如果转筋发生在四肢外侧，就取阳经的穴位治疗；如果转筋发生在四肢内侧，就取阴经的穴位治疗，都可以采取火针疗法。患单纯性水肿病，先取脐下三寸处的关元穴，用铍针刺之。刺后插入筒针以放水，反复进行，以放尽内蓄之水。针刺时一定要迅速急刺。若刺的缓慢，病人就会感到烦闷不安；刺快时，病人就很安静。一般隔天针刺放水一

的支络。◎[12]绝皮肤：谓透过皮肤的浅刺。绝，有终止之意。◎[13]秋取经腧：秋季当取各经的"经"穴和"输"穴。◎[14]合：指"合"穴，五输穴之一，十二经各有一个合穴。多用于治疗六腑的病变。◎[15]井荥：指"井"穴和"荥"穴，均为五输穴之一。◎[16]温疟：《素问·疟论》："此先伤于风，而后伤于寒，故先热而后寒也，亦以时作，名曰温疟。"温疟在此代表热病。◎[17]五十九痏（wěi 委）：指治疗热病的五十九个穴位。详见《素问·水热穴论》和《灵枢·热病》篇。痏，疤痕，指针灸施术后留下的瘢痕，这里代表穴位。◎[18]风痋（shuǐ 税）肤胀：谓风水病肌肤肿胀。痋，水肿病。◎[19]五十七痏：指适用于水肿病治疗的五十七个穴位。详见《素问·水热穴论》。◎[20]飧（sūn 孙）泄：指泄泻完谷不化，多因脾胃气虚阳弱所致。◎[21]补三阴之上：即刺三阴交，用补法。之，《甲乙经》卷十一作"交"。◎[22]热行乃止：等针下有热感才可停针。◎[23]转筋：病名，俗称抽筋。症见肢体筋脉牵掣拘挛，如扭转急痛。常见于小腿腓肠肌。[24]于阳：指转筋发生的部位在肢体的外侧。治其阳：取阳经的腧穴治疗。◎[25]卒刺之：即用火针治疗。卒，通焠，指火针。◎[26]徒痋：仅是水液内停而发生的水肿，未夹杂其它邪气。徒，仅有，只有。◎[27]环谷：脐下三寸的关元穴。◎[28]铍针：九针之一，针的下端两面有刃，多用于外科刺放脓血。详见《灵枢·九针十二原》和《灵枢·九针论》。◎[29]已刺而筩：谓铍针刺后插入筒针。筩，同"筒"。指中空如筒的针具。◎[30]入而复之：插插入筒针以放水，然后抽出，如此反复操作，隔日一次，直到水排尽。◎[31]必坚：《黄帝内经灵枢校注语译》认为"必坚"是"必急刺之"之误。又，认为针刺后用带子缚紧所刺部位。◎[32]来缓则烦悗：针刺缓慢就会烦闷

日一刺之，瘀尽乃止。饮闭药[33]，方刺之时徒饮之，方饮无食[34]，方食无饮，无食他食[35]，百三十五日。著痹[36]不去，久寒不已，卒取其三里[37]骨为干[38]。肠中不便[39]，取三里，盛泻之，虚补之。疠风[40]者，素刺其肿上[41]，已刺，以锐针[42]针其处，按出其恶气[43]，肿尽乃止，常食方食[44]，无食他食。

腹中常鸣，气上冲胸，喘不能久立，邪在大肠，刺肓之原[45]、巨虚上廉、三里。小腹控睾[46]、引腰脊，上冲心，邪在小肠者，连睾系，属于脊，贯肝肺，络心系。气盛则厥逆，上冲肠胃，熏肝，散于肓，结于脐。故取之肓原以散之，刺太阴以予之[47]，取厥阴以下之[48]，取巨虚下廉以去之，

次，直到水放完为止。同时还应内服利水开闭的药，在刚开始针刺的时候就服药。不过应注意，刚服药不能进食，刚进食不能服药，在一百三十五天内也不要吃那些易致水肿的食物。患著痹病不愈，寒湿日久不除，治疗用火针刺其足三里；肠中不调的病变，也取足三里穴，实证用泻法，虚证用补法。患麻风病者，可多次针刺那些肿起的部位。针刺以后，再用锐针刺其患处，用手挤压排出那些毒气，直到肿胀消失为止。经常给患者食以适宜的食物，不要吃那些不利于疾病的食物。

腹内经常鸣响，自觉气上冲于胸部，气喘而不能久站立，这是邪气在大肠的病证。治疗应当针刺肓之原（气海）和上巨虚、足三里穴。小腹疼痛控引睾丸、连及腰者，并上冲心胸，这是邪在小肠的病证。因为小肠连着睾系属于脊椎，上贯于肝肺，绕络心系。邪气盛时就会厥气上逆，上冲于肠胃，熏灼于肝脏，散于肓膜，结聚于脐腹。所以治疗该病应取肓之原（气海）以散结气，取手太阴肺经之穴以扶正气，取足厥阴肝经的穴位以降逆气，取小肠经的下巨虚以泻邪气。总之，

不舒。又，认为"来"为"束"之误。言束缚较松时，就会感到烦闷。◎[33]饮闭药：内服利尿通闭之药。◎[34]方饮无食：谓刚服药后不要进食。方，时间副词，刚刚的意思。饮，指服利尿药。食，指进食。◎[35]无食他食：这是饮食禁忌，谓不要吃那些易致水肿的食物。◎[36]著痹：痹病之一，指湿邪偏盛，痹阻关节的疾患。◎[37]卒取其三里：即用火针刺足三里穴。卒，通焠，火针。◎[38]骨为干：该句与上下文意不相连属，疑为衍文。◎[39]肠中不便：即大便不调。[40]疠风：大风，又谓癞风，即麻风病。[41]素刺其肿上：谓可以多次针刺那些肿起的部位。素，通"数"。◎[42]锐针：尖锐锋利之针。◎[43]恶气：毒气◎[44]常食方食：谓经常给食以所宜的食物。方，作"宜"解。◎[45]肓之原：《灵枢·九针十二原》："肓之原出于脖胦。"脖胦，即脐下一寸半的气海穴。◎[46]控睾：牵引睾丸。◎[47]刺太阴以予之：针刺手太阴肺经以补其虚。◎[48]取厥阴以下之：取足厥阴肝经之穴以降逆气。◎[49]按其所过之经以调之：根据

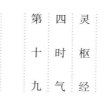

按其所过之经以调之[49]。善呕，呕有苦，长太息[50]，心中憺憺[51]，恐人将捕之，邪在胆，逆在胃，胆液泄则口苦，胃气逆则呕苦，故曰呕胆。取三里以下胃气逆，则刺少阳血络以闭胆逆[52]，却调其虚实以去其邪。饮食不下，膈塞不通，邪在胃脘，在上脘则刺抑而下之[53]，在下脘则散而去之。小腹痛肿[54]，不得小便，邪在三焦约[55]，取之太阳大络[56]，视其络脉与厥阴小络结而血者，肿上及胃脘，取三里。

睹其色[57]，察其以[58]，知其散复者[59]，视其目色，以知病之存亡也。一其形，听其动静者[60]，

应根据病证所涉及的经脉而调治。患者经常呕吐，夹有苦水，叹长气，心中感觉跳动不安，恐惧害怕，就像有人要抓捕他似的，这是邪气在胆的病证。胆气逆而犯胃，胆液外泄则口苦，胃气上逆则呕吐苦水，所以把该证叫"呕胆"。在治疗时，应取足三里穴以降胃之逆气；并刺足少阳胆经的血络以止上逆的胆气。然后根据病证的虚实，补虚泻实，祛除病邪。病人饮食不下，胸膈阻塞不通，这是邪气在胃脘的病证。病在上脘，就刺上脘穴以抑制上逆的胃气，使之和降下行。病在下脘，就刺下脘之穴，以疏散邪气。病人小腹部胀痛，伴小便不通，这是邪在膀胱的病证。治疗可取足太阳经的大络飞扬穴、并查找它的络脉与厥阴经小络交结而有瘀血处刺之；胀满向上波及胃脘部时，则取足三里穴。

通过望病人的面色，观察患者的眼睛，就可以了解疾病的进退情况。这是因为观察眼神和五色，就可以判断病势的轻重。观察疾病的内在变化与外在表现是否一致，考察并判

病证所涉及的经脉，循经取穴以调理治疗。◎[50]长太息：谓叹长气。太息，即叹气，以呼气为主的深呼吸。◎[51]心中憺憺：自觉心中跳动不安。◎[52]闭胆逆：即止胆逆。闭，明·马莳作"止"。◎[53]在上脘则刺抑而下之：病在上脘，就刺上脘穴，抑制上逆之胃气，使之和降下行。[54]小腹痛肿：即小腹部胀满而疼痛。肿，作"胀"解。◎[55]邪在三焦约：清·张志聪："三焦下俞，出于委阳，并太阳之正，入络膀胱，约下焦，实则闭癃，虚则遗溺，小腹肿痛，不得小便，邪在三焦约也。"日本·丹波元简："本节三焦，即指膀胱。"张氏从病机言，丹氏从病位言，二说皆通。◎[56]太阳大络：指足太阳膀胱经的飞扬穴。◎[57]睹其色：谓望诊观其色。睹，看，观察。◎[58]察其以：意即望其目。以，《太素》卷二十三"杂刺"作"目"，与《灵枢》的《九针十二原》《小针解》篇文章相吻合。◎[59]散：指正气耗散。复：正气恢复。◎[60]一其形，听其动静：言医生专心致志地分析病人的临床表现，认真地思考、考察脉象状态及其所反映的邪正盛衰变化进行断决。"一"，一心一意、专心致志。"形"，病形、临床表现。"听"，有考察、考量、思辨并决断之义。"动静"，指脉象波动变化情况。故杨上善："调寸尺脉之六变，谓'听其动静'。听动静者，为

持气口人迎以视其脉，坚且盛且滑者，病日进[61]，脉软者，病将下[62]，诸经实者，病三日已。气口候阴[63]，人迎候阳[64]也。

断病人脉象的变化，切按寸口、人迎的脉搏变化等，就可以了解病势的进退，判断预后的好坏。若脉来坚劲有力，浮盛滑利，则提示病势日益加重；若脉来逐渐虚软，则主病势日渐减退。各经血气盛者，病证三日内就会好转。气口的脉候阴分，人迎的脉候阳分。

神思脉意也。"◎[61]坚且盛且滑者，病日进：脉来坚劲，浮盛滑利，主邪势盛，故病势日益加重。◎[62]脉软者，病将下：谓脉搏逐渐虚软，表明病势将退。脉软，指脉逐渐虚软。下，指病势减退。◎[63]气口候阴：谓诊气口脉可以了解阴经、阴分及五脏的病变。气口，即寸口。阴，阴经、阴分、五脏。◎[64]人迎候阳：谓诊人迎脉可以反映阳经、阳分、六腑的病变。人迎，又称人迎脉，位于结喉旁两侧颈总动脉搏动处。阳，阳经、阳分、六腑。

灵枢经·五邪[1] 第二十

邪在肺，则病皮肤痛，寒热[2]，上气[3]喘[4]，汗出，咳动肩背[5]。取之膺中外腧[6]，背三节五脏之傍[7]，以手疾按之，快然[8]，乃刺之，取之缺盆中以越之[9]。

邪在肝，则两胁中痛，寒中[10]，恶血[11]在内，行善掣节[12]，时脚

病邪侵犯肺脏，就会出现皮肤疼痛、恶寒发热、气上逆而喘促、汗出、咳嗽牵引肩背不适等症状。治疗可取侧胸上部的云门穴、中府穴，背部第三胸椎两旁的肺俞穴。针刺之前，先用手迅速地按压局部，病人感觉比较明显处就是穴位，然后再进针。还可以针刺缺盆穴，以发越肺中的邪气。

病邪侵犯肝脏，就会出现两胁部疼痛，或表现为中焦虚寒，或瘀血内停，走路活

[1] 五邪：五，指心、肝、脾、肺、肾五脏。邪，指病邪。本篇主要讨论邪气损伤五脏而出现的证候及其针刺治法，因此篇名为"五邪"。◎[2]寒热：指恶寒发热。◎[3]上气：指肺气不得宣散，上逆于喉间，气道窒塞，呼吸急促的表现。以呼多吸少，每兼咳嗽为特征。◎[4]喘：是指呼吸困难、短促急迫的表现，甚者张口抬肩、鼻翼煽动、不能平卧。◎[5]咳动肩背：咳嗽时动其肩背。◎[6]膺中外腧：指手太阴肺经云门、中府穴。膺中，指侧胸部。◎[7]背三节五脏之傍：指背部第三胸椎两旁的肺俞穴。因为它是直接内通五脏的腧穴之一，故称五脏之傍。又《甲乙经》作"背三椎之旁"。◎[8]以手疾按之，快然：这是介绍取穴的方法。即用手迅速地按压局部，病人自觉爽快、或有明显感觉的地方，就是穴位之所在。◎[9]取之缺盆中以越之：手太阴肺经上出于缺盆，故邪在肺可刺缺盆穴，以引邪气从上而出。缺盆，锁骨上缘的凹陷处。其中有缺盆穴，属足阳明胃经。越，从上发越之义。◎[10]寒中：指土虚木旺，肝木乘脾，所出现的中焦虚寒证候。◎[11]恶血：即瘀血。◎[12]掣节：即关节抽掣挛急。掣，与"瘈"同义，牵引痉挛的意思。◎[13]行

肿，取之行间[13]，以引胁下[14]，补三里以温胃中，取血脉以散恶血，取耳间青脉[15]，以去其掣。

邪在脾胃，则病肌肉痛[16]。阳气有余，阴气不足[17]，则热中善饥[18]；阳气不足，阴气有余，则寒中肠鸣腹痛。阴阳俱有余，若俱不足，则有寒有热，皆调于三里。

邪在肾，则病骨痛阴痹[19]。阴痹者，按之而不得，腹胀腰痛，大便难，肩背颈项痛，时眩。取之涌泉、昆仑[20]，视有血者尽取之。

邪在心，则病心痛喜悲[21]，时眩仆[22]，视有余不足而调之其输也[23]。

动时关节容易牵掣拘挛，下肢关节时常肿胀。治疗可取行间穴，以疏肝祛邪而止胁痛；取足三里穴，用补法，以温脾胃而散寒邪；刺肝经之血络并放血，以散内滞之瘀血；并取足少阳胆经耳轮后青络上的瘈脉穴，以缓解痉挛治"掣节"。

病邪侵犯脾胃，就会出现肌肉疼痛；如果胃热亢盛、脾阴不足，就会患热中消谷善饥证；如果脾胃阳虚，阴寒内盛，就会患寒中肠鸣、脘腹冷痛证；如果阳热与阴寒俱盛，混杂于脾胃，就会患寒热错杂证。脾胃的各种病证，都取足三里穴调治。

病邪侵犯肾脏，就会患骨骼疼痛证和阴痹证。阴痹证的临床表现是：骨节疼痛，但按之又找不到固定的痛点，并且伴见腹胀、腰痛、大便困难，肩背颈项疼痛，经常头目眩晕等。治疗可取涌泉穴和昆仑穴。此外，可观察足太阳、少阴两经，在血络充盛之处刺络放血，以祛除邪气。

病邪侵犯心脏，就会出现心痛，喜笑不休，或悲伤哭啼，经常易眩晕昏仆倒地等症状。治疗时应观察病证的属虚属实性质，取手少阴心经的"输"穴（神门）进行调治。

间：足厥阴肝经之荥穴。◎[14]以引胁下：通过针刺行间穴，以疏畅肝气，祛除邪气而止疼痛。◎[15]耳间青脉：指耳轮后青络上的瘈脉穴。◎[16]肌肉痛：脾主肌肉，邪在脾，故肌肉痛。◎[17]阳气有余，阴气不足：脾胃同属土而居中焦，胃为阳土，脾为阴土。阳气有余，指胃热亢盛。阴气不足，指脾阴不足。◎[18]热中善饥：指中焦胃火炽盛，腐熟太过所引起的食欲过于旺盛，多食易饥等症。◎[19]阴痹：阴寒较盛，病位在骨的痹病。◎[20]涌泉、昆仑：涌泉是足少阴经"井"穴，昆仑为足太阳经之"经"穴。◎[21]喜悲：患者喜笑不休，或悲伤哭啼。◎[22]时眩仆：时常发生眩晕昏仆。◎[23]视有余不足而调之其输：根据证候的虚实情况而取本经的"输"穴（神门）调治。

灵枢经·寒热病[1] 第二十一

皮寒热者[2]，不可附席[3]，毛发焦[4]，鼻槁腊[5]，不得汗，取三阳之络[6]，以补手太阴[7]。

肌寒热者，肌痛，毛发焦而唇槁腊，不得汗，取三阳于下[8]以去其血者，补足太阴以出其汗。

骨寒热者，病无所安，汗注不休[9]，齿未槁，取其少阴于阴

外邪侵犯皮肤而患寒热病，皮肤发热而难以着席安卧，毛发干枯焦燥，鼻孔干燥，不出汗，治疗可取足太阳经的络穴飞扬，以疏表散邪，然后取手太阴肺经的穴位（列缺、鱼际、太渊等），以补肺气。

外邪侵犯肌肉而患寒热病，肌肉疼痛，毛发干枯焦燥，口唇干燥，不出汗，治疗应取足太阳经在下肢的络穴飞扬，以祛除瘀血；然后再针刺足太阴经穴位，用补法，以使其出汗。

外邪侵犯骨而患寒热病，骨节疼痛而没有安适的地方，汗出淋漓不止，如果观察牙齿尚

---

[1]寒热病：本篇主要介绍皮寒热、肌寒热、骨寒热以及骨痹、热痹的证候、治疗和预后，讨论了天牖五部的部位和主治，叙述了针刺太过不及所引起的病变。因本篇是讨论寒热为主的病变，故名"寒热病"。◎[2]皮寒热：谓邪气侵犯肌肤皮毛，而发生恶寒发热。寒热，恶寒发热。◎[3]不可附席：谓患者不能着席而卧。《广雅·释诂》："附，近也。"◎[4]毛发焦：谓毛发干枯焦燥。焦，干枯。◎[5]鼻槁腊（xī昔）：谓鼻孔干燥。槁，干也。腊，干也。◎[6]三阳之络：谓当取足太阳膀胱经的络穴飞扬。三阳，足太阳膀胱经。络，指络穴。◎[7]补手太阴：太阴肺外合皮毛，皮寒热为邪，邪束皮毛，所以取足太阳络穴以疏其表，然后补手太阴肺经。关于具体穴位，明·马莳认为当取列缺，明·张介宾认为当取鱼际、太渊。盖列缺是肺经络穴，鱼际是肺经荥穴，太渊是肺经输穴，临床可随证选用。◎[8]三阳于下：指足太阳膀胱经的飞扬穴。◎[9]汗注不休：谓汗出淋

股之络[10]；齿已槁，死不治。骨厥亦然[11]。

骨痹[12]，举节不用而痛[13]，汗注烦心，取三阴之经[14]，补之。

身有所伤[15]血出多，及中风寒[16]，若[17]有所堕坠[18]，四肢懈惰不收[19]，名曰体惰，取其小腹脐下三结交[20]。三结交者，阳明、太阴也，脐下三寸关元也。

厥痹者，厥气上及腹，取阴阳之络，视主病也，泻阳补阴经也。[21]

颈侧之动脉，人迎。人迎，足阳明也，在婴筋[22]之前；婴筋之后，手阳明也，名曰扶突[23]；次脉，足少阳脉也，名曰天牖；次脉，足太阳也，名曰天柱；腋下动脉，臂太阴也[24]，名曰天府。阳迎头痛[25]，

未枯槁，可取足少阴肾经下肢内侧的络穴大钟；如果牙齿已经枯槁，则属预后不良的死证。骨厥病的诊断治疗也与此相同。

患骨痹病，全身肢体关节不能活动而疼痛，汗出如注，心烦，治疗取三阴经的穴位，并用补法。

身体被金刃所伤，出血很多，同时又受了风寒，或者从高处坠落受伤，以致四肢瘦弱，乏困无力，这种病叫“体惰”，治疗当取小腹肚脐下的三结交穴。所谓三结交，是足阳明胃经、足太阴脾经和任脉结交在脐下三寸的关元穴。

患厥痹证，厥逆之气上达腹部，治疗当取足太阴经和足阳明经的络穴，但必须察明主病在何经，在足阳明经用泻法，在足太阴经用补法。

颈部侧面的动脉是人迎穴处。人迎，属于足阳明胃经，位于婴筋的前面。在婴筋的后面，是手阳明大肠经的穴，名叫“扶突”；其次是足少阳经脉的穴，名叫“天牖”；再次后面的是足太阳膀胱经的穴，名叫“天柱”；腋窝下动脉处，是手太阴肺经的穴，名叫“天府”。阳邪上逆而引起头痛，胸满，呼吸不利等症状，

漓不止。◎[10]少阴于阴股之络：指足少阴肾经在下肢内侧的络穴大钟。◎[11]骨厥亦然：骨厥是肾脏阴伤之病，所以其针刺治法与骨寒热相同。◎[12]骨痹：《素问·长刺节论》：“病在骨，骨重不可举，骨髓酸痛，寒气至，名曰骨痹。”◎[13]举节不用而痛：谓全身肢体关节不能活动而且疼痛。尽，所有的。节，指关节。◎[14]三阴之经：指太阴、少阴、厥阴三阴经。◎[15]身有所伤：指身体有被金刃造成的创伤。◎[16]中风寒：被风寒邪气所中。◎[17]若：作“或”解。◎[18]堕坠：从高处坠落跌伤。◎[19]四肢懈惰不收：谓四肢瘦弱困倦无力。◎[20]三结交：指足阳明胃经、足太阴脾经与任脉在小腹部的结交处，即脐下三寸的关元穴。◎[21]泻阳补阴经：谓泻足阳明，补足太阴。◎[22]婴筋：指颈侧的筋。◎[23]扶突：穴名，位于颈侧人迎后的二横指处。◎[24]臂太阴：即手太阴肺经。◎[25]阳迎头痛：谓阳邪上逆而头痛。迎，当作“逆”。◎

胸满不得息，取之人迎；暴瘖气鞭[26]，取扶突与舌本出血[27]；暴聋气蒙[28]，耳目不明，取天牖；暴挛痫眩[29]，足不任身，取天柱；暴瘅内逆[30]，肝肺相搏，血溢鼻口，取天府。此为天牖五部[31]。

臂阳明有入頄遍齿者[32]，名曰大迎，下齿龋[33]取之。臂恶寒补之，不恶寒泻之。足太阳有入頄遍齿者，名曰角孙[34]，上齿龋取之，在鼻与頄前。方病之时，其脉盛，盛则泻之，虚则补之。一曰取之出鼻外[35]。

足阳明有挟鼻入于面者，名曰悬颅[36]，属口，对入系目本[37]，视有过者取之，损有余，益不足，反者益其[38]。

治疗可取人迎穴；突然音哑，声音嘶哑，舌根强硬，治疗可取扶突穴和刺舌本放血；患暴聋气蒙，耳不聪，目不明，治疗可取天牖穴；突然患拘挛抽搐、癫痫、眩晕、头重脚轻，站立不稳等，可取天柱穴；突然患消瘅，内脏气机逆乱，肝肺两经邪火相搏，以致血上妄溢而口鼻出血，可取天府穴治疗。这是颈项部犹如天窗的5个腧穴的位置及其主治的病症。

手阳明大肠经上入颧骨而遍布于齿根，其经有个穴位名叫大迎。下牙龋齿疼痛时，可取大迎穴治疗。如果手臂恶寒就用补法，手臂不恶寒就用泻法。足太阳膀胱经也入颧骨而遍布齿龈，其经有个穴位名叫角孙，在上牙患龋齿疼痛时取角孙穴治疗。角孙穴的位置在鼻与颧骨前面。刚刚发病时脉气盛实，就用泻法治疗；如果脉气已虚就用补法。另一种说法是取鼻外侧的迎香、禾髎穴。

足阳明胃经夹鼻两侧而行、入于面部的地方，有一穴位名叫"悬颅"。该经脉下行的属口，上行的对着口角而入眼睛深部目系。根据其病变而取悬颅穴治疗，邪盛有余用泻法，正虚不足用补法。如果治法相反，就会使病情加重。

---

[26]暴瘖气鞭：谓突然声哑无音，舌喉强硬。瘖，失音。鞭，通"硬"。◎[27]舌本：有三说，一指舌根，二指廉泉穴，三指风府穴。此处似以前二说为妥。◎[28]气蒙：邪气上蒙而致头昏视物不清。◎[29]暴挛痫眩：谓突然患拘挛抽搐、癫痫眩晕。◎[30]暴瘅：清·张志聪："暴瘅，暴渴也。"◎[31]天牖五部：谓头颈项部的五个穴位犹如楼阁大窗户，有十分重要的作用。天，诸本均作"大"，是。牖，窗户。五部，具体指人迎、扶突、天牖、天柱、天府五穴。◎[32]臂阳明有入頄（kuí葵）遍齿者：谓手阳明大肠经上入颧骨，而遍布于下齿。遍齿，臂阳明，即手阳明大肠经。頄，颧部。因颧颊内部的骨名面頄骨，故称颧部为頄。遍齿，遍行布于（下）牙齿。◎[33]龋（qǔ取）：俗称虫牙。◎[34]角孙：穴名，位于耳尖上方，该处为足太阳之气贯于手少阳之经。◎[35]取之出鼻外：明·张介宾："（取）手阳明禾髎、迎香等穴。"另《太素》"鼻外"作"眉外"。◎[36]悬颅：经穴名，在头部鬓发上，当头维与曲鬓弧形连线的中点处。◎[37]目本：指目系。◎[38]反者益其：谓补泻反用，则病必加重。其，明·张介宾"甚"。◎[39]足太阳有通项入于

足太阳有通项入于脑者[39]，正属目本[40]，名曰眼系，头目苦痛取之，在项中两筋间，入脑乃别，阴跷、阳跷[41]，阴阳相交，阳入阴，阴出阳，交于目锐眦[42]，阳气盛则瞋目[43]，阴气盛则瞑目[44]。

热厥[45]取足太阴、少阳，皆留之；寒厥[46]取足阳明、少阴于足，皆留之。

舌纵涎下[47]，烦悗[48]，取足少阴；振寒洒洒[49]，鼓颔[50]，不得汗出，腹胀烦悗，取手太阴。刺虚者，刺其去也；刺实者，刺其来也[51]。

春取络脉[52]，夏取分腠[53]，秋取气口[54]，冬取经输[55]。凡此

足太阳膀胱经通于项后而入于脑的地方，上有穴位名叫"玉枕"。该脉由脑直属目本，名叫"目系"。苦于头痛、目痛时，可以取玉枕穴治疗。其穴的位置在项中两筋之间。足太阳经深入脑部后，就分别属于阳跷和阴跷二脉，阴阳两跷脉相交，使阳气入于阴脉，阴气出于阳脉，两脉相交的部位在目内眦的睛明穴。如果阳气偏盛不能入于阴，就会两目圆睁、难以入眠；如果阴气偏盛不能出于阳，就会两目闭合难睁，嗜睡多眠。

患热厥证，就取足太阴脾经、足少阳胆经的穴位治疗，并需要留针；患寒厥证，就取足阳明胃经、足少阴肾经在足部的穴位进行治疗，也需要留针。

患舌头缓纵不收，口中流涎，心烦闷乱，治疗应取足少阴肾经的穴位。患病恶寒颤栗，寒战时两腮上下牙齿如打鼓样颤抖，不出汗，腹部胀满，心烦闷乱，治疗取手太阴肺经的穴位。总的来说，针刺虚证用补法，当顺着脉气运行的方向进针；针刺实证用泻法，当逆着脉气来的方向进针。

在春季针刺时，取络脉间的穴位；夏季针刺时，取分肉腠理间的穴位；秋季针刺时，取

脑者：清·孙鼎宜："足太阳脉有通项入脑者，盖谓玉枕穴。"◎[40]正属目本：谓足太阳经由脑直连目本。正，直。属，连接。◎[41]入脑乃别，阴跷阳跷：足太阳经自项入脑，分别连接着阴跷阳跷脉。◎[42]交于目锐眦：谓阴阳脉交合于目内眦的睛明穴。◎[43]瞋目：谓睁大眼睛。瞋，《广雅·释诂》云："张也。"◎[44]瞑目：谓合着眼睛、闭目。◎[45]热厥：《素问·厥论》："阴气衰于下，则为热厥。"◎[46]寒厥：《素问·厥论》："阳气衰于下，则为寒厥。"◎[47]舌纵涎下：谓舌体缓纵不收，口角流涎不止。◎[48]烦悗（mán 蛮）：心烦闷乱。悗，烦闷。◎[49]振寒：即寒战。洒洒，振寒貌。◎[50]鼓颔：即鼓腮，谓寒战时两腮上下牙齿鼓动颤抖，俗称牙齿打战。◎[51]刺虚者，刺其去也；刺实者，刺其来也：谓刺虚证时，当用补法，应顺着脉气运行的方向进针；刺实证时，当用泻法，应逆着脉气运行的方向进针。虚、实，分别指虚证、实证。去、来，指脉气运行的顺逆，去为顺，来为逆。◎[52]春取络脉：络脉浮而浅，春气将升未升，其气在中，故春季取络脉治皮肤之病。◎[53]夏取分腠：夏季阳气浮盛于外，气在盛经孙络之间，故夏取分腠以治肌肉之病。分腠，分肉腠理，指肌肉。◎[54]秋取气口：气口，即寸口，属手太阴肺经，应于

四时，各以时为齐[56]。络脉治皮肤，分腠治肌肉，气口治筋脉，经输治骨髓、五脏。

身有五部：伏兔[57]一，腓二，腓者腨[58]也；背[59]三，五脏之腧[60]四，项五。此五部有痈疽者死[61]。

病始手臂者，先取手阳明、太阴而汗出；病始头首者，先取项太阳而汗出；病始足胫者，先取足阳明而汗出。臂太阴可汗出，足阳明可汗出。故取阴而汗出甚者，止之于阳；取阳而汗出甚者，止之于阴[62]。

凡刺之害，中而不去则精泄[63]，不中而去则致气[64]；精泄则病甚而恇[65]，致气则生为痈疽也。

手太阴肺经气口部的穴位；冬季针刺时，可取各经的穴位。总之，针刺取穴应以四时变化为标准而确定。取络脉之穴可治皮肤病，取分腠间穴可治肌肉病，取气口部穴可治筋脉病，取经输之穴可治骨髓、五脏的病变。

人身体上有五个重要部位：即大腿前方的伏兔穴部、小腿肚部、背部、五脏腧穴部、头项部。在这五个部位上如果发生痈疽，大多预后不良。

疾病从手臂开始发生的，先取手阳明经、手太阴经的穴位治疗，并促使其出汗；疾病从头面部开始的，先取足太阳经项部的穴位治疗，并使其出汗；疾病从下肢足胫部开始的，先取足阳明经的穴位，并使其出汗。针刺手太阴经穴可以发汗，针刺足阳明经穴也可以发汗，所以取手太阴经穴而出汗过多时，可再取足阳明经穴来止汗；先取足阳明经穴而汗出过多时，也可再取手太阴经穴来止汗。

一般因针刺造成的危害有两方面：若针刺已中病以后仍不出针，就会导致精气耗泄；相反，若针刺未中病而早出针，就会导致邪气壅聚。精气耗泄则会使病情加重，而且身体更加虚弱羸瘦；邪气壅聚不散，则会变生痈疽。

秋金，故取气口以疗筋脉之病。◎[55]冬取经输：冬季阳气深藏于里，气在经脉，故冬季取经输以治骨髓、五脏的病变。经输，泛指经穴。◎[56]各以时为齐：谓针刺时应以四时变化为准则而确定。齐，同"剂"。◎[57]伏兔：穴名，位于足阳明胃经，膝髌骨上缘上六寸处。这里泛指大腿前方。◎[58]腓腨（shuàn 涮）：小腿肚，义同"腓"。《说文》："腨，腓肠也"。◎[59]背：指背脊部。唐·杨上善："自腰俞已上二十一椎两箱称背，去脏腑甚近，皮肉至薄。"◎[60]五脏之腧：五脏位于背部足太阳经上的腧穴，为脏腑之气输注于背部之处者。◎[61]此五部有痈疽者死：在这五个特重要部位发生的痈疽，大多预后不良。◎[62]取阴而汗出甚者，止之于阳；取阳而汗出甚者，止之于阴：谓阴阳两经相通，阴阳脉气相贯。先刺手太阴经而汗出过多时，可取足阳明经穴以止汗；先刺足阳明经而汗出不止时，可再取手太阴经穴来止汗。◎[63]中而不去则精泄：谓针刺治病时，若针已中病（有效）就应及时出针，如仍不出针，就会耗泄人的精气。中，指中病。去，指出针。◎[64]不中而去则致气：谓针刺治病时，若针未中病而早出针，就会导致邪气壅聚。气，指邪气。◎[65]恇（kuāng 匡）：怯弱貌。

灵枢经·癫狂[1] 第二十二

目眦[2]外决[3]于面者，为锐眦；在内近鼻者为内眦；上为外眦[4]，下为内眦[5]。

癫疾始生，先不乐[6]，头重痛，视举[7]目赤，甚作极已[8]，而烦心，候之于颜[9]，取手太阳、阳明、太阴[10]，血变而止[11]。

癫疾始作而引口啼呼喘悸[12]者，候之手阳明、太阳，左强者攻

眼角向外凹陷于面颊一侧的，是目锐眦；在内靠近鼻侧的，是目内眦。上眼睑属目外眦，下眼睑属目内眦。

癫病刚开始产生时，病人先是闷闷不乐，表情抑郁，感到头部沉重疼痛，两目上视发呆，目珠红赤；严重时，就会心烦不安。通过观察病人眉目之间的表情变化，就可以预测病之将发。治疗可取手太阳、手阳明、手太阴经的穴位放血，血色转为正常后停针。

癫病开始发作时，有口角牵引而歪斜，口中发出啼呼，气喘心悸。应当候查手阳明、手太阳两经，取穴治疗，采用缪刺法，

---

[1] 癫狂：癫狂是神志失常的疾病。本篇论述了癫狂病的发病原因，各种类型癫狂病的症状，以及针刺、艾灸治疗方法，其中某些类型癫狂的预后也有所涉及。此外对风逆、厥逆病的证治也作了简要的叙述。由于本篇着重围绕癫狂的有关问题论述，故名"癫狂"。◎[2] 眦：眼角。◎[3] 决：通"缺"，凹陷。◎[4] 上为外眦：谓上眼睑属外眦。上，上眼睑。◎[5] 下为内眦：谓下眼睑属内眦。下，下眼睑。◎[6] 先不乐：首先有精神抑郁，情志不乐。◎[7] 视举：双目上视，或两目上翻。◎[8] 作极已：谓严重发作以后。已，以后。◎[9] 候之于颜：谓观察患者眉目之间的情况。颜，《说文》："眉目之间也。"即天庭部。◎[10] 取手太阳、阳明、太阴：明·张介宾："当取手太阳支正、小海；手阳明偏历、温溜，手太阴太渊、列缺。"◎[11] 血变而止：谓待其血色转正常后再停针。◎[12] 引口：指癫病发作时，口唇常被牵引而歪斜。啼呼：指啼哭呼叫，口中伴随发出

其右，右强者攻其左[13]，血变而止。

癫疾始作先反僵[14]，因而脊痛，候之足太阳、阳明、太阴、手太阳，血变而止。

治癫疾者，常与之居[15]，察其所当取之处。病至[16]，视之有过者[17]泻之，置其血于瓠壶[18]之中，至其发时，血独动矣，不动，灸穷骨[19]二十壮[20]。穷骨者，骶骨也。

骨癫疾者，顑[21]齿诸腧分肉皆满，而骨居，汗出烦悗。呕多沃沫[22]，气下泄，不治。

筋癫疾者，身倦挛急大[23]，刺项大经之大杼脉[24]。呕多沃沫，气下泄，不治。

脉癫疾者，暴仆[25]，四肢之脉皆胀而纵[26]。脉满，尽刺之出血；不

即左侧僵硬者针刺右侧放血，右侧僵硬者针刺左侧放血，待血色转为正常后停针。

癫病开始发作的时候，病人先出现角弓反张，因而脊背部疼痛。应当候查足太阳、足阳明、足太阴、手太阳诸经，并取穴放血治疗，等到血色转为正常后停针。

治疗癫病时，医生应当和病人同住一处，观察决定应当取什么经穴治疗。癫病发作时，观察到他有病的经脉就用泻法放血；并把放出的血盛于葫芦瓢中，等到再发病时，葫芦瓢里的血就会动了。如果血不动，可以灸穷骨穴二十壮。穷骨，就是尾骶骨。

骨癫病患者，颔腮牙齿各腧分肉之间都感到胀满，骨骼僵直，出汗烦闷，呕吐涎沫较多，而且气下泄。出现这些病状者，预后不良，是不治之证。

筋癫病患者，身体蜷曲不伸，拘挛紧急，脉大。应当针刺项后足太阳膀胱经的大杼穴。假如病人呕吐大量涎沫，气下泄者，就是不治之证。

脉癫病患者，发病时突然晕仆倒地，四肢的经脉都暴张而纵缓。如果脉胀满，就可以刺之出血；如果脉不胀满，可以灸

的异常叫声。喘悸：气喘心悸。◎[13]左强者攻其右，右强者攻其左：这里采用缪刺法，左侧僵硬针刺右侧，右侧僵硬则刺左侧。强，僵硬。◎[14]反僵：即角弓反张，身体僵硬。◎[15]常与之居：医生经常与病人同居一处，随时掌握病情变化，以便采取正确有效的治疗。◎[16]病至：指癫病发作。◎[17]视之有过者：谓通过观察他以了解其病变部位。有过者，指有病的经脉。◎[18]瓠（hù户）壶：指成熟的干葫芦，去其瓤而做成盛水的瓢。瓠，葫芦。◎[19]穷骨：即尾骨。此处指尾骨端的长强穴。◎[20]壮：中医艾炷灸灼的计数单位，一灼称"一壮"。◎[21]顑：音义同"颔"，即腮。◎[22]呕多沃沫：谓患者口中泛吐多量涎沫。沃，《太素》《甲乙经》皆作"涎"。◎[23]身倦：即身蜷屈不伸。挛急：拘挛紧急。大：指脉大。◎[24]大杼脉：指足太阳膀胱经的大杼穴。位于第一胸椎棘突下旁开1.5寸处。◎[25]暴仆：突然晕仆倒地。◎[26]四肢之脉皆

满，灸之挟项太阳[27]，灸带脉于腰相去[28]三寸，诸分肉本输。呕多沃沫，气下泄，不治。癫疾者，疾发如狂者，死不治[29]。

狂始生，先自悲也，喜忘[30]苦怒善恐[31]者，得之忧饥[32]，治之取手太阴、阳明，血变而止，及[33]取足太阴、阳明。

狂始发，少卧不饥，自高贤[34]也，自辩智[35]也，自尊贵也，善骂詈[36]，日夜不休，治之取手阳明、太阳、太阴、舌下少阴[37]，视之盛者[38]，皆取之，不盛，释之[39]也。

狂言、惊、善笑、好歌乐、妄行不休[40]者，得之大恐，治之取手阳明、太阳、太阴。

狂，目妄见、耳妄闻、善呼者，少气之所生也，治之取手太阳、太阴、

项后两侧足太阳经的穴位，并灸带脉与腰相距三寸处的穴位，也可灸诸经分肉之间和四肢的输穴。要是出现呕吐大量涎沫，气下泄者，就是不治之证。癫病患者，如果病发作时像狂病一样，就是不治的死证。

狂病在开始发生时，病人先有悲伤的情绪，健忘，容易发怒，多有恐惧感。这是由于过度的忧思和饥馑所致，治疗应取手太阴、手阳明两经的穴位，待病人面部血色转正常后再停针；然后再取足太阴、足阳明经的穴位治疗。

狂病开始发作时，病人很少睡眠、不知饥饿，自认为高贤，自认为能言善辩，才智过人，自认为尊贵，好骂人，日夜不停止。治疗取手阳明经、手太阳经、手太阴经，以及舌下手少阴经的穴位。观察这些经脉，凡血气壅盛的，都可以针刺；如果血气不盛的，就不取用。

病人狂言乱语，惊恐，多笑，好唱歌，胡行妄动不休，这是由于受了剧烈的惊恐所致。治疗可取手阳明经、手太阳经、手太阴经的穴位。

狂病病人，出现幻视幻听，好呼叫者，这是由于气衰神怯所致。治疗当取手

胀而纵：四肢的经脉都暴张而纵缓。◎［27］挟项太阳：指项后两侧太阳经的穴位，如天柱、大杼等。◎［28］去：距离。◎［29］癫疾者，疾发如狂者，死不治：清·张志聪："夫阴盛者病癫，阳盛者病狂，癫疾发始狂者，阴阳之气并伤，故死不治。夫阴阳离脱者死，阴阳两伤者亦死。"◎［30］喜忘：健忘，善忘。◎［31］善恐：多恐惧。◎［32］饥：饥馑。◎［33］及：这里是"再"的意思。◎［34］自高贤：自认为高洁、贤良优于他人。◎［35］自辩智：自认为能言善辩，才智过人。◎［36］善骂詈：谓好骂人。《说文·网部》："骂，詈也"；"詈，骂也"，二字互训。◎［37］舌下少阴：清·张志聪："舌下少阴，心之血络也。此病心之神志而不在血脉，故当视之如盛者并皆取之，如不盛则释之不取也。"◎［38］视之盛者：谓经脉血气壅盛者。◎［39］释之：谓不取上述经脉之穴。释，弃也。◎［40］妄行不休：谓狂病患者妄行妄动，诸如逾垣上屋、登高而歌、弃衣而走等行

阳明、足太阴、头、两颧。

狂者多食，善见鬼神，善笑而不发于外[41]者，得之有所大喜，治之取足太阴、太阳、阳明，后取手太阴、太阳、阳明。

狂而新发，未应如此者，先取曲泉左右动脉[42]，及盛者见血，有顷已，不已，以法取之[43]，灸骨骶二十壮。

风逆[44]暴四肢肿，身漯漯[45]，晞然时寒[46]，饥则烦，饱则善变[47]，取手太阴表里，足少阴、阳明之经，肉清取荥[48]，骨清取井、经也[49]。

厥逆[50]为病也，足暴清，胸若将裂，肠若将以刀切之[51]，烦而不

太阳经、手太阴经、手阳明经、足太阴经以及头部两颔部的穴位。

狂病患者，贪吃多食，妄闻妄见鬼神，常面带喜笑之色却无笑声发出，这是因为喜乐太过所致。治疗当先取足太阴经、足太阳经、足阳明经的穴位，然后再取手太阴经、手太阳经、手阳明经的穴位。

狂证新发，病程较短，还没有出现上述严重症状时，先取左右曲泉穴，以及血脉壅盛处针刺放血，不久，病情就会减轻。若未好转者，再按上述治疗处理，并灸骶骨二十壮。

患风逆病，四肢突然肿胀，身上汗出淋漓，有时全身寒冷而晞嘘不止，饥饿时则心中烦乱，吃饱后又多动不安。可取手太阴肺经、手阳明大肠经、足少阴肾经、足阳明胃经的穴位治疗。如果感到肌肉寒冷者，就取上述各经的荥穴，如果感到骨中寒冷者，就取上述各经的井穴治疗。

厥逆病的临床表现是，突然两足寒冷，胸中疼痛得像要裂开一样，腹中疼痛得如刀切一样，烦乱不安，不能进食，脉

为失常。行，活动。◎[41]善笑而不发于外：谓患者经常面带喜笑之色但无笑声发出。◎[42]曲泉左右动脉：考针灸文献，除《外台》有曲泉动脉记载外，余书皆未载。故疑此处"曲泉左右动脉"，就是左右曲泉穴。曲泉，足厥阴肝经合穴，位于膝关节内侧横纹端凹陷处。◎[43]不已，以法取之：若病未减轻，则参照上述诸节治法处理。◎[44]风逆：因外感风邪，内有厥气上逆的病证。◎[45]身漯漯（tà踏）：谓病人身体汗出较多。漯，汗出貌。◎[46]晞然时寒：形容病人寒冷时发出的晞嘘声。晞与"欷"同，有鼻息出气之意。◎[47]饱则善变：谓饱食后气机逆乱，而躁动不安。变，变动，躁动不安。◎[48]肉清（qìng庆）取荥：唐·杨上善："肉者土也，荥者火也，火以生土，故取荥温肉。"清，寒冷。◎[49]骨清取井、经也：《太素》卷三下"风逆"在"井"下并无"经"字，疑为衍文。◎[50]厥逆：在《内经》中涉及范围很广，含义也不统一。清·姚止庵："厥凡三义，一谓逆也，下气逆而上也，凡言厥逆是也；一谓至极也，本篇（《素问·厥论》）之热厥寒厥也，盖言寒热之极也；一谓昏迷不省人事也。"◎[51]肠若将以刀切之：谓患者自觉腹中疼痛

能食，脉大小皆涩，暖取足少阴，清取足阳明，清则补之，温则泻之。

厥逆腹胀满，肠鸣，胸满不得息[52]，取之下胸二胁咳而动手者[53]，与背腧以手按之立快者[54]是也。

内闭不得溲[55]，刺足少阴、太阳与骶上[56]以长针，气逆则取其太阴、阳明、厥阴，甚取少阴、阳明动者之经也[57]。

少气，身漯漯也，言吸吸[58]也，骨痠体重，懈惰不能动，补足少阴。短气，息短不属[59]，动作气索[60]，补足少阴，去血络[61]也。

来无论大小都现涩象。如果病人身体还温暖时，就取足少阴肾经的穴位；如果身体寒冷，就取足阳明胃经的穴位；寒冷的就用补法，温热的就用泻法治疗。

厥逆病，临床见腹部胀满，肠鸣，胸中满闷，呼吸不利等症状。治疗可取胸下左右两胁部、咳嗽应手处的穴位（章门、期门穴），也可取背俞穴，用手指按压背脊部而有舒快感觉之处，就是背俞穴。

患内闭而小便不通者，治疗可以选取足少阴、足太阳经的穴位，以及尾骶部的长强穴，用长针刺之。如果气逆就取足太阴、足阳明、足厥阴经的穴位；病情发作严重者，则取足少阴、足阳明两经发生变动的经穴治疗。

患者少气，身体自汗较多，说话时语音低微，难以接续，骨骼痠困，身体重滞，肢体倦怠无力活动。治疗可用补法，取足少阴肾经的穴位。患者短气，呼吸短促难以接续，稍微活动，气短尤甚。治疗除补足少阴肾经之外，同时用针刺去其血络之瘀血。

剧烈，有如刀割一般。《太素》卷三十将"肠"作"腹"，宜从之。◎[52]不得息：即呼吸困难，呼吸不利。息，一呼一吸谓之息，指呼吸。◎[53]下胸二胁咳而动手者：指胸下左右两胁、咳嗽应手的部位即是取穴之处。明·张介宾谓"章门、期门"二穴。◎[54]背腧以手按之立快者：谓取穴方法，以手指按压时病人感觉比较明显，或有舒快之感处，即就是穴位之所在。背腧，位于背脊部的脏腑腧穴。◎[55]不得溲：即小便不利。溲，指大小便，这里指小便。◎[56]足少阴、太阳与骶上：指涌泉、筑宾、委阳、飞扬、长强等穴。◎[57]取其太阴、阳明、厥阴，甚取少阴、阳明动者之经也：指取隐白、公孙、足三里、解溪、章门、期门等穴，以及足少阴、足阳明发生变动的某经腧穴。◎[58]言吸吸：谓说话时，语音低微，气息若断若续，不能连接。吸吸，有入息而无出息的意思。◎[59]息短不属：谓呼吸短促，难以接续。息，指呼吸。属，连接。◎[60]动作气索：因为"劳则气耗"，本已气虚，故稍劳动作之后，呼吸困难、气短等症状更加严重。动作，指活动。索，《礼记·檀弓上》郑注："索犹散也"，故索有尽、完结之义。◎[61]去血络：针刺络脉并出其血。

灵枢经·热病[1] 第二十三

偏枯[2]，身偏不用而痛，言不变，志不乱，病在分腠之间[3]，巨针[4]取之，益其不足，损其有余，乃可复也。痱[5]之为病也，身无痛者，四肢不收[6]，智乱不甚，其言微知[7]，可治，甚则不能言，不可治也。病先起于阳，后入于阴[8]者，先

偏枯病的临床表现为半身偏废不用而疼痛，但说话言语没有变化，神志清楚不乱。这是病在分肉腠理之间，治疗可用大针刺之，补益不足的正气，祛除有余的邪气，才能够恢复正常。痱病，临床表现为没有身体疼痛，四肢弛缓不收，神志虽错乱但不太严重，说话声音低微但尚可听清；病到这种程度时还可以治疗。病情严重时就不能说话了，那也就难以救治了。如果病先发于阳分，再深入阴分的，治疗

---

[1]热病：热病在此指外邪引起的以发热为主的一类病证。本篇是《内经》论述热病的重要篇章，主要论述了热病的辨证、转归预后和各种热病的针刺方法、禁刺原则及治热病的五十九穴的具体位置和分布，并论述了偏枯、痱、气满胸中喘息、心疝、喉痹、心痛、目中赤痛、风痉、瘼、男子如蛊、女子如怚等热病类证的鉴别、刺法和要穴，故名"热病"。◎[2]偏枯：病名，属中风后遗证之一。其临床表现多以一侧肢体偏瘫或不能随意运动为主，故又称"半身不遂"；日久可出现患肢枯瘦、麻木不仁，因此称为"偏枯"。明·张介宾："偏枯者，半身不遂，风之类也。"◎[3]病在分腠之间：病在分肉和腠理之间。明·张介宾："若言不变，志不乱，则病不在脏而在分肉腠理之间。"◎[4]巨针：即大针。◎[5]痱（fēi费）：又名风痱，亦属风病之一种。以身体不痛而四肢不能活动为主症。明·楼英说："痱即偏枯之邪气深者，痱与偏枯是二疾，以其半身无气营运，故名偏枯；以其手足废而不收，或名痱，或偏废，或全废，皆曰痱也。"◎[6]四肢不收：四肢弛缓，不能随意运动。◎[7]其言微知：指病人说话声音细微，但可以让人听明白。◎[8]先起于阳，后入于阴：阳，指分

取其阳，后取其阴，浮而取之[9]。

热病三日，而气口静[10]、人迎躁[11]者，取之诸阳，五十九刺[12]，以泻其热而出其汗[13]，实其阴以补其不足者。身热甚，阴阳皆静者，勿刺也[14]；其可刺者，急取之，不汗出则泄[15]。所谓勿刺者，有死征[16]也。

热病七日八日，脉口动[17]喘而短者，急刺之，汗且自出[18]，浅刺手大指间[19]。

热病七日八日，脉微小，病者溲血，口中干，一日半而死，脉代[20]者，一日死。热病已得汗出，而脉尚躁，喘且复热，勿刺肤[21]，喘甚者死。

热病七日八日，脉不躁，躁不散数，后三日中有汗；三日不汗，

宜先刺阳经的穴位，后刺阴经的穴位，并采取浅刺取穴法。

患热病三日，病人寸口的脉象平静，人迎脉躁疾不宁的，治疗可随证取各阳经，在治疗热病的五十九个穴位中选穴针刺，以泻除阳热邪气并使其出汗；同时配用充实阴经的针法，以补三阴经的不足。如果病人身体发热很严重，但是寸口、人迎之脉都很平静，这是脉证相反的败证，不可用针刺法。对于那些可以针刺的病例，就应及时地施针刺之，即或病人不出汗，邪气也可随针刺而外泄。这里所说不可针刺的原因，是由于患者已有病情恶化的征兆了。

患热病七八日，见病人寸口脉躁动，气短而呼吸短促等症状，应急速针刺治疗，病人即将要出汗了。针刺宜取手大指间肺经的少商穴，用浅刺法。

患热病七八日，见脉象微小，病人小便尿血，口中干燥者，一天半后就会死亡。若出现代脉者，一天之内就会死亡。热病患者已经出汗，但脉象仍然躁疾，伴见气喘，又见发热者，治疗即不宜再浅刺肤表；如果病人气喘得特别厉害，则预后不良。

患热病七八日，脉象不躁动，即或脉躁动却无散乱之象或疾数者，其后三天之内有可能

肉腠理经络。阴，指内脏。◎[9]浮而取之：谓浅刺取穴。◎[10]气口静：谓寸口脉不躁疾，无明显变化。静，无明显变化。气口脉属阴。◎[11]人迎躁：谓人迎脉躁疾。人迎，在颈部结喉两侧颈总动脉处。躁，躁动不宁。人迎脉属阳。◎[12]五十九刺：谓在治疗热病的五十九个穴位中选穴施刺。◎[13]泻其热而出其汗：通过针刺泻除其阳热邪气，并使其出汗散邪。◎[14]身热甚，阴阳皆静者，勿刺也：身热甚而阴阳脉皆静，是脉证相反，故不宜针刺。◎[15]不汗出则泄：虽不出汗，邪热亦可由此而外泄。◎[16]有死征：谓有病情恶化的征兆。征，征兆。◎[17]脉口动：谓寸口脉躁动。脉口，亦即寸口，气口。◎[18]汗且自出：谓病人即将要出汗。且，将要。◎[19]浅刺手大指间：谓手太阴肺经大指间的穴位少商穴。浅刺，针刺手法。◎[20]脉代：即代脉，其特征为脉缓而一止，止有定数，良久复来，是脏气衰竭之危兆，故主"一日死"。◎[21]勿

四日死。未曾汗者，勿腠刺[22]之。

热病先肤痛窒鼻充面[23]，取之皮[24]，以第一针[25]，五十九[26]，苛轸鼻[27]，索皮于肺[28]，不得索之火[29]，火者心也。

热病先身涩[30]，倚[31]而热，烦悗，干唇口嗌[32]，取之皮，以第一针，五十九，肤胀口干，寒汗出[33]，索脉于心，不得索之水，水者肾也。

热病嗌干多饮，善惊，卧不能起，取之肤肉，以第六针[34]，五十九，目眦青[35]，索肉于脾，不得索之木，木者肝也。

热病面青脑痛，手足躁[36]，

出汗。假如三天之内不出汗，那么第四天就会死亡。如果病人没有出汗，就不要浅刺肌表以促使发汗。

患热病，开始时先感到皮肤疼痛，鼻孔不通气，就像塞了东西一样，应当用浅刺皮肤的针法，取九针中的第一号镵针，在治疗热病常用的五十九个穴位中选穴施刺。患热病，鼻子发肿，应当用浅刺法刺手太阴肺经的俞穴，不能刺心经的腧穴，因为心属火，心火可以克伐肺金。

患热病，开始时先觉得皮肤干涩，四肢乏困不能久立，心烦闷乱，唇口、咽喉干燥；治疗应当取经脉，用九针中的第一号镵针，在治疗热病常用的五十九个穴中选穴施刺。如果患者皮肤发胀，口干，出冷汗，应当取治于心经的腧穴，不可取治于肾经。这是因为肾属水，肾水可以克伐心火。

热病患者，临床见咽喉干燥，多饮水，善惊恐，卧床不起，应当取治肤肉间的腧穴为主，用九针中的第六号员利针，在治疗热病常用的五十九个穴中选穴施刺。如果见病人眼角发青，应当取治脾经的腧穴，不可取治于肝经。这是因为肝属木，肝木可以克伐脾土。

热病患者，临床见面色发青，头脑中疼痛，

刺肤：身热脉躁而喘等症状不能随汗而解，说明邪热已入里，故曰勿浅刺其肤。◎［22］勿腠刺：指不要刺分腠以求发汗。◎［23］窒鼻充面：此指鼻窒如塞。另有人将"充面"释为面肿，似欠妥。［24］取之皮：指针刺宜浅刺皮部。◎［25］第一针：根据九针的排列顺序，第一针是镵针，见《灵枢·九针十二原》。◎［26］五十九：谓在治疗热病的五十九个穴位里选穴施刺。关于五十九穴，详见后文。◎［27］苛轸鼻：有二说：一谓鼻子上生小疹子。苛，小也；轸，通疹。一谓病鼻肿。"苛"即"病"；"轸"本作"胗"，"胗，肿也"（《一切经音义》卷六）。鼻为肺之外窍，火热郁肺，上注清窍所致，故两说皆通。◎［28］索皮于肺：肺合皮毛，开窍于鼻，故皮毛肌肤，鼻窍之病当求于肺经腧穴。索，求索。◎［29］不得索之火：心属火，谓不得求之于心经。◎［30］身涩：指身体皮肤干涩粗糙。◎［31］倚：靠也。谓患者四肢乏困无力，不能久立，须倚物而站。◎［32］干唇口嗌：谓唇、口、咽喉干燥。嗌，即咽喉。◎［33］寒汗出：即出冷汗。◎［34］第六针：指九针的第六针，即员利针。◎［35］目眦青：指眼角发青。◎［36］手足躁：谓手足躁动不宁。躁者，动也。◎

取之筋间，以第四针^[37]，于四逆^[38]，筋躄^[39]目浸^[40]，索筋于肝，不得索之金，金者肺也。

热病数惊，瘛疭^[41]而狂，取之脉，以第四针，急泻有余^[42]者，癫疾毛发去^[43]，索血于心，不得索之水，水者肾也。

热病身重骨痛，耳聋而好瞑^[44]，取之骨，以第四针，五十九刺，骨病不食，啮齿^[45]耳青^[46]，索骨于肾，不得索之土，土者脾也。

热病不知所痛，耳聋不能自收^[47]，口干，阳热甚，阴颇有寒者，热在髓^[48]，死不可治。

热病头痛颞颥目瘛脉痛^[49]，善衄，厥热病^[50]也，取之以第三针^[51]，视有余不足，寒热痔^[52]。

手足躁动不宁等症状，治疗当取筋间的腧穴，用九针中的第四号锋针施刺。如果患者四肢厥逆，两足痿软活动不灵，眼睛生肤翳看不清东西，应当取治于肝经的腧穴，不可取治肺经。因为肺属金，肺金可以克伐肝木。

热病患者多次发惊风，肢体抽搐而且狂乱不安；治疗当取血脉，用九针中的第四号锋针施刺，迅速泻除其亢盛的邪热。如果见癫证和毛发脱落者，应当取治心经的腧穴，不要取肾经的腧穴。这是因为肾属水，肾水可以克伐心火。

热病患者，临床见身体重滞，骨节疼痛，耳聋而且嗜睡；应当取治于骨，用九针中的第四号锋针，在热病常用的五十九个穴中选穴施刺。如果骨病而不思饮食，咬牙，两耳发凉者，治疗应取肾经的腧穴，不能取脾经的腧穴。这是因为脾属土，脾土可以克伐肾水。

热病患者，说不清身体哪里疼痛，只是耳聋失聪，精神萎靡不振，口干渴。该证表热极盛，里热也十分炽盛，邪热已深入骨髓，是不治的死证。

热病患者，头痛十分厉害，两太阳穴处及眼睛的经脉抽掣疼痛，经常鼻孔出血，这是厥热病。治疗用九针的第三号镵针，根据病证的

---

[37] 第四针：指九针的第四针，即锋针。◎[38] 于四逆：四肢厥逆。"于"为衍文。◎[39] 筋躄(bì 闭)：谓筋病而引起的下肢活动不灵。躄，两足痿废不用的病症。◎[40] 目浸：指目障，亦即目翳。《释名·释疾病》："目生肤入眸子曰浸。浸，侵也，言侵明也。"◎[41] 瘛疭(chì zòng 赤纵)：即肢体抽搐。收缩曰瘛；松弛曰疭。◎[42] 急泻有余：迅速泻除其亢盛的邪热。◎[43] 毛发去：指毛发脱落。◎[44] 好瞑：即嗜睡多眠。瞑，古"眠"字。◎[45] 啮(niè 聂)齿：即咬牙。啮，咬也。◎[46] 耳青：谓耳朵发凉。青，《脉经》卷七第十三作"清"。◎[47] 不能自收：此谓精神萎靡不能振作。《广雅·释言》："收，振也。"◎[48] 阳热甚，阴颇有寒者，热在髓：谓表热炽盛，里热也十分炽盛，表里内外皆热。◎[49] 颞颥(niè rú 聂儒)目瘛脉痛：谓两太阳穴与眼睛的经脉抽掣疼痛。颞颥，耳前动脉搏动处，两侧太阳穴处，又叫鬓骨。瘛，通"瘛"，抽掣之意。◎[50] 厥热病：厥者，逆也。因热邪逆于上而致，故名厥热病。◎[51] 第三针：指九针的第三

热病体重，肠中热，取之以第四针，于其腧[53]及下诸指间[54]，索气于胃胳[55]，得气也。

热病挟脐急痛，胸胁满，取之涌泉与阴陵泉，取以第四针，针嗌里[56]。

热病而汗且出，及脉顺可汗[57]者，取之鱼际、太渊、大都、太白，泻之则热去，补之则汗出，汗出太甚，取内踝上横脉[58]以止之。

热病已得汗而脉尚躁盛，此阴脉之极[59]也，死；其得汗而脉静者，生。热病者脉尚盛躁而不得汗者，此阳脉之极[60]也，死；脉盛躁得汗静者，生。

热病不可刺者有九：一曰，汗不出，大颧发赤，哕者死[61]；二曰，泄而腹满甚者死[62]；三曰，目

虚实情况选穴，施以不同的补泻针法治疗。

热病患者，自觉身体重滞，肠中灼热，治疗用九针的第四号锋针，刺太阴脾经、阳明胃经的腧穴太白、陷谷，以及下肢各足趾间的穴位（厉兑、内庭等），还可针刺胃经的络穴丰隆，以得气为限。

热病患者，肚脐两侧拘急疼痛，胸胁胀满，治疗当取涌泉穴和阴陵泉，并用九针的第四号锋针刺舌下廉泉穴。

热病患者，汗将出，以及脉证相符，可以发汗治疗的，就取手太阴肺经的鱼际、太渊、大都、太白等穴，采用泻法就可以退热，采用补法就能使其出汗。如果出汗过多时，就取内踝上方的三阴交穴，刺之可以止汗。

热病患者，已经出汗，但脉仍躁盛的，这是阴脉虚弱至极，有阳无阴的征象，预后不良，为死证。如果热病出汗以后，而脉象平静的，预后较好，主生。热病患者，脉象躁盛却不出汗，这是阳脉亢盛之极，预后不良，主死。如果脉虽盛大躁动，出汗以后脉转平静的，预后转好，主生。

患热病，有九种预后不良的死证，皆不可用针刺法。第一是不出汗，两颧部发红而且伴见呃逆者，是死证；第二是见泄泻而腹

针，即鍉针。◎［52］寒热痔：该句与上下文意没有联系，疑为衍文。◎［53］于其腧：指脾胃二经的腧穴太白和陷谷。◎［54］下诸指间：指各足趾之间的穴位，如厉兑，内庭。◎［55］索气于胃胳：谓治疗当取胃经的络穴丰隆。胃胳，《太素》《脉经》《甲乙经》皆作"胃络"。◎［56］针嗌里：指针刺舌下廉泉穴。◎［57］脉顺可汗：脉顺，指脉证相符；可汗，指可以采取发汗法。◎［58］内踝上横脉：指足太阴脾经三阴交穴，位于内踝上三寸，胫骨后缘处。◎［59］阴脉之极：谓阴脉之气虚弱至极。明·张介宾："若汗后脉尚躁盛者，孤阳不敛也，此阴脉之虚极，有阳无阴耳，乃为逆证。"◎［60］阳脉之极：谓阳脉之邪热亢盛至极。明·张介宾："热病脉尚躁盛者，必当邪解汗出也。若脉虽盛而汗不得出，以阳脉之亢极，而阴虚不能外达也，故死。"◎［61］大颧发赤，哕者死：大颧发赤，即两颧部发赤，为阴盛格阳于上之"戴阳"；哕，即呃逆，由胃气上逆所致。◎［62］泄

不明，热不已者死，四曰，老人婴儿，热而腹满者死；五曰，汗不出，呕下血者死；六曰，舌本烂，热不已者死[63]，七曰，咳而衄，汗不出，出不至足者死；八曰，髓热者死；九曰，热而痉[64]者死。腰折[65]，瘛疭，齿噤齘[66]也。凡此九者，不可刺也。

所谓五十九刺[67]者，两手外内侧各三[68]，凡十二痏[69]；五指间各一[70]，凡八痏，足亦如是[71]；头入发一寸傍三分各三[72]，凡六痏；更入发三寸边五[73]，凡十痏；耳前后口下者各一[74]，项中一，凡六痏；

部胀满特别严重者，是死证；第三是两目视物不清，高热不退者，是死证；第四是老年人和婴儿，发热而且腹满者，是死证；第五是不出汗，呕吐兼有大便下血者，是死证；第六是舌体溃烂，发热不减轻者，是死证；第七是咳嗽，鼻孔出血，不出汗，即或出汗也到不了两足部的，是死证；第八是热邪已深入骨髓的，是死证；第九是发热而导致痉病的，是死证。所谓痉病，就是出现背脊反张，肢体抽搐，牙关紧闭，龄齿有声等。凡是上面所举的九种情况，都不可针刺。

所谓治疗热病常用的五十九个穴位，就是在两手外侧和内侧各有三穴，共计十二穴；在手五指间各有一穴，左右共计八穴；在足五趾间也同样各有一穴，共计八穴；在头部入发际一寸，中行向两侧旁开分为三处，每侧各有三穴，左右共六穴；由此再入发际三寸，每侧各有五穴，左右两侧共计十穴；耳前一穴，耳后一穴，口

而腹满甚者死：明·张景岳："泄则不当胀满，况其满甚，以邪伤太阴，脾气败也，故死。"◎[63]舌本烂，热不已者死：心肝脾肾诸脉都系于舌本，舌本烂，加之热盛不退，三阴俱损，故预后不良。◎[64]痉：即痉病。以口噤不开，颈项强急，甚则角弓反张为主症。◎[65]腰折：指患者腰脊反张之状。◎[66]齿噤齘：谓牙关紧闭，上下牙齿切错有声。这些皆属痉病的主要表现。噤，指牙关紧闭不开。齘，指牙齿相切有声。◎[67]五十九刺：谓治疗热病常用的五十九个穴位。◎[68]两手外内侧各三：指手外侧太阳经之少泽、少阳经之关冲、阳明经之商阳、手内侧太阴经之少商、厥阴经之中冲、少阴经之少冲穴，左右两手合计一十二穴。◎[69]痏（wěi委）：针灸后遗留的瘢痕；此指针刺的腧穴而言。◎[70]五指间各一：指手五指本节后的后溪、中渚、三间、少府，左右两手共计八穴。◎[71]足亦如是：在足五趾间也如此，左右两足共有八穴。它们是足太阳经的束骨、足少阳经的临泣、足阳明经的陷谷、足太阴经的太白。◎[72]头入发一寸傍三分各三：头部入发际一寸，中行向两侧旁开分为三处，每侧各有三穴，它们是足太阳经的五处、承光、通天穴，两侧共为六穴。三分，指分为三处。◎[73]更入发三寸边五：即再从入发际的中间向后三寸，每侧各有五穴。它们是足少阳经的头临泣、目窗、正营、承灵、脑空穴，两侧共有十穴。◎[74]耳前后口下者各一，项中一：指耳前听会穴、耳后完谷穴、口下承浆穴，项中哑门穴。左右两耳前后共四穴，故

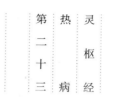

巅上一[75]，囟会一，发际一[76]，廉泉一，风池二，天柱二。

　　气满胸中喘息，取足太阴大指之端[77]，去爪甲如薤叶[78]，寒则留之[79]，热则疾之，气下乃止[80]。心疝[81]暴痛，取足太阴、厥阴，尽刺去其血络。喉痹[82]舌卷，口中干，烦心心痛，臂内廉痛，不可及头，取手小指次指爪甲下[83]，去端如韭叶。目中赤痛，从内眦始，取之阴跷[84]。风痉身反折[85]，先取足太阳及腘中[86]及血络出血[87]；中有寒[88]，取三里。癃[89]，取之阴跷及三毛上[90]及血络出血。男子如蛊[91]，女子

下一穴，项中一穴，共计六穴；头顶上一穴，囟会一穴，前发际一穴，后发际一穴，廉泉一穴，左右风池二穴，左右天柱二穴，共计六穴。

　　胸中气满，喘息，治疗可取足太阴脾经在足大趾端、距爪甲约一韭叶处的穴位（隐白）。寒证就留针，属热证者就快速出针，待上逆之气下降，喘息平定，就可止针。患心疝病，突然发作疼痛。治疗可取足太阴、足厥阴经穴位，针刺其血络并放血。患喉痹病，舌头卷曲难伸，口干渴，心烦心痛，手臂内侧疼痛，手臂不能向上举过头部。治疗这种疾病，可取手少阳经位于手无名指端外侧，距爪甲约一韭叶宽处的关冲穴。患病眼睛红赤疼痛，先从目内眦开始，治疗取阴跷脉的照海穴。患风痉病，出现角弓反张的症状，治疗先取足太阳膀胱经的委中穴，并刺浅表的血络放血；如果兼有里寒证者，就取足三里穴。患癃闭证，小便不通，治疗可取阴跷脉的照海穴、足厥阴肝经足大趾端的大敦穴，并刺其浅表的络脉放血。男子患了象疝瘕样的疾病，妇女患了象妊娠恶阻

共计六穴。◎［75］巅上一：指巅顶百会穴。◎［76］发际一：指前发际神庭穴，后发际风府穴。◎［77］足太阴大指之端：指足太阴脾的足大趾端的隐白穴。◎［78］去爪甲如薤叶：谓穴位的位置在距爪甲如一韭叶宽处。◎［79］寒则留之：寒证气至迟缓，故宜留针候气。◎［80］气下乃止：谓逆气下降，喘息平复，就可以停针。◎［81］心疝：由心气郁积而致的一种疝病。以少腹有积块而疼痛为主证。◎［82］喉痹：咽喉肿痛，吞咽困难为主症的疾病。◎［83］手小指次指爪甲下：指手少阳三焦经位于无名指外侧端的关冲穴。◎［84］取之阴跷：明·张介宾说："阴跷之脉，属于目内眦，足少阴之照海，即阴跷之所生也。"◎［85］身反折：指角弓反张。◎［86］足太阳及腘中：谓取足太阳经在腘窝中的委中穴。"及"为"之"误。◎［87］及血络出血：并刺浮浅的血络放血。◎［88］中有寒：谓有里寒者。◎［89］癃：病名，谓小便不利，点滴而短少。◎［90］三毛上：指足厥阴肝经位于足大趾外侧丛毛中的大敦穴。◎［91］男子如蛊：日本·丹波元简："《玉机真脏论》云：'脾传之肾，病名曰疝瘕，少腹冤热而痛，出白，一名曰蛊。'盖男子如蛊，谓如疝瘕而非疝瘕也。"◎

如怚[92]，身体腰脊如解[93]，不欲饮食，先取涌泉见血，视跗上盛者[94]，尽见血也[95]。

样的疾病，身体腰脊倦怠无力，不欲饮食。治疗可首先针刺涌泉穴出血，然后再观察脚背上壅盛的络脉，刺之略微出血。

---

[92] 女子如怚（jù 巨）：怚，指妊娠恶阻。日本·丹波元简："怚作阻为是，阻即妊娠阻病，谓其证如恶阻而非恶阻也。" ◎ [93] 身体腰脊如解：谓患者身体腰脊倦怠无力。解，通懈，松懈、懈怠之意。◎ [94] 视跗上盛者：谓观察其足背上的血络盛满之处。跗上：足背。◎ [95] 尽见血：即刺后略微出血。尽，略微的意思。

灵枢经·厥病[1] 第二十四

厥头痛[2]，面若肿起而烦心，取之足阳明、太阴。

厥头痛，头脉痛[3]，心悲善泣，视头动脉反盛者[4]，刺尽去血，后调足厥阴。

厥头痛，贞贞头重而痛[5]，泻头上五行行五[6]，先取手少阴，后取足少阴。

厥头痛，意善忘[7]，按之不得[8]，取头面左右动脉[9]，后取

厥头痛病，临床见面部浮肿而伴心烦者；治疗可以取足阳明胃经和足太阴脾经的穴位。

厥头痛病，临床见头部脉络疼痛，患者情绪悲伤，易于哭啼；可观察其头部脉络搏动，在跳动明显处针刺并放血，然后刺足厥阴经穴位调治。

厥头痛病，如果见眩晕、头部沉重而疼痛者；治疗当用泻法，取头上的五条经脉，即督脉、左右足太阳经、左右足少阳经，每经各选取五个穴位。然后再刺手少阴经和足少阴经的穴位。

厥头痛病，患者伴嗳气、健忘、头痛部位不定；治疗可先取头面足阳明经穴位，然后针刺足太阴脾经的穴位。

[1] 厥病：厥，逆也，气逆不顺之意。本篇主要讨论因气机逆乱而引起的头痛、心痛等病证及其针刺治疗，故名"厥病"。◎[2] 厥头痛：明·张介宾："厥，逆也，邪逆于经，上干头脑而为痛者，曰厥头痛。"◎[3] 头脉痛：指头部沿一定的经脉循行而疼痛。◎[4] 视头动脉反盛者：指观察头部脉络充盛且搏动处。◎[5] 贞贞头重而痛：即眩晕头重而疼痛。◎[6] 头上五行行五：头上五行，指头部的五条经脉，正中是督脉，左右两侧分别有足太阳经、足少阳经，共计五条。行五，每条经脉上又各有五个穴位。如督脉上有上星、囟会、前顶、百会、后顶；两旁足太阳膀胱经上有承光、通天、络却、玉枕、五处；两侧足少阳经上有临泣、目窗、正营、承灵、脑空。共计二十五穴。◎[7] 意：通"噫"，即嗳气。善忘，即健忘。◎[8] 按之不得：疼痛的部位不固定。◎[9] 头面左右动

足太阴。

厥头痛，项先痛，腰脊为应[10]，先取天柱，后取足太阳。

厥头痛，头痛甚，耳前后脉涌有热[11]，泻出其血，后取足少阳。

真头痛[12]，头痛甚，脑尽痛，手足寒至节[13]，死不治。

头痛不可取于腧者，有所击堕，恶血[14]在于内，若肉伤，痛未已，可则刺，不可远取也。

头痛不可刺者，大痹为恶，日作者，可令少愈，不可已。

头半寒痛[15]，先取手少阳、阳明；后取足少阳、阳明。

厥心痛[16]，与背相控[17]，善瘛[18]，如从后触其心，伛偻[19]者，肾心痛也。先取京骨、昆仑，发狂不已，取然谷[20]。

厥心痛，腹胀胸满，心尤痛甚，胃心痛[21]也。取之大都、太白。

厥头痛病，患者颈项部先痛，继之腰脊部也痛；治疗可先针刺天柱穴，然后取足太阳经的其它穴位。

厥头痛病，头痛剧烈，耳前后的脉络较充盛而发热；治疗宜先刺络放血，然后取足少阳经的穴位。

真头痛病，头痛连脑，十分剧烈，甚至患者手足都冷过肘膝关节。这种头痛预后不良，不治。

某些头痛治疗时不可取腧穴针刺，例如头部被击伤或摔伤撞伤，瘀血留积于里，或者肌肉损伤，疼痛不止者，可以在伤痛部位局部针刺，不要选取远端的穴位。

还有一种难以针刺治疗的头痛，例如因严重痹证所致者，天天都发作，针刺仅能稍微减轻疼痛症状，难以彻底根除。

偏头寒痛证者，治疗应先取手少阳、手阳明经的穴位刺之，然后针刺足少阳、足阳明经的穴位。

厥心痛病，心痛发作时牵引到背部，易于出现恐惧，好像有东西从背后触动心脏，腰痛以致屈背弯腰。这是肾脏气逆所致，故名肾心痛。治疗先取京骨穴、昆仑穴，针刺后可以立即止痛，如果疼痛不止者，可再刺然谷穴。

厥心痛病，腹胀而胸满，心痛特别严重。这是胃气上逆所致，故名胃心痛。治疗取大都穴、太白穴刺之。

脉：头面部的左右足阳明经大迎、上关穴处。◎[10]项先痛，腰脊为应：指患者颈项部先痛，继之腰脊部也痛。◎[11]耳前后脉涌有热：指耳前后足少阳经充盛且发热。◎[12]真头痛：为邪气直中脑髓，而剧烈头痛的危重病证。◎[13]手足寒至节：即手足冷到肘、膝关节。节，指肘、膝关节。◎[14]恶血：瘀血。◎[15]头半寒痛：指头部一侧冷痛，亦即偏头痛。◎[16]厥心痛：因五脏气机逆乱而导致的心痛。◎[17]与背相控：即疼痛牵引到背部。控，引也，牵引之意。◎[18]瘛（chì 赤）：收缩。◎[19]伛偻（yǔ lǚ 羽吕）：即背屈腰弯，呈驼背状。◎[20]发狂不厥心痛，痛如以锥针刺其心，心痛甚者，脾心痛也。取之然谷，太溪。

厥心痛，色苍苍[22]如死状，终日不得太息，肝心痛也。取之行间，太冲。

厥心痛，卧若徒居，心痛间[23]，动作痛益甚，色不变，肺心痛也。取之鱼际、太渊。

真心痛[24]，手足清至节，心痛甚，旦发夕死，夕发旦死。

心痛不可刺者，中有盛聚，不可取于腧。

肠中有虫瘕[25]及蛟蛕[26]，皆不可取以小针。心肠痛，恢作痛肿聚，往来上下行，痛有休止，腹热喜渴涎出者，是蛟蛕也，以手聚按而坚持之，无令得移，以大针刺之，久持之，虫不动，乃出针也。悉腹恢痛[27]，形中上者。

厥心痛病，疼痛好似用锥针刺心一样，心痛剧烈，这是脾气上逆所致，故名脾心痛。治疗取然谷、太溪穴刺之。

厥心痛病，面色发青像死灰一样，整天疼痛，甚至难以深呼吸。这是肝气上逆所致，故名肝心痛。治疗可取行间、太冲穴刺之。

厥心痛病，在卧床或休息时心痛缓解减轻，如果活动则疼痛加剧，但面色不变。这是肺气上逆所致，故名肺心痛。治疗取鱼际穴、太渊穴针刺。

真心痛病，心痛相当剧烈，发作时伴手足冰冷至肘膝关节。这种疾患早晨发病到晚上就会死亡，晚上发病到第二天就会死亡。

某些心痛病，不能用针刺治疗。是因为内部有积聚瘀血停留，所以不能取经脉俞穴治疗。

肠中有虫瘕以及蛔虫等寄生虫，都不宜用小针取穴治疗（当用大针）。心腹疼痛，发作时懊恢而痛，腹内有包块，上下左右移动，时痛时止，腹中发热，口渴流涎。这是蛔虫等寄生虫所致。针刺时用手按住结块，不要让它移动，取大针刺之；须较长时间捏住，等到虫不动后，才可以出针。

已，取然谷：《甲乙经》作"发针立已，不已取然谷"。似妥。◎［21］胃心痛：《诸病源候论·心痛候》："足太阴为脾之经与胃合，足阳明为胃之经，气虚逆乘心而痛，其状腹胀归于心而痛甚，谓之胃心痛。"◎［22］色苍苍：面色发青。◎［23］卧若徒居，心痛间：谓卧床或者闲居、休息，心痛即可缓解减轻。若，作"或"讲。徒居，闲居、休息之意。◎［24］真心痛：邪气直犯心脏而致的剧烈心痛。◎［25］虫瘕：由肠道寄生虫结聚而形成的瘕病。◎［26］蛟（jiāo 交）蛕：泛指蛔虫等肠道寄生虫。蛟，古代传说蛟龙。蛕，"蛔"的异体字。◎［27］悉（pēng 怦）腹恢痛：悉，胀满的意思。

耳聋无闻，取耳中。耳鸣，取耳前动脉。耳痛不可刺者，耳中有脓，若有干耵聍[28]，耳无闻也。耳聋，取手[29]小指次指爪甲上与肉交者，先取手，后取足。耳鸣，取手中指爪甲上，左取右，右取左，先取手，后取足。

足髀不可举[30]，侧而取之，在枢合中[31]，以员利针[32]，大针不可刺。

病注下血，取曲泉。

风痹淫泺[33]，病不可已者，足如履冰，时如入汤中[34]，股胫淫泺，烦心头痛，时呕时悗，眩已汗出，久则目眩，悲以喜恐，短气不乐，不出三年死也。

耳聋听不见声音，治疗可取耳中的穴位（听宫）。

耳内鸣响，治疗可取耳前动脉处的穴位（耳门）。

某些耳痛病不能针刺，例如耳内化脓者。如果耳内有干耳垢堵塞，也可以导致耳聋。治疗耳聋，可取手无名指尺侧端的关冲穴、足第四趾外侧端的足窍阴穴，应先刺手、后刺足。治疗耳鸣，可取手中指端的中冲穴；左侧耳鸣取右手的中冲穴，右侧耳鸣取左手的中冲穴。先取手上的穴位，然后再取足大趾外侧端的大敦穴。

患者下肢抬不起来，治疗时可让病人侧卧，取髀枢中的环跳穴，用员利针刺之，不可用大针。

患病下血如注，治疗可取曲泉穴刺之。

患风痹病，迁延日久不愈，脚有时冷得如踩在冰上，有时热得如在热水中，大腿小腿痠痛无力；心烦头痛，经常呕吐又经常满闷，昏眩一停就出汗，出汗时间一长就又目眩；情绪多悲伤，闷闷不乐，且易于恐惧，感到气短。患这种病，一般不出三年就会死亡。

懊痛，懊恼而疼痛。◎[28]耵聍：耳中垢也。◎[29]取手：《太素》"手"下有"足"字，据后文"先取手、后取足"，有"足"可从。◎[30]足髀不可举：下肢抬不起来。足髀，泛指下肢。◎[31]枢合中：指髀枢与尻骨之相合处，乃环跳穴。◎[32]员利针：九针之一，长一寸六分，针身细小，针尖稍大而员利，用于治痈肿和痹证。详见《灵枢·九针十二原》。◎[33]风痹淫泺：指风痹迁延日久之意。风痹，《灵枢·寿夭刚柔》："病在阳者命曰风，病在阴者命曰痹，阴阳俱病命曰风痹。"明·张介宾："淫泺者，浸淫日深之谓。"◎[34]足如履冰，时如入汤中：指脚时冷时热，冷时如踩在冰上，热时如在热水中。

灵枢经·病本^[1] 第二十五

先病而后逆者，治其本^[2]。先逆而后病者，治其本^[3]。先寒^[4]而后生病者，治其本。先病而后生寒者，治其本。先热^[5]而后生病者，治其本。先泄^[6]而后生他病者，治其本，必且调之^[7]，乃治其他病。先病而后中满者，治其标^[8]。先病后泄者，治其本。先中满而

先患某种疾病，而后出现气血逆乱的，应以治疗原发病为主。若先出现气血逆乱，而后发生某种病变的，应以调理气血为主。先受寒邪，而后发生各种病变的，治疗应当以祛除寒邪为主。先患某种疾病，而后又出现寒象的，应以治疗先患的本病为主。若先受热邪，而后发生多种病变的，治疗应以祛除热邪为主。先患泄泻，而后又发生其他病变的，应当先治泄泻的本病，必须首先调理脾胃功能，然后才可治疗其他病证。先患某种疾病，而后又出现较严重的腹部胀满，治疗时应首先治腹胀满的标病。先患其他疾病，而后又出现泄泻者，应以治疗原发的本病为主。先患腹满病，而后又出现心烦的，应以治疗腹满的本

---

[1]病本：本篇以多种病证为例，反复说明在临床治疗复杂疾病时，必须首先分清标本，明辨不同证候的先后缓急及轻重，才能妥当地决定治疗的先后主次，从而正确地掌握治本、治标的原则，故名"病本"。◎[2]先病而后逆者，治其本：指先患某种疾病，以后又出现气血逆乱，应首先治疗先患的那种疾病。病，指患某种疾病；逆，明·张介宾谓"血气之逆"，指气血逆乱失调；本，指先患之病，亦即原发病。◎[3]先逆而后病者，治其本：即先气血逆乱，而后又导致其它疾病，应首先治疗气血逆乱。盖先病为本，后病为标。◎[4]寒：既指寒邪，也指寒性病证。◎[5]热：既指热邪，也指热性病证。◎[6]先泄：即先患泄泻病。泄，指腹泄。◎[7]必且调之：意即应首先调治引起泄泻的脾胃功能。且，《甲乙经》作"先"，宜从。◎[8]先病而后中满者，治其标：指先患某种疾病，以后又出现严重的腹部胀满，应首先治疗腹满。中满，指腹部胀满。标，指后生之病，即

后烦心者，治其本。有客气，有同气[9]。大小便不利，治其标[10]；大小便利，治其本。

病发而有余[11]，本而标之，先治其本，后治其标；病发而不足，标而本之，先治其标，后治其本。谨详察[12]间甚[13]，以意调之，间者并行[14]，甚为独行[15]。先小大便不利而后生他病者，治其本也。

病为主。人体患病的原因，有新感之"客气"而发的，也有体内原受之"固气"而发的。客气为标，固气为本。又如患病，凡大便闭结、小便不通者，都应首先通导大小便治其标；如果二便通利者，则应以治疗本病为主。

疾病发作而为邪气有余的实证，邪盛易传而生他病，先病为本，后病为标，宜治先病之本，然后再治他病之标。疾病发作而为正气不足的虚证，虚则更易受邪，标病将更损正气而加重本病，宜先治他脏之标病，然后再调治虚损之本病。总之，临床治病必须详细地观察疾病的轻重缓急，而采取适当的治法原则给予调理。病情轻缓者，可以标本兼治；病情急重者，则必须集中力量单独治本，或单独治标。如果先出现大小便不利，而后又发生其他病变的，应当通导大小便，治疗本病为主。

中满。◎[9]有客气，有同气：谓先病者为本，后病者为标。客气，指新受之邪气，为标。同，作"固"；固气，指原来存在于体内的邪气，为本。◎[10]大小便不利，治其标：在患某些疾病时，又出现大便闭结，小便不利。此时治疗应首先通导大小便。◎[11]病发而有余：意即疾病发作而成为邪气盛实的证候。有余，指邪气盛实。◎[12]详察：谓详细地观察病情的轻重。◎[13]间甚：病轻而浅为"间"，病重而深为"甚"。◎[14]间者并行：谓病情轻浅者可以标本兼治。并行，指标本兼治。◎[15]甚为独行：谓病情深重者，应单独治本，或单独治标。为，《素问·标本病传论》及《甲乙经·卷六》均作"者"。独行，指单独治本，或单独治标。

灵枢经·杂病^[1]第二十六

厥^[2]挟脊而痛者至顶，头沉沉然，目眓眓然^[3]，腰脊强，取足太阳腘中^[4]血络。

厥胸满面肿，唇漯漯然^[5]，暴言难，甚则不能言，取足阳明。

厥气^[6]走喉而不能言，手足清^[7]，大便不利，取足少阴。

厥而腹向向然^[8]，多寒气，腹中縠縠^[9]，便溲难^[10]，取足太阴。

嗌干，口中热如胶^[11]，取足

经气厥逆，沿着脊柱两侧疼痛，并直向上到头顶，经常头昏沉重，两目视物不清，且腰脊部强直。治疗可刺足太阳膀胱经腘窝委中穴处的络脉。

经气厥逆，胸中满闷，面部肿胀，口唇肿起而流涎，突然感到说话困难，甚至不能言语。治疗应取足阳明胃经的穴位。

经气逆乱，上行至喉咙，以致不能说话，手足寒冷，大便不利。治疗应取足少阴肾经的穴位。

经气厥逆，腹部膨膨胀满，寒气内盛，腹中鸣响如水流，大小便都困难。治疗应取足太阴脾经的穴位。

咽喉干燥，口中热而唾液胶黏，治疗应

---

[1]杂病：杂，众多也。本篇论述了多种疾病的临床表现及其治疗方法，由于病证范围广泛，所涉及的病证多而庞杂，互不关联，故名"杂病"。◎[2]厥：逆也，指经气上逆，合称为厥逆。◎[3]目眓眓（huāng 荒）然：指视物不清。◎[4]腘中：指窝中，即委中穴。◎[5]唇漯漯（tà 榻）然：谓口唇肿起，流涎湿润的样子。漯，《说文》作"湿"。◎[6]厥气：即逆气。指逆乱不顺的经气。◎[7]手足清：谓手足四肢寒冷。清，通凊，寒冷之意。◎[8]腹向向然：谓腹部胀满，膨响有声。向向，《甲乙经》作"膨膨"；也有作"响"。◎[9]腹中縠縠（hù 户）：谓腹中鸣响有声如水流状。縠縠，流水声。◎[10]便溲难：谓大小便不利。◎[11]口中热如胶：指足少阴经气逆乱，可

少阴。

膝中痛，取犊鼻[12]，以员利针[13]，发而间之[14]。针大如氂[15]，刺膝无疑。

喉痹[16]不能言，取足阳明；能言，取手阳明。

疟[17]不渴，间日而作，取足阳明；渴而日作，取手阳明。

齿痛，不恶[18]清饮[19]，取足阳明；恶清饮，取手阳明。

聋而不痛者，取足少阳；聋而痛者，取手阳明。

衄而不止[20]衃血流[21]，取足太阳；衃血，取手太阳，不已，刺宛骨下[22]，不已，刺腘中出血。

腰痛，痛上寒[23]，取足太阳阳明；痛上热[24]，取足厥

取足少阴经的穴位。

膝关节疼痛，治疗取犊鼻穴，用员利针刺之，出针后隔片刻时间还可以再刺。由于员利针身大如牦牛尾上的长毛，所以用它来刺膝部穴位无疑是最合适的。

喉痹病患者，不能说话时，可以取足阳明经的穴位；若尚能说话时，就取手阳明大肠经的穴位。

患疟疾病，口不渴，每隔一日发作一次，就取足阳明经的穴位；如果病人口渴欲饮水，疟疾天天发作者，就取手阳明大肠经的穴位进行治疗。

患牙痛病，如果不怕冷饮，就取足阳明经的穴位治疗；如果怕冷饮，就取手阳明经的穴位治疗。

患病耳聋而不疼痛的，就取足少阳经的穴位治疗；耳聋并且耳中疼痛的，就取手阳明经的穴位治疗。

患病鼻孔出血不止，流出血色黑，治疗取足太阳经的穴位；流出黑色血凝块者，可取手太阳经的穴位治疗。如果出血不止，就刺手太阳小肠经的腕骨穴；出血仍不止者，就刺足太阳经委中穴放血。

患病腰痛，如果疼痛处感觉寒冷，治疗可取足太阳经、足阳明经的穴位。要是疼痛部位感觉发热，就取足厥阴经的穴位治疗。腰痛而身体不

有口中发热而黏腻胶滞。如，连词，意同“而”。胶，黏腻胶滞。◎［12］犊鼻：穴位名称，属足阳明胃经，位于外膝眼凹陷中。◎［13］员利针：九针之一。见《灵枢·九针十二原》。◎［14］发而间之：谓针刺后稍隔片刻可以再刺。发，指针刺。间，《列子·黄帝》释文：“间，少时也。”◎［15］针大如氂（máo 毛）：此谓员利针细长，状如牦牛尾部的长毛。氂，同“牦”。◎［16］喉痹：咽喉红肿疼痛病证的统称。多由火热邪气炽盛，壅结于咽喉所致。◎［17］疟：指疟疾。详见《素问·疟论》。◎［18］恶（wù 勿）：畏恶，厌恶。◎［19］清饮：谓清凉饮料。◎［20］衄而不止：指鼻孔出血不止。◎［21］衃（pēi 胚）血流：此指流出黑色血凝块。《说文·血部》：“衃，凝血也。”◎［22］宛骨下：指手太阳小肠经的腕骨穴。宛骨，即腕骨。◎［23］痛上寒：谓腰痛且在疼痛部位有寒冷感。◎［24］痛上热：谓腰痛且在疼痛部位有发热感。◎［25］腘中血络：明·马莳：“腘中血

阴；不可以俯仰，取足少阳；中热而喘，取足少阴、腘中血络[25]。

喜怒而不欲食，言益小[26]，刺足太阴；怒而多言，刺足少阳。

颇[27]痛，刺手阳明[28]与颇之盛脉[29]出血。

项痛不可俯仰，刺足太阳[30]；不可以顾，刺手太阳[31]也。

小腹满大[32]，上走胃，至心，淅淅[33]身时寒热，小便不利，取足厥阴。

腹满，大便不利，腹大，亦上走胸嗌，喘息喝喝然[34]，取足少阴[35]。腹满食不化，腹向向然，不能大便，取足太阴。

心痛引腰脊，欲呕，取足少阴。

心痛，腹胀啬啬然[36]，大便不利，取足太阴。

能前俯后仰的，应取足少阳胆经的穴位治疗。腰痛而兼见里热气喘的，就取足少阴经穴位，并刺腘窝委中穴处的血络。

患病烦躁易怒，并且不思饮食，说话越来越少，就刺足太阴经的穴位；如果烦躁易怒而且多言的，就刺足少阳经的穴位。

下颌部疼痛，就刺手阳明经的穴位（商阳），和足阳明经在下颌部的穴位（颊车）并放血。

后项部疼痛，以致不能够前后俯仰者，应针刺足太阳经的穴位；如果头项痛以致不能左右回顾者，就应针刺手太阳经的穴位。

少腹胀满膨大，向上波及胃脘以致心胸部，发冷，全身时有寒热往来，且小便不利。治疗应取足厥阴肝经的穴位。

腹部胀满，大便不利，腹膨大，气逆向上影响到胸部、咽喉，张口喘息，气促喘声喝喝。治疗应取足少阴肾经的穴位。

腹部胀满，食入不能消化，腹中鸣响，却不能大便。治疗应选取足太阴脾经的穴位。

心痛，牵引到腰部、背脊部疼痛，恶心想呕吐。治疗应选取足少阴肾经的穴位。

心痛，腹部胀满，大便干燥、涩滞不利。治疗应选取足太阴脾经的穴位。

络，足太阳膀胱经委中穴也。"◎[26]言益小：谓说话越来越少，沉默寡言。《太素》《甲乙经》并作"言益少"，与后文"多言"相对。◎[27]颇（kǎn 坎）：俗称下巴或下颌部。◎[28]手阳明：明·马莳："手阳明当是商阳穴。"◎[29]颇之盛脉：指足阳明胃经在下颌部的颊车穴。阳明为多气多血之经，故称盛脉。◎[30]刺足太阳：项背痛，仰头低头都困难，取足太阳膀胱经，是因为该经经过项部。◎[31]刺手太阳：明·马莳："顾则属肩与项，故曰手太阳也。"因手太阳小肠经经过肩、项，故取之。◎[32]小腹满大：谓少腹部位胀满膨大。◎[33]淅淅：谓恶寒的样子。与"洒洒"通，《广雅·释古》："淅，洒也。"◎[34]喘息喝喝然：喘息张口，气促有声。喝喝，喘促声◎[35]取足少阴：唐·杨上善："足少阴脉行腰脊，上至心，故痛引腰脊欲呕，取少阴经腧穴也。"◎[36]啬啬然：此谓大便干涩不畅。《说文·水部》："啬，不滑也。"引申为干

全注全译黄帝内经

心痛引背不得息，刺足少阴；不已，取手少阳[37]。心痛引小腹满，上下无常处，便溲难，刺足厥阴。

心痛，但短气不足以息，刺手太阴[38]。

心痛，当九节刺之[39]，按已刺按之，立已；不已，上下求之[40]，得之立已。

顑痛，刺足阳明曲周动脉[41]见血立已；不已，按人迎于经[42]，立已。

气逆上[43]，刺膺中陷者[44]与下胸动脉[45]。

腹痛，刺脐左右动脉，已刺按之，立已；不已，刺气街，已刺，按之立已。

痿厥[46]为四末束悗[47]，乃疾

心痛，牵引到背部疼痛，以致不能呼吸。治疗应针刺足少阴肾经的穴位；如果未见效时，可再刺手少阳经的穴位。

心痛，牵引到小腹部位，上下疼痛没有固定的位置，大小便困难。应针刺足厥阴肝经的穴位。

心痛，仅伴见气短不足以息。治疗可针刺手太阴肺经的穴位。

心痛，治疗当针刺第九胸椎棘突下的筋缩穴。先在穴位上按摩，针刺以后再按摩，就会立即止痛；如果心痛不止，可在筋缩穴上部或下部重新选穴针刺，找到相应的穴位刺后，就能立即止痛。

下颌部疼痛，治疗应针刺足阳明胃经颊车穴并放血，疼痛立即可止；如果疼痛不止，再按本经的人迎穴刺之，就能迅速止痛。

气逆上冲，治疗可针刺胸膺部凹陷处的屋翳穴和下胸动脉搏动处。

腹中疼痛，治疗可针刺肚脐左右的天枢穴，刺后按摩，一般可迅速止痛。若疼痛不止，可再刺足阳明胃经的气冲穴，刺后也要按摩，即可立即止住疼痛。

治疗痿厥病，是把病人的四肢捆绑起

燥。◎[37]心痛引背不得息，刺足少阴；不已，取手少阳：明·张介宾："足少阴之脉贯脊，故痛引于背，手少阳之脉布膻中，故不得息。"◎[38]刺手太阴：唐·杨上善："手太阴主于气息，故气短息不足，取此脉疗主输穴。"◎[39]当九节刺之：谓针刺筋缩穴。九节，指第九胸椎棘突下的筋缩穴，属督脉。◎[40]不已，上下求之：谓如果针刺筋缩穴后不见效者，就在筋缩穴上下部位重新选穴针刺。◎[41]足阳明曲周动脉：曲周动脉，指颊车穴。◎[42]按人迎于经：谓按足阳明本经刺人迎穴。◎[43]气逆上：谓患病气逆上冲，或咳逆上气。◎[44]膺中陷者：指胸膺部足阳明胃经屋翳穴，位于乳中线上第二肋间隙。◎[45]下胸动脉：注家见解不一。明·马莳认为"膻中穴"，明·张介宾："中府穴"，或随证选用。◎[46]痿厥：因气机逆乱而引起以四肢软弱无力、甚至痿废不用为主症的一类疾病。◎[47]四末束悗：谓将患者的四肢捆绑起来，使其感到烦闷，然后解开，

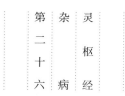

解之，日二，不仁[48]者十日而知，无休[49]，病已止。[50]

哕[51]，以草刺鼻，嚏，嚏而已；无息而疾迎引之[52]，立已；大惊[53]，之亦可已。

来，待患者感到烦闷时，就迅速解开，每天治疗二次。四肢麻木不仁的患者，经治疗十天就可以恢复感觉，但不可中止治疗，直到病愈为止。

治疗呃逆病，用小草茎刺激鼻孔，使患者打喷嚏，呃逆就可停止。也可以让患者憋气，不要呼吸，而快引上逆之气下行，呃逆即可停止。还有一种办法是突然使患者大惊，也可以使呃逆停止。

可以促使气血流通，用以治疗痿厥病。此属古代的一种导引疗法。四末，四肢。束，束缚、捆绑。◎［48］不仁：谓肢体麻木不仁，不知痛痒。◎［49］无休：谓不要停止治疗。◎［50］痿厥……病已止：清·孙鼎宜："此言治痿厥法，当缚其手足，良久觉烦闷，又必须疾解之，隔半日又缚，后解如故。不仁者，谓缚久不觉烦闷。知者，谓十日方觉烦闷。止，谓止其束。"◎［51］哕：即呃逆，俗称"打嗝"。以气逆上冲，喉间呃呃连声，声短而频，令人不能自制为主症的疾病。◎［52］无息而疾迎引之：谓让患者憋住气，待呃逆气上冲时，深吸气以迅速提气，就能止住呃逆。无息，指屏住呼吸，憋气之意。◎［53］大惊：谓使病人突然受惊，转移其注意力以止呃逆。此属以惊治哕法。

灵枢经·周痹[1] 第二十七

黄帝问于岐伯曰：周痹[2]之在身也，上下移徙随脉[3]，其上下左右相应[4]，间不容空[5]，愿闻此痛，在血脉之中邪[6]？将[7]在分肉之间乎？何以致是[8]？其痛之移也，间不及下针[9]，其慉痛[10]之时，不及定治[11]，而痛已止矣，何道使然？愿闻其故。

黄帝问岐伯说：人患周痹病，邪气随着人体血脉的流动而上下游走，其疼痛的症状上下左右对称，遍身无处不到，几乎没有一点点空隙。我想了解一下这种疼痛，其邪气是在血脉中呢？还是在分肉之间？它形成的机理是什么？这种疼痛部位的转移很快，往往来不及针刺；当其疼痛聚集在一处时，甚至还没有来得及决定下针治疗，而疼痛已经自然停止了，这又是什么原因造成的呢？我想听你讲讲其中的缘故。

---

[1]周痹：风寒湿邪进入血脉之中，随血脉流行全身，发生全身游走性疼痛的病证，叫周痹。本篇首先指出周痹与众痹的区别，然后详述两痹的疼痛特点、病变机理和治疗方法。由于是以周痹为例概述了同类疾病的鉴别诊断和治疗，故名"周痹"。◎[2]周痹：痹病之一。因风寒湿邪侵入血脉之中所致，临床以周身游走性疼痛为主症。◎[3]上下移徙（xǐ喜）随脉：谓邪气随着血脉的流动而上下游走。"移"和"徙"同义。◎[4]上下左右相应：指该痹病的疼痛部位上下左右对称。◎[5]间不容空：指本病疼痛遍历全身，无处不到，无所不入，几乎没有一点点空隙。间，间隙。空，孔也。◎[6]邪：通耶，语气助词，表示疑问。◎[7]将：犹"抑"也，有"还是""或者"之意。◎[8]致是：有"此"意，指代众痹的疼痛特点。◎[9]间不及下针：谓疼痛的部位转移很快，尚来不及针刺，就又移动到别处去了。间，指时间很短，相当快的意思。◎[10]慉痛：日本·丹波元简："慉痛，谓聚痛也。"慉，通"蓄"，聚积之意。◎[11]不及定治：指来不及决定治法和施以针

岐伯答曰：此众痹[12]也，非周痹也。

黄帝曰：愿闻众痹。

岐伯对曰：此各在其处[13]，更发更止[14]，更居更起[15]，以右应左，以左应右[16]，非能周也，更发更休也。

黄帝曰：善。刺之奈何？

岐伯对曰：刺此者，痛虽已止，必刺其处[17]，勿令复起。

帝曰：善。愿闻周痹何如？

岐伯对曰：周痹者，在于血脉之中，随脉以上，随脉以下，不能左右[18]，各当其所[19]。

黄帝曰：刺之奈何？

岐伯对曰：痛从上下者，先刺其下以过之[20]，后刺其上以脱之[21]；

岐伯回答说：这是众痹，而不是周痹。

黄帝说：我愿意听你讲讲众痹的情况。

岐伯回答说：众痹的疼痛散发于人体各处，其疼痛发作与停止不断地交替，痹邪聚积就发作，痹邪消散则缓解；其疼痛时身体左右两侧呈对称性；但不能周遍全身，而是交替发作和休止的。

黄帝说：你讲的很好！应如何针刺治疗这种病呢？

岐伯回答说：针刺治疗众痹病，要注意：尽管疼痛已经停止了，也要坚持针刺原来疼痛之处，以杜绝该病的复发。

黄帝说：讲的好！我还想了解一下周痹病的临床特点有那些？

岐伯回答说：周痹病是邪气侵犯人体，深入血脉之中所致，可以随着血脉的上下流动而游走，但不会左右相应（亦即疼痛时左右不对称），分别在病邪所在的部位疼痛。

黄帝说：怎样针刺治疗周痹病呢？

岐伯回答说：如果周痹病疼痛由上向下游走，就先针刺其下部的穴位，以疏通

刺。◎[12]众痹：痹病之一。谓痹痛患发部位广泛，左右对称，呈阵发性、游走性疼痛。◎[13]此各在其处：谓众痹的疼痛散发在人体各处，病位广泛，哪里有疼痛，哪里就有病邪停留。此，指众痹。其，指代众痹的疼痛症状。◎[14]更发更止：谓疼痛的发作与休止不断地交替，即一会儿发作，一会儿缓解。更，替也。◎[15]更居更起：谓痹邪在发病部位时聚时散，因此局部疼痛就时作时止。居，同聚，指痹邪聚积；起，指邪气消散，症状缓解。◎[16]以右应左，以左应右：注家看法不一。明·马莳："左右之脉相同，故左可应右，右可应左耳，非能周身而痛也。"清·张志聪："以右应左，以左应右，左盛则右病，右盛则左病也……病在左而右痛，病在右而左痛。"两说都未尽其意，结合临床，当指疼痛部位左右对称。◎[17]痛虽已止，必刺其处：谓疼痛虽已缓解，但还应坚持针刺原疼痛之处。◎[18]不能左右：谓周痹病不同于众痹，周痹之疼痛表现为左右不对称。◎[19]各当其所：谓痹邪窜走到哪个部位，就在哪个部位出现疼痛。所，处也，病变部位。◎[20]先刺其下以过之：谓治疗疼痛从上而下的周痹时，应先针刺下部的穴位，疏通经络，就可以阻遏病

痛从下上者，先刺其上以过之，后刺其下以脱之。

黄帝曰：善。此痛安生？何因而有名？

岐伯对曰：风寒湿气，客于外[22]分肉之间，迫切而为沫[23]，沫得寒则聚，聚则排分肉而分裂[24]也，分裂则痛，痛则神归之[25]，神归之则热，热则痛解，痛解则厥，厥则他痹发[26]，发则如是。

帝曰：善。余已得其意矣[27]。

此内不在脏，而外未发于皮，独居分肉之间，真气不能周，故命曰周痹[28]。故刺痹者，必先切循其下之六经[29]，视其虚实，及大络之血结而不通[30]，及虚而脉陷空者[31]而调之，熨而通之，其瘛

经络，阻止病邪向下发展；然后再针刺他上部的穴位，以祛除痹邪，消除疼痛。要是周痹病疼痛从下向上发展，就先针刺上部的穴位以阻止病势的发展，然后再针刺下部的穴位以除掉病根。

黄帝说：讲得好！这种周痹的疼痛是怎么产生的呢？根据什么而命名的呢？

岐伯回答说：风寒湿三种邪气混杂，侵犯人体后，停留于体表分肉之间，迫使津液停而为痰涎，痰涎遇到寒气就凝聚不散，凝聚就会排挤分肉而发生分裂，分肉分裂就发生了疼痛；疼痛时使精神紧张，注意力集中在疼痛之处，精神集中的地方就会发热，发热则寒邪散而疼痛缓解；疼痛缓解就会使厥气上逆，厥气上逆则导致其他部位的痹痛发作，周痹疼痛发生的病因病机就是这些。

这种病是邪气内侵尚未及脏腑，而外又不在体表皮肤，邪气单单留聚于分肉之间，阻遏真气不能周流于全身，因而发生疼痛，所以命名为"周（众）痹"。因此，针刺治疗痹病时，一定要首先沿着足六经循行部位按压检查，明确病在哪一经；观察分析病证的虚实，以及大络的血行有无瘀结不通，或因血虚而脉络陷下的情况，然后予以调治。同时可配合使用热熨

邪随脉流动。◎[21]后刺其上以脱之：然后刺病人上部的穴位，以祛除痹邪，消除疼痛。脱，指病解。◎[22]外：《甲乙经》卷十第一、《太素》卷二十八痹论并无此字，疑衍。◎[23]迫切而为沫：谓邪气留居分肉之间，阻遏津液不得输布，留居而成为痰涎等病理产物。迫，逼也。切，按、压也。沫，指津液内聚而产生的痰涎等病理产物。◎[24]分裂：谓痰涎等病理产物凝聚，使分肉之间经脉气血的和调关系受到破坏。◎[25]神归之：谓周痹疼痛发作，使患者的精神紧张，注意力集中于疼痛之处。神，心藏神。◎[26]厥则他痹发：指厥气上逆而导致其他部位的痹痛发作。厥，逆也。◎[27]帝曰：善。余已得其意矣：考下文之意，仍为岐伯回答黄帝所问，疑衍，当删。◎[28]周痹：当为"众痹"之误。◎[29]必先切循其下之六经：谓在针刺之前，要根据疼痛的部位，沿着足六经循行部位切压检查，以明辨病在何经，为治疗提供依据。切，按压。循，沿着一定顺序。下之六经，指足六经。◎[30]大络之血结而不通：谓观察十五络有无血瘀阻滞不通的情况，即有无血瘀络脉壅盛充盈现象。大络，指十五大络。◎[31]虚而脉陷空者：指络脉虚陷空虚。

坚^[32]，转引而行之^[33]。

黄帝曰：善。余已得其意矣，亦得其事^[34]也。九^[35]者，经巽^[36]之理，十二经脉阴阳之病也。

治法，来温通气血；如果筋脉拘紧者，也可用针刺或按摩的方法进行导引，以行其血气。

黄帝说：讲得很好！我已经知道周痹的病因病机及证候特点了，也已经掌握了周痹的治疗方法。关于九针的应用，在医经中早已明具其道理，这样，十二经脉阴阳的病变就都能解决了。

◎［32］瘈坚：谓筋脉收缩拘紧而坚劲。瘈，筋脉收缩拘急。坚，坚劲。◎［33］转引而行之：指用针刺或按摩等治法进行导引，以行其血气。◎［34］事：此指针刺周痹、众痹的方法。◎［35］九：指九针的应用。详见《灵枢·九针十二原》及《灵枢·九针论》。◎［36］经巽（xùn 迅）之理：指掌握九针的性能并正确地运用。巽，顺，具也。

灵枢经·口问^[1] 第二十八

黄帝闲居^[2]，辟左右^[3]而问于岐伯曰：余已闻九针之经，论阴阳逆顺六经已毕，愿得口问^[4]。

岐伯避席再拜曰：善乎哉问也，此先师之所口传也。

黄帝曰：愿闻口传。

岐伯答曰：夫百病之始生也，皆生于风雨寒暑，阴阳^[5]喜怒，饮食居处，大惊卒恐^[6]。则血气分离，阴阳破败^[7]，经络厥绝^[8]，脉道不通，阴阳相逆，卫气稽留^[9]，

黄帝在闲暇时，避开左右从人而问岐伯说：我已经知道了关于九针在医经上的记载，对论述阴阳经的逆顺走向、手足三阴三阳的内容都已经讲完了，还希望听你给我讲讲从先师口传得来的医学知识。

岐伯离开座位，再拜行礼后说：你问得真好啊！这些知识都是老师口授传给我的。

黄帝说：请你给我讲讲吧！

岐伯回答说：一般各种疾病的开始发生，都是由于伤于风、雨、寒、暑，房室不节，或由喜怒等七情过激，或饮食不当，起居失常等原因。例如猝然惊恐太过，就会使气血的运行紊乱，阴阳的平衡关系失调，经脉和络脉闭塞，脉道不通，体内之阴阳相逆而不顺，卫气的运行迟滞，经脉虚而空，血气的运行

---

[1] 口问：本篇主要论述了欠、哕、唏、振寒、嚏、噫、泣、涕、太息、涎下、耳鸣与啮舌等十二种病证的病因病机治疗和发病，由于这些内容过去经书上没有记载，是由口问师授而得到的，故名。◎ [2] 闲居：指无事之时，闲暇。◎ [3] 辟左右：谓避开周围的侍从人员。辟，通"避"。左右，指周围的从人。◎ [4] 口问：指岐伯从其先师口传而得来的医学知识。◎ [5] 阴阳：指房室过度。◎ [6] 大惊卒恐：泛指剧烈的七情刺激。卒，通"猝"。◎ [7] 阴阳破败：谓阴阳的平衡关系失调，而发生阴阳的偏盛偏衰。败，诸本多作"散"。◎ [8] 经络厥绝：谓经脉和络脉绝而不

经脉虚空，血气不次[10]，乃失其常。论不在经者[11]，请道其方。

黄帝问：人之欠[12]者，何气使然？

岐伯答曰：卫气昼日行于阳，夜半则行于阴[13]。阴者主夜，夜者卧。阳者主上，阴者主下[14]。故阴气积于下，阳气未尽，阳引而上，阴引而下，阴阳相引，故数欠[15]。阳气尽，阴气盛，则目瞑；阴气尽而阳气盛，则寤矣[16]。泻足少阴，补足太阳[17]。

黄帝曰：人之哕[18]者，何气使然？

岐伯曰：谷入于胃，胃气上注于

失去正常规律，于是人体的一切生理活动都失去了正常状态而表现为病态。这些内容在古医经上没有记载，让我来说明其中的道理吧！

黄帝问：人打呵欠，是什么气使他这样呢？

岐伯回答说：人的卫气白昼运行于阳分，夜晚就运行于阴分。阴主夜、主静，故夜晚主卧而睡眠。阳主上以升，阴主下以降。因此，人在夜间将睡之时，阴气积聚于下，阳气尚未全入于阴分，阳气引而上行，阴气引而下行，阴阳二气相互牵引，所以就呵欠频作。待到阳气完全入于阴分，阴气盛时，人就闭目而眠了；到了早晨，阴气尽而阳气旺盛之时，人就睁目清醒了。对于这种频繁呵欠的疾病，治疗时应当泻足少阴肾经的穴位（照海），补足太阳膀胱经的穴位（申脉）。

黄帝问：人发生呃逆，是什么气使他这样呢？

岐伯回答说：水谷饮食进入胃中，经

通，亦即闭塞。◎[9]稽留：谓迟滞不行，停留。◎[10]血气不次：谓血气的运行失去了正常规律。次，次第，引申为规律。◎[11]论不在经者：谓这些内容都不见于古代的医经。经，指古代的医学经典著作。◎[12]欠：即呵欠，又称欠伸，呼欠。谓自觉乏困而伸腰呼气，常发生在过度疲劳时。◎[13]夜半则行于阴：谓卫气在夜晚就行于阴分。◎[14]阳者主上，阴者主下：阳以其升故主上，阴以其降故主下。◎[15]阴阳相引，故数欠：明·张介宾："人之寤寐，由于卫气。卫气者，昼行于阳，则动而为寤，夜行于阴，则静而为寐。故人欲卧未卧之际，欠必先之者，正以阳气将入阴分，阴积于下，阳犹未尽，故阳欲引而升，阴欲引而降，上下相引而欠由生也。今人有神疲劳倦而欠者，即阳不胜阴之候。"◎[16]阳气尽……则寤矣：《灵枢·大惑论》："卫气不得入于阴，常留于阳，留于阳则阳气满，阳气满则阳盛，不得入于阴则阴气虚，故目不瞑矣……卫气留于阴，不得行于阳，留于阴则阴气盛，阴气盛则阴满，不得入于阳则阳气虚，故目闭也。"◎[17]泻足少阴，补足太阳：明·张介宾："卫气之行于阳者，自足太阳始；行于阴者，自足少阴始。阴盛阳衰，所以为欠。故当泻（足）少阴之照海，阴所出也；补（足）太阳之申脉，阳所出也。"◎[18]

肺^[19]。今^[20]有故寒气^[21]与新谷气，俱还入于胃，新故相乱，真邪相攻，气并相逆^[22]，复出于胃，故为哕。补手太阴，泻足少阴^[23]。

黄帝曰：人之唏^[24]者，何气使然？

岐伯曰：此阴气盛而阳气虚，阴气疾而阳气徐，阴气盛而阳气绝，故为唏。补足太阳，泻足少阴^[25]。

黄帝曰：人之振寒^[26]者，何气使然？

岐伯曰：寒气客于皮肤，阴气盛，阳气虚，故为振寒寒慄。补诸阳^[27]。

黄帝曰：人之噫^[28]者，何气使然？

岐伯曰：寒气客于胃，厥逆从下

过脾胃的腐熟消磨，化生成精微，向上转输到肺。如果脾胃先有寒气，与新入的水谷之气不能调和，寒气和谷气混乱，正气与邪气相互冲击，影响胃气不能和降而气逆于上，因此发生呃逆。治疗这种胃寒气逆的呃逆证，应当补手太阴肺经之阳气，泻足少阴肾经之寒气。

黄帝问：人发生哀叹哽咽，是什么气使他这样呢？

岐伯回答说：这是由于阴气充盛而阳气虚少，阴气运行疾速而阳气运行缓慢，以至于阴气过盛而阳气衰绝，所以发生哽咽哀叹。治疗这种阴盛阳虚的哽咽证，应当补足太阳经的阳气，泻足少阴经的阴气。

黄帝问：人发冷身体寒战，是什么气使他这样呢？

岐伯回答说：这是由于寒邪侵入皮肤，使阴气偏盛，阳气偏虚，身体失于温煦。所以发冷而身体战发抖。治疗这种阳虚寒盛的振寒证，应采用温补诸阳经的方法。

黄帝问：人发生嗳气，是什么气使他这样呢？

岐伯回答说：这是由于寒邪侵入胃

哕（yuě 悦）：即呃逆。◎［19］胃气上注于肺：饮食水谷入胃，化生精微，得以向上转输于肺。◎［20］今：犹"若"。◎［21］故寒气：指病人中焦先有寒气。新谷气：指新入的水谷之气。◎［22］新故相乱，真邪相攻，气并相逆：谓新入之谷气与宿有之寒气都留于胃中，正气与邪气相互冲击，胃气不得和降而逆于上。新、真，俱指胃气。故、邪，皆指寒气。气并，指胃气与寒气相并。此言哕之病机。◎［23］补手太阴，泻足少阴：明·张介宾："手太阴，肺经也；足少阴，肾经也。寒气自下而升，逆则为哕，故当补肺于上以壮其气；泻肾于下以行其寒。盖寒从水化，哕之标在胃，哕之本在肾也。"◎［24］唏（xī 西）：谓悲泣之后的哽咽之声。◎［25］补足太阳，泻足少阴：明·张介宾："补太阳之申脉，阳所出也；泻少阴之照海，阴所出也。"◎［26］振寒：即寒战。《素问·调经论》："阳受气于上焦，以温皮肤分肉之间，今寒气在外，则上焦不通，则寒气独留于外，故寒。"◎［27］补诸阳：明·张介宾："补诸阳者，凡手足三阳之合，及阳等穴，皆可酌而用之。"◎［28］噫（ài

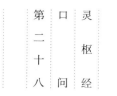

上散，复出于胃，故为噫[29]。补足太阴、阳明[30]。一曰补眉本[31]也。

黄帝曰：人之嚏者，何气使然？

岐伯曰：阳气和利[32]，满于心[33]，出于鼻，故为嚏。补足太阳荣[34]眉本[35]，一曰眉上也[36]。

黄帝曰：人之亸[37]者，何气使然？

岐伯曰：胃不实则诸脉虚[38]，诸脉虚则筋脉懈惰，筋脉懈惰则行阴用力[39]，气不能复，故为亸[40]。因其所在，补分肉间[41]。

黄帝曰：人之哀而泣涕出者，何气使然？

中，厥逆之气从下向上扩散，导致胃气上逆而出，所以发生嗳气。治疗这种胃寒气逆的嗳气证，应当温补足太阴脾经和足阳明胃经。还有另一种记载，可以取足太阳经的攒竹穴，用补法。

黄帝问：人打喷嚏，是什么气使他这样呢？

岐伯回答说：阳气调和，运行畅利，盈溢于心胸而上出于鼻窍，因此就打喷嚏。治疗这种善打喷嚏病，应当针刺足太阳经的荣穴通谷和眉本（攒竹穴），采用补法。

黄帝问：人发生全身倦怠无力，手足不举，是什么气使他这样呢？

岐伯回答说：胃气虚弱不足就会使全身血脉得不到气血的充养而皆虚；诸血脉亏虚就会使全身筋脉失养而松弛，懈惰无力；此时如果再勉强入房用力，则元气就难以恢复。所以就发生全身懈惰，乏困无力，肢体不举的证。治疗这种证，应根据其发病部位，取分肉之间，采用补法。

黄帝问：人在悲哀时就涕泪俱出，这是什么气使他这样呢？

爱）：即嗳气，指饱食后的逆气。◎[29]寒气客于胃……故为噫：明·张介宾："此节与上文之哕，皆以寒气在胃而然，但彼云故寒气者，以久寒在胃，言其深者，此云寒客于胃者，如客之寄，言其浅也。故厥逆之气，从下上散，则复出于胃而为噫。"◎[30]补足太阴、阳明：明·张介宾："使脾胃气温，而客气自散，而噫可除。"◎[31]补眉本：明·张介宾："眉本，即是太阳经攒竹穴，是亦补阳明也。"◎[32]阳气和利：指阳气和调畅利。◎[33]心：孙鼎宜曰："'心'当作'胸'，字误。"作"胸"妥。◎[34]太阳荣：荣为"荥"之误，足太阳经荥穴为通谷穴，位于足第五趾跖关节前下方凹陷处。◎[35]眉本：指足太阳经攒竹穴，位于眉毛内侧端、当内眦的上方。◎[36]一曰眉上也：《甲乙经》卷十二无此五字，疑衍，故删。◎[37]亸（duǒ 朵）：垂下貌。此指头部及肢体下垂，抬举无力的懈惰状态。◎[38]胃不实则诸脉虚：胃为水谷之海，气血化生之源，后天之本。胃气虚弱，气血化源匮乏，必致全身血脉失于气血的充养，故皆虚。◎[39]行阴用力：谓入房用力。◎[40]气不能复，故为亸：张志聪："夫阳明主润宗筋，阳明虚则宗筋纵，是以筋脉懈惰，则阳明之气行于宗筋，而用力于阴器矣，行阴用力，则阳明气不能养于筋脉，故为亸。"◎[41]补分肉间：

岐伯曰：心者，五脏六腑之主也；目者，宗脉之所聚也[42]，上液[43]之道也；口鼻者，气之门户也。故悲哀愁忧则心动，心动则五脏六腑皆摇[44]，摇则宗脉感[45]，宗脉感则液道开，液道开故泣涕出焉。液者，所以灌精濡空窍者[46]也，故上液之道开则泣，泣不止则液竭，液竭则精不灌，精不灌则目无所见矣，故命曰夺精。补天柱，经侠颈[47]。

黄帝曰：人之太息[48]者，何气使然？

岐伯曰：忧思则心系[49]急[50]，心系急则气道约[51]，约则不利，故太息以伸出之。补手少阴、心主、足少阳留之也[52]。

黄帝曰：人之涎[53]下者，何气

岐伯回答说：心是五脏六腑的主宰，眼睛是许多经脉聚汇的地方，也是眼泪外流的通道；口和鼻，是气息出入的门户。因此，在悲哀忧愁时就会使心神不宁，心神不宁则使五脏六腑不安，五脏六腑不安则又使各经脉亦相应而动，于是使眼泪的通道敞开，结果眼泪、鼻涕就流出来了。人的津液，具有渗灌孔窍、濡润孔窍的作用。所以眼泪的通道开放就会流泪，而流泪不止又会导致津液枯竭；津液枯竭则不能上灌孔窍，上窍失于津液的渗灌濡润，就会使眼目失明而看不见东西了。这种情况叫作"夺精"。治疗该证应当补天柱穴，此穴位于足太阳经挟项后的发际处。

黄帝问：人发生太息，是什么气使他这样呢？

岐伯回答说：忧愁思虑，就会使维系心的脉络紧张拘急，心的脉络紧张拘急就会使气道受到约束，气道受了约束就呼吸不通利，所以要长声太息使抑郁之气得以伸展。治疗太息病，可选取手少阴心经、手厥阴心包经、足少阳胆经的穴位，采用补法，都需要留针。

黄帝问：人经常口中流涎，是什么气

唐·杨上善："筋脉皆虚，故病所在分肉间补之。"◎[42]宗脉之所聚也：盖手足六阳经，手少阴经，足厥阴经等皆上汇聚于目，故曰"宗脉之所聚"。宗，众也。◎[43]上液：头面诸窍的液体为上液，如泪、涕、涎等；下窍诸液为下液，如大小便等。◎[44]摇：动摇、不安。◎[45]宗脉感：谓五脏六腑不安，宗脉亦因之而动。◎[46]灌精濡空窍：谓液的功能是灌注津液以濡润孔窍。精，指津液。◎[47]补天柱，经侠颈：谓针刺天柱穴，用补法，天柱穴属于挟行项部的足太阳膀胱经。侠，通"挟"。颈，《太素》作"项"。◎[48]太息：即叹气，以呼气为主的深呼吸。◎[49]心系：指维系于心脏的脉络。◎[50]忧思则心系急：唐·杨上善："忧思劳神，故心系急。"◎[51]气道约：谓气道受到约束而不通利。气道，气运行之道。◎[52]补手少阴、心主，足少阳留之也：明·张介宾："手少阴，心经也；心主，手厥阴经也；足少阳，胆经也，助木火之脏，则阳气可舒，抑郁可解，故皆宜留针补之。"◎[53]涎：口涎，俗称口水。◎[54]虫：

使然?

岐伯曰：饮食者皆入于胃，胃中有热则虫[54]动，虫动则胃缓[55]，胃缓则廉泉开[56]，故涎下。补足少阴[57]。

黄帝曰：人之耳中鸣者，何气使然?

岐伯曰：耳者，宗脉之所聚也[58]，故胃中空则宗脉虚[59]，虚则下溜[60]，脉有所竭者，故耳鸣。补客主人[61]，手大指爪甲上与肉交者也[62]。

黄帝曰：人之自啮舌[63]者，何气使然?

岐伯曰[64]：此厥逆走上，脉气辈至也[65]。少阴气至则啮舌，少阳气至则啮颊，阳明气至则啮唇矣。视主病者

使他这样呢?

岐伯回答说：饮食水谷都进入到胃里，胃中如果有热，就会使胃肠中的寄生虫蠕动，虫动则使胃脉弛缓；由于胃脉上出于口，胃脉弛缓不能摄纳，则使舌下廉泉开张，所以口中经常流涎。治疗流涎病，应选取足少阴肾经的穴位，采用补法。

黄帝问：人发生耳鸣，是什么气使他这样呢?

岐伯回答说：耳朵，是人体手足三阴、三阳各经脉汇聚的地方。如果胃中空虚，气血化源不足，就会使各经脉亏虚，各经脉亏虚则阳气不升，精气不能上奉而下流，致使人耳经脉气血衰竭，所以发生耳鸣。治疗耳鸣证，应选取足少阳胆经上关穴，以及位于手大指爪甲角的手太阴肺经少商穴，采用补法。

黄帝问：人有时自咬舌头，是什么气使他这样呢?

岐伯回答说：这是厥逆之气上行，影响各经脉之气逆行到不同部位的缘故。例如少阴之脉行于舌本，少阴经气上逆就会

指肠道寄生虫。◎[55]胃缓：指胃脉弛缓。◎[56]廉泉开：唐·杨上善："廉泉，舌下孔，通涎道也。人神守，则其道不开；若为好味所感，神者失守，则其孔开涎出。亦因胃热虫动，故廉泉开，涎因出也。"廉泉，穴名，位于舌下，属任脉。◎[57]补足少阴：明·张介宾："肾为胃关而脉系于舌，故当补之，以壮水制火，则液有所主而涎自止也。"◎[58]耳者，宗脉之所聚也：手足三阳经、三阴经皆入于耳，所以耳也是各脉汇聚之处。◎[59]胃中空则宗脉虚：胃为后天之本，气血生化之源；脉为血之府。胃中空虚，气血化源不足，诸经脉皆缺乏气血的充养，故宗脉虚。◎[60]下溜：即下流。谓宗脉虚而阳气不升，精气不得上升反而下流。◎[61]客主人：即足少阳胆经的上关穴。位于颧骨弓上缘凹陷处。◎[62]手大指爪甲上与肉交者：指手太阴肺经少商穴，位于手大拇指桡侧，距指甲角约一分处。◎[63]自啮（niè 聂）舌：谓自己咬自己的舌头。啮，以齿断物。◎[64]岐伯曰：此三字原本脱，据《太素》补。◎[65]此厥逆走上，脉气辈至也：此谓厥逆之气上走头面，随各经脉气所到之处，而发生自啮现象。◎[66]视主病者则补之：根据自啮部位所在的经

则补之[66]。凡此十二邪者，皆奇邪[67]之走空窍[68]者也。故邪之所在，皆为不足。故上气不足，脑为之不满，耳为之苦鸣[69]，头为之苦倾[70]，目为之眩；中气不足，溲便为之变，肠为之苦鸣；下气不足，则乃为痿厥心悗[71]。补足外踝下留之[72]。

黄帝曰：治之奈何？

岐伯曰：肾主为欠，取足少阴。肺主为哕[73]，取手太阴、足少阴。唏者，阴与阳绝，故补足太阳，泻足少阴。振寒者，补诸阳。噫者，补足太阴、阳明。嚏者，补足太阳、眉本。亸，因其所在，补分肉间。泣出，补天柱经侠颈，侠颈者，头中分也。太息，补手少阴、心主、足少阳留之。涎下，补足少阴。耳鸣，补客主人、手大指

自咬舌头；少阳之脉循耳颊，少阳脉气上逆就会咬颊；阳明之脉环布唇口，阳明脉气上逆就会自咬嘴唇了。治疗该类自咬病证，当根据所咬部位的经脉所主，选择穴位，采用补法。

总之，上述的十二种病证，都是奇邪侵入孔窍所引起的。所以，邪气侵犯的部位，都是正气不足之处。因此，上部的正气不足，则脑髓不满而空虚，就会出现耳鸣、头晕欲倒、目眩昏花；中部的正气不足，就会出现二便失常，腹中肠鸣；下部的正气不足，就会出现双下肢痿软无力、厥冷，以及心胸烦闷等。上、中、下三部正气不足的病变，都可以选取足太阳膀胱经位于足外踝后方的昆仑穴治疗，采取补法且要留针。

黄帝问：上述各种病证，应当如何治疗？

岐伯回答说：肾主呵欠，所以治疗呵欠应选取足少阴肾经的穴位。肺主呃逆，所以治疗呃逆应选取手太阴肺经和足少阴肾经的穴位。哀叹哽咽，是由于阴盛阳衰，所以治疗应补足太阳经、泻足少阴经。发冷寒战，治疗要补诸阳经。嗳气，应补足太阴脾经和足阳明胃经。打喷嚏，当补足太阳经，刺攒竹穴。亸证，应根据发病部位，补分肉间。流眼泪，治疗应补足太阳经在挟项后的天柱穴。所谓的挟项，是指头项正中线的两侧。太息，治疗可补手少阴经、手厥阴经、足少阳经，并留针。口中流涎，治疗应补足少阴经。耳鸣，治疗应补足少

脉选穴，采取补法治疗。◎[67]奇邪：谓上述十二种疾病的病因有异于寻常病邪。奇，作"异常"解。◎[68]空窍：指头面的孔窍，如口、眼、耳等。◎[69]耳为之苦鸣：即经常耳鸣之意。苦，《太素》作"善"。《诗·载驰》郑笺："善，犹多也"。◎[70]头为之苦倾：谓患者经常头昏晕而欲倒地。倾，倒也。◎[71]痿厥心悗：痿，痿证，两足痿弱无力。厥，厥证，四肢清冷。悗，即闷，指心胸闷乱。◎[72]补足外踝下留之：选足太阳膀胱经外踝下的昆仑穴，采取补法并且留针。◎[73]肺主为哕：明·张介宾："上文言哕出于胃，此言哕主于肺。盖寒气上逆而为哕，气病于胃而主

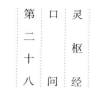

爪甲上与肉交者。自啮舌，视主病者则补之。目眩头倾，补足外踝下留之。痿厥心悗，刺足大指间上二寸留之[74]，一曰足外踝下留之。

阳胆经上关穴和手太阴肺经少商穴。自咬口舌诸病，治疗应根据主病所在之经而选穴，采用补法。目眩头昏欲倒，治疗应补足太阳经外踝下的昆仑穴并留针。痿证、厥证、心胸烦闷等，治疗皆可刺足大趾间上二寸处，并应留针，另一种说法是针刺足外踝下昆仑穴并留针。

于肺也。"◎［74］刺足大趾间上二寸留之：明·张介宾："大趾间上二寸，足厥阴之太冲也；或曰足太阴之太白也。"

灵枢经·师传[1] 第二十九

黄帝曰：余闻先师，有所心藏[2]，弗著于方[3]。余愿闻而藏之，则而行之[4]，上以治民，下以治身，使百姓无病，上下和亲，德泽下流[5]，子孙无忧，传于后世，无有终时，可得闻乎？

岐伯曰：远乎哉问也。夫治民与自治[6]，治彼与治此，治小与治大，治国与治家，未有逆而能治之[7]也，夫惟顺而已矣[8]。顺者，

黄帝说：我听说先师有很多心得体会，并没有记载在简牍（书籍）上。我想请你给我讲讲，并且将它们保存下来，作为规则加以推广运用，对上可以治万民，对下可以治本身，使百姓万民身体健康而没有疾病之痛苦，统治者和被统治者都相互和睦友爱，恩德惠泽流传于民间，让子孙后代都不为疾病所忧虑，使这种医术永远流传于后世，永远没有终止的时候。这些学问可以讲给我听听吗？

岐伯说：你考虑的真深远啊！无论治万民与治本身，统治这里和统治那里，处理小事和处理大事，治理国家和治理家庭，从来没有逆其理而能治好的，只有采取"顺"其理的办法罢了。这里所说的"顺"，不仅是指人体的阴

---

[1] 师传：师，先师。传，心传口授。本篇主要讨论了如何通过问诊掌握病情和生活上的顺逆情况，以及相应的治疗方法；其次，对通过观察外部形体以测知脏腑虚实常变的方法，也作了一般性介绍。因其内容是先师心传的宝贵经验，而弗著于方，故名"师传"。◎ [2] 心藏：心得体会。◎ [3] 弗著于方：没有著成书。方，即版牍，是记载文字的木板。◎ [4] 则而行之：即谓在医疗实践中把它作为准则来遵循。则，准则、法则。◎ [5] 德泽下流：即谓将这种使百姓无病的恩惠流传于民间。德泽，指恩惠。◎ [6] 自治：《太素》卷二"顺养"作"治自"。◎ [7] 之：《太素》卷二"顺养"及《甲乙经》卷六并作"者"。◎ [8] 夫惟顺而已矣：唐·杨上善："人之与己、彼此、大小、

非独阴阳脉论[9]气之逆顺也，百姓人民皆欲顺其志[10]也。

黄帝曰：顺之奈何？

岐伯曰：入国问俗[11]，入家问讳[12]，上堂问礼[13]，临病人问所便[14]。

黄帝曰：便病人奈何？

岐伯曰：夫中热消瘅则便寒[15]，寒中之属则便热。胃中热，则消谷，令人县心[16]善饥，脐以上皮热；肠中热，则出黄如糜[17]，脐以下皮寒[18]。胃中寒，则腹胀；肠中寒，则肠鸣飧泄[19]。胃中寒，肠中热，则胀而且泄；胃中热，肠中寒，则疾饥[20]，小腹痛胀。

黄帝曰：胃欲寒饮，肠欲热

阳经脉、营卫气血运行的逆顺，而且也包括顺从广大人民的情志意愿。

黄帝问：怎样做才能"顺"其理呢？

岐伯说：每到一个国家，先要问问当地的风俗习惯；到别人家里去，先要了解他家的忌讳；上堂见官之前，先要知道相应的礼节仪式；而临床看病人时，则要问明患者的喜爱及所宜。

黄帝问：怎样从病人的喜爱来适应其病情呢？

岐伯说：中焦有热，患消瘅病的人，就适宜于寒凉；中焦虚寒之类的病人，就适宜于温热。胃中火热亢盛，就能较快地消化食物，因此使人常有胃脘空虚感而易饥多食，肚脐以上皮肤发热。若肠中热盛，就会排出色黄而糜烂的粪便，肚脐以下皮肤发热。胃中寒盛，就会发生腹胀；肠中有寒，就会出现肠鸣泄泻，完谷不化。如果胃中有寒，肠中有热，则既见腹胀，又见泄泻；胃中有热，肠中有寒，就会消谷善饥而小腹胀痛。

黄帝说：假如胃中有热而喜爱寒凉饮食，肠中有寒又喜爱温热饮食，寒热两者的性质相

国家八者，守之取全，循之取美，须顺道德阴阳物理。故顺之者吉，逆之者凶，斯乃天之道。"◎[9]论：详文义论字疑衍，《太素》卷二杨注正无"论"字。◎[10]志：意愿，喜好。《广雅·释诂》："志，意也。"◎[11]入国问俗：谓每到一个地方必须了解当地的风俗习惯。俗，指风俗习惯。◎[12]入家问讳：即谓到人家里去，首先要了解他家有何忌讳。讳，避忌、隐讳的事物。◎[13]上堂问礼：谓上堂之前，应首先了解其礼节仪式。◎[14]临病人问所便：唐·杨上善："便，宜也。谓问病寒热等病，量其所宜，随顺调之，故问所便者也。"便，宜也。可理解为病人"喜爱""相宜"的意思。◎[15]中热消瘅则便寒：指中焦热盛，胃火旺盛。消瘅：即消渴病，以多饮、多食、多尿、消瘦等为主症。便寒，适宜于寒凉的饮食药味。◎[16]县心：县，同"悬"。谓胃脘部有空虚的感觉。◎[17]出黄如糜：谓病人排出黄色糜烂的粪便。出黄，指排出黄色的粪便。◎[18]脐以下皮寒：肠居脐下，肠中有热则脐下必热。寒，疑为"热"之误。◎[19]飧泄：大便清稀，并有未消化的食物残渣。◎[20]疾饥：指饿的较快，仍属消谷善饥之意。疾，速也。◎[21]

饮，两者相逆，便之奈何？且夫王公大人血食[21]之君，骄恣从欲[22]，轻人，而无能禁之，禁之则逆其志，顺之则加其病，便之奈何？治之何先？

岐伯曰：人之情，莫不恶死而乐生，告之以其败，语之以其善[23]，导之以其所便，开之以其所苦，虽有无道之人[24]，恶[25]有不听者乎？

黄帝曰：治之奈何？

岐伯曰：春夏先治其标，后治其本；秋冬先治其本，后治其标[26]。

黄帝曰：便其相逆者[27]奈何？

岐伯曰：便此者，食饮衣服，亦欲适寒温[28]，寒无凄怆[29]，暑无出汗。食饮者，热无灼灼[30]，

反，遇到这种情况又应该怎样处理呢？特别是那些养尊处优的王公贵族们，平日以肉食为主的人，他们骄横傲慢，为所欲为，恣情纵欲，轻视别人，听不进去任何劝告，而没有办法禁戒他们。如果强行禁止其嗜好，就违背了他们的意愿；要是顺从他们的意愿，就会加重其病情。像这种情况，怎样才能使病人的意愿适应病情呢？治疗时应先从哪里着手呢？

岐伯回答说：一般人的常情，没有一个愿意死而不愿意生的。如果医生能告诉病人哪些是对他身体有害的，哪些是对他身体有好处的，指导病人做适宜的事情，开导病人所苦闷的问题。这样既或是那些胡作非为、难通情理的人，又怎么能不听从劝告呢？

黄帝问：怎样治疗这种病呢？

岐伯回答说：在春季和夏季，应该先治其在外的标病，后治其在内的本病；秋季和冬季，又应先治其在内的本病，后治其在外的标病。

黄帝问：遇到病人的喜恶有违医者的施治时，又应该如何处治呢？

岐伯回答说：顺应这样的病人，在饮食衣服方面要使他寒温适宜。如天气寒冷时，应加厚衣服不要使他受冷；天气炎热时，应

血食：以血出于肉。引申为肉食。◎［22］骄恣从欲：骄傲任性，轻视别人，为所欲为，且恣情纵欲。从，通"纵"。◎［23］告之以其败，语之以其善：谓将不遵守医嘱的危害和遵守医嘱的好处都告诉给病人。◎［24］无道之人：指胡作非为，不按常规办事的人。◎［25］恶（wū乌）：疑句代词，哪里，怎么之意。◎［26］春夏先治其标……后治其标：本句结合四季气候变化，谈治病原则的确立。春生夏长，万物之气上升在标；秋收冬藏，万物之气下流在本；因此春夏先治其标，秋冬先治其本。标，指枝与叶，代表外在的现象。本，指根与主干，代表内在的本质。◎［27］便其相逆者：指前述胃欲寒饮，肠欲热饮等病情矛盾，或病人的喜恶有违医者施治者。◎［28］适寒温：即谓寒温适宜之意。适，适宜。◎［29］凄怆（qī chuàng 妻创）：寒冷貌。凄，亦作"悽"。怆，《汉书·王褒传》颜注："怆，寒冷也。"◎［30］灼灼：在此形容饮食过烫，烧烫。《说文·火部》："灼，

寒无沧沧[31]。寒温中适，故气将持[32]，乃不致邪僻[33]也。

黄帝曰：《本脏》[34]以身形支节䐈肉[35]，候五脏六腑之小大焉。今夫王公大人、临朝即位之君而问焉，谁可扪循[36]之而后答乎？

岐伯曰：身形支节者，脏腑之盖[37]也，非面部之阅[38]也。

黄帝曰：五脏之气，阅于面者，余已知之矣，以肢节知而阅之奈何？

岐伯曰：五脏六腑者，肺为之盖[39]，巨肩陷咽[40]，候见其外。

黄帝曰：善。

岐伯曰：五脏六腑，心为之主，缺盆[41]为之道，骬骨[42]有余，以候𩩲骬[43]。

黄帝曰：善。

岐伯曰：肝者主为将，使之候

穿薄衣不要使他过热出汗。在饮食方面，虽应温热但不宜过烫，虽应寒冷但也不宜过冷。总之，饮食衣服都要保持寒温适中，这样正气才能内守，才不至于使邪气侵害人体而发病。

黄帝说：《本藏》篇记载，根据身体外形、四肢关节以及肌肉的情况，可以测候其五脏六腑的大小。如今那些王公大人或临朝即位的君王们要是问到这些问题，医者又不能随便在他们身上扪按循摸进行检查，那么怎么回答他们呢？

岐伯说：身体的外形肢节，是五脏六腑的外在表象，而不是仅观察面部所能得到的。

黄帝问：五脏的精气，可以通过面部去观察，这些我已经知道了。根据肢体关节而了解内脏的情况，应如何观察呢？

岐伯说：在五脏中，肺所处的位置最高，就如伞盖一般，肩骨和咽喉就是肺脏呈现在外的征象，通过它们可以了解肺脏的情况。

黄帝说：讲得好。

岐伯说：在五脏中，心是主宰，缺盆是气血升降的通道，从肩端骨两端相距大小，观察胸骨鸠尾的部位和形态，从而了解心脏的高下坚脆偏正。

黄帝说：讲得好。

岐伯说：在五脏中，肝为将军之官，用它

炙也。"◎[31]沧沧：寒凉。此指食饮过冷。◎[32]气将持：谓正气才能内守。将，犹"乃"。持，有"守"意。◎[33]邪僻：不正之意，此指病邪侵袭而生病。◎[34]本脏：指《灵枢·本脏第四十七》篇。◎[35]身形支节䐈（jiǒng窘）肉：指身体形状、肢体关节及肌肉隆起处。支，通"肢"。䐈肉，指身体肌肉隆起的部分。◎[36]扪循：即摩摸。扪，摸也。循，摩也。◎[37]脏腑之盖：意谓身形肢节内合于脏腑，故它们是内在脏腑的外在表象。◎[38]阅：作省视、观察解，谓看到的东西。◎[39]肺为之盖：肺在五脏中的位置最高，故有肺为五脏华盖之说。◎[40]巨肩陷咽：巨，疑是"上"之误，《说文》："上，高也。"巨（上）肩，即指肩骨的高度。陷咽，指咽喉处的凹陷处。◎[41]缺盆：指锁骨上窝处。◎[42]骬（kū枯）骨：即肩端骨，指胸骨上方锁骨内侧端部分。骬，当作"骬"。◎[43]𩩲骬（hé yú合于）：指胸骨剑突部位，亦称蔽心骨。◎[44]视外，欲知坚固，视目小大[44]。

黄帝曰：善。

岐伯曰：脾者主为卫[45]，使之迎粮[46]，视唇舌好恶，以知吉凶。

黄帝曰：善。

岐伯曰：肾者主为外[47]，使之远听，视耳好恶，以知其性。

黄帝曰：善。愿闻六腑之候。

岐伯曰：六腑者，胃为之海[48]，广骸[49]、大颈[50]、张胸，五谷乃容；鼻隧[51]以长，以候大肠；唇厚，人中长，以候小肠；目下果大[52]，其胆乃横[53]；鼻孔在外[54]，膀胱漏泄；鼻柱中央起[55]，三焦乃约[56]。此所以候六腑者也。上下三等[57]，脏安且良矣。

抗御外邪。要想了解肝脏的情况，只需观察其眼睛的明暗状况。

黄帝说：讲得好。

岐伯说：在五脏中，脾主捍卫全身，用它接受水谷精微，输送到身体各处。通过观察嘴唇和舌头的色泽变化，就可以测知脾脏的盛衰，进一步判断疾病的吉凶预后。

黄帝说：讲得好。

岐伯说：在五脏中，肾脏主水，肾气通于耳而影响听力。通过观察耳朵听力的好坏，可以了解肾脏功能的强弱。

黄帝说：讲得好。我还想了解六腑的外候表象。

岐伯说：在六腑中，胃是水谷之海，主肌肉；如果一个人的面颊肌肉丰满，颈项粗壮，胸廓宽广，就知道他胃的功能旺盛，受纳水谷功能较强。鼻道的长短，可以测候大肠的情况。嘴唇厚薄，人中沟长短，可以测候小肠的情况。眼睛的下眼胞宽大，可知他的胆气恣横。鼻孔掀露于外，这是膀胱不固、易于漏泄之外征。鼻梁的中央隆起，说明三焦的功能正常。这些就是测候六腑的方法。总之，人体面部上、中、下三部分相称谐调，就象征着内脏安和，功能和谐良好。

目小大：凡物象，大则明，小则暗；视目之明暗，明则很清亮，暗则很混浊。肝开窍于目，故通过观察眼睛的明暗，即可测候肝脏的状况。小大，作"暗明"解。◎[45]脾者主为卫：谓脾主运化水谷精微，化生气血，充养肌肉脏腑，捍卫全身。◎[46]迎粮：脾（胃）为仓廪之官，受纳腐熟运化水谷，故曰迎粮。◎[47]肾者主为外：外，疑是"水"之误。◎[48]胃为之海：谓胃是容纳水谷的脏器。◎[49]广骸（hái 孩）：即面颊部肌肉丰满。骸，指胫骨或泛指骨骼。◎[50]大颈：指颈项粗壮。◎[51]鼻隧：指鼻道。◎[52]目下果大：谓下眼胞宽大。◎[53]胆乃横：谓胆气刚强而恣横。横，恣横、横逆。◎[54]鼻孔在外：指鼻孔掀露于外。◎[55]鼻柱中央起：谓鼻梁隆起而不平塌。起，隆起。◎[56]约：约束，固密，好的意思。《广雅·释诂》："约，好也。"◎[57]上下三等：即由发际至印堂为上部，山根至鼻准为中部，人中至地阁为下部。这三个部位距离相称、谐调。三，指面部的三个区域。

灵枢经·决气^[1]第三十

黄帝曰：余闻人有精、气、津、液、血、脉，余意以为一气耳，今乃辨为六名^[2]，余不知其所以然^[3]。

岐伯曰：两神^[4]相搏^[5]，合而成形，常先身生，是谓精。

何^[6]谓气？

岐伯曰：上焦开发，宣五谷味^[7]，熏肤^[8]，充身泽毛，若雾露之溉，是谓气。

何谓津？

黄帝说：听说人体有精、气、津、液、血、脉。我原来以为它们同属一种气，但是现在却分辨为六种名称。我不知道这样分的原因是什么？

岐伯回答说：男女两性的生殖之精相互接近，聚合在一起就形成孕育了新的形体和生命；那种先于形体和生命的物质，就叫做"精"。

什么叫做"气"呢？

岐伯回答说：从上焦开畅发散、宣布出去的水谷精微，发挥温煦皮肤、充养身体、润泽毛发的作用，就像雾露滋润草木一样，这种物质，就叫"气"。

什么叫做"津"呢？

---

[1]决气：决，区别、区分、辨别之意。气，统指精、气、津、液、血、脉。此六者虽名称、性质、功能、病理有别，然总由一气所化，即本于先天真元之气，而生于后天水谷之气。本文将一气分为六气，分别论述了六气的生理、病理及其关系和化源，故名"决气"。◎［2］辨为六名：谓分辨为六种名称。辨，分辨、辨别之意。◎［3］余不知其所以然：《太素》卷二六气"所以"下无"然"◎［4］两神：指男女两性的生殖之精。◎［5］相搏：即相互挨近，交合、聚合之意。搏，通"薄"。◎［6］何：《灵枢略》六气论此上有"帝曰"二字。◎［7］宣五谷味：指宣布发散水谷的精微。宣，宣布发散之意。◎［8］熏肤：即温煦皮肤。熏，通"薰"。◎［9］腠理：指皮肤、肌肉的纹理及汗孔。◎

岐伯曰：腠理发泄[9]，汗出溱溱[10]，是谓津。

何谓液？

岐伯曰：谷入气满[11]，淖泽注于骨[12]，骨属屈伸，泄泽[13]，补益脑髓，皮肤润泽，是谓液。

何谓血？

岐伯曰：中焦[14]受气[15]取汁[16]，变化而赤，是谓血。

何谓脉？

岐伯曰：壅遏营气[17]，令无所避，是谓脉。

黄帝曰：六气者[18]，有余不足，气之多少[19]，脑髓之虚实[21]，血脉之清浊[21]，何以知之？

岐伯曰：精脱者，耳聋[22]；气脱者，目不明[23]；津脱者，腠理

岐伯回答说：由皮肤汗孔发泄出去，源源不断渗出的汗液，就叫"津"。

什么叫做"液"呢？

岐伯回答说：水谷入胃，化生的精微充满全身，那些浓稠滑腻的部分流注于骨骼之间，使骨骼关节屈伸自如；进一步渗灌于内外，补脑益髓，润泽皮肤，这种物质就叫"液"。

什么叫做"血"呢？

岐伯回答说：中焦脾胃纳运水谷，化生精微，提取其中的汁液，经过变化而为红色的液体，这种物质就叫"血"。

什么叫做"脉"呢？

岐伯回答说：那种控制、约束营气，使它循着一定的轨道运行而不至于外溢，并且无所回避地到达身体各个部位的管道，就叫"脉"。

黄帝问：精、气、津、液、血、脉，这六气在人体中，既有有余，也有不足，关于精气的多与少，津液的虚与实，血脉的清与浊，怎样才能知道呢？

岐伯回答说：精亏的人，会发生听力减退，甚至耳聋；元气耗脱的人，会出现视物不清，目暗不明；津脱的人，则汗孔

[10] 溱溱（zhēn 真）：众盛的样子，盛多貌。这里形容汗出很多的样子◎ [11] 谷入气满：指水谷精气很充盛。◎ [12] 淖（nào 闹）泽：即指水谷精微中浓稠滑腻润泽的部分。◎ [13] 泽：同"泄"，有渗泄、渗出的意思。◎ [14] 中焦：指脾胃。◎ [15] 受气：指接受水谷之气。◎ [16] 取汁：提取其中的汁液精微。汁，指最精微的物质。◎ [17] 壅遏营气：明·张介宾："壅遏者，堤防之谓，犹道路之有封疆，江河之有涯岸，俾营气无所回避而必行其中者，是谓之脉。然则脉者，非气非血，而所以通乎气血者也。"壅遏，限制、约束之意。◎ [18] 六气：指精、气、津、液、血、脉六者。◎ [19] 气之多少：指精气的多少。◎ [20] 脑髓：根据前后文意，似为"津液"之误。宜改。◎ [21] 血脉之清浊：张志聪："清浊者，营卫之气也。"◎ [22] 精脱者，耳聋：肾主藏精，开窍于耳，故肾精亏损之人，耳失其养，则听力减退，甚至耳聋无闻。脱，有亏损、消耗、亏虚之意，下同。◎ [23] 气脱者，目不明："五脏六腑之精气皆上注于目而为之精"（《灵枢·大惑论》），故脏腑元气耗脱

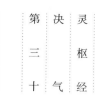

开，汗大泄；液脱者，骨属屈伸不利[24]，色夭[25]，脑髓消，胫瘦，耳数鸣[26]；血脱者，色白，夭然不泽[27]，其脉空虚[28]，此其候也。

黄帝曰：六气者，贵贱[29]何如？

岐伯曰：六气者，各有部主[30]也，其贵贱善恶[31]，可为常主[32]，然五谷与胃为大海也[33]。

开而大汗淋漓；液虚的人，则骨骼关节屈伸活动不利，肤色枯槁无华，脑髓不充，小腿软，经常耳鸣；血虚的人，可见面色苍白，发暗而无光泽；脉脱的人，可见脉象空虚等。这就是六气不足所表现的症候。

黄帝又问：在精、气、津、液、血、脉六气中，有没有主次之分呢？

岐伯回答说：六气在人体内各有分布的部位，并且各由不同的脏腑所主。因此，六气的主次好坏，可以根据所主之脏腑的作用来分，不过应明确，饮食物和胃腑是六气化生的源泉。

之人，视力减退，目暗不明。◎[24]骨属屈伸不利：谓骨骼关节缺乏液的濡润，而活动屈伸不利。骨属，指骨骼关节。◎[25]色夭：指皮肤缺乏液的润泽而色泽枯槁无华。◎[26]耳数鸣：《卫生宝鉴》卷二十二、《普济方》卷一百一十七并无"数"字。◎[27]夭然不泽：同色夭。◎[28]其脉空虚：《甲乙经》在"其脉空虚"前，有"脉脱者"三字。◎[29]贵贱：贵，指主要。贱：指次要。◎[30]各有部主：谓六气各有所分布的部位，也各有所主的脏腑。如心主脉，肝主血，脾主津液，肺主气，肾主精等。◎[31]贵贱善恶：主次好坏。◎[32]可为常主：谓六气各有固定的脏腑所主，它们的贵贱善恶，也可以根据其所主脏腑的作用来分。◎[33]然五谷与胃为大海：谓饮食五谷和胃是六气化生的源泉。

灵枢经·肠胃^[1] 第三十一

黄帝问于伯高曰：余愿闻六腑传谷者，肠胃之小大长短，受谷之多少奈何？

伯高曰：请尽言之^[2]，谷所从出入浅深远近长短之度：唇至齿长九分^[3]，口广^[4]二寸半。齿以后至会厌^[5]，深三寸半，大容五合^[6]。舌重十两，长七寸，广二寸半^[7]。咽门^[8]重十两，广一寸半，至胃长一尺六寸^[9]。胃纡^[10]曲屈，伸之，长

黄帝问伯高说：我想了解六腑中传送水谷的器官的状况，诸如肠胃的大小长短，所能容纳水谷的多少等等，你能告诉我这些情况吗？

伯高说：请允许我详尽地给您说明吧。水谷从入口到肛门的排出过程中，所经历的器官、浅深、远近及长短的测定数值是：由嘴唇到牙齿的距离是九分，口的宽度为二寸半；从牙齿后至会厌部的距离为三寸半，能容纳五合水。舌头重十两，长七寸，宽二寸半。咽门重十两，宽一寸半；由咽门到胃的长度为一尺六寸。胃体的形态弯曲而屈伸，伸直有二尺六寸长，周长一尺五寸，直径为五寸，能容纳三斗

[1]肠胃：本篇主要说明消化道各器官的大小、长短和部位。因消化道以胃肠为主，故名"肠胃"。◎[2]请尽言之：请允许我详尽说明。◎[3]唇至齿长九分：谓从嘴唇到牙齿的距离当为九分。长，有"当"义。◎[4]口广：即口的宽度。◎[5]会厌：指喉头上的软骨片，在气管和食道的交会处，当呼吸及谈话时，会厌开启以通气；当吞咽或呕吐时，会厌将气管盖住，以免食物进入气管。◎[6]合（gě 蒽）：容量单位，一升的十分之一。◎[7]舌重十两，长七寸，广二寸半：《太素》卷十三肠度无此十一字。◎[8]咽门：位于食道上端，会厌后方。◎[9]一尺六寸：此指食道之长度，其中尺寸为古代度制标准，与现代不同。◎[10]胃纡（yū 音迂）曲屈：指胃的形状弯曲屈伸。

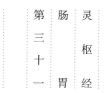

二尺六寸，大一尺五寸[11]，径五寸[12]，大容三斗五升。小肠后附脊，左环回周迭积[13]，其注于回肠[14]者，外附于脐上，回运环十六曲[15]，大二寸半，径八分分之少半[16]，长三丈二尺。回肠当脐，左环回周叶积而下[17]，回运环反十六曲，大四寸，径一寸寸之少半，长二丈一尺。广肠[18]传脊[19]，以受回肠，左环叶脊，上下辟[20]大八寸，径二寸寸之大半，长二尺八寸。肠胃所入至所出[21]，长六丈四寸四分，回曲环反，三十二曲[22]也。

五升水谷。小肠的后方附着于脊柱，从左向右回环重叠于腹内，在小肠下注于回肠的地方，向前附着于脐上，总共回环叠绕了十六个弯曲，小肠的周长有二寸半，直径为八又三分之一分，长度为三丈二尺。回肠从当脐部向左侧回环，叠积向下，回行环绕也有十六个弯曲，周长为四寸，直径为一又三分之一寸，长度为二丈一尺。广肠附着于脊柱上，承受回肠所传下的糟粕，向左回环叠积，上下稍有偏斜，直肠的周长为八寸。直径为二又三分之二寸，长度为二尺八寸，整个消化道从入口到出口，共计六丈四寸四分长，其中回环弯曲有三十二处。

纤，弯曲。◎[11]大一尺五寸：唐·杨上善："围之有一尺五寸曰大。"大，指周长。◎[12]径五寸：谓胃的直径为五寸。径，指直径。◎[13]左环回周迭积：谓小肠由左向右回环重叠排列。迭积，层层折叠。◎[14]回肠：指小肠下段和大肠上段的部分。◎[15]回运环十六曲：谓回环叠绕了十六个弯曲。◎[16]径八分分之少半：谓直径为八又三分之一分。少半，即小半。◎[17]叶积而下：像树叶一样重叠而下。◎[18]广肠：即直肠，起于结肠下，止于肛门，其间有二曲，一为荐骨弯曲，一为会阴弯曲。◎[19]传脊：指广肠附着于腰脊上下而至尾骶。传，当作"傅"。通"附"，附着。◎[20]上下辟：上下偏斜之意。◎[21]肠胃所入至所出：指从口至肛门，即整个消化道的长度。◎[22]三十二曲：小肠十六曲，大肠十六曲，共计三十二曲。

灵枢经·平人绝谷^[1] 第三十二

黄帝曰：愿闻人之不食，七日而死何也^[2]？

伯高曰：臣请言其故。胃大一尺五寸^[3]，径五寸^[4]，长二尺六寸，横屈^[5]受水谷三斗五升。其中之谷常留二斗，水一斗五升而满。上焦泄气^[6]，出其精微，慓悍滑疾^[7]，下焦下溉诸肠^[8]。

小肠大二寸半，径八分分之少半，长三丈二尺，受谷二斗四升，水六升三合合之大半。

黄帝问道：我想了解人如果不吃东西，一般7天就会死亡，这是为什么？

伯高回答说：请允许我来说明其中的道理吧。胃的周长为一尺五寸，直径为五寸，长度为二尺六寸，它横处并屈曲于上腹部，可以受纳水谷三斗五升。通常其中容纳二斗食物，再容纳一斗五升水就满了。上焦宣布发散卫气，水谷精微中慓悍滑疾的成份就随着上焦的宣发作用而布散于周身。下焦则在中焦的下面，起着清涤作用，将水谷之糟粕降泄于小肠、大肠。

小肠的周长约二寸半，直径为八又三分之一分，长度为三丈二尺，可以受纳食物二斗四升，容水六升三又三分之二合。

---

[1] 平人绝谷：平人，指健康正常之人。绝，断绝。谷，泛指饮食物。本篇讨论正常人断绝食物后的生理病理变化以及肠胃吸收功能的有关知识，故名。◎[2] 何也：《太素》卷十三肠度此上有"其故"二字。◎[3] 胃大一尺五寸：指胃体的周长为一尺五寸。◎[4] 径五寸：指胃体直径为五寸。◎[5] 横屈：横，指胃在腹腔中横处于上腹部。屈，指胃的形态屈曲。◎[6] 上焦泄气：谓上焦宣发卫气之功能。泄，宣发之意。◎[7] 慓悍滑疾：此谓卫气的性质特点。◎[8] 下焦下溉诸肠：指

回肠大四寸，径一寸寸之少半，长二丈一尺。受谷一斗，水七升半。

广肠大八寸，径二寸寸之大半，长二尺八寸，受谷九升三合八分合之一。

肠胃之长，凡五丈八尺四寸[9]，受水谷九斗二升一合合之大半，此肠胃所受水谷之数也。

平人[10]则不然，胃满则肠虚，肠满则胃虚，更虚更满[11]，故气得上下[12]，五脏安定[13]，血脉和利，精神乃居[14]。故神者，水谷之精气也[15]。

故肠胃之中，当[16]留二斗，水一斗五升。故平人日再后[17]，后二升半，一日中五升，七日五七三斗五升，而留水谷尽矣。故平人不食饮七日而死者，水谷精气津液皆尽故也。

回肠的周长为四寸，直径为一又三分之一寸，长度为二丈一尺，可以容纳一斗食物，七升半水。

广肠的周长为八寸，直径约为二又三分之二寸，长度为二尺八寸，可以容纳食物九升三又八分之一合。

综合上述，胃肠总长度为五丈八尺四寸，可以容纳水谷九斗二升一又三分之二合。这就是胃肠所能容纳水谷饮食的总量。

然而，一般人并不是胃肠中都完全充满着水谷。这是因为当胃里充满水谷时，肠中是空虚的；而当肠中充满着由胃里排出的水谷时，胃中就空虚。由于胃肠的这种虚实更替，才使得清气得升，浊气得降，使体内的气机升降有序，五脏功能正常，血脉调和畅利，五精五神皆安居其脏而精神正常。所以说，人的神，是以水谷精气为基础的。

由于在胃肠里，经常要容留二斗食物，一斗五升水。一般人每天都要解两次大便，每次大便约二升半，每天约排出五升。七天共计五七三斗五升。这样的话，就将容留于胃肠中的水谷完全排尽了。所以，一般人七天不吃不喝而死亡的原因，就是由于水谷精气津液都已消耗竭尽的缘故。

肠道内容物输送至下焦的肠腔中。溉，指清涤排泄。◎[9]凡五丈八尺四寸：本篇未计唇齿九分，齿后到会厌三寸半，咽门到胃一尺六寸（共二尺零四分），故曰五丈八尺四寸。若加此数，则与前述六丈零四寸四分相符。◎[10]平人：指正常的人，亦即一般平常之人。◎[11]更虚更满：谓饮食通过肠胃时，胃肠在形态上所发生的实虚交替变化。更，更替，交替。◎[12]气得上下：谓胃肠功能协调，则清气得升，浊气得降。◎[13]五脏安定：五脏皆得水谷精气的充养，其功能谐和正常。◎[14]精神乃居：谓脏安脉和，五神五精安居其脏，而精神正常。《吕氏春秋·上农》："居，安也。"◎[15]故神者，水谷之精气也：谓水谷精气是人体生命活动的物质基础。神，指人体生命活动的规律及其外在表现。◎[16]当：《甲乙经》《太素》均作"常"。◎[17]日再后：谓一日解两次大便。后，指大便。

灵枢经·海论 [1] 第三十三

黄帝问于岐伯曰：余闻刺法于夫子，夫子之所言，不离于营卫血气。夫十二经脉者，内属于腑脏，外络于肢节，夫子乃合之于四海 [2] 乎？

岐伯答曰：人亦有四海、十二经水 [3]。经水者，皆注于海，海有东西南北，命曰四海。

黄帝曰：以人应之奈何？

岐伯曰：人有髓海，有血海，有气海，有水谷之海，凡此四者，以应四海也。

黄帝问岐伯说：我曾听你讲述过刺法，你所讲的都离不开营卫气血。人体的十二经脉，在内连属于五脏六腑，在外网络着四肢百节。你能否把十二经脉与地域上的四海联系起来讲述呢？

岐伯回答说：人体也有四海和十二经水。地域上的十二条经水，都流注汇聚于大海中。海有东海、西海、南海、北海，因此叫做四海。

黄帝说：那么人体和四海是怎么相配合的呢？

岐伯说：人身有髓海、有血海、有气海、有水谷之海。人体这四海恰好和地域上的四海相对应。

---

[1]海论：海，是自然界百川汇聚之处。论，是分析和说理的文章。本篇主要论述人体的胃、冲脉、膻中、脑四者分别是水谷、血、气、髓汇聚之处，为人体精气血的来源，功类于海，故称为人体之四海，以此与自然界四海相比拟，并进一步论述四海的流注所在、病证和针刺调治的方法。由于本篇论述的中心内容是人体的四海，故名"海论"。◎［2］四海：比喻人身髓、气、血以及饮食水谷四种物质的汇聚之处。◎［3］十二经水：谓人体十二经脉，与自然界十二经水相应。自然界之十二经水指十二条河流，即清水、渭水、海水、湖水、汝水、渑水、淮水、漯水、江水、河水、济水、漳水。◎

黄帝曰：远乎哉，夫子之合人天地四海也，愿闻应之奈何？

岐伯答曰：必先明知阴阳表里荥输[4]所在，四海定矣。

黄帝曰：定之奈何？

岐伯曰：胃者水谷之海[5]，其输上在气街[6]，下至三里。脉者为十二经之海[7]，其输上在于大杼[8]，下出于巨虚之上下廉[9]。膻中者为气之海，其输上在于柱骨之上下[10]，前在于人迎。脑为髓之海，其输上在于其盖[11]，下在风府。

黄帝曰：凡此四海者，何利何害？何生何败？

岐伯曰：得顺者生，得逆者败；知调者利，不知调者害。

黄帝说：先生能把人身与天地间的四海配合起来，这种见解真深远啊！我还希望听你谈谈这样配合的道理是什么？

岐伯回答说：必须首先明确经脉的阴阳、表里，以及经气流注荥输所在的位置，这样就可以将人体的四海确定下来了。

黄帝问：究竟怎样确定四海输注的位置呢？

岐伯说：胃是水谷饮食汇聚之处，称为"水谷之海"，其经气流注的部位上在气冲穴，下在足三里穴。冲脉是十二经脉阴血汇聚之处，叫做"十二经之海"，又称"血海"，其经气流注的部位上在足太阳经的大杼穴，下在足阳明胃经的上巨虚和下巨虚穴。膻中是一身之气的汇聚之处，因此称为"气海"，它的输注部位上在颈椎部的哑门穴和大椎穴，前在人迎穴。脑是髓的汇聚之处，因此称为"髓海"；它的输注部位上在脑盖顶部的百会穴，下在风府穴。

黄帝问：上述人身四海，哪些因素有利于它们功能的发挥？哪些因素有害于它们功能的发挥？发样才能使其生机旺盛？又怎样会使其虚弱衰败呢？

岐伯回答说：凡是能够顺应自然规律，维持四海正常功能的，便可以使其生机旺盛；违背自然规律，破坏四海功能的，就会使其虚弱衰败。懂得调治之道的，就有利于四海功能的发挥；不了解调治之道，就有害于四海功能的发挥。

---

[4] 荥输：五输穴之一。十二经都有井、荥、输、经、合五输穴。这里用荥输代表四海经气流注、输注的穴位。◎[5] 胃者水谷之海：胃主受纳，是水谷饮食汇聚之处，故称。◎[6] 气街：穴位名，又称气冲。属足阳明胃经，位于腹正中线脐下五寸、旁开二寸处。◎[7] 十二经之海：冲脉能涵蓄十二经气血，故称为十二经之海，亦即血海。◎[8] 大杼：穴位名，属足太阳膀胱经，位于第一胸椎下旁开三寸处。◎[9] 巨虚之上下廉：指足阳明胃经的上巨虚（位于外膝眼下六寸处）和下巨虚穴（位于上巨虚下三寸处）。◎[10] 柱骨之上下：这里指位于督脉的哑门穴（位于第一、二颈椎之间，后发际上半寸处取穴）和大椎穴（位于第七颈椎下）。柱骨，又叫天柱骨，即颈椎。◎[11] 在

黄帝曰：四海之逆顺[12]奈何？

岐伯曰：气海有余[13]者，气满胸中，悗息[14]面赤；气海不足[15]，则气少不足以言。

血海有余，则常想其身大[16]，怫然不知其所病[17]；血海不足，亦常想其身小[18]，狭然不知其所病[19]。

水谷之海有余，则腹满；水谷之海不足，则饥不受食。

髓海有余[20]，则轻劲多力，自过其度[21]；髓海不足，则脑转[22]耳鸣，胫酸眩冒，目无所见，懈怠安卧。

黄帝曰：余已闻逆顺，调之奈何？

岐伯曰：审守其输[23]而调

黄帝又问：人身四海出现异常或发生病变的表现各是怎样的呢？

岐伯回答道：气海有余是邪气壅盛，会出现胸中气满、烦闷喘息、面色红赤等症状。气海不足是肺气亏虚，会出现呼吸气短、语音低微、少气懒言等症状。

血海有余，多因血多脉盛，会感到身体重滞胀大，烦躁易怒，但又说不清身体的明显痛苦。血海不足，多因血少脉虚，就会感到身体空虚瘦小，紧郁不舒，也说不清他病在何处。

水谷之海有余，多因积滞宿谷不化，会出现腹部胀满；水谷之海不足，多因胃虚受纳无权，会出现虽然感到饥饿，但又吃不下东西的症状。

髓海有余，多因脏腑精血旺盛，化源充足，其人多表现为身体轻健强劲有力，精力充沛，越过常人；髓海不足，多因脏腑精血亏损、化源匮乏，会出现脑转眩晕、耳鸣、小腿软、视力减退，甚至目暗不明、全身倦息、精神萎靡不振、嗜卧多睡等症状。

黄帝说：我已经知道了四海有余、不足的各种临床表现，那么又应该如何来调治呢？

岐伯说：只要详细地审查四海所流注的部位和腧穴，根据"虚则补之，实则泻之"的法则进行调治，注意不要犯"虚虚，实实"的禁

于其盖：即督脉位于巅顶部的百会穴。盖，指脑盖。◎[12]逆顺：偏义词，偏"逆"义，谓不正常的、发生病变的情况。◎[13]气海有余：指邪气盛实，胸中气机壅遏所致的病证。◎[14]悗（mán瞒）息：指胸中烦闷而喘息。悗，烦闷之意。◎[15]气海不足：即肺气亏虚，故见少气懒言，语音低微，气短不足以息等症。◎[16]血海有余，则常想其身大：血海有余，则血多脉盛，充盈于形体，故常感身体重滞胀大。◎[17]怫然不知其所病：即说不清楚有何痛苦。怫然，郁闷忿怒的样子。◎[18]常想其身小：因血少脉虚，形体失于充盈，故患者常感身体空虚瘦小。◎[19]狭然不知其所病：自觉身体紧郁不舒，但又说不清病在何处。狭然，指狭小紧绷的样子。◎[20]髓海有余：多由肾之精血旺盛，化源充足，而非邪盛，故其表现亦非病态。◎[21]自过其度：谓髓海有余之人精力充沛，思维敏捷，某些生理指标超过一般人的水平。度，指常度。◎[22]脑转：谓自觉脑

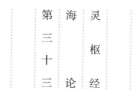

其虚实，无犯其害[24]，顺者得复[25]，逆者必败。

黄帝曰：善。

忌。遵守这些治法原则，便可以使患者恢复健康；如果违背这些治法原则，则必然导致病情的进一步恶化。

黄帝说：你讲的很精辟。

中旋转。◎［23］审守其输：谓详细地审察四海流注的部位和腧穴。◎［24］无犯其害：谓四海之虚实证治法要得当，切勿治有余之实证而施以补法，亦勿治不足之虚证而施以泻法，犯"虚虚、实实"之戒。无，同勿。◎［25］顺者得复：谓遵从正确的治法，可使患者恢复正常，得以平安。顺，指顺从，遵守。复，平安，恢复正常之意。

灵枢经·五乱[1] 第三十四

黄帝曰：经脉十二者，别为五行，分为四时，何失而乱？何得而治[2]？

岐伯曰：五行有序，四时有分，相顺则[3]治[4]，相逆则[3]乱[5]。

黄帝曰：何谓相顺？

岐伯曰：经脉十二者，以应十二月。十二月者，分为四时。四时者，春秋冬夏，其气各异，营卫相随[6]，阴阳已和[7]，清

黄帝说：人身有十二经脉，它们分属于五行，又分别与四时相应。但不知因何失调而导致脉气运行的紊乱？又是因为得到什么就使脉气运行正常？

岐伯回答说：五行的相生相克有一定的次序，四时气候的变化有季节的分别。一般十二经脉的运行，与五行四时的变化规律相适应，就可以保持正常；相反，若与五行四时的变化规律相违背，就会导致经气运行的紊乱。

黄帝问道：什么叫做相适应呢？

岐伯回答说：人体的十二经脉，与十二月份相对应；十二个月又分为四季，四季即就是春、夏、秋、冬，每个季节的气候各不相同。人体经脉中的营卫气血也随着季节气候的变化而发生相应的变化，使得阴阳相互谐和，清气和浊气各走

---

[1]五乱：乱，指气机逆乱，气机运行失调。本篇论述气机逆乱所致五种病证的临床表现和治疗问题，故名"五乱"。◎[2]治：与乱相对而言，有安定、正常之意。◎[3]则：《甲乙经》卷六第四作"而"。◎[4]相顺则治：谓人体经脉气血与五行四时的变化规律相适应，就能保持健康、正常。顺，相适应。◎[5]相逆则乱：谓人体经脉气血与五行四时的变化规律相违背，就会导致紊乱而生病，有害于健康。逆，不顺为逆，违背之意。◎[6]营卫相随：谓十二经脉之营卫气血也与四时季节气候的变化相适应。亦有人将此作"营在脉中，卫在脉外，内外相顺，故曰相随"解。观本段文意，主要讨论十二经脉以应四时，并非探讨营卫的关系，故取前说。◎[7]已和：《甲乙经》卷

浊不相干[8]，如是则顺之而治。

黄帝曰：何谓逆而乱？

岐伯曰：清气在阴，浊气在阳[9]，营气顺脉[10]，卫气逆行[11]，清浊相干，乱于胸中，是谓大悗[12]。故气乱于心，则烦心密嘿[13]，俯首静伏；乱于肺，则仰俯喘喝，接手以呼[14]；乱于肠胃，则为霍乱[15]；乱于臂胫，则为四厥[16]；乱于头，则为厥逆，头重眩仆[17]。

黄帝曰：五乱者，刺之有道[18]乎？

岐伯曰：有道以来，有道以去[19]，审知其道，则谓身宝。

黄帝曰：善。愿闻其道。

岐伯曰：气在于心者，取之

其道不至于互相干扰。像这样，脏腑经脉与四季气候就相适应，而人体也就保持健康无病了。

黄帝问道：什么叫做相逆而乱呢？

岐伯回答说：清气属阳而反内陷于阴分，浊气属阴而反逆于阳分，营气顺行于阳分，卫气逆行于阴分，如此清浊失序，互相干犯，扰乱于胸中，就叫做大。因此，气乱于心中，就会出现心中烦乱，沉默不语，低头静卧不愿动等症状。如果气乱于肺脏，就会俯仰不安，气喘喝喝，用手按着胸部以帮助呼吸。气乱于肠胃，就会发生上吐下泻，吐泻并作的霍乱病。若气乱于上下肢，就会发生四肢厥冷证。如果气乱于头部，就会出现厥气上逆，头部沉重，眩晕而仆倒在地等症状。

黄帝问道：上述五种逆乱的病证，针刺治疗有什么原则吗？

岐伯回答说：病邪侵犯人体，有一定的脉路，邪气的祛除，也有一定的脉路。仔细地观察，掌握病邪来去的规律，而予以恰当的治疗，这可以说是治病养身之宝。

黄帝说：讲得好。我希望了解这些具体治疗原则。

岐伯说：气乱于心的患者，应选取手少阴

六第四"已和"作"相合"。◎[8]清浊不相干：谓清气和浊气各走其道，而不至于相互干扰。干，干扰。◎[9]清气在阴，浊气在阳：清气属阳，本应在阳分，今反内陷于阴分；浊气属阴，当在阴分，今却逆于阳分。此即属清浊失位，逆乱之象。◎[10]营气顺脉：谓营气顺行于阳分。《太素》卷十二"脉"作"行"。◎[11]卫气逆行：卫气昼行于阳，夜行于阴。若违此常规而行，应在阳而反入于阴，应在阴而反行于阳，便是逆行。◎[12]大悗（mán 蛮）：是清浊相干，气乱于胸中证候的概称。悗，闷乱。◎[13]密嘿：形容沉默无声的样子。嘿，同"默"。◎[14]接手以呼：谓手按于胸部而呼吸。接，《甲乙经》作"按"。◎[15]霍乱：是一种以上吐下泄为主要临床特征的急性胃肠疾患。◎[16]四厥：指四肢厥冷，此为气乱于四肢的证候。◎[17]则为厥逆，头重眩仆：谓厥气上逆于头，而至头部沉重，眩晕昏仆倒地。◎[18]刺之有道：谓针刺治病，有一定的规则可依。道，指规律、规则。◎[19]有道以来，有道以去：谓邪气侵犯人体，有来的脉路，也有去的脉

手少阴、心主之输[20]。气在于肺者，取之手太阴荥、足少阴输[21]。气在于肠胃者，取之足太阴、阳明[22]；不下者，取之三里。气在于头者，取之天柱、大杼；不知[23]，取足太阳荥输[24]。气在于臂足，取之先去血脉，后取其阳明、少阳之荥输[25]。

黄帝曰：补泻奈何？

岐伯曰：徐入徐出，谓之导气[26]，补泻无形，谓之同精[27]，是非有余不足也，乱气之相逆也。

黄帝曰：允[28]乎哉道，明乎哉论，请著之玉版，命曰治乱[29]也。

心经的输穴神门，手厥阴心包经的输穴大陵刺治。气乱于肺的患者，应取手太阴肺经的荥穴鱼际，足少阴肾经的输穴太溪刺治。气乱于肠胃的患者，应选取足太阴脾经的输穴太白，足阳明胃经的输穴陷谷穴刺治；如果不见效者，还可刺足三里穴。气乱于头的病人，应针刺天柱穴和大杼穴；如果不见效者，就刺足太阳经的荥穴通谷、输穴束骨。气逆于四肢的患者，先针刺祛除局部的瘀血，然后再根据病在上肢或下肢，分别选取阳明、少阳两经的"荥"穴和"输"穴刺治。如气乱于上肢，则针刺二间、三间，液门、中渚；气乱于下肢，就针刺内庭、陷谷，侠溪、足临泣。

黄帝又问道：如何掌握针刺补泻手法呢？

岐伯回答说：慢慢地进针，慢慢地出针，以引导逆乱的经气，使其恢复正常，这种手法就叫做"导气"。导气法手法轻巧无形，平补平泻，其目的就在于调和逆乱之经气，以保其精气。因为这一类病证并不是邪气有余的实证，也不是精气内夺的虚证，而仅属乱气相逆所致。

黄帝说：你讲的这些理论和针刺原则手法，恰当极了！也明晓极了！让我把你所讲的内容刻在珍贵的玉版上，就以"治乱"作为篇名吧！

路。道，在此指经络脉络。◎[20]手少阴、心主之输：指手少阴心经之神门穴，手厥阴心包经之大陵穴。◎[21]手太阴荥、足少阴输：手太阴肺经荥穴为鱼际，足少阴肾经之输穴为太溪。◎[22]取之足太阴、阳明：取足太阴脾经输穴为太白，取足阳明经之输穴陷谷。◎[23]不知：谓针刺后无效。《广雅·释诂》："知，愈也。"◎[24]足太阳荥输：足太阳膀胱经的荥穴为通谷，输穴为束骨。◎[25]阳明、少阳之荥输：明·张介宾："在手取手，在足取足。手阳明之荥输，二间、三间也；手少阳之荥输，液门、中渚也；足阳明之荥输，内庭、陷谷也；足少阳之荥输，侠溪、临泣也。"◎[26]徐入徐出，谓之导气：即慢慢地进针、慢慢地出针，以引导经气。这种手法，俗称"平补平泻。"◎[27]同精：明·张介宾："补者导其正气，泻者导其邪气，总在保其精气耳。故曰补泻无形，谓之同精。"◎[28]允：有平允、恰当、诚实、真实之意。◎[29]治乱：顾氏《校记》云："篇题五乱，而此云治乱，必有一误。"

灵枢经·胀论 [1] 第三十五

黄帝曰：脉之应于寸口 [2]，如何而胀？

岐伯曰：其脉大坚以涩者，胀也 [3]。

黄帝曰：何以知脏腑之胀也？

岐伯曰：阴为脏，阳为腑 [4]。

黄帝曰：夫 [5] 气之令人胀也，在于血脉之中耶，脏腑之内乎？

岐伯曰：三者皆存 [6] 焉，然非胀之舍 [7] 也。

黄帝问道：人体在患病时脉气都会反应在寸口，那么见到怎样的脉象就可以诊断为胀病呢？

岐伯回答说：如果病人的脉象宽大、坚劲而且涩滞不利，那便是胀病的征象。

黄帝问道：医生根据什么来辨知五脏的胀病和六腑的胀病呢？

岐伯回答说：如果病人的脉象涩滞而坚劲，那便是五脏的胀病；如果病人的脉象宽大而坚劲，那便是六腑的胀病。

黄帝问道：由于气的运行不畅而使人发生胀病，那么这种胀病是发生在血脉之中呢？还是发生在脏腑之内？

岐伯回答说：血脉、五脏、六腑之三类部位都跟胀病有密切的关系，但是，它们却都不

---

[1] 胀论：胀，谓支撑、胀满也。本篇论述了胀病之概念、病因、分类，并以脏腑分证的方法，阐明五脏六腑胀的症状、脉象及治法。由于本篇专论胀病，故名"胀论"。◎ [2] 应于寸口：谓反应于寸口。应，反应或表现的意思。◎ [3] 其脉大坚以涩者，胀也：谓病人的脉象若见宽大、坚劲而且涩滞不利，那便是胀病的征象。大，脉形宽大。坚，脉势坚劲。涩，脉至而涩滞不利。◎ [4] 阴为脏，阳为腑：谓脉象涩而坚者病在脏，脉象大而坚者病在腑。阴，阴脉，这里指脉象涩滞而坚劲。阳，阳脉，这里指脉象宽大而坚劲。亦即病见阴脉为病变部位在脏，病见阳脉为病变部位在腑。◎ [5] 夫：发语词，也叫句首语气词，表示将发议论。◎ [6] 三者皆存：日本·丹波元简："《甲乙经》三作二，是。按三者，一指血脉，二指五脏，三指六腑。若五脏六腑合为一，则为二。"◎ [7] 胀之舍：指

黄帝曰：愿闻胀之舍。

岐伯曰：夫胀者，皆在于脏腑之外，排脏腑而郭胸胁，胀皮肤[8]，故命曰胀。

黄帝曰：脏腑之在胸胁腹之内也，若匣匮之藏禁器也[9]，各有次舍[10]，异名而同处，一域之中，其气各异[11]，愿闻其故。

黄帝曰：未解其意。再问[12]。

岐伯曰：夫胸腹，脏腑之郭也。膻中者，心主之宫城也[13]。胃者，太仓[14]也。咽喉小肠者，传送[15]也。胃之五窍者，闾里门户也[16]。廉泉玉英[17]者，津液之道也。故五脏六腑者，各有畔界[18]，其病各有形状。营气循脉，

是胀病发生的部位。

黄帝问道：那么，我希望能了解胀病发生的部位到底在哪里。

岐伯回答说：所有的胀病都是发生在五脏六腑之外，皮腠空廓之内。胀病的病态是向内排挤五脏六腑等内在的脏器，向外扩张胸胁脘腹，而且会使皮肤胀满，因此才命名为胀病。

黄帝问道：五脏六腑位居于胸胁和腹腔之中，就好像是匣柜之中藏贮着禁秘的器物一样，它们各自都有居处的部位，虽然它们的名称各不相同，却同处在胸腹之内。在整个人体之中，五脏六腑的功能是彼此不同的，我希望能够了解一下其中的原故。

岐伯回答说：人体的胸腔和腹腔围护于外周，就像是五脏六腑的城郭一样；膻中居于胸腔之中，就像是君主之官心脏的宫城一样；胃腑受纳水谷饮食，就像是贮藏粮食的大仓一样；咽喉将水谷饮食自口腔传入胃腑，小肠将胃内容物自胃腑传化于大肠，就像是传导输送的通道一样；胃肠有咽门、贲门、幽门、阑门、魄门五处孔窍，就像是人们所

胀病的发生部位。◎[8]排脏腑而郭胸胁，胀皮肤：谓胀病发生后，其病势向内排挤脏腑，向外扩张胸胁，在表使皮肤胀满。排，排斥，排挤。郭，外城，引申为扩张，扩充的意思。胀，胀满，此处为使动用法。◎[9]脏腑之在胸胁腹之内也，若匣匮之藏禁器也：谓人的脏腑居于胸胁和腹腔之内，就好像禁秘的器物藏在匣匮之中一样。匣，收藏东西的器具，即较小的箱子。匮，同"柜"。◎[10]次舍：指居处的部位或位置。次，止，驻留。此处是居处或居留的意思。◎[11]一域之中，其气各异：谓五脏六腑同居在一身之中，但其各自的精气及其功能并不相同。◎[12]黄帝曰：未解其意。再问：《甲乙经》《太素》均无此九字，且与文义不相关涉，当是衍文。◎[13]膻中者，心主之宫城也：指胸廓之中乃是君主之官心脏的所居之处。膻中，即胸中，胸廓之中。◎[14]太仓：原意为京城储存粮食的大仓，此处用以喻胃腑受纳的功能。◎[15]传送：谓传导输送。咽喉将水谷自口而传导输送入胃中，小肠将经过消化的食糜自胃而传导输送于大肠。◎[16]胃之五窍者，闾里门户也：谓胃肠的咽门、贲门、幽门、阑门、魄门就像是闾里的门户。胃，此处指胃肠。闾里，古时人们聚居的处所。二十五家为闾，五十家为里。◎[17]廉泉玉英：唐·杨上善："廉泉乃是涎唾之道，玉英复为溲便之路，故名津液道也。"◎[18]畔界：指各脏各腑的所在部位及界限。畔，田界，此

卫气逆为脉胀[19]，卫气并脉循分为肤胀[20]。三里而泻[21]，近者一下，远者三下[22]，无问虚实，工在疾泻[23]。

黄帝曰：愿闻胀形[24]。

岐伯曰：夫心胀者，烦心短气，卧不安[25]。胀者，虚满[26]而喘咳。肝胀者，胁下满而痛引小腹。脾胀者，善哕，四肢烦悗[27]，体重不能胜衣[28]，卧不安。肾胀者，腹满引背央央然[29]，腰髀[30]痛。六腑胀：胃胀者，腹满，胃脘痛，鼻闻焦臭[31]，妨于

聚居的闾里的门户一样；廉泉和玉英两穴分泌和输泄津液，就像是津液的通道一样。因此说，五脏和六腑各有所在的部位和界限，它们如果受病而功能失调，也会有各自不同的征象。营气循行在经脉之中，如果卫气阻逆不顺，就会使营气受病而运行不畅，因而发生脉胀；卫气与经脉并行而循于分肉，如果受病就会充塞滞留于分肉之间而发生肤胀。对于胀病的治疗，应该取足阳明胃经的三里穴而行泻法，邪浅病轻而且病程短的一次便可痊愈，邪深病重而且病程长的三次即能痊愈。总而言之，只要属于胀病，无论是属于虚证还是属于实证，最为精妙的治法在于迅速地泻除邪气。

黄帝问道：我希望能够了解各种胀病的征象。

岐伯回答说：患心胀病的患者，会出现心烦，气短，睡眠不宁；患肺胀病的患者，会有胸中虚空而外见胀满，并有气喘咳嗽；患肝胀病的患者，会出现两胁下胀满疼痛，并牵引小腹；患脾胀病的患者，会出现常常呃逆，四肢苦楚不适而觉心烦郁闷，肢体肿胀困重以致不能穿着衣服，睡眠不安；患肾胀病的患者，会出现腹部胀满，牵引脊背而感到困苦不适，腰部和髀股部疼痛。以上是五脏胀病的征象，六腑胀病的征象如下：患胃胀病的患者，会出现腹部胀满，胃脘疼痛，鼻中常闻到焦臭的气味，妨碍饮食，大便艰难；

处是界限的意思。◎[19]营气循脉，卫气逆为脉胀：谓营气循行于经脉之中，若卫气阻逆，则营气受病而运行不畅，因而发生脉胀。循，沿行。逆，逆阻不顺。◎[20]卫气并脉循分为肤胀：谓卫气与脉并行，循行分肉，若受病则滞留充塞于分肉之间而发生肤胀。分，指分肉之间。◎[21]三里而泻：谓针刺治疗时取三里穴而行泻法。三里，穴名，属足阳明胃经。◎[22]近者一下，远者三下：唐·杨上善："其病日近者，可以针一泻；其日远者，可三泻之。下者，胀消也。"近、远，指病位的深浅或病的新旧。◎[23]工在疾泻：谓至精至妙的治法在于迅速地泻除邪气。工，精妙，此处意为至精至妙的治法。疾，迅速。◎[24]胀形：胀病之形态症状。◎[25]夫心胀者，烦心短气，卧不安：谓患心胀病的患者，会出现心烦、气短、睡眠不宁等临床症状。◎[26]虚满：谓胸中虚空而外见胀满。◎[27]四肢烦悗（mán mèn）：谓四肢苦楚不适而觉心烦郁闷。悗，烦闷。◎[28]体重不能胜衣：谓肢体肿胀困重以致不能穿着衣服。胜，胜任，经受得住。此处有穿着的意思。◎[29]央央然：困苦不适的样子。央，通"怏"。◎[30]髀：股骨上段，包括髋关节部。◎[31]鼻闻焦臭：焦臭指消化不良，出现的嗳腐、泛酸之味。鼻闻焦臭是指病人自觉鼻中可闻到嗳腐、泛酸的宿食气

食[32]，大便难。大肠胀者，肠鸣而痛濯濯[33]，冬日重感于寒，则飧泄不化。小肠胀者，少腹䐜胀，引腰而痛。膀胱胀者，少腹满而气癃[34]。三焦胀者，气满于皮肤中，轻轻然而不坚[35]。胆胀者，胁下痛胀，口中苦，善太息[36]。凡此诸胀者，其道在一[37]，明知逆顺，针数不失。泻虚补实[38]，神去其室，致邪失正，真不可定[39]，粗之所败，谓之夭命。补虚泻实，神归其室，久塞其空[40]，谓之良工。

黄帝曰：胀者焉生？何因而有？

岐伯曰：卫气之在身也，常然并脉循分肉，行有逆顺[41]，阴阳相随[42]，乃得天和[43]，五脏更始[44]，四时循序[45]，五谷乃

患大肠胀病的患者，会出现肠鸣腹痛，腹中水声濯濯作响，若逢冬季又感寒邪，就会出现泄泻而见完谷不化；患小肠胀病的患者，会出现少腹胀满，牵引腰部作痛；患膀胱胀病的患者，会出现少腹胀满，并由于膀胱气化失司而见小便不通；患三焦胀病的患者，气充溢于皮肤之下，用手触摸时感到空虚轻浮而不坚实；患胆胀病的患者，会出现胁下疼痛而胀满，口中觉味苦，常常叹长气。所有这些胀病，它们的发生机理都是相同的。医生必须明察卫气运行的顺逆状态，而且不可违背针法治疗的规矩。如果误泻其虚或者是误补其实，那么神气就会损耗而离散于所藏的脏腑，从而使邪气内犯而正气消损，真精不能安守内藏，这些都是由于粗劣医生的错误治疗所造成的，称之为夭损天命。如果能补其正虚或者是泻其邪实，那么神气就能归藏于所藏的脏腑，日久而充盈并溢泻于肤腠孔窍，这才称得上是高明的医生。

黄帝问道：胀病是怎样产生的？是由于什么原因引起的？

岐伯回答说：卫气运行在人体之内，常常是与经脉并行而循行于分肉之中，它的运行有上下顺逆的不同，若营阴与卫阳运行和协，便可护持自然所赋予人体的冲和之气，从而使人体的五脏之气能依循四时的次序不断地生息

味。◎[32]妨于食：谓妨碍饮食。妨，碍，阻碍。◎[33]肠鸣而痛濯濯：谓肠鸣腹痛，肠间如水流，濯濯有声。濯濯，水流声。◎[34]气癃：指因膀胱气化失司而致小便癃闭不通。◎[35]轻轻然而不坚：空虚而不坚实。◎[36]善太息：善，即易也，好也。太息，大声长叹也。◎[37]其道在一：谓五脏六腑胀病的发生机理是相同的。道，此指胀病发生的机理。◎[38]泻虚补实，神去其室：谓医生若误泻其虚或误补其实，那么神气就会耗损而离散于所藏的脏腑。神，神气，亦即正气、精气。◎[39]真不可定：谓真精不能安守内藏。真，指真精，亦即精气。◎[40]久塞其空：谓精气归藏其脏，日久而充溢于肤腠孔窍。塞，充塞、充溢。空，此处指人身的肤腠孔窍。◎[41]行有逆顺：谓卫气的循行在体中有上行、下行的不同。◎[42]阴阳相随：营行脉中，卫行脉外，卫气与营气相伴而循行。◎[43]天和：指自然所赋予人体的冲和之气。◎[44]五脏更始：即五脏分主

—202—

化。然后厥气^[46]在下，营卫留止，寒气逆上，真邪相攻，两气相搏，乃合为胀^[47]也。

黄帝曰：善。何以解惑？

岐伯曰：合之于真，三合而得^[48]。

黄帝曰：善。

黄帝问于岐伯曰：胀论言无问虚实，工在疾泻，近者一下，远者三下，今有其三而不下者，其过焉在？

岐伯对曰：此言陷于肉肓^[49]而中气穴^[50]者也。不中气穴，则气内闭；针不陷肓，则气不行；上越中肉^[51]，则卫气相乱，阴阳相逐。其于胀也。当泻不泻，气故不下，三而不下，必更其道，气下乃止，不下复始，可以万全，乌有殆者乎。其于胀也，

消长，水谷饮食也得以化生为精微而滋养于周身。但是，如果厥逆不和之气在下，营卫二气的运行就会因此而滞留凝止，阴寒邪气逆而上行，正气与邪气便相互争斗，两气若搏结不散，就会聚而成为胀病。

黄帝说：您讲得很好。那么怎样来解除关于胀病的疑惑呢？

岐伯说：诊断胀病必须综合察辨各种征象产生的真正机理。如果能综合察辨血脉、五脏、六腑三种胀病的真正机理，就算是掌握病本了。

黄帝说：您讲得很好。

黄帝向岐伯问道：您在本篇谈到胀病的治疗时，说只要属于胀病初起，无论是属于虚证还是属于实证，最为精妙的治在于迅速地泻除邪气，邪浅病轻而病程短的针治一次就可痊愈，邪深病重而且病程长的三次即能痊愈。可是现今已经三次治疗但胀病仍然未能消除的，那么治疗的失误又在哪里呢？

岐伯回答说：这里所说的治法是要使针具刺入分肉的间隙之中，而且要刺中气穴的位置。如果针具不能刺中气穴，那么病气依旧郁闭不散；如果针具不能刺入分肉的间隙之中，那么经气依旧滞塞不行；如果针具刺入过浅，只是刺中肌肉，那么卫气就会因此而逆乱，营阴与卫阳运行紊乱而相互争逐。医生对于胀病的治疗，如果应该泻除邪气却没有能够泻除，那么病气就不会消散。已经三次治疗但胀病仍然未能消除，就必须改换针刺的部位，直到病气消散为止。病气经过针刺未能消散，就改换部位重新开始施治，那么一定可以治愈，哪里会有

四时。◎［45］四时循序：四时按一定的次序与五脏相应而配合。◎［46］厥气：指厥逆不和之气。◎［47］乃合为胀：指卫气与厥而上行之寒邪相搏而成胀。◎［48］合之于真，三合而得：谓诊断胀病必须综合察辨各种临床症状产生的真正机理，如果能综合察辨血脉、五脏、六腑三种胀病的真正机理，就算是掌握病本了。真，此处指胀病的真正机理。三，指血脉、五脏、六腑。◎［49］肉肓：指分肉的间隙。◎［50］气穴：针刺的穴位。◎［51］上越中肉：谓针刺时入针过浅，未至肉肓，而仅

必审[52]其胗[53]，当泻则泻，当补则补，如鼓应枹，恶有不下者乎？

什么疑惑呢！？医生对于胀病的治疗，一定要审察它的外部征象，该用泻法就用泻法，该用补法就用补法，其疗效就像鼓声回应鼓槌一样，病气哪里会有不消散的道理呢！？

仅刺中肌肉。◎［52］审：慎重的意思。◎［53］胗：《甲乙经》《太素》均作"诊"。当是。

灵枢经·五癃津液别 [1] 第三十六

黄帝问于岐伯曰：水谷入于口，输于肠胃，其液别为五 [2]，天寒衣薄则为溺与气 [3]，天热衣厚则为汗，悲哀气并则为泣 [4]，中热胃缓则为唾 [5]。邪气内逆 [6]，则气为之闭塞而不行，不行则为水胀 [7]，余知其然也，不知其何由生，愿闻其道。

黄帝向岐伯问道：水谷饮食之物自口中摄入，便向下输送到胃、肠，而其中化生的津液则分别化生为尿液、水气、汗液、泪液和唾液五种。当天气寒冷的时候，或者是穿着的衣服过于单薄，津液就化为尿液向下排出或化为水气从口中呼出；当天气炎热的时候，或者是穿着的衣服过于厚暖，津液就化为汗液从皮肤排出；当人悲痛哀伤时，气聚于心中，津液就化为泪液从眼中排出；当人脾胃有热时，胃气弛缓，津液就化为唾液从口中排出。如果邪气向内侵袭，那么人体的气机就会因此而闭塞不行，如果气机闭塞不行，那么水液就会潴留而发生水胀之病。像这些情况我已经知道它们是如此，但却不知道它们是由于什么原因发生的，希望能够了解一下其中的机理。

[1] 五癃津液别：癃，指水液癃闭产生水胀病。津液，是人体重要物质，可以转化成汗、尿、唾、泪、髓五种不同形式。本篇主要论述五种津液的生理病理以及与脏腑经络气血精的联系；其次涉及水液癃闭产生水胀的病因病机和临床表现。其实应该称津液五别，但因沿用已久，故名。◎ [2] 其液别为五：谓人体的津液转化而分为五种，即下文所说的溺、气、汗、泣、唾。◎ [3] 则为溺与气：谓转化为尿和气。溺，同"尿"。气，指天气寒冷时人体散发出的可见水气。◎ [4] 悲哀气并则为泣：谓人悲哀则气聚于心中，津液上出而化为眼泪。并，聚合。此有气聚于心中之意。泣，指眼泪。◎ [5] 中热胃缓则为唾：脾胃有热，脾胃功能出现障碍，出现唾液分泌过多的病理现象。中热，指中焦脾胃有热。缓，即松弛。◎ [6] 邪气内逆：指邪气侵袭人体导致体内的气运动失常的一种病理表现。◎ [7] 水胀：病名。指水液潴留而致胀满的病证。◎ [8] 其味有五，各注其海：谓饮食水谷

岐伯曰：水谷皆入于口，其味有五，各注其海[8]，津液各走其道。故三焦出气[9]，以温肌肉，充皮肤[10]，为其津；其流而不行者[11]，为液。天暑衣厚则腠理[12]开，故汗出；寒留于分肉之间，聚沫[13]则为痛。天寒则腠理闭，气湿[14]不行，水下留[15]于膀胱，则为溺与气。五脏六腑，心为之主[16]，耳为之听，目为之候[17]，肺为之相[18]，肝为之将[19]，脾为之卫[20]，肾为之主外[21]。故五脏六腑之津液，尽上渗于目[22]，心悲气并则心系急[23]，心系急则肺举，肺举则液上溢[24]。夫

岐伯回答说：水谷饮食之物都是从口腔进入人体的，但它们的性味只有五种，具备着不同性味的水谷精微分别输注到相应的脏器，津和液也由此化生而且各行其道。因此说三焦气化而产生精微津液，其中能够温煦充养肌肉皮肤而且质地清稀的便是津，其中质地黏稠而流行较慢的便是液。当天气炎热的时候，或者是穿着的衣服过于厚暖，腠理便因此而开疏，因而汗液就渗出于肌表。如果寒气稽留在分肉之间，津液就会因寒气凝滞不行而聚为水液，并且产生疼痛的症状。当天气寒冷的时候，腠理便因此而闭塞，水液之气不能化为汗液而从汗孔排出，就向下积存于膀胱之中，于是就化为尿液和水气。在人体的五脏六腑之中，心脏主持各个脏器的功能活动，犹若君主一般；耳窍为人体主司听觉；眼睛为人体主司视觉；肺脏主治节而统摄一身之气，犹若宰相一般；肝脏主疏泄而司谋虑，犹若将军一般；脾脏主运化而奉养于周身，犹若护卫一般；肾脏主骨骼，构架支持人体的外形。因此说五脏六腑的津液全都向上渗灌于目窍。如果心中悲伤，气聚心中，心脏的脉络就会呈现拘挛紧急的状态，而心脏的脉络拘挛紧急，肺叶就会扩张而上举，当肺叶扩张上举的时候，水液就会随之而向上

的性味有五种，而且五味分别输注到相关的脏器。五，这里指酸、苦、甘、辛、咸五味。海，脑、冲脉、膻中、胃四种脏器分别为髓海、血海、气海、水谷之海，故称。此处指周身的脏器。◎［9］气：指由三焦气化而滋生的精微，如出于上焦的宗气，出于中焦的营气，出于下焦的卫气以及津液等。◎［10］温肌肉，充皮肤：温煦充养肌肉皮肤。◎［11］其流而不行者：指液相对津而言，流动性较差，其运动方式是内渗骨空，而不向外布散。◎［12］腠理：此处指汗孔。◎［13］聚沫：津液因寒气凝滞不行而聚为水液。沫，指凝滞不行的水液。◎［14］湿：《甲乙经》卷一第十三、《太素》卷二十九津液并作"涩"。◎［15］留：《甲乙经》卷一第十三、《太素》卷二十九津液并作"溜"。◎［16］心为之主：谓心脏主持五脏六腑的功能活动，犹若君主一般。主，君主，此喻心脏的功能特点。◎［17］候：察辨。此指眼睛的视觉。◎［18］肺为之相：肺脏主治节，主一身之气，犹若宰相一般。◎［19］肝为之将：肝脏主疏泄，主谋虑，犹若将军一般。◎［20］脾为之卫：脾脏主运化而奉养于周身，犹若护卫一般。◎［21］肾为之主外：肾脏主骨，构架支持人体的外形。又，肾主卫气而卫护于外。◎［22］尽上渗于目：因眼睛是十二经脉汇聚上注之处，所以五脏之精气津液都上渗而灌注于目。◎［23］急：拘挛紧急的意思。◎［24］肺举则液上溢：肺主气，肺叶抬举张大水液随着气行

心系与肺，不能常举，乍上乍下[25]，故咳而泣出矣。中热则胃中消谷，消谷则虫上下作[26]，肠胃充郭[27]故胃缓，胃缓则气逆，故唾出。

　　五谷之津液和合而为膏[28]者，内渗入于骨空，补益脑髓，而下流于阴股[29]。阴阳不和[30]，则使液溢而下流于阴[31]，髓液皆减而下[32]，下过度则虚，虚故腰背痛而胫痠。阴阳气道不通，四海闭塞，三焦不泻[33]，津液不化[34]，水谷并行肠胃之中，别于回肠，留于下焦[35]，不得渗膀胱，则下焦胀，水溢则为水胀，此津液五别之逆顺[36]也。

溢泄。但是，心脏的脉络拘挛紧急，肺叶却不能持续地扩张上举，因此就表现为忽上忽下，故而时时咳嗽而泪液流溢。如果脾胃有热，就会胃火偏亢而善消水谷，而消化水谷过盛会导致肠中之虫上下窜动，这时肠胃就充塞而扩张，因而胃气弛缓。当胃气弛缓时，胃腑便通降不利而气向上冲逆，因此津液就化为唾液而从口中排出。

　　由水谷饮食之物化生的津液相合凝聚就生成了膏这种黏稠的精微物质，膏的特性是向内渗灌到骨空之中而滋养骨骼，向上注入脑窍而补益脑髓，向下渗注于阴部而充养阴精。如果阴阳二气不能和谐，就会使津液溢泄而向下自阴窍流出，那么精髓津液都会因此而消损减少。这种精髓津液的消损减少若是超过了一定的限度，便会造成身体的虚弱，正是由于虚弱，所以就表现为腰背部疼痛，双腿痠软无力。当阴阳二气的通道闭阻不通的时候，气海、血海、髓海和水谷之海必定郁闭阻塞，三焦也就不能通行输泄水液，因而津液不能化生，水谷饮食之物不能运化而清浊同时沿着胃肠下行，出于回肠而积滞在下焦的大肠。由于水液不能渗注到膀胱之中并由尿液外泄，于是就导致下焦胀满阻塞，水液若充溢于外还可形成水胀之病。以上这些便是津液化为尿液、水气、汗液、泪液和唾液的正常与反常的情况。

而冲溢于上。◎[25]乍上乍下：指气的运动伴随着呼吸运动忽上忽下。◎[26]消谷则虫上下作：虫：指肠道寄生虫。这里指肠道的寄生虫因中焦脾胃有热而被扰动，则或上或下地窜动于肠胃之间。◎[27]充郭：谓充塞扩张。郭，通"廓"。◎[28]膏：脂膏，此处指津液相合，聚凝而成的黏稠营养物质。◎[29]下流于阴股：谓膏向下渗注于阴部。流，渗注而濡养。阴股，指阴部。◎[30]阴阳不和：明·马莳注："阴阳各经之气不和。"◎[31]液溢而下流于阴：津液溢泄而向下自阴窍流出。液，津液，此指其中较黏稠的部分，亦即上文所言的"膏"。溢，充满而溢出。阴，指前阴之窍。◎[32]减而下：消损减少。减、下，都有减损之意。◎[33]三焦不泻：三焦气化失司，不能通行输泻水液。◎[34]津液不化：指津液不能布散于全身。◎[35]水谷并行肠胃之中，别于回肠，留于下焦：谓水谷饮食物不能化生精微和津液，清浊同时沿胃肠下行，出于回肠而入下焦之大肠。水谷，在这里指清浊当分未分的胃肠内容物。别，离开，出。◎[36]津液五别之逆顺：五别：指津液分别出的溺、汗、泣、唾、髓五液。逆顺，偏义副词，意在于逆，即反常。指津液代谢障碍，津液流通之道闭塞不通而发生水胀等病。

灵枢经·五阅五使^[1] 第三十七

黄帝问于岐伯曰：余闻刺有五官五阅^[2]，以观五气^[3]。五气者，五脏之使^[4]也，五时之副^[5]也。愿闻其五使当安出？

岐伯曰：五官者，五脏之阅也。

黄帝曰：愿闻其所出，令可为常^[6]。

岐伯曰：脉出于气口，色见于明堂^[7]，五色更出，以应五

黄帝向岐伯问道：我听说在施行针刺疗法的时候，是将面部的五官当作察阅五脏情况的依据，来观察五脏外现于面部的色泽变化。面部五官的青、赤、黄、白、黑五种色泽，乃是五脏精气在面部五官显露的征象，同时也与一年中五季的气候相互称应。那么，我希望能够了解一下五脏的情况是如何通过面部五官色泽表现出来的。

岐伯回答说：面部的五官，乃是察阅五脏情况的依据。

黄帝说：我希望能够了解它们所反映出来的情况，以便使之成为医生们所奉行的常规方法。

岐伯说：脉象表现于气口，而色泽显露在鼻部。青、赤、黄、白、黑五色交替显现，而

---

[1] 五阅五使：五，指五脏。阅，谓观察。使，是"指令""指使"的意思。五阅，指五脏藏于中，五官见于外，历历可察；五使，言五官气色为五脏所使。本篇主要讨论五官五色与五脏生理病理之间的联系，故名"五阅五使"。◎ [2] 五官五阅：谓五官是察阅五脏情况的依据。五官，意思是五脏的官窍，即在肝为目，在心为舌，在脾为口，在肺为鼻，在肾为耳。五阅，意思是五脏的外阅，即五脏的外象，也是察阅五脏情况的依据。◎ [3] 五气：指五脏外现于面部的色泽。五脏藏于内，而其精气荣于面，故此称为五气。◎ [4] 使：受命出使于外的使者。在这里用以比喻五气是五脏精气在面部五官显露的征象。◎ [5] 五时之副：五气与自然界的五时相互称应。副，符合，在这里是相称或相应的意思。◎ [6] 常：常规，常法。在这里指医生们所奉行的常规方法。◎ [7] 明堂：古代帝王

时，各如其常，经气入脏，必当治里[8]。

帝曰：善。五色独决于明堂乎？

岐伯曰：五官已辨[9]，阙庭必张，乃立明堂[10]。明堂广大，蕃蔽见外[11]，方壁高基[12]，引垂居外[13]，五色乃治[14]，平博广大[15]，寿中百岁[16]。见此者，刺之必已，如是之人者，血气有余，肌肉坚致[17]，故可苦已针[18]。

黄帝曰：愿闻五官。

岐伯曰：鼻者，肺之官也；目者，肝之官也；口唇者，脾之官也；舌者，心之

与一年中五季的气候相互称应，各个季节也分别有与其相应的正常面色。如果邪气循着经脉内传入脏而导致脏病，虽然病色显现于面部五官，但治疗时却一定要针对内在脏器。

黄帝说：您说得很好。那么，诊察面部的色泽仅仅取决于鼻部吗？

岐伯说：在诊察五官色泽这个方面，首先是面部的五官必须端正清晰，就好比修建明堂，一定要先将阙和庭的位置确定，然后才设立明堂，而鼻部就像是明堂，阙就像是两眉之间，庭就像是前额。如果鼻部像明堂一样宽大而隆起，两侧的颊和耳门分别像篱笆和屏障一样围护于外周，面部的肌肉像墙壁一样丰厚，骨骼像墙基一样隆立，两侧的下颌方正而外向，面部的色泽也显得明润而和谐。总而言之，是面部平正，五官挺秀，具有这种面相的人，能够合于天年之数而寿达百岁。医生若遇到这种病人，用针刺疗法来治疗一定能够奏效。因为像这样的人，一般都是血气充盈而有余，肌肉坚实而致密，所以可以用针刺疗法来治疗。

黄帝说：我希望能够了解一下五脏和五官的关系。

岐伯说：鼻部是肺脏功能外现的官窍，眼睛是肝脏功能外现的官窍，口唇是脾脏功能外现的官窍，舌是心

宣明政教的地方。在这里用以比喻鼻在面部居中而且高大。◎[8]经气入脏，必当治里：谓邪气循着经络内传入脏而致脏病，虽然病色显现于面部五官，但治疗时却一定要针对内在的脏器。经气，在这里指邪气，邪气内传必循经络而入，故称。◎[9]五官已辨：谓人之面部五官必当端正清晰。已，一定，必当。辨，判别，察辨，在这里有清晰，明晰的意思。指人的面部五官清楚明晰，亦即五官端正，眉目清楚。下文"五官不辨"句与此句照应。◎[10]阙庭必张，乃立明堂：意思是一定要先将阙和庭的位置确定，而后才设立明堂。用来比喻面部五官的形状和相对位置。阙，原指宫门外两边的楼台，中间有道路。在这里用来比喻眉毛及两眉之间。庭，喻指前额，也称颜。◎[11]蕃蔽见外：谓两侧的颊和耳门分别像篱笆和屏障一样围护于外周。蕃，通"藩"，篱笆，在这里用来比喻两颊。蔽，屏障，此喻指耳门。◎[12]方壁高基：谓面部肌肉像墙壁一样丰厚，骨骼像墙基一样隆立。◎[13]引垂居外：谓两侧下颌方正而外向。◎[14]治：正常，和谐。此指面部色泽明润和谐的意思。◎[15]平博广大：面部平正，五官挺秀。◎[16]寿中百岁：合于天年之数而寿达百岁。中，合，相称。◎[17]致：密也。◎[18]可苦已针：可以用针刺疗法来治疗。◎[19]喘息鼻胀：指肺病

全注全译黄帝内经

官也；耳者，肾之官也。

黄帝曰：以官何候？

岐伯曰：以候五脏。故肺病者，喘息鼻胀[19]；肝病者，眦青；脾病者，唇黄；心病者，舌卷短，颧赤；肾病者，颧与颜黑。

黄帝曰：五脉安出，五色安见，其常色殆者[20]如何？

岐伯曰：五官不辨，阙庭不张[21]，小其明堂[22]，蕃蔽不见[23]，又埤其墙[24]，墙下无基[25]，垂角去外，如是者，虽平常殆[26]，况加疾哉。

黄帝曰：五色之见于明堂，以观五脏之气，左右高下[27]，各有形乎？

岐伯曰：腑脏之在中也，各以次舍，左右上下，各如其度也[28]。

脏功能外现的官窍，耳是肾脏功能外现的官窍。

黄帝问道：那么根据五官的变化来诊察什么病变呢？

岐伯回答说：用来诊察五脏的病变。如果是患肺病的人，可以诊察到气息喘急，鼻腔窒胀；如果是患肝病的人，可以诊察到目眦色青；如果是患脾病的人，可以诊察到口唇色黄；如果是患心病的人，可以诊察到舌头卷曲而短缩，颧部色赤；如果是患肾病的人，可以诊察到颧部和前额颜色发黑。

黄帝问道：有的人五脏之脉安然而至，五脏之色安然而现，他们虽然面色如常，但一旦罹患疾病，情况比较危重，这是怎么一回事呢？

岐伯回答说：如果面部的五官不够端正清晰，两眉之间和前额部拘狭而不够宽朗，鼻部低矮而窄小，两侧的颊和耳门瘦削而不够饱满，以致从正面看不到，而且面部的肌肉瘦削凹陷，骨骼低平，不能隆立于肌肉之下，两侧下颌如削而内收。像这种面相的人，即使是平常无病之时也常常虚弱困苦，更何况遭患疾病呢！

黄帝问道：青、赤、黄、白、黑五色显现在鼻部，可以据此诊测五脏中精气的情况，那么，这五色显现位置的左右高低，是否各有相应的部位呢？

岐伯回答说：五脏六腑位居体腔之中，各有其所居的部位，那么，它们的情况反映于面部五官，也是依照其相应的左右高低位置的。

引起的病人气喘并伴有鼻翼煽动的表现。◎[20]其常色殆者：这类人虽然面色如常，但一旦罹患疾病，情况比较危重。◎[21]阙庭不张：两眉之间和前额部拘狭而不够宽朗。◎[22]小其明堂：鼻子低矮而小。◎[23]蕃蔽不见：两侧的颊和耳门瘦削而不够饱满，以致从正面看不到。◎[24]埤其墙：面部的肌肉瘦削凹陷。埤，通"卑"，低下之意。◎[25]墙下无基：面部骨骼低平，不能鼓隆于肌肉之下。◎[26]虽平常殆：即使是平常无病之时也常常虚弱困苦。平，指平常无病之时。殆，虚弱困苦。◎[27]左右高下：指五脏六腑在体腔中各有相应的位置。◎[28]腑脏之在中也，各以次舍，左右上下，各如其度也：明·张介宾："脏腑居于腹中，各有上下左右之次舍，而面部所应之色，亦如其度。如后篇所谓庭者首面，阙者咽喉之类皆是也。"

灵枢经·逆顺肥瘦^[1] 第三十八

黄帝问于岐伯曰：余闻针道于夫子，众多毕悉^[2]矣，夫子之道应若失^[3]，而据未有坚然者也^[4]，夫子之问学熟^[5]乎，将^[6]审察于物而心生之乎？

岐伯曰：圣人之为道者，上合于天，下合于地，中合于人事，必有明法^[7]，以起度数，法式检押^[8]，乃后可传焉。故匠人不能

黄帝向岐伯问道：我从先生这里了解关于针法的道理，很多的内容都已经明白了。先生的理论和方法，在用于临证的时候取得效验，就像手中失物一样快捷，而且据以治疗病患，没有顽固不愈的。那么，我想请问先生，您是孜孜勤勉地向他人讨教学习呢？还是善于缜密地审察人体与自然而从内心悟出这些道理呢？

岐伯回答说：圣人在研究学习某种理论和方法的时候，必定要向上符合于天道，向下符合于地理，在中符合于人事，洞达通晓其中的有关规律，并且依据这些规律来创制相应的规则和法度，然后才可以向后世的人

---

[1]逆顺肥瘦：逆顺，是指经脉走向与气血上下往来之逆顺，也指依针刺法则施针为顺，反之则为逆。肥瘦，是指人体的胖瘦，也泛指体质状况而言。本篇重在讨论依据不同体质，采用不同针刺法则，指出形体肥瘦、皮肤黑白及壮士婴儿的气血特征，是运用相应的不同针刺方法的基础，故名"逆顺肥瘦"。◎[2]毕悉：全都明白了。毕，全，都。悉，明白，明悉。◎[3]应若失：临证取验，病患如失。应，应验。◎[4]据未有坚然者：据以治疗病患，没有顽固不愈的。坚，坚固。此指顽固难愈的病患。◎[5]问学熟：勤于问道学习。问，向他人讨教。熟，熟习，孜孜勤勉。◎[6]将：还是，或者是。选择之词。◎[7]明法：洞达通晓其中的规律。◎[8]以起度数法式检押：用以创制相应的规矩和法度。起，建立，在这里有创制的意思。检押，也作"检柙"，法度，规矩。◎

释尺寸而意短长[9]，废绳墨[10]而起平木也，工人不能置规[11]而为圆，去矩[12]而为方。知用此者，固自然之物[13]，易用之教[14]，逆顺之常也。

黄帝曰：愿闻自然奈何？

岐伯曰：临深决水[15]，不用功力，而水可竭也。循掘决冲[16]，而经可通也。此言气之滑涩，血之清浊，行之逆顺也。

黄帝曰：愿闻人之白黑肥瘦小长，各有数乎？

岐伯曰：年质壮大[17]，血气充盈，肤革坚固，因加以邪，刺此者，深而留之[18]，此肥人也。广肩腋项，肉薄厚皮而黑色，唇临临然[19]，其血黑以浊，其气涩以迟，其为人也，贪于取与[20]，刺此者，深而留

们传授。因此说，工匠们不能弃置量度长度的尺子而去主观地臆测长短，扔掉画线用的墨绳而去随意地将木料取直或取平；工人们也不能丢掉圆规去画圆形，扔下方尺去画方形。如果懂得用这种道理去研究学习，那实在是掌握了事物的自然道理，平易实用的法则，以及研判各种情况的常规啊。

黄帝说：我希望能够了解一下关于事物的自然道理是怎么一回事。

岐伯说：举个例子来说，就像自高处疏导而使水向下流，不必耗用很大的功力，水就可以放尽；或者是顺着洞穴来疏导并破除其中的淤塞，水道就可以畅通。用这样的例子，就可以说明人体之中气机的滑畅或涩滞，血液的清利或黏滞以及气血运行的条顺或逆乱了。

黄帝问道：我希望能够了解一下关于人体皮肤黑白、形体胖瘦、体格高低的情况，根据这些不同情况，在施行针刺疗法时是否各有不同的规矩呢？

岐伯回答说：如果是年值壮盛，体格壮实的人，他的气血必定充盈，肤表必定坚实，当由于邪气侵害而发病的时候，也必定是属于邪气盛实的疾患，那么，在对这类病人施行针刺疗法的时候，就可以深刺而且留针。因为此类病人属于形体肥壮这种情况。他们一般肩部宽阔，腋部和项部的肌肉相对较薄弱，皮肤较厚而且呈现黑色，嘴唇也比较肥厚；就内部气血的情况而言，他们的血液一般颜色较深而且质地黏滞，他们的气机运行也往往艰涩而且迟滞；就他们为人处事的品性而言，一般也多是

---

[9] 释尺寸而意短长：弃置量尺而主观臆测长短。释，弃置不用，废置。意，即主观猜测，臆断。◎[10] 绳墨：木工用以画线取直的工具，犹今之墨斗。◎[11] 规：圆规，用以画圆。◎[12] 矩：方尺，用以取方。◎[13] 自然之物：指自然的事物之理。物，事，在这里指事物之常理。◎[14] 易用之教：指平易实用的法则。易用，谓平易而切于实用。◎[15] 临深决水：自高处疏导而使水向下流。临，居高而视下。决，疏导水流。◎[16] 循掘决冲：顺着洞穴来疏导并破除其中的淤塞。掘，通"窟"，窟穴，此指导水的洞穴。冲，破除淤塞之物。◎[17] 年质壮大：年值壮盛，体格壮实。◎[18] 深而留之：应当深刺并且留针。◎[19] 临临然：肥厚而大的样子。◎[20] 贪于取

之，多益其数也。

黄帝曰：刺瘦人奈何？

岐伯曰：瘦人者，皮薄色少，肉廉廉然[21]，薄唇轻言，其血清气滑，易脱于气，易损于血，刺此者，浅而疾之。

黄帝曰：刺常人奈何？

岐伯曰：视其白黑，各为调之，其端正敦厚[22]者，其血气和调，刺此者，无失常数[23]也。

黄帝曰：刺壮士真骨[24]者奈何？

岐伯曰：刺壮士真骨，坚肉缓节监监然[25]，此人重[26]则气涩血浊，刺此者，深而留之，多益其数；劲[27]则气滑血清，刺此者，浅而疾之。

黄帝曰：刺婴儿奈何？

贪于获取某些好处。因此，在对这类病人施行针刺疗法的时候，就应该深刺而且留针，还要增加针刺的次数。

黄帝问道：那么，用针刺疗法来治疗患病的瘦人是怎样的情况呢？

岐伯回答说：瘦人的皮肤菲薄，颜色浅淡而且润泽不够，肌肉瘦损得就像用刀削过一样，嘴唇较薄，说话时发声轻弱；就内部气血的情况而言，他们的血液一般颜色较浅而且质地清稀，他们的气机运行也往往偏于滑疾流利。像这种体质的人在患病时，既容易出现正气离散，也容易出现血液消损。因此，在对这类病人施行针刺疗法时，就应该浅刺而且即时出针。

黄帝问道：那么，用针刺疗法来治疗患病的体格适中、不胖不瘦的人是怎样的情况呢？

岐伯回答说：治疗这类病人时，要首先观察他的皮肤颜色是偏于白，还是偏于黑，然后再根据不同的情况来分别为他们调治。如果是体格端正、肌肉丰厚的人，他们的血气必定宁和而调畅。因此，在对这类病人施行针刺疗法的时候，就不必背离常规的方法。

黄帝问道：那么，用针刺疗法来治疗患病的形体强壮、骨骼坚实的人是怎样的情况呢？

岐伯回答说：在用针刺疗法治疗形体强壮、骨骼坚实的病人时，要考虑到他们一般是肌肉丰厚而有力，骨节舒缓而灵活，总而言之，身体强壮有力。在这类病人中，性格沉稳少动的往往气机艰涩，血液黏滞，那么，在对这类病人施行针刺疗法时，就应该深刺而且留针，还要增加针刺的次数；性格好胜多动的往往气机滑利，血液清稀，那么，在对这类病人施行针刺疗法时，就应该浅刺而且即时出针。

黄帝问道：那么，用针刺疗法来治疗患病的婴儿是怎样的情况呢？

与：贪求于获取。取与，义偏在"取"。◎[21]廉廉然：瘦损如刀削的样子。◎[22]端正敦厚：体格端正，肌肉丰厚。◎[23]常数：指针刺深浅常数而言。◎[24]壮士真骨：形体强壮、骨骼坚实的人。真骨，骨骼粗壮而有力。◎[25]监监然：强壮有力的样子。◎[26]重：性格沉稳少动。◎[27]劲：性格好胜多动。◎[28]肉脆：谓内肉柔弱。脆，弱也。◎[29]

岐伯曰：婴儿者，其肉脆[28]血少气弱，刺此者，以豪[29]针，浅刺而疾发针，日再可也。

黄帝曰：临深决水奈何？

岐伯曰：血清气浊，疾泻之，则气竭焉。

黄帝曰：循掘决冲奈何？

岐伯曰：血浊气涩，疾泻之，则经可通也。

黄帝曰：脉行之逆顺奈何？

岐伯曰：手之三阴，从脏走手；手之三阳，从手走头。足之三阳，从头走足；足之三阴，从足走腹。

黄帝曰：少阴之脉独下行何也？

岐伯曰：不然。夫冲脉者，五脏六腑之海也，五脏六腑皆禀焉[30]。其上者[31]，出

岐伯回答说：婴儿的肌肉柔弱，血气还不够充盈，因此，在对患病的婴儿施行针刺疗法时，就只能用毫针来刺疗，而且要浅入针，快出针，每天刺两次就可以了。

黄帝问道：您用"临深决水"来比喻针刺的方法，那到底是怎样的情况呢？

岐伯回答说："临深决水"是自高处疏导而使水向下流，就好似病人血液清稀，气机壅滞，医生用针法迅速地予以泻除，那么壅滞的病气就可以消散而尽了。

黄帝问道：您用"循掘决冲"来比喻针刺的方法，那到底是怎样的情况呢？

岐伯回答说："循掘决冲"是顺着洞穴来疏导并破除其中的淤塞，就好似病人血液黏滞，气机壅塞，医生用针法迅速地予以泻除，那么壅塞的气血就可以畅通无碍了。

黄帝问道：经脉循行的逆顺情况又是怎样的呢？

岐伯回答说：手太阴、手少阴、手厥阴三条手阴经，都是从相应的脏循行到手部；手阳明、手太阳、手少阳三条手阳经，都是从手部循行到头部；足阳明、足太阳、足少阳三条足阳经，都是从头部循行到足部；足太阴、足少阴、足厥阴三条足阴经，都是从足部循行到腹部。

黄帝问道：那么，只有足少阴经向下循行，又是什么道理呢？

岐伯回答说：那向下循行的并不是足少阴经，而是冲脉。冲脉既是五脏六腑气血的汇聚之处，而五脏六腑又都是从冲脉中禀受气血。冲脉上行的部分，从上腭与鼻相通的孔窍处行出，渗注气血于各

豪：通"毫"，长而细锐，此指毫针。◎［30］五脏六腑皆禀焉：五脏和六腑都从冲脉中禀受气血。焉，兼词，相当于"于之"。◎［31］其上者：指冲脉上行的部分。◎［32］颃颡：指上腭与鼻相通

于颃颡[32]，渗诸阳[33]，灌诸精；其下者，注少阴之大络，出于气街[34]，循阴股内廉[35]，入腘中，伏行骭骨[36]内，下至内踝之后属[37]而别；其下者，并于少阴之经，渗三阴；其前者，伏行出跗属[38]，下循跗[39]入大指[40]间，渗诸络而温肌肉。故别络结则跗上不动，不动则厥，厥则寒矣。

黄帝曰：何以明之？

岐伯曰：以言导之，切而验之，其非必动[41]，然后乃可明逆顺之行也。

黄帝曰：窘[42]乎哉！圣人之为道也。明于日月，微于毫厘，其非夫子，孰能道之也。

条阳经，充养脉中的精气。而冲脉下行的部分，就注入足少阴经的大络，从气街分出，然后沿着大腿的内侧面下行，进入腘窝之中，又伏行于胫骨之内，向下到达踝关节内侧偏后的位置，就又分支为两条。这两条分支中下行的一条与足少阴经并行，渗注气血于足三阴经；伏而前行的一支离开踝关节，向下沿着足背走到足大趾，渗注气血于各条络脉，从而温养肌肉。因此说，冲脉的别行支脉若阻结不通，足背上的脉气便凝止不动，而脉气凝止不动便是厥逆不通，厥逆不通就会表现为足胫冰冷。

黄帝问道：那么，用什么方法来察辨这些病变呢？

岐伯回答说：一方面要用语言来导问病人的症状，一方面要用切按的方法来察验局部的情况。如果不是冲脉别络的气血凝阻，那么足背之上必定有脉气搏动。然后据此类推，就可以察明全部经脉运行的顺逆情况了。

黄帝说：这真是疑难而让人费解的问题啊！圣人创制医学的法则，比日月还要明晰清楚，比毫厘还要精审入微。看来，要不是先生您的话，又有谁能辨明这些道理呢？

的孔窍处。◎[33]渗诸阳：冲脉渗注气血于各条阳经。◎[34]气街：穴位名，是足阳明胃经、足少阳胆经和冲脉的交会处，在腹股沟处。唐·王冰："气街，则阴毛两傍脉动处也。"◎[35]阴股内廉：指大腿的内侧面。◎[36]骭（gàn干）骨：即胫骨，亦即小腿骨。◎[37]内踝之后属：指踝关节内侧偏后的位置。属，关节，两骨相连的部位。◎[38]跗属：指踝关节部位。◎[39]跗：足背，足面。◎[40]大指：指足大趾。指，同"趾"。◎[41]其非必动：谓如果不是冲脉别络的气血凝结，那么足背之上必有脉气搏动。其，若，如果，表示假设。◎[42]窘：困，困阻，疑难而使人费解。

灵枢经·血络论[1] 第三十九

黄帝曰：愿闻其奇邪[2]而不在经者。

岐伯曰：血络[3]是也。

黄帝曰：刺血络而仆[4]者，何也？血出而射[5]者，何也？血少黑而浊[6]者，何也？血出清而半为汁[7]者，何也？发针而肿[8]者，何也？血出若多若少[9]而面色苍苍[10]者，何也？发针而面色不变而烦悗[11]者，何也？多出血而不动摇[12]者，

黄帝问道：我希望能够了解一下受于外界，流于络脉而不入经脉的邪气。

岐伯回答说：外现于皮肤的孙络、浮络便是这类邪气所侵害的部位。

黄帝问道：当医生针刺血络时病人就出现昏晕倒地，那是什么原因呢？针刺以后病人的血络出血而呈现射出状，那是什么原因呢？针刺以后出血不多但色黑质稠，那是什么原因呢？针刺以后出血清稀而且有一半是汁液，那是什么原因呢？出针以后局部随即肿起，那是什么原因呢？针刺以后出血或多或少但面色却苍白失色，那是什么原因呢？出针以后面色没有变化但心中却烦躁郁闷，那是什么原因呢？针刺以后出血较多却不能

[1]血络论：血络，即布散于全身体表的络脉，其分布深浅不一。本篇特指人体浅表可见的络脉，主要论述观察血络的方法，针刺血络所出现的各种不良反应的原因和防治原则等内容。由于文中以刺络泻血为中心进行论述，故名"血络论"。◎[2]奇邪：受于外界，流于络脉而不入经脉的邪气。◎[3]血络：指外见于皮肤的孙络、浮络。◎[4]仆：向前倒下。◎[5]血出而射：刺出的血向外喷射。◎[6]血少黑而浊：即针刺所出之血，量少色黑而浓稠。浊，浓稠。◎[7]血出清而半为汁：指出血清而稀薄，一半是澄澈的液汁。◎[8]发针而肿：即出针后，皮肤局部发肿。◎[9]若多若少：意为或多或少。若，或者，选择之词。◎[10]面色苍苍：谓面色苍白。苍苍，灰白色。◎[11]烦悗（mán mèn）：烦躁郁闷不舒。悗，烦闷。◎[12]不动摇：不能动摇其体内的正气，即不能

何也？愿闻其故。

岐伯曰：脉气盛而血虚者[13]，刺之则脱气[14]，脱气则仆。血气俱盛而阴气多者[15]，其血滑[16]，刺之则射；阳气畜积[17]，久留而不泻[18]者，其血黑以浊，故不能射。新饮而液渗于络，而未合和于血[19]也，故血出而汁别焉；其不新饮者，身中有水，久则为肿[20]。阴气积于阳，其气因于络[21]，故刺之血未出而气先行，故肿[22]。阴阳之气[23]，其新相得而未和合[24]，因而泻之，则阴阳

动摇体内的正气，那是什么原因呢？我希望能够了解这些情况的原因。

岐伯回答说：如果脉中的气偏于盛而血却相对不足，由于血虚不能载气，因此针刺以后便会使脉中的气离散于外，而脉中的气离散于外，就会导致病人昏晕倒地。如果血和气均属盈盛而其中阴血相对来说更为盈盛，那么此人的血流运行就比较滑疾流利，因而针刺以后血液就会喷射而出。如果阳气蓄积，长时间地郁滞内阻而不能疏通宣泄，那么此人的血液就会变得颜色呈现黑红而且质地浊厚，而针刺以后血液便不会喷射而出。如果是刚刚饮过水，津液才渗入络脉，还没有跟血液相合交融，那么针刺以后血液渗出时，其中的血和津液还清晰可分。至于那些并不是刚刚饮过水，但针刺以后也出现血和津液清晰可分现象的人，是由于这些人体中本来就有水液停积的原因，而像这样的人日久不治便会发生水肿之病。如果脏腑经脉中的阴气外出而蓄积于属于阳分的皮肤肌腠，原来敷布于皮肤肌腠的气便不能正常地敷布而流溢到络脉之中，因而针刺以后血液还没有外出而气就已经先行逸散，血液便留滞于局部而形成肿起。如果是脉内的阴气和脉外的阳气适才逢遇，还没有来得及融合协调，医生就仓促地施用泻法，那么，在表在脉外的阳气和在里在脉内的阴气都会离散而且相互脱失，因而病人便会

使正气虚损。◎[13]脉气盛而血虚者：指经脉中气盛血虚的人，放血易使其产生气脱而导致昏倒。◎[14]脱气：气离散于外。◎[15]血气俱盛而阴气多者：血和气均属盈盛但其中阴血相对更为盈盛。阴气，指阴血，亦即血。◎[16]滑：流利，血液流动滑疾流利。◎[17]畜积：即蓄积。畜，通"蓄"。◎[18]久留而不泻：谓阳气蓄积日久而不能疏泄宣通。◎[19]新饮而液渗于络，而未合和于血：明·张介宾"新饮入胃未及变化而深入玉落故血汁相半也。"◎[20]其不新饮者，身中有水，久则为肿：那些不是刚刚喝过水的人也出现"血出清而半为汁"的现象，是由于体中本来就有水液停积的原因，而像这样的人日久不治便会发生水肿之病。◎[21]阴气积于阳，其气因于络：谓脏腑经脉中的阴气外出而蓄积于属于阳分的皮肤肌腠，敷布于皮肤肌腠的气便流溢到络脉之中。阴气，指脏腑经脉之气。阳，阳分，指皮肤肌腠。◎[22]故刺之血未出而气先行，故肿：施行针法后，血还没有外出而气已先行逸散，血液便聚而成肿。◎[23]阴阳之气：脉内的阴气和脉外的阳气。◎[24]其新相得而未和合：经脉内的阴气和经脉外的阳气适才逢遇，还没有来得及融合协调。

全注全译黄帝内经

俱脱[25]，表里相离，故脱色而苍苍然。刺之血出多，色不变而烦悗者，刺络而虚经[26]。虚经之属于阴者[27]阴脱[28]，故烦悗。阴阳相得[29]而合为痹[30]者，此为内溢于经，外注于络，如是者，阴阳俱有余[31]，虽多出血而弗能虚也。

黄帝曰：相[32]之奈何？

岐伯曰：血脉者，盛坚横以赤[33]，上下无常处，小者如针，大者如筋[34]，则而泻之万全也，故无失数[35]矣，失数而反，各如其度[36]。

黄帝曰：针入而肉著[37]者，何也？

面容失去光泽而且颜色苍白。如果出针以后出血过多，面色虽然没有变化，但心中却烦躁郁闷，那是由于针刺血络以后出血过多，导致经脉中的气血虚损，而气血受到损伤的经脉若属于与脏相连的阴经，便会使脏中的精气脱失，因而出现心中烦躁郁闷。如果在表在阳分的邪气与在里在阴分的邪气两相逢遇，就会相互凝结而导致气血郁阻不通，邪气向内流注于经脉，向外溢散于络脉，像这样的病变，属阳的络脉和属阴的经脉都是邪气盛亢有余，即使针刺以后出血较多也不会使体内的正气动摇。

黄帝问道：那么，怎样来诊测这样的病变呢？

岐伯回答说：如果皮肤的血络粗大坚实充溢，而且颜色发红，部位的上下左右没有固定之处，细小的像针一样，粗大的像筷子一样，那便是这种邪气郁阻有余的病变，就可以施行泻法，而且万无一失。因此说，医生在施行治法时不可违背相应的法则，如果违背相应的治疗法则而采用了相反的治法，病人便会出现昏仆、烦闷、肿起之类的不良反应，就像以上所说的那些情况。

黄帝问道：针具刺入后肌肉紧滞而难于行针或难于出针，那又是什么原因呢？

新，刚刚，适才，表示时间。得，逢，遇见的意思。◎[25]因而泻之，则阴阳俱脱：谓在表在脉外的阳气与在里在脉内的阴气都会离散而且相互脱失。按阴阳说经脉内外的二气，表里谓其所循行的部位，"阴阳"与"表里"有互文之意。◎[26]刺络而虚经：针刺血络且出血过多，从而导致经脉中的气血虚损。◎[27]虚经之属于阴者：气血受到损伤的经脉若属于与脏相连的阴经。◎[28]阴脱：五脏中所藏的精气脱失。阴，指属阴的五脏。◎[29]阴阳相得：在表在阳分的邪气与在里在阴分的邪气两相逢遇。阴，指阴分之邪气，在里。阳，指阳分之邪，在表。◎[30]痹：指气血郁阻不通一类的病证。◎[31]阴阳俱有余：指在阴阳、经络、表里之间，都属邪盛有余。◎[32]相：观察、审察、诊测。◎[33]血脉者，盛坚横以赤：皮肤的血络粗大坚实充溢而且颜色发红。盛，盛大而满。◎[34]筋：同"箸"，筷子。◎[35]无失数：医生在施行治法时不可违背相应的法则。无，通"毋"，不要。◎[36]失数而反，各如其度：医生若违背了治疗的法则而采用了相反的治法，病人便会出现像昏仆、烦闷、肿起之类的不良反应，就像以上所说的那些情况。反，谓反用其法，未得治法的正途。◎[37]针入而肉著（zhuó 著）：谓针具刺入后肌肉紧滞而难于行针或难于出针。著，岐伯曰：热气[38]因[39]于针则针热，热则肉著于针，故坚焉。

岐伯回答说：如果人体的热气聚附于针身，那么针身便会发热，而针身发热就会导致肌肉粘附于针身，而紧涩难动。

附着，此指肌肉紧滞。即今之滞针。◎［38］热气：指在表卫阳之气。实际指肌肉组织收缩之张力，对针体的钳制。◎［39］因：依靠，指人体之热聚附于针身。

灵枢经·阴阳清浊[1] 第四十

黄帝曰：余闻十二经脉，以应十二经水[2]者，其五色各异，清浊不同，人之血气若一，应之奈何？

岐伯曰：人之血气，苟能若一，则天下为一矣，恶[3]有乱者乎。

黄帝曰：余问一人，非问天下之众。

岐伯曰：夫一人者，亦有乱气[4]，天下之众，亦有乱人[5]，其合为一耳。

黄帝曰：愿闻人气之清浊。

岐伯曰：受谷者浊，受气者清[6]。

黄帝问道：我听说人体的十二条经脉和自然界的十二条主要河流是相应的，可是，那些河流的水色各不相同，水质的清浊也有差异，而人体经脉中的气血却是一样的，那么它们到底是怎样相应的呢？

岐伯回答说：人体经脉中的气血如果是一样的，那么据此类推，天下繁多的人物也都是一样，又哪里会有什么紊乱不正常的情况发生呢？

黄帝说：我不过是问一问一个人身体内部的情况，并不是询问天下繁多的人物。

岐伯说：一个人身体内部会有紊乱不正常的病气，而天下繁多的众人中也会有奸邪不正的坏人，两者而言，其中的道理是相同的。

黄帝问道：我希望能够了解一下人体中气的清浊情况。

岐伯回答说：人体禀受于水谷饮食的是

---

[1] 阴阳清浊：本篇讨论了气血清浊（性质、状态）之气，在人体阴阳血脉中的不同输布及升降规律，以及失常时应采取的不同针刺治疗方法，故而名篇。◎ [2] 十二经脉以应十二经水：谓人体的十二经脉与自然界的十二条河流相应。经水，指主要的河流。详见《灵枢·经水》。◎ [3] 恶（wū乌）：疑问之词。◎ [4] 亦有乱气：统本作"人"◎ [5] 亦有乱人：《太素》卷十二营卫气行作"气"◎ [6] 受谷者浊，受气者清：人体禀受于水谷饮食的是重浊之气，禀受于自然界空气的是轻清

清者注阴，浊者注阳[7]。浊而清者[8]，上出于咽；清而浊者，则下行。清浊相干[9]，命曰乱气。

黄帝曰：夫阴清而阳浊[10]，浊者有清，清者有浊，清浊别之奈何？

岐伯曰：气之大别，清者上注于肺，浊者下走于胃。胃之清气，上出于口；肺之浊气，下注于经，内积于海[11]。

黄帝曰：诸阳皆浊，何阳浊甚乎？

岐伯曰：手太阳独受阳之浊[12]，手太阴独受阴之清[13]，其清者上走空窍，其浊者下行诸经。诸阴皆清，足太阴独受其浊[14]。

重浊之气，禀受于自然界空气的是轻清之气，轻清之气输注于属阴的肺脏，重浊之气进入到属阳的胃腑。而胃腑所化水谷浊气中轻清的部分又向上出于咽喉，肺脏所输自然界清气中重浊的部分亦可向下通行。如果轻清之气与重浊之气，或清气中的浊气与浊气中的清气相互扰动以至于运行失常，那便称作是"乱气"。

黄帝问道：我已知道入于肺脏的是轻清之气而入于胃腑的是重浊之气，而且在浊气之中有轻清的部分，清气之中又有重浊的部分，那么怎么样来辨察气的清浊情况呢？

岐伯回答说：从气的大致区别来看，轻清之气向上输注于肺脏，重浊之气向下传导到胃腑，而胃腑中化生的清气又向上出于口腔，肺脏中输注的浊气也向下灌渗于周身的经脉，并且在内贮积于胸中的气海。

黄帝问道：虽然说各条阳经中输注的都是重浊之气，可哪条阳经中的重浊之气最为深重呢？

岐伯回答说：在各条阳经之中，只有手太阳小肠之腑受盛胃腑所传的水谷食糜，因而浊气最为深重。在各条阴经之中，只有手太阴肺之脏直接受纳自然界的轻清之气，因而清气最为专聚。但是，胃腑所化水谷浊气中的轻清部分又上行于脑窍，肺脏所输自然界清气中的重浊部分又下行于各条经脉。在各条阴经之中输注的都是轻清之气，但是足太阴脾之脏主运化而与胃腑相表里，因而所受的气相对较为重浊一些。

之气。浊，稠浊而重。清，清稀而轻。气，指天地间的气，亦即空气。◎[7]清者注阴，浊者注阳：禀受于自然界的轻清之气注输于肺脏，禀受于水谷的重浊之气进入到胃腑。阴，属阴的脏，在这里指肺脏。阳，属阳的腑，在这里指胃腑。◎[8]浊而清者：指水谷浊气中轻清的部分。下文"清而浊者"与此类同，指自然界清气中重浊的部分。◎[9]干：扰乱，扰动。◎[10]阴清而阳浊：入于肺脏的为轻清之气而入于胃腑的为重浊之气。◎[11]下注于经，内积于海：向下渗灌于周身的经脉，在内贮积于胸中的气海。海，髓海、气海、血海、水谷之海统称四海，在这里指胸中之气海。◎[12]手太阳独受阳之浊：手太阳小肠之腑受盛胃腑所传的水谷食糜，因而浊气最重。◎[13]手太阴独受阴之清：手太阴肺之脏直接受纳自然界所吸入的轻清之气。◎[14]足太阴独受其浊：足太阴黄帝曰：治之奈何？

岐伯曰：清者其气滑，浊者其气涩，此气之常也[15]。故刺阴者，深而留之[16]；刺阳者，浅而疾之[17]；清浊相干者，以数调之也。

黄帝问道：那么，怎样来治疗这种清浊二气相互扰动而运行失常的病患呢？

岐伯回答说：受轻清之气的阴经气机运行比较滑利，受重浊之气的阳经气机运行比较迟滞，这乃是气机运行的正常情况。如果阴经的气行当滑而不滑，这是由于浊气内滞的原因，就应该深刺而且留针，来疏通凝滞之气；如果阳经的气行当涩不涩，这是由于清气外溢的原因，就应该浅刺而且迅速出针，来宣散轻浮之气；如果是清浊二气相互扰动而运行失常，就必须依照治疗的常法来调理。

脾之脏主运化而与胃脏相表里，所以独受浊气。◎［15］清者其气滑，浊者其气涩，此气之常也：受轻清之气的阴经气机运行比较滑利，受重浊之气的阳经气机运行比较迟滞，乃是气机运行的正常情况。◎［16］故刺阴者，深而留之：针刺阴经必须深刺而且留针。◎［17］刺阳者，浅而疾之：谓针刺阳经必须浅刺而且迅速出针。

灵枢经·阴阳系日月[1] 第四十一

黄帝曰：余闻天为阳，地为阴，日为阳，月为阴，其合之于人奈何？

岐伯曰：腰以上为天，腰以下为地，故天为阳，地为阴。故足之十二经脉，以应十二月[2]，月生于水，故在下者为阴[3]；手之十指，以应十日[4]，日主火，故在上者为阳[5]。

黄帝问道：我听说在上的天性质属于阳，在下的地性质属于阴，太阳的性质属于阳，月亮的性质属于阴。那么，把这些跟人体来相互对应，是怎样的情况呢？

岐伯回答说：就人体而言，常常把腰以上的部分称作天，而把腰以下的部分称为地，那是因为天在上属阳，地在下属阴的原因。因此说，人体两侧的足经与一年之中的十二个月相应，那是因为月亮为自然界的阴水之精凝结而生，因而凡是位居于下的均属于阴；人体两手的十指与一旬之中的十天相应，那是因为太阳为自然界的阳火之精搏聚而生，因而凡是位居于上的均属于阳。

[1] 阴阳系日月：阴阳，指人体手足三阴三阳。系，联系，相应。日月，当指太阳与月亮。本篇以十天干代表太阳运行分别与左右两手十经相配，十二地支代表月球运行分别与左右两足十二经相配，并借日月运转的现象，来说明阴阳盛衰消长的情况，故名"阴阳系日月"。◎ [2] 足之十二经脉，以应十二月：谓人体两侧的足经与一年中的十二个月相应。足之十二经脉，指人体两侧的足经，即足太阴、足少阴、足厥阴、足阳明、足太阳、足少阳六条足经，两侧共十二条，因此说十二经脉。按上文"腰以下为地"，则足经均属阴，而"月生于水"，亦属阴，所以能相应。◎ [3] 月生于水，故在下者为阴：月亮为自然界的阴水之精凝结而生，因而凡是位居于下的均属于阴。水，阴水，指自然界的阴水之精。◎ [4] 手之十指，以应十日：人体两手十指与一旬中的十天相应。◎ [5] 日主火，故在上者为阳：太阳为自然界的阳火之精搏聚而生，因而凡是位居于上的均属于阳。火，阳火，指自然界的

黄帝曰：合之于脉奈何？

岐伯曰：寅者，正月之生阳也[6]，主左足之少阳[7]；未者六月，主右足之少阳。卯者二月，主左足之太阳；午者五月，主右足之太阳。辰者三月，主左足之阳明；巳者四月，主右足之阳明。此两阳合于前，故曰阳明[8]。申者，七月之生阴也[9]，主右足之少阴；丑者十二月，主左足之少阴。酉者八月，主右足之太阴；子者十一月，主左足之太阴。戌者九月，主右足之厥阴；亥者十月，主左足之厥阴。此两阴交尽，故曰厥阴[10]。

甲主左手之少阳[11]，己

黄帝问道：先生上面谈到的十二月和十日跟人体的经脉是怎么相互对应的呢？

岐伯回答说：就十二月跟人体经脉相互对应的情况而言，正月建寅之时，自然界的阳气初生而未盛，应于人体，属左足的少阳经气盛而主司；六月属未之时，应于人体，属右足的少阳经气盛而主司；二月属卯之时，应于人体，属左足的太阳经气盛而主司；五月属午之时，应于人体，属右足的太阳经气盛而主司；三月属辰之时，应于人体，属左足的阳明经气盛而主司；四月属巳之时，应于人体，属右足的阳明经气盛而主司。因为三、四两个月位于配属少阳的正月、六月和配属太阳的二月、五月之中，为一年之中阳气隆盛的时间，所以人体与之相对应的经脉称作"阳明"。七月属申之时，自然界的阴气初生而未盛，应于人体，属右足的少阴经气盛而主司；十二月属丑之时，应于人体，属左足的少阴经气盛而主司；八月属酉之时，应于人体，属右足的太阴经气盛而主司；十一月属子之时，应于人体，属左足的太阴经气盛而主司；九月属戌之时，应于人体，属右足的厥阴经气盛而主司；十月属亥之时，应于人体，属左足的厥阴经气盛而主司。因为九、十两个月位于配属少阴的七月、十二月和配属太阴的八月、十一月之中，为一年之中阴气凝重的时间，所以人体与之相对应的经脉称作"厥阴"。

就十日跟人体经脉相互对应的情况而言，甲日

阳火之精。◎[6]寅者，正月之生阳也：正月建寅之时，阳气初生。寅，十二地支的第三位。古时将十二地支配属一年之中的十二个月，以冬至所在的月为子月，其次即为丑月、寅月、卯月……以此类推。夏历建寅，以寅月为正月，所以说寅者正月。生阳，谓阳气初生而未盛。◎[7]主左足之少阳：在正月建寅之时，自然界阳气初生而未盛，应于人体，则当属左足的少阳经气盛而主司。主，主宰、主持。◎[8]此两阳合于前，故曰阳明：三月四月位在配属少阳的正月六月和配属太阳的二月五月之中，为一年之中阳气隆盛的时间，所以称作"阳明"。◎[9]申者，七月之生阴也：七月建申之时，阴气初生。生阴，谓阴气初生而未盛。◎[10]此两阴交尽，故曰厥阴：九月十月位在配属少阴的七月十二月和配属太阴的八月十一月之中，为一年之中阴气凝重的时间，所以称作"厥阴"。厥，极尽之意。◎[11]甲主左手之少阳：甲日之时，为左手的少阳经气盛而主司。此下己、乙、戊、

主右手之少阳。乙主左手之太阳，戊主右手之太阳。丙主左手之阳明，丁主右手之阳明。此两火并合，故为阳明[12]。庚主右手之少阴，癸主左手之少阴。辛主右手之太阴，壬主左手之太阴。

故足之阳者，阴中之少阳也[13]；足之阴者，阴中之太阴也[14]。手之阳者，阳中之太阳也；手之阴者，阳中之少阴也。

腰以上者为阳，腰以下者为阴。其于五脏也，心为阳中之太阳[15]，肺为阴中之少阴[16]，肝为阴中之少阳，脾为阴中之至阴，肾为阴中之太阴。

黄帝曰：以治之奈何？

岐伯曰：正月、二月、

之时，属左手的少阳经气盛而主司；己日之时，属右手的少阳经气盛而主司；乙日之时，属左手的太阳经气盛而主司；戊日之时，属右手的太阳经气盛而主司；丙日之时，属左手的阳明经气盛而主司；丁日之时，属右手的阳明经气盛而主司。因为丙、丁二日位于配属少阳的甲日、己日和配属太阳的乙日、戊日之中，为一旬之中阳气隆盛的时间，而且两火相并，所以人体与之相对应的经脉称作"阳明"。庚日之时，属右手的少阴经气盛而主司；癸日之时，属左手的少阴经气盛而主司；辛日之时，属右手的太阴经气盛而主司；壬日之时，属左手的太阴经气盛而主司。

因为足部位居于下而性属于阴，所以足部的阳经之气为初生于阴气之中的柔弱之阳，而足部的阴经之气则是阴气之中的盛极之阴。因为手部位居于上而性属于阳，所以手部的阳经之气为阳气之中的盛极之阳，而手部的阴经之气则是初生于阳气之中的柔弱之阴。

总而言之，人体腰以上的部分属阳，腰以下的部分属阴。将这种关系对应于人体的五脏，膈以上的心脏和肺脏统属于阳，而心脏属火，所以为阳气之中的盛极之阳，肺脏属金，因而是阳气之中的柔弱之阴。膈以下的肝脏、脾脏、肾脏统属于阴，而肝脏属木，所以为阴气之中的柔弱之阳，而脾脏属土，所以为阴气之中的壮盛之阴，肾脏属水，因而是阴气之中的盛极之阴。

黄帝问道：那么，在针刺治疗时应该怎样注意区别这些情况呢？

岐伯回答说：在一年之中，正月、二月、三月

丙、丁、庚、癸、辛、壬各句意略同。◎[12]此两火并合，故为阳明：丙丁二日均属火，两火相并，为阳火隆盛，所以称作"阳明"。◎[13]故足之阳者，阴中之少阳也：足居于下而属于阴，所以足部的阳经之气为初生于阴气之中的柔弱之阳。阳，指阳经之气。少阳，初生未盛、气质柔弱之阳。◎[14]足之阴者，阴中之太阴也：足居于下而属于阴，所以足部的阴经之气为阴气之中的盛极之阴。阴，指阴经之气。太阴，隆盛已极、气质强壮之阴。◎[15]心为阳中之太阳：心脏位居于上而属火，为阳气之中的盛极之阳。◎[16]肺为阴中之少阴：指肺脏位居于上而属金，为阳气之中初

三月，人气[17]在左，无刺左足之阳；四月、五月、六月，人气在右，无刺右足之阳[18]。七月、八月、九月，人气在右，无刺右足之阴；十月、十一月、十二月，人气在左，无刺左足之阴。

黄帝曰：五行以东方为甲乙木王春[19]，春者苍色[20]，主肝。肝者，足厥阴也。今乃以甲为左手之少阳，不合于数[21]何也？

岐伯曰：此天地之阴阳也，非四时五行之以次行也[22]。且夫阴阳者，有名而无形[23]，故数之可十，离[24]之可百，散[25]之可千，推[26]之可万，此之谓也。

为左侧足部的阳经之气应时而盛，因而便不宜针刺左侧足部的阳经；四月、五月、六月为右侧足部的阳经之气应时而盛，因而便不宜针刺右侧足部的阳经；七月、八月、九月为右侧足部的阴经之气应时而盛，因而便不宜针刺右侧足部的阴经；十月、十一月、十二月为左侧足部的阴经之气应时而盛，因而便不宜针刺左侧足部的阴经。

黄帝问道：依照五行的关系来看，东方配属甲乙而归于木，木气旺于春季，而春季色青，入通于人体的肝脏，肝脏便是足厥阴经所属的脏。可如今先生却将甲日配属左手的少阳经，这与五行配属的常规不相对应，是什么道理呢？

岐伯回答说：这种配属关系是依照天地上下的阴阳属性，并不是就四时五行依次排列的关系而言的。况且阴阳只是对事物属性加以概括然后命名，并非固定地专指某些事物，因此，阴阳若计而数之可以达到以十来计，分而别之可以达到以百来计，敷而布之可以达到以千来计，演而绎之可以达到以万来计，讲的也就是这种道理。

生未盛之阴。《太素》"阴中"作"阳中"，甚是。◎[17]人气：指应时而盛的经气。◎[18]无刺左足之阳：不可针刺左侧的足阳经。阳，指三阳经。◎[19]王春：旺于春。王，通"旺"，旺盛。◎[20]苍色：青色。◎[21]不合于数：指本篇"甲主左手之少阳"等说法，与四时五行的一般顺序和规律不相符合。◎[22]有名而无形：阴阳只是对事物属性加以概括然后命名，并非固定地专指某些事物。◎[23]此天地之阴阳也，非四时五行之以次行也：明·张介宾"天地之阴阳，言变化之多也。夫干支手足者，分上下也。左右少太者，辨盛衰也。今甲威天干之首，故当主左手之少阳，非四时五行之次，厥阴风木之列也。"◎[24]离：分，区别。◎[25]散：布，敷布。◎[26]推：推演，演绎。

灵枢经·病传[1] 第四十二

黄帝曰：余受九针[2]于夫子，而私[3]览于诸方，或有导引[4]行气[5]、乔摩[6]、灸、熨[7]、刺、焫[8]、饮药之一者，可独守[9]耶，将尽行之乎？

岐伯曰：诸方者，众人之方也，非一人之所尽行也[10]。

黄帝曰：此乃所谓守一勿失万物毕者[11]也。今余已闻阴阳之要，

黄帝问道：我从先生这里获得了使用九种针具来治病的方法，又独自阅读了各种有关的方书。其中有导引、行气、按摩、温熨、针刺、火针以及汤药等多种治病的方法，那么医生在治疗病人的时候，是坚持使用其中的一种而不变他法呢，还是全部施用所有的方法呢？

岐伯回答说：上面所说的多种治法，是为所有的病人设置的，并不是对某一个病人全部施行的治法。

黄帝问道：这种道理应该就是您所说过的那种坚持使用一种方法而不要违背使用的原则，各种疾病就都能够获得痊愈。我已经明白了阴阳的道理，也知道人体虚证和实证的产生

[1]病传，即疾病的传变，是指疾病过程中病理要素的显著改变。本篇主要论述了邪气入脏后在脏腑之间的传变规律，故名"病传"。◎[2]九针：指使用九种针具来治病的方法。详见《灵枢经·九针十二原》。◎[3]私：私下，独自。◎[4]导引：指通过肢体运动、呼吸调气来养生治病的方法。即所谓"导气令和，引体令柔"。◎[5]行气：指通过意念调控机体气机运行来养生治病的方法。◎[6]乔摩：即挢摩，亦即举摇按摩的意思，约相当于现代的按摩。乔，通"挢"，举摇的意思。◎[7]灸、熨：即温灸熨贴的治疗方法。◎[8]刺、焫（ruò弱）：指针刺以及火针等方法。焫，烧灼，此指火针。◎[9]守：守持、保持。此指坚持使用而不变他法。◎[10]众人之方也，非一人之所尽行也：指适用于多种疾病的治疗方法，不是对每个病人都能适用。◎[11]此乃所谓守一勿失万物毕者：指医生掌握了从各种疗法中总结出的治疗原则，就能对各种疾病做出适当的治疗。◎

虚实之理[12]，倾移之过[13]，可治之属[14]，愿闻病之变化，淫传绝败而不可治者[15]，可得闻乎？

岐伯曰：要乎哉问。道，昭乎其如日醒[16]，窘乎其如夜瞑[17]，能被而服之，神与俱成[18]，毕将服之，神自得之[19]，生神之理，可[20]著于竹帛，不可传于子孙[21]。

黄帝曰：何谓日醒？

岐伯曰：明于阴阳，如惑之解，如醉之醒。

黄帝曰：何谓夜瞑？

岐伯曰：瘖乎其无声[22]，

机理，在于阴阳营卫之气的伤损或失调，像这些都是在一般情况下可以治愈的疾病。我现在想要了解病情发生变化，邪气淫逸内传以致正气衰败伤损而不能治愈的情况，可以为我说明其中的道理吗？

岐伯回答说：您所询问的这个道理真是重要啊！医生如果对这个道理清楚明白，就像白昼时头脑清晰一样；医生如果对这个道理疑困不通，就像黑夜时昏昏入睡一样。医生若能接受并依从这个道理去诊治病人，那么神妙的境界和良好的疗效就可以同时获得；医生若已全部掌握这个道理并将要依从它来诊治病人，那么神妙的境界也自然算是达到了。这便是医生在理论上能达到神妙的境界，在临床上能取得良好疗效的道理，而这种道理应该记载在书籍上以便流传后世，不应该只是传授给自己的子孙。

黄帝问道：那么，什么叫做"日醒"呢？

岐伯回答说：医生若是明白了阴阳的道理，就像是疑惑的问题得到解答一样，也就像醉酒以后清醒过来一样，因此说"日醒"。

黄帝问道：那么，什么叫做"夜瞑"呢？

岐伯回答说：医生若是不明白阴阳的道理，就

---

[12]阴阳之要，虚实之理：人体虚实病证产生的机理，在于阴阳营卫之气伤损或失调。◎[13]倾移之过：疾病传变的过程。◎[14]可治之属：指一般情况下可以治愈的疾病。属，类也。◎[15]淫传绝败而不可治者：指邪气淫逸内传以致正气衰败伤损而不能治愈的情况。淫，淫逸，播散的意思。传，邪气内传入里，或在脏腑间辗转相传。绝败，正气或脏腑精气衰败伤损。◎[16]昭乎其如日醒：如果对这个道理清楚明白，就像白昼时头脑清晰一样。昭，明白。◎[17]窘乎其如夜瞑：如果对这个道理疑困不通，就像黑夜时昏昏入眠一样。窘，困窘，在这里是由于疑惑不解而致困殆。瞑，同"眠"，睡眠。◎[18]能被而服之，神与俱成：谓医生若能接受并且依从这个道理去诊治病人，那么神妙的境界和良好的疗效就可以同时获得。被，遭受，此指接受。服，依从。神指在医学方面的神妙境界。与，介词，后省代词"之"，代良好的临床疗效。俱，共同行动，在这里是同时获得的意思。◎[19]毕将服之，神自得之：医生若已全部掌握这个道理并将要依从它来诊治病人，那么神妙的境界也自然算是达到了。◎[20]可：应该的意思。◎[21]不可传于子孙：明·张介宾："著之竹帛，则泽及育人，传之子孙，则但私于己，故不可也。"◎[22]瘖乎其无声：不明白阴阳的道理，就像喑哑的人不能辨察声音一样。◎[23]漠乎其无形：不明白阴阳的道理，就像幽暗之处无

漠乎其无形[23]，折毛发理[24]，正气横倾[25]，淫邪泮衍[26]，血脉传溜[27]，大气[28]入脏，腹痛下淫[29]，可以致死，不可以致生。

黄帝曰：大气入脏奈何[30]？

岐伯曰：病先发于心，一日而之[31]肺，三日而之肝，五日而之脾，三日不已[32]，死，冬夜半[33]，夏日中。病先发于肺，三日而之肝，一日而之脾，五日而之胃，十日不已，死，冬日入，夏日出。病先发于肝，三日而之脾，五日而之胃，三日而之肾，三日不已，死，冬日入，夏蚤食[34]。病先发于脾，一日而之胃，二日而之肾，三日而之膂膀胱，十日不已，死，冬

像暗哑的人不能察辨声音一样，也就像幽暗之处无法辨识形体一样，因此说"夜暝"。当邪气入侵人体后，使人毫毛干枯而伤折，腠理开泄而不固，此时人体的正气散乱倾危，外入的邪气蔓延扩散。盛烈的邪气若沿着血脉内传而流溢到内脏，病人便会出现腹痛以及泻利、遗精、带下等下焦的病证。这类病证会导致病人死亡，而且不易经过治疗而痊愈。

黄帝问道：那么，盛烈的邪气侵入内脏的情况是怎样的呢？

岐伯回答说：盛烈的邪气侵入内脏而导致病变，如果首先发生在心脏，一天以后就会侵入肺脏，再过三天就会侵入肝脏，再过五天就会侵入脾脏。如果再过三天而病情不见好转，病人就会死亡。若是在冬季，就会死于夜半时分；若是在夏季，就会死于正午时分。盛烈的邪气侵入内脏而导致病变，如果首先发生在肺脏，三天以后就会侵入肝脏，再过一天就会侵入脾脏，再过五天就会侵入胃腑。如果再过十天而病情不见好转，病人就会死亡。若是在冬季，就会死于日落时分；若是在夏季，就会死于日出时分。盛烈的邪气侵入内脏而导致病变，如果首先发生在肝脏，三天以后就会侵入脾脏，再过五天就会侵入胃腑，再过三天就会侵入肾脏。如果再过三天而病情不见好转，病人就会死亡。若是在冬季就会死于日落时分；若是在夏季，就会死于清早进餐时分。盛烈的邪气侵入内脏而导致病变，如果首先发生在脾脏，一天以后就会侵入胃腑，再过两天就会侵入肾脏，再过三天就会侵入膀胱。如果再过十天而病情不见好转，病人就会死亡。若是在冬

法辨识形体一样。◎[24]折毛发理：谓邪气入侵，使人毫毛干枯而伤折，腠理开泄而不固。折，伤损的意思。◎[25]横倾：谓散乱倾危。◎[26]泮衍：谓蔓延扩散。◎[27]血脉传溜：谓邪气沿着血脉内传流溢。溜，通"流"，流溢。◎[28]大气：盛烈的邪气。◎[29]下淫：指泻利、遗精、带下等下焦的病症。◎[30]奈何：怎样处置。◎[31]之：到，到达。此指侵入。◎[32]已：完毕，尽。此指邪气消散而病愈。◎[33]冬夜半：若是在冬季，则死于夜半之时。◎[34]蚤食：指清早进餐时分。蚤，通"早"。◎[35]人定：指夜静人寝时分。◎[36]晏食：指傍晚进餐时分。

人定^[35]，夏晏食^[36]。病先发于胃，五日而之肾，三日而之脊膀胱^[37]，五日而上之心，二日不已，死，冬夜半，夏日昳^[38]。病先发于肾，三日而之脊膀胱，三日而上之心，三日而之小肠，三日不已，死，冬大晨^[39]，夏早晡^[40]。病先发于膀胱，五日而之肾，一日而之小肠，一日而之心，二日不已，死，冬鸡鸣，夏下晡^[41]。诸病以次相传，如是者，皆有死期^[42]，不可刺也；间一脏^[43]及二三四脏者^[44]，乃可刺也。

季，就会死于夜静人寝时分；若是在夏季，就会死于傍晚进餐时分。盛烈的邪气侵入内脏而导致病变，如果首先发生在胃腑，五天以后就会侵入肾脏，再过三天就会侵入膀胱，再过五天就会向上侵入心脏。如果再过两天而病情不见好转，病人就会死亡。若是在冬季，就会死于夜半时分；若是在夏季，就会死于太阳偏西时分。盛烈的邪气侵入内脏而导致病变，如果首先发生在肾脏，三天以后就会侵入膀胱，再过三天就会向上侵入心脏，再过三天就会侵入小肠。如果再过三天而病情不见好转，病人就会死亡。若是在冬季，就会死于天色大亮时分；若是在夏季，就会死于午后近晚时分。盛烈的邪气侵入内脏而导致病变，如果首先发生在膀胱，五天以后就会侵入肾脏，再过一天就会侵入小肠，再过一天就会侵入心脏。如果再过两天而病情不见好转，病人就会死亡。若是在冬季，就会死于鸡叫时分；若是在夏季，就会死于午后傍晚时分。总而言之，由于盛烈的邪气侵入内脏导致的各种病变，都是依照五行相克的次序来传变的，而且像这一类的病变都有相对确定的病死期限，一般不可能通过针刺治愈。如果邪气在传变时是间隔相传，不传入相克的脏，而传入相生的第二、第三或第四脏，才可以通过针刺治疗而痊愈。

晏，晚，迟，指傍晚而言。◎[37]脊膀胱：《脉经》《甲乙经》均作"膀胱"二字，无"脊"字，甚是。◎[38]日昳（dié迭）：指太阳偏西时分。◎[39]大晨：天色大亮时分。◎[40]早晡（bū逋）：《素问·标本病传论》《脉经》《甲乙经》均作"晏晡"，甚是。按晏晡午后近晚时分。晡，申时，约相当于下午三时至五时。晏晡即指午后而近晚时分。◎[41]下晡：指午后近晚时分，意略同"晏晡"。◎[42]死期：据《素问·玉机真脏论》："病之且死，必先传行，至其所不胜，病乃死。"可知"死期"并非指日数，乃强调病传关系中"所不胜"。◎[43]间一脏：邪气传变时间隔相传，不传入相克之脏，而传入相生之脏。◎[44]及二三四脏者：谓传变到第二、第三、或第四脏。在这里二、三、四均非确指，指邪气所来的脏为相生之脏。

灵枢经·淫邪发梦^[1] 第四十三

黄帝曰：愿闻淫邪泮衍^[2]奈何？

岐伯曰：正邪^[3]从外袭内，而未有定舍，反淫^[4]于脏，不得定处，与营卫俱行而与魂魄飞扬^[5]，使人卧不得安而喜梦。气淫于腑，则有余于外，不足于内^[6]；气淫于脏，则有余于内，不足于外^[7]。

黄帝曰：有余不足有形乎？

岐伯曰：阴气盛则梦涉大水^[8]

黄帝问道：我希望能够了解一下各种病邪在体内流散蔓延的情况是怎样的。

岐伯回答说：各种有害的因素自外而侵袭体内，并没有确定的侵入途径，而当其侵入内脏的时候，也没有确定的伤害部位。邪气常常随着营卫二气的流动而散溢，并且扰动魂魄而使之不能安守，因而使病人睡眠不能安稳而时常多梦。邪气如果侵入诸腑，那么腑中的阳热之气就会亢盛于外，而脏中的阴气便相对不足；邪气如果侵入诸脏，那么脏中的阴寒之气就会凝结于内，而腑中的阳气便相对不足。

黄帝问道：那么，脏腑中阴阳之气的亢盛或不足各有什么不同的梦兆吗？

岐伯回答说：如果病人属于阴寒之气偏

---

[1]淫邪，泛指致病因素。发梦即做梦。本篇主要论述了淫邪侵扰淫溢内脏而致魂魄不宁，卧不得安而常做梦的机理。故称"淫邪发梦"。◎[2]淫邪泮（pàn 判）衍：各种病邪在体内流散蔓延。淫邪，泛指各种为害于人体的邪恶不正之气。泮，通"判"，散，破散。◎[3]正邪：指各种有害于身心的因素。◎[4]淫：渐进，此有侵入之意。◎[5]与营卫俱行而与魂魄飞扬：邪气随着营卫二气的流动而散溢，并且扰动魂魄而使之不能安守。飞扬，飞舞，飘动，此指魂魄被扰动而不安。◎[6]有余于外，不足于内：邪气侵入诸腑，则腑中的阳热之气亢盛于外，而脏中的阴气相对不足。◎[7]有余于内，不足于外：邪气侵入诸脏，则脏中的阴寒之气凝结于内，而腑中的阳

而恐惧，阳气盛则梦大火而燔焫[9]，阴阳俱盛则梦相杀[10]。上盛则梦飞，下盛则梦堕，甚饥则梦取，甚饱则梦予。肝气盛则梦怒，肺气盛则梦恐惧、哭泣、飞扬[11]，心气盛则梦善笑恐畏，脾气盛则梦歌乐[12]，身体重不举，肾气盛则梦腰脊两解不属[13]。凡此十二盛者，至而泻之[14]立己。

厥气[15]客于心，则梦见丘山烟火。客于肺，则梦飞扬，见金铁之奇物。客于肝，则梦山林树木。客于脾，则梦见丘陵大泽，坏屋风雨。客于肾，则梦临渊，没居水中。客于膀胱，则梦游行[16]。客于胃，则梦饮食。客于大肠，则梦田野。客于

盛，就会梦见自己淌水过大河而不由心中感到恐惧；如果病人属于阳热之气偏盛，就会梦见自己身处大火之中而感到火热烧灼；如果病人体中阴阳二气均属亢盛，就会梦见自己跟别人相互打斗砍杀。如果病人上部气盛有余，就会梦见自己往上飞；如果病人下部气盛有余，就会梦见自己向下坠。如果病人过分饥饿，就会梦见自己向他人索取；如果病人过分饱胀，就会梦见自己向他人施予。如果肝气偏盛，就会梦见自己发怒；如果肺气偏盛，就会梦见自己由于恐惧而哭泣，或者飞升腾空；如果心气偏盛，就会梦见自己时时喜笑，或者恐惧畏怯；如果脾气偏盛，就会梦见自己歌唱作乐，或者身体沉重不能动作；如果肾气偏盛，就会梦见自己腰部与脊背两相断离而不能连属。所有这十二种由于邪气亢盛而导致的病变，若病气来至而征象显现时，即便施用泻法，病人可以很快痊愈。

如果厥逆之气侵入并伤损心脏而使心脏虚弱，就会梦见自己身处丘陵山区，或者身处烟火之中；如果厥逆之气侵入并伤损肺脏而使肺脏虚弱，就会梦见自己飞升腾空，或者看到金铁制成的奇怪之物；如果厥逆之气侵入并伤损肝脏而使肝脏虚弱，就会梦见自己身处山林树丛之中；如果厥逆之气侵入并伤损脾脏而使脾脏虚弱，就会梦见自己身处丘陵或大湖之上，或者梦见风雨毁坏房屋；如果厥逆之气侵入并伤损肾脏而使肾脏虚弱，就会梦见自己面临深渊，或者淹没在水中。如果厥逆之气侵入并伤损膀胱而使膀胱虚弱，就会梦见自己在水中潜水浮行；如果厥逆之气侵入并伤损胃腑而使胃腑虚弱，就会梦见自己在饮水进食；如果厥逆之气侵入并伤损大肠而使大肠虚弱，就会梦

气相对不足。◎[8]大水：大河。◎[9]燔焫（ruò弱）：烧灼。◎[10]相杀：相互打斗砍杀。◎[11]飞扬：飞升腾空。◎[12]歌乐：歌唱作乐。◎[13]腰脊两解不属：腰部与脊背断离而不相连属。解，用刀分割而断离。属，连接，接续。◎[14]至而泻之：病气来至而征象显现时，即便施用泻法。至，来，达到，指病气来至以致征象显现。◎[15]厥气：厥逆之气。◎[16]行：在水中

小肠，则梦聚邑冲衢[17]。客于胆，则梦斗讼[18]自刳[19]。客于阴器，则梦接内[20]。客于项，则梦斩首。客于胫，则梦行走而不能前，及居深地窌苑[21]中。客于股肱[22]，则梦礼节拜起[23]，客于胞䐈[24]，则梦溲便。凡此十五不足者，至而补之立已也。

见自己身处田野之中；如果厥逆之气侵入并伤损小肠而使小肠虚弱，就会梦见自己身处人群聚居之处或交通要冲之道；如果厥逆之气侵入并伤损胆腑而使胆腑虚弱，就会梦见自己跟他人打斗争讼，或者负气自杀。如果厥逆之气侵入并伤损阴器，就会梦见自己与人性交；如果厥逆之气侵入并伤损项部，就会梦见自己被斩首；如果厥逆之气侵入并伤损小腿，就会梦见自己虽在行走却不能前进，或者身处低凹之地，或者身居地窖及林苑之中；如果厥逆之气侵入并伤损大腿和手臂，就会梦见自己行礼跪拜；如果厥逆之气侵入并伤损膀胱和直肠，就会梦见自己在小便和大便。所有这十五种由于正气伤损不足而导致的病变，若病气来至而征象显现时，即便施用补法，病人可以很快痊愈。

潜水浮行。◎［17］聚邑冲衢：指人群聚居之处和交通要冲之道。◎［18］斗讼：指斗殴对打，争辩是非。◎［19］刳（kū 枯）：剖割。◎［20］接内：性交。接，交合。内，行房。◎［21］窌（jiào 教）苑：指地窖和林苑。窌，同"窖"。苑，古时内植林木，供帝王游猎的地方。◎［22］股肱：大腿和肘臂部位。◎［23］礼节拜起：跪拜而起的礼节。◎［24］胞䐈：膀胱和直肠。䐈，直肠。

灵枢经·顺气一日分为四时[1] 第四十四

黄帝曰：夫百病之所始生者，必起于燥湿寒暑风雨，阴阳[2]喜怒，饮食居处，气合而有形，得脏而有名[3]，余知其然也。夫百病者，多以旦慧、昼安、夕加、夜甚[4]，何也？

岐伯曰：四时之气[5]使然。

黄帝曰：愿闻四时之气。

岐伯曰：春生夏长，秋收冬藏[6]，是气之常也，人亦应之，

黄帝问道：各种疾病最初发生的原因，必定是由于燥湿寒暑风雨等外邪，或是由于房室不节，喜怒过度，饮食不调，起居失常等内因而导致疾病的发生。内外两邪会合便会产生不同的病证，而根据邪气伤损脏器的不同来确定病证的名称。像这些道理我已经了解了。可是，各种疾病的病情常常在清晨有所减轻而整个白天较为稳定，在傍晚有所加重而整个夜间比较厉害，这是什么原因呢？

岐伯回答说：这是由于四季中自然界的气质与气势不同而造成的。

黄帝说道：那么，我希望能够了解一下四季中自然界气质与气势的不同情况。

岐伯回答说：春气主生而万物萌动，夏

---

[1]顺气一日分为四时：本篇从"天人合一"的观念出发，认为人体之气与自然界阴阳消长相适应，并将一日分为四个时段，以对应春生、夏长、秋收、冬藏之规律。在疾病则有旦慧、昼安、夕加、夜甚之变化，治疗疾病亦当顺应这些变化，故名篇。◎[2]阴阳：指性生活。◎[3]气合而有形，得脏而有名：内外两邪会合便会产生不同的病证，而根据邪气伤损脏器的不同来确定病证的名称。合，会合，合并。◎[4]旦慧、昼安、夕加、夜甚：病情在清晨有所减轻而整个白天较为稳定，在傍晚有所加重而整个夜间比较厉害。慧，病情小愈。◎[5]四时之气：一年四季中自然界的气候。◎[6]春生夏长，秋收冬藏：谓春气主生而万物萌动，夏气主长而万物繁茂，秋气主收而万物消殒，冬

以一日分为四时，朝则为春，日中为夏，日入为秋，夜半为冬。朝则人气始生，病气衰，故旦慧[7]；日中人气长，长则胜邪，故安[8]；夕则人气始衰，邪气始生，故加[9]；夜半人气入脏，邪气独居于身，故甚也[10]。

黄帝曰：其时有反者[11]何也？

岐伯曰：是不应四时之气，脏独主其病[12]者，是必以脏气之所不胜时者甚[13]，以其所胜时者起[14]也。

黄帝曰：治之奈何？

岐伯曰：顺天之时[15]，而病可与期[16]。顺者为工，

气主长而万物繁茂，秋气主收而万物消殒，冬气主藏而万物避匿，这乃是一年中四季之气的一般规律，而人体的正气也正是与此相应的。如果把一天按照这个规律来分成四季，那么清晨就好比是春季，中午就好比是夏季，傍晚就好比是秋季，夜半就好比是冬季。清晨时分人体的正气开始生发而趋于旺盛，邪气已经衰减，所以病人在清晨时分病情有所减轻；中午时分人体的正气旺盛而充溢于周身，正气旺盛就能克制邪气，所以病人在中午时分病情较为稳定；傍晚时分人体的正气开始衰减而趋于馁弱，邪气开始鸱张，所以病人在傍晚时分病情有所加重；夜半时分人体的正气收敛而入于内脏，只有邪气弥散于周身，所以病人在夜半时分病情比较厉害。

黄帝问道：可是，病人的病情发展也常常有跟上述规律不相应合的情况，那又是什么原因呢？

岐伯回答说：这些疾病跟四季时日规律不相应合，而是由内脏病变单独支配着病情的发展。像这种疾病的病情一定是在本脏的五行属性被时日的五行属性所克的时候加重，在本脏的五行属性克制时日的五行属性的时候减轻。

黄帝问道：那么，如何来治疗呢？

岐伯回答说：如果能够依照时日的五行规律来治疗，那么疾病的痊愈就可以按时间来推算了。能够顺应自然时日与受病脏腑五行属性生克规律的医

气主藏而万物避匿。◎[7]朝则人气始生，病气衰，故旦慧：早晨阳气渐盛，病邪则相对衰退，所以病情逐渐好转。人气，指人体的正气。◎[8]日中人气长，长则胜邪，故安：日中阳气正盛，盛则邪气衰，正能胜邪，故病情平稳。◎[9]夕则人气始衰，邪气始生，故加：傍晚的时候阳气收敛，邪气渐盛，所以病人渐感难受，病情加重。◎[10]夜半人气入脏，邪气独居于身，故甚也：夜间人体阳气潜藏于内，邪气单独充斥于人体身形，这时由于正不胜邪，所以病情是一天之中最重的时候。◎[11]其时有反者：有时病情的轻重变化与"旦慧、昼安、夕加、夜甚"不符。◎[12]脏独主其病：内脏病变单独支配着病人的病情发展，而时气的影响表现不著。主，主宰，在这里是支配的意思。◎[13]以脏气之所不胜时者甚：病情在本脏的五行属性被时日的五行属性所克的时候有所加重。如肝属木，庚辛为金，肝病在庚辛日便会加重。◎[14]起：病愈，病情减轻。◎[15]顺天之时：指治疗时能根据日、时的五行配属与得病之脏的五行配属关系，进行针刺补泻治疗。◎[16]病可与期：疾病的痊愈指日可待的意思。期，计算时日。◎[17]顺者为工，逆者为粗：顺应自然时日

逆者为粗[17]。

黄帝曰：善。余闻刺有五变[18]，以主五输[19]，愿闻其数。

岐伯曰：人有五脏，五脏有五变，五变有五输，故五五二十五输，以应五时[20]。

黄帝曰：愿闻五变。

岐伯曰：肝为牡脏[21]，其色青，其时春，其音角，其味酸，其日甲乙[22]。心为牡脏，其色赤，其时夏，其日丙丁[23]，其音徵，其味苦。脾为牡脏[24]，其色黄，其时长夏，其日戊己[25]，其音宫，其味甘。肺为牡脏，其色白，

生才算得上是高明的医生，而违背这个规律的便是拙劣的医生。

黄帝说道：您讲得很好。我还听说医生在施行针法时必须注意疾病有在脏、在色、在时、在音、在味五种不同的变化，而要分别以五输穴为主穴来进行治疗，那么，我希望能够了解一下其中的规律。

岐伯回答说：人体均有肝、心、脾、肺、肾五脏，五脏均有在色、时、音、味、日五个方面的不同，这五个方面又分别对应井、荥、输、经、合五穴，因而有五五二十五个腧穴，来跟自然界的五时相互应合。

黄帝说道：那么，我希望能够了解一下五脏在这五个方面的不同。

岐伯回答说：肝脏为阳脏，它在五色中与青色相配，在五季中与春季相配，在五音中与角音相配，在五味中与酸味相配，肝脏的望日在春季甲、乙月七十二日；心脏为阳脏，它在五色中与赤色相配，在五季中与夏季相配，心脏的望日在夏季丙、丁月七十二日，在五音中与徵音相配，在五味中与苦味相配；脾脏为阴脏，它在五色中与黄色相配，在五季中与长夏相配，脾脏的望日在长夏戊、己月七十二日，在五音中与宫音相配，在五味中与甘味相配；肺脏为阴脏，它在五色中与白色相配，在五

与脏腑五行属性生克规律的医生才算得上是高明的医生，而违背此规律的便是拙劣的医生。工，精深，高明。◎[18]刺有五变：医生在施行针法时必须注意疾病有在脏、在色、在时、在音、在味五种不同的变化。五变，指疾病在脏、色、时、音、味五个方面的变化。◎[19]以主五输：分别以五输穴为主穴来进行治疗。五输，指井、荥、输、经、合五穴。详见《灵枢·九针十二原》。◎[20]五时：指春、夏、长夏、秋、冬五季。◎[21]牡脏：指性质属阳的脏，如心脏、肝脏。牡，雄性，性质属阳。◎[22]其日甲乙：肝脏的望日在春季甲、乙月七十二日。十月太阳历法一年十个月是用十天干标记的，一年分为五季（五行），每季（行）两个月，计七十二日。甲、乙月为春季（木行），丙、丁月为夏季（火行），戊、己月为长（zhǎng）夏（土行），庚、辛月为秋季（金行），壬、癸月为冬季（水行）。肝主春，故其望日为甲、乙月的七十二日。以下类此。◎[23]其日丙丁：心脏的望日在夏季丙、丁月七十二日。◎[24]牝脏：指性质属阴的脏，如脾脏、肺脏、肾脏。牝，雌性，性质属阴。◎[25]其日戊己：脾脏的望日在长夏戊、己月七十二日。◎[26]其日庚辛

其音商，其时秋，其日庚辛[26]，其味辛。肾为牝脏，其色黑，其时冬，其日壬癸[27]，其音羽，其味咸。是为五变。

黄帝曰：以主五输奈何？

岐伯曰：脏主冬[28]，冬刺井[29]；色主春[30]，春刺荥[31]；时主夏[32]，夏刺输[33]；音主长夏[34]，长夏刺经[35]；味主秋[36]，秋刺合[37]。是谓五变，以主五输。

黄帝曰：诸原安合以致六输[38]？

岐伯曰：原独不应五时，以经合之[39]，以应其数，故六六三十六输[40]。

音中与商音相配，在五季中与秋季相配，肺脏的望日在秋季庚、辛月七十二日，在五味中与辛味相配；肾脏为阴脏，它在五色中与黑色相配，在五季中与冬季相配，肾脏的望日在冬季壬、癸月七十二日，在五音中与羽音相配，在五味中与咸味相配。这便是五脏在色、时、日、音、味五个方面的不同。

黄帝问道：那么，医生分别以五输穴为主穴来进行治疗，是怎样的情况呢？

岐伯回答说：五脏主封脏精气，与冬气相应，如果五脏封脏有变，应该取井穴针刺；五色外现于肤表，与春气相应，如果五色外现有变，应该取荥穴针刺；五时长养万物，与夏气相应，如果五时长养有变，应该取输穴针刺；五音繁富而外发，与长夏之气相应，如果五音外发有变，应该取经穴针刺；五味成熟而滋养，与秋气相应，如果五味滋养有异，应该取合穴针刺。这便是人体在脏、色、时、音、味五个方面出现病变，而分别以五输穴为主穴来治疗的情况。

黄帝问道：那么，各条阳经的原穴怎样跟五输穴相配，而组成六输穴呢？

岐伯回答说：在六输穴中，只有原穴不跟五季相配，而是以本经的经穴来代之配属五季，以应合输穴配属季节的数目。因而在阳经各有六个输穴，六经六穴，共有三十六个输穴。

肺脏的望日在秋季庚、辛月七十二日。◎［27］其日壬癸：肾脏的望日在冬季壬、癸月七十二日。◎［28］脏主冬：谓五脏主封藏精气，与冬气相应。脏，指五脏而言。◎［29］冬刺井：谓五脏封藏有变，应该取井穴针刺。冬，对应上文在这里是指五脏封藏有变而言。井，井穴。◎［30］色主春：五色外现于肤表，与春气相应。色，指五色。◎［31］春刺荥：五色外现有变，应该取荥穴针刺。春，对应上文在这里是指五色外现有变而言。荥，荥穴。◎［32］时主夏：五时长养万物，与夏气相应。时，指五时，亦即五季。◎［33］夏刺输：五时长养有变，应该取输穴针刺。夏，对应上文在这里是指五时长养有变而言。◎［34］音主长夏：五音繁富而外发，与长夏之气相应。音，指五音。◎［35］长夏刺经：五音外发有变，应该取经穴针刺。长夏，对应上文在这里是指五音外发有变而言。经，经穴。◎［36］味主秋：五味成熟而滋养，与秋气相应。味，指五味。◎［37］秋刺合：五味滋养有变，应该取合穴针刺。秋，对应上文在这里是指五味滋养有变。合，合穴。◎［38］诸原安合，以致六输：各条阳经的原穴怎样跟五输穴相配，而组成六输穴。原，原穴。◎［39］原独不应五时，以经合之：只有原穴不跟五时相配，而是以本经的经穴来代之配属五时。◎［40］三十六输：指

黄帝曰：何谓脏主冬，时主夏，音主长夏，味主秋，色主春？愿闻其故。

岐伯曰：病在脏者，取之井；病变于色者，取之荥；病时间时甚[41]者，取之输；病变于音者，取之经；经满而血者[42]，病在胃及以饮食不节得病者，取之于合。故命曰味主合。是谓五变也。

黄帝问道：什么叫做脏主冬、时主夏、音主长夏、味主秋、色主春呢？我希望能够了解其中的情由。

岐伯回答说：病变深在于内脏的，应该取井穴治疗；病变从色泽方面显露出来的，应该取荥穴治疗；病变时轻时重的，应该取输穴治疗；病变从声音方面表现出来的，应该取经穴治疗；经脉盛满而有瘀血，病变在胃腑以及饮食不节而发病的，应该取合穴治疗，因此说味与合相配。这些便是由于病变不同而在治疗方面的五种变化。

六腑的五输穴再加上原穴，共三十六输穴。◎［41］时间（jiàn见）时甚：时轻时重。间，病稍愈。◎［42］经满而血者：由于疾病导致的经脉盛满而出现的瘀血现象。

灵枢经·外揣[1] 第四十五

黄帝曰：余闻九针九[2]篇，余亲授[3]其调，颇得其意。夫九针者，始于一而终于九[4]，然未得其要道[5]也。夫九针者，小之则无内[6]，大之则无外[7]，深不可为下[8]，高不可为盖[9]，恍惚[10]无穷，流溢无极[11]，余知其合于天道人

黄帝问道：我以前听说有关于九针的九篇文章，后来我亲自读了它们的内容，对其中的意义稍微有了一些认识，知道了九针的理论中包含着与天地万物相应的从一开始、到九完结然后又周而复始的丰富内容与深刻道理，但却仍还没有领会并掌握其中的要旨。我体会，九针的理论中包含的道理，就精细而言，已经没有可更进一步深入地分析下去的了；就博大而言，则已经没有可以超越出去的了。深到不能探求得更深，高到不能升华得更高。隐微玄妙，无法用语言说尽；流光溢彩，施惠于无边无际之地与无穷无尽之时的

[1] 外揣：揣，估量、揣摩、推测之意。本篇在阴阳学说和内外相应的整体思想指导下，探讨了用针之道和指导诊断治疗的理论，指出临床医生可以从反映于外的五音五色变化中，推测出内脏疾病，故称"外揣"。◎ [2] 九针：古代医生治病时所用的九种不同规格、长度和用法的针。详见《灵枢·九针十二原》。◎ [3] 授：通"受"，接受。有阅读、研习之意。◎ [4] 夫九针者，始于一而终于九：谓九针（针刺）的理论中包含着与天地万物相应的从一开始、到九完结，然后又周而复始的丰富内容与深刻道理。◎ [5] 要道：指有关九针理论的主要精神和基本观点。◎ [6] 小之则无内：就精细而言，已经没有可以更进一步深入地分析下去的了。小，精细。内，深入。◎ [7] 大之则无外：大，博大，多而广之意。此指九针理论的道理，广博至极。◎ [8] 深不可为下：深到不能探求得更深。◎ [9] 高不可为盖：高到不能升华得更高。盖、高，盖过、高过。◎ [10] 恍惚：形容（九针之理）隐微玄妙。◎ [11] 流溢无极：九针之道流光溢彩，可施惠于无边无际之地与无穷无尽之时的人们。

事四时之变[12]也。然余愿杂之毫毛[13]，浑束[14]为一，可乎？

岐伯曰：明乎哉问也！非独针道焉，夫治国亦然。

黄帝曰：余愿闻针道，非国事也。

岐伯曰：夫治国者，夫惟道焉。非道，何可小大深浅，杂合而为一乎[15]？

黄帝曰：愿卒[16]闻之。

岐伯曰：日与月焉，水与镜焉，鼓与响[17]焉。夫日月之明，不失其影；水镜之察[18]，不失其形；鼓响之应，不后其声。动摇则应和[19]，尽得其情。

黄帝曰：窘[20]乎哉！昭昭之明不可蔽[21]。其不可蔽，

人们。我知道它跟上天的规律、人间的事理与四季的变化是完全符合的。我希望综合这些多而精细得犹如毫毛的道理，把它们归纳成一个完整的理论体系，可以吗？

岐伯回答说：问得真高明啊！不仅是针刺的大理，就是治国的大理，也可以综合起来而后归纳成一个完整的理论体系的。

黄帝说：我希望听的是关于针刺的大理，不是关于治国之事的大理。

岐伯说：治国之事，也完全是依照同样的大理而行的哩。如果没有贯通一切的大理，怎么能将小、大、深、浅的广博无尽的事物及其规矩法度汇总起来而后归纳成为一个完整的体系呢？

黄帝说：那么就希望详尽地听听它们的道理。

岐伯回答说：这可以用白日和明月、清水和明镜、鼓和回声的情况来比喻说明。由于白日和明月能放射出光辉，所以在其下面万物都不会不现出各自的影子；由于清水和明镜能够映照出物象，所以在其前边人们都不会看不到各自的面容；由于鼓声与其回声是彼此相应的，所以击鼓之后不会拖得太久才产生回声。由此而言，某一事物一旦有了变动，就会有某种现象相应发生。既然这样，那么我们就可以据此完全认识并掌握万事万物——当然也包括这里所讨论的针刺之法的根由变化等所有情况并汇总归纳它们了。

黄帝听罢，感慨地说道：这实在是切中了要害的高超见解啊！看来明辨事理的智者是不可能被复

◎[12]合于天道人事四时之变：指九针理论与自然规律，社会人事，四时气候变更都有密切关系。◎[13]杂之毫毛：杂，杂合，综合。毫毛，比喻精细至极的九针之理。◎[14]浑束：全部归纳起来。◎[15]非道，何可小大深浅，杂合而为一乎：认识任何问题都要有一定的章法和原则，如果没有章法和原则，又怎么能将大的、小的、高深的、浅显的复杂事物归纳整理为一套完整的理论体系呢？◎[16]卒：详尽。◎[17]响：回声。◎[18]察：映照。◎[19]动摇则应和（hè贺）：谓任何事物一有变动，就会相应地产生或出现某种现象。◎[20]窘（jiǒng炯）：重要。有切要、抓住了要害之意。◎[21]昭昭之明不可蔽：指上述的道理就像日月的光辉一样是无法遮蔽的。◎

不失阴阳也。合而察之，切而验之，见而得之[22]，若清水明镜之不失其形也。五音[23]不彰，五色[24]不明，五脏波荡[25]，若是则内外相袭[26]，若鼓之应桴[27]，响之应声，影之似形。故远者，司外揣内；近者，司内揣外[28]，是谓阴阳之极[29]，天地之盖。请藏之灵兰之室[30]，弗敢使泄也。

杂的现象所蒙蔽的。他们之所以不可能被蒙蔽，是因为他们抓住了并从不撇开阴阳这个万事万物的根本的缘故啊！可知参合阴阳来详察病情，结合阴阳来验证病情，就能够认清并掌握病情，犹如清水明镜不会不映现出人们的面容一样。人们要是声音迟滞不清、面色晦暗无光、五脏功能紊乱，如此就会内外相互影响而很快产生病变，就像鼓会随着鼓槌的敲打而立即发出声音、回声会随着原声而立即应和、影子会随着身体而立即出现一样。所以从外部而言，要能够通过诊察病人的症候表现来推知机体的内部病变；从内部而言，要能够通过所知病人的机体病变来推知外在的症候表现。这可以说是阴阳之道在诊病中应用的最高境界，也是天地之理在诊病中的概括体现了。请允许我将它藏在灵兰之室吧，实在不敢使它散失啊！

---

[22]合而察之，切而验之，见而得之：指参合阴阳来详察病情，结合阴阳来验证病情，就能够认清并掌握病情。◎[23]五音：宫、商、角、徵（zhǐ 止）、羽。泛指患者的声音。◎[24]五色：青、赤、黄、白、黑。这里泛指患者的面色。◎[25]波荡：比喻功能紊乱。◎[26]相袭：相互应和。谓相互影响。◎[27]桴（fú 浮）：鼓槌。◎[28]故远者，司外揣内；近者，司内揣外：意谓从外部而言，要能通过诊察患者的症候表现来推知其内部病变；从内部而言，要能通过所知的机体病变来推知其外在症候。远、近，分别指人体的外部、内部。司，通“伺”，窥探。此有诊察之意。揣，揣测、推测。◎[29]极：极致，指最高境界。盖，通“概”，概括。此有概括体现之意。◎[30]灵兰之室：又称“灵台兰室”，相传是黄帝藏书的地方。

灵枢经·五变^[1] 第四十六

黄帝问于少俞曰：余闻百疾之始期^[2]也，必生于风雨寒暑，循毫毛而入腠理，或复还^[3]，或留止，或为风肿汗出^[4]，或为消瘅^[5]，或为寒热^[6]，或为留痹^[7]，或为积聚，奇邪^[8]淫溢，不可胜数，愿闻其故。夫同时得病，或病此，或病彼，意^[9]者天之为人生风乎，何

黄帝向少俞问道：我听说各种疾病最初发生，一定是由于风、雨、寒、暑等邪气从外界侵入而发生的。外界的邪气沿着毫毛侵入腠理后，有时又从表而解散，有时会滞留在体内。这些邪气有时引起风肿汗出，有时引起消瘅，有时引起寒热，有时引起留痹，有时引起积聚。至于四时不正之气在体内播散流溢而引起的病症，更是数不胜数。我希望能够了解一下这其中的原故。另外，不同的人同时患病，有人患这样的病，有人却患那样的病，我猜测是不是自然界专门为不同的人产生不同的邪

---

[1]五变：变，指病变。五变即风厥、消瘅、寒热、痹、积聚等五种病变。本篇通过对这五种病变的外候及机理的讨论，说明了疾病的发生与变化同人体的骨节、肌肉、皮肤、腠理的坚固与否等体质因素的密切关系，并提出了"因形而生病"的体质发病学说，强调了体质在发病中的重要作用。由于这些理论是通过列举五种病变来说明的，故名"五变"。◎[2]期：当，适合于，即发生之意。◎[3]或复还：谓外入之邪气有时会由表而散。还，返回，即入表之邪自表而解。◎[4]风肿汗出：指因风邪外袭而致肿胀、汗出一类病证，为"五变"之一。◎[5]消瘅：指因脏柔气刚，热气内郁而致肌肉消瘦一类病证，为"五变"之一。◎[6]寒热：指因体质亏虚，骨肉柔弱而致畏寒、发热一类病证，为"五变"之一。◎[7]留痹：指因腠理疏松，肤肉柔弱而致风寒湿邪滞留而致的痹病，为"五变"之一。◎[8]奇邪：指四时不正之气。◎[9]意：揣测，料想。

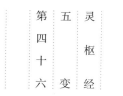
其异也[10]?

少俞曰：夫天之生风[11]者，非以私百姓[12]也，其行公平正直，犯者得之，避者得无殆[13]，非求[14]人而人自犯之。

黄帝曰：一时遇风，同时得病，其病各异，愿闻其故。

少俞曰：善乎哉问！请论以比匠人。匠人磨斧斤[15]、砺刀削[16]，斲材木[17]。木之阴阳[18]，尚有坚脆，坚者不入，脆者皮弛[19]，至其交节，而缺斤斧焉。夫一木之中，坚脆不同，坚者则刚，脆者易伤，况其材木之不同，皮之厚薄，汁之多少，而各异耶。夫木之蚤花[20]先生叶者，遇春霜烈风，则花落而叶萎。久曝大旱，则脆木薄皮者，枝条汁少而叶萎。久阴淫雨，则薄

气，不然，为什么会那样地不同呢？

少俞回答说：自然界产生各种各样的气象，并不是专为某人或者某些人的。至于奇邪的流布，对人而言也是公平正直的，触犯四时奇邪的人便会患病，而能避开它的人则可以没有患病的危险。其实并非是邪气主动伤人，而是人自己触犯了邪气。

黄帝问道：不同的人在同时遇到外邪，同时发生疾病，但他们的病情却各不相同。我希望能够了解一下这其中的原故。

少俞回答说：您问得真是好啊！请让我用匠人的情况来比喻论述这个问题。匠人们磨砺斧子和刀具，到林中去砍伐较大而直、可制器用的木料，而这树木的向阳和背阳两面尚且有木质坚脆的不同，坚硬的一面刀斧不能砍入，松脆的一面树皮易于散弛，至于树干分叉长结的部位，则会使刀斧残缺。在同种的树木之中，木质的坚硬与松脆尚且各不相同，坚硬的刚强难伐，松脆的软弱易伤，更何况树木品种不同，树皮的厚薄，汁液的多少也必定有所差异呢？！在各种树木之中，早开花先长叶的树种，如果遇到春天暴烈的风霜，就会花落叶枯；夏天若久晴大旱，那些木质脆树皮薄的树种就会枝条干枯而树叶萎黄；长夏若久阴多雨，那些树皮薄多汁液的树种就会树皮溃

◎［10］何其异也：怎么会有那样大的差异呢？◎［11］风：指自然界的各种气候现象，如风、寒、暑、湿、燥、火等，非专指风气而言。◎［12］私百姓：谓专为某人或某些人。私，利，有专为之意。百姓，众人。在这里指某人或某些人。◎［13］犯者得之，避者得无殆：谓触犯四时奇邪的人便会患病，而能避开四时奇邪的人便没有患病的危险。殆，指患病。◎［14］求：伤害之意。◎［15］斤：古代砍伐树木的工具，指较小的斧子。◎［16］削：刀的别称。也指较小的刀子，亦称书刀。◎［17］斲（zhuó 茁）材木：斲，砍伐。材木，指较大而直、可制器用的木料。◎［18］阴阳：指背阳面和向阳面。◎［19］弛：毁坏。◎［20］蚤花：谓早开花。蚤，通"早"。花，开花，用如动

皮多汁者，皮溃而漉[21]。卒风暴起，则刚脆之木，枝折杌[22]伤。秋霜疾风，则刚脆之木，根摇而叶落。凡此五者，各有所伤，况于人乎。

黄帝曰：以人应木奈何？

少俞答曰：木之所伤也，皆伤其枝，枝之刚脆而坚，未成伤也。人之有常病也，亦因其骨节皮肤腠理之不坚固者，邪之所舍也，故常为病也。

黄帝曰：人之善病风厥漉汗[23]者，何以候之？

少俞答曰：肉不坚，腠理疎，则善病风。

黄帝曰：何以候肉之不坚也？

少俞答曰：䐃肉不坚[24]而无分理[25]，理者粗理[26]，粗理而皮不致者，腠理疎[27]。此言其浑然[28]者。

黄帝曰：人之善病消瘅者，何以候之？

烂而汁液渗出；冬天若突发暴风，那些木质刚硬而脆的树种就会枝干折伤；秋天若霜寒风急，那些木质刚硬而脆的树种就会根摇叶落。所有以上这五种情况都是讲的自然气候对树木各有不同的损伤，更何况于人呢?！

黄帝问道：那么，把人体和树木比照对应是怎样的情况呢？

少俞回答说：自然气候对树木的伤害，都是伤害树木的枝条，但是，枝条之中刚脆而坚强的却不会受到伤害。如果某人经常患病，也是由于他的骨节皮肤腠理不够坚固，容易成为各种邪气侵害的目标，因此就常常受到邪气的侵害而发生疾病。

黄帝问道：有的人经常会患风厥汗出的病证，那么医生根据什么来诊测这种病证呢？

少俞回答说：如果肌肉不够坚实，腠理疏松不密，就经常会患风厥汗出这样的病证。

黄帝问道：那么，医生根据什么来诊测病人的肌肉不够坚实呢？

少俞回答说：肌肉的丰隆之处不够坚实，而且没有正常肌肉所应有的纹理，或即使有纹理也是比较粗疏的纹理。由于肌肉的纹理粗疏，而且皮肤不够致密，所以腠理疏松不密而容易感受外界的风邪。这说的是那些肌肉没有纹理而浑然不分的人。

黄帝问道：有的人经常会患消瘅的病证，那么医生根据什么来诊测这种病证呢？

词。◎[21]皮溃而漉：谓树皮溃烂，水液流渍。漉，渗出。◎[22]杌（wù 务）：原指没有枝条的树干。◎[23]风厥漉汗：指风邪内犯而致汗出的病证。◎[24]䐃肉不坚：指肌肉不够坚实。《甲乙经》"䐃"作"胭"，甚是。◎[25]分理：指肌肉的纹理。◎[26]理者粗：谓即使有纹理也是相对粗疏的纹理。◎[27]疎：通"疏"。空疏，疏松不密。◎[28]浑然：形容没有纹理，浑然不

少俞答曰：五脏皆柔弱者，善病消瘅。

黄帝曰：何以知五脏之柔弱也？

少俞答曰：夫柔弱者，必有刚强[29]，刚强多怒，柔者易伤也。

黄帝曰：何以候柔弱之与刚强？

少俞答曰：此人薄皮肤而目坚固以深[30]者，长冲直扬[31]，其心刚，刚则多怒，怒则气上逆，胸中畜积，血气逆留，臗皮充肌[32]，血脉不行，转而为热，热则消肌肤，故为消瘅，此言其人暴刚而肌肉弱者也。

黄帝曰：人之善病寒热者，何以候之？

少俞答曰：小骨弱肉者，善病寒热。

黄帝曰：何以候骨之小大，肉之坚脆，色之不一也。

少俞答曰：颧骨者，骨之本[33]

少俞回答说：如果五脏都比较柔弱，就经常会患消瘅这样的病证。

黄帝问道：那么，医生根据什么来诊测病人的五脏比较柔弱呢？

少俞回答说：五脏柔弱不足的人必定脾性刚暴强悍，而刚暴强悍的人常会发怒，柔弱不足的人容易受伤。

黄帝问道：那么，医生根据什么来诊测病人五脏的柔弱不足和脾性的刚暴强悍呢？

少俞回答说：这种人的皮肤一般较薄，双目常常直视而运转不灵，而且目睛突起，眉毛耸动而竖起，眼睛直视而露光，他们的脾性一般比较刚烈，脾性刚烈就常会发怒，发怒时气向上冲逆，郁积在胸中，这样便使血气逆乱而滞留，导致皮肤肌肉充塞胀满，血脉流通不畅，进而郁久生热，而热气会消铄人体的肤肉，因而发生消瘅这样的病证。这说的是那些脾性刚烈而肌肉消损的人。

黄帝问道：有的人经常会患有寒热的病证，那么医生根据什么来诊测这种病证呢？

少俞回答说：如果骨骼细小，肌肉柔弱，就经常会患寒热这样的病证。

黄帝问道：那么，医生根据什么来诊测病人骨骼的大小，肌肉的坚柔以及气色的不同呢？

少俞回答说：颧骨，是全身骨骼的标

分的样子。◎［29］夫柔弱者，必有刚强：谓五脏柔弱不足的人必定脾性刚暴强悍。柔，与"弱"字义略同。◎［30］目坚固以深：双目直视而运转不灵，而且目睛突起。坚固，固定不移，在这里指病人多直视，目睛运转不灵。深，高突。◎［31］长冲直扬：眉毛耸动而竖立，双目直视而露光。◎［32］臗皮充肌：谓血气逆乱而滞留皮肤肌肉之间，使之充塞胀满。臗，义同"宽"。◎［33］本：标

全注全译黄帝内经

也。颧大则骨大，颧小则骨小。皮肤薄而其肉无䐃，其臂懦懦然[34]，其地色殆然，不与其天同色[35]，污然[36]独异，此其候也。然后臂薄[37]者，其髓不满，故善病寒热也。

黄帝曰：何以候人之善病痹者？

少俞答曰：粗理而肉不坚者，善病痹。

黄帝曰：痹之高下有处乎？

少俞答曰：欲知其高下者，各视其部。

黄帝曰：人之善病肠中积聚者，何以候之？

少俞答曰：皮肤薄而不泽，肉不坚而淖泽[38]，如此则肠胃恶[39]，恶则邪气留止，积聚乃伤。脾胃之间，寒温不次[40]，邪气稍[41]至；稸积[42]留止，大聚乃起。

黄帝曰：余闻病形，已知之矣，

样。如果某人的颧骨高大，那么他全身的骨骼都比较粗大；如果某人的颧骨低小，那么他全身的骨骼都比较细小。皮肤菲薄，全身的肌肉没有丰隆突起的部位，臂膊软弱无力，面部下方的色泽呈现黑色，跟面部上方的色泽不同，色泽深而显黑，与他处均不相同，这些都是"小骨弱肉"之人的特有形征。当掌握了这些形征以后，再观察他的臂膊，如果臂膊薄瘦，骨中的精髓必定衰少不足，所以常患寒热这样的病证。

黄帝问道：医生根据什么来诊测病人经常患痹证呢？

少俞回答说：如果腠理比较粗疏，肌肉不够坚实，就经常会患痹证。

黄帝问道：那么，痹证部位的高低有一定的位置吗？

少俞回答说：医生要想了解痹证部位的高低，就必须分别观察相应部位的情况。

黄帝问道：有的人经常会患肠中积聚的病证，那么医生根据什么来诊断这种病证呢？

少俞回答说：皮肤菲薄而不够润泽，肌肉无力而扪之柔弱，像这样的情况病人的肠胃功能必定失健，而肠胃失健邪气便会留止其中，积聚日久便会伤及脾胃之中的正气，再加之饮食不按常度，即使外邪渐渐而入，也会蓄积滞留在肠中，从而导致积聚病证的发生。

黄帝问道：我听您讲了这些病证的形

本，标样。◎[34]懦懦然：形容软弱无力的样子。◎[35]其地色殆然，不与其天同色：病人面部下方色泽呈现黑色，跟面部上方的色泽不同。地，指面部下方，即下颌部。天，指面部上方，即额部。◎[36]污然：形容色泽深而黑的样子。◎[37]后臂薄：指臀部与臂膊的肌肉瘦薄。◎[38]淖泽：谓肌肉软弱无力，如同软泥状。◎[39]恶：低下或失调的意思。◎[40]不次：不能按照次序。◎[41]稍：渐渐的意思。◎[42]稸积：即蓄积，积聚。◎[43]先立其年：首先依据该年份

愿闻其时。

　　少俞答曰：先立其年[43]，以知其时[44]，时高则起，时下则殆[45]，虽不陷下，当年有冲通，其病必起[46]，是谓因形而生病，五变之纪也。

征，已经了解其中的道理了。我还希望能够了解一下有关疾病发生或发作的时间。

　　少俞回答说：首先依据该年份的年干支，就可推知这一年的岁运和岁气。一般来说，人体有病而遇相生的气运，便易于痊愈；遇相克的气运，便易致危困。有时，当年的气运虽然跟病情不相克，但若当年的气候变化过于剧烈而对人体有所冲犯，也会导致疾病发作。以上所述便是由于形质差异而发病的情况，也是"五变"病证的纲要。

的年干支，然后就可推知这一年的岁运和岁气。◎[44]时：指当年的主气。◎[45]时高则起，时下则殆：谓人体有病而遇相生的气运，便易于痊愈；遇相克的气运，便易致危困。◎[46]虽不陷下，当年有冲通，其病必起：谓当年的气运虽与病情不相克，但若当年气候的变化过于剧烈而对人体有所冲犯，也可导致疾病的发作。起，谓发病，与上文"时高则起"的"起"字意义有别。

灵枢经·本脏^[1] 第四十七

黄帝问于岐伯曰：人之血气精神者，所以奉生而周于性命^[2]者也。经脉者，所以行血气而营阴阳^[3]，濡筋骨，利关节者也。卫气者，所以温分肉^[4]，充皮肤，肥腠理^[5]，司关合^[6]者也。志意^[7]者，所以御^[8]精神，收魂魄，适寒温，和喜怒者也。是故血和则经脉流行，营覆阴阳^[9]，筋骨劲强，关

黄帝向岐伯问道：人体的血、气、精、神是用来奉养身体并周全地维持人体生命活动的。经脉是用来通行血气，而使血气能够营养身体的各个部分，滋润筋膜和骨骼，并且使关节滑利灵敏的。卫气是用来温煦肌肉，营养皮肤，充益腠理，并且掌管腠理汗孔开合的。情志意念是用来统御精神，收摄魂魄，使人体能主动地适应寒温气候并调和喜怒而不使之过激的。因此说，如果血液和调，经脉就流行畅达，气血循环往复地运行到全身各部，筋骨因之强健而有力，关节因之滑润而灵活。如果卫气和调，肌肉就舒缓滑利，

---

[1] 本脏：本，谓根本。脏，指内脏，脏腑。本篇讨论了人之血气精神皆化藏于脏腑，人体病变的产生，外在色泽、肤纹、皮肉的厚薄及形态变化等亦由于脏腑，人的体质强弱也与脏腑有着密切的关系。人以脏腑为本，故名。◎[2] 奉生而周于性命：谓奉养身体并周全地维持人体的生命活动。奉，养，供养。周，周全，有周全维护之意。◎[3] 营阴阳：谓营养人体的全身各部分。营，营养。阴阳，指全身内外、上下各部分。◎[4] 分肉：即肌肉。◎[5] 肥腠理：充益腠理。肥，使土地肥沃。此有充益之意。◎[6] 关合：腠理汗孔的开合。◎[7] 志意：指人体自身的控制、调节能力。◎[8] 御：统御，统摄。◎[9] 营覆阴阳：指气血循环往复地运行于全身各处。复，周而复始。阴

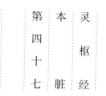

节清利[10]矣。卫气和则分肉解利[11]，皮肤调柔，腠理致密矣。志意和则精神专直[12]，魂魄不散，悔怒不起，五脏不受邪矣。寒温和则六腑化谷，风痹[13]不作，经脉通利，肢节得安矣。此人之常平[14]也。五脏者，所以藏精神血气魂魄者也。六腑者，所以化水谷而行津液[15]者也。此人之所以具[16]受于天也，无愚智贤不肖[17]，无以相倚[18]也。然有其独尽天寿[19]，而无邪僻之病[20]，百年不衰，虽犯风雨卒寒大暑，犹有弗能害也；有其不离屏蔽[21]室内，无怵惕之恐，然犹不免于病，何也？愿闻其故。

岐伯对曰：窘[22]乎哉问也！五脏者，所以参天地[23]，副阴阳[24]，而连四时[25]，化五节[26]者也。五

皮肤柔和润适，腠理致密不疏。如果情志意念和谐，精神就专注而守一，魂魄内藏而不散，懊悔与忿怒也都不会发生，五脏也自然不会受到邪气的侵害。如果能主动地适应气候的寒温变化，那么六腑就能正常地传化水谷并产生精微之气，外邪也不会伤于人体而引起气机闭阻的病证，经脉中的气血流通畅达，肢体关节自得安然无病。上述这些都是讲的人体的正常生理状态。五脏是用以贮藏精、神、血、气、魂、魄的，六腑是用以消化水谷饮食并转输其中精微物质的；这些脏器和它们的功能对任何一个人而言都是禀受于父母，与生俱来的，无论是愚者还是智者，贤能之士还是不肖之徒，彼此之间并没有什么差异。但是，有的人能独自享尽自然的寿限，在一生之中没有什么邪僻不常的病患发生，即使寿至百岁身体也不见衰弱，即使触冒了疾风淫雨、暴寒酷暑，也不能有所伤害。有的人身体不离开布置着屏风、帘障的房室，心中也没有忧虑恐惧等情志因素的牵扰，却仍然不能免于病患的侵害。这是什么原因呢？我希望能够了解其中的原故。

岐伯回答说：您的问题真是不容易回答啊！人体的五脏是与天地相参伍，跟阴阳相配属，而且和四时相连通，并依照着五时的节度

阳，泛指全身。◎[10]清利：滑润而灵活的意思。◎[11]解利：舒缓而滑利的意思。◎[12]专直：专注而守一。◎[13]风痹：泛指外邪伤于人体而致气机闭阻的多种病证。◎[14]常平：指正常的生理状态。◎[15]化水谷而行津液：谓消化水谷饮食并转输其中的精微物质。津液，指水谷精微，非指津液或水液。◎[16]具：全、都之意。◎[17]无愚智贤不肖：无论是愚者或智者，贤能之士或不肖之徒。无，无论。◎[18]无以相倚：彼此之间没有什么差异。倚，偏，偏斜。◎[19]独尽天寿：只有他们能够享尽自然的寿限。尽，享尽。天寿，指自然赋予人的最高寿限。◎[20]邪僻之病：指由四时不正之气导致的病变。邪僻，指乖戾不正之气。◎[21]屏蔽：指屏风、帘障之类。◎[22]窘：窘迫。◎[23]参天地：参，合也。天地相合之意。◎[24]副阴阳：谓与阴阳相配属。副，符合，相称。◎[25]连四时：谓与四时相连通。连，通、连贯。◎[26]化五节：谓依

脏者，固有小大高下坚脆[27]端正偏倾者；六腑亦有小大长短厚薄结直[28]缓急[29]。凡此二十五[30]者，各不同，或善或恶，或吉或凶，请言其方[31]。

心小则安，邪弗能伤，易伤以忧[32]；心大则忧不能伤，易伤于邪[33]。心高则满于肺中，悗而善忘，难开以言[34]；心下则脏外，易伤于寒，易恐以言[35]。心坚则脏安守固；心脆则善病消瘅热中[36]。心端正则和利难伤[37]；心偏倾则操持不一，

而变化的。在不同的个体，五脏本有体形偏大偏小、位置偏高偏低、质地偏坚偏脆以及端正与偏斜的不同，六腑也有体形偏大偏小、长度偏长偏短、管壁偏厚偏薄、走向偏曲偏直以及弛缓与紧急的差异，所有这些共有二十五种个体的差异，各不相同，其中有些属差，有些属恶，有的主吉，有的主凶。请允许我来讲述一下它们的大致情况。

如果心脏的体形偏小，那么心气就容易安守其中，虽然外邪不能伤害，却容易因忧患而内伤；如果心脏的体形偏大，那么心气就容易散越于外，虽然忧患不能伤害，却容易被外邪所损伤；如果心脏的位置偏高，就容易导致肺气壅滞而胀满，时常自觉心中烦闷，而且健忘，遇事也难以用语言来开导他；如果心脏的位置偏低，就容易导致所藏神气外越不守，时常容易被外邪所伤害，遇事也容易被语言所惊吓；如果心脏的质地坚实，那么其中所藏的神气就安定内守而不会患病；如果心脏的质地松脆，那么其中所藏的神气就浮散外越而容易罹患消瘅和热中一类的病证；如果心脏端正，那么其中的气血就调和而流畅，邪气也就难以造成伤害；如果心脏偏斜，那么谋虑策划就不能始终如一，经常翻悔，

照着五时之节度而变化。五节，一年中五季推移的节度。◎[27]坚脆：坚，坚实，脆，脆弱。◎[28]结直：结，弯曲，意为六腑郁结不畅。直，不曲，意指六腑和顺通畅。◎[29]缓急：缓，舒缓柔和的状态。急，拘急紧张的状态。◎[30]二十五：即二十五变，指五脏各有大小、高下、坚脆、端正、偏倾等五变，六腑亦各有大小、长短、厚薄、结直、缓急等五变（三焦、膀胱为一，俱合于肾），五五合为二十五变。◎[31]请言其方：请让我全面地谈谈这些道理。方，《辞海》："道义也。"此处引申为道理。◎[32]心小则安，邪弗能伤，易伤以忧：清·张志聪："心小则神气收藏，故邪弗能害，小心故易伤以忧也。"余脏"小"仿此。◎[33]心大则忧不能伤，易伤于邪：清·张志聪："心大则神旺而忧不能伤，大则神气外弛，故易伤于邪也。"◎[34]心高则满于肺中，悗而善忘，难开以言：清·张志聪："肺者心之盖，故心高则满于肺中，在心主言，在肺主声，满则心肺之窍闭塞，故闷而善忘，难开以言也。"◎[35]心下则脏外，易伤于寒，易恐以言：心下则位于肺脏之外，心失守位而神不内藏，则易被寒邪所伤；神不内藏，则又易受言语恐吓而惊恐不安。◎[36]消瘅热中：消瘅，指善饥、消渴而肌肉消瘦一类的病症。热中，即中焦热证。◎[37]心端正则和利

无守司也[38]。

肺小则少饮，不病喘喝[39]；肺大则多饮，善病胸痹喉痹逆气[40]。肺高则上气肩息咳[41]；肺下则居贲迫肺，善胁下痛[42]。肺坚则不病咳上气；肺脆则苦病消瘅易伤。肺端正则和利难伤；肺偏倾则胸偏痛也。

肝小则脏安[43]，无胁下之病；肝大则逼胃迫咽，迫咽则苦膈中，且胁下痛[44]。肝高则上支贲，切胁悗，为息贲[45]；肝下则逼胃[46]，胁下空，胁下空则易受邪。肝坚则脏安难伤；肝脆则善病消瘅易伤。肝端正则和利难伤；肝偏倾

心神无恒。

如果肺脏的体形偏小，一般饮水就较少，而且不会患呼吸急促而声粗一类的病证；如果肺脏的体形偏大，一般饮水就较多，而且容易罹患胸痹、喉痹以及气急上逆一类的病证；如果肺脏的位置偏高，就会出现气急上逆，呼吸抬肩，咳嗽频频一类的病证；如果肺脏的位置偏低，就会压在贲门之上并逼迫肝脏，因而容易发生胁下疼痛一类的病证；如果肺脏的质地坚实，那么其中的精气固守，因而不会发生咳嗽、气急上逆一类的病证；如果肺脏的质地松脆，那么其中的精气散越，因而常会发生消瘅一类的病证，或是容易受到外邪伤害；如果肺脏端正，那么其中的气血就和调而流畅，邪气也就难以造成伤害；如果肺脏偏斜，那么就会发生胸部偏痛一类的病证。

如果肝脏的体形偏小，那么其中所藏的气血就安宁和调，就不会发生胁下的病痛；如果肝脏的体形偏大，就会向下压迫胃腑，向上逼迫咽部，若是逼迫了咽部就会出现咽膈不畅，饮食难下一类的病证，而且胁下疼痛不适；如果肝脏的位置偏高，就会向上支撑贲门而紧逼胁部，因而气机郁闷而出现胁下有块，气急上迫的息贲病证；如果肝脏的位置偏低，就会向下压迫胃腑，而胁下却空虚不实，若胁下空虚不实就容易受到邪气的侵害；如果肝脏的质地坚实，那么其中所藏的气血就安宁和调，邪气难以造成伤害；如果肝脏的质地松脆，那么其中所藏的气血就浮散外越，因而常会发生消瘅一类的病证，或是容易受到外邪伤害；如果肝脏端正，那么其

难伤：清·张志聪："心正则精神和利，而邪病难伤。"◎[38]心偏倾则操持不一，无守司也：唐·杨上善："心脏偏倾不一，神亦如之，故操持百端，竟无守司之恒。"◎[39]肺小则少饮，不病喘喝：唐·杨上善："肺小不受外邪，故不病喘喝。喝，喘声。"◎[40]胸痹喉痹逆气：痹，闭也，胸痹、喉痹，指胸部、喉部因气机闭阻而产生的有关病证。逆气，气上逆也，指肺气上逆而产生咳喘之类的病证。◎[41]肩息咳：明·张介宾："耸肩喘息而咳也。"◎[42]肺下则居贲迫肺，善胁下痛：指肺位低下则逼迫贲门和压迫肝脏，致胁下作痛。◎[43]脏安：谓肝脏所藏气血安宁和调。◎[44]肝大则逼胃迫咽，迫咽则苦膈中，且胁下痛：唐·杨上善："胃居肝下，咽在肝傍，肝大下逼于胃，傍迫于咽，迫咽则咽膈不通饮食，故曰膈中也，肝大受邪，故两胁下痛。"◎[45]肝高则上支贲，切胁悗，为息贲：肝脏位高则肝经上行的支脉奔壅迫切于肺，而为胁闷，为息贲喘急之证。◎[46]肝下则逼

则胁下痛也。

脾小则脏安，难伤于邪也；脾大则苦凑眇而痛[47]，不能疾行；脾高则眇引季胁[48]而痛；脾下则下加[49]于大肠，下加于大肠则脏苦受邪[50]。脾坚则脏安难伤；脾脆则善病消瘅易伤。脾端正则和利难伤；脾偏倾则善满善胀也。

肾小则脏安难伤；肾大则善病腰痛，不可以俯仰，易伤以邪。肾高则苦背膂[51]痛，不可以俯仰；肾下则腰尻[52]痛，不可以俯仰，为狐疝[53]。肾坚则不病腰背痛；肾脆则善病消瘅易伤。肾端正则和利难伤；肾偏倾则苦腰尻痛也。凡此二十五变者，人之所

中的气血就和调而流畅，邪气也就难以造成伤害；如果肝脏偏斜，那么就会发生胁下疼痛一类的病证。

如果脾脏的体形偏小，那么其中所藏的气血就安宁和调，不易被邪气所伤害；如果脾脏的体形偏大，就会充塞于胁下虚软处并引发该处疼痛，不能快步行走；如果脾脏的位置偏高，就会出现胁下虚软处牵引季胁部疼痛；如果脾脏的位置偏低，就会向下压迫大肠，若向下压迫大肠就会出现脏气失调，容易受到邪气侵害；如果脾脏的质地坚实，那么其中所藏的气血就安宁和调，邪气难以造成伤害；如果脾脏的质地松脆，那么其中所藏的气血就浮散外越，因而常会发生消瘅一类的病证，或是容易受到外邪伤害；如果脾脏端正，那么其中的气血就和调而流畅，邪气也就难以造成伤害；如果脾脏偏斜，就经常容易发生满胀一类病证。

如果肾脏的体形偏小，那么其中所藏的精气就安宁和调，邪气难以造成伤害；如果肾脏的体形偏大，就常会发生腰部疼痛，甚则不可以俯仰屈伸，而且容易被邪气所侵害；如果肾脏的位置偏高，就会发生脊背部疼痛，甚则不可以俯仰屈伸；如果肾脏的位置偏低，就会出现腰部和尾骶部疼痛，甚则不可以俯仰屈伸，还可发生阴囊胀痛，时大时小的狐疝病证；如果肾脏的质地坚实，就不会罹患腰背疼痛一类的病证；如果肾脏的质地松脆，就经常会发生消瘅一类的病证，或是容易受到外邪伤害；如果肾脏端正，那么其中的气血就和调而流畅，邪气也就难以造成伤害；如果肾脏偏斜，就会发生腰部和尾骶部疼痛一类的病证。所有这二十五类关于五脏大小、高低、坚脆、偏正等的

胃：清·张志聪："肝居胃旁，故下则逼胃。"◎[47]凑眇而痛：充塞于胁下虚软处并引发该处疼痛。凑，充塞。眇，胁下虚软处。◎[48]季胁：指肋弓下游肋处，即第十一、十二肋处。◎[49]加：凌驾，压迫。◎[50]脏苦受邪：指脾脏易被邪气所害。◎[51]膂：明·张介宾："膂音吕，夹脊肉也。"◎[52]尻：明·张介宾："尻……尾骶骨也。"◎[53]狐疝：清·张志聪："狐疝者，偏有大小，时时上下，狐乃阴兽，善变化而藏，睾丸上下，如狐之出入无时，此肾脏之疝也。"◎

苦常病[54]。

黄帝曰：何以知其然也？

岐伯曰：赤色小理者心小，粗理者心大[55]。无髑骬[56]者心高，髑骬小短举者心下。髑骬长者心下坚，髑骬弱小以薄者心脆。髑骬直下不举者心端正，髑骬倚一方者心偏倾也。

白色小理者肺小，粗理者肺大。巨肩反膺陷喉者肺高[57]，合腋张胁[58]者肺下。好肩[59]背厚者肺坚，肩背薄者肺脆。背膺厚者肺端正，胁偏疏者[60]肺偏倾也。

青色小理者肝小，粗理者肝大。广胸反骹[61]者肝高，合胁兔骹[62]者肝下。胸胁好者肝坚，胁骨弱者肝脆。膺腹好相得者[63]

变化，都是相应的个体经常发生的病变。

黄帝问道：那么，医生根据什么来测知这样的病变呢？

岐伯回答说：如果肤色偏赤而纹理致密，那说明心脏偏小；如果肤色偏赤而纹理粗疏，那说明心脏偏大；如果胸骨剑突隐而不显，那说明心脏偏高；如果胸骨剑突短小而翘起，那说明心脏偏低；如果胸骨剑突较长，那说明心脏坚实；如果胸骨剑突较小而薄弱，那说明心脏松脆；如果胸骨剑突直向下方而没有突起，那说明心脏端正；如果胸骨剑突偏向一侧，那说明心脏偏斜。

如果肤色偏白而纹理致密，那说明肺脏偏小；如果肤色偏白而纹理粗疏，那说明肺脏偏大；如果两肩宽厚，胸膺高起，喉部内陷，那说明肺脏偏高；如果两腋紧敛，两胁开张，那说明肺脏偏低；如果两肩端正，背部宽厚，那说明肺脏坚实；如果肩背较薄，那说明肺脏松脆；如果胸背宽厚，那说明肺脏端正；如果胁部一侧偏低且肋骨稀疏，那说明肺脏偏斜。

如果肤色偏青而纹理致密，那说明肝脏偏小；如果肤色偏青而纹理粗疏，那说明肝脏偏大；如果胸廓宽厚，胁骨高突，那说明肝脏偏高；如果两胁聚扰，低平如兔，那说明肝脏偏低；如果胸胁端正，那说明肝脏坚实；如果胁骨细弱，那说明肝脏松脆；如果胸部与腹部端正且

[54]常病：经常好发之病。◎[55]赤色小理者心小，粗理者心大：清·张志聪："小理者，肌肉之文理细密；粗理者，肉理粗疏。大肉䐃脂，五脏之所生也，故候肉理之粗细，即知脏形之大小。"其余各脏同此。◎[56]无髑骬（hé yú 合鱼）者：谓胸骨剑突隐而不显。髑骬，指胸骨剑突。◎[57]巨肩反膺陷喉者肺高：明·张介宾："胸前两旁为膺，胸突而向外者是为反膺。肩高胸突，其喉必缩，是为陷喉。"◎[58]合腋张胁：两腋紧敛，两胁开张。◎[59]好肩：两肩端正。◎[60]胁偏疏者：胁部一侧偏低且肋骨稀疏。◎[61]广胸反骹（qiāo 敲）：胸廓宽厚，肋骨高突。骹，肋骨同胸骨和胸椎下部相交处。◎[62]合胁兔骹：两胁聚扰，低平如兔。合，聚扰，闭合。◎[63]膺腹好相得者：胸部与腹部端正且相互称应。得，相合，相称。◎[64]胁骨偏

肝端正，胁骨偏举[64]者肝偏倾也。

黄色小理者脾小，粗理者脾大。揭唇[65]者脾高，唇下纵[66]者脾下。唇坚者脾坚，唇大而不坚者脾脆。唇上下好者脾端正，唇偏举者脾偏倾也。

黑色小理者肾小，粗理者肾大。高耳者肾高[67]，耳后陷者肾下。耳坚者肾坚，耳薄不坚者肾脆。耳好前居牙车[68]者肾端正，耳偏高者肾偏倾也。

凡此诸变者，持则安，减则病[69]也。

帝曰：善。然非余之所问也。愿闻人之有不可病者，至尽天寿，虽有深忧大恐，怵惕之志，犹不能减[70]也，甚寒大热，不能伤也；其有不离屏蔽室内，又无怵

相互称应，那说明肝脏端正；如果胁骨一侧偏高，那说明肝脏偏斜。

如果肤色偏黄而纹理致密，那说明脾脏偏小；如果肤色偏黄而纹理粗疏，那说明脾脏偏大；如果口唇高起，那说明脾脏偏高；如果口唇低平而松弛，那说明脾脏偏低；如果口唇坚实，那说明脾脏坚实；如果口唇肥厚而不坚实，那说明脾脏松脆；如果口唇上下端正，那说明脾脏端正；如果口唇一侧偏高，那说明脾脏偏斜。

如果肤色偏黑而纹理致密，那说明肾脏偏小；如果肤色偏黑而纹理粗疏，那说明肾脏偏大；如果两耳偏高，那说明肾脏偏高；如果两耳后侧低陷，那说明肾脏偏低；如果两耳坚实，那说明肾脏坚实；如果两耳菲薄而不坚实，那说明肾脏松脆；如果两耳端正且向前靠近颊车，那说明肾脏端正；如果两耳一侧偏高，那说明肾脏偏斜。

所有这些都是个体的差异，若善于持守正气，勿使受损，那么五脏仍可安和无病；若不善持守，致正气消损，那么五脏便会动荡而不免于患病。

黄帝说：您讲得很好，但却不是我所问的问题。我希望了解的是：有的人直至享尽了自然的寿限都不会患病，即使有深重的忧虑和非常的恐怖惊惧，仍然不能伤损他的正气，即便遭遇严寒酷暑，也不能侵害他的身体；而有的人身体并不离开布置着屏风、帘障的房室，心

举：胁骨一侧偏高。举，此有高突之意。◎[65]揭唇：口唇高起。◎[66]唇下纵：口唇低平而松弛。纵，松弛的意思。◎[67]高耳者肾高：明·张介宾："肾气通于耳，故肾之善恶，验于耳可知也。"◎[68]耳好前居牙车：两耳端正，且向前靠近颊车。牙车，指颊车，在下颌角前上方约一横指处。◎[69]持则安，减则病：五脏虽有偏差，但若善于持守正气，勿使受损，则五脏仍可安和无病；若不善持守，致正气消损，则五脏动荡而不免于患病。持，守，守持，此指持守正气。减，消损，因不善持守而致正气消损。◎[70]减：明·张介宾："损也。"◎[71]五脏六腑，邪之舍也：

惕之恐，然不免于病者，何也？愿闻其故。

岐伯曰：五脏六腑，邪之舍也[71]，请言其故。五脏皆小者，少病，苦燋心，大愁忧[72]；五脏皆大者，缓于事，难使以忧[73]。五脏皆高者，好高举措[74]；五脏皆下者，好出人下[75]。五脏皆坚者，无病；五脏皆脆者，不离于病。五脏皆端正者，和利得人心[76]；五脏皆偏倾者，邪心而善盗，不可以为人平[77]，反覆言语也。

黄帝曰：愿闻六腑之应。

岐伯答曰：肺合大肠，大肠者，皮其应。心合小肠，小肠者，脉其应。肝合胆，胆者，筋其应。脾合胃，胃者，肉其应。肾合三焦膀胱，三焦膀胱者，腠理毫毛其应。

黄帝曰：应之奈何？

岐伯曰：肺应皮。皮厚者大肠

中也没有忧虑恐惧等情志因素的牵扰，但却不能免于病患的侵害。这是为什么呢？我希望能够了解其中的原故。

岐伯回答说：五脏六腑若有偏差不调，就成为邪气滞留的处所。请允许我来讲一讲其中的原因。如果五脏都偏小，就很少因外邪而患病，却常常心中忧急，多有忧愁；如果五脏都偏大，就会遇事迟缓，难以使他忧愁；如果五脏都偏高，举止处事常喜居他人之上，好高骛远；如果五脏都偏低，举止处事常好居他人之下，不思进取；如果五脏都坚实，就不会患病；如果五脏都松脆，就不能摆脱疾病的缠绕；如果五脏都端正，一般居心温厚，处事敏捷，深得众望；如果五脏都偏斜，一般心术邪恶，喜好偷盗，待人接物没有公平之心，讲话反复无常，没有信用。

黄帝问道：那么，我希望能再了解一下六腑与身体各部相应的情况。

岐伯回答说：肺脏跟大肠相合，而大肠跟皮肤相应；心脏跟小肠相合，而小肠跟脉络相应；肝脏跟胆相合，而胆跟筋膜相应；脾脏跟胃相合，而胃跟肌肉相应，肾脏跟三焦、膀胱相合，而三焦、膀胱跟腠理、毫毛相应。

黄帝问道：那么，它们相应的情况又是怎样的呢？

岐伯回答说：肺脏跟皮肤相应，如果

谓五脏六腑若有偏差不调，则成为邪气滞留的处所。◎［72］五脏皆小者，少病，苦燋心，大愁忧：清·张志聪："五脏者，所以藏精神气血魂魄志意者也，故小则血气收藏而少病。小则神志畏怯，故苦焦心，大忧愁也。"苦燋心，心中忧急。◎［73］五脏皆大者，缓于事，难使以忧：言五脏大或小皆属偏差，五脏小者遇事过于忧急，五脏大者遇事过于迟缓。◎［74］好高举措：举止处事喜好居他人之上，好高骛远。◎［75］好出人下：举止处事喜好居他人之下，不思进取。◎［76］和利得人心：居心温厚，处事敏捷，深得众望。利，敏捷。◎［77］不可以为人平：待人接物没有公平之心。

厚，皮薄者大肠薄。皮缓腹里大[78]者大肠大而长，皮急者大肠急而短[79]。皮滑者大肠直[80]，皮肉不相离者大肠结[81]。

心应脉。皮厚者脉厚，脉厚者小肠厚；皮薄者脉薄，脉薄者小肠薄。皮缓者脉缓，脉缓者小肠大而长；皮薄而脉冲[82]小者，小肠小而短。诸阳经脉皆多纡屈者[83]，小肠结。

脾应肉。肉䐃坚大者胃厚，肉䐃么[84]者胃薄。肉䐃小而么者胃不坚；肉䐃不称身者胃下，胃下者下管约不利[85]。肉䐃不坚者胃缓，肉䐃无小里累者胃急[86]。肉䐃多少里累[87]者胃结，胃结者上管约不利也。

肝应爪。爪厚色黄者胆厚，爪薄色红者胆薄。爪坚色青者胆急，

皮肤偏厚，大肠就偏厚；如果皮肤偏薄，大肠就偏薄；如果皮肤松弛，腹围肥大，大肠就粗大而且较长；如果皮肤绷紧，大肠就紧急而且短缩；如果皮肤光滑，大肠就舒直而畅；如果皮肤与肉紧密相贴，大肠就纡曲不畅。

心脏跟脉络相应，如果皮肤较厚，脉管也较厚，脉管若较厚，小肠就较厚；如果皮肤较薄，脉管也较薄，脉管若较薄，小肠就较薄；如果皮肤松弛，脉络就弛缓，脉络若弛缓，小肠就粗大而且较长；如果皮肤较薄而且脉络细小，小肠就较细而且短缩；如果浮现于表皮的脉络大多纡曲，小肠就纡曲不畅。

脾脏跟肌肉相应，如果肌肉丰隆处坚实而隆大，胃壁的肌肉就较厚；如果肌肉丰隆处较为细薄，胃壁的肌肉就较薄；如果肌肉丰隆处细小而薄弱，胃壁的肌肉就不够坚实；如果肌肉丰隆处跟身体不相称应，胃的位置就较低，胃若较低，下脘就收束拘促而不够畅通；如果肌肉丰隆处不够坚实，胃腑就弛缓无力；如果肌肉丰隆处没有累累相连的较小突起，胃腑就拘急紧张；如果肌肉丰隆处多有累累相连的较小突起，胃腑就纡曲不畅，胃腑若纡曲不畅，上脘就收束拘促而不够畅通。

肝脏跟爪甲相应，如果爪甲厚实而色黄，胆壁就较厚；如果爪甲菲薄而色红，胆壁就较薄；如果爪甲坚实而色青，胆腑就拘急；如

平，公平。◎[78]皮缓腹里大：皮缓，指皮肤松弛。腹里大，谓腹围肥大。◎[79]急而短：紧急而短缩。◎[80]皮滑者大肠直：皮滑，皮肤润滑。大肠直，指大肠纡屈少，意即大肠通利不郁。◎[81]皮肉不相离者大肠结：皮肉紧密相贴，则大肠纡曲。◎[82]脉冲：即脉虚。冲，幼。此有细而虚弱之意。◎[83]诸阳经脉皆多于屈者：明·张介宾："诸阳经脉，言脉动之浮浅而外见者也。纡屈，盘曲不舒之谓。"◎[84]肉䐃么（yāo 夭）：肌肉瘦小。么，通"幺"，小，细小。◎[85]下管约不利：下脘收束拘促而不够畅通。约，约束，有收束拘促之意。下管，胃下脘。约，明·张介宾："不舒也。"◎[86]肉䐃无小里累者胃急：谓肌肉丰隆处没有累累相连的较小突起。◎[87]多少里累：多有累累相连的较

爪濡[88]色赤者胆缓。爪直色白无约[89]者胆直，爪恶[90]色黑多纹者胆结[91]也。

肾应骨。密理厚皮者三焦膀胱厚，粗理薄皮者三焦膀胱薄。疏腠理者三焦膀胱缓，皮急而无毫毛者三焦膀胱急。毫毛美而粗者三焦膀胱直，稀毫毛者三焦膀胱结也。

黄帝曰：厚薄美恶[92]皆有形，愿闻其所病。

岐伯答曰：视其外应，以知其内脏，则知所病矣。

果爪甲柔弱而色赤，胆腑就弛缓；如果爪甲平直色白而没有纹理，胆腑就通畅；如果爪甲畸形色黑而多有纹理，胆腑就纡曲。

肾脏跟骨骼相应，如果皮肤较厚且纹理致密，三焦膀胱就较厚；如果皮肤较薄且纹理粗疏，三焦膀胱就较薄；如果腠理疏松，三焦膀胱就弛缓；如果皮肤紧急而且没有毫毛，三焦膀胱就拘急；如果毫毛丰美而粗，三焦膀胱就畅通；如果毫毛稀疏，三焦膀胱就纡曲。

黄帝问道：既然脏腑的厚薄美恶都有一定的外部征象，那么我想知道如何来诊测它们的病变。

岐伯回答说：分别观察各脏腑的外应部位，来推测其相应内脏的情况，就可以了解各脏腑的病变了。

小突起。◎[88]濡：柔弱。◎[89]约：指横纹，纹理。◎[90]恶：劣，不好，此指指甲畸形。◎[91]胆结：明·张介宾："胆气不舒之谓。"◎[92]美恶：美，言其常。恶，言其变。

灵枢经·禁服[1] 第四十八

雷公问于黄帝曰：细子[2]得受业，通于九针六十篇[3]，旦暮勤服之[4]，近者编绝，久者简垢[5]，然尚讽诵[6]弗置，未尽解于意矣。《外揣》[7]言浑束为一[8]，未知所谓也。夫大则无外，小则无内[9]，大小无极，高下无度，束之奈何？士之才力，

雷公向黄帝问道：晚辈从您这里接受学业，通晓了有关九针刺法的六十篇文字。对这些文字我不分早晚勤奋地研习，读的较少的皮绳都断绝了，读的较多的竹简都污损了，但我仍然坚持诵读，没有放弃，尽管如此，却还没有能够完全了解其中的精义。《外揣》篇中谈到可以将繁多复杂的内容全都归纳为一个系统，而我却不能理解这句话中所包含的道理。有关九针刺法的六十篇文字的内容，大则包罗万象，没有什么在它之外，小则细致入微，没有什么不在它之内，可以说是无限之大，又无限之小，以致没有极限，也可以说是无限之高，又无限之低，以致无法测量，像这样浩博的内容，怎样才能归纳为一个系统呢？再说，人们的才识学力有深厚与浅

---

[1]禁服：禁，通"勤"。服，驾驭，引申为学习掌握。禁服，医者对针刺要领应经常学习牢固掌握。即下文"旦暮勤服之"。因为本篇前半部分主要讨论了业医者应如何学习前人的经验，运用前人的经验的问题，故名"禁服"。◎[2]细子：犹言小子，晚辈的谦词。◎[3]九针六十篇：指有关九针刺法的六十篇文字。◎[4]旦暮勤服之：早晚孜孜不倦的勤奋学习和钻研。服，练习。◎[5]近者编绝，久者简垢：谓穿联竹简的皮绳都断绝了。编，古时用以穿联竹简的皮条或绳子。简，竹简。垢，尘污。◎[6]讽诵：即诵读。讽，背诵。◎[7]外揣：为《灵枢经》第四十五篇之篇名。◎[8]浑束为一：将繁多复杂的内容全都归纳为一个系统。浑，皆，都的意思。束，聚集，此有归纳之意。◎[9]大则无外，小则无内：九针六十篇的内容大则包罗万象，没有什么在它以外，小则细致

或有厚薄[10]，智虑褊浅[11]，不能博大深奥，自强于学若细子，细子恐其散于后世，绝于子孙，敢问约之奈何？

黄帝曰：善乎哉问也！此先师之所禁，坐私传之[12]也，割臂歃血[13]之盟也，子若欲得之，何不斋[14]乎。

雷公再拜而起曰：请闻命于是[15]也。

乃斋宿三日而请曰：敢问今日正阳[16]，细子愿以受盟。

黄帝乃与俱入斋室，割臂歃血。黄帝亲祝[17]曰：今日正阳，歃血传方，有敢背此言者，反受其殃。

雷公再拜曰：细子受之。

黄帝乃左握其手，右授之书，曰：慎之慎之，吾为子言之。凡刺之理，经脉为始，营其所行[18]，

薄的不同，有的人智慧浅薄，见识偏狭，不仅在学业上不能达到博大精深的境界，甚至不能像晚辈这样孜孜勤勉地学习。晚辈担心这样浩博精深的理论和方法会在将来流散失传，断绝在子孙们的手中，所以冒昧地向您请教如何来归纳其中的精义。

黄帝回答说：你问得很好！这种理论和方法乃是先师曾经禁诫不可轻传的，就算是我违背先师的禁诫私下传授给你吧，但是，一定要割破手臂，饮血盟誓才可以传授。你如果真想要学到这理论和方法，为什么不先去斋戒呢？

雷公听了黄帝的话，马上拜了两拜，起身说到：请允许我从此时起就按照您的命令去做。

雷公于是就斋戒独宿了三天，而后向黄帝请求说：我冒昧地请问今天正午是否可以开始传授，晚辈愿意接受传道授业的盟誓。

黄帝这才跟雷公一起进入斋室，两人割破手臂，饮血立誓，黄帝亲自祝告说：今天正午时分，二人饮血传方，日后若违誓言，必定受其祸殃。

雷公听后，拜了两拜，说：晚辈愿受教诲。

黄帝这才用左手握住雷公的手，用右手把书交给他，并嘱咐道：你一定要千万慎重，我现在来为你讲解其中的精义。大凡刺法的道理，都是以经脉的理论为基础的。医生需要探求经脉循行的规律，明白经脉分布的尺度，在

入微，没有什么不在它以内。◎［10］厚薄：浅薄。◎［11］褊浅：狭窄而成薄。褊，衣服狭小，此指见识狭窄、肤浅。◎［12］坐私传之：违背先师的禁诫而私下传授。坐，指违背先师的禁诫。◎［13］割臂歃（shà霎）血：割破手臂，微饮其血，是古时会盟表示诚意的一种方式，表示决不背弃信约的诚意。◎［14］斋：斋戒。古时举行典礼前不饮酒，不茹荤，沐浴别居，以示虔敬。◎［15］请闻命于是：谓请允许我从此时起就按照您的命令去做。请，敬词，表祈使。◎［16］正阳：中午。［17］祝：祝告，即用言语向鬼神祈祷或立誓。◎［18］营其所行：谓探求经脉循行的规律。营，求，

知其度量，内刺五脏，外刺六腑[19]，审察卫气，为百病母[20]，调其虚实，虚实乃止[21]，泻其血络，血尽不殆[22]矣。

雷公曰：此皆细子之所以通，未知其所约也。

黄帝曰：夫约方[23]者，犹约囊也，囊满而弗约，则输泄，方成弗约，则神与弗俱[24]。

雷公曰：愿为下材者，勿满而约之。

黄帝曰：未满而知约之以为工，不可以为天下师。

雷公曰：愿闻为工。

黄帝曰：寸口主中，人迎主外，两者相应，俱往俱来，若引绳大小齐[25]等。春夏人迎微大，秋冬寸口微大，如是者名曰平人。

人迎大一倍于寸口，病在

内察辨五脏的变化，在外测知六腑的情况，而且尤其要明察卫气的变化，因为卫气失常乃是各种疾病发生的根源。在治疗方面，根据病变的虚实性质加以调理，泻其邪实，补其正虚，这样邪实和正虚都可以得到纠正；或者是通过针刺血络来泻除体内邪气，血尽则邪去，病人便没有危险了。

雷公说：您所说的这些都是晚辈已经掌握了的，晚辈只是不知道归纳这些内容的方法。

黄帝说：归纳治疗的方法，就好比捆扎盛物的袋子一样。袋子装满了却不知道要捆扎，袋内的东西就会散落；治法成熟了却不懂得归纳，神妙的境界也不会因方法众多而达到。

雷公问：那么，晚辈就做个下等才识的人吧，不等到知识积累得很多，就对它们进行归纳。

黄帝回答说：没有等到知识积累到一定的丰富程度就对它们进行归纳，那只能做一个普通的医生，而不能成为天下医生的师表。

雷公说：晚辈希望能够了解如何来做一个普通的医生。

黄帝说：寸口脉主要用以诊测五脏的病变，人迎脉主要用于诊测六腑的病变，而且这两部脉是相互称应的，同时退去，同时搏起，搏动力度也相同，就像是一条牵紧的绳索一样。在春夏二季人迎脉略微盛一些，在秋冬二季寸口脉略微盛一些，像这种依照四季变迁而略有变化的脉象乃是健康人的正常脉象。如果人迎脉比寸口脉盛一倍，这是病变在足少阳经；

如果人迎脉比寸口脉盛一倍而且搏动急疾，

探求。◎[19]内刺五脏，外刺六腑：在内察辨五脏的变化，在外测知六腑的情况。刺，侦察，探询。◎[20]审察卫气，为百病母：尤当明察卫气的变化，因为卫气失常乃是百病发生的根源。◎[21]虚实乃止：疾病的虚实得到调整而平衡。◎[22]血尽不殆：用放血的方法使邪随血而出，病情就没什么危险。◎[23]约方：归纳方法。约，约束，捆扎，此有归纳之意。◎[24]神与弗俱：神妙的境界不会因方法众多而达到。◎[25]若引绳大小齐：人迎、寸口二脉搏动力度相同，就像一足少阳，一倍而躁[26]，在手少阳。人迎二倍，病在足太阳，二倍而躁，病在手太阳。人迎三倍，病在足阳明，三倍而躁，病在手阳明。盛则为热，虚则为寒，紧则为痛痹，代则乍甚乍间[27]。盛则泻之；虚则补之，紧痛[28]则取之分肉，代则取血络且饮药，陷下则灸之，不盛不虚，以经取之，名曰经刺[29]。人迎四倍者，且大且数，名曰溢阳，溢阳为外格[30]，死不治。必审按[31]其本末，察其寒热，以验其脏腑之病。

寸口大于人迎一倍，病在足厥阴，一倍而躁，在手心主。寸口二倍，病在足少阴，二倍而躁，在手少阴。寸口三倍，病在足太阴，三倍而躁，在手太阴。盛则胀满、寒中、食不

这是病变在手少阳经；如果人迎脉比寸口脉盛二倍，这是病变在足太阳经；如果人迎脉比寸口脉盛二倍而且搏动急疾，这是病变在手太阳经；如果人迎脉比寸口脉盛三倍，这是病变在足阳明经；如果人迎脉比寸口脉盛三倍而且搏动急疾，这是病变在手阳明经。人迎脉盛，为阳气有余的实热证；人迎脉虚，为阳气不足的虚寒证；人迎脉紧，为邪气痹阻的疼痛证；人迎脉代，则是病势时轻时重的病证。如果人迎脉盛而证属实热，就应该用泻法；如果人迎脉虚而证属虚寒，就应该用补法；如果人迎脉紧而证属痹阻疼痛，就应该针刺分肉之间的穴位；如果人迎脉代而证见时轻时重，就应该针刺络脉放血，并且让病人服药；如果人迎脉低陷，就应该用灸法；如果人迎脉既不盛也不虚，就应该依其病变所在的本经来针刺治疗，也就是所谓的"经刺"。如果人迎脉比寸口脉盛四倍，又大又数，名叫"溢阳"，"溢阳"脉反映阳经邪气炽盛至极，格拒阻隔，阴经之气不能外出，为必死不治的病证。即使是一个普通的医生，也必须审察病变的原委，测度病性的寒热，并据以察辨是何脏何腑的病变。

如果寸口脉比人迎脉盛一倍，这是病变在足厥阴经；如果寸口脉比人迎脉盛一倍而且搏动急疾，这是病变在手厥阴经；如果寸口脉比人迎脉盛二倍，这是病变在足少阴经；如果寸口脉比人迎脉盛二倍而且搏动急疾，这是病变在手少阴经；如果寸口脉比人迎脉盛三倍，这是病变在足太阴经；如果寸口脉比人迎脉盛三倍而且搏动急疾，这是病变在手太阴经。寸口脉盛，为中焦寒盛，脘腹胀满，饮

条牵紧的绳索一样。引，牵拉。◎[26]一倍而躁：人迎脉大于寸口脉一倍而且急疾。躁，指脉搏急疾。◎[27]乍甚乍间：指时重时轻的病证。间，病少愈，此指病情转轻。◎[28]紧痛：指人迎脉紧且有疼痛痹阻的病证。◎[29]经刺：刺法名，即取本经穴来治疗本经病。◎[30]外格：阳经邪气炽盛至极，格拒阻隔，阴经之气不能外出。◎[31]审按：即审察。按，察验。◎[32]出糜：谓

化、虚则热中、出糜[32]、少
气、溺色变，紧则痛痹，代则
乍痛乍止。盛则泻之，虚则补
之，紧则先刺而后灸之，代则
取血络而后调之，陷下则徒灸
之，陷下者，脉血结于中，中
有著血[33]，血寒，故宜灸之，
不盛不虚，以经取之。寸口四
倍者，名曰内关[34]，内关者，
且大且数，死不治。必审察
其本末之寒温，以验其脏腑之
病，通其营输[35]，乃可传于大
数[36]。

大数曰：盛则徒泻之，虚
则徒补之，紧则灸刺且饮药，
陷下则徒灸之，不盛不虚，以
经取之。所谓经治者，饮药，
亦曰灸刺。脉急则引[37]，脉
大以弱[38]，则欲安静，用力
无劳也。

食不化的病证；寸口脉虚，为中焦热盛，大便如
粥，呼吸气短，尿色变黄的病证；寸口脉紧，为
邪气痹阻的疼痛证；寸口脉代，则是病痛时发时
止的病证。如果寸口脉盛而属邪气盛实，就应该
用泻法；如果寸口脉虚而属正气不足，就应该用
补法；如果寸口脉紧而属邪气痹阻，就应该先用
针刺而后再用灸法；如果寸口脉代而疼痛时发时
止，就应该针刺络脉放血，然后再予以调理；如
果寸口脉低陷，就应该只用灸法，因为寸口脉低
陷是经脉中血液凝结所致，经脉之中有滞留的瘀
血为血分有寒，所以只应该用灸法；如果寸口脉
既不盛也不虚，就应该依其病变所在的本经来针
刺治疗。如果寸口脉比人迎脉盛四倍，反映阴经
邪气炽盛至极，格拒阻隔，阳经之气不能入内，
病名叫做"内关"，"内关"病表现为寸口脉又大
又数，是必死不治的病证。即使是一个普通的医
生，也必须审察病变的原委及性质的寒热，并据
以察辨是何脏何腑的病变。

作为一个医生，必须通晓经脉运行输注的道
理，才可以授给他治疗的根本大法。治疗的根本
大法就是：脉气盛实就只用泻法，脉气虚弱就只
用补法，脉气紧急就针法和灸法并用，而且要让
病人服用适当的药剂，脉气虚陷不起就只用灸法，
脉气既不盛实也不虚弱，就依其病变所在的本经
来针刺治疗。所谓的常规治疗，就是服药，当然
也包括灸法和针法。如果脉气急疾，就用针法疏
导经脉而使之通畅；如果脉代而弱，就要让病人
安心静养，不可用力作劳。

大便如粥状。糜，喻指大便稀软。◎［33］著血：即瘀血。著，同"着"，留着，滞留。◎［34］内
关：阴经邪气炽盛至极，格拒阻隔，阳经之气不能入内。◎［35］营输：经脉的运行输注。营，运
也。◎［36］大数：治疗的根本大法。◎［37］引：用针法疏导经脉而使之通调。◎［38］脉大以
弱：《太素》作"脉代以弱"，宜从。

灵枢经·五色^[1]第四十九

雷公问于黄帝曰：五色独决于明堂^[2]乎？小子^[3]未知其所谓也。

黄帝曰：明堂者鼻也，阙^[4]者眉间也，庭^[5]者颜也，蕃^[6]者颊侧也，蔽^[7]者耳门也，其间欲方大^[8]，去之十步，皆见于外^[9]，如是者寿必中^[10]百岁。

雷公曰：五官^[11]之辨奈何？

黄帝曰：明堂骨高以起，平以直^[12]，五脏次于中央^[13]，六腑挟

雷公向黄帝问道：面部的五色诊法是仅仅取决于"明堂"吗？晚辈不太明白这句话中所包含的道理，希望您能予以讲解。

黄帝回答说：所谓明堂，是用来比喻鼻部的；所谓阙，是用来比喻两眉之间的；所谓庭，是用来比喻前额的；所谓蕃，是用来比喻两侧脸颊的；所谓蔽，是用来比喻两耳的。总而言之，人的五官及其相互位置应该是端正舒朗，远离十步看去，五官清楚凸现，像这种貌相的人寿命必定可以达到百岁。

雷公问道：那么，怎样来辨别五官及其正常的气色呢？

黄帝回答说：鼻柱要高而隆起，平而端正。五脏的色诊部位位于面部中央鼻的位

---

[1]五色：本篇分别叙述了颜面部位的名称、脏腑肢节在颜面的望色部位及察色要点、五色主病，认为通过望色可以判断疾病的性质、部位、间甚、转归及生死预后。由于专论色诊，故名"五色"。◎[2]明堂：古时帝王宣明政教的地方。此指鼻。◎[3]小子：雷公的自谦之辞。◎[4]阙：宫门外两侧的楼台，中间有道路。此指两眉之间。◎[5]庭：堂阶前的地坪。此指前额部。颜，指额部，又称为天庭。◎[6]蕃：通"藩"，院落四周的篱笆。此指两侧的脸颊。◎[7]蔽：屏障。此指两耳。◎[8]方大：端正舒朗。方，端正，方正。大，指五官舒朗，不拘促。◎[9]去之十步，皆见于外：能在十步之外看，都显得明朗清楚。◎[10]中：满也，意指能尽其天赋寿命。◎[11]五官：此指面部。◎[12]明堂骨高以起，平以直：鼻骨高而隆起，平正而端直。◎[13]五脏次于中

其两侧[14]，首面上于阙庭[15]，王宫[16]在于下极[17]，五脏安于胸中，真色以致[18]，病色不见，明堂润泽以清[19]，五官恶[20]得无辨乎。

雷公曰：其不辨者[21]，可得闻乎？

黄帝曰：五色之见也，各出其色部。部骨陷者[22]，必不免于病矣。其色部乘袭[23]者，虽病甚，不死矣。

雷公曰：官五色[24]奈何？

黄帝曰：青黑为痛，黄赤为热，白为寒，是谓五官。

雷公曰：病之益甚[25]，与其方衰[26]如何？

置，六腑的色诊部位分布在鼻部的两侧。头面部各组织器官的情况向上反映于两眉之间和前额，心脏的情况反映于两目之间的下极。如果五脏能够安守精气于内，那么正色就显现于面部，病色也自然不会出现，而且鼻部的色泽润泽而清纯。你如果懂得这些，五官怎么会不容易察辨呢？

雷公问道：您说的是容易察辨的正色，那些不易察辨的病色，可否能让晚辈也有所了解呢？

黄帝回答说：五脏病色在面部出现，都是各自出现在本脏相应的色诊部位。如果某个脏腑色诊部位的病色深重，似已陷入骨中，那么相应的脏腑必定不免患病；如果某个脏腑色诊部位出现相应的子脏之色，即使本脏患病深重，病人也不至于死亡。

雷公问道：那么，五色的主病情况是怎样的？

黄帝回答说：一般而言，青色和黑色主痛证，黄色和赤色主热证，白色主寒证，这便是五色主病的一般规律。

雷公问道：病势逐渐加重跟病势将要衰减如何来察辨呢？

央：五脏的色诊部位在面部的中央。五脏，指五脏相应的色诊部位。中央，指从两眉间至鼻端，位在面部中央。◎[14]六腑挟其两侧：指六腑的色部挟附于鼻的两旁。◎[15]首面上于阙庭：头面部各组织器官的情况向上反映于两眉之间和前额。首面，指头面部的组织器官，为内在的脏。阙庭，指两眉之间和前额，为首面的色诊部位，为外在的象。◎[16]王宫：心为五脏之主，称为"君主之官"，所以对心所属的部位，称为"王宫"。◎[17]下极：明·张介宾："下极居两目之中，心之部也，心为君主，故曰王宫。"下极，即两目之间。◎[18]真色以致：正色显现于面部。为脏腑和调，精气充盈的表现。真色，正色，与下之"病色"对文。致，引来，指精气上充而外显。◎[19]清：清纯，洁净。◎[20]恶：怎么，表示反问。◎[21]其不辨者：指那些不易察辨的病色。◎[22]部骨陷者：某脏或某腑色诊部位的病色深重，似已陷入骨中。部，是指五脏所分布在面部的各个部位。骨陷，是指该部所出现的病色，有深陷入骨的征象。◎[23]乘袭：此指母子相乘，即母之部见子之色。◎[24]官五色：面部五色所主的证候。官，主也。◎[25]病之益甚：指病情逐渐加重。益，逐渐。◎[26]与其方衰：指病邪日衰，病渐好转。◎[27]外内皆在焉：谓病势的衰减和

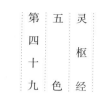

黄帝曰：外内皆在焉[27]。切其脉口[28]滑小紧以沉者，病益甚，在中[29]；人迎气[30]大紧以浮者，其病益甚，在外[31]。其脉口浮滑者，病日进[32]；人迎沉而滑者，病日损[33]。其脉口滑以沉者，病日进，在内；其人迎脉滑盛以浮者，其病日进，在外。脉之浮沉及人迎与寸口气小大等者[34]，病难已。病之在脏，沉而大者，易已，小为逆；病在腑，浮而大者，其病易已。人迎盛坚者，伤于寒；气口盛坚者，伤于食。

雷公曰：以色言病之间甚[35]，奈何？

黄帝曰：其色粗以明[36]，沉夭[37]者为甚，其色上行者病益甚[38]，其色下行如云彻散[39]者

黄帝回答说：病势的衰减和病势的加重都可以通过脉象表现出来。医生诊按病人的脉搏，如果寸口脉滑小紧沉，表示病势逐渐加重，为病在五脏；如果人迎脉的脉气大紧而浮，也表示病人的病势逐渐加重，为病在六腑。如果病人的寸口脉浮而滑，说明病势在一天天地加重；如果人迎脉沉而滑，则说明病势在一天天地衰减。如果病人的寸口脉滑而沉，说明病势在一天天地加重，为邪气在脏的表现；如果病人的人迎脉浮滑而有力，说明病势在一天天地加重，为邪气在腑的表现。如果人迎脉和寸口脉的浮沉大小相同，说明脉气与四时相悖，疾病往往难以治愈。一般而言，病变如果发生在五脏，脉沉而大的容易痊愈，而脉沉而小的则为逆证；病变如果发生在六腑，脉浮而大的容易痊愈，而脉浮而小则为逆证。人迎脉搏动坚劲有力，为外感于寒邪；寸口脉搏动坚劲有力，为内伤于饮食。

雷公问道：那么，用面部气色来说明病势的轻重是怎样一回事呢？

黄帝回答说：病人的面色浮显而明泽，为病势减轻；病人的面色沉滞而枯槁，为病势加重。如果病色日渐凝聚于面部，说明病情在逐渐加重；如果病色日渐消散，犹若

病势的加重都可以通过脉象表现出来。外，出外，指病势衰减。内，入内，意为病势加重。◎[28]脉口：即寸口。◎[29]中：指五脏。◎[30]人迎气：指人迎脉的脉气。◎[31]外：指六腑。◎[32]进：《太素》卷十四作"损"。◎[33]病日损：谓病势日渐衰减，病有向愈之机。损，消损，减少。◎[34]脉之浮沉及人迎与寸口气小大等者：寸口脉与人迎脉的浮沉大小相同。◎[35]间甚：病势的轻重。间，病少愈。甚，病加重。◎[36]其色粗以明：病人的面色浮显而明泽，为病势轻浅。粗，浮而显露。◎[37]沉夭：明·李念莪："沉夭者，晦滞之义，言色贵明爽，若晦滞者，为病甚也。"◎[38]其色上行者病益甚：病人的面色沉滞而枯槁，为病势深重。◎[39]下行

病方已[40]。五色各有脏部[41]，有外部[42]，有内部[43]也。色从外部走内部者，其病从外走内[44]；其色从内走外者，其病从内走外。病生于内者，先治其阴，后治其阳，反者益甚；其病生于阳者，先治其外，后治其内，反者益甚。其脉滑大以代而长者，病从外来，目有所见[45]，志有所恶，此阳气之并[46]也，可变而已[47]。

雷公曰：小子闻风者，百病之始也；厥逆[48]者，寒湿之起[49]也，别之奈何？

黄帝曰：常候阙中，薄泽[50]为风，冲浊[51]为痹，在地[52]为厥，此其常也。各以其色言其病。

乌云散尽一般，说明疾病将要痊愈。面部五色分别有内属的脏腑，而五色见于面部，又有鼻两侧为外部主腑和鼻中央为内部主脏的区别。一般而言，病色从鼻两侧逐渐浸染到鼻中央，说明病气从六腑侵入五脏；病色从鼻中央逐渐浸染到鼻两侧，说明病气从五脏侵入六腑。病变若发生在五脏，应该首先治疗五脏以断其根源，然后再治疗蔓延而致的六腑病变，要是违背了此项原则就会导致病情日渐加重；病变若发生在六腑，应该首先治疗六腑以断其根源，然后再治疗蔓延而致的五脏病变，要是违背了此项原则就会导致病情日渐加重。如果病人的脉象滑、大、代、长，说明是邪气从外界侵入而发病，病人目视会有所妄见，心中会有所憎恶，这乃是阳气盛实亢极而导致的病变，可以通过适当的治疗使之变易而获得痊愈。

雷公问道：晚辈听说风邪是各种疾病发生的最初原因，而四肢厥冷，肢体痹痛之类的病证则是由于寒湿之邪所引，那么，怎样通过面部色诊来察辨这些病证呢？

黄帝回答说：一般是诊察两眉之间。如果两眉之间色浮而有泽，为风邪致病；如果两眉之间色沉而晦浊，为寒湿痹痛，而这种沉而晦滞的病色出现在面部下方，则表示是寒湿导致的厥冷之证。这乃是根据面色来诊病的一般规律，所谓色诊，就是根据面色来分别讨论其内在病变的性质。

如云彻散：病色日渐消散，犹若乌云散尽一样。彻，尽也。◎［40］病方已：疾病将要痊愈。◎［41］脏部：五色所主的脏腑部位。◎［42］外部：明·张介宾："外部言六腑之表，六脏挟其两侧也。"◎［43］内部：明·张介宾："内部言五脏之里，五脏次于中央也。"◎［44］从外走内：由腑入脏。外、内，分别指腑和脏而言。◎［45］目有所见：目视有所妄见，即是视常为妄，有幻觉的意思。◎［46］并：聚合，有盛实亢极之意。◎［47］可变而已：可以通过适当的治疗使之变易而获得痊愈。变，变易，此指病情朝痊愈的方向变化。◎［48］厥逆：四肢厥冷，或肢体痹痛。◎［49］寒湿之起也：日抄本"起"作"气"，宜从。◎［50］薄泽：与浮泽同，指色浮浅而有光泽。◎［51］冲浊：色深沉晦浊。◎［52］地：地阁，即面部下方。◎［53］卒死：即突然死亡。

雷公曰：人不病卒死[53]，何以知之？

黄帝曰：大气[54]入于脏腑者，不病而卒死矣。

雷公曰：病小[55]愈而卒死者，何以知之？

黄帝曰：赤色出两颧，大如母指[56]者，病虽小愈，必卒死。黑色出于庭，大如母指，必不病而卒死。

雷公再拜曰：善哉！其死有期乎？

黄帝曰：察色以言其时。

雷公曰：善乎！愿卒闻之。

黄帝曰：庭者，首面也。阙上者，咽喉也。阙中者，肺也。下极者，心也。直下[57]者，肝也。肝左[58]者，胆也。下者，脾也[59]。方上[60]者，胃也。中央[61]者，大肠也。挟大肠者[62]，肾也。当肾者，脐也[63]。面王[64]以上者，小肠也。面王以

雷公问道：有的人平日没有什么病兆，却突然死亡，医生根据什么来测知他的病情呢？

黄帝回答说：这是由于暴厉的邪气深入脏腑之中，所以病人平日虽然没有什么病兆，却会因邪气内闭而突然死亡。

雷公问道：有的人病情已经稍有缓解，却也会突然死亡，医生根据什么来测知他的病情呢？

黄帝回答说：如果赤色浮现于两颧，如拇指大小，尽管病情会稍有缓解，但最终还是会突然死亡；如果黑色出现于前额，如拇指大小，那必定是平日没有病兆，病发就突然死亡。

雷公拜了两拜，说：您讲得真好！那么，这些病人的死亡有时间规律吗？

黄帝回答说：要首先察辨病人的面色，然后才能预知病人死亡的时间。

雷公问道：晚辈希望彻底了解有关色诊的内容，好吗？

黄帝回答说：前额，是头面部各组织器官的色诊部位；两眉间偏上，是咽喉的色诊部位；两眉之间，是肺脏的色诊部位；两目之间，是心脏的色诊部位；两目之间的正下方，是肝脏的色诊部位；肝脏色诊部位的下方，是脾脏的色诊部位；鼻准头两侧，是胃腑的色诊部位；面颊的中央，是大肠腑的色诊部位；大肠腑色诊部位的侧旁，是肾脏的色诊部位；正对肾脏色诊部位的下方，是脐

卒，通"猝"。◎[54]大气：暴厉的邪气。◎[55]小：稍微的意思。◎[56]大如母指：指赤色现于颧部，如拇指大小。母，通"拇"。◎[57]直下：指下极之下，即鼻柱部位。◎[58]肝左：指肝部的两侧。左，附近。◎[59]下者，脾也：指肝之下为脾的色部。亦即准头部位。◎[60]方上：指鼻准头两侧。◎[61]中央：指两侧面颊中央。◎[62]挟大肠者：指面颊中央的侧旁，即颊侧。大肠，指大肠在面部的色诊部位，即上文所称的"中央"。挟，夹于两旁。[63]当肾者，脐也：肾脏所属颊部的下方，主脐部的病。当，对着。◎[64]面王：指鼻端。◎

下者，膀胱子处[65]也。颧者，肩也。颧后者，臂也。臂下者，手也。目内眦上者，膺乳也。挟绳而上[66]者，背也。循牙车[67]以下者，股也。中央者，膝也[68]。膝以下者，胫也。当胫以下者，足也。巨分[69]者，股里也。巨屈[70]者，膝膑也。

此五脏六腑肢节之部也，各有部分[71]。有部分，用阴和阳，用阳和阴[72]，当明部分[73]，万举万当，能别左右[74]，是谓大道，男女异位[75]，故曰阴阳，审察泽夭，谓之良工。

沉浊为内[76]，浮泽为外[77]，黄赤为风[78]，青黑为痛，白为

部的色诊部位；鼻端以上的两侧，是小肠腑的色诊部位；鼻端以下，是膀胱和生殖器官的色诊部位；两侧颧部，是肩部的色诊部位；颧部向后，是臂部的色诊部位；臂部的色诊部位以下，是手部的色诊部位；目内眦上方，是胸部和乳房的色诊部位；沿着耳边向上，是背部的色诊部位，顺着颊车向下，是大腿的色诊部位；上下牙车的中央，是膝部的色诊部位；膝部的色诊部位以下，是小腿的色诊部位；正对着小腿色诊部位的下方，是足部的色诊部位；唇边大纹处，是大腿内侧的色诊部位；颊下曲骨处，是膑骨的色诊部位。

以上这些便是五脏六腑以及身体各部在面部的色诊部位。总之，全身各部在面部分别有色诊的部位，而面部的各个色诊部位也都有内属的脏腑组织。医生若要用寒剂助阴以调和其亢盛之阳，或用热剂助阳以调和其炽盛之阴，就必须首先审明身体各部在面部的色诊部位，而后在治疗上才可能万无一失。医生若能通过色诊来察别病性的阴阳，才称得上是掌握了诊病的根本大法。病色反映于面部由于男女的不同而在位置上有所差异，因此说面色诊法也有男阳女阴的区别。医生若善于察辩面部气色的润泽与枯槁，那更可称得上是高明的医生。

如果面色沉而晦滞，为病在五脏；如果面色浮而润泽，为病在六腑。如果面色黄或赤，为风

[65] 子处：指生殖系统。◎ [66] 挟绳而上：指在颊部的稍外方，靠近耳边，蕃的部位以下的地方。绳，指耳边部位。◎ [67] 牙车：即牙床，颊车穴部位。◎ [68] 中央者，膝也：明·张介宾："中央，两牙车之中央也。"◎ [69] 巨分：指唇边大纹处。明·张介宾："巨分者，口旁大纹处。"◎ [70] 巨屈：指颊下曲骨处。明·张介宾："巨屈，颊下曲骨也。"◎ [71] 各有部分：指人体脏腑肢节在面部各有其分布的部位。◎ [72] 用阴和阳，用阳和阴：谓用寒剂助阴以调和其亢盛之阳，用热剂助阳以调和其炽盛之阴。前"阴""阳"二字指药剂的性质，后"阴""阳"二字指过盛的阴阳二气。◎ [73] 当明部分：审明身体各部在面部的色诊部位。◎ [74] 能别左右：能够通过色诊而察别病性的阴阳。左右，指阴阳。◎ [75] 男女异位：病色反映于面部由于男女的不同而在位置上有所差别。◎ [76] 沉浊为内：面色沉浊晦暗主病在脏、在里。◎ [77] 浮泽为外：面色浮浅有光泽主病在腑、在表。◎ [78] 风：《难经本义》卷下引作"热"。作"热"似是。◎ [79] 黄而膏润为脓：指肤

寒，黄而膏润为脓[79]，赤甚者为血，痛甚为挛，寒甚为皮不仁[80]。五色各见其部，察其浮沉，以知浅深；察其泽夭，以观成败[81]；察其散抟[82]，以知远近[83]；视色上下[84]，以知病处；积神于心，以知往今。故相气不微[85]，不知是非，属意勿去，乃知新故[86]。

色明不粗，沉夭为甚[87]；不明不泽，其病不甚[88]。其色散，驹驹然[89]未有聚，其病散而气痛[90]，聚未成也。肾乘心，心先病，肾为应[91]，色皆如是[92]。

邪致病；如果面色青或黑，为疼痛之证；如果面色白，为寒气伤人。如果面色黄而像膏脂一样润泽，为痈疽生脓；如果面色过赤，为瘀血内留；如果面色青黑过重，为拘挛之证；如果面色过白，为皮肤不知痛痒的病证。总之，五脏的病色分别显现在各自的色诊部位，医生可以通过观察病色的浮浅和深沉，来了解病位的深浅；通过观察病色的润泽和枯槁，来了解病势的善恶；通过观察病色的疏散和凝滞，来了解病程的长短；通过观察病色的上下左右，来了解病变的位置。但是，医生只有专心致志地精密审察，才有可能全面了解病变的始末详情。因此说，诊察气色不能细心入微，就无法测知病变的性质；专注于心而不放过细节，才可以了解病变的实质。

如果病人的面色浮显而明泽，为病势轻浅；沉滞而枯槁，为病势深重。如果不够清朗润泽，病情也较为深重。如果病人的病色散疏不聚，没有凝滞的势态，说明病人的病气游走而且只是气滞作痛，积聚还没有形成。如果黑色出现于心脏所属的两目之间，为心脏先有病变，而后肾脏才有所反应。所有五脏病色的出现都是如此。

色黄如脂膏润泽的是脓已成。◎[80]痛甚为挛，寒甚为皮不仁：面色青黑主痛证，而青黑过重主拘挛；面色白主寒证，而白色过甚主皮肤不知痛痒。痛、寒二字，分指前文"青黑""白"二色。不仁，不知痛痒。◎[81]成败：指疾病的预后好坏、吉凶。◎[82]散抟（tuán 团）：指病色的疏散或凝聚。抟，捏聚成团。此指病色凝聚。◎[83]远近：指病程的久远与短暂。◎[84]上下：指病色出现的部位。◎[85]相气不微：谓观察病人的气色不能细心入微。气，气色，亦即面色。◎[86]属意勿去，乃知新故：明·张介宾："属意勿去，专而无忒也。新故，即往今之义。"◎[87]色明不粗，沉夭为甚：意指病人的面色浮显而明泽，为病势轻浅；沉滞而枯槁，为病势深重。◎[88]不明不泽，其病不甚：病人的面色若不清朗润泽，则为病势深重。"不甚"当为"甚"。◎[89]驹驹然：形容病色如驹无定，散而不聚的样子。◎[90]气痛：因气机郁滞而致之疼痛。◎[91]肾乘心，心先病，肾为应：黑色出见于心脏所属的下极，为心脏先病，而后肾脏才有所反应。◎[92]色皆如是：指病色相克的现象，各个脏腑都是这样。◎[93]卵痛：指睾丸作痛。◎[94]圊（yuán

男子色在于面王，为小腹痛，下为卵痛[93]，其圜直[94]为茎[95]痛，高为本，下为首[96]，狐疝[97]癀阴[98]之属也。

女子在于面王，为膀胱子处之病，散为痛，抟为聚[99]，方员左右，各如其色形[100]。其随而下至脤[101]为淫[102]，有润如膏状，为暴食不洁。

左为左，右为右[103]，其色有邪，聚散而不端，面色所指者也。色者，青黑赤白黄，皆端满[104]有别乡[105]。别乡赤者，其色亦[106]大如榆荚，在面王为不日[107]。其色上锐[108]，首空上向[109]，下锐下向[110]，

如果男子在鼻端出现病色，为小腹疼痛；如果在鼻端以下出现病色，为睾丸疼痛；如果在人中出现病色，当阴茎疼痛，若偏于上为阴茎根部痛，偏于下为阴茎头部痛。总之，都属于狐疝阴病之类的病变。

如果女子在鼻端出现病色，为膀胱和子宫的病变。若病色散疏，为气滞作痛；若病色凝聚，为积聚之病。积聚的形状或方或圆，积聚的位置或左或右，都可以如实地反映在相应的色诊部位。如果病色由鼻端向下发展到唇部，为带下淫浊之类的病证。有的人面呈病色，却润泽如膏脂一般，为暴食不洁的饮食。

病色显现于左侧面部，为病位在左侧；病色显现于右侧面部，为病位在右侧。如果面呈病色，便是有邪气在体内，聚散不定而没有定处，而对邪气所在位置的判断要依据病色所表明的方位。人表现于面部的气色不外乎青、黑、赤、白、黄五种，这五种气色都应该表现得颜色正常，光泽盈溢。有时某脏的色泽不见于本部而见于其他部位，比如在心脏的色部以外出现赤色，赤色大如榆荚一般，若出现在鼻端便是女子月经闭阻之病。若病色尖端指向上方，为头面部气虚，所以病势向上；若病色尖端指向下方，为下部气虚，所以病势向下。至于病色

元）直：明·李念莪："圜直指人中，水沟穴也。人中有边，圜而直者，故人中色见，主阴茎作痛。" ◎[95] 茎：即阴茎。◎[96] 高为本，下为首：在人中上半部者称为高，为阴茎根痛；在人中下半部者为茎头痛。◎[97] 狐疝：是指阴囊偏坠胀大，时上时下的一种病证。◎[98] 癀（tuí 退）阴：即阴癀，指阴部病患。◎[99] 散为痛，抟为聚：谓色散不聚的是气滞作痛；色聚而不散的是血瘀的积聚病。◎[100] 方员左右，各如其色形：言积聚的或方或圆，或左或右，和其显现在面部的病色形状相似。◎[101] 其随而下至脤：望其色由面王而下至唇也。脤，疑为"脹"之形误，脹为"唇"之借字。◎[102] 淫：指带下淫浊之类的病证。◎[103] 左为左，右为右：色见于左侧病在左，色见于右侧病在右。◎[104] 端满：即端正充润之意。◎[105] 别乡：犹言他乡，即其他部位。◎[106] 亦：马注本、张注本并作"赤"，可从。◎[107] 日：日本·丹波元简："今依《甲乙经》不日作不月，连上文女子在于面王之章，俱为女子之义，则似水稍通。"不月，即女子经闭之证。◎[108] 其色上锐：指病色的尖端指向上方。◎[109] 首空上向：首，头面部。即头面部的正气空虚，邪气有向上发展的趋势。◎[110] 下锐下向：即病色的尖端指向下方，则表明病邪有向下发展

在左右如法[111]。

以五色命脏，青为肝，赤为心，白为肺，黄为脾，黑为肾。肝合筋，心合脉，肺合皮，脾合肉，肾合骨也。

尖端向左或向右，也跟上述的规律一样。

如果用五色来配属五脏，青色配属肝脏，赤色配属心脏，白色配属肺脏，黄色配属脾脏，黑色配属肾脏，而肝脏在体合筋，心脏在体合脉，肺脏在体合皮，脾脏在体合肉，肾脏在体合骨。

的趋势。◎［111］左右如法：病色尖端在左、在右，亦可按上法推测病邪发展的趋势。

灵枢经·论勇[1] 第五十

黄帝问于少俞曰：有人于此，并行并立[2]，其年之长少等也，衣之厚薄均也，卒然遇烈风暴雨，或病或不病，或皆病，或皆不病，其故何也？

少俞曰：帝问何急[3]？

黄帝曰：愿尽闻之。

少俞曰：春青风[4]，夏阳风[5]，秋凉风，冬寒风。凡此四时之风者，其所病各不同形。

黄帝曰：四时之风，病人如何？

少俞曰：黄色薄皮弱肉者，不

黄帝向少俞问道：如果说有几个人在这里一块行走，一同站立，他们的年龄长幼相同，衣服的厚薄均等，突然遭遇暴烈风雨的侵袭，有的人会发病，而有的人不发病，还有全都发病的，也有都不发病的，这其中的缘故是怎样的呢？

少俞说：您问的哪个问题更为急迫一些呢？

黄帝说：我希望能够全面了解这些情况。

少俞说：春季之风为青风，夏季之风为阳风，秋季之风为凉风，冬季之风为寒风。所有这四季之风，它们侵袭人体而导致的病变是各不相同的。

黄帝问道：那么，四季之风侵害人体的情况是怎样的呢？

少俞回答说：肤色发黄，皮肤菲薄，肌

---

[1] 论勇：本篇主要讨论了勇怯的形成原因、勇怯的体质特征和性格表现及其对四时邪气、疼痛的反应，并说明了其在诊断、治疗上的意义，故名"论勇"。◎[2] 并行并立：一同行走，一同站立。◎[3] 何急：哪个问题更为急迫。◎[4] 春青风：春属木，其色青，其气温，故春之风称青风。◎[5] 夏阳风：夏属火，火属阳，故夏之热风称夏阳风。◎[6] 虚风：指不合时令之风气，即四时不

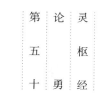

胜春之虚风[6]；白色薄皮弱肉者，不胜夏之虚风；青色薄皮弱肉，不胜秋之虚风；赤色薄皮弱肉，不胜冬之虚风也。

黄帝曰：黑色不病乎？

少俞曰：黑色而皮厚肉坚，固不伤于四时之风。其皮薄而肉不坚，色不一[7]者，长夏至而有虚风者，病矣。其皮厚而肌肉坚者，长夏至而有虚风，不病矣。其皮厚而肌肉坚者，必重感于寒，外内皆然[8]，乃病。

黄帝曰：善。

黄帝曰：夫人之忍痛与不忍痛者，非勇怯之分也。夫勇士之不忍痛者，见难则前，见痛则止[9]；夫怯士之忍痛者，闻难则恐，遇痛不动[10]。夫勇士之忍痛者，见难不恐，遇痛不动；夫怯士之不忍痛者，见难与痛，目转面盼[11]，恐不能言，失气[12]

肉柔弱的人，禁受不住春季的不正之风；肤色发白，皮肤菲薄，肌肉柔弱的人，禁受不住夏季的不正之风；肤色发青，皮肤菲薄，肌肉柔弱的人，禁受不住秋冬的不正之风；肤色发赤，皮肤菲薄，肌肉柔弱的人，禁受不住冬季的不正之风。

黄帝问道：那么，肤色发黑的人就不会受风邪侵害而发病吗？

少俞回答说：肤色发黑，但皮肤厚实，肌肉坚劲，自然不会被四季的不正之风所侵害。可那些肤色虽黑，但皮肤菲薄，肌肉不够坚劲，而且肤色也并非纯粹呈现黑色的人，到了长夏季节，遇到不正之风，就不免要发病了。而那些肤色发黑，皮肤厚实，而且肌肉坚劲的人，即使到了长夏季节，遇到不正之风，也不会发病。那些肤色发黑，皮肤厚实，肌肉坚劲的人，必定是内外两部重复感受寒邪，或先外感后内伤，或先内伤后外感，内外都受到寒邪的侵害才会发病。

黄帝说：你讲得很好。

黄帝说：我认为有人能够耐受痛楚而有人不能耐受痛楚，并不是性格的果敢和怯懦的区别。果敢的人若不能耐受痛楚，遇到危难之处尚可勇敢向前，受到伤痛却会止步不进；怯懦的人若能够耐受痛楚，听到危难之事就会心感恐惧，受到伤痛仍可坚持不动；果敢的人若能够耐受痛楚，遇到危难之处心中绝无恐惧，受到伤痛仍会坚持不动；怯懦的人若不能耐受痛楚，遇到危难之处或受到一些伤痛，便会双目昏眩，不敢正视，恐惧得讲不出话来，心中惊

正之气。◎[7]色不一：谓肤色并非纯粹呈现黑色，而有他色相兼。一，单一。◎[8]重感于寒，外内皆然：谓内外两部重复感受寒邪，或先外感后内伤，或先内伤后外感。◎[9]见难则前，见痛则止：见到困难，则勇往直前，但遇到疼痛，则畏缩不前。◎[10]闻难则恐，遇痛不动：听到困难就恐惧不安，遇到疼痛则不动声色。◎[11]目转面盼（xì 细）：双目昏眩，不敢正视。转，旋

惊，颜色[13]变化，乍死乍生[14]。余见其然也，不知其何由，愿闻其故。

少俞曰：夫忍痛与不忍痛者，皮肤之薄厚，肌肉之坚脆缓急之分也[15]，非勇怯之谓也。

黄帝曰：愿闻勇怯之所由然。

少俞曰：勇士者，目深以固，长衡直扬[16]，三焦理横[17]，其心端直，其肝大以坚，其胆满以傍[18]，怒则气盛而胸张，肝举而胆横，眦裂而目扬[19]，毛起而面苍[20]，此勇士之由然者也。

黄帝曰：愿闻怯士之所由然。

少俞曰：怯士者，目大而不减[21]，阴阳相失[22]，其焦理纵，髑骺[23]短而小，肝系缓，其胆不

跳，意气丧失，面色大变，忽而灰白，忽而红赤。我已观察到他们的这种表现，却不明白之所以会有这些不同表现的原因，希望您能讲述其中的道理。

少俞说：人能够耐受痛楚与不能耐受痛楚，是由于皮肤的厚实与菲薄，肌肉的坚实与脆弱、弛缓与紧急的不同，并不是讲性格的果敢与怯懦。

黄帝说：那么，我希望能够了解果敢与怯懦这两种不同性格产生的原因。

少俞说：性格果敢的人，在外貌方面一般是目珠外突而动转不灵，眉毛竖立而目光闪露，在内脏方面一般是肌肤脏腑的纹理横生，心脏端正而居中，肝脏较大而坚固，胆腑满盈而扩张，如果发怒，则气盛而满，以致胸廓扩张，肝脏上举，胆腑横动，看上去目眦睁裂，目光闪动，毫毛竖立而面色铁青。这便是所谓"勇士"之所以果敢无畏的原因。

黄帝说：我还想了解一下"怯士"之所以怯懦怕事的原因。

少俞说：性格怯懦的人，在外貌方面一般是眼睛虽大，却不含神采，由于阴阳失调而常见惊恐失志，目视不安，在内脏方面一般是肌肤脏腑的纹理纵生，胸骨剑突短小，肝脏的系

转，即目眩而视物转动。眄，斜视。◎[12]失气：即失志，丧失意志。气，《国语·楚语下》："夫民气纵则底"，吴·韦昭注："气，志气也。"◎[13]颜色：面色。◎[14]乍死乍生：形容面色变化，忽而灰白如死人，忽而红赤如生者。◎[15]肌肉之坚脆缓急之分也：指肌肉有坚实脆弱和弛缓紧张的分别。◎[16]目深以固，长衡直扬：目珠外突而运转不灵，眉毛竖立而目光闪露。深，高突。固，固定，指目珠运转不灵。直扬，形容目光闪露。◎[17]三焦理横：指皮肤肌肉的纹理是横行的。◎[18]其心端直，其肝大以坚，其胆满以傍：指勇士这种人心脏正常，肝大而坚实，胆汁充盈，胆腑饱满而向四傍扩张的样子。傍，通"旁"，广、遍之意。◎[19]目扬：目光闪烁逼人。◎[20]面苍：面色铁青。◎[21]目大而不减：眼睛虽大，却不含神采。减，当作"缄"，封藏之意。◎[22]阴阳相失：谓阴阳失调而常见惊恐失志，目视不安。◎[23]髑骺（hé yú 合鱼）：胸骨

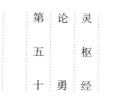

满而纵，肠胃挺[24]，胁下空[25]，虽方大怒，气不能满其胸，肝肺虽举，气衰复下，故不能久怒，此怯士之所由然者也。

黄帝曰：怯士之得酒，怒不避勇士[26]者，何脏使然？

少俞曰：酒者，水谷之精，熟谷之液[27]也，其气慓悍[28]，其入于胃中，则胃胀，气上逆，满于胸中，肝浮胆横[29]。当是之时，固比于勇士，气衰则悔[30]。与勇士同类，不知避之，名曰酒悖[31]也。

膜弛缓，胆腑不满而下垂，肠胃较直而缺少正常的曲折，胁下空虚，即使正在大怒之时，气也不能盛满于胸中，肝脏和肺脏虽然能一时上举，但当气衰之后又会即刻下落，因此不可能持续发怒。这便是所谓"怯士"之所以怯懦怕事的原因。

黄帝问道：可是，怯懦的人饮酒以后，发起怒来并不避让果敢的人，这又是哪个脏器的功能使他如此无畏呢？

少俞回答说：酒是水谷中的精微物质所化，是用谷物酿制而成的汁液。它的气质迅疾而猛烈，如果进入到胃里，就会使胃腑胀满，胃气向上逆行而充溢于胸中，同时又使肝气上越，胆气充满，在这个时候，怯懦的人的确可以跟果敢的人相比，但等到酒气散尽就会懊悔莫及。由于怯懦的人是在酒后才跟果敢的人类似，不懂得回避危难之事，所以把这种现象称作"酒悖"。

剑突。◎[24]肠胃挺：形容肠胃形态瘦小弯曲少，并且功能不强健。◎[25]胁下空：指怯士肝气不足，不能充实于胁下，故胁下空虚。◎[26]怒不避勇士：指怯士得酒后，醉以致怒，则与勇士没有差异。◎[27]熟谷之液：指以谷物酿制的汁液。熟，此指酿制。◎[28]慓悍：迅疾而猛烈。◎[29]肝浮胆横：肝气亢盛而浮动，胆气壮而横溢。横，充溢。◎[30]当是之时，固比于勇士，气衰则悔：酒醉时，其行为如同勇士，但酒气衰减之后，反而感到懊悔。◎[31]酒悖：病证名。指饮酒之后，出现妄作妄为，违背常态行为的疾病。

灵枢经・背腧[1] 第五十一

黄帝问于岐伯曰：愿闻五脏之腧，出于背者。

岐伯曰：胸中大腧在杼骨之端[2]，肺腧在三焦之间[3]，心腧在五焦之间，膈腧在七焦之间，肝腧在九焦之间，脾腧在十一焦之间，肾腧在十四焦[4]之间。皆挟脊相去三寸所[5]，则[6]欲得而验之，按其处，应在中而痛解[7]，乃其腧也。灸

黄帝向岐伯问道：我希望能够了解一下五脏的俞穴分布在背部的情况。

岐伯回答说：胸中大俞穴在杼骨的棘突下，肺俞穴在第三胸椎棘突和第四胸椎刺突之间，心俞穴在第五胸椎棘突和第六胸椎棘突之间，膈俞穴在第七胸椎棘突和第八胸椎棘突之间，肝俞穴在第九胸椎棘突和第十胸椎棘突之间，脾俞穴在第十一胸椎棘突和第十二胸椎棘突之间，肾俞穴在第二腰椎棘突和第三腰椎棘突之间。这些腧穴都分布在脊椎的两侧，左右两穴相距三寸左右。如果想要审验某穴的位置，就用手按压该穴所在之处，则相应内脏就会在体内有所反应，而病痛也会因按压腧穴而有所缓解，这便是该穴所在的正确位置。像这些腧穴只可以施行灸法，而不可

---

[1]背腧：本篇主要讨论了位于背部五脏俞穴的位置和检查方法，所以称为"背腧"。◎[2]胸中大腧在杼（zhù住）骨之端：胸中大腧穴在杼骨的棘突下。胸中，指膻中气海。大腧，因该穴在背俞穴中位置最高，故称。杼骨，第一胸椎骨，因其形似织布机上的梭子，故名。◎[3]肺腧在三焦之间：谓肺俞穴在第三胸椎棘突和第四胸椎棘突之间。明・张介宾："焦，即椎之意，指脊骨之节间也。"◎[4]十四焦：即第二腰椎。◎[5]背挟脊相去三寸所：上述腧穴都分布在脊椎两侧，左右两穴相距三寸左右。背，当作"皆"。所，左右，表示约数。◎[6]则：如果。表假设。◎[7]按其处，应在中而痛解：用手按压某个腧穴，则其相应的内脏就会在体内有所反应，而病痛也会因为按压腧穴而

之则可，刺之则不[8]可。气盛则泻之[9]，虚则补之。以火补者，毋吹其火，须自灭也。以火泻者，疾吹其火，传[10]其艾，须其火灭也。

以施以针刺。如果邪气盛实有余，便用灸法来泻除；如果正气虚损不足，就用灸法来补益。在用灸法来补益正气的时候，不要吹火，要让艾炷慢慢烧尽然后自然熄灭；在用灸法来泻除邪气的时候，要急速地吹火，并用手撮聚艾炷，让艾炷尽快烧尽然后熄灭。

有所缓解。◎［8］不：《太素》卷十一气穴无此字，可从。《素问》及《甲乙经》皆言背俞可刺。◎［9］气盛则泻之：明·马莳："故邪气盛则泻之，正气虚则补之。"◎［10］传：通"抟"，用手撮聚。

灵枢经·卫气^[1]第五十二

黄帝曰：五脏者，所以藏精神魂魄者也。六腑者，所以受水谷而行化物者也。其气内干^[2]五脏，而外络^[3]肢节。其浮气^[4]之不循经者，为卫气；其精气^[5]之行于经者，为营气。阴阳相随^[6]，外内相贯，如环之无端，亭亭淳淳^[7]乎，孰能穷之。然其分别阴阳，皆有标本^[8]虚实所离之处。能别阴阳十二经者，知病之所生。候虚实之

黄帝说：五脏是用来贮藏精神魂魄的器官，六腑是用来受纳水谷并传输消化水谷的器官。由水谷饮食化生的精微之气向内灌注于五脏，向外敷布到肢体关节。水谷精微之中性质轻浮而滑利的部分不循行在经脉之中，因而称作卫气；水谷精微中性质精专而柔和的部分则循行在经脉之中，因而称作营气。营气为阴，卫气为阳，但两气相互和协；卫在脉外，营在脉中，但二者相互贯通。营卫二气的运行就像无端的圆环一样，幽深无极，周流不休，有谁能彻底洞察其中的情况呢？但是，营卫二气毕竟有阴阳属性的不同，它们的运行也各有标本、虚实以及所至和所不至的部位。作为一名医生，若能察辨阴阳的属性和十二经脉的标

---

[1]卫气：本篇主要论述了十二经标本所在和六腑在胸、腹、头、胫四个气街部位、主治病证、预后、调治方法。由于这些内容均与卫气有关，故名"卫气"。◎[2]干：关，关涉。此有灌注之意。◎[3]络：网络。此有敷布之意。◎[4]浮气：浮出脉外之气，即卫气。因卫气属阳，性剽悍，行皮肤分肉之间，故称浮气。◎[5]精气：指水谷精微之中性质精专而柔和的部分，即营气。◎[6]阴阳相随：营气为阴，卫气为阳，但两相和协；卫在脉外，营在脉中，但相互贯通。随，顺，顺应。◎[7]亭亭淳淳：幽深无极，周流不休。亭亭，遥远的样子。此指运行周流不休。◎[8]标本：清·张志聪："盖以经脉所起之处为本，所出之处为标。""标者，犹树梢枝，枝绝而出于络外之径路

所在者，能得病之高下。知六腑之气街^[9]者，能知解结契绍于门户^[10]。能知虚石之坚软^[11]者，知补泻之所在。能知六经标本^[12]者，可以无惑于天下。

岐伯曰：博哉圣帝之论！臣请尽意悉言之。足太阳之本，在跟^[13]以上五寸中，标^[14]在两络命门^[15]。命门者，目也。足少阳之本，在窍阴之间，标在窗笼之前。窗笼者，耳也。足少阴之本，在内踝下上三寸^[16]中，标在背腧^[17]与舌下两脉也。足厥阴之本，在行间上五寸所，标在背腧也。足阳明之本，在厉兑，标在人迎颊挟颃颡^[18]也。足太阴之本，在中封前上四寸之中，标在背腧与舌本也。

本，便可测知病变发生的部位；若能诊测出营卫二气虚实所在的部位，便可掌握病变所在的位置；若能明晓六腑之气会聚运行的路径，便可解散郁结的邪气，使气血得以和调并各自循其门户相继而行；若能探明或坚或软的脉搏是主虚还是主实，便可知晓补法和泻法的施用范围；若能掌握手足六经的标部和本部，便可对天下所有的疾病在诊治方面没有什么疑惑。

岐伯说：真是博大无比啊！只有圣明的帝君才会有如此的高论。现在，请让我尽我所知，来详细的谈一谈有关标部和本部的内容。足太阳经脉气所出的部位在足跟以上五寸的位置，脉气所络的部位在两侧命门（睛明穴）之间，命门，是指眼睛而说的；足少阳经脉气所出的部位在窍阴穴的位置，脉气所络的部位在窗笼之前（听宫穴），窗笼，是指耳廓而说的；足少阴经脉气所出的部位在内踝下一寸（照海穴）和内踝上二寸（复溜穴），脉气所络的部位在它的背俞（肾俞穴）和舌下两脉（廉泉穴）；足厥阴经脉气所出的部位在行间穴上五寸左右（中封穴），脉气所络的部位在它的背俞（肝俞穴）；足阳明经脉气所出的部位在厉兑穴，脉气所络的部位在人迎穴，人迎穴的位置在面颊之下，夹于喉咙两侧的位置；足太阴经脉气所出的部位在中封穴前上四寸的位置（三阴交穴），脉气所络的部位在它的背俞（脾俞穴）和舌根处。

也。本者，犹木之根干，经脉之血气从此而出也。"◎〔9〕气街：指人体之气聚会运行的通路。◎〔10〕解结契绍于门户：解散郁结的邪气，使气血得以和调并各自循其门户相继而行。解结，解散邪气之郁结。◎〔11〕虚石之坚软：虚则软，实则坚，这里以经脉的软坚来说明虚证和实证。◎〔12〕本：指本经脉气所出之处，犹言本部。因脉气所出犹如树木的根干，故名。◎〔13〕跟：指足跟。〔14〕标：指本经脉气所络之处，犹言标部。因脉气所络犹如树木的枝梢，故名。◎〔15〕两络命门：指两目之内眦的睛明穴。因两睛明穴恰在两目之间，犹络之相连，故称。◎〔16〕内踝下上三寸：指内踝下一寸（即照海穴）和内踝上二寸（即复溜穴）。因上下共三寸，故称。◎〔17〕背腧：指本经的背俞穴，亦即肾俞。◎〔18〕颊挟颃颡：指面颊之下，夹于喉咙两侧的部位。颃颡，指喉咙。◎

手太阳之本，在外踝之后，标在命门之上一寸也。手少阳之本，在小指次指之间上二寸，标在耳后上角下外眦[19]也。手阳明之本，在肘骨中，上至别阳[20]，标在颜下合钳上[21]也。手太阴之本，在寸口之中，标在腋内动[22]也。手少阴之本，在锐骨之端[23]，标在背腧也。手心主之本，在掌后两筋之间二寸中，标在腋下下三寸也。

凡候此者，下[24]虚则厥，下盛则热；上[25]虚则眩，上盛则热痛。故石者绝而止之[26]，虚者引而起之[27]。

请言气街：胸气有街，腹气有街，头气有街，胫气有街。故气在头者，止之于脑[28]。气在胸者，止之膺与背腧[29]。气

手太阳经脉气所出的部位在腕部外踝之后（养老穴），脉气所络的部位在命门之上一寸的位置；手少阳经脉气所出的部位在手小指和次指之间上二寸的位置（液门穴），脉气所络的部位在耳廓后上方（角孙穴）和目外眦下方（丝竹空穴）；手阳明经脉气所出的部位在肘骨的位置（曲池穴），并向上到达别阳穴（臂臑穴），脉气所络的部位在前额向下合于钳耳的位置（头维穴）；手太阴经脉气所出的部位在寸口的位置（太渊穴），脉气所络的部位在腋下动脉处（天府穴）；手少阴经脉气所出的部位在掌后锐骨之端（神门穴），脉气所络的部位在它的背俞（心俞穴）；手厥阴经脉气所出的部位在掌后前臂两筋间腕上二寸的位置（内关穴），脉气所络的部位在腋下三寸的位置（天池穴）。

大凡诊察这类病候，脉气所出的本部气虚不足便会出现昏厥，气盛有余便会出现发热；脉气所络的标部气虚不足便会出现眩晕，气盛有余便会出现热痛。因此，对于气盛有余的病候，要阻断而抑止其实邪；对于气虚不足的病候，要疏导而鼓舞其正气。

请允许我再谈谈气街的情况。总体而言，胸中之气有其聚会运行的路径，腹中之气也有其聚会运行的路经，头部之气有其聚会运行的路径，胫部之气亦有其聚会运行的路径。因而，敷布在头部的气以脑为聚集布散之处，敷布在胸中的气以膺部和背腧为聚集布散之处，敷布在腹部的气

---

[19] 耳后上角下外眦：指耳廓后上方（即角孙穴）和目外眦下方（约当丝竹空穴处）。◎[20] 别阳：即臂臑穴，在曲池穴上七寸。◎[21] 颜下合钳上：指前额向下合于钳耳的部位，即头维穴。◎[22] 腋内动：腋下动脉处。◎[23] 锐骨之端：掌后锐骨之端。◎[24] 下：经脉之本部。◎[25] 上：经脉之标部。◎[26] 绝而止之：阻断而抑止其实邪。◎[27] 引而起之：疏导而鼓舞其正气。◎[28] 故气在头者，止之于脑：敷布在头部的气以脑为聚集布散之处。◎[29] 止之膺与背腧：明·张介宾："胸之两旁为膺，气在胸之前者止之膺，谓阳明少阴经分也。胸之后者在背腧，谓

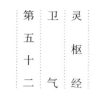
在腹者，止之背腧[30]，与冲脉于脐左右之动脉者[31]。气在胫者，止之于气街[32]，与承山踝上以下[33]。取此者用毫针，必先按而在久应于手，乃刺而予[34]之。所治者，头痛眩仆，腹痛中满暴胀，及有新积。痛可移者，易已也；积不痛，难已也。

以背俞、冲脉和夹于脐旁的动脉为聚集布散之处，敷布在胫部的气以足阳明经的气冲穴、承山（属足太阳经）穴以及足踝的上下为聚集布散之处。要针刺这些穴位，必须使用毫针，而且要先用手指按压一段时间，等到脉气来至并反应于手下，才可以施行针法来补益或宣泄。这些穴位所治疗的范围，有头痛、眩晕、昏厥、腹痛、脘闷、突发胀满以及初发未久的积聚等。疼痛若游移可动，病属可治之症；积聚若不感疼痛，病属难治之症。

自十一椎膈膜之上，足太阳经诸藏之腧，皆为胸之气街也。"◎[30]止之背腧：明·张介宾："腹之背腧，谓自十一椎膈膜以下，太阳经诸藏之腧皆是也。"◎[31]与冲脉于脐左右之动脉者：明·张介宾："其行于前者，则冲脉并少阴之经行于腹与脐之左右动脉，即肓腧、天枢等穴，皆为腹之气街也。"◎[32]止之于气街：指足阳明经的气冲穴。◎[33]踝上以下：指足踝部的上方和下方。以，连词，表并列。◎[34]予：补益之意。

灵枢经·论痛[1] 第五十三

黄帝问于少俞曰：筋骨之强弱，肌肉之坚脆[2]，皮肤之厚薄，腠理之疎密，各不同，其于针石火焫[3]之痛何如？肠胃之厚薄坚脆亦不等，其于毒药[4]何如？愿尽闻之。

少俞曰：人之骨强筋弱肉缓[5]皮肤厚者耐痛，其于针石之痛、火焫亦然。

黄帝曰：其耐火焫者，何以知之？

少俞答曰：加以黑色而美骨[6]者，耐火焫。

黄帝向少俞问道：人们筋骨的强健与柔弱，肌肉的坚实与松软，皮肤的厚实与菲薄，腠理的疏松与致密是各不相同的，那么，人们对于针刺和艾灸所引起的痛苦的耐受性又怎么样呢？人们肠胃的厚薄与坚脆也是各不相同的，那么，人们对于药物毒性的耐受性又怎么样呢？我希望能够全面地了解这些情况。

少俞回答说：骨骼强健而筋膜柔软，肌肉舒缓而皮肤厚实，像这样的人能够耐受痛楚，对于针刺和艾灸所引起的痛楚也同样能够耐受。

黄帝问道：医生根据什么来了解病人能够耐受艾灸的灼痛呢？

少俞回答说：骨骼强健而筋膜柔软，肌肉舒缓而皮肤厚实，再加上肤色较黑，骨质完美，像这样的人能够耐受艾灸的灼痛。

---

[1]论痛：本篇论述了体质因素与疾病治疗及预后转归的关系，重点阐述了体质差异对疼痛耐受性的影响，故名"论痛"。◎[2]坚脆：坚为坚实，脆为脆弱。◎[3]针石火焫（ruò 若）：指针刺和艾灸。石，砭石。焫，艾灸。◎[4]毒药：此指药性峻烈或作用强的药物。◎[5]筋弱肉缓：即筋柔肌肉舒缓。◎[6]美骨：指骨骼发育强健完美。◎[7]或：疑涉下"或易""或难"误衍。

黄帝曰：其不耐针石之痛者，何以知之？

少俞曰：坚肉薄皮者，不耐针石之痛，于火焫亦然。

黄帝曰：人之病，或[7]同时而伤，或易已[8]，或难已，其故何如？

少俞曰：同时而伤，其身多热[9]者易已，多寒[9]者难已。

黄帝曰：人之胜毒[10]，何以知之？

少俞曰：胃厚[11]色黑大骨及肥者，皆胜毒；故其瘦而薄胃[12]者，皆不胜毒也。

黄帝问道：医生根据什么来了解病人不能耐受针刺的痛楚呢？

少俞回答说：肌肉坚实、皮肤菲薄的人不能耐受针刺的痛楚，对于艾灸引起的灼痛也同样不能耐受。

黄帝问道：在人们患病的情况中，有些人是同时发病，但其中有人很容易痊愈，有人却很难痊愈，这其中的原因是怎样的呢？

少俞回答说：多人同时患病，那些表现为时常发热的人容易痊愈，而那些表现为时常怕冷的人较难痊愈。

黄帝问道：医生根据什么来了解病人对药物毒性的耐受情况呢？

少俞回答说：胃壁厚实、肤色较黑、骨骼粗大、形体肥胖的人，都可以耐受药物的毒性，因而那些形体单瘦而胃壁薄弱的人就都不能耐受药物的毒性。

◎［8］易已：指疾病容易痊愈。◎［9］多热、多寒：指受邪后机体反应的症状各人不同，有的多见热性症状，有的多见寒性症状。◎［10］胜毒：能够耐受药物的毒性。胜，耐受。毒，药物的毒性。◎［11］胃厚：胃气强。◎［12］瘦而薄胃：即形体消瘦而胃气薄弱。

灵枢经·天年[1] 第五十四

黄帝问于岐伯曰：愿闻人之始生，何气筑为基，何立而为楯[2]，何失而死，何得而生？

岐伯曰：以母为基，以父为楯[2]，失神者死，得神者生[3]也。

黄帝曰：何者为神？

岐伯曰：血气已和，荣卫已通，五脏已成，神气舍

黄帝向岐伯问道：请你给我讲讲，人在刚刚形成生命的时候，其稚嫩之身，是以什么为基质、又以什么为卫护的呢？丧失了什么就会死去，而获得了什么就能保持活力呢？

岐伯回答说：人在刚刚形成生命的时候，其稚嫩之身，是以来自母亲的阴血为基质、以来自父亲的阳气为卫护的。丧失了作为生机之本的神气，人就会死去；获得了作为生机之本的神气，人就能保持活力。

黄帝问道：具体点说，什么是作为生机之本的神气呢？

岐伯回答说：当人体血气合和、营卫贯通、五脏形成之后，作为生机之本的神气就会随之产生而藏守于心，魂魄意识也会随之显现而无不具备，这样，健全的人就诞生了。使人体从血气合和到健全之躯诞生

---

[1]天年：指人的自然寿命。本篇主要讨论了人体的生长、发育、衰老、死亡各个阶段的主要生理特点和血气的盛衰、脏器的强弱、神的存亡与度百岁、尽天年的关系，故名"天年"。本篇认为长寿之人必须是五脏形质健全，机能旺盛，才可能血脉和调、肌肉丰润、皮肤致密、营卫运行调畅、呼吸平稳有力、气血运行和利、六腑能正常地消化饮食，化生水谷精微，布散营养全身，人体各功能保持正常，互相协调一致，就能长寿。这是《内经》在强调肾气盛衰与寿命长短关系的同时，还通过与五脏六腑关系的讨论，论证了脏腑盛衰也可以影响人类性命的长短，从而形成了特有的脏腑盛衰寿夭观念。◎[2]以母为基，以父为楯（shǔn 吮）：基，指事物的基础，根本。楯，拔擢也，引申为种子的胚芽。基与楯的关系，如同土地与种子的关系，母基为大地，父楯就是埋入大地的种子。◎[3]失神者死，得

心，魂魄毕具，乃成为人[4]。

黄帝曰：人之寿夭各不同，或夭寿，或卒[5]死，或病久，愿闻其道。

岐伯曰：五脏坚固[6]，血脉和调，肌肉解利[7]，皮肤致密，营卫之行，不失其常，呼吸微徐[8]，气以度行[9]，六腑化谷，津液布扬[10]，各如其常，故能长久。

黄帝曰：人之寿百岁而死，何以致之？

岐伯曰：使道[11]隧以长，基墙高以方[12]，通调营卫，三部三里起[13]，骨高肉满，百岁乃得终[14]。

黄帝曰：其气之盛衰，以至其死，可得闻乎？

岐伯曰：人生十岁，五脏始定，

的特殊生机，就是作为生机之本的神气。

黄帝又问道：人的寿命各不相同，有的短命，有的长寿，有的会突然死亡，有的则是患病之后久治不愈，希望听你讲讲其中的道理。

岐伯回答说：五脏强健，血脉和顺，肌腠通利而没有凝滞，皮肤细密而无隙可乘，营气与卫气的运行也不失去各自的常规，呼吸舒缓自然而不急不粗，气机能够按照法度运行，六腑能消化饮食水谷，津液又能敷布濡养全身，总之人体的一切都能发挥其正常作用，人就能长寿，否则就会短命，或者突然死亡，或者患病之后久治不愈。

黄帝问道：有的人会活到百岁然后才死去。凭什么知道人会活到百岁呢？

岐伯回答说：人如果鼻孔深而人中长，地阁高厚而方正，营气与卫气的运行通畅和谐，面部三停全都隆起，骨骼鲜明而肌肉丰满，就会活到百岁，享尽天年然后死去。

黄帝问道：人在生命的整个过程当中，血气的盛衰变化情况以至最终死亡的原因，我能够听听吗？

岐伯回答说：人长到十岁的时候，五脏刚刚定型，血气也已贯通。不过，这时人体

神者生：神，生命规律及其外在表现。此指随父母赋予人体的先天精气而生、又具有成全人体和主宰生命作用的特殊生机。◎[4]血气已和，营卫已通，五脏已成，神气舍心，魂魄毕具，乃成为人：言人体在母腹之中，随着胚胎的日渐发育，气血营卫，开始周流全身，五脏六腑已初具雏形，则神亦随之而产生，藏于心；魂魄之类也随之形成。◎[5]卒（cù促）：突然。◎[6]五脏坚固：五脏阴精充沛，阳气秘固。◎[7]肌肉解利：肌肉润滑，通利无滞，气血运行通畅之意。解，通畅，没有凝滞。◎[8]呼吸微徐：呼吸不急，调和自然。◎[9]气以度行：气血运行与呼吸保持正常的规律。度，常度，规范。◎[10]六腑化谷，津液布扬：六腑正常化生之水谷精微物质，布散营养全身。◎[11]使道：指鼻孔。◎[12]基墙高以方：指面部高厚大方。◎[13]三部三里起：三部三里，指人的面部上、中、下三个部分，即额角、鼻头、下颌。起者，高也。◎[14]百岁乃得终：谓

全注全译黄帝内经

血气已通，其气在下[15]，故好走[16]；二十岁，血气始盛，肌肉方长，故好趋[17]；三十岁，五脏大定，肌肉坚固，血脉盛满，故好步[18]；四十岁，五脏六腑十二经脉，皆大盛以平定，腠理始疏[19]，荣华颓落[20]，发颇斑白，平盛不摇，故好坐[21]；五十岁，肝气始衰，肝叶始薄，胆汁始灭[22]，目始不明；六十岁，心气始衰，苦[23]忧悲，血气懈惰[24]，故好卧；七十岁，脾气虚，皮肤枯；八十岁，肺气衰，魂魄离散[25]，故言善误；九十岁，肾气焦[26]，四脏经脉空虚；百岁，五脏皆虚，神气皆去，形骸[27]独居而终矣。

的生气主要处在下肢，所以喜欢跑动；长到二十岁的时候，血气开始旺盛，肌肉正处在重要的发育生长时期，所以喜欢快步行走；到了三十岁的时候，五脏已经完全发育成熟，肌肉则强健发达、腠理固密，血脉也已旺盛充盈，所以喜欢稳步行走；到了四十岁的时候，五脏六腑与十二经脉的状态都达到了旺盛的顶点并且稳定了下来，皮肤的腠理转而开始松弛，面部的光泽随之逐渐衰退，鬓发也略微现出斑白之色，精力已经有所下降，但还处于较好的状态，没有明显衰减，所以喜欢安坐；到了五十岁的时候，肝气首先开始衰弱，接着是肺叶开始萎缩，胆汁开始减少，眼睛开始昏花；到了六十岁的时候，心气开始衰弱，会常常由于身体衰老导致的忧虑、悲伤而叹息苦恼，血气已显无力，肢体困顿懒惰，所以喜欢躺卧；到了七十岁的时候，脾脏的功能已经衰弱，皮肤也变得干枯而毫无光泽；到了八十岁的时候，肺气已经衰弱，魂魄也已离开躯体，所以言谈容易出现错误；到了九十岁的时候，肾气已近枯竭，肝、心、脾、肺这四个脏器的经脉则都已空虚无物了；最后，到了一百岁的时候，五脏的经脉血气就全都空虚了，神气也完全离开了躯体。这样，人就只剩下一具空壳而独自存在，于是生命就在享尽天年之后终结了。

人活百岁即为终其天年。◎[15]其气在下：明·马莳："其气在下，气盛于足之六经也。"◎[16]走：跑，跑步，跑动。◎[17]趋：快步行走。◎[18]步：行走。此谓稳步行走。◎[19]腠理始疏：腠理，指皮肤肌肉、脏腑的纹理。疏，即疏，指疏松。意谓皮肤肌肉、脏腑纹理开始疏松。◎[20]荣华颓落：心主血，其华在面，气血旺盛则面色红润。四十岁后，人体由盛转衰，气血开始衰弱，故面色衰老。◎[21]发颇斑白，平盛不摇，故好坐：颇，略微。平盛，发育到极限。摇，动也。不摇，即性情稳定，不好动之意。◎[22]灭：《太素》与《甲乙经》中均作"减"，当是。形近而讹。◎[23]苦：《太素》作"喜"。◎[24]血气懈惰：心主血脉，心气虚则血少，四肢都得不到足够营养，因而倦怠而好卧。◎[25]魂魄离散：原作"魄离"，据《甲乙经》改。◎[26]焦：即枯竭。◎[27]形骸：即身体。◎[28]空外以张：鼻孔外张。空，通"孔"。◎

黄帝曰：其不能终寿而死者，何如？

岐伯曰：其五脏皆不坚，使道不长，空外以张[28]，喘息暴疾，又卑基墙薄[29]，脉少血，其肉不石[30]，数中风寒，血气虚，脉不通，真邪相攻，乱而相引[31]，故中寿而尽也。

黄帝问道：那些不能享尽天年而死去的人，其死亡的原因又是什么呢？

岐伯回答说：是由于他们的五脏都不强健，人中也不显长，鼻孔既不深邃，而且向外张露着，呼吸则粗重疾速；又地阁短而狭小，脉管薄而血液少，肌肉很不结实，容易屡屡受到风寒的侵袭，以致气血更加虚弱，脉络不得通畅，正气与邪气相互交争，原本就很虚弱的正气败退之后，反而会把邪气引入体内，所以活到寿命的半数就会过早死去。

[29]卑基墙薄：指两腮无肉。◎[30]其肉不石：指肌肉虚松。石，通"实"。◎[31]乱而相引：指正气乱而邪气入。

灵枢经·逆顺[1] 第五十五

黄帝问于伯高曰：余闻气有逆顺[2]，脉有盛衰[3]，刺有大约[4]，可得闻乎？

伯高曰：气之逆顺者，所以应天地、阴阳、四时、五行也。脉之盛衰者，所以候血气之虚实有余不足。刺之大约者，必明知病之可刺，与其未可刺，与其已不可刺[5]也。

黄帝曰：候之奈何？

伯高曰：《兵法》曰：无迎

黄帝向伯高问道：我听说，就生理而言，人的气机有顺有逆，就病象而言，人的脉搏有盛有衰，就治疗而言，针刺也有根本原则。那么，我想进一步了解一下其中的详细情况，您是否能予以讲解呢？

伯高回答说：人体气机的运行之所以有顺有逆，是因为人体跟自然界的天地、阴阳、四时、五行相应的原因；脉的搏动有盛有衰，是医生据以诊察气血的虚实情况的依据；至于针刺的根本原则，在于施治前一定要首先明确哪些是可以针刺的病候，哪些是暂且不能针刺的病候，哪些是已经不能针刺的病候。

黄帝问道：那么，医生怎样才能辨明这些病候呢？

伯高回答说：《兵法》上说：不要迎击士

---

[1] 逆顺：本篇主要论述了人体之气有逆顺，针刺有逆顺，故以"逆顺"作为篇名。重点说明了针刺可刺与不可刺的时机主要在于人体之气与脉象的顺逆盛衰。因此，针刺的逆顺包括两方面：一是时机上的逆顺，宜用针时而不用针则为逆，宜用针时即用针为顺。二是刺法上的逆顺，如脉盛为邪实，用补法为逆，用泻法则为顺。◎ [2] 气有逆顺：气的运行有逆有顺。◎ [3] 脉有盛衰：指脉有实脉和虚脉之别。◎ [4] 大约：此指主要的法则。约，法也。◎ [5] 已不可刺：病情危重，针不可以

逢逢之气[6]，无击堂堂之阵[7]。《刺法》曰：无刺熇熇[8]之热，无刺漉漉[9]之汗，无刺浑浑[10]之脉，无刺病与脉相逆者。

黄帝曰：候其可刺奈何？

伯高曰：上工，刺其未生者也；其次，刺其未盛者也；其次，刺其已衰者也。下工：刺其方袭者也，与其形之盛者也，与其病之与脉相逆者也。故曰：方其盛也，勿敢毁伤[11]，刺其已衰，事必大昌[12]。故曰：上工治未病[13]，不治已病。此之谓也。

气旺盛的军队，不要攻击声威浩大的军阵。《刺法》上也说：不要针刺高热炽盛的病人，不要针刺大汗不止的病人，不要针刺脉来急疾、纷乱不清的病人，不要针刺病状跟脉象不相符的病人。

黄帝问道：那么，怎样来察辨那些可以针刺的病候呢？

伯高回答说：高明的医生首先是在病状未显的时候就施以针刺，其次是在病邪未盛的时候施以针刺，再其次是在病势已衰的时候施以针刺。拙劣的医生却常常是在病邪正在侵入的时候或病势正盛的时候施以针刺，有时甚至会对病状与脉象不相符的病人施以针刺。所以，古代医经中有这样的话：正当病邪大盛的时候，千万不要施行针法；而当病邪衰退之时及时地施以针法，一定会有良好的疗效。还有一句话：高明的医生注重预防尚未发生的疾病，而不注重治疗已经发生的疾病。这些古训所说的也就是这个道理。

治。◎[6]无迎逢逢（péng 蓬）之气：不要迎击有着旺盛士气的军队。迎，迎击，即正面对阵。◎[7]无击堂堂之阵：谓不要攻击声威浩大的军阵。堂堂，盛大的样子。◎[8]熇熇：形容火热炽盛。◎[9]漉漉：形容汗出不止。◎[10]浑浑：形容脉搏纷乱不清。浑，通"滚"。形容脉来急疾，纷乱不清。◎[11]方其盛也，勿敢毁伤：指邪正斗争激烈，病势盛时，不或针刺，刺则毁伤正气。◎[12]刺其已衰，事必大昌：即待邪气稍退，病势稍衰，正气待复时进行针刺，因势利导，乘势驱邪，治疗必然会成功。◎[13]治未病：《内经》中的"治未病"有三层涵义：一指未病先防，即所谓"养生"，如《素问·四气调神大论》所论即是；二指预防疾病传变、恶化，如"病虽未发，见赤色者刺之，名曰治未病"（《素问·刺热》）即是其例；三是本篇所言能把握"刺其未生者……刺其未盛者……刺其已衰者"三种当刺时机（刺邪气即将生成疾病而未生成之时、邪正交争但尚未最盛之时、邪气已衰而正气未复之时）者，亦为"治未病"。

灵枢经·五味^[1] 第五十六

黄帝曰：愿闻谷气有五味，其入五脏，分别奈何？

伯高曰：胃者，五脏六腑之海也，水谷皆入于胃，五脏六腑皆禀气于胃。五味各走其所喜，谷味酸，先走肝；谷味苦，先走心；谷味甘，先走脾；谷味辛，先走肺；谷味咸，先走肾。谷气津液已行，营卫大通，乃化糟粕，以次传下。

黄帝曰：营卫之行奈何？

伯高曰：谷始入于胃，其精微者，先出于胃之两焦，以

黄帝说：我听说水谷精微也有五味，那么我希望能够了解五味分别入于五脏的情况是怎样的。

伯高说：胃腑是全身各脏腑组织功能活动所需精微物质的来源，所以被称为"五脏六腑之海"。水谷饮食物都是先进入到胃腑之中，五脏六腑都是从胃腑之中禀受水谷的精微之气，而具备五味的水谷精微分别走向所适宜的脏器。若水谷之味酸，其中的精微就首先归走肝脏；若水谷之味苦，其中的精微就首先归走心脏；若水谷之味甘，其中的精微就首先归走脾脏；若水谷之味辛，其中的精微就首先归走肺脏；若水谷之味咸，其中的精微就首先归走肾脏；当水谷中的精微津液化生并补充到营、卫二气，营、卫二气便得到充养而盈溢于周身，而水谷中的糟粕也从此而化成，并依次向下传导而排出体外。

黄帝问道：营、卫二气的运行情况是怎么样的呢？

伯高回答说：水谷饮食刚刚进入到胃腑，其

---

[1] 本篇主要论述了五谷、五果、五畜、五菜等的五色、五味，对人体五脏的生理、病理、宜忌等所起的不同作用，故名"五味"。◎[2] 先出于胃之两焦，以溉五脏：谓水谷精微首先从中焦脾胃化

溉五脏[2]，别出两行[3]，营卫之道。其大气[4]之抟[5]而不行者，积于胸中，命曰气海，出于肺，循喉咽，故呼则出，吸则入。天地之精气[6]，其大数常出三入一[7]，故谷不入，半日则气衰，一日则气少矣。

黄帝曰：谷之五味，可得闻乎？

伯高曰：请尽言之。五谷：秔米[8]甘，麻[9]酸，大豆咸，麦苦，黄黍[10]辛。五果：枣甘，李酸，栗咸，杏苦，桃辛。五畜：牛甘，犬酸，猪咸，羊苦，鸡辛。五菜：葵[11]甘，韭酸，藿[12]咸，薤[13]苦，葱辛。五色：黄色宜[14]甘，青色宜酸，黑色宜咸，赤色宜苦，白色宜辛。凡此五者，各有所宜。

中的精微就首先由中焦脾胃化生，而后到达上焦和下焦，以灌注五脏六腑。在此过程之中，水谷精微自中焦脾胃就别而为二，化为营气和卫气，分别运行于脉内和脉外。至于由水谷精微化生的宗气是集聚不行的，积贮在胸中，因此，将胸中称为"气海"。宗气出于肺脏，循于咽喉，因而肺呼则出，肺吸则入。天地间的精气在人体中代谢的大概情况是：水谷所化有营卫、宗气和糟粕三种，而来源主要有饮食一途。因此，半天不能摄入饮食，就会导致精气衰减；一天不能摄入饮食，就会导致精气虚损。

黄帝问道：可不可以给我再讲讲水谷饮食物的五味情况呢？

伯高回答说：请让我详尽地谈谈这方面的情况吧。在五谷之中，粳米味甘，芝麻味酸，大豆味咸，麦味苦，黄黍味辛；在五果之中，枣味甘，李味酸，栗味咸，杏味苦，桃味辛；在五畜之中，牛肉味甘，犬肉味酸，猪肉味咸，羊肉味苦，鸡肉味辛；在五菜之中，葵味甘，韭味酸，藿味咸，薤味苦，葱味辛。就五色和五味的配属而言，黄色与甘味相宜，青色与酸味相宜，黑色与咸味相宜，赤色与苦味相宜，白色与辛味相宜。所有这五种颜色，分别有其相适配的滋味。

生，而后到达上焦与下焦，以滋润濡养五脏。之，至。◎[3]别出两行：谓水谷精微自中焦脾胃即分化为二，化为营气和卫气，分别运行于脉内和脉外。◎[4]大气：即宗气。◎[5]抟（tuán团）：集聚。◎[6]天地之精气：由呼吸而入的天之清气和由饮食而入的地之谷气。◎[7]出三入一：水谷所化有营卫、宗气和糟粕三种，而来源主要有饮食一途。◎[8]秔（jīng京）米：即粳米。◎[9]麻：指芝麻。明·张介宾："麻，芝麻也。"◎[10]黄黍：明·张介宾："黍，糯小米也，可以酿酒。北人呼为黄米，又曰黍子。"◎[11]葵：即冬葵，古代重要的蔬菜之一。◎[12]藿：明·张介宾："藿，大豆叶也。"◎[13]薤（xiè谢）：明·张介宾："薤，野蒜也。"◎[14]宜：相称。此

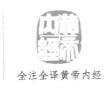

五宜^[15]：所言五色者，脾病者，宜食秔米饭、牛肉、枣、葵；心病者，宜食麦、羊肉、杏、薤；肾病者，宜食大豆黄卷^[16]、猪肉、栗、藿；肝病者，宜食麻、犬肉、李、韭；肺病者，宜食黄黍、鸡肉、桃、葱。

五禁^[17]：肝病禁辛，心病禁咸，脾病禁酸，肾病禁甘，肺病禁苦。

肝色青，宜食甘，秔米饭、牛肉、枣、葵皆甘；心色赤，宜食酸，犬肉、麻、李、韭皆酸；脾色黄，宜食咸，大豆、豕肉^[18]、栗、藿皆咸。肺色白，宜食苦，麦、羊肉、杏、薤皆苦。肾色黑，宜食辛，黄黍、鸡肉、桃、葱皆辛。

所谓"五宜"，是讲五脏所适宜的滋味。患脾病的人色黄，适宜食用粳米饭、牛肉、枣、葵等甘味的食物；患心病的人色赤，适宜食用麦、羊肉、杏、薤等苦味的食物；患肾病的人色黑，适宜用大豆黄卷、猪肉、栗、藿等咸味的食物；患肝病的人色青，适宜食用芝麻、犬肉、李、韭等酸味的食物；患肺病的人色白，适宜食用黄黍、鸡肉、桃、葱等辛味的食物。

所谓"五禁"，是讲五脏所禁忌的食物。患肝病的人色青，禁食辛味的食物；患心病的人色赤，禁食咸味的食物；患脾病的人色黄，禁食酸味的食物；患肾病的人色黑，禁食甘味的食物；患肺病的色白，禁食苦味的食物。

肝脏主青色，适宜食用甘味的食物，像粳米饭、牛肉、枣、葵均是甘味；心脏主赤色，适宜食用酸味的食物，像犬肉、芝麻、李、韭均是酸味；脾脏主黄色，适且食用咸味的食物，像大豆、猪肉、栗、藿均是咸味；肺脏主白色，适宜食用苦味的食物，像麦、羊肉、杏、薤均是苦味；肾脏主黑色，适宜食用辛味的食物，像黄黍、鸡肉、桃、葱均是辛味。

有相配之意。◎［15］五宜：指五脏之病适宜食用的食物。◎［16］大豆黄卷：明·张介宾："大豆黄卷，大豆芽也。"◎［17］五禁：指五脏之病禁忌食用的食物。◎［18］豕（shǐ 史）肉：即猪肉。

灵枢经·水胀 [1] 第五十七

黄帝问于岐伯曰：水 [2] 与肤胀 [3]、鼓胀 [4]、肠覃 [5]、石瘕 [6]、石水 [7]，何以别之。

岐伯答曰：水始起也，目窠上微肿 [8]，如新卧起之状，其颈脉动 [9]，时咳 [10]，阴股间寒 [11]，足胫瘇 [12]，腹乃大，其水已成矣。以手按其腹，随手而

黄帝向岐伯问道：水胀跟肤胀、臌胀、肠覃、石瘕、石水等病候怎样来区别呢？

岐伯回答说：水胀最初发生的时候，眼胞上微微肿起，就像刚刚睡起的样子，颈脉搏动明显，时常咳嗽，大腿内侧有寒冷感，小腿肿胀，等到腹部肿大，水胀之病就算是已经形成了。如果用手按压病人的腹部，放手以后，腹壁又随之而胀起，就像是包

[1] 水胀，是由于津液代谢障碍，水湿停留所致肢体胸腹胀满的一种病证。本篇讨论了水胀（肿）、肤胀、臌胀、肠覃、石瘕诸病证的病因、病机、症状、鉴别及治疗等。由于这些病证虽名异而均有水肿或胀大的临床见症，故列为一篇以资鉴别。因本篇首论水胀，故以"水胀"名篇。◎ [2] 水：指水胀。◎ [3] 肤胀：病名。阳气不足，寒气留于皮肤而见肿胀之证。主要症状为全身肿胀，腹大，皮厚。◎ [4] 鼓胀：病名。以腹部胀大如鼓，皮色苍黄，腹部脉络暴起为特征的一种疾病。又称臌胀、水蛊、蛊胀、蜘蛛蛊、单腹蛊等。与肝脾肾三脏的关系密切。◎ [5] 肠覃（xùn训）：病名。指妇女下腹部有块状物，而月经又能按时来潮的病证。多因七情内伤，肝气郁结，气滞血瘀，积滞成块所致。覃，通"蕈"。◎ [6] 石瘕（jiǎ假）：病名。女子寒瘀留积滞胞宫所致瘕块。◎ [7] 石水：病名。水肿病之一。因下焦阳虚，不能司其开阖，聚水不化而致水肿。◎ [8] 目窠（kē科）上微肿：指眼睑轻微浮肿，如卧蚕状。◎ [9] 颈脉动：明·马莳："颈脉，即人迎穴也。其穴位于喉之两旁。"◎ [10] 时咳：指不时咳嗽。因水邪上乘于肺所致。又称"寒水射肺"。◎ [11] 阴股间寒：指大腿内侧因水湿所伤，而感寒冷。◎ [12] 足胫瘇（zhǒng肿）：指下肢足部浮肿。瘇，同

起，如裹水之状[13]，此其候也[14]。

黄帝曰：肤胀何以候[15]之？

岐伯曰：肤胀者，寒气客于皮肤之间[16]，鼛鼛然不坚[17]，腹大，身尽肿[18]，皮厚[19]，按其腹，窅而不起[20]，腹色不变[21]，此其候也[22]。

鼓胀何如？

岐伯曰：腹胀、身皆大[23]，大与肤胀等也，色苍黄[24]，腹筋起[25]，此其候也。

肠覃何如？

岐伯曰：寒气客于肠外，与卫气相搏，气不得荣[26]，因有所系[27]，癖而内著[28]，恶气[29]乃起，瘜肉[30]乃生。其始生也，大如鸡卵，稍[31]

裹着水的囊袋一样。这便是水胀的病候。

黄帝问道：那么，怎样来诊察肤胀这种病候呢？

岐伯回答说：肤胀这种病是由于寒邪侵入皮肤之间而导致的。尽管腹部胀大，但叩之如鼓有声而不坚实，周身也全部肿胀，皮肤显得厚实。如果用手按压病人的腹部，放手以后腹部仍凹下不能恢复，但腹色没有变化。这便是肤胀的病候。

黄帝问道：那么，臌胀又怎样诊察呢？

岐伯回答说：腹部胀满，周身全部肿大，肿大的情况跟肤胀相似，腹色青黄，腹壁青筋暴起。这便是臌胀的病候。

黄帝问道：那么，肠覃又怎样诊察呢？

岐伯回答说：肠覃这种病候是由于寒邪侵入肠外，与卫气相互搏结，使卫气不能温养周身，由于卫气被寒邪束缚，癖结不散而附着于内，病气也由此而起，瘜肉便由此生成。当瘜肉刚刚生出的时候，就如同鸡蛋般大小，然后逐渐增大，等到长成的时候就像妇女怀孕一样，病程久的可

"肿"。◎[13]以手按其腹，随手而起，如裹水之状：用手按患者腹部，放手腹胀随手而起，像按压水囊一样。◎[14]候：指症候。◎[15]候：在此作诊察解。◎[16]寒气客于皮肤之间：客，侵袭并留而不去。余伯荣："寒者，水之气也。此无形之气，客于皮肤，而为虚胀也。"◎[17]鼛鼛（kōng 空）然不坚：明·张介宾："寒气客于皮肤之间，阳气不行，病在气分，故有声若鼓；气本无形，故不坚。"鼛鼛，形容叩击中空的声音。◎[18]腹大，身尽肿：明·张介宾："气无所不至，故腹大，身尽肿。"◎[19]皮厚：明·张介宾："然有水则皮泽而薄，无水则皮厚。"◎[20]窅（yǎo 咬）而不起：指以手按腹，其凹陷不能随手而起。窅，凹陷。◎[21]腹色不变：指腹部皮肤颜色无异常变化。◎[22]此其候也：唐·杨上善："肤胀，凡有五别：一者，寒气循于卫气，客于皮肤之间；二者，为肿不坚；三者，腹大身肿；四者，皮厚，按之不起；五者，腹色不变。"◎[23]腹胀、身皆大：指腹部与全身都肿大。◎[24]苍黄：即青黄色。苍，青色。◎[25]腹筋起：腹部青筋怒张，故青筋暴起。◎[26]气不得荣：卫气不能温养周身。荣，温养。一说：荣为营运。◎[27]因有所系（jì 既）：因，承上之意，"系"有两解：一作"乱"解，指卫气运行逆乱。一作"束缚""牵制"。指寒气束缚卫气。◎[28]癖而内著：谓癖结不散而附着于内。著，同"着"◎[29]恶气：即病气。◎[30]瘜（xī 息）肉：指寄生的恶肉。◎[31]稍：逐渐。◎[32]久者离岁：病程较

以益大，至其成如怀子之状，久者离岁[32]，按之则坚，推之则移，月事以时下[33]，此其候也。

石瘕何如？

岐伯曰：石瘕生于胞中[34]，寒气客于子门[35]，子门闭塞，气不得通，恶血当泻不泻[36]，衃以留止[37]，日以益大，状如怀子，月事不以时下[38]。皆生于女子[39]，可导而下[40]。

黄帝曰：肤胀、鼓胀可刺邪[41]？

岐伯曰：先泻其胀之血络[42]，后调其经，刺去其血络[43]也。

以历时一年以上，用手按压时感到质地坚硬，用手推抚时可以移动，月经仍可按时来潮。这便是肠覃的病候。

黄帝问道：那么，石瘕又怎样诊察呢？

岐伯回答说：石瘕这种病候发生在胞宫之中，是由于寒邪侵入子门而导致的。由于子门闭塞，气机不通，经血应当按时排泄但不能排泄，于是凝滞不行而留积在胞宫之中，腹部一天天地逐渐增大，就如同怀孕的样子，月经也不能按时来潮。像肠覃、石瘕这两种病候全部发生在女子，可以用疏导气血的方法使瘀血下行。

黄帝问道：那么，肤胀和鼓胀可以用针法来治疗吗？

岐伯回答说：要首先用针法输泻由于邪气壅滞而胀起的络脉，然后再调理经脉，但一定要注意刺泻络脉中的瘀血。

长，历时一年以上。离，经历。◎[33]月事以时下：月经能按时来潮。◎[34]胞中：子宫内。◎[35]子门：指子宫颈口。◎[36]气不得通，恶血当泻不泻：明·马莳："寒气客于子门，子门闭塞，气不得通于外，恶血之在内，当泻不泻。"◎[37]衃（pēi胚）以留止：经血凝滞而留积于胞宫之中。衃，凝滞之血。◎[38]月事不以时下：明·马莳说："盖石瘕生于胞中，而不在肠外，故月事不以时下。"◎[39]皆生于女子：肠覃、石瘕都是妇科疾患。◎[40]可导而下：可用疏通瘀滞，攻下衃血的治疗方法，使衃血下行。导，有疏通之意。下，指攻下。◎[41]邪（yé爷）：语气词，表疑问，相当于"吗"。◎[42]胀之血络：指邪气滞而胀起的络脉。◎[43]刺去其血络：指调其经脉虚实之法，亦当先刺胀之血络。

灵枢经·贼风[1] 第五十八

黄帝曰：夫子言贼风邪气[2]之伤人也，令人病焉，今有其不离屏蔽[3]，不出空穴[4]之中，卒然[5]病者，非不离[6]贼风邪气，其故何也？

岐伯曰：此皆尝有所伤于湿气，藏于血脉之中，分肉之间，久留而不去；若[7]有所堕坠，恶血[8]在内而不去。卒然喜怒不节，饮食不适，寒温不时，腠理闭而不通。其开而遇风寒[9]，则血气凝结，与故邪相袭[10]，

黄帝说：先生说四时八方的不正之气侵害人体，才会使人患病，但有的人并没有去掉屏风帷幔之类的遮掩，也没有离开房室之中，也会突然发病。这些人并非没有躲避非时不正之气，却仍然受邪而发病，这又是什么原因呢？

岐伯说：这是由于这些人都曾经被湿邪所伤害，湿邪藏匿在血脉之中、分肉之间，滞留日久而没有散去；或者是曾经从高处坠落，以致瘀血内积不散；或者是曾经突发喜怒失于节制；或者是曾经饮食不能调适；或者是曾经有寒温过度而失于调理的情况，以致腠理闭塞而不通。如果适逢腠理张开而外遇风寒，使血气凝结，新

---

[1]贼风：贼者，伤害也。贼风，泛指四时不正之气。自然界四时不正之气，常伤害人体而引发疾病。本篇主要讨论四时贼风伤人之病理、病证，故以"贼风"名篇。◎[2]贼风邪气：指四时八方的不正之气，亦即非时而来的邪气。◎[3]屏蔽：屏风帷幔之类。屏，原指当门的小墙，即照壁，在此指室内的屏风。蔽，古时车上挡风的帘子，在此指室内的帷幔。◎[4]空穴：洞穴，在此指房屋。◎[5]卒（cù猝）然：即突然。卒，通"猝"。◎[6]非不离：意即并不是没有防避外邪。离，避开、躲避。◎[7]若：或者。连词，表示选择。◎[8]恶血：即瘀血。◎[9]其开而遇风寒：如果适逢腠理张开而外遇风寒。其，如果，连词，表示假设。开，指腠理张开。◎[10]与故邪相袭：谓风寒之气跟

则为寒痹[11]。其有热则汗出，汗出则受风，虽不遇贼风邪气，必有因加而发[12]焉。

黄帝曰：今夫子之所言者，皆病人之所自知也。其毋[13]所遇邪气，又毋怵惕之所志，卒然而病者，其故何也？唯有因鬼神之事乎？

岐伯曰：此亦有故邪留而未发，因而志有所恶，及有所慕[14]，血气内乱，两气相搏[15]。其所从来者微，视之不见，听而不闻，故似鬼神。

黄帝曰：其祝[16]而已者，其故何也？

岐伯曰：先巫者[17]，因知百病之胜[18]，先知其病之所从生者，可祝而已也。

感的风寒跟体内的旧邪相合而致病，就会发生寒气痹阻的病证。如果适逢天气炎热而使身体出汗，汗出之时也容易外受风邪。因此，有的人虽然没有遇到非时不正之气，却也会罹患疾病，那必定是先有旧邪，又新加外感之邪而发病。

黄帝说：先生今天所谈的情况，都是病人自己知道的。如果没有遇到外感的邪气，也没有惊悸恐怖之类的情志因素，却突然发生疾病，这又是什么原因呢？是否只有鬼神作祟致病这一条呢？

岐伯说：这种情况仍然是因为体内有旧邪未曾发作，加之心志有所厌恶或有所爱慕，以至血气内乱，未发的旧邪和不良的情绪两相搏结而发病。由于这种病患的起因隐而不显，病变潜伏而不易察觉，所以一旦突发，就像是鬼神作祟一样。

黄帝问道：那么，这种病患可以通过祝咒画符之类的手段来治愈，又是什么原因呢？

岐伯回答说：先代的巫者懂得克制病变的精神疗法，而且在施术之前要先了解病人发病的原因，因此可以通过祝咒画符等手段来治愈疾病。

体内的旧邪相合而致病。故邪，旧邪。袭，重合。◎[11]寒痹：明·马莳："寒痹，即《痹论》之所谓寒气胜者为痛痹也。"◎[12]必有因加而发：必定是先有旧邪，又新加外感而发病。因，指旧邪。加，指新感。◎[13]毋：通"无"。◎[14]志有所恶，及有所慕：明·张介宾："恶者，恶其所憎也；慕者，慕其所好也。"◎[15]两气相搏：未发的旧邪与不良的情绪两相搏结。◎[16]祝：即祝由，指符咒和语言祈祷除疾驱邪的方法。◎[17]先巫者：先代的巫者。◎[18]百病之胜：指克制病变的精神疗法。胜，克制，在这里指以情胜情的精神疗法，如过悲而病，以喜胜之。

灵枢经·卫气失常[1] 第五十九

黄帝曰：卫气之留于腹中，搐积不行[2]，苑蕴不得常所[3]，使人支胁[4]胃中满，喘呼逆息[5]者，何以去之？

伯高曰：其气积于胸中者，上取之；积于腹中者，下取之；上下皆满者，傍取之[6]。

黄帝曰：取之奈何？

伯高对曰：积于上，泻人迎、天突、喉中[7]；积于下者，泻三

黄帝问道：如果卫气循行失常，滞留在腹中，郁积而不能流布，积聚而不达常位，便会使人两胁支满，胃中壅塞，气喘吁吁，气息上逆。那么，医生应该用什么方法来治疗这种病患呢？

伯高回答说：如果卫气郁积在胸中而发病的，就要在上部取穴治疗；如果卫气郁积在腹中而发病的，就要在下部取穴治疗；如果胸腹之中都有卫气郁积，就应在上下两部都取穴的同时，再加上附近经脉上的腧穴来治疗。

黄帝问道：那么，具体是如何来取穴呢？

伯高回答说：如果卫气郁积在胸中，取人迎、天突、喉中而使用泻法；如果卫气郁积在腹中，取三里、气街而使用泻刺法；如果胸

---

[1]卫气失常：本文主要论述卫气失常所引起的各种疾病及针刺治疗的方法。还提了年龄上分小、少、壮、老四个阶段，同时论述了膏、脂、肉三种形体的生理特点，五体病的望诊以及因人制宜的治疗原则。因本篇主要讨论卫气运行失常所引起的各种病变，故名"卫气失常"。◎[2]搐（chù处）积不行：指卫气受致病因素的牵制，而积聚运行不畅。搐，牵制之意。◎[3]苑蕴不得常所：指卫气郁结和蕴聚没有固定的地方。苑，通"蕴"。蕴，即蕴聚。常所，指固定的部位。[4]肢胁：当作"支胁"，谓两胁支满。◎[5]喘呼逆息：指气喘吁吁，气息上逆。呼，摹声词。◎[6]傍取之：上下皆取并旁加章门穴以刺治。傍，同"旁"。◎[7]喉中：明·张介宾："即廉

里与气街；上下皆满者，上下取之，与季胁之下一寸；重者，鸡足[8]取之。诊视其脉大而弦急，及绝不至者，及腹皮急甚者，不可刺也[9]。

黄帝曰：善。

黄帝问于伯高曰：何以知皮肉、气血、筋骨之病也？

伯高曰：色起两眉薄泽者，病在皮[10]；唇色青黄赤白黑者，病在肌肉；营气濡然者[11]，病在血气；目色青黄赤白黑者，病在筋；耳焦枯受尘垢[12]，病在骨。

黄帝曰：病形何如，取之奈何？

伯高曰：夫百病变化，不可胜数，然皮有部[13]，肉有柱[14]，血气有输[15]，骨有属[16]。

黄帝曰：愿闻其故。

腹之中都有卫气郁积，就上取人迎、天突、喉中，下取三里、气街，连同季胁下一寸的章门，均用泻法；如果卫气郁积较重而难以畅达，就要使用"鸡足"刺法，即将针刺入分肉，然后提至皮下，再向左右斜刺。若是诊得病人的脉搏大而弦急，或脉绝不至，或腹皮绷急过甚，便不可采用上述针法。

黄帝说：先生讲得很好。

黄帝又向伯高问道：医生根据什么来察知病人是皮病还是肉病、是气病还是血病、是筋病还是骨病呢？

伯高回答道：主要根据面色的变化来察辨。如果两眉之间色泽暗淡而少泽，是病在皮肤；如果唇色出现或青、或黄、或赤、或白、或黑的现象，是病在肌肉；如果周身汗液浸渍，是病在血气；如果目色出现或青、或黄、或白、或赤、或黑的现象，是病在筋膜；如果耳廓干枯色深，如有尘垢一般，是病在骨骼。

黄帝问道：那么，这些疾病的表现怎样？如何取穴治疗呢？

伯高回答说：尽管各种疾病的表现是千变万化，数不胜数的，但是，皮肤有其相应的分部，肌肉有其隆厚的部分，血气有其输注的脉络，骨骼有其连属的关节，因而这些疾病的表现还是可以掌握的。

黄帝说：我想听听其中的原故。

泉。"◎[8]鸡足：刺法名，又称合谷刺。即将针深刺于分肉，当得气后，将针提至皮下，再向左右斜刺，形如鸡足，分为三歧，故称鸡足。◎[9]不可刺也：明·张介宾："脉大而弦急，阴虚而真脏见也；绝不至者，营气脱也；腹皮急甚者，中和气绝而脾无败也。不宜针也。"◎[10]色起两眉薄泽者，病在皮：谓两眉间色泽暗淡少泽，为病色外现。薄，减损。◎[11]营气濡然者：指汗液浸渍。营气，在这里指汗液。◎[12]受尘垢：耳廓色深重，如有尘垢一般。◎[13]皮有部：皮肤有其相应的分部。◎[14]肉有柱：指上下肢肌肉隆起的部分，因其坚厚粗壮，有支柱的作用，故称"肉有柱"。◎[15]血气有输：血气有其输注的脉络。◎[16]骨有属：骨骼有其连属的关节。属，

伯高曰：皮之部，输于四末[17]。肉之柱，在臂胫诸阳分肉之间，与足少阴分间[18]。血气之输，输于诸络，气血留居，则盛而起[19]。筋部无阴无阳，无左无右，候病所在。骨之属者，骨空之所以受益而益脑髓者也[20]。

黄帝曰：取之奈何？

伯高曰：夫病变化，浮沉深浅，不可胜穷，各在其处，病间者浅之，甚者深之；间者小之，甚者众之，随变而调气，故曰上工[21]。

黄帝问于伯高曰：人之肥瘦、大小、寒温，有老壮少小，别之奈何？

伯高对曰：人年五十已上[22]为老，二十已上为壮，十八已上为少，六岁已上为小。

黄帝曰：何以度知其肥瘦？

伯高曰：人有肥、有膏、有肉。

伯高说：皮肤相应的分部，在于人体的四肢；肌肉隆厚的部分，在于臂臑、小腿阳经的分肉之间和足少阴经的分肉之间；血气输注的脉络，在于阴阳诸经的络脉，若血气留滞便会盈满胀起；筋膜的部属没有阴阳之分，左右之别，要依据病变所在部位来治疗就可以了；骨骼连属的关节，便是骨节的间隙，可以受容津液并补益脑髓。

黄帝问道：那么，怎样来取穴治疗呢？

伯高回答说：疾病的变化，或由浮而沉，或由沉而浮，或由浅入深，或由深出浅，是不可以穷尽的，但必定是各在其相应的部位。因此在治疗时，病轻的要浅刺，病重的要深刺，病轻的宜少刺，病重的宜多刺。能够依随病情的变化来调理气机并使之恢复正常，这才算得上是高明的医生。

黄帝向伯高问道：人的形体有肥瘦大小的不同，体质有偏寒、偏温的差异，年龄也有老壮少小的区别，那么，首先怎样来区别人的年龄呢？

伯高回答说：人的年龄在五十岁以上的称为"老"，二十岁以上的称为"壮"，十八岁以上的称为"少"，六岁以上的称为"小"。

黄帝又问道：怎样来测知人的肥瘦呢？

伯高回答说：根据体格肥瘦的情况，

两骨相交的关节部位。◎[17]四末：即四肢。明·张介宾："病在皮者，在阳分也，阳受气于四肢，以其皮浅气浮也，故皮之部输于四末。"◎[18]与足少阴分间：明·张介宾："足少阴之经，自足心循内踝后入足跟，以上腨内，出腘内廉，上股内后廉，会于尻臀，贯脊，其肉俱厚，故亦为肉之柱。"◎[19]盛而起：指经络壅塞，而有郁结隆起的现象。◎[20]骨之属者，骨空之所以受益而益脑髓者也：指治疗骨病，当治取于关节之处，因为骨关节之空隙中（即骨空）是受液以充实脑髓之处，故补益骨空就是补益骨髓、脑髓。◎[21]各在其处，病间者浅之，甚者深之；间者小之，甚者众之，随变而调气，故曰上工：明·马莳："取穴以刺之者，亦唯于皮肉、气血、筋骨，各视其处。"小之，即少之，亦即少用针。上工，指高明的医生。◎[22]已上：即以上。已，同黄帝曰：别此奈何？

伯高曰：腘肉坚，皮满者，肥[23]。腘肉不坚，皮缓者，膏[24]。皮肉不相离者，肉[25]。

黄帝曰：身之寒温何如？

伯高曰：膏者其肉淖[26]，而粗理者身寒[27]，细理者身热。脂者[28]其肉坚，细理者热，粗理者寒[29]。

黄帝曰：其肥瘦大小奈何？

伯高曰：膏者，多气而皮纵缓，故能纵腹垂腴[30]。肉者，身体容大[31]。脂者，其身收小[32]。

黄帝曰：三者之气血多少何如？

伯高曰：膏者多气，多气者热，热者耐寒。肉者多血则充形，充形

可以将人分为肥人、膏人和肉人三种。

黄帝问道：怎样来区别这三种类型的人呢？

伯高回答说：若是肌肉坚实，皮肤肥满，便称为肥人；若是肌肉不坚实，皮肤松弛，便称为膏人；若是皮肤和肌肉坚实致密而不相分离，便称为肉人。

黄帝又问道：那么，人的体质偏寒、偏热又是怎么回事呢？

伯高回答说：膏人的肌肉软而不坚，其中肌肉纹理粗疏的身多偏寒，肌肉纹理细密的身多偏热。脂人的肌肉坚实，其中肌肉纹理细密的身多偏热，肌肉纹理粗疏的身多偏寒。

黄帝又问道：那么，肥瘦不同的人体形大小怎么样呢？

伯高回答说：膏人大多偏于气盛而皮肤松弛，所以常见腹壁松弛，肥肉下垂；肉人大多身形宽大；脂人大多身形瘦小。

黄帝问道：这三种类型的人气血多少的情况怎样？

伯高回答说：膏人偏于气盛，气盛则身热，身热则耐寒；肉人偏于血盛，血盛则能充养身体，身体得以充养则形气平和；脂人

"以"。◎[23] 腘肉坚，皮满者，肥：明·张介宾："肥者，即下文所谓脂者也。脂者紧而满，故下文曰：肉坚身小。"意即肌肉坚实，皮肤丰满，为脂（肥）型人的特点。腘，当为"䐃"。◎[24] 腘肉不坚，皮缓者，膏：意即肌肉不坚实，皮下脂肪多，故皮肤松弛，是膏型人的特点。◎[25] 皮肉不相离者，肉：清·张志聪："皮肉不相离，谓肉胜而连于皮，内无膏而外无肥，此亦卫气之盛于肉理者也。"肉，指肌肉多而脂少。◎[26] 膏者其肉淖（nào 闹）：指膏型人肌肉软而不坚。淖，泥潭，这里用于形容肌肉软绵无张力。◎[27] 粗理：肌肉的纹理粗疏。◎[28] 脂者：即肥者。按上文将人体类型分为"肥""膏""肉"三种，但此下再无"肥人"之说，则脂者即肥者。◎[29] 细理者热，粗理者寒：清·张志聪："粗理者，卫气外泄，故身寒；细理者，卫气收藏，故身热。"◎[30] 纵腹垂腴（yú 鱼）：谓腹壁松弛，肥肉下垂。纵，松弛的意思。腴，腹下的肥肉。◎[31] 肉者，身体容大：即肉型人，身体宽大。容，宽也。◎[32] 脂者，其身收小：指脂型人，其身体较膏

则平[33]。脂者，其血清[34]，气滑少，故不能大。此别于众人者也[35]。

黄帝曰：众人奈何？

伯高曰：众人皮肉脂膏不能相加也[36]，血与气不能相多，故其形不小不大，各自称其身，命曰众人。

黄帝曰：善。治之奈何？

伯高曰：必先别其三形，血之多少，气之清浊，而后调之，治无失常经[37]。是故膏人，纵腹垂腴；肉人者，上下容大；脂人者，虽脂不能大者[38]。

偏于血液清稀，气滑而少，因此体形不够宽大。这是这三种类型的人跟一般体质类型的人不同的特点。

黄帝又问道：那么，一般体质类型的人又是怎样的情况呢？

伯高回答说：一般体质类型的人皮肉、脂膏没有偏多的情况，血和气也没有偏盛的情况，所以体形不大不小，皮肉、脂膏也分别跟体形相称，因此就称之为"众人"。

黄帝说：先生讲得真好！那么怎样来治疗这三种类型的病人呢？

伯高回答说：一定要先辨明病人属于这三种类型中的哪一型，及其血的盛衰，气的清浊，然后才能进行调治。治疗时不可违背针刺的常法，应根据卫气所出、所循之常规，进行虚补实泻。并要时时谨记：膏人腹壁松弛，肥肉下垂；肉人上下宽大，体格壮盛；脂人虽然脂肉盈满，但体形小于常人。在治疗时要分别对待。

型和肉型人都小。◎[33]充形则平：指由于气血充盛，营卫调和，故其人不寒不热，故曰平也。◎[34]血清：因卫气不充，故血亦清稀，清，即清稀。◎[35]此别于众人者也：明·张介宾："膏者多气，气为阳，故质热而耐寒也。肉者多血，血养形，故形充而气质平也。脂者，血清而气滑少，故不能大。若此三者，虽肥盛皆别于众人，而脂者之气血，似不及乎膏、肉也。"◎[36]众人皮肉脂膏不能相加也：指一般体质类型的人皮肉、脂膏、气血都比较匀称，没有发生某一方面偏多的现象。众人，指一般体质类型的人。◎[37]治无失常经：指治疗上应根据卫气所出、所循之常规，进行虚补实泻。◎[38]虽脂不能大者：指虽然脂肉盈满，但体形并不比一般人大。

灵枢经·玉版[1] 第六十

黄帝曰：余以小针[2]为细物[3]也，夫子乃[4]言上合之于天，下合之于地，中合之于人，余以为过针之意矣，愿闻其故。

岐伯曰：何物大于天乎？夫大于针者，惟五兵[5]者焉。五兵者，死之备[6]也，非生之具。且夫人者，天地之镇[7]也，其不可不参[8]乎？夫治民者，亦唯针焉。夫针之与五兵，其

黄帝说：我认为九针不过是微细的东西，先生竟说它们向上跟天相应，向下跟地相合，在中与人相称，我认为这种说法实在是夸大了针法的作用。但是，我还是想听听您的理由。

岐伯说：什么东西能比天更大呢？在普天之下的金属器物之中，作用比针具更大的，只有"五兵"了，但"五兵"是为杀伤而设的武备，不是为救人而制的器具。人乃是天地之间至重至贵的生命，大概不能不参同这个道理吧。医生用于治疗百姓疾苦的工具，也只有这小小的九针了，那

---

[1] 玉版：玉石制成的版，将重要文献镌刻于玉版之上，以示珍贵，也便于永久保存，故称为"玉版"。本篇论述痈疽的成因、刺治原则，阐明痈毒内陷，诸病逆象，不宜用针。并把针刺的作用与兵器相比较，以说明针刺运用得当，可以救治病人；若妄用针刺，也可以致人命亡。古人认为本篇内容很重要，必须"著之于玉版，传之后世"。故名"玉版"。◎[2] 小针：泛指九针。因九针之用不若药物繁复，而且比砭石微小，故称为小针，亦名微针。◎[3] 细物：即小小之物，言其微不足道。◎[4] 乃：竟然。语气副词，表示未曾料到。◎[5] 五兵：五种兵器的总称，说法不一，或以戈、殳、戟、酋矛、夷矛为五兵，或以矛、戟、钺、盾、弓矢为五兵，或以矛、戟、弓、剑、戈为五兵。战国以后，兵器的种类增多，五兵的含义逐渐变化为对兵器的泛称。◎[6] 死之备：指为杀伤而设的武备。备，武备。◎[7] 天地之镇：比喻至重至贵之物。镇，重要之意。◎[8] 其不可不

孰小乎？

黄帝曰：病之生时，有喜怒不测[9]，饮食不节，阴气不足，阳气有余，营气不行，乃发为痈疽[10]。阴阳不通，两热相搏[11]，乃化为脓，小针能取之乎？

岐伯曰：圣人不能使化者，为之邪不可留也[12]。故两军相当[13]，旗帜相望[14]，白刃[15]陈于中野[16]者，此非一日之谋也。能使其民，令行禁止[17]，士卒无白刃之难者，非一日之教也，须臾之得[18]也。夫至使身被[19]痈疽之病，脓血之聚者，不亦离道[20]远乎。夫痈疽之生，脓血之成也，不从天下，不从地出，积微[21]之所生也。故圣人自治于未有

么，九针跟五兵相比，哪一个作用更小呢？

黄帝说：在疾病初生之时，有由于喜怒不节的，有由于饮食无度的，以致阴气虚而不足，阳气盛而有余，营卫之气郁而不行，发为痈疽之病。由于阴阳二气不能交通，阴气不足而生的虚热跟阳气有余而生的实火两相搏结，痈疽还会化而成脓。像这样的病变，能用小针治疗并使之消散吗？

岐伯说：即使是圣人也不能使已经成形的痈疽消散，因为治疗痈疽成败的关键在于不能让邪气久留而使痈疽成形。打个比方来说，两军相互对阵，旗帜相互对立，锋利的兵器布满于荒野之中，这绝不是一天的谋划所能完成的；能够让百姓们有令则行，有禁则止，士兵们也不必蒙受兵刃的杀伤，也绝不是一天的教化所能达到的，短时的训诲所能取得的。如果不能预防于平时，以至于使身体罹患痈疽之病，脓血积聚为患，那不是背离养生之道太远了吗？痈疽的产生，并非从天而降，也不是由地而生，乃是由于微小的有害因素日渐积累而造成的。所以，圣人早在其未成形之前

参：即天、地、人三者不可不参合。其，大概。参，合参。◎[9]喜怒不测：即喜怒不节。测，节度。◎[10]痈疽：外科病名。指发生于体表、四肢、内脏的急性化脓性疾患。痈，初起无头，局部红肿热痛，界限分明，未成脓、无疮头则易消散，已成脓易溃破，脓液粘稠，疮口易敛。疽，患处漫肿无头，皮色不变，不热少痛，未成脓难消散，已成脓亦难破溃，脓水清稀，疮口难敛。◎[11]两热相搏：阴气不足而生的虚热与阳气有余而生的实火两相搏结。两热，指内外两热。◎[12]圣人不能使化者，为之邪不可留也：指即使是圣人也不能使已经成形的痈疽消散，因为治疗痈疽成败的关键在于不能让邪气久留而使痈疽成形。圣人，指那些通晓事理，才德兼备，精通养生、医理的人。◎[13]相当：即相互对阵。当，对着。◎[14]相望：即相互对立。望，对着。◎[15]白刃：指锋利的兵器。◎[16]中野：指荒野、旷野。◎[17]令行禁止：谓有令则行，有禁则止。◎[18]须臾之得：指短时间内可以取得的成效。◎[19]被：蒙受。此有罹患之意。◎[20]离道：指背离防治疾病之道。道，指养生却病，防患未然的道理。◎[21]积微：指微小的有害因素日渐积累。

形也，愚者遭其已成也。

黄帝曰：其已形，不予遭[22]，脓已成，不予见[23]，为之奈何？

岐伯曰：脓已成，十死一生，故圣人弗使已成，而明为良方，著之竹帛[24]，使能者踵[25]而传之后世，无有终时者，为其不予遭也。

黄帝曰：其已有脓血而后遭乎，不导之以小针治乎[26]？

岐伯曰：以小治小者其功小[27]，以大治大者多害[28]，故其已成脓血者，其唯砭石、铍、锋之所取[29]也。

黄帝曰：多害者其不可全乎[30]？

岐伯曰：其在逆顺[31]焉。

黄帝曰：愿闻逆顺。

就自我预防，而愚人则事先不知防治，就会罹患疾病而形成痈疽。

黄帝说：如果痈疽已经成形却未能予以确诊，脓液已经生成却未能予以明断，将怎样来处理呢？

岐伯回答说：如果脓液已经生成，病人就已经是十死一生，难以治愈了。所以高明的医生能早期诊断，不等疾病形成就消灭在萌芽阶段，并将一些好的方法记录在简帛上，使有才能的医生得以继承并向后世之人传授，使医学的方法永无失传的时候，为的是使人们不再遭受痈疽的痛苦。

黄帝问道：如果痈疽已经成形，化生脓血后才予以确诊，此时若不用大针来刺破排脓，是否可以用小针来调理呢？

岐伯回答说：若用小针来调治较轻浅的痈疽，功效不明显，为害亦轻；若用大针来刺破较深重的痈疽，功效显著，为害亦重。因此，当痈疽已经成形生脓，大概只能用砭石、铍针、锋针之类的大针来刺破排脓了。

黄帝问道：既然用大针来刺疗深重的痈疽为害较重，大概病人就不能保全了吧？

岐伯回答说：这关键取决于证候的顺逆。

黄帝问道：那么，我想了解一下有关证候

◎[22] 不予遭：指未能予以确诊。遭，逢遇。在此意为医生逢遇并确诊其证候。◎[23] 不予见：指不能予以明断。见，看到，在此意为医生审察并明断其病情。◎[24] 竹帛：竹简和缣帛，古时用以书写文字。◎[25] 踵：继承的意思。◎[26] 不导之以小针治乎：意即如果不用大针刺破排脓，是否可以用小针来调整呢？导，疏导，在这里是刺破痈疽排脓血的意思。小针，指九针中较小的针具，与上文小针的概念有所区别。◎[27] 以小治小者其功小：指若用小针来调治痈疽中较轻浅的，功效不著，为害亦轻。◎[28] 以大治大者多害：谓若用大针来刺破痈疽中较严重的，功效显著，为害亦重。◎[29] 其唯砭石、铍、锋之所取：意即大概只能用砭石、铍针、锋针之类的大针来刺破排脓。其，大概。语气副词，表示一种委婉的肯定。铍，指铍针。锋，指锋针。◎[30] 多害者其不可全乎：指既然用大针来刺疗深重的痈疽为害显著，大概病人就不能保全了吧。多害，对应上文"以大治大者多害"而言。全，保全。◎[31] 其在逆顺：唐·杨上善："逆者，多伤至死；顺

岐伯曰：以为伤者，其白眼青，黑眼小[32]，是一逆也；内[33]药而呕者，是二逆也；腹痛渴甚[34]，是三逆也；肩项中不便[35]，是四逆也；音嘶色脱[36]，是五逆也。除此五者为顺矣。

黄帝曰：诸病皆有逆顺，可得闻乎？

岐伯曰：腹胀，身热，脉大[37]，是一逆也；腹鸣而满，四肢清，泄，其脉大[38]，是二逆也；衄而不止，脉大[39]，是三逆也；咳且溲血脱形，其脉小劲[40]，是四逆也；咳，脱形身热，脉小以疾[41]，是谓五逆也。如是者，不过十五日而死[42]矣。其腹大胀，四末清，脱形，泄甚[43]，是一逆

顺逆的情况。

岐伯说：痈疽之病为害时，若是白睛发青，黑睛变小，这是第一逆候；若是服用药物却又呕出，这是第二逆候；若是腹中作痛，口渴极甚，这是第三逆候；若是肩部和颈项强直而屈侧不利，这是第四逆候；若是声音嘶哑，面无血色，这是第五逆候。这些便是痈疽的五逆证候，除此以外的都算是顺候。

黄帝问道：那么，其他各种疾病也都有逆顺之候，可否为我讲一讲呢？

岐伯回答说：若腹部胀满，周身发热，脉搏洪大，这是第一逆候；若腹中鸣响而胀满，四肢不温，腹泻不止，脉搏洪大，这是第二逆候；若鼻衄不止，脉搏洪大，这是第三逆候；若咳嗽不止，小便带血，形体极瘦而肌肉如脱，脉形细小而搏动有力，这是第四逆候；若咳嗽不止，形体极瘦而肌肉如脱，周身发热，脉形细小而搏动频数，这是第五逆候。如果病人在病中出现上述五种逆候中的一种，不超过十五天便会死亡。若腹部胀极，四肢清

者，出脓得生也。"◎[32]白眼青，黑眼小：清·张志聪："白眼青，黑眼小，肺、肝、肾三脏之气衰也。"◎[33]内：同"纳"，即服用之意。◎[34]腹痛渴甚：清·张志聪："腹痛渴甚，胃气散也。脾主为胃行其津液，腹痛渴甚，脾气绝也。"◎[35]不便：指强直而屈侧不利。◎[36]色脱：指面部血色脱失。◎[37]腹胀，身热，脉大：明·张介宾："身热脉大而加以腹胀，表里之邪俱盛也。"◎[38]四肢清，泄，其脉大：明·马莳说："四肢清冷，后又下泄，阴证也；而其脉又大，是阴证得阳脉也。"四肢清，谓四肢冰冷不温。清，冷。◎[39]衄（nǜ）而不止，脉大：明·张介宾："鼻衄在阴，脉大为阳，阳实阴虚。"◎[40]咳且溲血脱形，其脉小劲：脱形，谓形体极瘦，肌肉如脱。小劲，谓脉形细小而搏动有力。劲，强劲有力的意思。◎[41]咳，脱形身热，脉小以疾：明·张介宾："脱形身热，真阴已亏，而火犹不清也；其脉细小疾数，正邪盛正衰之候。"◎[42]不过十五日而死：明·张介宾："一节之更，时移气易，客强主弱，则不能胜，故不过十五日而死。"◎[43]其腹大胀，四末清，脱形，泄甚：明·张介宾："腹大胀者，最忌中虚，若见四肢清冷，而脱形

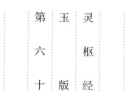

也；腹胀便血，其脉大，时绝[44]，是二逆也；咳，溲血，形肉脱，脉搏[45]，是三逆也；呕血，胸满引背，脉小而疾[46]，是四逆也；咳，呕，腹胀，且飧泄，其脉绝[47]，是五逆也。如是者，不及一时[48]而死矣。工不察此者而刺之，是谓逆治。

黄帝曰：夫子之言针甚骏[49]，以配天地，上数天文，下度地纪，内别五脏，外次六腑，经脉二十八会[50]，尽有周纪，能杀生人，不能起死者，子能反[51]之乎？

岐伯曰：能杀生人，不能起死者也。

黄帝曰：余闻之则为不仁[52]，然愿闻其道，弗行于人。

冷，形体极瘦而肌肉如脱，腹泻不止，这是第一逆候；若腹部胀满，大便带血，脉形宽大而时时歇止，这是第二逆候；若咳嗽不止，小便带血，形体极瘦而肌肉如脱，脉搏动有力而击于指下，这是第三逆候；若呕血，胸部满痛，牵引脊背，脉形细小而搏动急数，这是第四逆候；若咳嗽呕吐，腹部胀满而泻下完谷，其脉绝而不至，这是第五逆候。如果病人在病中出现上述五种逆候中的一种，不过一天的时间就会死亡。作为一名医生不能审察上述的各种逆候，轻率地施用针法，便称作"逆治"。

黄帝说：先生所讲的针法的确是博大精深，以至于可以跟天地相配。可是，向上历数星象，向下测知地理，在内察别五脏，在外条析六腑，以及二十八脉相互交会的情况，也都有一定的法度可循。那么，若是违背了法度，必定会使活人死亡而不能使死者复生，先生能纠正这种失误吗？

岐伯说：如果违背了相关的法度，针法就会使活人死亡而不能使死者复生。

黄帝说：我听说这样的事情后，总认为不合仁爱之道，所以就希望能够了解防止治疗失误的方法，从而使这种由于治疗失误而导致的惨事不再发生在病人身上。

泄甚者，脾元败而阳气去也。"◎[44]腹胀便血，其脉大，时绝：明·张介宾："腹胀便血，阴病也；脉大时绝，孤阳将脱也。"脉大，时绝，指脉形宽大而时时歇止。绝，脉有歇止。◎[45]咳，溲血，形肉脱，脉搏：明·张介宾："咳而溲血者，气血俱病；形肉脱者，败在脾；脉搏者，真脏也，败在胃气。"脉搏，指真脏脉，无和缓之象，即胃气将绝之脉。◎[46]呕血，胸满引背，脉小而疾：明·马莳："呕血而胸满引背，脉固宜小，而小中带疾，虚而火盛也。"◎[47]咳，呕，腹胀，且飧泄，其脉绝：明·张介宾："上为咳呕，中为腹胀，下为飧泄，三焦俱病，而脉至于绝者，有邪无正也。"◎[48]不及一时：一时，即一日之意。明·张介宾："不及一时，谓不能周日之时也。"◎[49]甚骏：谓非常博大。骏，大。◎[50]经脉二十八会：谓二十八条经脉相互交会。二十八，指手足十二经二十四脉，连同任、督、阴跷、阳跷，共二十八脉。◎[51]反：纠正的意思。◎[52]为不仁：谓认为不合仁爱之道。为，通"谓"，认为。◎[53]迎而夺之而已矣：谓迎着精气所来的岐伯曰：是明道也，其必然也，其如刀剑之可以杀人，如饮酒使人醉也，虽勿诊，犹可知矣。

黄帝曰：愿卒闻之。

岐伯曰：人之所受气者，谷也。谷之所注者，胃也。胃者，水谷气血之海也。海之所行云气者，天下也。胃之所出气血者，经隧也。经隧者，五脏六腑之大络也，迎而夺之而已矣[53]。

黄帝曰：上下有数[54]乎？

岐伯曰：迎之五里[55]，中道而止[56]，五至而已[57]，五往而脏之气尽矣[58]，故五五二十五而竭其输矣[59]，此所谓夺其天气[60]者也，非能绝其命而倾[61]其寿者也。

岐伯说：这是显而易见的道理，也是必然而然的事情，就好比刀剑可以杀人，饮酒可以使人沉醉一样。即使不用分析，也可以察知其中的道理。

黄帝说：我希望能全部了解其中的详情。

岐伯说：人体所禀受的气血来源于水谷饮食，水谷饮食所注入的脏器是胃，因此胃既是水谷饮食的聚集之处，也是人体气血的生化之源，就好像汇纳百川，蒸腾云气的大海一样。大海蒸腾而生的云气游行于天下，胃变化而出的气血输注于经脉，因而经脉则成为五脏六腑精气往来的大络，如果迎着精气所来的方向施用劫夺邪气的刺法，便会使精气耗竭而致人死亡。

黄帝问道：既然如此，那么手经和足经有禁刺的法度吗？

岐伯回答说：有。比如说若在手五里穴用"迎而夺之"的刺法，便会使精气的运行受阻于中道而凝滞不畅。经脉之中不过是五脏精气的循行而已，若连续误刺五次，某一脏的精气便可能耗竭，若连续误刺二十五次，五脏的精气便会全部耗竭而不能输注了。这就是所谓的"夺其天气"，即日渐劫夺人体的真元之气而最终使病人死亡，并不是医生直接伤害或危及病人的生命。

方向而施用劫夺邪气的刺法，便会使精气耗竭而致人死亡。迎，刺法名，用于攻邪。夺，劫夺，即攻邪。已，指精气受损而耗竭。◎[54]上下有数：上下，指手经与足经。数，此处指禁刺之数。◎[55]五里：经穴名，属手阳明大肠经，位在上臂外侧前缘，曲池上三寸。◎[56]中道而止：使精气的运行受阻于中道而凝滞不畅。◎[57]五至而已：经脉之中不过是五脏精气的循行而已。五，五脏精气。至，精气在脉中的循行动止。◎[58]五往而脏之气尽矣：若连续误刺五次，某一脏的精气便可能耗竭。五往，指连续五次使用"迎而夺之"的刺法针刺五里穴。脏之气，指某一脏之精气。◎[59]五五二十五而竭其输矣：明·马蒔："及夺至二十五次，而五脏输穴之气皆已竭矣。"输，输注，在此指经脉之中所循行输注的五脏精气。◎[60]天气：人体的真元之气。◎[61]倾：倾危。◎

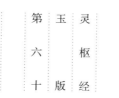

黄帝曰：愿卒闻之。

岐伯曰：阚门而刺之者，死于家中；入门而刺之者，死于堂上[62]。

黄帝曰：善乎方！明哉道！请著之玉版，以为重宝，传之后世，以为刺禁，令民勿敢犯也。

黄帝说：我希望能了解得再确切一些。

岐伯说：若误刺手五里等穴，浅刺者病人死于自己家中，深刺者病人死于医生堂上。

黄帝赞叹说：先生所述的法则真是高明啊！先生所谈的道理真是明白啊！请让我把它记录在玉版上，作为重要而珍贵的训条，并把它传授给后世的医生，让他们以之为刺法的禁令永远不要触犯。

---

[62] 阚（kuī 亏）门而刺之者，死于家中；入门而刺之者，死于堂上：指若误刺五里等穴，浅刺者，病人死于自己家中；深刺者，病人死于医生堂上。阚，窥伺。门，气穴之门。

灵枢经·五禁[1] 第六十一

黄帝问于岐伯曰：余闻刺有五禁[2]，何谓五禁？

岐伯曰：禁其不可刺也。

黄帝曰：余闻刺有五夺。

岐伯曰：无泻其不可夺者也。

黄帝曰：余闻刺有五过[3]。

岐伯曰：补泻无过其度。

黄帝曰：余闻刺有五逆。

岐伯曰：病与脉相逆，命曰五逆。

黄帝曰：余闻刺有九宜[4]。

黄帝向岐伯问道：我听说刺法中有"五禁"的说法，那么什么叫"五禁"呢？

岐伯回答说：所谓"五禁"，就是说明禁止针刺的时日，凡逢禁日，对某些部位应避免针刺。

黄帝又问道：我还听说刺法中有"五夺"的说法，那么什么叫"五夺"呢？

岐伯回答说：所谓"五夺"，就是不能用泻的针刺手法来治疗气血虚弱、元气大虚的病变。

黄帝又问道：我还听说刺法中有"五过"的说法，那么什么叫"五过"呢？

岐伯回答说：所谓"五过"，就是说无论补泻都不可超过适当的限度。

黄帝又问道：我还听说刺法中有"五逆"的说法，那么什么叫"五逆"呢？

岐伯回答说：如果病候跟脉象相反，便称为"五逆"。

黄帝又问道：我还听说刺法中有"九宜"的

---

[1] 五禁：禁，禁忌。五禁，五种针刺的禁忌症。本篇主要讨论针刺宜忌问题，同时介绍了五禁、五夺、五过、五逆、九宜等内容。篇首始论五禁，故名"五禁"。◎[2] 刺有五禁：指运用针刺治疗时，须注意人体五部的禁刺之日。◎[3] 五过：针刺五脏外合之皮脉肉筋骨的时候，如果补泻无度，就叫五过。◎[4] 九宜：九针性能不同，作用各异，各有其适用的范围，叫做九宜。◎[5] 自

岐伯曰：明知九针之论，是谓九宜。

黄帝曰：何谓五禁？愿闻其不可刺之时。

岐伯曰：甲乙日自乘[5]，无刺头，无发蒙[6]于耳内。丙丁日自乘，无振埃[7]于肩喉廉泉。戊己日自乘四季[8]，无刺腹去爪[9]泻水。庚辛日自乘，无刺关节于股膝。壬癸日自乘，无刺足胫。是谓五禁。

黄帝曰：何谓五夺[10]？

岐伯曰：形肉已夺，是一夺也；大夺血之后，是二夺也；大汗出之后，是三夺也；大泄之后，是四夺也；新产及大血之后，是五夺也。此皆不可泻。

说法，那么什么叫"九宜"呢？

岐伯回答说：能够明确掌握九针的理论并恰当地加以运用，便称为"九宜"。

黄帝问道：具体而言，什么是"五禁"呢？我想了解一下什么时间不可针刺。

岐伯回答说：天干应于人身，甲乙应头，所以逢甲乙日，不可针刺头部，不可用"发蒙"的针法刺耳内。丙丁应肩喉，逢丙丁日，不可用"振埃"的方法针刺肩部、咽喉和廉泉。戊己应腹部，逢戊己日，不可针刺腹部，也不可用"去爪"的方法泻除水邪。庚辛应股膝，逢庚辛日，不可针刺股膝部位的腧穴。壬癸应足胫，逢壬癸日，不可针刺足部和胫部。这便是所谓的"五禁"。

黄帝问道：具体而言，什么是"五夺"呢？

岐伯回答说：五夺，是五种大虚的病症。形体极瘦，肌肉已脱，这是第一夺；大失血以后，这是第二夺；大汗出以后，这是第三夺；大泻以后，这是第四夺；刚刚生产及大出血以后，这是第五夺。像上述五种正气脱失的病症，均不可使用泻法。

乘：即干支值日。古时以十天干记日，又将之与人身部位相对应，如头应甲、乙二日，肩喉应丙、丁二日，手足应戊、己二日，股膝应庚、辛二日，足胫应壬、癸二日。乘，用也。◎[6]发蒙：刺法名。即针刺治疗耳目头面疾病的一种方法。详见《灵枢·刺节真邪》。◎[7]振埃：刺法名。即针刺天容、廉泉等腧穴来治疗阳气逆满于胸中，喘咳胸痛，咽噎不息等病症的方法。因该法取效甚捷，如拂去尘埃一般，故名。可参《灵枢·刺节真邪》。◎[8]戊己日自乘四季：指戊、己二天干当值的日子和辰、未、戌、丑四地支当值的日子。四季，指四时的最后一个月，即四时之季月。古时以寅、卯、辰、巳、午、未、申、酉、戌、亥、子、丑分属十二月，辰应三月，为春之季月；未应六月，为夏之季月；戌应九月，为秋之季月；丑应十二月，为冬之季月，统称四季，配属五行中的土，因此辰、未、戌、丑四地支亦属土，在这里指辰、未、戌、丑四地支当值的日子。具体而言，即指戊辰、戊戌、己丑、己未四天。◎[9]去爪：刺法名，即针刺关节络脉，并用铍针放水，以治疗四肢腰膝关节屈伸不利，阴囊水肿之病的方法。因该法取效迅捷，犹如剪除了多余的爪甲一样，故名。可参《灵枢·刺节真邪》。◎[10]夺：脱失之意。◎[11]著痹：指经久不愈的痹阻之病。与风寒湿黄帝曰：何谓五逆？

岐伯曰：热病脉静，汗已出，脉盛躁，是一逆也；病泄，脉洪大，是二逆也；著痹[11]不移，䐃肉破[12]，身热，脉偏绝[13]，是三逆也；淫而夺形[14]，身热，色夭然白[15]，及后下血衃[16]，血衃笃重，是谓四逆也；寒热夺形，脉坚搏[17]，是谓五逆也。

黄帝问道：具体而言，什么是"五逆"呢？

岐伯回答说：高热不退而脉象沉静，或已经汗出而脉象盛躁，这是第一逆；患泄泻之病，但脉象洪大，这是第二逆；痹阻之证经久不愈，肌肉瘦削如破败一般，周身发热，脉搏微弱如绝止，这是第三逆；阴液精血淫佚流失而致身形瘦如脱肉，周身发热，面色白而无泽，以及大便夹有紫黑血块，血色紫黑深重，这是第四逆；恶寒发热，形体瘦削如脱肉，脉来盛实而搏手，这是第五逆。

痹中的着痹属湿胜者有所不同。著，同"着"，附着不去之意。痹，指血气痹阻不通。◎[12]䐃肉破：肌肉瘦削如破败一般。破，破败，败坏。◎[13]脉偏绝：指脉搏微弱如绝止。◎[14]淫而夺形：阴液精血淫佚流失而致身形瘦如脱肉。◎[15]色夭然白：面色白而无泽。夭然，枯槁的样子。◎[16]后下血衃（pēi 胚）：大便中夹有黑色血块。后，指大便。衃血，指凝滞之血，亦即瘀血，色多赤黑。衃，血凝滞。◎[17]脉坚搏：脉来盛实而搏手。

灵枢经·动输[1] 第六十二

黄帝曰：经脉十二，而手太阴、足少阴、阳明独动不休[2]，何也？

岐伯曰：是明胃脉[3]也。胃为五脏六腑之海，其清气[4]上注于肺，肺气从太阴而行之，其行也，以息往来[5]，故人一呼脉再动，一吸脉亦再动，呼吸不已，故动而不止。

黄帝曰：气之过于寸口[6]也，上十焉息？下八焉伏[7]？何道从还？不知其极[8]。

黄帝问道：十二经脉中，惟独手太阴、足少阴、足阳明三经有动脉搏动不止，为什么？

岐伯回答说：足阳明胃脉与脉搏跳动有密切关系，因为胃是五脏六腑所需营养之源，其水谷所化的精微，向上流注于肺，气从手太阴肺经开始，运行全身。脉气的往来运行与呼吸之间密切相关，有一定的比例关系，故人一呼脉搏跳动两次，一吸脉搏也跳动两次，呼吸不停，所以脉也就跳动不止。

黄帝问道：脉气过于寸口，为什么脉来时盛？而脉去时弱？脉气的运行从什么道路上来去往返？我不知道其究竟。

[1]动输：本篇主要论述了十二经脉中手太阴、足阳明、足少阴这三条经脉分别在太渊、人迎、太溪穴处搏动不休的机理，以及它们和全身气血输注的关系，故名"动输"。◎[2]独动不休：跳动不止。◎[3]是明胃脉：《太素·脉行同异》《甲乙经》卷二第一下并作"足阳明胃脉"，当从。◎[4]清气：水谷精微。◎[5]以息往来：脉气的往来运行与呼吸之间密切相关，有一定的比例关系。息，一呼一吸谓之一息。◎[6]寸口：腕后桡动脉搏动处。◎[7]上十焉息？下八焉伏：意即脉气过于寸口，为什么脉来时盛？而脉去时弱？上下，指脉气的来去，来者为上，去者为下。十、八，比喻脉气的盛衰。息，即有生气，表示脉盛。伏，即伏藏，表示脉气衰微。◎[8]何道从还？不知其极：指脉气的运行从什么道路上来去往返，不知其终止穷尽的地方。道，指脉行之道。极，穷尽。◎

岐伯曰：气之离脏也，卒然如弓弩之发，如水之下岸，上于鱼以反衰[9]，其余气衰散以逆上，故其行微。

黄帝曰：足之阳明，何因而动？

岐伯曰：胃气上注于肺，其悍气[10]上冲头者，循咽，上走空窍[11]，循眼系[12]，入络脑，出顑[13]，下客主人，循牙车[14]，合阳明，并下人迎，此胃气别走于阳明[15]者也。故阴阳上下，其动也若一[16]。故阳病而阳脉小者为逆[17]，阴病而阴脉大者为逆[18]。故阴阳俱静俱动，若引绳相倾者病[19]。

黄帝曰：足少阴何因而动？

岐伯曰：冲脉者，十二经之海也，与少阴之大络，起于肾下[20]，

岐伯回答说：脉气离开脏腑而外达经脉时，犹如弓弩突然发机，又像急流下冲堤岸，所以开始时脉气是强盛的，待脉气上达鱼际后，反而呈现衰象，其所余之气也已衰散而向上逆行，所以气行之势就比较微弱。

黄帝问道：足阳明胃经因为什么而搏动？

岐伯回答说：胃气向上流注于肺，它的本经干气上冲于头部，沿着咽喉而上走于七窍，循着眼球深处的脉络，向内络于脑，接着出于额部，下行会于客主人穴，沿颊车，合于足阳明本经，并下行到人迎部位，这就是胃气别行而走向足阳明经的路径。因此，手太阴的寸口脉，与足阳明的人迎脉，其搏动是一致的。所以阳病而人迎脉反小的为逆象，阴病而寸口脉反大的也为逆象。故寸口脉与人迎脉阴阳应合，静则俱静，动则俱动，犹如牵引绳索一样协调均匀；假如二者失去平衡，出现偏盛或偏衰之象，就会生病。

黄帝问道：足少阴肾经因为什么而搏动？

岐伯回答说：冲脉是十二经脉之海，它和足少阴的络脉同起于肾下的会阴穴处，出

---

[9]上于鱼以反衰：脉气从寸口上鱼际后，出现由盛转衰的现象。鱼，指手大鱼际处。◎[10]悍气：本经主干之气。又，指慓悍之气。◎[11]空窍：指七窍。空，通"孔"。◎[12]眼系：又称"目系"，指眼球内连于脑的脉络。◎[13]顑（kǎn坎）：额部。◎[14]牙车：即颊车，经穴名。◎[15]胃气别走于阳明：胃气别行于阳明经的另外一条路径。◎[16]阴阳上下，其动也若一：手太阴寸口脉和足阳明人迎脉的搏动，皆以胃气为本，并相互贯通，故相应一致。阴，指手太阴肺脉。阳，指足阳明胃脉。上，指人迎，因人迎在颈，所以为上。下，指寸口，因寸口在手，所以为下。◎[17]阳病而阳脉小者为逆：阳病时阳气盛于外，人迎脉当大，若反小即为逆。阳脉，指人迎脉，人迎属胃腑为阳，以候阳气，故称阳脉。◎[18]阴病而阴脉大者为逆：阴病时气衰于内，寸口脉当小，若反大就为逆。阴脉，指寸口脉，寸口属肺脏为阴，以候阴气，故称阴脉。◎[19]阴阳俱静俱动，若引绳相倾者病：指寸口与人迎脉应大小相等，保持平衡，像牵引绳索一样均匀。若某一方偏盛偏衰，失于平衡，即为相倾，就要发生疾病。◎[20]

出于气街[21]，循阴股内廉，邪[22]入腘中，循胫骨内廉，并少阴之经，下入内踝之后，入足下；其别者，邪入踝，出属跗上[23]，入大指[24]之间，注诸络[25]，以温足胫，此脉之常动者也。

黄帝曰：营卫之行也，上下相贯，如环之无端，今有其卒然遇邪气，及逢大寒，手足懈惰[26]，其脉阴阳之道，相输之会[27]，行相失也，气何由还？

岐伯曰：夫四末阴阳之会者，此气之大络[28]也。四街[29]者，气之径路也。故络绝则径通，四末解则气从合，相输如环。

黄帝曰：善。此所谓如环无端，莫知其纪，终而复始，此之谓也。

于气冲穴，沿大腿内侧，斜入膝部腘窝中，再沿胫骨内侧，与足少阴肾经相并，向下入足内踝之后，进入脚下。它的一条支脉，斜入内踝，出足背外侧近踝处，进入足大趾间，注入于足少阴经在足胫部的各络脉，以温润足胫部，这就是足少阴经脉搏动不止的原因。

黄帝问道：营卫之气的运行，贯通人身上下，犹如圆环一样难分首尾。现在有人突然遇到邪气侵袭，或遭到严寒刺激，手足懈惰无力，则其经脉营卫循行之道、气血相互输注之处，将会失常紊乱。那么，气将从哪里循环往返呢？

岐伯回答说：四肢是阴阳经脉会合之处，也是营卫之气循行的径路。头、胸、腹、胫四部的气街，是营卫之气循行必经之路，所以即使络脉被邪气阻绝，而经脉仍能通行，当四肢的邪气解除后，则络脉之气顺和，脉气又会相互转输，如环无端。

黄帝说：讲得好。所谓脉气好像圆环一样无从知道它的端头，总是终而复始的循环，说的就是这个道理。

肾下：指会阴穴。◎［21］气街：即气冲穴。◎［22］邪：通“斜”。下“邪”字同。◎［23］跗上：指足背。◎［24］指：此处指足趾。◎［25］诸络：指足少阴经脉在足胫部的所有络脉。◎［26］懈惰：指四肢乏力，懒于活动，且动作不灵活。◎［27］相输之会：十二经脉气血相互输注贯通与会合。◎［28］四末阴阳之会者，此气之大络：四末，即四肢。四肢为阴阳经脉起止会合处，同时也是脉气联络处。◎［29］四街：指胸、腹、头、胫四部的气街，是营卫循行必经的道路。

灵枢经·五味论[1] 第六十三

黄帝问于少俞曰：五味入于口也，各有所走，各有所病。酸走筋，多食之，令人癃[2]；咸走血，多食之，令人渴；辛走气，多食之，令人洞心[3]；苦走骨，多食之，令人变呕；甘走肉，多食之，令人悗心[4]。余知其然也，不知其何由，愿闻其故。

少俞答曰：酸入于胃，其气涩以收，上之两焦[5]，弗能出入也，不出即留于胃中，胃中和温，则下注膀胱，膀胱之胞[6]薄以懦[7]，得酸则缩绻[8]，约而不通，水道不行，故

黄帝问少俞说：饮食的五味进入口中，各有它喜欢进入的脏腑经络，也各有它所引发的病变。如酸味趋走于筋，多食酸味的东西，会使人小便不通；咸味趋走于血，多食咸味的东西，会使人口渴；辛味趋走于气，多食辛味的东西，会使人心中空虚；苦味趋走于骨，多食苦味的东西，会使人呕吐；甘味趋走于肉，多食甘味之品，会使人心中烦闷。我知道五味食用过度，会分别引发上述病证，但不明白是为什么。我想听听其中的缘故。

少俞回答说：酸味进入胃中，它的气味涩滞并有收敛作用，上行至于上、中二焦，不能随气化运行而往来出入，既然不出，则留在胃中，胃中温和，就向下渗注于膀胱，膀胱之皮薄而软，遇到酸味就卷曲而收缩，使膀胱出口处收缩，以致小便

---

[1]五味论：本篇专论五味和五脏的关系。五味能养五脏，同时五味能伤五脏，从而引起各种病证。故名。◎[2]癃（lóng 隆）：小便不通。◎[3]洞心：指心气不足而内虚。◎[4]悗（mán 瞒）：心中烦闷。◎[5]上之两焦：上行上、中两焦。之，有行或走之意。◎[6]胞：皮。唐·杨上善："膀胱皮薄而又濡。"◎[7]懦（nuò 诺）：软弱之意。◎[8]缩绻：收缩。◎[9]阴者，积筋之

癃。阴者，积筋之所终[9]也，故酸入而走筋矣。

黄帝曰：咸走血[10]，多食之，令人渴，何也？

少俞曰：咸入于胃，其气上走中焦，注于脉，则血气走之，血与咸相得则凝，凝则胃中汁注之，注之则胃中竭，竭则咽路[11]焦，故舌本干而善渴。血脉者，中焦之道也，故咸入而走血矣。

黄帝曰：辛走气，多食之，令人洞心，何也？

少俞曰：辛入于胃，其气走于上焦，上焦者，受气而营诸阳者也，姜韭之气熏之，营卫之气不时受之，久留心下，故洞心[12]。辛与气俱行，故辛入而与汗俱出。

黄帝曰：苦走骨[13]，多食之，令人变呕，何也？

少俞曰：苦入于胃，五谷之气，皆不能胜苦，苦入下脘，三焦之道皆闭而不通，故变呕。齿者，胃之所终也，故苦入

不利，因而发生癃闭之病。人的前阴，是众多筋脉汇聚之处，所以酸味入胃而趋走于筋。

黄帝问道：咸味善走血分，多食咸味，使人口渴，这是为什么？

少俞回答说：咸味进入胃后，其气向上走于中焦，输注于血脉。脉中运行血气，血与咸味相遇，则血脉凝涩。血脉凝涩则胃中津液渗注于血以滋润，这样胃中的津液就不足，由于胃液不足，所以就会出现咽干口渴。血脉是输送中焦精微于全身的道路，所以咸味入胃后，就趋走于血。

黄帝问道：辛味善走于气，多食辛味，使人心中空虚，这是为什么？

少俞回答说：辛味进入胃后，其气向上走于上焦，上焦接受中焦所化水谷精微而外达腠理诸阳，姜、韭的辛气熏蒸上焦，营卫之气也不时受其影响，而久留在胃中，所以有心中空虚的感觉。辛味善走于卫气，与卫气同行，所以辛味入胃后，就会和汗液一起发散出来。

黄帝问道：苦味善走于胃，多食苦味，使人呕吐，这是为什么？

少俞回答说：苦味进入胃后，胃中的五谷之气皆耐受不了苦味。苦味进入下脘，就会使三焦气行之道路闭阻而不通，所以胃气上逆作呕。齿为

所终：前阴是众多筋脉所汇聚之处。◎［10］咸走血：明·张介宾："血为水化，咸亦属水，咸与血相得，故走注血脉。"◎［11］咽路：即咽喉。唐·杨上善："咽为下食，又通于涎，故为路也。"◎［12］久留心下，故洞心：过食姜韭之类辛味食物，留积在胃中，使人有洞心之感。◎［13］苦走骨：

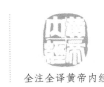

而走骨，故入而复出，知其走骨也。

黄帝曰：甘走肉，多食之，令人
悗心，何也？

少俞曰：甘入于胃，其气弱小，
不能上至于上焦，而与谷留于胃中
者^[14]，令人柔润者也，胃柔则缓，缓
则虫动，虫动则令人悗心。其气外通
于肉，故甘走肉。

胃经所过之处，所以苦味入胃而善走于
骨，又复出于齿，故知道苦味是趋走于
骨的。

黄帝问道：甘味善走于肉，多食甘
味，会使人心中烦闷，这是为什么？

少俞回答说：甘味进入胃后，其气
弱小，不能上达于上焦，而与谷物同留
于胃中。甘味能使胃气柔润，胃气柔和
则弛缓，气行弛缓，就会引起肠胃中寄
生虫扰动，心动就使人心中烦闷。甘味
之气外通于肉，因此说甘味趋走于肉。

苦属火味，入心。今云"苦走骨"，清·任谷庵："肾主骨，肾属于寒水之脏，苦性寒，故走骨，同气
相感也。"◎［14］者："者"上脱"甘"字，"甘者"二字属下读。宜补。

灵枢经·阴阳二十五人 [1] 第六十四

黄帝曰：余闻阴阳之人何如？

伯高曰：天地之间，六合[2]之内，不离于五，人亦应之。故五五二十五人之政[3]，而阴阳之人不与焉[4]。其态又不合于众者五，余已知之矣。愿闻二十五人之形，血气之所生，别而以候，从外知内何如？

岐伯曰：悉乎哉问也！此先师之秘也，虽伯高犹不能明之也。

黄帝问道：我听说有阴阳不同类型的人，怎样区别呢？

伯高回答说：天地之间，宇宙之内，一切事物之理，都离不开五行，人也和它相应。所以人有五五二十五种类型，而以阴阳分类之人不在其内。阴阳分类之人有太阳、少阳、太阴、少阴、阴阳和平五种，与二十五类型之人不同，这些我已经知道了。我想听听二十五种人的形态，以及由于血气不同所形成的特征，从而诊治时能分别观察，从外表以了解内脏的变化，可以满足我的愿望吗？

岐伯回答说：你问得真详细啊。这是先师的秘传，就是伯高也不能彻底明白其中的道理。

---

[1] 阴阳二十五人：本篇根据阴阳五行学说的基本理论，按照人的禀赋不同，将人的形体分为木、火、土、金、水五种类型，每一类型又根据五音太少、阴阳属性、以及手足三阳经的左右上下、气血多少之差异再推演成五类，于是分出五五二十五种人的各自不同的体质类型。并在此分型的基础上进一步论述了二十五种人在形体、生理病理和针刺法则等方面的特异性，故名"阴阳二十五人"。◎ [2] 六合：指四方上下。◎ [3] 政：《甲乙经》卷一第十六作"形"。当从。◎ [4] 阴阳之人不与焉：阴阳之人，即《灵枢·通天》所说太阴、少阴、太阳、少阳、阴阳平和五种形态的人。不与，即

黄帝避席遵循而却[5]曰：余闻之，得其人弗教，是谓重失[6]，得而泄之，天将厌之。余愿得而明之，金柜藏之，不敢扬之。

岐伯曰：先立五形金木水火土，别其五色，异其五形之人，而二十五人具矣。

黄帝曰：愿卒[7]闻之。

岐伯曰：慎之慎之，臣请言之。

木形之人，比[8]于上角[9]，似于苍帝[10]。其为人苍色，小头，长面，大肩背，直身，小手足，好有才，劳心，少力，多忧劳于事。能[11]春夏不能秋冬，感而病生，足厥阴佗佗然[12]。大角之人，比于左足少阳，少阳之上遗遗然[13]。左角之人，比于右足少阳，少阳之下随随然[14]。钛[15]角之人，比于右足

黄帝离席却步，谦恭地说：我听说，遇到合适的人而不把秘学传授给他，这是重大的过失；得到秘学而不加重视，随便泄露出去，天将会厌弃这种人。我希望得到它并加以阐明，把它藏在金柜里，不敢轻易外传。

岐伯说道：首先确立金、木、水、火、土五种形态，再区别五色，分辨五声，这样二十五种人的形态就具备了。

黄帝说道：我希望详尽地听听。

岐伯回答说：一定要慎之又慎啊！就让我谈谈这个问题吧。

木形的人，与五音中的上角相比类，和东方的苍帝相似。其特征是：皮色苍，头小，面长，肩背宽大，身直，手足小，有才气，好用心机，体力不强，常为各种事务忧心劳神。对时令的适应，能耐受春夏的温热，不能耐受秋冬的寒凉，秋冬容易感受邪气而发病。这种类型的人，属于足厥阴肝经，其特征是柔美安重。木形中属于大角的一类人，比类于左足少阳经，少阳的上部，其表现特征为从容自得。木形中属于左角的一类人，比类于右足少阳经，少阳的下部，其表现特征为随和顺从。木形中属于钛角的一类人，比类于右足少阳

不包括在内。◎[5]遵循而却：即恭敬慎重，不敢前进而退却之意。遵循：通"逡巡"。谦退貌。◎[6]重失：严重的损失。◎[7]卒：明·张介宾："卒，尽也。"◎[8]比：比类。◎[9]上角：是角音的一种。角为五音之一，五行属木。上角、大角、左角、钛角、判角，是角音的分类。凡得五行一行之气全者，名曰"上"，属于本行之阴经，如上角属于足厥阴；得一行之气偏者，称为"太""少"，属于本行所属之阳经，并根据太、少而分上、下，太属上，少属下。其他四音与此相类。◎[10]苍帝：神话中的上天五帝之一，为东方之帝，其色苍。此处形容木形的人，皮肤呈现苍色。◎[11]能（nài 奈）：通"耐"。◎[12]佗佗然：体态优美，雍容自得的样子。◎[13]遗遗然：犹逶迤，从容自得的样子。◎[14]随随然：和顺貌。◎[15]钛（dì 弟）角：即右角。◎[16]推推

少阳，少阳之上推推然[16]。判角之人，比于左足少阳，少阳之下栝栝然[17]。

火形之人，比于上徵[18]，似于赤帝[19]。其为人赤色，广䯏[20]，锐面[21]小头，好肩背髀腹，小手足，行安地[22]，疾心[23]，行摇，肩背肉满，有气轻财，少信，多虑，见事明，好颜，急心，不寿暴死。能春夏不能秋冬，秋冬感而病生，手少阴核核[24]然。质徵之人，比于左手太阳，太阳之上肌肌然[25]。少徵之人，比于右手太阳，太阳之下慆慆然[26]。右徵之人，比于右手太阳，太阳之上鲛鲛然[27]。质判之人，比于左手太阳，太阳之下支支颐颐[28]然。

土形之人，比于上宫[29]，似于

经，少阳的上部，其表现特征是向前进取。木形中属于判角的一类人，比类于左足少阳经，少阳的下部，其表现特征是正直不阿。

火形的人，与五音中的上徵相比类，和南方的赤帝相似。其特征是：肤色赤，齿根宽，面尖瘦，头小，肩、背、腹、大腿各部发育匀称良好，手足小，步履稳重，走路快而且摇肩，背部和肩部肌肉丰满，做事有气魄，对钱财看的很轻，但少信用，多疑虑，对事情观察和分析都很敏锐而明白，颜面色好，性情急躁，不能长寿，容易暴亡。这类人对时令的适应，能耐受春夏的温热，不能耐受秋冬的寒凉，秋冬容易感受邪气而发病。这种类型的人，属于手少阴心经，其特征是为人谦虚。火形中属于质徵的一类人，比类于左手太阳经，太阳的上部，其表现特征为光明正大。火形中属于少徵的一类人，比类于右手太阳经，太阳的下部，其表现特征为多疑。火形中属于右徵的一类人，比类于右手太阳经，太阳的上部，其表现特征是欢欣踊跃。火形中属于质判的一类人，比类于左手太阳经，太阳的下部，其表现特征是乐观自得。

土形的人，与五音中的上宫相比类，和中央的黄帝相似。其特征是：肤色黄，圆

然：有前进、进取之义。◎［17］栝栝（guā瓜）然：正直之义。◎［18］徵（zhǐ纸）：五音之一，属火。上徵、质徵、少徵、右徵、质判是徵音的分类。◎［19］赤帝：神话中的上天五帝之一，为南方之帝，其色赤。此处形容火形的人，皮肤呈现红色。◎［20］广䯏（yǐn引）：齿本宽露。䯏，通"龈"，齿本之义。◎［21］锐面：面形尖瘦。◎［22］行安地：步履稳重。◎［23］疾心：《千金》卷十三第一无"心"字，似是。"疾"连下"行"字与"摇肩"为句。◎［24］核核：《甲乙经》卷一第十六作"窍窍"。宜从。即谦虚。◎［25］肌肌然：疑应作"朓朓然"，形误。引申为月明貌，喻火之象为明。此处比喻火行人，光明磊落。◎［26］慆慆（tāo滔）然：多疑貌。◎［27］鲛鲛（jiāo交）然：活跃的样子。◎［28］支支颐颐：乐观自得的样子。◎［29］宫：五音之一，属土。上宫、

上古黄帝[30]。其为人黄色，圆面，大头，美肩背，大腹，美股胫，小手足，多肉，上下相称，行安地，举足浮，安心，好利人，不喜权势，善附人也。能秋冬不能春夏，春夏感而病生，足太阴敦敦然[31]。大宫之人，比于左足阳明，阳明之上婉婉然[32]。加宫之人，比于左足阳明，阳明之下坎坎然[33]。少宫之人，比于右足阳明，阳明之上枢枢然[34]。左宫之人，比于右足阳明，阳明之下兀兀然[35]。

金形之人，比于上商[36]，似于白帝[37]。其为人方面，白色，小头，小肩背，小腹，小手足，如骨发踵[38]外，骨轻[39]，身清廉，急心，静悍，善为吏。能秋冬不能春夏，春夏感而病生，手太阴敦敦然[40]。钛商之人，比于左手阳明，

脸，头大，肩背肌肉丰厚，腹大，大腿及足胫部健壮，手足小，肌肉丰满，身体上下匀称，步履稳而举足轻，内心安静，好作对别人有益的事，不喜欢权势，善于团结人。这类人对时令的适应，能耐受秋冬的寒凉，不能耐受春夏的温热，春夏容易感受邪气而发病。这种类型的人，属于足太阴脾经，其特征是忠厚诚实。土形中属于大宫的一类人，比类于左足阳明经，阳明的上部，其表现特征为平和柔顺。土形中属于加宫的一类人，比类于左足阳明经，阳明的下部，其表现特征为持重。土形中属于少宫的一类人，比类于右足阳明经，阳明的上部，其表现特征为圆滑灵活。土形中属于左宫的一类人，比类于右足阳明经，阳明的下部，其表现特征为性格独立。

金形的人，与五音中的上商相比类，和西方的白帝相似。其特征是：方脸，肤色白，头小，肩背小，腹小，手足小，足跟坚厚，其骨如生在足踵的外侧，身体轻捷，禀性廉洁，性情急躁，静则安，动则悍，刚悍沉着，擅长于做官吏。这类人对时令的适应，能耐受秋冬的寒凉，不能耐受春夏的温热，春夏容易感受邪气而发病。这种类型的人，属于手太阴肺经，其特征是果敢决断。金形中属于钛商的一类人，比类于左手阳明经，阳明的上部，其表现特征为廉洁自守。金形中属于右商的一类人，比类于左手阳明经，阳明的下部，其表现特征

大宫、少宫、加宫、左宫是宫音的分类。◎[30]黄帝：神话中的上天五帝之一，为中央之帝，其色黄。此处形容土形的人，皮肤呈现黄色。◎[31]敦敦然：诚实忠厚的样子。◎[32]婉婉然：和顺的样子。◎[33]坎坎然：持重的样子。◎[34]枢枢然：圆滑的样子。◎[35]兀兀（wù 音务）然：独立不动的样子。◎[36]商：五音之一，属金。上商、钛商、大商、少商、右商是商音的分类。◎[37]白帝：神话中的上天五帝之一，为西方之帝，其色白。此处形容金形的人，皮肤呈现白色。◎[38]踵：足跟。◎[39]骨轻：意谓骨骼坚固而身体轻捷矫健。◎[40]敦敦然：坚

阳明之上廉廉然[41]。右商之人，比于左手阳明，阳明之下脱脱然[42]。大商之人，比于右手阳明，阳明之上监监然[43]。少商之人，比于右手阳明，阳明之下严严然[44]。

水形之人，比于上羽[45]，似于黑帝[46]。其为人黑色，面不平，大头，廉颐[47]，小肩，大腹，动手足，发行摇身，下尻[48]长，背延延[49]然，不敬畏，善欺绐人[50]，戮死[51]。能秋冬不能春夏，春夏感而病生，足少阴汗汗然[52]。大羽之人，比于右足太阳，太阳之上颊颊然[53]。少羽之人，比于左足太阳，太阳之下纡纡然[54]。众之为人[55]，比于右足太阳，太阳之下洁洁然[56]。桎之为人[57]，比于左足太阳，太阳之上安安然[58]。是故五形之人二十五变者，众之所以相

为潇洒舒缓。金形中属于大商的一类人，比类于右手阳明经，阳明的上部，其表现特征为善察是非。金形中属于少商的一类人，比类于右手阳明经，阳明的下部，其表现特征为庄重威严。

水形的人，与五音中的上羽相比类，和北方中的黑帝相似。其特征是：肤色黑，面部多皱纹，头大，面颊清瘦，肩小，腹大，手足好动，行路时身体摇摆，从腰至尻距离较长，背部也比较长。他们无所敬畏，好欺骗人，常遭杀戮而死。这类人对时令的适应，能耐受秋冬的寒凉，不能耐受春夏的温热，春夏容易感受邪气而发病。这种类型的人，属于足少阴肾经，其特征是人格卑下。水形中属于大羽的一类人，比类于右足太阳经，太阳的上部，其表现特征是洋洋自得。水形中属于少羽的一类人，比类左足太阳经，太阳的下部，其表现特征是不论善恶都能与之周旋。水形中属于众羽的一类人，比类于右足太阳经，太阳的下部，其表现特征为洁身自好。水形中属于桎羽的一类人，比类于左足太阳经，太阳的上部，其表现特征是安然若无其事。因此，木、火、土、金、水五种形态的人，由于各自的不同特征，而有二十五

定决断之义。◎［41］廉廉然：方正廉洁之义。◎［42］脱脱然：潇洒舒缓的样子。◎［43］监监然：善于考察的样子。◎［44］严严然：谓庄重威严之义。◎［45］羽：五音之一，属水。上羽、太羽、少羽是羽音的分类。◎［46］黑帝：神话中的上天五帝之一，为北方之帝，其色黑。此处形容水形的人，皮肤呈现黑色。◎［47］廉颐：面颊清瘦。颐，即面颊。◎［48］尻（kāo）：即脊骨的尾端。◎［49］延延：长的意思。◎［50］欺绐（dài代）：即欺骗。绐，欺哄。◎［51］戮（lù录）死：被杀死。◎［52］汗汗然："汗"，周本、熊本并作"污"，《千金》《甲乙经》并作"污"。按：作"污"似是，"汗""污"乃古今字。"汗汗"，卑下貌。◎［53］颊颊然：洋洋自得的样子。◎［54］纡纡（yū）然：即善于周旋。◎［55］众之为人：即众羽之人。◎［56］洁洁然：操守清白貌。◎［57］桎之为人：即桎羽之人。◎［58］安安然：安然若无其事貌。◎［59］得其形：即二十五形之

欺者是也。

黄帝曰：得其形[59]，不得其色何如？

岐伯曰：形胜色，色胜形[60]者，至其胜时年加[61]，感则病行，失则忧矣。形色相得[62]者，富贵大乐。

黄帝曰：其形色相胜之时，年加可知乎？

岐伯曰：凡年忌[63]下上之人[64]，大忌常加七岁，十六岁、二十五岁、三十四岁、四十三岁、五十二岁、六十一岁，皆人之大忌，不可不自安也，感则病行，失则忧矣。当此之时，无为奸事[65]，是谓年忌。

黄帝曰：夫子之言，脉之上下，血气之候，以知形气奈何？

岐伯曰：足阳明之上，血气盛则髯[66]美长；血少气多则髯短；故气少血多则髯少；血气皆少则无髯，两

种变化，彼此各有长短，众人之间所以有强弱胜负之相欺，原因即在此。

黄帝问道：人体具备了五行的形体特征，而不具备相应的肤色，那将怎样呢？

岐伯回答说：形体的五行属性克肤色的五行属性，或肤色的五行属性克形体的五行属性，有了这种形色相克的现象，再遇到胜时年忌相加，感受了病邪，就会生病。若失治、误治，就难免有生命之忧。若形色相称，则将富贵快乐。

黄帝问道：在形色相克的时候，年忌的相加可以知道吗？

岐伯回答说：总括二十五种人的年忌，从七岁这一大忌之年起，通常递加九岁，即十六岁、二十五岁、三十四岁、四十三岁、五十二岁、六十一岁，这都是人的大忌之年，不可不自加调护；否则，感受病邪就会发病，既病之后若失于治疗，就有性命之忧了。所以，在大忌之年岁里，不要做奸邪之事，以免损伤身体，这就叫做年忌。

黄帝问道：先生说手足三阳经脉循行在人体上部和下部，测候其血气，就可知道形气的强弱，是怎样的呢？

岐伯回答说：足阳明经脉的上部，若血气充盛，则两颊的胡须美而且长；血少气多，则胡须短；气少血多，则胡须稀

人各表现出其应有的特征。◎［60］形胜色，色胜形：人体形色贵在相称，若形色不一致，根据五行学说则有体形克肤色者，或肤色克体形者。明·马莳："人有形胜色者，如木形人而黄色现也；有色胜形者，如木形人而白色现也。"◎［61］胜时年加：如木旺土衰，又逢丁壬木运，或厥阴气候。值其旺气相加等称为"胜时年加"。◎［62］形色相得：即形与色一致，如木形人色苍等。◎［63］年忌：指应当有所禁忌以躲避疾患的年龄。年，年龄。忌，禁忌。◎［64］下上之人：指五形或上或下的二十五人。◎［65］奸事：泛指不正当的事情。◎［66］髯（rán 然）：指两颊部的胡须。◎［67］

-324-

吻多画^[67]。足阳明之下，血气盛则下毛美长至胸；血多气少则下毛美短至脐；行则善高举足，足指少肉，足善寒；血少气多则肉而善瘃^[68]；血气皆少则无毛，有则稀枯悴，善痿厥^[69]足痹。

足少阳之上，气血盛则通髯^[70]美长；血多气少则通髯美短；血少气多则少髯；血气皆少则无须，感于寒湿则善痹，骨痛爪枯也。足少阳之下，血气盛则胫毛美长，外踝肥；血多气少则胫毛美短，外踝皮坚而厚；血少气多则胻^[71]毛少，外踝皮薄而软；血气皆少则无毛，外踝瘦无肉。

足太阳之上，血气盛则美眉，眉有毫毛^[72]；血多气少则恶眉^[73]，面多少理^[74]；血少气多则面多肉；血气和则美色。足太阳之下，血气盛则跟肉满，踵坚；气少血多则瘦，跟空^[75]；血气皆少则喜转筋，踵下痛。

少；血气皆少，则没有胡须，而且口角多皱纹。足阳明经脉的下部，若血气充盛，则阴毛美而长，可以延续至胸部；血多气少，则阴毛美而短，仅能长至脐部，走路时常高抬两足，足趾肌肉较少，足部常觉寒冷，血少气多，则下肢容易发生冻疮；血气都少，则无阴毛，即使有也稀少而枯悴，并且易患痿、厥、痹等病。

足少阳经的上部，若气血充盛，则两颊连鬓的胡须美而且长；血多气少，则两颊连鬓的胡须美而短；血少气多，则胡须稀少；血气都少，则不生胡须，感受了寒湿之邪，容易发生痹痛以及骨痛、爪甲干枯等病证。足少阳经的下部，若血气充盛，则小腿上的毫毛美而长，足外踝肌肉丰满；血多气少，则小腿上的毫毛美而短，足外踝处皮肤硬而厚；血少气多，则小腿上的毫毛稀少，足外踝处皮肤软而薄；血气都少，则小腿上无毫毛，足外踝瘦薄而无肌肉。

足太阳经的上部，若血气充盛，则两眉清秀而长，眉中生有长的毫毛；若血多气少，则两眉枯悴不秀，而且面部有许多细小皱纹；血少气多，则面部肌肉丰满；血气调和，则面色润泽秀美。足太阳经的下部，若血气充盛，则足跟部肌肉丰满而坚实；气少血多，则足跟部肌肉瘦削，甚者无肉；血气均少，则易发转筋、足跟痛等病证。

两吻多画：指口角旁多皱纹。吻，即口角。画，指皱纹。◎［68］瘃（zhú 竹）：指冻疮。◎［69］痿厥：下肢痿软寒冷之症。◎［70］通髯：即连鬓胡须。◎［71］胻：《图经》卷二补注、《普济方》卷四百十二并作"胫"，可从。◎［72］毫毛：指眉中的长毛。◎［73］恶眉：指眉毛枯焦无泽。◎［74］少理：《甲乙经》卷一第十六作"小理"，当从。"小理"，指细小的皱纹。◎［75］跟空：意谓

手阳明之上，血气盛则髭[76]美；血少气多则髭恶；血气皆少则无髭。手阳明之下，血气盛则腋下毛美，手鱼肉以温；气血皆少则手瘦以寒。

手少阳之上，血气盛则眉美以长，耳色美；血气皆少则耳焦恶色。手少阳之下，血气盛则手卷多肉以温；血气皆少则寒以瘦；气少血多则瘦以多脉[77]。

手太阳之上，血气盛则有多须，面多肉以平；血气皆少则面瘦恶色。手太阳之下，血气盛则掌肉充满；血气皆少则掌瘦以寒。

黄帝曰：二十五人者，刺之有约[78]乎？

岐伯曰：美眉者，足太阳之脉，气血多；恶眉者，血气少；其肥而泽者，血气有余；肥而不泽者，气有余，血不足；瘦而无泽者，气血俱不足。审察其形气有余不足而调之，可以知逆顺矣。

黄帝曰：刺其诸阴阳奈何？

手阳明经的上部，若血气充盛，则嘴上边的胡须长得好；若血少气多，则嘴上边的胡须粗疏无华；血气均少，则嘴上边不生胡须。手阳明经的下部，若血气充盛，则腋毛秀美，手掌鱼际的肌肉温暖；气血都少，则两手瘦薄而寒凉。

手少阳经的上部，若血气充盛，则眉毛秀美而长，耳色红润；血气皆少，则耳部焦枯晦暗。手少阳经的下部，若血气充盛，则手部肌肉丰满而温暖；血气都少，则手部肌肉消瘦而寒凉；气少血多，则手部皮肉瘦薄，脉络显露。

手太阳经的上部，若血气充盛，则胡须多而美，面部肌肉丰满而平正；血气都少，则面部消瘦而晦暗枯槁。手太阳经的下部，若血气充盛，则手掌肌肉饱满；血气都少，则手掌肌肉瘦薄而寒凉。

黄帝问道：对这二十五种类型的人，针刺治疗有一定的准则吗？

岐伯回答说：眉毛秀美的，是足太阳经脉的气血充足；眉毛粗梳不秀美的，是足太阳经脉的气血均少；体胖而肤色润泽的，是血气充盛有余；体胖而肤色不润泽的，是气有余而血不足；体瘦而肤色不润泽的，是气血都不足。根据形体外在特征，审察形气的有余、不足的情况，依据补虚泻实的原则去调治它，就可以知道逆与顺的情况了。

黄帝问道：针刺三阴、三阳经脉，应当怎样呢？

足跟瘦而无肉。◎[76]髭（zī 资）：嘴上边的胡子。◎[77]多脉：指因皮肉瘦削而脉络显露。◎[78]约：指针刺的法则。◎[79]致气以温之：留针，使气来至，使气能充分发挥温通经络的作

岐伯曰：按其寸口人迎，以调阴阳，切循其经络之凝涩，结而不通者，此于身皆为痛痹，甚则不行，故凝涩。凝涩者，致气以温之[79]，血和乃止。其结络者，脉结血不和，决[80]之乃行。故曰：气有余于上者，导而下之；气不足于上者，推而休之[81]；其稽留不至者，因而迎之；必明于经隧[82]，乃能持之。寒与热争者，导而行之；其宛陈[83]血不结[84]者，则而予之。必先明知二十五人，则血气之所在，左右上下，刺约毕也。

岐伯回答说：切按其人迎、寸口脉，以审察其阴阳的盛衰变化，再循按其经络所行之处，诊察其凝涩与否，如有凝结不通，身体大都会出现痛痹，严重者不能行走，所以知其血气凝涩。对于血气凝涩的病人，应当留针，使气来至，则阳气得以温通血脉，待其气血通调，然后停止这种治疗。若有脉络结聚而血不通者，须开泄瘀血，疏通脉络，则血可畅行。所以说，上部病气盛而有余的，应导而使之下行；上部正气不足的，应推而扬之，使气上行；气迟滞而不至的，可用针迎之以引导气至。必须先明确经脉循行的道路，才能掌握各种针刺方法。如有寒热交争的现象，应根据阴阳的偏盛偏衰，宣导其偏盛的一方而使气血畅行。脉络血液瘀结的，可刺其血络以治疗。总之，必须先了解二十五种人的类型，辨别血气盛衰，以及左右上下各方面的特征，那么，针刺的法则也就尽在其中的了。

用，以消除血行凝涩之病态。致，使至也。◎[80]决：意即开泄。明·张介宾："决，开泄之谓。"明·马莳："决之以出血。"◎[81]推而休之：明·马莳："留针休息，候其气至。"◎[82]经隧：即经脉。◎[83]宛陈：人体脉络中的瘀血。◎[84]血不结："不"字疑衍。指血液凝结。

灵枢经·五音五味^[1] 第六十五

右徵与少徵^[2]，调右手太阳上。左商^[3]与左徵，调左手阳明上。少徵与大宫^[4]，调左手阳明上。右角与大角，调右足少阳下。大徵与少徵，调左手太阳上。众羽^[5]与少羽，调右足太阳下。少商与右商，调右手太阳下。桎羽^[6]与众羽，调右足太阳下。少宫与大宫，调右足阳明下。判角^[7]与少

属于火音中的右徵和少徵类型的人，应当调治右手太阳小肠经的上部。属于金音中的左商和火音中的左徵类型的人，应当调治左手阳明大肠经的上部。属于火音中的少徵和土音中的大宫类型的人，应当调治左手阳明大肠经的上部。属于木音中的右角和大角类型的人，应当调治右足少阳胆经的下部。属于火音中的大徵和少徵类型的人，应当调治左手太阳小肠经的上部。属于水音中的众羽和少羽类型的人，应当调治右足太阳膀胱经的下部。属于金音中的少商和右商类型的人，应当调治右手太阳小肠经的下部。属于水音中的桎羽和众羽类型的人，应当调治右足太阳膀胱经的下部。属于土音中的少宫和大宫类型的人，应当调治右足阳明胃经的下部。属于木音中的判角

---

[1]五音五味：本篇主要讨论了五音配属之人的经脉调治及五味宜忌，故以"五音五味"名篇。正如明·马莳所说："内论人身合五音、五谷、五畜等义故名。"篇中又以胡须生成为例，说明性别、先天禀赋等不同，对人体造成个体差异，最后指出十二经脉气血的多少，作为针刺补泻的根据。◎[2]右徵与少徵：徵为火音。右指右侧。少为不足。得火音而居于右侧为"右徵"。得火音而不及为"少徵"。◎[3]左商：商为火音。左指左侧。得金音而居于左侧为"左商"。◎[4]大宫：宫为土音。大，通"太"。宫音太过为"大宫"。◎[5]众羽：右羽之下为"众羽"。◎[6]桎羽：右羽之上为"桎羽"。◎[7]判角：左角之下为"判角"。◎[8]钛商：左商之上为"钛商"。◎

角，调右足少阳下。钛商[8]与上商，调右足阳明下。钛商与上角，调左足太阳下。

上徵与右徵同，谷麦，畜羊，果杏，手少阴，脏心，色赤，味苦，时夏。上羽与大羽同，谷大豆，畜彘[9]，果栗，足少阴，脏肾，色黑，味咸，时冬。上宫与大宫同。谷稷，畜牛，果枣，足太阴，脏脾，色黄，味甘，时季夏。上商与右商同，谷黍，畜鸡，果桃，手太阴，脏肺，色白，味辛，时秋。上角与大角同，谷麻，畜犬，果李，足厥阴，脏肝，色青，味酸，时春。

大宫与上角同，右足阳明上。左角与大角同，左足阳明上。少羽与大羽同，右足太阳下。左商与右商同，左手阳明上。加宫与大宫同，左足少阳上。质判[10]与大宫同，左手太阳下。判角与大角同，左足

和少角类型的人，应当调治右足少胆阳经的下部。属于金音中的钛商和上商类型的人，应当调治右足阳明胃经的下部。属于金音中的钛商和木音中的上角类型的人，应当调治左足太阳膀胱经的下部。

上徵和右徵同属火音之人，与其五行属性相通者，在五谷为麦，在五畜为羊，在五果为杏，在经脉为手少阴经，在五脏为心，在五色为赤，在五味为苦，在五时为夏。上羽和大羽同属水音之人，与其五行属性相通者，在五谷为大豆，在五畜为猪，在五果为栗，在经脉为足少阴经，在五脏为肾，在五色为黑，在五味为咸，在五时为冬。上宫和大宫同属土音之人，与其五行属性相通者，在五谷为谷子，在五畜为牛，在五果为枣，在经脉为足太阴经，在五脏为脾，在五色为黄，在五味为甘，在五时为季夏。上商和右商同属金音之人，与其五行属性相通者，在五谷为黍，在五畜为鸡，在五果为桃，在经脉为手太阴经，在五脏为肺，在五色为白，在五味为辛，在五时为秋。上角和大角同属木音之人，与其五行属性相通者，在五谷为芝麻，在五畜为犬，在五果为李，在五脉为足厥阴经，在五脏为肝，在五色为青，在五味为酸，在五时为春。

属于土音中的大宫和木音中的上角类型的人，都可以调治右足阳明胃经的上部。属于木音中的左角和大角类型的人，都可以调治左足阳明胃经的上部。属于水音中的少羽和大羽类型的人，都可以调治右足太阳膀胱经的下部。属于金音中的左商和右商类型的人，都可以调治左手阳明大肠经的上部。属于土音中的加宫和大宫类型的人，都可以调治左足少阳胆经的上部。属于火音中的判徵和土音中的大宫类型的人，都可以调治左手太阳小肠经的下部。属于木音中的判角和大角类型的人，都可以调治左足少阳胆经的下部。属于水音中的大羽和木音

---

[9]彘（zhì雉）：即猪。◎[10]质判：质，通"徵"。质判，即判徵，左徵之下。◎[11]角：马

少阳下。大羽与大角同，右足太阳上。大角与大宫同，右足少阳上。

右徵、少徵、质徵、上徵、判徵。左角、钛角、上角、大角、判角。右商、少商、钛商、上商、左商。少宫、上宫、大宫、加宫、左角^[11]宫。众羽、桎羽、上羽、大羽、少羽。

黄帝曰：妇人无须者，无血气乎？

岐伯曰：冲脉、任脉，皆起于胞^[12]中，上循背^[13]里，为经络之海。其浮而外者，循腹右^[14]上行，会于咽喉，别而络唇口。血气盛则充肤热肉，血独盛则澹渗^[15]皮肤，生毫毛。今妇人之生，有余于气，不足于血，以其数脱血也，冲任之脉，不荣口唇，胡须不生焉。

黄帝曰：士人有伤于阴，阴气^[16]绝而不起，阴不用，然其须不去，其故何也？宦者^[17]独去何也？愿闻其故。

岐伯曰：宦者去其宗筋^[18]，伤其

中的大角类型的人，都可以调治右足太阳膀胱经的上部。属于木音中的大角和土音中的大宫类型的人，都可以调治右足少阳胆经的上部。

右徵、少徵、质徵、上徵、判徵等五种，均属于火音的不同类型。左角、钛角、上角、大角、判角等五种，均属于木音的不同类型。右商、少商、钛商、上商、左商等五种，均属于金音的不同类型。少宫、上宫、大宫、加宫、左宫等五种，均属于土音的不同类型。众羽、桎羽、上羽、大羽、少羽等五种，均属于水音的不同类型。

黄帝问道：妇女没有胡须，是没有血气吗？

岐伯回答说：冲脉和任脉，都起始于胞中，向上循行于脊椎里边，为经络气血汇聚之海。其浮行于体表的，沿腹部上行，会合于咽喉部，别行一支网络唇。血气充盛，则充养皮肤，温养肌肉；若血独盛，则渗灌皮肤，生养毫毛。但妇女的生理特征是气有余而血不足，因为她们每月行经而频繁失血，冲、任经脉气血亏虚，不能荣养口唇，所以不能生长胡须。

黄帝问道：男子中有的损伤了阴器，阳萎而不能勃起，丧失了作用，但他的胡须并未脱去，这是什么原因？而宦者阉割后不长胡须，又是什么缘故？我想听听其中的道理。

岐伯回答说：宦者是割掉了睾丸，损

注本、黄校本均无，当删。◎〔12〕胞：指女子子宫，男子精室。◎〔13〕背：《太素》卷十、《甲乙经》卷二第二并作"脊"，当从。"脊"，指脊椎骨。◎〔14〕右：《太素》卷十、《甲乙经》卷二第二无"右"字，当从。◎〔15〕澹渗：《素问·骨空论》王注引《针经》《甲乙经》卷二第二并作"渗灌"，宜从。◎〔16〕阴气：据明·马莳注，"气"似应作"器"。◎〔17〕宦者：指太监。◎〔18〕

冲脉，血泻不复，皮肤内结，唇口不荣，故须不生。

黄帝曰：其有天宦[19]者，未尝被伤，不脱于血，然其须不生，其故何也？

岐伯曰：此天之所不足也，其任冲不盛，宗筋不成，有气无血，唇口不荣，故须不生。

黄帝曰：善乎哉！圣人之通万物也，若日月之光影，音声鼓响，闻其声而知其形，其非夫子，孰能明万物之精。是故圣人视其颜色，黄赤者多热气，青白者少热气，黑色者多血少气。美眉者太阳多血，通髯极须者少阳多血，美须者阳明多血，此其时然也。

夫人之常数，太阳常多血少气，少阳常多气少血，阳明常多血多气，厥阴常多气少血，少阴常多血少气，太阴常多血少气，此天[20]之常数也。

伤了冲脉，血泻出后不能恢复正常，皮肤失养而闭结，口唇得不到气血荣养，所以不能生长胡须。

黄帝又问道：有一种天宦之人，未受到阉割的损伤，也不像妇女那样经常排出月经，但他不能生长胡须，这是什么原因呢？

岐伯回答说：这是先天性的发育不良，其人冲、任之脉气血不盛，阴茎、睾丸发育也不健全，有气而无血，不能上行荣养口唇，所以不长胡须。

黄帝说：讲得好极了！圣人通晓一切事物的道理，好像日月之有光影，鼓响之有声音，听到他的声音就能知道他的形状。如果不是先生你，谁能够明达万事万物的精妙之理！所以圣人观察人的面部颜色，就可以了解其气血的盛衰。如面色黄赤的，气血热；面色青白的，气血寒；面色黑的，多血少气；眉毛秀美的，是太阳经脉多血；须髯连成一片的，是少阳经脉多血；胡须美好的，是阳明经脉多血，这是常见的一般现象。

人体经脉气血的多少，有一定的规律，太阳经常多血少气，少阳经常多气少血，阳明经常多血多气，厥阴经常多气少血，少阴经常多血少气，太阴经常多血少气，这是人体经脉气血多少的正常规律。

宗筋：指男性生殖器，此处主要指睾丸。◎［19］天宦：指男子先天性生殖器发育不全。◎［20］天：郭霭春《黄帝内经灵枢校注语译》："疑当作'人'字，与上'人之常数'相应。"

灵枢经·百病始生[1] 第六十六

黄帝问于岐伯曰：夫百病之始生也，皆生于风雨寒暑，清湿喜怒[2]。喜怒不节则伤脏，风雨则伤上，清湿则伤下[3]。三部之气，所伤异类[4]，愿闻其会[5]。

岐伯曰：三部之气各不同，或起于阴，或起于阳[6]，请言其方[7]。喜怒不节，则伤脏，脏伤则病起于阴也；清湿袭虚[8]，则

黄帝向岐伯问道：各种疾病的发生，都是由于风、雨、寒、暑，寒湿等外邪的侵袭，以及喜、怒等情志内伤。若喜怒不加节制，就会伤及内脏；外感风雨之邪，就会伤及人体的上部；感受湿冷之邪，就会伤及人体的下部。上中下三部邪气，伤害人体的部位各不相同，我想知道其中的道理。

岐伯回答说：风雨、寒湿、喜怒，三种邪气的性质不同，有的病先发于阴分，有的病先发于阳分，让我来谈谈其中的道理。凡喜怒没有节制，就会伤及内脏，内脏属阴，所以内脏受伤则病起于阴；冷湿之邪乘虚侵袭人体的下部，所以病发于下；风雨之邪乘虚侵袭人体的

---

[1]百病始生：百病，泛指多种疾病。始生，即开始发生。本篇是《内经》论述发病的专篇。主要讨论了引起多种疾病的原因和发病机理，强调了正气在发病中的主导作用，并围绕"三部之气，所伤异类"，分别对三部病邪伤人的途径、部位、传变及其见证进行了阐述，提出了治疗疾病的基本原则。因篇首即论述疾病之始生，故名"百病始生"。◎[2]喜怒：泛指情志致病因素。◎[3]风雨则伤上，清湿则伤下：清，通"清"，寒冷。清湿，此处指居处环境寒冷潮湿。◎[4]三部之气，所伤异类：三部之气，指伤于上部的风雨、伤于下部的清湿及伤于五脏的喜怒三种不同性质的病邪。所伤异类，指上述邪气性质不同，伤人的部位也不一样。◎[5]会：指要领，要点。◎[6]或起于阴，或起于阳：起，开始、发生。阴、阳，此处指发病部位，阳，指表；阴，指里。◎[7]方：道理。◎[8]袭虚：乘虚侵袭。◎[9]淫泆（yì义）：指病邪在体内浸淫扩散。淫，浸淫。泆，同"溢"，即

病起于下；风雨袭虚，则病起于上，是谓三部。至于其淫泆[9]，不可胜数[10]。

黄帝曰：余固不能数[11]，故问先师，愿卒[12]闻其道。

岐伯曰：风雨寒热，不得虚，邪不能独伤人[13]。卒然[14]逢疾风暴雨而不病者，盖[15]无虚，故邪不能独伤人，此必因虚邪之风，与其身形，两虚相得，乃客其形[16]，两实[17]相逢，众人肉坚[18]。其中于虚邪也，因于天时，与其身形，参以虚实[19]，大病乃成。气有定舍，因处为名[20]，上下中外，分为三员[21]。

是故虚邪之中人也，始于皮肤，皮肤缓[22]则腠理开，开则邪从毛发入，入则抵深，深则毛发立，毛发立

上部，所以病发于上。这就是病邪容易侵犯的三个主要部位。至于病邪蔓延传变，那就更为复杂难以计数了。

黄帝问道：我对于千变万化的病变确实不能尽数说清楚，所以向你请教，希望彻底了解其中的道理。

岐伯回答说：如果人体正气不虚，风雨寒热等四时不正之气，是不能单独伤害人体而致病。有人突然遭遇到狂风暴雨而不生病的，这是因为他正气不虚，故邪气不能单独伤害人体。疾病的发生，必因虚邪之气与人体正气亏虚，两虚相互结合，外邪才能侵入人体而发病。如果四时气候正常，而且人又身体强健，皮肉坚实，就不易发生疾病。人为虚邪所伤，是由于天时不正之气与人体正气虚弱，正虚与邪盛相合，才能成了大病。邪气侵犯人体，由于性质不同各有一定的留止部位，按其留止部位而给以命名，上下内外，可分为三部。

所以虚邪侵害人体，首先侵犯皮肤，使皮肤弛缓，腠理开泄，腠理开泄则邪气从毛孔而入，并渐至深部，遂使毛发竖起，寒栗，皮肤疼痛。若邪气留而不除，

扩散、散布。◎[10]不可胜数：难以尽察。胜，尽也。数，审、辨、考察。◎[11]固不能数（shǔ 署）：确实说不清楚。固，的确、确实。◎[12]卒（zú 足）：详尽之意。◎[13]风雨寒热，不得虚，邪不能独伤人：意即若人体正气不虚，虽遇四时不正之气，也不感邪发病。风雨寒热，泛指四时不正之气。◎[14]卒（cù 促）然：突然。◎[15]盖：连词，承接上文，表示原因和理由。◎[16]两虚相得，乃客其形：指四时不正之气只有在人体正气不足时，才能作用于机体而发病。两虚，指外界的虚邪和人体正气虚弱。得，合也。◎[17]两实：指自然气候正常（实风）和人体正气充实。◎[18]众人肉坚：指人们腠理固密，健康无病。肉坚，指腠理固密，健康无病。◎[19]参以虚实：指人体正气虚与邪气盛实相合。实，指邪气盛。虚，指正气不足。◎[20]气有定舍，因处为名：指邪气侵入人体，有一定的部位，根据不同的部位而确定其病名。气，指邪气。舍，指处所、部位。◎[21]三员：指三部。◎[22]皮肤缓：指腠理疏松，表虚。缓，即疏

则淅然[23]，故皮肤痛[24]。留而不去[25]，则传舍于络脉，在络之时，痛于肌肉，其痛之时息[26]，大经乃代[27]。留而不去，传舍于经，在经之时，洒淅[28]喜惊[29]。留而不去，传舍于输[30]，在输之时，六经不通，四肢则肢节痛[31]，腰脊乃强[32]。留而不去，传舍于伏冲之脉[33]，在伏冲之时，体重身痛。留而不去，传舍于肠胃，在肠胃之时，贲响[34]腹胀，多寒则肠鸣飧泄，食不化；多热则溏出麋[35]。留而不去，传舍于肠胃之外，募原[36]之间，留著于脉，稽留而不去，息而成积[37]。或著孙脉，或著络脉，或著经脉，或著输脉，或著于伏冲之脉，或著于膂筋[38]，或著于肠胃之募原，上连于缓筋[39]，邪气淫泆，不可胜论。

就会传入于络脉，邪气留止络脉时，就会使肌肉疼痛。若疼痛时作时止，是邪气将由络脉传到经脉，经脉代受邪害。邪气滞留不除，就会传入于经脉，邪气留止经脉时，常寒栗恶寒，易惊。邪气滞留不除，就会传入输脉，邪气留止输脉时，六经之气郁滞不通，四肢关节疼痛，腰脊僵硬不能屈伸。若邪气滞留不除，就会传入伏冲之脉，邪气留止伏冲之脉时，则见体重身痛之症。邪气滞留不除，进一步传入于肠胃，邪气留止肠胃，则见肠鸣腹胀之症，若寒邪盛则肠鸣、泄泻，消化不良；热邪盛则便溏、泄痢。若邪气再滞留不除，就会传入肠胃外的脂膜之间，留着于募原脉络之中，邪气滞留，就会与气血相互凝结，结聚形成积块。总之，邪气侵入人体后，或留着于孙络，或留着于络脉，或留着于经脉，或留着于输脉，或留着于伏冲之脉，或留着于脊膂之筋，或留着于肠胃之募原，或留着于腹内之筋，邪气浸淫泛滥，难以尽述。

松。◎[23]淅然：怕冷的样子。◎[24]皮肤痛：明·张介宾："寒邪伤卫，则血气凝滞，故皮肤为痛。"◎[25]留而不去：指邪气留滞不散。◎[26]其痛之时息：指疼痛时作时止。《甲乙经》作"其病时痛时息"。◎[27]大经乃代：意谓邪气由络脉传入经脉，由经脉代其承受邪气。大经，指经脉，与络脉相对而言。◎[28]洒（xiǎn 鲜）淅：寒冷貌。◎[29]喜惊：此处指战栗。◎[30]输：又称"输脉"，指足太阳膀胱经。◎[31]四肢则肢节痛：《太素》卷二十七作"四支节痛"，可从。◎[32]强（jiàng 匠）：硬直，屈伸困难。◎[33]伏冲之脉：即冲脉，指循行部位深靠近脊柱里面的部分。◎[34]贲响：意谓鸣响如鼓声。贲，通"奔"。◎[35]溏出麋：意谓便溏、泄痢。麋，通"糜"，指大便糜烂腐败，恶臭难闻。◎[36]募原：肠外之脂膜。◎[37]息而成积：邪气留滞于脉，逐渐长成积块肿物。息，即生长。◎[38]膂（lǚ 旅）筋：指附于脊内之筋。膂，指脊骨。◎[39]缓筋：谓循行于腹内之筋。而足阳明经脉在躯干亦行于腹部。◎[40]臂手孙络之居：

黄帝曰：愿尽闻其所由然。

岐伯曰：其著孙络之脉而成积者，其积往来上下，臂手孙络之居[40]也，浮而缓[41]，不能句积而止之[42]，故往来移行肠胃之间，水凑渗注灌[43]，濯濯[44]有音，有寒则䐜䐜满雷引[45]，故时切痛[46]。其著于阳明之经，则挟脐而居，饱食则益大，饥则益小[47]。其著于缓筋也，似阳明之积，饱食则痛，饥则安[48]。其著于肠胃之募原也，痛而外连于缓筋，饱食则安，饥则痛[49]。其著于伏冲之脉者，揣之应手而动，发手则热气下于两股，如汤沃之状[50]。其著于膂筋、在肠后者，饥则积见，饱则积不见，按之不得[51]。其著于输之脉者，闭塞不通，

黄帝说道：希望你详尽地讲讲积的具体表现。

岐伯回答说：邪气留着于孙络形成积证的，积块可以上下往来移动，因它聚着于孙络之处，而孙络浮浅而弛缓，不能约束固定积块，所以它往来移动，若肠胃之间有水液积聚，则会有濯濯水鸣之声；有寒则腹部胀满，肠鸣如雷，并相互牵引，时常急痛。如果邪气留着于阳明经脉而形成积证的，积块位于脐的两旁，饱食后积块显大，饥饿时积块变小。若邪气留着于缓筋形成积证的，病状与阳明经的积证相似，饱食后则胀痛，饥饿时反觉舒适。若邪气留着于肠胃的募原而形成积证的，疼痛时向外牵连于缓筋亦随之作痛，饱食后感觉舒适，饥饿时则感疼痛。邪气留着于伏冲之脉形成积证的，用手触按积块，积块应手而动，手离开时则觉有热气下行两股，好像热汤浇灌一样。邪气留着于脊膂之筋形成积证的，饥饿时积块可以见到，饱食后则积块不显，用手也触摸不到。如果邪气留着于输脉形成积证的，会使脉道闭塞不通，津液不能布散，则孔窍干涩壅

臂手，《甲乙经》卷八作"掔乎"，宜从。掔，通"辟"，聚。乎，于。居，处也。意即积聚着于孙络之处，即为孙络之积。◎[41]浮而缓：《太素》作"孙络浮缓"。意即孙络浮浅而松弛。◎[42]不能句积而止之：意即不能约束积块而使之固定不移。句，通"拘"，拘积，即约束积块。止，留止，固定。◎[43]水凑渗注灌：指水液汇聚渗流。凑，《广韵·候韵》："凑，水会也。"《玉篇·水部》："凑，聚也。"◎[44]濯濯（zhuó浊）：象声词。水声。◎[45]䐜䐜满雷引：指腹胀满，肠中雷鸣并牵引疼痛。䐜䐜满，指腹部胀大。◎[46]切痛：指急剧疼痛。◎[47]其著于阳明之经，则挟脐而居，饱食则益大，饥则益小：明·张介宾："足阳明胃挟脐下行，故其为积挟脐而居也。阳明属胃，受水谷之气，故饱则大，饥则小。"◎[48]其著于缓筋也，似阳明之积，饱食则痛，饥则安：明·张介宾："缓筋在肌肉之间，故似阳明之积。饱则肉壅，故痛；饥则气退，故安。"◎[49]其著于肠胃之募原也，痛而外连于缓筋，饱食则安，饥则痛：明·张介宾："肠胃募原痛连缓筋，饱则内充外舒，故安；饥则反是，故痛。"◎[50]其著于伏冲之脉者，揣之应手而动，发手则热气下于两股，如汤沃之状：揣，触摸。发手，抬手、举手。汤沃之状，如用热水浇灌一样。◎[51]其著于脊

津液不下，孔窍干壅[52]。此邪气之从外入内，从上下也。

黄帝曰：积之始生，至其已成奈何？

岐伯曰：积之始生，得寒乃生，厥乃成积[53]也。

黄帝曰：其成积奈何？

岐伯曰：厥气生足悗[54]，悗生胫寒，胫寒则血脉凝涩，血脉凝涩则寒气上入于肠胃，入于肠胃则䐜胀，䐜胀则肠外之汁沫迫聚不得散[55]，日以成积。卒然多食饮，则肠满[56]；起居不节，用力过度，则络脉伤；阳络[57]伤则血外溢，血外溢则衄血[58]；阴络[59]伤则血内溢，血内溢则后血[60]；肠胃之络伤，则血溢于肠外，肠外有寒，汁沫与血相抟，则并合凝聚不得散，而积成矣。卒然外中于寒，若内

滞不通。这些都是邪气从外入内，自上而下伤害人体的情况。

黄帝问道：积证从开始发生到成形，是怎样的？

岐伯回答说：积证的产生，是因为感受了寒邪，寒邪由下厥逆上行，就会形成积证。

黄帝问道：积证形成的过程，是怎样的？

岐伯回答说：寒邪造成的厥逆之气，先使足部痛滞不利，再由此引起胫部寒冷，胫部寒冷则血脉凝涩，血脉凝涩就会使寒邪进而上犯肠胃，寒邪侵入肠胃，会导致腹部胀满；腹部胀满，则使肠胃之外的津液凝聚不能消散，日久便形成积证。又有因突然暴饮暴食，使肠内水谷过于充满，再加之起居无常，劳累过度，使络脉受伤。凡在上、在表的阳络损伤，血液就会外溢，由此导致衄血；在下、在内的阴络损伤，血液就会内溢，由此导致便血。若肠胃的络脉损伤，则血液溢出于肠外，倘使肠外适有寒气，则汁沫与外溢之血相抟聚，两者相互凝结而不消散，积证就形成了。如果在外突然感受了寒邪，在内又被忧思、郁怒所伤，就会使气机上逆，气

筋、在肠后者，饥则积见，饱则积不见，按之不得：明·张介宾："脊内之筋曰膂筋，故在肠胃之后，饥则肠空，故积可见；饱则肠满蔽之，故积不可见，按之亦不可得也。"◎[52]其著于输之脉者，闭塞不通，津液不下，孔窍干壅：积在足太阳之脉，则脉道闭塞不通，津液不布；太阳主表，因而皮毛孔窍干燥壅塞。下，作布散解。◎[53]得寒乃生，厥乃成积：寒气上逆，气机郁滞不行，渐成积块。◎[54]厥气生足悗（mèn 闷）：厥气，上逆之气。悗，同"闷"。足悗，指足部痠困、疼痛，行动不便。◎[55]汁沫迫聚不得散：肠外之津液为寒邪所迫而结聚不散。汁沫，指津液。◎[56]卒然多食饮，则肠满：指暴饮暴食致胃肠胀满。◎[57]阳络：指在上、在表的脉络。◎[58]衄血：泛指鼻衄、齿衄、肌衄、耳衄等出血症状。◎[59]阴络：指在下、在内的脉络。◎[60]后血：即

伤于忧怒，则气上逆，气上逆则六输[61]不通，温气[62]不行，凝血蕴里[63]而不散，津液涩渗[64]，著而不去，而积皆成矣。

黄帝曰：其生于阴者[65]，奈何？

岐伯曰：忧思伤心；重寒伤肺[66]；忿怒伤肝；醉以入房，汗出当风，伤脾；用力过度，若入房汗出浴，则伤肾。此内外三部之所生病者也。

黄帝曰：善。治之奈何？

岐伯答曰：察其所痛，以知其应[67]，有余不足，当补则补，当泻则泻，毋逆天时，是谓至治[68]。

逆则六经气血运行不畅，阳气不能正常运行，血液得不到阳气的温煦则凝结不散，津液亦涩滞不能正常输布，留着而不能消散，于是积证也就形成了。

黄帝问道：病发于属阴的内脏，是什么原因造成的？

岐伯回答说：忧愁、思虑过度则伤害心脏；形体受寒，再加饮食生冷，两寒相合伤害肺脏；忿恨、恼怒过度则伤害肝脏；酒醉后行房事，汗出复又当风，则伤害脾脏；用力过度，或房事后汗出洗浴，则伤害肾脏。这就是内外上下三部发病的情况。

黄帝说：讲得好。这些病应怎样治疗呢？

岐伯回答说：观察病痛所在部位，就可以测病变所在，对于邪盛有余和正虚不足之证，当补的就补，当泻的就泻，不要违反四时气候和脏腑相应的原则，这就是最好的治疗法则。

大便下血。此处泛指前后二阴出血。◎［61］六输：指六经。◎［62］温气：指阳气。◎［63］凝血蕴里：即阳气运行不畅，则凝结之血聚集包裹在一起而不得消散。蕴，蓄积。里，《太素》《甲乙经》卷八均作"裹"，当从。◎［64］津液涩渗：津液涩滞不行。◎［65］生于阴者：明·张介宾："凡伤脏者，皆病生于阴也。"◎［66］重寒伤肺：指外感寒邪，内伤饮食生冷而损伤肺脏。◎［67］察其所痛，以知其应：指审查疾病的外候，就可了解其病因、病位及病性，测知其相应的内部病变。◎［68］至治：最佳的治疗原则。至，极也。

灵枢经·行针^[1]第六十七

黄帝问于岐伯曰：余闻九针于夫子，而行之于百姓，百姓之血气各不同形，或神动^[2]而气^[3]先针行，或气与针相逢^[4]，或针已出气独行^[5]，或数刺乃知，或发针而气逆^[6]，或数刺病益剧，凡此六者，各不同形，愿闻其方^[7]。

岐伯曰：重阳之人^[8]，其神易动，其气易往^[9]也。

黄帝曰：何谓重阳之人？

黄帝向岐伯问道：我听了你所讲的九针用法，就用来给百姓治病，由于百姓的气血盛衰各不一样，对针刺的反应也不一致。有的对针刺敏感，得气反应先针而来；有的则针一刺入，立时就有得气反应；有的则在出针之后，才有得气反应；有的则经过数次针刺后，才有得气反应；有的下针后就出现气逆等不良反应；有的经过数次针刺后，病情反而加重。大凡这六种情况，表现各不相同，我想听听其中的道理是什么。

岐伯回答说：重阳的人，其神气易于激动，针刺时得气反应快。

黄帝问道：什么叫做重阳之人？

---

[1] 行针：指对针具的操作，即针刺方法。本篇主要讨论了由于人的体质有阴阳偏盛、偏衰的不同，其形态表现各异，对针刺治疗的反应有迟、早、逆、剧等差异。因而在治疗时就要因人而异，采取不同的针刺方法。否则，不明白人体形气的情况，不能因人施治，会直接影响医疗效果。由于本篇重点论述了有关针刺的问题，故名"行针"。◎[2] 神动：指对针刺敏感。◎[3] 气：指得气。◎[4] 气与针相逢：指针刺后，针感随针而至。◎[5] 针已出气独行：指出针后，才有针感反应。◎[6] 发针而气逆：指针刺后出现不良反应。发针，即针刺。◎[7] 方：道理。◎[8] 重阳之人：阳气偏盛的人。◎[9] 往：即至。◎[10] 熇熇（hè 贺）高高：比喻阳气旺盛。熇熇，热盛貌。高高，

岐伯曰：重阳之人，熇熇高高[10]，言语善疾，举足善高，心肺之脏气有余[11]，阳气滑盛而扬[12]，故神动而气先行。

黄帝曰：重阳之人而神不先行者，何也？

岐伯曰：此人颇[13]有阴者也。

黄帝曰：何以知其颇有阴也？

岐伯曰：多阳者多喜，多阴者多怒，数怒者易解[14]，故曰颇有阴，其阴阳之离合难[15]，故其神不能先行也。

黄帝曰：其气与针相逢奈何？

岐伯曰：阴阳和调而血气淖泽[16]滑利，故针入而气出，疾而相逢也。

黄帝曰：针已出而气独行者，何气使然？

岐伯曰：其阴气多而阳气少，阴气沉而阳气浮者内藏[17]，故针已出，

岐伯回答说：重阳之人，其阳气旺盛，说话很快，走路时脚抬得高，这是因为其心肺两脏之气有余，阳气滑利充盛而上扬升腾，所以神气易于激动，而针刺得气很快。

黄帝问道：有些重阳之人，其神气不易被激动，要待针入之后才有所反应，这是为什么？

岐伯回答说：这种人是阳盛之中略微有阴气在内的。

黄帝又问道：怎行知道他是阳盛之中略微有阴气在内呢？

岐伯回答说：多阳的人多喜，多阴的人多怒，若屡次发怒而又易于缓解，这就是阳中有阴，所以说它是略微有阴气在内。这种人阳中有阴，阳被阴滞，阴阳之气的离合困难，所以其神气不能在进针之前出现反应。

黄帝问道：有的人针一刺入，立时就有得气反应，这是什么缘故？

岐伯回答说：阴阳和调的人，血气运行润泽滑利，所以针一刺入，气就迅速有所反应，随着针刺立时而至。

黄帝问道：有的人在出针之后，才有得气反应，这是什么气促使这样的呢？

岐伯回答说：这种人阴气多而阳气少，阴气沉滞，阳气浮滑，沉滞则其气潜藏，所

《甲乙经》卷一、《太素》卷二十三均作"薨薨"，当从。《礼记·祭文》郑注："薨，谓气蒸出貌。"◎[11]心肺之脏气有余：心肺从部位而言属阳脏，心藏神，肺藏气，心肺脏气有余，则精神旺盛，肺气充沛，故神气易动而对针刺敏感。◎[12]扬：即散。◎[13]颇：略微。◎[14]数怒者易解：指这种人容易发怒，但又容易和解。◎[15]其阴阳之离合难：指阳中有阴者，其阴阳不协调，故气血在全身的运行及离合出入不完全正常，所以针感较迟钝。◎[16]淖（nào 闹）泽：湿润、濡润。◎[17]阴气沉而阳气浮者内藏：指阴多阳少之人，其浮滑之阳气亦随阴气沉而内

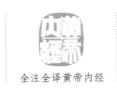

全注全译黄帝内经

气乃随其后，故独行也。

黄帝曰：数刺乃知，何气使然?

岐伯曰：此人之[18]多阴而少阳，其气沉而气往难，故数刺乃知[19]也。

黄帝曰：针入而气逆者[20]，何气使然?

岐伯曰：其气逆与其数刺病益甚者，非阴阳之气，浮沉之势也[21]，此皆粗[22]之所败，上[23]之所失，其形气无过焉[24]。

以针刺反应缓慢，在针出后，阳气随其针而上浮，其反应才随之出现，因此说这是独行。

黄帝问道：经过数次针刺后，才有反应，这是什么气促使这样的呢?

岐伯回答说：这种人阴气多而阳气少，其气沉滞而运行困难，所以针刺多次才出现反应。

黄帝又问道：针刺入出现气逆等反应，这是什么气促使这样的呢?

岐伯回答说：针刺后出现气逆，或多次针刺而病情反而加重的，并不是人体阴阳之气的盛衰和浮沉之势所致，这都是因为医生技术低劣，是治疗上的错误，和病人的形气体质是没有关系的。

藏。◎[18]之:《太素》卷二十三无此字，宜从。◎[19]知:指针刺的反应、感应。◎[20]针入而气逆者:日本·丹波元简:"推上下文例，者下似脱'其数刺病益甚者'七字。"◎[21]非阴阳之气，浮沉之势也:指不是阴阳气的盛衰和浮沉之势所致。◎[22]粗:即粗工。指水平低下的医生◎[23]上:《甲乙经》卷一、《太素》卷二十三均作"工"，宜从。◎[24]其形气无过焉:指与病人的形气体质是没有关系的。

灵枢经·上膈^[1] 第六十八

黄帝曰：气为上膈^[2]者，食饮入而还出，余已知之矣。虫为下膈^[3]，下膈者，食晬时^[4]乃出，余未得其意，愿卒闻之。

岐伯曰：喜怒不适，食饮不节，寒温不时，则寒汁^[5]流于肠中，流于肠中则虫寒，虫寒则积聚守于下管^[6]，则肠胃充郭^[7]，卫气不营^[8]，邪气居之。人食则虫上食^[9]，虫上食则下管虚，下管

黄帝问道：由于气机郁结在上形成上膈病的，进食后随即吐出，我已经知道了它的情况了。由于虫积在下形成的是下膈病，此病是进食后经过一昼夜才吐出，我不明了其中的道理，希望详尽地告诉我。

岐伯回答说：这种病的形成，主要是由于情志不遂，饮食不节，寒温失于调摄，以致胃中阳气受损，运化失常，则寒湿流注于肠中；寒湿流于肠中，则肠内寄生虫感觉寒冷，虫觉寒冷则积聚盘踞在下脘，因而使肠胃形成壅塞，阳气不得温通，邪气也就留止其中。人在进食的时候，虫闻道气味，亦向上取食，虫向上取食则下脘空虚，下脘空虚则邪气乘虚侵入，积聚滞留而不散，便形成了内痈。内痈已

[1]上膈：上，指上脘部。膈，同"隔"，隔塞不通之意。上膈，本指上脘部隔塞不通，食入还出的证情；本篇主要讨论的却是虫痛所致的下脘部隔塞不通的疾患。原文始以"气为上膈"作其引文，因而篇名"上膈"，这种借宾定主的论理方法，在古医籍中屡见不鲜。◎[2]上膈：食后即吐的噎膈病，俗称膈食。◎[3]下膈：虫积所致的呕吐宿食之证。◎[4]晬（zuì 醉）时：即周时，指一昼夜的时间。◎[5]寒汁：指寒冷的津液。◎[6]管：通"脘"。《甲乙经》卷十一作"脘"。◎[7]郭：扩张之意。◎[8]卫气不营：指脾胃的阳气阻遏而不能正常运行，卫气，指脾胃的阳气。营，即运行。◎[9]虫上食：明·张介宾："虫寒闻食，则喜而上求。"◎[10]约：束也，即紧束不

虚则邪气胜之，积聚以留，留则痛成，痛成则下管约[10]。其痛在管内者，即[11]而痛深；其痛在外者，则痛外[12]而痛浮[13]，痛上皮热。

黄帝曰：刺之奈何？

岐伯曰：微按其痛，视气所行[14]，先浅刺其傍，稍内益深[15]，还[16]而刺之，毋过三行，察其沉浮[17]，以为深浅。已刺[18]必熨[19]，令热入中，日使热内[20]，邪气益衰，大痛乃溃[21]。伍以参禁[22]，以除其内，恬憺[23]无为，乃能行气，后以咸苦[24]，化谷乃下矣。

成，就会使下脘狭窄，传导不利，所以食后周时乃吐出。其痛在下脘之内的，疼痛部位较深；痛在下脘之外的，疼痛部位较浅，同时，成痛的部位上皮肤发热。

黄帝问道：怎样刺治这种病证呢？

岐伯回答说：以手轻按痛部，观察病气发展的动向，先在痛的周围浅刺，慢慢进针至深部，如此反复刺治，但不能超过三次。审视病位的浅深，以确定针刺的深浅。针刺之后，一要用温熨法，使热气直达内部，只要每天都使热气入内，则寒邪之气就日趋衰退，内痛自然溃散。另外，再配合饮食起居等合理的调养护理，不要违犯各种禁忌，以消除其致病因素再伤内脏的可能性；同时要清心寡欲，以使人体气血调畅，然后再服用咸苦的药物调养，以软坚散结，使谷物得以消化而下传，就不会再朝食暮吐，下膈病即痊愈。

通。◎[11]即：《太素》卷二十六、《甲乙经》卷十一并作"则沉"，宜从。◎[12]痛外：郭霭春："'痛'字疑蒙上衍"。◎[13]浮：指部位表浅。◎[14]视气所行：指通过按诊，以测候病气发展动向。◎[15]稍内益深：指慢慢进针逐渐深入。◎[16]还：即重复。◎[17]沉浮：指浅深。[18]已刺：即"刺已"。指针刺完毕。◎[19]熨：指热熨火灼的治疗方法。◎[20]热内：即热入。内，入也。◎[21]溃：指消散祛除。◎[22]伍以参禁：治疗应与护理互相配合，勿犯禁忌。◎[23]恬憺（tián dàn 甜淡）：意谓安闲清静。◎[24]后以咸苦：明·张介宾："咸从水化，可以润下软坚；苦从火化，可以温胃，故皆能下谷也。"清·张志聪："盖咸能软坚，苦能泻下。"对苦味的作用，二人从不同的角度作注，均可取。后以咸苦，旨在配合药物以消除痛隔。

灵枢经·忧恚无言^[1] 第六十九

黄帝问于少师曰：人之卒然忧恚^[2]而言无音^[3]者，何道之塞，何气出^[4]行，使音不彰^[5]？愿闻其方^[6]。

少师答曰：咽喉^[7]者，水谷之道也。喉咙^[8]者，气之所以上下者也。会厌者，音声之户也^[9]。口唇者，音声之扇也^[10]。舌者，音声之机也^[11]。悬雍垂者，音声之关也^[12]。颃颡^[13]者，分气之

黄帝问少师说：有的人因为突然忧愁或忿怒而发不出声音，是哪一条通道阻塞了？什么气不能畅行，致使音声不响亮？我想听听其中的道理。

少师回答说：咽部是水谷入胃的必经通道，喉咙是呼吸之气出入的路径，会厌好像是发出声音的门户，口唇好像是发出声音的门扇，舌好像是语言声音的机关，悬雍垂好像是声音发出之道上的关隘，颃颡是口鼻之气分行的部位，横骨受神气的支配而控

---

[1]忧恚（huì 惠）无言：忧恚，即忧愁和忿怒。无言，即失音。本篇讨论了因情志过度变化引起失音的病机和刺法。故名"忧恚无言"。◎[2]忧恚：泛指过度的精神情绪刺激。恚，怒恨。◎[3]言无音：说话发不出声音。◎[4]出：《甲乙经》卷十二作"不"，《灵枢略》作"之不行"。当从《甲乙经》改。◎[5]音不彰：指声音不洪亮。彰，明显，引申为洪亮。◎[6]方：即道理。◎[7]咽喉：《灵枢经校释》："'喉'，疑涉下'喉咙'衍行，似应删。"《释名·释形体》："咽，咽物也。"◎[8]喉咙：指呼吸道的上端，下通于肺。◎[9]会厌者，音声之户也：会厌，又称吸门。位于舌骨之后，形如树叶，柄在下能张能合，呼吸发音时则会厌开启，饮食吞咽或呕吐时则会厌关闭，以防异物进入气管。◎[10]口唇者，音声之扇也：指口唇的张合，能使声浪由此发扬而出。扇，即门扉、窗户。◎[11]舌者，音声之机也：意即舌的活动是形成语言的关键器官。机，机要。◎[12]悬雍垂者，音声之关也：意即悬雍垂其位冲要，是声音发出的必经关隘。悬雍垂，简称"悬雍"。为一圆锥形小肌肉，在软腭后端，介于口腔与咽之间，悬于正中而下垂，张口时可见。◎[13]

所泄也。横骨者，神气所使，主发舌[14]者也。故人之鼻洞涕出不收者，颃颡不开，分气失也。是故厌小而疾薄[15]，则发气疾，其开阖利，其出气易；其厌大而厚，则开阖难，其气出迟，故重言[16]也。人卒然无音者，寒气客于厌，则厌不能发，发不能下[17]，至其开阖不致，故无音。

黄帝曰：刺之奈何？

岐伯曰：足之少阴，上系于舌，络于横骨，终于会厌。两泻其血脉[18]，浊气乃辟[19]。会厌之脉，上络任脉，取之天突[20]，其厌乃发也。

制着舌的运动。所以，人患鼻孔中流涕不止的，那是颃颡不利，分气失职的缘故。凡会厌小而薄，则呼气快，开阖便利，出气容易，所以言语流畅；若会厌大而厚，则开阖困难，出气迟缓，所以说话口吃。至于人突然发不出声音，是由于寒邪侵袭于会厌，使会厌不能开启，或开启后不能闭合，会厌开闭失其作用，所以就形成了失音病。

黄帝问道：失音病应怎样刺治呢？

岐伯回答说：足少阴肾经，上系于舌根，联络于舌根部的横骨，终止于会厌。刺治失音，应取足少阴经和任脉两经腧穴，以泻其血络，寒浊之邪就会排除。足少阴经在会厌的脉络，与任脉相连，所以取任脉的天突穴刺治，会厌的开阖就会恢复正常而发出声音。

颃颡（háng sǎng 杭嗓）：口腔后上方软腭近后鼻道处。◎［14］横骨者，神气所使，主发舌：意即附于舌根的横骨，受意识支配，而能控制舌的运动。横骨，指附于舌根部的软骨。◎［15］疾：《甲乙经》卷十二无"疾"字，宜从。◎［16］重言：即口吃。◎［17］厌不能发，发不能下：清·张志聪："厌不能发，谓不能开也；发不能下，谓不能阖也。"◎［18］两泻其血脉：指针刺足少阴肾经和任脉两经穴位，以泻其血络。◎［19］浊气乃辟：清·张志聪："浊气者，寒水之气也。辟，除也。"◎［20］天突：任脉上的腧穴。

灵枢经·寒热 [1] 第七十

黄帝问于岐伯曰：寒热瘰疬 [2] 在于颈腋者，皆何气使生？

岐伯曰：此皆鼠瘘 [3] 寒热之毒气 [4] 也，留于脉而不去者也。

黄帝曰：去之奈何？

岐伯曰：鼠瘘之本，皆在于脏 [5]，其末上出于颈腋之间，其浮于脉中 [6]，而未内著于肌肉而外为脓血者，易去也。

黄帝曰：去之奈何？

岐伯曰：请从其本引其末 [7]，可使

黄帝问岐伯说：时发寒热的瘰疬病，多生在颈部和腋下，这是什么原因造成的？

岐伯回答说：这都是鼠瘘病，因寒热毒气滞留于经脉中而不能消除所致。

黄帝问道：如何祛除它呢？

岐伯回答说：鼠瘘的病根，都在内脏，作为其标的症状，却表现于颈部和腋下。如果毒气浅在浮于经脉之中，还未深入附着于肌肉，只是外部化为脓血的，较容易治愈。

黄帝问道：怎样治疗呢？

岐伯回答说：应调治其病根内脏，从而引导滞留于标部的病邪消散，这

---

[1] 寒热：本篇专门讨论瘰疬的病因病机、临床表现、治法原则及其判断预后的方法，由于瘰疬是因寒热毒气所致，临床又有恶寒发热的表现，故名"寒热"。◎ [2] 瘰疬（luǒ lì 裸力）：病名。指颈项或腋窝的淋巴结结核，小者为瘰，大者为疬，患处发生硬块，小如枣核，大如梅李，大小连累，溃烂后流脓，不易愈合，多伴有寒热，故又称为寒热瘰疬。因其易溃破流脓，形如鼠穴，此起彼伏，所以又称为鼠瘘。此虽有两个病名，实为一种疾病的两个阶段。◎ [3] 鼠瘘：指瘰疬破溃，久不收口者。◎ [4] 毒气：指邪恶之气。古人对足以致病的不正之气，常称为毒气，如风毒、火毒、寒毒等。◎ [5] 鼠瘘之本，皆在于脏：即鼠瘘的病根都在内脏。明·张介宾认为此病"大抵因郁气之积，食味之厚，或风热之毒，结聚而成，故其所致之本皆在于脏"。◎ [6] 其浮于脉中：鼠瘘未溃破者，其寒热

衰去而绝其寒热[8]。审按其道[9]以予之，徐往徐来[10]以去之，其小如麦者，一刺知[11]，三刺而已[12]。

黄帝曰：决其生死奈何？

岐伯曰：反[13]其目视之，其中有赤脉，上下贯瞳子，见一脉，一岁死；见一脉半，一岁半死；见二脉，二岁死；见二脉半，二岁半死；见三脉，三岁而死。见赤脉不下贯瞳子，可治也。

样，可以使毒气衰退，而停止寒热的发作。治疗时要察明相关的脏腑经脉，然后循经取穴给予针刺，用缓入缓出的补泻针法，以祛除邪毒之气。若瘰疬形小如麦粒的，针刺一次见效，针刺三次就可以痊愈。

黄帝问道：怎样判断这种病的生死预后呢？

岐伯回答说：翻开患者的眼皮进行观察，如果眼中有自上而下贯穿瞳子的赤脉，见有一条赤脉的，则时过一年而死；见有一条半赤脉的，则时过一年半而死；见有二条赤脉的，则时过两年而死；见有两条半赤脉的，时过两年半而死；见有三条赤脉的，则时过三年而死；如果赤脉还没有向下贯穿瞳子的，病还可以医治。

毒气尚在经脉，未深着于肌肉。◎[7]从其本引其末：意即从作为病源的脏腑治疗，以引导患部邪毒消散。◎[8]可使衰去而绝其寒热：使病势衰退，寒热不发。◎[9]审按其道：审察与鼠瘘发生相关的经脉。◎[10]徐往徐来：意指采用缓慢进针、缓慢出针的补泻手法。◎[11]知：指见效，病有起色。◎[12]已：指病愈。◎[13]反：翻开。

灵枢经·邪客[1] 第七十一

黄帝问于伯高曰：夫邪气之客人也，或令人目不瞑不卧出者，何气使然？

伯高曰：五谷入于胃也，其糟粕、津液、宗气分为三隧[2]。故[3]宗气积于胸中，出于喉咙，以贯心脉[4]，而行呼吸焉。营气者，泌其津液，注之于脉，化以为血，以荣四末，内注五脏六腑，以应刻数[5]焉。卫气者，出其悍气之慓疾，而先行于四末分肉、皮肤之

黄帝向伯高问道：邪气侵入人体，有时使人不能合目安眠，这是什么气的变化造成的？

伯高回答说：饮食物进入胃中，它所化的糟粕、津液、宗气，分别为三条道路。上焦的宗气积聚在胸中，出于喉咙，以贯通心肺，而推动呼吸运动。中焦化生营气，分泌津液，渗注于脉中，化为血液，外以营养四肢，内则流注脏腑，它昼夜在体内环行五十周，与昼夜百刻之数相应。卫气是水谷所化的悍气，其性慓疾滑利，首先无休止地运行于四肢肌肉、皮肤之间，它白天运行于阳分，夜间运行于阴分，经常从足少阴

---

[1]邪客：邪，邪气。与人体正气相对而言，泛指各种致病因素及其病理损害。客，侵袭，侵害。本篇以邪气侵犯人体后，能使人发生失眠为例，说明卫气、营气、宗气的运行规律和功能；又用取象比类的方法，将人之身形肢节与自然界之日月星辰、山川草木等进行广泛的联系印证，阐明天人相应的观点；并举例说明经脉的屈折循行及手少阴经无"腧"的道理；最后介绍了"持针之数、内针之理"等针刺的具体方法和要求。由于本文以讨论邪气客于人体而致失眠证开篇，故名"邪客"。◎［2]隧：道路。◎［3］故：犹"夫"，提示之词。◎［4］心脉：《太素》卷十二、《甲乙经》卷十二并作"心肺"，宜从。◎［5］刻数：古代一昼夜，分作一百刻，用以计算时间，从明代以后才有二十四时

间而不休者也。昼日行于阳，夜行于阴，常从足少阴之分间，行于五脏六腑。今厥气[6]客于五脏六腑，则卫气独卫其外，行于阳，不得入于阴。行于阳则阳气盛，阳气盛则阳跷陷[7]；不得入于阴，阴虚，故目不瞑。

黄帝曰：善。治之奈何？

伯高曰：补其不足，泻其有余[8]，调其虚实，以通其道[9]而去其邪，饮以半夏汤一剂，阴阳已通，其卧立至。

黄帝曰：善。此所谓决渎壅塞[10]，经络大通，阴阳和得[11]者也。愿闻其方。

伯高曰：其汤方以流水千里以外者[12]八升，扬之万遍[13]，取其清五升煮之，炊以苇薪火[14]，沸置秫米[15]一升，治半

肾经的分间开始，依次行于五脏六腑。如有邪气侵入五脏六腑，就会使卫气只能运行于阳分，以护卫于肌表，而不能进入阴分。卫气行于阳分，则使在表的阳气亢盛，阳气亢盛就会使阳跷脉气充满；卫气不能入于阴分，则阴气虚，所以不能合目而眠。

黄帝说道：讲得好。这种失眠应怎样治疗呢？

伯高回答说：应当用针刺方法，补其阴分的不足，泻其阳气的有余，调理阴阳虚实的偏差，以沟通阴阳交会之道，从而祛除其邪气，再服半夏汤一剂，使阴阳之气通调，便可立即入睡。

黄帝说道：讲得好。这就是所谓疏通壅塞，使经络畅通，阴阳调和的治疗方法了。希望把半夏汤方告诉我。

伯高回答说：半夏汤方，是用千里长流水八升，扬起搅动千万遍，待水澄清后，取清水五升，用芦苇作燃料煎煮，等水滚沸，放入秫米一升及

分法。一小时约等于四刻多。营气一昼夜运行人身五十周，每周二刻，恰与百刻之数相应。详见《灵枢·五十营》。◎[6]厥气：即邪气。◎[7]阳气盛则阳跷陷：陷，《甲乙经》卷十二、《诸病源候论》卷三并作"满"，当从。唐·杨上善："厥气客于内脏腑中，则卫气不得入于脏腑，卫气唯得卫外，则为盛阳……阳跷之脉在外营目，今阳跷盛溢，故目不得合也。"◎[8]补其不足，泻其有余：明·张介宾："此针治之补泻也。补其不足，即阴跷脉所出足少阴之照海也；泻其有余，即阳跷脉所出足太阳之申脉也。若阴盛阳虚而多卧者，自当补阳泻阴也。"◎[9]通其道：意即沟通阴阳交会之道。清·孙鼎宜："道，谓卫气行阴之道。"解为疏通卫气运行之道路。亦可。◎[10]决渎（dú读）壅塞：即疏通淤滞。决，即疏导，分别。渎，指小水渠。壅塞，不通、淤滞。◎[11]和得：二字误倒，《甲乙经》卷十二作"得和"，应据移正。◎[12]流水千里以外者：俗称"千里水"或"长流水"，取其源远流长，性能荡涤邪秽，疏通下达。◎[13]扬之万遍：用杓高扬搅和一万遍。◎[14]苇薪火：用芦苇做燃料，取其火烈。◎[15]秫（shú熟）米：即黄黏米。◎[16]治半夏：即炮

夏^[16]五合，徐炊，令竭为一升半，去其滓^[17]，饮汁一小杯，日三稍益，以知为度。故^[18]其病新发者，复杯则卧^[19]，汗出则已矣。久者，三饮而已也。

黄帝问于伯高曰：愿闻人之肢节，以应天地奈何？

伯高答曰：天圆地方，人头圆足方以应之。天有日月，人有两目。地有九州^[20]，人有九窍^[21]。天有风雨，人有喜怒。天有雷电，人有音声。天有四时，人有四肢。天有五音，人有五脏。天有六律^[22]，人有六腑。天有冬夏，人有寒热。天有十日^[23]，人有手十指。辰有十二^[24]，人有足十指、茎、垂^[25]以应之；女子不足二节，以抱人形^[26]。天有阴阳，人有夫妻。岁有三百六十五日，人有三百六十节^[27]。地有高山，人有肩膝。地有深谷，人有腋腘。地有十二经水，人有十二经脉。地有泉

制半夏五合，继续以慢火煎煮，使药汤浓缩到一升半时，去掉药渣，每次饮服一小杯，每天服三次，根据情况可逐次加量，以见效为度。如果病是初起的，服药后很快就可入睡，汗出以后，病就好了；病程较久的，服三剂后也可痊愈。

黄帝向伯高问道：我想听听人体四肢百节，是怎样与天地自然现象相应的。你能谈谈吗？

伯高回答说：天是圆的，地是方的，人体头圆足方，以与天地相应。天有日月，人有两目。地有九州，人有九窍。天有风雨，人有喜怒。天有雷电，人有声音。天有四时，人有四肢。天有五音，人有五脏。天有六律，人有六腑。天有冬夏，人有寒热。天有十天干，人有手十指。天有十二辰，人有足十指、阴茎、睾丸与之相应；女子没有阴茎、睾丸，但可以受孕怀胎，以补足其数。天有阴阳，人有夫妻。一年有三百六十五日，人身有三百六十五个穴位。地面上有高山，人体上有肩、膝。地面上有深谷，人体上有腋腘。地面上有十二条较大的河流，人体有十二条主要经脉。地下有潜流的泉脉，人体

制过的半夏。◎［17］滓（zǐ子）：指药渣。◎［18］故：犹"若"。◎［19］复杯则卧：形容刚刚服完药，立即安卧入睡，病愈甚速。复杯，将空杯口朝下放置。◎［20］九州：古代的地域划分名称，如冀、衮、青、徐、扬、荆、豫、梁、雍，为夏制九州。◎［21］九窍：指耳、目、鼻、口七窍，和前、后二阴统称九窍。◎［22］六律：即黄钟、太簇、姑洗、蕤宾、夷则、无射，此六种属阳的音律称为六律。◎［23］十日：指十天干，即甲、乙、丙、丁、戊、己、庚、辛、壬、癸。◎［24］辰有十二：指十二时辰，即子、丑、寅、卯、辰、巳、午、未、申、酉、戌、亥。◎［25］茎、垂：指男子阴茎和睾丸。◎［26］以抱人形：女子怀胎受孕。◎［27］三百六十节：《太素》卷五作

脉[28]，人有卫气。地有草蓂[29]，人有毫毛。天有昼夜，人有卧起。天有列星，人有牙齿。地有小山，人有小节。地有山石，人有高骨。地有林木，人有募[30]筋。地有聚邑[31]，人有䐃肉[32]。岁有十二月，人有十二节[33]。地有四时不生草，人有无子。此人与天地相应者也。

黄帝问于岐伯曰：余愿闻持针之数[34]，内[35]针之理，纵舍[36]之意，扦皮[37]开腠理，奈何？脉之屈折，出入之处，焉至而出[38]，焉至而止，焉至而徐，焉至而疾，焉至而入？六腑之输于身者，余愿尽闻。少序别离[39]之处，离而入阴里，别而入阳表，此何道而从行？愿尽闻其方。

岐伯曰：帝之所问，针道毕矣。

黄帝曰：愿卒闻之。

岐伯曰：手太阴之脉，出于大指

有运行的卫气。地面上有杂草丛生，人身上有毫毛生长。天有白昼黑夜，人有动静寤寐。天有众星，人有牙齿。地上有小山包，人有小骨节。地上有耸起的山石，人有高起的骨骼。地面上有林木，人体上有筋膜。地上有人烟会聚的村镇，人体上有隆起的肌肉。一年有十二个月，人体四肢有十二关节。大地或有四时不生草木，人或有终身不育子女。这就是人与天地相应的情况。

黄帝向岐伯问道：我想听听持针的技术，进针的道理。缓用针或不用针的意义，以及展平皮肤使腠理开张的刺法等，这都是怎样的？关于经脉循行的曲折、出入之处，脉气到哪里而出，到哪里而止，到哪里慢，到哪里快，到哪里而入？以及六腑经气输注于全身的情况等，我都想详尽了解。还有经脉的支别离合之处，阳经是怎样从腧穴别出走入阴经，阴经又是怎样由腧穴别出走入阳经的，这都是从什么通道而运行的呢？请你详细地讲讲其中的道理。

岐伯回答说：你所问的这些，针法的要理全都包括其中了。

黄帝说道：我想详尽地听你谈谈这个问题。

岐伯回答说：手太阴肺经，出于拇指

"三百六十五节"，应从。节，指腧穴。◎[28]泉脉：指地下水源的支脉。◎[29]草蓂（mì觅）：指地上丛生的野草。◎[30]募：通"膜"。唐·杨上善："'幕'当为'膜'，膜筋，十二经筋及十二筋之外裹膜分肉者，名膜筋。"◎[31]聚邑：指人群聚群的地方。◎[32]䐃肉：指肩肘髀膝等处隆起的肌肉。◎[33]十二节：指人体四肢的十二个大的关节。◎[34]数：意谓技巧。◎[35]内：音义同"纳"。指进针。◎[36]纵舍：指缓用针和舍针而不用。亦可解为施针手法。◎[37]扦（gǎn赶）皮：即用手力以展平皮肤，并随经取穴浅刺其皮层，使腠理开泄，刺皮而不伤肉的一种针法。扦，同"擀"，拉开、张开。◎[38]焉至而出：指脉气到哪里而出。◎[39]少序别离：指

—350—

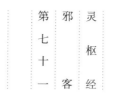

之端，内屈循白肉际[40]，至本节[41]之后太渊留以澹[42]，外屈上于本节，下内屈，与阴诸[43]络会于鱼际，数脉并注，其气滑利，伏行壅骨[44]之下，外屈出于寸口而行，上至于肘内廉，入于大筋之下，内屈上行臑阴[45]，入腋下，内屈走肺，此顺行逆数[46]之屈折也。心主之脉，出于中指之端[47]，内屈循中指内廉以上留于掌中[48]，伏行两骨之间，外屈出两筋之间，骨肉之际[49]，其气滑利，上二寸[50]，外屈出行两筋之间，上至肘内廉，入于小筋之下，留两骨之会[51]，上入于胸中，内络于心脉。

黄帝曰：手少阴之脉独无腧[52]，何也？

岐伯曰：少阴，心脉也。心者，

的尖端，由此向内曲折而行，沿着内侧白肉际，至拇指本节后的太渊穴；经气汇流于此而呈搏动的现象，再向外曲折而行，上于本节的下方，又向内曲行，和诸阴络会合在鱼际部，手太阴、手少阴、手心主数条经脉合并流注，其脉气流动滑利，伏行于第一掌骨之下，再由此屈折向外，浮出于寸口，循经上行到肘内侧，进入大筋之下，又向内曲折上行，经过上臂内侧，进入腋下，然后向内曲行走入肺中。这就是手太阴肺经由手向胸逆行曲折出入的情况。

手心主厥阴经脉，出于中指尖端，由此向内曲折而行，沿着中指内侧，上行入于掌中，伏行在两骨之间，又向外曲行出于前臂掌侧两筋之间及腕关节骨肉之际，它的气行滑利，去腕上行三寸，又曲而外行，出行于两筋之间，上行至肘内侧，进入小筋的下方，流注于两骨的会合处，然后上行入于胸中，在内连络于心的经脉。

黄帝问道：手少阴经脉独无特定的腧穴，为什么？

岐伯回答说：手少阴是心的经脉，心

经络在循行中的支别离合。少序，《太素》卷九作"其序"，属上读。宜从。◎［40］白肉际：凡手足的掌指皆分赤白肉际。掌与指的内侧面（即掌侧面）为阴面，皮色较白，为白肉际；外侧面（即背侧面）为阳面，皮色较深，为赤肉际。此处指手太阴肺经的鱼际穴。◎［41］本节：指大拇指的最后一个关节。◎［42］留以澹（tán 谈）：此以水比喻脉气汇聚于太渊穴处，而形成寸口脉动。◎［43］阴诸：《甲乙经》卷三作"诸阴"，当从之。◎［44］壅骨：指第一掌骨。◎［45］臑（nào 闹）阴：指上臂内侧。臑，指肩以下、肘部以上的部位。◎［46］顺行逆数：肺经之脉，从脏走手为顺行，从手走肺为逆数。逆数，指逆行的次序。◎［47］中指指端：指中冲，为井穴，五输穴之一。◎［48］掌中：指劳宫穴。为荥穴，五输穴之一。◎［49］骨肉之际：指大陵。为输穴，五输穴之一。◎［50］上二寸：《太素》卷九作"上行三寸"，当从之。此处指间使穴，属心包经，为经穴，五输穴之一。◎［51］两骨之会：指曲泽穴。为合穴，五输穴之一。［52］手少阴之脉独无腧：腧，指五输穴，即

五脏六腑之大主也，精神之所舍也，其脏坚固，邪弗能容[53]也。容之则心伤，心伤则神去，神去则死矣。故诸邪之在于心者，皆在于心之包络，包络者，心主之脉[54]也，故独无腧焉。

黄帝曰：少阴独无腧者，不病乎？

岐伯曰：其外经病而脏不病[55]，故独取其经于掌后锐骨之端[56]。其余脉出入屈折，其行之徐疾，皆如手少阴[57]心主之脉行也。故本腧者，皆因其气之虚实疾徐以取之，是谓因冲[58]而泻，因衰而补，如是者，邪气得去，真气坚固，是谓因天之序。

黄帝曰：持针纵舍奈何？

岐伯曰：必先明知十二经脉之本末[59]，皮肤之寒热[60]，脉之盛

是五脏六腑的主宰，是蕴藏精神的中枢。心脏坚固，外邪不能侵入。若外邪侵入，就会损伤心脏，心脏受伤则神气就会散失，神气散失则人即死亡。所以，各种外邪留滞在心脏的，实则都留滞在心包络，由于心包络是心脏所主宰的经脉，能够代心受邪，取心包络的腧穴，可刺治心病，所以手少阴经脉独无特定的腧穴。

黄帝问道：手少阴心经独无腧穴，难道它就不生病吗？

岐伯回答说：凡脏腑各有经络，脏居于内，经行于外，心脏坚固不受邪，但外行的经脉则不能无病，因此，在其经脉有病时，可以单独取心经在掌后锐骨之端的神门穴刺治。其余各条经脉的出入曲折，脉气运行的缓急，都像手太阴经及心包经那样。所以，病在心经，可取少阴本经的腧穴，而邪入心包，又当取心主本经的腧穴，治疗时，都要根据该经脉气的虚实缓急，分别进行调治。邪气亢盛的用泻法，正气虚衰的用补法，如此，则邪气得以消除，真气得以坚固，这就叫顺应自然之规律。

黄帝问道：持针纵舍之法，是怎样的？

岐伯回答说：一定要先知道十二经脉的起止，以及诊察皮肤的寒热，脉象的盛

在四肢膝、肘关节以下的井、荥、输、经、合五个特定穴。十二经脉本应各有特定的五输穴，但据前《灵枢·本输》中记载，心经的五输穴，实际是心包经之所属。所以，此处就有"手少阴之脉独无腧"的提问。◎[53]容：《太素》第九、《脉经》卷六并作"客"，宜从。◎[54]心主之脉：指心所主宰的经脉。包络为心之外卫，受心所主宰，故称包络为心主之脉。◎[55]其外经病而脏不病：明·张介宾："凡脏腑经络，有是脏则有是经。脏居于内，经行于外，心脏坚固居内，邪弗能容，而经则不能无病。"◎[56]掌后锐骨之端：指手少阴心经的神门穴。◎[57]少阴：《太素》卷九作"太阴"。按：当作太阴，如此与上文例举手太阴、心主二脉屈折出入之顺行逆数，前后呼应。◎[58]冲：盛之义。◎[59]本末：经脉的起止点。◎[60]皮肤之寒热：触诊所得

衰滑涩。其脉滑而盛者，病日进；虚而细者，久以持；大以涩者，为痛痹；阴阳如一[61]者，病难治。其本末[62]尚热者，病尚在；其热已衰者，其病亦去矣。持其尺[63]，察其肉之坚脆、大小、滑涩、寒温、燥湿。因视目之五色，以知五脏而决死生。视其血脉，察其色，以知其寒热痛痹[64]。

黄帝曰：持针纵舍，余未得其意也。

岐伯曰：持针之道，欲端以正，安以静，先知虚实，而行疾徐，左手执骨，右手循之，无与肉果[65]；泻欲端以正，补必闭肤，辅针导气，邪得淫泆[66]，真气得居。

黄帝曰：扞皮开腠理奈何？

岐伯曰：因其分肉，左别其肤[67]，微内而徐端之，适神不散[68]，邪气

衰、滑涩。若脉滑而盛的，病将日渐严重；脉虚而细的，其病经久不愈；脉大而涩的，是痛痹；若表里俱伤，血气皆败者，病难治，不宜针刺。凡胸腹四肢还有热象的，说明病邪未除；若胸腹四肢热势已经消退，说明病已痊愈。诊察病人的尺肤，可以察知其肌肉的坚实与脆软，脉象的大小、滑涩，以及皮肤的寒温、燥湿。审视两目的五色，可以测知五脏的内在变化，并由此推测患者的死生。诊视患者的血脉，观察其肤色的变化，以测知寒热痛痹等病证。

黄帝说道：持针纵舍的方法，我还没有明了它的意思。

岐伯说：针刺操作的法则是态度要端正，心神要安静，先须察明病证的虚实，然后再考虑施行缓急补泻的手法。在进针时，用左手握住患者的骨骼，右手循穴进针，用力不可过猛，以防止针被肌纤维缠裹。泻法要垂直下针；补法必须按闭皮肤上的针眼，并用辅助行针手法，以引导其正气，使邪气不能浸淫深入，而真气得以安定内守。

黄帝问道：展平皮肤、开张腠理的刺法，是怎样的呢？

岐伯回答说：顺着分肉的纹理，在分开穴位皮肤的同时，轻微用力并慢慢使针垂直刺入，这种针法，可使神气不致散乱

之皮肤寒或热。◎［61］阴阳如一：明·张介宾："表里俱伤，血气皆败者，是谓阴阳如一，刺之必反甚，当舍而勿针也。"◎［62］本末：本，指胸腹。末，指四肢。◎［63］尺：指尺肤。即腕、肘关节之间的皮肤。◎［64］察其色，以知其寒热痛痹：观察肤色，可以测知寒热痛痹，是古代尺肤诊法之一。◎［65］无与肉果：指针刺时不可用力过猛，以防止病人感应过激，使肌肉急剧收缩，而致针被肌肉缠裹，容易发生弯针、滞针等不良后果。果，通"裹"。◎［66］邪得淫泆：《甲乙经》卷五作"邪气不得淫泆"，当从。指邪气不能扩散。◎［67］左别其肤：《太素》卷二十二作"在别其肤"，当从。唐·杨上善："肤，皮也。以手按得分肉之穴，当穴皮上下针，故曰在别其肤也。"◎［68］适

得去。

黄帝问于岐伯曰：人有八虚[69]，各何以候？

岐伯答曰：以候五脏。

黄帝曰：候之奈何？

岐伯曰：肺心有邪，其气留于两肘[70]；肝有邪，其气流于两腋[71]；脾有邪，其气留于两髀[72]；肾有邪，其气留于两腘[73]。凡此八虚者，皆机关之室[74]，真气之所过，血络之所游，邪气恶血，固不得住留，住留则伤筋络骨节机关，不得屈伸，故疴[75]挛也。

而邪气得以排出。

黄帝向岐伯问道：人身有八虚，能够诊察哪些疾病呢？

岐伯回答说：可以诊察五脏的疾病。

黄帝问道：怎样诊察呢？

岐伯回答说：肺与心有了邪气，邪气顺经脉留止于两肘；肝有邪气，邪气留止于两腋；脾有邪气，邪气留止于两髀（胯部）；肾有邪气，邪气留止于两腘。凡此两肘、两腋、两髀、两腘称为八虚的部位，都是关节活动的枢纽，也是真气所往来经过及血络通行之要会。因此，不能容许邪气和恶血在此滞留，如果邪气与恶血滞留，就会损伤筋络，以致关节不能屈伸，所以形成拘挛。

神不散：指患者针刺后精神舒适，不致有神魂散荡的惊恐感觉。◎［69］八虚：指两肘、两腋、两髀、两腘。这八个关节部位都是真气所经过和血络的要会之处。◎［70］肺心有邪，其气留于两肘：心与肺的经脉均循行于上肢，肺经之尺泽，心经之少海都在肘间，故邪气乘虚而聚，多在两肘。◎［71］肝有邪，其气流于两腋：肝胆经行于胁腋，出于期门、渊液等穴，故邪之所聚，多在两腋。◎［72］脾有邪，其气留于两髀：髀，指胯部。脾经从胫股上出冲门，故邪气留于髀胯之间，病在脾经。◎［73］肾有邪，其气留于两腘：肾的经脉上行出于膝弯阴谷等穴，故邪气留于两腘，病在肾经。◎［74］机关之室：犹言运动的枢纽，气血要会之处。◎［75］疴（jū 居）：《甲乙经》卷十作"拘"，当从之改。

灵枢经·通天 [1] 第七十二

黄帝问于少师曰：余尝闻人有阴阳，何谓阴人，何谓阳人？

少师曰：天地之间，六合 [2] 之内，不离于五 [3]，人亦应之，非徒一阴一阳而已也，而略言耳，口弗能徧 [4] 明也。

黄帝曰：愿略闻其意，有贤人圣人，心能备而行之乎 [5]？

少师曰：盖有太阴之人、少阴之人、太阳之人、少阳之人、阴阳和平之人 [6]，凡五人者，其

黄帝向少师问道：我曾听说人的体质类型有阴阳之分，那么，什么样的人算是阳性之人？什么样的人算是阴性之人？

少师回答说：在天地之间，上下四方之内，任何事物都离不开"五"这个数，那么，人体类型也跟"五"这个数字是相应的，不仅仅是单一的阴性之人和阳性之人。这方面的详情只能大略地谈谈，因为很难用简单的语言全面表达明白。

黄帝说：既然如此，我就大略地了解一下这方面的情况吧。另外，如果一个人具备了像圣人或贤人那样的品质，能够兼备阴阳之性而周行天下吗？

少师说：就人的类型而言，大致有"太阴之人""少阴之人""太阳之人""少阳之人"和"阴阳和平之人"，总共是五种类型，他们的形态

---

[1] 通天：天，指自然界。通天，即人与自然界相通应之意。本篇从"天人相应"的观点出发，根据体质禀赋之阴阳盛衰，把人分为太阴、少阴、太阳、少阳、阴阳和平等五种形态类型。认为人的性格、品质、形态、体质等都与这五种类型有关。还根据五态人的生理病理特点，提出针刺治法原则。由于本篇取人与自然相通之意，故名"通天"。◎ [2] 六合：天地四方。◎ [3] 五：指下文的太阴、少阴、太阳、少阳和阴阳和平五种体质类型的人。◎ [4] 徧：同"遍"。周遍、全部。◎ [5] 心能备而行之乎：《灵枢经校释》疑当为"必能备而衡之乎"，可参。◎ [6] 盖有太阴之人、少阴之

态不同，其筋骨气血各不等。

黄帝曰：其不等者，可得闻乎？

少师曰：太阴之人，贪而不仁，下齐湛湛[7]，好内而恶出[8]，心和而不发[9]，不务[10]于时，动而后之[11]，此太阴之人也。

少阴之人，小贪而贼心[12]，见人有亡[13]，常若有得，好伤好害，见人有荣，乃反愠怒，心疾[14]而无恩，此少阴之人也。

太阳之人，居处于于[15]，好言大事，无能而虚说，志发于四野[16]，举措不顾是非，为事如常自用[17]，事虽败而常无悔，此太阳之人也。

少阳之人，諟谛[18]好自贵，有小小官，则高自宜，好为外交，

各异，筋骨的强弱、气血的盛衰也各不相同。

黄帝问道：这五种类型的人在心地性格方面的差异，可以给我讲讲吗？

少师回答说：所谓“太阴之人”，也就是禀赋纯阴无阳的人，他们为人处事贪婪而不顾道德，外表上谦恭周正，内心里却深藏机虑，贪求获取，厌恶付出，喜怒不形于色，不赶时髦，行动上惯用后发制人的手段。这便是“太阴之人”在心性方面的特点。

所谓“少阴之人”，也就是禀赋阴多阳少的人，他们为人处事喜贪小利而内心残忍狠毒，看到他人有什么损失，好像是自己得了好处一般，感到满足，喜欢伤害他人，看到他人有什么荣誉，却反而心中恼恨，心性善于嫉妒，对人没有情义。这便是“少阴之人”在心性方面的特点。

所谓“太阳之人”，也就是禀赋纯阳无阴的人，他们为人处事显得安然自足，喜欢谈论大事，尽管没有真才实学，却喜欢空谈空议，好高骛远，举止行为不顾忌是非道德，做事常常自以为是，即使事业失败了也还没有悔悟之心。这便是“太阳之人”在心性方面的特点。

所谓“少阳之人”，也就是禀赋阳多阴少的人，他们为人处事谨慎小心，常要反复审察，喜欢自己抬高自己，有了小小的官职，就

人、太阳之人、少阳之人、阴阳和平之人：指禀赋纯阴的人、阴多阳少的人、禀赋纯阳的人、阳多阴少的人和阴阳平和的人五种类型。◎[7]下齐湛湛：谓外表谦恭周正，内心深藏机谋。下，谦恭。齐，周正。湛湛，深厚的样子。◎[8]好内而恶（wù误）出：谓贪求获取，厌恶付出。内，音义同“纳”，在此指人之所得。◎[9]心和而不发：即喜怒不形于色。和，《甲乙经》作“抑”，亦是。◎[10]务：求，追求。◎[11]动而后之：指后发制人。◎[12]贼心：谓心性残忍狠毒。贼，残暴。◎[13]亡：泛指损失、不幸的事。◎[14]心疾：谓心性善于嫉妒。疾，嫉妒。◎[15]于于：安然自足的样子。◎[16]志发于四野：指好高骛远。四野，四方荒远之地，在这里指天下四方。◎[17]为事如常自用：指常常意气用事，而自以为是。如，连词，相当于“而”。◎[18]諟谛（shì

而不内附，此少阳之人也。

阴阳和平之人，居处安静，无为惧惧，无为欣欣[19]，婉然从物[20]，或与不争，与时变化[21]，尊则谦谦[22]，谭而不治[23]，是谓至治。

古之善用针艾者，视人五态乃治之，盛者泻之，虚者补之。

黄帝曰：治人之五态奈何？

少师曰：太阴之人，多阴而无阳，其阴血浊，其卫气涩，阴阳不和，缓筋而厚皮，不之疾泻，不能移之。

少阴之人，多阴少阳，小胃而大肠[24]，六腑不调，其阳明脉小而太阳脉大，必审调之，其血易脱，其气易败也。

太阳之人，多阳而少阴[25]，必谨调之，无脱其阴，而泻其

高傲自得，喜欢对外交际，而不善于团结内部的人。这便是"少阳之人"在心性方面的特点。

所谓"阴阳和平之人"，也就是阴阳和谐，无所偏颇的人，他们为人处事安和宁静，没有什么可以使他们恐惧不宁，也没有什么可以使他们欣喜若狂，能够心平气和地适应周围的事物，遇事不与人相争，善于适应时势的变化，即使有了尊贵的身份，仍然非常谦逊，能够以理服人，而不是依势而统治他人，具有极好的治理才能。这便是"阴阳和平之人"在心性方面的特点。

古时候善于使用针灸的人，首先要明察病人属于这五种类型中的哪一种，尔后才施行治疗，对邪气盛的人施用泻法，对正气不足的人施用补法。

黄帝问道：如何来分别治疗属于五种不同类型的病人呢？

少师回答说："太阴之人"的体质阴气独盛而阳气潜藏，他们的阴血稠浊而卫气涩滞，阴阳二气不能和调，筋膜弛缓，皮肤厚实。医生在治疗这种类型病人的时候，若不急用泻法，就不能使凝滞的阴邪散除。

"少阴之人"的体质阴气偏盛而阳气偏弱，胃腑较小而小肠较大，六腑的功能不易和谐，而且足阳明胃的脉气弱小，手太阳小肠的脉气盛大。医生在治疗这种类型病人的时候，一定要审慎地予以调治，因为这种病人的阴血易于外脱，阳气易于耗伤。

"太阳之人"的体质阳气独盛而阴气敛藏，因而医生在治疗时必须谨慎予以调治，不可耗伤其阴

---

dì 是帝）：谓遇事谨慎，常要反复审察。◎[19] 无为惧惧，无为欣欣：指没有什么可以使他恐惧不宁，也没有什么可以使他欣喜难安。惧惧、欣欣，在这里指过分的恐惧和过分的欣喜。◎[20] 婉然从物：意即能够心平气和地适应周围的事物。婉然，温顺的样子。◎[21] 或与不争，与时变化：指与人相处而不与人相争，安然处世而能依随世事的变迁。或，有人。变化，指世事的变迁。◎[22] 谦谦：谦逊的样子。◎[23] 谭而不治：指善于用说服的方法以德服人，而不是用压制的办法去统治人。谭，通"谈"。◎[24] 小胃而大肠：指小肠容积大而胃的容积小。◎[25] 多阳而少阴：《甲乙

阳，阳重脱者易狂[26]，阴阳皆脱者，暴死不知人也。

少阳之人，多阳少阴，经小而络大[27]，血在中而气外，实阴而虚阳[28]，独泻其络脉则强，气脱而疾[29]，中气[30]不足，病不起也。

阴阳和平之人，其阴阳之气和，血脉调，谨诊其阴阳，视其邪正，安容仪，审有余不足，盛则泻之，虚则补之，不盛不虚，以经取之。

此所以调阴阳，别五态之人者也。

黄帝曰：夫五态之人者，相与毋故，卒然新会，未知其行也，何以别之？

少师答曰：众人[31]之属，不如[32]五态之人者，故五五二十五

血，而只能泻除其阳气，但若泻除太过也会导致阳气的严重损耗，病人就容易出现阳气欲脱之证，若是阴血阳气都被耗伤而外脱，病人就会突然昏厥，不省人事。

"少阳之人"的体质阳气偏盛而阴气偏弱，经脉较为细小，络脉相对粗大，因而阴血弱于内而阳气盛于外。医生在治疗这种类型病人的时候，应该一方面补其不足之阴血，一面泻其有余之阳气，如果仅仅泻除络脉的阳气，就会迫使阳气很快地耗散于外，内在的阴血仍然虚弱不足，疾病就不易治愈了。

"阴阳和平之人"的体质阴阳和谐而无所偏颇，因而其血脉和调。医生在治疗这种类型病人的时候，首先要谨慎地诊察其阴阳的变化，了解其邪正的盛衰，观察其面容举止的特点，从而掌握病变是属邪气有余，还是属正气不足，然后再据此给予适当的治疗，若邪气盛实就用泻法，若正气不足就用补法，若既非邪实也非正虚，就取本经的腧穴予以调治。

上述这些内容便是区别五种不同类型的病人并据以调理其阴阳盛衰的方法。

黄帝问道：这五种类型的人，医生跟他们接触之前并没有故交，乍一相见，并不能即刻了解他们的心性，那么医生根据什么来区别他们呢？

少师回答说：一般的众人并不适宜于用这五种类型来区分，因而才有五五二十五人的分类方法，这五种类型的人跟二十五人并没有什么关

经》"少"作"无"，甚是。明·张介宾："纯阳者曰太阳。"◎[26]阳重（zhòng众）脱者易狂：重，很，甚的意思，表示程度。狂，此为阳气欲脱之兆。◎[27]经小而络大：明·张介宾："经脉深而属阴，络脉浅而属阳，故少阳之人，多阳而络大，少阴而经小也。"◎[28]血在中而气外，实阴而虚阳：指阴血弱于内而阳气盛于外，应该一方面补其不足之阴血，一方面泻其有余之阳气。◎[29]气脱而疾：谓阳气很快地耗散于外。◎[30]中气：指内在的阴血。◎[31]众人：普通体质类型的人，亦即"阴阳二十五人"。清·张志聪："盖阴阳五态之人与五音之二十五人不同也，尤不合于众人者也，当视其形状以别之。"◎[32]如：相当，在这里是适合于的意思。◎[33]矔矔（dǎn胆）

人，而五态之人不与焉。五态之人，尤不合于众者也。

黄帝曰：别五态之人奈何？

少师曰：太阴之人，其状黮黮然[33]黑色，念然下意[34]，临临然[35]长大，腘然未偻[36]，此太阴之人也。

少阴之人，其状清然窃然，固以阴贼[37]，立而躁崄[38]，行而似伏，此少阴之人也。

太阳之人，其状轩轩储储[39]，反身折腘[40]，此太阳之人也。

少阳之人，其状立则好仰，行则好摇，其两臂两肘则常出于背，此少阳之人也。

阴阳和平之人，其状委委然[41]，随随然[42]，颙颙然[43]，愉愉然[44]，暶暶然[45]，豆豆然[46]，众人皆曰君子，此阴阳和平之人也。

系，五种类型的分法完全不适合一般的众人。

黄帝问道：那么，怎样从形色举止方面来区别这五种类型的人呢？

少师回答说："太阴之人"一般面色阴沉晦暗，心多机谋而外表谦恭，身形比较高大，却常屈膝卑躬之态，实则并没有佝偻之病。这便是"太阴之人"在形色举止方面的特点。

"少阴之人"一般貌似公正而守身不乱，实则内心怀藏着阴险残忍的想法，站立时躁动不安，动作怪僻，行走时曲背弯腰，犹如匍匐一般。这便是"少阴之人"在形色举止方面的特点。

"太阳之人"一般昂首自大，洋洋自得，挺胸凸腹，以致膝腘弯曲。这便是"太阳之人"在形色举止方面的特点。

"少阳之人"一般站立时喜欢仰头，行走时喜欢摆身，两臂两肘常常挽在背后。这便是"少阳之人"在形色举止方面的特点。

"阴阳和平之人"一般举止安详而随和，表情温和而愉悦，目光柔和，举止有度，人们都称他为君子。这便是"阴阳和平之人"在形色举止方面的特点。

然：色深黑的样子。此处指面色阴沉晦暗。黮，原指桑椹熟透后的黑色，引申为深黑。◎[34]念然下意：谓心多机谋而外表谦恭。明·马莳："念然下意，即上文'下齐湛湛'之意也。"◎[35]临临然：身形高大的样子。明·马莳："临临然，长大之貌也。"◎[36]腘然未偻：形容假作屈膝卑躬之态，并非真有佝偻病。腘然，屈膝的样子。偻，脊背弯曲。◎[37]其状清然窃然，固以阴贼：指貌似公正而守身不乱，实则内心怀藏阴险残忍的想法。清然，公正的意思。窃然，卑下内守的意思。◎[38]躁崄（xiǎn险）：指躁动不安，动作怪僻。崄，同"险"，此有怪僻之意。◎[39]轩轩储储：形容高傲自得，骄傲自满的样子。轩轩，高的意思。储，积蓄，在这里是满的意思。◎[40]反身折腘：挺胸凸腹，以致膝腘弯曲。◎[41]委委然：安详的样子。◎[42]随随然：随和的样子。◎[43]颙颙（yóng喁）然：态度严正而又温和的样子。◎[44]愉愉然：和颜悦色的样子。◎[45]暶暶（xuán旋）然：目光慈祥柔和的意思。◎[46]豆豆然：举止有度而不乱的样子。

灵枢经·官能[1] 第七十三

黄帝问于岐伯曰：余闻九针于夫子，众多矣，不可胜数，余推而论之，以为一纪[2]。余司诵之[3]，子听其理，非则语余，请其正道[4]，令可久传，后世无患，得其人乃传，非其人勿言。

岐伯稽首[5]再拜曰：请听圣王之道。

黄帝曰：用针之理，必知形气之所在[6]，左右上下[7]，阴阳表里[8]，血

黄帝向岐伯问道：我从先生这里获得了许多有关九针的知识，难以一一例举。我推究其中的道理，经过归纳整理，成为系统的理论，并编成一篇文字，现在我读出来给先生听，如果有错误的地方，就请告诉我并加以修正，以使它得以长久流传，使后世的人们不受疾患的祸害。当然，要传给合适的人，不能传给那些不适合学习继承的人。

岐伯拜了两拜说：圣王请讲。

黄帝说：用针刺治病的法则，是必须知道形气所在的上下左右、阴阳表

---

[1]官能：官，指官职，职责。能，指能力，资质。官能，就是对针灸医生应该根据个人不同的禀赋，培养其应具备的技能，并述及培养这种技能的教学方法。关于用针的道理，首先要明确人的生理和疾病的阴阳、寒热、虚实性质，才能确定针灸补泻的方法；其次，应知天忌和邪气伤人的不同表现。正如闵士先云："官之为言司也。言各因其能而分任之，各司其事，故曰'官能'。"◎[2]以为一纪：指把九针的内容汇集成纲。纪，纲领。◎[3]余司诵之：意即我来读它。◎[4]非则语余，请其正道：意即假如有错误的地方，请给予更正。◎[5]稽（qǐ起）首：行跪拜礼。◎[6]必知形气之所在：指必须知道脏腑形气所在的部位。◎[7]左右上下：唐·杨上善："肝生于左，肺藏于右，心布于表，肾治于里，男左女右，阴阳上下，并得知之。"◎[8]阴阳表里：指辨别阴阳表里的

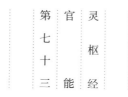

气多少[9]，行之逆顺[10]，出入之合[11]，谋伐有过[12]。知解结[13]，知补虚泻实，上下气门[14]，明通于四海[15]，审其所在，寒热淋露[16]，以输异处[17]，审于调气，明于经隧，左右肢络[18]，尽知其会[19]。

寒与热争，能合而调之[20]，虚与实邻，知决而通之[21]，左右不调，把而行之[22]，明于逆顺，乃知可治，阴阳不奇，故知起时[23]，审于本末，察其寒热，得邪所在，万刺不殆，知官九针，刺道毕矣。

明于五输，徐疾所在，屈

里、经脉气血的多少、经气运行的逆顺、血气出入交会的腧穴等，这样才能正确施治，攻治病邪。又要知道解除结聚的方法，懂得补虚泻实的原则、各经腧穴的主治功用，明确经脉与气海、血海、髓海、水谷之海相通相应的关系。观察疾病的所在，以及感寒、受热、淋雨、露风等不同致病因素。治疗时要依据各经荥、输诸穴的功用与部位以选取相应的穴位，并且精审地调理脉气。还要明确经气流行的通道及其散在左右的支络，全部了解它们的并合聚会之处。

若有寒热交争的疾病，是阴阳之气不和，要调其阴阳，使之协调；有时虚证与实证的表现有相似之处，可根据经脉的盛衰情况来疏通其经脉；左右不协调的病证，要用左病刺右、右病刺左的缪刺法治疗；区分了疾病的顺逆，就能知道是否可以刺治；辨明了脏腑阴阳已经调和，就可知病愈之时；审查清楚了疾病的标本、寒热属性，确定了邪气的所在部位，针刺治疗就不会出现差错；懂得了九针的不同性能，并可各尽其用，就可以说全面掌握了针刺治法。

要明确手足十二经五输穴的主治范围，疾徐

病机。◎[9]血气多少：明·张介宾："十二经气血各有多少不同，乃天禀之常数，故凡用针者……当详察血气而为之补泻也。"◎[10]行之逆顺：明·马莳："其脉之所行，有逆有顺。如手太阴经自中腑而出少商者为顺，自少商而至中腑者为逆。"◎[11]出入之合：此指经脉出入交会的部位。合，指血气运行时交会的腧穴。◎[12]谋伐有过：谓攻治有邪气的部位。谋，《太素》作"诛"，甚是。有过，指病邪。◎[13]解结：指通过治疗祛除病邪，疏通经络。解，解除。结，结聚。◎[14]上下气门：指手足各经的气穴。◎[15]四海：指髓海（脑）、气海（膻中）、血海（冲脉）、水谷之海（胃）。◎[16]寒热淋露：指感寒、受热、淋雨、露风。一说：淋露指妇女月经淋漓，或二便频数。又一说：淋露为羸露，疲乏之意。按：此二说均似不妥，故不从。◎[17]以输异处：谓邪气会传入不同的部位。输，输注，在这里指邪气传入。一说：《太素》"以"作"荥"，可参酌。◎[18]左右肢络：指经脉的支别。肢，通"支"。◎[19]尽知其会：指要明确十二经脉与左右支络的交会之处。◎[20]寒与热争，能合而调之：若有寒热交争的疾病，是阴阳之气不和，要调其阴阳，使之协调。◎[21]虚与实邻，知决而通之：指有时虚证与实证的表现有相似之处，可根据经脉的盛衰情况来疏通其经脉。◎[22]左右不调，把而行之：指左右不协调的病证，要用左病刺右、右病刺左的缪刺法治疗。◎[23]阴阳不奇（yǐ倚），故知起时：即脏腑阴阳已经调和，就可知病愈之时。奇，伸出入，皆有条理[24]，言阴与阳，合于五行，五脏六腑，亦有所藏，四时八风，尽有阴阳，各得其位，合于明堂[25]，各处色部，五脏六腑，察其所痛，左右上下[26]，知其寒温，何经所在，审皮肤之寒温滑涩[27]，知其所苦，膈有上下，知其气所在。

先得其道，稀而疏之，稍深以留[28]，故能徐入之。大热在上，推而下之，从下上者[29]，引而去之，视前痛者，常先取之[30]。大寒在外，留而补之[31]，入于中者，从合[32]泻之。针所不为，灸之所宜，上气不足，推而扬之，下气不足，积而从之[33]，阴阳皆虚，火自当之[34]，厥而寒甚，骨廉陷下，寒过于膝，下

补泻手法的施用，及针刺时患者体位屈伸的选择和进针、出针都有一定规律可循。五脏六腑合于天地阴阳五行，五脏贮藏精气，六腑传化水谷。四时之气与八节之风都有阴阳之分，伤人部位各有不同，却能集中于明堂部位而表现出相应的颜色；同时，五脏六腑的病变，也分别在各自相应的颜面部位表现出病色。根据这些就可以知道病位的上下左右，探明病性的寒热，以及邪犯的所在经脉；察审皮肤的寒温滑涩状况，就可知病的阴阳虚实；膈上为心肺所居，膈下为肝脾肾所居。审察膈膜的上下，可知病气所在部位。

掌握经脉循行的规律，然后可以用针。用针时，首先要确定其主治的腧穴，针刺时宜先酌情少针浅刺，尔后再逐渐深刺并留针。大热在上半身的，用高者抑之的治法，推热下行，使下和于阴；热由下而上的，当引导其上逆的邪气逐渐散去。病分先后，一般来说，要审察开始疼痛的部位，应先在该处针刺，以治其本。大寒在表的，当留针以补阳，助阳以胜寒；如寒邪入于里的，宜取合穴使寒邪泻出。至于针法不能治疗的病证，常常是灸法所适用的情况。上气不足的，可以用引导推补的方法使其气充盈；下气不足的，可用留针随气的方法以补之。阴阳两虚的病证，不能用针刺治疗，而当用艾灸治。如果经气厥逆而阴寒极甚，或骨侧的肌肉陷下，或寒冷过

偏，不正。◎[24]屈伸出入，皆有条理：指针刺时体位的屈伸和针具的出入都有一定的规则。◎[25]明堂：指鼻部。◎[26]察其所痛，左右上下：唐·杨上善："察五色，知其痛在五脏六腑，上下左右。"◎[27]寒温滑涩：明·张介宾："寒者多阴，温者多阳，滑者多实，涩者多虚。"◎[28]先得其道，稀而疏之，稍深以留：指首先确定其主治的腧穴，而针刺时宜先酌情少针浅刺，而后再逐渐深刺并留针。◎[29]从下上者：指自下部上炎的热邪。◎[30]视前痛者，常先取之：指要审察开始疼痛的部位，应先在该处针刺，以治其本。◎[31]大寒在外，留而补之：指大寒在表的，当留针以补阳，助阳以胜寒。留：谓留针。◎[32]合：指合穴。◎[33]上气不足，推而扬之，下气不足，积而从之：推而扬之，是引举其气以补上的意思。积而从之，指用留针以随气充实其下的意思。◎[34]火自当之：自可用灸法来治疗。火，指灸法。◎[35]下陵三里：即足阳明胃经的三里穴。

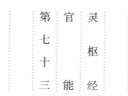

陵三里[35]，阴络所过，得之留
止，寒入于中，推而行之，经
陷下者，火则当之，结络坚紧，
火所治之[36]。不知所苦，两
跷之下[37]，男阴女阳，良工
所禁[38]，针论毕矣。

用针之服[39]，必有法则，
上视天光，下司八正[40]，以辟
奇邪，而观百姓[41]，审于虚
实，无犯其邪。是得天之露，
遇岁之虚[42]，救而不胜，反受
其殃。故曰：必知天忌[43]，乃
言针意。法于往古，验于来今，
观于窈冥，通于无穷[44]，粗之
所不见，良工之所贵，莫知其
形，若神髣髴[45]。

于膝部的，要灸足三里穴。寒邪从阴络经过，得
之而停留不去，如果寒邪入于经脉，当用针行散；
如果寒邪凝结而使经气下陷的，当用火灸治，以
散寒邪；若络脉结而坚紧的，也用灸法治疗；如
果病人苦楚莫名，难以描述，应选取阳跷脉的申
脉穴和阴跷脉的照海穴。至于男子患病取阴跷而
女子患病取阳跷，那是高明的医生所禁忌的。有
关针灸方法的论述至此就算是全部讲完了。

用针治病必须有一定法则，还要观察日月星
辰的运行变化，以及四时之气、八方之风的不同，
避免不正之邪的侵袭，并且昭示百姓，注意不正
之邪的侵害，随时防御，以免受邪发病。如果遇
到自然界不应时令的气候变化，或遭遇当年岁气
不及而见的反常气候，医者若不通晓自然变化，
就不能有效救治反常气候所致的病变，那么病势
就会加重。因此必须知道天时的顺逆宜忌，才可
以谈及针治道理。取法古人的理论经验，验之于
临床实践，还要吸取现代治疗经验，仔细观察微
妙难见的形迹，才可以通达医理而治疗变化无穷
的疾病。技术粗疏的医生注意不到这些方面，高
明的医生却十分珍视它。如果诊察不到微小的形
迹变化，那么疾病就显得神秘莫测，难以把握了。

下陵与三里为一穴二名。◎［36］火所治之：《甲乙经》卷五，《太素》卷十九均作"火之所治"。宜
从。◎［37］两跷之下：指阴跷脉所出的照海穴和阳跷脉所出的申脉穴。◎［38］男阴女阳，良工
所禁：谓男子患病而取阴跷之脉，女子患病而取阳跷之脉，为高明医生所忌讳的事。◎［39］服：
学习。◎［40］上视天光，下司八正：指用针要看天气的阴晴变化以及四时八节气候的不同。天光，
指日月星辰。司，诊候。八正，指立春、立夏、立秋、立冬、春分、秋分、夏至、冬至八个节气的
正常气候。◎［41］以辟奇邪，而观百姓：指四时不正之气能使人发病，应当让人们都知道。辟，
同"避"，避开，回避。一说：除，去除的意思。观，示。观百姓，意即告诉给大家。◎［42］得天
之露，遇岁之虚：天之露，指自然界不合时令的气候变化，如春季少风多雨，长夏无雨多风等。岁
之虚，指当年的岁气不及而出现的反常气候，如夏不热，冬不寒等。◎［43］天忌：指必须避忌的
自然时气变化。◎［44］观于窈冥，通于无穷：谓察辨自然界与人体中幽微难见的变化，通达预防
和治疗疾病的无穷无尽的方法。窈冥，幽微不可得见。◎［45］髣髴：即"仿佛"，模糊不清的样

全注全译黄帝内经

邪气[46]之中人也，洒淅动形[47]。正邪[48]之中人也微，先见于色，不知于其身，若有若无，若亡若存，有形无形，莫知其情。是故上工之取气[49]，乃救其萌芽；下工守其已成[50]，因败其形。是故工之用针也，知气之所在，而守其门户，明于调气，补泻所在，徐疾之意，所取之处。

泻必用员[51]，切[52]而转之，其气乃行，疾而徐出[53]，邪气乃出，伸而[54]迎之，遥[55]大其穴，气出乃疾。补必用方[56]，外引其皮，令当其门，左引其枢[57]，右推其肤，微旋而徐推之[58]，必端以正，安以静，坚心无解[59]，欲微以留，气下而疾出之，推其皮，

虚邪伤害人体，发病时恶寒战栗；正邪伤犯人体，发病时面色微有改变，身上没有特殊感觉，邪气似有似无，若存若亡，症状也不明显，很难认识清楚，因而不能知道确切的病情。所以高明的医生治病是根据邪气伤人的微小变化，在疾病初始时就进行治疗；技术粗疏的医生不懂得这个方法，到病已成才进行施治，常会导致病情恶化而伤损身体。所以医生用针刺治病时，首先要知道脉气运行的所在，而守候其循环出入的门户；其次要明白调理气机的方法，宜补还是宜泻，进针的快慢，以及应取的穴位等。

如果泻除邪气，必须用圆活流利的针法，逼近病所捻转行针，这样，经气就能通畅；快速进针而缓慢出针，就能够引邪气外出；运用迎刺经气运行方向、出针时摇大针孔的手法，邪气就会随针而很快外散。如果补益正气，针法必须端静从容和缓，先按抚皮肤，便于确定穴位，用左手按引，使周围平展，右手推循着皮肤，轻轻地捻转，徐徐将针刺入，姿势要端正，心静安和，专心致志，不可懈怠。气至之后，要留针少时，待经气流通就快速出针，并揉按皮肤，摩闭针孔，使真气留存于内而不外

子。◎[46]邪气：指不时之邪气，如春季感寒，夏季伤风等，与下文"正邪"相对。◎[47]洒淅动形：指恶寒而战栗。洒淅，恶寒的样子。◎[48]正邪：指八方正风而致人疾病者，如春季风气伤人，夏季暑气伤人，或春季伤于东风，夏季伤于南风等。◎[49]取气：诊察脉气的细微变化。◎[50]已成：病变已成而症状显著。◎[51]泻必用员：指泻除邪气一定要用圆活流利的针法。员，同"圆"。◎[52]切：近，逼近，在这里指直达病所。◎[53]疾而徐出：指快速进针而徐徐出针。疾，急，快，在这里是快速进针的意思。◎[54]而：《甲乙经》《太素》均作"入"，甚是。◎[55]遥：《甲乙经》《太素》均作"摇"，甚是。◎[56]补必用方：谓补益正气一定要用方正端静的针法。方，方正。◎[57]外引其皮，令当其门，左引其枢：按抚皮肤，令其舒缓，看准穴位，用左手按引，使周围平展。◎[58]右推其肤，微旋而徐推之：右手推循着皮肤，轻轻地捻转，徐徐将针刺入。◎[59]无解：谓不可松懈。解，同"懈"。◎[60]捷疾辞语者，可使传论：语言流利，口

盖其外门，真气乃存。用针之要，无忘其神。

雷公问于黄帝曰：《针论》曰：得其人乃传，非其人勿言。何以知其可传？

黄帝曰：各得其人，任之其能，故能明其事。

雷公曰：愿闻官能奈何？

黄帝曰：明目者，可使视色。聪耳者，可使听音。捷疾辞语者，可使传论[60]。语徐而安静，手巧而心审谛者[61]，可使行针艾，理血气而调诸逆顺，察阴阳而兼诸方[62]。缓节柔筋而心和调者，可使导引行气[63]。疾毒言语轻人者[64]，可使唾痈咒病[65]。爪苦手毒[66]，为事善伤者，可使按积抑痹[67]。各得其能，方乃可行，其名乃彰。不得其人，其功不成，其师无

泄。用针的要妙，在于调养神气，推动生机以扶正祛邪，千万不要忽略。

雷公向黄帝问道：《针论》上说：遇上合适的人才可传授，不合适的不能传于他。那么，怎样知道谁是可以传授的合适人选呢？

黄帝说：求得不同方面的适当人员，量材取用，他们就能够精通其事。

雷公说：我想听听是怎样量材取用的。

黄帝说：眼睛明亮、视力好的人，可以教他们诊察颜色；听觉灵敏的人，可以教他们辨听声音；说话流利、思维敏捷的人，可以教他们传讲理论；言语缓慢、行动安静、手巧心细的人，可以教他们针灸，以理正血气、调治各种逆乱不顺的病证，并教他们观察阴阳变化以及从事处方用药的工作；肢节缓和、筋骨柔顺、心气平和的人，可以教他们导引按摩；嫉妒成性、口舌恶毒、言语轻薄的人，可以教他们唾痈咒病的祝由科工作；手段粗劣而凶残、做事经常损坏器具的人，可以教他们按摩积聚、抑制痹痛。各人的所长适得其用，各种治疗方法才可以推行，名声才可以显扬。如果传授不得其人，其功业

齿清楚的人，可以让他传讲理论。◎[61]语徐而安静，手巧而心审谛者：明·张介宾："语徐者不苟，安静者不乱，手巧者轻重疾徐有妙，心审谛者精思详察无遗，故可胜是任。"◎[62]兼诸方：指兼做处方配药的医疗工作。◎[63]缓节柔筋而心和调者，可使导引行气：唐·杨上善："身则缓节柔筋，心则和性调顺，此为第五调柔人也。调柔之人，导引则筋骨易柔，行气则其气易和也。"◎[64]疾毒言语轻人者：唐·杨上善："心嫉毒，言好轻人，有此二恶，物所畏之，故可使之唾咒。"疾毒，谓心性善妒而语言恶毒。疾，嫉妒。◎[65]唾痈咒病：以诅咒祈祷等法来祛除病气。◎[66]爪苦手毒：手段粗劣而凶残。苦（gǔ），粗劣。毒，凶残。爪、手，互词，指人行事的手段和方法。与后文的"手甘"相对应。◎[67]按积抑痹：明·张介宾："按积抑痹，亦导引行气之属，然

名。故曰：得其人乃言，非其人勿传，此之谓也。手毒者，可使试按龟，置龟于器下而按其上，五十日而死矣；手甘[68]者，复生如故也。

不能成就，老师也得不到荣誉。所以说，遇到合适的人才能教他，不是合适的人选就不能教，就是这个道理。识别手狠的人，可以试着让他们按压乌龟：将乌龟放在器具下面，叫他们用手从上按压，到五十天乌龟就会死掉；如果手段和方法和缓的人，则乌龟不会死去，依然像原来那样活着。

积坚痹固，非爪苦手毒者不能破，术若相类，而用有轻重者也。"◎[68]手甘：手段和方法和缓而效果良好。

灵枢经·论疾诊尺 [1] 第七十四

黄帝问于岐伯曰：余欲无 [2] 视色持脉，独调其尺 [3]，以言其病，从外知内，为之奈何？

岐伯曰：审其尺之缓急、小大、滑涩 [4]，肉之坚脆，而病形定矣。视人之目窠 [5] 上微痈 [6]，如新卧起状，其颈脉动，时咳，按其手足上，窅 [7] 而不起者，风水肤胀也。

黄帝向岐伯问道：我打算既不望色，也不按脉，而是单独诊测病人的尺肤，来探讨他的病情，也就是根据尺肤的外在表现来测知内脏的病变，那将如何来进行呢？

岐伯回答说：审察尺肤皮肤的松弛或紧绷，尺肤肌肉的丰满或瘦削，尺肤皮肤的滑润或干涩以及尺肤肌肉的坚实与松软，疾病的性质部位就可以确定了。如果发现病人的眼胞微微肿起，就像是刚刚睡醒起床的样子，而且他的颈脉搏动明显，时时咳嗽，按压他的手足，凹陷而不能即起，这便是风水肤胀的病证。

[1] 论疾诊尺：尺，指尺肤，为腕肘之间的部位。本篇主要论述了诊察病人尺部皮肤之松紧、厚薄、滑涩、润泽、粗糙、寒热与肌肉丰满、坚实、消瘦、脆弱及络脉变化等情况来判断疾病的诊察方法，故名"论疾诊尺"。明·马莳曰："篇内详论各疾，诊尺知病，故名篇"。文中还同时讨论了以掌面寒热、手鱼络脉变化、诊目辨病及风水、齿痛、黄疸、妊娠的特征和小儿病易愈、难愈或必死的特征等。强调诊察疾病必须"四诊合参""诊应四时"。◎ [2] 无：不，表示否定，副词。◎ [3] 独调其尺：就是不用望色、诊脉等方法，而通过单独诊察尺部，来判断内在的疾病情况。调，诊察的意思。尺，指尺肤，即从肘部至手腕的一段，古时认为这段长为一尺，故称尺。◎ [4] 尺之缓急、大小、滑涩：指尺部皮肤的松弛或紧绷，尺部肌肉的丰满或瘦削，皮肤的滑润或干涩。◎ [5] 目窠（kē 科）：指上下眼睑。◎ [6] 痈：肿起的样子。明·张介宾："痈，壅也，即新起微肿状。"◎ [7] 窅（yǎo 咬）：

尺肤滑其淖泽者，风也[8]。尺肉弱者，解㑊[9]，安卧脱肉者，寒热，不治。尺肤滑而泽脂[10]者，风也。尺肤涩[11]者，风痹[12]也。尺肤粗如枯鱼之鳞者，水泆饮也[13]。尺肤热甚，脉盛躁者，病温也；其[14]脉盛而滑者，病且出[15]也。尺肤寒，其脉小者，泄、少气。尺肤炬然[16]先热后寒者，寒热也。尺肤先寒，久大[17]之而热者，亦寒热也。

肘所[18]独热者，腰以上热；手所独热者，腰以下热。肘前[19]独热者，膺前热；肘后[20]独热者，肩背热。臂中[21]独热者，腰腹热；肘后粗以下三四寸热者，肠中有虫。掌中热者，腹中热；掌中

如果尺肤的皮肤光滑或者湿润，这是风气导致的病证；如果尺肤的肌肉柔弱无力，身体懈怠困乏，喜欢眠睡，肌肉瘦削如脱，这是寒热病证，已经不能治愈了；如果尺肤的皮肤光滑而润泽，就像油脂一般，这是风气导致的病证；如果尺肤的皮肤不光滑，这是风痹病证；如果尺肤的皮肤粗糙，就像干鱼的鳞片一般，这是水液内盛的饮证；如果尺肤的皮肤很是灼热，而且脉象盛大而躁动，这是由于患了温热病的原因；若是脉象盛大而滑利，则是疾病将要痊愈了；如果尺肤的皮肤凉冷，而且病人的脉象弱小，这是腹泄少气的病证；如果尺肤的皮肤灼热如火烧一般，先感灼热后觉凉冷，这是寒热病证；如果尺肤的皮肤刚刚触及感到凉冷，等待稍久却感觉灼热，这也是寒热病证。

如果肘部单独灼热，这是腰以上的部位有热；如果手部单独灼热，这是腰以下的部位有热；如果肘部内侧单独灼热，这是前胸部位有热；如果肘部外侧单独灼热，这是肩背部位有热；如果前臂中段单独灼热，这是腰腹部位有热。如果肘部外侧皮肤粗糙，肘部以下三四寸有灼热感，这是肠中有虫的病证。如果手掌中灼热，这是腹中有热的病证；如果手掌中凉冷，这是腹中有寒的病证。如果手鱼际上白

凹陷。◎[8]尺肤滑其淖（nào 闹）泽，风也：谓尺部皮肤光滑或者湿润。其，连词，表示选择。在这里是或者的意思。淖泽，泥潭沼泽之类，形容尺部汗出，皮肤湿润。风性开泄，肌肤汗出，故尺部肌肤淖泽，主风邪为患。◎[9]解㑊（xiè yì 谢义）：病名。以身体困倦，肌肉消瘦，四肢懈怠为主要表现的疾病。明·张介宾："解㑊，身体困倦。"◎[10]泽脂：光泽如油脂。◎[11]涩：不光滑。◎[12]风痹：明·张介宾："尺肤涩者，血少，血不能营，故为风痹。"◎[13]尺肤粗如枯鱼之鳞者，水泆（yì 逸）饮也：脾土衰败，饮食不化精微，肌肤失养，故尺肤粗如枯鱼之鳞；脾气虚，水湿必然内生，聚而为水，泛溢为饮。水泆饮，指水液内盛的饮证。泆，水荡溢而出。◎[14]其：如果。连词，表示假设。◎[15]病且出：指疾病将要痊愈。出，病渐愈。◎[16]炬然：灼热如火烧的样子。炬，火焚。◎[17]大：当作"待"。◎[18]所：部位。◎[19]肘前：肘部的内侧面。◎[20]肘后：肘部的外侧面。◎[21]臂中：指前臂手以上，肘以下的部分，即前臂中段。◎

寒者，腹中寒。鱼[22]上白肉有青血脉者，胃中有寒。尺炬然热，人迎大者，当夺血。尺坚大，脉小甚[23]，少气，悗有加[24]，立死。

目赤色者，病在心，白在肺，青在肝，黄在脾，黑在肾。黄色不可名者[25]，病在胸中。诊目痛，赤脉从上下者，太阳病；从下上者，阳明病；从外走内者，少阳病。诊寒热，赤脉上下至瞳子[26]，见一脉，一岁死；见一脉半，一岁半死；见二脉，二岁死；见二脉半，二岁半死；见三脉，三岁死。

诊龋齿痛，按其阳[27]之来，有过[28]者独热，在左左热[29]，在右右热，在上上热[30]，在下下热。

诊血脉者，多赤多热，多青多痛，多黑为久痹，多赤、多黑、

肉部分有青色的血脉，这是胃中有寒的病证。如果尺部灼热如火烧，人迎脉盛大，必定是脱血的病证；如果尺部肌肉坚满而脉搏却很是弱小，这是气虚不足的病证，若是烦闷难安则说明病情加重，甚至会立即死亡。

如果白睛见赤色，是病在心脏；见白色，是病在肺脏；见青色，是病在肝脏；见黄色，是病在脾脏；见黑色，是病在肾脏。如果目色虽黄，又杂以它色，以致色泽怪异，难以名状，是病在胸中。诊得病人目睛疼痛，若有赤色脉络从上睑向下睑延伸，是太阳病；若有赤色脉络从下睑向上睑延伸，是阳明病；若有赤色脉络从外眦向内眦延伸，是少阳病。诊得病人寒热发作，并有赤色脉络从上睑向下延伸到瞳子，若发现一条赤脉，病人一年后死亡；若发现一条半赤脉，病人一年半后死亡；若发现两条赤脉，病人两年后死亡；若发现两条半赤脉，病人两年半后死亡；若发现三条赤脉，病人三年后死亡。

诊得病人龋齿疼痛，便要诊按他的手足阳明脉的搏动情况，如果脉气失常，那只可能是热郁脉中。若龋齿部位在左，则为左侧阳明经有热；若龋齿部位在右，则为右侧阳明经有热；若龋齿部位在上，则为手阳明经有热；若龋齿部位在下，则为足阳明经有热。

诊察病人肤表的血络，色常赤的多属于热证，色常青的多属于痛证，色常黑的多属于经久不愈的痹证，赤黑青色并见的多属于寒热身

---

[22] 鱼：指手鱼际，亦称手鱼。◎[23] 尺坚大，脉小甚：尺部肌肉坚满而脉搏却很弱小。◎[24] 悗（mán 瞒）有加：意即如果烦闷则说明病情加重。悗，烦闷。加，指病情加重。◎[25] 黄色不可名者：目色虽黄，又杂以它色，以致色泽怪异，难以名状。名，命名，取名。◎[26] 赤脉上下至瞳子：《脉经》"脉"下有"从"字，甚是。◎[27] 阳：指手足阳明之脉。◎[28] 有过：谓脉气失常。过，失常，异常。◎[29] 在左左热：龋齿部位在左，则为左侧阳明经有热。◎[30] 在上上热：龋齿部

多青皆见者，寒热身痛。而[31]色微黄，齿垢黄，爪甲上黄，黄疸也；安卧[32]，小便黄赤，脉小而涩者，不嗜食。

人病，其寸口之脉，与人迎之脉小大等及其浮沉等者，病难已也。

女子手少阴脉动甚者，妊子。

婴儿病，其头毛皆逆上者，必死。耳间青脉起者，掣痛。大便赤瓣[33]飧泄[34]，脉小者，手足寒，难已；飧泄，脉小，手足温，泄易已。

四时之变，寒暑之胜[35]，重阴必阳，重阳必阴，故阴主寒，阳主热，故寒甚则热，热甚则寒，故曰：寒生热，热生寒，此阴阳之变也。故曰：冬伤于寒，春生瘅热[36]；春伤于风，夏生后泄肠澼[37]；夏伤于暑，秋生痎疟[38]；秋伤于湿，冬生咳嗽。是谓四时之序也。

痛的病证。如果面色微黄，牙齿色黄而污浊，爪甲之上也呈现黄色，这便是黄疸之证，病人一般身体倦怠而嗜睡，小便黄赤，脉小而涩，不欲饮食。

病人患病以后，如果寸口脉跟人迎脉的大小相同，而且浮沉类似。这种病便难以治愈。

女子的手少阴脉搏动较甚，这是怀孕的征象。

婴儿患病以后，如果头发都逆而上指，这婴儿必会死亡。如果耳部有青色脉络凸起，这是抽掣疼痛一类的病证。如果大便色赤而形如瓣状，完谷不化，脉搏弱小，手足冰凉，这种病难以治愈；如果泄泻水谷不化，脉搏弱小，但手足犹然温暖，这种泄泻则容易治愈。

四季气候的变化，乃是由于阴寒之气与阳热之气相互克制的结果，因为阴寒之气过甚，必会受到阳热之气的制约而转化为阳，而阳热之气过甚，也会受到阴寒之气的制约而转化为阴。这样说来，阴气虽然主寒，阳气虽然主热，但寒气过甚便会转化为热，而热气过甚也会转化为寒，因此也可以这样说：寒气生热，热气生寒。这便是阴阳变化的基本道理。所以，从医学的角度来说：冬季若被寒气伤害，到了春天就会发生温热病；春季若被风气伤害，到了夏天就会发生泄泻痢疾之类的病证；夏天若被暑气伤害，到了秋天就会发生疟疾之类的病证；秋季若被湿气伤害，到了冬天就会发生咳嗽之类的病证。这便是四季发病的规律。

位在上，则为手阳明经有热。◎［31］而：当作"面"。◎［32］安卧：身体倦怠而嗜睡。◎［33］赤瓣：大便色赤而形如瓣状。按《甲乙经》《脉经》"赤"均作"青"。◎［34］飧泄：完谷不化的泄泻。◎［35］四时之变，寒暑之胜：四季气候的变化，乃是由于阴寒之气与阳热之气的相互克制。胜，克制，抑制。◎［36］瘅（dān 单）热：指热性疾病。瘅，热病。◎［37］肠澼（pì 屁）：即痢疾，泄下脓血之证。◎［38］痎（jiē 街）疟：疟疾的通称。

灵枢经·刺节真邪[1] 第七十五

黄帝问于岐伯曰：余闻刺有五节，奈何？

岐伯曰：固[2]有五节：一曰振埃[3]，二曰发蒙[4]，三曰去爪[5]，四曰彻衣[6]，五曰解惑。

黄帝曰：夫子言五节，余未知其意。

岐伯曰：振埃者，刺外经[7]，去阳病[8]也。发蒙者，刺腑输[9]，去腑病也。去爪者，刺关节肢络也。彻衣者，尽刺诸阳之奇输[10]也。解惑者，尽知

黄帝向岐伯问道：我听说刺法有所谓的"五节"，这是怎么一回事呢？

岐伯回答说：刺法中的确有"五节"，第一叫"振埃"，第二叫"发蒙"，第三叫"去爪"，第四叫"彻衣"，第五叫"解惑"。

黄帝说道：先生只是说了"五节"的名称，我还没有搞清它们各自的含义。

岐伯回答说：所谓"振埃"，就是针刺四肢及体表的脉络，来治疗病位表浅病变的方法。所谓"发蒙"，就是针刺六腑的五输穴等，来治疗六腑病变的方法。所谓"去爪"，就是针刺四肢关

[1]刺节真邪：刺，指针刺而言。节，唐·杨上善说："约也，谓刺道节约也。"即指五节。真，指真气而言，亦即人体正气。邪，即病邪。本篇讨论了刺节、五邪、解结和真邪等四个问题。作者只取前后两个内容作为篇名，故名"刺节真邪"。◎[2]固：确实，的确。◎[3]振埃：指振去物品上的尘埃。此处用以比喻针刺的方法。◎[4]发蒙：原作"发矇"。从《太素》卷二十二、《甲乙经》卷十二改。指去除遮蔽视线的翳障。此处用以比喻针刺治疗视力模糊，听力减退之症的方法。矇，当为"蒙"，意即黑睛为翳障所蒙。◎[5]去爪：指剪去伤残的爪甲。此处指排除阴囊积水的一种方法。其犹如去除了多余的爪甲一样，故曰去爪。◎[6]彻衣：脱去外衣。此处用以比喻针刺的方法。彻，除去。◎[7]外经：行于四肢及体表的脉络。◎[8]阳病：位置表浅的病变。◎[9]腑输：六腑的井、

调阴阳，补泻有余不足，相倾移[11]也。

黄帝曰：刺节言振埃，夫子乃言刺外经，去阳病，余不知其所谓也，愿卒闻之。

岐伯曰：振埃者，阳气大逆，上满于胸中，愤膜肩息[12]，大气逆上[13]，喘喝[14]坐伏，病恶埃烟，饲不得息[15]，请言振埃，尚疾于振埃。

黄帝曰：善。取之何如？

岐伯曰：取之天容[16]。

黄帝曰：其咳上气穷诎胸痛[17]者，取之奈何？

岐伯曰：取之廉泉[18]。

黄帝曰：取之有数乎？

岐伯曰：取天容者，无过一里[19]，取廉泉者，血变[20]而止。

节络脉的方法。所谓"彻衣"，就是遍刺各条阳经别络的方法。所谓"解惑"，就是彻底洞察阴阳的变化并予以调理，补其不足，泻其有余，使不足者充溢，有余者散除，两相变易而恢复正常的针刺方法。

黄帝说道：刺节上说的是振去尘埃，您却说的是针刺四肢及体表的脉络，来治疗病位表浅的病变，我不明白这两者之间的关系，想要彻底了解这其中的情由。

岐伯回答说：所谓振去尘埃，是用来比喻针刺方法的。如果病人的阳气亢盛，上逆并壅滞于胸中，便会表现为胸中气郁而支撑胀满，宗气向上冲逆，便会表现为气喘喝喝，喜坐喜伏，厌恶尘埃和烟气，喉咙噎阻，呼吸不利。当此之时，就要用"振埃"的方法来治疗。我只是用振去尘埃来做个比喻，它的实际疗效比振去尘埃还要迅捷呢。

黄帝说道：先生讲得真好！那么，具体是如何来取穴治疗呢？

岐伯回答说：应该取天容穴来治疗。

黄帝问道：如果病人咳嗽上气，胸部痛痹，以致身体屈曲，如何来取穴治疗呢？

岐伯回答说：应该取廉泉穴来治疗。

黄帝问道：那么，在选用这些穴位治疗时有什么法度吗？

岐伯回答说：如果针刺天容穴，不能深过一寸；如果针刺廉泉穴，血色变浅而脉络通畅就要止针。

荣、输、经、合、原各穴。也作"府俞"。◎[10]奇输：各经的经别。◎[11]相倾移：使不足者充溢，有余者散除，两相变易而恢复正常。◎[12]愤膜肩息：形容胸部气满胀闷，耸肩呼吸的样子。愤，当作"膹"。谓气郁胸中而胀满支撑。膜，胀，胀满。肩息，谓呼吸困难以致两肩上抬以助力。◎[13]大气：宗气。◎[14]喘喝：气急而喝喝有声。◎[15]饲（yē 掖）不得息：指呼吸不利。饲，同"噎"。喉咙噎阻而食不能下。◎[16]天容：穴位名，属于手太阳小肠经。位于下颌角后，胸锁乳突肌前缘。主治咽喉肿痛，颈项肿痛。◎[17]穷诎（qū 屈）胸痛：指胸部痛痹以致身体屈曲。穷，通"躬"，身体。一说：穷诎为气郁不伸。可参酌。◎[18]廉泉：穴位名，属任脉。位于颌下结喉上舌根下陷中。主治舌下肿痛，吞咽困难，舌缓流涎，舌强不语，暴喑

帝曰：善哉。

黄帝曰：刺节言发蒙，余不得其意。夫发蒙者，耳无所闻，目无所见。夫子乃言刺腑输，去腑病，何输使然？愿闻其故。

岐伯曰：妙乎哉问也！此刺之大约，针之极也，神明之类也，口说书卷，犹不能及也，请言发蒙耳，尚疾于发蒙也。

黄帝曰：善。愿卒闻之。

岐伯曰：刺此者，必于日中，刺其听宫[21]，中其眸子[22]，声闻于耳，此其输也。

黄帝曰：善。何谓声闻于耳？

岐伯曰：刺邪以手坚按其两鼻窍而疾偃其声[23]，必应于针也。

黄帝曰：善。此所谓弗见为之[24]，而无目视见而取之[25]，神明相得[26]者也。

黄帝曰：刺节言去爪，夫子乃

黄帝说：先生讲得真好！

黄帝又问道：尽管刺节中讲去除翳障，我却不太明白它的含义。我认为"发蒙"应该是针对耳聋无所闻，目盲无所见之类的病变而言的，先生却说是针刺六腑的五输穴等，来治疗六腑的病变，那么，哪些腧穴能有如此的疗效呢？我想听听其中的情由。

岐伯回答说：您问得真是妙呀！这个问题正是刺法的大纲，针术的极致，甚至是与神明相通的事情，它的内容即使是口授书载，也还不能表达清楚。我只是用去除翳障来做个比喻，它的实际疗效比去除翳障还要迅捷呢！

黄帝说：先生讲得真好！那么，我想要彻底了解这方面的内容。

岐伯说道：若想要验证这种刺法，必须是在日中时分，针刺病人的听宫穴，并让针感传导到眼珠，与此同时，就有声音回传到耳中。这说明所刺的穴便是当取的穴。

黄帝说道：您讲得很好！那么，怎么样才能使声音回传到耳中呢？

岐伯回答说：进针时稍向前斜，让病人用手紧紧地按压两侧鼻孔，并且迅速闭口鼓气而不出声，这时，必定会在针刺部位有所反应。

黄帝说道：先生讲得真好！这大概就是人们常说的，不必视见其形迹便可施行正确的治法，不须用眼睛去诊视就可去除病气，犹若神明在暗中控制一般。

黄帝又问道：刺节上说的是剪去爪甲，您

等。◎[19]一里：指一寸。◎[20]血变：谓血色变浅而脉络通畅。◎[21]听宫：穴位名，属于手太阳小肠经。位于耳屏前，下颌骨髁状突的后缘，张口呈凹陷处。主治耳鸣、耳聋、齿痛、癫狂痫。◎[22]中其眸子：指针感传导到眼珠。眸子，眼珠。◎[23]疾偃其声：指迅速闭口鼓气而不出声。偃，通"堰"，堵水。此有闭口鼓气而不发声之意。◎[24]弗见为之：不必视见其形迹便可施行正确的治法。◎[25]无目视见而取之：不须用眼睛去诊视就可去除病气。◎[26]神明相得：

言刺关节肢络，愿卒闻之。

岐伯曰：腰脊者，身之大关节也。肢胫者，人之管以趋翔[27]也。茎垂者，身中之机[28]，阴精之候，津液之道也。故饮食不节，喜怒不时，津液内溢，乃下留[29]于睾，血道[30]不通，日大不休，俯仰不便，趋翔不能，此病荥然[31]有水，不上不下[32]，铍石所取，形不可匿，常不得蔽[33]，故命曰去爪。

帝曰：善。

黄帝曰：刺节言彻衣，夫子乃言尽刺诸阳之奇输，未有常处也，愿卒闻之。

岐伯曰：是阳气有余而阴气不足[34]，阴气不足则内热，阳气有余则外热，内热[35]相搏，热于怀

却说的是针刺四肢关节的络脉，我想要彻底了解这其中的情由。

岐伯回答说：腰脊是人体的主要关节所在，下肢胫骨是人体主管行走的器官，而阴茎和睾丸则是人体的枢要，阴精的外候，津液的通道。因此，如果饮食没有节制，喜怒不合时宜，便会导致水湿内盛而流溢，向下流注于阴部，由于水道不通，阴囊便一天天地无休无止地肿大起来，致使病人俯仰不便，行走困难。这种病变是由于水液聚积，以致在上气息不利，在下小便不通，应该用铍针、砭石来进行治疗。由于这种病人阴部肿大的形状显露难藏，即使是宽松的下衣也不易遮掩，所以把治疗这种病的方法称为"去爪"，就像是剪去多余的爪甲一样。

黄帝说：您说得真好！

黄帝又问道：刺节上说的是脱去外衣，您却说的是遍刺各条阳经的别络，可是，别络并没有固定的部位，我想要彻底了解这方面的情况。

岐伯回答说："彻衣"这种方法是针对阳气亢盛有余而阴气虚弱不足的病证而言的。如果阴气虚弱不足，便内生虚热；如果阳气亢盛有余，便外见实热。若是内外两热相互搏聚，病人便会热势鸱张，比怀抱炭火还要厉害，在

犹若神明在暗中控制一般，表示疗效之速，有如神助。得，控制。◎[27]管以趋翔：人体的下肢是主管行走的器官，也是站立时的支柱。管，管理，主持。趋，快步走。翔，行走时张臂如翼，若鸟之飞翔。趋翔，即行走之意。◎[28]茎垂者，身中之机：茎垂，即阴茎及睾丸。明·张介宾："茎垂者，前阴宗筋也。命门元气盛衰具见于此，故为身中之机。"◎[29]留：通"流"，流注之意。◎[30]血道：《甲乙经》《太素》均作"水道"，甚是。◎[31]荥然：《甲乙经》《太素》均作"荥然"，甚是。荥，水液聚积的样子。◎[32]不上不下：谓水液内盛，以致在上气息不利，在下小便不通。◎[33]形不可匿，常不得蔽：指阴部肿大的形状显露难藏，即使下衣也不易遮掩。常，同"裳"，下衣。◎[34]阳气有余而阴气不足：指腑实脏虚，邪盛正衰的病理变化。◎[35]内热：《甲乙经》

炭，外畏绵帛近，不可近身，又不可近席，腠理闭塞，则汗不出，舌焦唇槁，腊干[36]嗌燥，饮食不让美恶。

黄帝曰：善。取之奈何？

岐伯曰：或之[37]于其天府、大杼三痏[38]，又刺中膂以去其热，补足手太阴以去其汗，热去汗稀，疾于彻衣。

黄帝曰：善。

黄帝曰：刺节言解惑，夫子乃言尽知调阴阳，补泻有余不足，相倾移也，惑何以解之？

岐伯曰：大风[39]在身，血脉偏虚，虚者不足，实者有余，轻重不得[40]，倾侧宛伏[41]，不知东西，不知南北，乍上乍下，乍反乍复，颠倒无常[42]，甚于迷惑[43]。

黄帝曰：善。取之奈何？

岐伯曰：泻其有余，补其不足，阴阳平复，用针若此，疾于

外害怕接触绵帛衣被之类，不愿挨近他人身体，也不愿贴近床褥，由于腠理闭塞，病人也不见汗出，在内感到口舌焦渴，嘴唇干燥，皮肤枯裂，咽喉干涩，而且不能辨别饮食的滋味。

黄帝说：先生讲得真好！那么，怎样来取穴治疗呢？

岐伯说：首先取天府、大杼二穴，各针刺三次；然后针刺中膂穴，来泻除体中的邪热；最后取手足太阴经的穴施行补法，来使病人出汗。等到热势退去，汗出清稀，疾病就痊愈了。我只是用脱去外衣来做个比喻，它的实际疗效比脱去外衣还要迅捷呢！

黄帝说：先生讲得真好！

黄帝又问道：刺节上说的是解除疑惑，您却说的是彻底洞察阴阳的变化并予以调理，补其不足，泻其有余，使不足者充溢，有余者散除，两相变易而恢复正常。那么，到底是怎样来解除疑惑的呢？

岐伯回答说：大风之邪侵入人体，会导致人体的血脉一侧偏实，一侧偏虚，偏虚的一侧血气不足，偏实的一侧血气有余，因此病人的举止动作轻重失宜，或歪向一侧，或屈身俯卧，或者不知东西，难辨南北，忽起忽坐，时仰时伏，心神错乱，喜怒无常，甚至神志不清，不省人事。

黄帝说：先生讲得很好！那么，应该怎样治疗呢？

岐伯说：泻除有余的邪气，补益虚弱的气血，使人身的阴阳恢复正常。如果医生能根据

作"两热"，甚是。◎[36]腊（xī西）干：指皮肤枯裂。腊，皮肤皲裂。◎[37]或之：当作"取之"。◎[38]痏（wěi委）：针刺的次数。◎[39]大风：导致偏枯不仁的风气，亦指此类病证。◎[40]轻重不得：举止动作轻重失宜。得，宜，适宜的意思。◎[41]倾侧宛伏：身体姿态或歪向一侧，或屈身俯卧。形容半身不遂时的被动性体位。宛，屈曲的意思。◎[42]颠倒无常：心神错乱，

解惑。

黄帝曰：善。请藏之灵兰之室，不敢妄出也。

黄帝曰：余闻刺有五邪，何谓五邪？

岐伯曰：病有持痈[44]者，有容大[45]者，有狭小[46]者，有热者，有寒者，是谓五邪。

黄帝曰：刺五邪奈何？

岐伯曰：凡刺五邪之方，不过五章[47]，瘅热[48]消灭，肿聚散亡，寒痹益温[49]，小者益阳，大者必去，请道其方。

凡刺痈邪，无迎陇[50]，易俗移性[51]不得脓，脆道更行[52]，去其乡，不安处所乃散亡[53]。诸阴阳[54]过痈者，取之其输泻之。

凡刺大邪，日以小，泄夺

这样的原则取穴施治，取得疗效比解除疑惑还要迅捷呢！

黄帝说：先生讲得真是太好了！请让我把这些内容记录下来，并收藏在灵兰之室内。如果不是遇到合适的人，绝对不敢随便出示。

黄帝又问道：我听说在刺法中有"五邪"的说法，请问什么是"五邪"呢？

岐伯回答说：在各种病变中，有缠绵持久的痈邪，有邪盛正强的实邪，有邪弱正亏的虚邪，有痹阻的寒邪，有弛张的热邪，这便是常说的"五邪"。

黄帝问道：那么，怎样来用针法治疗这五种邪气导致的病变呢？

岐伯回答说：通过针刺治疗五邪之病的方法，不过是如下的五条：凡属热邪弛张者必须消灭热邪，凡属痈邪凝滞者必须消散痈邪，凡属寒邪痹阻者必须祛散寒邪，凡属邪弱正亏者必须温养正气，凡属邪盛正强者必须攻除邪气。请允许我来详细说明这些方法。

凡是针刺痈邪凝滞的病变，关键在于不可迎着邪气的亢盛之势使用泻法，因此要改变常规的治法，转换治疗的思路。痈邪若还没有成脓，就必须变易常规，另出新法，使痈邪离开所趋之处，不能留滞于患部，便可散去消亡。如果阴阳各经通过痈邪所在之处，就要选取该经的腧穴来施行泻法。

凡是针刺邪盛正强的病变，关键在于使邪气

喜怒无常。◎[43]迷惑：神志不清，不省人事。◎[44]持痈：缠绵持久的痈邪。持，缠绵持久。◎[45]容大：亢盛有余的实邪。容，宽也。◎[46]狭小：邪气不盛而正气亏弱的病势。◎[47]五章：五种治疗原则。◎[48]瘅（dān 单）热：即热邪。瘅，热病。◎[49]寒痹益温：病属寒邪痹阻的应该使用温散寒邪的方法。痹，闭阻，非专指风寒湿气而致的痹证。◎[50]无迎陇：不要迎着痈邪的旺盛之势刺治，而应避其锐气。陇，通"隆"，盛大。◎[51]易俗移性：改变常规的治法，转换治疗的思路。◎[52]脆道更行：变易常规，另出新法。《太素》"脆"作"诡"，甚是。◎[53]去其乡，不安处所乃散亡：通过治疗使痈邪离开所趋之处，不能留滞于患部，便可散去消亡。◎

其有余，乃益虚，剽其通，针其邪[55]，肌肉亲视之，毋有反其真[56]。刺诸阳分肉间。

凡刺小邪，日以大，补其不足乃无害，视其所在迎之界[57]，远近尽至，其不得外侵而行之，乃自费[58]。刺分肉间。

凡刺热邪，越而苍[59]，出游不归乃无病，为开通辟[60]门户，使邪得出，病乃已。

凡刺寒邪，日以温，徐往徐来致其神[61]，门户已闭气不分[62]，虚实得调其气存也。

黄帝曰：官针奈何？

岐伯曰：刺痛者用铍针，刺大者用锋针，刺小者用员利针，刺热者用镵针，刺寒

一天天地逐渐消散，因此首先要泻除其有余的实邪，然后才可以调补被邪气伤损的正气。在邪气往来的通道上用针法攻散盛实有余的邪气，邪正脉色，必当亲切审视，若小作大，则反其真。这种方法应该在各阳经的分肉之间取穴针刺。

凡是针刺邪弱正亏的病变，关键在于使正气一天天地逐渐充盛，因此首先要补益其不足的正气，才不会有大的妨害。察明邪气所在的部位，并向此范围内招聚正气，这样，远近的正气都会聚在病部，使邪气不得向外侵扰而转行他处，从而就自行消散。这种方法应该在分肉之间取穴针刺。

凡是针刺热邪弛张的病变，关键在于使热邪散越于外而使体中转凉，只有热邪外散而不再壅滞，才不会有大的妨害。通过施行针法为热邪畅通去路，开辟门户，使热邪能够外出而散越，病变就可以痊愈了。

凡是针刺寒邪痹阻的病变，关键在于使阳气一天天地逐渐充盛，因此在针刺时要用徐来徐往的手法招引阳气，出针后要闭合针孔，使阳气不会从针孔外散，这样，阳气得以温散寒邪，而且自身内守不虚。

黄帝问道：要针刺这五邪之病，怎样来选用针具呢？

岐伯回答说：针刺痛邪凝滞的病变，要用宽身似剑的铍针；针刺邪盛正强的病变，要用圆身锐尖的锋针；针刺邪弱正亏的病变，要用细身圆尖的员利针；针刺热邪鸱张的病变，要用大头锐末的镵针；

---

[54] 诸阴阳：阴阳各经。◎[55] 剽（piāo 飘）其通，针其邪：指在邪气往来的通道上用针法攻散其邪气。剽，劫夺，在这里是猛攻使散的意思。◎[56] 肌肉亲视之，毋有反其真：明·张介宾："肌肉亲视之，言邪正脉色，必当亲切审视，若小作大，则反其真矣。"◎[57] 视其所在迎之界：察明邪气所在的部位，并向此范围内招聚正气。迎，迎接，在这里是招引使之聚集的意思。◎[58] 乃自费：邪气便自行消散。费，耗损。◎[59] 越而苍：使热邪散越于外而使体中转凉。越，发散，消散之意。◎[60] 辟：开辟。◎[61] 致其神：招引人体阳气。致，招引。神，即正气，此指人体的阳气。◎

者用毫针也。

请言解论，与天地相应，与四时相副[63]，人参天地，故可为解。下有渐洳，上生苇蒲[64]，此所以知形气之多少也。阴阳者，寒暑也，热则滋雨而在上，根荄少汁[65]。人气在外，皮肤缓，腠理开，血气减，汗大泄，皮淖泽。寒则地冻水冰，人气在中，皮肤致，腠理闭，汗不出，血气强，肉坚涩。当是之时，善行水者，不能往冰；善穿地者，不能凿冻；善用针者，亦不能取四厥[66]；血脉凝结，坚搏不往来者，亦未可即柔[67]。故行水者，必待天温冰释冻解，而水可行，地可穿也。人脉犹是也，治厥者，必先熨调和其经，掌与腋、肘与脚、项与脊以调之，火气已通，血脉乃行，然后视其病，脉淖泽[68]者，刺而平之；

针刺寒邪痹阻的病变，要用细如蚊喙的毫针。

请允许我再来谈谈关于解结的理论。人体与天地是相配合的，跟四季是相通应的。既然人体跟天地自然相参应，所以就可以用天地自然来解说人体。比如说在自然之中，在下若有湿润的泥土，在上就会长出茂盛的苇蒲，这也正是依照外在征象就可以了解内在血气的原因。阴阳二气的运动变化，导致了寒来暑往的气候变迁。若是天气炎热，就会蒸发水湿向上升腾，草木的根茎自然也就缺少汁液，而此时人体的阳气也浮而在表，因而皮肤弛缓，腠理开疏，血气消减，汗液大泄，体表湿滑；若是天气寒冷，就会使土地冻结，水凝成冰，而此时人体的阳气也沉而在里，因而皮肤致密，腠理闭合，汗液不出，血气充盈，肌肉坚紧。在这寒冷的季节里，即使是善于游水的人也不能在冰中往来，即使是善于掘地的人也不会去开凿冻土。那么，同样的道理，在阴寒内盛的情况下，即使是善于用针的人也不能直接治疗四肢厥冷的病证，因为此时血脉凝滞坚聚，血气不能流畅地运行，即使施行针法也不能使之即刻畅通。所以，游水的人必须等到天气温暖，河冰消融，然后才可以在水中游行；掘地的人也必须等到天气温暖，冻土松解，然后才可以去挖掘土地。那么，人的血脉也是如此，要想治疗四肢厥冷的病证，必须先用温熨的方法调和病人的经气，在手掌、腋下、肘部、脚部、项部以及脊背施用熨法，等到温热之气通达各处，血脉就流畅无阻了，然后再根据不同的病情施用不同的针法。如果脉中血液流行滑利，就用针刺的方

[62]分：散。◎[63]副：相称。◎[64]下有渐洳（rù入），上生苇蒲：渐洳，指湿润之地。苇，指芦苇。蒲，指蒲草，泛指水草。◎[65]热则滋雨而在上，根荄（gāi该）少汁：此处指地面水分受热蒸发，上升为雨；由于水分的蒸发，因此草木的根就缺少水分。根，树根。荄，草根。根荄，即草木的根。◎[66]四厥：指四肢厥冷。◎[67]即柔：即刻通畅。柔，此有通畅之意。◎[68]

坚紧者，破而散之，气下乃止，此所谓以解结者也。

用针之类，在于调气，气积于胃，以通营卫，各行其道。宗气留于海，其下者注于气街，其上者走于息道。故厥在于足，宗气不下，脉中之血，凝而留止，弗之火调，弗能取之。用针者，必先察其经络之实虚，切而循之，按而弹之，视其应动者，乃后取之而下之。六经调者，谓之不病，虽病，谓之自已也。一经上实下虚而不通者，此必有横络盛加于大经[69]，令之不通，视而泻之，此所谓解结也。

上寒下热[70]，先刺其项太阳[71]，久留之，已刺则熨项与肩胛，令热下，合乃止[72]，此所谓推而上之者也。

上热下寒，视其虚脉而陷之于经络者取之，气下[73]乃止，

法使之平复；如果脉搏坚实紧急，就用破除的方法使之消散，直到厥逆之气下行才可停针。这便是所谓解结的方法。

凡属用针法来治病，关键在于调理气机。水谷饮食所化的精微之气积贮于胃腑之中，补充营卫并使之流畅通达，各行其道。至于宗气，则贮积在气海之中，其中下行的部分流注到气街，其中上行的部分贯行于息道。因此，若是厥冷之病发生在足部，宗气就不能正常地下行，脉络中的血液就会凝结留滞，像这样的病变如果不先用温熨的方法来温通气血，就不能取穴治疗。因而在用针法治病之前，一定要首先诊察病人经络的虚实通塞，或触摸、或抚摩、或按压、或弹动，分别观察经络的反应，然后取穴施治而散除病气。若是手足六经均和调通达，一般而言就没有什么病患，即使有病也会自行痊愈。若是某一经脉上部盈满而下部凹瘪，而且流通不利，这必定是横行的络脉瘀滞后，阻碍了大经脉的运行，使之阻塞不通，对此，医生应该详加诊视并泻除横络中的实邪。这也是所谓解结的方法。

如果腰以上部位有寒，腰以下部位有热，就要首先针刺足太阳膀胱经，而且要较长时间留针，针刺过后再温熨项部和肩胛部，务必要使熨贴的温热下行，上寒下热交合而平复，才可以停用熨法。这便是所谓"推而上之"的治法。

如果腰以上部位有热，腰以下部位有寒，就要察明病人的虚脉，也就是较其他经络凹陷的脉，并且取穴针刺，等到在上的热气下行，

脉淳泽：脉中血液流行滑利。◎[69]横络盛加于大经：横行的络脉瘀滞后，阻碍了大经脉的运行，使之阻塞不通。◎[70]上寒下热：指腰以上部位有寒，腰以下部位有热。◎[71]项太阳：足太阳膀胱经。因该经循项部下行，故称。◎[72]令热下，合乃止：使熨贴之温热下行，上下之寒热交合而平复，才可停用熨法。热，指熨贴之温热，合，谓上寒下热交合而平复。◎[73]气下：在上之

此所谓引而下之者也。

大热遍身，狂而妄见、妄闻、妄言，视足阳明及大络取之，虚者补之，血[74]而实者泻之，因其僵卧，居其头前，以两手四指挟按颈动脉[75]，久持之，卷而切推[76]，下至缺盆中，而复止如前，热去乃止，此所谓推而散之者也。

黄帝曰：有一脉生数十病者，或痛、或痈、或热、或寒、或痒、或痹、或不仁，变化无穷，其故何也？

岐伯曰：此皆邪气之所生也。

黄帝曰：余闻气者，有真气，有正气，有邪气，何谓真气？

岐伯曰：真气者，所受于天[77]，与谷气并而充身也。正气者，正风[78]也，从一方[79]来，非实风[80]，又非虚风[81]也。邪气者，虚风之贼伤人也，其中人也深，不

才可以停用针法。这便是所谓"引而下之"的治法。

如果亢盛的邪热充斥全身，病人的神志狂乱而出现妄见、妄闻、妄言，就要察明足阳明经及其大络的情况，然后取穴针刺，若属虚证便用补益的方法，若有瘀血而属实证便用攻邪的方法。或者是让病人仰卧，医生坐在病人的头顶之前，用两手的拇指和食指从两边抚按他的颈动脉，先是较长时间的按压，然后弯曲手指进行抚摩，向下按到缺盆部就停止，而后重复上述动作，等到热邪散去，才可以停止按抚。这便是所谓"推而散之"的治法。

黄帝问道：有时候病位在同一经，却会发生几十种病变，或是疼痛，或是痈疽，或是发热，或是恶寒，或是瘙痒，或是痹痛，或是不知痛痒、不能活动，而且变化多端，这其中的原故是怎样的呢？

岐伯回答说：这些病变都是由于邪气的侵害而产生的。

黄帝问道：我听说所谓的"气"有真气，有正气，还有邪气，那么，什么叫真气呢？

岐伯回答说：所谓真气，是禀受于先天之精气，与水谷精微之气相合而充养于周身的一种气。而正气，则指的是四时正常气候，它从正方正时而来，既不是过于剧烈的实风，也不是非时而来的虚风。至于邪气，就是非时而来，易伤人体的虚风。虚风伤害人体的部位比较深在，因而不能自行散除；正风伤害人体的

热气下行。◎[74]血：指瘀血。◎[75]以两手四指挟按颈动脉：明·马莳说："以两手各用大指、食指共四指，挟其颈动脉而按之，即人迎、人迎处是也。"◎[76]卷（quán权）而切推：指弯曲手指进行抚摩。卷，曲。◎[77]所受于天：禀受于先天之精气。一说：禀受于自然之清气。又一说：真气为先天之精气、自然之清气、水谷之精微相合而成。◎[78]正风：四时正常气候，如春温而多东风，夏热而多南风等。◎[79]一方：正方、正时，意为所来的方位及时节均正常无偏。◎[80]实风：方位、时节均属正常但来势较为迅猛的正风。◎[81]虚风：方位、时节均不正常的气候变

能自去。正风者，其中人也浅，合而自去[82]，其气来柔弱，不能胜真气，故自去。

虚邪之中人也，洒淅动形[83]，起毫毛而发腠理。其入深，内搏于骨，则为骨痹。搏于筋，则为筋挛。搏于脉中，则为血闭不通，则为痛。搏于肉，与卫气相搏，阳胜者则为热，阴胜者则为寒，寒则真气去，去则虚，虚则寒。搏于皮肤之间，其气外发，腠理开，毫毛摇，气往来行，则为痒。留而不去，则痹。卫气不行，则为不仁。

虚邪偏客于身半[84]，其入深，内居荣卫，荣卫稍[85]衰，则真气去，邪气独留，发为偏枯[86]。其邪气浅者，脉偏痛。

虚邪之入于身也深，寒与热相搏，久留而内著[87]，寒胜其热，则骨疼肉枯；热胜其寒，则烂肉腐肌为脓，内伤骨，内伤骨

部位比较表浅，与真气相遇便自行散去，这是由于正风的来势相对柔弱，不能战胜人体的真气，所以才会自行散去。

四时不正之气伤害人体，会使人身感恶寒而战栗不止，毫毛竖立而腠理开泄。如果它侵害的部位较深并向内凝滞于骨骼，就发为骨骼痹痛；如果凝滞于筋膜，就发为筋膜挛缩；如果凝滞于经脉之中，就会造成气血闭阻不通，进而引发痛疽；如果凝滞于肌肉并与卫气相搏，阳邪偏胜的就出现热象，阴邪偏胜的就出现寒象，因为阴寒偏胜会使真气退却，真气退却就等于正气亏虚，而正气亏虚就会出现寒象；如果凝滞于皮肤之间，人体的卫气就向外发泄，导致腠理开疏，毫毛摇动，邪气往来游行于皮肤之中，就会发为瘙痒；留止而不动，就会发为痹痛；而卫气若凝滞不行，就会发生不知痛痒，不能活动。

四时不正之气若是偏伤于半身，由于它具有伤害部位深的特性，就会向内侵入营卫二气的分部，致使营卫二气日渐虚衰，真气也随之而退却，邪气单独停留于半身，就发为半身偏枯不遂的病证。若是邪气较为轻微，也会导致脉气不通，半身偏痛。

四时不正之气侵害人体的部位比较深在，而寒邪与热邪相互搏结，郁久不解，自会停着于内。若寒邪胜过热邪，就会出现骨骼疼痛，肌肉枯萎；若热邪胜过寒邪，就会出现肌肉腐烂，化而成脓，再进一步还会内伤骨骼，骨骼内伤便发为骨质侵蚀的"骨蚀"证。若四时不

异，如春季不暖而多见西风，夏季不热而多见东风等，亦即四时不正之气。◎[82]合而自去：与真气相遇便自行散去。合，相逢，相遇。◎[83]洒淅动形：身感恶寒而战栗。洒淅，恶寒的样子。◎[84]偏客于身半：偏伤于半身。◎[85]稍：逐渐之意。◎[86]偏枯：亦称偏瘫。即半身不遂的症状。◎[87]著：同"着"，附着之意。◎[88]骨蚀：骨骼被侵蚀的病变。◎[89]疾：病痛，

为骨蚀[88]。有所疾[89]前筋，筋屈不得伸，邪气居其间而不反，发于筋溜[90]。有所结，气归之，卫气留之，不得反，津液久留，合而为肠溜[91]，久者数岁乃成，以手按之柔。已有所结，气归之，津液留之，邪气中之，凝结日以易甚，连以聚居，为昔瘤[92]，以手按之坚。有所结，深中骨，气因[93]于骨，骨与气并，日以益大，则为骨疽。有所结，中于肉，宗气归之，邪留而不去，有热则化而为脓，无热则为肉疽。凡此数气者，其发无常处，而有常名也。

正之气伤损到人体的筋膜，就会出现筋膜挛缩，不能伸展，邪气单独留滞在筋膜之间而不外散，就会发为筋膜的赘瘤之病。四时不正之气凝滞于体内，真气随之而归趋于内，卫气也留滞局部，不能宣散，津液留聚日久，与邪气相合而发为肠间的赘瘤之病，病势发展较慢的几年后才可以长成，用手按压质软而较柔。四时不正之气凝滞在体内，真气随之而归趋于内，津液也留聚不行，若此时再次感受邪气，便会凝滞阻结，一天天地变得更为严重，赘瘤相连而呈群居之势，这便是那种起病缓慢，病程较久的赘瘤，用手按压质硬而较坚。四时不正之气凝滞在体内较深的骨骼，邪气滞留在骨中，骨中的真气与邪气相结相聚，病变部位一天天地增大，就会发展成骨疽。四时不正之气凝滞在体内的肌肉，宗气随之而归趋于肌肉，邪气留滞而不散，若有热邪便化而为脓，若无热邪便发为肉疽。所有这些由四时不正之气导致的病变，其发病没有固定的部位，但各部之病却都有固定的病名。

此有伤损之意，用为动词。◎[90]筋溜：筋膜所生的赘瘤。溜，《甲乙经》作"瘤"，甚是。明·张介宾："筋瘤者，有所流注而结聚于筋也，即赘瘤之属。"◎[91]肠溜：指邪气传入肠中，使气血凝滞而产生的赘物。溜，通"瘤"。◎[92]昔瘤：指起病缓慢，病程较久的赘瘤。◎[93]因：居留之意。

灵枢经·卫气行^[1] 第七十六

黄帝问于岐伯曰：愿闻卫气之行，出入之合^[2]，何如？

岐伯曰：岁有十二月，日有十二辰^[3]，子午为经，卯酉为纬^[4]。天周二十八宿，而一面七星^[5]，四七二十八星，房昴为纬，虚张为经^[6]。是故房至毕为阳，昴至心为阴^[7]，阳主昼，阴

黄帝向岐伯问道：我想听你谈谈卫气是怎样运行于阴阳表里，又是怎样交会的？

岐伯回答说：一年之中有十二个月，一天之中有十二时辰。在十二支中，子位于北，午位于南，相对而成纵向之经线；卯位为东，酉位为西，相对而成横向之纬线。在一周天共有二十八个星座，东南西北每一方各为七星，四七共二十八星。在二十八星之中，房宿居东，昴宿居西，相对而成横向之纬线；虚宿居北，张宿居南，相对而成纵向之经线。因此，由房宿至毕宿，凡十四宿均位在南方，时

---

[1] 卫气行：本篇主要论述了卫气在人体运行的概况，以及卫气运行与针刺的关系，故名"卫气行"。◎[2] 出入之合：卫气运行过程中出入阴阳的交会情况。◎[3] 十二辰：一天分为十二个时辰，分别以十二地支命名。◎[4] 子午为经，卯酉为纬：子位为北，午位为南，相对而成纵向之经线；卯位为东，酉位为西，相对而成横向之纬线。古时以十二地支配属方位，子为正北，午为正南，卯为正东，酉为正西，南北相连而成经线，东西相连而成纬线。◎[5] 天周二十八宿（xiù 秀），而一面七星：指周天共二十八星座，东南西北每一方各为七个星座。二十八宿，古时人们将黄道（太阳在天球上所经的路线）上的二十八个恒星称为二十八宿，东南西北四方各七宿。东方苍龙七宿：角、亢、氐、房、心、尾、箕；北方玄武七宿：斗、牛、女、虚、危、室、壁；西方白虎七宿：奎、娄、胃、昴、毕、觜、参；南方朱雀七宿：井、鬼、柳、星、张、翼、轸。◎[6] 房昴（mǎo 卯）为纬，虚张为经：指在周天二十八宿中房宿居东，昴宿居西，相对而成横向之纬线；虚宿居北，张宿居南，相对而成纵向之经线。◎[7] 房至毕为阳，昴至心为阴：意即自房宿至毕宿位在南方，时应白昼，为

主夜。故卫气之行，一日一夜五十周于身，昼日行于阳二十五周，夜行于阴二十五周，周[8]于五岁[9]。是故平旦阴尽[10]，阳气出于目[11]，目张则气上行于头，循项下足太阳，循背下至小指[12]之端。其散者[13]，别于目锐眦[14]，下手太阳，下至手小指之间[15]外侧。其散者，别于目锐眦，下足少阳，注小指次指[16]之间。以上循手少阳之分侧[17]，下至小指[18]之间。别者以上至耳前，合于颔脉[19]，注足阳明，以下行至跗[20]上，入五指之间[21]。其散者，从耳下下手阳明，入大指之间[22]，入掌中。其

应白昼，为阳；自昴宿至心宿，凡十四宿均位在北方，时应黑夜，为阴。由于阳主白昼，阴主黑夜，所以卫气的运行，在一个昼夜间循环全身五十周，其中白昼循行在阳分二十五周，夜间循行在阴分二十五周，也就是在五脏间循行二十五周。因此，在清晨之时，卫气循行于阴分已经终结，于是，卫气出于目内眦的睛明穴，并从此处开始在阳分的循行。每当清晨之时，人们刚刚睁开眼睛，卫气就由目内眦向上循行到头部，再经项部沿着足太阳经下行，经过背部向下到达足小趾的顶端；这其中散行的部分则从目外眦分出，向下沿着手太阳经循行，最终到达手小指的外侧端。另一部分散行的卫气也是从目外眦分出，一面向下沿着足少阳经循行，注入足小趾、次趾之间；一面向上沿着手少阳经的分部循行，向下到达手小指和手第四指之间。更有别行的卫气向上到达耳前，与颔部的经脉相会合，注入足阳明经，然后沿经下行，到达足背，再循行到足第二趾和足第三趾之间；其中散行的部分则从耳部下行，沿手阳明经循行到手大指和食指之间，再

阳；自昴宿至心宿位在北方，时应黑夜，为阴。房宿位居正东，自房宿起向南经氐、亢、角、轸、翼、张、星、柳、鬼、井、参、觜诸宿，最后到毕宿，凡十四宿，位均在南，应卯、辰、巳、午、未、申六辰，均为白昼，故应为阳；昴宿位居正西，自昴宿起向北经胃、娄、奎、壁、室、危、虚、女、牛、斗、箕、尾诸宿，最后到达心宿，凡十四宿，位均在北，应酉、戌、亥、子、丑、寅六辰，均为黑夜，故应为阴。◎[8]周：环绕，循环之意。◎[9]岁：《甲乙经》《太素》均作"脏"，甚是。◎[10]阴尽：指卫气行于阴分已终。尽，终，结束的意思。◎[11]阳气出于目：指卫气出于目内眦的睛明穴并从此开始在阳分的循行。阳气，指卫气。目，指睛明穴。◎[12]小指：足小趾。◎[13]其散者：其，指卫气。散，散行。指卫气的运行，并不是按照十二经脉先后承接的顺序逐经相传，而是从头部开始分向各经散行。◎[14]目锐眦：目外眦，亦即眼眶外角。◎[15]间：《太素》作"端"，甚是。◎[16]小指次指：指足小趾次趾。◎[17]手少阳之分侧：指手少阳经的分部。分，部位，部分，在这里指经脉所循的分部。《太素》无"侧"字，甚是。◎[18]小指：《太素》此下有"次指"二字，甚是。◎[19]合于颔脉：指与颔部的经脉相会合。颔，腮下，亦即下巴。◎[20]跗：足背。◎[21]五指之间：指足第二趾和足第三趾之间。五指，明·张介宾："五指

至于足也，入足心，出内踝下，行阴分，复合于目[23]，故为一周。

是故日行一舍[24]，人气[25]行一周与十分身之八[26]；日行二舍，人气行二周[27]于身与十分身之六；日行三舍，人气行于身五周与十分身之四；日行四舍，人气行于身七周与十分身之二；日行五舍，人气行于身九周；日行六舍，人气行于身十周与十分身之八；日行七舍，人气行于身十二周在身与十分身之六；日行十四舍，人气二十五周于身有奇分与十分身之二[28]，阳尽于阴，阴受气矣[29]。其始入于阴，常从足少阴注于肾，肾注于心，心注于肺，肺注于肝，

络入掌中。至于卫气从足阳明经循行到足部的都入于足心，再出内踝，入于足少阴经，由足少阴经行于阴分，循少阴之阴跷脉，上行复合于目，交会与足太阳经的睛明穴，这是卫气运行一周的顺序，因其周而复始的运行，始于手足六阳经，终于足少阴经而复合于目，故称为一周。

当太阳运行一宿，人体的卫气就在体中循行一又十分之八周；当太阳运行二宿，人体的卫气就在体中循行三又十分之六周；当太阳运行三宿，人体的卫气就在体中循行五又十分之四周；当太阳运行四宿，人体的卫气就在体中循行七又十分之二周，当太阳运行五宿，人体的卫气就在体中循行九周；当太阳运行六宿，人体的卫气就在体中循行十又十分之八周；当太阳运行七宿，人体的卫气就在体中循行十二又十分之六周；当太阳运行十四宿，人体的卫气就在体中循行二十五周。但是，卫气每循行二十五周，就有大约人身一周十分之二的余数。当卫气在阳分的循行终结，便入于阴分，而五脏则开始容受卫气。卫气最初进入阴分，一般是从足少阴经注入肾脏，再由肾脏注入心脏，再由心脏注入肺脏，再由肺脏注入肝脏，

当作中指，谓厉兑穴也。"◎[22]大指之间：指手大指和食指之间。◎[23]入足心，出内踝下，行阴分，复合于目：明·张介宾："此自阳明入足心出内踝者，由足少阴肾经以下行阴分也。少阴之别为跷脉，跷脉属于目内眦，故复合于目，交于足太阳之睛明穴。此卫气昼行之序，自足手六阳而终于足少阴经，乃为一周指数也。"◎[24]日行一舍：指太阳每运行一宿的距离。实际为地球运转一昼夜的二十八分之一。舍，即宿。周天二十八宿，故每一舍为周天的二十八分之一。◎[25]人气：指卫气。◎[26]一周与十分身之八：即人身一周零十分之八周。按：太阳每昼夜行一周天共二十八宿，卫气每昼夜行周身五十度，则太阳每行一宿，卫气行人身约1.785周强，故称"一周与十分身之八"。◎[27]二周：《甲乙经》《素问·八正神明论》唐·王冰注引均作"三周"，甚是。◎[28]有奇分与十分身之二：谓有余数约人身一周的十分之二。奇分，指余数。按太阳运行十四舍的时间应等于卫气运行二十五周的时间，并无余数。此处计算使用四舍五入法，将小数部分的0.785强入为0.8来计算，这样，太阳每行一舍，卫气就多行0.015周，太阳行十四舍，卫气约多行0.2周，因而出现了"十分身之二"的"奇分"。◎[29]阳尽于阴，阴受气矣：指卫气行于阳分完毕，便入于阴分，

肝注于脾，脾复注于肾为周[30]。是故夜行一舍，人气行于阴脏一周与十分脏之八，亦如阳行之二十五周，而复合于目[31]。阴阳一日一夜，合有奇分十分身之四，与十分脏之二，是故人之所以卧起之时有早晏者[32]，奇分不尽故也。

黄帝曰：卫气之在于身也，上下往来不以期，候气而刺之奈何？

伯高曰：分有多少[33]，日有长短，春秋冬夏，各有分理[34]，然后常以平旦为纪[35]，以夜尽为始[36]。是故一日一夜，水下百刻，二十五刻者，半日之度也，常如是毋已，日入而止[37]，随日之长短，各以为纪而刺之[38]。谨

再由肝脏注入脾脏，再由脾脏回注到肾脏，这便是卫气在阴分循行的一周。因而，夜间经过太阳运行一宿的时间，人体的卫气就在五脏循行一又十分之八周，也跟其在阳分循行的情况相同，循行二十五周以后又归到目内眦。但是，卫气在阴分和阳分循行一昼夜，共计余数是人身一周的十分之二和五脏一周的十分之二。据此，人们眠卧劳作之所以有早有晚，正是由于卫气循行有余数未尽的原因。

黄帝问道：卫气在人体之中上下往来地循环运行而且极有时间规律，那么，医生若不依照卫气循环的规律去诊察病情并进行针刺，情况会怎么样呢？

伯高回答说：在不同的季节里，昼夜时分的多少并不相等，白昼黑夜的长短各不相同，因而春夏秋冬四季各有划分时分和昼夜的标准。通常是平旦来作为一天起始的标记，而以夜尽昼来作为新的一天的开始。在一日一夜之间，漏壶的水下落一百个刻度，那么二十五刻恰好是半个白昼的度数。漏壶的水就这样有规律的下落而不停止，到了日落时分就算是白昼终结了。医生要根据白昼在四季中长短不同的情况，分别以四季日落的时间为标准来取穴针刺。如果能够谨密地诊候卫气循行的时间并据以针刺，

而五脏则开始接受卫气。◎[30]脾复注于肾为周：卫气夜间行于阴分，从肾经开始，以相克为序循行，由脾复传注于肾时为循行一周。◎[31]复合于目：明·张介宾："卫气行于阴分，二十五周则夜尽，夜尽则阴尽，阴尽则人气复出于目之睛明穴，而行于阳分，是为昼夜五十周之度。"◎[32]早晏：即早晚。晏，晚也。◎[33]分有多少：在不同的季节里昼夜的时分多少不等。如夏季白昼长，所占一天的时分多。分，时分。◎[34]春秋冬夏，各有分理：四季昼夜长短，随季节变化而有一定的规律，如春分、秋分昼夜的时间相等，从冬至起逐渐夜短昼长，从夏至起逐渐昼短夜长。分理，指划分时分和昼夜的规则。◎[35]平旦为纪：候气应以平旦之时为准。纪，准则，在这里指一天起始的标记。◎[36]以夜尽为始：以夜尽昼来作为新一天的起始。夜尽，意为夜尽终而昼复来，亦即平旦之时。始，周而复始的意思。◎[37]止：白昼终结。◎[38]各以为纪而刺之：分别以四

候其时，病可与期[39]；失时反候者，百病不治。故曰：刺实者，刺其来也；刺虚者，刺其去也[40]。此言气存亡之时，以候虚实而刺之。是故谨候气之所在而刺之，是谓逢时[41]。在于三阳[42]，必候其气在于阳而刺之；病在于三阴，必候其气在阴分而刺之。

水下一刻，人气在太阳[43]；水下二刻，人气在少阳[44]；水下三刻，人气在阳明[45]；水下四刻，人气在阴分[46]。水下五刻，人气在太阳；水下六刻，人气在少阳；水下七刻，人气在阳明；水下八刻，人气在阴分。水下九刻，人气在太阳；水下十刻，人气

疾病的痊愈便可以计以时日；如果违背卫气循行的时间而妄施针法，任何疾病都不可能治愈。因此有这样的说法：针刺邪气盛实的病证，要等到卫气来至之时施行针法；针刺正气亏虚的病证，要等到卫气离去之时施行针法。这说的就是要根据卫气来至或离去的情况，诊察病情的虚实，而后再施行针法。因此，谨密地诊候卫气循行的部位而后施行针法，这才称得上是迎合了卫气循行的时间规律。如果病变发生在三阳经，就必须等到卫气循行于阳分的时候再施行针法；如果病变发生在三阴经，就必须等到卫气循行于阴分的时候再施行针法。

在漏壶的水下落第一刻的时间中，人体的卫气循行在手足太阳经；在漏壶的水下落第二刻的时间中，人体的卫气循行在手足少阳经；在漏壶的水下落第三刻的时间中，人体的卫气循行在手足阳明经；在漏壶的水下落第四刻的时间中，人体的卫气循行在属于阴分的足少阴肾经，这便完成了一次循环。在漏壶的水下落第五刻的时间中，人体的卫气又循行在手足太阳经；在漏壶的水下落第六刻的时间中，人体的卫气又循行在手足少阳经；在漏壶的水下落第七刻的时间中，人体的卫气又循行在手足阳明经；在漏壶的水下落第八刻的时间中，人体的卫气又循行在属于阴分的足少阴肾经，这又完成了一次循环。在漏壶的水下落第九刻的时间中，人体的卫气又循行在手足太阳经；在漏壶的水下落第十刻的时间中，

季日入的时间为标准来取穴针刺。按：卫气昼行于阳分二十五周，夜行于阴分二十五周，日入前后卫气所行的部位不同，故应以日入为标准来取穴针刺。◎［39］病可与期：疾病的痊愈可以计以时日，亦即很快地如期而愈。期，期日。◎［40］刺实者，刺其来也；刺虚者，刺其去也：指实证应在卫气来至之时施行针刺，以激发卫气驱邪外出；虚证应待卫气将去之时针刺，以调整经气使正气得复。其，指卫气。◎［41］逢时：指迎合卫气运行的时间规律。逢，迎合的意思。◎［42］在于三阳：《甲乙经》卷一作"病在于三阳"，律以后文，应补。◎［43］水下一刻，人气在太阳：一刻，漏壶的水面下落一个刻度。按：古时用漏壶以滴水计时。漏壶为古代计时的器具，一般用铜制成，内有刻度，每昼夜分为百刻，每刻约相当于今十四分二十四秒。人气，指卫气。太阳，指手足太阳经。◎［44］少阳：指手足少阳经。◎［45］阳明：指手足阳明经。◎［46］阴分：指足少阴肾

全注全译黄帝内经

在少阳；水下十一刻，人气在阳明；水下十二刻，人气在阴分。水下十三刻，人气在太阳；水下十四刻，人气在少阳；水下十五刻，人气在阳明；水下十六刻，人气在阴分。水下十七刻，人气在太阳；水下十八刻，人气在少阳；水下十九刻，人气在阳明；水下二十刻，人气在阴分。水下二十一刻，人气在太阳；水下二十二刻，人气在少阳；水下二十三刻，人气在阳明；水下二十四刻，人气在阴分。水下二十五刻，人气在太阳，此半月[47]之度也。从房至毕一十四舍，水下五十刻，日行半度[48]。

回行一舍，水下三刻与七分刻之四[49]。大要曰[50]：常以日之加于宿上也，人气在太

人体的卫气又循行在手足少阳经；在漏壶的水下落第十一刻的时间中，人体的卫气又循行在手足阳明经；在漏壶的水下落第十二刻的时间中，人体的卫气又循行在属于阴分的足少阴肾经，这又完成了一次循环。在漏壶的水下落第十三刻的时间中，人体的卫气又循行在手足太阳经；在漏壶的水下落第十四刻的时间中，人体的卫气又循行在手足少阳经；在漏壶的水下落第十五刻的时间中，人体的卫气又循行在手足阳明经；在漏壶的水下落第十六刻的时间中，人体的卫气又循行在属于阴分的足少阴肾经，这又完成了一次循环。在漏壶的水下落第十七刻的时间中，人体的卫气又循行在手足太阳经；在漏壶的水下落第十八刻的时间中，人体的卫气又循行在手足少阳经；在漏壶的水下落第十九刻的时间中，人体的卫气又循行在手足阳明经；在漏壶的水下落第二十刻的时间中，人体的卫气又循行在属于阴分的足少阴肾经，这又完成了一次循环。在漏壶的水下落第二十一刻的时间中，人体的卫气又循行在手足太阳经；在漏壶的水下落第二十二刻的时间中，人体的卫气又循行在手足少阳经；在漏壶的水下落第二十三刻的时间中，人体的卫气又循行在手足阳明经；在漏壶的水下落第二十四刻的时间中，人体的卫气又循行在属于阴分的足少阴肾经，这又完成了一次循环。在漏壶的水下落第二十五刻的时间中，人体的卫气又循行到了太阳经，这便是卫气在半天之中循行的规律。从房宿到毕宿共十四宿，漏壶的水下落五十刻度，太阳运行了半个周天。

太阳每运行一宿，漏壶的水要下落三又七分之四刻。概而言之：通常在太阳运行到星宿所在位置时，人体的卫气也循行到太阳经。所以，太阳每运

经。◎[47]半月：《甲乙经》《太素》均作“半日”，甚是。◎[48]日行半度：太阳运行半个周天。半度，周天之度的一半，亦即十四舍。◎[49]回行一舍，水下三刻与七分刻之四：天体运行每昼夜二十八舍，每舍运行时间为$100 \div 28 = 3\frac{4}{7}$刻，即三刻与七分刻之四。◎[50]大要曰：即概而言之。

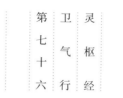

阳[51]。是故日行一舍，人气行三阳行与阴分[52]，常如是无已，天与地同纪[53]，纷纷盼盼[54]，终而复始，一日一夜，水下百刻而尽矣。

行一宿，人体的卫气要在太阳、少阳、阳明三经和阴分循环一个周次。卫气就是这样与日相应而循环不休，就像天和地纲纪相同一样，尽管貌似纷乱，但实际上有纲有序，终而复始。在一昼夜之间漏壶的水下落一百刻，而卫气在人体中五十周的循环就完成了。

◎［51］常以日之加于宿上也，人气在太阳：意即通常在太阳运行到星宿所在位置时，人体的卫气也运行到太阳经。加，将一物置于另一物之上，在这里是经过其位的意思。按：此句是说太阳每天运行二十八舍，但舍与舍之间是有距离的，因此，每一舍实际上包括了在两舍之间和在该舍所在位置两个部分。当太阳运行在某舍所在位置时，人气在太阳；当太阳运行在两舍之间时，人气则在少阳、阳明和阴分。◎［52］故日行一舍，人气行三阳行与阴分：《甲乙经》《太素》均作"故日行一舍，人气行三阳与阴分"字，甚是。日行一舍，漏下 $3\frac{4}{7}$ 刻，按照本节算法，时间到第四刻，卫气进入阴分，故言之。◎［53］天与地同纪：据《甲乙经》卷一第九及《太素》卷十二卫五十周，当作"与天地同纪"。◎［54］纷纷盼盼（pā pā）：指貌似纷乱实则有序。盼，有序的样子。

灵枢经·九宫八风[1] 第七十七

太一[2]常以冬至之日[3]，居叶蛰[4]之宫四十六日，明日[5]居天留[6]四十六日，明日居仓门[7]四十六日，明日居阴洛[8]四十五日，明日居天宫[9]四十六日，明日

太一常居中央招摇宫，而以北斗旋指八方的八宫，一般从冬至这一天开始，指向北方的坎位时叶蛰宫四十六天，历经冬至、小寒、大寒三个节气。到了期满后的第二天，即从立春这一天开始，又指向东北方的艮位天留宫四十六天，历经立春、雨水、惊蛰三个节气。到了期满后的第二天，即从春分这一天开始，又指向东方的震位仓门宫四十六天，历经春分、清明、谷雨三个节气。到了期满后的第三天，即从立夏这天开始，又指向东南方的巽位阴洛宫四十五天，历经立夏、小满、芒种三个节气。到了期满后的第二天，即从夏至这一天开始，又指向南方的离位上天宫四十六天，历经夏至、小暑、大暑三个节气。到了期满后的第二天，即从立秋

---

[1]九宫八风：本篇从人体与自然密切相应的观念出发，根据天体的运行规律，运用九宫八风的理论，阐述了自然界正常气候及其异常变化对人体产生的不同影响，故名"九宫八风"。◎[2]太一：北极星。太一原为北极神的别名，因称北极星为太一。太一常居中宫，因而此下所谓太一"居""游""移"等，并不是实指北极星的移动，而是指北斗围绕北极星旋转所引起的相对移动而言。◎[3]以冬至之日：从冬至之日开始。◎[4]叶（xié 胁）蛰：九宫之一，坎宫的别名，位居正北方，时主冬至、小寒、大寒三节，为阴寒之极，蛰伏最协和之时，故名。叶，通"协"。◎[5]明日：第二天，在这里指四十六天以后的第二天，即第四十七天。◎[6]天留：九宫之一，艮宫的别名，位在东北，时主立春、雨水、惊蛰三节。◎[7]仓门：九宫之一，震宫的别名，位在东方，时主春分、清明、谷雨三节。◎[8]阴洛：九宫之一，巽宫的别名，位在东南，时主立夏、小满、芒种三节。◎[9]天宫：九宫之一，离宫的别名，位在南方，时主夏至、小暑、大暑三节。◎[10]玄委：九宫之

合八风虚实邪正

东南方
阴洛 巽 立夏
四

南方
天宫 离 夏至
九

西南方
玄委 坤 立秋
二

东方
仓门 震 春分
三

中央
摇 招
五

西方
仓果 兑 秋分
七

东北方
天留 艮 立春
八

北方
叶蛰 坎 冬至
一

西北方
新洛 乾 立冬
六

立夏	四	阴洛 东南方	夏至	九	上南 天宫央方	立秋	二	玄委 西南方
春分	三	仓门 东方	招摇	五	中	秋分	七	仓果 西方
立春	八	天留 东北方	冬至	一	叶蛰 北 方	立冬	六	新洛 东南方

居玄委[10]四十六日，明日居仓果[11]四十六日，明日居新洛[12]四十五日，明日复居叶蛰之宫，曰冬至矣。

太一日游，以冬至之日，居叶蛰之宫，数所在，日从一处，至九日[13]，复反于一，常如是无已，终而复始。太一移日[14]，天必应之以风雨，以其日风雨则吉，岁美民安少病矣，先之则多雨，后之则多汗[15]。

太一在冬至之日有变[16]，占在君[17]；太一在春分之日有变，占在相；太一在中宫之日有变[18]，占在吏；太一在秋分之日有变，占在将；太一在夏至之日有变，占在百姓。所谓有变者，太一居五宫之日，病风折树木，扬沙石。各

这一天开始，又指向西南方的坤位玄委宫四十六日，历经立秋、处暑、白露三个节气。到了期满后的第二天，即从秋分这一天开始，又指向西方的兑位仓果宫四十六天，历经秋分、寒露、霜降三个节气。到了期满后的第二天，即从立冬这一天开始，又指向西北方的乾位新洛宫四十五天，历经立冬、小雪、大雪三个节气。到了期满后的第二天，又开始指向北方的坎位叶蛰宫，而这天恰好是冬至之日。

太一日日不息地以北斗旋指八方的八宫。太一是冬至这一天开始指向北方坎位叶蛰宫的，如果从这一天开始计算太一旋指八宫的日子，等到太一遍游八宫后的第二天，它就又回到了当初所指的位置。太一的运行就是这样永无休止，终而复始的。在太一自上一宫移指下一宫的这一天，天象必定有风雨与之相应。如果在这一天风雨应时而至，那便是吉祥的征兆，预示着收成丰足，百姓安康无病；如果风雨不能应时而至，先期而来则当年多雨，后期而来则当年多旱。

如果在太一指向冬至这一天出现灾异，那么预测这灾异跟国君有关；如果在太一指向春分这一天出现灾异，那么预测这灾异跟宰相有关；如果在太一指向立春、立夏、立秋、立冬这四天出现灾异，那么这灾异跟官吏有关；如果在太一指向夏至这一天出现灾异，那么这灾异跟将军有关；如果在太一指向秋分这一天出现灾异，那么这灾异跟百姓有关。所谓出现灾异，就是在太一指向四方及中宫所应的四隅时出现大风，折断树木，飞扬沙石。因此，要

一，坤宫的别名，位在西南，时主立秋、处暑、白露三节。◎[11]仓果：九宫之一，兑宫的别名，位在西方，时主秋分、寒露、霜降三节。◎[12]新洛：九宫之一，乾宫的别名，位在西北，时主立冬、小雪、大雪三节。◎[13]九日：太一遍游八宫，每宫所在日数为一日，则九日指太一遍游八宫后的第二天。◎[14]太一移日：太一自上一宫指向下一宫的日子。◎[15]先之则多雨，后之则多汗：意即风雨先于太一移宫之日而至，则当年多雨；风雨后于太一移宫之日而至，则当年多旱。汗，当作"旱"。◎[16]变：指灾异。◎[17]占在君：预测灾异与君有关。占，预测，推测之意。◎[18]太一在中宫之日：太一指向立春、立夏、立秋、立冬之日。中宫，即中央招摇宫，属土而旺于

以其所主占贵贱，因视风所从来而占之。

风从其所居之乡[19]来为实风，主生，长养万物。从其冲后[20]来为虚风，伤人者也，主杀、主害者。谨候虚风而避之，故圣人曰避虚邪之道，如避矢石然，邪弗能害，此之谓也。

是故太一入徙立于中宫[21]，乃朝八风，以占吉凶也。风从南方来，名曰大弱风，其伤人也，内舍于心，外在于脉，气主热。

风从西南方来，名曰谋风，其伤人也，内舍于脾，外在于肌，其气主为弱。

风从西方来，名曰刚风，其伤人也，内舍于肺，外在于皮肤，其气主为燥。

风从西北方来，名曰折风，其伤人也，内舍于小肠，外在于手太阳脉，脉绝则溢，脉闭则结

分别根据各方之风所对应的情况，来推测不同等级的人物吉凶顺逆，关键还在于判明风所来的方向和时间来进行推测。

凡是风从当令的方位而来，则称作实风，实风有生长之机，能养育万物；凡是风从不当时令的方位而来，则叫作虚风，虚风是对人体有伤害作用的风，能侵害万物。因此，要谨慎地诊候虚风之所来并且适时地躲避，圣人说：若躲避虚风，就像躲避箭矢擂石一样，那么邪风之气就能不伤害人体。说的就是这个道理。所以，将太一所在之位定在中宫，八方之风就都朝向中宫，也就可以据此来判定方位，推测吉凶了。

如果不当时令而风从南方来，叫作大弱风。大弱风伤害人体时，一般是向内侵入心脏，在外伤于经脉，其性质是引起人体的热证。

如果不当时令而风从西南方来，叫作谋风。谋风伤害人体时，一般是向内侵入脾脏，在外伤于肌肉，其性质是引起人体的虚证。

如果不当时令而风从西方来，叫作刚风。刚风伤害人体时，一般是向内侵入肺脏，在外伤于皮肤，其性质是引起人体的燥证。

如果不当时令而风从西北方来，叫作折风。折风伤害人体时，一般是向内侵入小肠，在外伤于手太阳的经络，若是脉气竭绝则邪气蔓延扩散，若是脉道阻闭则正气郁结

四维，故指九宫四隅的立春、立夏、立秋、立冬四季。◎[19]所居之乡：太一所指的位置，亦即所当的时令。如太一指向西方仓果宫，时应秋分，故秋分之时刮西风，即是来自所居之乡。◎[20]冲后：与太一所指位置相反，亦即与所当的时令相反。如太一指向北方叶蛰宫，时应冬至，不见北风而见南风，即与所当的时令相反，亦即来自"冲后"。◎[21]太一入徙立于中宫：以太一之位为中宫。

不通^[22]，善暴死。

风从北方来，名曰大刚风，其伤人也，内舍于肾，外在于骨与肩背之膂筋^[23]，其气主为寒也。

风从东北方来，名曰凶风，其伤人也，内舍于大肠，外在于两胁腋骨下及肢节。

风从东方来，名曰婴儿风，其伤人也，内舍于肝，外在于筋纽^[24]，其气主为身湿。

风从东南方来，名曰弱风，其伤人也，内舍于胃，外在肌肉，其气主体重。

此八风皆从其虚之乡^[25]来，乃能病人。三虚^[26]相抟，则为暴病卒死。两实一虚，病则为淋露寒热^[27]。犯其雨湿之地，则为痿。故圣人避风，如避矢石焉。其有三虚而偏中于邪风，则为击仆偏枯^[28]矣。

不通，病人常会突然死亡。

如果不当时令而风从北方来，叫作大刚风。大刚风伤害人体时，一般是向内侵入肾脏，在外伤于骨骼和肩部、脊背旁侧的筋膜，其性质是引起人体的寒证。

如果不当时令而风从东方来，叫作凶风。凶风伤害人体时，一般是向内侵入大肠，在外伤于两肋两腋的骨下以及四肢关节。

如果不当时令而风从东方来，叫作婴儿风。婴儿风伤害人体时，一般是向内侵入肝脏，在外伤于筋膜的会聚之处，其性质是引起人体的湿证。

如果不当时令而风从东南方来，叫作弱风。弱风伤害人体时，一般是向内侵入胃腑，在外伤于肌肉，其性质是引起身体沉重。

这八种风都是从不当时令的方位而来，所以才伤害人体而致病。如果风气与所当的年、月、时节均相冲逆，就可能突然发病而死亡。如果风气跟当令的年、月、时节中的两个相应而一个不相应，就会因淋雨、露风、感寒、受热而发病。如果触犯了雨湿之邪，就会发生痿证。因此，圣人躲避虚风之邪，就像躲避箭矢擂石一样。如果风气与当令的年、月、时节均相冲逆，而身体被邪风之气侵袭到一侧，就会像被击打一样昏厥于地，或者发生半身不遂的病证。

按太一之位本在北方，古人为方便论述，将太一定在中宫。◎ [22] 脉绝则溢，脉闭则结不通：指脉气竭绝则邪气蔓延扩散，脉道阻闭则正气郁结不通。绝，竭尽。溢，水漫出，此指邪气蔓延扩散。◎ [23] 膂筋：脊柱旁侧的筋膜。◎ [24] 筋纽：筋膜会聚之处。◎ [25] 虚之乡：与太一所指位置相反的方向，亦上文所称"冲后"，如冬至之日刮南风等。◎ [26] 三虚：风气与所当的年、月、时均相冲逆。虚，非时而至，亦即与太一所指位置相反，而具体又有年、月及时节的区别。◎ [27] 淋露寒热：谓淋雨、露风、感寒、受热而发病。一说：淋露为疲困之意。◎ [28] 击仆偏枯：击仆，犹若被击打而突然昏厥倒地。偏枯，半身不遂之病。

灵枢经·九针论 [1] 第七十八

黄帝曰：余闻九针于夫子，众多博大 [2] 矣，余犹不能寤 [3]，敢问九针焉生？何因而有名？

岐伯曰：九针者，天地之大数 [4] 也，始于一而终于九 [5]。故曰：一以法天 [6]，二以法地 [7]，三以法人 [8]，四以法时 [9]，五以法音 [10]，六以法

黄帝说道：我从先生这里了解了九针的刺法，那真是内容丰富，博大精深啊！可是我还没能够完全地领悟。请问九针的刺法是怎样发明的？又是怎样命名的？

岐伯回答说：九针是取法于"九"这个天地之间的最大之数，而天地间的数理从一开始，到九终结。因此说，一是取法于天，二是取法于地，三是取法于人，四是取法于四季，五是取法于五

---

[1] 九针论：九，奇数，为阳，"天地之大数也"；针，指针刺的工具。本篇主要论述了九针的来源、命名、规格、用途、形状、禁忌症等内容，把九针与人体、自然密切配合起来，并指出了在用针时，要注意观察患者的形志、气血多少、阴阳表里、五脏各种病变与五味所主来进行辨证施治。因本篇主要讨论九针的形状和用途，故名"九针论"。◎ [2] 众多博大：九针代表许多针具，有多种用途。◎ [3] 寤：通"悟"，此有领悟之意。◎ [4] 大数：最大之数。古时八卦中的阳爻以"九"表示，阴爻以"六"表示，用以说明宇宙万物，故九与六皆大数。◎ [5] 始于一而终于九：天地间的数理从一开始，到九终结。一，数之始。九，数之终。九加一为十，九十九加一为百，则九和一为一切数理的基础，因此说"始于一而终于九"。以此说明自然界事物的复杂性或规律性。◎ [6] 一以法天：天为阳，天一生水，故一数取法于天。法，取法、效法的意思。◎ [7] 二以法地：地为阴，二为偶数，为阴，故二数取法于地。◎ [8] 三以法人：人以天地之气生，天地阴阳之气凝聚而成，故三数取法于人。◎ [9] 四以法时：四取法于春、夏、秋、冬四时。◎ [10] 五以法音：五取法于角、徵、宫、

律[11]，七以法星[12]，八以法风[13]，九以法野[14]。

黄帝曰：以针应九之数奈何？

岐伯曰：夫圣人之起天地之数也，一而九之[15]，故以立九野；九而九之[16]，九九八十一，以起黄钟[17]数焉，以针应数也。

一者天也，天者阳也，五脏之应天者肺[18]；肺者，五脏六腑之盖也；皮者，肺之合也，人之阳也。故为之治[19]针，必以大其头而锐其末，令无得深入而阳气出。

二者地也，人之所以应土者，肉也[20]。故为之治针，必筒[21]其身而员[22]其末，令无得伤肉分[23]，伤则气得竭。

三者人也，人之所以成生者，血脉也[24]。故为之治针，必大其

音，六是取法于六律，七是取法于七星，八是取法于八风，九是取法于九野。

黄帝问道：那么，针法是怎样跟"九"这个数相应的？

岐伯回答说：圣人创立天地之间的数理，从一开始到九结束，因而就以天、地、人、四季、五音、六律、七星、八风和九野来对应。若九与九相乘，九九八十一，因而就跟黄钟八十一黍的数来对应。因此，九针是与"九"这个天地之间的最大之数相对应的。

一是比象于天的数。天是属阳的，而人体五脏中跟天相应的是肺脏，因为肺脏居于最上，好像是五脏六腑的顶盖一样。皮肤是肺脏的外合，在人体之中也属于阳分。因此，为治疗肺脏和皮肤的病变而制造针具，一定使针头较大而针尖锐利，这样便使得针具在使用时不会进得很深而导致阳气外泄。

二是比象于地的数。人体之中跟地相应的是肌肉。因此，为治疗肌肉病变而制造针具，一定要使针身呈圆柱状而使针尖圆滑，这样便使得针具在使用时不会伤及肌肉的分理，若是肌肉的分理被针具刺伤，会导致阳气衰竭。

三是比象于人的数。人体之所以能生长发育，完全是依赖血脉的充养。因此，为治疗血脉病变而制造针具，一定要使针身粗大而使针

商、羽五音。◎[11]六以法律：六取法于黄钟、太簇、姑洗、蕤宾、夷则、无射六律。◎[12]七以法星：七取法于木、火、土、金、水、日、月七星。◎[13]八以法风：八应于八方之风。详见前《九宫八风》。◎[14]九以法野：九应于九野。野，即九野，九州之分野。◎[15]一而九之：即一乘九。◎[16]九而九之：即九乘九◎[17]黄钟：古时乐器名，以竹制成，用以校正音律。因黄钟长为九寸，而每寸长九纵黍（将九粒黑黍纵向排列），九寸恰合八十一纵黍，即所谓"九而九之"，所以九针之数与黄钟之数相应，含有以九针之法疗无穷之病的意思。◎[18]应天者肺：肺通天气，故应于天之气。◎[19]治：制作。◎[20]应土者，肉也：脾居中央属土，脾主肌肉，故曰应土者，肉也。◎[21]筒（tǒng统）：同"筒"，竹管。此指针身呈圆筒状。◎[22]员：同"圆"。◎[23]肉分：指肌肉间的界畔纹理。◎[24]人之所以成生者，血脉也：心主血脉，而心者，生之本也，故

身而员其末，令可以按脉勿陷[25]，以致其气[26]，令邪气独出。

四者时也，时者，四时八风之客于经络之中[27]，为瘤病[28]者也。故为之治针，必筩其身而锋其末[29]，令可以泻热出血，而瘤病竭。

五者音也，音者，冬夏之分，分于子午[30]，阴与阳别，寒与热争，两气相搏，合为痈脓者也。故为之治针，必令其末如剑锋，可以取大脓。

六者律[31]也，律者，调阴阳四时而合十二经脉[32]，虚邪客于经络而为暴痹者也。故为之治针，必令尖如氂[33]，且员且锐，中身

尖圆滑，这样便使得针具在使用时可以用来在血脉上按压而使邪气不能内陷，来招聚正气，使邪气外出而消散。

四是比象于四季的数。四季之病，一般是四季的八方之风侵入经络而导致经久不愈的瘤疾。因此，为治疗四季瘤疾而制造针具，一定要使针身呈圆柱状而使针尖锋利，这样便使得针具在使用时可以用来泻除热邪，刺破血络，从而使邪气散尽，瘤疾痊愈。

五是比象于五音的数。寒极的冬至和热极的夏至分居正北的子位坎宫和正南的午位离宫，而音之数为五，居于中宫，正在离、坎二宫之间，因而是阴阳分界之处，若寒热相争，两气搏结，会使血气壅滞而发生痈脓。因此，为治疗痈脓之病而制造针具，一定要使针尖像剑锋一样，这样便使得针具在使用时可以用来割破痈脓放脓。

六是比象于六律的数。音律可用以调适阴阳，并与四季相应，在人体之中跟十二经脉相合。若四时不正之气侵入十二经脉，便会导致突发邪气痹阻的病证。因此，为治疗突发邪气痹阻之病而制造针具，一定要使针尖像长毛一

血脉应象于人。◎[25]按脉勿陷：在血脉上按压而使邪气不能内陷。◎[26]以致其气：使正气来复。◎[27]四时八风之客于经络之中：经络与四时相应，故四方的虚邪贼风，可侵入经络之中，而致病变。◎[28]瘤病：《甲乙经》作"瘤病"，甚是。日本·丹波元简："《九针十二原》《官针》等篇俱谓锋针取瘤疾，又下文云：瘤病竭，明是'瘤'乃'瘤'之讹，当从《甲乙经》。"◎[29]必筩其身而锋其末：意即使针身圆直，针尖锐利。◎[30]音者，冬夏之分，分为子午：指寒极的冬至和热极的夏至分居正北的子位坎宫和正南的午位离宫，而音之数为五，居于中宫，正在离、坎二宫之间。音，指宫、商、角、徵、羽五音。五音之数为五，在河图中居于中央。冬夏之分，指冬至和夏至。在河图中，冬至数为一，居正北；夏至数为九，居正南，而正北为子，正南为午，所以说"分为子午"。◎[31]律：定音之器。相传黄帝时伶伦截竹为管，以管的长短分别音乐的声调，共有十二律，阴阳各六，阳者称为律，阴者称为吕。六律为黄钟、大蔟、姑洗、蕤宾、夷则、无射；六吕为大吕、夹钟、仲吕、林钟、南吕、应钟。一般称律或六律，多指十二律。◎[32]律者，调阴阳四时而合十二经脉：六律调节声音，分为阴阳，应于春、夏、秋、冬四时，在人体之中跟十二经脉相合。◎[33]氂（máo 牦）：长毛。此

微大，以取暴气[34]。

七者星也，星者，人之七窍[35]，邪之所客于经，而为痛痹，舍于经络者也。故为之治针，令尖如蚊虻喙[36]，静以徐往，微以久留，正气因之，真邪俱往，出针而养者也。

八者风也，风者，人之股肱八节也[37]，八正之虚风，八风伤人，内舍于骨解腰脊节腠理之间，为深痹也。故为之治针，必长其身，锋其末，可以取深邪远痹。

九者野也，野者，人之节解皮肤之间也[38]，淫邪流溢于身，如风水之状，而溜[39]不能过于机关大节者也。故为之治针，令尖如挺，其锋微员，以取大气之不能过于关节者也。

黄帝曰：针之长短有数乎？

岐伯曰：一曰镵针者，取法于巾针[40]，去末寸半[41]，卒锐之，

样，又长又锐，针身的中部略微粗大，这样便可以用来取穴治疗突发邪气痹阻的病证。

七是比象于七星的数。木、火、土、金、水、日、月七星，跟人体的七窍是相应的。七窍是邪气侵入经脉而导致疼痛痹阻之证的途径，而邪气往往是通过七窍侵入经络，久留不去，就会发生痛痹。因此，为治疗疼痛痹阻之证而制造针具，一定要使针尖像蚊虻之类的嘴一样尖细，这样便于静候经气而徐徐入针，微微捻转而久留其针，从而使正气来聚，邪气消散，并可用以补养正气。

八是比象于八风的数。四季八方的正风，跟人体上下肢的八个大关节是相应的。若是八方的非时不正之风侵害人体，常会向内侵入骨缝腰脊关节腠理之间，从而导致邪气深入而痹阻之证。因此，为治疗邪气深入痹阻的病证而制造针具，一定要使针身较长而使针尖锋利，这样便使得针具在使用时可以用来刺疗邪气深入而痹阻的病证。

九是比象于九野的数。九州的分野，跟人体的关节皮肤是相应的。若是亢盛的邪气流溢于周身，出现浮肿，病状就像风水一样，这是由于水液下流却不能通过大的关节，以致肌肤积水为肿。因此，为治疗邪气流溢之证而制造针具，一定要使针尖像草茎一样柔细，针的尖端微微圆滑，这样便使得针具在使用时可以用来刺疗不能通过关节的亢盛之邪。

黄帝问道：针具的长短有一定的度数吗？

岐伯回答说：第一种针名叫镵针。镵针是

指针细而有韧性。◎[34]暴气：即暴痹，指突发的邪气痹阻病证。◎[35]星者，人之七窍：天空星辰密布，人的通身空窍也很多。星，指日、月及木、火、土、金、水五星。◎[36]喙（huì 会）：鸟兽虫鱼的嘴。◎[37]风者，人之股肱八节也：八方之风合于人之八大关节。◎[38]人之节解皮肤之间也：人的关节间隙及皮肤腠理，言其众多。◎[39]溜：水下流。◎[40]巾针：别挂佩巾或

长一寸六分，主热在头身也。

二曰员针，取法于絮针[42]，箭其身而卵其锋，长一寸六分，主治分间[43]气。

三曰鍉针，取法于黍粟之锐[44]，长三寸半，主按脉取气，令邪出。

四曰锋针，取法于絮针，箭其身，锋其末，长一寸六分，主痈热出血。

五曰铍针，取法于剑锋，广二分半，长四寸，主大痈脓，两热争者也。

六曰员利针，取法于氂针[45]，微大其末，反小其身，令可深内也，长一寸六分，主取痈痹者也。

七曰毫针，取法于毫毛，长一寸六分，主寒热痛痹在络者也。

八曰长针，取法于綦针[46]，长七寸，主取深邪远痹者也。

九曰大针，取法于锋针，其锋微员，长四寸，主取大气[47]不出关节

模仿巾针的式样制成，在离尖端半寸的位置突然变得细锐，针长一寸六分，主治热在头身的病变。

第二种针名叫员针。员针是模仿絮针的式样制成，针身呈圆柱状，针尖呈卵圆形，针长一寸六分，主治分肉之间的邪气。

第三种针名叫鍉针。针是取法于黍粟的圆锐形状，针长三寸半，主要用来按压经脉，以招聚正气，驱邪外出。

第四种针名叫锋针。锋针也是模仿絮针的式样制成，针身呈圆柱状，但针尖较为锐利，针长一寸六分，主治邪热壅滞之病，还可以用于刺络放血。

第五种针名叫铍针。铍针是取法于剑的尖锋形状，针身宽二分半，长四寸，主治大痈脓肿等内外邪热搏结的病证。

第六种针名叫员利针。员利针是取法于长毛的形状，针的尖端略大，针身反而较小，以便使针具易于深入，针长一寸六分，主治痈肿及邪气壅滞痹阻的病证。

第七种针名叫毫针。毫针是取法于毫毛的形状，针长一寸六分，主治邪气在络而致的寒热及疼痛痹阻的病证。

第八种针名叫长针。长针是模仿綦针的式样制成，针长七寸，主要用于刺疗邪气深入痹阻的病证。

第九种针名叫大针。大针是取法于锋针，针的尖端略圆，针长四寸，主要用来

头巾的别针。巾，佩巾。◎［41］寸半：当作"半寸"。◎［42］絮针：缝绵絮的针。◎［43］分间：指分肉之间。分，分肉。◎［44］取法于黍粟之锐：指鍉针的针尖要仿照黍粟的形状，圆而微尖。◎［45］氂针：《灵枢·九针十二原》："员利针者，大如氂，且员且锐。"◎［46］綦（qí 奇）针：缝纫

者也。针形毕矣，此九针大小长短法也。

黄帝曰：愿闻身形应九野奈何？

岐伯曰：请言身形之应九野也，左足应立春，其日戊寅己丑。左胁应春分，其日乙卯。左手应立夏，其日戊辰己巳。膺[48]喉首头应夏至，其日丙午。右手应立秋，其日戊申己未。右胁应秋分，其日辛酉。右足应立冬，其日戊戌己亥。腰尻下窍应冬至，其日壬子。六腑膈下三脏[49]应中州，其大禁[50]，大禁太一所在之日[51]及诸戊己[52]。凡此九者，善候八正所在之处[53]，所主左右上下身体有痈肿者，欲治之，无以其所直之日溃治之，是谓天

刺疗邪气不能通利关节，而积水成肿的病症。针具的形状我已讲解完毕，这些就是九针大小长短的规制。

黄帝说道：我希望能够了解一下人的形体是怎样跟九野相应的。

岐伯回答说：那就让我来为您讲解一下人的形体跟九野相应的情况吧。如果把人体跟九宫相对应，大致是这样的情况：左足在东北方艮宫，跟立春日相应，所值之日是戊寅、己丑二日；左胁在东方震宫，跟春分日相应，所值之日是乙卯；左手在东南方巽宫，跟立夏日相应，所值之日是戊辰、己巳二日；胸膺、咽喉、头面在南方离宫，跟夏至日相应，所值之日是丙午；右手在西南方坤宫，跟立秋日相应，所值之日是戊申、己未二日；右胁在西方兑宫，跟秋分日相应，所值之日是辛酉；右足在西北方乾宫，跟立冬日相应，所值之日是戊戌、己亥二日；腰、臀和下窍在北方坎宫，跟冬至日相应，所值之日是壬子；六腑和胸膈以下的肝、脾、肾三脏位居中宫。针刺人体各部位时，要注意禁忌日期。一般针法的根本禁忌是指太一自上一宫移指下一宫，也就是八节移交的日子，以及各戊和己日。掌握了人体九个部位和九个方位的相应关系，就可以测候八方当令节气的所在，及其跟人体左右上下的关系，从而也就明确了刺法上的禁忌日期。例如，身体某个部位患了痈疮脓肿之类的疾病，如果正当太一所在及戊己所值之日就不能溃破放脓，这就是所谓

用的长针。◎[47]大气：指大邪之气。◎[48]膺：泛指胸部。◎[49]膈下三脏：即胸膈以下的肝、脾、肾三脏。◎[50]大禁：针刺的禁忌原则。大，重要。禁，针刺禁忌的时日。◎[51]太一所在之日：指太一自上一宫移指下一宫的日子，即冬至、立春、春分、立夏、夏至、立秋、秋分、立冬八节。详见《灵枢·九宫八风》。◎[52]戊己：戊日和己日。按：戊己二天干在五行属土，而中央戊己土为太一常居，故凡戊日或己日均为针刺所忌。◎[53]八正所在之处：八正，八方之正位，代表八个节气（即二分、二至、四立）。八正所在之处，指八方正风向所来之处。◎[54]天忌日：

忌日[54]也。

形乐志苦[55]，病生于脉，治之以灸刺。形苦志乐，病生于筋，治之以熨引[56]。形乐志乐，病生于肉，治之以针石。形苦志苦，病生于咽喝[57]，治之以甘药。形数惊恐，筋脉不通，病生于不仁，治之以按摩醪药[58]。是谓形。

五脏气：心主噫[59]，肺主咳，肝主语，脾主吞，肾主欠。

六腑气：胆为怒，胃为气逆哕，大肠小肠为泄，膀胱不约为遗溺，下焦溢为水。

五味：酸入肝，辛入肺，苦入心，甘入脾，咸入肾，淡入胃[60]，是谓五味。

五并[61]：精气并肝则忧[62]，并心则喜[63]，并肺则悲，并肾

的天时禁忌。

形体安逸，精神苦闷的人，病变会发生在经脉，应该用艾灸和针刺来治疗；如果形体劳苦，心志愉悦，病变多发生在筋膜，应该用熨法和导引来治疗；如果形体安逸，心志愉悦，病变会发生在肌肉，应该用针法和砭石来治疗；如果形体劳苦，精神也苦闷，病变会发生在咽部，出现气喘喝喝，应该用甘和的药物来治疗；如果多次遇到惊恐，会使筋膜不利，从而出现肌肤麻木不仁的病证，应该用按摩和酒剂来治疗。这便是五种形志病变及其对应的治法。

五脏功能失调引起的气机病变分别是：心气不舒，表现为嗳气；肺气不利，表现为咳嗽；肝气郁结，表现为语言错乱；脾气不和，表现为吞酸；肾气衰惫，表现为呵欠。

六腑功能失调引起的气机病变分别是：胆气郁而不畅，表现为多怒；胃失和降，表现为气逆呃逆；小肠清浊不分、大肠传导不固，则表现为泄泻；膀胱气虚失约，则表现为遗尿；若下焦水道不通，水溢则发为肿胀。

五味入胃后，按其属性各归其所合的脏腑：酸味属木入于肝，辛味属金入于肺，苦味属火入于心，甘味属土入于脾，咸味属水入于肾。此外，淡味入于胃腑。这便是五味跟五脏的应合关系。

五脏精气偏聚而导致的病变分别是：精气偏聚于肝脏就表现为忧郁，精气偏聚于心脏就表现为喜笑不休，精气偏聚于肺脏就表现为多悲，精

指据节令变化确定的不宜针刺的日期。◎[55]形乐志苦：指形体安闲、舒适、温饱，而精神忧伤、苦闷。形，指形体。志，指情志。◎[56]熨引：用药温熨导引。◎[57]喝：气喘。◎[58]醪药：即药酒。◎[59]噫：即嗳气，饱食之声。胃之大络上连于心，故噫之在心，使心气不舒，使胃气阻隔不通上逆。◎[60]淡入胃：淡附于甘，脾胃为表里，按五味入五脏理论，甘淡入脾胃。◎[61]五并：指五脏精气偏聚在某一脏而致的五种病证。◎[62]并肝则忧：精气并聚于肝，肝气过旺，木反侮肺金，故有肺之志忧。◎[63]并心则喜：《灵枢·本神》："心气虚则悲，实则笑不休。"◎[64]并脾则

则恐，并脾则畏[64]，是谓五精之气并于脏也。

五恶[65]：肝恶风，心恶热，肺恶寒，肾恶燥，脾恶湿，此五脏气所恶也。

五液：心主汗[66]，肝主泣，肺主涕，肾主唾[67]，脾主涎[68]，此五液所出也。

五劳[69]：久视伤血，久卧伤气，久坐伤肉，久立伤骨，久行伤筋，此五久劳所病也。

五走：酸走筋，辛走气，苦走血，咸走骨，甘走肉，是谓五走也。

五裁[70]：病在筋，无食酸；病在气，无食辛；病在骨，无食咸；病在血，无食苦；病在肉，无食甘。口嗜而欲食之，不可多也，必自裁也，命曰五裁。

气偏聚于肾脏就表现为善恐，精气偏聚于脾脏就表现为多畏。这便是五脏精气偏聚于某一脏所导致的病变。

五脏随其不同的性能，各有所恶：肝主筋，风胜则筋脉拘急，故恶风；心藏脉舍神，热胜则灼伤血脉，扰及心神，所以恶热；肺主气为娇脏，外合皮毛，寒胜则气滞不宣，皮毛闭塞，故恶寒；肾属水，藏精而生髓，其性喜润，燥胜则伤精，骨枯而髓消，所以恶燥气；脾主运化水液，湿胜易困脾，故恶湿。这便是五脏所憎恶的五气的情况。

五脏所化生的体液分别是：心主汗，肝主泪，肺主涕，肾主唾，脾主涎。这便是五液分别与五脏的联系。

五种劳逸过度所致的损伤是：久视会伤血，病在心；久卧会伤气，病在肺；久坐会伤肉，病在脾；久立会伤骨，病在肾；久行会伤筋，病在肝。这便是五种劳逸失调所导致的病变。

五味趋向人体组织的情况分别是：酸味入肝，肝主筋，故趋向筋膜；辛味入肺，肺主气，故趋向卫气；苦味入心，心主血脉，故趋向血液；咸味入肾，肾主骨，所以趋向骨骼；甘味入脾，脾主肌肉，故趋向肌肉。这便是五味趋向人体组织的不同情况。

五种患病后须减裁饮食的情况分别是：病变若在筋膜，不可过食酸味的食物；病变若在卫表，不宜食用辛味的食物；病变若在骨骼，不可多食咸味的食物；病变若在血液，不可多食苦味的食物；病变若在肌肉，不宜过食甘味的食物。如果偏嗜某味的食物而想要进食，也不可过量，必须要自我节制，适可而止，这就叫作"五裁"。

畏：精并于脾，脾实而滞，土盛乘水，故见肾志。◎[65]五恶：即五脏所恶。恶，憎恶。◎[66]心主汗：明·张介宾："心主血，汗为血之舍也。"◎[67]肾主唾：明·张介宾："唾生于舌下，足少阴肾脉，循喉咙，挟舌本也。"◎[68]脾主涎：唐·杨上善："脾足太阴脉，通于五谷之液，上出廉泉，故名为涎。"◎[69]五劳：指劳役过度所致的五种劳伤。◎[70]裁：减裁、节制，此有禁忌饮食之意。

五发：阴病发于骨[71]，阳病发于血[72]，以味发于气[73]，阳病发于冬[74]，阴病发于夏[75]。

五邪[76]：邪入于阳，则为狂[77]；邪入于阴，则为血痹[78]；邪入于阳，抟则为癫疾[79]；邪入于阴，抟则为瘖[80]；阳入之于阴，病静；阴出之于阳，病喜怒。

五藏：心藏神，肺藏魄，肝藏魂，脾藏意，肾藏精志也。

五主：心主脉，肺主皮，肝主筋，脾主肌，肾主骨。

阳明多血多气，太阳多血少气，少阳多气少血，太阴多血少气，厥阴多血少气，少阴多气少血；故曰：刺阳明出血气[81]，刺太阳出血恶气[82]，刺少阳出气恶血，刺太阴出血恶气，刺厥阴出血

五脏病变好发的部位和季节分别是：肾脏病变多发生在骨骼，心脏病变多发生在血液，脾脏病变多由饮食所伤而发生在肌肉，肝脏病变多发生在冬季，肺脏病变多发生在夏季。

五种邪气侵扰的病变分别是：邪气入于阳分，就表现为神志狂乱；邪气入于阴分，就表现为血脉痹阻；邪气入阳分而搏结不散，就表现为头部的疾患；邪气入阴分而搏结不散，就表现为失音不语；邪气由阳分转入阴分，病人多静默少言；邪气由阴分出于阳分，病人多烦躁喜怒。

五脏藏神的情况分别是：心藏神，肺藏魄，肝藏魂，脾藏意，肾藏志。

五脏所主的情况分别是：心主血脉，肺主皮毛，肝主筋膜，脾主肌肉，肾主骨骼。

六经气血的多少各不相同，因此，凡用针刺时，应根据各经的情况，只可泻其多，不可泻其少，一般的规律是：阳明经血多而气多，在针刺阳明经时可以放血散气；太阳经血多而气少，针刺太阳经时可以放血而不宜散气；少阳经气多而血少，针刺少阳经时可以散气而不宜放血；太阴经血多而气少，针刺太阴经时可以放血而不宜散气；厥阴经血多而气少，针刺厥阴经时可以放血而不宜散气；少阴经气多而血少，针刺少阴经时可

◎［71］阴病发于骨：肾病发生在骨骼。◎［72］阳病发于血：心病发生在血分。◎［73］以味发于气：《素问·宣明五气》"气"作"肉"，甚是。◎［74］阳病发于冬：肝病发生在冬季。清·张志聪："肝为阴中之少阳，逆冬气则奉生者少，春为痿厥，故肝脏之阳病发于冬。"◎［75］阴病发于夏：肺病发生在夏季。◎［76］五邪：即五邪所乱。◎［77］邪入于阳，则为狂：唐·杨上善："热气入于阳脉，重阳故为狂病。"◎［78］邪入于阴，则为血痹：唐·杨上善："寒邪入于阴脉，重阴则为血痹。"◎［79］抟则为癫疾：指邪气抟结不散，则发生头部疾患。癫，通"颠"，颠顶，此指头部。◎［80］邪入于阴，抟则为瘖：阳邪入于阴分，积聚不散，故病喑哑。◎［81］出血气：既可出血，也可出气。◎［82］出血恶气：可以出血，不宜散气。恶，不宜之意。

恶气，刺少阴出气恶血也。

　　足阳明太阴为表里，少阳厥阴为表里，太阳少阴为表里，是谓足之阴阳也。手阳明太阴为表里，少阳心主为表里，太阳少阴为表里，是谓手之阴阳也。

以散气而不宜放血。

　　足阳明经与足太阴经相表里，足少阳经与足厥阴经相表里，足太阳经与足少阴经相表里，这是足经的阴阳配合；手阳明经与手太阴经相表里，手少阳经与手厥阴经相表里，手太阳经与手少阴经相表里，这是手经的阴阳配合。

灵枢经·岁露论 [1] 第七十九

黄帝问于岐伯曰：经 [2] 言夏日伤暑，秋病疟，疟之发以时 [3]，其故何也？

岐伯对曰：邪客于风府 [4]，病循膂而下 [5]，卫气一日一夜，常大会于风府，其明日日下一节 [6]，故其日作晏 [7]。此其先客于脊背也 [8]，故每至于风府则腠理开，

黄帝向岐伯问道：医经中说：如果夏季被暑邪伤害，秋季就会发生疟疾。那么，疟疾的发作有一定的时间规律，其中的机理是怎样的呢？

岐伯回答说：疟邪侵入风府以后，会沿着脊椎下行，而卫气一昼夜之间循行人体五十周，也常常在风府会合。因为从卫气会于风府的第二天起，卫气的会合之处每天要下移一个椎节，所以疟邪发作的时间一天迟于一天，这是由于疟邪已经先侵入脊背的原因。每当卫气在风府会合时，都会出现腠理开泄的生

---

[1]岁露论：岁，就是年。古人以冬至日开始，到下一年的冬至日止，称为一岁。露，在此指不正常的自然界气候变化。本篇主要论述了一年四季不正常的风雨侵害人体的发病规律，观察岁首的天气变化，预测全年发病情况，故名"岁露"。◎[2]经：当时流传的某种医经书。◎[3]疟之发以时：疟疾病的发作，有一定的时间规律。◎[4]风府：邪风之气聚会的部位。此处指督脉上的风府穴，位于颈项中央入后发际一寸处。◎[5]病循膂而下：邪气沿着脊椎下行。病，病气，即邪气。膂，脊椎骨。◎[6]其明日日下一节：从卫气会于风府的第二天起，卫气的会合之处每天下移一个椎节。节，指椎骨的节段。◎[7]故其日作晏：意即因而疟疾每日发作的时间一天迟于一天。晏，晚的意思。按：此句意指疟疾之病，每当疟邪搏结于卫气会合之处，两相争胜而疟疾发作。《灵枢·卫气行》称卫气一昼夜循行人体五十周，因而"日下一节"并不是指卫气，而是指卫气"大会"的部位自风府起每日下移一节，而所会之处均叫风府，也是邪风之气所犯的部位。◎[8]此其先客于脊背也：

腠理开则邪气入，邪气入则病作，此所以日作尚[9]晏也。卫气之行风府，日下一节，二十一日下至尾底[10]，二十二日入脊内，注于伏冲之脉[11]，其行九日，出于缺盆之中[12]，其气上行，故其病稍益[13]。至[14]其内搏于五脏，横连募原[15]，其道远，其气深，其行迟，不能日作，故次日乃稽积而作[16]焉。

黄帝曰：卫气每至于风府，腠理乃发，发则邪入焉。其卫气日下一节，则不当风府奈何？

岐伯曰：风府无常[17]，卫气之所应，必开其腠理，气之所舍节，则其府也[18]。

黄帝曰：善。夫风之与疟也，相与[19]同类，而风常在[20]，而

理现象，而腠理开泄时疟邪会乘隙侵入，疟邪侵入则会导致疟疾发作，这也正是疟疾发作一天迟于一天的原因。人体的卫气在风府会合，每天要下移一个椎节，到了第二十一天，就下移到了尾骶部，第二十二天时卫气的会合处便转入脊椎之内，注入伏行的冲脉，而后沿脊椎上移九天，就转出缺盆之中。在这段时间内卫气循行中的会合之处逐日上移，所以疟疾发作的时间就一天早于一天。至于疟邪向内侵入五脏，横向牵累膜原以后的发作情况，由于侵害的部位比较远，疟邪的位置比较深，而且往来迟缓，所以当疟邪侵入五脏，横连膜原以后，疟疾便不再是每天发作，到了第二天等疟邪蓄积已足，才可能发作。

黄帝问道：每当卫气循行到风府并在风府会合时，就会出现腠理开泄的生理现象，而腠理开泄时疟邪就乘隙侵入，从而发生疟疾。可是，卫气在风府会合，每天要下移一个椎节，这时卫气的会合之处就不再正当风府，那又是怎么一回事呢？

岐伯回答说：所谓风府，并没有固定的位置。当卫气在循行中会合于某个椎节，必定会导致这个椎节部位的腠理开泄，而疟邪恰好就侵入这个部位，因此，卫气所会的椎节，就是疟邪所伤的椎节，而这个椎节就是风府。

黄帝说：您讲得很好。那么，风邪和疟邪性质相似而同属外邪，可是风病的临床表现一般持

指邪气已先侵入脊背，才得与每日运行于脊柱的卫气相持而使疟疾发作。◎[9]尚：通"常"。◎[10]尾底：即尾骶骨。◎[11]伏冲之脉：冲脉伏行于脊内的部分，亦称伏膂之脉。◎[12]缺盆之中：指天突穴。◎[13]稍益：《素问·疟论》《甲乙经》均作"稍益早"三字，甚是。谓疟邪发作一日早于一日。◎[14]至：至于。连词，表示他转。◎[15]连募原：谓牵累募原。连，牵累的意思。募原，亦作"膜原"，指脏腑间的系膜。◎[16]次日乃稽（xù续）积而作：指邪气深入，不能当日外出与卫气相搏，需经一定的时间，至次日与卫气相搏而发作。◎[17]风府无常：意即风邪侵袭人体常无固定的部位。风府，此处指风邪之气侵袭之处。◎[18]气之所舍节，则其府也：意即邪气入侵之处，即是其发病的部位。气，指邪气。府，指发病部位。◎[19]相与：《素问·疟论》《甲乙经》《太素》均作"相似"，甚是。◎[20]风常在：指风邪致病所出现的症状，常持续存在。◎

疟特以时休[21]何也?

岐伯曰:风气留其处,疟气随经络沉以内搏[22],故卫气应乃作也。

帝曰:善。

黄帝问于少师曰:余闻四时八风[23]之中人也,故[24]有寒暑,寒则皮肤急而腠理闭,暑则皮肤缓而腠理开。贼风邪气,因得以入乎?将[25]必须八正虚邪[26],乃能伤人乎?

少师答曰:不然。贼风邪气之中人也,不得以时[27]。然必因其开也[28],其入深,其内极病,其病人也卒暴;因其闭[29]也,其入浅以留[30],其病也徐以迟。

黄帝曰:有寒温和适,腠理不开,然有卒病者,其故何也?

续存在,而疟疾的临床表现却休作有时,这又是什么原因呢?

岐伯说:风邪一般滞留在它所侵入的体表部位并与卫气搏结,所以症状持续存在;而疟邪则一般沿着经络深入而内传于脏腑,所以只是当与卫气搏结的时候才有症状发作。

黄帝说:您讲得真好!

黄帝向少师问道:我听说四季中八方正风侵害人体时,一定要以过寒或过热的气候变化为其侵入人体的条件。若是过于寒冷,皮肤就紧急,腠理就闭塞,若是过于炎热,皮肤就弛缓,腠理就开泄。那么,是四时八方的实邪凭借这些气候条件而侵入人体呢?还是一定要有四时八方的虚邪,也就是不当时令的不正之气,才能伤害人体而致病呢?

少师回答说:不完全是如此。四时八方的实邪侵害人体,跟寒暑时节并没有关系。但是,如果当时病人的腠理开泄,实邪侵入的部位就较深,因而内脏的病变较为深重,而且此时实邪伤人致病也比较急暴;如果当时病人的腠理闭塞,实邪侵入的部位就较浅并且只是留滞在局部,而且此时实邪伤人致病也比较徐缓。

黄帝问道:有时候气候的寒温适宜,人们的腠理也并非开泄,却仍然有人突发病患,这其中的原故又是什么呢?

---

[21]时休:指疟疾发作有间歇期。◎[22]沉以内搏:指病邪随经络循行渐渐深入,依次传入内脏。沉,即深。搏,原作"抟",据胡本、熊本改。◎[23]四时八风:指四季中八方之正风,如春之东风,夏之南风等。若正风过甚而伤人,则称为实风,亦即下文的"贼风邪气"。详见《灵枢·刺节真邪》。◎[24]故:必定,一定。◎[25]将:还是,或者。表示选择。◎[26]八正虚邪:指来自四时八方的不正之气,亦即"冲后"而来的非当时令的风气。详见《灵枢·九宫八风》。◎[27]不得以时:指八方实邪侵害人体,跟寒暑时节并无关系。◎[28]必因其开也:指邪气中人,必因腠理开泄方可。◎[29]闭:指人体腠理闭合。◎[30]其入浅以留:指邪气侵入机体,仅能在表

少师答曰：帝弗知邪入乎？虽平居[31]，其腠理开闭缓急，其故常有时也。

黄帝曰：可得闻乎？

少师曰：人与天地相参也，与日月相应也。故月满则海水西盛[32]，人血气积[33]，肌肉充，皮肤致，毛发坚，腠理郄[34]，烟垢著[35]。当是之时，虽遇贼风，其入浅不深。至其月郭空[36]，则海水东盛，人气血虚，其卫气去，形独居，肌肉减，皮肤纵，腠理开，毛发残，膲理薄[37]，烟垢落。当是之时，遇贼风则其入深，其病人也卒暴。

黄帝曰：其有卒然暴死、暴病者何也？

少师答曰：三虚者，其死暴疾也；得三实者，邪不能伤人也。

黄帝曰：愿闻三虚。

少师曰：乘年之衰，逢月之空，

少师回答说：陛下不知道邪气侵害人体的原因吗？人们即使是生活起居平静安适，腠理的开闭缓急也是有时间规律的。

黄帝说：我可以听您讲一讲吗？

少师说：人体跟天地是相参合的，跟日月是相通应的。当月轮圆满的时候，海水盈盛于西方，人体的血气充盈，肌肉丰满，皮肤致密，毛发柔韧，腠理周密，皮肤脂垢较多而致肤色较深，犹如烟熏垢腻一般，在这个时候，即使遭逢伤残人体的邪风之气，侵害的部位也浅而不深；至于月轮残亏的时候，海水盈盛于东方，人体的血气衰减，卫气消散而身形独挡邪风，肌肉瘦弱，皮肤松弛，腠理开泄，毛发枯悴，皮肤肌肉的纹理疏浅，皮肤脂垢较少而致肤色较浅，犹如烟垢退去一般，在这个时候，如果遭逢伤残人体的邪风之气，侵害的部位就较深，而且伤人致病也比较急暴。

黄帝问道：如果有人卒然发病并突然死亡，是什么原因呢？

少师回答说：如要遭逢"三虚"，病人就会卒然发病并突然死亡；如果得遇"三实"，邪气并不能侵害人体。

黄帝说：那么，我想听听什么是"三虚"。

少师说：遭逢当年的岁气不足，当月的月轮亏空，当季的气候失常，因而

浅部位逗留。◎［31］平居：指生活起居平静安适。平，正常之意。居，指生活起居。◎［32］海水西盛：谓海水盈溢于西方。按：此句意为月满之时阴气大盛，海水盛于西方。以阴阳论方位，则东为阳，西为阴，所以"海水西盛"为阴盛所致。◎［33］人血气积：指人的气血充实。积，积累。此有充盈之意。◎［34］郄（xì 戏）：固密之意。◎［35］烟垢著：形容皮肤脂垢较多，故色较深，犹如烟熏垢腻。此有体肥表固之意。◎［36］月郭空：谓月轮残亏。郭，通"廓"，即轮廓。◎［37］

失时之和[38]，因为贼风所伤，是谓三虚。故论不知三虚，工反为粗[39]。

帝曰：愿闻三实。

少师曰：逢年之盛，遇月之满，得时之和，虽有贼风邪气，不能危之也。

黄帝曰：善乎哉论！明乎哉道！请藏之金匮，命曰三实，然此一夫之论[40]也。

黄帝曰：愿闻岁之所以皆同病者，何因而然？

少师曰：此八正之候也[41]。

黄帝曰：候之奈何？

少师曰：候此者，常[42]以冬至之日，太一立于叶蛰之宫[43]，其至也，天必应之以风雨者矣。风雨从南方来者，为虚风[44]，贼伤人者

被邪风之气所侵害，这便是所谓的"三虚"。因此，论说病情而不懂得"三虚"的道理，即使在理论上再精深也反而成为拙劣的医生。

黄帝说：我再听听什么是"三实。"

少师说：得遇当年的岁气盈盛，当月的月轮圆满，当季的气候和调，即使有邪风之气也不能侵害人体，这便是所谓的"三实"。

黄帝说：先生讲得真是太好了！道理论述得太透彻了！请让我把它记录下来并藏在金匮之中。但是，这只是关于一人发病的理论。

黄帝又说：我还想了解在一年之中许多人同时发病的情况，那又是什么原因导致的呢？

少师说：这乃是八方虚邪导致的病候。

黄帝问道：那么，怎样来诊察这一类病候呢？

少师回答说：诊察这一类病候，一般要根据冬至这一天的情况。在冬至这一天，太一指向北方坎位叶蛰宫，当时分来临之际，天象必定会以风雨来与之相应。如果这一天的风雨从南方而来，那便是不当时令的虚邪，也就是伤害人体的不正之气。如果这风

腠（jiāo 交）理薄：即腠理疏松。腠理，指皮肤肌肉的纹理。腠，同"焦"，三焦。◎［38］乘年之衰，逢月之空，失时之和：意即遭逢当年的岁气不足，当月的月轮亏空，当季的气候失常。乘，遭逢的意思。失，不遇的意思。年之衰，谓岁气不足，如火运之年不热等。月之空，谓月轮亏空，即无月之夜。时，季节。时之和，指本季当令的气候，如春之温，夏之热等。◎［39］论不知三虚，工反为粗：指医生谈论论疾病，连"三虚"这样的问题都不知道，就只能是个医术低劣的医生。◎［40］一夫之论：指关于个体发病的理论。◎［41］此八正之候也：意即要知道一岁之中许多人皆得相同疾病的原因，必须观察八方的风雨正常抑或异常情况。候，即观察。◎［42］常：通"当"。◎［43］太一立于叶蛰之宫：谓北极星以北斗指向正北方的坎位叶蛰宫。详参《灵枢·九宫八风》。◎［44］风雨从南方来者，为虚风：《灵枢·九宫八风》："从其冲后来为虚风。"冬至正当十一月，月建在子，五行属水，风雨从南方来者，南方当午火之位，水火性殊，故冬至来自南方的风雨为从冲后来的虚风。◎

也[45]。其以夜半至也，万民皆卧而弗犯也，故其岁民小病[46]。其以昼至者，万民懈惰[47]而皆中于虚风，故万民多病。虚邪入客于骨而不发于外，至其立春，阳气大发，腠理开，因立春之日，风从西方来，万民又皆中于虚风，此两邪相搏，经气结代[48]者矣。故诸逢其风而遇其雨者，命曰遇岁露焉[49]。因岁之和，而少贼风者，民少病而少死；岁多贼风邪气，寒温不和，则民多病而死矣。

黄帝曰：虚邪之风，其所伤贵贱[50]何如？候之奈何？

少师答曰：正月朔日[51]，太一居天留之宫[52]，其日西北风，不雨，人多死矣。正月朔日，平旦北风，春，民多死，正月朔日，平旦北风行，民病多者，十有三也。

雨在半夜时分来临，百姓们大都眠睡在室内而没有触犯到邪气，故而在这年百姓们只有少数发病；如果这风雨在白昼时分来临，百姓们大都身处室外且懈怠无备，被邪气所侵害，故而在这年百姓们就会多数患病。如果冬至这天不当时令虚邪侵入骨骼而不向外发作，到了立春的时节，阳气大盛，腠理开泄，而且立春这一天风雨从西方而来，百姓们又被立春这天不当时令的虚邪所侵害，这样，两次的虚邪相互抟结，经脉之中邪气郁滞并交替为病。因此，凡在冬至、立春、春分、立夏、夏至、立秋、秋分、立冬八节遭逢不当时令的风雨，都可以称为遇"岁露"，亦即遭受非时不正之气。如果当年气候和调，少有贼风邪气，百姓们就很少发病，很少死亡；如果当年多有贼风邪气，气候寒温不调，百姓们就多有疾病，多有死亡。

黄帝问道：八方不正之气伤害人体的轻重程度怎样？

少师回答说：每年的正月初一日，太一指向东北方艮位天留宫。如果在这一天风从西北方而来，并且无雨，当天就会有许多人发病而死。如果当年正月初一日平旦时分风从北方而来，到春天就会有许多人发病而死。如果当年正月初一日平旦时分风从北方来，百姓们患病的会多达十分之三。如果当年正月初一日中午

---

[45]贼伤：即伤害，侵害。贼，残害的意思。◎[46]小病：《太素》卷二十八、《甲乙经》卷六均作"少病"，应据改。◎[47]懈惰：谓未能预知而精神上懈怠无备。◎[48]两邪相抟，经气结代：两邪，指新感与伏邪。结代，谓邪气滞留不去，新感与伏邪交替发病。◎[49]故诸逢其风而遇其雨者，命曰遇岁露焉：谓凡在冬至、立春、春分、立夏、夏至、立秋、秋分、立冬八节遭逢不当时令的风雨，都可以称为"岁露"，即非时不正之气。诸，众，各，在这里指冬至第八节。◎[50]贵贱：指虚风伤人为害程度的轻重和患病人数的多少。◎[51]朔日：农历每月初一日为朔日。◎[52]天

正月朔日，日中北风，夏，民多死。正月朔日，夕时北风，秋，民多死。终日北风，大病死者十有六。正月朔日，风从南方来，命曰旱乡[53]；从西方来，命曰白骨[54]，将国有殃[55]，人多死亡。正月朔日，风从东方来，发屋[56]，扬沙石，国有大灾也。正月朔日，风从东南方行，春有死亡。正月朔，天利温[57]不风，籴贱[58]，民不病；天寒而风，籴贵，民多病。此所谓候岁之风，残[59]伤人者也。

二月丑[60]不风，民多心腹病。三月戌不温，民多寒热。四月巳不暑，民多瘅病[61]。十月申不寒，民多暴死。

诸所谓风[62]者，皆发屋，折树木，扬沙石，起毫毛，发腠理者也。

时分风从北方来，到夏天就会有许多人发病而死。如果当年正月初一日傍晚时分风从北方来，到秋天就会有许多人发病而死。如果当年正月初一日全天都是风从北方来，年内百姓们就会普遍患病，而且病死的人会占到病人的十分之六。如果正月初一日风从南方而来，称之为"旱乡"，因为南方属火而炎热；如果正月初一日风从西方来，称之为"白骨"，因为西方属金色白而主肃杀。上述两种情况预示国家将有灾祸，百姓多病死亡。如果正月初一日风从东方而来，掀起屋顶，飞扬沙石，预示国家将会有大的灾祸。如果正月初一日风从东南方而来，到春天就会有人发病而死。如果正月初一日气候温和，预示当年收成丰足而粮价低廉，百姓们也会健康无病；如果正月初一日天气寒冷而多风，预示当年收成不足而粮价昂贵，百姓们也会体弱多病。以上这些便是诊察八方虚风如何伤人致病的大概情况。

如果二月的丑日无风，预示当年百姓们多患心腹之病；如果三月的戌日不暖，预示当年百姓们多患寒热之病；如果四月的巳日不热，预示当年百姓们多患黄疸之病；如果十月的申日不冷，预示当年百姓们多患暴死之病。

另外，此上所说的风，都指的是那些能够掀起屋顶，折断树木，飞扬沙石，使人毫毛竖立，腠理开泄的暴烈之风。

留之宫：即东方艮位。详见《灵枢·九宫八风》篇。◎[53]旱乡：即南方。《汉书·天文志》："南方谓旱乡。"按：南方属火位，故名旱乡。◎[54]白骨：即西方。按：西方属金位，色白，主肃杀，故名白骨。◎[55]国有殃：国家将出现灾祸。◎[56]发屋：掀揭毁坏房屋。◎[57]天利温：《太素》卷二十八作"天和温"，甚是。意即天气温和。◎[58]籴（dí敌）贱：指粮价低贱。籴，买进粮食，在这里用以表示年景，籴贱即年景丰足，籴贵即年景歉收。◎[59]残：当作"残"。◎[60]二月丑：指二月的丑日。此下"三月戌""四月巳""十月申"皆同。◎[61]瘅病：即黄疸病。◎[62]诸所谓风：指上文中所述正月初一日以及其他各日从各方吹来的风。

灵枢经·大惑论^[1] 第八十

黄帝问于岐伯曰：余尝上于清泠之台^[2]，中阶而顾，匍匐^[3]而前则惑^[4]。余私异之，窃内怪之，独瞑独视，安心定气，久而不解。独博^[5]独眩，披发长跪^[6]，俛^[7]而视之，后久之不已也。卒然自上^[8]，何气使然？

岐伯对曰：五脏六腑之精气，皆上注于目而为之精^[9]。精之窠为

黄帝向岐伯问道：我曾有一次在登上清泠的高台时，上到中阶向下回顾，赶快就匍匐着向上攀行，当时感到心神不定。我心中暗自诧异不已，就独自一人时而闭上眼睛，时而张目审视，同时尽力地安宁心神，摄定气息，但久久不能缓解，只是感到一阵阵的昏眩，于是我就散开头发，直身而跪，俯首直视地面，但仍然不能缓解。可是，在突然之间，所有的不适感觉就又全部自然消失了。这是什么原因造成的呢？

岐伯回答说：五脏六腑的精气都向上输注于目而使目能明察，所以说人体精气的会

---

[1]大惑论：惑，有迷乱、困惑之意；大惑，言惑之甚者。本篇首先论述登高俯视而发生复视、眩晕、迷惑的机理；其次还讨论善忘、善饥、不得卧、少瞑、多卧等病证的病机。以"大惑论"名篇者，含义有二：一则本文以登高而惑开首；二则重点阐述上述病证的病理机制，以指点迷津、释疑解惑。◎[2]清泠（líng 灵）之台：指极高的楼台。◎[3]匍匐：以手伏地而行。◎[4]惑：心神不定。◎[5]博：《太素》作"转"，即眩晕，甚是。◎[6]披发长跪：披发，指脱帽，恐俯视而帽脱于下，并非特指散开头发。长跪，直身而跪。◎[7]俛："俯"的异体字。即低头向下。◎[8]卒然自上：《甲乙经》卷十二第四、《太素》卷二十七均作"卒然自止"，宜从。◎[9]为之精：使目

眼[10]，骨之精为瞳子[11]，筋之精为黑眼[12]，血之精为络[13]，其窠气之精为白眼[14]，肌肉之精为约束[15]，裹撷筋骨血气之精而与脉并为系[16]，上属[17]于脑，后出于项中。故邪中于项[18]，因逢其身之虚，其入深，则随眼系以入于脑，入于脑则脑转，脑转则引目系急，目系急则目眩以转矣。邪其精[19]，其精所中，不相比也[20]，则精散，精散则视歧，视歧见两物。

目者，五脏六腑之精也，营卫魂魄之所常营也[21]，神气之所生也。故神劳则魂魄散，志意乱。是故瞳子黑眼法于阴，白眼赤脉法于阳也[22]，

聚之处就是眼睛。肾脏的精气会聚于瞳子，肝脏的精气会聚于黑睛，心脏的精气会聚于目眦的血络，肺脏的精气会聚于白睛，脾脏的精气会聚于眼胞。眼睛包裹网罗了肝肾心肺等脏的精气，与脉络合并而成为目系。目系向上跟脑相连属，向后又出于项部，所以邪气侵害到项部，又适逢此人身体虚弱，邪气侵入的部位就较深，并随着目系侵入脑中。邪气侵入脑部则会使髓海动荡，髓海动荡则会牵引目系而使目系紧急，目系紧急就会出现头目昏眩而视物旋转。如果邪气侵害目睛，目睛的精气被邪气所伤动而不能周密内蓄，于是精气离散于外，而精气离散就会出现"视歧"。所谓"视歧"，就是把一件物品看成两件。

眼睛是五脏六腑精气的会聚之处，受营卫二气的营养和魂魄两神的支使，因而也是人体神气的外应。因此，若神气过劳，就会使魂魄离散，志意错乱。因为瞳子和黑睛取法于阴，白睛和目眦血络取法于阳，所以阴阳和调而会聚，才会使目睛明亮。

能明察。精，指目明能视。◎[10]精之窠（kē 科）为眼：人体之精气的会聚之处为眼睛。窠，巢穴，在这里指精气的会聚之处。眼，眼睛的总称，包含白睛、黑睛、血络等。◎[11]骨之精为瞳子：肾的精气会聚于瞳子。骨，指肾。◎[12]筋之精为黑眼：肝的精气会聚于黑睛。筋，指肝。黑眼，指瞳子外周的黑色部分。◎[13]血之精为络：心的精气会聚于目眦的血络。血，指心。络，指两目眦的血络。◎[14]其窠气之精为白眼：肺的精气会聚于白睛。按：《甲乙经》无"其窠"二字，甚是。气，指肺脏。◎[15]肌肉之精为约束：脾的精气会聚于眼胞。肌肉，指脾。约束，指眼胞。◎[16]裹撷（xié 胁）筋骨血气之精而与脉并为系：意指眼胞包裹网罗筋骨气血之精与脉相合，成为目系。裹撷，即包裹网罗的意思。撷，以衣襟兜物。筋骨血气之精，指瞳子、黑眼、白眼、络。系，指目系。◎[17]属（zhǔ 主）：连系，连属。◎[18]邪中于项：明·张介宾："邪气中于风府、天柱间。"◎[19]邪其精：指邪气侵害眼睛。《太素》"邪"下有"中"字，宜从。精，同"睛"，指眼睛。◎[20]其精所中，不相比也：指目睛之精气被邪气所伤动而不能周密内蓄。精，目睛之精，亦即五脏上注于目的精气。比，周密而内蓄的意思。◎[21]营卫魂魄之所常营也：谓眼睛受营卫二气温养，魂魄两神支使。按：营字，当有二义，营卫为物质，魂魄属精神，则以营卫二气而言，营有温煦滋养的意思，以魂魄两神而言，营有支配指使的意思。◎[22]瞳子黑眼法于阴，白眼赤脉法于

故阴阳合传[23]而精明也。目者，心使也；心者，神之舍也[24]，故神精乱而不转[25]，卒然见非常处，精神魂魄，散不相得[26]，故曰惑也。

黄帝曰：余疑其然。余每之[27]东苑[28]，未曾不惑，去之则复[29]，余唯独为东苑劳神乎？何其异也？

岐伯曰：不然也。心有所喜，神有所恶[30]，卒然相惑[31]，则精气乱[32]，视误故惑，神移乃复。是故间[33]者为迷，甚者为惑。

黄帝曰：人之善忘者，何气使然？

岐伯曰：上气不足，下气有余，肠胃实而心肺虚，虚则营卫留于下，久之不以时上，故善忘也。

眼睛是心神所支使的器官，而心脏是心神的所藏之处，因此，当精神离散，以致精气紊乱而不能会聚于目睛的时候，突然遭逢非常之处，就会使精神魂魄离散而不能和调，从而出现心神不定的感觉。

黄帝问道：我怀疑您的说法是否正确。我每次前往东苑，没有一次不出现心神不定的，等到离开那里以后就又恢复正常。难道我仅仅是因为前往东苑而劳神吗？怎么会有如此怪异的事情呢？

岐伯回答：并非如此。人心既有所喜好，也有所厌恶，若是喜恶之情突然触动心神，便会使精气逆乱，并且影响眼睛的功能而出现视觉错乱，因而出现心神不定的感觉，等到情绪转移后就会恢复正常。这种情况中较轻的称为"迷"，较重的称为"惑"。

黄帝问道：有的人容易忘事，是什么原因造成的呢？

岐伯回答说：这是由于上部之气不足，下部之气有余，也就是肠胃壅实而心肺亏虚。因为下实而上虚，营卫二气就久久滞留于肠胃而不能依时上输于心肺，从而使心神失养而容易忘事。

阳也：瞳子黑睛，为肝肾之精气所注，故为阴；白眼赤脉，为心肺之精气所注，故为阳。◎［23］合传：指和调而会聚。合，和调，和协的意思。传，通"抟"，聚也。◎［24］目者，心使也；心者，神之舍也：意即目能视物是神明的作用，而神明是由心所主使的。心使，即心神所支使的器官。使，支使，支配的意思。另，《太素》《甲乙经》《千金》诸本在"心"下皆有"之"字，宜从。◎［25］神精乱而不转：谓精神离散，以致精气紊乱而不能会聚于眼睛。神，《甲乙经》作"神分"二字，谓精神离散不守，甚是。转，当作"抟"，会聚的意思。◎［26］得：和谐，和调的意思。◎［27］之：前往。◎［28］东苑（yuàn院）：养禽兽、植林木之处。旧时多指帝王的花园。◎［29］复：恢复。◎［30］心有所喜，神有所恶：谓人心既有所喜好，也有所厌恶。心、神二字同义，为避复辞格。［31］卒然相惑：谓喜恶之情突然触动心神。惑，《太素》作"感"，触动，感触的意思，宜从。◎［32］精气乱：明·张介宾："偶为游乐，心所喜也。忽逢奇异，神所恶之。夫神有所恶，则志有不随，喜恶相感于卒然，故精气为乱。"◎［33］间：轻微之意。◎［34］精气并于脾，热气留于胃：

黄帝曰：人之善饥而不嗜食者，何气使然？

岐伯曰：精气并于脾，热气留于胃[34]，胃热则消谷，谷消故善饥。胃气逆上，则胃脘寒[35]，故不嗜食也。

黄帝曰：病而不得卧者，何气使然？

岐伯曰：卫气不得入于阴，常留于阳。留于阳则阳气满，阳气满则阳跷盛，不得入于阴则阴气虚，故目不瞑矣[36]。

黄帝曰：病目而不得视者，何气使然？

岐伯曰：卫气留于阴，不得行于阳。留于阴则阴气盛，阴气盛则阴跷满，不得入于阳则阳气虚，故目闭也[37]。

黄帝曰：人之多卧者，何气使然？

黄帝问道：有的人常感饥饿却不思饮食，这又是什么原因造成的呢？

岐伯回答说：这是由于胃腑之阴气离聚于脾脏，而阳热之气独留于胃腑。因为胃腑有热，过度地克消水谷，而水谷过度地克消就会常感饥饿；因为胃气上逆，就会使胃脘滞塞，故而不思饮食。

黄帝问道：有人患病而不能入睡，这是什么原因造成的呢？

岐伯回答说：这是由于卫气不能入于阴分，时常滞留在阳分。因为卫气滞留在阳分，就使阳气盈满，而阳气盈满会使阳跷脉盛实有余，同时，卫气不能入于阴分又使阴气亏虚，故而不能入睡。

黄帝问道：有人患病而不想张目视物，这是什么原因造成的呢？

岐伯回答说：这是由于卫气滞留在阴分，不能出而循行于阳分。因为卫气滞留在阴分，就使阴气盛实，而阴气盛实会使阴跷脉盈满有余，同时，卫气不能出行阳分又使阳气亏虚，故而闭目不欲视物。

黄帝问道：有的人时时困倦思卧，这是什么原因造成的呢？

指胃腑之阴气偏聚于脾脏，而阳热之气独留于胃腑。精气，指胃腑之阴气，亦即胃阴。◎［35］胃脘寒：《甲乙经》"寒"作"塞"，甚是。日本·丹波元简："岂有胃热而胃脘寒之理，当从《甲乙经》，塞字为正。盖胃热故善饥，胃脘塞故不嗜食。"◎［36］不得入于阴则阴气虚，故目不瞑（míng 名）矣：这是根据卫气昼行于阳、夜行于阴的运行规律，在阴阳必须求平衡的前提下，说明卫气独行于阳分，不得入于阴分，阳有余而致阴不足，所以就使在内的阴分虚而不寐。◎［37］不得入于阳则阳气虚，故目闭也：唐·杨上善："卫气留于五脏。则阳跷盛而不和，唯阴无阳，所以目闭不得视也，以

全注全译黄帝内经

岐伯曰：此人肠胃大^[38]而皮肤湿^[39]，而分肉不解^[40]焉。肠胃大则卫气留久，皮肤湿则分肉不解，其行迟。夫卫气者，昼日常行于阳，夜行于阴，故阳气尽则卧，阴气尽则寤^[41]。故肠胃大，则卫气行留久；皮肤湿，分肉不解，则行迟。留于阴也久，其气不清^[42]，则欲瞑，故多卧矣。其肠胃小^[43]，皮肤滑以缓，分肉解利，卫气之留于阳也久，故少瞑^[44]焉。

黄帝曰：其非常经^[45]也，卒然多卧者，何气使然？

岐伯曰：邪气留于上膲^[46]，上膲闭而不通，已食若饮汤，卫气留久于阴而不行，故卒然多卧焉^[47]。

黄帝曰：善。治此诸邪奈何？

岐伯曰：先其脏腑，诛其小过，

岐伯回答说：这类人一般身体胖大，皮肤涩滞，分肉不够滑利。由于身体胖大，卫气就久久滞留于肠胃之中；由于皮肤涩滞，分肉自然不够滑利。这样，卫气的循行就迟滞不畅。卫气一般在白昼时循行于阳分，夜晚间循行于阴分，故而卫气在阳分循行终结，人便困倦思睡，在阴分循行终结，人便睡醒神清。如果身体胖大，卫气便会久久滞留于肠胃之中，同时，皮肤涩滞，分肉不够滑利，也会使卫气的循行迟滞不畅。由于卫气久久滞溜于阴分，不能使精神清爽，所以病人就老想闭目而困倦思卧。如果身体瘦小，皮肤滑润而舒缓，分肉滑利流畅，卫气便会久久循行在阳分，此人就很少闭目而精神清爽。

黄帝问道：如果此人往日并非时时好睡，却突然出现困倦多眠，这又是什么原因造成的呢？

岐伯回答说：这是由于邪气滞留在上焦，上焦之气闭塞不通，同时，又刚刚用过饭食或汤饮，卫气久久滞留于阴分而不能外出于阳分，所以突然出现困倦多眠的现象。

黄帝说：先生讲得真好！那么，怎样来治疗这些病变呢？

岐伯说：首先诊视五脏六腑，去除其间

阳主开，阴主闭也。"◎［38］肠胃大：引申为身体胖大。◎［39］皮肤湿：《甲乙经》《太素》均作"皮肤涩"，甚是。◎［40］不解：谓不滑利。解，滑利。◎［41］阳气尽则卧，阴气尽则寤：谓卫气在阳分循行终结，人便困倦思睡；卫气在阴分循行终结，人便睡醒神清。◎［42］其气不清：谓卫气留于阴而不能使精神清爽。清，《甲乙经》《太素》均作"精"，谓清爽，宜从。◎［43］肠胃小：引申为身体瘦小。◎［44］少瞑：《甲乙经》《太素》均作"少卧"，与上文"多卧"相对为文，似妥。◎［45］非常经：谓并非往日时时好睡。常经，经常的意思。◎［46］膲：同"焦"。◎［47］已食若饮汤，卫气留久于阴而不行，故卒然多卧焉：明·张介宾："邪气居于上焦，而加之食饮，则卫气留

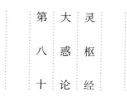

后调其气[48]，盛者泻之，虚者补之，必先明知其形志之苦乐，定乃取之[49]。

的微邪，然后再调理卫气。若是邪气亢盛就使用泻法，若是正气不足就使用补法。但是，一定要先审明病人形体情志的苦乐，确定之后才可以着手施治。

闭于中，不能外达阳分，故猝然多卧。"若，或者。◎[48]先其脏腑，诛其小过，后调其气：谓首先诊视五脏六腑，去除其间的微邪，而后调其营卫。《甲乙经》"先"下有"视"字。◎[49]必先明知其形志之苦乐，定乃取之：明·张介宾："然人之致此，各有所由，故于形志苦乐，尤所当察。善苦者忧劳，多伤心肺之阳；乐者纵肆，多伤脾肾之阴，必有定见，然后可以治之。"

灵枢经·痈疽[1] 第八十一

黄帝曰：余闻肠胃受谷，上焦出气[2]，以温分肉，而养骨节，通腠理。中焦出气如露[3]，上注溪谷[4]，而渗孙脉，津液和调[5]，变化而赤为血，血和则孙脉先满溢[6]，乃注于络脉，皆盈[7]，乃注于经脉。阴阳已张[8]，因息乃行[9]，行有经纪[10]，周有道理[11]，与天合同[12]，不得休

黄帝说：我听说肠胃受纳水谷而化生精气，其中的卫气宣发于上焦，能够温养分肉，荣养骨节，开通腠理，其中的营气化生于中焦，像雨露一样，有滋养灌溉周身的作用，向上灌注于肌肉的会合处，并渗泄到细小的孙络中，跟津液相并而调和，变化而成为赤色的血液。如果血液和调，孙络就首先盈满，孙络盈满而溢泄，才输注到络脉，络脉全都盈满并溢泄，才输注到经脉。当阴阳诸经被血液充盈之后，随着呼吸运动才得以流畅地循行。血脉的循行有一定的度数，周流于全身也有一定的规则，并且跟天地自然相合协同，永无休止。医生诊按

---

[1]痈疽：本篇以论痈、疽为主题，概述了痈疽形成的原因，并根据痈疽发病部位的不同，列举了各种痈疽的名称、证治和预后，篇末以痈疽在病机和症状特点方面的鉴别结束全文，因通篇专论痈疽，故名。◎[2]上焦出气：上焦宣发卫气。◎[3]中焦出气如露：中焦化生营气，而营气如雨露一般，有滋养灌溉周身的作用。◎[4]溪谷：指肌肉之间的会合处。大者称为谷，小者称为溪，为营气行聚滋养之处。◎[5]津液和调：营气与津液相并而调和。◎[6]溢：充盛、充足之意。◎[7]皆盈：《甲乙经》作"络脉皆盈"，甚是。◎[8]阴阳已张：指阴阳诸经被血气充盈之后。张，有充盈之意。◎[9]因息乃行：指人体经脉之气伴随呼吸的变化而运行。即如《灵枢·五十营》："人一呼，脉再动，气行三寸；一吸，脉亦再动，气行三寸，呼吸定息，气行六寸。"息，指呼吸。◎[10]行有经纪：指血气的运行有一定的度数规则。经纪，度数。◎[11]周有道理：意即营卫在全身的循环运行，与天体周而复始的运行规律相符合。◎[12]合同：谓相应合而协同。合，应合。◎

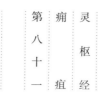
止。切[13]而调之，从虚去实，泻则不足[14]，疾则气减[15]，留则先后[16]。从实去虚，补则有余[17]。血气已调，形气乃持[18]。余已知血气之平与不平，未知痈疽之所从生，成败[19]之时，死生之期，有远近，何以度[20]之，可得闻乎？

岐伯曰：经脉留[21]行不止，与天同度，与地合纪[22]。故天宿失度[23]，日月薄蚀[24]，地经失纪[25]，水道流溢，草萱不成[26]，五谷不殖[27]，径路不通，民不往

脉息并据以调理虚实时，或是依照病人的虚实情况而先除去实邪，使用攻邪的泻法之后则仅余正虚，再施用补法，比如先用急刺之法祛邪则邪气消减，然后用留针之法扶正则须守持始终，以聚正气；或是依照病人正虚的情况而逐补其正气，使用扶正的补法之后则正气盈满。当血气和调以后，形体与神气才能安宁。我已经知道关于血气平和跟不平和的道理了，却还不明白痈疽发生的原因、痈疽成形和败坏的时间以及病人的死生期限的长短，像这些情况应该怎样来诊测呢？是否可以让我听听您的说法呢？

岐伯说：经脉流行于周身而从不止息，跟天象是同一法度，跟地理是同一规则。因此，在天之星宿的运行失去常度，日月晦暗无光或亏蚀不圆，在地之江河的流动就会失去常规，出现横流溢泄而泛滥成灾，于是草木不能正常地生长，五谷不能正常地繁育，同时，由于河水泛滥，街巷道路阻塞不通，民众流离失所。

[13]切：指诊脉。◎[14]从虚去实，泻则不足：意即依照病人的虚实情况而先除去实邪，使用攻邪的泻法之后则仅余正虚，再施用补法。按：此句所述为针对虚实夹杂证候的治法。若病人邪实正虚，先去实邪，等邪散除，正气仍虚之时，再用补法。下文"疾则气减，留则先后"二句，正是这种治法的运用。◎[15]疾则气减：谓用急刺之法祛邪则邪气消减。疾，指急刺攻邪。气，指邪气。◎[16]留则先后：谓用留针之法扶正则须守持始终，以聚正气。留，指留针之法。先后，指留针的时间要足够长。◎[17]从实去虚，补则有余：谓依照病人正虚的情况而逐补其正气，使用扶正的补法之后则正气盈溢。按：此句所述为针对正气虚损证候的治法。若病人纯属正气虚损，则径补其正气，使正气恢复则瘥愈。◎[18]形气乃持：谓形体与神气才能安宁。持，安定，安宁。形气，《太素》作"形神"，甚是。◎[19]成败：痈疽成形与败坏。成，指成形，为顺证。败，指败坏，为逆证。◎[20]度：猜度。即判断之意。◎[21]留：通"流"。◎[22]与天同度，与地合纪：指经脉运载气血，流行不止，有规律地运行，和天地的运动变化规律同步。气血运行人体一周，水下二刻，一昼夜五十周次于全身，正合水下百刻之度数，故谓"与天同度"。◎[23]天宿失度：在天之星宿的运行失去常度。度，常度，规律的意思。◎[24]日月薄蚀：日月晦暗无光或亏蚀不圆。◎[25]地经失纪：河流不能正常地通行，溃决四溢，泛滥成灾。比喻机体经脉失常而引起疾病。地经，指地上的河流。经，常流之河。◎[26]草萱（yí 宜）不成：即草死不能生长。草萱，指草类。萱，草名。◎[27]殖：生长而繁茂的意思。◎[28]巷聚邑居，则别离异处：指因河水泛滥，街巷道路

来，巷聚邑居，则别离异处[28]，血气犹然，请言其故。夫血脉营卫，周流不休，上应星宿[29]，下应经数[30]。寒邪客于经络之中则血泣[31]，血泣则不通，不通则卫气归之，不得复反[32]，故痈肿[33]。寒气化为热，热胜则腐肉，肉腐则为脓，脓不泻则烂筋，筋烂则伤骨，骨伤则髓消，不当骨空，不得泄泻[34]，血枯空虚，则筋骨肌肉不相荣[35]，经脉败漏[36]，薰于五脏[37]，脏伤故死矣。

黄帝曰：愿尽闻痈疽之形与忌日名[38]。

岐伯曰：痈发于嗌[39]中，名曰猛疽[40]，猛疽不治，化为脓，脓不泻，塞咽，半日死；其化为脓者，泻则合豕膏[41]，冷食[42]，三日而已。

那么，血气的情况也就跟上述的情况一样，请让我来谈谈其中的原故吧。人体的血脉营卫周流于全身而从不止息，在上跟星宿日月相应，在下跟山川流水相合。如果寒邪侵入经脉之中，血液就涩滞不畅，血液涩滞不畅则气机不通，气机不通则卫气留滞于局部，不能正常地循环往复，因此就壅滞于局部而成肿。若是寒邪郁而化热，热气炽盛会导致肌肉腐坏，肌肉腐坏就化为脓液，脓液不能外泻就使筋膜败坏，筋膜败坏就会内伤骨骼，骨骼受伤就会使骨髓消损，不能充盈于骨腔，也不能输泄于骨骼。如果同时血液亏虚不足，筋骨肌肉都得不到血液的营养，便会出现经脉败坏而渗漏。若是热气进一步熏灼五脏，使五脏伤损，病人就会死亡。

黄帝说：我希望能够了解一下痈疽的病状、忌日和病名。

岐伯说：痈疽发生在咽喉之中，名叫猛疽。猛疽初起而未能及时治疗，就会化而成脓，脓液不能外泻而阻塞喉中，半天之内就可能死亡。猛疽若已化而成脓，在泻其脓液之后则应口含炼过的凉猪油以润护咽喉，三天之后就可以痊愈。

阻塞不通，民众流离失所。◎[29]星宿：泛指日月星辰。◎[30]下应经数：指人体十二经脉的气血如同十二条河流一样，畅通无阻，长流不息。经数，指古代的十二条河流。◎[31]泣：通"涩"。唐·王冰："泣谓血行不利。"◎[32]不通则卫气归之，不得复反：指寒邪侵犯于内，卫气趋向于里而蕴积，不能返转于体表。归，在这里是留滞的意思。◎[33]痈肿：壅滞于局部而成肿。痈，通"壅"，壅滞不通。◎[34]不当骨空，不得泄泻：骨髓消损之后，不能充盈于骨腔，也不能输注于骨骼。当，在这里是充盈的意思。骨空，指骨腔，即骨中的空腔，为骨髓所聚。泄泻，输泄营养之意。◎[35]荣：营养。◎[36]败漏：败坏而渗漏。◎[37]薰于五脏：指热毒内陷，灼伤内脏。薰，同"熏"，熏灼。◎[38]痈疽之形与忌日名：指痈疽的病状、忌日和病名。日，原本作"日"，形近而误，故改。◎[39]嗌（yì异）：指咽喉。◎[40]猛疽：言其发病急，病情凶险。◎[41]泻则合豕膏：指脓液排出后，则口含炼过的猪油，不要急于下咽，以保发于颈，名曰夭疽[43]，其痈[44]大以赤黑，不急治，则热气下入渊腋[45]，前伤任脉，内薰肝、肺，薰肝、肺十余日而死矣。

阳留大发[46]，消脑留项[47]，名曰脑烁[48]，其色不乐[49]，项痛而如刺以针，烦心者死不可治。

发于肩及臑[50]，名曰疵痈[51]，其状赤黑，急治之，此令人汗出至足，不害五脏，痈发四、五日逞焫之[52]。

发于腋下、赤坚者，名曰米疽[53]，治之以砭石，欲细而长，疏砭之[54]，涂已豕膏[55]，六日已，勿裹之。其痈坚而不溃[56]者，为马刀挟瘿[57]，急治之。

痈疽发生在颈部，名叫夭疽。夭疽的疮形较大而颜色赤黑，如果未能抓紧治疗，热毒就会向下侵入渊腋穴的部位，向前伤及任脉，向内薰灼肝肺，十几天后就可能死亡。

若是阳热之气大盛，消铄脑髓，流注颈项而发为痈疽，名叫脑烁。患脑烁的病人时常神情凄惨，颈项疼痛，就像用针刺一样。若兼见心中烦躁，便是不可治愈的死证。

痈疽发生在肩部及臂臑，名叫疵痈。疵痈的疮色赤黑，应该抓紧治疗。这种痈疮会使患者出汗，直至足部，但不会伤及五脏，可以在痈发四五天以内赶快用艾灸之法治疗。

痈疽发生在腋下，色赤而质坚，名叫米疽。米疽在治疗方面应该使用砭石，但砭石的制形要细长，并且稀疏地砭刺，刺过以后用炼过的猪油涂敷，六天之内便可以痊愈，但应注意不要包裹。若是米疽的质地坚硬而不易溃破，名叫马刀挟瘿，应该抓紧治疗。

护疮面，不使疮面过早封口，利于脓液的排出。《甲乙经》《太素》"泻"下均有"已"字，甚是。泻已，指痈疽溃破，脓液排出后。合，《太素》作"含"，甚是。豕膏，指炼过的猪油，性凉能清润。◎［42］冷食：清·张志聪："豕乃水畜，冷饮豕膏者，使热毒从下而出也。"◎［43］夭疽：因其疽发于颈部耳后，难治易死，故名。◎［44］痈：夭疽局部的肿块。◎［45］渊腋：穴名，属足少阳胆经，在腋下三寸，当第五肋间。在这里指胸腋部。◎［46］阳留大发：《甲乙经》《太素》"留"均作"气"，甚是。◎［47］消脑留项：指热毒消铄脑髓，并流注于颈项。留，通"流"。◎［48］脑烁（shuò朔）：病名。指疮痈发于太阳经脉，生在颈部，由于热毒炽盛，最能消铄脑髓，故名之。烁，通"铄"，消损。◎［49］不乐：由于此病生于项部，痛如针刺，故患者神色抑郁不乐。◎［50］臑（nào 闹）：肩肘之间的部位，即上臂。◎［51］疵（cī 刺）痈：清·张志聪："此痈浮浅如疵，在皮毛而不害五脏。"◎［52］逞焫之：指赶快施以艾灸。逞，疾也。◎［53］米疽：米，言其红肿面积小。此病生于腋窝，故又名腋疽，亦称疚疽。◎［54］欲细而长，疏砭之：明·张介宾："砭石欲细者，恐伤肉也；欲长者，用在深；故宜疏不宜密。"◎［55］涂已豕膏：谓以炼过的猪油涂敷。已，同"以"。◎［56］不溃：指痈疽难以溃破，脓液不易排出。◎［57］马发于胸，名曰井疽[58]，其状如大豆，三、四日起，不早治，下入腹，不治，七日死矣。

发于膺[59]，名曰甘疽，色青[60]，其状如穀实菰蒌[61]，常苦寒热，急治之，去其寒热，十岁死，死后出脓[62]。

发于胁，名曰败疵[63]，败疵者，女子之病也，灸之，其病大痛脓[64]，治之，其中乃有生肉[65]，大如赤小豆，到陵蒌[66]草根各一升，以水一斗六升煮之，竭[67]为取三升，则强饮[68]厚衣，坐于釜上，令汗出至足已。

发于股胫，名曰股胫疽，其状不甚变，而痛脓搏骨[69]，不急治，三十日死矣。

发于尻，名曰锐疽[70]，其状赤坚大，急治之，不治，三十日死矣。

痈疽发生在胸部，名叫井疽。井疽初起的疮形像大豆一样，三四天后便会肿大高起，若不及早治疗，疮毒会下入腹中，若再不治疗，患者七天以后就会死亡。

痈疽发生在胸部两侧，名叫甘疽。甘疽的疮色发青，形状像楮实或瓜蒌一样，患者常常苦于恶寒发热。对甘疽应该抓紧治疗，去除恶寒发热的症状，但十年以后患者仍会死亡，死后疮口仍有脓液流出。

痈疽发生在胁部，名叫败疵。败疵乃是女子易患的病候，应该用艾灸的方法予以治疗。若是疮肿形大而脓多，则应刺破排脓，可以看到疮中有新生的肉芽，就像赤小豆大小，随之将连翘的茎叶和根各一升切碎，用一斗六升水煎煮，浓缩为三升后取汁，让患者尽力一次服完，穿上暖厚的衣服，坐在热水锅之上，使全身出汗以至于足部，此病便可痊愈。

痈疽发生在股胫部，名叫股胫疽。股胫疽在局部形色上并无明显变化，但痛脓内聚于骨骼，若不抓紧治疗，三十天以后就会死亡。

痈疽发生在尾骶部，名叫锐疽。锐疽的形大而质硬，颜色红赤，应该抓紧治疗，若不能及时治疗，三十天以后就会死亡。

刀挟瘿：生于腋下，形如马刀虫者为马刀。生于颈部的叫挟瘿。◎[58]井疽：言其部位很深，病情凶险。◎[59]膺：胸两侧部位。◎[60]色青：疮肿局部皮色发青。◎[61]穀（gǔ谷）实菰蒌：穀实，即楮实，楮树的果实。菰蒌，即瓜蒌。指痈疽肿块的形状，有的像楮实，有的像瓜蒌。◎[62]死后出脓：指化脓部位很深，脓液量多，即使死后，疮口的脓液仍然淋漓排出。◎[63]败疵：即胁痛。◎[64]大痛脓：败疵的局部红肿面积大，出脓多。◎[65]生肉：新生的肉芽。◎[66]蒌草根：连翘的茎叶和根。一说：指菱和连翘的根。◎[67]竭：水干涸。在这里是浓缩的意思。◎[68]强饮：尽力服完。强，勉强，尽力。◎[69]痛脓搏骨：明·张介宾："言脓着于骨，即今人之所谓贴骨痈也。"◎[70]锐疽：因患处在尾骶骨的尖端，故名锐疽。但应和生

发于股阴，名曰赤施[71]，不急治，六十日死，在两股之内，不治，十日而当死。

发于膝，名曰疵痈[72]，其状大痈[73]，色不变，寒热，如坚石[74]，勿石[75]，石之者死，须其柔[76]，乃石之者生。

诸痈疽之发于节而相应者[77]，不可治也。发于阳者[78]，百日死；发于阴者，三十日死。

发于胫，名曰兔啮[79]，其状赤至骨，急治之，不治害人也。

发于内踝，名曰走缓[80]，其状痈也，色不变，数石其输[81]，而止其寒热，不死。

发于足上下[82]，名曰四淫[83]，

痈疽发生在大腿内侧，名叫赤施。赤施这种病候若不抓紧治疗，六十天以后就会死亡。若是发生在两侧大腿的内侧而未能及时治疗，十天以后就可能死亡。

痈疽发生在膝部，名叫疵痈。疵痈的疮形较大，但肤色不变，兼见恶寒发热。若疵痈质硬如石，切不可用砭石刺疗，如用砭石刺疗，必死无疑，一定要等到质地变软以后才可以用砭石刺疗，才可能治愈。

各种痈疽若是发生在关节部位并左右相应，就不能治愈了。发生在关节阳面的，一百天后便会死亡；发生在关节阴面的，三十天后便会死亡。

痈疽发生在胫部，名叫兔啮。兔啮的疮色红赤，深入至骨，应该抓紧治疗，若不能及时治疗，便会危及生命。

痈疽发生在内踝，名叫走缓。走缓的疮形肿大，但肤色不变。若能多次用石针在患处砭刺而使寒热的症状消退，患者便不至于死亡。

痈疽发生在足部的上下，名叫四淫。

于右侧耳后乳突部的"锐疽"区分开。◎[71]赤施：又名股阴疽。火色赤，因其是火毒施布于大腿内侧所致，故清·张志聪说："阴股，足三阴之部分也，以火毒而施于阴部，故名赤施。"◎[72]疵痈：与上文病名相重。《甲乙经》卷十一、《太素》卷二十六均作"疵疽"。◎[73]大痈：谓严重肿起。痈，在这里是肿起的意思。◎[74]如坚石：指局部坚硬，脓未形成。◎[75]石：动词，指用砭石刺破排放脓液。未成脓者不可切开，故曰"勿石"；已成脓，局部变软且有波动感，要及时刺破排脓，故谓"石之"。◎[76]须其柔：谓等到痈肿变得柔软，才能切开痈肿排脓。须，待，等待。◎[77]发于节而相应者：明·马莳："节者，关节也。其节外廉为阳，内廉为阴。"◎[78]发于阳：即发生在关节的阳面，亦即伸侧。此下"发于阴"谓发生在关节的屈侧。◎[79]兔啮（niè聂）：又名足根疽。指疮疡溃破后脓水淋漓，状如兔咬，故名。啮，即咬。◎[80]走缓：即内踝疽。《证治准绳》又称为"鞋带痈"。◎[81]数（shuò朔）石其输：多次用石针在患处砭刺。数，多次，屡次的意思。石，用如动词，用石针砭刺。输，指患处。◎[82]发于足上下：痈疽或发生于脚背，或发生于足底。◎[83]四淫：四，指双足的上下部位。淫，毒盛蔓延为害。◎[84]傍：同"旁"。

其状大痛，急治之，百日死。

发于足傍[84]，名曰厉痈[85]，其状不大，初如小指发[86]，急治之，去其黑者，不消辄益[87]，不治，百日死。

发于足指，名脱痈[88]，其状赤黑，死不治；不赤黑，不死。不衰，急斩之，不则死矣[89]。

黄帝曰：夫子言痈疽，何以别之？

岐伯曰：营卫稽留于经脉之中[90]，则血泣而不行，不行则卫气从之[91]而不通，壅遏[92]而不得行，故热。大热不止[93]，热胜则肉腐，肉腐则为脓。然不能陷[94]，骨髓不为燋枯[95]，五脏不为伤，故命曰痈。

黄帝曰：何谓疽？

四淫的疮形肿大，应该抓紧治疗，若不能及时治疗，一百天以后就会死亡。

痈疽发生在足旁，名叫厉痈。厉痈的疮形不大，初起时就像小指一般大小，应该抓紧治疗，去除疮面上的黑色，如果黑色不消，病情就会加重，以至于不能治愈，一百天以后就可能死亡。

痈疽发生在足趾，名叫脱痈。脱痈的疮色若见赤黑。便是不能治愈的死证；若不见赤黑色，便是可以治愈的生证。如果经过治疗仍不能缓解，就要赶快切除病趾，不然就会死亡。

黄帝问道；先生讲述了各种痈疽的情况，那么，痈和疽又怎样来鉴别呢？

岐伯回答说：营气滞留在经脉之中，血液也就因之而涩滞不畅，而血行不畅，卫气也随之而不能畅达。由于营卫二气壅遏于局部而不能流行，因此便郁而化热，甚至大热不止。由于热邪炽盛，导致肌肉腐坏，而肌肉腐坏就会化而成脓。但是，这种热邪不能内陷于骨髓而使之消铄枯竭，五脏也不会为其所伤，因此就命名为痈。

黄帝问道：那么，什么又叫疽呢？

◎［85］厉痈：言其凶险。但清·张志聪认为此痈生于胃经："足阳明之脉，起于大趾次趾之厉兑，故发于足旁，名曰厉痈。"二说均通，然其一从病势解，一从部位释。◎［86］初如小指发：清·张志聪："初如小指发者，谓初发如小指，其状肿而长，乃邪在经络之形，卫气归之，则圆而坟起矣。"◎［87］不消辄益：谓若是黑色不退则病情会恶化。益，增益，在这里是病情加重或恶化的意思。◎［88］脱痈：又名脱疽。◎［89］不衰，急斩之，不则死矣：明·张介宾："六经原输，皆在于足，所以痈发于足者，多为凶候。至于足趾，又皆六井所出，而痈色赤黑，其毒尤甚，若无衰退之状，则急当斩去其趾，庶得保生，否则毒气连脏，必至死矣。"◎［90］营卫稽留于经脉之中：营气滞留于经脉之中。营卫，偏义复词，义偏在"营"。◎［91］卫气从之：从，顺从，随着。因为脉内之营血凝涩阻滞，所以卫气也就随之不行。◎［92］壅遏：卫阳之气壅塞阻遏，不能通达而郁结。◎［93］大热不止：局部蓄积之热不断的发展。◎［94］不能陷：痈的病位表浅，一般很少内陷筋骨，攻入脏腑。◎［95］骨髓不为燋枯：痈毒不能深陷于骨髓，所以骨髓未被耗伤太甚。燋，通"焦"。◎

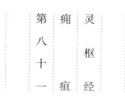

岐伯曰：热气淳盛^[96]，下陷肌肤，筋髓枯，内连五脏，血气竭，当其痈下^[97]，筋骨良肉皆无余^[98]，故命曰疽。疽者，上之皮夭以坚^[99]，上如牛领^[100]之皮。痈者，其皮上薄以泽^[101]。此其候也。

岐伯回答说：由于热邪亢盛，深陷于肤肉之中，并使筋脉骨髓消铄枯竭，又向内伤及五脏，血气因之而枯竭，以致在患处的皮肤之下，筋骨肌肉都已败坏无余，因此就命名为疽。就患处的皮色来看，疽的疮面皮色晦暗而发硬，就像牛颈部的厚皮一样，痈的疮面皮色润泽而较薄，这便是痈和疽在病候上的不同。

[96]淳盛：即亢盛。淳，盛大的意思。◎[97]痈下：疮肿之下。◎[98]筋骨良肉皆无余：疽之邪毒伤人甚烈，内陷筋骨，所以在其疮面之下的肌肉筋骨都受其害，不受其害的完好组织所剩无几。◎[99]夭以坚：晦暗而坚硬。夭，色泽不明润。◎[100]牛领：即牛颈。领，脖颈。◎[101]薄以泽：痈的表皮光亮而薄，按之较软。

附：主要参考书目

1．唐·杨上善.《黄帝内经太素》[M]．北京：人民卫生出版社，1965．

2．程士德.《素问注释汇粹》[M]．北京：人民卫生出版社，1982．

3．河北医学院.《灵枢经校释》[M]．北京：人民卫生出版社，1982．

4．张登本，武长春，等.《内经词典》[M]．北京：人民卫生出版社，1990．

5．傅贞亮，高光震，张登本，等.《黄帝内经素问析义》[M]．银川：宁夏人民出版社，
1997．

6．傅贞亮，张登本，高光震，等.《黄帝内经灵枢经析义》[M]．银川：宁夏人民出版社，
1993．

7．张登本.《白话通解黄帝内经》[M]．西安：世界图书出版公司，2000．

8．张登本.《王冰医学全书》[M]．北京：中国中医药出版社，2006．

9．张登本.《内经的思考》[M]．北京：中国中医药出版社，2006．

图书在版编目（CIP）数据

全注全译黄帝内经 / 张登本等译 . -- 2 版 . -- 北京：
新世界出版社 , 2008.10（2024.9 重印）
ISBN 978-7-80228-957-4

Ⅰ . ①全… Ⅱ . ①张… Ⅲ . ①《内经》 —注释② 《内
经》 —译文 Ⅳ . ① R221

中国版本图书馆 CIP 数据核字 (2017) 第 025104 号

全注全译黄帝内经

译　　者：张登本　等
责任编辑：贾瑞娜
责任印制：王宝根
出版发行：新世界出版社
社　　址：北京西城区百万庄大街 24 号 （100037）
发行部：（010）6899 5968　（010）6899 8705（传真）
总编室：（010）6899 5424　（010）6832 6679（传真）
http://www.nwp.cn
http://www.nwp.com.cn
版权部：+8610 6899 6306
版权部电子信箱：nwpcd@sina.com
印刷：艺堂印刷（天津）有限公司
经销：新华书店
开本：787×1092　1/16
字数：935 千字　　印张：66.125
版次：2008 年 10 月第 2 版　2024 年 9 月第 27 次印刷
书号：ISBN 978-7-80228-957-4
定价：138.00 元